Duale Reihe

Neurologie

Karl F. Masuhr, Marianne Neumann

Reihenherausgeber Alexander und Konstantin Bob

5., vollständig überarbeitete Auflage

565 Abbildungen, 128 Tabellen

mit einem Bildbeitrag pathologischer Präparate von P. Pfister

Thieme

Bibliografische Information Der Deutschen Bibliothek
Die Deutsche Bibliothek verzeichnet diese Publikation in der Deutschen Nationalbibliografie; detaillierte bibliografische Daten sind im Internet über <http://dnb.ddb.de> abrufbar.

Anschriften der Reihenherausgeber

Dr. med. Alexander Bob
Weschnitzstraße 4
69469 Weinheim

Dr. med. Konstantin Bob
Weschnitzstraße 4
69469 Weinheim

Anschriften der Verfasser

Dr. med. Karl F. Masuhr
Chefarzt der Neurologischen Abteilung
St. Josef-Krankenhaus
56856 Zell/Mosel

Dr. med. Marianne Neumann
Oberärztin der Klinik für Neurologie
HELIOS-Klinikum Erfurt GmbH
Nordhäuser Str. 74
99089 Erfurt

Zeichnungen: Gerhard Kohnle, Bad Liebenzell; Rose Baumann, Schriesheim; Heike Hahn, Berlin
Layout: Arne Holzwarth, Stuttgart
Umschlaggestaltung: Thieme Verlagsgruppe

Wichtiger Hinweis:

Wie jede Wissenschaft ist die Medizin ständigen Entwicklungen unterworfen. Forschung und klinische Erfahrung erweitern unsere Erkenntnisse, insbesondere was Behandlung und medikamentöse Therapie anbelangt. Soweit in diesem Werk eine Dosierung oder eine Applikation erwähnt wird, darf der Leser zwar darauf vertrauen, dass Autoren, Herausgeber und Verlag große Sorgfalt darauf verwandt haben, dass diese Angabe *dem Wissensstand bei Fertigstellung des Werkes* entspricht.
Für Angaben über Dosierungsanweisungen und Applikationsformen kann vom Verlag jedoch keine Gewähr übernommen werden. *Jeder Benutzer ist angehalten*, durch sorgfältige Prüfung der Beipackzettel der verwendeten Präparate und gegebenenfalls nach Konsultation eines Spezialisten festzustellen, ob die dort gegebene Empfehlung für Dosierungen oder die Beachtung von Kontraindikationen gegenüber der Angabe in diesem Buch abweicht. Eine solche Prüfung ist besonders wichtig bei selten verwendeten Präparaten oder solchen, die neu auf den Markt gebracht worden sind. *Jede Dosierung oder Applikation erfolgt auf eigene Gefahr des Benutzers.* Autoren und Verlag appellieren an jeden Benutzer, ihm etwa auffallende Ungenauigkeiten dem Verlag mitzuteilen.
Geschützte Warennamen (Warenzeichen) werden **nicht** besonders kenntlich gemacht. Aus dem Fehlen eines solchen Hinweises kann also nicht geschlossen werden, dass es sich um einen freien Warennamen handele.

Rüdigerstraße 14, D-70469 Stuttgart
Unsere Homepage: www.thieme.de

Printed in Germany

Satz: Druckhaus Götz, Ludwigsburg
Druck: Appl, Wemding

ISBN 3-13-135945-5 1 2 3 4 5

Karl F. Masuhr, Marianne Neumann

Duale Reihe

Neurologie

Die überdurchschnittliche Ausstattung dieses Buches wurde
durch die großzügige Unterstützung von einem Unternehmen ermöglicht,
das sich seit langem als Partner der Mediziner versteht.

Wir danken der

MLP Marschollek, Lautenschläger & Partner AG

Nähere Informationen hierzu siehe am Ende des Buches.

Für Lilian, Julian und Florian Masuhr

Inhalt

Teil B

Geleitwort

Die neue Approbationsordnung hat – endlich! – Bewegung in das bis dato recht verschulte Curriculum gebracht und gibt den Medizinischen Fakultäten Gestaltungsräume für Reformideen.
Dennoch: Der Büchermarkt für das Medizinstudium ist weiterhin voll von Kompendien und Frage-Antwort-Sammlungen; viele Studierende trainieren mit Hilfe abgelegter Klausuren der Vorsemester für die Multiple-choice-Prüfungen, einer Methode zum Abfragen von Faktenwissen, aber ungeeignet, um Lernerfolge im psychomotorischen und affektiven Bereich zu messen und zu bewerten. Ein auf diese Prüfungsform reduzierter Lernprozess blendet die Begegnung mit dem Patienten weitgehend aus. Die Fakultäten müssen die Chance zu patientenorientierter Ausbildung nutzen; das wiederum induziert ein differenziertes Lernverhalten und die Erkenntnis, dass für das Verstehen komplexer Zusammenhänge, das Entwickeln einer Differenzialdiagnose, das Vorbereiten auf ärztliches Handeln ein Studium didaktisch angelegter Lehrbücher unverzichtbar ist.
Das vorliegende Lehrbuch ist eine didaktische Meisterleistung! Konzept und Gestaltung stellen eine vortrefflich gelungene Umsetzung der genialen Idee der „Erfinder" der „Dualen Reihe" dar, der (damals noch) Medizinstudenten *Alexander* und *Konstantin Bob*: Am Anfang stand eine Begegnung engagierter Studenten mit ihrem Dozenten nach einer Vorlesung – am Ende ist aus den beiderseitigen Erfahrungen im Lernen und Lehren, gepaart mit Fantasie und Kreativität, aus der Feder der Experten *Karl Friedrich Masuhr* und *Marianne Neumann* ein beispielhaftes Opus geworden, mit weit über hunderttausendfachem Erfolg am ersten Platz! Es erfüllt den unerlässlichen Anspruch auf sinnvolles und qualifiziertes Lernen vorbildlich.
Am Beispiel der Neurologie demonstriert dieses duale Konzept die Integration von kurz gefasster Darstellung und ausführlicher systematischer Abhandlung. Beide Teile, Marginalie und Hauptteil, erfüllen schon für sich allein den Anspruch eines Lehrbuchs. Ihr Nebeneinander in unmittelbarem Bezug, klare Übersichtlichkeit durch didaktisch kluge Gliederung und anschauliches Hervorheben mit einer Vielzahl vorbildlich gestalteter Tabellen und Abbildungen, die ständige Einbindung der Praxis durch das „Klinische Beispiel", das Betonen fachübergreifender Bezüge, ein ungewöhnlich ausführliches Register mit differenzierten Verweisen – sie alle sind beispielhaft gestaltet für ein Lehr- und Nachschlagewerk, das mit seinem dualen System den Wunsch nach einem repetierenden Überblick gleichermaßen erfüllt wie den Anspruch auf eine detailliert geschriebene Gesamtdarstellung. Eine vorbildliche Sprache und das kluge Einfühlen in die Lernsituation des Lesers offenbaren darüber hinaus die reiche Erfahrung der Autoren in Lehre und Praxis.
Mit dem Kapitel Psychosomatik in der Neurologie demonstrieren *Karl Friedrich Masuhr* und *Marianne Neumann*, dass Psychosomatik nicht so sehr als eigenes Fach, sondern als ein in die einzelnen Disziplinen zu integrierendes Prinzip die entscheidenden Impulse beisteuert für das Denken und Verstehen in der Medizin. Das ärztliche Gespräch mit dem Patienten muss zum Lernziel, die Kommunikationsfähigkeit bereis im Studium erworben werden. Das Erfüllen dieses Lernziels ist eine wesentliche Voraussetzung für die zukünftige Patienten-Arzt-Beziehung in Praxis und Klinik, gerade angesichts der von Wirtschaftlichkeit und Rationalisierung beherrschten Entwicklung im Gesundheitswesen.
Die Studierenden der Medizin haben ihr Urteil über dieses weit über hunderttausendfach verbreitete Buch abgegeben: Eine 5. Auflage muss die große Nachfrage befriedigen. Ich bin überzeugt, dass die Studierenden die Vorzüge dieses attraktiven Lehrbuchs schnell erkennen und über sein didaktisches Prinzip eine fundierte Handlungskompetenz gewinnen werden. Es ist darüber hinaus ein willkommenes Nachschlagewerk zur Neurologie und ihrer interdisziplinären Vernetzung in der Medizin.

Prof. em. Dr. med. Winfried Kahlke
Interdisziplinäres Zentrum für Hochschuldidaktik der Universität Hamburg

Vorwort

Die Neuauflage gibt uns Gelegenheit, allen freundlichen und kritischen Lesern zu danken, in erster Linie den Studierenden, Kolleginnen und Kollegen sowie dem Thieme-Team, das uns ermutigte, unser Neurologie-Lehrbuch wiederum aktualisierend zu bearbeiten.
Die vollständig überarbeitete 5. Auflage wird durch Texte zur Neuropsychologie und Neurophysiologie, zu den Myoklonien, Myotonien und Mitochondropathien, zum Restless-legs- und zum Complex-regional-pain-syndrome ergänzt. Hinzu kommen videographische Bildsequenzen und eine Reihe von EEG-Kurven, DSA-, CT- und Multislice-CT-, MRT- und MRA-Abbildungen, v. a. in den Kapiteln über Anfallskranheiten und Hirntumoren.
Im 5. Kapitel werden psychosomatische Aspekte der Neurologie aufgezeigt, der Wandel körperlicher und psychischer Symptome, das Krank- und Gesundwerden im Kontext des subjektiven biographischen Kalenders. Wir danken allen Patienten, über deren Erkrankungen wir in Form von Kurzbiographien und Abbildungen berichten dürfen. Diese klinischen Beispiele, d. h. kasuistische Darstellungen, waren von Anfang an didaktisch wichtige Bausteine der Dualen Reihe. In der neuen Approbationsordnung haben sie noch an Prüfungsrelevanz gewonnen.
Unser besonderer Dank gilt den Initiatoren und Herausgebern der Dualen Reihe, Herrn Dr. med. Alexander Bob und Herrn Dr. med. Konstantin Bob, sowie dem Verleger, Herrn Albrecht Hauff. Dem Neurologie-Lehrbuch von 1989 folgten zahlreiche weitere Fachbücher in der Dualen Reihe und wir Autoren erfuhren, dass jede Arbeit, die theoretische wie die praktische – und erst recht die didaktische – Freude macht, wenn sie als Mitarbeit verstanden wird.
Für die aus den Vorauflagen übernommenen anschaulichen Zeichnungen sind wir dem Graphiker, Herrn Gerhard Kohnle, zu Dank verpflichtet. Wir danken auch den Radiologen, die uns eine ganze Reihe von MRT- und CT-Abbildungen zur Verfügung gestellt haben, den Kollegen Dr. Mehl, Zell, Dr. Reinheimer, Dr. Simon und Dr. Stölben, Wittlich, Dr. Bell, Dernbach, Dr. von Essen, Dr. Schenk und Dr. Dembski, Koblenz, Dr. Asheuer, Köln, Dr. Halbsguth, Frankfurt, Dr. Henne, Wiesbaden, Dr. Hentschel, Mainz, Dr. Holling, Trier, Dr. Killmann, Limburg, Dr. Kühnert, Dietzenbach, Dr. Karschges, Simmern, Prof. Basche, Erfurt, Prof. Lehmann, Prof. Felix, Berlin, und ihren Mitarbeitern.
Die Abbildungen neuropathologischer Befunde verdanken wir Herrn Dr. Pfiester, Kaiserslautern, die histologischen Bilder von Muskelbiopsaten Herrn Prof. Gosztonyi, Berlin. Unser Dank geht gleichermaßen an die Kollegen Dr. Böhm, Koblenz, und Prof. Willebrand, Idar-Oberstein, die uns Abbildungen von Operationspräparaten überlassen haben.
Wir bedanken uns auch bei Frau Dr. Mechthilde Kütemeyer, Frau Gisela Nalbach, Herrn Dr. Jürgen Rosen und Herrn Prof. Ullrich Schultz-Venrath für die Durchsicht des Manuskripts sowie bei Frau Katharina Bach und Frau Petra Schimpchen für die Schreibarbeiten.
Herrn Prof. Winfried Kahlke danken wir für das Geleitwort.

Karl F. Masuhr und Marianne Neumann

A

1 Anamnese

1 Anamnese

▶ Definition

▶ **Definition:** Anamnese (griechisch: „Erinnerung") ist die Vorgeschichte der Krankheiten nach den Angaben des Patienten. Die Schilderung aktueller Beschwerden und Symptome, früherer und familiärer Erkrankungen muss durch eine Fremdanamnese ergänzt werden – vor allem, wenn eine Störung der Vigilanz (Aufmerksamkeit, Wachheit) und eine Amnesie (Erinnerungslücke) bestehen. Die biographische Anamnese dient der Beschreibung einer Situation, in der sich Krankheitssymptome entwickeln.

Epidemiologie: Die häufigsten Symptome neurologischer Krankheiten sind Kopfschmerzen und epileptische Anfälle.

Epidemiologie: Von diagnostischem Nutzen ist die Kenntnis epidemiologischer Daten über die Verbreitung neurologischer Erkrankungen. Zu den am häufigsten geklagten Beschwerden und Symptomen gehören Kopfschmerzen, die je nach Land und Untersucher bei 10 bis 20% der Einwohner vorkommen, und epileptische Anfälle, die bei ca. 5% aller Menschen mindestens einmal im Leben auftreten.

Die **Prävalenz** gibt die Krankheitshäufigkeit an, d.h. die Zahl der Personen, die zu einer bestimmten Zeit an einer bestimmten Krankheit leiden. Die **Inzidenz** ist die Zahl jährlicher Neuerkrankungen (s. Abb. A-**1.1** und Abb. A-**1.2**).

Statistisch exakte Angaben zur Krankheitshäufigkeit und zu den Neuerkrankungen vermitteln die auf eine bestimmte Population und einen festgelegten Zeitpunkt bzw. Zeitraum bezogenen Prävalenz- und Inzidenz-Raten. Zum Beispiel ist die Prävalenz (Krankheitshäufigkeit zu einem bestimmten Zeitpunkt) der „Schlaganfälle" (Hirninfarkte und -blutungen) und der Epilepsien mit ca. 600/100 000 Einwohner annähernd gleich (Abb. A-**1.1**). Die **Inzidenz-Rate** (Zahl der jährlichen Neuerkrankungen) ist aber bei den Schlaganfällen mit 150–200/100 000 Einwohner wesentlich höher als bei den Epilepsien mit 50/100 000 Einwohner (Abb. A-**1.2**).

▶ Merke

▶ **Merke:** Wesentlich ist die Unterscheidung von Prävalenz (Krankheitshäufigkeit an einem Stichtag) und Inzidenz (Zahl jährlicher Neuerkrankungen), jeweils bezogen auf 100 000 Einwohner.

Ferner sind die Altersverteilung der Krankheiten und die Sterblichkeitsrate zu berücksichtigen.

Die Differenz zwischen Inzidenz und Prävalenz einer Erkrankung ergibt sich aus den unterschiedlichen Manifestations- und Sterblichkeitsraten.

- Der **Altersgipfel** der Epilepsien liegt in der zweiten Dekade (10. bis 20. Lebensjahr), der der Schlaganfälle in der siebten und achten Dekade (60. bis 80. Lebensjahr).

A-1.1

A-1.1 Prävalenz und Altersgipfel einiger neurologischer Krankheiten

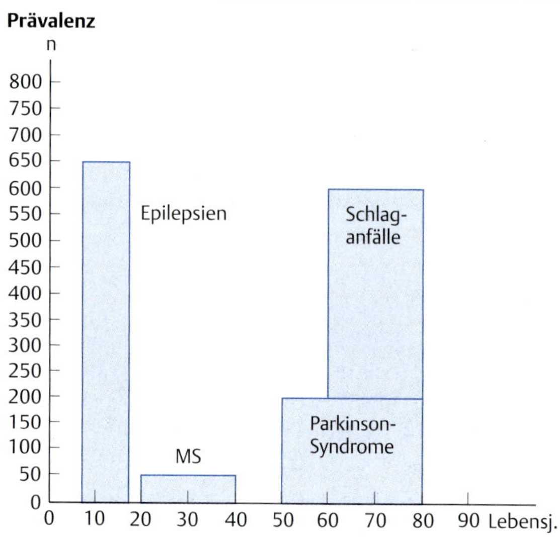

Die Mehrzahl der Epilepsien manifestiert sich vor dem 20. Lebensjahr, die Multiple Sklerose (MS) hauptsächlich in der dritten und vierten Dekade. Schlaganfälle und Parkinson-Syndrome treten vorwiegend im höheren Lebensalter auf.

A-1.2 **Inzidenz der häufigsten neurologischen Krankheiten**
(jährliche Neuerkrankungen, bezogen auf 100 000 Einwohner).

A-1.2

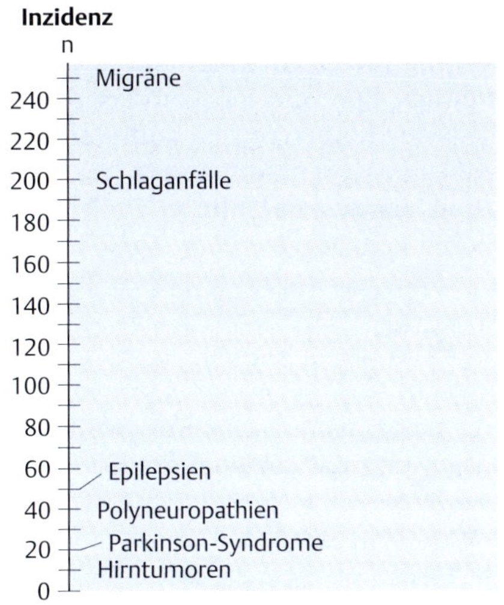

- Die **Letalität** der Schlaganfälle, d. h. das Verhältnis der daran Verstorbenen zu den daran Erkrankten, steigt mit zunehmendem Lebensalter überdurchschnittlich an.
- Die **Mortalität** der zerebrovaskulären Erkrankungen (Zahl der Todesfälle pro Jahr im Verhältnis zur Gesamtbevölkerung) liegt bei 70 bis 100/100 000, die der Epilepsien bei 1 bis 2/100 000 Einwohner.

Symptomatologie: Ein Symptom ist ein anamnestisch und diagnostisch auffälliges Krankheitsmerkmal. Im angloamerikanischen Sprachraum werden „symptoms" (Beschwerden) von „signs" (Krankheitszeichen) unterschieden. Es ist in jedem Fall sinnvoll, **subjektive Angaben** möglichst wörtlich zu dokumentieren und sie im Anschluss an die klinisch-neurologische Untersuchung auf die erhobenen Befunde zu beziehen.

Symptomatologie: Symptome sind anamnestisch und diagnostisch auffällige Krankheitsmerkmale.

Anamnestisch ergeben sich wichtige Hinweise auf Art, Lokalisation und Manifestationszeitpunkt (Erkrankungsalter, biographische Situation, tageszeitliche Bindung und Dauer) der Krankheitsmerkmale. Einzelne Phänomene wie Schmerzen oder Parästhesien (Missempfindungen) gestatten in keinem Fall eine neurologische Diagnose. Erst wenn die Qualität der **Leit- und Begleitsymptome** bestimmt worden ist, kann ein **Syndrom** (Symptomenkomplex) definiert werden: Syndrome beschreiben Krankheitsbilder mit mehreren charakteristischen Symptomen.

Die Anamnese ergibt Hinweise auf Art, Ort und Manifestationszeitpunkt der Symptome. Mehrere charakteristische Symptome bilden ein neurologisches Syndrom (Symptomenkomplex).

Vom Symptom zum Syndrom und zur Diagnose gelangt der Untersucher, wenn er die Beschwerdeangaben und Krankheitserscheinungen klinisch-phänomenologisch differenzieren und ätiologisch einordnen kann. Im Folgenden soll dies am Beispiel einiger Schmerz- und Anfallssyndrome dargelegt werden.

Jede Diagnose setzt eine phänomenologische Differenzierung und ätiologische Einordnung der Symptome voraus.

1.1 Schmerzanamnese

1.1 Schmerzanamnese

Akute Schmerzen sind Warnsignale. Die Anamnese berücksichtigt Qualität, Intensität, Lokalisation und Ausstrahlung, Beginn, auslösende und lindernde Faktoren, Frequenz, tageszeitliche Bindung, Dauer und Intervalle der Schmerzen. Je nachdem, ob die Schmerzempfindung erhöht, herabgesetzt oder völlig aufgehoben ist, spricht man von **Hyperalgesie, Hypalgesie, Analgesie**. Wenn eine Schmerzempfindung durch einen normalerweise nicht schmerzhaften Stimulus, z. B. eine wiederholte leichte Berührung hervorgerufen wird, handelt es sich um eine **Allodynie**. Führen wiederholte Stimuli zu einer zeitlich verzögert einset-

Je nachdem, ob die Schmerzempfindung erhöht, herabgesetzt oder völlig aufgehoben ist, spricht man von **Hyperalgesie, Hypalgesie, Analgesie**. Eine Schmerzauslösung durch nicht schmerzhafte Reize wird als **Allodynie** bezeichnet. Setzt der Schmerz verzögert ein, überschreitet er Reizort und -dauer, handelt es sich um eine **Hyperpathie**.

zenden, gesteigerten Schmerzempfindung, die den Reiz überdauert und sich über den Reizort hinweg ausbreitet, so liegt eine **Hyperpathie** vor.

5% der Bevölkerung leiden unter **chronischen Schmerzen**. Anamnestisch sind **biographische Daten** zu erheben, die eine Änderung der Beschwerden verständlich machen.

5% der Bevölkerung leiden unter **chronischen Schmerzsyndromen** mit einer Dauer von mehr als sechs Monaten. Die Anamnese schließt die Veränderung einzelner Schmerzparameter ein, z. B. Übergang von einem intermittierenden in einen Dauerschmerz oder Schmerzausbreitung über die Innervationsgrenzen hinaus. Schmerzen können auch außerhalb der Körpergrenzen auftreten, z. B. an der Stelle einer amputierten Gliedmaße: der Phantomschmerz (s. S. 433). Schmerzliche Erfahrungen in der **Lebensgeschichte**, z. B. Verlusterlebnisse, die der Patient affektiv nicht adäquat ausdrücken kann, finden über einen körperlichen Schmerz (z. B. eine akute Lumbago) ihren Ausdruck, verstärken und unterhalten den Schmerz.

Periphere Schmerzprojektion

Bei peripherer Nervenläsion projiziert der Schmerz analog der sensiblen Hautinnervation, bei radikulärer Läsion in das zugehörige Dermatom.

Periphere Schmerzprojektion

Die Lokalisation der Schmerzursache setzt topographisch-anatomische Kenntnisse voraus. Denn der Ort der Nervenläsion und die Regionen der Schmerzempfindung liegen oft weit voneinander entfernt. Bei peripherer Nervenschädigung projiziert der Schmerz analog der sensiblen Innervation in das von dem Nerv versorgte Hautareal. Bei radikulärer Läsion ist die Schmerzausstrahlung ebenso wie die Sensibilitätsstörung segmental, d. h. an das der Nervenwurzel zugehörige Dermatom gebunden.

Schmerzen im Versorgungsbereich peripherer Nerven werden als **Neuralgie** bezeichnet (Tab. A-**1.1**). Eine Sonderform ist die **Kausalgie**. Man versteht darunter einen brennenden Dauerschmerz mit Allodynie und vegetativ-trophischen Störungen.

Alle akuten oder chronischen Schmerzen, die in das Versorgungsgebiet eines peripheren Nervs ausstrahlen, werden als **Neuralgie** bezeichnet. Eine Sonderform bei unvollständiger Läsion gemischter peripherer Nerven ist die **Kausalgie**: ein intensiver brennender undulierender Dauerschmerz, der weit über den Innervationsbereich eines Nervs hinausgehend in der Tiefe der betroffenen Extremität empfunden wird, mit Allodynie und begleitenden vegetativen und trophischen Störungen. Im Extremfall wirken nicht nur leichte Berührungen, sondern auch akustische oder emotionale Reize schmerzverstärkend.

A-1.3

A-1.3 Radikuläre Schmerzprojektion

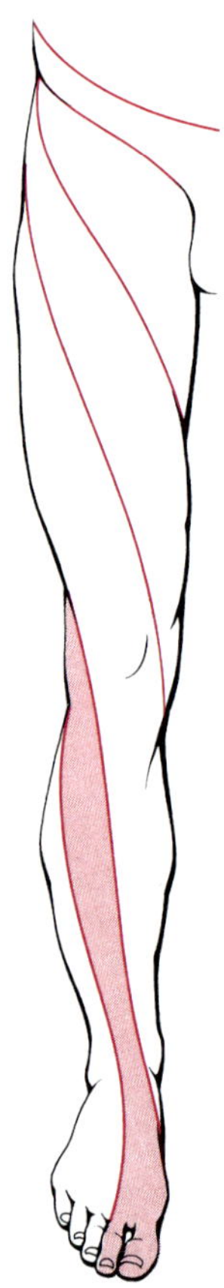

Bei Schädigung (Kompression, Entzündung) einer Nervenwurzel strahlt der Schmerz segmental in den Versorgungsbereich dieser Wurzel, z. B. L5, aus. Vergleiche auch Abb. B-**2.14** und B-**2.15** (S. 456, 457).

A-1.1 Schmerzprojektion bei Läsion eines peripheren Nervs

	Neuralgie	*Kausalgie*
Symptomatik	Akuter, häufig attackenförmiger, aber auch chronischer Schmerz im Ausbreitungsgebiet eines Nervs	Undulierender, brennender Dauerschmerz, Allodynie (Berührungsschmerz), vegetativ-trophische und vasomotorische Störungen
Beispiel	Trigeminusneuralgie (S. 506)	Complex regional pain syndrome (CRPS), sympathische Reflexdystrophie (Sudeck-Syndrom) nach partieller Medianusläsion (S. 562 bzw. S. 439)

A-1.1

Bei **radikulärer Läsion** ist die Schmerzausstrahlung ebenso wie die Sensibilitätsstörung segmental, d. h. an das der Nervenwurzel zugehörige Dermatom gebunden. Der Schmerz projiziert entweder in das gesamte Dermatom oder nur in einen segmentalen Abschnitt des Hautareals, das der geschädigten Nervenwurzel entspricht. Das häufigste radikuläre Schmerzsyndrom ist das akute sog. Ischias-Syndrom, das meist durch eine Wurzelkompression bei lumbalem Bandscheibenschaden verursacht ist (Lumboischialgie). Dieser Schmerz strahlt über die Hüfte oft bis zum Unterschenkel und in den Fuß aus (Abb. A-**1.3**). Anamnestisch lassen sich Auslöser erfragen, die zur Schmerzprojektion in das Dermatom der komprimierten Nervenwurzel führen. Charakteristisch ist die Verstärkung des Wurzelschmerzes durch Husten und Pressen.

Bei **radikulärer Läsion** projiziert der Schmerz in das zugehörige Dermatom.
Das häufigste **radikuläre Schmerzsyndrom** ist das sog. Ischias-Syndrom bei Bandscheibenschaden (Lumboischialgie, s. Abb. A-**1.3**).

Zentraler Schmerz

Der zentrale Schmerz wird durch Berührung, Kälte, Hitze, akustische oder optische Reize induziert oder setzt spontan als einseitiger, oft mit Allodynie und

Zentraler Schmerz

Der zentrale Schmerz ist durch Allodynie bzw. Hyperpathie charakterisiert, geht über

A-1.4 Head-Zonen

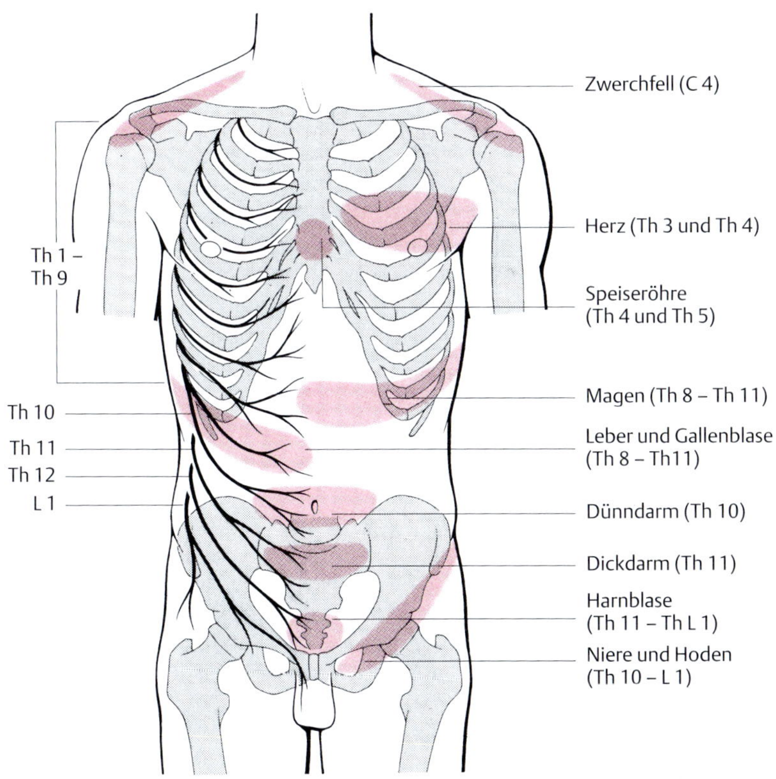

Die Hautareale, auf die der Schmerz bei Erkrankung innerer Organe übertragen wird, sind rot dargestellt. Sie entsprechen der segmentalen Innervation der Organe.

A-1.4

den Reizort hinaus und überdauert den Stimulus (z. B. **Thalamusschmerz** als Folge einer Ischämie/Blutung im Thalamus).

Hyperpathie verbundener, brennender oder stechender Schmerz ein, der den Stimulus überdauert und den Reizort überschreitet. In 80% der Fälle handelt es sich um einen **Thalamusschmerz** als Folge einer Ischämie oder Blutung im Thalamus (S. 77).

Übertragener Schmerz

Hyperalgetische Hautareale (sog. Head-Zonen) lassen auf erkrankte innere Organe schließen (Abb. A-**1.4**).

Übertragener Schmerz

Schmerzen innerer Organe werden auf Hautareale übertragen („referred pain“). Der segmentalen Innervation des erkrankten Organs entsprechen hyperalgetische, schon bei leichter Berührung überempfindliche Dermatome, die sog. Head-Zonen (benannt nach dem englischen Neurologen H. Head). Die Kenntnis dieser Hautareale lässt auf das erkrankte Organ rückschließen (Abb. A-**1.4**).

1.2 Anfallsanamnese

1.2 Anfallsanamnese

▶ Überblick

▶ **Überblick:** Zu den häufigsten Anfallssyndromen gehören
- paroxysmal auftretende Krankheitserscheinungen wie Kopfschmerz- oder Schwindelanfälle, die mit vegetativen und sensorischen Phänomenen verbunden sind,
- Synkopen (Ohnmachten), epileptische, narkoleptische, extrapyramidale und psychogene Anfälle.

1.2.1 Kopfschmerzanfälle

1.2.1 Kopfschmerzanfälle

Immer ist nach dem Charakter, der Frequenz und Dauer der Kopfschmerzen zu fragen. Die **Migräne** ist durch periodische Kopfschmerzanfälle, **Nausea** (s. Abb. A-**1.6**), Photo- und Phonophobie und häufig eine visuelle **Aura** (s. Abb. A-**1.5**) gekennzeichnet.

Kopfschmerzen werden als pulsierend, dumpf, drückend, bohrend, hämmernd, stechend usw. geschildert. Nach dem **Schmerzcharakter** und dem **Schmerzbeginn** muss gezielt gefragt werden.
Für eine **Migräne** sprechen familiär disponierte, periodisch rezidivierende, meist halbseitige Kopfschmerzen („Hemikranie“) von klopfendem, pochendem, unruhig-quälendem Charakter, die sich über wenige Stunden zur maximalen Stärke aufbauen und von **Nausea** (Übelkeit, Brechreiz, s. Abb. A-**1.6**), Vomitus (Erbrechen), Photo- und Phonophobie (Licht- und Lärmüberempfindlichkeit) und häufig von einer visuellen **Aura** (s. Abb. A-**1.5**) begleitet sind (S. 501).

Während die Migräne häufiger bei jungen Frauen vorkommt, betrifft der **Cluster-Kopfschmerz** meist Männer im mittleren Lebensalter. Bei älteren Kopfschmerzpatienten, vorwiegend Frauen, ist an eine Arteriitis cranialis zu denken (s. a. S. 406).

Unter ätiologischen Gesichtspunkten ist auf das **Manifestationsalter** zu achten. Die Migräne tritt oft im Jugend- und gelegentlich schon im Kindesalter auf; sie bevorzugt im Übrigen das weibliche **Geschlecht**, während eine weitere Form der Hemikranie, der **Cluster-Kopfschmerz** (Bing-Horton-Syndrom, s. S. 504), signifikant häufiger Männer im mittleren Lebensalter betrifft. Einseitige oder auch beidseitige Kopfschmerzen älterer Patienten werden nicht selten durch eine Arteriitis cranialis (S. 406) verursacht, wobei hier das weibliche Geschlecht überwiegt. (Zu den Kopfschmerzen bei Schlaganfall und Hypertonie s. S. 389.)

Schlagartig auftretende, heftigste, mit Erbrechen und Meningismus einhergehende Kopfschmerzen sprechen für eine Subarachnoidalblutung (SAB s. S. 419).

Wesentlich ist die gezielte Frage, in welcher **Situation** der Kopfschmerzanfall aufgetreten ist. Setzen schlagartig („apoplektisch“) heftigste Kopfschmerzen ein, so besteht der dringende Verdacht auf eine Subarachnoidalblutung (SAB), vor allem, wenn sie mit Photophobie, Nausea, Erbrechen, Vigilanzstörung und Meningismus (Nackensteifigkeit!) einhergehen. Dann ist eine klinische Notfalldiagnostik erforderlich (vgl. S. 419).

Kopfschmerzen, die mit Vigilanzstörungen verbunden sind, erfordern immer eine **Fremdanamnese** und Notfalldiagnostik (s. S. 366).

Dies gilt auch für akute Kopfschmerzen bei Meningitis, die jedoch nicht schlagartig auftreten. Ein Schädel-Hirn-Trauma mit Vigilanzstörung, Amnesie, Erbrechen und Kopfschmerzen verlangt immer eine **Fremdanamnese** zur Klärung der Unfallsituation und frühzeitiges diagnostisches Eingreifen, da der Verlauf durch eine intrakranielle Blutung kompliziert sein kann (S. 366).

▶ Merke

▶ **Merke:** Genaue Angaben zur Lokalisation, zum Beginn und zum Charakter der Kopfschmerzen weisen auf deren Ursachen hin.

A-1.5 Visuelle Aura bei Migräne

A-1.5

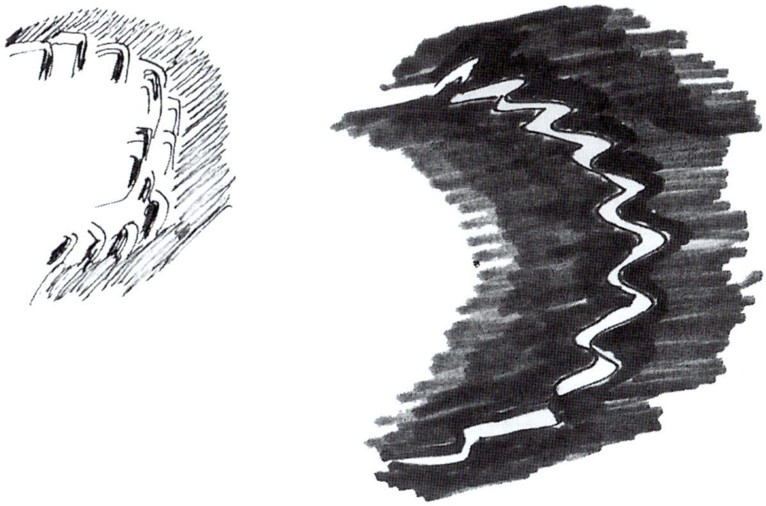

Flimmerskotom, vom Patienten selbst gezeichnet. Zunächst helle, leicht oszillierende Striche, die größer werdend und zur Peripherie des Gesichtsfeldes wandernd sich zu einem Zackenkranz formieren. In der hellen Zone kann wie geblendet nichts gesehen werden. Gelegentlich hinterlässt das Flimmerskotom eine homonyme Hemianopsie (dunkel, leicht flimmernd) für die Dauer von einigen Minuten bis zu einer Stunde.

Akute einseitige **Stirnkopfschmerzen** oder retroorbitale Schmerzen lassen, abgesehen vom Cluster-Kopfschmerz, an ophthalmologische Syndrome wie zum Beispiel den Glaukomanfall denken, der meist jenseits des 40. Lebensjahres auftritt. Nehmen frontale Schmerzen bei Kopfneigung zu, so kann dies als Hinweis auf eine Infektion der Nasennebenhöhlen (Sinusitis) gelten.

Stirnkopfschmerzen kommen z. B. auch beim Glaukomanfall und bei Sinusitis vor.

Attackenförmig auftretende, einseitige blitzartige Gesichtsschmerzen, die durch Kältereiz, feine Berührungen, Kauen oder Sprechen „getriggert" werden, kennzeichnen die Trigeminusneuralgie. Sie betrifft vorwiegend Frauen jenseits des 50. Lebensjahres (S. 506).

Die Trigeminusneuralgie ist durch einseitige, **attackenförmige Gesichtsschmerzen** charakterisiert (S. 506).

Gesichts-, Kopf- und Nackenschmerzen können Frühsymptom eines Hirn- oder Halsmarktumors sein. Daher sind die Diagnosen „Migraine cervicale" oder „Okzipitalneuralgie" mit Vorsicht zu stellen. Häufiger als alle anderen „Zephalgien" sind **bilaterale**, diffuse Kopfschmerzen, die vor allem bei depressiver Verstimmung und Konfliktspannung vorkommen. Sie werden als **Kopfschmerzen vom Spannungstyp** (Spannungskopfschmerzen, „tension-type headache" S. 104 u. 546) bezeichnet. Ein anhaltender, in der Intensität undulierender Kopfschmerz von dumpf drückendem Charakter ist der **analgetikainduzierte Kopfschmerz**, der sich nach monatelangem täglichem Gebrauch entwickelt.

Nackenkopfschmerzen können Frühsymptom eines Hirn- oder Halsmarktumors sein. Bilaterale, diffuse Spannungskopfschmerzen sind meist psychogen: „Kopfschmerzen vom Spannungstyp" (S. 104 u. 546), selten auch analgetikainduziert.

1.2.2 Schwindelanfälle

Jeder zehnte Mensch, der einen Arzt konsultiert, leidet unter Schwindel. Dem Betroffenen kommt es vor, als ob die Umwelt kreise, der Raum schwanke bzw. der eigene Körper falle, sich hebe oder drehe. Anamnestisch sind **Qualität** (Dreh-, Lift- oder Schwankschwindel), **Verlauf** (Attacken- bzw. Dauerschwindel) und **Auslösemechanismen** des Schwindels (Kopfbewegung, Situationsgebundenheit) zu erfragen. Gelegentlich können Patienten die Scheinwahrnehmung einer Selbstbewegung von Scheinbewegungen der Umwelt differenzieren; dies wird im bewegten Raum (Achterbahn) fast unmöglich. Schwindel geht häufig mit **vegetativen Symptomen**, besonders mit Übelkeit, Brechreiz und einem „elendigen" Gefühl einher (Nausea-Komplex, vgl. Abb. A-**1.6**). Häufig werden die Scheinwahrnehmungen von **Angst** begleitet, können aber auch stellvertretend für Angst auftreten (phobischer Schwindel, s. S. 103 u. 545).

1.2.2 Schwindelanfälle

Anamnestisch sind **Qualität**, **Verlauf** und **Auslösemechanismen** des Schwindels zu erfragen. Zu den **vegetativen Begleitsymptomen** gehören Nausea und Vomitus (Nausea-Komplex, s. Abb. A-**1.6**). Schwindel ist häufig mit **Angst** verbunden und kann stellvertretend für Angst auftreten (s. S. 103 u. 545).

A-1.6 **Vegetative und sensorische Symptome bei einigen Anfallssyndromen: Migräne, Menière-Krankheit und Synkope**

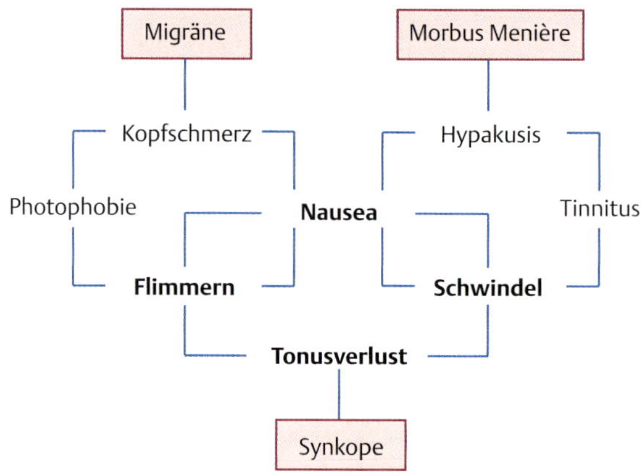

Schwindel entsteht durch Inkongruenz der vestibulären, visuellen und somatosensorischen Wahrnehmung.

Drehschwindel (Vertigo) ist vestibulär bedingt. Peripher vestibuläre Erkrankungen mit Schwindelattacken sind **M. Menière** und **benigner paroxysmaler Lagerungsschwindel**; anhaltender Drehschwindel kommt bei **Neuritis vestibularis** vor.

Schwindel entsteht durch ein Ungleichgewicht im Zusammenwirken der Sinnesmodalitäten, die an der dynamischen Raumorientierung beteiligt sind: der vestibulären, visuellen und somatosensorischen Wahrnehmung.
Drehschwindelanfälle (Vertigo) sind vestibulärer Ursache. Sie kennzeichnen den Verlauf der **Menière-Krankheit**, einer Labyrintherkrankung des mittleren und höheren Lebensalters (S. 508). Der Minuten bis Stunden anhaltende Schwindel wird von vegetativen Symptomen begleitet (vgl. Abb. A-**1.6**). Die Patienten klagen einerseits über Ohrgeräusche (Tinnitus), andererseits über Hörverlust (Hypakusis). Bei **Neuritis vestibularis**, einer entzündlichen Läsion des N. vestibularis, setzt der Drehschwindel subakut ein und hält Tage an. Anfallsartiger, nur Sekunden andauernder Drehschwindel, der durch raschen Lagewechsel des Kopfes über Wochen hinweg immer wieder ausgelöst wird, ist Ausdruck des **benignen paroxysmalen Lagerungsschwindels** (S. 510).

Zentral vestibulärer Schwindel ist häufiges Symptom von Durchblutungsstörungen und Läsionen im Hirnstamm oder Kleinhirn bei **Multipler Sklerose**.

Rezidivierender Schwindel im höheren Lebensalter kann Symptom von Durchblutungsstörungen des Hirnstamms sein. Kommt es zusätzlich akut zu Nausea, Doppeltsehen und Fallneigung, ist mit einem Hirnstamminfarkt zu rechnen, der eine sofortige Notfalldiagnostik und -therapie erfordert (S. 393). Bei jungen Patienten ist eine **Multiple Sklerose** (MS) häufigste Ursache eines zentral vestibulären Schwindels (Läsionen im Hirnstamm oder Kleinhirn). Gelegentlich kann anfallsartiger Schwindel Ausdruck einer Migräne oder eines epileptischen Anfalls sein. Zu Oszillopsien und Nystagmus s. S. 43.

Schwankschwindel kommt bei Rückenmarkerkrankungen und Polyneuropathien, als Medikamentennebenwirkung und bei kardiovaskulären Erkrankungen vor.

Eine **Stand- und Gangunsicherheit**, die häufig als Schwindel empfunden wird, entwickelt sich bei Rückenmarkerkrankungen und Polyneuropathien. **Schwankschwindel** ohne gerichtete Fallneigung kommt auch bei Intoxikationen bzw. als Medikamentennebenwirkung vor (β-Rezeptorenblocker, Diuretika, Antidepressiva, Antiepileptika u. a.). Unsystematischer Schwindel ist häufiges Begleitsymptom von Herzrhythmusstörungen, arterieller Hypertonie, orthostatischer Dysregulation und Anämie.

1.2.3 Synkopale Anfälle

Eine Synkope ist eine anfallsartige, spontan reversible Vigilanzstörung mit **Tonusverlust** der Haltemuskulatur. Prodromi sind Flimmern und „Schwarzwerden vor den Augen", Übelkeit und Schweißausbruch („vasomotorische Aura"). Der Patient ist blass und sinkt schlaff zu Boden (s. Tab. A-**1.2**).

Synkopen sind anfallsartige und spontan reversible Vigilanzstörungen mit **Tonusverlust** der Haltemuskulatur. Die Patienten berichten von einem ungerichteten Schwindel, Flimmern und „Schwarzwerden vor den Augen" mit Übelkeit und Schweißausbruch („vasomotorische Aura") bevor das Bewusstsein schwindet („Ohnmacht"). Fremdanamnestisch ist zu erfahren, dass der Patient mit blassem Gesicht zu Boden sank, für Sekunden nicht reagierte und bei Erwachen rasch reorientiert war (Tab. A-**1.2**). Häufig werden einige irreguläre Zuckungen (Myoklonien) im Gesicht und an den Extremitäten beobachtet (konvulsive Synkope).

A-1.2 **Gegenüberstellung der Eigen- und Fremdanamnese einer vasovagalen Synkope und eines fokal eingeleiteten tonisch-klonischen Anfalls**

A-1.2

Anamnese	*vasovagale (neurokardiogene) Synkope*	*fokal eingeleiteter tonisch-klonischer Anfall*
eigene Angaben		
Situation	Schreckerlebnis, Hitze, langes Stehen	vorausgegangener Schlafmangel, auch aus dem Schlaf heraus
Aura	Schwindel, „Schwarzwerden vor den Augen", Geräusche „wie von weit her", Übelkeit, Schweißausbruch, Schwächegefühl	vom Magen aufsteigendes, schwer beschreibbares Gefühl, verbunden mit Angst
Nachwirkung	rasch wach, sofort orientiert, Erinnerungslücke sehr kurz	„Benommenheit", Erinnerungslücke für Minuten bis zu einer halben Stunde, Kopfschmerzen, Muskelkater
Fremdangaben		
Ablauf	Blässe im Gesicht, Erschlaffen und Zusammensinken, Augen offen oder geschlossen. Meist regungslos liegend, selten einige arrhythmische Myoklonien. Langsamer oder kaum tastbarer Puls.	Schrei, tonischer Sturz, Sistieren der Atmung und Gesichtszyanose. Tonische Streckung, dann rhythmische Kloni des Gesichts und der Extremitäten. Starrer Blick, weite Pupillen. Schaumiger Speichelfluss und gepresste Atmung. Rascher Puls.
Dauer	Sekunden (unter einer Minute). Rasch orientiert, adäquates Handeln	eine Minute; Desorientiertheit, Unruhe und ungezieltes Handeln oder Schlaf

Auslösefaktoren, Vor- bzw. Begleiterkrankungen und das Alter des Patienten sind ätiologisch richtungweisend. Bei Jugendlichen und jungen Erwachsenen überwiegen **vasovagale (neurokardiogene)** Synkopen, die in Angst- oder Schrecksituationen, bei Hitze oder unter Schmerz und meist nach langem Stehen auftreten. **Reflektorisch** (pressorisch) durch Husten, Schlucken oder Miktion ausgelöste Synkopen kommen ebenso wie Synkopen bei Karotissinus-Syndrom im mittleren bis höheren Lebensalter vor. **Orthostatische** Synkopen infolge Blutdruckabfalls nach raschem Aufrichten werden mit zunehmendem Alter häufiger. Ursachen sind eine arterielle Hypotonie oder eine autonome Neuropathie. Im Alter treten **kardiogene** Synkopen bei Herzrhythmusstörungen (z. B. Adams-Stokes-Anfall) auch in Ruhe, sogar im Liegen ohne Prodromi auf (S. 513).

Die Situation, Begleiterkrankungen und das Alter des Patienten sind ätiologisch richtungweisend. **Vasovagale (neurokardiogene) Synkopen** kommen meist bei jungen Menschen, **reflektorische, orthostatische** und **kardiogene** Synkopen häufiger im mittleren bis höheren Lebensalter vor.

1.2.4 Epileptische Anfälle

Für das Erkennen epileptischer Anfälle ist die Anamnese einschließlich der Fremdanamnese häufig das einzige diagnostische Mittel. Oft gehen epileptische Anfälle mit einer Störung des Bewusstseins einher, so dass der Betroffene den Anfall nicht selbst erlebt. Gelegentlich ist erst ein Sturz mit Bewusstlosigkeit der Anlass, ärztliche Hilfe zu suchen. Nicht selten wird der Betroffene aber auch von anderen auf eine plötzliche nicht erklärbare Verhaltensänderung, an die er selbst keine Erinnerung hat, aufmerksam gemacht.

Auch wenn der Patient zum eigentlichen Anfallsereignis selbst keine oder kaum Angaben machen kann, sind die in Tab. A-**1.3** aufgeführten **Fragen in der Eigenanamnese** zu klären. Wenn ein Zeuge zugegen war, der befragt werden kann, sollten die in Tab. A-**1.4** aufgeführten **Fragen in der Fremdanamnese** geklärt werden.

Bei der Bewertung der Fremdanamnese muss berücksichtigt werden, dass der Beobachter wahrscheinlich zum ersten Mal Zeuge eines epileptischen Anfalls geworden ist, davon überrascht und vielleicht erschreckt wurde. Der unmittelbare Beginn eines epileptischen Anfalls ist oft so unspektakulär, dass er als

1.2.4 Epileptische Anfälle

Für das Erkennen epileptischer Anfälle ist die Anamnese einschließlich der Fremdanamnese häufig das einzige diagnostische Mittel.

Auch wenn der Anfall mit einer Bewusstseinsstörung einherging und wenige eigene Angaben gemacht werden können, sind dennoch eine Reihe **Fragen mit dem Patienten zu klären** (Tab. A-**1.3**). Gab es einen Zeugen des Ereignisses, sind weitere **Fragen mit dem Beobachter zu klären** (Tab. A-**1.4**). Der unmittelbare Beginn eines epileptischen Anfalls ist oft so unspektakulär, dass er als solcher nicht wahrgenommen wird (s.

A-1.3 Wichtige Fragen zur Eigenanamnese bei epileptischen Anfällen

Situation?	In welcher Situation kam es zu dem Ereignis (Tageszeit, Aktivität, Schlaf)?
Aura?	Kündigte sich die Bewusstlosigkeit durch ein ungewöhnliches Gefühl an (Unwohlsein mit unangenehmem aufsteigenden Gefühl, Störung des Denkens oder der Wahrnehmung der Umgebung, Zucken der Gliedmaßen unmittelbar zuvor)?
Dauer der Erinnerungslücke?	Erinnert sich der Patient am Ort des Ereignisses wach geworden zu sein oder setzt die Erinnerung erst im Krankenwagen oder im Krankenhaus ein?
Dauer der Reorientierung?	Konnte er sich bei Erwachen sofort orientieren?
Verletzungen?	Kopfplatzwunde, Zungenbiss?
Abgang von Urin?	
Befinden nach Erwachen?	Wie fühlte sich der Patient danach (müde und zerschlagen, Kopfschmerzen, Muskelkater)?
Empfindung/Wahrnehmung während des Ereignisses?	Wenn keine für den Betroffenen erkennbare Erinnerungslücke besteht, inwiefern veränderte sich die Körperempfindung, die Wahrnehmung oder das Denken? Konnte er andere verstehen und antworten oder wollte er antworten, konnte aber nicht sprechen? War die Steuerung von Willkürbewegungen beeinträchtigt?
Auslösefaktoren?	Könnte das Ereignis ausgelöst worden sein (Schlafmangel in der vorangegangenen Nacht, Alkoholkonsum, längere Nahrungskarenz)?

A-1.4 Wichtige Fragen zur Fremdanamnese bei epileptischen Anfällen

Mitteilung vor Bewusstlosigkeit?	Äußerte der Patient vor Einsetzen der Bewusstlosigkeit Unwohlsein o. ä. ?
Sturz/Art des Sturzes/Standkontrolle?	Kam es zum Sturz? Wie stürzte er (steif „wie ein Baum" oder sank er schlaff in sich zusammen)? Wenn nicht, blieb er stehen oder sitzen (standsicher, wankend, rutschte er vom Stuhl)?
Lautäußerung?	Kam es dabei oder im weiteren Verlauf zu einer Lautäußerung (Schrei im Moment des Sturzes, Stöhnen oder Lautäußerung im Verlauf des Anfalls, röchelndes/prustendes Atmen)?
Versteifung des Körpers?	Lag der Patient steif, sodass Arme/Beine passiv nicht bewegt werden konnten oder schlaff?
Bewegungen/Art der Bewegungen?	Führte er Bewegungen aus (feines Zittern/Beben des ansonsten steifen Körpers, grobschlägiges beidseitiges rhythmisches und allmählich unregelmäßig werdendes Zucken/Schlagen der Arme/Beine, wiederholte wie Willkürbewegungen anmutende Bewegungen wie z. B. kreisende oder wischende Handbewegung, Nesteln)?
Gesichtsausdruck/Augen?	Wie war der Gesichtsausdruck (Augen offen oder geschlossen, Blick geradeaus und starr oder Augen nach oben oder zur Seite gewendet, Gesicht verkrampft, kauende, schmatzende oder leckende Mundbewegungen, Gesichtsfarbe blass bis bläulich oder rosig/gerötet)?
Reaktion auf Ansprechen?	Keine Reaktion, ratloses oder starres Anschauen des Fragers, einsilbiges Antworten: „ja, ja"?
Ende/Ausklingen des Ereignisses?	Schlaffes und erschöpftes Liegen ohne Reaktion, schwer erweckbar; allmählich klarer und adäquater werdende Reaktionen oder abrupt wieder adäquate Reaktion?
Dauer?	Wie lange dauerte das Ereignis (motorische Entäußerungen, Zeit bis zur adäquaten Reaktion)?

Abb. A-**1.7**). In der Bewertung der Fremdanamnese muss berücksichtigt werden, dass infolge der Auslösung von Schreck und Angst beim Beobachter, dessen Angaben unvollständig und eventuell dadurch verfälscht sein können.

Für einen **Grand mal** bzw. **tonisch-klonischen Anfall** sprechen
- in der Eigenanamnese:
  - Dauer der Amnesie länger als die eigentliche Bewusstlosigkeit,
  - allmähliche Reorientierung,
  - sekundäre Zeichen (Zungenbiss, Urinabgang)
  - anschließend Schlafbedürfnis, Kopfschmerzen, Muskelkater
- in der Fremdanamnese:
  - tonischer Sturz
  - Initialschrei (Abb. A-**1.7c**)

solcher nicht wahrgenommen wird (Abb. A-**1.7**). Der Beobachter ist meist unsicher in der Bewertung der Situation, geht weg um andere zu holen oder den Notarzt zu rufen. Insbesondere bei einem großen epileptischen Anfall, der eine lebensbedrohliche Situation suggeriert, hat der Beobachter den Impuls zu helfen und sieht sich hilflos. Die Dauer des Ereignisses wird in der eigenen Angst meist deutlich länger als tatsächlich eingeschätzt.
Für einen so genannten großen epileptischen Anfall, einen **Grand mal** oder **tonisch-klonischen Anfall** sprechen das Fehlen einer für eine Synkope typischen situativen Bindung und vasovagalen Aura (Tab. A-**1.2**), aber gegebenenfalls die Schilderung einer epileptischen Aura (s. u.), die Dauer der Amnesie, die in der Regel über die Dauer der eigentlichen Bewusstlosigkeit deutlich hinausgeht, Benommenheit und allmähliche Reorientierung bei Erwachen sowie **sekundäre Zeichen** eines abgelaufenen tonisch-klonischen Anfalls (lateraler Zungenbiss, eventuell subkonjunktivale Einblutung [Abb. A-**1.8**], Urinabgang). Anschließendes Schlafbedürfnis, Kopfschmerzen und Muskelkater am nächsten Tag können zusätzliche Hinweise sein. Wenn kein Zeuge bei dem Ereignis zugegen war, sind diese Angaben die einzig richtungweisenden. Ein tonisch-klonischer Anfall geht, wenn er sich aus dem Stand ereignet, immer mit einem Sturz einher (tonischer

A-1.7 Beginn epileptischer Anfälle (Fotografien nach Video-Aufnahmen im EEG-Labor)

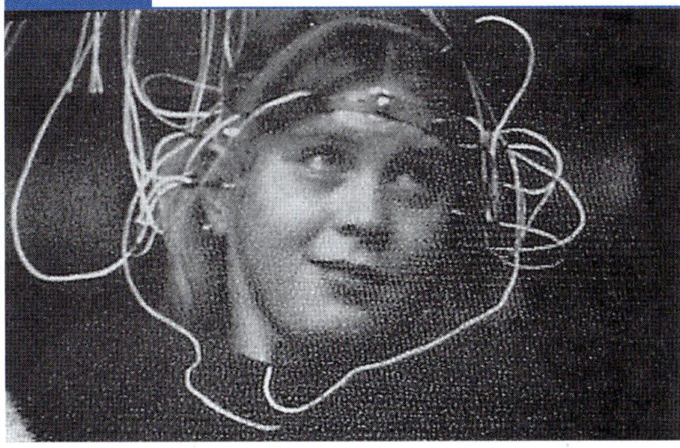

a Visuelle Aura zu Beginn eines fokalen Anfalls, Blick auf eine halluzinierte Gestalt.

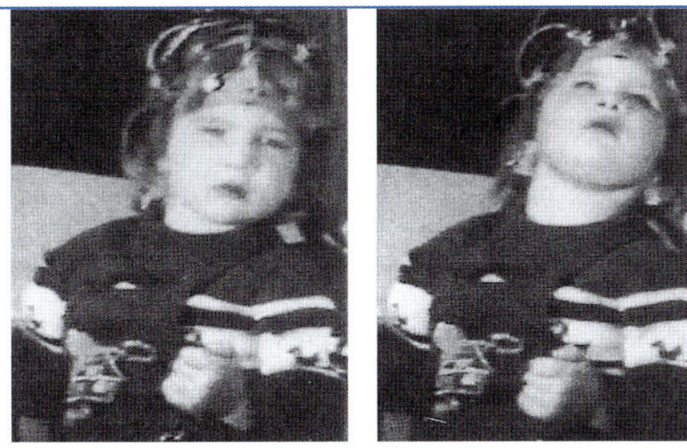

b Beginn einer Absence. Der Blick des Kindes wird starr, dann fällt der Kopf zurück.

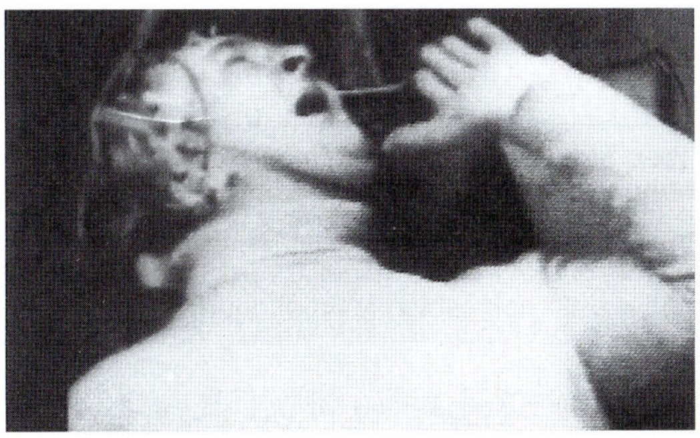

c Initialschrei und Kopfwendung zur Seite des elevierten Arms als Einleitung eines tonisch-klonischen Anfalls.

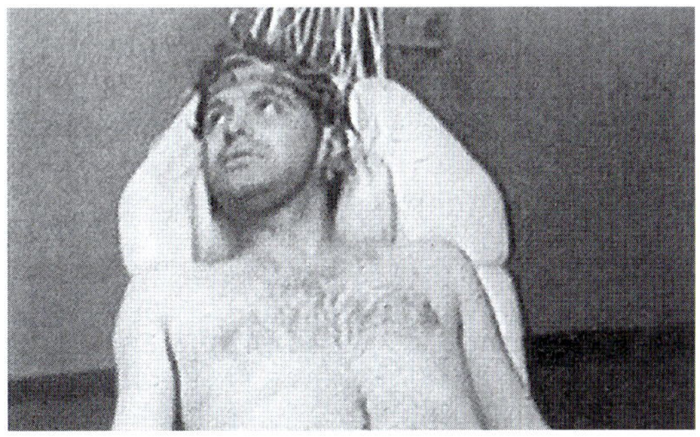

d Blick- und Kopfwendung als unmittelbarer Beginn eines tonisch-klonischen Anfalls (vgl. Abb. B-**4.4**, S. 521).

A-1.8 Hyposphagma (flächenhafte subkonjunktivale Blutung) nach einem generalisierten tonisch-klonischen Anfall.

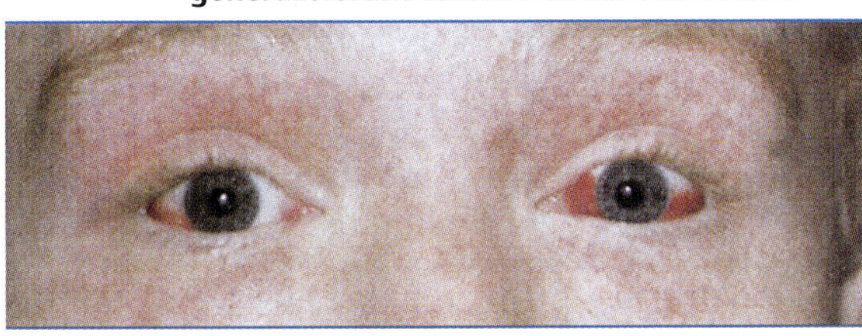

A-1.8

Sturz „wie ein Baum"). In der initialen **tonischen Phase** kommt es zu einer plötzlichen massiven Tonuserhöhung aller Muskeln, die infolge der Zwerchfellkontraktion zum so genannten **Initialschrei** (Abb. A-**1.7c**) und infolge des plötzlichen Aufeinanderbeißens der Kiefer zum **lateralen Zungenbiss** führen kann. Die Arme werden meist leicht eleviert, die Hände in leichter Ulnardeviation gehalten, die **Finger gestreckt** (nie zur Faust geballt), die Beine oft leicht angewinkelt bevor es zur Streckung kommt. Die **Lider** sind **geöffnet**, die Augen oft nach oben oder zur Seite gewendet (Abb. A-**1.7d**), die **Pupillen weit und lichtstarr**, der Gesichtsausdruck verkrampft oder verzerrt mit Blässe oder livider Verfärbung der Lippen. Der Übergang in die **klonische Phase** ist gekennzeichnet durch ein feines Zittern oder Vibrieren des ganzen Körpers, das in ein **rhythmisches Zucken** (Kloni) der Arme und Beine übergeht und allmählich unregelmäßig und grober werdend ausklingt (s. Abb. B-**4.4**, S. 521). Dann liegt der Körper in einer Erschlaffung mit tiefem gelegentlich infolge der Speichelansammlung prustendem Atmen regungslos wie in tiefem Schlaf. Erst allmählich wird der Betreffende wach, kann sich noch nicht orientieren, ist ratlos und eventuell

- tonische Streckung der Gliedmaßen
- Gesicht verkrampft, zyanotisch, Augen geöffnet (Abb. A-**1.7d**)
- zunächst feine, dann grober werdende rhythmische Kloni, die arrhythmisch werdend ausklingen
- bei Erwachen ratlos, nicht orientiert
- Dauer des Grand mal durchschnittlich 62 Sekunden.

abwehrend. Diese **postiktale Phase** dauert deutlich länger als der eigentliche Anfall. Die durchschnittliche Dauer eines Grand mal beträgt 62 Sekunden.

Die Anamnese muss darauf abzielen, die Einordnung des **Anfallstyps** als generalisiert oder fokal zu treffen. Von der Klassifikation des individuell auftretenden Anfallstyps (s. Tab. B-**4.5**, S. 517) hängen die Syndromzuordnung, die Prognose und die Therapieentscheidung ab.

Dieser so genannte große epileptische Anfall ist der **Anfallstyp**, den sowohl Laien als auch Ärzte sich zunächst vorstellen, wenn von epileptischem Anfall gesprochen wird. Neben diesem gibt es jedoch andere Anfallstypen, die weniger dramatisch ablaufen. Das Erkennen dieser Anfälle als epileptisch und die Zuordnung zu einem bestimmten Anfallstyp sind von großer Bedeutung. Davon hängen die Syndromzuordnung und damit die mögliche Ätiologie und anzustrebende Diagnostik, die Prognose und die Therapieentscheidung ab (s. S. 517). Die Anamnese muss darauf abzielen, diese Einordnung zu treffen. Je nach dem Ursprung der epileptischen Erregung im Gehirn – ob lokal in einer Hirnregion beginnend und sich von dort ausbreitend oder primär generalisiert im gesamten Gehirn – unterscheidet man fokale (partielle) und generalisierte Anfälle (s. Tab. B-**4.5**, S. 517).

Fokale (partielle) Anfälle werden unterteilt in **einfache und komplexe fokale Anfälle,** je nachdem ob das Bewusstsein bzw. die Wahrnehmungs- und Reaktionsfähigkeit im Anfall erhalten (einfach) oder beeinträchtigt (komplex) ist. Die subtilste Form eines einfach fokalen epileptischen Anfalls ist die **epileptische Aura**, ein individuell charakteristisches und gleichförmig wiederkehrendes flüchtiges Erleben (s. Tab. A-**1.5**).

Der Anfallsablauf, auch Anfallssemiologie genannt, **fokaler (partieller) Anfälle** lässt meist auf die Region des Gehirns, von der aus die epileptische Erregung ihren Ausgang nimmt, schließen. Man trifft eine Unterteilung in **einfache und komplexe fokale Anfälle,** je nachdem ob das Bewusstsein bzw. die Wahrnehmungs- und Reaktionsfähigkeit im Anfall erhalten (einfach) oder beeinträchtigt (komplex) ist. Die subtilste Form eines fokalen epileptischen Anfalls ist die **epileptische Aura** (lat. „Hauch"), ein flüchtiges subjektives Erleben, das aufgrund seiner wiederkehrenden Gleichförmigkeit dem Betroffenen als abnorm auffällt. Meist wird die Aura als unangenehm erlebt; sie kann aber auch angenehm oder sogar beglückend sein (s. Abb. A-**1.7a**) Die Aura epileptica kann in Sinnes- oder Körperempfindungen, Denkvorgängen oder -inhalten oder Erinnerungsbildern bestehen (s. Tab. A-**1.5**), je nachdem in welchem Hirnareal sich eine epileptische Erregung aufbaut. Das Bewusstsein ist qualitativ nicht verändert, kann aber auf diese Wahrnehmung eingeengt sein. Die Aura kann isoliert als einfach fokaler Anfall auftreten, häufiger geht sie in einen komplex fokalen oder tonisch-klonischen Anfall über und nimmt für den Betroffenen den Charakter eines immer gleichartigen, den Anfall stereotyp ankündigenden „Vorgefühls" an.

▶ **Merke**

▶ **Merke:** Für den individuellen Patienten ist die epileptische Aura immer gleich und kündigt stereotyp den Anfall an.

Andere **einfach fokale Anfälle** äußern sich in motorischen und sensiblen Symptomen, die sich auf eine Körperhälfte ausbreiten können („march"). Unwillkürliche Sprachäußerungen können ebenso wie eine Sprechhemmung („speech arrest") Symptom eines epileptischen Anfalls sein.

Andere **einfach fokale Anfälle** sind Ausdruck einer epileptischen Funktionsstörung im motorischen oder sensiblen Kortex und äußern sich mit einer Verkrampfung und/oder rhythmischem Zucken (Kloni) einer Extremität oder mit sensiblen Missempfindungen (Parästhesien); typischerweise breitet sich das motorische oder sensible Phänomen auf eine Körperhälfte aus: motorischer (Jackson-Anfall) oder sensibler „march". Im Frontallappen generierte Anfälle bleiben oft ohne Beeinträchtigung des Bewusstseins. Bei so genannten **Versivanfällen** kommt es zu einer Blick-, Kopf- und Körperwendung zu einer Seite, gelegentlich mit Elevation des gleichseitigen Arms („Fechterstellung", Abb. A-**1.7c**). Zusammen mit motorischen Symptomen oder auch als einziges Anfallssymptom kann es zu wenig differenzierten Vokalisationen, Sprachäußerungen im Anfall oder einer Sprechhemmung („speech arrest") kommen.

Der Ablauf **komplex fokaler (partieller) Anfälle** bleibt für den Betroffenen mindestens zum Teil nicht wahrnehmbar und nicht erinnerbar. Häufig geht eine Aura voraus. Der Anfall beginnt meist mit einem Verharren und starrem Blick. Begleitende motorische Phänomene sind variabel in der Ausprägung. Charakteristisch für **psychomotorische Anfälle** sind Automatismen, die wie fragmentarische Willkürhandlungen wirken und von einer affektiven Tönung begleitet sein können.

Komplex fokale (partielle) Anfälle werden häufig von einer Aura eingeleitet. Der weitere Anfallsablauf bleibt für den Betroffenen aufgrund der Ausbreitung der epileptischen Erregung in Strukturen des limbischen Systems mindestens zum Teil nicht wahrnehmbar und nicht erinnerbar. Anfälle, die ihren Ursprung im Temorallappen nehmen, sind meist komplex fokale Anfälle. Der Beginn eines solchen Anfalls ist häufig ein Verharren mit starrem Blick. Weitere motorische Phänomene sind variabel. Das Erstarren von Mimik und Motorik kann dominierend sein (hypomotorischer Anfall) oder aber heftige wie in starker Erregung ausgeführte klopfende, ausfahrend schlagende Bewegungen begleitet von Vokalisationen (hypermotorischer Anfall). Oft ist die motorische Aktivität kaum vom vorangegangenen Verhalten abgesetzt. Wie Willkürbewegungen wirkend, aber unwillkürlich und ohne oder mit nur partieller Reaktionsfähigkeit auf äußere

A-1.5 Aura epileptica

epigastrische Aura	Aufsteigende, meist unangenehme epigastrische Empfindung, die mit Angst, Herzklopfen, Kälte- oder Wärmegefühl verbunden sein kann.
olfaktorische oder gustatorische Aura	Geruchs- oder Geschmacksempfindung.
visuelle Aura	Einfache (Lichterscheinungen, bunte Farben) oder komplexe (Gestalten, Szenen) visuelle Halluzinationen, Veränderung der Größenwahrnehmung (Mikropsie oder Makropsie) oder Verzerrung (Metamorphopsie) realer Objekte.
auditive Aura	Auditive Halluzination (Geräusche, Melodie), Veränderung des Höreindrucks (Mikro- oder Makroakusis).
vertiginöse Aura	Schwindel, auch als Drehschwindel; Bewegungsempfinden des eigenen Körpers.
somatognostische Aura	Änderung der körpereigenen Wahrnehmung, illusionäre Verformung des eigenen Körpers (Fehlen, Verformung oder Verlagerung einzelner Körperteile).
psychische Aura	Angst, negativ gefärbte oder freudige Erregung. Formale Denkstörung mit Einengung und Kreisen der Gedanken um einen – in der Regel nicht benennbaren – Punkt.
mnestische Aura	Erinnerungsbild. Ablauf einer realen oder scheinbaren Erinnerung (mit beliebiger Sinnesmodalität), deren Inhalt anschließend meist nicht geschildert werden kann.
Unbeschreiblichkeitsaura	Stereotyp wiederkehrendes Gefühl, das der Betroffene sofort als das ihm einen Anfall ankündigende Gefühl erkennt, aber nicht beschreiben kann.
dreamy state	Zustand eigentümlich veränderter Wahrnehmung, Vorstellung und Befinden, der im Vergleich mit den o. g. geformten Empfindungen einen komplexen und differenzierten Charakter hat. Dieser ist getragen von einem Gefühl des Vertrauten/Anheimelnden oder Fremden/Unheimlichen. In diesen Zustand eingebettet finden sich Depersonalisations- oder Derealisationserleben ebenso wie Vertrautheits- oder Fremdheitsgefühle nicht nur mit der aktuellen Situation, sondern auch dem eigenen Befinden in der Welt, dem Ich und der Vergangenheit (déjà vu bzw. vécu oder jamais vu bzw. vécu). Der Betroffene kann diesen Zustand ähnlich einem Traum kaum in Worte fassen.

A-1.5

Einflüsse, werden Handlungsstränge aus- oder weitergeführt (Automatismen). Es kommt zu Mund- und Lippenbewegungen wie Lecken, Kauen oder Schlucken (oromandibulare Automatismen), gelegentlich mit Speichelfluss (Hypersalivation), Stöhnen oder stereotypen Lautäußerungen, reibenden oder kreisenden Bewegungen der Hände, Nesteln an der Kleidung oder krampfhaftem Festhalten eines zufällig in der Hand gehaltenen Gegenstandes. Ein solcher **psychomotorischer Anfall** trägt oft eine affektive Tönung, meist der Angst und Erregung, klingt allmählich im Übergang bzw. der Wiederaufnahme einer willkürlichen Handlung aus.

▶ **Merke:** Mit Ausbreitung der epileptischen Erregung kann jeder der genannten Anfallstypen in einen tonisch-klonischen Anfall münden; man spricht dann von einem **sekundär generalisierten tonisch-klonischen Anfall**.

◀ **Merke**

Zu den generalisierten Anfällen gehören
- Absencen,
- myoklonische Anfälle,
- Impulsiv-Petit-mal,
- klonische Anfälle,
- tonische Anfälle,
- tonisch-klonische Anfälle,
- atonische Anfälle.

Zu den **generalisierten Anfällen** gehören Absencen, die sich allein in einer Änderung der Bewusstseinslage bei Erstarren der Motorik (Abb. A-**1.7b**) eventuell mit feinen Myoklonien der Lider oder Gesichtsmuskeln, selten der Extremitäten äußern (s. Abb. A-**3.8 a–b**, S. 131). Myoklonische Anfälle laufen meist bei ungestörtem oder nur sehr kurz beeinträchtigtem Bewusstsein ab und gehen mit Zuckungen der Gesichtsmuskeln oder der Extremitäten einher. Bilaterale arrhythmische Myoklonien im Schultergürtel sind das Charakteristikum der Impulsiv-Petit-mal (s. Abb. A-**3.8 d**, S. 131). Rein klonische Anfälle sind selten; sie laufen wie die klonische Phase des Grand mal aber ohne initiale tonische Phase ab. Rein tonische Anfälle sind in ihrer Ausprägung variabel und können allein die Gesichts- und Nackenmuskulatur betreffen, sodass sie mitunter schwer von Absencen zu unterscheiden sind, oder äußern sich als heftiger tonischer Krampf des gesamten Körpers. Tonisch-klonische Anfälle, die wenn dieser Kategorie zugehörig auch primär generalisierte tonisch-klonische Anfälle genannt werden, laufen wie oben geschildert ab; sie setzen immer unvermittelt ohne für den Betroffenen erkennbare Vorwarnung ein. Ihnen können aber kleine generalisierte Anfälle (Absencen, myoklonische Anfälle) unmittelbar vorausgehen. Atonische Anfälle führen fast immer zum Sturz; meist fällt der Körper – auch im Sitzen – blitzartig nach vorne mit der Gefahr schwerer Verletzungen im Gesicht. Die Bewusstseinsstörung ist meist sehr kurz.

1.2.5 Narkoleptische Anfälle

Patienten mit Narkolepsie berichten von einem imperativen Schlafbedürfnis **(Schlafanfälle)**, einer Regungslosigkeit nach dem Aufwachen **(Wachanfälle** bzw. **Schlaflähmungen)** und von Traumerleben im Halbschlaf (hypnagoge Halluzinationen). Seltener sind **kataplektische Anfälle** mit affektivem Tonusverlust (vgl. S. 540).

1.2.5 Narkoleptische Anfälle

Weitaus seltener als die epileptischen Anfallssyndrome und mit diesen weder verwandt noch vom Erscheinungsbild her zu verwechseln sind narkoleptische Schlaf-, Wach- und Sturzanfälle. Als erstes, konstantes Symptom der Narkolepsie sind die imperativen **Schlafanfälle** zu nennen, die von den übrigen Formen der Hypersomnie, wie z.B. bei Schlaf-Apnoe-Syndrom, abzugrenzen sind. Narkoleptische **Wachanfälle** (Schlaflähmungen) in der Einschlaf- oder Aufwachphase, in denen der Patient sich nicht bewegen kann, können ebenso wie die Schlafanfälle von **hypnagogen Halluzinationen**, d.h. Traumerleben im halbwachen Zustand, begleitet sein. Seltener sind **kataplektische** Anfälle mit affektivem Tonusverlust. Das Narkolepsie-Kataplexie-Syndrom manifestiert sich im zweiten bis dritten Lebensjahrzehnt bei Männern häufiger als bei Frauen und ist meist idiopathisch (vgl. S. 540).

1.2.6 Extrapyramidale Anfälle

Arrhythmische (choreatische) Zuckungen und krampfartige (dystone) Torsionen der Gliedmaßen, ein Zungen-Schlundkrampf oder Schiefhals bestimmen das Bild paroxysmaler extrapyramidaler **Hyperkinesen**.

Die Vorgeschichte, vor allem die Medikamenten- und Familienanamnese, ergibt pharmaka-induzierte **Dyskinesien** neben hereditären Formen, seltener auch Hinweise auf vaskuläre, tumoröse und entzündliche Veränderungen der Stammganglien (vgl. S. 61f).

1.2.6 Extrapyramidale Anfälle

Paroxysmale arrhythmische Zuckungen des Gesichts, Krämpfe und Drehungen der Gliedmaßen sind wie alle extrapyramidalen Bewegungsstörungen (choreatische, choreoathetotische, dystone und ballistische **Hyperkinesen**) auf eine Dysfunktion der Stammganglien zurückzuführen und gehen ohne Vigilanzstörung einher. Kurzdauernde Attacken, die täglich 100-mal auftreten, werden „kinesiogen" ausgelöst, zum Beispiel beim Überqueren der Straße („seizures induced by movement").

Im Verlauf einer Neuroleptika- oder L-Dopa-Therapie manifestieren sich extrapyramidale Anfälle häufig mit orobukkolingualen Früh- und Spätdyskinesien. Bei den aktuen dystonen Reaktionen (Lid-Blick-Zungen-Schlundkrämpfe und Schiefhals) überwiegt das männliche, bei den tardiven choreoathetotischen **Dyskinesien** das weibliche Geschlecht. Wesentlich ist eine genaue Medikamenten- und Familienanamnese, um pharmakogene, weitere symptomatische und hereditäre Formen zu differenzieren. Plötzlich auftretende, schleudernde und rotierende Armbewegungen (ballistische Jaktationen), die gleich häufig bei Männern und Frauen vorkommen, werden durch vaskuläre, tumoröse oder entzündliche Veränderungen der Stammganglien hervorgerufen (vgl. S. 61).

1.2.7 Psychogene Anfälle

Die häufig verkannten **dissoziativen** (hysterischen) Anfälle können mit epileptischen alternieren (S. 520).
Zur biographischen Anamnese siehe auch Tab. A-**1.6**.

1.2.7 Psychogene Anfälle

Psychogene Anfälle sind häufig verkannte funktionelle Symptome, die mit epileptischen Anfällen alternierend, meist jedoch davon unabhängig in jedem Lebensalter auftreten. Man spricht auch von pseudoepileptischen, **dissoziativen** oder sog. hysterischen Anfällen im Rahmen einer Konversionsstörung.

Die **Symptomatik** ist vielgestaltig: ein- oder beidseitiges heftiges Zittern, Zucken, Krampfen, akut oder subakut einsetzend, oft statusartig gehäuft, mit forcierter Mehratmung (Hyperventilation) verbunden (zu den Hyperventilationsanfällen s.S. 520). Die Augen sind meist geschlossen. Der Patient ist stundenlang umdämmert, nicht ansprechbar, d.h. er äußert sich nicht verbal und reagiert

A-1.6 Stichworte zur biographischen Anamnese

Geburt	Erwünschtheit, Geschwisterreihe, Geburtsverlauf
Kindheit	frühkindliche Entwicklung, Pubertät, Geschlechtsrolle
Erziehung	Erziehungsstil, Begabungen, religiöse Bindung
Ausbildung	Prüfungsangst, Schulabschluss, Arbeitsstörungen
Beruf	Motivation, Reaktion auf Kränkungen
Partnerschaft	Erleben von Zärtlichkeit, Sexualität
Krisen	Partnerverlust, Arbeitslosigkeit, Suizidalität
Abhängigkeit	Medikamente, Alkohol, Drogen

A-1.6

auch nach Abklingen des Anfalls, wenn überhaupt, inadäquat, so als ob er die Umwelt nicht wahrnehme oder das dramatische Geschehen ihn selbst nichts anginge („belle indifférence").

Von J.M. Charcot als „grande hystérie" bezeichnet und häufiger bei Frauen beobachtet, gehen die großen psychogenen Anfälle mit einem „arc de cercle" (kreisbogenförmige Körperbeugung mit rekliniertem Kopf) und „attitudes passionelles", d.h. mit dem Ausdruck erotischer Leidenschaft, einher (s.S. 551). Ein unbewusster Konflikt wird körperlich symbolisiert. Die „Beschwerden" können doppelsinnig einen Protest ausdrücken. Es gehört zur „Hysterie", dass die Umwelt mitagiert. Zur biographischen Anamnese siehe Tab. A-**1.6**.

2 Die neurologische Untersuchung

2.1 Untersuchungsgang

Untersuchungsgang: Bei der Untersuchung ist auf Mimik, Gestik, Haltung und Gang zu achten.

Zunächst empfiehlt sich die Prüfung der Hirnnervenfunktionen, anschließend der Kraft, der Trophik, des Muskeltonus und der Reflexe.

Missempfindungen (Parästhesien, Dysästhesien) sind von Ausfällen der Sensibilität (Anästhesie, Analgesie) abzugrenzen. Darüber hinaus ist eine Prüfung der vegetativen Funktionen und der Koordination erforderlich. Siehe auch Tab. A-**2.1**.

Von großer Bedeutung ist die Differenzierung psychischer Funktionsstörungen, da sich z. B. hinter einem undefinierten „Verwirrtheitszustand" eine Sprach- oder Vigilanzstörung verbergen kann.

A-2.1

2 Die neurologische Untersuchung

2.1 Untersuchungsgang

Vom Aspekt her ist auf Mimik, Gestik, Haltung und Gang zu achten, da sich im Erscheinungsbild des Kranken häufig Bewegungsstörungen wie z. B. Hypo- oder Hyperkinesen widerspiegeln, die auf bestimmte neurologische Syndrome (im Teil A des Buches beschrieben) bzw. Erkrankungen (Teil B) hinweisen.
Bei der körperlichen Untersuchung wird zunächst die Funktion der **Hirnnerven** geprüft. Es folgt die Untersuchung der **Motorik**, d. h. der Kraftentfaltung bzw. eines pathologischen Bewegungsmusters, der Trophik, des Muskeltonus und der **Reflexe**.
Missempfindungen (Parästhesien und Dysästhesien) sind von Ausfällen der **Sensibilität** (Anästhesie, Analgesie) abzugrenzen. Die einzelnen Empfindungsqualitäten (spitz, stumpf, warm, kalt u. a.) werden in Kenntnis der zentralen, peripheren und segmentalen Verteilungsmuster der Sensibilität geprüft. Anschließend erfolgt die Untersuchung der **vegetativen Funktionen** und **Koordination**. Die Tabelle A-**2.1** gibt einen Überblick der wichtigsten neurologischen Untersuchungsbefunde.
Die mit Gehirnkrankheiten verbundenen **psychischen** Funktionsstörungen lassen sich ebenso wie neurologische Ausfalle exakt definieren und entweder umschriebenen oder diffusen Schädigungen des Gehirns zuordnen. Diese phänomenologische Differenzierung ist von großer Bedeutung, da sich z. B. hinter einem undefinierten „Verwirrtheitszustand" eine **Aphasie** (Sprachstörung) oder **Somnolenz** (Vigilanzstörung) verbergen kann.

A-2.1 Neurologische Untersuchung von Kopf und Hirnnerven

	neurologischer Normalbefund	*pathologische Befunde*
Kopf/HWS	kein Klopfschmerz der Kalotte, Nervenaustrittspunkte nicht druckschmerzhaft. HWS allseits frei beweglich	Narben, Impressionen, NAP (frei?), Meningismus, Caput obstipum
Hirnnerven		
I	aromatische Stoffe werden beiderseits wahrgenommen, differenziert und benannt	Hyposmie, Anosmie
II	Sehnervenpapillen beidseitig scharf begrenzt. Gesichtsfeld fingerperimetrisch intakt. Visus nicht erkennbar herabgesetzt	Papillenödem, Hemianopsie, Visusminderung
III, IV, VI	Lidspalten seitengleich. Bulbi nach Stellung und Motorik regelrecht. Pupillen isokor, mittelweit, prompte Reaktion auf Lichteinfall (direkt, konsensuell) und Naheinstellung (Konvergenz)	Augenmuskel- oder Blickparese, Nystagmus, Miosis, Horner-Syndrom, Mydriasis
V	Gesichtssensibilität ungestört. Kornealreflex seitengleich lebhaft. Kaumuskulatur beiderseits kräftig. Masseterreflex lebhaft	Trigeminusläsion (peripher/zentral)
VII	Gesichtsmuskulatur mimisch und willkürlich intakt	Fazialisparese, Bell-Phänomen
VIII	Gehör beiderseits nicht erkennbar beeinträchtigt	Hypakusis, Hyperakusis
IX, X	Gaumensegel seitengleich innerviert. Uvula mittelständig. Würgreflex positiv	Kulissenphänomen, Dysphagie
XI	Mm. trapezius und sternocleidomastoideus beiderseits kräftig	Scapula alata, Tortikollis
XII	die Zunge wird gerade herausgestreckt	Zungenlähmung, -atrophie

Fortsetzung →

A-2.1 Fortsetzung

	neurologischer Normalbefund	*pathologische Befunde*
Motorik	Rechts-/Linkshänder mit seitengleich uneingeschränkter Kraftentfaltung. Keine Absinktendenz der Extremitäten in den Vorhalteversuchen. Physiologische Mitbewegung. Keine umschriebene oder generalisierte Muskelatrophie. Keine Tonusanomalie. Keine Deformitäten oder Kontrakturen	Paresen, Atrophien, Hypotonus, Spastik, Rigor
Reflexe	seitengleich lebhafte physiologische Eigenreflexe. Bauchhautreflexe in allen Etagen erhältlich. Keine pathologischen Fremdreflexe. Kein Nachgreifen	Areflexie, Reflexdifferenz, Babinski-Zeichen positiv
Sensibilität	Berührungs-, Schmerz-, Temperatur- und Vibrationsempfindung intakt. Auf die Haut geschriebene Zahlen und geführte Zehenbewegungen werden wahrgenommen und differenziert. Kein Nervendehnungsschmerz. Kein Wadendruckschmerz	Hypästhesie/Hypalgesie, Thermhypästhesie, Pallhypästhesie, Lasègue-Zeichen positiv
vegetative Funktionen	Blasen-, Mastdarm- und Genitalfunktionen intakt. Keine Störung der Schweißbildung	Miktions-/Defäkationsstörung, Hyper-/Anhidrosis
Koordination und Artikulation	keine Störung der Feinmotorik, Eudiadochokinese. Stand, Gang in allen Variationen und Zeigeversuche sicher. Kein Tremor, keine überschießenden Bewegungen. Keine Störung der Artikulation und Phonation	Dysdiadochokinese, Tremor, Ataxie, Romberg-Zeichen positiv, Rebound-Phänomen pathologisch, Dysarthrophonie
Sprache und andere neuropsychologische Funktionen	Spontansprache, Nachsprechen, Benennen, Schriftsprache und Sprachverständnis unauffällig. Rechts-links-Unterscheidung und Handlungsabfolgen regelrecht	Aphasie, Agnosie, Apraxie

A-2.1

2.2 Untersuchung von Kopf und Halswirbelsäule

Untersuchung: Während Veränderungen der **Mimik** unmittelbar auffallen, z. B. eine Hypomimie (spärlicher mimischer Ausdruck) oder Hyperkinesen (vermehrte Bewegungsunruhe des Gesichts), muss besonderes Augenmerk auf **Verletzungszeichen** wie Hämatome und Narben der Kopfhaut, knöcherne Impressionen, einen pulsierenden Kalottendefekt oder eine Liquorrhö (Liquorfluss) aus Nase oder Ohr gerichtet werden.
Die Schädelkalotte ist auf Klopfempfindlichkeit, die **Nervenaustrittspunkte** (NAP) bzw. Nerveneintrittspunkte sind beiderseits auf Druckschmerzhaftigkeit zu prüfen, vor allem die des N. trigeminus (vgl. Abb. A-**2.14** S. 38).
Zur Bestimmung der Beweglichkeit der **Halswirbelsäule (HWS)** ist es sinnvoll, den Kinn-Jugulum-Abstand bei maximaler Extension (Reklination) und Flexion (Inklination) sowie bei Rotation und Lateralflexion (Neigung) des Kopfes das Bewegungsausmaß bzw. den Grad einer Bewegungseinschränkung zu dokumentieren. Physiologisch ist eine Kopfdrehung beiderseits von 70° und Neigung von 45°. Bei ausgeprägter Fehlhaltung der HWS unterscheidet man einen fixierten von einem mobilen Schiefhals (Caput obstipum, Tortikollis, vgl. Tab. B-**1.9**, S. 217 u. 60).

2.2 Untersuchung von Kopf und Halswirbelsäule

Untersuchung: Neben Veränderungen der **Mimik** sind **Verletzungszeichen** (Hämatome, knöcherne Impressionen) zu beachten.

Die Nervenaustrittspunkte (NAP, vgl. Abb. A-**2.14**, S. 38) sind auf Druckschmerzhaftigkeit zu prüfen.

Im weiteren Untersuchungsgang wird die Beweglichkeit der HWS, d. h. Extension (Reklination), Flexion (Inklination), Rotation und Neigung des Kopfes geprüft. Bei ausgeprägter Fehlhaltung der HWS unterscheidet man einen mobilen von einem fixierten Schiefhals (S. 217).

A-2.2

A-2.2 Interpretation von Befunden im Bereich von Kopf und Hals

Befund	***mögliche Ursachen***
schlaffe Mimik	Muskelerkrankungen („Facies myopathica")
Amimie, Maskengesicht	Morbus Parkinson
mimisches „Beben"	Alkoholdelir, Neurolues
Blepharospasmus (Krampf der Augenlider) und „Grimassieren"	extrapyramidale Störung (Stammganglienerkrankung), auch pharmakogen und psychogen
Schiefhals	zahlreiche Ursachen, z. B. Augenmuskelparesen, zervikaler Bandscheibenvorfall, Torsionsdystonie
Druckschmerzhaftigkeit der Nervenaustrittspunkte (NAP)	Sinusitis, meningeale Reizung
Meningismus	Entzündungen der Leptomeninx (Meningitis), Subarachnoidalblutung (SAB)
Signe de Lhermitte (Nackenbeugezeichen)	Meningitis bzw. Meningeosis carcinomatosa (frühzeitig), Multiple Sklerose
Opisthotonus	bakterielle Meningitis (als Zeichen einer massiven meningealen Reizung), Tumoren der hinteren Schädelgrube, Intoxikationen, psychogene Anfälle

▶ Merke

▶ **Merke** Wird dem passiven Abheben des Kopfes von der Unterlage ein schmerzhafter Widerstand entgegengesetzt, spricht man von **Meningismus** (Nackensteifigkeit).

Kribbeln der Hände und „elektrisierende" Schmerzen entlang der Wirbelsäule bei maximaler Kopfbeugung nach vorn bezeichnet man als positives Nackenbeugezeichen (**Lhermitte-Zeichen**). Ein Krampf der Nacken- und Rückenmuskulatur wird als **Opisthotonus** bezeichnet (s. S. 266).
Ätiopathogenese: Siehe Tab. A-**2.2**.

Klagt der Kranke bei maximaler Kopfbeugung nach vorn über Kribbeln der Hände (Parästhesien) und „elektrisierende" Schmerzen (Dysästhesien) entlang der Wirbelsäule, liegt ein positives Nackenbeugezeichen (**Lhermitte-Zeichen**, Signe de Lhermitte) vor. Ein Krampf der Nacken- und Rückenmuskulatur bei rekliniertem Kopf wird als **Opisthotonus** bezeichnet (vgl. S. 266).

Ätiopathogenese: Siehe Tab. A-**2.2**.

2.3 Hirnnervensymptome

2.3 Hirnnervensymptome

▶ Überblick

▶ **Überblick:** Das Verständnis der Symptomatik einzelner Hirnnervenläsionen und kombinierter Ausfälle (Hirnnervensyndrome) setzt die Kenntnis der Funktion und Topographie
- der Kerngebiete der Hirnnerven,
- des Faserverlaufs,
- der Hirnnervenaustritte und
- des peripheren Nervenverlaufs voraus (Abb. A-**2.1** – A-**2.3**).

2.3.1 Riechstörung (N. olfactorius, I. Hirnnerv)

2.3.1 Riechstörung (N. olfactorius, I. Hirnnerv)

▶ Definition

▶ **Definition:** Eine Riechstörung als Folge einer Schädigung des N. olfactorius (I. Hirnnerv) bzw. des Rhinenzephalons wird als **Hyposmie** und bei vollständigem Ausfall der Geruchsempfindung als **Anosmie** bezeichnet.

Untersuchung: Das Riechvermögen wird mit aromatischen Stoffen geprüft.

Untersuchung: Die Untersuchung des Riechvermögens erfolgt mit einer Reihe aromatischer Stoffe wie Vanillin, Kaffee, Mandelöl, Asa foetida (intensiv übel riechend), die dem Patienten zur Differenzierung bei geschlossenen Augen beiderseits getrennt angeboten werden. Zur Geschmacksprüfung siehe Tab. A-**2.8**, S. 41.

A-2.1 Hirnbasis in Ansicht von ventral mit Austritt der Hirnnerven

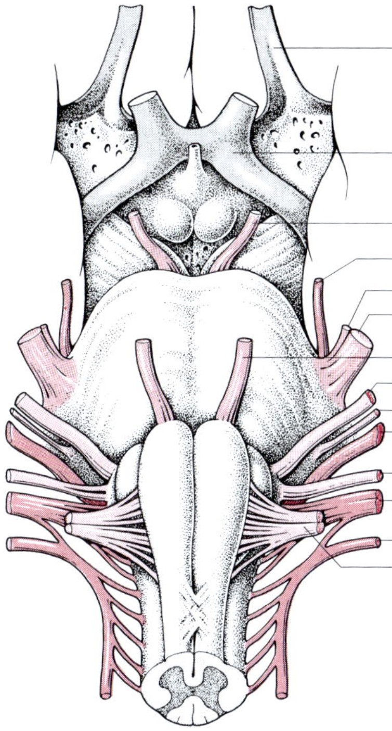

A-2.1

▶ **Merke:** Essig und Salmiakgeist reizen den N. trigeminus und werden daher auch bei Anosmie wahrgenommen.

◀ Merke

Ätiopathogenese: Häufigste Ursache einer bilateralen Anosmie ist eine Schädel-Hirn-Verletzung mit **frontobasaler Kontusion** oder Abscheren der Fila olfactoria infolge Siebbeinfraktur. Ferner kommen neben **medikamentös-toxischen Schädigungen** des Riechnervs bakterielle und virale **Infektionen** und langsam wachsende **Hirntumoren** (Meningeom, Kraniopharyngeom) in Betracht. Bei frontobasalen Tumoren sind neben Riechstörungen häufig Persönlichkeitsveränderungen zu beobachten. Aufgrund der Nachbarschaft mit dem II. Hirnnerv (Abb. A-**2.1**) besteht die Gefahr einer Erblindung durch direkte Tumorkompression (das **Syndrom der Olfaktoriusrinne** mit Anosmie und progredientem Visusverlust beruht auf einem frontobasalen Meningeom; Abb. B-**1.97**, S. 332). Geruchsmissempfindungen können Symptom eines **epileptischen Anfalls** (olfaktorische Aura) mit Ursprung im „Riechhirn", d. h. Hippocampus und Uncus, sein und kommen gelegentlich bei psychomotorischen Anfällen vor. Differenzialdiagnostisch empfiehlt sich eine HNO-ärztliche Untersuchung.

Ätiopathogenese: Die häufigsten Ursachen einer bilateralen Anosmie sind ein **frontobasales Trauma** oder ein Stirnhirntumor. Zur Topographie vgl. Abb. A-**2.1**. Darüber hinaus kommen **infektiöse** und **medikamentös-toxische** Ursachen infrage.

2.3.2 Neuro-ophthalmologische Syndrome (II., III., IV., VI. Hirnnerv)

2.3.2 Neuro-ophthalmologische Syndrome (II., III., IV., VI. Hirnnerv)

▶ **Überblick:** Bei einer Reihe neurologischer Erkrankungen kommen Seh- und Pupillenstörungen, Augenmuskel- oder Blickparesen vor. Die physiologischen Augenbewegungen werden durch drei Hirnnerven gewährleistet: N. oculomotorius (III), N. trochlearis (IV) und N. abducens (VI). Diese okulomotorischen Hirnnerven verlaufen in ihrem peripheren Abschnitt gemeinsam mit dem N. ophthalmicus (V,1) durch den Sinus cavernosus und mit dem Sehnerv, dem N. opticus (II), in der Orbita.

◀ Überblick

A-2.2 Schematische Darstellung der Hirnnervenkerne im Hirnstamm (Ansicht von medial)

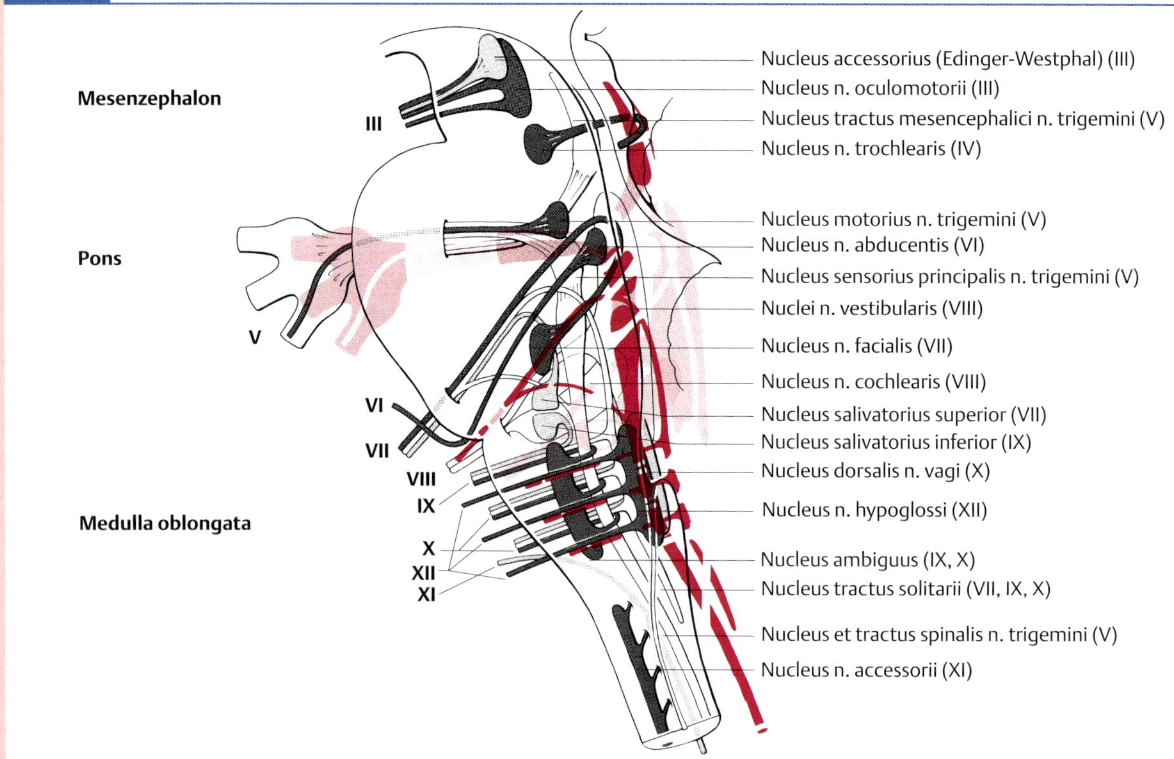

Die Kerngebiete afferenter Neurone sind rot/rosa, die efferenter Neurone schwarz/grau dargestellt. Links sind die Hirnnerven benannt, rechts die Hirnnervenkerne mit Bezeichnung der Hirnnerven angegeben, die Neurone dieses Kerngebietes führen.

A-2.3 Schematische Darstellung der Hirnnervenkerne im Hirnstamm (Ansicht von dorsal)

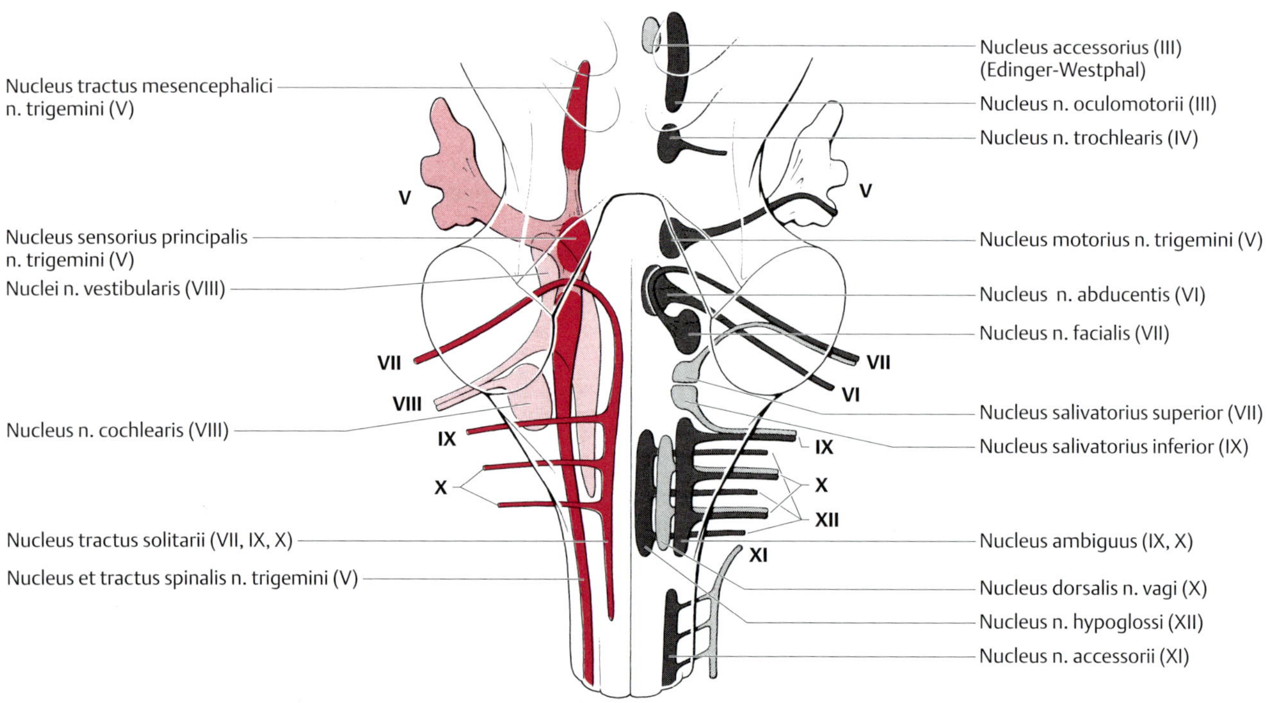

Links sind die Kerngebiete afferenter (rot/rosa), rechts die efferenter Neurone (schwarz/grau) dargestellt. Den Hirnnervenkernen ist die Bezeichnung der Hirnnerven zugeordnet, die Neurone dieses Kerngebietes führen.

Visusstörungen (N. opticus, II. Hirnnerv)

Visusstörungen (N. opticus, II. Hirnnerv)

▶ **Definition:** Sehstörungen treten häufig zu Beginn oder im Verlauf neurologischer Krankheiten (z. B. Hirntumoren, Schlaganfälle, multiple Sklerose, Heredoataxien) auf. Die ophthalmoskopische Untersuchung ergibt dann oft charakteristische Veränderungen am Augenhintergrund, besonders der Sehnervenpapille und der Gefäße.

◀ **Definition**

Untersuchung: Die Patienten klagen über Flimmern vor den Augen und mangelnde Sehschärfe, selten auch über eine einseitige Verdunkelung (Obskuration). Während bei der neurologischen Untersuchung der Visus (Sehschärfe) nur geschätzt werden kann, wird der Augenhintergrund immer untersucht – auch dann, wenn subjektiv keine Sehstörung angegeben wird. Im Normalfall beobachtet man eine scharfe Begrenzung und rötlich-gelbe („vitale") Färbung der Papille (s. Abb. A-**2.4a**). Bei neurologischen Erkrankungen sind die häufigsten pathologischen Befunde am Augenhintergrund ein **Ödem** oder eine **Abblassung** der Papille.

Untersuchung: Zur neurologischen Untersuchung gehört die Spiegelung des Augenhintergrundes (s. Abb. A-**2.4**). Die wichtigsten pathologischen Befunde sind ein Ödem oder eine Abblassung der Papille.

Wenn die Papille ödematös geschwollen und unscharf begrenzt ist, besteht der Verdacht auf eine **Stauungspapille**. Die Schwellung beginnt im nasalen Anteil der Papille, die Venen sind gestaut und geschlängelt. In diesem Stadium besteht keine Visusstörung; auch das Gesichtsfeld ist nicht beeinträchtigt. Gelegentlich schildern die Patienten kurz andauernde Obskurationen am betroffenen Auge oder Verschwommensehen; eine Abschwächung des Farbensehens wird selten wahrgenommen. Bei anhaltendem intrakraniellen Druck wird die Papille im weiteren Verlauf erhaben und zeigt radiäre Blutungen; die Prominenz kann ophthalmoskopisch in Dioptrien gemessen werden (Abb. A-**2.4b** u. **c**). Ist es bereits zur **Optikusatrophie** gekommen, findet man eine Abblassung der Sehnervenpapille. Dann ist auch der Visus dauerhaft beeinträchtigt.

Eine **Stauungspapille** ist durch unscharfe Begrenzung, Prominenz und radiäre Blutungen charakterisiert (Abb. A-**2.4b** u. **c**). Der Visus ist ungestört; die Patienten nehmen gelegentlich kurz anhaltende Verdunkelungen auf dem betroffenen Auge wahr. Eine Abblassung der Papille spricht für eine **Optikusatrophie**.

Im Gegensatz zur Stauungspapille ist bei einer **Papillitis** der Visus akut herabgesetzt. Der ophthalmoskopische Befund ist ähnlich dem einer Stauungspapille. Die Papille ist ophthalmoskopisch unscharf begrenzt, hyperämisch, gerötet und mäßig prominent. Die Entzündung spielt sich an der Papille bzw. im vorderen Anteil des Sehnervs ab.

Bei einer **Papillitis** ist der Visus herabgesetzt. Die Papille ist unscharf begrenzt und mäßig prominent.

Obskurationen und gestörtes Farbensehen bis zum weitgehenden Visusverlust sind Zeichen der **Retrobulbärneuritis**. Anfangs besteht kein objektivierbarer Befund („Patient und Arzt sehen nichts"). Oft ist die Visusstörung voll reversibel. Es kann jedoch eine Sehminderung bestehen bleiben. Man findet dann Skotome (Teilausfälle des Gesichtsfeldes) und eine temporale Abblassung (Atrophie) der Papille.

Eine **Retrobulbärneuritis** geht mit Obskurationen, gestörtem Farbensehen und passagerem Visusverlust einher. Erst im Verlauf findet man objektivierbare Befunde. Zunächst gilt: Patient und Arzt sehen nichts.

Lumeneinengungen der Netzhautgefäße weisen auf eine Arteriosklerose hin. Bei arterieller Hypertonie sind die Netzhautgefäße gestaut. Es findet sich ein **Fundus hypertonicus**: Hämorrhagien, diffuses Netzhautödem und Papillenödem sind Zeichen einer malignen Hypertonie und gehen mit einer Verschlechterung des Visus einher.

Veränderungen der Netzhautgefäße lassen auf eine Arteriosklerose oder arterielle Hypertonie (**Fundus hypertonicus**) schließen.

Bei **Amaurose** (Blindheit) infolge Optikusschädigung ist die Sehnervenpapille atrophisch und die Pupille lichtstarr (zur amaurotischen Pupillenstarre vgl. Abb. A-**2.6**, S. 26). Bei der seltenen beidseitigen **kortikalen Blindheit** ist der ophthalmoskopische Befund ebenso wie die Pupillenreaktion regelrecht.

Bei **Amaurose** infolge Optikusläsion ist die Papille atrophisch und die Pupille lichtstarr (vgl. Abb. A-**2.6**, S. 26).

Zur Unterscheidung einer psychogenen von einer organisch bedingten Blindheit dient die Untersuchung des optokinetischen Nystagmus, der sich meist bei psychogener Sehstörung wie bei Gesunden provozieren lässt, aber bei Amaurose fehlt (S. 35).

Im Fall einer psychogenen Blindheit ist der optokinetische Reflex physiologisch (S. 35).

Ätiopathogenese: Die häufigsten Erkrankungen des Sehnervs sind Entzündungen oder primäre Degeneration. Daneben kann der Sehnerv aber auch Träger oder „Spiegel" einer Hirnerkrankung oder systemischen Erkrankung sein.
Eine intrakranielle Drucksteigerung führt durch den gesteigerten Liquordruck, der sich über den Subarachnoidalraum in die perineuralen Optikusscheiden ausdehnt, zum **Papillenödem**. Die **Stauungspapille** entwickelt sich allmählich.

Ätiopathogenese: Hirndrucksteigerung führt zu einem Papillenödem bis hin zur Stauungspapille. Häufigste Ursachen einer **Stauungspapille** sind ein Hirntumor oder Hirnödem.

A-2.4 Ophthalmoskopischer Befund

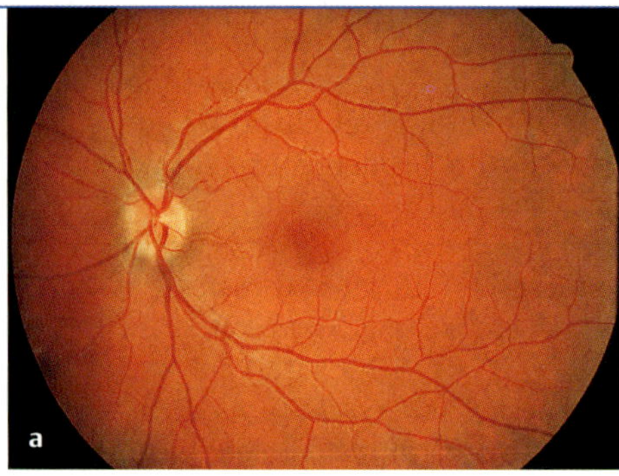

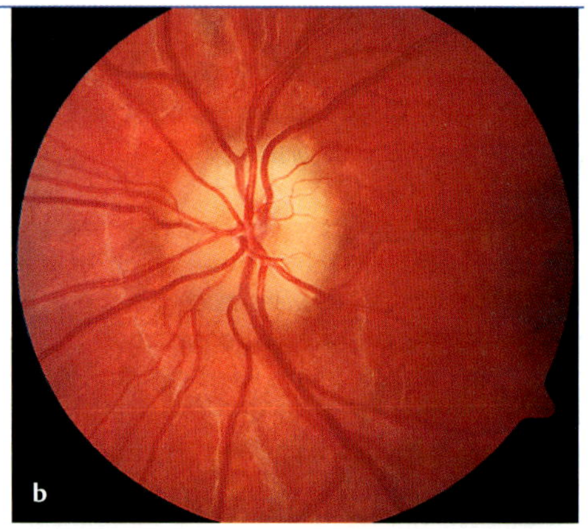

a Normaler Augenhintergrund. Bei der Spiegelung des Fundus zeigt sich eine gleichmäßige rötliche Tönung, von der sich die Netzhautgefäße, die gelbliche, im Niveau der Retina liegende Sehnervenpapille und die querovale Area centralis (Makula) etwas dunkler rot abgrenzen lassen.
b Papillenödem (beginnende Stauungspapille). Die Papille ist unscharf begrenzt. Es besteht eine Prominenz von 1,5 Dioptrien. Die Venen sind vermehrt geschlängelt.
c Ausgeprägte Stauungspapille. Die Sehnervenpapille ist verwaschen und erhaben. Auffällig sind radiäre Blutungen und weiß-gelbliche Einlagerungen.

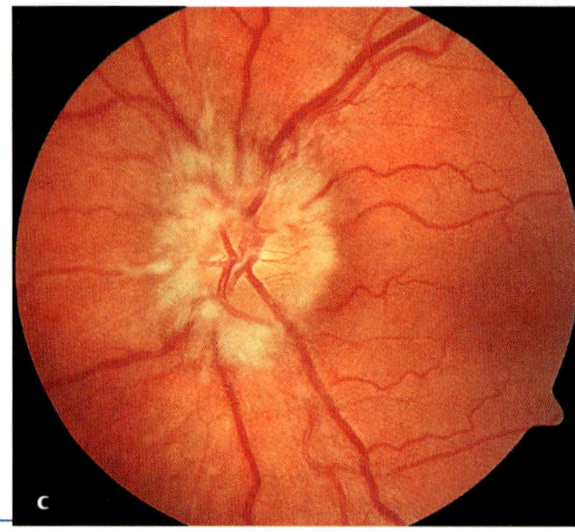

75% der Fälle mit einer Stauungspapille sind durch einen Hirntumor bedingt. Infratentorielle Tumoren führen wegen stärkerer Liquorabflussbehinderung häufiger zu einer Stauungspapille als supratentorielle Tumoren. Eine fehlende Stauungspapille schließt eine intrakranielle Drucksteigerung jedoch nicht aus (vgl. S. 106).Weitere Ursachen sind traumatisches und hypoxisches Hirnödem, Hydrozephalus und Liquorzirkulationsstörungen, z. B. bei Meningitis und Sinusthrombose. Zur beidseitigen Stauungspapille bei Pseudotumor cerebri s. S. 316.

Eine **Papillitis** findet sich bei Infektions- und immunologischen Erkrankungen. Eine **Retrobulbärneuritis** ist oft Erstsymptom einer Multiplen Sklerose (S. 304).

Eine **Papillitis** kann Ausdruck einer primären Sehnerventzündung sein, findet sich aber auch als Begleitsymptom bei zahlreichen Infektionskrankheiten sowie einigen immunologischen Erkrankungen. Eine **Retrobulbärneuritis** ist häufigstes Erstsymptom einer Multiplen Sklerose (S. 304).

Der ophthalmoskopisch sichtbaren Papillenabblassung bei **Optikusatrophie** liegt eine neuronale Degeneration des N. opticus zugrunde.

Der ophthalmoskopisch sichtbaren Papillenabblassung bei **Optikusatrophie** liegt eine neuronale Degeneration des N. opticus zugrunde. Eine Stauungspapille oder Optikusneuritis kann in eine Atrophie des Sehnervs übergehen. Bei direkter Kompression des Fasciculus opticus kommt es primär zu einer Optikusatrophie mit Visusverlust.

Das **Foster-Kennedy-Syndrom** (Optikusatrophie und kontralaterale Stauungspapille) wird bei Tumoren der vorderen Schädelgrube, z. B. Keilbeinmeningeom, beobachtet. Einer primären **Optikusatrophie** können metabolische, nutritive, toxische, genetische und vaskuläre Ursachen zugrunde liegen.

Ein von F. Kennedy (1911) beschriebenes Syndrom mit primärer Optikusatrophie und kontralateraler Stauungspapille **(Foster-Kennedy-Syndrom)** wird bei Tumoren der vorderen Schädelgrube (Keilbeinmeningeom u. a.) beobachtet. Neben ophthalmologischen Ursachen (Glaukom u. a.) gibt es zahlreiche, mit einer Optikusatrophie einhergehende Erkrankungen: metabolische (Diabetes mellitus, funikuläre Myelose), genetische (Leber-Optikusatrophie, Leukodystrophien, Heredoataxien), vaskuläre Ursachen (Arteriitis, Arteriosklerose) und toxische Schädigungen des N. opticus (Methylalkohol, INH u. a.).

Bei Verletzungen der Orbita besteht immer die Gefahr des Visusverlusts.

Bei **Orbitaverletzungen** besteht die Gefahr eines Visusverlustes durch direkte Läsion und Einblutung in den Sehnerv oder eine posttraumatische Gefäßthrombose. Als Residuum findet sich eine traumatische Optikusatrophie.

Eine transitorische Ischämie der Retina infolge einer Thromboembolie in die A. ophthalmica hat eine flüchtige einseitige Blindheit zur Folge. Diese **Amaurosis fugax** ist der Vorbote eines Schlaganfalls (S. 390). Gelegentlich kann man kleine Thromben in den retinalen Gefäßen ophthalmoskopisch nachweisen. Gehen dem Visusverlust beim älteren Menschen heftige Schläfenkopfschmerzen voraus, besteht der dringende Verdacht auf eine **Arteriitis cranialis** (S. 406).

Bei der **Amaurosis fugax** handelt es sich um eine transitorische Ischämie der Retina; sie ist der Vorbote eines Schlaganfalls. Ein Visusverlust bei vorbestehenden Kopfschmerzen muss an eine **Arteriitis cranialis** denken lassen.

Gesichtsfelddefekte

Gesichtsfelddefekte

▶ **Definition:** Das Gesichtsfeld umfasst den mit beiden Augen (ohne Hilfe von Blick- oder Kopfbewegung) wahrgenommenen Raum. Zentrale Gesichtsfelddefekte (bzw. -ausfälle) betreffen die Hälfte oder einen Quadranten des Gesichtsfeldes (Hemi- oder Quadrantenanopsie), seltener sind sie fleck- oder ringförmig (Skotome). Häufigste Ursachen sind Ischämien oder raumfordernde Prozesse im Verlauf der Sehstrahlung.

◀ **Definition**

Neuroanatomische Grundlagen: Die Neurone der beiden Netzhauthälften trennen sich im **Chiasma opticum:** die Axone der nasalen Retinahälfte kreuzen, die der temporalen Hälfte verlaufen homolateral. Der Tractus opticus, der die Neurone der nasalen Retinahälfte des kontralateralen und die der temporalen Retinahälfte des homolateralen Auges führt, endet im **Corpus geniculatum laterale**, wo die Umschaltung auf das vierte Neuron erfolgt (Neuron 1 = Photorezeptoren, Neuron 2 = Bipolarzellen, Neuron 3 = Ganglienzellen des Nervus bzw. Tractus opticus). Die Axone durchziehen den hinteren Anteil der Capsula interna und fächern sich in der **Gratiolet-Sehstrahlung** auf (Abb. A-**2.5**), d. h. die Fasern der oberen Netzhauthälfte verlaufen lateral entlang dem Hinterhorn des Seitenventrikels und münden in den oberen Gyrus calcarinus, die Fasern der unteren Netzhauthälfte bilden eine Schleife durch den vorderen Temporalpol (Meyer-Schleife) zum unteren Gyrus calcarinus. Die **Sehrinde** (Area striata) erhält die Afferenzen in retinotoper Anordnung: Die von der Fovea centralis, der Stelle des schärfsten Sehens, und ihrer unmittelbar benachbarten Zone, der Macula lutea, stammenden Neurone münden in den posterioren Anteil der Sehrinde, den Cuneus. Stimuli in der linken Hälfte des Gesichtsfeldes werden über die nasale Retinahälfte des linken Auges und die temporale Retinahälfte des rechten Auges in der rechtsseitigen Sehrinde wahrgenommen (analog die rechte Hälfte des Gesichtsfeldes in der linksseitigen Sehrinde); und zwar der untere Gesichtsfeldquadrant im oberen Gyrus calcarinus, der obere Quadrant im unteren Gyrus calcarinus (Abb. A-**2.5**).

Neuroanatomische Grundlagen: Die Neurone der nasalen Retinahälften kreuzen im **Chiasma opticum**. Entsprechend verlaufen die Axone der temporalen Retinahälfte mit den Neuronen der nasalen Retinahälfte des kontalateralen Auges gemeinsam im Tractus opticus, werden im **Corpus geniculatum laterale** umgeschaltet, fächern sich in der **Gratiolet-Sehstrahlung** auf und münden in der Sehrinde (Area striata). Die linke Hälfte des **Gesichtsfeldes** wird in der rechtsseitigen Sehrinde, und zwar der obere Quadrant im unteren Gyrus calcarinus und der untere Quadrant im oberen Gyrus calcarinus wahrgenommen (Abb. A-**2.5**).

Untersuchung: Bei der neurologischen Untersuchung werden die Gesichtsfeldgrenzen **fingerperimetrisch** bestimmt. Man steht dem Patienten im Abstand von etwa einem Meter gegenüber, sodass sich die Gesichtsfelder von Patient und Untersucher decken, lässt den Patienten die Nasenwurzel des Untersuchers fixieren und bewegt abwechselnd die linke und rechte Hand bei seitwärts ausgestreckten Armen in mehreren Positionen für jeden Quadranten. Werden die Fingerbewegungen auf einer Seite nicht wahrgenommen, so liegt auf der entsprechenden Seite ein Gesichtsfelddefekt, eine **homonyme Hemi- bzw. Quadrantenanopsie** vor. Werden bei beidseitiger Fingerbewegung die Bewegungen auf einer Seite nicht wahrgenommen obwohl sie bei einseitiger Bewegung dort wahrgenommen werden, spricht man von einem visuellen Extinktionsphänomen. Als genauere quantitative Untersuchungsmethoden, bei der das Gesichtsfeld eines Auges getrennt bestimmt wird, dienen z. B. die an einer Hohlkugel (Goldmann-Perimeter) durchgeführte kinetische Perimetrie und die statische Perimetrie mit stationären Lichtreizen. Mit diesen Verfahren gelingt auch der Nachweis umschriebener Gesichtsfelddefekte **(Skotome)**.

Untersuchung: Mit der **fingerperimetrishen** Untersuchung werden die Gesichtsfeldgrenzen bestimmt. Nimmt der Patient die Fingerbewegung in einer Gesichtsfeldhälfte bzw. einem Gesichtsfeldquadranten nicht wahr, liegt eine **homonyme Hemi- bzw. Quadrantenanopsie** vor.

Der Kranke bemerkt die Hemianopsie oft nicht spontan. Selbst wenn die Untersuchung den Gesichtsfeldausfall aufdeckt, negieren manche Patienten die Störung und verhalten sich so, als bestehe sie nicht (Anosognosie, s. a. S. 98). Sie ziehen sich u. U. Verletzungen der gleichseitigen Körperhälfte zu. Während die

Dem Kranken fällt der Gesichtsfelddefekt oft selbst nicht auf (Anosognosie). Trotz Aufklärung über die Hemianopsie kann eine vollständige Unaufmerksamkeit für die eine

A-2.5 Gesichtsfelddefekte.

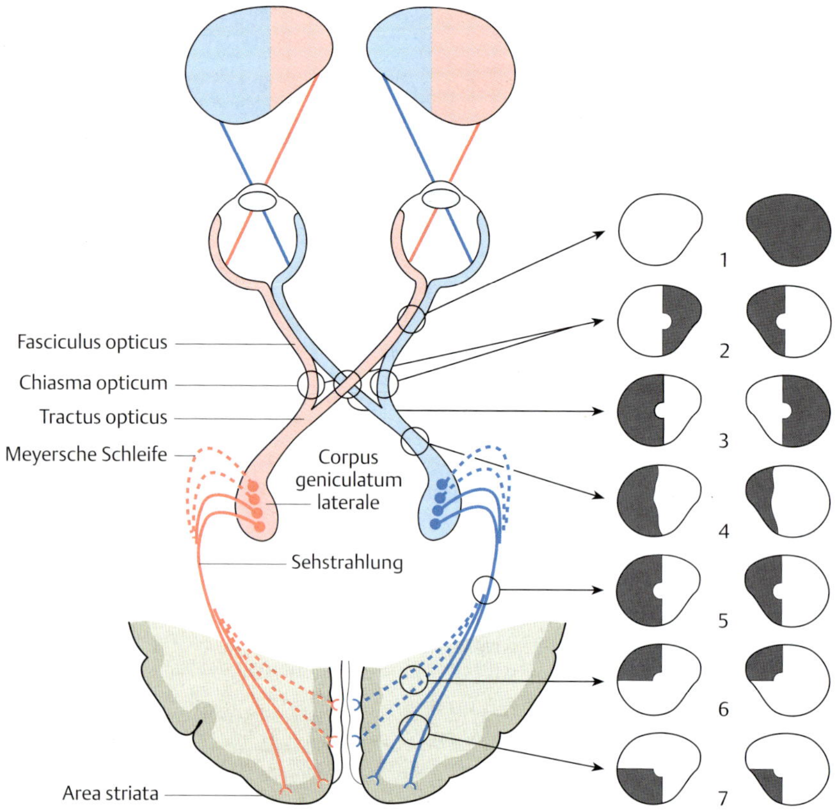

Verlauf der Sehbahn (Aufsicht) und Projektion der jeweiligen Gesichtsfeldhälften. Je nach Läsionsort im Verlauf der Sehbahn sind unterschiedliche Ausfälle zu erwarten.

1. **Monokularer Gesichtsfeldausfall** (Amaurose) infolge Durchtrennung oder kompletter Kompression des Fasciculus opticus.
2. **Heteronyme binasale Hemianopsie** bei beiderseitiger Kompression des Chiasma opticum (z.B. suprasellärer Tumor).
3. **Heteronyme bitemporale Hemianopsie** bei medialer Kompression des Chiasma opticum (z.B. Hypophysenadenom).
4. **Homonyme Hemianopsie**, die bei chiasmanahen Läsionen (Tractus opticus oder Corpus geniculatum laterale) häufig inkongruent ist, d.h. der Gesichtsfeldausfall für das rechte und linke Auge unterscheidet sich in Form und Größe.
5. **Homonyme Hemianopsie** bei Läsion der gesamten Sehstrahlung in ihrem gebündelten Verlauf durch die Capsula interna (z.B. A.-cerebri-media-Infarkt).
6. **Quadrantenanopsie nach oben** bei rindennaher Läsion der Sehstrahlung unterhalb des Sulcus calcarinus oder durch Läsion der Meyerschen Schleife im Temporalpol (z.B. A.-cerebri-posterior-Infarkt).
7. **Qudrantenanopsie nach unten** bei rindennaher Läsion der Sehstrahlung oberhalb des Sulcus calcarinus z.B. durch einen parietalen Tumor.

Hälfte des Raums und meist auch des Körpers bestehen bleiben: ein **visuelles Hemineglect**.

Anosognosie meist nach einigen Wochen schwindet, kann besonders bei einer Hemianopsie nach links ein **visuelles Hemineglect** (vgl. S. 99) mit Unaufmerksamkeit für eine Hälfte des Raums und meist auch des Körpers bestehen bleiben. Der Kranke versucht nicht, sich die fehlende Gesichtsfeldhälfte z.B. durch Blick- oder Kopfbewegungen zu erschließen; sie ist für ihn nicht existent.

Ätiopathogenese: Zur Topik der Gesichtsfelddefekte s. Abb. A-**2.5**. Häufigste Ursachen sind ein **Hirntumor** oder eine **zerebrale Ischämie.**

Ätiopathogenese: Zur Topik der Gesichtsfelddefekte und deren häufigste Ursachen siehe Abb. A-**2.5**. Eine Läsion im Bereich von Fasciculus und Chiasma opticum oder Tractus opticus ist häufiger durch einen intra- bzw. retroorbitalen **Tumor** bedingt, eine Läsion der Sehstrahlung meist durch eine **zerebrale Ischämie**.

A.-cerebri-media-Infarkte gehen häufig, A.-cerebri-posterior-Infarkte regelmäßig mit Gesichtsfelddefekten einher.

Ischämien im Versorgungsbereich der A. chorioidea anterior oder posterior, die den Tractus opticus bzw. das Corpus geniculatum laterale versorgen, sind selten. Ein A.-cerebri-media-Infarkt geht oft mit einer homonymen Hemianopsie zur Gegenseite einher (Läsion der Sehstrahlung im hinteren Anteil der inneren Kapsel). Infarkte im Versorgungsbereich der A. cerebri posterior, die den größten Teil der Radiatio optica und der Sehrinde versorgt, haben regelmäßig einen Gesichtsfeldausfall zur Folge.

Aufgrund von Gefäßanastomosen im Bereich des Cuneus und der bilateralen Repräsentation der Fovea bleibt der Bereich des zentralen Sehens meist vom Gesichtsfelddefekt ausgespart und damit der Visus intakt. Zur

Das zentrale Gesichtsfeld (bis zu 10 Grad) bleibt bei einer Hemianopsie meist ausgespart (makulare Aussparung). Der Cuneus ist aufgrund arterieller Anastomosen terminaler Äste der A. cerebri posterior, A. cerebri media und z.T. auch der A. pericallosa (aus der A. cerebri anterior) gegen Minderperfusion geschützt. Darüber hinaus ist der Bereich der Fovea retinae bilateral repräsentiert, da sich ihre Neurone im Chiasma opticum nicht streng teilen. Daher bleibt der Visus intakt. Zur kortikalen Erblindung kommt es bei bilateralem A.-cerebri-posterior-Infarkt. Zum röhrenförmigen Gesichtsfeld bei psychogener Sehstörung siehe S. 554.

kortikalen Erblindung kommt es bei bilateralem A.-cerebri-posterior-Infarkt.

Während der Aus- oder Rückbildung einer Hemianopsie – meist aufgrund einer Ischämie, seltener einer Tumorkompression – kann der Kranke vorübergehend **visuelle Pseudohalluzinationen** im hemianopen Gesichtsfeld wahrnehmen, die er in der Regel als unwirklich einordnet. Es kommen sowohl Photopsien (leuchtende Phänomene) als auch komplexe Halluzinationen (Objekte, Personen, szenische Abläufe) vor. Ursache sind spontane Entladungen noch intakter Neurone.

Vor allem bei ischämisch bedingten Gesichtsfeldausfällen kann es vorübergehend zu **visuellen Pseudohalluzinationen** im hemianopen Gesichtsfeld kommen.

Pupillenstörungen

Pupillenstörungen

▶ **Definition:** Die normalerweise gleich- und mittelweiten Pupillen können ein- oder beidseitig verengt (miotisch) oder erweitert (mydriatisch) sein. Ungleich weite Pupillen (Anisokorie) deuten auf eine einseitige Schädigungsursache hin. Die Reaktion der Pupillen auf Lichteinfall und Naheinstellung ist entweder isoliert oder kombiniert beeinträchtigt.

◀ **Definition**

Neuroanatomische Grundlagen: Die Pupillengröße wird in erster Linie durch die Helligkeit des einfallenden Lichts bestimmt. Dabei ist die Pupille um so enger, je heller es ist. Die Pupillengröße wird aber auch vom vegetativen Zustand bestimmt. Ein Überwiegen **parasympathischer Einflüsse** (z. B. Ruhe, Entspannung, Schlaf) führt zu **engen Pupillen**. Bei **sympathischer Stimulation** (in Angst- und Schrecksituationen oder auch als „Sympathie“-Beweis bei einem Gefühl der Zuneigung oder freudiger Erregung) kommt es zur **Erweiterung der Pupillen**.

Neuroanatomische Grundlagen: Die Pupillengröße wird durch die Helligkeit des einfallenden Lichts und vom vegetativen Zustand bestimmt (parasympathische Einflüsse → eng, sympathische Einflüsse → weit).

Afferente visuelle Impulse gelangen von der Retina über den Tractus opticus zum Westphal-Edinger-Kern im Mittelhirn beiderseits (Kreuzung zur Gegenseite über die Commissura posterior, s. Abb. A-**2.2** und Abb. A-**2.3**, S. 20). Von dort ziehen **parasympathische** Neurone über den III. Hirnnerv zum Ganglion ciliare (Umschaltung auf das zweite parasympathische Neuron) und innervieren den M. sphincter pupillae (Miosis) und den M. ciliaris (Akkommodation). Die Afferenz für die Naheinstellungsreaktion verläuft über die Radiatio optica zur Sehrinde. Kortikale Efferenzen führen zum Okulomotorius-Kerngebiet und enden sowohl an den parasympathischen Neuronen für den M. sphincter pupillae als auch für den M. ciliaris und am Subnukleus für die Innervation der Mm. rectus medialis (Konvergenzbewegung). Durch Lichteinfall, Naheinstellung oder Reizung parasympathischer Fasern kommt es zur **Miosis**.

Lichteinfall, Naheinstellung und parasympathische Stimulation haben eine **Miosis** zur Folge.

Sympathische Efferenzen ziehen vom Hypothalamus über Pons und Medulla oblongata zum Centrum ciliospinale (Kerngebiet im Seitenhorn der grauen Substanz des Rückenmarks zwischen C8 und Th2, s. S. 78), werden dort auf das zweite sympathische Neuron umgeschaltet und verlassen ungekreuzt das Rückenmark und verlaufen im Grenzstrang zum Ganglion cervicale superius, wo die Umschaltung auf das 3. sympathische Neuron erfolgt. Die postganglionären Fasern verlaufen dann in dem die A. carotis interna umgebenden Plexus caroticus, legen sich im Sinus cavernosus dem N. ophthalmicus an und erreichen so die Orbita. Die Fasern zum M. dilatator pupillae verlaufen ohne weitere Umschaltung durch das Ganglion ciliare. Sympathische Fasern zu den Mm. tarsalis und orbitalis gehen vor dem Ganglion ciliare ab. Sympathikusreizung ruft eine **Mydriasis** hervor.

Sympathikusreizung führt zur **Mydriasis**.

Untersuchung: Zunächst werden die Pupillen bei diffuser Lichtquelle (Tageslicht) betrachtet: Sie sind rund oder entrundet, beiderseits gleich weit (isokor) oder ungleich weit (anisokor). Dann wird die **direkte Lichtreaktion** untersucht. Die Lichtquelle (Taschenlampe) ist von lateral dicht an den Bulbus oculi zu bringen, während das andere Auge mit der Hand abgeschirmt, aber nicht abgedeckt wird, sodass auch die **konsensuelle Lichtreaktion** (Mitreaktion der kontralateralen Pupille) beobachtet werden kann. Zur Prüfung der **Konvergenzreaktion** wird der Patient aufgefordert, seine Nasenspitze zu fixieren, bzw. dem

Untersuchung: Zunächst stellt man fest, ob die Pupillen rund oder entrundet sind, beiderseits gleich weit (isokor) oder ungleich weit (anisokor). Man prüft die direkte und konsensuelle Reaktion auf Licht sowie die Konvergenzreaktion der Pupillen.

A-2.6 Pupillenreaktion auf Licht und Konvergenz bei den häufigsten Pupillenstörungen.

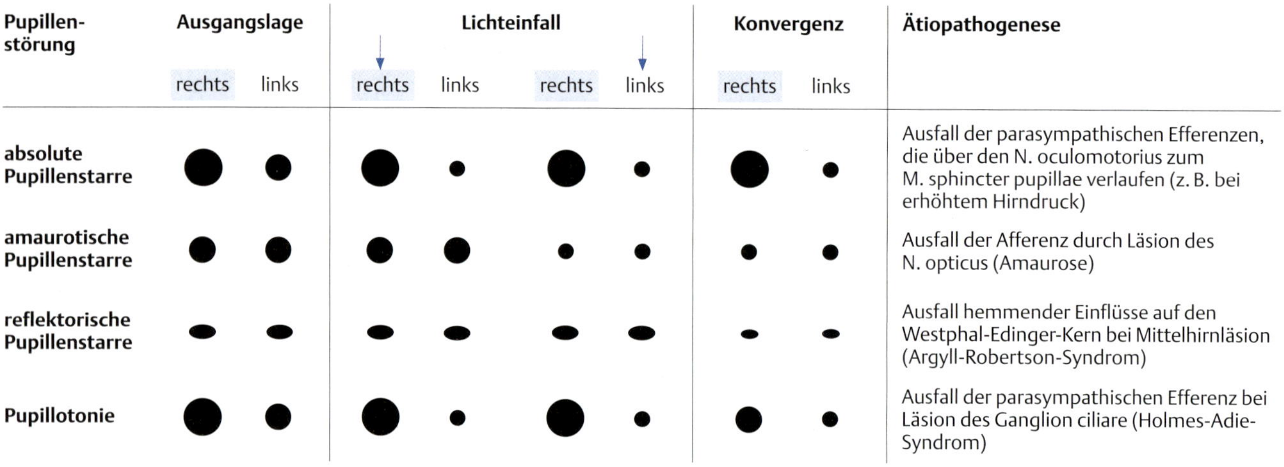

In den Beispielen dieser Abbildung ist jeweils die **rechte Seite erkrankt**, nur die reflektorische Pupillenstarre bei Neurolues tritt i.d.R. beidseits auf.

Finger des Untersuchers zu folgen, der die Nasenspitze berührt. Im Normalfall verengen sich die Pupillen, sobald die Bulbi konvergieren. Wenn eine Anisokorie ohne Störung der Lichtreaktion besteht, sollte die **Dilatationszeit** der Pupille bestimmt werden, um eine physiologische Anisokorie von einer Symphatikusstörung abzugrenzen. Dafür wird der Patient in einem abgedunkelten Raum gebeten, eine Lichtquelle in der Ferne zu fixieren, die dann ausgeschaltet wird. Werden die Pupillen nicht gleich rasch wieder weiter, sondern erweitert sich die zuvor engere Pupille langsamer als die des gesunden Auges, ist eine Störung des Sympathikus anzunehmen.

Eine **pharmakologische Pupillentestung** wird zur Differenzierung einer physiologischen Anisokorie, eines Horner-Syndroms und einer Pupillotonie durchgeführt (s. u. und Tab. A-**2.3**).

Eine **pharmakologische Pupillentestung** wird ebenfalls zur Unterscheidung zwischen physiologischer Anisokorie und Sympathikusstörung (Horner-Syndrom) sowie bei vorliegender Sympathikusstörung zur Unterscheidung eines präganglionären von einem postganglionären Horner-Syndrom und zum Nachweis einer Pupillotonie vorgenommen (s. u. und Tab. A-**2.3**).

Ätiopathogenese: Beiderseitige Pupillenstörungen sind häufig **pharmakogen**.

Ätiopathogenese: Eine beiderseitige Miosis ist häufig **pharmakogen** (Reserpin, Pyridostigmin, Morphin). Antihistaminika, Phenothiazine und trizyklische Antidepressiva bewirken eine mäßige Mydriasis. Nach Amphetamin-, Haschisch-, LSD- oder Kokaingenuss sind die Pupillen auffallend weit.

Während es im Glaukomanfall zur Mydriasis kommt, ist die Pupille bei lokaler Therapie eng. Zur Differenzialdiagnose der häufigsten Pupillenstörungen s. Abb. A-**2.6**.

Bei einer einseitigen **afferenten Pupillenstörung** sind die Pupillen isokor. Bei Läsion des N. opticus ist die direkte und indirekte Lichtreaktion bei Belichtung des amaurotischen Auges aufgehoben (amaurotische Pupillenstarre, vgl. Abb. A-**2.6**.).

Im Glaukomanfall ist eine Mydriasis zu beobachten, während bei sehr engen Pupillen an eine lokale Glaukomtherapie mit Pilocarpin gedacht werden sollte. Einen differenzialdiagnostischen Überblick über die Pupillenreaktion auf Licht und Konvergenz bei den häufigsten Pupillenstörungen gibt die Abb. A-**2.6**.

Bei einer einseitigen **afferenten Pupillenstörung** sind die Pupillen aufgrund des Lichteinfalls in das gesunde Auge und der erhaltenen konsensuellen Lichtreaktion auf dem betroffenen Auge isokor. Auch die Konvergenz-Reaktion ist erhalten. Bei Amaurose infolge **Schädigung des N. opticus** bleibt die Belichtung des amaurotischen Auges hingegen ohne Reaktion direkt und konsensuell: **amaurotische Pupillenstarre** (Abb. A-**2.6**). Bei Läsionen im Verlauf der Radiatio optica und der Sehrinde ist die Lichtreaktion meist erhalten.

Efferente Pupillenstörungen fallen immer durch eine Anisokorie auf. Ursache einer absoluten Pupillenstarre (Abb. A-**2.6**) ist die Läsion parasympathischer Fasern des **N. oculomotorius**, z. B. bei intrakraniellem Druckanstieg (vgl. S. 112). Eine einseitig weite lichtstarre Pupille ist immer verdächtig auf eine intrakranielle Raumforderung (S. 114).

Efferente Pupillenstörungen fallen immer durch eine Anisokorie auf. Eine **Lähmung des N. oculomotorius** geht mit einer absoluten Pupillenstarre einher, d. h. die Pupille reagiert weder direkt noch indirekt auf Licht und auch nicht bei Konvergenz (Abb. A-**2.6**). Eine Kompression des Nervs, z. B. durch ein Aneurysma oder bei intrakraniellem Druckanstieg beeinträchtigt zunächst isoliert die im peripheren Verlauf des Nervs außen liegenden parasympathischen Fasern, sodass infolge des Überwiegens der sympathischen Innervation eine Mydriasis ohne gleichzeitige Störung der Augenmotilität resultiert (innere Okulomotoriusparese, s. S. 114). Eine einseitige, akut oder subakut auftretende Mydriasis mit gestörter Pupillenreaktion ist immer verdächtig auf einen raumfordernden intrakraniellen Prozess. Zu den Pupillenstörungen bei Einklemmungssyndromen s. S. 112.

Bei den folgenden neuro-ophthalmologischen Syndromen stellt die **Anisokorie** das Leitsymptom dar:

Neuro-ophthalmologische Syndrome mit **Anisokorie**:

Pupillotonie: Die Pupillotonie ist durch eine Störung der parasympathischen Innervation der Pupille bedingt. Die einseitig weite, manchmal entrundete Pupille verengt sich auf Licht kaum oder gar nicht und auf Konvergenz gut bis verzögert (Abb. A-**2.6**). Die **Pupillenerweiterung** erfolgt nur **ganz langsam**. Ursache ist eine Schädigung der vom Ganglion ciliare ausgehenden parasympathischen Nn. ciliares breves, die zum M. sphincter pupillae und zum M. ciliaris ziehen. Eine deutliche miotische Reaktion auf lokale Applikation von 0,1 %iger Pilocarpin-Lösung (Parasympathikomimetikum) weist auf die Denervierungs-Überempfindlichkeit des geschädigten Ganglion ciliare hin (normalerweise bewirkt das Pilocarpin erst in 10fach stärkerer Lösung eine Pupillenverengung). Im Verlauf kann die initial weite Pupille infolge Fehlregeneration der Fasern enger werden und auch beidseitig auftreten. Dann lässt sich unter der Spaltlampe bei der Nahreaktion eine segmental betonte Parese des M. sphincter pupillae beobachten. G. Holmes (1931) und W. J. Adie (1932) beschrieben ein idiopathisches Syndrom mit Pupillotonie und Areflexie der unteren Extremitäten (Holmes-Adie-Syndrom). Pupillotonie und Holmes-Adie-Syndrom sind harmlose Störungen; selten berichten die Patienten von einer erhöhten Blendungsempfindlichkeit des betroffenen Auges.

Die **Pupillotonie** mit einseitig weiter Pupille, fehlender direkter und indirekter Licht- und verzögerter Konvergenzreaktion mit anschließend allmählicher, **„tonischer“ Erweiterung**, ist Folge einer Schädigung der parasympathischen Innervation (Abb. A-**2.6**). Das Holmes-Adie-Syndrom geht mit einer Pupillotonie und Areflexie der unteren Extremitäten einher. Pupillotonie und Holmes-Adie-Syndrom sind harmlos.

Horner-Syndrom (Abb. A-**2.7**): Dieses Syndrom ist Folge einer gestörten sympathischen Innervation. Das von J.F. Horner (1869) beschriebene Syndrom umfasst **Miosis** (Parese des M. dilatator pupillae), **Ptosis** (Parese des M. tarsalis), **Enophthalmus** (Parese des M. orbitalis) und **Schweißsekretionsstörung** (Läsion sudorisekretorischer Fasern). Die miotische Pupille reagiert normal auf Licht und Konvergenz, erweitert sich aber langsamer und unvollständig. Bleibt die Pupillenerweiterung auch auf lokale Applikation von Kokain-Augentropfen (5 %ig) aus, beweist dies die Störung der sympathischen Innervation. Zur Lokalisation der Läsion prä- bzw. postganglionär dient der Phenylephrin-Test: die mydriatische Wirkung von Phenylephrin-10 %-Augentropfen bleibt bei Schädigung des 3. Neurons im Bereich des Ganglion cervicale superius (postganglionäre Läsion) aus, während sie bei präganglionärer Läsion erhalten ist (Sympathikus-Kernsäule im Rückenmark oder Grenzstrang, s. Abb. A-**2.44**, S. 78). Die Ausdehnung einer mit der Pupillenstörung einhergehenden Schweißsekretionsstörung gibt ebenfalls einen Hinweis auf die Läsionshöhe (Tab. A-**2.3**).

Das **Horner-Syndrom** (Abb. A-**2.7**) umfasst: **Miosis, Ptosis, Enophthalmus, Schweißsekretionsstörung**. Ursache ist eine Unterbrechung des Grenzstrangs bzw. eine Läsion der sympathischen Kernsäule im Rückenmark (peripheres Horner-Syndrom) oder eine Läsion des Hypothalamus bzw. der hypothalamischen Projektionen (zentrales Horner-Syndrom).

Argyll-Robertson-Syndrom: Ursache dieses Syndroms ist eine supranukleäre Störung der Pupillomotorik. Argyll Robertson beobachtete (1869) erstmals bei Lues auffallend enge (Miosis), meist entrundete Pupillen, die auf Licht nicht oder kaum reagieren und sich auch im Dunkeln nur gering erweitern (**reflekto-**

Das **Argyll-Robertson-Syndrom** ist durch beidseitige Miosis und **reflektorische Pupillenstarre** bei erhaltener Konvergenzreaktion gekennzeichnet (s. Abb. A-**2.6**).

A-2.7 Horner-Syndrom rechts

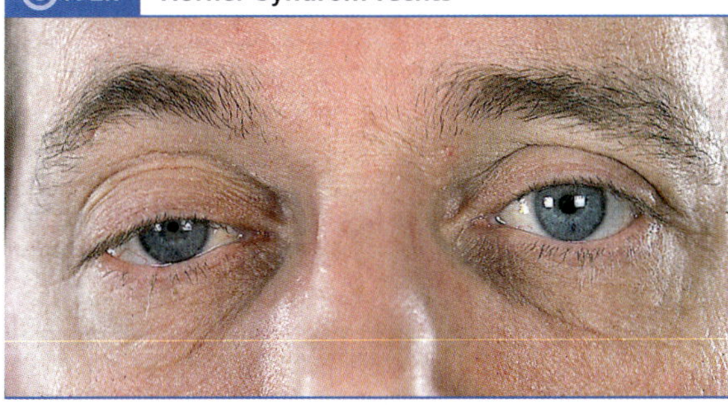

Das Syndrom mit Miosis, Ptosis und Enophthalmus war nach Lungenoberlappen-Resektion rechts wegen eines Pancoast-Tumors aufgefallen (Grenzstrangläsion). Es besteht zusätzlich eine rechtsseitige Quadrantenanhidrosis.

A-2.7

A-2.3

A-2.3 Horner-Syndrom. Schweißsekretionsstörung und Pupillenreaktion auf Phenylephrin als Hinweis auf die Läsionshöhe

	Läsionsort	*Schweißsekretions-störung*	*Reaktion auf Phenylephrin*
zentrales Horner-Syndrom	Schädigung des 1. sympathischen Neurons im Hypothalamus bzw. hypothalamischer Projektionen als Folge eines ausgedehnten A.-cerebri-media- oder Hirnstamm-Infarktes (Schiffter-Schliack-Syndrom, vgl. S. 80)	Hemihypohidrosis auf der Seite des Horner-Syndroms (ipsilateral)	Mydriasis
peripheres Horner-Syndrom			
präganglionär	Schädigung des 2. sympathischen Neurons zwischen Centrum ciliospinale im Rückenmark (C8 –Th2) und Ganglion cervicale superius	quadrantenförmige Anhidrosis: gleichseitige Gesichtshälfte, Oberkörper und Arm	Mydriasis
postganglionär	Schädigung des 3. Neurons im Ganglion cervicale superius (Grenzstrang)	Hypohidrosis ipsilateral nur im Gesicht	keine Mydriasis
	Schädigung innerhalb des Sinus cavernosus	Hypohidrosis nur im Bereich der Stirn	
	Schädigung von sympathischen Fasern in der Orbita	***keine*** Schweißsekretionsstörung	

rische Pupillenstarre), aber bei der Konvergenzreaktion gut bis überschießend reagieren (Abb. A-**2.6**). Das Syndrom tritt meist beidseitig aber in unterschiedlicher Ausprägung bei Spätformen der Lues auf (s. S. 277). Ursache ist eine entzündliche Läsion der periaquäduktalen Mittelhirnhaube mit Schädigung der hemmenden Bahnen zum Westphal-Edinger-Kern.

Augenmuskelparesen

▶ Definition

Augenmuskelparesen

▶ **Definition:** Das Leitsymptom von Augenmuskelparesen ist Diplopie (Doppelsehen). Doppelbilder werden bei Augenbewegung in Richtung der Funktion des gelähmten Muskels wahrgenommen. In der Regel wird das aus Sicht des Patienten periphere Bild vom paretischen Auge gesehen, ist also das „falsche". Bei vollständigem Ausfall der okulomotorischen Hirnnerven (III, IV, VI) (s. Abb. A-**2.8**) spricht man von Ophthalmoplegie. Zu den häufigsten Ursachen von Augenmuskelparesen gehören der Diabetes mellitus, ein Aneurysma oder Tumor, Schädel-Hirn-Verletzungen und intrakranieller Druckanstieg. Die Kombination von Augenmuskelparesen mit weiteren Symptomen lässt die topische Diagnose einzelner neuro-ophthalmologischer Syndrome zu.

Okulomotoriusparese (III. Hirnnerv)

Untersuchung:
- Bei einer **inneren Okulomotoriusparese** besteht eine **Mydriasis** mit absoluter Pupillenstarre (Abb. A-**2.6**).

Okulomotoriusparese (III. Hirnnerv)

Untersuchung: Man unterscheidet eine **innere** von einer **äußeren** Okulomotoriusparese, die isoliert oder zusammen vorliegen kann.

- Bei der **inneren Okulomotoriusparese** liegt eine **Mydriasis mit absoluter Pupillenstarre** vor (Lähmung der Mm. sphincter pupillae und ciliaris, s. Abb. A-**2.6**). Neben einer vermehrten Lichtempfindlichkeit des kranken Auges besteht aufgrund der Akkommodationslähmung auch eine Sehstörung für die Nähe.

A-2.8 Verlauf der okulomotorischen Nerven

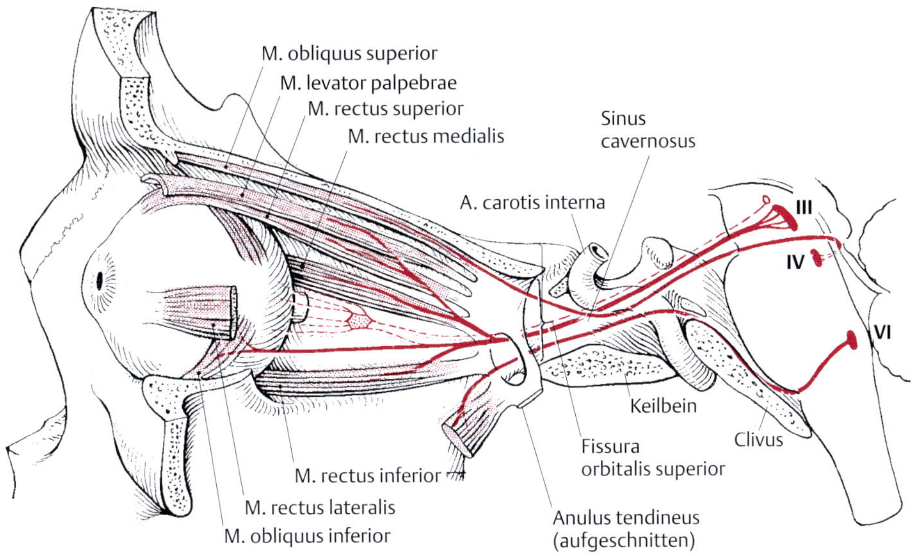

Seitliche Ansicht mit Austritt der Nerven aus dem Hirnstamm, Verlauf durch den Sinus cavernosus und die Orbita zu den Augenmuskeln. Die parasympathischen pupillomotorischen Fasern verlaufen mit dem N. oculomotorius.

- Bei der **äußeren Okulomotoriusparese** fallen eine **Ptosis** (Lähmung des M. levator palpebrae) und **Augenbewegungsstörungen** infolge Paresen der Mm. rectus medialis, rectus superior, rectus inferior und obliquus inferior auf (Abb. A-**2.9 a – f**).
- Charakteristisch für eine **komplette** (äußere und innere) **Okulomotoriusparese** sind einseitige Ptosis, in Primärposition Abweichen des Bulbus nach außen und unten, weite und lichtstarre Pupille bei erhaltener konsensueller Reaktion am anderen Auge.

- Bei einer **äußeren Okulomotoriusparese** kommt es zu einer **Ptosis** und Lähmung der äußeren Augenmuskeln.
- Bei einer **kompletten Okulomotoriusparese** bestehen Mydriasis, Ptose und Augenmuskelparesen (Abb. A-**2.9 a – f**).

Sofern (noch) keine vollständige Ptosis besteht, nimmt der Patient schräg stehende **Doppelbilder** wahr. Die einzige Blickrichtung, in die es nicht zu Doppelsehen kommt, ist der Blick zur Seite des betroffenen Auges. Zu Beginn und in der Rückbildungsphase der Okulomotoriusparese sind einzelne Augenmuskeln unterschiedlich stark betroffen. Der selten vorkommende isolierte Ausfall der M. rectus medialis führt zu nebeneinander stehenden Doppelbildern, deren Abstand beim Versuch der Adduktion zunimmt. Die übrigen vom 3. Hirnnerv versorgten geraden Augenmuskeln (Mm. rectus superior und rectus inferior) assistieren zwar auch bei der Adduktion, heben bzw. senken aber den Bulbus in Abduktion. Demgegenüber hebt der M. obliquus inferior den adduzierten Bulbus.

Sofern (noch) keine Ptosis besteht, nimmt der Patient schräg stehende **Doppelbilder** wahr.

Ätiopathogenese: Der **Diabetes mellitus** ist die häufigste Ursache einer äußeren Okulomotoriusparese. Es kommt zur Ischämie des peripheren Nervs infolge einer Mikroangiopathie. Charakteristisch ist eine akut unter Schmerzen einsetzende Parese der vom N. oculomotorius versorgten äußeren Augenmuskeln. Demgegenüber verursacht ein **basales Aneurysma** primär eine interne Okulomotoriuslähmung mit mydriatischer, lichtstarrer Pupille, da die parasympathischen Fasern in der Zirkumferenz des Nervs verlaufen und besonders druckempfindlich sind. Zu den Pupillenstörungen bei Hirndruck siehe Seite 112.

Ätiopathogenese: Die häufigsten Ursachen der Okulomotoriusparese sind **Diabetes mellitus** und ein **basales Aneurysma**. Zu den Pupillenstörungen bei Hirndruck s. S. 112.

Während eine periphere Schädigung des Nervs zur ausgeprägten einseitigen Ptosis führt, ist die **nukleäre Okulomotoriusläsion** mit einer diskreten bilateralen Ptosis verbunden, da beide Lidheber von einem unpaaren Kerngebiet innerviert werden. Zudem ist der kontralaterale M. rectus superior betroffen, da die

Bei einer ausgeprägten einseitigen Ptosis liegt meist eine periphere, bei beidseitiger leichter Ptosis eine **nukleäre Läsion** vor. Differenzialdiagnostisch ist auch an die okuläre Myasthenie zu denken (S. 483).

A-2.9 Äußere Okulomotoriusparese rechts als Mononeuropathie bei Diabetes mellitus.

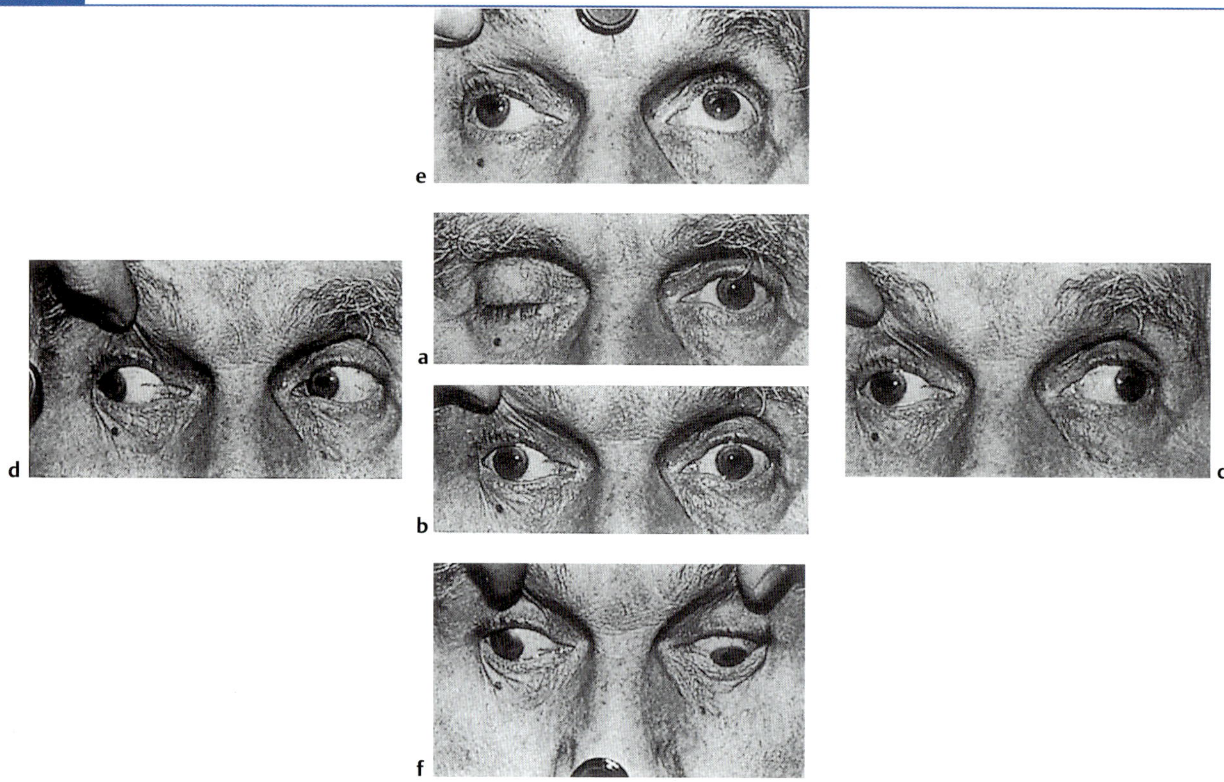

a Ptosis rechts (Lähmung des M. levator palpebrae).
b Beim Blick geradeaus weicht der rechte Bulbus nach außen ab (Parese des M. rectus medialis).
c Beim Blick nach links bleibt der rechte Bulbus zurück (Parese des M. rectus medialis).
d Beim Blick nach rechts ungestörte Blickbewegung.
e Beim Blick nach oben bleibt der rechte Bulbus zurück (Lähmung des M. rectus superior und obliquus inferior).
f Beim Blick nach unten bleibt der rechte Bulbus zurück (Parese des M. rectus inferior).

Fasern zu diesem Muskel als einzige zur Gegenseite kreuzen. Zu Hirnstamm-Syndromen mit Beteiligung des III. Hirnnervs siehe S. 53 und Abb. B-**1.138**, S. 393. Von den neurogenen sind myogene Lidheber- und Augenmuskelparesen abzugrenzen, vor allem bei okulärer Myasthenie (S. 483).

Trochlearisparese (IV. Hirnnerv)

Untersuchung: Der Bulbus steht höher als auf der Gegenseite (Parese des M. obliquus superior). Auffällig ist ein okulärer Tortikollis. Neigt der Patient den Kopf zur kranken Seite, so weicht der Bulbus nach oben innen ab (**Bielschowsky-Zeichen**, Abb. A-**2.10**).

Ätiopathogenese: Die häufigsten Ursachen sind Schädel-Hirn-Verletzungen, Diabetes mellitus und Tumoren der hinteren Schädelgrube.

Trochlearisparese (IV. Hirnnerv)

Untersuchung: Die Trochlearisparese ist durch Ausfall des M. obliquus superior charakterisiert, der den Bulbus oculi senkt (maximale Ausprägung in Adduktionsstellung). Daher steht der Bulbus bei einer Trochlearisparese etwas höher als auf der Gegenseite und leicht adduziert. Bei Blick geradeaus werden schräg nach unten versetzte Doppelbilder wahrgenommen. Sie nehmen bei Adduktion des betroffenen Auges und bei Blick nach unten in Adduktionsstellung zu. Auffällig ist eine kompensatorische Neigung und Drehung des Kopfes zur gesunden Seite (okulärer Tortikollis). Dadurch werden die schräg stehenden Doppelbilder ausgeglichen. Neigt der Patient den Kopf zur Seite der Parese, so weicht der Bulbus nach oben innen ab und die Doppelbilder erreichen ihre maximale Ausprägung (**Bielschowsky-Zeichen** positiv, Abb. A-**2.10**).

Ätiopathogenese: Die isolierte Trochlearislähmung ist meist traumatisch bedingt (Contusio cerebri, Orbitaverletzung). An zweiter Stelle stehen Diabetes mellitus und Arteriosklerose, gefolgt von Tumoren der hinteren Schädelgrube. Bei einem Drittel der Trochlearisparesen bleibt die Ursache unklar. Häufigste Ursache einer beidseitigen Trochlearislähmung ist eine traumatische Hirnstammläsion.

A-2.10 Trochlearisparese rechts.

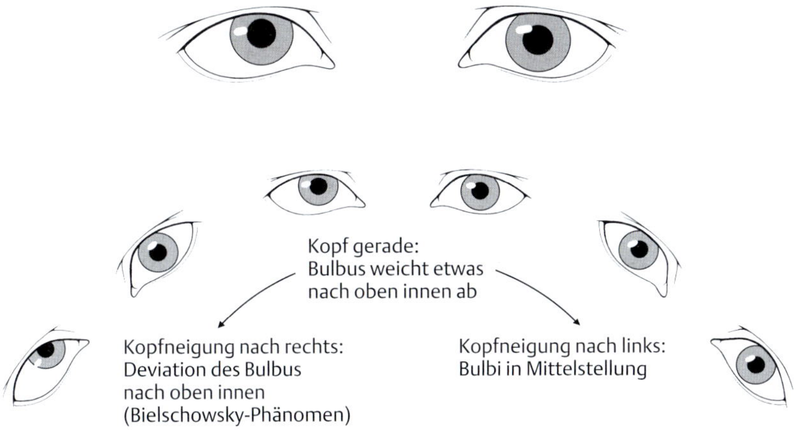

Bei Fixation mit dem gesunden Auge weicht der betroffene Bulbus nach oben innen ab. Die schräg nach unten versetzt stehenden Doppelbilder nehmen bei Kopfneigung zur kranken Seite zu (Bielschowsky-Zeichen).

A-2.10

Abduzensparese (VI. Hirnnerv)

Untersuchung: Die Abduzenslähmung ist die häufigste neurogene Augenmotilitätsstörung. Durch den Ausfall des M. rectus lateralis besteht ein Abduktionsdefizit beim Blick zur Seite der Läsion. Beim Blick geradeaus gibt das Auge dem Zug des antagonistischen M. rectus medialis (N. III) nach und weicht nach innen ab (Abb. A-**2.11**). Der Patient klagt über nebeneinander stehende Doppelbilder. Der Kopf wird kompensatorisch zur Seite der Lähmung gehalten.

Ätiopathogenese: Die Abduzensparese ist die häufigste isolierte Parese okulomotorischer Hirnnerven. Meist ist die Parese einseitig. Sie ist ein häufiges Hirndrucksymptom. Neben der Fernwirkung raumfordernder Prozesse kommt eine direkte Tumorkompression des Hirnstamms, des Faszikels und des peripheren Nervs in Betracht. Daneben gehören Diabetes mellitus, multiple Sklerose und Hirnverletzungen zu den häufigen Ursachen. In einem Viertel der Fälle bleibt die Ätiologie unklar.
Doppelseitige Abduzenslähmungen können von einem **Ponsgliom** hervorgerufen werden, das sich bei Kindern häufiger als bei Erwachsenen findet, ferner durch eine **Meningitis** bzw. **Meningeosis neoplastica**, Wernicke-Enzephalopathie oder Polyradikuloneuritis Guillain-Barré. Darüber hinaus kommen toxische Polyneuropathien (z. B. unter Vincristin-Behandlung) infrage.

Abduzensparese (VI. Hirnnerv)

Untersuchung: Die Abduzenslähmung ist die häufigste Augenmuskelparese. Der Bulbus weicht nach innen ab (Ausfall des M. rectus lateralis, Abb. A-**2.11**).

Ätiopathogenese: Die Abduzensparese ist die häufigste isolierte Parese okulomotorischer Hirnnerven. Häufigste Ursachen sind Hirntumoren, Diabetes mellitus, multiple Sklerose und Hirntraumen.

Bei beidseitiger Abduzenslähmung kann ein **Ponsgliom** vorliegen. Auch **Meningitiden** und eine **Meningeosis neoplastica** verursachen beidseitige Paresen.

A-2.11 Abduzensparese rechts.

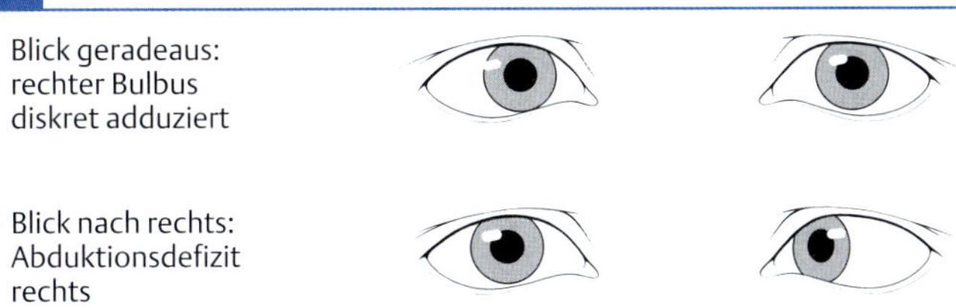

Die schon in Primärposition erscheinenden horizontal nebeneinander stehenden Doppelbilder weichen bei Blick in die Richtung des gelähmten Muskels auseinander.

A-2.11

Kombinierte Augenmuskelparesen

Der vollständige Ausfall der okulomotorischen Hirnnerven wird als **Ophthalmoplegie** bezeichnet.

Eine chronisch progrediente beidseitige Ophthalmoplegie bei ungestörter Pupillenreaktion kommt als **progressive externe Ophthalmoplegie** vor (S. 241).

- Das **Syndrom der Orbitaspitze** beinhaltet neben einer Ophthalmoplegie und Trigeminusläsion eine Optikusschädigung (Zentralskotom). Ursachen sind tumoröse und entzündliche Prozesse.
- **Fissura-orbitalis-superior-Syndrom:** Komplette Ophthalmoplegie und Schmerzen im 1. Trigeminusast; Ursachen sind entzündliche, tumoröse und traumatische Läsionen.
- Beim **Keilbeinflügel-Syndrom**, das durch ein Meningeom verursacht wird, findet sich ein Exophthalmus.
- Das **Sinus-cavernosus- Syndrom** geht mit einer Okulomotoriusparese und einer Trigeminusläsion einher. Ursachen des Sinus-cavernosus-Syndroms sind paraselläre Tumoren oder ein Aneurysma. Bei einer **Sinus-cavernosus-Thrombose** beobachtet man außerdem eine Protrusio bulbi und Chemosis. Ein Shunt zwischen A. carotis interna und venösem Sinus, z. B. nach Aneurysmaruptur, führt zum pulsierenden Exophthalmus (**A.-carotis-Sinus-cavernosus-Fistel,** S. 347 u. 378).

Zu selteneren neuro-ophthalmologischen Syndromen s. Tab. A-**2.4**.

Kombinierte Augenmuskelparesen

Der vollständige Ausfall aller okulomotorischen Hirnnerven (III., IV, VI. Hirnnerv) wird als **Ophthalmoplegie** bezeichnet. Meist besteht gleichzeitig ein leichter Exophthalmus aufgrund des Tonusverlustes der Muskeln. Eine meist einseitige neurogene Ophthalmoplegie ist von myogenen Ursachen (Myositis, Myasthenia gravis pseudoparalytica) und raumfordernden Prozessen der Orbita (endokrine Orbitopathie) zu unterscheiden.
Eine chronisch progrediente beidseitige Ophthalmoplegie mit fortschreitender symmetrischer Einschränkung der willkürlichen und reflektorischen Augenbewegungen bei ungestörter Pupillenreaktion und mit einer beidseitigen Ptose wird als **progressive externe Ophthalmoplegie** bezeichnet. Es handelt sich um eine Mitochondriopathie (S. 241). Aufgrund der Läsion okulomotorischer Hirnnerven in Kombination mit Läsionen weiterer Hirnnerven werden die folgenden Hirnnervensyndrome unterschieden:

- Unter dem **Syndrom der Orbitaspitze** versteht man eine Läsion aller Hirnnerven, die durch den Orbitatrichter ziehen, d. h. II, III, IV, V, 1 und VI. Der Bulbus ist wie eingemauert, die Pupille ist anfangs miotisch, da das Ganglion ciliare noch erhalten ist, im weiteren Verlauf mydriatisch und lichtstarr. Charakteristisch sind heftige Schmerzen, eine Sensibilitätsstörung im Bereich des N. frontalis (V,1) und ein Zentralskotom mit Visusverlust bei Optikusatrophie. Ein Orbitaspitzen-Syndrom ist meist die Folge tumoröser oder entzündlicher Prozesse.
- Eine Vorstufe zum Orbitaspitzen-Syndrom ist das Syndrom der **Fissura orbitalis superior**, bei dem ebenfalls alle Augenmuskeln betroffen sind (s. o.). Es bestehen Schmerzen im Bereich des ersten Trigeminusastes. Der N. opticus ist nicht beteiligt. Ursachen sind neben entzündlichen Veränderungen (eitrige Sinusitis, Lues) vor allem Tumoren und Traumen (Messerstiche und Schädelschüsse).
- Das **Keilbeinflügel-Syndrom** ist durch Augenmuskelparesen, Gesichtsfelddefekte, Optikusatrophie sowie durch Schläfenkopfschmerzen und einen Exophthalmus charakterisiert. Dem Krankheitsbild liegt fast immer ein Meningeom (S. 332) zugrunde.
- Das **Sinus-cavernosus-Syndrom (SCS)** geht mit einer Okulomotoriusparese und Schmerzen bzw. Reiz- oder Ausfallerscheinungen im Versorgungsbereich des N. trigeminus einher. Fakultativ sind auch der N. trochlearis und der N. opticus betroffen. Paraselläre Tumoren (z. B. Kraniopharyngeom, infiltrierendes Nasopharynx-Karzinom), Metastasen und infraklinoidale Aneurysmen sind häufige Ursachen ein einseitigen Sinus-cavernosus-Syndroms. **Sinus-cavernosus-Thrombosen** mit beidseitiger Protrusio bulbi, Chemosis (Ödem der Konjunktiven), konjunktivaler und ziliarer Injektion treten vor allem im Wochenbett und als septische Thrombosen bei Entzündungen des Mittelohrs oder im Gesicht auf. Neben venösen Stauungserscheinungen am äußeren Auge findet sich auch eine venöse Stauung am Augenhintergrund und oft ein Papillenödem. Traumatisch, durch eine angiomatöse Fehlbildung oder Aneurysmaruptur, selten auch spontan, kann ein Shunt zwischen intrakavernösem Anteil der A. carotis interna und venösem Blut des Sinus cavernosus entstehen, die **A.-carotis-Sinus-cavernosus-Fistel** (S. 347, 378). Dann beobachtet man zusätzlich einen Exophthalmus mit pulssynchronem Geräusch.

Daneben gibt es noch eine Reihe **seltener Hirnnerven-Syndrome** mit kombinierten Augenmuskelparesen (Tab. A-**2.4**).

A-2.4 Seltene Hirnnerven-Syndrome mit kombinierten oder bilateralen Augenmuskelparesen

A-2.4

Syndrome	*klinische Charakteristika*	*häufigste Ursachen*
Tolosa-Hunt-Syndrom	Schmerzen im Bereich der Orbita, Augenmuskelparesen (III, IV, VI): „painful ophthalmoplegia". Beteiligung des N. ophthalmicus. Gutes Ansprechen der Schmerzen auf Kortikosteroidgabe.	unspezifische granulomatöse Entzündung im Bereich von Sinus cavernosus/Fissura orbitalis superior
Gradenigo-Syndrom	Abduzensparese, Läsion des N. ophthalmicus, Fazialisparese und Hypakusis	Otitis media, Mastoiditis, Tumor oder Fraktur der Felsenbeinspitze
Jacod-Syndrom	Augenmuskelparesen (III, IV, VI), Läsion des II. und V. Hirnnervs	durch das Foramen lacerum einwachsender Epipharynxtumor
Möbius-Syndrom	bilaterale Abduzens- und Fazialisparese, Zungenatrophie	konnatale Hypoplasie motorischer Hirnnervenkerne
Duane-Syndrom	meist einseitige, selten beidseitige Abduktionsparese (Typ 1), eventuell zusätzlich gleichseitige Adduktionparese (Typ 3) mit Retraktion des Bulbus bei Adduktion, sodass eine Ptosis vorgetäuscht wird	angeborene Aplasie des Abduzenskerns mit Koinnervation der Mm. rectus lateralis und medialis
Miller-Fisher-Syndrom	Ophthalmoplegie, Ataxie, Areflexie, fakultativ auch Ausfälle des VII., IX. und X. Hirnnervs	idiopathische Polyradikuloneuritis (Guillain-Barré-Syndrom, S. 463)
Garcin-Syndrom	einseitige Ausfälle kaudaler Hirnnerven (Halbbasissyndrom), vorwiegend V–XII	maligne Tumoren und Metastasen der Schädelbasis

Supranukleäre Augenbewegungsstörungen

Supranukleäre Augenbewegungsstörungen

▶ **Definition:** Den okulomotorischen Hirnnervenkernen (Ncl. III, IV, VI) sind zwei **Blickzentren** übergeordnet, die die konjugierten Augenbewegungen, d.h. das Zusammenspiel der Bulbi (nicht einzelner Muskeln) steuern. Im **pontinen Zentrum** werden die **horizontalen Bewegungen**, im **mesenzephalen Zentrum** die **vertikalen Bewegungen** generiert. Eine Läsion der Blickzentren hat eine horizontale oder vertikale Blickparese zur Folge. Eine Störung der Verbindung zwischen den Blickzentren und den okulomotorischen Hirnnervenkernen führt zu einer internukleären Ophthalmoplegie.

◀ **Definition**

Neuroanatomische Grundlagen: Die **kortikale Steuerung** der Blickbewegungen erfolgt über die prämotorischen frontalen Augenfelder und den parieto-okzipitalen Assoziationskortex. Die kortikalen Bahnen kreuzen im rostralen Mittelhirn und enden in den Blickzentren im Hirnstamm (Abb. A-**2.12**). Das Kerngebiet für die vertikalen Augenbewegungen liegt im Bereich der mesenzephalen Formatio reticularis (MRF) und wird als **rostraler interstitialer Kern des medialen Längsbündels (riMLF)** bezeichnet. Verbindungen bestehen zu den Kernen des III. und IV. Hirnnervs. Die horizontalen Augenbewegungen werden beiderseits im Pons generiert, in der **paramedianen pontinen Formatio reticularis (PPRF)**. Die PPRF projiziert zum homolateralen Abduzenskern, über den der homolaterale M. rectus lateralis innerviert wird. Die internukleären Neurone des Abduzenskerns kreuzen zur Gegenseite und ziehen im medialen Längsbündel (Fasciculus longitudinalis medialis, MLF) zum kontralateralen Okulomotoriuskern, von dem aus der kontralaterale M. rectus medialis innerviert wird.

Willkürliche Augenbewegungen sind rasche, über die frontalen Augenfelder gesteuerte Blickzielbewegungen (Sakkaden). Das Erfassen und Stabilisieren des Blickziels auf der Fovea centralis der Retina bei Objektbewegung oder Eigenbewegung geschieht reflektorisch (Tab. A-**2.5**). Bei Betrachten eines bewegten Ob-

Neuroanatomische Grundlagen: Die **kortikale Steuerung** der Blickbewegung erfolgt über die prämotorischen frontalen Augenfelder und den parieto-okzipitalen Assoziationskortex. Die kortikalen Bahnen projizieren zu den Blickzentren im Hirnstamm: im **mesenzephalen Blickzentrum** werden die vertikalen konjugierten Augenbewegungen, im **pontinen Blickzentrum** die horizontalen konjugierten Augenbewegungen generiert (Abb. A-**2.12**).

Willkürliche Augenbewegungen sind rasche Blickzielbewegungen (Sakkaden). Reflektorische Augenbewegungen dienen der Blickstabilisierung. Beim Betrachten eines be-

≡ A-2.5

≡ A-2.5	Funktionen des okulomotorischen Systems
rasche Blickzielbewegungen (Sakkaden)	willkürliches Erfassen eines Blickziels
langsame Folgebewegungen	Fixation eines bewegten Blickziels durch reflektorische Folgebewegung
Blickstabilisierung	Fixation eines Blickziels bei Eigenbewegung durch reflektorische kompensatorische Augenbewegung (vestibulo-okulärer Reflex)

wegten Objekts werden über den **optokinetischen Reflex (OKR)** langsame Folgebewegungen ausgelöst. Bei Kopfbewegung kommt es über den **vestibulo-okulären Reflex (VOR)** zu kompensatorischen Augenbewegungen in Gegenrichtung (Tab. A-10).

jekts oder eines stationären bei Eigenbewegung (z.B. eines vorbeifahrenden Zugs oder einer Landschaft aus dem fahrenden Zug) werden unwillkürliche langsame Folgebewegungen ausgelöst, die über den **optokinetischen Reflex (OKR)** im parieto-okzipitalen Kortex gesteuert werden. Die Blickstabilisierung bei Kopfbewegung wird durch vestibuläre Afferenzen zu den Kerngebieten der okulomotorischen Hirnnerven gewährleistet. Eine Reizung der Bogengänge des Labyrinths bei Kopfbewegung führt über den **vestibulo-okulären Reflex (VOR)** zur kompensatorischen Augenbewegung in Gegenrichtung, die die Fixation des Sehobjekts ermöglicht (s. auch S. 45).

Untersuchung: Eine Blickparese wird vom Patient meist nicht bemerkt. Gelegentlich werden **Oszillopsien** wahrgenommen (Objekt-Scheinbewegungen).

Zur **Sakkaden**-Prüfung sollen rasch alternierend zwei im Abstand von 1 m vorgehaltene Gegenstände fixiert werden. Wird das Blickziel nur durch Korrekturbewegungen erreicht, spricht man von Sakkadendysmetrie.

Bei der **langsamen Folgebewegung** soll der Patient den Finger des Untersuchers fixieren, der im Abstand von etwa 1 m langsam im

Untersuchung: Eine Störung der Blickbewegung wird von den Patienten meist nicht wahrgenommen. Sie klagen gelegentlich über **Oszillopsien**. Dies sind Wahrnehmungen von Objekt-Scheinbewegungen, wenn die Fixierung in der Fovea nicht gelingt und fortlaufend Korrekturbewegungen ablaufen.

Zur Prüfung der **Sakkaden** soll der Patient rasch alternierend zwei im Abstand von einem Meter vorgehaltene Gegenstände fixieren. Wird das Blickziel nicht sofort erreicht (Sakkadendysmetrie), d.h. ist die Sakkade zu kurz (Sakkadenhypometrie) oder schießt die Augenbewegung über das Ziel hinaus (Sakkadenhypermetrie), erfolgt eine kleinamplitudige Korrekturbewegung.

Man beobachtet die **langsame Folgebewegung**, wenn der Patient den Finger des Untersuchers fixiert, der im Abstand von etwa einem Meter langsam im Gesichtsfeld hin- und herbewegt wird. Pathologisch ist eine Sakkadierung, d.h. die

◎ A-2.12

◎ A-2.12 **Supranukleäre Organisation der Augenbewegungen**

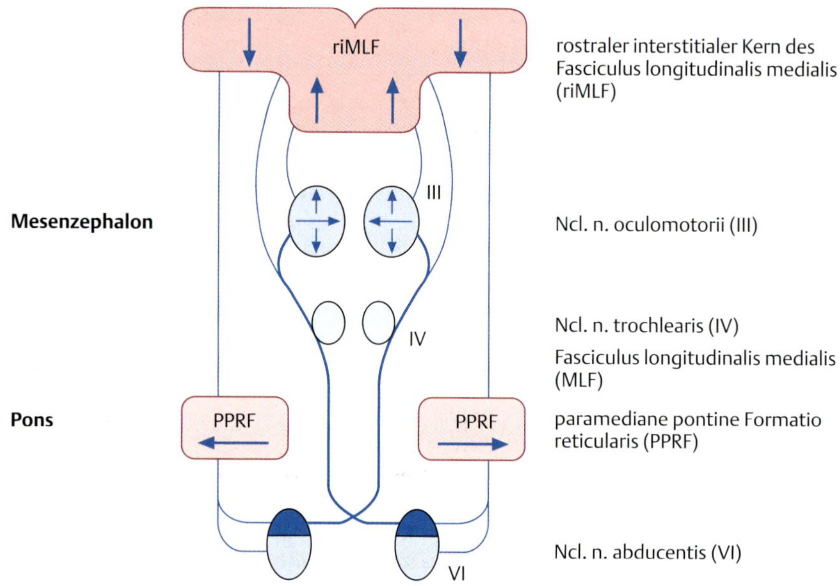

Horizontale Blickbewegungen werden in der paramedianen pontinen Formatio reticularis (PPRF), vertikale Blickbewegungen im rostralen interstitialen Kern des medialen Längsbündels (riMLF) generiert. Die Blickzentren stehen in Verbindung mit den Kerngebieten des III., IV. und VI. Hirnnervs.

Folgebewegung wird wiederholt unterbrochen, sodass der Finger des Untersuchers immer erneut mit einer kurzen Sakkade erfasst werden muss.

Der **optokinetische Nystagmus (OKN)** wird mit einer Nystagmustrommel untersucht. Die mit einem Streifenmuster versehene Trommel wird dem Patienten im Abstand von einem Meter vorgehalten und zu einer langsamen Drehung angestoßen. Man beobachtet langsame Augenfolgebewegungen alternierend mit kurzen Sakkaden in Gegenrichtung der Trommeldrehung. Der Nystagmus wird nach der raschen Phase benannt. Der OKN kann durch Willkürbewegungen, insbesondere Fixation, gehemmt werden.

Eine **Blickparese** liegt vor, wenn willkürliche Blickzielbewegungen in eine Richtung nicht ausgeführt werden können (Tab. A-**2.6**). Die Blicklähmung wird gelegentlich von einer unwillkürlichen tonischen Augenwendung zur Gegenseite, einer **Déviation conjuguée**, begleitet. Bei kompletter Blickparese kann der Patient auf Aufforderung geradeaus, jedoch nicht über die Mittellinie hinaus blicken. Eine inkomplette Blickparese kann sich lediglich als Sakkadenverlangsamung und Verminderung des OKN oder als **blickparetischer Nystagmus** darstellen: beim Versuch, in Richtung der Blickparese zu schauen, driften die Augen wiederholt zur Mittellinie und werden mit rascher rhythmischer Bewegung in die Blickrichtung zurückgestellt, sodass ein grobschlägiger blickparetischer Nystagmus zu beobachten ist (vgl. S. 44).

Zur Prüfung der Konvergenzbewegung, die der Akkommodation, d. h. Fokussierung eines Nahziels dient, fixiert der Patient den Finger des Untersuchers, der langsam zur Nase des Patienten geführt wird. Konvergieren die Bulbi nicht oder weichen sie ein- oder beidseitig vor Erreichen des Ziels wieder auseinander, spricht man von **Konvergenzparese** (Tab. A-**2.6**).

Die Untersuchung der reflektorischen Augenbewegungen gibt Aufschluss über eine Läsion im Verlauf des vestibulo-okulären Reflexbogens beim komatösen Patienten. Der vestibulo-okuläre Reflex kann indirekt über den **okulo-zephalen Reflex (OKR)** geprüft werden. Eine rasche horizontale oder vertikale Kopfbewegung löst eine reflektorische konjugierte Augenbewegung in Gegenrichtung aus, sodass die ursprüngliche „Blick"-Richtung beibehalten wird. Bei Kopfneigung kommt es gleichzeitig zur Lidhebung („Puppenkopfphänomen"). Der **vestibulo-okuläre Reflex (VOR)** wird direkt durch Kaltwasserspülung des äußeren Gehörgangs ausgelöst (thermische Reizung zur vestibulären Nystagmusprüfung, s. S. 45). Physiologisch ist ein zum kontralateralen Ohr schlagender Nystagmus. Im Koma fehlen die sakkadischen Augenbewegungen; bei intakter PPRF ist jedoch eine tonische Augenbewegung zum gespülten Ohr zu beobachten.

Ätiopathogenese: Bei akuten Läsionen der **Großhirnhemisphären** (Kortex, Marklager oder Capsula interna) infolge einer Ischämie oder Blutung besteht initial eine Déviation conjuguée zur Herdseite, die sich rasch zurückbildet. Auch die **kontraversive Blickparese**, d. h. Blicklähmung zur Gegenseite der Läsion, ist allmählich rückläufig. Eine paramediane **pontine Läsion**, die einseitig die PPRF betrifft, verursacht eine flüchtige Déviation conjuguée zur Gegenseite und eine vollständige, anhaltende **ipsiversive Blickparese**, d. h. Blicklähmung zur Seite der Läsion (Tab. A-**2.7**). Eine mediane pontine Läsion (Raphe pontis) geht mit einer beiderseitigen horizontalen Blickparese einher. Häufigste Ursachen sind lakunäre Ischämien (S. 397) oder Demyelinisierungen bei multipler Sklerose (S. 300).

Gesichtsfeld hin- und herbewegt wird. Störungen erscheinen als Sakkadierung.

Der **optokinetische Nystagmus (OKN)** wird mit einer Nystagmustrommel untersucht. Man beobachtet langsame Augenfolgebewegungen alternierend mit kurzen Sakkaden in Gegenrichtung der Trommeldrehung.

Eine **Blickparese**, d. h. Lähmung der Blickzielbewegungen zu einer Seite, kann initial von einer **Déviation conjuguée**, einer unwillkürlichen tonischen Augenbewegung zur Gegenseite, begleitet sein (Tab. A-**2.6**). Eine inkomplette Blickparese äußert sich als **blickparetischer Nystagmus**.

Ist die Konvergenzbewegung unvollständig, bzw. weichen die Bulbi vor Erreichen des Nahziels auseinander, liegt eine **Konvergenzparese** vor (Tab. A-**2.6**).

Beim bewusstlosen Patienten werden die reflektorischen Augenbewegungen untersucht: Der **okulo-zephale Reflex** („Puppenkopfphänomen") wird durch rasche horizontale und vertikale Kopfbewegungen, der **vestibulo-okuläre Reflex** durch Kaltwasserspülung des äußeren Gehörgangs geprüft.

Ätiopathogenese: Eine einseitige **Großhirnhemisphären-Läsion** verursacht eine Déviation conjuguée zur Herdseite und eine **kontraversive Blickparese**. Eine einseitige **pontine Läsion** hat eine Déviation conjuguée zur Gegenseite und eine **ipsiversive Blickparese** zur Folge (Tab. A-**2.7**). Häufigste Ursachen sind Ischämien, Blutungen und Demyelinisierungen bei multipler Sklerose.

A-2.6 Physiologische Blickbewegungen und Blickparesen

Blickbewegung	***Blickparese***
Version, d. h. gleichsinnige konjugierte Augenbewegung	***horizontale Blickparese*** – ipsiversiv: zur Seite der Läsion – kontraversiv: zur Gegenseite ***vertikale Blickparese***
Vergenz, d. h. gegensinnige diskonjugierte Augenbewegung	***Konvergenzparese***

A-2.6

Bei hemisphäraler Läsion bleiben die über den VOR auslösbaren reflektorischen Augenbewegungen auch in Richtung der Blickparese erhalten.

Während bei hemisphäraler Läsion mit kontraversiver Blickparese die über den VOR gesteuerten Augenbewegungen immer erhalten sind, gilt dies bei pontiner Lokalisation nur für kleine Läsionen. Eine ausgedehnte einseitige Schädigung der PPRF führt zum Ausfall sowohl der willkürlichen als auch der reflektorischen Augenbewegungen zur Herdseite. Eine horizontale Blickparese kann auch Folge einer nukleären Abduzensparese (S. 31) sein, da der Abduzenskern Interneurone für den kontralateralen M. rectus medialis enthält (Abb. A-**2.12**). Aufgrund direkter vestibulärer Projektion zum Abduzenskern ist auch keine horizontale Augenbewegung über den VOR auslösbar.

Bei **Vigilanzstörungen** sind horizontale Pendelbewegungen der Bulbi zu beobachten. Ein Ausfall der spontanen und reflektorischen Augenbewegungen (VOR erloschen) spricht für eine ausgedehnte pontine Läsion. Das ausschließlich im Koma vorkommende **ocular bobbing** gilt als prognostisch ungünstiges Zeichen. Ausgedehnte Ponsschädigungen sind meist durch Blutung oder Trauma bedingt.

Vigilanzstörungen gehen mit dem Verlust der Blickstabilisierung einher. Es kommt zu spontanen horizontalen Pendelbewegungen der Bulbi, die mit zunehmender Komatiefe diskonjugiert sind, bis alle spontanen und zuletzt auch reflektorischen Augenbewegungen ausfallen (s. Abb. A-**2.61**, S. 112). Fehlt der vestibulo-okuläre Reflex einseitig, spricht dies für eine ausgedehnte gleichseitige pontine Läsion. Ausschließlich im Koma und als prognostisch ungünstiges Zeichen wird das so genannte **ocular bobbing** beobachtet: eine spontane, rasche Abwärtsbewegung der Bulbi, die mit einer Latenz bis zu 10 Sekunden langsam in die Ausgangsposition zurückdriften. Wird die Ponsläsion überlebt, kann eine beiderseitige horizontale Blickparese bei erhaltener willkürlicher vertikaler Augenbewegung in einem **Locked-in-Syndrom** bestehen bleiben (S. 114). Ursachen sind Hirnstammischämie bei Basilaristhrombose, Ponsblutung, die zentrale pontine Myelinolyse (S. 245) oder eine sekundäre Hirnstammschädigung bei traumatischem Hirnödem (S. 368).

Ist das mediale Längsbündel (Verbindung zwischen Abduzenskern und Okulomotoriuskern) am **ponto-mesenzephalen Übergang** betroffen, kommt es zur **internukleären Ophthalmoplegie (INO)**: Aufhebung der Adduktion bei horizontaler Blickbewegung, während sie bei Konvergenz erhalten ist, und dissoziierter Nystagmus am abduzierenden Auge bei horizontaler Blickbewegung (s. Abb. A-**2.13**).

Eine umschriebene **Läsion am ponto-mesenzephalen Übergang** im Verlauf des medialen Längsbündels zwischen Abduzenskern und Okulomotoriuskern (s. Abb. A-**2.12**) beeinträchtigt die Koordination von M. rectus lat. (N. VI) und M. rectus med. (N. III) bei horizontaler Blickbewegung. Der adduzierende Bulbus bleibt bei horizontaler Augenbewegung in der Mittelstellung zurück. Dabei kommt es zum Blickrichtungsnystagmus, der am abduzierenden Auge eine größere Amplitude aufweist (dissoziierter Nystagmus). Der Patient klagt über Oszillopsien. Bei Konvergenzbewegung ist die Adduktion hingegen erhalten (Innervation des von den korrespondierenden Okulomotoriuskernen innervierten rechten und linken M. rectus med., s. Abb. A-**2.13**). Diese **internukleäre Ophthalmoplegie (INO)** kann ein- oder beidseitig sein. Sie wird nach der Seite der Adduktionshemmung benannt (s. auch Tab. A-**2.7**).

Häufigste Ursache einer INO ist die Multiple Sklerose.

Häufigste Ursachen einer INO sind Multiple Sklerose (S. 304), ferner lakunäre Infarkte und Wernicke-Enzephalopathie.

A-2.13

A-2.13 Internukleäre Ophthalmoplegie rechts

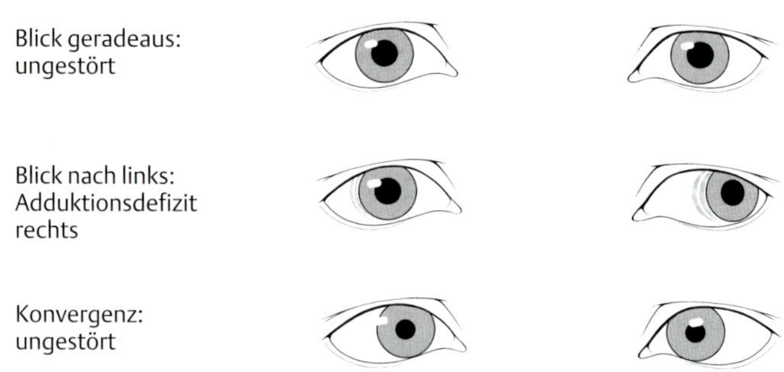

Bei Blick nach links bleibt der rechte Bulbus zurück. Es kommt zum dissoziierten Nystagmus mit größerer Amplitude am abduzierenden Auge. Die Konvergenzbewegung ist ungestört.

A-2.7 Supra- und internukleäre Augenbewegungsstörungen

Blickparese	*Klinik*	*Läsionsort*
vertikale Blickparese	Aufhebung der willkürlichen Blickhebung und/oder -senkung	meso-dienzephaler Übergang (MRF)
horizontale Blickparese	Aufhebung der willkürlichen horizontalen Blickbewegung – ipsiversiv – kontraversiv	 – pontin (PPRF) – kortikal oder subkortikal
internukleäre Ophthalmoplegie (INO)	Adduktionshemmung des homolateralen Auges bei horizontaler Blickbewegung, Konvergenz erhalten	ponto-mesenzephal (Fasciculus longitudinalis medialis)
„Eineinhalb-Syndrom"	ipsiversive Blickparese und homolaterale internukleäre Ophthalmoplegie	ponto-mesenzephal (PPRF und Fasciculus longitudinalis medialis)

A-2.7

Umfasst die Läsion sowohl die PPRF als auch das mediale Längsbündel, resultiert eine ipsiversive horizontale Blickparese bei gleichseitiger homolateraler internukleärer Ophthalmoplegie, das so genannte **Eineinhalb-Syndrom („one and a half syndrome")**. Liegt eine rechtsseitige pontine Läsion vor, besteht demnach eine Blicklähmung nach rechts; bei Augenbewegung nach links bleibt der rechte Bulbus in der Mittelstellung zurück, und man beobachtet einen Nystagmus am linken abduzierenden Bulbus.

Bei gleichseitiger Läsion der PPRF und des medialen Längsbündels beobachtet man das so genannte **Eineinhalb-Syndrom:** eine ipsiversive horizontale Blickparese und gleichseitige internukleäre Ophthalmoplegie.

Sowohl uni- als auch bilaterale **Läsionen am meso-dienzephalen Übergang** mit Beeinträchtigung der mesenzephalen Formatio reticularis (MRF) verursachen eine **vertikale Blickparese** (s. Tab. A-**2.7**). Kombinierte und vertikale Blickparesen nach oben sind häufiger als isolierte Blickparesen nach unten. Eine vertikale Blickparese nach oben findet sich beim **Parinaud-Syndrom** (dorsales Mittelhirn-Syndrom), das mit einem Konvergenz-Retraktionsnystagmus einhergeht. Beide Bulbi werden in leichter Konvergenzstellung rasch in die Orbita hineingezogen und kehren langsam in die Normalstellung zurück. Es besteht eine Pupillenstörung mit Mydriasis und unausgiebiger Lichtreaktion. Ursachen im Kindesalter sind ein Verschlusshydrozephalus (s. S. 108) oder ein Tumor der Pinealisregion, im Erwachsenenalter häufiger Ischämien oder raumfordernde Blutungen bzw. ein traumatisches Hirnödem mit Mittelhirnkompression. Die progressive supranukleäre Blickparese beginnt mit einer vertikalen Blickparese nach unten (s. S. 203).

Ein- oder beiderseitige **Läsionen am meso-dienzephalen Übergang** (mesenzephale Formatio reticularis) bedingen eine **vertikale Blickparese**. Häufigste Ursachen sind ein Pinealistumor, vaskuläre Prozesse oder ein Hirntrauma. Eine vertikale Blickparese nach oben findet sich gemeinsam mit einer Konvergenzparese und Pupillenstörungen beim **Parinaud-Syndrom** (dorsales Mittelhirn-Syndrom).

Auch bei **dienzephalen Läsionen** werden Störungen der vertikalen Augenbewegungen beobachtet. Gegenläufige pendelförmige Oszillationen beider Bulbi in Form einer schaukelnden Auf- und Abwärtsbewegung bei gleichzeitiger Innenrotation des jeweils aufwärts und Außenrotation des jeweils abwärts driftenden Bulbus werden als Schaukel- oder **Seesaw-Nystagmus** bezeichnet. Häufigste Ursachen sind Prozesse in der Nähe des dritten Ventrikels (Tumor, Hydrozephalus). Die **Skew-deviation**, eine anhaltende vertikale Divergenzstellung der Bulbi, ist Folge einer Beeinträchtigung der Blickstabilisierung bei Läsionen im Hirnstamm (dienzephal bis medullär, s. auch Tab. A-**2.11**, S. 47).

Dienzephale Läsionen verursachen komplexe Störungen der vertikalen Augenbewegungen, wie den **Seesaw-Nystagmus**. Läsionen auf jeder Höhe des Hirnstamms mit Beeinträchtigung der Blickhaltefunktion können eine vertikale Divergenzstellung der Bulbi, die **Skew-deviation** hervorrufen.

Eine **Konvergenzparese** ist als isolierte Störung selten; sie findet sich vor allem bei rostralen Mittelhirn-Läsionen. Im höheren Lebensalter besteht häufig eine Konvergenzschwäche, der keine pathologische Bedeutung zukommt. Ein Konvergenzspasmus bei Willkürbewegung oder als Mitbewegung beim Blick nach oben ist psychogen.

Bei Mittelhirn-Läsion kann sich eine **Konvergenzparese** entwickeln.

2.3.3 Sensibilitätsstörung des Gesichts und Kaumuskelparese (V. Hirnnerv)

▶ Definition

Neuroanatomische Grundlagen: Der V. Hirnnerv versorgt Gesicht, Auge, Nase, Mund, Zähne, Dura mater und die Kaumuskulatur.

Untersuchung: Man prüft die Gesichtssensibilität und den **Kornealreflex** mit einem feinen Wattebausch; der fehlende Lidschlag-Reflex kann auch durch eine Fazialisparese (s. u.) verursacht sein. Zur sensiblen Innervation des Gesichts siehe (Abb. A-**2.14 b** und **c**).

2.3.3 Sensibilitätsstörung des Gesichts und Kaumuskelparese (V. Hirnnerv)

▶ **Definition:** Bei Läsionen des N. trigeminus sind neben heftigen Schmerzen (Trigeminusneuralgie) und Sensibilitätsstörungen des Gesichts Paresen der Kaumuskulatur zu erwarten.

Neuroanatomische Grundlagen: Der N. trigeminus innerviert Gesichtshaut, Kornea, Skleren, Konjunktiven, Nasen- und Mundschleimhaut, Nebenhöhlen, Zähne, die vorderen Anteile der Ohrmuschel und des Gehörgangs, Dura mater und die Kaumuskulatur. Einer seiner Äste, der N. lingualis, führt sensorische Fasern für die Geschmacksfunktion, die sich im weiteren Verlauf über die Chorda tympani dem N. facialis anlegen (S. 41).

Untersuchung: Die Sensibilität des Gesichts (vor allem Berührungs- und Schmerzempfindung) wird mit einem Wattebausch bzw. einem zur Spitze geformten Papiertaschentuch geprüft. Der **Kornealreflex** ist ebenfalls mit einem feinen Wattebausch auszulösen: Man betupft die Kornea von lateral kommend, um ein reflektorisches Zukneifen zu verhindern, vergleicht den Lidschlusseffekt beiderseits und fragt den Patienten zugleich nach der Berührungsintensität. Ein fehlender Lidschluss kann auch auf einer Fazialisparese beruhen (motorischer Schenkel des Reflexbogens, s. u.). Zur sensiblen Gesichtsinnervation siehe (Abb. A-**2.14 b** und **c**).

A-2.14 N. trigeminus (V. Hirnnerv)

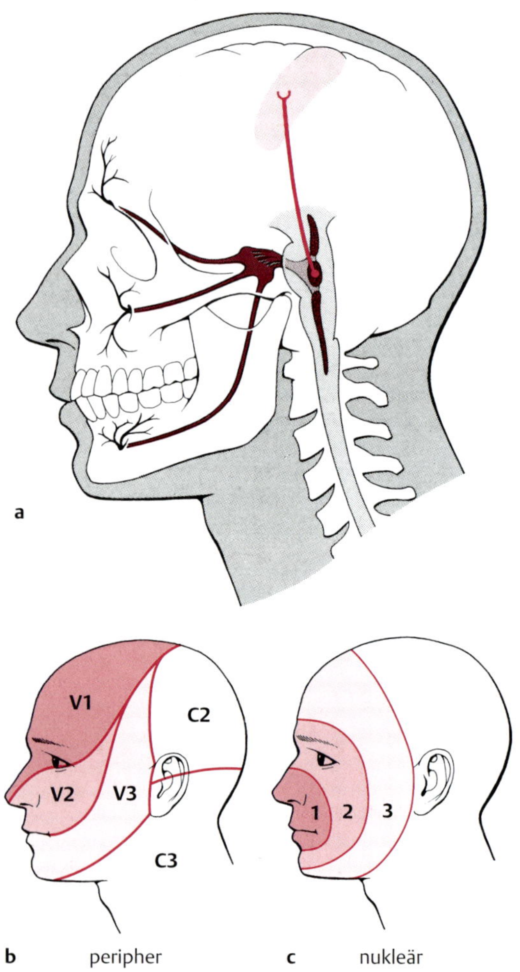

a Die Synopsis zeigt die Gesichtsinnervation, das Ganglion semilunare Gasseri, das Kerngebiet und den Gyrus postcentralis. Ausgehend von den „Nerveneintritts- bzw. -austrittspunkten (NAP)" der Nn. supraorbitalis, infraorbitalis und mentalis vereinigen sich die Hauptäste N. ophthalmicus (V,1), N maxillaris (V,2) und N. mandibularis (V,3) im Ganglion semilunare und treten seitlich am Hirnstamm ein, wo sich auch die Radix motoria für die Efferenzen des N. V befindet (vgl. Abb. A-**2.1** bis A-**2.3**, S. 19). Die sensiblen Afferenzen für die Berührungsempfindung (1. Neuron) werden im Nucleus sensorius principalis n. trigemini auf das 2. Neuron umgeschaltet, kreuzen und verlaufen weiter mit dem Lemniscus medialis zum Gyrus postcentralis. Die Afferenzen für Schmerz- und Temperaturempfindung werden im Nucleus spinalis n. trigemini umgeschaltet, der sich bis in die oberen Zervikalsegmente erstreckt, kreuzen und verlaufen mit dem kontralateralen Tractus spinothalamicus lateralis weiter zum Thalamus und Gyrus postcentralis (vgl. Abb. A-**2.39** S. 73).

b Periphere sensible Versorgung des Gesichts. Innervationsbereiche der drei Trigeminusäste und der angrenzenden Gebiete (Zervikalwurzel 2 und 3).
c Nukleäre sensible Versorgung des Gesichts. Bei einer Läsion im Kerngebiet des V. Hirnnervs (1 kranialer, 2 mittlerer, 3 kaudaler Anteil der Kernsäule) ist die Sensibilitätsstörung „zwiebelschalenförmig" angeordnet (Sölder-Linien).

Der unpaare, monosynaptische **Masseterreflex** gilt als Parameter für das allgemeine Reflexniveau (S. 66). Durch einen leichten Schlag mit dem Reflexhammer auf den eigenen, an das Kinn des Patienten gelegten Finger, kommt es zu einer Kieferschlussbewegung.
Die Kraft der **Kaumuskulatur** wird durch Palpieren der Mm. temporalis und masseter beiderseits geprüft, während der Patient die Zähne zusammenbeißt. Bei einseitiger Lähmung der Mm. pterygoidei weicht der Kiefer zur paretischen Seite ab.

Der **Masseterreflex** gilt als Parameter für das allgemeine Reflexniveau.

Durch Palpieren der Mm. temporalis und masseter beiderseits wird die Kraft der **Kaumuskulatur** geprüft.

Ätiopathogenese: Häufigste Ursachen einer Trigeminusläsion sind **Verletzungen**, Tumoren und Gefäßfehlbildungen im **peripheren Verlauf** des Nervs bzw. seiner Äste (Abb. A-**2.14a**).
Ein abgeschwächter oder fehlender Kornealreflex ist meist das Frühsymptom einer neoplastischen oder entzündlichen Läsion des ersten Trigeminusastes oder auch des VII. Hirnnervs. Im Koma ist der Reflex beiderseits erloschen. Zum Sinus-cavernosus-Syndrom und weiteren neuro-ophthalmologischen Syndromen mit Trigeminusbeteiligung siehe S. 32.
Schmerzen und Hauteffloreszenzen im 1. Trigeminusast mit Befall der Kornea sind die typischen Symptome eines Zoster ophthalmicus (Abb. B-**2.21** S. 461).
Die Trigeminusneuralgie („Tic douloureux") betrifft den zweiten und dritten Ast (S. 506). Eine Kaumuskelparese entwickelt sich bei Läsion des dritten Trigeminusastes.
Der Masseterreflex, der bei bilateraler peripherer Parese fehlt, ist bei bilateraler **supranukleärer Läsion** gesteigert (s. Pseudobulbärparalyse, S. 228). Einseitige supranukleäre Läsionen führen kontralateral zu einer halbseitigen Sensibilitätsstörung des Gesichts für alle Qualitäten, fast immer gemeinsam mit Empfindungsstörungen einer Körperhälfte.
Da die sensiblen und motorischen Funktionen gesonderten Kerngebieten im Hirnstamm entsprechen, sind diese bei umschriebener **nukleärer Läsion** isoliert betroffen. Liegt eine Schädigung in der lang gestreckten, somatotop gegliederten „Kernsäule" (Tractus spinalis n. trigemini) vor, ist der Sensibilitätsausfall „zwiebelschalenförmig" angeordnet (Sölderlinien, vgl. Abb. A-**2.14c**). Die Kernsäule reicht bis in das Zervikalmark. Im kranialen Anteil ist ein periorales Areal, im mittleren die Augen- und Wangenpartie, im kaudalen Anteil die Stirn- und Präaurikularregion repräsentiert. Die Sensibilitätsstörung ist dissoziiert (S. 119), da im Tractus spinalis ausschließlich Afferenzen für die Schmerz- und Temperaturempfindung umgeschaltet werden, während die Afferenzen für die Berührungsempfindung oberhalb davon, in der Brücke, umschalten (Nucleus sensorius principalis n. trigemini).

Ätiopathogenese: Die Trigeminusäste (Abb. A-**2.14a**) können isoliert oder gemeinsam geschädigt werden. Der N. ophthalmicus (V,1) und der N. maxillaris (V,2) werden bei Gesichtsschädelfrakturen, der N. mandibularis (V,3) häufiger iatrogen (Zahnextraktion) verletzt. Darüber hinaus gehören Tumoren (Neurinom, Meningeom) und Gefäßfehlbildungen (Aneurysma) an der Schädelbasis zu den häufigsten Ursachen einer **peripheren Trigeminusläsion**.
Wenn der Kornealreflex fehlt, liegt meist ein **tumoröser oder entzündlicher Prozess** mit Beteiligung des 1. Trigeminusastes vor. Im Koma ist der Reflex beiderseits erloschen.
Schmerzen und Hauteffloreszenzen im Bereich des ersten Trigeminusastes charakterisieren den Zoster ophthalmicus (Abb. B-**2.21**, S. 461). Zur Trigeminusneuralgie s. S. 506.
Supranukleäre Läsionen führen zu kontralateralen Sensibilitätsstörungen einer Gesichts- und Körperhälfte.
Da die bis in das Zervikalmark reichende „Kernsäule" (Tractus spinalis n. trigemini) somatotop gegliedert ist, verursachen **nukleäre Läsionen** „zwiebelschalenförmige" Sensibilitätsstörungen des Gesichts (Sölderlinien, vgl. Abb. A-**2.14c**).

2.3.4 Fazialisparese (VII. Hirnnerv)

2.3.4 Fazialisparese (VII. Hirnnerv)

▶ **Definition:** Man unterscheidet einen peripheren und zentralen Lähmungstyp. Die Gesichtslähmung nach **peripherer** Schädigung des VII. Hirnnervs bzw. seines Kerngebiets (infranukleäre und nukleäre Läsion) erstreckt sich auf die gesamte mimische Muskulatur. Die idiopathische Form wird nach C. Bell benannt, der 1827 seine eigene periphere Fazialisparese beschrieb („Bell's palsy"). Die **zentrale** Bewegungsstörung betrifft vorwiegend die orale mimische Gesichtsmuskulatur. Die doppelseitig innervierte Stirnmuskulatur bleibt weitgehend erhalten. Die übliche Abkürzung „zentrale Fazialisparese" ist nicht korrekt, da es zwar eine supranukleäre Funktionsstörung distaler Muskelgruppen, aber keine zentrale Läsion peripherer Nerven gibt.

◀ **Definition**

Untersuchung: Die motorischen Funktionen des N. facialis lassen sich auf einfache Weise prüfen: Stirn runzeln, Augen schließen, Nase rümpfen, Wangen aufblasen, Mund spitzen, Pfeifen, Zähne zeigen.

Untersuchung: Man fordert den Patienten zu mimischen Bewegungen auf.

A-2.15

A-2.15 Bell-Phänomen bei rechtsseitiger peripherer Fazialisparese

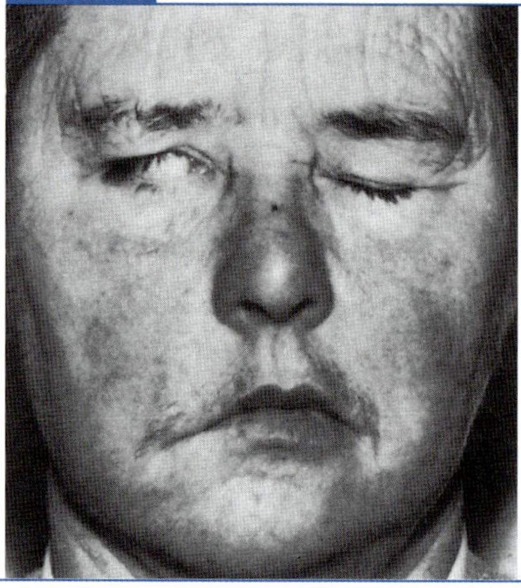

Es besteht ein Lagophthalmus („Hasenauge") mit positivem **Bell-Phänomen**: Bei unvollständigem Lidschluss und seltenem Lidschlag wird die physiologische Aufwärtsbewegung des Bulbus oculi sichtbar.

Für die **periphere Fazialisparese** ist eine homolaterale Gesichtslähmung mit unvollständigem Lidschluss typisch **(Bell-Phänomen)**, siehe Abb. A-**2.15**.

Eine erweiterte Lidspalte, verstrichene Stirn- und Nasolabial-Falte und ein herabhängender Mundwinkel sprechen für eine homolaterale **periphere** Läsion des N. facialis (Abb. A-**2.15**).
Fordert man den Patienten auf, die Wangen aufzublasen, so entweicht die Luft auf der gelähmten Seite aus dem Mundwinkel, der auch beim Zähnezeigen nicht bewegt wird.

Der fehlende **Orbicularis-oculi-Reflex** (Lidschlussreflex) und das „Signe des cils" weisen auf eine diskrete Fazialisparese hin. Darüber hinaus kann eine Geräuschüberempfindlichkeit, Störung des Geschmacks und der Tränen- und Speichelsekretion nachweisbar sein.

Eine diskrete Fazialisparese ist einmal am fehlenden **Orbicularis-oculi-Reflex** (Lidschlussreflex) zu erkennen, der beim Gesunden durch Beklopfen der Glabella auszulösen ist, zum anderen am **„Signe des cils"**: Wenn der Patient die Augen fest zukneift, bleiben die Wimpern der gelähmten Seite sichtbar. Eine Mangelinnervation des Platysma fällt beim Lachen auf. Die Artikulation ist vor allem wegen Schwäche der Wangen- und Lippenmuskeln beeinträchtigt (Mm. buccinator und orbicularis oris). Hinzu kommen je nach Ausmaß der Läsion eine Geräuschüberempfindlichkeit, Geschmacksstörung oder Herabsetzung der Tränen- und Speichelsekretion.

▶ Merke

▶ **Merke:** Steht die Lähmung der oralen Gesichtsmuskulatur im Vordergrund und kann der Patient die Stirn runzeln und das Auge schließen, so spricht dies für eine kontralaterale supranukleäre Schädigung (zentrale Gesichtslähmung).

Der **Schirmer-Test** dient der Messung der Tränensekretion mithilfe eines Filterpapierstreifens.

Mit dem Schirmer-Test kann die Tränensekretion gemessen werden. Nach Anästhesie der Konjunktiven wird ein schmaler Filterpapier-Streifen beiderseits in das Unterlid eingebracht. Im Seitenvergleich zeigt dann eine Befeuchtung des Streifens um weniger als 1,5 cm/5 min eine Verminderung der Tränensekretion an.

Zur **Geschmacksprüfung** wird die Zunge mit Lösungen der Qualitäten süß, salzig, sauer, bitter betupft (Tab. A-**2.8**). Ein Geschmacksausfall wird als **Ageusie** bezeichnet.

Die **Geschmacksprüfung** wird unter Verwendung von Lösungen mit vier verschiedenen Qualitäten vorgenommen (Tab. A-**2.8**). Während der Patient die Zunge weit herausstreckt, werden mithilfe von Wattestäbchen die Lösungen nacheinander auf beide Hälften sowie die vorderen und hinteren Abschnitte der Zunge getupft. Der Patient zeigt mit seinem Finger auf einem vorgelegten Stück Papier die wahrgenommenen Qualitäten an. Die Qualitäten „süß", „salzig" und „sauer" werden auf den vorderen zwei Zungendritteln wahrgenommen (N. intermedio-facialis). Die Qualität „bitter" wird auf dem hinteren Zungendrittel geschmeckt, das vom N. glossopharyngeus (IX) innerviert wird. Ein Geschmacksausfall wird als **Ageusie** bezeichnet.
Bei der otologischen Untersuchung wird der **Stapediusreflex** geprüft, dessen Ausfall sich durch eine erhöhte Geräuschempfindlichkeit (Hyperakusis) anzeigt.

Ätiopathogenese: In 75% der Fälle ist die Ursache der **peripheren** Fazialisparese unbe-

Ätiopathogenese: 75% der **peripheren** Fazialislähmungen sind ätiologisch nicht zu klären. Zur Differenzialdiagnose dieser idiopathischen Form siehe Tab. B-**2.4**,

A-2.16 Topische Diagnostik des N. facialis.

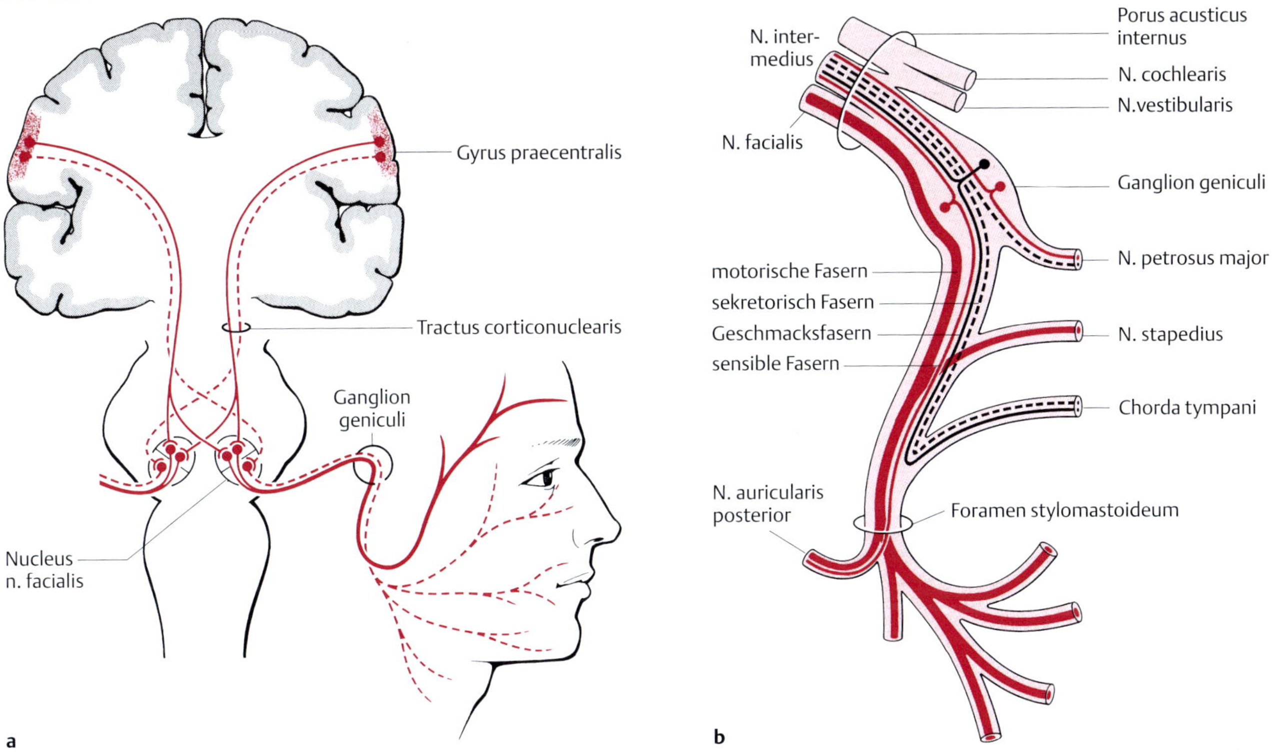

a Supranukleäre Läsion des N. facialis. Bei zentraler Läsion bleibt die doppelseitig innervierte Stirnmuskulatur verschont. Dieser Lähmungstyp findet sich kontralateral zur Läsion meist bei brachiofazial betonter Hemiparese, z. B. nach Schlaganfall.
b Periphere Fazialislähmung. Die gesamte mimische Muskulatur, also auch die Stirnregion ist betroffen. Hinzu kommt ein kleines Areal gestörter Sensibilität hinter dem Ohr (N. auricularis posterior). Weitere Begleitsymptome geben Hinweise auf den Ort der Läsion im Verlauf des N. facialis.

S. 434. Bei den restlichen 25 % der Fälle sind entzündliche Erkrankungen wie eine **Borreliose** nach Zeckenstich (S. 281), der **Herpes zoster** (S. 460) oder **Felsenbeinfrakturen** und Tumoren die häufigsten Ursachen. Da der N. facialis, der gemeinsam mit dem N. intermedius durch den Canalis Falloppii im Felsenbein zieht und vor seinem Austritt aus dem Schädel (Foramen stylomastoideum) sekretorische, gustatorische und sensible Fasern abgibt, kommt es häufig zur Tränen- und Speichelsekretionsstörung, Hyperakusis und einseitigen (!) Ageusie. Die Afferenzen der Geschmacksempfindung für die vorderen zwei Drittel der Zunge verlaufen zwar zunächst im N. lingualis, einem Ast des N. mandibularis (V3), gelangen aber anschließend über die Chorda tympani zum VII. Hirnnerv (S. 38). Eine beidseitige (!) Geschmacksstörung ist in der Regel medikamentös-toxisch oder entzündlich (virale Infekte) bedingt.

Bei **zentraler Läsion** (z. B. Hirninfarkt) bleiben die über die Rr. temporales des N. facialis innervierten Mm. frontalis und orbicularis oculi aufgrund der doppelseitigen Innervation verschont. Betroffen ist aber nicht nur die Innervation der unteren mimischen Gesichtsmuskulatur, sondern auch eine Reihe weiterer

kannt. Zur Differenzialdiagnose siehe Tab. B-**2.4**, S. 434.

Bei einer **zentralen** Läsion (z. B. Hirninfarkt) bleiben die von beiden Hemisphären versorgten Mm. frontalis und orbicularis oculi verschont. Die Parese der unteren mimischen

A-2.8 Geschmacksprüfung

a Testlösungen, die bei der Geschmacksprüfung nacheinander auf beide Zungenhälften getupft werden			
20 %ige Zuckerlösung	10 %ige Kochsalzlösung	5 %ige Zitronensäurelösung	1 %ige Chininlösung
b Testtafel, auf der die wahrgenommenen Qualitäten angezeigt werden sollen			
süß	salzig	sauer	bitter

A-2.8

Muskulatur kommt meist bei Halbseitenlähmung vor.

Solche supranuklearen Schädigungen beruhen meist auf **Hirninfarkten**, **-blutungen**, **-tumoren** und **-metastasen**.

Funktionen, z.B. die Bewegung des Arms und der Hand. Grund hierfür ist die räumlich enge Repräsentation der Funktionen von Gesicht, Arm und Hand im Gyrus praecentralis und vor allem in der inneren Kapsel. Zur somatotopischen Gliederung der Funktionen siehe Abb. A-**2.19**, S. 51 und Abb. A-**2.20**, S. 52.
Zentrale Bewegungsstörungen des Gesichts treten meist bei Halbseitenlähmungen auf. Die häufigsten Ursachen dieser supranukleären Schädigung sind **Hirninfarkte** und **-blutungen**, **Hirntumoren** und **-metastasen**.

▶ Merke

▶ **Merke:** Der periphere und der zentrale Typ einer Gesichtslähmung wird nach folgenden Kriterien unterschieden:
Die **periphere Fazialisparese** (infranukleärer oder nukleärer Typ; zweites motorisches Neuron) betrifft alle Äste des N. VII und entwickelt sich **homolateral zur Läsion**.
Die **zentrale Gesichtslähmung** (supranukleärer Typ; erstes motorisches Neuron) prägt sich **kontralateral zur Läsion** aus und verschont weitgehend die Stirnmuskulatur, die doppelseitig kortikal innerviert ist.

2.3.5 Hypakusis, Tinnitus, Nystagmus (VIII. Hirnnerv)

2.3.5 Hypakusis, Tinnitus, Nystagmus (VIII. Hirnnerv)

Hypakusis

▶ Definition

▶ **Definition:** Bei ein- oder beidseitiger Hörminderung unterscheidet man eine **Schallleitungsstörung** (Mittelohrschwerhörigkeit) von einer **Schallempfindungsstörung** (Innenohrschwerhörigkeit) mithilfe der Stimmgabelprüfung (Weber- und Rinne-Versuch).

Untersuchung: Man prüft das Gehör für Flüster- und Umgangssprache im Seitenvergleich.

Der Hörverlust für hohe oder tiefe Töne kann **audiometrisch** differenziert werden. Ein Lautheitsausgleich (Recruitment positiv) im **Fowler-Test** weist auf eine kochleäre, fehlender Lautheitsausgleich (Recruitment negativ) auf eine retrokochleäre Schädigung hin.

Untersuchung: Bei der neurologischen Untersuchung wird das Gehör für Flüster- und Umgangssprache orientierend im Seitenvergleich geprüft, während ein Ohr zugehalten wird.
Der Patient soll Zahlen und Worte nachsprechen. Zum **Weber- und Rinne-Versuch** mit einer vibrierenden Stimmgabel s. Tab. A-**2.9**.
Bei Verdacht auf eine Hörminderung sollte eine standardisierte **audiometrische** Hörschwellenbestimmung durchgeführt werden, die einen dissoziierten Ausfall für hohe oder tiefe Töne nachweist. Der **Fowler-Test** weist bei einer Schallempfindungsstörung spezifisch eine kochleäre Störung nach. Bei einer Schädigung des Corti-Organs werden Töne gleicher Lautstärke im betroffenen Ohr leiser gehört. Mit zunehmender Lautstärke werden die intakten Haarzellen rekrutiert, sodass ein Lautheitsausgleich erfolgt und die Töne in beiden Ohren gleich wahrgenom-

A-2.9

A-2.9 Weber- und Rinne-Versuch

	Vorgehen	*Interpretation der Befunde*
Weber-Versuch	man setzt eine vibrierende Stimmgabel auf den Scheitel auf	▪ *normal:* der Ton wird seitengleich wahrgenommen ▪ *Schallleitungsschwerhörigkeit:* der Ton wird am kranken Ohr lauter gehört, d.h. dorthin „lateralisiert“ ▪ *Schallempfindungsschwerhörigkeit:* der Ton wird auf der Seite des gesunden Ohrs lauter empfunden
Rinne-Versuch	zunächst legt man eine vibrierende Stimmgabel an das Mastoid an: Prüfung der „Knochenleitung“ sobald der Ton nicht mehr wahrgenommen wird hält man die Stimmgabel vor das Ohr: Prüfung der „Luftleitung“	▪ *Rinne positiv:* der Ton wird vor dem Ohr noch 30 Sekunden lang gehört (physiologisch, aber auch bei Schallempfindungsschwerhörigkeit) ▪ *Rinne negativ:* der Ton wird vor dem Ohr nicht oder verkürzt gehört → Schallleitungsschwerhörigkeit

men werden (Recruitment positiv). Fehlt der Lautheitsausgleich (Recruitment negativ), liegt die Schädigung retrokochleär, d. h. im Verlauf des N. cochlearis.

Ätiopathogenese: Eine **Schallleitungsschwerhörigkeit** kann durch Fremdkörper, Zerumen, Trommelfelldefekte, Otitis media, ein Cholesteatom oder Karzinom bedingt sein (Mittelohrschwerhörigkeit). Demgegenüber findet sich eine **Schallempfindungsstörung** bei Schädigungen des N. cochlearis und des Corti-Organs (Innenohrschwerhörigkeit). Bei einer Felsenbeinquerfraktur, die durch das Innenohr verläuft, kommt es zum Ausfall des Gleichgewichts- und Hörorgans (Taubheit, Tinnitus, Schwindel und Nystagmus).
Das **Akustikusneurinom**, ein Tumor des N. vestibularis, manifestiert sich infolge Kompression des N. cochlearis zunächst mit Tinnitus und Hypakusis im Hochtonbereich (s. auch S. 330). Das Recruitment ist negativ. Die im Verlauf des **Morbus Menière** fortschreitende und anhaltende Hypakusis ist kochleärer Ursache (S. 508). Das Recruitment ist positiv. Für den so genannten **Hörsturz**, der sich mit initialem Druckgefühl auf dem Ohr und Tinnitus innerhalb weniger Stunden manifestiert, werden Durchblutungsstörungen der A. labyrinthi verantwortlich gemacht. Man muss jedoch auch an einen Herpes zoster oticus denken.
Beidseitige irreversible **Innenohrschädigungen** sind nicht selten medikamentös-toxisch, z. B. durch Aminoglykosid-Antibiotika (z. B. Kanamycin, Neomycin) bedingt; Schleifendiuretika (z. B. Furosemid) und Acetylsalicylsäure in hoher Dosierung können eine reversible Hörminderung, Tinnitus und Schwindel hervorrufen. Kongenitale Labyrintherkrankungen mit beidseitigem kochleärem und vestibulärem Ausfall sind auf eine Röteln- oder Zytomegalievirus-Infektion während der Schwangerschaft zurückzuführen.

Ätiopathogenese: Eine **Schallleitungsschwerhörigkeit** ist meist durch Fremdkörper oder Otitis media bedingt (Mittelohrschwerhörigkeit), eine **Schallempfindungsstörung** durch eine kochleäre oder retrokochleäre Schädigung (Innenohrschwerhörigkeit).

Das **Akustikusneurinom** geht mit einer retrokochleären Hörstörung (Recruitment negativ), der **Morbus Menière** mit einer kochleären Hörstörung (Recruitment positiv) einher. Dem Hörsturz liegen Durchblutungsstörungen der A. labyrinthi zugrunde.

Beidseitige Innenohrschädigungen sind häufig medikamentös-toxisch bedingt. Kongenitale Labyrintherkrankungen sind Folge einer Röteln- oder Zytomegalie-Virus-Infektion während der Schwangerschaft.

Tinnitus

▶ **Definition:** Tinnitus ist ein spontan ein- oder beidseitig wahrgenommenes Ohrgeräusch. Man unterscheidet subjektiven und objektiven Tinnitus.

◀ **Definition**

Untersuchung: Meist berichtet der Patient spontan über störende fluktuierende oder konstante Ohrgeräusche von rauschendem, pfeifendem, zischendem oder summendem Charakter. Gelegentlich lassen sich pulsierende oder klickende Ohrgeräusche objektivieren, wenn ein pulssynchrones Geräusch in der Umgebung des äußeren Gehörgangs oder im oberen Halsdreieck auskultierbar bzw. eine Dislokation des Mandibulargelenks bei geöffnetem Mund palpabel ist.

Untersuchung: Ohrgeräusche werden als ein Rauschen, Pfeifen oder Summen angegeben, das an- und abschwellend oder konstant wahrgenommen wird. Gelegentlich lassen sich pulsierende oder klickende Geräusche objektivieren.

Ätiopathogenese: Die Pathogenese des Tinnitus ist nicht geklärt. Eine kochleäre und eine neurale Hypothese werden diskutiert. Meist geht Tinnitus mit einer Hörminderung einher. Beim **Hörsturz** setzen Tinnitus und Hörverlust akut ein. Einseitiger Tinnitus bei langsam progredienter Hypakusis ist verdächtig auf ein **Akustikusneurinom** (S. 330). Im Verlauf eines **Morbus Menière** kann Tinnitus mit zunehmender Hypakusis persistieren (S. 508).
Der seltenere objektive Tinnitus wird durch arteriovenöse Fehlbildungen oder durale Fisteln in der Nähe des Labyrinths, Karotisdissektionen/-stenosen oder Glomus-jugulare-Tumoren verursacht. Häufig ist ein Mandibulargelenksyndrom mit Tinnitus verbunden (S. 507).
Manifestation und Intensität der Ohrgeräusche sind von **psychosomatischen Faktoren** abhängig. Tinnitus kann sowohl Symptom als auch Ursache eines depressiven Syndroms sein.

Ätiopathogenese: Die Pathogenese des Tinnitus ist ungeklärt. Meist besteht gleichzeitig eine Hörminderung. Beim **Hörsturz** setzen Tinnitus und Hörverlust akut ein, bei **Akustikusneurinom** und **Morbus Menière** allmählich.

Ein objektiver Tinnitus kann durch arteriovenöse Fehlbildungen, Karotisdissektion/-stenose oder Mandibulargelenksyndrom verursacht sein.

Manifestation und Intensität des Tinnitus sind von **psychosomatischen Faktoren** abhängig.

Nystagmus

▶ **Definition:** Nystagmus ist eine unwillkürliche rhythmische Augenbewegung, die reflektorisch über die vestibulären und okulomotorischen Systeme im Hirnstamm vermittelt wird. Pathologisch ist ein spontanes, durch Lageänderung oder Blickrichtung evoziertes Auftreten bei peripherer oder zentraler Vestibularis-Schädigung oder Störung des okulomotorischen Systems zur Blickstabilisierung (S. 34).

◀ **Definition**

Untersuchung:
Die **Einteilung des Nystagmus** erfolgt auf drei verschiedenen Ebenen:
1. Beschreibung der sichtbaren Augenbewegung.
2. Bedingung, unter der Nystagmus beobachtet werden kann.
3. nach physiologischem und pathologischem Nystagmus.

1. Am häufigsten ist ein **Rucknystagmus** mit langsamer Phase in eine und rascher, sakkadischer Bewegung in die andere Richtung. Die Richtung des Nystagmus wird nach der raschen Bewegung angegeben.

2. Neben der Schlagrichtung des Nystagmus wird die Provozierbarkeit durch Blickbewegungen, Lageänderung oder eine bestimmte Kopfposition beschrieben.

Ein **Spontannystagmus** kann durch die **Frenzel-Brille**, die die Fixation hemmt, besser beobachtet werden.

Ein **Fixationsnystagmus** wird durch Fixation verstärkt oder erst manifest.

Ein **Blickrichtungsnystagmus** tritt nur bei Blick in eine bestimmte Richtung bzw. in mehrere bestimmte Richtungen auf. Er wird bei Prüfung der Augenfolgebewegungen beobachtet, schlägt in die jeweilige Blickrichtung (rasche Nystagmusphase) und nimmt mit Abweichen von der Mittellinie zu.

Ein **Rebound-Nystagmus** kommt immer zusammen mit einem Blickrichtungsnystagmus vor. Er stellt einen Rucknystagmus in die entgegengesetzte Richtung bei Rückkehr der Augen in die Primärposition dar.

Untersuchung:
Die **Einteilung des Nystagmus** erfolgt auf drei verschiedenen Ebenen. Die erste Ebene ist die Beschreibung der sichtbaren Augenbewegung (z. B. Ruckbewegung, Pendelbewegung). Die zweite Ebene ist die Bedingung, unter der der Nystagmus beobachtet werden kann (spontan, Provokation z. B. durch Augenbewegung oder Lageänderung). Die dritte Ebene folgt der Kategorisierung in physiologischen und pathologischen Nystagmus: Der Ausfall eines physiologischen Nystagmus in der entsprechenden Provokationsuntersuchung ist ebenso pathologisch wie das Auftreten eines Nystagmus unter Bedingungen, die normalerweise nicht zu einem Nystagmus führen.
1. Am häufigsten ist ein **Rucknystagmus**. Auf eine langsame Augenbewegung in eine Richtung folgt eine rasche, sakkadische in Gegenrichtung. Die Schlagrichtung des Nystagmus wird nach der Seite der raschen Bewegung angegeben. Die nystagtischen Augenbewegungen in den drei Raumebenen (horizontal, vertikal, rotierend) entsprechen den Ebenen der drei Bogengänge des Labyrinths. Die rotierende Bulbusbewegung (Zyklorotation) erfolgt unwillkürlich als Augengegenrollen bei Kopfneigung. Ein Pendelnystagmus mit sinusförmiger Oszillation ist selten.
2. Die Bedingungen, unter denen ein Nystagmus auftritt, lassen auf die zugrunde liegende Störung schließen. Deshalb ist neben der genauen Beschreibung des Nystagmus die Prüfung der Provozierbarkeit eines Nystagmus durch Blickbewegungen, Lageänderung oder eine bestimmte Kopfposition wesentlich.
Ein **Spontannystagmus** fällt schon bei Blick geradeaus auf. Er wird entsprechend der Ebene (horizontal oder vertikal, eventuell mit rotatorischer Komponente) und der Richtung (Seite der raschen Bewegungskomponente) beschrieben. Ein Spontannystagmus wird durch Blick in Richtung der raschen Phase gebahnt (Amplitude wird größer) und durch Fixation meist supprimiert. Unter der **Leuchtbrille nach Frenzel** mit + 20 Dioptrien starken Gläsern wird die Fixation verhindert, sodass der Spontannystagmus besser zu erkennen ist.
Im Gegensatz zum Spontannystagmus wird ein **Fixationsnystagmus** durch Fixation verstärkt oder erst manifest. Aufgrund der ständigen Bewegung der Bulbi kommt es zu Oszillopsien (Objekt-Scheinbewegungen, s. auch S. 34).
Ein **Blickrichtungsnystagmus** tritt nur bei Blick in eine bestimmte Richtung bzw. in mehrere bestimmte Richtungen auf. Bei Blick geradeaus tritt kein Nystagmus auf. Er zeigt sich erst bei Prüfung der Augenfolgebewegungen als konjugierter, unerschöpflicher Rucknystagmus. Infolge einer Schwäche der Blickhaltefunktion driften die Augen zur Mittellinie zurück und werden mit einer raschen Sakkade wieder auf das Blickziel eingestellt. Die rasche Phase, d. h. die Nystagmusrichtung, ist immer in Blickrichtung; die Amplitude nimmt mit Abweichen von der Mittellinie zu. Der erst bei extremem Seitwärtsblick (> 40°) auftretende, erschöpfliche so genannte Endstellnystagmus ist demgegenüber physiologisch.
Der Blickrichtungsnystagmus ist von paresebedingten Nystagmusformen, die ebenfalls erst bei Abweichen der Augen von der Mittellinie auffallen, zu unterscheiden: Ein **blickparetischer Nystagmus** tritt auch nur bei Blick in eine bestimmte Richtung auf; es besteht aber gleichzeitig eine inkomplette Blickparese in diese Richtung (s. S. 35). Ein muskelparetischer Nystagmus bei Blick in Zugrichtung des gelähmten Augenmuskels ist monokular (s. S. 28).
Ein **Rebound-Nystagmus** kommt immer zusammen mit einem Blickrichtungsnystagmus vor. Bei der Untersuchung zeigt sich zunächst ein horizontaler Blickrichtungsnystagmus in beide Richtungen, der aber bei anhaltendem Seitblick an Intensität abnimmt. Wenn die Augen dann aus exzentrischer Blickfixierung zurückkehren, gehen sie in einem Rucknystagmus, der in die entgegengesetzte Richtung schlägt, kurz über die Mittellinie hinaus. Von diesem Nystagmus ist der Opsoklonus zu differenzieren. Dabei handelt es sich um spontan oder durch Augenbewegung induzierte ganz kurze Salven hochfrequenter konjugierter Sakkaden, die in alle Blickrichtungen auftreten können.

Nach der Beobachtung eines spontan auftretenden oder durch Blickbewegung evozierten Nystagmus wird die Provozierbarkeit eines Nystagmus durch Lageänderung untersucht. Der **Lagerungsnystagmus**, der von der kinetischen Stimulation der Bogengänge des Labyrinths abhängt, wird nur nach maximal rascher Positionsänderung, jedoch nicht bei langsamer Lagerung beobachtet, setzt meist mit kurzer Latenz ein und klingt unter Beibehaltung der Position nach einigen Sekunden spontan ab. Bei wiederholter Lagerung nimmt die Ausprägung des Nystagmus ab. (Zum Lagerungsmanöver mit Stimulation des hinteren Bogengangs zur Untersuchung des benignen paroxysmalen Lagerungsschwindels siehe auch Abb. B-**4.1**, S. 510).

Ein nach rascher Positionsänderung meist mit Latenz einsetzender und spontan abklingender Nystagmus wird als **Lagerungsnystagmus** bezeichnet.

Ein **Lagenystagmus** tritt nur in einer bestimmten Lage von Körper bzw. Kopf unabhängig von der Geschwindigkeit, mit der die Lageänderung vollzogen wird, meist ohne Latenz auf und hält für die Dauer der jeweiligen, den Nystagmus provozierenden Position an. Er lässt sich immer wieder bei Einnahme dieser Position nachweisen, zeigt also keine Habituation bei wiederholter Prüfung.

Ein nur in einer bestimmten Lage von Körper bzw. Kopf auftretender und in dieser Position anhaltender Nystagmus wird als **Lagenystagmus** bezeichnet.

3. Bei der **Vestibularis-Prüfung** wird ein Rucknystagmus als physiologische Reflexantwort auf die Reizung der Bogengänge des Labyrinths ausgelöst (vestibulo-okulärer Reflex, s. auch S. 34). Der Patient wird auf einem Drehstuhl langsam in eine Richtung gedreht. Beim Abbremsen treten Drehschwindel und Nystagmus in Gegenrichtung auf, die sich kurz darauf umkehren und erschöpfen. Während bei der Drehstuhlprüfung beide Bogengangsysteme gereizt werden, erlaubt die **kalorische Nystagmusprüfung** die seitengetrennte Beurteilung. Nach otoskopischem Ausschluss einer Trommelfellperforation und Anheben des Kopfes um 30° im Liegen wird der äußere Gehörgang mit warmem (44 °C) und anschließend kaltem (30 °C) Wasser gespült. Physiologisch ist ein zum jeweils wärmeren Ohr schlagender horizontaler Nystagmus.

3. Bei der **Vestibularis-Prüfung** wird der physiologische vestibuläre Nystagmus durch Reizung der Bogengänge des Labyrinths (vestibulo-okulärer Reflex) mittels Drehbeschleunigung (Drehstuhlprüfung) oder thermisch (kalorische Nystagmusprüfung) ausgelöst.

Ätiopathogenese: Die Beschreibung eines Nystagmus entweder nach der Art der Bewegung, z. B. als Rucknystagmus, oder der Bedingung unter der er beobachtet werden kann, z. B. Blickrichtungsnystagmus, lässt allein noch keinen Rückschluss auf den Ort der Läsion oder die zugrunde liegende Erkrankung zu. Die Anamnese und der neurologische Befund in seiner Gesamtheit sind dafür erforderlich. Entsprechend werden im Folgenden typische Befundkonstellationen beschrieben und den häufigsten zugrunde liegenden Erkrankungen zugeordnet.

Ätiopathogenese: Die Interpretation des erhobenen Nystagmus-Befunds kann nur in der Gesamtkonstellation des neurologischen Befundes und der Anamnese erfolgen.

Findet man bei einem Patienten, der über plötzlich aufgetretenen Schwindel, Gang- und Standunsicherheit sowie Übelkeit klagt, einen Spontannystagmus, spricht dies für eine Läsion des vestibulären Systems. Zur Beurteilung der Schwere des Krankheitsbildes und der therapeutischen Konsequenzen, ist die Unterscheidung einer peripheren von einer zentralen vestibulären Schädigung von wesentlicher Bedeutung (Tab. A-**2.10**). Akute einseitige **peripher-vestibuläre Funktionsstörungen** gehen mit Drehschwindel zur Gegenseite der Läsion und Fallneigung zur betroffenen Seite einher. Man beobachtet einen horizontal-rotatorischen Spontannystagmus in Gegenrichtung der Läsion (also zur gesunden Seite), der durch Fixation unterdrückt wird und mit Aufhebung der Fixation (Frenzel-Brille) und bei Augenbewegung in Richtung der raschen Nystagmusphase zunimmt. Die kalorische Nystagmus-Prüfung mit Nachweis einer vestibulären Untererregbarkeit auf Seite der Läsion beweist den peripheren Vestibularisausfall. Ursachen einer akuten peripheren Vestibularisläsion sind z. B. Felsenbeinfraktur mit Labyrinthausfall, Neuritis bzw. Neuropathia vestibularis (S. 509) und Morbus Menière (S. 508). Gelegentlich ist der Spontannystagmus in Primärpositon vollständig durch Fixation supprimiert und es fällt nur ein Nystagmus bei Seitblick auf. Dieser weist eine horizontal-rotatorische Schlagrichtung auf (im Gegensatz zur rein horizontalen Schlagrichtung des Blickrichtungsnystagmus). Die Untersuchung mit der Frenzel-Brille deckt dann meist den Spontannystagmus auf.

Die Unterscheidung einer peripheren von einer zentralen vestibulären Schädigung ist wesentlich (Tab. A-**2.10**). Akute einseitige **peripher-vestibuläre Funktionsstörungen** gehen mit Drehschwindel und Nausea, horizontal-rotatorischem Spontannystagmus in Gegenrichtung und Untererregbarkeit in der Vestibularisprüfung einher. Ursachen einer akuten peripher-vestibulären Schädigung sind Felsenbeinfraktur, Neuritis vestibularis und M. Menière.

Auch eine akut einsetzende Läsion im Hirnstamm (vaskulär oder entzündlich), die den N. vestibularis in seinem intrapontinen Verlauf vor Austritt aus dem Hirnstamm oder das Vestibularis-Kerngebiet betrifft, führt zu einem Drehschwindel mit Nausea und Vomitus. Wie bei der peripher vestibulären Störung

Auch eine akute Hirnstammläsion mit Beteiligung des Vestibularis-Kerngebiets verursacht einen Spontannystagmus bei jedoch normaler thermischer Labyrintherregbarkeit.

lässt sich meist ein Spontannystagmus nachweisen. Es findet sich jedoch meist nicht die klassische und ausschließlich vestibuläre Befundkonstellation wie bei peripheren Läsionen. Die Differenzierung muss mittels Vestibularisprüfung erfolgen: Die thermische Labyrintherregbarkeit ist normal.

Bei **zentral vestibulären Störungen** (Vestibulariskerne und ihre Verbindungen, Vestibulozerebellum) findet sich meist ein vertikaler, seltener ein rein rotatorischer oder rein horizontaler Spontannystagmus. Einige zentral vestibuläre Nystagmusformen erlauben weitgehend eine topische Zuordnung im Hirnstamm (Tab. A-**2.11**). Neben diesen Formen eines zentral-vestibulären Spontannystagmus können Hirnstamm- und Kleinhirnläsionen sowohl einen zentralen Lagenystagmus als auch einen Blickrichtungsnystagmus verursachen (s. unten).

Bei **Störung des zentral vestibulären Systems** (Vestibulariskerne und ihre Verbindungen, Vestibulozerebellum) findet sich meist ein vertikaler, seltener ein rein rotatorischer oder rein horizontaler Spontannystagmus. Die in Tab. A-**2.11** aufgeführten zentral-vestibulären Syndrome, die mit einem vertikalen Spontannystagmus einhergehen, erlauben weitgehend eine topische Zuordnung. **Upbeat- und Downbeat-Nystagmus** sind bei Geradeausblick zu beobachten und werden durch Fixation nicht beeinflusst. Die Patienten schildern ein Verschwommensehen im Sinne von Oszillopsien; meist finden sich bei der Untersuchung weitere Zeichen einer Kleinhirn- oder Hirnstammschädigung (Gang- und Standataxie, Dysarthrie). Die **Ocular-tilt-Reaktion** ist durch vertikale Divergenzstellung mit Verrollung der Augen (Außenrotation des tiefer stehenden und Innenrotation des höher stehenden Auges) und Kopfneigung zur Seite des tiefer stehenden Auges gekennzeichnet. Neben diesen Formen eines zentral-vestibulären Spontannystagmus können Hirnstamm- und Kleinhirnläsionen sowohl einen zentralen Lagenystagmus als auch einen Blickrichtungsnystagmus verursachen (s. unten).

Bei einem spontanen Nystagmus, der erst mit Fixation auftritt oder durch Fixation verstärkt wird, handelt es sich meist um einen **kongenitalen Nystagmus**.

Bei dem harmlosen **kongenitalen Nystagmus** handelt es sich ebenfalls um einen Spontannystagmus. Er tritt als Ruck- oder Pendelnystagmus in Erscheinung und wird durch Fixation verstärkt. Er fällt bereits in den ersten Lebensmonaten auf und ist Folge einer Instabilität im Blickfolgesystem bei ansonsten normaler Hirnentwicklung (motorischer kongenitaler Nystagmus) oder Folge einer Visusminderung (sensorischer oder okularer kongenitaler Nystagmus).

Der nur bei Lagewechsel mit kurzer Latenz auftretende rotatorische Nystagmus zum unten liegenden Ohr ist der charakteristische **Lagerungsnystagmus**, der sich beim benignen paroxysmalen Lagerungsschwindel infolge pathologischer Reizung des hinteren Bogengangs findet. Auch bei zentralen Läsionen kann ein Lagerungsnystagmus nachweisbar sein, der aber ohne Latenz und unabhängig von der Seite der Lagerung auftritt.

Bei anfallsartig nur mit Lagewechsel für Sekunden auftretenden, mit heftiger Übelkeit einhergehendem Drehschwindel, führt der Nachweis eines charakteristischen **peripheren Lagerungsnystagmus** zur Diagnose. Die Drehrichtung von Kopf oder Körper, bei der Schwindel auftritt, weist auf die Seite der Schädigung. Kommt es bei rascher Lagerung zu dieser Seite zu einem mit Latenz von wenigen Sekunden einsetzenden rotatorischen Nystagmus mit Schlagrichtung zum unten liegenden Ohr, der eine zu- und wieder abnehmende Amplitude aufweist und innerhalb einer Minute sistiert, spricht dies für eine pathologische Reizung des hinteren Bogengangs. Dieser Lagerungsnystagmus ist charakteristisches Symptom des **benignen paroxysmalen Lagerungsschwindels** (S. 510). Auch bei zentralen Läsionen kann ein Lagerungsnystagmus nachweisbar sein. Im Gegensatz zum peripheren setzt der **zentrale Lagerungsnystagmus** ohne oder mit nur sehr kurzer Latenz ein. Die Schlagrichtung ist unabhängig von der Seite der Lagerung. Meist liegt eine akute Kleinhirnläsion, die die zentralen Kleinhirnstrukturen betrifft, zugrunde.

Ein **Lagenystagmus,** der nur in einer bestimmten Position (Seitlage oder Kopfhängelage) auftritt und so lange nachweisbar bleibt wie die den Nystagmus auslösende Position beibehalten wird, weist auf eine zentrale Ursache hin. Der Alkohol-Lagenystagmus ist jedoch peripher verursacht und durch die zeitlich verzögerte Diffusion des Alkohols in Cupula und Endolymphe bedingt.

Bei Hirnstamm- und auch Kleinhirnläsionen häufiger ist ein **zentraler Lagenystagmus**, der nur in einer bestimmten Position (Seitlage oder Kopfhängelage) auftritt und so lange nachweisbar bleibt wie die den Nystagmus auslösende Position beibehalten wird. Die Schlagrichtung des Nystagmus kann sowohl zum unten als auch zum oben liegenden Ohr sein oder vertikal. Der begleitende Schwindel ist deutlich geringer als bei peripheren vestibulären Läsionen. Ein **peripherer Lagenystagmus** findet sich nach reichlichem Alkoholgenuss. Etwa 2 Stunden nach Alkoholkonsum tritt bei Seitlagerung sowohl nach rechts als auch nach links ein jeweils zum unteren Ohr schlagender Nystagmus auf, der 4 bis 5 Stunden später erneut nachweisbar ist, dann aber in Gegenrichtung schlägt. Ursache ist die zeitlich verzögerte Diffusion des Alkohols in Cupula und Endolymphe.

Ein **Blickrichtungsnystagmus** ist zentraler Genese bei Hirnstamm- und Kleinhirnläsionen und Ausdruck einer Störung des okulomotorischen Systems zur Blickstabilisierung. Ein dissoziierter horizontaler Blickrichtungsnystagmus, der auf dem abduzierenden

Ein **Blickrichtungsnystagmus** ist zentraler Genese und Ausdruck einer Störung des okulomotorischen Systems zur Blickstabilisierung im Hirnstamm oder Kleinhirn. Er ist Ausdruck einer Blickhalteschwäche, wenn die tonische Innervation, die zur Fixierung eines Sehobjektes, das sich seitlich bzw. unter- oder oberhalb der Sehachse befindet, gestört ist. Bei einem horizontalen Blickrichtungsnystagmus ist die Ursache ponto-medullär ipsilateral zur Schlagrichtung zu suchen, bei einem vertikalen Blickrichtungsnystagmus mesenzephal (vgl. Abb. A-**2.12**). Häufigste Ursachen sind Ischämien im vertebro-basilären Versorgungsbereich (S. 390) und entzündliche Läsionen insbesondere im Rahmen einer Multiplen Sklerose (S. 304), Wernicke-Enzephalopathie (S. 259) sowie degenerative Kleinhirnerkrankungen (S. 341) und Fehlbildungen des kraniozervikalen Übergangs (S. 176). Auch bei einem Akustikusneurinom, einem Tumor des N. vestibularis (S. 329), beobachtet man nicht selten lediglich einen Blickrichtungsnystagmus (zur Seite der Läsion), wenn der Tumor erst infolge der Hirnstammkompression manifest wird. Die einseitige thermische Untererregbarkeit in der Vestibularisprüfung weist dann die periphere N.-vestibularis-Läsion nach. In der Regel schlägt der Blickrichtungsnystagmus konjugiert auf beiden Augen mit gleicher Amplitude. Ein dissoziierter horizontaler Blickrichtungsnystagmus, der auf dem abduzierenden Auge stärker ausgeprägt ist, findet sich bei einer internukleären Ophthalmoplegie (INO, S. 36). Ein Blickrichtungsnystagmus in alle Richtungen ist toxisch bedingt (Alkohol, Carbamazepin, Phenytoin u. a.). Ein **Rebound-Nystagmus** kommt überwiegend bei diffusen degenerativen Kleinhirnerkrankungen vor. Ein Opsoklonus findet sich bei entzündlichen, toxischen

Auge stärker ausgeprägt ist, findet sich bei einer internukleären Ophthalmoplegie (INO, S. 36). Ein Blickrichtungsnystagmus in alle Richtungen wird durch Alkohol und Pharmaka hervorgerufen. Ein **Rebound-Nystagmus** kommt ebenso wie ein Opsoklonus bei Kleinhirnerkrankungen vor.

A-2.10 Differenzialdiagnose des peripheren und zentralen vestibulären Nystagmus

	peripher	*zentral*
Nystagmus	Spontannystagmus horizontal-rotierend, durch Fixation supprimiert. Zunahme der Amplitude bei Blick in Richtung des Nystagmus.	Spontannystagmus mit variabler Schlagrichtung, evtl. erst durch Blickbewegung provoziert, häufig vertikal (Downbeat, Upbeat), durch Fixation nicht supprimiert
Vestibularisprüfung	thermische Untererregbarkeit der betroffenen Seite	thermische Erregbarkeit regelrecht
Begleitsymptome	Drehschwindel zur Gegenseite der Läsion, Fallneigung zur betroffenen Seite, Nausea, Vomitus; evtl. Hypakusis, Tinnitus	Dreh- oder Schwankschwindel. Okulomotorikstörung, Blickrichtungsnystagmus, Stand- oder Gangataxie
Läsionsort	Labyrinth, N. vestibularis	Hirnstamm, Vestibulozerebellum
häufigste Ursachen	Neuritis bzw. Neuropathia vestibularis, traumatischer Vestibularisausfall, Morbus Menière	Ischämie, Tumor, Multiple Sklerose, Fehlbildung des kranio-zervikalen Übergangs, Intoxikation

A-2.10

A-2.11 Zentral vestibuläre Syndrome mit lokalisatorischer Bedeutung

	Symptomatologie	*Lokalisation*	*Ursachen*
Downbeat-Nystagmus	spontaner Rucknystagmus nach unten, Zunahme beim Blick nach unten und zur Seite, gelegentlich auch bei Konvergenz sowie in aufrechter Körperhaltung	Flokkulus; ponto-medullärer Übergang (am Boden des vierten Ventrikels)	Kleinhirndegeneration, Chiari-Malformation, Syringobulbie
Upbeat-Nystagmus	spontaner Rucknystagmus nach oben, Zunahme bei Blick nach oben, gelegentlich auch in Kopfhängelage	ponto-medullärer Übergang; ponto-mesenzephaler Übergang	Tumor, Ischämie, Multiple Sklerose, Wernicke-Enzephalopathie
Ocular-tilt-Reaktion	vertikale Divergenzstellung der Bulbi (skew deviation), seitliche Kopfneigung zum tiefer stehenden Auge	rostrales Mesenzephalon bis Medulla oblongata (lateral); Otolithen	paramedianer Thalamusinfarkt, Wallenberg-Syndrom, Trauma

A-2.11

oder paraneoplastischen Läsionen der Kleinhirnrinde und ist charakteristisches Symptom des Opsoklonus-Myoklonus-Syndroms (S. 341).

2.3.6 Syndrome kaudaler Hirnnerven (IX., X., XI. und XII. Hirnnerv)

▶ Definition

2.3.6 Syndrome kaudaler Hirnnerven (IX., X., XI. und XII. Hirnnerv)

▶ **Definition:** Eine Kombination kaudaler Hirnnervensymptome findet sich besonders bei nukleären und supranukleären Läsionen. Im distal peripheren Verlauf beobachtet man isolierte Ausfälle.

- Der N. glossopharyngeus (IX.) versorgt die Geschmacksempfindung des hinteren Zungendrittels und innerviert den sensiblen Schenkel des Würgreflexes.
- Eine Schädigung des N. vagus (X.) führt zur Heiserkeit (Rekurrensparese), Gaumensegelparese und bei beidseitiger Läsion zur Schlucklähmung.
- Eine Läsion des N. accessorius (XI.) ist durch eine Parese der Mm. sternocleidomastoideus und trapezius gekennzeichnet.
- Eine Schädigung des N. hypoglossus (XII.) führt zur atrophischen Zungenparese.

Untersuchung:

- **N. glossopharyngeus:** Durch Berührung der Rachenhinterwand mit einem Spatel wird der **Würgreflex** ausgelöst. Zur Geschmacksprüfung siehe S. 40.
- **N. vagus:** Bei einseitiger Gaumensegelparese infolge Vagusläsion ist das so genannte **Kulissenphänomen** zu beobachten, Gaumensegel und Uvula weichen zur gesunden Seite ab. Doppelsitige Paresen führen zur Aphonie und Dysphagie.
- **N. accessorius:** Bei einer distalen Läsion kommt es zur atrophischen Parese des oberen Trapeziusanteils. Eine proximale Läsion führt zusätzlich zu einer Lähmung des M. sternocleidomastoideus (vgl. Abb. B-**2.3**, S. 437).
- **N. hypoglossus:** Die Hypoglossuslähmung ist durch eine Atrophie mit Faszikulieren und Abweichen der Zunge zur erkrankten Seite gekennzeichnet (Abb. A-**2.17**).

Ätiopathogenese: Ursachen kaudaler Hirnnervensyndrome sind Tumoren der hinteren Schädelgrube, eine basale Meningitis und nukleäre oder supranukleäre Läsionen (Bulbärparalyse und Pseudobulbärparalyse, S. 228).

Untersuchung:

- **N. glossopharyngeus:** Ein Ausfall des IX. Hirnnervs lässt sich durch Berührung der Rachenhinterwand mit einem Spatel feststellen. Bei einer Sensibilitätsstörung im Bereich des Gaumens und der oberen Pharynxregion ist der afferente Schenkel des Würgreflexes unterbrochen und die physiologische Hebung des Gaumensegels bleibt aus. Fehlt der Würgreflex, kann allerdings auch der motorische Schenkel aus dem N. vagus (X) unterbrochen sein. Dann spürt der Patient die Berührung an der Rachenhinterwand. Das hintere Zungendrittel wird sensorisch vom N. glossopharyngeus innerviert. Bei seinem Ausfall wird die Geschmacksqualität „bitter" nicht wahrgenommen. Zur **Geschmacksprüfung** s. S. 40, zur Glossopharyngeus-Neuralgie s. S. 506.
- **N. vagus:** Bei einseitiger Vagusläsion hängt das Gaumensegel auf der gelähmten Seite herab; bei Innervation beobachtet man das so genannte **Kulissenphänomen**: das Gaumensegel und die Uvula weichen zur gesunden Seite ab. Es besteht eine Dysarthrophonie (Sprech- und Stimmstörung) mit nasaler Stimme (Gaumensegelparese) oder Heiserkeit (Rekurrensparese). Bei doppelseitiger Vagusläsion kommt es zur **Aphonie** (Stimmlosigkeit) und **Dysphagie** (Schlucklähmung) mit Regurgitation und Aspirationsgefahr. Darüber hinaus sind vegetative Symptome wie zum Beispiel eine Tachykardie oder Darmatonie zu erwarten. Zur parasympathischen Innervation siehe Abb. A-**2.44**, S. 78.
- **N. accessorius:** Bei distaler Akzessoriusläsion fällt eine Atrophie des oberen Trapeziusanteils und ein Schultertiefstand auf. Der mediale Skapularand weicht etwas nach lateral ab (vgl. Abb. B-**2.3**, S. 437). Zur orientierenden Kraftprüfung des M. trapezius wird der Patient aufgefordert, die Schultern gegen Widerstand zu heben. Ist zusätzlich der M. sternocleidomastoideus betroffen, liegt eine proximale Schädigung des XI. Hirnnervs vor. Man lässt den Patienten eine Kopfwendung zu beiden Seiten gegen Widerstand vornehmen. Kann die Bewegung leicht überwunden werden, so spricht dies für eine Parese des M. sternocleidomastoideus der Gegenseite.
- **N. hypoglossus:** Eine periphere bzw. nukleäre Parese des XII. Hirnnervs ist an der gleichseitigen Atrophie mit Faszikulieren der Zunge zu erkennen (Abb. A-**2.17**). Die Lähmung fällt beim Herausstrecken der Zunge auf. Der kontralaterale, nicht geschädigte M. genioglossus schiebt die Zunge zur kranken Seite.

Ätiopathogenese: Die häufigsten Ursachen kaudaler Hirnnervensyndrome sind ein Tumor der hinteren Schädelgrube oder eine basale Meningitis. Eine fortschreitende Parese der Zunge mit Faszikulieren, Dysarthrie und Dysphagie bei fehlendem Würgreflex deutet auf eine nukleäre Läsion hin. Häufigste Ursache ist die progressive **Bulbärparalyse** bei amyotrophischer Lateralsklerose (S. 230).

A-2.17 **Zungenatrophie rechts bei Syringobulbie**

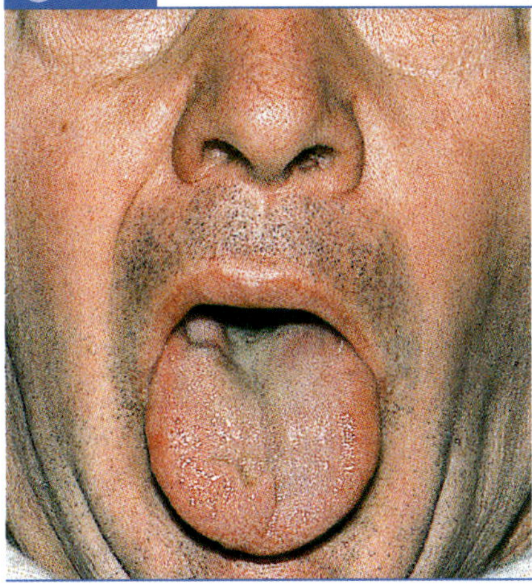

63jähriger Patient mit Syringomyelie (s. klinisches Beispiel S. 176).
Die rechte Zungenhälfte ist atrophisch.

A-2.17

Auch die Syringobulbie führt zu einer nukleären Läsion (Abb. A-**2.17** und S. 172). Eine plötzlich einsetzende Artikulations- und Schluckstörung, bei der sich neben einer reduzierten Zungenmotilität meist auch ein abgeschwächter Würgreflex und gelegentlich eine Steigerung des Masseterreflexes findet, wird durch lakunäre Ischämien im Hirnstamm verursacht. Bei Fehlen einer Zungenatrophie und Faszikulieren spricht man dann von einer **Pseudobulbärparalyse** (Abb. B-**1.37**, S. 228).

Isolierte Läsionen kaudaler Hirnnerven, vor allem des N. glossopharyngeus und accessorius, sind oft iatrogen.

Nicht selten kommen mechanische, v. a. **iatrogene Läsionen**, z. B. eine Hypoglossusparese nach Thrombendarteriektomie der A. carotis oder eine Akzessoriusparese nach Lymphknotenexstirpation in der Halsregion vor (S. 437). Eine proximale Akzessorius-Läsion ist ebenso wie eine proximale Hypoglossusparese meist tumorös oder traumatisch bedingt.

Das **Syndrom des Foramen jugulare** mit Ausfall der Nn. IX, X und XI ist meist durch einen Glomustumor bedingt.

Das Syndrom des **Foramen jugulare** manifestiert sich mit Heiserkeit (N. recurrens) bis zum kompletten Vagusausfall. Die Nn. IX und XI sind ebenfalls betroffen. Häufigste Ursache ist ein Glomustumor.

2.4 Untersuchung der Motorik

2.4 Untersuchung der Motorik

◀ **Überblick**

▶ **Überblick:** Zur Untersuchung der Motorik gehören:
- die Feststellung von Lähmungen,
- die Prüfung des Muskeltonus,
- die Beobachtung von Muskelatrophien und -faszikulationen,
- die Beobachtung unwillkürlicher Bewegungen.

2.4.1 Paresen

2.4.1 Lähmungen

◀ **Definition**

▶ **Definition:** Störungen der Motorik, die mit einer Lähmung einzelner Muskeln bzw. Muskelgruppen, der Extremitäten oder des Rumpfs verbunden sind, werden als **Parese**, bei vollständigem Funktionsausfall als **Plegie** oder **Paralyse** bezeichnet. Man unterscheidet spastische und schlaffe Lähmungen.

Untersuchung: Bei der Untersuchung ist auf die physiologische Kraftentfaltung und Mitbewegungen der Arme zu achten.

Untersuchung: Die Untersuchung der Motorik beginnt mit dem Händedruck. Die Frage nach der Händigkeit gestattet einen Rückschluss auf die Hemisphären- und Sprachdominanz (S. 94). Man achtet auf die seitengleiche **Kraftentfaltung** und physiologische **Mitbewegungen**, vor allem das Schwingen der Arme beim Gehen. Bei der Prüfung einzelner motorischer Funktionen kommt es darauf an, den Patienten zu einer bestimmten Leistung aufzufordern (z. B. zunächst aktive Beugung und dann Streckung des Arms im Ellenbogengelenk),

A-2.12

A-2.12 Quantitative Beurteilung der Muskelkraft

MRCS-Skala	*Muskelkraft*
0	keine Aktivität
1	sichtbare Kontraktion ohne motorischen Effekt
2	Bewegungen unter Ausschaltung der Schwerkraft
3	Bewegungen gegen die Schwerkraft
4	Bewegungen gegen mäßigen Widerstand
4–5	Bewegungen gegen deutlichen Widerstand
5	normal

Zu den Schweregraden der Paresen siehe Tab. A-**2.12**. Eine Absinktendenz bei den Vorhalteversuchen weist auf eine latente Parese hin (Abb. A-**2.18 a** und **b**). Gleichzeitig bestehen oft Störungen der Feinmotorik (Dysdiadochokinese, S. 87).

um anschließend die Muskelkraft zu prüfen, während der Patient der Kraft des Untersuchers entgegenwirkt.

Zur quantitativen Bestimmung der Kraftentfaltung empfiehlt sich das in Tabelle A-**2.12** angegebene Schema. Diskrete Paresen werden durch die **Vorhalteversuche** erfasst: Man fordert den Patienten auf, bei geschlossenen Augen die Arme vor der Brust auszustrecken und die Handflächen nach oben zu drehen (Supination). Eine Absink- und Pronationstendenz weist auf eine Lähmung hin. Man spricht von einer latenten Parese (Abb. A-**2.18 a**). Dasselbe gilt analog für den Beinhalteversuch, der in Rückenlage vorgenommen wird: Sinkt der gebeugte Unterschenkel ab, ist eine Lähmung anzunehmen (Abb. A-**2.18 b**). Eine diskrete Parese zeigt sich auch an der Störung der Feinmotorik, wenn alternierende Agonisten-Antagonisten-Bewegungen z. B. der Hand unkoordiniert ablaufen (Dysdiadochokinese, S. 87).

Ätiopathogenese: Die motorischen **Funktionen** sind je nach ihrer Bedeutung kortikal unterschiedlich repräsentiert. So ist z. B. der Feinmotorik der Hand und den Sprechfunktionen ein größeres Areal zugeordnet als den Rumpfbewegungen. Diese funktionelle Topographie entspricht einem auf dem Kopf stehenden „Homunkulus" (Abb. A-**2.19**).

Ätiopathogenese: Zentrale Paresen bei Läsion des **ersten motorischen Neurons** sind abhängig von der kortikalen Repräsentation der Funktionen in der vorderen Zentralwindung und der topischen Anordnung der Fasern im Verlauf der absteigenden Bahn. Dabei handelt es sich nicht um eine zentrale Innervation von Muskeln, sondern von Bewegungen. Diese **Funktionen** beanspruchen unterschiedlich große kortikale Areale. So sind z. B. die Feinmotorik der Hand und die Sprechfunktionen (Artikulation, Vokalisation) stärker repräsentiert als die

A-2.18 Halteversuche zum Nachweis einer latenten Parese

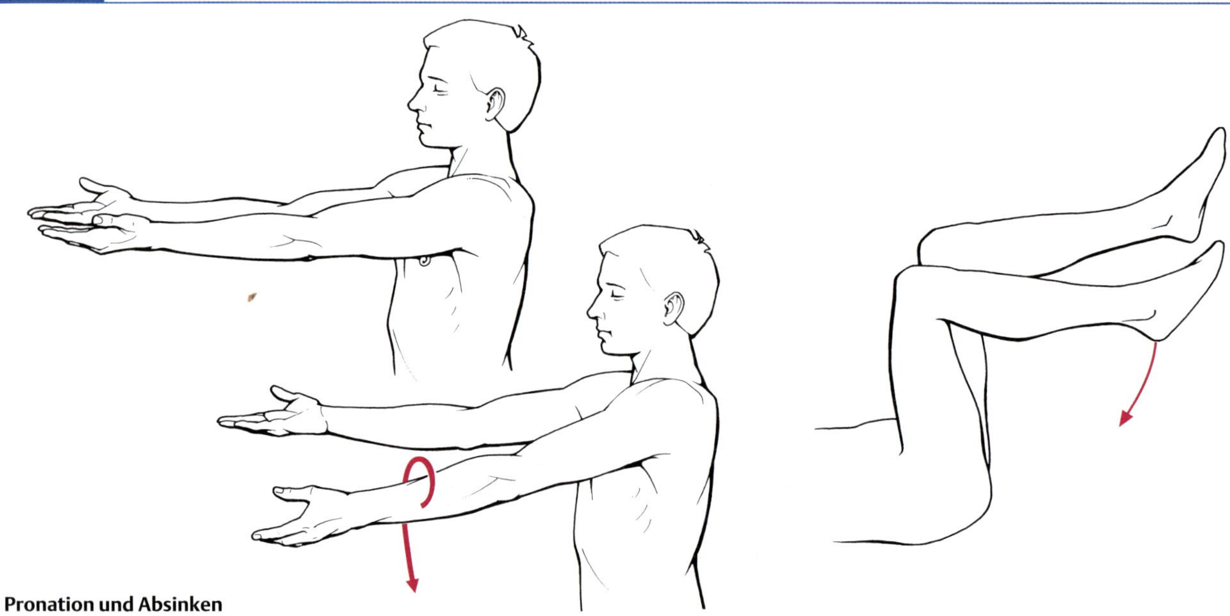

a Armhalteversuch: Pronations- und Absinktendenz des linken Arms als Hinweis auf eine latente Parese

b Beinhalteversuch: Absinken des Unterschenkels als Hinweis auf eine latente Parese des rechten Beines

A-2.19 Topographische Lokalisation der motorischen Funktionen in der vorderen Zentralwindung

A-2.19

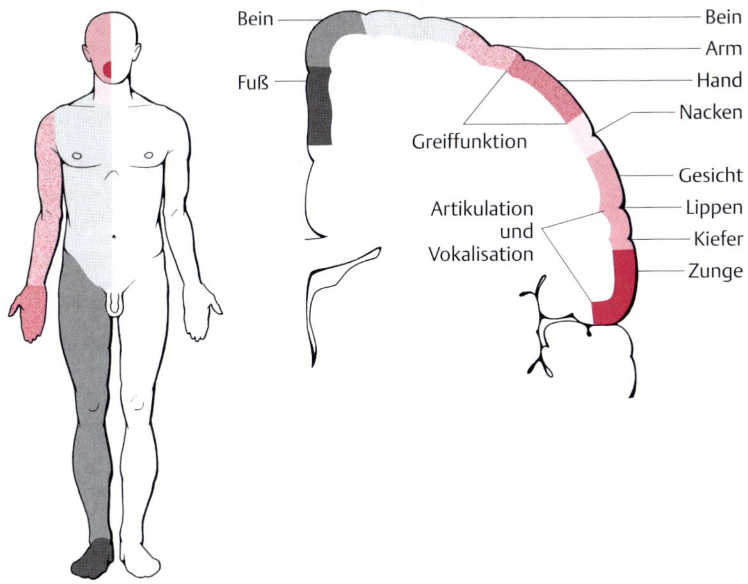

Diese topographische Anordnung entspricht dem auf dem Kopf stehenden „Homunkulus", der mit dem Gesicht das Operculum berührt und mit dem Bein über die Mantelkante ragt. Greif- und Sprechfunktionen sind überproportional repräsentiert.

Rumpfbewegungen. Man hat die kortikale Topographie der Motilität mit einem auf dem Kopf stehenden „**Homunkulus**" verglichen (Abb. A-**2.19**).

Psychogene Lähmungen sind an funktionellen Mitbewegungen zu erkennen, so z. B. bei schwachem Händedruck an der überanstrengten Mimik und Atmung (s. auch S. 90) oder an der unwillkürlichen Mitinnervation einer geschonten Extremität bei der Kraftprüfung der Gegenseite.

Psychogene Lähmungen sind an funktionellen Mitbewegungen zu erkennen.

▶ **Merke:** Die vom Gyrus praecentralis ausgehende Bahn, der Tractus corticospinalis (Pyramidenbahn), kreuzt zu 90% in der Medulla oblongata (Decussatio pyramidum, s. Abb. A-**2.20**); entsprechend findet sich die Parese bei zerebraler Läsion immer kontralateral, bei spinaler Schädigung homolateral.

◀ **Merke**

Je nach Ort der Läsion im Verlauf der Pyramidenbahn kommt es zu einer Mono-, Hemi-, Para- oder Tetraparese.

Ein umschriebener rindennaher Prozess (Hirntumor u. a.) ruft eine kontralaterale **Monoparese** hervor, z. B. eine Lähmung der Hand. Bei Sitz des Prozesses an der Mantelkante entwickelt sich eine kontralaterale beinbetonte Lähmung (**Mantelkantensyndrom**). Sind beide Hemisphären dieser Region betroffen, entsteht eine zentrale **Paraparese** der Beine (**bilaterales Mantelkantensyndrom**). Da meist zugleich das zentrale Blasenzentrum im Lobulus paracentralis beteiligt ist, wird dieser Lähmungstyp von einer Miktionsstörung begleitet (S. 82).

Ein rindennaher Prozess führt zur **Monoparese**. Das bilaterale Mantelkantensyndrom ist durch eine zentrale **Paraparese** der Beine und Miktionsstörungen charakterisiert. Ursache ist meist ein Tumor.

Die Unterbrechung der Pyramidenbahn im Bereich der inneren Kapsel, häufig verursacht durch einen Infarkt im Versorgungsbereich der A. cerebri media oder eine Massenblutung, führt zu einer kontralateralen **Hemiparese** („kapsuläre Hemiplegie"). Aufgrund der topographischen Nachbarschaft der Fasern des Tractus corticospinalis für die obere Extremität und des Tractus corticonuclearis für die orale mimische Muskulatur (zentraler Typ der Gesichtslähmung, s. Abb. A-**2.16 a**, S. 41 und Abb. A-**2.20**) ist bei kleineren Herden der Capsula interna die Halbseitenlähmung brachiofazial betont.

Eine Läsion der inneren Kapsel ruft eine **Hemiparese** („kapsuläre Hemiplegie") hervor. Häufig liegt diesem Paresetyp ein Media-Infarkt oder eine Massenblutung zugrunde.

Auch Läsionen der Pyramidenbahn im Hirnstamm bis zur Kreuzung in der Medulla oblongata verursachen eine kontralaterale Hemiparese. So kann z. B. eine rechtsseitige Hemiparese durch eine Großhirnhemisphären- oder eine Hirn-

Sowohl hemisphärale Läsionen als auch Läsionen im Hirnstamm bis zur Kreuzung der Pyramidenbahn in der Medulla oblongata

A-2.20

A-2.20 Verlauf der motorischen Bahnen.

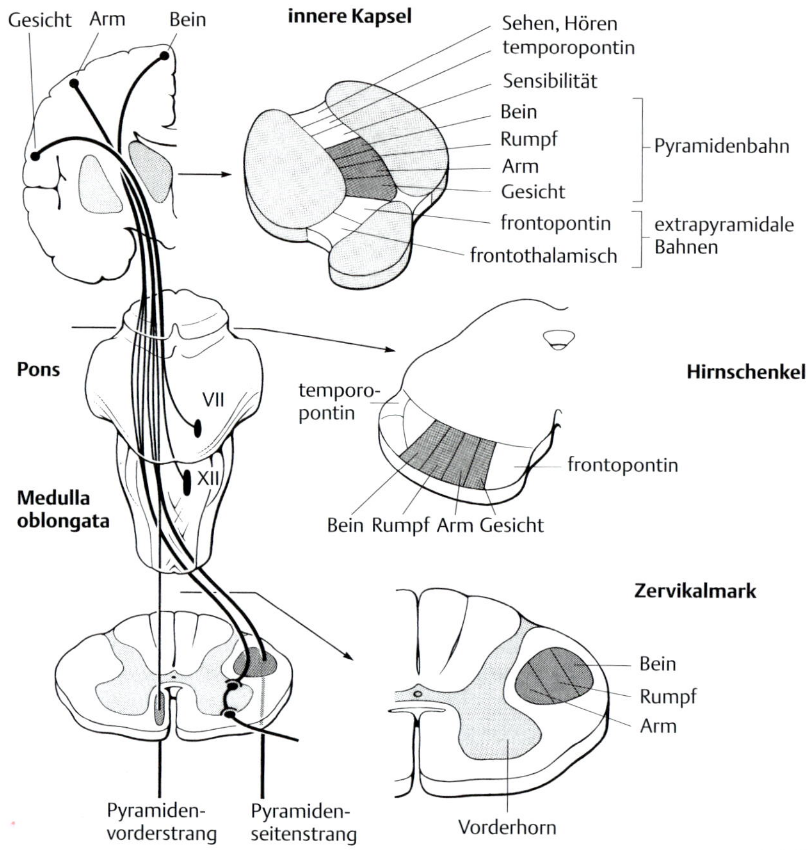

Die somatotopische Gliederung (s. Abb. A**2.19**) wird im Verlauf des Tractus corticospinalis beibehalten. Im gebündelten Verlauf durch die Capsula interna sind die Bahnen für die obere Extremität den kortikonukleären Bahnen (zu den Hirnnervenkernen) benachbart. Der größte Anteil des Tractus corticospinalis (Pyramidenbahn) kreuzt unterhalb des Pons in der Pyramide und verläuft im Rückenmark als Tractus corticospinalis lateralis. Der ungekreuzte Anteil verläuft homolateral als Tractus corticospinalis anterior. Beiderseits der Pyramidenbahn verlaufen die zu den Basalganglien und zum Kleinhirn projizierenden Bahnen. Da sie nicht durch die Pyramiden verlaufen, werden sie als extrapyramidale Bahnen zusammengefasst. Nach Umschaltung über verschiedene Zwischenneurone verlaufen sie wieder in Nachbarschaft der Pyramidenbahn zu den motorischen Vorderhornzellen und nehmen Einfluss auf die spinale Motorik (s. auch Abb. A-**2.64**, S. 117).

verursachen eine kontralaterale Hemiparese. Liegt zusätzlich eine **Blickparese** vor, ist die Richtung der Blickparese entscheidend für die topographische Diagnose.

stammläsion bedingt sein. Liegt gleichzeitig eine **Blickparese** vor, ist die Richtung der Blickparese entscheidend für die topographische Diagnose (s. auch S. 37). Kann bei rechtsseitiger Hemiparese der Patient nicht nach rechts blicken, ist auf eine links-hemisphärale Läsion zu schließen. Die Schädigung liegt oberhalb der Kreuzung sowohl der Pyramidenbahn als auch der kortiko-pontinen Bahnen. Besteht bei rechtsseitiger Hemiparese eine Blickparese nach links, weist dies auf eine links-pontine Läsion hin. Die Schädigung liegt oberhalb der Kreuzung der Pyramidenbahn, aber unterhalb der Kreuzung der kortiko-pontinen Bahnen.

▶ Merke

▶ **Merke:** Hemisphärale Läsionen verursachen eine kontralaterale Hemiparese und eine kontraversive Blickparese. Pontine Läsionen haben eine kontralaterale Hemiparese und eine ipsiversive Blickparese zur Folge.

Nach unilateraler **Hirnstammläsion** kommt es zu einem **Alternans-Syndrom** mit homolateralen nukleären Hirnnervenausfällen und kontralateraler Hemiparese (s. Abb. A-**2.21**).

Wegen der topographischen Nähe der Hirnnervenkerne und langen Bahnen im Hirnstamm oberhalb der Decussatio pyramidum entwickelt sich bei umschriebener unilateraler, ebenfalls meist vaskulär bedingter **Hirnstammschädigung** ein sog. **Alternans-Syndrom**.

Der Hirnnervenausfall ist aufgrund der nukleären Läsion homolateral. Die Symptome der langen Bahnen (je nach Höhe der Läsion Einbeziehung auch der kortikonukleären Bahnen) sind kontralateral zur Läsion ausgeprägt. Die Abb. A-**2.21** zeigt den Läsionsort bei **drei häufigen Alternans-Syndromen**, die mit einer kontralateralen Hemiparese einhergehen:

- **Syndrom des Mittelhirnfußes** (**Weber-Syndrom**, s. auch Abb. B-**1.138**, S. 393): Läsion im Bereich des Kerngebietes des N. oculomotorius (mit homolateraler Okulomotorius-Parese) unter Einbeziehung der Pyramidenbahn sowie der kortikonukleären Bahn (mit kontralateraler Hemiparese einschließlich des Gesichtes).
- **Syndrom des kaudalen Brückenfußes** (**Millard-Gubler-Syndrom**, s. auch Abb. B-**1.139**, S. 394): Läsion des Kerngebietes des N. facialis (mit homolateraler nukleärer Fazialisparese) und dabei häufig auch Beeinträchtigung des benachbarten **N. abducens** im peripheren Verlauf sowie Einbeziehung der Pyramidenbahn (kontralaterale Hemiparese ohne Beteiligung der mimischen Muskulatur).
- **Ventrales paramedianes Oblongata-Syndrom** (**Jackson-Syndrom**, s. auch Abb. B-**1.140**, S. 394): Läsion des Hypoglossus-Kerngebietes (mit homolateraler Zungenparese) und der Pyramidenbahn (mit kontralateraler Hemiparese).

- Weber-Syndrom (N. III)
- Millard-Gubler-Syndrom (N.VI. u. N.VII)
- Jackson-Syndrom (N. XII)

Darüber hinaus gibt es **gekreuzte Hirnstammsyndrome**, die mit einer Hemihypästhesie und -algesie, Hemianhidrose oder Hemiataxie verbunden sind, wenn afferente Bahnen, die zentrale Sympathikusbahn oder spinozerebellare Bahnen betroffen sind. Zum **dorsolateralen Oblongata-Syndrom (Wallenberg-Syndrom)** siehe Abb. B-**1.137**, S. 392.

Zum **dorsolateralen Oblongata-Syndrom (Wallenberg-Syndrom)** s. Abb. B-**1.137**, S. 392.

Ausgedehnte Hirnstammläsionen, wie z. B. ein Infarkt bei Thrombose der A. basilaris, beeinträchtigen die konvergierenden Pyramidenbahnen beider Hemisphären. Die Folge ist eine zentrale **Tetraparese** mit kaudalen Hirnnervensymptomen. Die Prognose solch ausgedehnter Läsionen ist meist infaust. Nukleäre Läsionen verursachen eine **Bulbärparalyse**, supranukleäre eine **Pseudobulbärparalyse** (S. 228).

Bei ausgedehnter, bilateraler Hirnstammschädigung entwickelt sich eine **Tetraparese**. Nukleäre Läsionen verursachen eine **Bulbärparalyse**, supranukleäre eine **Pseudobulbärparalyse** (S. 228).

A-2.21 Beispiele für Alternans-Syndrome

A-2.21

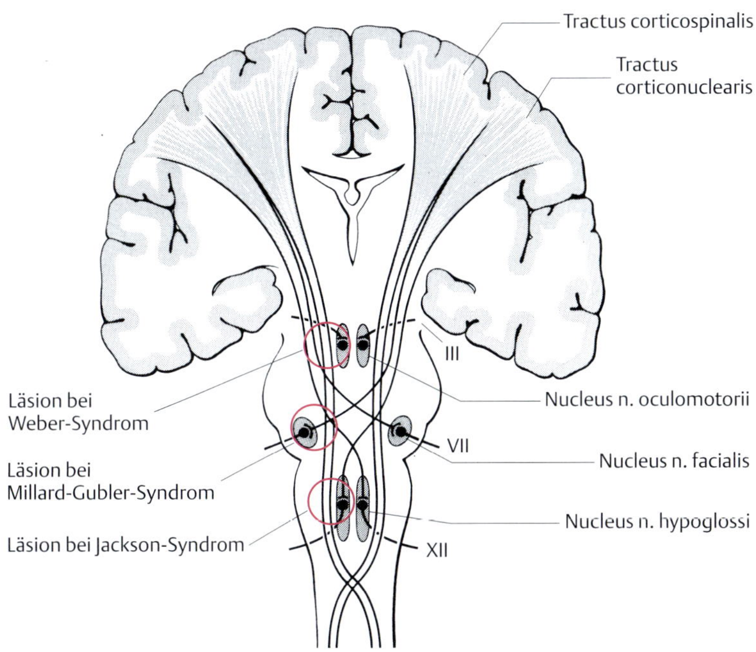

Gekreuzte Lähmungen resultieren aus Läsionen der Pyramidenbahn (vor ihrer Kreuzung) und nukleären Hirnnervenläsionen. Die Läsionsorte sind rot eingezeichnet (s. auch Abb. B-**1.138** bis **1.140**, S. 393).

Bei hoher Halsmarkläsion ist eine Tetraparese, bei Schädigung des Thorakal- oder Lumbalmarks eine **Paraparese** zu erwarten (zum Querschnittssyndrom s. S. 116).

Läsionen des zweiten motorischen Neurons gehen mit umschriebenen Paresen, z. B. bei Mono- oder Polyneuropathie, einher (S. 430 und S. 226).

Eine Tetraparese ist auch bei hoher Halsmarkläsion zu erwarten, eine **Paraparese** bei Schädigung des Thorakal- oder Lumbalmarks. Halbseitige spinale Prozesse führen zu einer homolateralen Hemiparese. Häufigste Ursache ist ein Tumor oder ein Trauma. Zu den Querschnittssyndromen siehe S. 116.
Bei Läsionen des **zweiten motorischen Neurons** beobachtet man je nach Ausmaß und Lokalisation der peripheren Schädigung motorische Ausfälle mit atrophischen Paresen, z. B. bei einer Mononeuropathie, Nervenverletzung, Wurzelkompression oder einem Polyneuropathie-Syndrom (vgl. auch S. 430). Zu den Erkrankungen mit Vorderhorndegeneration s. S. 226.

2.4.2 Tonusanomalien

2.4.2 Tonusanomalien

▶ Definition

▶ **Definition:** Der physiologische Spannungszustand der Skelettmuskulatur (Ruhetonus und kontraktiler Tonus) wird durch Schädigungen zerebraler und zerebellärer Bahnen verändert (Hypertonus bzw. Hypotonus). Ein Ausfall des ersten Motoneurons führt zur spastischen, ein Ausfall des zweiten Neurons zur schlaffen Lähmung. Demgegenüber sind Tonusveränderungen bei extrapyramidalen und zerebellären Störungen nicht mit Paresen verbunden.

Untersuchung: Eine erhöhte oder reduzierte Muskelspannung fällt bei passiver Gelenkbewegung auf.

Untersuchung: Tonusanomalien fallen bei passiver Gelenkbewegung (Muskeldehnung) auf. Die Muskelspannung ist entweder erhöht (hyperton) oder reduziert (hypoton). Bei Hypertonus unterscheidet man Spastik von Rigor (s. u.).
In jedem Fall ist eine gezielte und im Verlauf wiederholte Prüfung des Muskeldehnungswiderstandes notwendig, denn Tonusanomalien werden gelegentlich trotz eingehender Prüfung der Muskelkraft übersehen. Sie kommen auch häufig isoliert, d. h. unabhängig von Paresen vor (zerebellärer Hypotonus, extrapyramidaler Hypertonus) oder finden sich gleichzeitig als Hypo- und Hypertonus unterschiedlicher Muskelgruppen (bei Läsion des 1. *und* 2. Motoneurons). Darüber hinaus kann sich der Tonus im Krankheitsverlauf verändern, so z. B. bei allen zentralen Hirn- und Rückenmarkschäden (1. Motoneuron): primär hypoton (schlaff), sekundär hyperton (spastisch).

▶ Merke

▶ **Merke:** Eine spastische Tonuserhöhung der Muskulatur ist immer auf eine zentrale Läsion des Gehirns oder Rückenmarks zurückzuführen.

Als Hinweis auf eine **spastische Tonuserhöhung** gilt das abrupte Nachlassen des Widerstandes bei maximaler Dehnung eines Muskels (sog. **Taschenmesser-Phänomen**). Der **Wernicke-Mann-Typ** der spastischen Hemiparese ist durch Zirkumduktion des überstreckten Beins bei angewinkeltem Arm charakterisiert.

Rigor ist ein anhaltend zäher Dehnungswiderstand der Muskulatur (S. 58).

Ein **Hypotonus** der Muskulatur fällt beim Schütteln der schlaffen Extremität auf.

Die spastische Tonuserhöhung ist umso größer, je rascher der Muskel gedehnt wird. Ein plötzliches Nachlassen des Tonus bei maximaler Muskeldehnung wird als sog. **Taschenmesser-Phänomen** bezeichnet. Die Spastizität ist an den Armen vorwiegend in den Beugern, an den Beinen mehr in den Streckern ausgeprägt. Ein Beispiel dafür ist der **Wernicke-Mann-Prädilektionstyp** der zentralen spastischen Hemiparese (Abb. A-**2.22a**): Bei angewinkeltem Arm zirkumduziert der Patient das überstreckte Bein. Im weiteren Verlauf bilden sich Kontrakturen aus. Die Abb. A-**2.22b** zeigt eine typische spastische Beugekontraktur der Hand.
Demgegenüber ist ein **Rigor** (S. 58) in Beugern und Streckern gleichermaßen ausgeprägt. Während einer passiven Bewegung findet sich ein anhaltend zäher Dehnungswiderstand der Muskulatur.
Ein Muskel-**Hypotonus** zeigt sich beim passiven Schütteln der Extremitäten. Der herabgesetzte Tonus einer plegischen Gliedmaße ist daran zu erkennen, dass diese schlaff herabhängt oder bei Anheben herabfällt.

Ätiopathogenese: In ätiologischer und prognostischer Hinsicht ist folgende Differenzierung notwendig:

- Pyramidenbahnläsionen führen anfangs zur schlaffen, im weiteren Verlauf zur spastischen Lähmung.
- Ein Rigor tritt bei Stammganglienerkrankungen auf (S. 199).

Ätiopathogenese: Die Unterscheidung zwischen einem Hypertonus und Hypotonus der Muskulatur ist nicht nur zur ätiologischen Abklärung und Lokalisation eines Prozesses, sondern auch unter Verlaufskriterien wesentlich:

- Eine akute Schädigung der Pyramidenbahn im Gehirn oder Rückenmark führt zur schlaffen Lähmung, die im weiteren Verlauf hyperton (spastisch) wird.
- Ein Rigor ist bei Erkrankungen der Stammganglien zu beobachten, wie bei Parkinson-Krankheit (S. 199).

A-2.22 Prädilektionstyp der zentralen spastischen Hemiparese

A-2.22

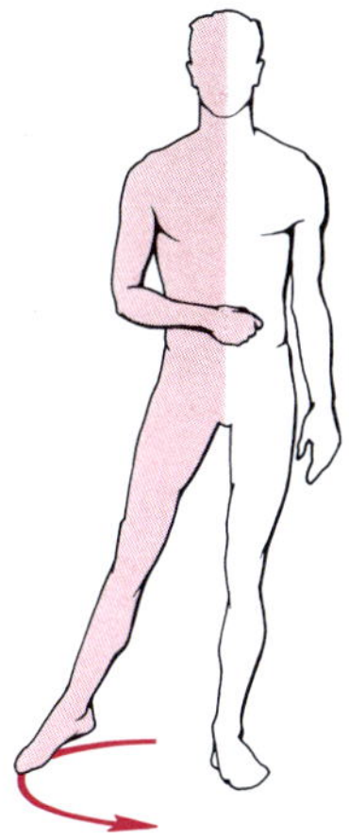

a Wernicke-Mann-Lähmung. Zirkumduktion des spastisch überstreckten rechten Beins und Beugung des rechten Arms.

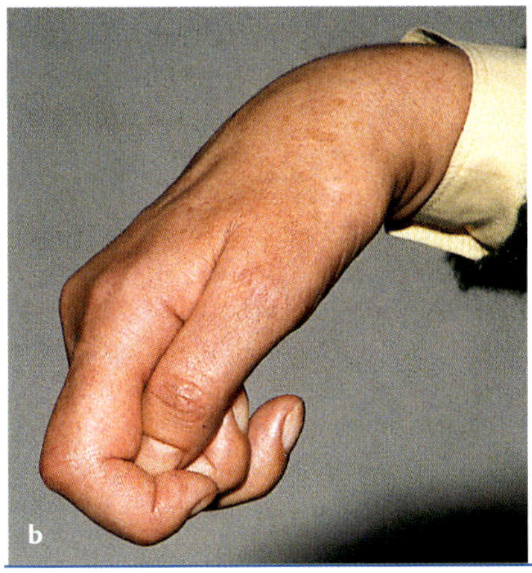

b Spastische Beugekontraktur der rechten Hand.

- Kleinhirnläsionen ziehen Muskelhypotonus nach sich; Vorderhornerkrankungen und periphere Nervenläsionen verursachen schlaff atrophische Paresen.

- Ein Muskelhypotonus kann durch Läsionen des Kleinhirns oder des 2. motorischen Neurons bedingt sein.

Die **Pathophysiologie der spastischen Tonuserhöhung** ist nicht vollständig geklärt. Man nimmt an, dass die erhöhte Spannung des Muskels auf einer vermehrten Aktivität des α-Motoneurons (Vorderhornzellen) und der spinalen Interneurone (Schaltzellen) infolge eines Ausfalls hemmender zentralmotorischer kortikaler, extrapyramidaler und retikulärer Fasern beruht. Pyramidale und extrapyramidale Bahnen sind aufgrund ihrer topographischen Nähe (Capsula interna und Rückenmark, s. Abb. A-**2.20**, S. 52) in der Regel gemeinsam geschädigt.

Der **Hypertonus der Muskulatur** wird auf eine pathologisch gesteigerte Aktivität des α-Motoneurons und der Interneurone infolge eines Ausfalls hemmender zentralmotorischer Fasern zurückgeführt.

Die Interneurone in der grauen Substanz des Rückenmarks empfangen weiterhin Impulse aus der Körperperipherie, von den Haut-, Gelenk-, und Muskelrezeptoren. Diese den Vorderhornzellen vorgeschalteten Neurone stellen die „Weichen" für die Willkür- und Reflexmotorik.

Afferente Impulse aus der Körperperipherie erreichen weiterhin die den Vorderhornzellen vorgeschalteten Interneurone.

Die „Sprouting"-Theorie beinhaltet eine Aktivierung von aussprossenden segmentalen Afferenzen der Muskelspindeln, die eine übersteigerte Erregung des α-Motoneurons und daraus resultierende spastische Tonuserhöhung mit Hyperreflexie (vgl. S. 69) bewirkt. Zu den spinalen Automatismen siehe auch S. 118 (Querschnittsyndrom), zum Wernicke-Mann-Prädilektionstyp der spastischen Hemiparese bei zerebralen Ischämien s. S. 391.

Nach der „Sprouting"-Theorie aktivieren aussprossende Afferenzen der Muskelspindeln die α-Motoneurone. Zu den spinalen Automatismen bei Querschnittsyndrom s. S. 118, zur Spastik bei zerebralen Ischämien s. S. 391.

Ein **Muskelhypotonus** erklärt sich einerseits aus der Unterbrechung von Efferenzen des Zerebellums, die über den Tractus reticulospinalis zum α-Motoneuron gelangen, andererseits aus der Läsion von Afferenzen zum Kleinhirn, vor allem des Tractus spinocerebellaris.

Ein **Hypotonus der Muskulatur** wird durch eine Unterbrechung efferenter und afferenter Kleinhirnbahnen verursacht.

2.4.3 Atrophien

2.4.3 Atrophien

▶ Definition

▶ **Definition:** Schlaffe Lähmungen nach Läsion des zweiten motorischen Neurons weisen neben einem Muskelhypotonus frühzeitig Atrophien auf. Faszikulationen werden vor allem bei Vorderhornprozessen beobachtet. Neurogene Atrophien müssen von muskeldystrophischen Prozessen abgegrenzt werden.

Untersuchung: Muskelatrophien sind im Seitenvergleich zu beurteilen und durch **Umfangmessung** zu dokumentieren. Umschriebene Atrophien finden sich ein bis drei Wochen nach einer Läsion des zweiten Motoneurons. Sie sind von der Inaktivitätsatrophie abzugrenzen.

Untersuchung: Bei der Untersuchung des entkleideten Patienten fallen Atrophien der Muskulatur im Seitenvergleich auf; in jedem Fall ist der Befund durch **Umfangmessung** zu dokumentieren. Das Verteilungsmuster ist für die ätiologische Abklärung ebenso richtungweisend wie die Beobachtung eines **Muskelfaszikulierens**, das durch Kälteexposition provoziert wird. Eine umschriebene Verschmächtigung der Muskulatur, die sich z. B. nach einer Läsion peripherer Nerven innerhalb von ein bis drei Wochen einstellt, darf nicht mit der Inaktivitätsatrophie nach längerer Ruhigstellung einer Gliedmaße verwechselt werden.

Ätiopathogenese: Neurogene Atrophien sind meist die Folge von Läsionen peripherer Nerven (Abb. A-**2.26**), ihrer Wurzeln oder des Arm- bzw. Beinplexus. Weitere Ursachen sind entzündliche oder degenerative Vorderhornprozesse.

Ätiopathogenese: Bei **neurogenen Muskelatrophien** handelt es sich in aller Regel um eine Läsion peripherer Nerven (s. Abb. A-**2.26**), ihrer Wurzeln, des Plexus cervicobrachialis bzw. lumbosacralis (S. 430) oder um einen entzündlichen bzw. degenerativen Vorderhornprozess. Es kommt zur schlaff atrophischen Parese unterhalb der Läsion. Bei entsprechenden anamnestischen Angaben lässt sich die Diagnose einer abgelaufenen Poliomyelitis stellen, wenn eine atrophische Lähmung (ohne Sensibilitätsstörung) vorliegt (S. 293).

Fortschreitende Atrophien und **Faszikulationen** weisen auf die amyotrophische Lateralsklerose (ALS) hin (Abb. A-**2.23a**). Faszikulieren kommt aber auch bei radikulären Syndromen und anderen Nervenschäden vor.

Schreiten die Muskelatrophien fort und sind **Faszikulationen** zu beobachten, so ist ein degenerativer Vorderhornprozess anzunehmen, wie z. B. die amyotrophische Lateralsklerose (ALS, S. 230), die sich primär mit einer Zungenatrophie manifestieren kann (Abb. A-**2.23a**). Faszikulieren kommt aber auch bei radikulären Syndromen, Plexusparesen und Thyreotoxikose vor. Zu den benignen, intermittierend auftretenden Faszikulationen s. auch S. 63.

Atrophien kleiner Handmuskeln finden sich bei ALS, Syringomyelie und peripheren Nervenschäden (Mono- und Polyneuropathien), s. Abb. A-**2.24**.

Umschriebene **Atrophien**, besonders der **kleinen Handmuskeln**, sind häufig der erste Hinweis auf eine amyotrophische Lateralsklerose (zur spinalen Muskelatrophie s. S. 228). Sie finden sich auch frühzeitig bei peripheren Nervenschäden: Die Parese des N. medianus („Schwurhand") geht mit einer Daumenballenatrophie (Thenaratrophie) einher, die Ulnarisparese („Krallenhand") ist durch Atrophie des Hypothenar und der Mm. interossei gekennzeichnet (vgl. Abb. B-**2.5**, S. 438). Bei Polyneuropathien können Atrophien aller kleinen Handmuskeln (Abb. A-**2.24**) ebenso vorkommen wie bei Syringomyelie (S. 172).

A-2.23

A-2.23 **Atrophien**

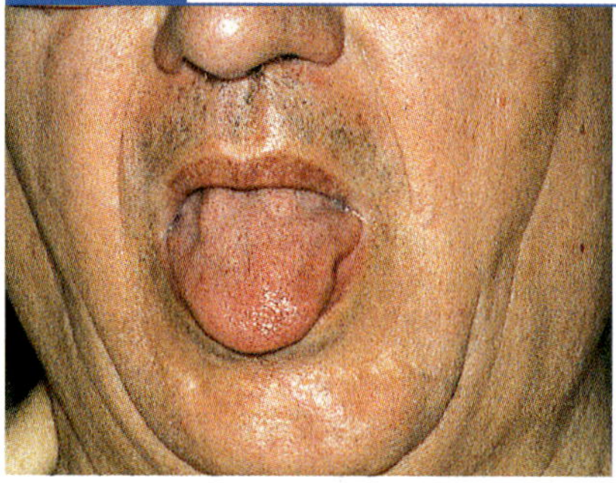

a

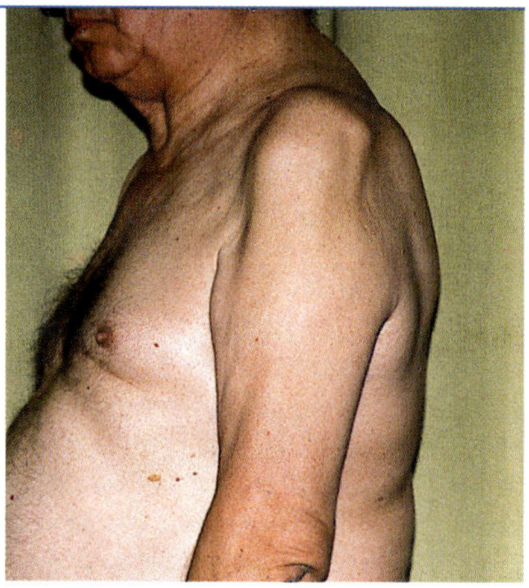

b

a Zungenatrophie bei amyotrophischer Lateralsklerose (ALS)
b Atrophie der Schultergürtelmuskulatur bei ALS (s. auch Abb. B-**1.138**, S. 231)

A-2.24 Atrophie kleiner Handmuskeln bei Polyneuropathie

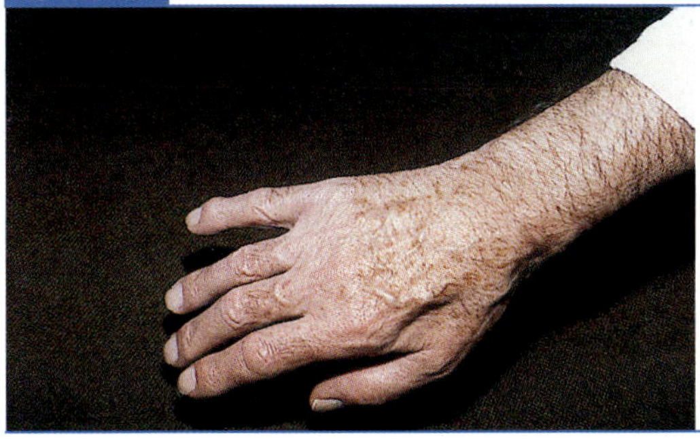

Atrophie kleiner Handmuskeln, besonders im Spatium interosseum I

A-2.24

A-2.25 Scapula alata bei Muskeldystrophie

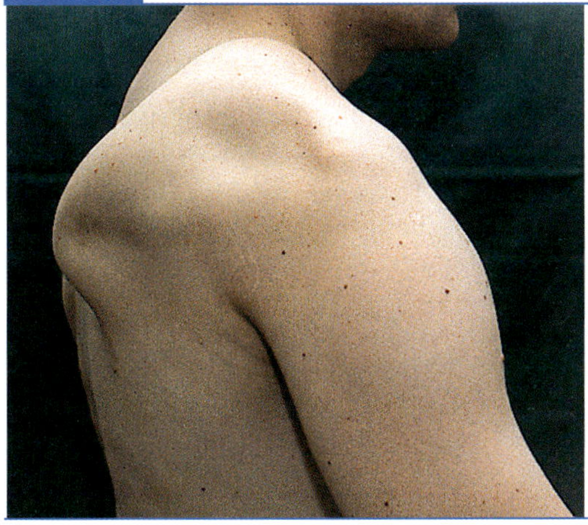

Zu den neurogenen Ursachen der Scapula alata s. S. 436

A-2.25

A-2.26 Atrophie des rechten Beins, distal betont, nach Verletzung des N. ischiadicus am Oberschenkel

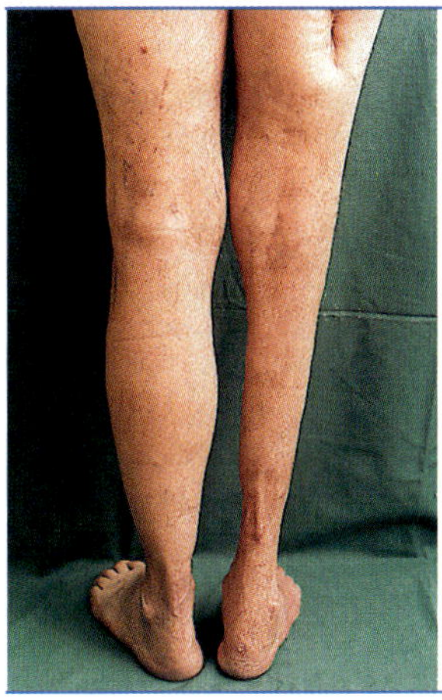

A-2.26

Das Verteilungsmuster der **myogenen Atrophien** charakterisiert die einzelnen Verlaufsformen der Muskeldystrophie; man spricht daher z. B. von einem Schulter- oder Gliedergürtel-Typ (S. 491). Ein auffälliges Merkmal ist die beidseitige Scapula alata (Abb. A-**2.25**), die jedoch meist einseitig ausgeprägt auch bei einer Reihe neurogener Läsionen vorkommt (Tab. B-**2.5**, S. 436).

Einem charakteristischen myopathischen Verteilungsmuster entspricht die bilaterale Scapula alata beim Schultergürteltyp der progressiven Muskeldystrophie (Abb. A-**2.25**).

2.4.4 Extrapyramidale Bewegungsstörungen

▶ Definition

2.4.4 Extrapyramidale Bewegungsstörungen

▶ **Definition:** Den extrapyramidalen Bewegungsstörungen
- Tremor, ⎫
- Rigor, ⎬ Parkinson-Syndrom
- Akinese, ⎭
- choreatische,
- athetotische,
- ballistische und
- dystone Hyperkinesen

liegt eine Dysfunktion der Stammganglien (Basalganglien) und ihrer Projektionen zum Thalamus, Kortex und Hirnstamm zugrunde.

Parkinson-Syndrom

▶ Definition

Parkinson-Syndrom

▶ **Definition:** Das Parkinson-Syndrom ist charakterisiert durch Tremor, Rigor, Akinese. Es stellt ätiologisch keine Einheit dar, findet sich jedoch am häufigsten im Rahmen der Parkinson-Erkrankung (S. 199).

Untersuchung: Die Kardinalsymptome des Parkinson-Syndroms sind Tremor, Rigor und Akinese.

Der Parkinson-**Tremor** ist ein **Ruhetremor** mit einer Frequenz von 4–6/s (S. 88 und Abb. A-**2.27**).

Rigor ist ein wächserner Muskeltonus. Wenn der erhöhte Dehnungswiderstand der Muskulatur bei passiver Bewegung der Extremitäten rhythmisch unterbrochen wird, spricht man von **„Zahnrad-Phänomen"** (s. Abb. A-**2.28**).

Akinese ist durch den Verlust der Automatie physiologischer Bewegungsabläufe gekenn-

Untersuchung: Die Kardinalsymptome des Parkinson-Syndroms sind Tremor, Rigor und Akinese. Je nach Ursache der Stammganglienerkrankung sind diese extrapyramidalen Bewegungsstörungen unterschiedlich ausgeprägt:

Der typische Parkinson-**Tremor** ist ein Agonisten-Antagonisten-Tremor mit einer Frequenz von 4–6/s und stark variabler Amplitude, der nur in Ruhe besteht (Ruhetremor, S. 88) und bei gezielten Bewegungen unterdrückt wird (vgl. Abb. A-**2.27**).

Rigor ist ein erhöhter Muskeltonus mit gleichbleibend wächsernem Dehnungswiderstand der Beuger und Strecker (s. S. 54). Er betrifft die axiale Muskulatur ebenso wie die Extremitäten. Folge ist eine gebundene Haltung mit „Fixation" des Kopfes (Nackenrigor) und der Gliedmaßen (Extremitätenrigor). Die aktive Bewegung der Extremitäten einer Seite verstärkt den Rigor kontralateral. Man spricht von **„Zahnrad-Phänomen"**, wenn der Widerstand bei passiver Bewegung entsprechend der Tremor-Frequenz rhythmisch unterbrochen wird (s. Abb. A-**2.28**). Tremor und Rigor verschwinden im Schlaf.

Akinese ist durch den Verlust der Automatie physiologischer Bewegungsabläufe charakterisiert. Der Kranke muss wiederholt zu Willkürbewegungen ansetzen,

A-2.27

A-2.27 Parkinson-Tremor

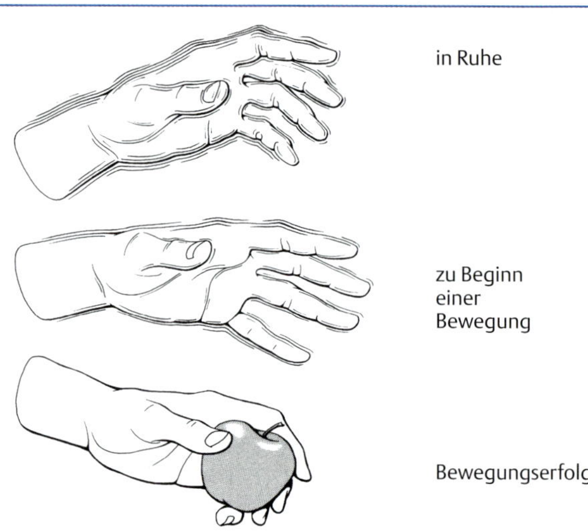

Ruhetremor, der bei gezielten Bewegungen abklingt.

die er nicht kontinuierlich ausführen kann. Die Bewegungen sind verlangsamt (Bradykinese), die motorische Initiation ist verzögert (Starthemmung). So gelingt das Aufstehen oft erst nach mehreren vergeblichen Versuchen. Gelegentlich hilft dem Patienten ein akustisches Signal, z. B. der letzte Glockenschlag, um in Bewegung zu kommen (Abb. A-**2.29**). Die Fähigkeit, mehrere Tätigkeiten gleichzeitig oder in rascher Abfolge nacheinander auszuführen, geht verloren. Der Kranke wird immer stärker in seinen kommunikativen Fähigkeiten eingeschränkt: Störungen der Stimme (Dysphonie) und des Sprechens (Dysarthrie) sind Ausdruck der akinetischen Hemmung und des Rigors; ebenso die Mikrographie (Abb. B-**1.28**, S. 201) und das sog. **Maskengesicht** mit spärlicher Mimik und seltenem Lidschlag (Hypo- bzw. Amimie).

zeichnet. Der Kranke ist durch eine Starthemmung (Abb. A-**2.29**), Dysarthrophonie und Mikrographie (Abb. B-**1.28**, S. 201) beeinträchtigt. Auffällig ist die Hypo- bzw. Amimie, das sog. **Maskengesicht**.

A-2.28 Rigor mit „Zahnrad-Phänomen"

A-2.28

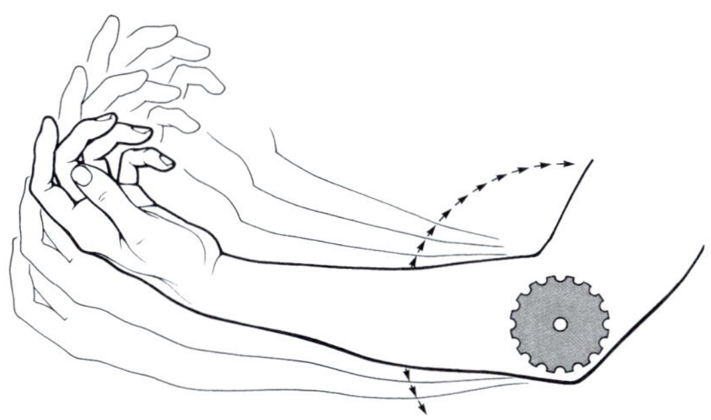

Bei passiver Gelenkbewegung fällt neben der „wächsernen" Tonuserhöhung häufig eine rhythmische Unterbrechung des Dehnungswiderstandes auf („Zahnrad-Phänomen").

A-2.29 Akinese

A-2.29

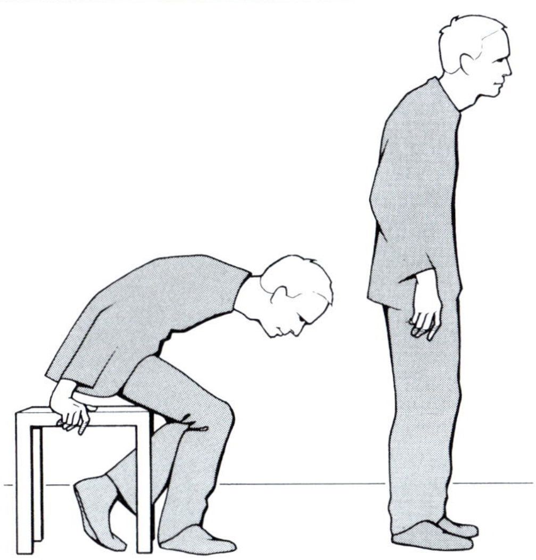

Kranke mit Hypo- oder Akinese leiden unter einer Starthemmung. Sie können sich nur mit Mühe erheben. Auffällig ist die gebeugte, gebundene Körperhaltung und die „Schwimmflossen"-Stellung der Hände.

Choreatisches Syndrom

Choreatisches Syndrom

Untersuchung: Choreatische Hyperkinesen sind **unwillkürliche**, arrhythmische, **blitzartig** einschießende Bewegungen.

Unter Belastung und bei dem Versuch der willkürlichen Beeinflussung verstärkt sich die Bewegungsunruhe. Im Schlaf sistieren die Hyperkinesen.

Die Muskulatur ist hypoton (hyperkinetisch-hypotones Syndrom).

Choreatische Bewegungsstörungen kommen bei verschiedenen Krankheitsbildern, z.T. zusammen mit anderen extrapyramidalen Symptomen vor. Sie bilden das Kernsymptom der Chorea Huntington (S. 207).

Untersuchung: Choreatische Hyperkinesen sind **blitzartige** arrhythmische Zuckungen, die in Ruhehaltung oder in Willkürbewegungen einschießen. Die **unwillkürlichen** Kontraktionen befallen unsystematisch in rascher Abfolge unterschiedliche Muskelgruppen. Die distalen Extremitätenabschnitte sind meist am stärksten betroffen; aber auch Kopf- und Rumpfhaltung geraten außer Kontrolle. Die Mimik wird durch ein Grimassieren verzerrt, Sprechen und Schlucken sind erschwert (Abb. B-**1.30**, S. 212). Sind die Bewegungen der Extremitäten und des Rumpfes derart heftig und ausfahrend, dass der Patient sie nicht auffangen kann, wird das Gehen unmöglich.

Die Bewegungsunruhe steigert sich unter psychischer und physischer Belastung. Der Versuch einer willkürlichen Beeinflussung führt sofort oder nach kurzzeitiger Unterbindung zur Verstärkung der Hyperkinesen; ebenso die Innervation anderer Muskelgruppen (choreatische Mitbewegung). Während die Bewegungsunruhe **im** Schlaf sistiert, nimmt sie bei Ermüdung zu.

Die Untersuchung ergibt außerdem einen Hypotonus der Muskulatur (hyperkinetisch-hypotones Syndrom).

Dystones Syndrom

Dystones Syndrom

Hinweis: Die Dystonie als eigenständiges Krankheitsbild wird ab S. 212 ausführlich beschrieben.

Untersuchung: Unwillkürliche, langsame oder anhaltende Hyperkinesen der kraniozervikalen Muskulatur (**Blepharospasmus**, oromandibulare Dystonie, **Tortikollis**, s. Abb. A-**2.30**). An den Extremitäten und am Rumpf kommt es zu Drehbewegungen (Torsionen), die minuten- bis stundenlang in einer **Fehlstellung** fixiert bleiben können.

Die gleichzeitige Anspannung von agonistischen und antagonistischen Muskelgruppen macht die Bewegung schmerzhaft.

Untersuchung: Dystone Hyperkinesen sind langsame, anhaltende Muskelkontraktionen, die wiederholt nach demselben Muster ablaufen. Am häufigsten sind die kraniozervikalen Muskeln betroffen. Bei **Blepharospasmus** kommt es wiederholt zur unwillkürlichen Innervation der periorbitalen mimischen Muskulatur (Zukneifen der Augen). Bei der oromandibularen Dystonie sind Lippen, Zunge und Kiefer betroffen. Sehr charakteristisch ist ein **Tortikollis** (Verdrehung des Halses, s. Abb. A-**2.30**). Dystone Reaktionen der Extremitäten und des Rumpfes imponieren ebenfalls als Drehbewegungen (Torsionen). Hand, Arm oder Fuß verharren gelegentlich minuten- bis stundenlang in einer schmerzhaften **Fehlstellung**, die sich auch passiv nicht lösen lässt (dystoner Krampf, vgl. Fußdystonie bei Morbus Parkinson, S. 214).

Die unwillkürliche Bewegung erfolgt gegen die Anspannung der antagonistischen Muskelgruppe und ist daher oft schmerzhaft. Obwohl willentlich nicht beeinflussbar, kann der Betroffene sie gelegentlich aufhalten, indem er einen leichten Widerstand entgegensetzt: Der Drehbewegung des Kopfes (Tortikollis) kann er durch Anlegen des Zeigefingers an das Kinn („geste antagonistique") entgegenwirken. Andererseits kann jede willkürliche Anspannung der betroffenen Muskelgruppen eine dystone Bewegung provozieren bzw. verstärken (z. B. beim Schreibkrampf).

A-2.30

A-2.30 Tortikollis

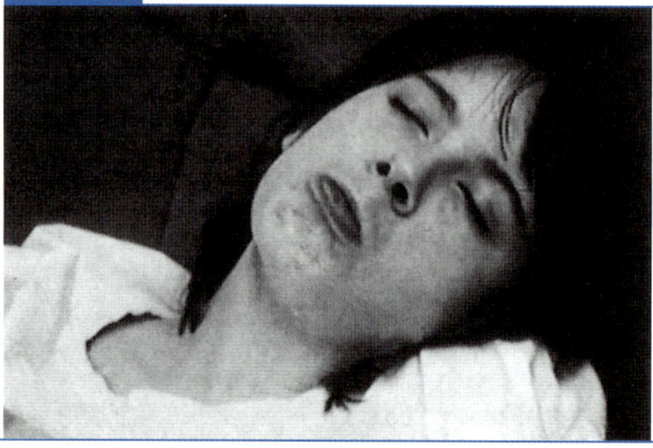

Der Kopf wird unwillkürlich nach links geneigt und gedreht; der kontrahierte rechte M. sternocleidomastoideus tritt deutlich hervor. Auch die perioralen Muskeln sind in die dystone Bewegungsstörung mit einbezogen (s. auch Abb. B-**1.32**, S. 215).

A-2.31 Athetose

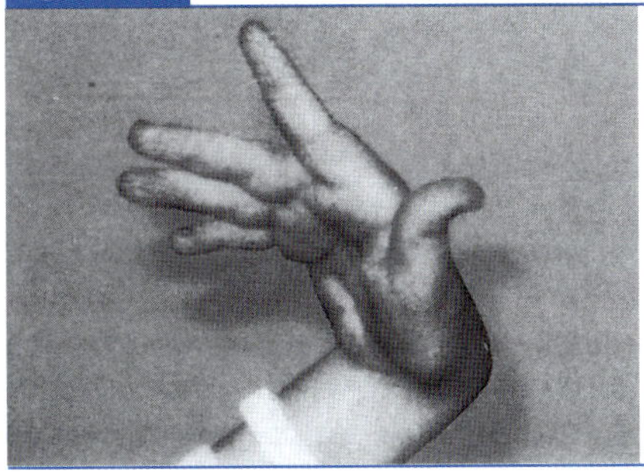

Extrapyramidale Hyperkinesen mit maximal gebeugtem Handgelenk und überstreckten Fingergelenken.

A-2.31

Dystone Choreoathetose

Untersuchung: Athetotische Hyperkinesen sind langsam **schraubende Bewegungen** der Extremitäten mit wechselnden, bizarren Fehlstellungen (Abb. A-**2.31**), die sich zu einem komplexen Krankheitsbild mit choreatischen Zuckungen und dystonen Krämpfen vereinigen können. Auch Mimik und Gestik sind von der Bewegungsunruhe betroffen. Bei Athetose werden die Gelenke infolge gleichzeitiger Anspannung von Agonisten und Antagonisten unnatürlich überdehnt. Die Hyperkinesen erfassen vorwiegend die Hände. Man spricht daher auch von distaler Chorea bzw. Choreoathetose und bei kombiniertem Auftreten mit dystonen Krämpfen von dystoner Choreoathetose (vgl. S. 219).

Dystone Choreoathetose

Untersuchung: Athetotische Bewegungen sind von choreatischen Zuckungen und dystonen Krämpfen zu unterscheiden, kommen aber auch mit diesen gemeinsam vor. Man beobachtet **schraubende Hyperkinesen** mit wechselnden, bizarren Fehlstellungen der distalen Extremitätenabschnitte (s. Abb. A-**2.31** und. S. 219).

Ballistisches Syndrom

Zum Ballismus siehe auch S. 222.

Untersuchung: Das seltene hyperkinetische Syndrom tritt immer plötzlich mit heftigen, schleudernden Bewegungen (**Jaktationen**) proximaler Gliedmaßenabschnitte, vorwiegend einseitig auf (Hemiballismus) und ist von einer Hemiparese begleitet. Die unwillkürlichen Hyperkinesen werden schon durch leichteste akustische Stimuli oder emotionale Stressoren ausgelöst und können zu Selbstverletzungen führen.

Ätiopathogenese extrapyramidaler Bewegungsstörungen: Alle extrapyramidalen Syndrome werden durch Schädigungen der **Stammganglien** verursacht. Man schreibt den Basalganglien, vor allem dem Striatum (Nucleus caudatus und Putamen), dem Globus pallidus, Nucleus subthalamicus und einigen Hirn-

Ballistisches Syndrom

Untersuchung: Man beobachtet heftige, schleudernde Bewegungen (**Jaktationen**) der proximalen Gliedmaßenabschnitte.

Ätiopathogenese: Extrapyramidale Bewegungsstörungen beruhen auf Erkrankungen der Stammganglien.

A-2.32 Schema der Stammganglienprojektionen

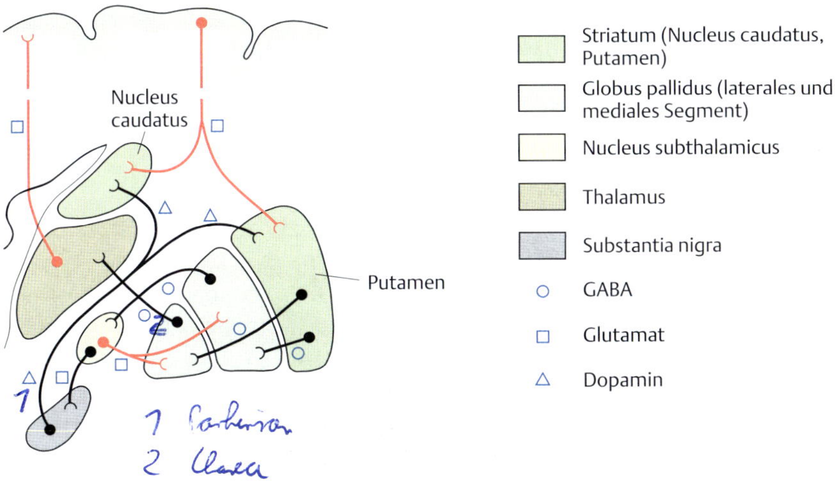

Die erregenden Neurone sind rot, die hemmenden schwarz dargestellt.

A-2.32

stammkernen, insbesondere der Substantia nigra, die Modulation der motorischen Aktivität zu.

Die (Abb. A-**2.32**) gibt einen Überblick über die **Stammganglienprojektionen**. Sie beruhen auf einem Regelkreis von Hemmung und Enthemmung. Als wichtigste hemmende Neurotransmitter wirken **Dopamin** und **GABA**; als erregender Transmitter dient Glutamat.

Die Abb. A-**2.32** gibt einen Überblick über die **Stammganglienprojektionen**. Das Striatum erhält exzitatorische Afferenzen vom Kortex. Neurotransmitter ist Glutamat. Die striatale Aktivität wird durch **dopamin**vermittelte Afferenzen von der Substantia nigra gehemmt. Das Striatum weist die höchste Konzentration von Dopamin und Acetylcholin auf. Acetylcholin wirkt als Transmitter der striatalen Interneurone. Das Striatum selbst wirkt überwiegend inhibitorisch auf seine Zielorgane, Globus pallidus und Substantia nigra. Dabei dient **Gammaaminobuttersäure (GABA)** als inhibitorischer Transmitter. Auch die Neurone des Globus pallidus benutzen GABA als hemmenden Transmitter. Der Nucleus subthalamicus empfängt GABAerge Impulse aus dem lateralen Pallidumsegment, wirkt seinerseits aber erregend auf Globus pallidus und Substantia nigra. Wiederum hemmende GABAerge Impulse gehen vom medialen Pallidumsegment zum ventralen Thalamuskern, der exzitatorisch zum motorischen Assoziationskortex projiziert.

Das **Parkinson-Syndrom** ist ein Dopamin-Mangel-Syndrom. **Akinese, Rigor** und **Tremor** entstehen durch den Verlust dopaminerger Neurone in den Stammganglien vor allem in Substantia nigra und Striatum. Es kommt zur Hemmung thalamo-kortikaler Projektionen.

Das **Parkinson-Syndrom** ist ein Dopamin-Mangel-Syndrom. **Akinese, Rigor** und **Tremor** entstehen durch den Ausfall dopaminerger Projektionen von der Substantia nigra zum Striatum. Wahrscheinlich spielen nachgeschaltete GABAerge Projektionen vom Putamen zum Globus pallidus ebenfalls eine Rolle. Schließlich kommt es zur sekundären Hemmung thalamo-kortikaler Projektionen. Der Thalamus gilt als Generator des Parkinson-Tremors. Die Bedeutung spinaler Projektionen für das Parkinson-Syndrom ist nicht eindeutig geklärt.

Ein Parkinson-Syndrom findet sich nicht nur bei idiopathischem M. Parkinson, sondern auch bei anderen Stammganglienerkrankungen und Gabe von antidopaminergen Substanzen (Neuroleptika u. a.).

Das Parkinson-Syndrom als hypokinetisch-hypertones Syndrom kommt nicht nur bei der **idiopathischen** Parkinson-Krankheit (s. S. 199), sondern auch im Verlauf anderer degenerativer Erkrankungen des Gehirns vor. Zu weiteren **symptomatischen** Formen siehe S. 202. Substanzen mit antidopaminergem Effekt, wie z. B. Neuroleptika, rufen ebenfalls ein Parkinson-Syndrom hervor; Reserpin sowie Flunarizin und in geringerem Maß andere Kalziumantagonisten können eine Parkinson-Symptomatik zumindest begünstigen.

Hyperkinetische Bewegungsstörungen sind Folge einer Enthemmung thalamo-kortikaler Projektionen.

Im Gegensatz zum Pathomechanismus der Akinese sind **Hyperkinesen** auf die Enthemmung thalamo-kortikaler Projektionen zurückzuführen. Dies ist Folge des Neuronenausfalls im Putamen und des dadurch bedingten Verlusts putamino-pallidaler Impulse. So ist z. B. ein fortschreitender Neuronenverlust im Putamen die Ursache der **Chorea Huntington** (S. 207).

Der Ausfall exzitatorischer Impulse vom Nucleus subthalamicus hat ebenfalls eine Enthemmung thalamo-kortikaler Bahnen zur Folge.

Auch ein akuter Ausfall exzitatorischer Projektionen vom Nucleus subthalamicus (Corpus Luysi) zum medialen Pallidum, das hemmende Impulse zum Thalamus vermittelt, führt zur Enthemmung thalamo-kortikaler Bahnen. So findet man bei **Ballismus** häufig vaskuläre Läsionen im Bereich des Nucleus subthalamicus (S. 222).

Der Pathomechanismus **dystoner Syndrome** ist noch weitgehend ungeklärt. Man unterscheidet idiopathische und symptomatische Formen.

Die genaue Ätiologie **dystoner** Syndrome ist ungeklärt. Symptomatische Dystonien mit strukturellen oder biochemischen Veränderungen der Stammganglien (z. B. Hemidystonie nach Stammganglieninfarkt, akute dystone Reaktion nach Neuroleptikagabe) unterscheiden sich klinisch kaum von idiopathischen Dystonien (S. 213).

2.4.5 Myoklonien

2.4.5 Myoklonien

▶ **Definition**

▶ **Definition:** Myoklonien sind **rasche unwillkürliche Muskelzuckungen**. Sie werden kortikal, subkortikal oder spinal generiert und kommen als begleitendes Symptom bei einer Vielzahl sowohl akuter als auch chronischer neurologischer Erkrankungen vor.

Untersuchung: Myoklonien sind als rhythmische oder arrhythmische Zuckungen mit mehr oder weniger ausgeprägtem Bewegungseffekt an wenigen benachbarten Muskelgruppen, multifokal oder generalisiert

Untersuchung: Man beobachtet rhythmische oder arrhythmische, synchrone oder asynchrone Muskelzuckungen, die mit einem mehr oder weniger ausgeprägten Bewegungseffekt einhergehen. Sie sind entweder lokalisiert und beschränken sich auf wenige benachbarte Muskelgruppen oder multifokal und betreffen verschiedene Muskelgruppen oder generalisiert. Vorwiegend sind die

proximalen Extremitätenabschnitte betroffen, daneben aber auch die Mimik und die Rumpfmuskulatur. Die Myoklonien treten spontan auf.
Wenn sie durch Willkürbewegungen oder die Initiierung einer Willkürbewegung aktiviert oder akzentuiert werden, spricht man von **Aktionsmyoklonus**, wenn sie durch externe Stimuli (Geräusche, Berührung) ausgelöst werden von **Reflexmyoklonus**. Zur Abgrenzung von Myoklonien gegenüber anderen Muskelzuckungen siehe Tab. A-**2.13**.

vorwiegend an den proximalen Extremitätenabschnitten und im Gesicht zu beobachten.
Ein **Aktionsmyoklonus** wird durch Willkürbewegungen, **Reflexmyoklonien** durch externe Stimuli ausgelöst. Zur Differenzialdiagnose s. Tab. A-**2.13**.

Ätiopathogenese: Der Vielfalt der Erscheinungsformen der Myoklonien entspricht die Vielfalt in Pathogenese und Ätiologie – die Pathogenese ist aber nicht bei allen Erscheinungsformen geklärt. Myoklonien müssen mit anderen neurologischen Symptomen in Beziehung gesetzt werden – erst dann können sie einem Syndrom und der möglichen Ätiologie zugeordnet werden. So sind z. B. Myoklonien, die ausschließlich in der Einschlafphase auftreten und irregulär die Extremitäten, seltener auch den Rumpf oder Kopf betreffen und mit deutlichem Bewegungseffekt einhergehen können, physiologisch – als sog. Einschlafzuckungen.

Ätiopathogenese: Myoklonien müssen mit anderen neurologischen Symptomen in Beziehung gesetzt werden – erst dann können sie einem Syndrom und der möglichen Ätiologie zugeordnet werden. Myoklonien in der Einschlafphase, sog. Einschlafzuckungen sind physiologisch.

Myoklonien werden sowohl kortikal als auch subkortikal und spinal generiert und kommen bei Epilepsien und demenziellen Erkrankungen ebenso wie bei Stammganglien-, Kleinhirn- und Rückenmarkserkrankungen vor.
Bei **Epilepsien**, die mit Myoklonien oder myoklonischen Anfällen einhergehen, treten in der Regel auch andere Anfallsformen, meist Grand mal auf (Tab. A-**2.14**). Abgesehen von der juvenilen myoklonischen Epilepsie (S. 518) haben diese Epilepsien meist eine ungünstige Prognose. **Demenzielle Syndrome** gehen häufig mit Myoklonien einher. Bei der Creutzfeldt-Jakob-Erkrankung (subakute spongiforme Enzephalopathie, S. 223) stellen sie ein charakteristisches Frühsymptom dar, häufig als Reflexmyoklonien. Bei der Alzheimer-Erkrankung fallen sie erst im fortgeschrittenen Erkrankungsstadium auf.
Myoklonien sind häufig das herausragende neurologische Symptom **metabolischer Enzephalopathien**: hepatische Enzephalopathie (S. 252), Hyponatriämie (S. 244), Hypoglykämie (S. 247). Sie sind Kardinalsymptom des autoimmunologisch oder paraneoplastisch verursachten **Opsoklonus-Myoklonus-Syndroms**. Selten kommen sie auch bei **Virus-Enzephalitiden** vor. **Toxische Enzephalopathien** z. B. infolge einer Schwermetallvergiftung aber auch infolge von Medi-

Myoklonien werden sowohl kortikal als auch subkortikal und spinal generiert.

Kortikale Myoklonien kommen vor bei:
- Epilepsien (s. Tab. A-**2.14**)
- demenziellen Syndromen (vor allem Creutzfeldt-Jakob-Erkrankung)
- metabolischen Enzephalopathien
- Opsoklonus-Myoklonus-Syndrom
- toxischen Enzephalopathien
- Virus-Enzephalitis
- posthypoxisch (Lance-Adams-Syndrom).

A-2.13 Differenzialdiagnose von Muskelzuckungen

Bewegungsstörung	***Definition***	***Vorkommen***
Tic	stereotype, oft in rascher Folge wiederholte kurze Bewegungen, die affektiv verstärkt und mit dem unwiderstehlichen Drang zur Bewegung – aber willkürlich beeinflussbar – ausgeführt wird. Das Unterdrücken des Tic führt zu einer psychischen Spannung, die sich mit der Ausführung des Tic wieder löst. Selten ist der Tic so ausgeprägt, dass eine willkürliche Bewegung in ihrem Ablauf gestört wird	▪ Tic-Erkrankung ▪ Gilles-de-la-Tourette-Syndrom
choreatische Hyperkinesen	überwiegend distal, in Willkürbewegungen eingebettet und oft durch Verlegenheitsbewegungen kaschierbar. Häufig zugleich auch andere langsamere Hyperkinesen (athetotisch oder dyston)	▪ Chorea minor Sydenham ▪ Chorea Huntington
Tremor	rhythmisches, sinusoidales Bewegungsmuster. Bei Aktionstremor für die Dauer der Bewegung anhaltend. Affektiv, aber nicht durch externe Stimuli auslösbar	▪ Morbus Parkinson ▪ zerebelläre Erkrankung ▪ essenzieller Tremor
negativer Myoklonus	Asterixis. Nur aus der Halteposition oder einer Bewegung heraus als sehr kurzer wiederholter irregulärer Verlust des Haltetonus zu beobachten	▪ metabolische Enzephalopathien ▪ Intoxikationen
Myokymien	kontinuierliche irreguläre Oszillation eines Muskels oder Muskelgruppen mit allenfalls minimalem Bewegungseffekt	
Faszikulationen	spontane Entladungen einzelner motorischer Einheiten, die als zarte, z. T. „wurmförmige" Bewegung der Muskeln unter der Haut erkennbar ist ohne Bewegungseffekt	▪ Erkrankungen des zweiten motorischen Neurons ▪ periphere Nervenläsionen

kamentenintoxikation (trizyklische Antidepressiva, Lithium, Phenytoin, Carbamazepin, Valproinsäure, Opioide) gehen häufig mit feinen arrhythmischen multifokalen Myoklonien einher. Eine **globale zerebrale Hypoxie** kann bereits Stunden nach der Hirnschädigung beim bewusstlosen Patienten zu posthypoxischen Myoklonien führen, die sehr heftig, z.T. rhythmisch und synchron an Armen und Beinen oder generalisiert sind und durch Berührung sowie Pflegemaßnahmen ausgelöst und verstärkt werden. Auch mit der teilweisen Erholung des Gehirns können posthypoxische Myoklonien vornehmlich als Aktionsmyoklonus isoliert oder neben einer zerebellaren Ataxie, Dysarthrie und tonisch-klonischen Anfällen im Rahmen eines **Lance-Adams-Syndroms** bestehen bleiben.

Subkortikal generierte Myoklonien kommen selten bei **extrapyramidal-motorischen Erkrankungen** vor, häufiger als pathologische Zuckungen im Schlaf sowie als pathologische extreme Schreckreaktion, Startle-Reaktion.

Subkortikal generierte Myoklonien kommen selten bei **extrapyramidal-motorischen Erkrankungen** wie Chorea Huntington, Morbus Parkinson und progressiver supranukleärer Lähmung vor (S. 58). Von den physiologischen Einschlafzuckungen sind pathologische Zuckungen meist der Beine im Schlaf zu unterscheiden: periodische Bewegungen im Schlaf und restless legs (S. 236). Heftige, den ganzen Körper insbesondere die axiale Muskulatur betreffende Myoklonien sind Ausdruck einer pathologischen **Startle-Reaktion**, d.h. eine extreme Schreckreaktion auf einen Schreckreiz oder auf einen externen Stimulus, der normalerweise kein Erschrecken auslöst.

Der **essenzielle Myoklonus** ist eine eigenständige autosomal dominant vererbte Erkrankung.

Generalisierte oder multifokale Myoklonien sind das einzige Symptom des **essenziellen Myoklonus.** Die Myoklonien können durch willkürliche Bewegungen sowohl unterbunden als auch verstärkt werden. Es handelt sich um eine autosomal dominant vererbte Erkrankung mit Manifestation in der ersten oder zweiten Lebensdekade. Analog dem essenziellen Tremor (S. 89) sprechen die Myoklonien gelegentlich auf Genuss von Alkohol an.

Spinale Myoklonien bei **Läsionen des Rückenmarks oder des Hirnstamms** betreffen meist die Beine.

Läsionen des Rückenmarks oder des Hirnstamms können spinale Myoklonien meist als synchrone Zuckungen der Beine oder eines Arms oder Beins unter Beteiligung der Rumpfmuskulatur verursachen; sie treten repetitiv in einer Frequenz von 0,5 – 3 pro Sekunde auf und können im Schlaf persistieren.

A-2.14 Erkrankungen mit epileptischen Myoklonien

Erkrankung	*Anfallstyp*	*Begleitsymptome*
idiopathische generalisierte Epilepsien		
juvenile myoklonische Epilepsie (Janz-Christian-Syndrom)	myoklonische Anfälle (meist Schultergürtel, meist in den Morgenstunden), tonisch-klonische Anfälle	normale intellektuelle Entwicklung, günstige Behandlungsprognose
progressive Myoklonus-Epilepsien		
Unverricht-Lundborg-Erkrankung	Myoklonien: multifokal, als Aktions- oder Reflexmyoklonus. Tonisch-klonische Anfälle. Fotosensibilität	Manifestation 8.– 13. Lj.; leichte Ataxie, demenzielle Entwicklung spät im Verlauf; autosomal rezessive Vererbung
Lafora-Erkrankung	Myoklonien, fokale Anfälle, tonisch-klonische Anfälle	Manifestation 10.– 18. Lj.; rasch progrediente schwere Demenz. Autosomal rezessive Vererbung; früher Tod
neuronale Zeroid-Lipofuszinose	myoklonische Anfälle, atonische Anfälle, atypische Absencen, tonisch-klonische Anfälle	Manifestation 2. – 4. Lj., juvenile Form bis 10. Lj. Ataxie, psychomotorische Retardierung, Visusminderung. Autosomal rezessive Vererbung; früher Tod
mitochondriale Enzephalomyopathien		
MERRF-Syndrom	Myoklonien, tonisch-klonische Anfälle	Ataxie, Myopathie mit Laktazidose und ragged red fibers, demenzielle Entwicklung; maternale Vererbung
MELAS-Syndrom	Myoklonien, fokale Anfälle, tonisch-klonische Anfälle	zerebrale Ischämien, Ataxie, Myopathie mit Laktazidose und ragged red fibers, demenzielle Entwicklung; maternale Vererbung

2.5 Reflexprüfung

2.5.1 Physiologische Reflexe

2.5 Reflexprüfung
2.5.1 Physiologische Reflexe

◀ Definition

▶ **Definition:** Ein Reflex ist die unwillkürliche Antwort auf Stimuli afferenter Nervenbahnen, die die Reize zum Rückenmark und Gehirn weiterleiten. Vom Zentralnervensystem gelangt die Reflexantwort über efferente Bahnen zum Muskel. Man unterscheidet Eigen- und Fremdreflexe:

- **Eigenreflexe** (propriozeptive Reflexe) werden auch als Muskeldehnungsreflexe bezeichnet und sind **monosynaptisch**, d. h. der afferente und efferente Schenkel des Reflexbogens schließen sich in einem Rückenmarksegment.
- **Fremdreflexe** (exterozeptive Reflexe) sind **polysynaptisch**. Durch Stimulation von Exterorezeptoren der Haut kommt es zur Kontraktion am Erfolgsorgan (Muskulatur). Der Reflexbogen erstreckt sich über mehrere Segmente; Rezeptor und Effektororgan sind nicht identisch.

A-2.33 Eigenreflexe der oberen Extremität

a Bizepssehnenreflex (BSR): Der Untersucher legt den Daumen seiner linken Hand auf die Bizepssehne und schlägt mit dem Reflexhammer auf das Grundglied seines Daumens. Der Reflexerfolg ist eine Beugebewegung des Unterarms.

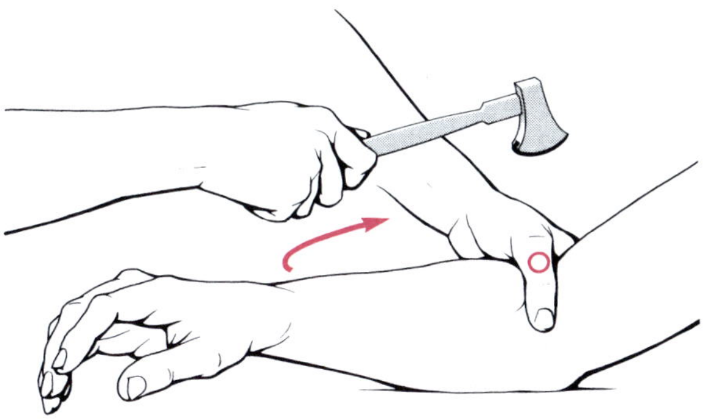

b Brachioradialisreflex (BRR): Er wird auch Radiusperiostreflex (RPR) genannt. Er ist durch Beklopfen der distalen Radiuskante erhältlich. Es kommt zu einer leichten Beugebewegung des Unterarms.

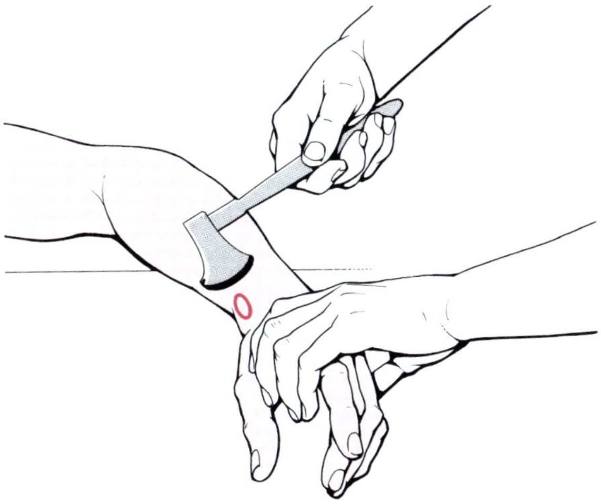

c Trizepssehnenreflex (TSR): Durch Schlag auf die Trizepssehne bei angewinkeltem Ellenbogen erfolgt eine ruckartige Streckbewegung des Unterarms.

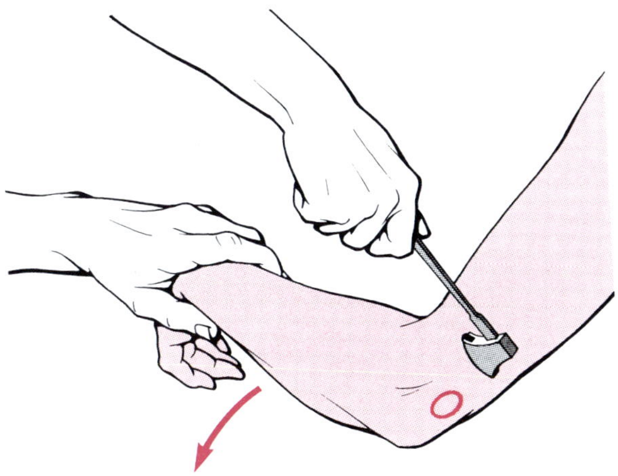

d Trömner-Reflex: Der Reflex wird durch Anschlagen der Fingerspitzen des Untersuchers gegen die Fingerkuppen des Patienten ausgelöst. Dies führt zu einer reflektorischen Beugung der Fingerendglieder, einschließlich des Daumens.

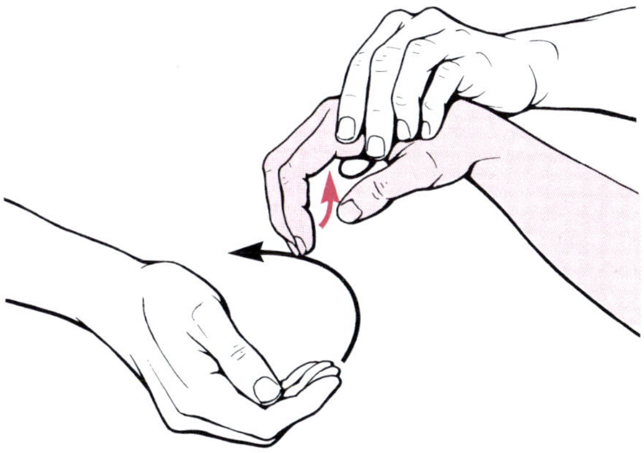

Untersuchung: Mit dem Reflexhammer wird ein rascher Schlag auf die Sehne ausgeführt. Dies hat eine Muskelkontraktion zur Folge. Fremdreflexe werden durch Bestreichen der Haut mit Nadel oder Spatel ausgelöst.

Untersuchung: Die Muskeldehnungsreflexe sind durch rasches, kräftiges Anschlagen der Sehne mit einem Reflexhammer auszulösen. Die Extremitäten werden in eine Position gebracht, die es dem Patienten erlaubt, die Muskeln zu entspannen. Fremdreflexe werden durch Bestreichen der Haut mit einer Nadel oder einem Spatel ausgelöst. Die Reflexe müssen immer im Seitenvergleich beurteilt werden. Zur orientierenden Einschätzung des Reflexniveaus eignet sich der unpaare Masseterreflex (S. 39).

Eigenreflexe der oberen Extremität

An der oberen Extremität werden BSR, BRR, TSR, Tromner- und Knipsreflex untersucht (Abb. A-**2.33**)

Eigenreflexe der oberen Extremität

An den oberen Extremitäten werden die folgenden Reflexe untersucht:

- Bizepssehnenreflex (BSR)
- Brachioradialisreflex (BRR)
- Trizepssehnenreflex (TSR)
- Trömner- und Knipsreflex

Der Trömner- und der Knipsreflex sind Eigenreflexe, die durch Anschlagen der Fingerkuppen bzw. Knipsen der Fingernägel auszulösen sind. Dabei kommt es zu einer reflektorischen Beugebewegung der Fingerendglieder.

Zur Untersuchungstechnik siehe Abb. A-**2.33**. Trömner- und Knipsreflex sind bei insgesamt lebhaftem Reflexniveau physiologisch seitengleich auslösbar, bei spastischer Tonuserhöhung ein- oder beidseitig gesteigert. Einseitiges Fehlen ist ebenfalls pathologisch. Der Trömner-Reflex wird ohne Reflexhammer ausgelöst. Diesem vergleichbar ist der Knipsreflex, bei dem der Untersucher die Nägel des dritten oder vierten Fingers des Patienten zwischen seinem Daumen und Zeigefinger knipst, wodurch eine Beugung der Fingerendglieder einschließlich des Daumens erfolgt.

A-2.34 Eigenreflexe der unteren Extremität

a Adduktorenreflex (AR): Bei Schlag dicht oberhalb des Condylus medialis femoris ist eine Adduktionsbewegung des Beins zu beobachten.

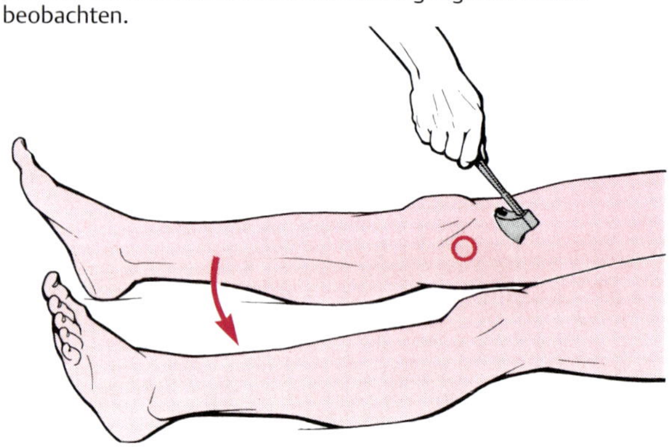

b Patellarsehnenreflex (PSR): Dieser Reflex wird auch Quadrizeps-femoris-Reflex genannt; er ist durch Schlag auf die Sehne unterhalb der Patella bei leicht angewinkelt gehaltenen Beinen auslösbar. Dabei kommt es zu einer Kontraktion des M. quadrizeps mit ruckartiger Kniestreckung.

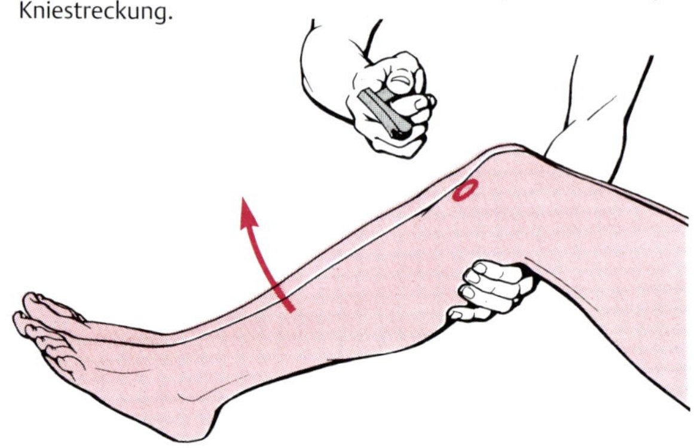

Der PSR kann auch bei gestrecktem Kniegelenk ausgelöst werden, indem der Untersucher auf seinen Zeigefinger schlägt, mit dem er den oberen Anteil der Patellarsehne ertastet.

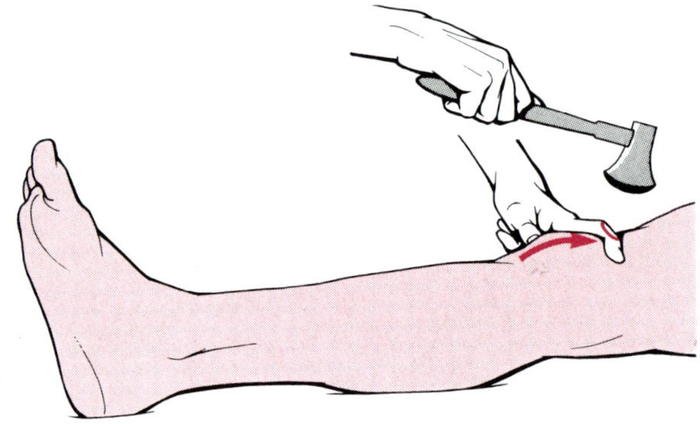

c Tibialis-posterior-Reflex (TPR): Der TPR ist durch einen Schlag gegen die Sehne des M. tibialis posterior oberhalb oder auch unterhalb des Malleolus medialis auszulösen. Dabei kommt es zu einer Inversion des Fußes.

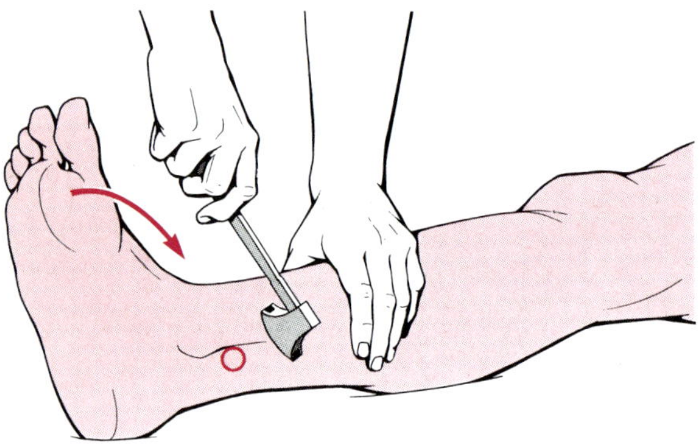

Fortsetzung →

A-2.34 Fortsetzung

d Achillissehnenreflex (ASR): Der ASR wird auch Trizeps-surae-Reflex genannt. Er ist bei abduziertem und angewinkeltem Bein, das auf der Unterlage aufliegt, auszulösen. Durch Schlag auf die Achillessehne erfolgt eine Kontraktion der Wadenmuskulatur mit leichter Plantarflexion des Fußes.

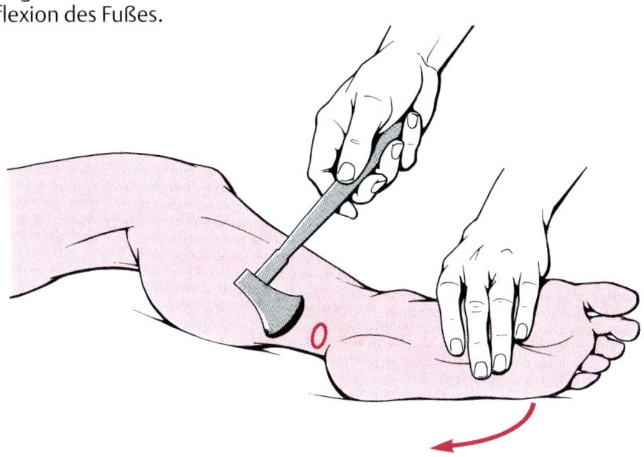

Bei schwer auslösbarem ASR empfiehlt sich die Wiederholung der Untersuchung in kniender Position.

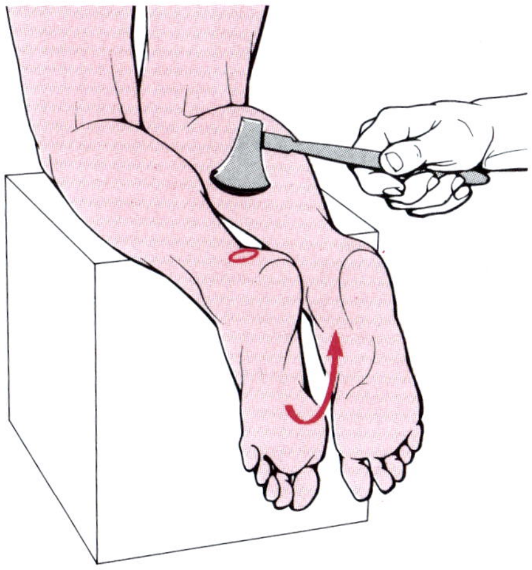

e Rossolimo-Reflex: Durch Anschlag der Zehenglieder mit den Fingerkuppen kommt es zur Plantarflexion der Zehen.

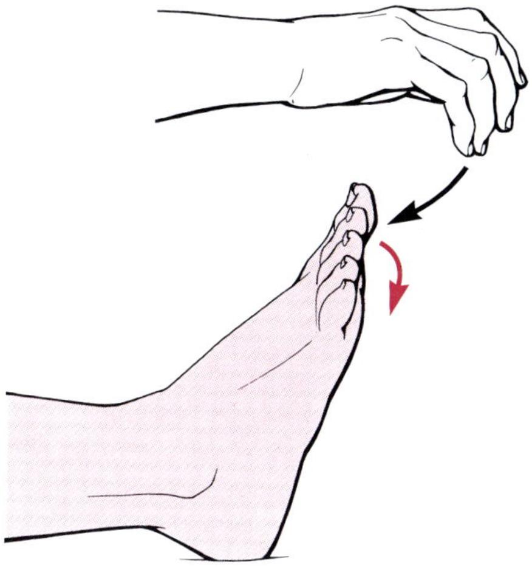

Eigenreflexe der unteren Extremität

An den unteren Extremitäten sind die folgenden physiologischen Eigenreflexe zu untersuchen:

- Adduktorenreflex (AR)
- Patellarsehnenreflex (PSR)
- Tibialis-posterior-Reflex (TPR)
- Achillessehnenreflex (ASR)
- Rossolimo-Reflex

Eigenreflexe der unteren Extremität

An der unteren Extremität werden AR, PSR, TPR, ASR und Rossolimo-Reflex ausgelöst (Abb. A-**2.34**).

Zur Untersuchungstechnik s. Abb. A-**2.34**. Der Rossolimo-Reflex kann meist nur bei Hyperreflexie ausgelöst werden. Da bei schlecht entspanntem Patienten der irrtümliche Eindruck einer Areflexie entstehen kann, darf nur dann von einem Reflexausfall gesprochen werden, wenn auch nach Reflexbahnung keine Antwort erhältlich ist. Zur Bahnung des ASR lässt man den Patienten leicht gegen die Hand des Untersuchers treten. Der **Jendrassik-Handgriff** (Abb. A-**2.35**) erleichtert am liegenden Patienten die Auslösung der Eigenreflexe der unteren Extremitäten.

Bei wenig entspannten Patienten empfiehlt sich eine Bahnung der Reflexe. Der **Jendrassik-Handgriff** (Abb. A-**2.35**) erleichtert die Auslösung der Eigenreflexe an den unteren Extremitäten.

A-2.35

A-2.35 Jendrassik-Handgriff

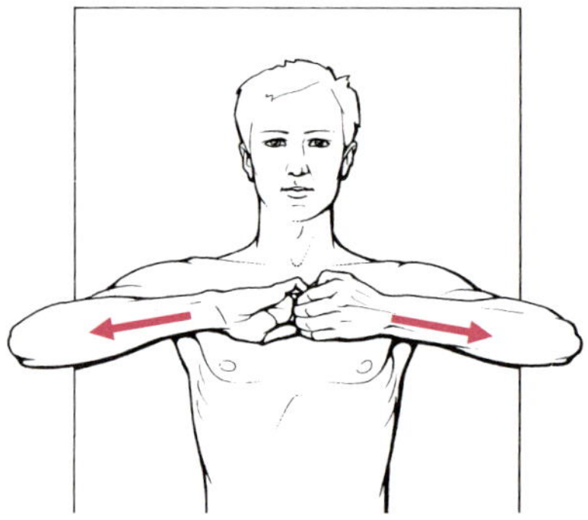

Der liegende Patient wird aufgefordert, die Hände ineinanderzuhaken und während der Reflexauslösung kräftig zu ziehen. Dadurch werden die Reflexe der unteren Extremitäten gebahnt und leichter auslösbar.

Physiologische Fremdreflexe

Die wichtigsten physiologischen Fremdreflexe sind die Bauchhautreflexe, der Kremasterreflex (Abb. A-**2.36**), der Bulbokavernosus- und der Analreflex.

Die Bauchhautreflexe sind in drei Etagen durch Nadelstriche über die Bauchhaut auszulösen. Daraus resultiert eine Kontraktion der Bauchmuskeln.

Fremdreflexe sind **erschöpflich**, d. h. bei mehrmaliger Prüfung nimmt die Reflexantwort ab. Zum **Kremasterreflex** s. Abb. A-**2.36**. Beim **Analreflex** kommt es nach Bestreichen der Perianalregion zur Kontraktion des Schließmuskels. Beim **Bulbokavernosusreflex** führt ein sensibler Reiz am Dorsum penis zu einer Kontraktion des

Physiologische Fremdreflexe

Zu den physiologischen Fremdreflexen gehören vor allem die
- Bauchhautreflexe (BHR),
- der Kremasterreflex,
- der Bulbokavernosusreflex und
- der Analreflex.

Die **Bauchhautreflexe** (BHR) werden bei entspannt liegendem Patienten durch raschen Nadelstrich von lateral nach medial auf beiden Seiten und in drei Etagen geprüft:
- unterhalb des Rippenbogens,
- in Nabelhöhe und
- oberhalb des Leistenbandes.

Dabei kommt es zu einer Kontraktion der Bauchmuskeln (Mm. rectus, transversus und obliquus abdominis). Mithilfe eines Nadelrads lässt sich auch bei niedrigem Reflexniveau oft noch eine Reaktion auslösen. Im Gegensatz zu den Eigenreflexen sind die **Fremdreflexe erschöpflich**, d. h. bei mehrmaliger Prüfung ist erst nach einer Pause wieder eine Reflexantwort zu erwarten. Eine einseitige raschere Erschöpflichkeit der Bauchhautreflexe ist als pathologisch zu werten. Zur Untersuchung des **Kremasterreflexes** siehe Abb. A-**2.36**. Der **Analreflex** wird

A-2.36

A-2.36 Kremasterreflex

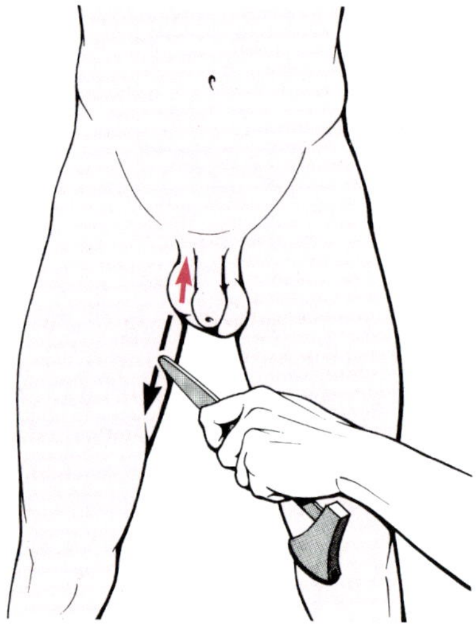

Bestreichen des medialen Oberschenkels führt zur Hebung des gleichseitigen Hodens infolge Kontraktion des M. cremaster.

A-2.15 Höhenlokalisation physiologischer Reflexe

Reflex	*Lokalisation*
Bizepssehnenreflex (BSR)	C 5–C 6
Brachioradialisreflex (BRR)	C 5–C 6
Trizepssehnenreflex (TSR)	C 6–C 8
Trömner- und Knipsreflex	C 7–C 8
Bauchhautreflexe (BHR)	Th 6–Th 12
Kremasterreflex	L 1–L 2
Adduktorenreflex (AR)	L 2–L 4
Patellarsehnenreflex (PSR)	L 3–L 4
Tibialis-posterior-Reflex (TPR)	L 5
Achillessehnenreflex (ASR)	S 1–S 2
Bulbokavernosusreflex	S 3–S 4
Analreflex	S 3–S 5

A-2.15

durch Bestreichen der Perianalregion mit einem Spatel ausgelöst, es kommt zur Kontraktion des Schließmuskels. Durch sensiblen Reiz am Dorsum penis wird eine Kontraktion des M. bulbocavernosus und der Beckenmuskulatur ausgelöst (**Bulbokavernosusreflex**).

M. bulbocavernosus und der Beckenmuskulatur.

Ätiopathogenese

Wenn der Reflexbogen in seinem peripheren afferenten oder efferenten Anteil bzw. im Rückenmark unterbrochen ist, resultiert ein Reflexverlust. Eine periphere Läsion sensibler oder gemischter Nerven ist von einer Abschwächung der Eigenreflexe begleitet. Fehlen sie, wie z. B. bei einer kompletten schlaffen Parese (Plegie, Paralyse), so spricht man von **Areflexie**. Die Reflexe sind auch bei Muskelhypotonus (Kleinhirnerkrankung, Myopathie) und im akuten Stadium einer zentralen Lähmung (Hirn- und Rückenmarkläsion) abgeschwächt oder erloschen. Der Ausfall einzelner Eigenreflexe gibt einen Hinweis auf den Ort der Läsion, vgl. Tabelle A-**2.15**. So weist z. B. ein fehlender Trömner-Reflex auf ein C8-Syndrom, ein deutlich abgeschwächter Tibialis-posterior-Reflex auf ein L5-Syndrom hin usw. (vgl. Abb. B-**2.15**, S. 457).

Ätiopathogenese

Ätiopathogenese: Eine Abschwächung oder Aufhebung (Areflexie) der Reflexe entsteht durch Unterbrechung des Reflexbogens in seinem afferenten oder efferenten Anteil bzw. im Rückenmark selbst. Dieser Befund ermöglicht eine Höhenlokalisation der zugrunde liegenden Schädigung (Tab. A-**2.15**).

Der monosynaptische Reflexerfolg nach Bahnung mittels des **Jendrassik-Handgriffs** (Abb. A-**2.35**) ist auf eine zentrale Aktivierung des α-Motoneurons zurückzuführen.

Der **Jendrassik-Handgriff** bewirkt eine Reflexbahnung.

Eine **Reflexsteigerung**, d. h. eine pathologisch verstärkte Reflexantwort mit verbreiterter reflexogener Zone, beruht auf einer Unterbrechung der hemmenden zentralen Efferenzen (Tractus corticospinalis), die am α-Motoneuron einwirken. Die Hyperreflexie ist damit Folge einer Enthemmung monosynaptischer Eigenreflexe. Zum Klonus siehe S. 71.

Eine pathologische **Reflexsteigerung** ist auf die Unterbrechung hemmender zentraler Bahnen zurückzuführen.

Gleichzeitig fallen auch zentral stimulierende Einflüsse auf die polysynaptischen Fremdreflexe aus, sodass diese abgeschwächt oder erloschen sind. Fehlen einseitig die Bauchhautreflexe (BHR) bei gesteigerten Eigenreflexen, weist dies auf eine kontralaterale zerebrale oder homolaterale spinale Läsion hin. Bei multipler Sklerose fehlen die BHR meist beidseits; allerdings sind sie auch bei adipösen Bauchdecken, in der Gravidität oder nach abdominellen Operationen (Narben) schwer oder nicht auslösbar. Bei erhaltenem Kremasterreflex spricht ein Fehlen des Analreflexes und Bulbokavernosusreflexes für ein isoliertes Konussyndrom (S. 121).

Aufgrund des Ausfalls zentral stimulierender Einflüsse ist zusätzlich eine Abschwächung oder ein Verlust der Fremdreflexe zu erwarten.

2.5.2 Pathologische Reflexe

2.5.2 Pathologische Reflexe

▶ **Definition:** Pathologische Reflexe sind Fremdreflexe. Zu den wichtigsten gehören das Babinski-, Gordon- und Oppenheim-Zeichen. Sie werden auch **Pyramidenbahnzeichen** genannt.

◀ Definition

Untersuchung: Zu den Pyramidenbahnzeichen s. Tab. A-**2.16**. Das **Babinski**-Zeichen wird durch Bestreichen der lateralen Fußsohle ausgelöst (Abb. A-**2.37**). Dabei kommt es zu einer tonischen Dorsalextension der Großzehe mit Spreizung der Kleinzehen.

Untersuchung: Zur Untersuchung der klinisch wichtigsten pathologischen Reflexe siehe Tabelle A-**2.16**. Unter diesen nimmt das **Babinski-Zeichen** den ersten Rang ein (Abb. A-**2.37**). Es wird durch kräftiges Bestreichen der lateralen Fußsohle ausgelöst. Dabei beobachtet man eine tonische Dorsalextension der Großzehe und häufig eine Plantarflexion und ein Spreizen der Kleinzehen. Der gleiche Effekt ist u.a. auch durch Bestreichen der Tibiakante mit Daumen und Zeigefinger (**Oppenheim-Zeichen**) oder Pressen der Wadenmuskulatur (**Gordon-eichen**) zu erzielen. Häufig treten diese pathologischen Reflexe gemeinsam auf. Ein isoliertes Spreizphänomen ist noch nicht als pathologisch zu werten.

Der **Palmomentalreflex** (PMR) wird durch Bestreichen des Daumenballens ausgelöst.

Der **Palmomentalreflex** (PMR) wird durch kräftiges Bestreichen des Daumenballens ausgelöst. Der Reflexerfolg ist eine homolaterale Kontraktion der Kinnmuskulatur. Hat die Berührung der Handinnenfläche einen unwillkürlichen Faustschluss zur Folge, spricht man von positivem **Greifreflex**. Das „Nachgreifen" kann so ausgeprägt sein, dass der Patient auch bei starkem Zug nicht loslässt. Analog lässt sich durch Berührung der Lippen mit einem Spatel der **Saugreflex** auslösen.

Ätiopathogenese: Pyramidenbahnzeichen finden sich bei Läsion zentraler motorischer Neurone im Gehirn oder Rückenmark.

Ätiopathogenese: Die Reflexe der Babinski-Gruppe sind Folge einer Läsion zentraler motorischer Neurone im Gehirn oder Rückenmark, bei der in der Regel neben pyramidalen auch extrapyramidale Bahnen (vgl. Abb. A-**2.20**) beteiligt sind. Ihr Ausfall ist für das Auftreten der Reflexe der Babinski-Gruppe ebenso verantwortlich wie für das Auftreten der spastischen Tonuserhöhung (S. 54) und der klonischen Reflexantwort (S. 71). Eine solche Läsion führt zum Wiederauftreten der beim Neugeborenen und Kleinkind physiologischen Reflexmuster.

Der **Palmomentalreflex** (PMR) ist schon bei leichter, der **Saug- und Greifreflex** erst bei schwerer Hirnschädigung positiv.

Während der **Palmomentalreflex** (PMR) schon früh im Verlauf atrophischer Hirnprozesse, wie z.B. einer leichten alkoholischen Enzephalopathie oder der Parkinson-Krankheit positiv ist, sind der Greif- und Saugreflex nur bei schweren Hirnschädigungen wie dem apallischen Syndrom nachweisbar (S. 114). Zu den Haltungs- und Stellreflexen, die wie der **Greif- und Saugreflex** im Säuglingsalter physiologisch sind und bei Hirnschädigungen persistieren bzw. wieder auftreten können, siehe auch Tab. B-**1.1**, S. 163.

A-2.16

A-2.16 Pathologische Reflexe (Pyramidenbahnzeichen)

Reflex	*Untersuchung*	*Reflexerfolg*
Babinski	kräftiges Bestreichen der lateralen Fußsohle mit dem Griff des Reflexhammers	gemeinsamer Reflexerfolg ist die tonische Dorsalextension der Großzehe und eine Plantarflexion der Kleinzehen mit Spreizphänomen.
Oppenheim	kräftiges Herabstreichen an der Tibiafläche mit Daumen und Zeigefinger	
Gordon	Pressen der Wadenmuskulatur	
Chaddock	Bestreichen der Haut des lateralen Fußrandes dorsal	
Strümpell	Beugung des Kniegelenkes gegen Widerstand	

A-2.37

A-2.37 Babinski-Zeichen

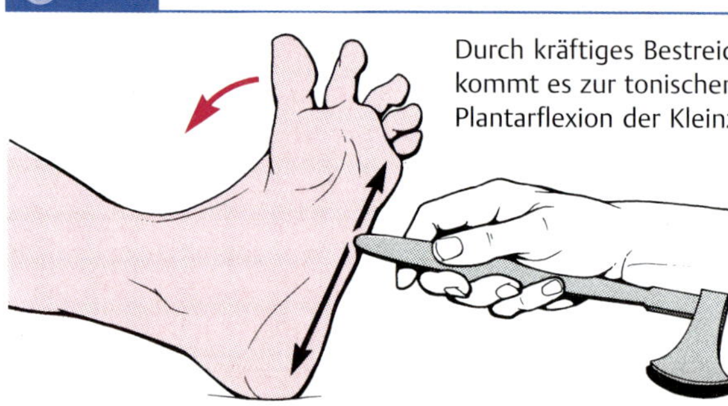

Durch kräftiges Bestreichen der lateralen Fußsohle kommt es zur tonischen Extension der Großzehe und Plantarflexion der Kleinzehen mit Spreizphänomen.

A-2.38 Kloni

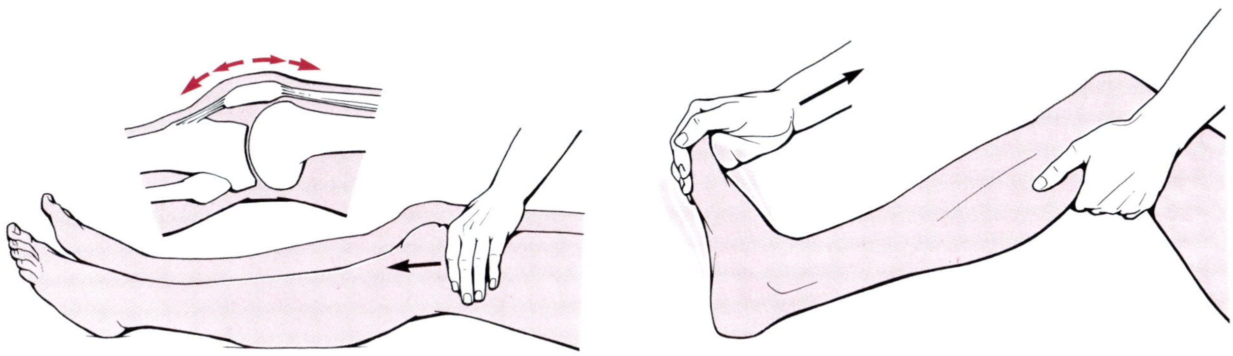

a Patellarklonus: Die Patella wird ruckartig nach distal geschoben und gehalten, sodass die Quadrizepssehne gedehnt wird und rhythmische Zuckungen der Patella erfolgen.
b Fußklonus: Durch ruckartige Dorsalflexion werden rhythmische Reflexzuckungen infolge anhaltender Dehnung der Achillessehne hervorgerufen.

2.5.3 Kloni

2.5.3 Kloni

▶ **Definition:** Kloni sind reflexartige, rhythmische Zuckungen meist der Patella und des Fußes. Sie sind bei Steigerung der Muskeleigenreflexe zu beobachten, z. B. bei Spastik.

◀ Definition

Untersuchung: Die rasche Dehnung der Quadrizeps- oder Achillessehne durch ruckartige Bewegung der Patella nach distal bzw. forcierte Dorsalflexion des Fußes führt zu rhythmischen Zuckungen (Abb. A-**2.38**). Ein oder zwei reflektorische Schläge des Fußes bei Prüfung des Klonus beobachtet man aber auch schon bei lebhaftem Reflexniveau – sie sind physiologisch.

Untersuchung: Durch ruckartige Bewegung der Patella nach distal bzw. forcierte Dorsalflexion des Fußes entstehen rhythmische Zuckungen (Patellar-oder Fußklonus, Abb. A-**2.38**).

Ätiopathogenese: Unerschöpfliche Kloni finden sich beim spastischen Syndrom mit Hyperreflexie (S. 54). Die rhythmischen Zuckungen resultieren aus den ungehemmt zu den Interneuronen und zum α-Motoneuron fortgeleiteten afferenten Impulsen. Nur der unerschöpfliche Klonus ist pathologisch.

Ätiopathogenese: Kloni werden durch ungehemmt zum α-Motoneuron fortgeleitete afferente Impulse verursacht.

2.6 Sensibilitätsprüfung

2.6.1 Sensible Reizsymptome

2.6 Sensibilitätsprüfung

2.6.1 Sensible Reizsymptome

▶ **Definition:** Sensible Reizsymptome, wie Parästhesien und Dysästhesien, sind spontan auftretende oder durch Berührung bzw. Bewegung hervorgerufene, z. T. schmerzhafte Empfindungen.

◀ Definition

Untersuchung: Der Untersuchungsgang wird zunächst von den subjektiven Angaben des Patienten bestimmt, der über **Parästhesien** wie „Kribbeln", „Prickeln", „Ameisenlaufen" oder „elektrisierende" Schmerzen berichtet. Werden die Missempfindungen als quälend empfunden, spricht man von **Dysästhesien**. Eine Hyperästhesie ist eine gesteigerte Empfindung von Berührungsreizen. Eine verstärkte Schmerzempfindung auf adäquate Reize wird als Hyperalgesie, auf inadäquate, z. B. taktile Stimuli, als Allodynie bezeichnet. Lösen Berührungs- oder Schmerzreize eine anhaltende, unangenehme Empfindung aus, spricht man von Hyperpathie. (Zur Schmerzanamnese siehe S. 16 3 .)
Lassen sich „elektrisierende" Dysästhesien, die blitzartig den Rücken entlang und in Arme oder Beine fahren, durch maximale Kopfbeugung auslösen, ist das **Nackenbeugezeichen** (Signe de Lhermitte) positiv (s. a. S. 18).

Untersuchung: Parästhesien werden u. a. als „Kribbeln" oder „Ameisenlaufen" beschrieben. **Dysästhesien** sind quälende, meist schmerzhafte Missempfindungen, die durch einen Berührungs- oder Temperaturreiz hervorgerufen werden (s. a. Allodynie, S. 3).

Ätiopathogenese: Sensible Reizsymptome finden sich bei **peripheren** Nervenläsionen und Hirn- oder Rückenmarkprozessen. Paroxysmal treten sie im Jackson-, Migräne- und Hyperventilationsanfall auf.

Ätiopathogenese: Parästhesien und Dysästhesien kommen vor allem bei Schädigungen **peripherer** Nerven (Nervenkompression, Polyneuropathie) und ihrer Wurzeln (Herpes zoster, Borreliose, Bandscheibenvorfall) und bei Läsionen der Hinterstränge (Tabes dorsalis) vor, eine Allodynie meist bei inkompletter Nervenverletzung. Auch bei **zentralen** Läsionen des Hirnstamms oder Kortex (Infarkt, Tumor, u. a.) können Dysästhesien auftreten. Bei Thalamusläsionen findet sich besonders häufig eine Hyperpathie oder Allodynie (Thalamusschmerz, S. 6 und S. 77). Paroxysmale Reizsymptome bestimmen das Bild sensibler kortikaler Anfälle (Jackson-Anfälle), treten aber auch bei der Migräne und im Hyperventilationsanfall auf.

2.6.2 Sensibilitätsausfälle

2.6.2 Sensibilitätsausfälle

▶ Definition

▶ **Definition:** Die Sensibilität umfasst die Wahrnehmung verschiedenartiger **Empfindungsqualitäten** und die Wahrnehmung von **Bewegungen**. Man unterscheidet Ausfälle der „Oberflächen-“ und „Tiefensensibilität“, die kombiniert oder dissoziiert vorkommen und je nach dem Ort der Schädigung im zentralen oder peripheren Nervensystem ein unterschiedliches Verteilungsmuster zeigen. Bei der Sensibilitätsprüfung werden Empfindungsqualitäten einerseits in verschiedenen Hautarealen, andererseits durch sukzessive Stimulation an derselben Stelle untersucht. Auf diese Weise lassen sich zum Beispiel Berührungsreize lokalisatorisch und zeitlich diskriminieren, leicht- bis hochgradige Ausfälle (Hypästhesie bzw. Anästhesie) und ein pathologischer sensibler Funktionswandel (Zahlen- bzw. Figurenverschmelzen) nachweisen.

Die klassische Einteilung der Empfindungsqualitäten in **„protopathische“** und **„epikritische“** sowie in **„Oberflächen-“** und **„Tiefensensibilität“** (s. Abb. A-**2.41**, S. 74) wird dem integrativen Verständnis von Wahrnehmung nicht gerecht.

Die Leistungen der Sensibilität sind qualitativ und quantitativ aufeinander abgestimmt. Einerseits wird z. B. ein Nadelstich oder ein stärkerer Druck nicht nur als Schmerz, sondern auch als Berührung empfunden. Andererseits werden Temperaturreize lokalisiert, differenziert und mit zunehmender Intensität auch als Schmerz wahrgenommen. Qualität und Intensität der Empfindungen werden zudem von Aufmerksamkeit, Stimmungen und Affekten beeinflusst. Die klassische Sinnesphysiologie unterschied eine **„protopathische“** von einer **„epikritischen“** Sensibilität, d. h. gröbere elementare von feiner differenzierbaren und genau lokalisierbaren Empfindungsqualitäten. Diese Begriffe gestatten jedoch ebensowenig wie die Unterteilung in **„Oberflächen-“** und **„Tiefensensibilität“** (exterozeptive und propriozeptive Reize, Abb. A-**2.41**, S. 74) eine eindeutige anatomische Zuordnung der sensiblen Leistungen (Abb. A-**2.39**). Beide Modelle werden dem integrativen Verständnis von Wahrnehmung nicht gerecht.

Untersuchung

Empfindungsqualitäten

Untersuchung

Empfindungsqualitäten

Bei der Sensibilitätsprüfung werden nacheinander die einzelnen Empfindungsqualitäten untersucht (Abb. A-**2.41**):

- Berührungsempfindung,
- Schmerzempfindung,
- Temperaturempfindung,
- Vibrationsempfindung,
- Bewegungsempfindung,
- Lageempfindung,
- Kraftempfindung.

- **Berührungsempfindung:** Die Berührungsempfindung ist durch feines Betupfen der Haut mit der Fingerkuppe, einem Wattebausch oder Pinsel zu prüfen.

- **Berührungsempfindung:** Eine Herabsetzung bzw. Aufhebung der Berührungsempfindung (Hypästhesie, Anästhesie) lässt sich mit der Fingerkuppe, einem Wattebausch oder Pinsel feststellen. Der Patient gibt bei geschlossenen Augen an, ob er die feine Berührung spürt. Immer werden korrespondierende Areale im Seitenvergleich geprüft.

A-2.39 Verlauf der sensiblen Bahnen im Rückenmark und in der Medulla oblongata

Die über die Hinterwurzel eintretenden sensiblen Afferenzen aszendieren im Rückenmark in gesonderten Bahnen.
a Funiculus posterior, **b** Tractus spinothalamicus anterior (oberhalb der Medulla oblongata als Lemniscus medialis) und **c** Tractus spinothalamicus lateralis nehmen nach Umschaltung im Thalamus als drittes Neuron einen gemeinsamen Verlauf durch den hinteren Schenkel der inneren Kapsel und enden in somatotopischer Anordnung im sensiblen Kortex (Analog der Topik motorischer Funktionen, s. „Homunkulus", Abb. A-**2.19**, S. 51). (Die ausschließlich propriozeptiven Fasern, die homolateral als Tractus spinocerebellaris posterior und anterior zum Kleinhirn verlaufen, sind nicht eingezeichnet.)

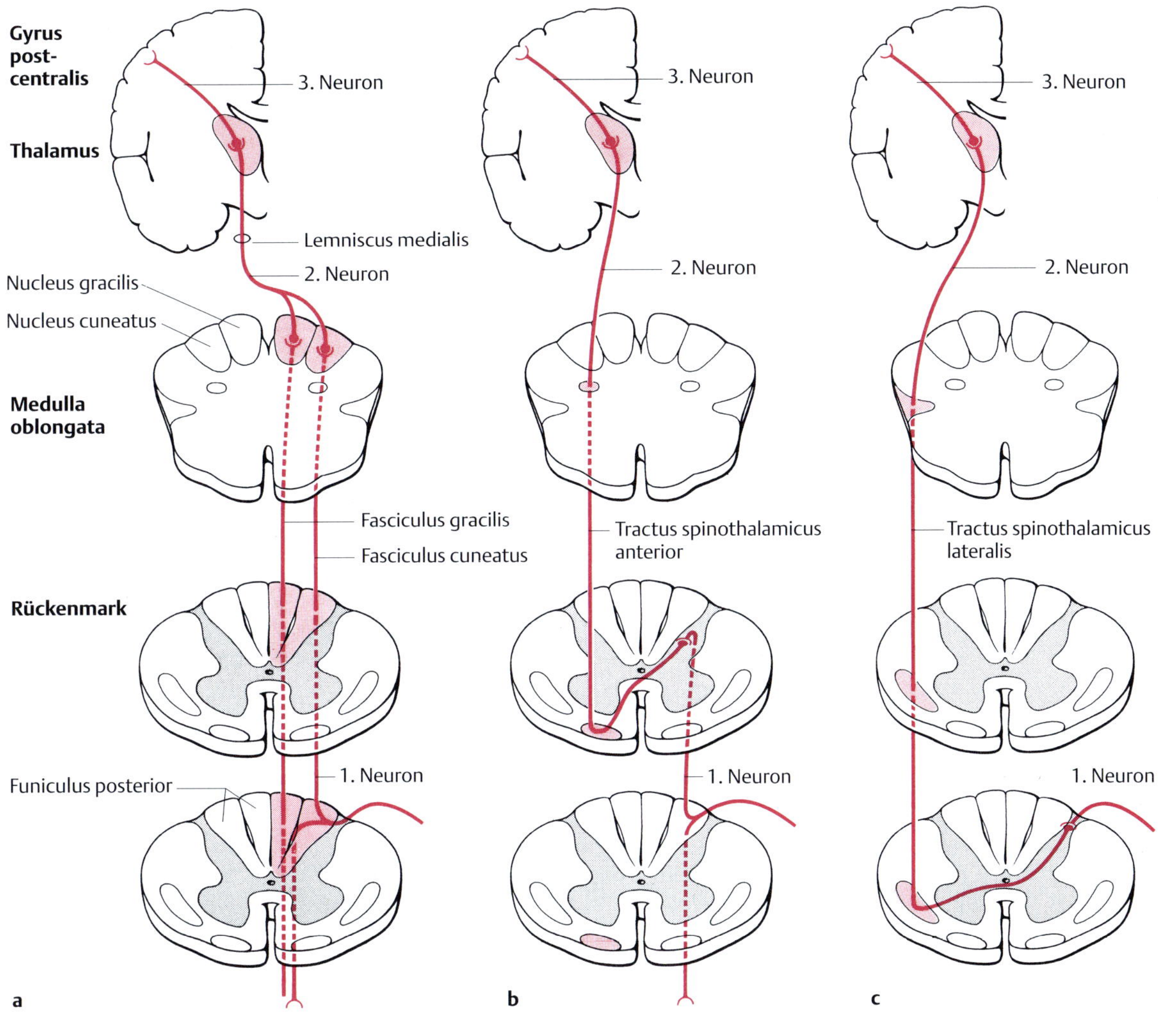

a Ein Teil der propriozeptiven Afferenzen aus Muskelspindeln und Sehnenorganen schließt mit Neuronen der motorischen Vorderhornzellen den spinalen Reflexbogen auf Segmentebene. Ein anderer Teil aszendiert mit Afferenzen aus der Haut, die überwiegend Druck, Vibration und Diskrimination von Reizen vermitteln, homolateral im **Funiculus posterior** (Afferenzen aus der unteren Körperhälfte medial, aus der oberen Körperhälfte lateral). Nach Umschaltung auf das 2. Neuron im Nucleus gracilis bzw. cuneatus in der unteren Medulla oblongata kreuzen die Fasern als Lemniscus medialis.

b Afferenzen aus den Hautrezeptoren für Berührungsempfindung treten zunächst in den Funiculus posterior ein und geben kurze deszendierende Äste ab. Die Umschaltung auf das 2. Neuron erfolgt 2–15 Segmente oberhalb des Eintritts in das Rückenmark. Nach Kreuzung In der vorderen Kommissur aszendiert das Faserbündel als **Tractus spinothalamicus anterior**, um sich in der Medulla oblongata dem Lemniscus medialis anzulegen.

c Die Schmerz- und Temperaturempfindung wird über freie Nervenendigungen in der Haut vermittelt. Die Fasern münden im Hinterhorn, werden dort in der Substantia gelatinosa auf das 2. Neuron umgeschaltet, kreuzen innerhalb von 1–2 Segmenten in der vorderen Kommissur und steigen als **Tractus spinothalamicus lateralis** auf (Afferenzen aus der unteren Körperhälfte lateral, aus der oberen medial).

A-2.40

A-2.40 Temperaturempfindung

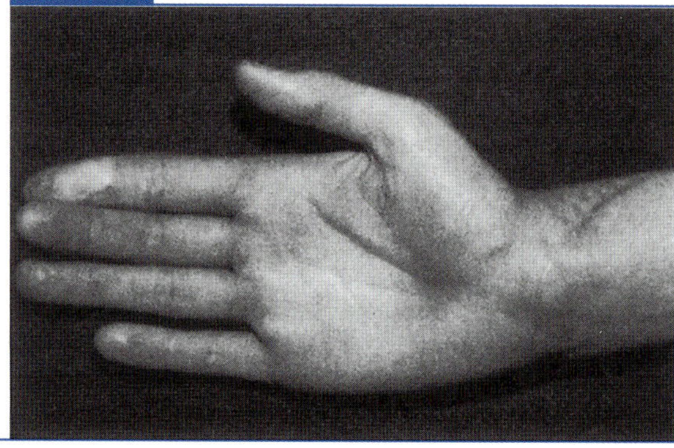

Unbemerkte Verbrennung am rechten Zeigefinger nach Schnittverletzung des N. medianus (Narbe am Unterarm) und hierdurch bedingte Sensibilitätsstörung.

- **Schmerzempfindung:** Die Schmerzempfindung wird mit einer Nadel geprüft. Durch alternierendes Aufsetzen von Spitze und Kopf der Nadel wird die Spitz-Stumpf-Diskrimination untersucht.
- **Temperaturempfindung:** Durch Stimulation mit Kalt-warm-Reizen ist eine Thermhypästhesie oder Thermanästhesie festzustellen (Abb. A-**2.40**).

- **Schmerzempfindung:** Man untersucht die Schmerzempfindung mit einer Nadel zunächst im gesunden, dann in dem potenziell gestörten Bereich (Hypalgesie, Analgesie). Die Spitz-Stumpf-Diskrimination ist durch abwechselndes Aufsetzen der Spitze bzw. des Kopfes der Nadel zu prüfen, wobei der Untersuchte mit geschlossenen Augen jeweils „spitz" oder „stumpf" angeben soll.
- **Temperaturempfindung:** Der Patient soll „kalt" und „warm" unterscheiden. Eine herabgesetzte oder aufgehobene Kalt-warm-Empfindung (Thermhypästhesie, Thermanästhesie) wird durch Aufsetzen von zwei Reagenzgläsern, gefüllt mit warmem bzw. kaltem Wasser, in den betroffenen und gesunden Regionen eruiert. Gelegentlich weisen Blasenbildungen oder Verbrennungsnarben auf eine primär neurogene Schädigung hin (Abb. A-**2.40**).

Wenn bei intakter Berührungsempfindung Schmerz- und Temperaturreize nicht wahrgenommen werden, liegt eine **dissoziierte Sensibilitätsstörung** vor.

- **Vibrationsempfindung**
  Mit der Stimmgabel, die auf Hand- oder Fußknochen aufgesetzt wird, lässt sich die Pallästhesie untersuchen.
- **Bewegungsempfindung**
  Die Bewegungsrichtung der Finger oder Zehen wird geprüft.
- **Lageempfindung**
  Der Patient imitiert die Stellung einer Extremität der Gegenseite.
- **Kraftempfindung**
  Der Patient schätzt Gewichte.

Durch gezielte Untersuchung lässt sich eine **dissoziierte Empfindungsstörung** aufdecken: Nimmt der Patient in einer bestimmten Region keine Schmerz- und Temperaturreize wahr, während er dieselben Stimuli als Berührungen empfindet und lokalisiert, so liegt eine dissoziierte Sensibilitätsstörung vor.

- **Vibrationsempfindung:** Mithilfe einer schwingenden Stimmgabel, die auf Handknochen, Dornfortsätze, Patellae und Malleolen gesetzt wird, lässt sich die Vibrationsempfindung bestimmen. Die Amplitude der Schwingungen, die der Patient nicht mehr empfindet, kann entsprechend der Stimmgabelskala angegeben werden (Pallhyp- oder Pallanästhesie).
- **Bewegungsempfindung:** Man prüft die Bewegungsempfindung, indem man die Finger oder Zehen am Mittelgelenk fasst und in den Grundgelenken auf- und abbewegt. Der Patient soll bei geschlossenen Augen die Bewegungsrichtung angeben.
- **Lageempfindung:** Bei der Untersuchung der Lageempfindung soll der Patient ohne visuelle Kontrolle variierte Stellungen einer Extremität mit der kontralateralen imitieren.
- **Kraftempfindung:** Der Patient versucht, in die Hand gelegte oder angehobene Gewichte im Seitenvergleich zu schätzen.

A-2.41

A-2.41 Einteilung der wichtigsten Empfindungsqualitäten

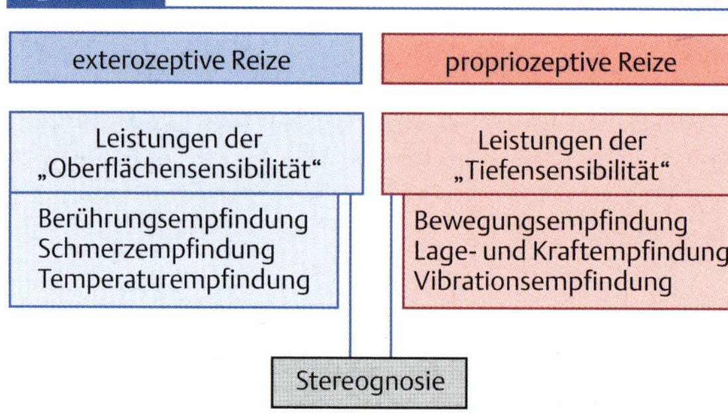

Es sind Leistungen der „Oberflächen-" und „Tiefensensibilität" zu unterscheiden, die jedoch zusammenwirken.

▶ **Merke:** Die Sensibilitätsprüfung kann dadurch erschwert sein, dass eine „Gefühlslähmung“ mit einem „Lähmungsgefühl“, also eine Sensibilitätsstörung mit einer motorischen Schwäche verwechselt wird.

◀ **Merke**

Komplexe sensible Leistungen

Komplexe sensible Leistungen werden durch wiederholte Stimulation derselben Region, d. h. in Abhängigkeit von der Zeit, und – wie im Vorgang des Tastens – in Abhängigkeit von Bewegung untersucht (s. auch Abb. A-**2.42**). Auf diese Weise lässt sich z. B. die Schwellenlabilität für Berührungs- und Schmerzreize und eine Störung differenzierter Leistungen (räumliche Wahrnehmung) feststellen, selbst wenn die einzelnen Empfindungsqualitäten bei isolierter Prüfung ungestört sind.

- **Stereognosie:** Bei geschlossenen Augen versucht der Patient, unterschiedlich strukturierte Gegenstände wie eine Münze, einen Schlüssel, ein Stück Pappe, Schleifpapier, Stoff (Seide, Leinen) zu ertasten und zu differenzieren. Gelingt dies nicht, so liegt eine Astereognosie vor. Zur taktilen Agnosie siehe S. 98.
- **Sensibler Funktionswandel:** Die Untersuchung des sensiblen Funktionswandels erfolgt durch wiederholte Stimulation an derselben Stelle. Schreibt man z. B. mit der Fingerkuppe eine Reihe von Zahlen auf Hand- oder Fußrücken, so werden diese in der Regel wahrgenommen und benannt (**Dermolexie**). Das Gleiche gilt für Figuren wie Dreieck oder Viereck. Ein pathologischer sensibler Funktionswandel liegt vor, wenn Zahlen oder Figuren mit zunehmender Stimulationsdauer nicht mehr differenziert werden, z. B. wenn ein zunächst

Komplexe sensible Leistungen

Auch bei ungestörter Wahrnehmung einzelner Empfindungsqualitäten können komplexe sensible Leistungen beeinträchtigt sein (Schwellenlabilität, Störung der räumlichen Wahrnehmung).

- **Stereognosie:** Wenn ein Patient Gegenstände ohne visuelle Kontrolle nicht taktil differenzieren kann, liegt eine Astereognosie vor.
- **Sensibler Funktionswandel:** Pathologischer sensibler Funktionswandel ist durch wiederholte Prüfung einer Funktion am selben Ort zu eruieren. So werden z. B. auf die Haut geschriebene Zahlen oder Figuren zunehmend schlechter erkannt.

A-2.42 Sensomotorischer Funktionskreis

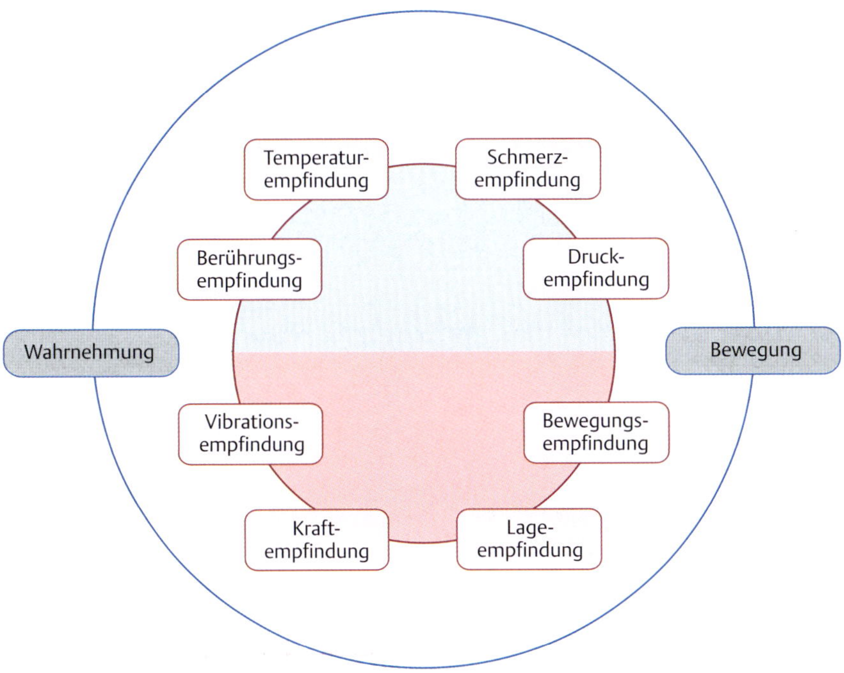

Die Empfindungswahrnehmung ist nicht auf statische Reize (z. B. Nadelstich, Berührung) beschränkt, sondern erfolgt integrativ mit Bewegung. Einerseits wird ein bewegter Reiz (z. B. Schwingung der Stimmgabel) auch unabhängig von der Berührung (Druck des Stimmgabelkopfes auf der Haut) wahrgenommen. Andererseits wird eine sensible Wahrnehmung erst mit der Bewegung der tastenden Hand möglich (z. B. Stereognosie). Auch bei der Lage-, Bewegungs- und Kraftempfindung bilden Wahrnehmung und Bewegung eine Einheit. Obwohl das Element der Bewegung bei der „Tiefensensibiliät“ (unterer Halbkreis) eine größere Rolle zu spielen scheint, sind auch Qualitäten der „Oberflächensensibilität“ (oberer Halbkreis) unmittelbar an Bewegung gebunden. (Zur Integration von Wahrnehmung und Bewegung siehe auch Abb. A-**2.52**, S. 92).

A-2.42

richtig erkanntes Dreieck in der Wahrnehmung des Patienten allmählich zu einer kreisförmigen Struktur verschwimmt.

Sowohl zwei nebeneinander gesetzte Hautreize (**Zwei-Punkt-Diskrimination**) als auch Sukzessivreize an derselben Stelle verschmelzen in der Wahrnehmung des Kranken zu einem Reizeindruck.

Werden mit einem Tastzirkel gleichzeitig zwei Berührungsreize nebeneinander gesetzt, können sie in der Regel qualitativ und lokalisatorisch differenziert werden. Bei gestörter Sensibilität ist diese **Zwei-Punkt-Diskrimination** aufgehoben: es wird nur ein Reiz wahrgenommen. Ähnlich verhält es sich mit **Sukzessivreizen**, rasch aufeinanderfolgenden Stimuli an derselben Stelle, die mit zunehmender Untersuchungszeit zu einem Dauerreiz verschmelzen.

Sensible und motorische Leistungen (z. B. Tastvorgang) wirken in einem **sensomotorischen Funktionskreis** zusammen (vgl. Abb. A-**2.42**).

Der Vorgang des Tastens und Greifens verdeutlicht, dass sensible und motorische Leistungen zusammenwirken (Sensomotorik). So kann ein auf die flache Hand gelegter Gegenstand nicht erkannt werden, solange er nicht ertastet wird (siehe Stereognosie). Entsprechend der Theorie V.v. Weizsäckers über die Einheit von Wahrnehmen und Bewegen lässt sich ein **sensomotorischer Funktionskreis** darstellen (Abb. A-**2.42**).

Verteilungsmuster

Empfindungsqualitäten müssen im Seitenvergleich untersucht werden.

Bei **peripherer** Nervendurchtrennung fallen alle sensiblen Qualitäten im Versorgungsbereich des Nervs aus (s. Abb. A-**2.43**). Ein handschuh- oder strumpfförmiges Verteilungsmuster findet man bei Polyneuropathien.

Verteilungsmuster

Die Empfindungsqualitäten sind im Seitenvergleich zu untersuchen. Man bestimmt die Grenzen der Ausfälle und dokumentiert sie nach einem Schema der peripheren bzw. segmentalen sensiblen Innervation (Abb. A-**2.43**).
Bei **peripherer** Nervendurchtrennung fallen alle sensiblen Qualitäten im Versorgungsbereich des Nervs aus. Das analgetische Areal ist kleiner als das anästhetische. Wegen des gleichzeitigen Ausfalls sympathischer Fasern aus dem Grenzstrang liegen auch autonome Störungen vor. Ein handschuh- oder strumpfför-

A-2.43 Verteilungsmuster der Sensibilität

1 N. trigeminus (V1, V2, V3)
2 N. auricularis magnus
3 N. transversus colli
4 Nn. supraclaviculares
5 Rr. cutanei anteriores nn. intercostalium
6 N. cutaneus brachii lateralis superior (N. axillaris)
7 N. cutaneus brachii medialis
8 N. cutaneus brachii posterior (N. radialis)
9 Rr. mammarii lateralis nn. intercostalium
10 N. cutaneus antebrachii posterior (N. radialis)
11 N. cutaneus antebrachii medialis
12 N. cutaneus antebrachii lateralis (N. musculocutaneus)
13 Ramus superficialis n. radialis
14 R. palmaris n. mediani
15 N. medianus
16 Nn. digitales palmares communes (N. ulnaris)
17 N. palmaris n. ulnaris
18 R. cutaneus lateralis n. iliohypograstrici
19 R. cutaneus anterior n. iliohypogastrici

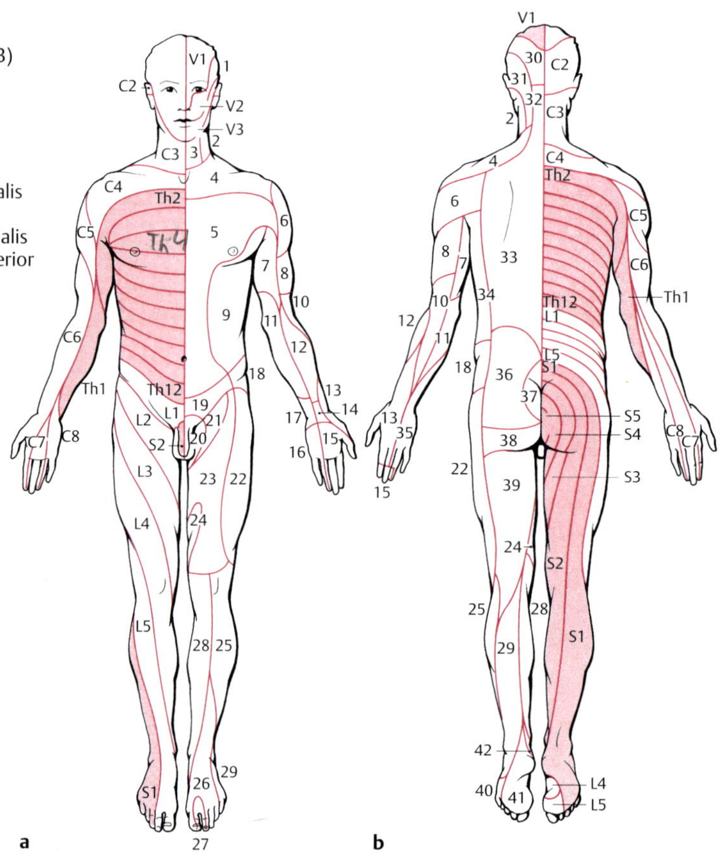

20 N. ilioinguinalis
21 N genitofemoralis
22 N. cutaneus femoris lateralis
23 Rr. cutanei anteriores n. femoralis
24 N. obturatorius
25 N. cutaneus surae lateralis (n. peronaeus communis)
26 N. peronaeus superficialis
27 N. peronaeus profundus
28 N. saphenus
29 N. suralis
30 N. occipitalis major
31 N. occipitalis minor
32 Rr. dorsales nn. cervicalium
33 Rr. dorsales nn. spinalis
34 Rr. cutanei laterales nn. intercostalium
35 R. dorsalis n. ulnaris
36 Nn. clunium supriores
37 Nn. clunium medii
38 Nn. clunium inferiores
39 N. cutaneus femoris posterior
40 N. plantaris lateralis (N. tibialis)
41 N. plantaris medialis (N. tibialis)
42 Rr. calcanei n. tibialis

Schema der segmentalen Innervation (rechte Körperhälfte) und peripheren Innervation (linke Körperhälfte). Die erste Nervenwurzel ist rein motorisch. Die in Klammern gesetzten Nerven bezeichnen den Nervenstamm der jeweiligen Hautäste.
a Ansicht von vorne.
b Ansicht von hinten.

miges Verteilungsmuster findet sich bei Läsion mehrerer Nerven in ihrem distalen Abschnitt (Polyneuropathie-Syndrom, s. Abb. B-**2.22**, S. 467).

Demgegenüber ist das Bild **radikulärer** Sensibilitätsstörungen streifenförmig (segmental) angeordnet. Das betroffene Dermatom lässt sich durch Prüfung der Algesie sicherer bestimmen, da sich der von benachbarten Wurzeln versorgte Bereich der Berührungsempfindung im Gegensatz zu dem der Schmerzempfindung weit überlappt. Die vom Patienten lokalisierten Reizsymptome und die Schmerzausstrahlung bezeichnen das entsprechende Dermatom oft so genau, dass man daraus schon die topische Diagnose stellen kann.

Fordert man den Patienten zur exakten Lokalisation **radikulärer** Reizsymptome auf, so gestattet das entsprechende Dermatom einen Rückschluss auf den Sitz der Läsion.

Bei **querschnittförmigem** Sensibilitätsausfall lässt dessen kraniale Begrenzung unmittelbar auf das Niveau der Rückenmarkläsion schließen. Am Übergang zur intakten Region findet sich ein dysästhetisches Areal. Zum Querschnittsyndrom s. S. 116.

Die obere Begrenzung eines **querschnittförmigen** Sensibilitätsausfalls lässt ebenfalls eine genaue topische Diagnose zu.

Eine **einseitige** kontralaterale Sensibilitätsstörung (Hemihypästhesie, Hemihypalgesie) bei zerebraler Läsion ist immer paramedian begrenzt, da sich die Innervationsgebiete überlappen. Eine leichte, vom Patienten oft nicht bemerkte einseitige Sensibilitätsstörung kann durch simultane Reizung beider Körperhälften an analogen Stellen aufgedeckt werden. Der Patient nimmt dann nur den Reiz auf der Seite der intakten Sensibilität wahr (Extinktions-Phänomen).

Eine **Hemihypästhesie** oder -algesie, die immer paramedian begrenzt ist, findet sich bei zerebralen Läsionen.

Eine genau in der Mittellinie beginnende Hemianästhesie oder -algesie ist ebenso wie ein Verteilungsmuster, das sich an die „Kleiderordnung" hält, als **psychogen** zu werten. Zur Abgrenzung der vom Patienten angegebenen Schmerzareale fordert man ihn auf, bei geschlossenen Augen auf jeden Stimulus mit „Ja" zu reagieren. Auffallend häufig beantworten Patienten im Fall einer psychogenen Empfindungsstörung den Berührungs- und Schmerzreiz innerhalb eines vorgeblich anästhetisch-analgetischen Hautbezirks mit „Nein".

Die Begrenzung einer **psychogenen** Anästhesie oder Analgesie wird meist genau in der Mittellinie oder entsprechend der „Kleiderordnung" angegeben.

Ätiopathogenese

Die von den Rezeptoren der Haut, Gelenke, Muskelspindeln u. a. registrierten spezifischen Berührungs-, Schmerz-, Temperatur- und Bewegungsreize werden summiert und zentral integriert. Den anatomischen Bahnen werden einzelne Empfindungsqualitäten zugeordnet (Abb. A-**2.39**). Wegen neuronaler Verbindung der sensiblen Bahnen miteinander zum motorischen System sowie zu den spinozerebellaren Bahnen, und schließlich durch Summation und Integration der Reize auf thalamischer und kortikaler Ebene ist kaum eine Empfindungsqualität isoliert betroffen.

Ätiopathogenese

Den anatomischen Bahnen werden einzelne sensible Qualitäten zugeordnet (Abb. A-**2.39**). Es fällt jedoch kaum eine Empfindungsqualität isoliert aus.

Zu den meist traumatisch bedingten Läsionen **peripherer Nerven** und des Plexus siehe S. 430, zu den vielfältigen Ursachen der Polyneuropathien und zur idiopathischen Polyradikuloneuritis siehe S. 463. Spinale Wurzelkompressionssyndrome mit „Zerviko-Brachialgie" und „Lumboischialgie" sind meist durch Bandscheibenvorfälle verursacht (S. 453).

Sensibilitätsstörungen bei Läsionen **peripherer Nerven** und des Plexus sind meist traumatisch bedingt. Radikuläre Ausfälle weisen häufig auf Bandscheibenschäden hin.

Zu den wichtigsten **Hinterstrangläsionen** mit Störungen komplexer sensibler Leistungen (pathologischer Funktionswandel) bis zur ausgeprägten Tiefensensibilitätsstörung, spinaler Ataxie (S. 90) und distaler, gelegentlich auch querschnittförmiger Hypästhesie und -algesie gehören die funikuläre Myelose (S. 248) und die Tabes dorsalis (S. 277).

Zu den Erkrankungen mit Affektion der **Hinterstränge** gehören die funikuläre Myelose, Tabes dorsalis u. a.

Eine ein- bzw. beidseitige dissoziierte Empfindungsstörung ist meist Folge eines inkompletten **Querschnittsyndroms** (Brown-Séquard-Syndrom, A.-spinalis-anterior-Syndrom, zentromedulläres Syndrom, s. Tab. A-**2.27**, S. 119. Bei **Hirnstammläsionen** (S. 52) kann sich ein sog. Alternans-Syndrom ebenfalls mit einer dissoziierten Sensibilitätsstörung entwickeln, da die Bahn für Schmerz- und Temperaturempfindung in der Medulla oblongata noch getrennt verläuft (siehe Wallenberg-Syndrom, S. 392). Bei umschriebenen Läsionen nahe der Trigeminuskernsäule beschränkt sich die dissoziierte Sensibilitätsstörung auf das Gesicht.

Dissoziierte Empfindungsstörungen werden durch inkomplette **Rückenmarkprozesse** und **Hirnstammläsionen** hervorgerufen.

Bei **Thalamusläsion** überwiegt meist ein ausgeprägtes Schmerzsyndrom mit Hyperpathie (S. 4). Während die kontralaterale Hemihypästhesie gering ausgeprägt ist, findet sich vor allem eine Störung komplexer sensibler Leistungen und der Lage- und Bewegungsempfindung. Dadurch kommt es zu unwillkürli-

Läsionen des **Thalamus** rufen ein Schmerzsyndrom mit Hyperpathie hervor. Daneben sind besonders die Lage- und Bewegungsempfindung beeinträchtigt.

Läsionen der **inneren Kapsel** verursachen kontralateral eine Hemihypästhesie und -algesie, kortikale Prozesse eine Astereognosie und sensiblen Funktionswandel.

chen Bewegungen der Finger, wenn die Hand gehalten wird (Thalamushand, S. 393). Läsionen der **inneren Kapsel**, meist Infarkte oder Blutungen, verursachen eine kontralaterale Hemihypästhesie und -algesie (S. 388). Umschriebene subkortikale und kortikale Prozesse haben oft nur eine Astereognosie und einen pathologischen Funktionswandel zur Folge.

2.7 Prüfung vegetativer Funktionen

2.7 Prüfung vegetativer Funktionen

▶ Überblick

▶ **Überblick:** Einen Überblick über Topik und Erfolgsorgane des vegetativen Nervensystems gibt Abb. A-**2.44**.

2.7.1 Schweißsekretionsstörung

2.7.1 Schweißsekretionsstörung

▶ Synonym

▶ **Synonym:** sudorisekretorische Dysfunktion.

A-2.44 Zentrale und periphere vegetative Innervation

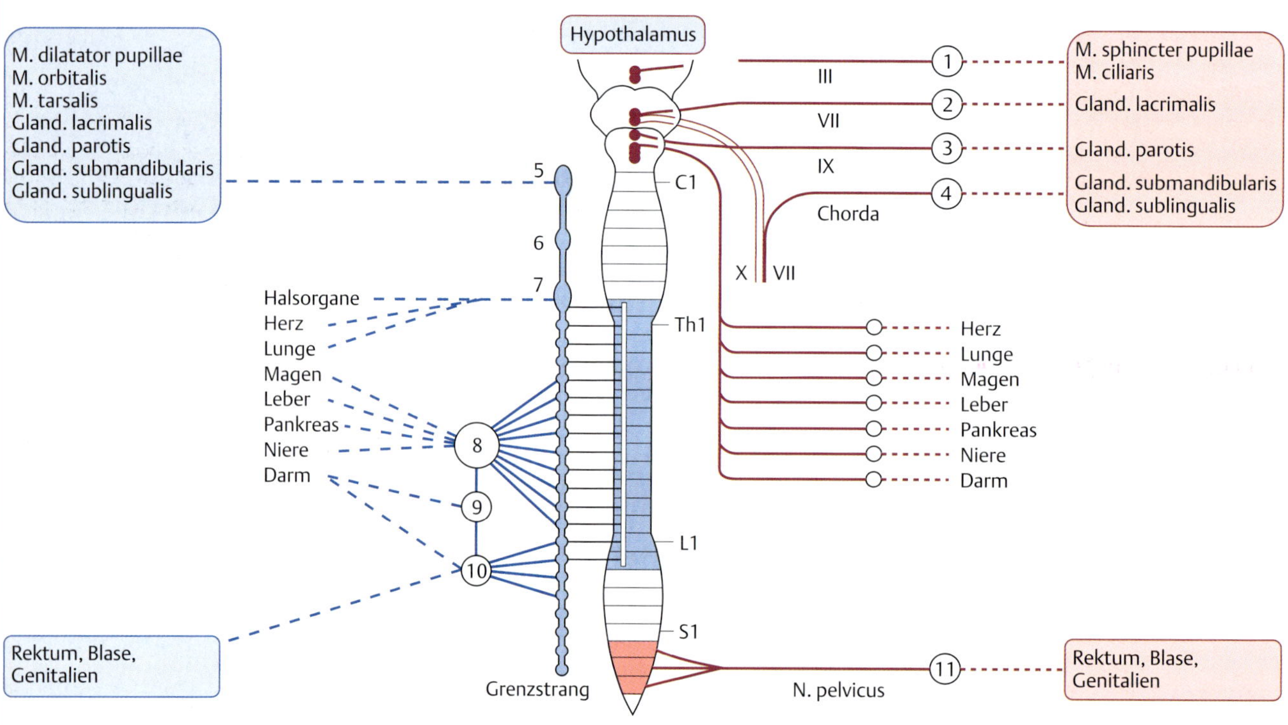

Vom Hypothalamus als Zentrum der vegetativen Innervation bestehen direkte und indirekte Verbindungen zu den präganglionären autonomen Neuronen im Hirnstamm und Rückenmark. Eine von diesen Neuronen ausgehende deszendierende Bahn ist nicht bekannt; die Fasern sollen diffus im Vorderseitenstrang des Rückenmarks verteilt sein. Die präganglionären sympathischen Neurone befinden sich im Nucleus intermediolateralis des Rückenmarks in den Segmenten C8–L2 (blau); auf Höhe von C8-Th2 befinden sich die Neurone für die Pupillomotorik, auf Höhe von Th3–L2 die Neurone für die Schweißsekretion und Innervation der inneren Organe. Die Fasern laufen durch die vordere Wurzel und treten in den paravertebralen Grenzstrang ein. Die präganglionären parasympathischen Neurone befinden sich in den Kerngebieten der Hirnnerven III, VII, IX und X sowie im Sakralmark (S2–S4) (rot). Vom parasympathischen Kerngebiet des N. oculomotorius wird die Pupillomotorik beeinflusst, der parasympathische Anteil des N. vagus versorgt Herz, Lunge und die Bauchorgane. Von den Segmenten S2–S4 (rot) verlaufen präganglionäre Fasern zu den Organen des kleinen Beckens und werden in deren intramuralen Ganglien umgeschaltet. Demgegenüber werden die peripheren sympathischen Efferenzen (schwarz) überwiegend im Grenzstrang umgeschaltet. Die parasympathischen und sympathischen Fasern innervieren die inneren Organe weitgehend antagonistisch.
Ggl. ciliare (1), pterygopalatinum (2), oticum (3), submandibulare (4), cervicale superius (5), cervicale medius (6), stellatum (7), coeliacum (8), mesentericum superius (9), mesentericum inferius (10), Plexus vesicalis (11)

▶ **Definition:** Generalisierte oder umschriebene **Hyperhidrose**, **Hypohidrose** bzw. **Anhidrose** als Folge einer Störung der sympathischen Innervation der Schweißdrüsen. Die sudorisekretorische Dysfunktion beruht auf einer Läsion der zentralen Sympathikusbahn, des Grenzstrangs, des Plexus oder der sensiblen bzw. gemischten peripheren Nerven (vgl. Abb. A-**2.44**).

◀ **Definition**

Untersuchung: Eine **Hyperhidrose** fällt schon vom Aspekt her auf. Demgegenüber ist eine **Hypohidrose** oder **Anhidrose** leicht zu übersehen. Da eine umschriebene Anhidrose von einer Störung der Vasomotorik begleitet ist, weist trockene, aber warme und gerötete Haut auf eine sympathische Innervationsstörung hin. Gleichzeitig ist die Piloarrektion beeinträchtigt, d.h. die „Gänsehaut", die sich auf Kältereiz oder Bestreichen der Haut bildet, bleibt aus. Objektiv lässt sich die Schweißsekretionsstörung mithilfe des Jod-Stärke- oder Ninhydrin-Tests nachweisen.

- **Jod-Stärke-Test** (nach Minor): Zur Durchführung wird die zu prüfende Hautpartie bzw. die gesamte Körperoberfläche mit einer Jodlösung bestrichen, anschließend mit Stärkepuder bestäubt und erwärmt (Lichtbügel). Zur Anregung der Schweißsekretion empfiehlt sich die Gabe von heißem Lindenblütentee vor der Untersuchung. Das Schwitzen löst eine Jod-Stärke-Reaktion mit schwarzvioletter Verfärbung aus, sodass ein Gebiet gestörter Schweißsekretion weiß bleibt (Anhidrose) oder sich nur gering verfärbt (Hypohidrose).
  Erfolgt keine ausreichende thermoregulatorische Schweißbildung (Tab. A-**2.17**) wird der Test in gleicher Weise wiederholt; statt der Erwärmung als Sekretionsreiz ist Pilocarpin (0,01 g) subkutan zu injizieren. Bei dieser Prüfung der pharmakogenen Schweißsekretion wird die neuro-glanduläre Synapse direkt stimuliert.
- **Ninhydrin-Test** (nach Moberg): Dieser Test ist einfach durchzuführen, aber nur zur Feststellung einer Schweißsekretionsstörung an Händen oder Füßen geeignet. Hand oder Fuß werden auf einen Bogen weißen Papiers gedrückt und mit einem Stift umfahren, um die Umrisse zu markieren. Anschließend wird das Papier in eine Lösung Ninhydrin (1%) in Azeton mit einigen zuvor zugesetzten Tropfen Eisessig gezogen und im Heißluftsterilisator zwei bis drei Minuten lang erhitzt. Bei physiologischer Schweißsekretion färbt sich der Abdruck violett (Abb. A-**2.45**) während anhidrotische Bezirke weiß bleiben.

Untersuchung: Eine Hyperhidrose fällt schon vom Aspekt her auf. Bei Hypohidrose ist die Haut nicht nur trocken, sondern auch warm und gerötet (Vasomotorenlähmung), die „Gänsehaut" bleibt aus (Störung der Piloarrektion).

- **Jod-Stärke-Test** (nach Minor): Zunächst wird die Haut mit Jodlösung bestrichen, dann mit Stärkepuder bestäubt und erwärmt. Bei normaler Schweißsekretion kommt es zu schwarzvioletter Verfärbung. Bleibt das thermoregulatorische Schwitzen aus, wird das pharmakogene Schwitzen mittels Injektion von Pilocarpin geprüft (Tab. A-**2.17**).
- Zur Prüfung der spontanen Schweißsekretion an Händen und Füßen wird der **Ninhydrin-Test** nach Moberg vorgenommen. Hand- oder Fußabdruck auf einem Bogen weißen Papiers färben sich nach Benetzen mit Ninhydrin-Lösung und Erwärmung im Heißluftsterilisator violett (Abb. A-**2.45**).

Ätiopathogenese: Man unterscheidet eine zentrale von einer peripheren Schweißsekretionsstörung. Eine **zentrale Dysfunktion** entsteht bei Läsion des

Ätiopathogenese: Je nach Läsion zentraler oder peripherer sudorisekretorischer Bahnen

A-2.45 Ninhydrin-Test nach Moberg

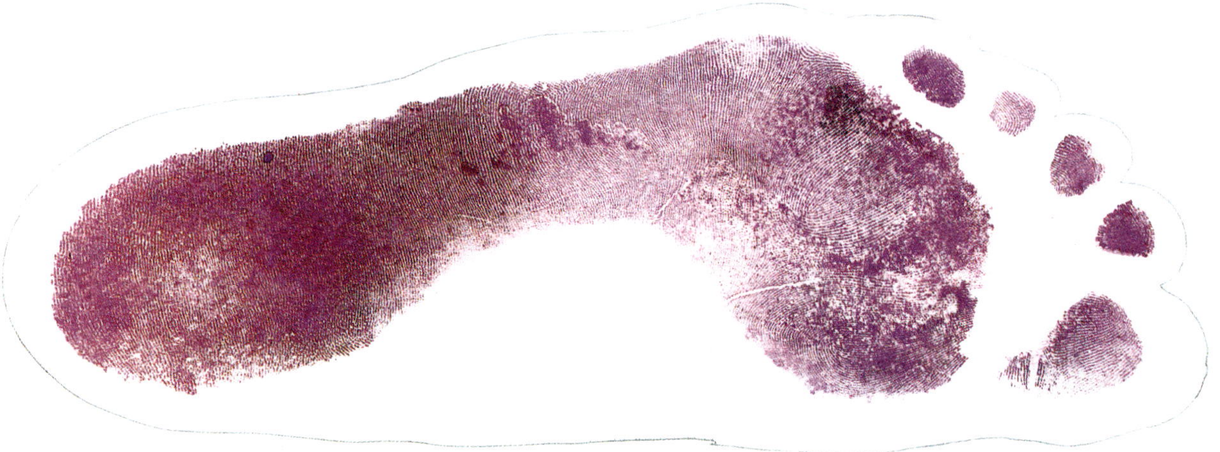

Der Fußabdruck auf Papier wurde durch eine 1%ige Ninhydrin-Lösung in Azeton gezogen und heiß getrocknet. Es stellt sich die physiologische Schweißbildung des linken Fußes dar.

A-2.17 Physiologische Schweißsekretion. Neben dem ständigen spontanen Schwitzen am ganzen Körper unterscheidet man eine allgemeine oder lokale Schweißsekretion auf spezifische Reize.

Art des Schwitzens	*Auslösung*	*Lokalisation*
thermoregulatorisches Schwitzen	Reizung der Wärmerezeptoren der Haut, Anstieg der Körpertemperatur, Muskelarbeit	Schweißdrüsen des Körpers
psychogenes Schwitzen	emotional	Schweißdrüsen von Handflächen, Fußsohlen, Achselhöhlen und Stirn
Geschmacksschwitzen	Genuss würziger oder saurer Speisen	Gesicht und Hinterkopf
Reflexschwitzen	lokaler Reiz	reflektorische lokale Schweißsekretion ohne Allgemeinreaktion
pharmakogenes Schwitzen	systemische Applikation cholinerger Substanzen (z. B. Azetylcholin, Pilocarpin)	durch direkte Wirkung auf die neuro-glanduläre Synapse vermehrte Schweißsekretion am ganzen Körper

A-2.46

A-2.46 Sympathische Innervation der Haut

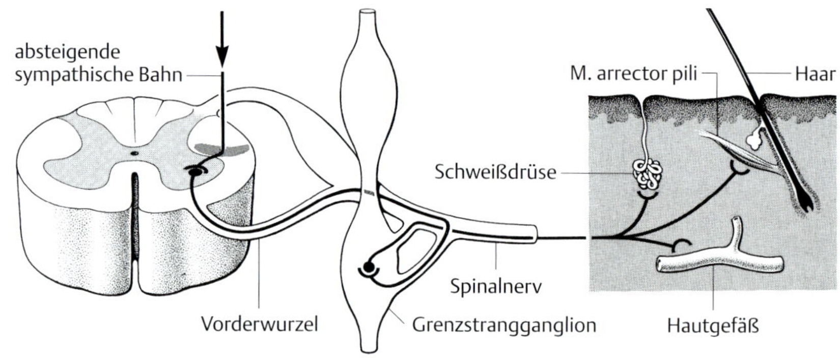

Die sympathischen Fasern legen sich nach Umschaltung im Grenzstrangganglion dem peripheren Nerv zur Innervation der Schweißdrüsen, kleinen Hautgefäße und der Mm. arrectores pilorum an.

unterscheidet man nicht nur das Areal gestörter Schweißsekretion, sondern auch die Art des Schwitzens. Bei **zentraler** Schädigung ist das thermoregulatorische und psychogene Schwitzen beeinträchtigt, bei **peripherer** Störung zusätzlich das pharmakogene Schwitzen sowie Vasomotorik und Piloarrektion (Abb. A-**2.46**).

thermoregulatorischen Zentrums im Bereich des Hypothalamus bzw. seiner deszendierenden Projektionen und des sympathischen Kerngebiets im Thorakolumbalmark (Abb. A-**2.44**). Da die Schweißsekretion auch vom limbischen System und kortikalen Arealen beeinflusst wird, ist gleichzeitig das psychogene Schwitzen beeinträchtigt. Bei Ausfall der zentralen Steuerung erfolgt jedoch weiterhin lokales Schwitzen über den spinalen Reflexbogen. Eine **periphere Schweißsekretionsstörung** mit Aufhebung aller Qualitäten des Schwitzens einschließlich des pharmakogenen findet sich bei Läsion des postganglionären sympathischen Neurons, d. h. distal vom Grenzstrang. Dabei kommt es zur Atrophie der neuro-glandulären Synapse und der Schweißdrüsen. Aufgrund des gemeinsamen Verlaufs der Fasern für die Schweißsekretion, Vasomotorik und Piloarrektion sind alle sympathischen Funktionen der Haut betroffen (Abb. A-**2.46**).

Läsionen der hypothalamischen Projektionen (dorsolaterales Oblongata-Syndrom, Media-Infarkt) verursachen eine homolaterale Hemianhidrose bei **zentralem Horner-Syndrom** (S. 27 und Tab. A-**2.3**, S. 28).

Eine **zentrale Schweißsekretionsstörung** als Symptom eines **zentralen Horner-Syndroms** (S. 27 und Tab. A-**2.3**, S. 28) findet sich regelmäßig bei einem Infarkt der dorsolateralen Medulla oblongata, dem Wallenberg-Syndrom (S. 392), aber auch bei ausgedehnten Infarkten im Versorgungsbereich der A. cerebri media, wenn die hypothalamischen Projektionen unterbrochen sind (Schiffter-Schliack-Syndrom). Dabei sind die sudorisekretorischen Fasern der homolateralen Körperhälfte betroffen (Hemianhidrose oder Hemihypohidrose).

Komplette **Querschnittläsionen** im Thorakalmark sind mit einem Ausfall der zentralen

Eine hohe **Querschnittlähmung** mit beidseitiger Unterbrechung der Sympathikusbahn hat einen **Ausfall der zentralen Sudorisekretion** und Vasomotorik mit

A-2.47 Gliederung der sympathischen Innervation der Haut (linke Körperhälfte) im Vergleich zur segmentalen sensiblen Innervation (rechte Körperhälfte)

A-2.47

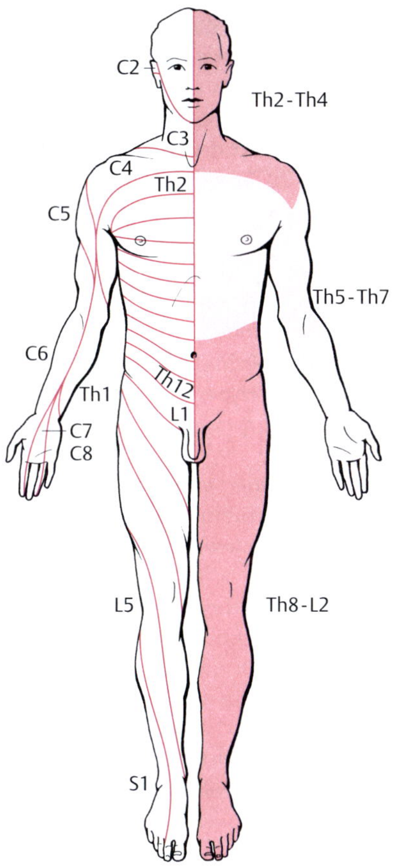

Schweißsekretionsstörungen halten sich nicht an das Schema der segmentalen sensiblen Innervation, sondern erstrecken sich über größere Körperabschnitte, da die den Rückenmarksegmenten Th3 –L2 entstammenden Fasern über den Grenzstrang verteilt werden.

der Gefahr der Hyperthermie zur Folge (S. 117). Läsionen im spinalen Sympathikus-Kerngebiet für die Schweißsekretion (Th3 –L2) bewirken eine Anhidrose unterhalb und eine kompensatorische Hyperhidrose oberhalb der betroffenen Region. In der thermoregulatorisch anhidrotischen Körperpartie kommt es unter Gabe von Pilocarpin zu übermäßigem pharmakogenen Schwitzen. Sofern das sympathische Zentrum im Thorakalmark nicht vollständig zerstört ist, wird die Schweißsekretion unterhalb der Läsion durch Berührungs-, Schmerz- und Temperaturreize sowie viszerale Stimuli, wie z. B. eine überdehnte Harnblase, reflektorisch über den spinalen Reflexbogen ausgelöst (Tab. A-**2.17**).

Schweißregulation verbunden (S. 117). Die pharmakogene und reflektorische Schweißsekretion ist jedoch unterhalb der Läsion erhalten (Tab. A-**2.17**).

Während ein Wurzelausriss der **Spinalnerven** oberhalb von Th3 und unterhalb von L2 keine Schweißsekretionsstörung verursachen kann, weil diese Wurzeln keine sudorisekretorischen Fasern führen, ist der zu erwartende Ausfall der Schweißbildung bei Ausriss einzelner Wurzeln in Höhe Th3 –L2 nicht objektivierbar, da sich die Versorgungsbereiche überlappen (Abb. A-**2.47**). Demgegenüber kommt es bei isolierten **Grenzstrangläsionen** immer zum Ausfall des thermoregulatorischen und pharmakogenen Schwitzens. Häufigste Ursache ist eine karzinomatöse Infiltration.

Ein Wurzelausriss einzelner Spinalnerven verursacht keine Schweißsekretionsstörung, da sich deren Versorgungsbereiche überlappen (Abb. A-**2.47**). Demgegenüber kommt es bei isolierten **Grenzstrangläsionen** immer zu einer Anhidrose.

Eine Quadrantenanhidrose bei **peripherem Horner-Syndrom** ist durch eine Läsion des Ganglion stellatum, in dem sowohl sudorisekretorische Fasern für den oberen Körperquadranten (Th3 –Th4, vgl. Abb. A-**2.47**) als auch pupillomotorische Fasern (C8 –Th2, vgl. Abb. A-**2.44**) verlaufen, bedingt und kann erstes Symptom eines Lungenspitzenkarzinoms sein (Pancoast-Tumor, Abb. A-**2.7**, S. 27 und S. 449). Beschränkt sich die Anhidrose bei peripherem Horner-Syn-

Eine Quadrantenanhidrose bei **peripherem Horner-Syndrom** ist durch eine Läsion des Ganglion stellatum bedingt. Die Ausdehnung der Schweißsekretionsstörung lässt auf die Höhe der Läsion im Verlauf des Grenzstrangs schließen (Tab. A-**2.3**, S. 28).

drom auf das Gesicht, ist die Läsion weiter kranial im Bereich des Ganglion cervicale superius zu suchen (s. auch Tab. A-**2.3**, S. 28).

Eine periphere **Nervendurchtrennung** geht mit Anhidrose im Bereich der Sensibilitätsstörung einher. Bei partieller Nervenverletzung überwiegt die autonome Störung. So z. B. bei dem **komplexen regionalen Schmerzsyndrom**, der sympathischen Reflexdystrophie (Sudeck-Syndrom) mit Ödem, Schweißsekretions-, Thermoregulationsstörung und Vasomotorenlähmung bei intensivem Spontanschmerz (Kausalgie).

Bei einer peripheren **Nervenläsion** (traumatisch oder durch Kompression bedingt, im Rahmen einer Polyneuropathie) stimmt das anhidrotische Areal mit dem der Sensibilitätsstörung überein. Die Denervierung zieht eine Atrophie der Haut, Hyperkeratosen und schmerzlose Ulzera nach sich. Bei partiellen Nervenverletzungen überwiegt der Sympathikusausfall. Charakteristisches Beispiel ist das so genannte **komplexe regionale Schmerzsyndrom**, die sympathische Reflexdystrophie (Sudeck-Syndrom, s. S. 562). Im Vordergrund stehen ödematöse Schwellung, Schweißsekretions-, Thermoregulationsstörung und meist ein intensiver Spontanschmerz (Kausalgie, vgl. S. 4) mit orthostatischer Komponente. Als Folge der Vasomotorenlähmung nehmen die diffusen, in der Tiefe empfundenen Schmerzen bei Herabhängen der Extremität zu. Die autonomen Störungen betreffen den gesamten distalen Extremitätenabschnitt.

Unter psychischen Einflüssen kommt es zur **Hyperhidrose** an Händen, Füßen, Axilla und im Gesicht. Eine generalisierte Hyperhidrose findet sich z. B. auch bei Morbus Parkinson.

Ein vermehrtes Schwitzen an Händen, Füßen, Achselhöhlen und Gesicht ist in der Regel psychisch bedingt. Jedoch kann eine **Hyperhidrose** der Füße auch im Anfangsstadium einer Polyneuropathie zusammen mit vasomotorischen und sensiblen Ausfällen auftreten, bevor sich eine Hypo- bis Anhidrose einstellt. Auch die Parkinson-Krankheit weist neben einer vermehrten Talgproduktion („Salbengesicht") eine Hyperhidrose und Hyperthermie auf (S. 199).

Durch Irritation von Sympathikusfasern kann sich ausgeprägtes **Geschmacksschwitzen** im Bereich des N. auriculotemporalis einstellen (Frey-Syndrom).

Eine Sonderform der Hyperhidrose ist das **Geschmacksschwitzen** (Tab. A-**2.17**, S. 80). Durch Irritation sympathischer Fasern, z. B. nach Parotis-Operation, kann es zu übermäßigem Schwitzen im Bereich des N. auriculotemporalis mit Rötung, Wärmegefühl und brennenden Missempfindungen kommen (Frey-Syndrom).

Der **„kalte Schweiß"** im Schock ist eine adrenerge Reaktion.

Eine Ausnahme unter den verschiedenen cholinerg vermittelten Arten des Schwitzens bildet der **„kalte Schweiß"** im Schock. Als Folge einer massiven Adrenalinausschüttung wird das in den Schweißdrüsenausgängen befindliche Sekret herausgepresst, eine Stimulation der Schweißdrüsen erfolgt aber nicht.

2.7.2 Störungen der Blasen-, Mastdarm- und Genitalfunktion

2.7.2 Störungen der Blasen-, Mastdarm- und Genitalfunktion

▶ **Definition**

▶ **Definition:** Miktions-, Defäkations- und Sexualfunktionsstörungen sind Folge einer Schädigung der zentralen autonomen Zentren der spinalen sympathischen und parasympathischen Kerngebiete oder der peripheren autonomen Ganglien und Nerven. Die spinalen Reflexvorgänge sind über zentralnervöse Efferenzen willkürlich zu beeinflussen.

Miktions- und Defäkationsstörung

Untersuchung: Anamnestisch ist nach einer **Harnverhaltung** (Retentio urinae) mit oder ohne Harndrang zu fragen. Unwillkürlicher Urinabgang (Incontinentia urinae) tritt intermittierend oder kontinuierlich auf. Als Dranginkontinenz bezeichnet man eine unwillkürliche Blasenentleerung, der ein starker (imperativer) Harndrang unmittelbar vorausgeht.

Miktions- und Defäkationsstörung

Untersuchung: Die Patienten klagen entweder über eine Harn- bzw. Stuhlverhaltung (Retentio urinae bzw. alvi) oder unwillkürlichen Urin- bzw. Stuhlabgang (Incontinentia urinae bzw. alvi). Die **Harnretention** ist empfindungslos oder schmerzhaft bzw. mit starkem Harndrang verbunden. Gleichzeitig kann eine Harninkontinenz mit intermittierend unwillkürlichem Abgang kleiner Urinmengen (Incontinentia intermittens) bzw. ständigem Harnträufeln (Incontinentia permanens) bestehen. Kontinuierlicher Urinabgang bei unvollständiger Blasenentleerung wird paradoxe Inkontinenz oder Ischuria paradoxa genannt. Darüber hinaus kommt eine unwillkürliche intermittierende Harninkontinenz bei vollständiger Blasenentleerung vor, der ein plötzlich einsetzender starker Harndrang schon bei geringer Blasenfüllung (imperativer Harndrang) vorausgehen kann (Dranginkontinenz).

Bei der Untersuchung ist auf Sensibilitätsstörungen in den lumbosakralen Segmenten und Verlust von Kremaster-, Bulbokavernosus- und Analreflex zu achten.

Die Sensibilität der lumbosakralen Dermatome sowie Kremaster- (L1 –L2), Bulbokavernosus- (S3 –S4) und Analreflex (S3 –S5) müssen gezielt geprüft werden. Bei der rektalen Untersuchung fällt ein verminderter oder erhöhter Tonus des Analsphinkters (S2) auf. Die Bestimmung der **Restharnmenge** durch Sonographie oder Katheterisieren informiert über das Ausmaß einer Retention. Die einfache Zystomanometrie weist eine Detrusorhyperreflexie nach, die kombinierte urodynamisch-elektromyographische Untersuchung eine Dyssynergie des M. detrusor und M. sphincter vesicae externus.

Ätiopathogenese: Miktion und Defäkation werden parasympathisch, sympathisch und zentralnervös gesteuert. Zur Harnblaseninnervation siehe Abb. A-**2.48**. Einen Überblick über die Symptomatik der häufigsten Blasenstörungen in Abhängigkeit von der Läsion gibt Tabelle A-**2.18**.

Ätiopathogenese: Zur Harnblaseninnervation siehe Abb. A-**2.48**, zu den häufigsten Blasenstörungen Tab. A-**2.18**.

A-2.48 Verlauf efferenter und afferenter Bahnen der Harnblaseninnervation

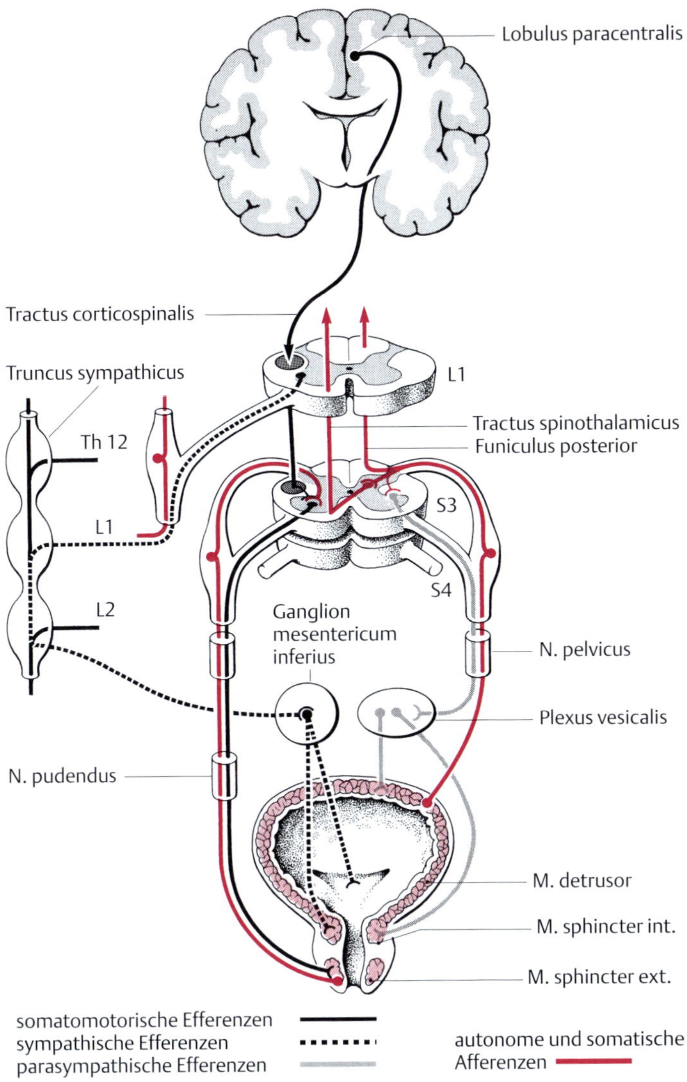

Die Miktion erfolgt automatisch über den spinalen Reflexbogen („sakrales Blasenzentrum") unter Beteiligung parasympathischer, sympathischer und somatischer Fasern. Die Füllung der Harnblase wird über Dehnungsrezeptoren aus der Blasenwand vermittelt. Die Afferenzen werden pontin („pontines Blasenzentrum") umgeschaltet. Efferenzen verlaufen über den Tractus reticulo-spinalis zur sympathischen Kernsäule in Höhe von Th12 –L2 und zum spinalen parasympathischen Zentrum (S2 –S4). Der Reflex unterliegt hemmenden Einflüssen aus dem Kortex (Lobulus paracentralis und Frontalhirn), den Stammganglien und dem Hypothalamus. Die Detrusorkontraktion wird parasympathisch vermittelt. Durch Tonusminderung der Beckenbodenmuskulatur und Kontraktion im Trigonum vesicae (sympathisch innerviert) erfolgt die Öffnung des Blasenausgangs Die aktive Erschlaffung des M. sphincter externus (somatisch innerviert) setzt die Miktion in Gang, die über zerebrale Einflüsse willkürlich unterbrochen werden kann.

Der Ausfall der kortikalen bzw. subkortikalen **Hemmung** hat eine Detrusorhyperreflexie zur Folge. Bereits bei mäßiger Blasenfüllung bestehen imperativer Harndrang und Dranginkontinenz.

Ist die kortikale oder die über die Stammganglien vermittelte Hemmung aufgehoben, bestehen imperativer Harndrang und Dranginkontinenz. Die Blasenentleerung erfolgt bereits bei mäßiger Füllung (Pollakisurie) ungehemmt aufgrund der **Detrusorhyperreflexie**. Ursachen sind insbesondere rechtsseitige zerebrale Ischämien und Traumen, Morbus Parkinson, Normaldruck-Hydrozephalus, Multiple Sklerose, eine Frontalhirnläsion (z. B. Aneurysmablutung) oder Mantelkantenläsion (z. B. Tumor).

Bei akuter **Querschnittlähmung** besteht im Stadium des spinalen Schocks eine Retentio urinae et alvi. Wenn mit Einsetzen der Spastik auch der spinale Reflexbogen in Gang kommt, entwickelt sich eine automatische **Reflexblase**. Folge der **Detrusor-Sphinkter-Dyssynergie** (Behinderung der Detrusoraktivität durch spastische Tonuserhöhung des Sphinkters) ist eine intermittierende Inkontinenz.

Eine akute komplette **Querschnittlähmung** führt im Stadium des spinalen Schocks (S. 118) zur vollständigen schlaffen Blasenlähmung mit Retentio urinae und Überlaufblase; die Magen-Darm-Peristaltik ist aufgehoben. Wenn sich im Verlauf eine Paraspastik der Beine entwickelt, kommt auch der spinale Reflexbogen für die Miktion in Gang. Dann kontrahiert sich der M. detrusor **reflektorisch** auch bei geringer Blasenfüllung (automatische Blasenentleerung). Jedoch setzt die spastische Tonuserhöhung des M. sphincter externus (quergestreifte Muskulatur) der vollständigen Entleerung Widerstand entgegen. Folge dieser **Detrusor-Sphinkter-Dyssynergie** ist eine intermittierende Inkontinenz mit unwillkürlichem Abgang kleiner Urinmengen. Die willkürliche Steuerung ist ebenso wie der Harndrang aufgehoben; Miktion und Defäkation müssen mithilfe der Bauchpresse oder manipulativ in Gang gesetzt werden.

Inkomplette spinale Läsionen gehen mit imperativem Harndrang und Dranginkontinenz einher.

Bei einer progredienten **inkompletten spinalen Läsion**, wie z. B. bei multipler Sklerose, zervikaler Myelopathie oder Tumorkompression kann der Harndrang erhalten sein, oft als imperativer Harndrang mit Dranginkontinenz. Im Gegensatz zur Dranginkontinenz bei kortikalen Läsionen besteht neben der ungehemmten Detrusoraktivität eine Tonuserhöhung des Sphinkters (Detrusor-Sphinkter-Dyssynergie) mit dem Risiko der Restharnbildung.

Bei Schädigungen des **spinalen parasympathischen Zentrums** und bei **Denervierung** der Blase kann sich keine Reflextätigkeit entwickeln. Die **Detrusorareflexie** führt zur Harnretention mit großem Restharnvolumen und Überlaufblase. Infolge kurzer unausgiebiger Kontraktionen der Blasenwand (autonome Blase) besteht eine paradoxe Inkontinenz. Häufigste Ursachen einer peripheren neurogenen Blasenlähmung sind ein Kaudasyndrom und eine autonome Neuropathie.

Weder bei einer Schädigung des **spinalen parasympathischen Zentrums** noch bei einer **Denervierung** der Blase infolge peripherer Nervenläsion kann sich eine Reflextätigkeit entwickeln. Die **Detrusorareflexie** geht mit großem Restharnvolumen einher und führt zur Überlaufblase bei schmerzloser Harnretention. Meist sind mit steigendem intravesikalem Druck noch kurze unausgiebige Kontraktionswellen des Detrusors möglich (autonome Blase). Der Abgang kleiner Harnmengen kann nicht kontrolliert werden, andererseits kommt es weder willkürlich noch unwillkürlich zur vollständigen Miktion (paradoxe Inkontinenz). Das parasympathische Blasenzentrum ist bei einem Tumor des Conus medullaris oder bei Spina bifida direkt betroffen. Wesentlich häufiger sind periphere Läsionen bei einem Kaudasyndrom infolge medialen Bandscheibenvorfalls und bei autonomer Neuropathie (besonders bei diabetischer und alkoholtoxischer Polyneuropathie). Eine isolierte Schädigung des N. pudendus ist oft iatrogen nach perianalen oder gynäkologischen Operationen. Eine rein motorische Blasenentleerungsstörung kommt bei Schädigung der Vorderwurzeln z. B. im Verlauf einer Poliomyelitis oder Polyradikulitis vor. Die Miktion ist bei schmerzhafter Harnretention nicht möglich.

A-2.18 Die häufigsten neurogenen Blasenstörungen

neurogene Blasenstörung	*Läsionsort*	*Retention/Inkontinenz*	*Harndrang*	*willkürliche Miktion*	*Restharn*
ungehemmte Blase (Detrusorhyperreflexie)	kortikal oder subkortikal (oberhalb des pontinen Blasenzentrums)	Dranginkontinenz Pollakisurie	imperativ	gestört	keiner
Reflexblase (Detrusor-Sphinkter-Dyssynergie)	spinal (unterhalb des pontinen, oberhalb des sakralen Blasenzentrums)	intermittierende Inkontinenz	fehlt	aufgehoben	keiner/wenig
denervierte Blase = autonome Blase (Detrusorareflexie)	peripher (im und unterhalb des sakralen Blasenzentrums)	Harnretention mit Überlaufblase, paradoxe Inkontinenz (Inkontinenz bei unvollständiger Blasenentleerung)	fehlt	aufgehoben	viel

Ein Harnverhalt kommt auch als **psychogene Störung** vor. Wesentlich häufiger ist eine chronische Obstipation psychisch bedingt. Die Fehlhaltung wird durch chronischen Laxanzienabusus verstärkt, der über eine Hypokaliämie mit Störung der Darmmotilität und auch irreversible Schädigung der intramuralen Ganglien die Obstipation unterhält. Eine Enuresis nocturna ist ebenfalls meist psychisch bedingt. Bei unwillkürlichem nächtlichem Urinabgang ist auch an epileptische Anfälle zu denken.

Latente Miktions- und Defäkationsstörungen werden **medikamentös** durch parasympathisch oder sympathisch wirkende Substanzen und Muskelrelaxanzien verstärkt. Entsprechende Pharmaka können andererseits zur Beeinflussung neurogener Blasenstörungen therapeutisch eingesetzt werden.

Eine chronische Obstipation und Enuresis nocturna sind wesentlich häufiger psychisch bedingt. Unwillkürlicher nächtlicher Urinabgang muss auch an epileptische Anfälle denken lassen.

Latente Miktions- und Defäkationsstörungen werden medikamentös verstärkt.

Sexualfunktionsstörung

Untersuchung: Nach Störungen der Sexualfunktion ist gezielt zu fragen. Als neurologisches Symptom kommen sie selten isoliert, häufiger als Teil eines komplexen Syndroms mit Miktions- und Defäkationsstörung vor. Beschwerdeangaben über „Impotenz" oder „Frigidität" sind nach sexueller Inappetenz, fehlender Erektion und Lubrikation (muköse Schleimhautsekretion), Ejakulation bzw. Kontraktionen von Vagina und Uterus und fehlendem intensiven Lustempfinden, dem Orgasmus, zu unterscheiden. Physiologische nächtliche bzw. morgendliche Erektionen oder pathologische Schmerzen beim Koitus (Dyspareunie) sind ebenso zu erfragen wie die Abhängigkeit der Störung von Partner, Situation oder Umgebung. Ergibt sich ein Anhalt für eine **psychogene Störung**, muss eine ausführliche biographische Anamnese erhoben werden (S. 15).

Bei der neurologischen Untersuchung müssen v. a. die Sensibilität und Reflexe (s. o.) im lumbosakralen Bereich geprüft werden. Auf Zeichen einer endokrinen Dysfunktion wie z. B. verminderte Sexualbehaarung und Gynäkomastie bzw. Hirsutismus und Amenorrhö ist ebenfalls zu achten. Entsprechend ist eine urologische bzw. gynäkologische sowie endokrinologische Abklärung indiziert.

Sexualfunktionsstörung

Untersuchung: Störungen der Sexualfunktion kommen als neurologisches Symptom häufig gemeinsam mit Miktions- und Defäkationsstörungen vor. Die Art der Sexualfunktionsstörung ist gezielt zu erfragen. Bei Hinweis auf eine **psychogene Störung** ist eine eingehende biographische Anamnese zu erheben (S. 15).

Auf Störungen der Sensibilität und Reflexe ist ebenso zu achten wie auf Zeichen einer endokrinen Dysfunktion.

Ätiopathogenese: Während die parasympathischen, sympathischen und zentralnervösen reflektorischen Vorgänge auf spinaler Ebene auch ohne Verbindung zu den zerebralen Zentren ablaufen können, ist der Antrieb zu sexueller Aktivität ebenso wie das Erleben des Orgasmus an die Intaktheit von Hypothalamus, limbischem System und den Verbindungen zu den spinalen Zentren gebunden. Degenerative **Hirnerkrankungen**, insbesondere linksseitige ischämische Insulte und Prozesse der Stirnhirnkonvexität, gehen mit Verminderung der sexuellen Aktivität einher. Demgegenüber stellt sich bei Beteiligung des orbitalen Stirnhirns, wie z. B. bei Morbus Pick, eine allgemeine Enthemmung, darunter auch der Sexualität, ein (S. 196).

Eine ausgeprägte Hypersexualität mit Hyperphagie wurde von H. Klüver und P.C. Bucy (1937) nach bilateraler Temporallappenresektion bei Rhesus-Affen beobachtet. Beim Menschen kann sich ein **Klüver-Bucy-Syndrom** nach beidseitiger Läsion der medialen Temporallappenanteile, z. B. nach Trauma, Herpes-simplex-Enzephalitis oder paraneoplastischer Enzephalopathie entwickeln. Das Syndrom umfasst neben der gesteigerten Sexualität eine emotionale Verflachung und Furchtlosigkeit sowie einen Verlust mnestischer Leistungen bis zum demenziellen Abbau, ferner Aphasie und optische Agnosie.

Bei kompletter Querschnittlähmung kann es im Stadium des **spinalen Schocks** trotz Ausfalls der Sexualfunktionen zur Füllung der Schwellkörper des Penis durch die Vasoparalyse kommen (Pseudopriapismus). Mit Einsetzen des spinalen Reflexbogens sind vollständige Erektion und Ejakulation bzw. Lubrikation sowie vaginale und uterine Kontraktionen möglich, die unabhängig von emotionalen Einflüssen, sensibler und orgastischer Empfindung ablaufen. Bei der Frau kommen Wochen bis Monate nach der Läsion Ovulation und Menstruation wieder in Gang; eine Schwangerschaft und schmerzlose Entbindung sind selbst bei Unterbrechung der sympathischen Efferenzen möglich.

Unter den bei **Multipler Sklerose** häufigen Sexualfunktionsstörungen überwiegen unvollständige oder fehlende Erektionen (Tab. B-**1.34**, S. 303). Durch fehlen-

Ätiopathogenese: Im Gegensatz zu Prozessen des orbitalen Stirnhirns, die mit einer allgemeinen Enthemmung einhergehen, verursachen die meisten degenerativen **Hirnerkrankungen** eine Verminderung der sexuellen Aktivität.

Eine ausgeprägte Hypersexualität und Hyperphagie sind Symptome des **Klüver-Bucy-Syndroms**, das nach bilateraler Temporallappenläsion auftritt.

Bei kompletter Querschnittläsion fallen im Stadium des **spinalen Schocks** die Sexualfunktionen aus. Mit Einsetzen des spinalen Reflexbogens sind vollständige Erektion und Ejakulation sowie vaginale und uterine Kontraktionen (damit auch der Geburtsvorgang) möglich.

Bei Multipler Sklerose überwiegen Erektions-, bei Shy-Drager-Syndrom Ejakulationsstörungen. Eine Degeneration der sensiblen Afferenzen z. B. bei **Polyneuropathien** hat meist den vollständigen Ausfall der Sexualfunktion zur Folge.

den sympathischen Einfluss kommt es auch zur Hodenatrophie. Die Degeneration des sympathischen Nucleus intermediolateralis im Thorakolumbalmark bei **Shy-Drager-Syndrom** hat frühzeitig eine Störung vor allem der Ejakulation zur Folge (S. 237). Insbesondere die diabetische, aber auch die alkoholtoxische **Polyneuropathie** sind häufige Ursachen von Erektions- und Ejakulationsstörungen schon bei jungen Männern. Der erektilen Impotenz geht oft schon Zeugungsunfähigkeit voraus, da bei zunächst überwiegendem Befall der sympathischen Efferenzen und fehlender Kontraktion des M. sphincter vesicae internus die Ejakulation retrograd in die Harnblase erfolgt.

Unter hormonellem und medikamentösem Einfluss können sich Sexualfunktionsstörungen manifestieren.

Endokrine Störungen (hypothalamisch, hypophysär oder peripher sekretorisch) führen ebenso wie therapeutische Hormongaben zu einem hormonellen Ungleichgewicht. Aber auch unter dem Einfluss von Pharmaka (z. B. Neuroleptika, Antidepressiva, Antihypertensiva) manifestieren sich Sexualfunktionsstörungen.

Sexualfunktionsstörungen haben jedoch überwiegend emotionale, situative, soziokulturelle Faktoren und psychische Ursachen.

Man darf jedoch nicht verkennen, dass die überwiegende Zahl der Sexualfunktionsstörungen auf emotionale, situative und soziokulturelle Faktoren sowie intrapsychische und interpersonelle Konflikte zurückzuführen ist.

2.8 Prüfung der Koordination und Artikulation

2.8.1 Koordinationsstörung

2.8 Prüfung der Koordination und Artikulation

2.8.1 Koordinationsstörung

▶ Definition

▶ **Definition:** Die Koordination ist gestört, wenn das geordnete Zusammenspiel der Muskeln verloren geht. Das Maß und die Geschwindigkeit der Bewegungen geraten außer Kontrolle. Zielbewegungen, Haltung, Stand und Gang werden unsicher. Koordinationsstörungen treten vor allem bei Läsionen des Kleinhirns (zerebellare Ataxie), der Hinterstränge (spinale Ataxie), der Stammganglien und des Vestibularapparats auf.

Untersuchung

Stand und Gang

Untersuchung

Stand und Gang

Berichtet der Patient über Schwindel und Fallneigung, wird man ihn auf eine **Stand-** und **Gangataxie** hin untersuchen. Der Rumpf kann schon im Sitzen schwanken (Rumpfataxie); im Stehen bzw. Gehen verliert der Kranke das Gleichgewicht. Die Unfähigkeit zu stehen bzw. zu gehen wird als Astasie bzw. Abasie bezeichnet.

Der Patient klagt über Schwindel oder Gleichgewichtsstörungen, Fallneigung, Stand- und Gangunsicherheit. Er sucht nach Halt. Kann er nicht frei sitzen, spricht man von **Rumpfataxie**. Dieses spezifische Kleinhirnsymptom ist immer mit einer **Standataxie** verbunden: der Rumpf schwankt derart, dass der Kranke das Gleichgewicht verliert. Ist der Stand bei geschlossenen Beinen nicht möglich, spricht man von Astasie. Eine **Gangataxie** erkennt man am breitbeinigen Gang und ausfahrenden, manchmal schleudernden Bewegungen der unteren Extremitäten. Die Unfähigkeit zu gehen wird als Abasie bezeichnet. Eine diskrete Stand- und Gangataxie wird erst bei gezielter Untersuchung (Einbeinstand, Seiltänzergang, Blindgang) aufgedeckt.

Zur Unterscheidung einer spinalen von einer zerebellaren Ataxie dient der **Romberg-Versuch**: Nimmt das Schwanken bei geschlossenen Augen bis zur Fallneigung zu, so liegt eine **spinale Ataxie** vor (Romberg-Zeichen positiv). Demgegenüber ist die **zerebellare Ataxie** von optischer Kontrolle unabhängig (Romberg-Zeichen negativ).

- **Romberg-Versuch:** Der Patient steht bei eng zusammenstehenden Füßen mit geschlossenen Augen. Nimmt das Schwanken bis zur Fallneigung zu, so ist das Romberg-Zeichen als Ausdruck einer **spinalen Ataxie** positiv.
  Ein anamnestischer Hinweis ist oft schon die Angabe des Patienten, bei Dunkelheit wesentlich unsicherer zu gehen. Im Gegensatz zur **zerebellaren Ataxie** kann die spinale Ataxie durch optische Kontrolle weitgehend kompensiert werden. Eine zu einer Seite gerichtete Fallneigung, die sich bei offenen Augen reproduzieren lässt, weist auf eine gleichseitige vestibuläre Läsion hin. Leichtes Schwanken ist physiologisch. Es sistiert, ebenso wie ein grobes psychogenes Schwanken, sobald man den Patienten ablenkt.

Der **Unterberger-Tretversuch** ist positiv, wenn beim Gehen auf der Stelle eine seitenkonstante Körperdrehung um mehr als 45° erfolgt (s. Abb. A-**2.49**).

- **Unterberger-Tretversuch:** Der Patient wird aufgefordert, bei geschlossenen Augen 50 Mal auf der Stelle zu treten. Bei der Untersuchung ist darauf zu achten, dass er sich weder an optischen noch akustischen Außenreizen orientieren kann. Eine Körperdrehung um bis zu 45° ist physiologisch (s.

A-2.49 Unterberger-Tretversuch

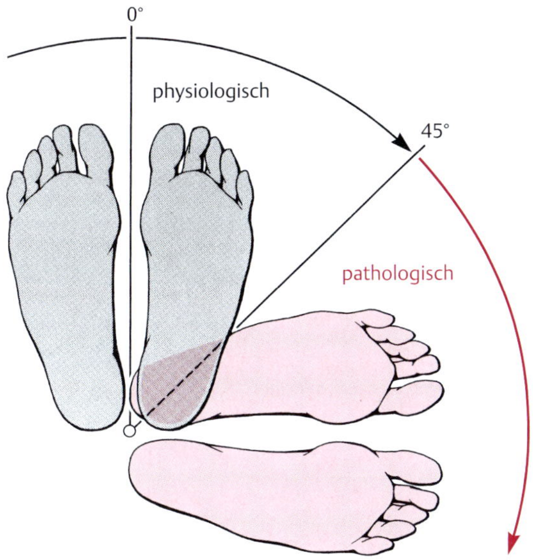

Eine pathologische Drehung (> 45°) gilt als Hinweis auf eine homolaterale Kleinhirn- oder Labyrinthschädigung.

A-2.49

Abb. A-**2.49**). Eine darüber hinausgehende seitenkonstante Drehung lässt auf eine homolaterale Vestibularis- oder Kleinhirnläsion schließen.

Zielbewegungen

Zielbewegungen werden mithilfe **von Zeigeversuchen untersucht, die der Patient bei geschlossenen** Augen vornehmen soll:

- **Finger-Nase-Versuch (FNV):** Der Patient wird aufgefordert, in langsamer, bogenförmiger Bewegung mit dem Zeigefinger die Nase zu treffen. Verfehlt der Finger das Ziel, so spricht man von **Dysmetrie**; schießt er über das Ziel hinaus, von **Hypermetrie**. Meist ist gleichzeitig ein Intentionstremor zu beobachten (s. Abb. A-**2.50**). Dieselben Befunde erhebt man, wenn der Patient die Zeigefingerspitzen über dem Kopf oder vor der Brust zusammenführt.
- **Bárány-Zeigeversuch:** Der Patient zielt zunächst bei offenen, dann geschlossenen Augen mit dem Zeigefinger von oben auf den vorgehaltenen Finger des Untersuchers. Zeigt er konstant daneben, ist eine gleichseitige Kleinhirn- oder Vestbularisläsion anzunehmen.
- **Knie-Hacke-Versuch (KHV):** Der Patient soll im Liegen die Ferse auf die Kniescheibe des anderen Beins aufsetzen. Bei einer Ataxie der unteren Extremitäten beobachtet man eine Dysmetrie bzw. eine Hypermetrie oder einen Intentionstremor (s. u.).

Zielbewegungen

Zeigeversuche bei geschlossenen Augen:

Finger-Nase-Versuch (FNV): Verfehlt der Finger das Ziel, so spricht man von **Dysmetrie**; schießt er über das Ziel hinaus, von **Hypermetrie**. Gleichzeitig beobachtet man meist einen Intentionstremor (s. Abb. A-**2.50**).

Der **Bárány-Zeigeversuch** ist pathologisch, wenn der Finger konstant aus der Vertikalebene abweicht.

Der **Knie-Hacke-Versuch** (KHV) deckt eine Ataxie der Beine auf.

Feinmotorik

Diadochokinese: Man lässt den Patienten Supinations-/Pronationsbewegungen der Hände ausführen. Die Fähigkeit zu raschen, rhythmisch-alternierenden Bewegungen (Eudiadochokinese) ist bei Paresen, zerebellarer Ataxie und extrapyramidalen Hyperkinesen gestört oder aufgehoben (Dysdiadochokinese, Adiadochokinese). Wenn die Diadochokinese verlangsamt ist, wie bei einer Tonuserhöhung der Muskulatur (Spastik, Rigor), spricht man von Bradydiadochokinese. Die Feinmotorik der Finger prüft man durch rasch aufeinanderfolgendes Tippen aller Finger einer Hand auf den gleichseitigen Daumen.

„Rebound-Phänomen": Mit dem „Rebound"- oder Rückprallphänomen wird ebenfalls das gestörte Zusammenspiel von Agonisten und Antagonisten erfasst.

Feinmotorik

Eine Störung der Feinmotorik liegt vor, wenn antagonistische Handbewegungen (Pronation/Supination) gehemmt, verlangsamt oder aufgehoben sind:

- **Dysdiadochokinese**
- **Bradydiadochokinese**
- **Adiadochokinese.**

Ein pathologisches **„Rebound-Phänomen"** (Rückprall-Phänomen) ist durch mangelnde

A-2.50

A-2.50 Finger-Nase Versuch

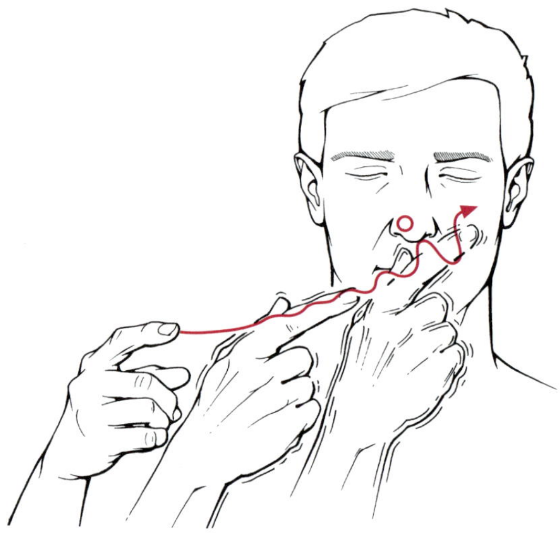

Die Zielbewegung ist hypermetrisch und mit zunehmendem Zittern (Intentionstremor) verbunden Der Befund spricht für eine zerebellare Ataxie.

Abbremsung einer Bewegung infolge ungenügender oder verspäteter Antagonisteninnervation bedingt. Die Störung spricht für eine zerebellare Läsion.

Man beobachtet die mangelnde Abbremsung einer Bewegung durch nicht rechtzeitig einsetzende Antagonisteninnervation. Der Patient soll den ausgestreckten Arm gegen den Widerstand des Untersuchers hochhalten. Fällt der Widerstand plötzlich weg, erfolgt normalerweise eine leicht federnde Bewegung zurück in die Halteposition. Kommt es zu einem überschießenden Rückstoß, ist eine Kleinhirnläsion anzunehmen.

Tremor

▶ Definition

▶ **Definition:** Tremor ist eine rhythmische Ozillation bei wechselnder Aktivität von Agonisten und Antagonisten.

Untersuchung: Man unterscheidet einen **Ruhe**- von einem **Aktionstremor**.

Untersuchung: Man unterscheidet einen **Ruhe**- und **Aktionstremor**. Von einem Ruhetremor spricht man, wenn Zittern bei fehlender Willkürbewegung zu beobachten ist, das unter gesteigerter Aufmerksamkeit zunimmt und bei Beginn einer Willkürbewegung unterdrückt wird. Ein Aktionstremor lässt sich unterteilen in den Haltetremor, der bei einer Aktivität gegen die Schwerkraft auftritt, und in Intentionstremor, der bei gezielten Bewegungen einsetzt. Ein pathologischer Tremor wird ebenso wie der diskrete physiologische Tremor affektiv verstärkt. Das grobschlägige psychogene Zittern zeigt wechselnde Frequenzen und lässt sich durch Ablenken des Patienten, zum Beispiel durch kontralaterales Taktschlagen, vollständig unterbrechen.

- Der **Ruhetremor** sistiert bei Willkürbewegungen (Beispiel M. Parkinson, S. 199)

- **Ruhetremor:** Charakteristisch ist ein Zittern der Extremitäten, das bei willkürlicher Muskelaktivität sistiert. Ein Ruhetremor der Hände zeigt sich besonders deutlich am sitzenden Patienten, wenn dieser die Hände auflegt. Klassisches Beispiel ist der Parkinson-Tremor mit einer Frequenz von 4–6 Hz (s. S. 199)

- Der **Aktionstremor** tritt bei Aktivitäten gegen die Schwerkraft als hochfrequenter **Haltetremor** oder bei gezielten Bewegungen als niederfrequenter **Intentionstremor** in Erscheinung.

- **Aktionstremor:** Bei Aktivitäten gegen die Schwerkraft, wie zum Beispiel bei den Vorhalteversuchen (S. 50), tritt der feinschlägige physiologische Tremor als hochfrequenter **Haltetremor** (6–12 Hz) in Erscheinung. Durch gezielte Bewegungen wird der niederfrequente **Intentionstremor** (5 Hz) hervorgerufen.

Das physiologische Zittern wird mittels β-adrenerger Aktivität, z. B. unter Angst, bei Thyreotoxikose oder Hypoglykämie verstärkt. Hierzu gehört auch der Tremor beim Alkohol-Entzugssyndrom und der pharmakogene Tremor nach Einnahme von trizyklischen Antidepressiva, Lithium, Antiepileptika u. a. Zum „flapping tremor“, der auf einem akuten Verlust des Haltetonus mit reflektorischer Korrekturbewegung beruht, siehe hepatische Enzephalopathie (S. 252). Bei Polyneuropathien kann ein Zittern als Haltetremor auftreten, der auch durch einfache, ungezielte Bewegungen hervorgerufen wird (Bewegungstremor).

Ein typischer Haltetremor mit einer Frequenz von 5 – 10 Hz ist der familiäre benigne **essenzielle Tremor**, der bei Willküraktivität zunimmt. Er wird mit wechselnder Penetranz dominant vererbt und setzt schon in der Adoleszenz ein. Im höheren Lebensalter (sog. seniler Tremor) nimmt die Tremoramplitude zu, während die Frequenz abnimmt. In 90 % der Fälle sind die Hände betroffen, in 30 % auch der Kopf. Die Patienten können oft nur mit einem Strohhalm trinken. Es kommen leichte Selbstverletzungen vor. Richtungsweisend ist das rasche und vorübergehend vollständige Sistieren des Zitterns nach Genuss kleiner Alkoholmengen und das oft gute Ansprechen auf eine Therapie mit Propranolol oder Primidon.

Ein typischer Haltetremor ist der familiäre benigne **essenzielle Tremor**, der bei Willküraktivität zunimmt.

Der seltene **orthostatische Tremor** weist eine hohe Frequenz (12 Hz) auf, manifestiert sich ausschließlich im Stehen an den Beinen und am Rumpf, um beim Gehen zu verschwinden.

Demgegenüber wird der niederfrequente **Intentionstremor** durch Willkürbewegungen provoziert. Meist lässt sich dieser Aktionstremor bei Zielbewegungen beobachten: Die regelmäßige sinusoidale Amplitude nimmt mit Annäherung an das Ziel zu (Abb. A-**2.50**). Das Zittern ist zerebellaren Ursprungs. Es kann bei einer Frequenz unter 4 – 5 Hz grobschlägig bis zur Titubation („Wackeltremor“) sein und zu Selbstverletzungen führen.

Der **Intentionstremor** kommt bei Kleinhirnläsionen vor. Man beobachtet zugleich eine Dysmetrie der Zeigeversuche (Abb. A-**2.50**).

Der **dystone Tremor** ist ein Aktionstremor, der mit einer Frequenz < 7 Hz als Haltetremor und bei ungerichteten Muskelaktivitäten als einfacher Bewegungstremor in einer Körperregion auftritt, die gleichzeitig eine Dystonie aufweist. Man beobachtet einen unwillkürlichen Kopf-Stimm- oder Handtremor (s. auch Graphospasmus S. 214).

Der **dystone Tremor** tritt als Haltetremor und als einfacher Bewegungstremor auf (Kopf-Stimm- oder Handtremor bei Dystonie; s. auch Graphospasmus S. 214).

Eine Sonderform ist der Gaumensegel-Tremor, der als idiopathischer oder symptomatischer Tremor vorkommt, letzterer nach Hirnstammläsion. Bei Inspektion der Mundhöhle sieht man rhythmische Kontraktionen des M. levator palatini. Die Kehlkopfmuskulatur kann mitbeteiligt sein. Fast alle Patienten mit idiopathischem Gaumensegel-Tremor leiden unter einem typischen Tinnitus (Klickgeräusch).

Ätiopathogenese von Koordinationsstörungen

Die Art der Koordinationsstörung ist vom Ort der Läsion abhängig. Eine Ataxie ist das häufigste **zerebellare** Symptom. Daneben finden sich ein Muskelhypotonus, Nystagmus und eine Dysarthrie (s. u.).

- Eine einseitige **Hemisphärenläsion des Kleinhirns** verursacht homolateral ein Abweichen und Oszillieren der Extremitäten in den Halteversuchen. Der Muskeltonus ist herabgesetzt. Die Extremitätenataxie führt zur Gangunsicherheit und Dys- oder Hypermetrie mit Intentionstremor. Auch die Feinmotorik ist homolateral gestört (Dysdiadochokinese, Adiadochokinese), das „Rebound-Phänomen“ ist pathologisch. Im Bárány-Zeigeversuch fällt ein konstantes Richtungsabweichen, im Unterberger-Tretversuch eine ausgeprägte Drehtendenz zur Herdseite auf. Gleichzeitig besteht meist eine Dysarthrie (s. u.).
- **Läsionen des Kleinhirnwurms** führen neben Muskelhypotonie und Nystagmus zu einer Rumpfataxie mit unsicherem Schwanken. Die Zielbewegungen sind weniger beeinträchtigt.

Ätiopathogenese von Koordinationsstörungen

Koordinationsstörungen finden sich am häufigsten als **zerebellare Ataxie**.

- Bei einseitiger **Kleinhirn-Hemisphärenläsion** beobachtet man neben Dysarthrie (s. u.) und Gangataxie eine Fallneigung zur Läsionsseite. Homolateral kommt es zu Muskelhypotonie, Gliedataxie, Dysmetrie, Intentionstremor und „Rebound-Phänomen“.
- Auffälligstes Symptom bei **Kleinhirnwurmläsionen** ist eine Rumpfataxie.

Häufigste Ursache einer **zerebellaren Ataxie** ist die akute Alkoholintoxikation. Die gleichen Symptome werden bei einer Überdosierung mit Antiepileptika (Phenytoin, Carbamazepin) beobachtet. Kleinhirnatrophien (z. B. bei chronischer Alkoholkrankheit oder als paraneoplastisches Syndrom) und umschriebene Kleinhirnläsionen (Infarkt, Blutung, Tumor) sind weitere Ursachen. Die Multiple Sklerose (S. 302) kann ebenso wie einige degenerative Systemerkrankungen

Ätiologisch kommen neben akuter und chronischer Intoxikation (z. B. Alkohol) Kleinhirnatrophie und -degeneration, umschriebene vaskuläre und tumoröse Prozesse, insbesondere die Multiple Sklerose in Betracht.

(z.B. Heredoataxien, S. 233) sowohl Zeichen einer zerebellaren als auch einer spinalen Ataxie aufweisen.

Die **spinale Ataxie**, die durch Läsion der Hinterstränge des Rückenmarks bedingt ist, geht immer mit einer schweren Störung der Tiefensensibilität einher.

Eine **spinale** („sensible“) **Ataxie** lässt sich aufgrund des gestörten Vibrations- und Lageempfindens (S. 74) sicher diagnostizieren. Entzündliche (z.B. Tabes dorsalis, S. 277) und metabolisch/toxische Schädigungen der Hinterstränge des Rückenmarks bzw. der peripheren Nerven (z.B. funikuläre Myelose, S. 248, sensible Polyneuropathien, S. 466) kommen als Ursache infrage.

Fallneigung und pathologischer Bárány- und Unterberger-Versuch sind bei **einseitiger vestibulärer Läsion** zu beobachten.

Koordinationsstörungen mit Richtungsabweichen (gerichtete Fallneigung, Danebenzeigen im Bárány-Zeigeversuch und Drehung > 45° im Unterberger-Tretversuch) ohne weitere Zeichen einer Ataxie treten bei **einseitiger Läsion des Vestibularapparats** auf.

Zu den Störungen der Feinmotorik bei Paresen und extrapyramidalen Hyperkinesen s. S. 87 und S. 49.

Funktionelle Störungen des Gleichgewichts sind ebenso abzugrenzen wie **psychogener Tremor**.

Funktionelle Störungen der Koordination betreffen vorwiegend Gleichgewicht und Zielsicherheit; sie sind mit **psychogenem Tremor** wechselnder Frequenz, (phobischem) Schwindel und Fallneigung bis zur Ohnmacht verbunden. Diese Symptome manifestieren sich meist in einer kritischen biographischen Situation.

Der Kranke weiß in seiner Angst („Schwindel“) nicht, „worum es sich dreht“; er umgeht gleichsam ambivalent-ataktisch einen lebensgeschichtlichen Konflikt.

Subjektiv kreisen die Befürchtungen des Kranken um mögliche Gefahren für seine körperliche Gesundheit; psychomotorisch unruhig und unwillkürlich zitternd, nimmt er im Schwindelanfall (Angst!) nicht wahr, „worum es sich dreht“ (Vertigo): das Dilemma eines unbewussten Konflikts. So umgeht er unsicher-ataktisch die Konfliktlösung und schwankt, ambivalent in seinen Entschlüssen, bis scheinbar die Umwelt zu wanken beginnt und sich dreht.

Stand und Gang, Feinmotorik und Schrift können ataktisch bzw. psychomotorisch gehemmt sein.

Objektiv beobachtet man vegetative Angstsymptome (Tremor, Tachykardie, Hyperhidrosis) und funktionelle **Gleichgewichtsstörungen: Stand** und **Gang** sind zwar grob ataktisch und gelegentlich ohne Hilfen unmöglich **(psychogene Astasie und Abasie)**, aber nach Ablenkung vorübergehend normal. Beim Gehen fällt eine übermäßige Muskelanstrengung (bis zum Zittern des gesamten Körpers) auf, die eine Höchstleistung der Koordination erfordert (z.B. Gehen mit gebeugten Kniegelenken auf den Zehenspitzen), während der Patient hyperventiliert oder die Luft anhält.

Die Zeigeversuche sind zwar dysmetrisch, aber selbst im Vorbeizeigen objektiv zielsicher. Zu weiteren psychosomatischen Aspekten s. S. 103.

Die Schrift wirkt oft unkoordiniert, die Feinmotorik ist bis zum funktionellen Schreibkrampf psychomotorisch gehemmt (s. a. dystoner Schreibkrampf, S. 214). Die Zeigeversuche sind zwar dysmetrisch, jedoch insofern objektiv zielsicher, als der Patient z.B. konstant an der Nase vorbei zeigt und ebenso konsequent wie exakt einen Mundwinkel trifft, während der Tremor sistiert. Funktionelle Koordinationsstörungen fallen auch bei neurologischen Begutachtungen auf, wenn körperliche und psychosomatische Beschwerden ausgestaltet werden (siehe „Psychosomatische Aspekte“, S. 103, ferner S. 546 und S. 514).

2.8.2 Dysarthrie und Dysarthrophonie

2.8.2 Dysarthrie und Dysarthrophonie

▶ Definition

▶ **Definition:** Dysarthrien sind Störungen der Sprechmotorik mit ungenauer Lautbildung. Meist sind zugleich die Sprechatmung und Stimmbildung (Phonation) beeinträchtigt, sodass man auch von Dysarthrophonie spricht.

Diagnostik: Bei der Artikulationsprüfung achtet man auf Mundmotorik, Lautbildung, Redefluss, Phonation und Atmung (Abb. A-**2.51**).

Diagnostik: Man beobachtet die Mundmotorik, die Qualität der Lautbildung (Konsonanten und Vokale), den Redefluss, die Phonation und die Atmung (Abb. A-**2.51**). Diagnostisch hilfreich sind Sätze zum Nachsprechen wie z.B. „Die Katze tritt die Treppe krumm“, „Liebe Lilli Lehmann“, oder „Blaukraut bleibt Blaukraut und Brautkleid bleibt Brautkleid“.

Ätiopathogenese: Zu den zahlreichen Ursachen der Dysarthrien und Dysarthrophonien siehe Tab. A-**2.19**.

Ätiopathogenese: Die Tabelle A-**2.19** gibt einen Überblick über die vielfältigen Dysarthrieformen in Abhängigkeit von dem Ort der Läsion. Der Vorgang des Sprechens ist an die motorischen Leistungen der Artikulation, Phonation und Respiration gebunden. Bei zentralen Sprechstörungen ist meist jede dieser Leistungen betroffen (vgl. Abb. A-**2.51**).

A-2.51 Dysarthrophonie

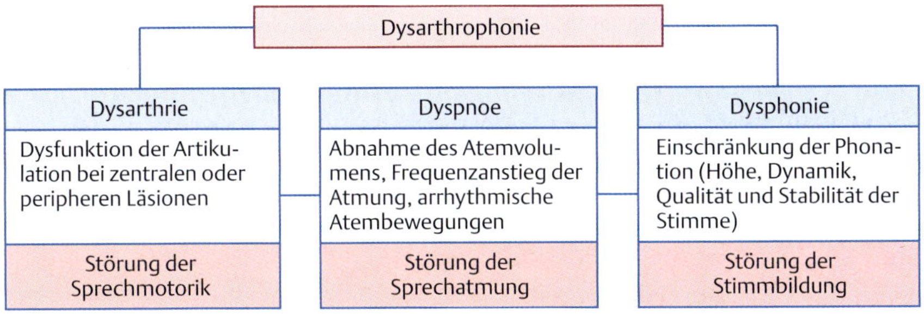

Dysarthrophonie als Kombination von Störungen der Artikulation (Dysarthrie), Stimmbildung (Dysphonie) und Sprechatmung (Dyspnoe).

A-2.51

A-2.19 Pathologische Sprechmerkmale und Ätiopathogenese der Dysarthrien und Dysarthrophonien

Ort der Läsion, Klinik	*Pathogenese*	*Ätiologie*
kortikal: unscharfe Konsonanten, „abgehackter" Sprechrhythmus" und Stimmstörung	Läsion der Großhirnhemisphäre („Hemisphärendysarthrie")	Hirninfarkt, -tumor, -trauma u. a.
pseudobulbär: ungenaue Konsonanten, monotone Intonation und Dynamik, raue, zu tiefe, gepresste Stimme, langsame Sprechgeschwindigkeit	supranukleäre Läsion, Unterbrechung des Tractus corticonuclearis beidseits (Pseudobulbärparalyse)	Hirninfarkt, -tumor, -trauma, Enzephalitis, Lues u. a.
bulbär: Hypernasalität, „kloßiges" Sprechen, ungenaue Artikulation, monotone Intonation	Hirnstammläsion, periphere Ausfälle der Hirnnerven, nukleäre Atrophie (Bulbärparalyse); auch myopathisch, myasthenisch	Syringomyelie, Poliomyelitis, amyotrophische Lateralsklerose, Polyneuropathie. Polymyositis, Muskeldystrophie, Myasthenie
extrapyramidal: monotone Intonation, hypokinetische Artikulation, leise Stimme (Mikrophonie), Sprechhemmung oder „hyperkinetisch-explosiv" (Makrophonie), spasmodische Dysphonie	Schädigung der Stammganglien und ihrer Bahnen zum Kortex und Hirnstamm	Parkinson-Krankheit, Chorea Huntington, Dystonie, Wilson-Krankheit u. a.
zerebellar: „ataktisch" skandierend, unangemessene Betonung, ungenaue Konsonanten, gedehnte Vokale („Löwenstimme"), wechselndes Sprechtempo	Kleinhirnschädigung	Multiple Sklerose, Heredoataxien und toxische Schädigung (Alkohol) des Kleinhirns, Infarkt, Tumor, Trauma u. a.

2.9 Untersuchung psychischer Funktionen

2.9.1 Neuropsychologische Syndrome

2.9 Untersuchung psychischer Funktionen

2.9.1 Neuropsychologische Syndrome

▶ **Definition:** Neuropsychologische Syndrome sind Störungen komplexer psychischer Funktionen (Aphasie, Apraxie, Alexie, Agraphie, Akalkulie und Agnosie), die häufiger kombiniert als isoliert vorkommen und meist auf eine umschriebene Hirnschädigung zurückzuführen sind.

◀ **Definition**

Einführung: Dysfunktionen der Sprache, des Lesens und Schreibens sind von Störungen des Sprechens, der Stimme und des Hörens abzugrenzen. Sie können in einem Funktionskreis von Wahrnehmen und Bewegen angeordnet werden (Abb. A-**2.52**).

Einführung: Zum besseren Verständnis der neuropsychologischen Syndrome, die ebenso wie die Hör-, Sprech- und Stimmstörungen mit der griechischen Verneinungsvorsilbe „A" versehen sind, werden sie in der Abb. A-**2.52** diesen gegenübergestellt und kreisförmig aufeinander bezogen. Die im oberen Halbkreis aufgeführten neuropsychologischen Syndrome sind Störungen der **Sprache** (Aphasie), des Lesens (Alexie) und Schreibens (Agraphie); sie bilden eine Funktionseinheit ebenso wie die im unteren Halbkreis aufgeführten Störungen des

A-2.52

A-2.52 Kreisförmig nach der Wahrnehmungs- und Bewegungsseite geordnete Funktionsstörungen.

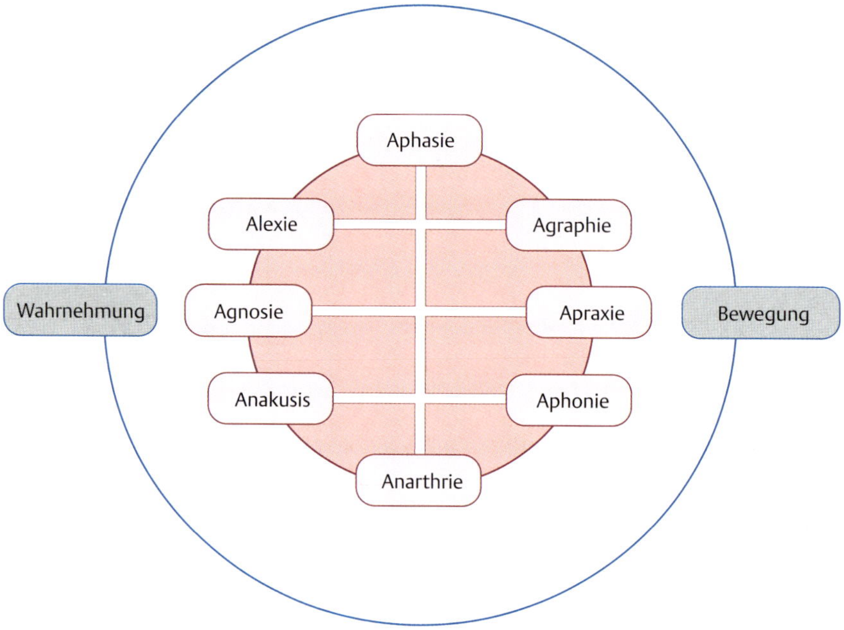

Die Aphasie und weitere neuropsychologische Syndrome (oberer Halbkreis) sind von Störungen des Sprechens, der Stimme und des Hörens (unterer Halbkreis) zu differenzieren. (Zum sensomotorischen Funktionskreis siehe auch Abb. A-**2.42**, S. 75)

Sprechens (Anarthrie), der Stimme (Aphonie) und des Hörens (Anakusis). Sie können in einem Funktionskreis von **Wahrnehmen** und **Bewegen** gesehen und entweder zur Seite der Wahrnehmung angeordnet werden, wie die Störung des Erkennens (Agnosie), oder zur Seite der Bewegung, wie die Störung des Handelns (Apraxie).

Aphasie

▶ Definition

Aphasie

▶ **Definition:** Unter Aphasien versteht man zentrale Sprachstörungen. Sie machen drei Viertel aller neuropsychologischen Syndrome aus. Man unterscheidet die motorische von der sensorischen, der amnestischen und der globalen Aphasie. Diese Syndrome sind in der Regel bestimmten Arealen der fronto-temporoparietalen Sprachregionen zuzuordnen. P. Broca (1861) beschrieb erstmals eine vorwiegend **motorische** Aphasie, C. Wernicke (1874) grenzte die **sensorische** Aphasie ab. Von **globaler** Aphasie spricht man bei schwerer expressiver und rezeptiver Sprachstörung, von **amnestischer** Aphasie bei leichterem Funktionsausfall mit Wortfindungsstörungen. Bei polyglotten Aphasikern ist die Muttersprache am wenigsten gestört.

Untersuchung: Zu den Leitsymptomen und Formen der Aphasien siehe Tab. A-**2.20** und A-**2.21**.

- Die **motorische** Aphasie (Broca-Aphasie) ist durch Agrammatismus („Telegrammstil") und phonematische Paraphasien gekennzeichnet.

Untersuchung: Ein auffällig vermehrter oder reduzierter Redefluss, „fluent or non-fluent aphasia", Sprachverständnis- und Wortfindungsstörungen sowie ein veränderter Satzbau sind eindrückliche Hinweise auf eine aphasische Störung. Zu den einzelnen Formen und Leitsymptomen siehe Tab. A-**2.20** und A-**2.21**.

- Bei **motorischer** Aphasie (Broca-Aphasie) ist die Spontansprache verlangsamt („non-fluent"). Die Sätze sind im Sinne des **Agrammatismus** stark verkürzt („Telegrammstil") und durch vermehrte „Sprachanstrengung" charakterisiert. Häufig treten phonematische Paraphasien (Lautverwechslungen) auf, d. h. der Aphasiker vertauscht einzelne Laute („Afpel" statt „Apfel").

A-2.53 Wortfindungsstörungen bei amnestischer Aphasie

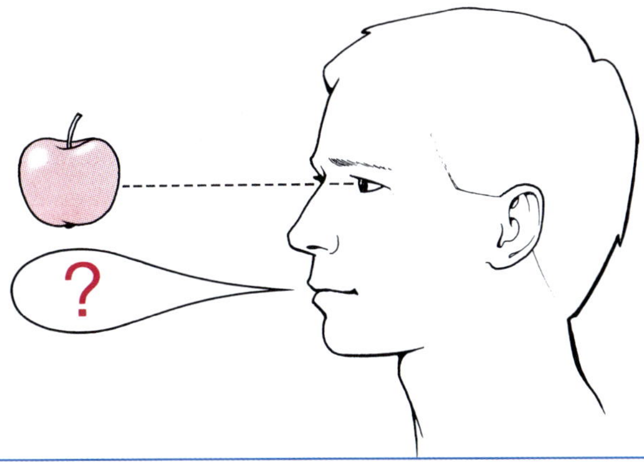

A-2.53

- Für eine **sensorische** Aphasie (Wernicke-Aphasie) sind neben einem stark gestörten Sprachverständnis Satzabbrüche und -verschränkungen sowie Verdopplung von Satzteilen typisch **(Paragrammatismus)**. Die Spontansprache ist flüssig („fluent"), aber sinnentleert (gestörte Eigenwahrnehmung). Abgesehen von phonematischen Paraphasien kommen überwiegend semantische Paraphasien (Wortverwechslungen) vor. Dabei wird ein Wort durch ein meist sinnverwandtes („Birne" statt „Apfel") ersetzt. Es häufen sich Neologismen, d. h. Wortneubildungen (wie z. B. „Beißfrucht"). Man spricht von Jargon-Aphasie, wenn bei flüssiger Sprachproduktion semantische und/oder phonematische Paraphasien in sinnloser Folge auftreten, zum Beispiel: „Aspel Dings mal fracht irgendwie was da noch dran kommt Furcht davon ein Wurmschluckser ..."

- Für die **sensorische** Aphasie (Wernicke-Aphasie) sind eine ausgeprägte Sprachverständnisstörung, der Paragrammatismus, semantische ebenso wie phonematische Paraphasien und Neologismen charakteristisch.

A-2.20 Formen und Topik der Aphasien

Formen	***Symptomatik***	***Lokalisation***
häufige Formen		
motorische (Broca-) Aphasie	expressive Aphasie, Einschränkung bis zum Verlust der Ausdrucksfähigkeit von Sprache, Schrift und Lesen. Spontansprache verlangsamt, Agrammatismus (Telegrammstil), vorwiegend phonematische Paraphasien, vermehrte Sprachanstrengung, Sprachverständnis weitgehend erhalten, kortikale Dysarthrophonie	frontaler Anteil der Sprachregion, einschließlich Insel im Bereich der A. praerolandica
sensorische (Wernicke-) Aphasie	rezeptive Aphasie, Verlust des Verständnisses für Sprache und Schrift. Flüssige, aber inhaltsarme Spontansprache, Logorrhö (ungehemmter Sprachfluss), Paragrammatismus. Phonematische und semantische Paraphasien sowie Neologismen bis zum Jargon (Jargon-Aphasie)	hinteres Drittel der oberen Schläfenwindung im Bereich der A. temporalis posterior aus der A. cerebri media
globale Aphasie	kaum Sprachproduktion, meist Automatismen, Stereotypien und Floskeln. Grob abweichende semantische und phonematische Paraphasien, Perseverationen, Echolalie, Neologismen. Sprachverständnis stark gestört. Alexie, Agraphie, häufig Dysarthrophonie	ausgedehnte Läsion fronto-temporo-parietal im Bereich der A. cerebri media
amnestische Aphasie	Spontansprache durch Wortfindungsstörungen beeinträchtigt. Sprachverständnis, Schreiben und Lesen leicht gestört. Wenig phonematische und semantische Paraphasien	temporo-parietal
seltene Sonderformen		
Leitungsaphasie	flüssige Sprache, phonematische Paraphasien, Nachsprechen fast unmöglich, Benennen von Begriffen erhalten	Unterbrechung des Fasciculus arcuatus zwischen Broca- und Wernicke-Region
Transkortikal-sensorische Aphasie	wenig Spontansprache, Sprachverständnisstörungen, Wortfindungsstörungen, Echolalie, Nachsprechen ohne Sinnverständnis	zwischen Sprachregion und sensorischem Assoziationskortex
Transkortikal-motorische Aphasie	kaum Spontansprache, gutes Nachsprechen und Lesen, Sprachverständnis erhalten	Läsion wahrscheinlich in der Broca-Region

A-2.21

A-2.21 Leitsymptome aphasischer Sprachstörungen

Definition	***Beispiel „Apfel“***
phonematische Paraphasie: Auslassen, Umstellen, Ersetzen, Hinzufügen von Lauten	„Afel“, „Afpel“, „Askel“, „Ampfel“
semantische Paraphasie: Wortverwechslungen	„Birne“, „Baum“
semantischer Neologismus: Wortneubildungen	„Beißfrucht“
Agrammatismus: Telegrammstil	„Gestern. . . Apfel. . . pflücken. . .“
Paragrammatismus: Abbruch von Sätzen und Verdoppelung von Satzteilen und Satzverschränkungen	„Meine. . . ich habe gestern bei. . . eh. . bei im Garten gestern hm dann habe ich. . . ach ja, den Birne“
Redefloskel: inhaltsleere Redewendung	„ja, aber sicher doch“
Stereotypie: wiederkehrende Floskel	„meine Güte, meine Güte“
Sprachautomatismen: häufig wiederkehrende Wörter und Neologismen	„so...so...so, gaga...ga...gaga“
Wortfindungsstörungen: Umschreibung	„hängt am Baum“

- Bei der **globalen** Aphasie sind die Spontansprache und das Sprachverständnis extrem gestört. Typisch sind Automatismen, Stereotypien, Neologismen und Paraphasien.
- Bei **amnestischer** Aphasie fallen vor allem Wortfindungsstörungen auf (Abb. A-**2.53**).

- Die **globale** Aphasie ist durch erheblich verminderte Spontansprache („nonfluent“) und stark gestörtes Sprachverständnis bei zahlreichen phonematischen und semantischen Paraphasien charakterisiert. Neben Neologismen kommt es zu häufigen Perseverationen, Redefloskeln, Stereotypien und Automatismen („so so, da da, du du“).
- Bei **amnestischer** Aphasie fallen besonders Wortfindungsstörungen auf (Abb. A-**2.53**) die durch Ersatzstrategien kompensiert werden („fluent“). Gegenstände werden nicht benannt, sondern z. B. umschrieben (Apfel: „hängt am Baum“).

Diagnostik – Aphasie-Test: Mithilfe des **Lautwechsel-Testinventars** werden die Aphasien analysiert. Durch Vokalaustausch im Wortkern der Nomina (z. B. „Fracht – Frucht“ und „Hand – Hund“) wird das Sprachinventar individuell getestet, aktiviert und erweitert (Nachsprechen, Ergänzen, Ersetzen).

Diagnostik – Aphasie-Test: Bei allen zentralen Sprachstörungen ist das **Lautwechsel-Testinventar** frühzeitig einzusetzen, um durch auditive Stimulierung und Nachsprechen, Ergänzen und Ersetzen von Stammworten, Sprachfunktionen zu analysieren und zu aktivieren. Da sich der semantische Wert eines Worts bei einigen Paraphasien sinnvoll verändert, wenn ein Phonem wechselt, wie z. B. in den Wortpaaren Fr/u/cht – Fr/a/cht bzw. F/r/ucht – Fu/r/cht, lässt sich der Lautaustausch in einem anderen Kontext sprachdiagnostisch und -therapeutisch nutzen. Ausgehend von leicht aktivierbaren Vorstellungsbildern, entwickelt sich ein neuer Zugang zur Sprache: Ein praktisch wichtiges Beispiel ist der Vokalwechsel im Wortkern der Nomina H/u/nd – H/a/nd. Oft hat der Aphasiekranke gleichzeitig den Begriff von seiner eigenen Hand und gezielten Handlungen verloren (S. 98); er benennt sie nicht mehr, kann aber vorgezeigte Bilder und vorgeschriebene Wörter: „H(and) (und) H(und)“ benennen, um daraufhin auf sein Inventar zurückzugreifen. Selbst von Patienten mit globaler Aphasie werden gelegentlich variable Komposita und Sätze gebildet: „Der *Hand*werker hat einen ... Hund“; „der Handwerkskammerpräsident hat einen ... *Hund*erteuroschein“ usw.

Zur Differenzierung der zentralen Sprachstörungen eignet sich der „Aachener Aphasie-Test“ (s. a. Abb. A-**2.54**).

Mit dem „Aachener Aphasie-Test“ (AAT) lassen sich die einzelnen Syndrome zuverlässig differenzieren. Man untersucht die Spontan- und Schriftsprache, das Nachsprechen, Benennen und Sprachverständnis (s. a. „Token-Test“, Abb. A-**2.54**).

Ätiopathogenese: Schlaganfälle stehen an erster Stelle der Aphasie-Ursachen.

Ätiopathogenese: Schlaganfälle sind die häufigsten Ursachen einer Sprachstörung, gefolgt von Hirntraumen, -tumoren und Enzephalitiden. Ein paroxysmaler Sprachverlust („speech arrest“) oder dysphasische Symptome können zu Beginn bzw. im Verlauf fokaler epileptischer Anfälle auftreten (S. 526).

Das Sprachzentrum des Rechtshänders liegt in der linken Hemisphäre **(Hemisphärendominanz)**. 5 % der Bevölkerung sind Linkshänder, bei denen in > 50 % ebenfalls die linke Hemisphäre sprachdominant ist.

Sprache und **Händigkeit** sind miteinander funktionell und anatomisch verbunden (**Hemisphärendominanz**). Das Sprachzentrum des Rechtshänders liegt in der linken Hemisphäre, dasselbe gilt für Ambidexter (Beidhänder). 5 % der Bevölkerung sind Linkshänder, deren Sprachzentrum meist bilateral angelegt ist; bei > 50 % der Linkshänder dominiert aber die linke Hemisphäre.

A-2.54 Token-Test

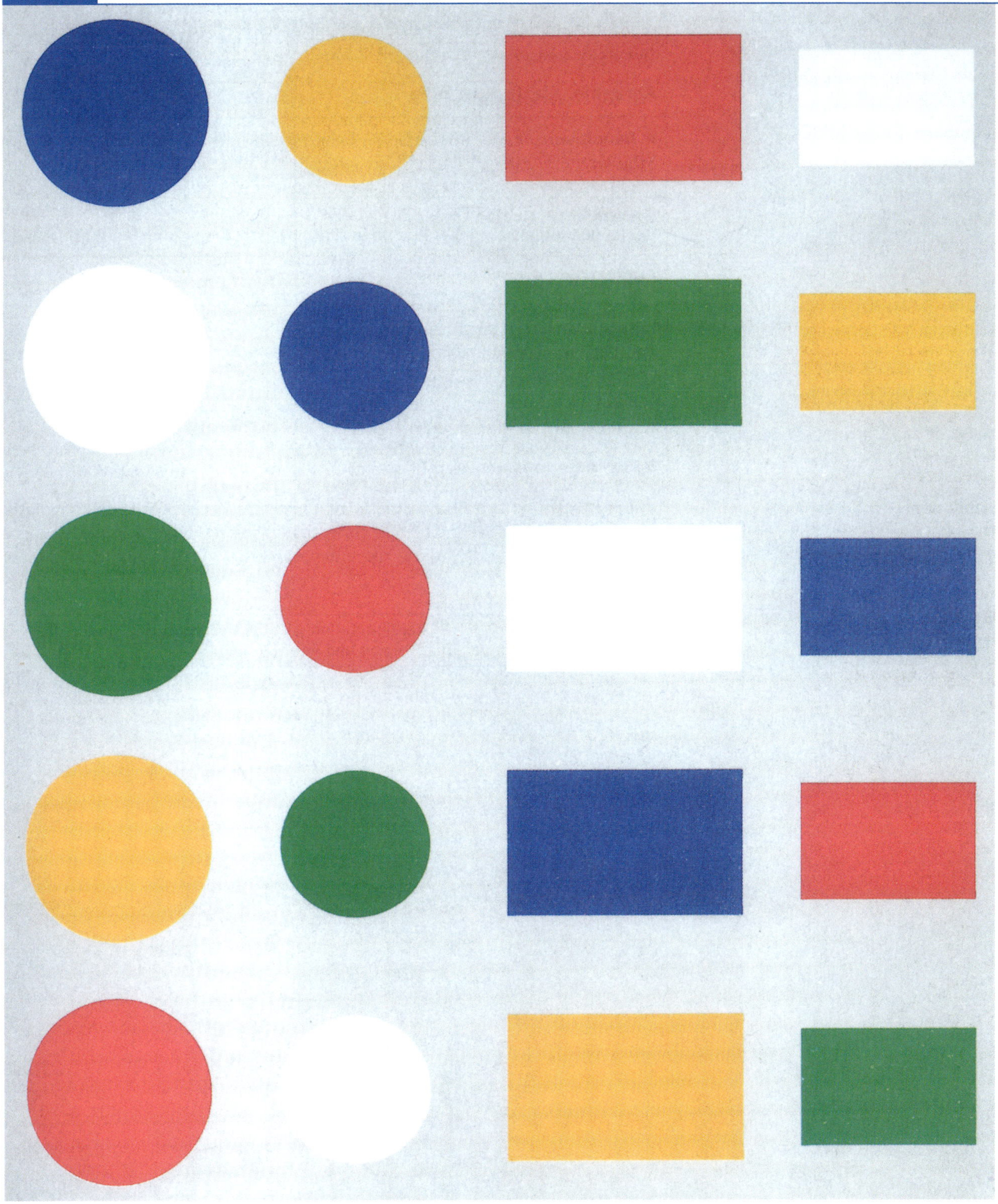

Testtafel zur Verlaufsdiagnostik der Aphasien mit runden und rechteckigen Formen in fünf verschiedenen Farben. Der Patient soll zum Beispiel zunächst einen roten Kreis zeigen und mit ansteigendem Schwierigkeitsgrad alle Vierecke außer den blauen berühren. Die Zahl der Fehler korreliert mit dem Schweregrad der Aphasie. Dabei wird vor allem das Sprachverständnis geprüft. Mit dem im Aachener Aphasie-Test integrierten Token-Test lassen sich 90 % der zentralen Sprachstörungen nachweisen.

Über die Lokalisation der Sprachstörungen informieren die Tabelle A-**2.20** sowie Abbildung A-**2.55**.

Pathologisch-anatomische und computertomographische Befunde sprechen für Läsionen kortikaler und subkortikaler Areale in der Sprachregion der dominanten Hemisphäre. Zur topischen Zuordnung der einzelnen Aphasie-Formen siehe Tabelle A-**2.20** sowie Abbildung A-**2.55**.

Agraphie, Alexie, Akalkulie

Agraphie, Alexie, Akalkulie

▶ Definition

▶ **Definition:** Die Schriftsprache zu beherrschen und zu erkennen, d. h. die im Schulalter erworbene Fähigkeit des Schreibens und Lesens, ist bei Aphasien sehr häufig ebenso beeinträchtigt wie die im zweiten Lebensjahr erlernte Lautsprache. Wenn ein Patient nicht mehr rechnen kann, ist dies ebenfalls auf die meist mit einer Aphasie einhergehenden Funktionsstörung zurückzuführen. Man spricht von **Agraphie**, **Alexie** und **Akalkulie**, die nur selten isoliert auftreten (vgl. Abb. A-**2.55**).

Untersuchung: Man beobachtet phonematische und semantische Paragraphien und Paralexien (s. Paraphasien S. 92). Selbst einfachste Rechenoperationen misslingen.

Untersuchung: Das Schriftbild und das Lesen von Texten weist phonematische und/oder semantische Paragraphien und Paralexien auf: Buchstaben, Laute und Wörter werden ausgelassen, vertauscht oder verwechselt (s. Paraphasien S. 92). Das gilt auch für Stenographie. Manchmal werden Wörter und Sätze „Buchstabe für Buchstabe" gelesen, ohne dass das Schreiben beeinträchtigt ist (reine Alexie). Wenn eine Akalkulie vorliegt, versagt der Patient auch bei einfachsten Rechenoperationen.

Ätiopathogenese: Das Lese-Schreib-Vermögen ist im Bereich des Gyrus angularis, die Rechenleistung im Lobulus parietalis reprä-

Ätiopathogenese: Das Lese-Schreib-Areal liegt im Bereich des Gyrus angularis, die Rechenleistung ist im Lobulus parietalis lokalisiert. Eine Läsion als Ursache einer Agraphie ist ebenso wie die einer Alexie so gut wie immer mit einer

A-2.55

A-2.55 Topographische Repräsentation wichtiger neuropsychologischer Funktionen, der Sprachregion und ihrer Störungen

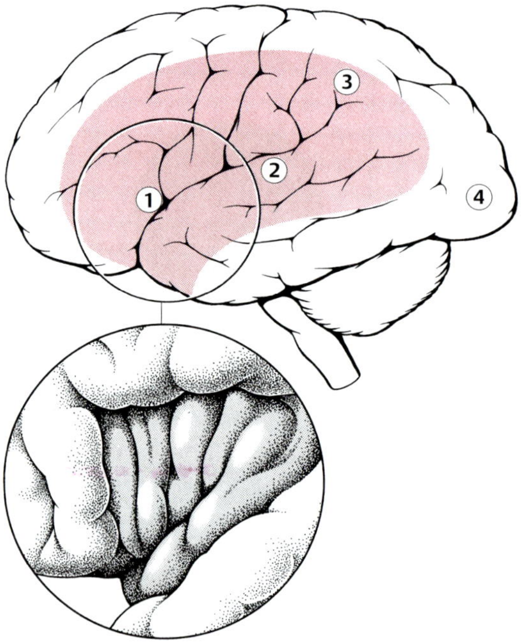

Eine globale Aphasie liegt bei Läsionen im gesamten Versorgungsbereich der A. cerebri media vor (rot).
1. Broca-Aphasie (frontaler Anteil der Sprachregion). Durch den Kreis ist die Inselregion hervorgehoben.
2. Wernicke-Aphasie (temporaler Anteil der Sprachregion)
3. Konstruktive Apraxie (parietal)
4. Optische Agnosie (okzipital)

Schädigung der Sprachregion verbunden. Es gibt jedoch auch ein Syndrom mit reiner Alexie bei weitgehend erhaltener Sprache und Schriftsprache. Das Syndrom ist mit einer Farbbenennstörung und Hemianopsie nach rechts verbunden. Es beruht auf einer Störung des linken Sehzentrums und der Verbindung zwischen intaktem kontralateralem Sehzentrum und der Sprachregion (Balkenläsion). Dieses Krankheitsbild wird den **Disconnection-Syndromen** zugerechnet, die auf einer Unterbrechung von Assoziations- und Kommissurenfasern beruhen.

sentiert. Meist findet sich eine Läsion der Sprachregion.
Disconnection-Syndrome sind Leitungsstörungen bei Unterbrechung von Assoziations- und Kommissurenfasern.

Apraxie

Apraxie

▶ **Definition:** Apraxie ist eine zentrale Störung integrierter Bewegungsabläufe und Handlungen bei erhaltener Motorik und Koordination. Damit verwandt sind räumliche Orientierungsstörungen. Apraxien beruhen meist auf Läsionen der Parietalregion in der sprachdominanten Hemisphäre.

◀ **Definition**

Untersuchung: Die **ideomotorische Apraxie** ist durch die Unfähigkeit zu gezielten mimischen, gestischen oder sonstigen Bewegungen charakterisiert. Der Apraxie-Test gibt Handlungsanweisungen, die zunächst nach verbaler Aufforderung und in einem zweiten Schritt imitatorisch ausgeführt werden sollen (Tab. A-**2.22**). Bei apraktischen Patienten fallen suchende, unvollständige oder übersteigerte Bewegungen, Ersatzhandlungen und Perseverationen (d.h. Wiederholungen einer vorausgegangenen Testaufgabe) auf. Eine bukkofaziale Apraxie (Gesichtsapraxie) begleitet die Mehrzahl der Sprachstörungen. Seltener ist eine Gliedmaßen- und Gangapraxie (S. 109).
Man spricht von **ideatorischer Apraxie**, wenn der Patient nicht imstande ist, logische Handlungsfolgen korrekt durchzuführen. Diese apraktische Störung fällt im Alltag auf, wenn zum Beispiel zuerst das Kaffeepulver eingefüllt und dann das Filterpapier eingelegt oder beim Ankleiden der Unterrock über das Kleid gezogen wird.
Bei der **konstruktiven Apraxie** ist das gezielte Handeln unter optischer Kontrolle wie das Zeichnen geometrischer Figuren (z.B. eines Hauses, Abb. A-**2.56**) erschwert, ohne dass eine Apraxie einzelner Bewegungen vorliegen muss. Dieser Apraxie-Form verwandt ist die **räumliche Orientierungsstörung**, bei der der Patient sich in einer vertrauten Gegend nicht zurechtfindet.

Untersuchung: Die **ideomotorische Apraxie** mit Unfähigkeit zu gezielten Bewegungen (Gesichts- und Gliedmaßenapraxie) kann mit einfachen Testaufgaben untersucht werden (Tab. A-**2.22**).

Eine **ideatorische Apraxie** fällt auf, wenn der Patient logische Handlungsfolgen nicht einhält.

Bei **konstruktiver Apraxie** werden geometrische Figuren nicht korrekt gezeichnet (Abb. A-**2.56**).

Ätiopathogenese: Wie bei den Aphasien beruhen die Apraxien meist auf umschriebenen Hirnschädigungen (Hirninfarkte, -tumoren, -traumen u. a.). Schwerpunkt der Lokalisation sind für die ideomotorische Apraxie der motorische Assoziationskortex, für die ideatorische Apraxie die Parietotemporalregion der sprachdominanten Hemisphäre und für die konstruktive Apraxie der Lobulus parietalis, häufiger rechts (Abb. A-**2.55**).

Ätiopathogenese: Apraxien sind häufig auf herdförmige Hirnprozesse in der Parietalregion zurückzuführen (vergleiche erneut Abb. A-**2.55**).

A-2.22 Apraxietests

bukkofaziale Apraxie	*Gliedmaßenapraxie*	
	ideomotorische Apraxie der Arme	*ideomotorische Apraxie der Beine*
▪ Augen (rechts/links) schließen ▪ an einer Blume riechen ▪ Nase rümpfen ▪ Kerze ausblasen ▪ Mund spitzen ▪ Zunge herausstrecken ▪ Lippen ablecken ▪ schnalzen ▪ Wangen aufblasen ▪ sich räuspern	▪ Winken ▪ „eine lange Nase machen" ▪ Handbewegungen wie beim Kämmen ▪ Klavier spielen ▪ Arm in die Hüfte stemmen	▪ Fuß wie auf der Fußmatte abstreifen ▪ Ball kicken ▪ „eingeschlafenes Bein" ausschütteln ▪ über ein kleines Hindernis steigen

A-2.22

A-2.56

A-2.56 **Konstruktive Apraxie**

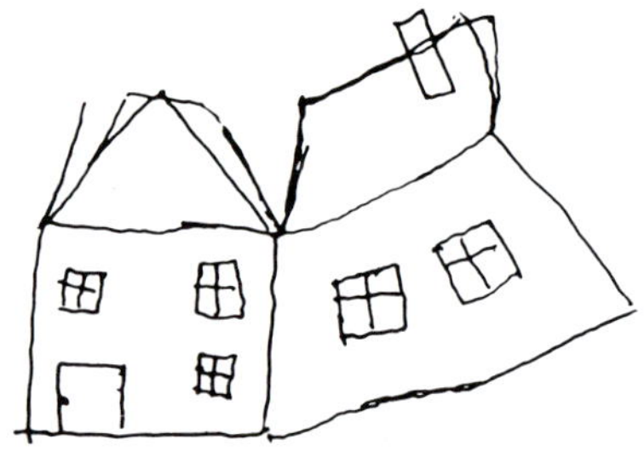

Die Aufgabe lautete, die Bildvorlage eines Hauses abzuzeichnen.

Agnosie

▶ **Definition:** Die klassische Agnosie wird als ein Nichterkennen optischer, akustischer oder taktiler Sinnesreize bei erhaltener Funktion des Sinnesorgans aufgefasst. Die Einordnung der agnostischen Phänomene ist umstritten. Eine Agnosie kann nur diagnostiziert werden, wenn nicht gleichzeitig eine aphasische Benennstörung vorliegt.

Untersuchung: Bei visueller Agnosie können Objekte nicht visuell erkannt, jedoch im Gegensatz zur taktilen Agnosie durch Berührung differenziert werden.

Agnostische Störungen wie die **Autotopagnosie** (Körperschemastörung) können durch Zeigeversuche getestet werden. Zur Zifferblattagnosie siehe Abb. A-**2.57**.

Gerstmann-Syndrom: Fingeragnosie, Rechts-links-Störung, Agraphie und Akalkulie.

Ein Nichterkennen, Verleugnen oder Bagatellisieren der eigenen Erkrankung wird als **Anosognosie** bezeichnet.

Untersuchung: Bei **visueller Agnosie** kann der Patient nicht erkennen, was er sieht, denselben Gegenstand aber identifizieren, sobald er ihn in der Hand hält. Gelegentlich besteht gleichzeitig ein optischer Funktionswandel mit zunehmendem Strukturverlust (Verblassen der Farben und Verwischen der Grenzen eines Objekts). Bei einer **Prosopagnosie** wird die Physiognomie eines vertrauten Gesichts, selbst des eigenen im Spiegel, als fremd empfunden. Bei einer **taktilen Agnosie** verhält es sich gerade umgekehrt: Der Patient ist trotz ungestörter Berührungsempfindung nicht imstande, einen Gegenstand mit geschlossenen Augen durch Betasten zu „begreifen", aber durchaus zu erkennen, sobald er die Augen öffnet (s. auch S. 75). Die klassische, heute nicht mehr als eigenständiges Phänomen aufgefasste **akustische Agnosie** ist durch die Unfähigkeit charakterisiert, die Bedeutung eines Geräuschs oder einer Melodie zu identifizieren. Unter **Autotopagnosie** ist eine Orientierungsstörung am eigenen Körper zu verstehen (Körperschemastörung). Sie ist zusammen mit der Fingeragnosie und Rechts-links-Störung dadurch zu prüfen, dass der Patient in wahlloser Folge bestimmte Teile seines Körpers zeigt. Die **Zifferblatt**- oder **Uhragnosie** lässt sich am besten graphisch belegen (Abb. A-**2.57**).
Isolierte Agnosien sind selten; meist kommen sie in Kombination mit weiteren neuropsychologischen Syndromen vor, wie z. B. bei dem von J. Gerstmann (1924) beschriebenen Syndrom (**Gerstmann-Syndrom**): Fingeragnosie, Rechts-links-Störung, Agraphie und Akalkulie.
Das Nichterkennen der eigenen Krankheit wird als **Anosognosie** bezeichnet. Der verbalen Anosognosie („explicit denial") entspricht das Verhalten („implicit denial"). Die Patienten verleugnen oder bagatellisieren eine Erkrankung, z. B. eine Sehstörung (S. 23) oder Parese. Viele Aphasiekranke haben den Begriff von ihrer

A-2.57

A-2.57 **Zifferblattagnosie**

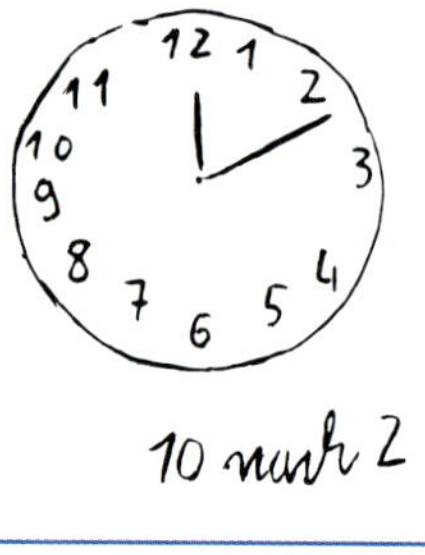

Der Patient sollte die Uhrzeiger in ein leeres Zifferblatt genau auf zehn Minuten nach zwei einzeichnen.

eigenen Hand verloren (vgl. S. 94). Das Verhalten entspricht dem eines **Hemineglects**, d. h. der Nichtbeachtung einer Körper- oder Raumhälfte (s. S. 99).

Ätiopathogenese: Eine visuelle Agnosie wird vor allem durch okzipitale Durchblutungsstörungen verursacht. Bei einer Reihe agnostischer Syndrome, wie der Prosopagnosie, findet man eine Schädigung beider Hemisphären. Das **Gerstmann-Syndrom** wird auch als Angularissyndrom bezeichnet, da besonders der Gyrus angularis betroffen ist. Meist handelt es sich aber um ausgedehntere temporo-parietale Läsionen der linken Hemisphäre, sodass das Syndrom in seiner reinen Form kaum anzutreffen ist.
Eine **Anosognosie** tritt ebenso wie ein **Neglect** häufiger bei einer Läsion der rechten Hemisphäre auf und ist dann deutlicher ausgeprägt als bei linksseitiger Hirnschädigung.

Ätiopathogenese: Bei Agnosien sind meist größere Anteile einer, gelegentlich auch beider Hemisphären betroffen.

Eine Anosognosie kommt häufiger bei einer Läsion der rechten Hemisphäre vor.

Neglect

Neglect

▶ **Definition:** Unter einem Hemineglect ist die Nichtbeachtung einer Körper- und Raumhälfte zu verstehen. Visuelle, auditive, sensible und affektive Stimuli aus dem kontralateral zur Läsion gelegenen Raum werden nicht wahrgenommen. Ursache des Hemineglects ist meist eine rechtshemisphärische Läsion, z. B. ein Hirninfarkt oder -tumor. Ein vollständiger bilateraler Neglect ist sehr selten.

◀ **Definition**

Untersuchung: Nähert sich der Untersucher dem Patienten von der linken, betroffenen Seite her, so wird dieser schon die Begrüßungsworte und die ausgestreckte Hand ignorieren, weil er die linke Raumhälfte nicht wahrnehmen kann. Dies geschieht unabhängig davon, ob zusätzlich ein Gesichtsfeldausfall besteht. Es liegt ein auditiver, visueller und oft auch affektiver Neglect vor. Obwohl keine Parese oder Sensibilitätsstörung besteht, werden die linksseitigen Extremitäten nicht aktiv bewegt und damit vernachlässigt (motorischer Hemineglect), auch Berührungsreize werden an dieser Körperhälfte nicht wahrgenommen (sensibler Hemineglect).

Untersuchung: Schon bei der Begrüßung fällt ein auditiver, visueller und oft auch affektiver Neglect auf. Obwohl keine Parese oder Sensibilitätsstörung besteht, werden die linksseitigen Extremitäten nicht beachtet (motorischer Hemineglect). Auch Berührungsreize werden nicht wahrgenommen (sensibler Hemineglect).

Ätiopathogenese: Hirninfarkte, -blutungen, Kontusionsherde oder Tumoren vorwiegend im rechtshemisphärischen Parietal- oder Frontallappen, können einen Neglect verursachen.

Ätiopathogenese: Ursachen sind rechtshemisphärische Läsionen.

2.9.2 Psychopathologischer Befund

2.9.2 Psychopathologischer Befund

▶ **Überblick:** Zu den psychischen Begleitsymptomen neurologischer Erkrankungen gehören Störungen der Vigilanz und Orientierung, des Gedächtnisses, des Antriebs und der Affektivität. Die psychopathologische Untersuchung dient ferner der Beurteilung kognitiver (intellektueller) Störungen, der Sinnestäuschungen und Wahnwahrnehmungen und der Abgrenzung funktioneller (psychogener) Syndrome (zu den psychosomatischen Aspekten in der Neurologie s. S. 103).

◀ **Überblick**

Vigilanzstörungen

Vigilanzstörungen

▶ **Definition:** Zahlreiche neurologische Erkrankungen sind mit Störungen der Vigilanz (Wachheit) verbunden. Nach dem Grad der Vigilanzminderung unterscheidet man Somnolenz, Sopor und Koma (zur Glasgow Coma Scale s. S. 370).

◀ **Definition**

Untersuchung: Neben der Spontaneität und dem psychomotorischen Tempo prüft man die Wachheit und Aufmerksamkeit bzw. Erweckbarkeit auf optische, akustische und sensible Stimuli. Mit zunehmender Vigilanzstörung bleibt als erstes die Reaktion auf optische Reize, als zweites auf akustische und zuletzt auf Schmerzreize aus. Je stärker der Reiz ist, der eine Abwehrbewegung auslöst, je später und undifferenzierter die Schmerzreaktion erfolgt, desto ausgeprägter ist die Vigilanzstörung:

Untersuchung: Mit zunehmender Vigilanzstörung bleibt zuerst die Reaktion auf optische, dann auf akustische und zuletzt auf Schmerzreize aus.

- **Somnolenz** bedeutet abnorme Schläfrigkeit bei erhaltener Weckreaktion.
- Im **Sopor** fehlen die spontanen Bewegungen. Man beobachtet jedoch eine adäquate Schmerzreaktion.
- Im tiefen **Koma** bleibt jegliche Reaktion aus.

Ätiopathogenese: Ursächlich kommen traumatische, tumoröse, entzündliche und toxisch-metabolische Prozesse infrage.

- **Somnolenz** ist durch abnorme Schläfrigkeit bei erhaltener akustischer Weckreaktion (Augen öffnen und spontane Zuwendung) gekennzeichnet. Bei geöffneten Augen lösen optische Reize wie z. B. helles Licht oder das rasche Heranführen der Hand des Untersuchers bis vor die Augen („Drohbewegung") den Lidschlussreflex aus.
- Im **Sopor** fehlen spontane Bewegungen. Auf Anruf erfolgt eine kurzzeitige Orientierungsreaktion. Der Patient wendet zunächst die Augen, dann den Kopf der Geräuschquelle zu. Schmerzreize werden mit adäquaten Abwehrbewegungen beantwortet.
- Während im beginnenden **Koma** keine Reaktion auf optische oder akustische Stimuli zu beobachten ist, kommt es zu undifferenzierten Abwehrbewegungen auf sensible Reize. Im tiefen Koma bleibt jegliche Reaktion auch auf wiederholte Schmerzreize aus.

Ätiopathogenese: Vigilanzstörungen entstehen bei traumatischen, tumorösen, vaskulären und entzündlichen Hirnprozessen, die mit intrakraniellem Druckanstieg und Hirnstammfunktionsstörung verbunden sind (S. 104 u. S. 111), oder als Folge von Intoxikationen (Kohlenmonoxid- bzw. Kohlendioxidvergiftung, Alkohol-, Arzneimittelintoxikation u. a.) bzw. Stoffwechselerkrankungen (diabetisches/ketoazidotisches, urämisches, hepatisches Koma u. a.).

Orientierungsstörungen

▶ Definition

▶ **Definition:** Der Patient kann zeitlich, örtlich, situativ und zur eigenen Person desorientiert sein. Eine Orientierungsstörung ist das führende Symptom organischer Psychosyndrome.

Untersuchung: Man fragt den Patienten gezielt nach Datum, Ort und Situation.

Ätiopathogenese: Während die zeitliche und örtliche Orientierung im **Delir** oder **Dämmerzustand** gestört ist, findet sich eine Desorientiertheit zur eigenen Person erst bei hochgradiger, zerebraler Dysfunktion. Desorientierung ist ein Kardinalsymptom der Demenz-Syndrome.

Untersuchung: Mit gezielten Fragen nach Datum, Ort und näheren Umständen der Erkrankung sowie zur Untersuchungssituation lässt sich Art und Grad der Desorientierung feststellen.

Ätiopathogenese: Während die zeitliche und örtliche Orientierung schon bei Fieber beeinträchtigt sein kann und regelmäßig im **Delir** als Ausdruck einer reversiblen organischen Psychose („Durchgangssyndrom") gestört ist, findet sich eine Desorientiertheit zur eigenen Person erst bei hochgradiger zerebraler Dysfunktion. Neben Gedächtnisstörungen (s. u.) ist die Desorientierung ein Kardinalsymptom der **Demenz-Syndrome** vom Alzheimer- Typ (S. 192) bzw. der vaskulären (S. 197) und alkoholischen Demenz.

Gedächtnisstörungen

▶ Definition

▶ **Definition:** Es handelt sich um Störungen der mnestischen Funktionen (Merkleistung und Altgedächtnis). Von besonderer klinischer Bedeutung sind die retrograde und anterograde Amnesie, z. B. Erinnerungslücken für den Zeitraum vor oder nach einem Unfall mit Kopfverletzung.

Untersuchung: Schon bei der Anamnese fallen Störungen der Merkfähigkeit und des Altgedächtnisses auf.

Bei zeitlich begrenztem Gedächtnisverlust unterscheidet man eine **retrograde** und **anterograde Amnesie**, d. h. die Erinnerungslücke vor dem Einsetzen bzw. nach dem Abklingen einer Vigilanzstörung.

Untersuchung: Schon bei der Erhebung der Anamnese prüft man die Merkfähigkeit, die sich auf gegenwärtig verfügbare Informationen („Kurzzeitgedächtnis") erstreckt, und das Altgedächtnis („Langzeitgedächtnis"), d. h. die Erinnerungsfähigkeit für früher erworbene Informationen. Die mnestischen Funktionen hängen von der Aufmerksamkeit und Stimmungslage ab.

Eine **Amnesie** ist eine zeitlich begrenzte Gedächtnislücke. Jedes Koma hinterlässt eine vollständige Amnesie. Bei Somnolenz kann die Amnesie partiell sein, d. h. Geschehnisse können z. T. erinnert werden. Besteht eine Erinnerungslücke für die Zeit vor Eintreten der Vigilanzstörung, spricht man von **retrograder Amnesie**. Erinnert der Patient einen Zeitraum nach dem Abklingen der Vigilanzstörung nicht mehr (d. h. für die Zeit, in der er wieder reagierte), spricht man von **anterograder Amnesie**.

Ätiopathogenese: Meist wird eine Amnesie als Folge von Erkrankungen beobachtet, die mit Vigilanzstörungen einhergehen, und gilt daher als wichtiger retrospektiver Hinweis auf einen epileptischen Anfall oder eine Commotio bzw. Contusio cerebri (S. 368). Auch Stoffwechselstörungen (z. B. Hypoglykämie, S. 247 , hepatische Enzephalopathie, S. 252) und Intoxikationen können eine Amnesie oder auch persistierende Gedächtnisstörung verursachen (vgl. Wernicke-Korsakow-Syndrom, S. 259).

Ätiopathogenese: Eine Amnesie kommt meist bei Erkrankungen vor, die mit Vigilanzstörungen verbunden sind, z. B. nach epileptischen Anfällen, Schädel-Hirn-Trauma, metabolischen Störungen und Intoxikationen.

Amnestische Episoden, die als **transiente globale Amnesie (TGA)** im mittleren und höheren Lebensalter vorkommen, setzen akut mit einer anterograden Amnesie ein. Der Patient ist wach und kooperativ, wirkt aber ratlos und fragt stereotyp. Erst nach einigen Stunden kann er allmählich wieder neue Gedächtnisinhalte speichern. Die retrograde Amnesie, die zunächst Tage bis Wochen, gelegentlich auch Jahre, umfasst, bildet sich innerhalb von 24 Stunden weitgehend zurück, sodass nur für die Dauer der amnestischen Episode eine globale Amnesie bestehen bleibt.

Die **transiente globale Amnesie (TGA)** ist durch eine akut einsetzende und einige Stunden andauernde anterograde Amnesie charakterisiert. Merkfähigkeitsstörung und retrograde Amnesie bilden sich allmählich zurück.

Die Ätiologie der transienten globalen Amnesie (TGA) ist ungeklärt. Bei einem Drittel der Patienten ist eine Migräne-Anamnese zu eruieren. Wie bei Migräne findet sich eine Minderperfusion okzipital und mediotemporal, sodass ein pathogenetischer Zusammenhang angenommen wird, zumal viele Patienten während oder nach der amnestischen Episode über Kopfschmerzen und Übelkeit klagen. Demgegenüber spielen Gefäßerkrankungen keine Rolle. Für Patienten mit TGA besteht kein erhöhtes Risiko für zerebrale Ischämien. Als auslösende Faktoren gelten physische und emotionale Belastungssituationen.

Bei der transienten globalen Amnesie (TGA) wird ein pathogenetischer Zusammenhang mit der Migräne angenommen.

Ein psychogener Gedächtnisverlust erklärt sich aus panikartiger Angst, die die Wahrnehmung und damit das Gedächtnis beeinträchtigt, oder konfliktbedingter Abspaltung (Dissoziation) mnestischer Leistungen, z. B. Verdrängung wichtiger Lebensdaten (Tag der Scheidung, Todestag eines Angehörigen u. a., vgl. S. 554).

Panikartige Angst beeinträchtigt die Wahrnehmung und damit das Gedächtnis.

Sinnestäuschung und Wahn

▶ **Definition:** Sinnestäuschungen sind entweder illusionäre Verkennungen (verfälschte Wahrnehmungen realer Objekte) oder Halluzinationen (Trugwahrnehmungen). Diese Phänomene kommen häufig gemeinsam mit einem Paranoid (Wahn) vor. Gegenüber der Trugwahrnehmung wird in der Wahnwahrnehmung ein Gegenstand zwar real wahrgenommen, jedoch subjektiv umgedeutet. Eine Wahnvorstellung (Wahnidee) entwickelt sich unabhängig vom Wirklichkeitscharakter einer Wahrnehmung. Halluzination und Wahn sind gleichermaßen **unkorrigierbar**.

Sinnestäuschung und Wahn

◀ **Definition**

Untersuchung: Die Patienten berichten über visuelle Halluzinationen, z. B. Lichtblitze, Muster und strukturierte Bilder von Gegenständen, von Tieren und Menschen oder über auditive, Geruchs- und Geschmackshalluzinationen, auch taktile Trugwahrnehmungen.

Untersuchung: Man unterscheidet visuelle, auditive, taktile, Geruchs- und Geschmackshalluzinationen.

Der paranoide Patient leidet unter befremdlichen, ängstlich gefärbten, z. T. unheimlichen Anmutungen. Diese Wahnstimmung kann in eine Wahnvorstellung (z. B. Verfolgungswahn, Kleinheits- oder Größenwahn) übergehen und sich zu einem Wahnsystem ausgestalten.

Ein Paranoid beginnt meist mit einer Wahnstimmung, die sich zu Wahnvorstellungen oder einem Wahnsystem verfestigt.

Ätiopathogenese: Illusionäre Verkennungen der Umwelt entstehen bereits bei Übermüdung und Fieber. Visuelle Halluzinationen beweglicher Objekte kommen besonders im **Alkohol**- und **Arzneimitteldelir** vor. So werden Kleintiere (Mäuse, Ratten, Kaninchen, Eichhörnchen, Käfer, Spinnen) oder Zwerge am häufigsten im Delirium tremens nach Alkoholentzug halluziniert (S. 256). Visuelle Sinnestäuschungen sind auch typisch für eine dopamininduzierte Psychose (S. 207). Zu den visuellen Pseudohalluzinationen im hemianopen Gesichtsfeld siehe S. 25 . Taktile (haptische) Halluzinationen werden gelegentlich bei **Intoxikationen** („Kokain-Wanzen") und bei Dermatozoenwahn beobachtet (taktile Halluzinose von Milben vor allem im Senium). Diese Trugwahrnehmungen sind von zoophobischen Ängsten abzugrenzen (z. B. die Furcht vor dem Anblick

Ätiopathogenese: Visuelle und taktile Halluzinationen beweglicher Objekte sind typisch für ein Delir oder eine Intoxikation („Mäuse", „Kokain-Wanzen").

Geruchshalluzinationen können Symptom eines Hirntumors sein. Auditive Halluzinationen kommen meist bei endogenen Psychosen vor.

von Spinnen oder die Befürchtung, kleine Tiere im Körper zu beherbergen, wie bei der „Neuroborrelioseneurose", s. S. 570.
Geruchshalluzinationen können Symptom eines frontobasalen **Hirntumors**, seltener einer endogenen Psychose sein (zu den Geruchs- und Geschmacksempfindungen als Aura epileptischer Anfälle s. S. 12). Auditive Halluzinationen kommen ebenso wie ein Verfolgungs-, Kleinheits-, Versündigungs- oder Verarmungswahn meist bei endogenen Psychosen vor.
Alkoholkranke leiden häufig unter Eifersuchtswahn. Megalomanie (Größenwahn) ist ein Symptom der **progressiven Paralyse** (S. 277) und manischer Psychosen. Eine paranoid-halluzinatorische Psychose, die mit einer ataktischen Gangstörung vergesellschaftet ist, muss an eine Vitamin-B_{12}-Avitaminose denken lassen (funikuläre Myelose, S. 248).

Antriebs- und Affektstörungen

Antriebs- und Affektstörungen

▶ Definition

▶ **Definition:** Als Begleitsymptome neurologischer Krankheitsbilder kommen Antriebs- und Affektstörungen vor. Antriebsstörungen äußern sich in der Psychomotorik. Affekte gehen mit vegetativen Symptomen einher.

Untersuchung: Man beobachtet eine Antriebssteigerung mit gehobenem Selbstwertgefühl (Euphorie) oder Antriebsmangel und Affektarmut bei dysphorischer und ängstlicher Verstimmung, ferner Affektlabilität und Affektinkontinenz. Psychomotorische Unruhe begleitet meist auch die depressiven Verstimmungen.

Untersuchung: Der Antrieb kann vermehrt (Antriebssteigerung) oder vermindert sein (Antriebsmangel und -armut) bzw. völlig fehlen (Stupor). Entsprechend sind Psychomotorik und Affektivität verändert; entweder ist das Selbstwert- und Lebensgefühl gehoben oder herabgesetzt; es kommt zu unkontrollierbarem Affektausbruch (Affektinkontinenz) bei raschem Stimmungswechsel (Affektlabilität), oder es besteht eine Affektarmut. Die Stimmung als länger dauernder Affekt ist euphorisch oder dysphorisch, depressiv oder ängstlich gefärbt. Patienten mit allmählich progredienter Hirnschädigung sind z. B. apathisch-antriebsarm, ratlos, reizbar-unruhig oder umständlich und weitschweifig.

Ätiopathogenese: Antriebs- und Affektstörungen bei organischen Psychosen sind meist Folge degenerativer, vaskulärer, traumatischer oder toxischer Hirnschädigungen. Ein Frontalhirn-Syndrom entwickelt sich beim Morbus Pick, einer präsenilen Demenz. Pathologisches Weinen und Lachen wird bei Bulbärparalyse und Pseudobulbärparalyse beobachtet.

Ätiopathogenese: Antriebs- und Affektstörungen finden sich vor allem bei chronischen organischen Psychosyndromen, die z. B. im Verlauf degenerativer, vaskulärer und traumatischer Hirnschädigungen oder der multiplen Sklerose auftreten. Chronischer Alkoholismus geht ebenfalls mit einer Persönlichkeitsveränderung einher. Beim Morbus Pick, einer präsenilen Demenz, entwickelt sich initial ein Frontalhirn-Syndrom. Während anfangs die intellektuellen Leistungen erhalten sind, stellt sich eine euphorische Enthemmung ein. Morphologisch beobachtet man eine ausgeprägte frontotemporale Atrophie (S. 196). Doppelseitige Läsionen des frontalen Marklagers, die z. B. bei „Schmetterlingsgliom" oder einer Aneurysma-Blutung vorkommen, führen zu ausgeprägtem Antriebsmangel und psychomotorischer Verlangsamung bis zur **frontalen Akinese**. Pathologisches Weinen und Lachen (früher als „Zwangsweinen" und „Zwangslachen" bezeichnet) beobachtet man bei Bulbärparalyse und Pseudobulbärparalyse (Abb. B-**1.37**, S. 228). Im Gegensatz zur Affektinkontinenz, einer emotionalen Enthemmung, handelt es sich bei diesem Phänomen um eine Enthemmung motorischer (mimischer) Funktionen **ohne** Affekt.

Kognitive Störungen

Kognitive Störungen

▶ Definition

▶ **Definition:** Man unterscheidet Störungen der intellektuellen Entwicklung, d. h. eine konnatale oder perinatal erworbene Intelligenzminderung (Oligophrenie), von demenziellem Abbau, der nach Abschluss der Hirnreifung auftritt. Demenzsyndrome sind durch den Verlust intellektueller und mnestischer Funktionen gekennzeichnet. Häufig sind zusätzliche neuropsychologische Symptome zu beobachten.

Untersuchung: Bei Oligophrenie besteht ein Mangel an Abstraktions- und Kommunikationsfähigkeit.

Untersuchung: Bei Oligophrenien fällt oft im Säuglingsalter eine **Entwicklungsverzögerung** (mental retardation) auf. Im Schulalter zeigt sich eine Lernbehinderung durch Mangel an Abstraktionsfähigkeit, Begriffsbildung und meist auch der Merkfähigkeit. Eine geistige Behinderung ist durch ausgeprägte Störungen

des Denkens sowie der verbalen und nonverbalen Kommunikation charakterisiert.
Bei **demenziellem Abbau** ist ein Verlust des Kritikvermögens und logischen Denkens, der kombinatorischen Fähigkeiten und des Gedächtnisses zu beobachten. Die Patienten sind anfangs zeitlich, später auch örtlich, situativ und zur eigenen Person desorientiert. Nicht selten wird das klinische Bild von neuropsychologischen Ausfällen wie Aphasie oder Apraxie bestimmt. Im weiteren Verlauf einer Demenz kommt es immer zu Antriebs- und Affektstörungen.
Von den verschiedenen Demenzformen sind depressive Syndrome abzugrenzen, die aufgrund einer Denkhemmung und Antriebsminderung einen Intelligenz- und Persönlichkeitsabbau vortäuschen können („depressive Pseudodemenz"), jedoch meist gut behandelbar und reversibel sind.

Demenzsyndrome sind durch einen Verlust der Urteilskraft, des Gedächtnisses und der Orientierung charakterisiert.

Die „depressive Pseudodemenz" kann einen Intelligenz- und Persönlichkeitsabbau vortäuschen.

Ätiopathogenese: Oligophrenien beruhen auf genetischen (z. B. Stoffwechselerkrankungen, s. S. 238), chromosomal bedingten (z. B. Trisomie 21) oder prä-, peri- und postnatal erworbenen Hirnschädigungen (S. 160). Demenzsyndrome sind meist auf degenerative Hirnprozesse, wie Morbus Alzheimer, Morbus Pick (präsenile und senile Demenz, S. 191) oder zerebrale Durchblutungsstörungen (vaskuläre Demenz) zurückzuführen. Zum Wernicke-Korsakow-Syndrom siehe S. 259 .

Ätiopathogenese: Während Oligophrenien auf anlagebedingte oder frühkindlich erworbene Hirnschädigungen beruhen, werden Demenzsyndrome meist durch degenerative oder vaskuläre Hirnprozesse verursacht.

2.9.3 Psychosomatische Aspekte

2.9.3 Psychosomatische Aspekte

▶ **Definition:** Psychosomatik bedeutet nicht nur, dem Psychischen in der Medizin gerecht zu werden, sondern auch, den Sinn eines körperlichen Symptoms wahrzunehmen: „Die Symptome gleichen der Sprache des Organs. Dieses kann sich nur in bestimmten Redewendungen äußern. Aber in diesen spricht es von dem, was ihm widerfahren ist. Und das ist eine Geschichte. So führt die Frage nach dem ‚Was' von den Krankheitsbildern, die das Kranksein beschreiben, zu den Krankengeschichten, die das Krankwerden darstellen" (P. Vogel, 1953).

◀ **Definition**

Untersuchung: Als Untersuchungsmethode gilt die an der Lebensgeschichte orientierte Anamnese (Biographie, vgl. Tab. A-**1.6**, S. 15). Mit den Fragen „Warum gerade jetzt?" und „Warum gerade hier?" erschließt sich nach V. v. Weizsäcker der Sinn einer Krankheit in einer bestimmten biographischen Situation. Dies gilt nicht nur für funktionelle Syndrome, sondern auch für körperliche Krankheiten, wie z. B. die Epilepsien, Schlaganfälle, den Morbus Parkinson und weitere Stammganglienerkrankungen (s. u.).
Zu den funktionellen Syndromen werden psychogene Schmerzen, Schwindelattacken und nichtepileptische **Anfälle** (S. 551), ein psychogener Tremor, die psychogene Amnesie, Amaurose, Aphonie, Anästhesie und Parese sowie jede Aggravation (Ausgestaltung der Beschwerden) gerechnet (S. 544 und S. 51).
Da sich viele Patienten, die von Arzt zu Arzt wandern, ständig neuen, eingreifenden diagnostischen und therapeutischen Maßnahmen unterziehen, darunter wiederholten Laparotomien, beobachtet man multiple Narben. Eine lichtstarre Pupille kann auf die Selbstapplikation eines Mydriatikums, eine eitrige Narbe auf artefiziell verzögerte Wundheilung, eine Schwellung und Rötung bei Parese einer Extremität auf eine Selbstverletzung (Abschnürung) und ein hypoglykämischer Schock auf gezielte Insulin-Überdosierung zurückgeführt werden (Münchhausen-Syndrom). Die Tendenz zur Selbstmedikation entspricht ebenso wie der häufige Drogen- bzw. **Tranquilizerabusus** dem süchtigen Verhalten „professioneller Patienten" (S. 560).

Untersuchung: Die psychosomatische Anamnese orientiert sich an den lebensgeschichtlichen Daten (vgl. S. 15).

Zu den häufigsten funktionellen Syndromen gehören **psychogene Anfälle** (S. 551).

„Krankenhauswanderer" weisen multiple Narben nach chirurgischen Eingriffen auf und neigen zur Selbstmedikation mit Drogen- bzw. Tranquilizerabusus.

Ätiopathogenese: Entscheidend ist nicht ein kausaler, sondern der **zeitliche** Zusammenhang des Symptoms einer neurologischen Erkrankung oder eines funktionellen Syndroms mit einem lebensgeschichtlich wichtigen Ereignis (Daten des subjektiven biographischen Kalenders), z. B. wenn sich der erste epileptische Anfall in der Hochzeitsnacht, der Schlaganfall am Tag der Pensionierung oder ein Blinzeltic bei der Beerdigung des Ehepartners manifestiert.

Ätiopathogenese: Wesentlich ist der zeitliche Zusammenhang körperlicher Symptome und funktioneller Beschwerden mit einer biographischen Krise.

Zahlreiche **Schmerzsyndrome**, besonders Kopf- und Rückenschmerzen, treten unter psychophysischer Belastung in Konfliktsituationen auf.

Bestimmte Konflikt- und Stresssituationen begünstigen die Krankheitsentstehung, so führen psychophysische Belastungen zu **Kopfschmerz vom Spannungstyp** („tension-type headache"). Eine Sonderform ist der Kopfschmerz bei sexueller Aktivität. (Heftiger Kopfschmerz kann aber auch als Folge einer Aneurysmaruptur mit Subarachnoidalblutung [SAB] beim Koitus auftreten, S. 419.) Tortikollis und Caput obstipum gehen ebenso wie **Lumboischialgien** („low back pain") oft mit konfliktbedingten Muskelverspannungen einher. Auffallend häufig treten Bandscheibenvorfälle in einer Situation forcierter Selbstbehauptung („Rückgrat-Beweisen") auf (S. 453). Oft wirken persönlichkeitstypische und krankheitsspezifische Faktoren psychodynamischer Konflikte zusammen.

Auch die Muskelschwäche bei Myasthenia gravis nimmt in Spannungssituationen zu.

Die Muskelschwäche bei Myasthenia gravis pseudoparalytica verstärkt sich jeweils in Spannungssituationen und kann sich besonders bei Patienten mit exzessivem Bewegungsdrang als unmittelbare Folge psychophysischer und „neurohumoraler" Erschöpfung einerseits bis zur **myasthenen Krise** (S. 483) steigern, andererseits in zwar anstrengenden, aber entspannten Situationen, z. B. beim Tanzen, völlig ausbleiben.

Funktionelle Beschwerden als Ausdruck einer **Konversionsstörung** werden häufig verkannt; umgekehrt verleiten auch die psychischen Begleitsymptome organischer Erkrankungen (z. B. bei Hirndruck) zur Fehldiagnose „Hysterie".

Therapieresistente funktionelle Beschwerden kommen bei **Konversionsstörung** vor. Sie werden ebenso häufig fehlgedeutet wie psychische Phänomene körperlicher Krankheiten: Konversionssymptome wie z. B. eine psychogene Lähmung, Amaurosis und Aphonie werden nicht selten als Begleiterscheinungen oder Folgen neurologischer Erkrankungen gewertet (und berentet), umgekehrt können psychische Symptome bei Porphyrie, funikulärer Myelose oder Hirndrucksteigerung zur Fehldiagnose „Hysterie" verleiten (s. a. S. 544).

2.10 Orientierende internistische Untersuchung

2.10 Orientierende internistische Untersuchung

Bei jedem „neurologischen" Patienten muss ein orientierender internistischer Status erhoben und ggf. konsiliarische Zusatzuntersuchungen veranlasst werden.

Bei internistischen Erkrankungen treten häufig neurologische Syndrome auf (z. B. Polyneuropathie bei Diabetes mellitus), umgekehrt haben viele „neurologische" Patienten auch internistische Begleiterkrankungen. Aus diesem Grund ist es unerlässlich, einen orientierenden internistischen Status des Patienten zu erheben und gegebenfalls konsiliarische Zusatzuntersuchungen zu veranlassen.

2.11 Hirndrucksyndrome

2.11 Hirndrucksyndrome

▶ **Überblick**

▶ **Überblick:** Die neurologische Untersuchung eines bewusstseinsgestörten Patienten hat über den bisher dargestellen Verlauf der neurologischen Untersuchung hinausgehende Aspekte zu berücksichtigen. Einzelne Befunde sind bei bewusstlosen Patienten anders zu werten als beim wachen, kooperativen Patienten. Das Bewusstsein ist getrübt (Somnolenz, Sopor) oder erloschen (Koma), wenn die vigilanzregulierenden Zentren im Gehirn (Formatio reticularis im Hirnstamm) beeinträchtigt sind. Häufigste Ursache ist eine intrakranielle Drucksteigerung. Die ersten Hinweise auf einen erhöhten intrakraniellen Druck, die Hirndruckzeichen, dürfen nicht übersehen werden. Mit zunehmendem intrakraniellen Druck entwickelt sich ein Einklemmungssyndrom. Der Ausfall einzelner Hirnstammreflexe, die charakteristische Störung der Pupillo- und Okulomotorik lassen auf die Höhe und damit Schwere der Störung im Hirnstamm schließen. Auch primär den Hirnstamm betreffende Erkrankungen oder indirekt auf die Formatio reticularis einwirkende Störungen verursachen ein gleichartiges Syndrom. Wird eine schwere globale Hirnschädigung oder eine Hirnstammschädigung überlebt, kann ein Defektsyndrom wie das apallische Syndrom oder Locked-in-Syndrom bestehen bleiben.

2.11.1 Untersuchung des bewusstlosen Patienten

Untersuchung: Die neurologische Untersuchung eines bewusstlosen Patienten stellt besondere Anforderungen an den Untersucher. Einerseits ist der sonst übliche Untersuchungsgang wegen der Unfähigkeit des Patienten zur Kooperation nicht einzuhalten. Andererseits muss auf Störungen geachtet werden, die beim wachen Patienten nicht zu beobachten sind und diese müssen speziell untersucht werden. Zudem sind manche Untersuchungsbefunde beim bewusstlosen Patienten anders zu bewerten oder zu interpretieren als beim wachen Patienten. Die besondere Anforderung an den Untersucher besteht zudem auch darin, dass die Situation der Untersuchung eines bewusstlosen Patienten fast immer eine Notfallsituation darstellt, die auf der Grundlage des Untersuchungsergebnisses und der heranzuziehenden Informationen über den Patienten zu raschen Entscheidungen zwingt.

Bei der Inspektion werden Regelmäßigkeit, Tiefe und Frequenz der Atmung beachtet. Die Reaktion auf Ansprechen, akustischen oder Schmerzreiz gibt Auskunft über die Tiefe der Vigilanzstörung (S. 99). Nach einem Meningismus muss gezielt gesucht werden; er kann einerseits Ausdruck eines erhöhten Hirndrucks sein ohne dass eine Meningitis vorliegt. Andererseits kann er selbst bei bakterieller Meningitis oder Subarachnoidalblutung fehlen, wenn der Patient tief komatös ist. Die Untersuchung des Muskeltonus, die Beobachtung der Spontanmotorik und der motorischen Reaktion auf Schmerzreiz (an allen Extremitäten und im Gesicht zu prüfen) gibt zusätzlich Hinweis auf eine eventuell vorliegende Hemiparese (z. B. gezielte Abwehrbewegung nur auf einer Seite) bzw. eine Beeinträchtigung der Hirnstammfunktionen (z. B. Streckkrämpfe, S. 111). Eine Hemiparese kann auch bereits daran erkennbar sein, dass beim Ausatmen die Luft durch den herabhängenden Mundwinkel entweicht, die gelähmte Extremität nach außen rotiert liegt und nach Anheben rascher auf die Unterlage fällt. Auf eine Seitendifferenz der Eigenreflexe und den Nachweis pathologischer Reflexe ist zu achten. Besonderen Stellenwert bei der Untersuchung des be-

2.11.1 Untersuchung des bewusstlosen Patienten

Untersuchung: Bei der Untersuchung eines bewusstlosen Patienten muss auch auf Störungen geachtet werden, die beim wachen Patienten nicht zu beobachten sind. Diese müssen speziell untersucht, bewertet und interpretiert werden. Meist handelt es sich um eine **Notfallsituation**.

Bei der Untersuchung werden die Tiefe der Vigilanzstörung, das Vorliegen eines Meningismus, die Reaktion auf Schmerzreize, eine Störung der Hirnstammreflexe sowie der Pupillo- und Okulomotorik festgestellt. Sie geben Hinweis auf die Schwere der Störung der Hirnstammfunktionen und eine gegebenenfalls zusätzlich vorliegende Halbseitenstörung.

A-2.23 Neurologische Basisuntersuchung bei bewusstseinsgetrübten Patienten

Patient ansprechen	▪ wie ist die Orientierung (Name, Geburtsdatum, Ort, Datum)? ▪ ist eine sinnvolle Kommunikation möglich? ▪ besteht eine Aphasie? ▪ wie ist die Bewusstseinslage: Somnolenz, Sopor, Koma?
Spontanmotorik	▪ seitengleich, einseitig? ▪ Körperhaltung ▪ Muskeltonus
Abwehr auf Schmerzreize	▪ ja, nein? ▪ gezielt, ungezielt? ▪ seitengleich, einseitig, einseitig gekreuzt? ▪ Streck-/Beugesynergismen?
Meningismus	▪ Nackensteifigkeit? *Cave:* Nach Trauma bei V. a. HWS-Instabilität nicht prüfen! ▪ Schmerzreaktion bei maximaler Nackenbeugung
Pupillen	▪ Isokorie, Anisokorie? ▪ Lichtreaktion?
Bulbi	▪ konjugierte/diskonjugierte Bulbusstellung? ▪ Pendelbewegungen? ▪ spontane vertikale Bulbusbewegungen? ▪ Nystagmus?
okulo-zephaler Reflex	▪ positiv, negativ? *Cave:* Nicht bei HWS-Instabilität prüfen!
Kornealreflex	▪ einseitig/beidseitig abgeschwächt oder aufgehoben?
Muskeleigenreflexe/ Fremdreflexe/pathologische Reflexe	▪ Eigenreflexe seitendifferent, abgeschwächt, gesteigert? ▪ Bauchhautreflexe seitendifferent? ▪ Babinski einseitig, beidseitig?

A-2.23

wusstlosen Patienten haben die Untersuchung der Hirnstammreflexe, die Pupillomotorik und die Okulomotorik, da sie auf die Schädigungshöhe im Hirnstamm rückschließen lassen.

Einen Leitfaden zur Untersuchung gibt Tabelle A-**2.23**. Am Ende der Untersuchung soll die Komatiefe mittels der Glasgow-Coma-Skala (GCS, S. 370) dokumentiert werden.

Die Tabelle A-**2.23** gibt einen Leitfaden für die Untersuchung des bewusstseinsgetrübten Patienten. Am Ende der Untersuchung sollte die Komatiefe mittels Glasgow-Coma-Skala (GCS, s. Tab. B-**1.49**) dokumentiert werden. Auf die einzelnen Aspekte der Untersucung und insbesondere die Interpretation der Untersuchungsbefunde wird in den folgenden Kapiteln eingegangen.

Ätiopathogenese: Häufigste neurogene Ursache einer anhaltenden Bewusstseinsstörung ist eine intrakranielle Druckerhöhung.

Ätiopathogenese: Zahlreiche neurologische Erkankungen können akut oder subakut zu einer Vigilanzstörung bis zur Bewusstlosigkeit führen. Dazu gehören alle Erkrankungen, die mit einer Steigerung des intrakraniellen Drucks einhergehen (s. u.). Die Drucksteigerung hat eine Funktionsbeeinträchtigung der vigilanzregulierenden Zentren im Hirnstamm (Formatio reticularis) zur Folge und kann bis zur Einklemmung des Hirnstamms führen. Erkrankungen, die primär den Hirnstamm betreffen (Infarkte, Hirnstammenzephalitis) können die gleichen Symptome hervorrufen. Von diesen primär neurogenen Ursachen sind nicht-neurogene Ursachen, die die Hirnfunktion beeinträchtigen, insbesondere Intoxikationen und metabolische Störungen, abzugrenzen.

2.11.2 Hirndruckzeichen

2.11.2 Hirndruckzeichen

▶ **Definition**

▶ **Definition:** Jede intrakranielle Volumenzunahme hat einen Druckanstieg zur Folge, der zunächst Kopfschmerzen, Erbrechen und eine Vigilanzstörung verursacht, um bei weiter zunehmendem Hirndruck ein lebensbedrohliches Einklemmungssyndrom (S. 111) hervorzurufen.

Untersuchung: Symptome einer **akuten Hirndrucksteigerung** sind Kopfschmerzen, Nausea, Erbrechen, Singultus und Störungen der Vigilanz.

Untersuchung: Die **akute intrakranielle Drucksteigerung** innerhalb von Tagen oder Stunden ist durch dumpfe **Kopfschmerzen**, Nausea, Erbrechen, häufig auch Singultus und zunehmende **Vigilanzstörung** bis zum Koma gekennzeichnet (S. 99). Die Kopfschmerzen werden meist nicht exakt lokalisiert. Die supra- und infraorbitalen Trigeminusaustrittspunkte sind druckdolent. Das meist schwallartige Erbrechen tritt anfangs nur morgens und bei Lagewechsel in Abhängigkeit von Schwankungen des intrakraniellen Drucks auf (z. B. beim Aufrichten, Bücken, Pressen).

Bei **chronischer Hirndrucksteigerung** sind vor allem Antriebs- und Orientierungsstörungen zu beobachten.

Bei **chronischem Hirndruck** stehen Antriebsstörungen im Vordergrund. Die Patienten sind **aspontan**, reagieren nur langsam und unwillig, wirken in ihrem Verhalten inadäquat, wenden sich während des Gesprächs vom Untersucher ab und befolgen Aufforderungen nicht oder nur unvollständig. Schon früh lassen sich Orientierungsstörungen nachweisen. Aufmerksamkeit, Merkfähigkeit und Orientierung sind beeinträchtigt. Diese psychopathologischen Störungen weisen auf die beginnende Vigilanzstörung hin, bevor die Patienten schläfrig werden.

Eine **einseitige Mydriasis** spricht für eine gleichseitige Kompression des N. oculomotorius. Auch eine **beidseitige Miosis** ist bereits Zeichen der beginnenden Hirnstammkompression. Sie kann in eine beidseitige Mydriasis übergehen (Abb. A-**2.61**, S. 113). In zwei Dritteln der Fälle mit progredientem Hirndruck entwickelt sich innerhalb von Stunden oder Tagen eine **Stauungspapille** (s. Abb. A-**2.4**, S. 22). Bei rascher Zunahme des Hirndrucks beobachtet man retinale Blutungen.

Wichtigste Untersuchungen bei drohender Hirndrucksteigerung sind neben der Vigilanzkontrolle die Beobachtung der Pupillomotorik, des Augenhintergrunds sowie von Blutdruck und Herzfrequenz. Eine Störung der Pupillomotorik beim wachen oder schläfrigen Patienten ist als beginnende Hirnstammkompression zu werten. Eine **einseitige Mydriasis** spricht für eine gleichseitige Kompression des N. oculomotorius (vgl. S. 28). Eine **beidseitige Miosis** weist auf eine dienzephale Funktionsstörung hin. Geht sie unvermittelt in eine **beidseitige Mydriasis** über, liegt bereits ein Mittelhirnsyndrom vor (Abb. A-**2.61**, S. 113). Weitere Zeichen einer drohenden Hirnstamm-Einklemmung sind Parästhesien im Gesicht und Nackensteifigkeit. In zwei Dritteln der Fälle mit progredientem Hirndruck stellt sich nach mehreren Stunden oder Tagen eine **Stauungspapille** ein (s. Abb. A-**2.4**, S. 22). Zur Visusminderung kommt es bei anhaltendem Hirndruck durch eine Ischämie der Sehnervenpapille. Hat sich eine Optikusatrophie entwickelt, ist auch bei erneutem intrakraniellem Druckanstieg keine Stauungspapille mehr zu erwarten. Netzhautblutungen sprechen für eine rasche Zunah-

A-2.24 Volumenzunahme der drei intrakraniellen Kompartimente als Ursache intrakranieller Drucksteigerung

Kompartiment	*Hirnparenchym*	*Liquormenge*	*intrazerebrales Blutvolumen*
Ursachen	toxisches, entzündliches oder traumatisches Hirnödem, raumfordernder Prozess	aresorptiver oder hypersekretorischer Hydrozephalus, Verschlusshydrozephalus	Hyperkapnie oder zerebrale Hypoxie, Sinusthrombose Blutung

A-2.24

me des Hirndrucks. Bei perakutem intrakraniellem Druckanstieg findet man jedoch keine Stauungspapille.

▶ **Merke:** Wegen der prognostischen Bedeutung der pupillomotorischen Störung ist die Anwendung eines Mydriatikums zur Beurteilung des Augenhintergrundes bei drohendem Hirndruck absolut kontraindiziert.

◀ Merke

Ätiopathogenese: Da die Schädelkalotte des Erwachsenen starr ist, hat die Volumenzunahme jedes der Kompartimente Hirnparenchym, Liquor oder Blut einen Anstieg des intrakraniellen Drucks zur Folge. Über die häufigsten Ursachen informiert Tabelle A-**2.24**. Mit steigendem Hirndruck sinkt der zerebrale Perfusionsdruck. Die durch **Minderperfusion** und Anreicherung von Stoffwechselmetaboliten bedingte Vasodilatation wird zunächst durch die Autoregulation der Hirngefäße, den zentral ausgelösten Anstieg des peripheren Blutdrucks (Cushing-Reaktion) und eine reaktive Tachypnoe mit vermehrter CO_2-Abatmung (Hypokapnie) kompensiert. Bei anhaltender Minderperfusion wird die Autoregulation der Hirngefäße aufgehoben. Daraus resultiert neben der Erhöhung des intrazerebralen Blutvolumens ein **Hirnödem**, das seinerseits eine Zunahme des Hirnvolumens und damit des Hirndrucks bewirkt. Die Volumenzunahme des Hirnparenchyms führt zur Kompression der inneren und äußeren Liquorräume (Verstreichen der Sulci, s. Abb. A-**2.58**), bis sich ein Druckgradient in Richtung Tentoriumschlitz und Foramen magnum ausbildet (s. Syndrom der Einklemmung, S. 111). Übersteigt bei vollständiger Vasoparalyse der Hirndruck

Ätiopathogenese: Der intrakranielle Druck steigt mit der Volumenzunahme von Hirnparenchym, Liquor oder Blut (Tab. A-**2.24**). Bei intrakraniellem Druckanstieg sinkt der Perfusionsdruck. Die Folge ist eine anhaltende Hypoxie, der Verlust der Autoregulation der Hirngefäße und ein Hirnödem, das wiederum den intrakraniellen Druck verstärkt (s. Abb. A-**2.58**). Bei vollständiger Vasoparalyse kommt die zerebrale Durchblutung zum Erliegen (Hirntod, S. 112).

A-2.58 Hirnödem

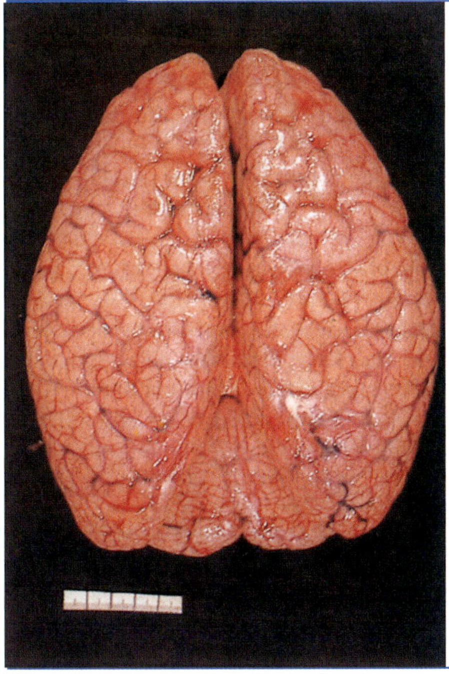

Pathologischer Befund (Frontalpol oben): Verquollene Hirnrinde mit abgeplatteten Windungen und verstrichenen Furchen.

A-2.58

den systemischen Blutdruck, kommt die zerebrale Durchblutung zum Erliegen (Hirntod, S. 112).

Das **vasogene (extrazelluläre) Hirnödem** beruht auf einer Störung der Blut-Hirn-Schranke. Häufige Ursachen sind raumfordernde Prozesse, Traumen und Enzephalitiden.

Dem **vasogenen Hirnödem** liegt eine Störung der Blut-Hirn-Schranke zugrunde, in erster Linie durch Auflockerung der „tight junctions" der Gefäßendothelzellen, die die Diffusion vom Gefäßlumen in das Hirnparenchym erschweren. Es kommt zur **extrazellulären Flüssigkeitsansammlung** vorwiegend im Marklager. Dabei spielen verschiedene Mediatorsubstanzen wie Bradykinin, Histamin und Arachidonsäure eine Rolle. Die häufigsten Ursachen sind **Hirntraumen, -tumoren, -abszesse und Enzephalitiden.** Die intrakranielle Volumenvermehrung hat eine Verminderung der Hirndurchblutung mit Störung des Zellmetabolismus und damit ein zusätzliches zytotoxisches Hirnödem zur Folge (Gefahr des Circulus vitiosus beim traumatischen Hirnödem, vgl. auch Abb. B-**1.127**, S. 369).

Das **zytotoxische (intrazelluläre) Hirnödem** ist Folge einer neuronalen Schädigung durch Hypoxie bei ischämischem Insult oder Intoxikation.

Das **zytotoxische Hirnödem** entsteht durch Störung des zellulären Stoffwechsels mit Ausfall der Na^+/K^+-Pumpe. Es kommt zur extrazellulären Kaliumanreicherung und raschem Natrium- und Wassereinstrom in die Zelle. Das **intrazelluläre Ödem** findet sich vorwiegend in den Neuronen des Kortex bei generalisierter **zerebraler Hypoxie, Intoxikationen und ischämischem Insult.** Hält die zerebrale Hypoxie an, bricht die Blut-Hirn-Schranke zusammen, und es kommt zusätzlich zum extrazellulären Ödem. Dann findet sich ein kombiniertes Hirnrinden- und Marklagerödem.

2.11.3 Hydrozephalus

2.11.3 Hydrozephalus

▶ **Definition**

▶ **Definition:** Eine Zunahme der Liquormenge durch Abflussbehinderung oder mangelnde Resorption führt zur intrakraniellen Drucksteigerung (Tab. A-**2.24**). Unter Hydrozephalus versteht man eine Erweiterung der inneren und/oder äußeren Liquorräume des Gehirns.

Man unterscheidet:
- Verschlusshydrozephalus,
- kommunizierender Hydrozephalus,
- hypersekretorischer Hydrozephalus.

Man unterscheidet:
- **Verschlusshydrozephalus:** Obstruktion auf Ventrikelebene und Verschluss der Foramina,
- **kommunizierender Hydrozephalus:** Liquorresorptionsstörung,
- **hypersekretorischer Hydrozephalus:** Überproduktion von Liquor ohne Zirkulationsstörung (selten).

Untersuchung: Das Erscheinungsbild des Hydrozephalus hängt von der Ätiologie, dem Manifestationszeitpunkt und seiner Entwicklung ab.

Untersuchung: Das Erscheinungsbild des Hydrozephalus hängt ab von der Art der Liquorzirkulationsstörung (Verschlusshydrozephalus oder kommunizierender Hydrozephalus), der Manifestation (kongenital oder im Kindes- bzw. Erwachsenenalter erworben) und dem akuten oder chronischen Verlauf. Den Hydrozephalusformen gemeinsam ist die intrakranielle Drucksteigerung.

Bei **Säuglingen und Kleinkindern** erkennt man einen ausgeprägten Hydrozephalus an der Zunahme des Kopfumfanges, dem Hervortreten der Fontanellen und der **Dehiszenz der Schädelnähte**. Bei fehlendem Druckausgleich stellen sich Hirndruckzeichen ein. Es kommt zur **Vigilanzstörung**, Opisthotonus und besonders bei Kleinkindern zu einer Abduzensparese und zum Parinaud-Syndrom (S. 37).

Bei **Säuglingen und Kleinkindern** fällt ein ausgeprägter Hydrozephalus durch Zunahme des Kopfumfanges, Hervortreten der vergrößerten Fontanellen und vermehrte Füllung der oberflächlichen Venen auf. Die **Dehiszenz der Schädelnähte**, die während der ersten Lebensjahre bei akutem Druckanstieg schon innerhalb von zwei Wochen erfolgt und bis zum zehnten Lebensjahr durch Nahtsprengung noch möglich ist, verursacht einen tympanitischen Klopfschall über der Kalotte (Symptom des „gesprungenen Topfes"). Erst wenn der zunehmende Druck nicht mehr kompensiert werden kann, stellen sich Hirndruckzeichen ein. Anfangs ist das Neugeborene unruhig und geräuschempfindlich, es kommt zur **Vigilanzstörung**, zu Opisthotonus und spastischen Paresen. Charakteristische Hirndruckzeichen, insbesondere beim Kleinkind, sind eine ein- oder beidseitige Abduzensparese und ein Parinaud-Syndrom (S. 37). Durch die vertikale Blickparese und kompensatorische Lidretraktion steht die Pupille auf Höhe des Unterlids („Sonnenuntergang-Phänomen"). Beim Neugeborenen ist noch keine Stauungspapille zu erwarten, sie findet sich beim Kleinkind ein- oder beidseitig.

Im **Erwachsenenalter** manifestiert sich ein **akut** einsetzender Hydrozephalus mit **Hirn-**

Im **Erwachsenenalter** ruft ein akut einsetzender Hydrozephalus **Hirndruckzeichen** hervor (S. 106). Ein intermittierender Verschlusshydrozephalus kommt bei intraventrikulärem Tumor sowohl im Kindes- als auch im Erwachsenenalter vor (S. 327). Dabei kann jede ruckartige Kopfbewegung die akute Liquorblockade und damit eine **hydrozephale Krise** auslösen. Paroxysmal setzen heftigste Kopfschmerzen mit Übelkeit und Erbrechen ein. Gelegentlich kommt es auch zu einer kurz dauernden Vigilanzstörung und unwillkürlichem Urinabgang. Wird die Liquorpassage wieder frei, klingt die Symptomatik rasch ab.

druckzeichen. Bei intermittierender Blockade des Liquorflusses treten **hydrozephale Krisen** mit anfallsartigen Kopfschmerzen und Erbrechen auf.

Eine **chronische** hydrozephale Erweiterung der inneren oder äußeren Liquorräume bei erhöhtem Liquordruck geht mit Antriebsstörungen einher, die bis zum **akinetischen Mutismus** fortschreiten: Mimik, Gestik und sprachlicher Ausdruck sind deutlich reduziert, während Vigilanz und kognitive Fähigkeiten erhalten bleiben. Die bewegungslosen Patienten reagieren kaum auf Schmerzreize. Der Mutismus kann monatelang bestehen, ist aber nach einer Entlastung des Hydrozephalus meist reversibel.

Ein **chronischer** Hydrozephalus geht mit Antriebsstörungen einher, die bis zum **akinetischen Mutismus** fortschreiten können.

Langsam progredient entwickelt sich vorwiegend im höheren Lebensalter der so genannte **Normaldruck-Hydrozephalus** (NPH, normal pressure hydrocephalus) mit der charakteristischen Trias: Gangstörung, Harninkontinenz und Demenz. Beim Aufrichten versteift sich der Körper, sobald die Füße den Boden berühren, und der Patient gleitet vom Stuhl oder droht, aus dem Stand nach hinten zu fallen, während die Füße am Boden zu „kleben“ scheinen. Breitbeinig-kleinschrittig einmal in Gang gekommen, werden die Bewegungen flüssiger. Es besteht eine Gangapraxie, die von einer beinbetonten Spastik und Harninkontinenz begleitet wird. Psychopathologisch fallen zunächst Aufmerksamkeitsstörungen, Aspontaneität, Antriebsverlust und verminderte affektive Schwingungsfähigkeit auf, bevor Störungen der räumlichen Orientierung und des Gedächtnisses manifest werden.

Der so genannte **Normaldruck-Hydrozephalus** (NPH) ist durch die Trias Gangstörung, Harninkontinenz und Demenz gekennzeichnet.

Ätiopathogenese: Eine Liquorblockade auf Ebene der Ventrikel, insbesondere der Engpässe (Foramen Monroi und Aquädukt), oder fehlender Abfluss aus dem vierten Ventrikel führt zum **Hydrocephalus occlusus**. Die Seitenventrikel und je nach Verschlusshöhe auch der dritte Ventrikel sind erweitert (vgl. Abb. A-**2.60**). Bei Kindern sind eine Atresie des Aquädukts (s. Abb. A-**2.59**) und Malformationen des kraniozervikalen Übergangs (S. 176), bei Erwachsenen raumfordernde Prozesse in Ventrikelnähe die häufigsten Ursachen. Ein genetischer Hydrozephalus mit Aquäduktstenose bei X-chromosomal rezessivem Erbgang ist sehr selten und kommt nur bei Jungen vor. Eine akute, intermittierende Liquorblockade kann durch eine Foramen-Monroi-Zyste und intraventrikuläre Tumoren hervorgerufen werden. Ein Plexuspapillom geht zudem mit einer ver-

Ätiopathogenese: Der **Hydrocephalus occlusus** ist Folge einer Liquorblockade und führt zur Ventrikelerweiterung (vgl. Abb. A-**2.60**). Häufigste Ursachen sind Malformationen des kraniozervikalen Übergangs (s. Abb. A-**2.59**) und raumfordernde Prozesse in Ventrikelnähe. Das Plexuspapillom ist Ursache des seltenen **Hydrocephalus hypersecretorius**.

A-2.59 Hydrocephalus occlusus

A-2.59

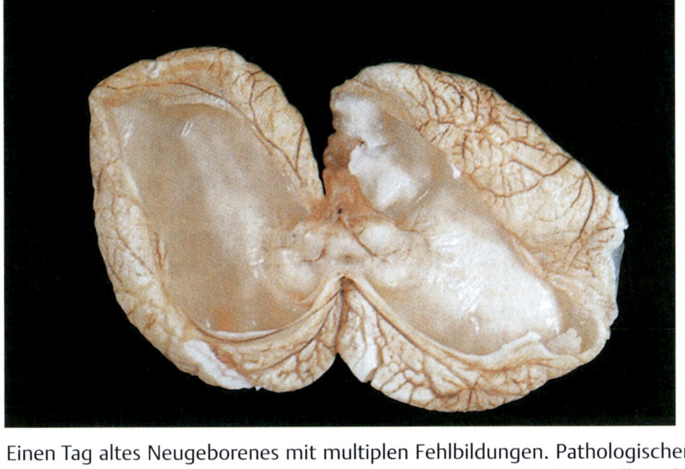

Einen Tag altes Neugeborenes mit multiplen Fehlbildungen. Pathologischer Befund: Aufsicht auf die auseinandergeklappten Großhirnhemisphären von oben, Balken durchtrennt, Seitenventrikel eröffnet. Extreme Aussackung der Seitenventrikel und papierdünn ausgezogene Hirnrinde bei Atresie des Aquädukts.

Der **Hydrocephalus communicans** findet sich bei Störung der Liquorzirkulation und -resorption infolge einer Arachnopathie und geht mit einer Erweiterung der inneren und äußeren Liquorräume einher (Abb. A-**2.60**). Beim so genannten **Normaldruck-Hydrozephalus** führen Ventrikelerweiterung infolge eines erhöhten Liquorabflusswiderstandes und kurz dauernde, rhythmische Druckanstiege zum Übertritt von Liquor in das Marklager.

mehrten Liquorproduktion einher und ist Ursache des seltenen **Hydrocephalus hypersecretorius.**

Ein **Hydrocephalus communicans** beruht auf einer Liquorzirkulationsstörung im Subarachnoidalraum oder verminderter Resorption an den Pacchioni-Granulationen durch posthämorrhagische oder postinfektiöse Verklebung der Meningen (Arachnopathie, vgl. Abb. A-**2.60**). Bei diesem aresorptiven Hydrozephalus sind innere und äußere Liquorräume symmetrisch erweitert. Zum kommunizierenden Hydrozephalus gehört auch der chronisch progrediente, so genannte **Normaldruck-Hydrozephalus** („low pressure hydrocephalus"). Der mittlere intrakranielle Druck liegt zwar im Normbereich (< 15 mmHg). Bei kontinuierlicher intrakranieller Druckmessung zeigen sich aber **rhythmisch** wiederkehrende, bis zu zwei Minuten andauernde **Druckanstiege**, die als pathognomonisch gelten. Liquordynamische Messungen belegen einen erhöhten Liquorabflusswiderstand. Die chronische Ventrikelerweiterung mit rezidivierendem Druckanstieg bewirkt einen transependymalen Übertritt von Liquor in das Marklager mit Ödem und Durchblutungsstörung periventrikulär und der Folge einer Markscheidenschädigung bis zur Demyelinisierung. Das Ablassen einer größeren Liquormenge (30–40 ml) bei der Lumbalpunktion hat diagnostischen und therapeutischen Wert. Die anschließende Verbesserung des Gangs hält zwar meist nur wenige Tage an, kann aber, sofern eine Operation zur Liquorableitung zu risikoreich erscheint, mehrfach wiederholt werden. Bei kurzer Krankheitsdauer, typischer Symptomatik mit im Vordergrund stehender Gangstörung und bekannter Ätiologie (posthämorrhagisch oder postinfektiös) ist die Liquorableitung über einen Shunt in 70% Erfolg versprechend. Der idiopathische NPH hat eine ungünstigere Prognose mit einer postoperativen Besserungsrate von 50%.

A-2.60 Physiologische Liquorzirkulation und häufigste Ursachen von Liquorzirkulationsstörungen, die zum Hydrozephalus führen.

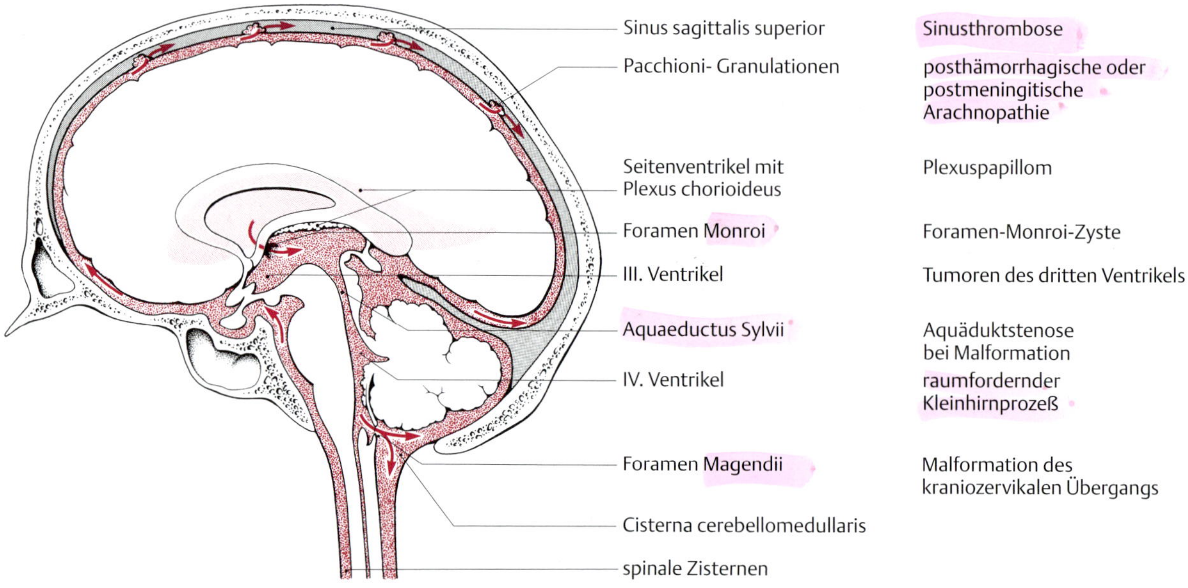

Die Liquorgesamtmenge beträgt 120–180 ml. Bei einer täglichen Produktion von 500 ml, überwiegend durch die Plexus chorioidei, werden vier Fünftel über die Arachnoidalzotten resorbiert, das restliche Fünftel zirkuliert.

2.11.4 Einklemmungssyndrome

▶ **Definition:** Kann ein intrakranieller Druckanstieg nicht ausgeglichen werden, kommt es zur Verlagerung bzw. Einklemmung des Zwischen- und Mittelhirns im Tentoriumschlitz (obere Einklemmung) bzw. der Medulla oblongata im Foramen occipitale magnum (untere Einklemmung). Die Folge ist eine von rostral nach kaudal fortschreitende partielle oder komplette Unterbrechung der afferenten und efferenten Bahnen im Hirnstamm. Der Ausfall der Hirnstammreflexe, das Auftreten von Streckkrämpfen, die Störung der Pupillo- und Okulomotorik lassen auf die Höhe der Schädigung im Hirnstamm und damit die Schwere der Schädigung schließen. Entsprechend unterscheidet man ein Zwischenhirnsyndrom, Mittelhirnsyndrom, pontines Syndrom und Bulbärhirnsyndrom. Der komplette irreversible Verlust der Großhirn- und Hirnstammfunktionen bedeutet Hirntod.

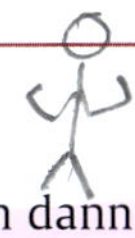

Zwischenhirnsyndrom (dienzephales Syndrom)

Untersuchung: Die Vigilanz ist bis zum Sopor herabgesetzt. Spontan kommt es zu Massen- und Wälzbewegungen, auf Schmerzreize zu **Beuge-Streck-Synergien**.

Untersuchung: Die Patienten sind anfangs unruhig, werden dann **somnolent** bis soporös. Spontan kommt es zu Massen- und Wälzbewegungen. Im frühen dienzephalen Syndrom werden Schmerzreize noch gezielt abgewehrt. Mit zunehmender Vigilanzstörung lösen sensible Reize **Beuge-Streck-Synergien** aus (Beugung der Arme und Streckung der Beine), bis die Patienten in dieser „Dekortikationshaltung" verharren.

Es findet sich eine **Miosis** mit unausgiebiger Lichtreaktion bei erhaltenem Kornealreflex und ziliospinalem Reflex (Abb. A-**2.61**). **Okulo-zephaler und vestibulo-okulärer Reflex sind positiv**. Man beobachtet spontane konjugierte Pendelbewegungen der Bulbi. Der Würgreflex ist erhalten.

Die **Pupillen sind eng** und reagieren prompt auf Licht (Abb. A-**2.61**). Der Kornealreflex ist erhalten, der ziliospinale Reflex lebhaft (Pupillenerweiterung bei Schmerzreiz am Hals oder im Gesicht). Man beobachtet spontane, langsame, konjugierte horizontale Pendelbewegungen der Bulbi. Der **okulo-zephale Reflex** („Puppenkopf-Phänomen", S. 35) ist **enthemmt**; d. h. die gegenläufige koordinierte Bulbusbewegung bei passiver Kopfbewegung kommt nur langsam in die Mittelstellung zurück. Der **vestibulo-okuläre Reflex ist erhalten**; bei kalorischer Prüfung (Kaltwasserspülung des äußeren Gehörgangs) kommt es zur tonischen konjugierten Augenbewegung zum gespülten Ohr (s. auch S. 45). Der Würgreflex ist erhalten.

Der Tonus der gestreckten Extremitäten ist erhöht; der Nackenbeugung wird Widerstand entgegengesetzt. Es stellt sich eine Cheyne-Stokes-Atmung ein.

Passiven Bewegungen der Extremitäten und des Kopfes wird erheblicher Widerstand entgegengesetzt (so genanntes Gegenhalten); der Muskeltonus ist erhöht, es besteht **Nackensteife**. Die Eigenreflexe sind meist lebhaft, gelegentlich seitenbetont, das Babinski-Zeichen kann positiv sein. Der Blutdruck steigt bei gleichzeitiger Bradykardie (Cushing-Reaktion); die Atmung ist charakteristisch verändert mit periodischer Zu- und Abnahme der Atemtiefe (Cheyne-Stokes-Typ).

▶ **Merke:** Wichtigste Untersuchungen zur Beurteilung von Einklemmungssyndromen:
- Vigilanz, Reaktion auf Schmerzreize,
- spontane Körperhaltung, Beuge-/Strecksynergien,
- Pupillomotorik,
- Hirnstammreflexe (Korneal-, okulo-zephaler, vestibulo-okulärer, Würgreflex),
- Pyramidenbahnzeichen,
- Atemmuster.

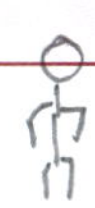

Mittelhirnsyndrom (mesenzephales Syndrom)

Untersuchung: Beim komatösen Patienten sind Strecksynergien der Extremitäten und Opisthotonus zu beobachten.

Untersuchung: Der Patient ist komatös. Durch Schmerzreize, aber auch spontan werden Strecksynergien („Streckkrämpfe") ausgelöst. Es kommt zu einer plötzlichen Streckung des Rumpfes (Opisthotonus) und der Extremitäten mit gleichzeitiger Adduktions- und Innenrotationsbewegung der Arme bei Pronation der Hände und Beugung der Finger („Dezerebrationshaltung").

A-2.61 Störungen der Pupillenreaktion, der spontanen und der reflektorischen Augenbewegungen bei Einklemmungssyndromen

Syndrom	Pupillenweite	Lichtreflex	spontane Augenbewegungen	okulo-zephaler Reflex	vestibulo-okulärer Reflex
dienzephales Syndrom	● ●	erhalten	konjugierte horizontale Pendelbewegungen	positiv (enthemmt)	erhalten
mesenzephales Syndrom	● ●	unausgiebig bis nicht reagierend	diskonjugierte Pendelbewegungen	schwach auslösbar, diskonjugiert	schwach auslösbar, diskonjugiert
pontines Syndrom	● ●	erloschen, lichtstarr	Divergenzstellung der Bulbi	fehlt	fehlt
bulbäres Syndrom	● ●	erloschen, lichtstarr	fixierte Divergenzstellung	fehlt	fehlt

Im dienzephalen Syndrom fällt die sympathische Innervation der Pupillen mit der Folge einer Miosis, im mesenzephalen Syndrom auch die parasympathische Innervation der Pupillen mit der Folge einer Mydriasis aus. Mit fortschreitender rostro-kaudaler Einklemmung sind die Blickzentren in Mittelhirn und Pons sowie der vestibulo-okuläre Reflex betroffen.

▶ **Merke**

▶ **Merke:** „Streckkrämpfe" sind Ausdruck einer Mittelhirneinklemmung.

Bei mittelweiten Pupillen ist die **Lichtreaktion unausgiebig**; vestibulo-okulärer und okulo-zephaler Reflex sind diskonjugiert. Korneal- und Würgreflex sind noch auslösbar.

Die Pupillen werden ein- oder beidseitig mittelweit, sind gelegentlich entrundet; die **Lichtreaktion ist unausgiebig** oder fehlt (Abb. A-**2.61**). Die spontanen Pendelbewegungen werden diskonjugiert; okulo-zephaler und vestibulo-okulärer Reflex sind nur schwach und diskonjugiert auslösbar. Der Kornealreflex ist erhalten; der Würgreflex ist positiv.

Das Babinski-Zeichen ist beidseits positiv. Neben einer Tachypnoe bestehen eine Hypertonie, Tachykardie und Hyperthermie. Es kommt zur akuten Gastritis mit der Gefahr des „Stressulkus".

Der Muskeltonus ist erhöht; das Babinski-Zeichen ist beidseits positiv. Die Cheyne-Stokes-Atmung geht in eine Tachypnoe („Maschinenatmung") über, darüber hinaus findet sich ein Blutdruckanstieg, eine Tachykardie und eine Hyperthermie. Als Folge eines Vagusreizes entsteht eine akute Gastritis, die innerhalb kurzer Zeit zu Ulzera führt („Stressulkus") und Ursache einer Hämatemesis beim komatösen Patienten sein kann. Hyperperistaltik der glatten Muskulatur hat unwillkürlichen Stuhl- und Urinabgang zur Folge.

Pontines Syndrom

Untersuchung: Auf Schmerzreiz beobachtet man noch eine leichte Streckbewegung; der Muskeltonus ist herabgesetzt. Die Pupillen sind mittelweit und lichtstarr. **Vestibulo-okulärer und okulo-zephaler Reflex fehlen.**

Pontines Syndrom

Untersuchung: Beim **komatösen Patienten** lösen Schmerzreize allenfalls noch eine leichte Streckbewegung der Extremitäten aus. Der Muskeltonus ist herabgesetzt, das Babinski-Zeichen oft noch positiv. Die Pupillen sind mittelweit, oft entrundet und lichtstarr (Abb. A-**2.61**). Der **vestibulo-okuläre Reflex** fehlt ebenso wie der **okulo-zephale Reflex** (Ausbleiben der tonischen Augenbewegung bei Kaltwasserspülung des äußeren Gehörganges, „Puppenkopf-Phänomen" negativ). Der Kornealreflex ist erschöpflich oder nicht mehr auslösbar; der Würgreflex ist noch erhalten. Die Atmung wird flach und ataktisch.

Bulbärhirnsyndrom

Untersuchung: Im tiefen Koma treten keine Streckkrämpfe auf, der Muskeltonus ist herabgesetzt, Eigenreflexe und Pyramidenbahnzeichen fehlen. Die **Pupillen sind maximal weit und lichtstarr**. Nach terminaler Schnappatmung kommt es zum Atemstillstand.

Bulbärhirnsyndrom

Untersuchung: Im tiefen Koma fehlt jede Reaktion auf Schmerzreize. Man beobachtet auch keine Strecksynergien mehr. Bei herabgesetztem Muskeltonus sind die Eigenreflexe erloschen, Pyramidenbahnzeichen sind nicht mehr auslösbar. **Die Pupillen sind maximal weit und lichtstarr** (Abb. A-**2.61**), die Bulbi in Divergenzstellung fixiert. Sämtliche Hirnstammreflexe sind ausgefallen: Kornealreflex, vestibulo-okulärer sowie okulo-zephaler Reflex und Würgreflex (bzw. der Hustenreflex bei endotrachealem Absaugen). Der Blutdruck fällt, die Atmung geht terminal in eine Schnappatmung über (Atemstillstand).

Hirntod

Untersuchung: Der Hirntod wird festgestellt, wenn bei primärer Hirnschädigung während mindestens zwölf Stunden, bei sekundärer

Hirntod

Untersuchung: Unter Hirntod versteht man den endgütigen vollständigen Ausfall aller Hirnfunktionen bei mittels Beatmung und intensivmedizinischer Maßnahmen noch aufrechterhaltener Herz-Kreislauf-Funktion. Die klinischen Zeichen sind **Koma, Ausfall der Spontanatmung** und **Hirnstammareflexie**. Zur Feststellung des Atemstillstands ist ein Apnoetest obligatorisch (Hypoventilation und anschließende Diskonnektion vom Beatmungsgerät nach festgelegten Richtlinien). Eine Hirnstammareflexie liegt vor, wenn die Pupillenreaktionen, der Korneal-, der okulo-zephale und der Würgreflex fehlen und keine Reaktion auf Schmerzreiz im Trigeminusbereich erfolgt. Die klinischen Symptome des Hirntods müssen von zwei Untersuchern übereinstimmend mehrmals festgestellt werden, bevor bei primärer Hirnschädigung nach mindestens 12 Stunden, bei sekundärer Hirnschädigung nach mindestens 3 Tagen der Tod festgestellt werden darf. Apparative Untersuchungen dienen der Bestätigung der klinischen Diagnose und können die Beobachtungszeit verkürzen: Registrierung eines Null-Linien-EEGs über mindestens 30 Minuten (bei infratentoriellen Prozessen zwingend erforderlich), bilaterales Ausbleiben der frühen akustisch evozierten Hirnstammpotenziale (Wellen III–V, vgl. Abb. A-**3.10**, S. 133) bei wiederholter Prüfung, Nachweis des zerebralen Perfusionsstillstands mittels Doppler-Sonographie, Perfusionsszintigraphie oder Panangiographie (falls zur Klärung der Art der Hirnschädigung erforderlich).

Hirnschädigung über einen Zeitraum von drei Tagen Koma, Atemstillstand und Hirnstammareflexie bestehen.

Ätiopathogenese der Einklemmungssyndrome: Kann der zunehmende intrakranielle Druck nicht mehr kompensiert werden (S. 107), kommt es zur Verlagerung von Hirngewebe („Massenverschiebung"). Das **Zwischenhirn** wird axial in Richtung auf den Tentoriumschlitz verdrängt (axiale Einklemmung, s. Abb. A-**2.62 a**). Die Beeinträchtigung des retikulären Systems (Formatio reticularis) führt zur Vigilanzstörung und die Enthemmung der Tonus regulierenden rubro-spinalen und vestibulo-spinalen Bahnen zu Beuge-Streck- und reinen Strecksynergien. Zusätzlich besteht die Gefahr einer Herniation von Teilen des Temporallappens in den Tentoriumschlitz und der **Mittelhirnkompression**. Ein Bulbärhirnsyndrom entsteht wesentlich rascher bei infratentoriellen als bei supratentoriellen Pro-

Ätiopathogenese der Einklemmungssyndrome: Intrakranieller Druckanstieg hat eine Verlagerung bzw. Einklemmung von Zwischen- und Mittelhirn im Tentoriumschlitz zur Folge (Abb. A-**2.62 a**).

Infratentorielle Prozesse führen rascher als supratentorielle zum Bulbärhirnsyndrom.

A-2.62 Mechanismen der Einklemmung

Der supratentorielle Raum wird vom infratentoriellen Raum durch das Tentorium cerebelli getrennt. Im Tentoriumschlitz befindet sich das Mittelhirn mit den Hirnschenkeln, darunter Pons und Medulla oblangata.

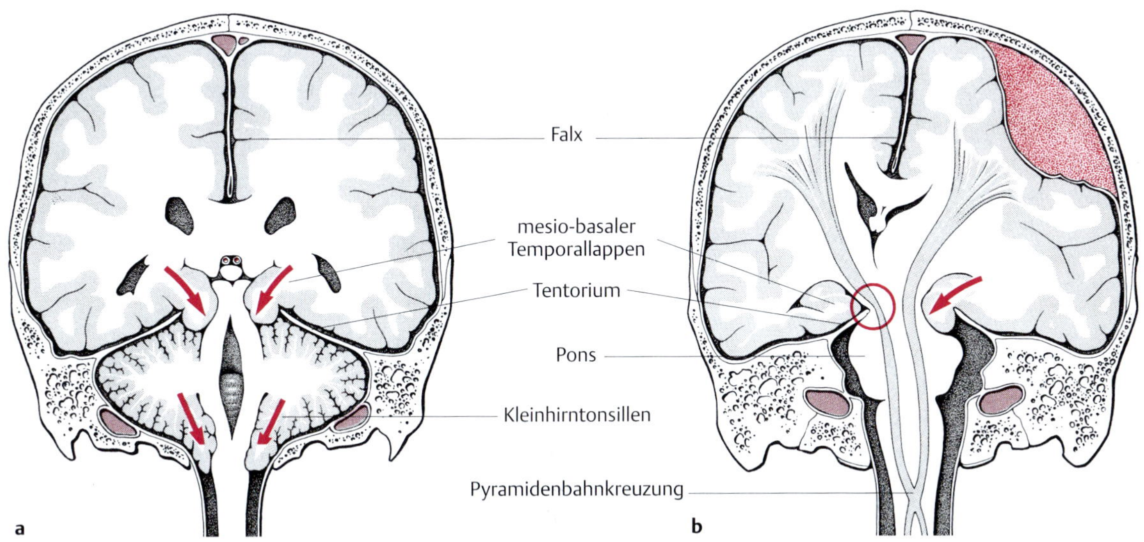

a Axiale Einklemmung bei generalisiertem Hirnödem. Die mesio-basalen Anteile beider Temporallappen werden in den Tentoriumschlitz gepresst und komprimieren das Mittelhirn (obere Einklemmung). Gleichzeitig werden die Blutgefäße komprimiert, sodass hämorrhagische Infarkte im Hirnstamm entstehen. Bei anhaltendem Druck prolabieren auch die Kleinhirntonsillen in das Foramen magnum und komprimieren die Medulla oblongata (untere Einklemmung).
b Laterale Einklemmung bei einseitig raumforderndem Prozess. Durch seitlichen Druck und Verlagerung von meso-basalen Anteilen des gleichseitigen Temporallappens in den Tentoriumschlitz wird der kontralaterale Hirnschenkel gegen die Kante des Tentoriums gepresst. Da die Druckläsion oberhalb der Pyramidenbahnkreuzung liegt, resultiert eine zur Seite der Raumforderung homolaterale Hemiparese.

zessen. Es kommt zur Kompression des unteren Pons und der **Medulla oblongata**.

Bei einseitiger supratentorieller Raumforderung entsteht durch hämorrhagische Drucknekrosen des kontralateralen Hirnschenkels eine **homolaterale Hemiparese** (vgl. Abb. A-**2.62 b**). Druck und Zug am N. oculomotorius bewirken zunächst eine enge, im weiteren Verlauf eine **weite, lichtstarre Pupille**. Dieses frühe Symptom einer lateralen Einklemmung entwickelt sich zunächst homolateral, bei zunehmender Einklemmung bilateral.

Bei einseitiger supratentorieller Raumforderung wird das Mittelhirn gegen die kontralaterale Kante des Tentoriums gepresst. Es entstehen hämorrhagische Drucknekrosen am kontralateralen Hirnschenkel, sodass sich eine **homolaterale Hemiparese** ausprägt (laterale Einklemmung, s. Abb. A-**2.62 b**). Der N. oculomotorius wird durch die hernierten Temporallappenanteile und die benachbarte A. cerebri posterior komprimiert und über den Tentoriumansatz und die Felsenbeinkante gezerrt. Die Läsion der äußeren, parasympathischen Fasern verursacht zunächst eine Miosis, dann den **Ausfall der Pupillomotorik** mit weiter lichtstarrer Pupille (Mydriasis, s. Abb. A-**2.6**, S. 26). Bei einseitigem Druck findet sich die Okulomotoriusschädigung homolateral, bei zunehmender Einklemmung bilateral. Darüber hinaus kommt es zur ein- oder beidseitigen Druckschädigung des N. abducens (vgl. S. 31). Durch Strangulation von Venen und Arterien können sich sekundäre Hämorrhagien und Ischämien insbesondere im Mittelhirn sowie im Temporal- und Okzipitallappen (mit nachfolgender kortikaler Blindheit) entwickeln.

Das Syndrom der Einklemmung kann in jedem der genannten Stadien zum Stillstand kommen, bzw. sich zurückbilden. Das Bulbärhirnsyndrom hat die schlechteste Prognose.

Bei supratentoriellem Druckanstieg werden nacheinander die Stadien des Zwischen-, Mittel-, Pons- und Bulbärhirnsyndroms durchlaufen. Die Symptomatik kann auf jeder dieser Ebenen stehenbleiben und sich bei entsprechender intensivmedizinischer Therapie in umgekehrter Reihenfolge zurückbilden. Ein durch ein traumatisches Hirnödem bedingtes Mittelhirnsyndrom kann noch nach wochenlangem Koma reversibel sein. Das Bulbärhirnsyndrom hat die schlechteste Prognose. Fokale Symptome, die durch die Einklemmung hervorgerufen werden (Okulomotoriusparese, homolaterale Hemiparese), sind von Symptomen des zugrunde liegenden Krankheitsprozesses zu unterscheiden (z. B. kontralaterale Hemiparese bei raumforderndem Prozess, Myoklonien bei hypoxischem oder metabolischem Koma, s. S. 62).

Die häufigste Ursache eines akuten Mittelhirnsyndroms ist das **traumatische Hirnödem**. Ein Zwischenhirnsyndrom kann auch primär tumorös und ein Ponssyndrom primär vaskulär bedingt sein.

Während eine Mittelhirnläsion überwiegend durch transtentorielle Herniation meist als Folge eines **traumatischen Hirnödems** verursacht wird, entwickelt sich ein Zwischenhirnsyndrom auch bei Tumoren in dieser Region. Eine Ponsblutung oder Vertebralis-Basilaris-Thrombose führt primär zum Pons- bzw. Bulbärhirnsyndrom, das innerhalb kurzer Zeit letal endet. Eine primäre Ponsläsion geht mit einer Miosis einher, da der Reflexbogen im Mittelhirn ungestört ist.

Bei isolierter ventraler Ponsläsion entsteht ein **Locked-in-Syndrom**. Während die Vigilanz und das Sprachverständnis nicht beeinträchtigt sind, ist der fast vollständig gelähmte Patient unfähig zu sprechen. Die Kommunikation ist nur durch vertikale Blick- und Lidbewegungen möglich.

Selten ist eine isolierte bilaterale Schädigung des Brückenfußes infolge Basilarisverschluss oder zentraler pontiner Myelinolyse (S. 244) mit Unterbrechung der Bahnen (Tractus cortico-nuclearis und cortico-spinalis), während die Formatio reticularis und die Verbindungen zu den okulomotorischen Kernen im Mittelhirn verschont bleiben (vgl. Abb. A-**2.12**, S. 34). Bei diesem von F. Plum und J.B. Posner (1966) beschriebenen **Locked-in-Syndrom** liegt keine Vigilanzstörung vor. Das Sprachverständnis ist erhalten, das Sprechen jedoch nicht möglich. Bei hoher Tetraplegie und Ausfall der Pharynx-, Kau- und Gesichtsmuskulatur ist die Willkürmotorik auf die vertikalen Augenbewegungen und den Lidschluss beschränkt.

2.11.5 Apallisches Syndrom

2.11.5 Apallisches Syndrom

▶ **Synonym**

▶ **Synonym:** Vegetative state, Coma vigile, Wachkoma.

▶ **Definition**

▶ **Definition:** Bei der von E. Kretschmer (1940) beschriebenen funktionellen Unterbrechung der zerebralen Efferenzen und Afferenzen sind die Hirnfunktionen auf mesodienzephale Aktivität reduziert. Das Syndrom ist gekennzeichnet durch den Verlust kognitiver Funktionen und Wahrnehmung bei erhaltener Wachheit. Ursachen sind ausgedehnte Schädigungen des Marklagers, der Thalami oder des Hirnstamms, meist als Folge eines traumatischen Mittelhirnsyndroms oder einer globalen zerebralen Hypoxie.

A-2.63 Coma vigile

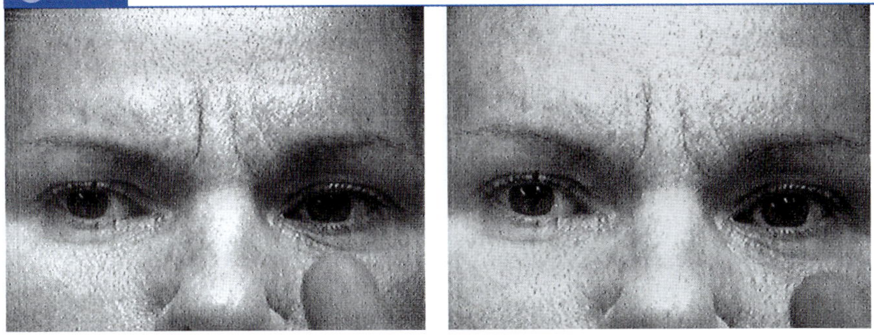

Videoaufnahmen einer 50-jährigen Patientin mit apallischem Syndrom. Im wachen Koma geht der Blick ins Leere. Der dicht am Gesicht vorbeigeführte Zeigefinger des Untersuchers wird weder fixiert noch als störend wahrgenommen.

A-2.63

Untersuchung: Der Patient öffnet die Augen, fixiert jedoch nicht und nimmt keinen Kontakt auf (Coma vigile, s. Abb. A-**2.63**).

Untersuchung: Ein apallisches Syndrom wird erkennbar, wenn der Patient aus dem Koma erwacht. Obwohl er die Augen öffnet, nimmt er seine Umgebung nicht wahr, fixiert nicht, erkennt nicht und nimmt weder durch Blicke noch Laute oder Gesten Kontakt auf (Coma vigile, s. Abb. A-**2.63**). Er ist zu reaktiven wie zu emotionalen Äußerungen gleichermaßen unfähig.

Man beobachtet **Bulbuswandern**, Amimie und nicht selten ein „Salbengesicht" sowie Hypersalivation. Neben oralen Automatismen sind pathologische Reflexe wie **Saug- und Greifreflexe**, und der Palmomentalreflex nachweisbar.

Man beobachtet ein z. T. diskonjugiertes **Bulbuswandern**, die Pupillenreaktionen auf Licht sind unausgiebig, der ziliospinale Reflex ist positiv, der Drohreflex nicht auslösbar (fehlender Schutzreflex bei plötzlicher Bewegung nah vor den Augen). Nicht selten finden sich Hypersalivation, „Salbengesicht" und Amimie. Regelmäßig zeigen sich orale Automatismen mit Schluck- und Kaubewegungen, gelegentlich als „Zähneknirschen". Meist sind **Saug- und Greifreflexe** sowie der Palmomentalreflex beidseits deutlich positiv (S. 70).

Die Motorik ist auf Reflexbewegungen beschränkt. Schmerzreize lösen **Massenbewegungen** aus. Die Eigenreflexe sind gesteigert, das Babinski-Zeichen ist häufig positiv.

Bei Verlust jeglicher intendierter ebenso wie gezielt reaktiver Bewegungen ist die Motorik auf reflexhafte Änderungen der Körperhaltung beschränkt. Schmerzreize werden mit einer **Massenbewegung**, bei Reiz an den Füßen als Beugesynergie (Fluchtreflex), und generalisierter sympathikotoner Reaktion beantwortet. Gelegentlich kommt es zur Innervation der Gesichtsmuskulatur wie einem Grimmassieren oder der Patient stößt Laute oder Schreie aus.

Bei **spastischer Tetraparese** ist der Rumpf meist gestreckt, die Extremitäten werden adduziert und gebeugt.

Der Masseterreflex ist ebenso gesteigert wie die übrigen Eigenreflexe, das Babinski-Zeichen ist häufig positiv. Bei **spastischer Tetraparese** ist der Rumpf meist gestreckt, die Extremitäten sind adduziert und in Ellbogen- und Kniegelenken angewinkelt. Rasch bilden sich Gelenkkontrakturen.

Beim wachen Patienten überwiegt der Sympathikotonus. Meist kommt es zu Marasmus, Dekubitalulzera und Myositis ossificans. Tab. A-**2.25** gibt einen Überblick über die Funktionsstörungen bei apallischem Syndrom.

Die vegetativen Funktionen sind enthemmt, Blutdruck, Puls und Temperaturregulierung meist unregelmäßig. Der Schlaf-wach-Rhythmus ist nicht an Tag und Nacht gebunden. Der Patient befindet sich in einer permanenten **sympathikotonen Stresssituation** („emergency reaction"), die auch als Ursache des Marasmus und seiner Folgen (Dekubitalulzera und Myositis ossificans) angesehen werden kann. Einen Überblick über die Funktionsstörungen bei apallischem Syndrom gibt Tabelle A-**2.25**.

A-2.25 Beeinträchtigung einzelner Funktionen im apallischen Syndrom

Funktion	*charakteristische Befunde*
Vigilanz	Coma vigile
Reaktion auf externe Stimuli	keine gezielte Reaktion, reflexhafte Massenbewegungen
Augenbewegungen	Bulbuswandern ohne Fixieren
Motorik	keine intendierten Bewegungen, orale Automatismen, Tetraspastik
Reflexe	Saug- und Greifreflexe, Palmomentalreflex
vegetative Funktionen	sympathikotone „emergency reaction"

A-2.25

Ätiopathogenese: Dem apallischen Syndrom liegt eine Zerstörungder subkortikalen weißen Substanz, der Thalami beidseits oder des oberen Hirnstamms zugrunde.

Ätiopathogenese: Dem apallischen Syndrom liegt eine Zerstörung der subkortikalen weißen Substanz, eine ausgedehnte bilaterale Thalamusläsion oder eine obere Hirnstammschädigung unter Aussparung der Hirnstammareale für die Kontrolle der Atmung und autonomen Aktivität zugrunde. In Teilen des Kortex kann die neuronale Aktivität durchaus erhalten sein; Bewusstsein setzt aber intakte thalamokortikale und interkortikale Verbindungen voraus.

Häufigste Ursachen sind traumatisches Hirnödem, zerebrale Hypoxie oder ischämische Hirnschädigung, selten eine degenerative Hirnerkrankung. Ein chronisch-progredientes apallisches Syndrom beginnt mit psychopathologischen Symptomen, denen spastische Paresen folgen.

Häufigste Ursachen eines **akuten** apallischen Syndroms sind ein traumatisches Hirnödem mit Mittelhirnsyndrom, eine zerebrale Hypoxie nach Atemstillstand oder Aspiration und eine ischämische Hirnschädigung nach Herz-Kreislauf-Stillstand, die vor allem den Kortex betrifft, seltener eine Enzephalitis oder metabolische Hirnschädigung. Ein apallisches Syndrom kann auch Terminalstadium fortschreitender Hirnerkrankungen sein, wie z. B. der Creutzfeldt-Jakob-Krankheit (S. 223) und subakuten sklerosierenden Panenzephalitis (S. 295). Die **zerebrale Desintegration** manifestiert sich anfangs mit einem depressiven oder paranoid-halluzinatorischen Syndrom und kann in ein Korsakow-Syndrom (S. 259) übergehen. Allmählich stellen sich extrapyramidale Symptome und spastische Paresen ein, bis sich terminal das Vollbild des apallischen Syndroms ausprägt.

Prognose: Die **Remission** des apallischen Syndroms ist noch nach Monaten möglich. Zunächst nimmt der Patient **Blickkontakt** auf und wendet sich Kontaktpersonen zu. Die Remissionsphase ist durch die Wiederkehr von Affekten (Freude, Wut) und psychotische Symptome gekennzeichnet. Die Prognose ist abhängig von Ätiologie und Dauer des apallischen Syndroms sowie vom Alter des Patienten.

Prognose: Die Mortalität ist aufgrund der zugrunde liegenden Erkrankung und sekundärer Komplikationen hoch. Nach einem Jahr im apallischen Syndrom beträgt die duchschnittliche Lebenserwartung für einen jungen Menschen aber noch 10 Jahre.

Die Prognose ist abhängig von der zugrunde liegenden Hirnschädigung, der Dauer des apallischen Syndroms und dem Alter des Patienten. Eine **Remission** des apallischen Syndroms insbesondere als Folge einer akuten traumatischen Hirnschädigung ist innerhalb von Wochen und auch noch nach einigen Monaten möglich. Einige Patienten, darunter die meisten jünger als 40 Jahre, erreichen wieder ein selbstständiges Leben. In der Remission normalisiert sich der Schlaf-wach-Rhythmus, und die oralen Automatismen klingen ab. Der Patient nimmt allmählich wieder **Blickkontakt** auf, wendet sich optischen Stimuli zu und zeigt konstante, auch emotionale Reaktionen, z. B. Anlächeln einer Kontaktperson. Willkürbewegungen kehren wieder und der Patient kommt einfachen Aufforderungen, wie z. B. Öffnen des Mundes nach. Häufig wird die Symptomatik eines Klüver-Bucy-Syndroms (S. 85) durchlaufen. Affektive Äußerungen (der Freude und der Wut) kehren plötzlich zurück. In der Remission kann das Bild einer organischen Psychose vorherrschen, die als Ausdruck der beginnenden, noch unsicheren Interaktion mit der Umgebung zu werten ist.

Die Rückbildung des apallischen Syndroms kann auf jeder Reintegrationsstufe zum Stillstand kommen. Meist bleiben **Residualsymptome** zurück. Bleibt ein Patient länger als ein Jahr im apallischen Syndrom, muss von einem **persistierenden Zustand** ausgegangen werden.

Die Reintegration der zerebralen Funktionen kann auf jeder der genannten Stufen monatelang verweilen oder zum Stillstand kommen. Mit schweren **Residualsymptomen** muss jedoch gerechnet werden, wenn nach sechs Wochen noch keine Rückbildungstendenz erkennbar ist. Verweilt der Patient über ein Jahr im apallischen Syndrom, ist von einer **Persistenz** des Zustands auszugehen. Nach hypoxischer oder ischämischer Hirnschädigung kann bei länger als sechs Monaten andauerndem apallischem Syndrom kaum mehr mit einer Rückbildung gerechnet werden.

2.12 Querschnittsyndrome

2.12.1 Spinaler Schock

2.12 Querschnittsyndrome

2.12.1 Spinaler Schock

▶ Definition

▶ **Definition:** Akutes passageres Querschnittsyndrom mit Ausfall sowohl der willkürlichen als auch der reflektorischen Motorik, der Sensibilität und autonomer Funktionen unterhalb der Läsion. Der Muskeltonus ist schlaff.

Untersuchung: Im spinalen Schock findet sich eine **schlaffe Para- oder Tetraplegie** mit Areflexie, Sensibilitätsausfall und Retentio urinae et alvi (Tab. A-**2.26**). Bei hoher

Untersuchung: Im spinalen Schock besteht eine **schlaffe Para- oder Tetraplegie** mit Areflexie. Bei hoher Querschnittläsion ist auf die Beteiligung der Interkostalmuskulatur zu achten, die eine Beeinträchtigung der Atemfunktion zur Folge

A-2.64 Topische Anordnung der langen Bahnen im Rückenmarkquerschnitt

A-2.64

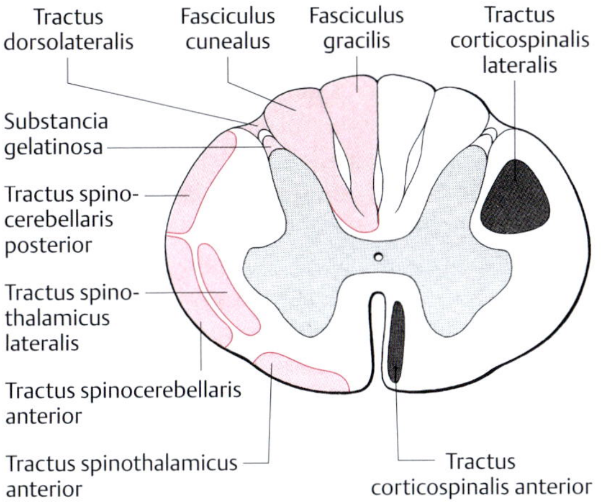

Dargestellt ist ein Querschnitt durch das Zervikalmark. Die aufsteigenden Bahnen sind links (rosa), die absteigenden Bahnen rechts (dunkelgrau) dargestellt. Den medial im Hinterstrang aufsteigenden Fasern vom Bein (Fasciculus gracilis) legen sich die vom Arm (Fasciculus cuneatus) im Zervikalmark lateral an. Im Tractus spinothalamicus lateralis et anterior liegen die lumbalen und sakralen Afferenzen außen. Die gleiche topische Anordnung (medial zervikale, lateral sakrale Efferenzen) findet sich im Tractus corticospinalis lateralis. (Vgl. auch Abb. A-**2.20**, S. 73 und Abb. A-**2.39**, S. 52.)

hat. Läsionen oberhalb von C4 stellen wegen einer Zwerchfellparese und damit kompletter Atemlähmung eine lebensbedrohliche Situation dar. Immer kommt es zur Retentio urinae mit Überlaufblase (Tab. A-**2.26**) und Gefahr der Blasenüberdehnung sowie Retentio alvi; bei hoher thorakaler Läsion muss mit einem paralytischen Ileus gerechnet werden. Hohe Querschnittlähmungen gehen darüber hinaus mit einer Anhidrose am ganzen Körper einher, die in den ersten Tagen der Erkrankung zur Hyperthermie führen kann. Vasoparalyse der Haut und Sensibilitätsausfall für alle Qualitäten begünstigen die oft rasche Ausbildung von Dekubitalulzera.

Querschnittlähmung besteht akut die Gefahr der Atemlähmung und der Hyperthermie.

Ist die Plegie bereits innerhalb einer Woche rückläufig, kann auf eine inkomplette Läsion und damit Teilremission geschlossen werden; andernfalls geht das Syndrom in eine irreversible Querschnittlähmung über.

Bei innerhalb einer Woche rückläufiger Plegie kann mit einer Teilremission gerechnet werden.

Ätiopathogenese: Der akute Verlust supraspinaler Einflüsse hat – unabhängig von Ausmaß und Höhe der Querschnittläsion – den vollständigen Funktionsausfall aller Rückenmarkbahnen unterhalb der Läsion zur Folge (vgl. Abb. A-**2.64**). Auch wenn das Rückenmark nicht im gesamten Querschnitt zerstört ist, bewirkt das sich rasch entwickelnde Ödem einen zunächst vollständigen Funktionsausfall.

Ätiopathogenese: Durch akuten Wegfall zentraler Einflüsse auf das Rückenmark kommt es zum vollständigen Funktionsausfall der Bahnen unterhalb der Läsion (vgl. Abb. A-**2.64**).

Ursache eines spinalen Schocks sind akute, meist **traumatisch** bedingte Rückenmarkschädigungen (S. 382), aber auch vaskuläre Läsionen, wie z. B. ein ausgedehnter Rückenmarkinfarkt (S. 425) oder eine spinale Blutung (S. 428), seltener eine Myelitis transversa (S. 298).

Ursachen des spinalen Schocks sind akute **traumatische, vaskuläre,** seltener entzündliche Rückenmarkschädigungen.

2.12.2 Komplettes Querschnittsyndrom

2.12.2 Komplettes Querschnittsyndrom

▶ **Definition:** Läsion des gesamten Rückenmarkquerschnitts mit spastischer Plegie, Hyperreflexie, pathologischen Reflexen, Sensibilitätsverlust und autonomer Reflextätigkeit als Residuum eines spinalen Schocks oder primär chronischer Rückenmarkschädigung.

◀ Definition

Untersuchung: Der Tonus der gelähmten Extremitäten wird nach spinalem Schock oder bei chronischer Läsion primär **spastisch**. Neben gesteigerten Eigenreflexen und Kloni findet sich ein positiver **Babinski-Reflex**.

Untersuchung: Die initial schlaffe Para- oder Tetraplegie des spinalen Schocks wird allmählich **spastisch**. Sensible Reize an den Fußsohlen lösen Fluchtreflexe (Beugereflexe) aus, bevor die Eigenreflexe wiederkehren. Bei chronischer Rückenmarkläsion ist der Tonus primär erhöht. Mit der Hyperreflexie kommt es zu unerschöpflichen Kloni und pathologischen Reflexen (S. 69); der **Babinski-Reflex** wird oft schon bei leichter Berührung der Fußsohle positiv.

Charakteristisch sind **Reflexsynergien**, die durch kutane bzw. viszerale Reize oder Muskeldehnung ausgelöst werden (spinale Automatismen). Dadurch wird die Ausbildung von Muskel- und Gelenkkontrakturen sowie eine Myositis ossificans begünstigt.

Charakteristisch für die spinale Spastik sind **Reflexsynergien**, die durch kutane bzw. viszerale Reize oder Muskeldehnung ausgelöst werden. Im Liegen kommt es zu meist symmetrischer ruckartiger Flexion in Hüft-, Knie- und Ellenbogengelenken (Beugereflexsynergien). Die betroffenen Extremitäten kehren allmählich spontan oder erst nach passiver Streckung in die Ausgangslage zurück. Diese **spinalen Automatismen** begünstigen die Ausbildung von Muskel- und Gelenkkontrakturen. Einer Dauerverkürzung mit Verlust der Dehnbarkeit des Muskels und Kalkeinlagerung (Myositis ossificans, s. Abb. B-**3.3**, S. 481) kann nur durch langsames passives Durchbewegen und Vermeiden schmerzhafter Reize entgegengewirkt werden. Beim Aufrichten des Patienten ist eine paroxysmale Innervation der Hüft-, Knie- und Fußstrecker (Streckreflexsynergien) zu beobachten, die im aufrechten Stand anhält und während der krankengymnastischen Behandlung für Stehübungen ausgenutzt werden kann.

Mit Entwicklung der Spastik kommt es zur reflektorischen Blasen- und Darmentleerung (zur neurogenen Blasenstörung s. Tab. A-**2.26**).

Dem Beugereflex geht häufig eine unwillkürliche Blasenkontraktion voraus. Sofern die autonomen Zentren intakt sind und einer Schädigung der Blasenwand vorgebeugt wird, stellen sich reflektorische Blasen- und Darmentleerungen ein (zur neurogenen Blasenstörung s. Tab. A-**2.26** und S. 82). Gleichzeitig sind die Sexualfunktion, Schweißsekretion, Piloarrektion und Vasomotorik der Haut gestört (vgl. S. 78).

Die proximale Begrenzung der sensomotorischen Querschnittlähmung und Ausfall bzw. Steigerung physiologischer Fremd- bzw. Eigenreflexe weisen auf die Höhe des Rückenmarkprozesses hin.

Die **Höhendiagnostik** der Querschnittlähmung erfolgt in Kenntnis der segmentalen Innervation von Motorik und Sensibilität sowie der Segmenthöhe der Reflexe. Dabei ist zu beachten, dass Analgesie und Anästhesie ein bis zwei Segmente unterhalb des geschädigten Rückenmarksegments beginnen. Auf Segmenthöhe findet sich meist eine Hyperalgesie. Nach dem Ausfall einzelner physiologischer Fremdreflexe (Bauchhautreflexe, Kremasterreflex) ist gezielt zu suchen.

Ätiopathogenese: Vier bis sechs Wochen nach akuter Querschnittläsion kommt es zur Spastik (s. S. 54).

Ursache einer chronischen Rückenmarkläsion sind meist Tumoren, Metastasen und die MS.

Ätiopathogenese: Vier bis sechs Wochen nach akuter Querschnittlähmung kommt die Reflextätigkeit auf spinaler Ebene unterhalb der Läsion wieder in Gang, nun mit einer zunehmend spastischen Tonuserhöhung (s. S. 54).
Chronische Rückenmarkläsionen werden meist durch spinale Tumoren, Metastasen oder Gefäßfehlbildungen verursacht, auch die multiple Sklerose (MS) kann das Bild eines Querschnittsyndroms hervorrufen.

A-2.26

A-2.26 Neurogene Blasenstörungen bei Querschnittsyndrom

Syndrom	*Blasenfunktionsstörung*		
spinaler Schock	atone Überlaufblase	fehlender Harndrang	Retention mit Blasenüberdehnung, Harnträufeln
komplette Querschnittlähmung	Reflexblase	fehlender Harndrang, evtl. Schwitzen und Blutdruckanstieg	unwillkürliche reflektorische Miktion bei geringer Blasenfüllung
Konus-/Kauda-Syndrom	denervierte Blase	fehlender Harndrang	spontane Entleerung kleiner Harnmengen, große Restharnmenge

2.12.3 Inkomplettes Querschnittsyndrom

2.12.3 Inkomplettes Querschnittsyndrom

◀ Definition

▶ **Definition:** Von einem inkompletten Querschnittsyndrom spricht man, wenn nicht der gesamte Myelonquerschnitt von der Läsion betroffen ist, so dass die Funktion einzelner spinaler Bahnen erhalten bleibt.

Brown-Séquard-Syndrom

Brown-Séquard-Syndrom

◀ Definition

▶ **Definition:** Von C.E. Brown-Séquard (1851) erstmals beschriebene halbseitige Rückenmarkläsion mit homolateraler Parese und Hypästhesie bei kontralateralem Ausfall der Schmerz- und Temperaturempfindung (dissoziierte Sensibilitätsstörung).

Untersuchung: Das klassische Brown-Séquard-Syndrom ist durch eine einseitige spastische Parese mit gesteigerten Eigenreflexen und positivem Babinski-Zeichen sowie gleichseitiger Hypästhesie, Pallhypästhesie und gestörtem Lageempfinden charakterisiert. Dies gilt für den Bereich unterhalb der Rückenmarkläsion. Bei genauer Prüfung fällt an der proximalen Begrenzung neben der segmentalen Anästhesie eine ebenfalls segmentale schlaffe Lähmung auf. Kontralateral findet sich eine **dissoziierte Sensibilitätsstörung** mit Aufhebung der Schmerz- und Temperaturempfindung (s. S. 74 und Tab. A-**2.27**). Häufiger beobachtet man bei nicht streng halbseitiger Läsion eine asymmetrische Paraparese; die Berührungsempfindung ist auf der plegischen Seite, die Schmerz- und Temperaturempfindung auf der leichter paretischen Seite stärker herabgesetzt.

Untersuchung: Charakteristisch ist eine spastische Parese und Hypästhesie unterhalb der Rückenmarkläsion. Auf der nicht paretischen Seite ist die Schmerz- und Temperaturempfindung isoliert aufgehoben **(dissoziierte Sensibilitätsstörung,** vgl. Tab. A-**2.27**). Das Halbseitensyndrom besteht selten in reiner Form, häufiger sind bilaterale asymmetrische Ausfälle.

A-2.27 Rückenmarksyndrome mit dissoziierter Sensibilitätsstörung

Querschnittsyndrom	*dissoziierte Sensibilitätsstörung*	*Parese*
Brown-Séquard-Syndrom	kontralateral unterhalb der Läsion	homolateral unterhalb der Läsion spastisch, schlaff auf Läsionshöhe
A.-spinalis-anterior-Syndrom	bilateral unterhalb der Läsion oder nur segmental	bilateral spastisch unterhalb der Läsion, schlaff auf Läsionshöhe
zentromedulläres Syndrom	bilateral segmental auf Läsionshöhe	bilateral segmental schlaff auf Läsionshöhe

Schmerz u. Temperatur kreuzen auf Segmentebene!

A-2.65 Brown-Séquard-Syndrom

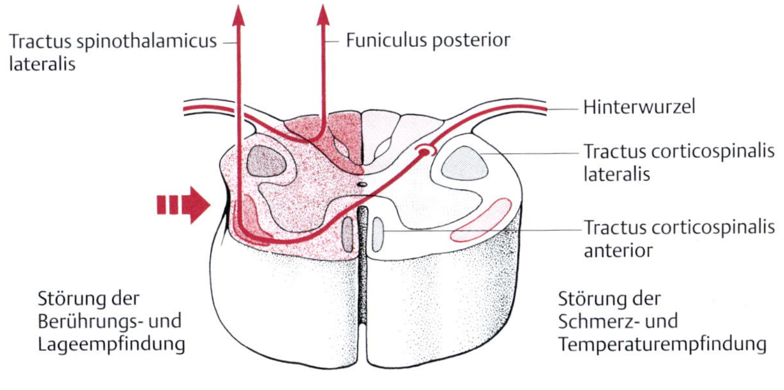

Da der Tractus spinothalamicus auf Segmenthöhe kreuzt, kommt es kontralateral zur Läsion zu einer Störung der Schmerz- und Temperaturempfindung (dissoziierte Empfindungsstörung). Homolateral sind der Hinterstrang (Störung der Berührungs- und Lageempfindung) und die Pyramidenbahn (spastische Parese) betroffen.

Ätiopathogenese: Auf der Seite der Läsion sind die Pyramidenbahn und der Hinterstrang sowie die auf Segmentebene kreuzende kontralaterale spinothalamische Bahn unterbrochen (Abb. A-**2.65**). Ursachen sind Traumen und extramedulläre Tumoren.

Ätiopathogenese: Während die Fasern der Pyramidenbahn und des Hinterstrangs bis auf Höhe der Medulla oblongata homolateral verlaufen, kreuzt der Tractus spinothalamicus auf Segmentebene, sodass bei halbseitiger Rückenmarkschädigung die kontralateralen Afferenzen für Schmerz und Temperatur betroffen sind (vgl. Abb. A-**2.65**). Das Brown-Séquard-Syndrom beruht meist auf einer Kompression oder penetrierenden Verletzung des Rückenmarks (S. 382), seltener auf einem extramedullären Tumor (S. 354).

A.-spinalis-anterior-Syndrom

▶ Definition

A.-spinalis-anterior-Syndrom

▶ **Definition:** Ventrales Rückenmarksyndrom mit Paraparese und bilateraler dissoziierter Empfindungsstörung bei Läsion der Vorderhörner, Pyramidenbahnen und spinothalamischen Afferenzen, meist im Versorgungsgebiet der A. spinalis anterior.

Untersuchung: Charakteristisch ist eine **bilaterale dissoziierte Empfindungsstörung** (Tab. A-**2.27**) bei **spastischer Paraparese**. Es kommt zu Miktions-, Defäkations- und Sexualfunktionsstörungen.

Untersuchung: Unterhalb einer segmentalen schlaffen Lähmung beidseits findet sich eine **spastische Paraparese** mit beidseits positivem Babinski-Reflex. Die **dissoziierte Empfindungsstörung** mit bilateral isoliertem Ausfall der Schmerz- und Temperaturempfindung bei erhaltener Berührungsempfindung kann segmental begrenzt sein, meist ist sie jedoch ab Läsionshöhe nachweisbar (Tab. A-**2.27**). Regelmäßig bestehen eine Retentio urinae et alvi und Sexualfunktionsstörungen.

Ätiopathogenese: Betroffen sind die Vorderhörner, Pyramidenbahnen und spinotha-la-mischen Bahnen (vgl. Abb. A-**2.66**). Das Syndrom wird durch einen Infarkt der A. spinalis anterior, epidurale Abszesse und ventral lokalisierte spinale **Tumoren** verursacht.

Ätiopathogenese: Die Vorderhörner, Vorder- und Seitenstränge der Pyramidenbahn, spinothalamische Bahnen und die vordere Kommissur sind betroffen (vgl. Abb. A-**2.66**). Häufigste Ursache ist eine **Ischämie** im Versorgungsbereich der A. spinalis anterior (vgl. S. 426). Das Syndrom entwickelt sich jedoch subakut oder chronisch auch bei epiduralem spinalen Abszess und ventral lokalisierten extramedullären Tumoren, die sekundär durch arterielle Kompression einen Rückenmarkinfarkt verursachen können.

A-2.66

A-2.66 A.-spinalis-anterior-Syndrom

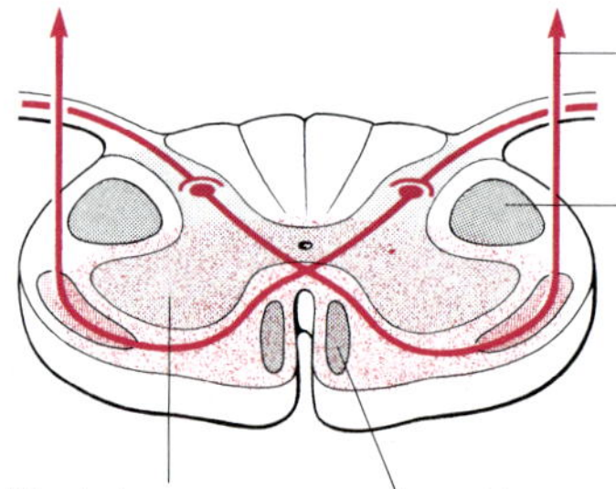

Neben den Vorderhörnern (schlaffe segmentale Parese) sind beidseits die Vorder- und z. T. Seitenstränge der Pyramidenbahn (spastische Paraparese) und der ventral des Zentralkanals kreuzende Tractus spinothalamicus lateralis (beidseitige dissoziierte Empfindungsstörung) betroffen.

Zentromedulläres Syndrom

▶ Definition

Zentromedulläres Syndrom

▶ **Definition:** Zentrales Rückenmarksyndrom mit segmentaler dissoziierter Sensibilitätsstörung infolge einer Läsion der auf Segmentebene kreuzenden Fasern für die Schmerz- und Temperaturempfindung.

Untersuchung: Entsprechend einer segmental begrenzten, **bilateralen dissoziierten Sensibilitätsstörung** sind atrophische Paresen nachweisbar (Tab. A-**2.27**).

Untersuchung: Typisch sind neben einer segmental begrenzten **beidseitigen Aufhebung der Schmerz- und Temperaturempfindung** (Tab. A-**2.27**) segmentale schlaffe Paresen und trophische Störungen. Gelegentlich finden sich vegetative Funktionsstörungen und eine spastische Parese unterhalb der Läsion, die an den Armen meist ausgeprägter ist als an den Beinen.

A-2.67 Zentromedulläres Syndrom

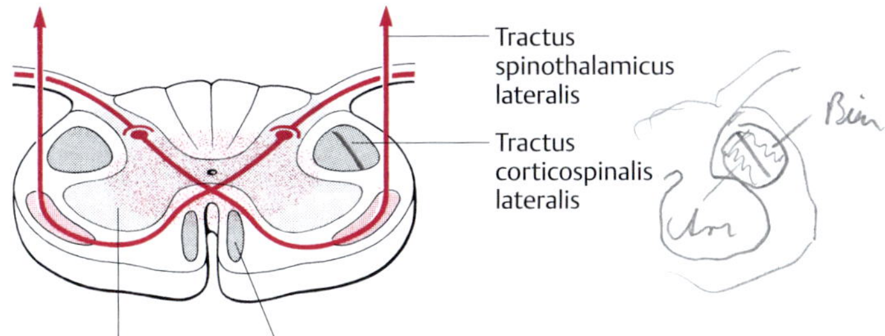

Je nach Ausdehnung des zentralen Prozesses ist neben den Vorderhörnern (schlaffe segmentale Parese) auch die Pyramidenbahn (spastische, meist nicht ganz symmetrische Paraparese) betroffen. Die auf der Segmentebene kreuzenden Fasern des Tractus spinothalamicus lateralis sind immer beeinträchtigt (beidseitige segmentale dissoziierte Sensibilitätsstörung).

A-2.67

Ätiopathogenese: Prozesse im Bereich des Zentralkanals beeinträchtigen die in der vorderen Kommissur auf Segmentebene kreuzenden Fasern für Schmerz und Temperatur (vgl. Abb. A-**2.67**). Sofern der Tractus spinothalamicus lateralis mit seinen aufsteigenden Fasern nicht beeinträchtigt ist, bleibt die dissoziierte Sensibilitätsstörung auf die unmittelbar geschädigten Segmente beschränkt.

Mit zunehmender horizontaler symmetrischer Ausdehnung des Prozesses werden zunächst die Vorderhörner, später die sympathischen Seitenhörner und die Pyramidenseitenstränge entsprechend der topischen Anordnung der Bahnen von Arm (innen) und Bein (außen) betroffen.

Häufigste Ursache eines zentromedullären Syndroms ist die Syringomyelie mit zystischer Erweiterung des Zentralkanals (S. 172), seltener sind intramedulläre Tumoren oder Blutungen.

Ätiopathogenese: Prozesse des Zentralkanals beeinträchtigen zunächst nur die auf Segmentebene kreuzenden Fasern für Schmerz und Temperatur.

Mit Ausdehnung des Prozesses werden der Tractus spinothalamicus, die Vorderhörner und Pyramidenbahnen geschädigt.

Ursachen sind die Syringomyelie, intramedulläre Tumoren oder Blutungen.

2.12.4 Konus- und Kauda-Syndrom

2.12.4 Konus- und Kauda-Syndrom

▶ **Definition:** Querschnittförmige Läsion auf Höhe des Conus medullaris oder tiefer im Verlauf der Cauda equina.

- **Konus-Syndrom:** Isolierte Läsion des Conus medullaris (S3–S5) mit „Reithosenanästhesie“, Miktions-, Defäkations- und Sexualfunktionsstörungen.
- **Kauda-Syndrom:** Schädigung der Cauda equina, wobei zusätzlich zu Miktions- und Defäkationsstörungen radikuläre motorische und sensible Ausfälle der unteren Extremitäten auftreten.

◀ Definition

+ Radikuläre Störungen

Untersuchung: Das **Konus-Syndrom** ist durch einen Sensibilitätsausfall, z. T. dissoziiert, perianal und an den Oberschenkelinnenseiten beidseits charakterisiert („Reithosenanästhesie“, Abb. A-**2.68**). Die Reflexe der entsprechenden Segmente, Analreflex (S3–S5) und Bulbokavernosusreflex (S3–S4) sind erloschen, der Analsphinkter ist schlaff.

Untersuchung: Beim **Konus-Syndrom** ergibt die Untersuchung eine „Reithosenanästhesie“ (Dermatome S3–S5, Abb. A-**2.68**), Anal- und Bulbokavernosusreflex sind erloschen.

▶ **Merke:** Paresen der Beine gehören nicht zum Konus-Syndrom.

◀ Merke

Beim **Kauda-Syndrom** finden sich eine schlaff atrophische Paraparese mit Areflexie und radikuläre Sensibilitätsstörungen der Beine, die dem Verteilungsmuster der Paresen entsprechen. Die Schweißsekretion ist auch in den Hautarealen gestörter Sensibilität erhalten, seltener als beim Konus-Syndrom kommt es zu Retentio urinae et alvi und Sexualfunktionsstörungen (Tab. A-**2.26**). Je nach Läsionshöhe ist der Kremasterreflex (L2) erloschen.

Beim **Kauda-Syndrom** finden sich eine schlaffe Paraparese, Areflexie und radikuläre Sensibilitätsausfälle. Hinzu kommen Miktions-, Defäkations- und Sexualfunktionsstörungen (Tab. A-**2.26**).

Ätiopathogenese: Ein Konus-Syndrom entsteht bei isolierter Schädigung des **Conus medullaris (S3 –S5)** in Höhe des ersten Lendenwirbelkörpers. Ist zusätzlich die **Cauda equina** betroffen, spricht man von Konus-Kauda-Syndrom.

Ätiopathogenese: Als Konus-Syndrom wird ausschließlich eine Läsion des **Conus medullaris** (S3 –S5) in Höhe des ersten Lendenwirbelkörpers bezeichnet. Motorische Ausfälle bestehen als Lähmung der Sphinkteren, nicht jedoch als Paresen der unteren Extremitäten. Aufgrund der Läsion des parasympathischen Zentrums im Sakralmark kommt es zu irreversiblen vegetativen Funktionsstörungen. Bei zusätzlicher Schädigung der Nervenwurzeln spricht man von Konus-Kauda-Syndrom. Läsionen unterhalb des ersten Lendenwirbelkörpers, die allein die **Cauda equina** betreffen, verursachen rein periphere Ausfälle (Kauda-Syndrom). Wenn nur die sakralen Kaudawurzeln betroffen sind, gleicht die Symptomatik dem Konus-Syndrom.

Das seltene isolierte Konus-Syndrom findet sich bei intramedullären Tumoren (S. 354) und Spina bifida (S. 169).

Ein isoliertes Konus-Syndrom ist selten, es wird meist durch einen intramedullären Tumor (S. 354) oder Überdehnung des Konus durch ein verkürztes Filum terminale bei Spina bifida (S. 169) verursacht. Spinale Tumoren und Metastasen können Konus und Kauda gleichermaßen komprimieren (s. auch Abb. B-**1.121**, S. 361). Die häufigste Ursache eines Kauda-Syndroms ist ein medialer Bandscheibenvorfall (S. 457 und 453).

A-2.68

A-2.68 **„Reithosenanästhesie"**

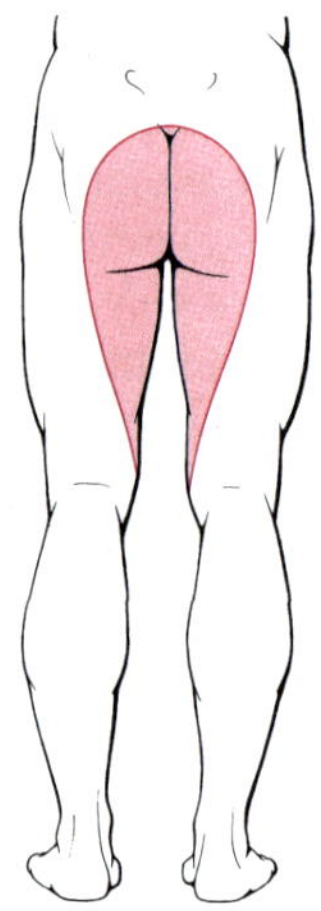

Sensibilitätsausfall in den Dermatomen S3 –S5. Gleichzeitig sind immer Miktion, Defäkation und Sexualfunktion gestört

3 Technische Hilfsmethoden

3.1 Liquordiagnostik

▶ **Definition:** Die Untersuchung des Liquors dient der Diagnostik entzündlicher Erkrankungen des ZNS, einer Blut-Liquor-Schrankenstörung, einer autochthonen Antikörperproduktion, dem Nachweis einer Subarachnoidalblutung (SAB) sowie von Tumorzellen.

Lumbalpunktion (LP)

Indikation:
- **Diagnostisch**, z. B. bei Verdacht auf entzündliche ZNS-Erkrankungen und Radikulopathien, Subarachnoidalblutung, Neoplasien, unklare komatöse Zustände, Liquordruckmessung.
- **Therapeutisch**, z. B. zur intrathekalen Injektion von Medikamenten, Liquorentnahme bei Normaldruckhydrozephalus (S. 109).

Kontraindikation: Absolute Kontraindikation für die Lumbalpunktion ist eine **Hirndrucksteigerung** (S. 106), die ophthalmoskopisch (Stauungspapille), im Zweifelsfall computertomographisch vor jeder lumbalen Liquorentnahme ausgeschlossen werden muss. Zur Diagnostik einer Meningitis oder Subarachnoidalblutung (SAB), die ebenfalls eine intrakranielle Drucksteigerung verursachen können, ist jedoch die Entnahme einer geringen Liquormenge am liegenden Patienten indiziert. Eine weitere Kontraindikation stellen **Blutgerinnungsstörungen** und Antikoagulanzientherapie dar (S. 404). Ist eine Lumbalpunktion bei antikoaguliertem Patienten erforderlich, muss die Antikoagulation beendet werden (ersatzweise Heparin subkutan) und gewartet werden, bis die INR ca. 1 bzw. der Quick-Wert ca. 60% beträgt. Bei einem Quick-Wert unter 40% oder einer Thrombozytopenie unter 20 000/µl ist die Lumbalpunktion absolut kontraindiziert.

Technik: Die Rückenmuskulatur soll entspannt, die Lendenlordose weitgehend ausgeglichen und der Kopf gebeugt sein (Abb. A-**3.1**). Unter aseptischen Bedingungen geht man oberhalb des Dornfortsatzes des vierten bzw. fünften Lendenwirbels (entspricht etwa der Höhe der Verbindungslinie der Darmbeinkämme) streng median mit einer dünnen Einmalkanüle ein. Wenn das straffe Ligamentum interspinale durchstochen und der federnde Widerstand der Dura überwunden ist, wird der Mandrin der LP-Kanüle zurückgezogen, sodass der Liquor langsam abtropfen kann. Gibt der Patient einen blitzartig ins Bein einschießenden Schmerz an, hat die Nadel beim Vorschieben intradural eine Nervenwurzel berührt. Hält der Schmerz an, wird der Wurzelkontakt zunächst durch Drehen, dann durch Zurückziehen der Nadel gelöst. Einer atraumatischen Nadel sollte gegenüber einer scharf geschliffenen (Abb. A-**3.1**) der Vorzug gegeben werden, da die Duraverletzung damit geringer ist.

Am horizontal gelagerten Patienten kann die **Liquorpassage** und der Liquordruck bestimmt werden. Nach Durchtritt der Punktionskanüle durch die Dura, vor Ablassen des Liquors, wird ein steriles Steigröhrchen (geschlossenes System) angelegt und gewartet, bis der Liquor einen konstanten Pegel erreicht hat. Der Liquordruck (normal 65 – 195 mmH_2O bzw. 5 – 15 mmHg) ist abhängig vom intrakraniellen bzw. -spinalen Venendruck. Bei freier Passage kommt es durch Kompression der Jugularvenen oder Betätigung der Bauchpresse zur Druckerhöhung (**Queckenstedt-Versuch**). Diese einfache Methode wird zum orientierenden Nachweis eines intraspinalen raumfordernden Prozesses und zur Druckmessung bei Pseudotumor cerebri (S. 316) durchgeführt.

Man lässt den Liquor nacheinander in drei Reagenzgläser tropfen, wobei für die Standarduntersuchung drei Portionen zu je 1 – 2 ml Liquor ausreichen. Bei artefizieller, häufig durch die Punktion schlierenartiger Blutbeimengung verliert

3 Technische Hilfsmethoden

3.1 Liquordiagnostik

◀ Definition

Lumbalpunktion (LP)

Indikation:
- **Diagnostisch**, z. B. bei V. a. Meningitis, Enzephalitis.
- **Therapeutisch**, z. B. zur intrathekalen Medikamenten-Verabreichung.

Kontraindikation: Die Lumbalpunktion ist bei intrakraniellem Druckanstieg und Blutgerinnungsstörungen (auch Antikoagulanzientherapie) kontraindiziert.

Technik: Die lumbale Liquorentnahme erfolgt unter aseptischen Bedingungen zwischen den Dornfortsätzen des 4. und 5. oder 3. und 4. Lendenwirbels (Abb. A-**3.1**).

Die **Liquorpassage** lässt sich durch Kompression der Jugularvenen bzw. Valsalva-Pressversuch orientierend prüfen (**Queckenstedt-Versuch**); die Liquordruckmessung erfolgt mit einem geschlossenen Steigrohrsystem.

Der Liquor wird in drei Röhrchen aufgefangen. Eine artefizielle Blutbeimengung ist durch die **3-Gläser-Probe** auszuschließen.

A-3.1 Lumbalpunktion

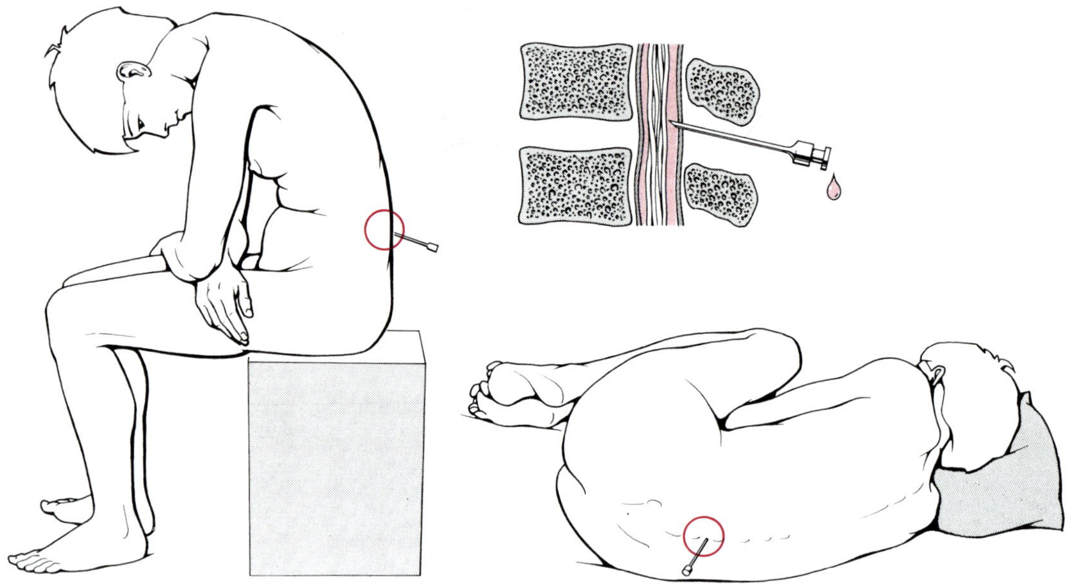

Die lumbale Liquorentnahme erfolgt am sitzenden oder liegenden Patienten zwischen dem 4. und 5. bzw. 3. und 4. Lendenwirbel. Die Punktionsnadel wird streng median bis in den Duralraum vorgeschoben, der in dieser Höhe kein Rückenmark mehr führt.

sich die hämolytische Verfärbung mit der Zahl der Einzelproben (**3-Gläser-Probe**), bei Blut im Subarachnoidalraum bleibt die Verfärbung dagegen konstant.

Aufgrund einer Liquordrainage durch den Stichkanal kann es zu **postpunktionellen Kopfschmerzen** kommen (Liquorunterdruck-Syndrom).

Insbesondere wenn keine atraumatischen Nadeln verwendet werden, soll eine 24-stündige Bettruhe im Anschluss an die Punktion einer Liquordrainage durch den Stichkanal entgegenwirken. Dennoch kommt es häufig zu **postpunktionellen Kopfschmerzen**, die beim Aufrichten zunehmen, beim Hinlegen abklingen (Liquorunterdruck-Syndrom).

Liquoranalyse

Zu den wichtigsten Liquorbefunden s. Tab. A-**3.1**.

Liquoranalyse

Einen Überblick über die wichtigsten normalen und pathologischen Liquorbefunde gibt Tabelle A-**3.1**.

A-3.1

A-3.1 Beurteilung des lumbal entnommenen Liquors

	Normalbefunde	***pathologische Befunde***
Farbe	wasserklar	blutig, xanthochrom, trüb
Zellzahl	≤ 5 Zellen/µl (bis 12/3 Zellen)	Pleozytose > 5 Zellen/µl (> 12/3)
Differenzialzellbild	ca. $^2/_3$ Lymphozyten ca. $^1/_3$ Monozyten	Verschiebung der Zellverhältnisse, Auftreten von transformierten Lymphozyten, Plasmazellen, Granulozyten, Makrophagen, Tumorzellen
Eiweiß	Pandy negativ, 200–450 mg/l (20–45 mg%)	Pandy positiv, Vermehrung des Gesamtproteins, autochthone Antikörperproduktion
Glukose	45–75 mg/dl (2,5–4,2 mmol/l)	erhöhte oder verminderte Glukosekonzentration
Laktat	10–20 mg/dl (1,2–2,1 mmol/l)	erhöhte oder verminderte Laktatkonzentration
Liquordruck (lumbal)	< 200 mmH_2O	> 250 mmH_2O

1/2 des Blutes

2/3 des Blutes

A-3.2 **Xanthochromer Liquor**

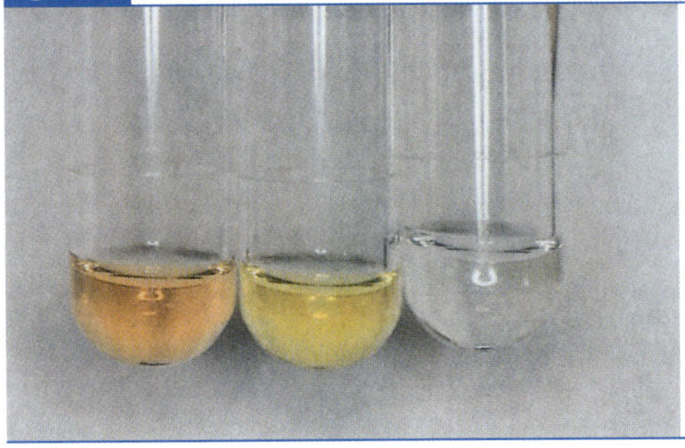

Links: xanthochromer Liquor nach mehrzeitiger Subarachnoidalblutung. 787/3 Zellen, davon 30% Makrophagen. Gesamteiweiß 219 mg/l.
Mitte: xanthochromer Liquor bei Polyradikulitis mit erhöhtem Gesamteiweiß von 840 mg/l. 29/3 Zellen.
Rechts: Normalbefund zum Vergleich.

A-3.2

Färbung: Normaler Liquor ist wasserklar. Bei akuter Blutung in die Liquorräume (Subarachnoidalblutung) ist er über drei Gläserproben blutig. Liegt die Blutung nur wenige Stunden zurück, kann der Überstand nach Sedimentieren der Zellen, wie bei artefizieller Blutbeimengung, noch klar sein; spätestens nach ein bis zwei Tagen wird er infolge Hämolyse rötlich bis gelb (xanthochrom). Eine **Xanthochromie** des Überstandes spricht i.d.R. für eine abgelaufene Blutung in den Liquorraum (s. auch S. 421). Allerdings kann der Liquor auch bei Ikterus und starker Eiweißerhöhung xanthochrom sein (vgl. Abb. A-**3.2**). Eitriger Liquor ist trüb-flockig.

Färbung: Der Liquor ist **normalerweise klar.** Bei akuter Blutung ist er blutig, bei länger zurückliegender Blutung in den Liquorraum ist der Überstand **xanthochrom** (aber auch bei starker Eiweißerhöhung, Abb. A-**3.2**). Bei artefizieller Blutbeimischung ist der Überstand nach Sedimentieren der Zellen wasserklar. Eitriger Liquor ist trüb-flockig.

Zellzahl: Sie wird unmittelbar nach der Liquorentnahme in der Fuchs-Rosenthal-Kammer bestimmt (Rauminhalt 3,2 µl, daher die konventionelle Angabe in sog. Drittelzellen). Der normale Liquor enthält nicht mehr als 5 Zellen/µl (bzw. bis zu 12/3 Zellen), und zwar ca. zwei Drittel Lymphozyten und ein Drittel Monozyten. Erythrozyten werden bei der Zählung nicht berücksichtigt. Die zytologische Aufarbeitung des Liquors zur Beurteilung des **Differenzialzellbildes** erfordert die Konzentration, Fixation und Färbung der empfindlichen Liquor-

Zellzahl: Sie wird quantitativ in der Zählkammer bestimmt, nach Sedimentation und Färbung können die Liquorzellen differenziert werden (vgl. Abb. A-**3.3**). Der normale Liquor enthält < 5 Zellen/µl (Lymphozyten und Monozyten).

A-3.3 **Subarachnoidalblutung**

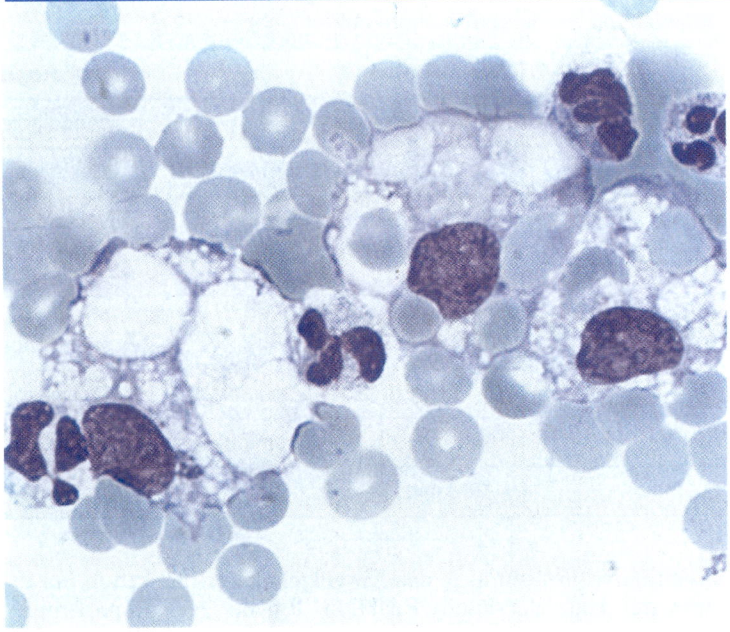

Neben Erythrozyten und einigen neutrophilen Granulozyten fallen im Liquorsediment Makrophagen auf, in deren Zytoplasma sich phagozytierte Erythrozyten und Vakuolen nach Zellabbau finden (May-Grünwald-Giemsa-Färbung).

A-3.3

zellen. Bewährt hat sich die Sedimentation nach Sayk und die anschließende Färbung nach Pappenheim (May-Grünwald-Giemsa-Färbung, s. Abb. A-**3.3**), zur Differenzierung pigmentspeichernder Makrophagen und Siderophagen auch die Eisenfärbung (Berliner-Blau-Reaktion); gegebenenfalls sind immunzytologische Verfahren zur Anfärbung IgG-haltiger B-Lymphozyten anzuwenden. Bei der Beurteilung ist besonders auf transformierte Lymphozyten und Tumorzellen zu achten (Abb. B-**1.106**, S. 343 und Abb. B-**1.109**, S. 346). Bei florider Infektion sollte der direkte Bakteriennachweis im Gram-Präparat versucht und in jedem Fall eine Liquorkultur angelegt werden. Bei Pilz-Meningitis stellt sich der Erreger gelegentlich bereits im normal gefärbten Präparat dar (Abb. B-**1.71**, S. 298).

Glukose, Laktat: Im Gegensatz zur Glukosekonzentration ist die Laktatkonzentration im Liquor nicht vom Serumwert abhängig.

Glukose, Laktat: Die **Glukosekonzentration** im nativen Liquor ist um 20 bis 30% geringer als im Serum, jedoch von der Serumkonzentration abhängig. Demgegenüber wird **Laktat** im Gehirn selbst produziert und ist aussagekräftiger zur Abgrenzung von Enzephalitiden.

Eiweiß: Die semiquantitative Bestimmung des **Eiweißgehaltes** im Liquor erfolgt mit der Pandy-Reaktion.

Eiweiß: Eine semiquantitative Bestimmung des **Eiweißgehalts** erfolgt schon bei der Liquorentnahme mithilfe der Pandy-Reaktion. Ein bis zwei Liquortropfen werden in einer schwarzen Schale mit Pandy-Reagenz aufgefangen. Eine positive Reaktion zeigt sich als weißer Schleier ab einem Eiweißgehalt von 500 – 1000 mg/l.

Albumin und IgG im Liquor ergeben im Vergleich zu den entsprechenden Serumwerten Hinweise auf eine Blut-Liquor-Schrankenstörung. Die intrathekale IgG-Produktion wird mithilfe des **Delpech-Lichtblau-Quotienten** errechnet.

Während eine Vermehrung des Gesamtproteins im Liquor krankheitsunspezifisch ist, gibt das Verhältnis von Albumin im Liquor zu Albumin im Serum (Liquor-Serum-Quotient) Aufschluss über eine Blut-Liquor-Schrankenstörung. Darüber hinaus gestattet die Aufschlüsselung der **Immunglobulinfraktion im Liquor**, insbesondere die quantitative Bestimmung von IgG, Hinweise auf eine subakute oder chronische Entzündung auch bei normalem Gesamtproteingehalt. Eine intrathekale (= autochthone) Immunglobulinbildung wird von einer Produktion außerhalb des ZNS (Angleichung im Liquor an primär erhöhte Immunglobuline im Serum) mittels des **Delpech-Lichtblau-Quotienten** unterschieden:

$$Q = \frac{\text{IgG (Liquor)} \times \text{Albumin (Serum)}}{\text{IgG (Serum)} \times \text{Albumin (Liquor)}}$$

Werte > 0,7 zeigen eine intrathekale (= autochthone) IgG-Produktion an. Die Darstellung **oligoklonaler Banden** in der isoelektrischen Fokussierung ist ein sensitiver Nachweis einer IgG-Synthese im ZNS. Der Nachweis spezifischer **IgG-Antikörper** im Liquor in Relation zum Serum beweist die ZNS-Beteiligung an einer Allgemeininfektion (vgl. S. 424). Im **Western-Blot** stellen sich intrathekal synthetisierte Antikörper qualitativ und quantitativ anders dar als im Serum. Mit der **Polymerase-Kettenreaktion (PCR)** kann der direkte Erregernachweis aus dem Liquor gelingen.

Werte > 0,7 zeigen eine intrathekale (= autochthone) IgG-Produktion an. Eine höhere Sensitivität als der quantitativen IgG-Bestimmung kommt der qualitativen Untersuchung der lokal im ZNS gebildeten Immunglobuline zu. In der Technik der **isoelektrischen Fokussierung (IEF)**, bei der sich jedes Protein an seinem isoelektrischen Punkt konzentriert, erscheinen einige IgG-Subfraktionen als **oligoklonale Banden** (Abb. B-**1.77**, S. 306). Ihr Auftreten geht auf eine vermehrte Sekretion einiger weniger B-Zell-Klone zurück und ist bei isoliertem Vorkommen im Liquor ein zwar unspezifischer, aber empfindlicher Parameter für eine Immunreaktion im Zentralnervensystem. Der Nachweis einer lokalen Synthese **spezifischer IgG-Antikörper** ist beweisend für die Beteiligung des ZNS an einer Allgemeininfektion (z. B. Neurolues). Die Antikörperkonzentration im Liquor wird in Relation zu der im Serum gesetzt (vgl. S. 279). Dem Nachweis intrathekaler Antikörper dient auch der **Western-Blot**. Bei ZNS-Beteiligung unterscheidet sich das Antikörpermuster im Liquor qualitativ und quantitativ von dem im Serum. Der direkte Nachweis eines in minimaler Konzentration im Liquor vorliegenden Erregers kann durch In-vitro-DNA-Amplifikation gelingen. Mithilfe einer DNA-Polymerase werden Nukleinsäurebruchstücke des Erregers um ein Vielfaches reproduziert (amplifiziert) und damit nachweisbar. Diese **Polymerase-Kettenreaktion (PCR)** wird z. B. zur Identifizierung von B. burgdorferi, M. tuberculosis und Herpes-simplex-Virus im Liquor eingesetzt. Eine weitere Analyse des Liquors ist bei spezieller Fragestellung möglich, so z. B. die Bestimmung von Tumormarkern oder ZNS-spezifischer Isoenzyme.

Befundinterpretation: Blutiger Liquor erlaubt unmittelbar die Diagnose einer Sub-

Befundinterpretation: Bei akuter Symptomatik mit Kopfschmerz und Meningismus führt die Punktion **blutigen Liquors** unmittelbar zur Diagnose einer frischen Subarachnoidalblutung (SAB); eine ältere oder zweizeitige Blutung lässt sich meist erst nach zusätzlicher zytologischer Aufarbeitung erkennen (Abb. A-**3.3**, S. 125).

arachnoidalblutung. Zum zytologischen Befund s. Abb. A-**3.3**.

Ist der Liquor **eitrig**, liegt eine akute bakterielle Meningitis vor. Bei geringer Zellzahl müssen zur Differenzierung entzündlicher Erkrankungen des Gehirns der **zytologische Befund** (S. 269) und die **Glukose**- bzw. **Laktatkonzentrationen** im Liquor herangezogen werden. Bei bakteriellen Meningitiden mit ausgeprägter granulozytärer Pleozytose ist der Glukosegehalt meist vermindert und der Laktatgehalt regelmäßig deutlich erhöht, während er bei überwiegend lympho- bzw. monozytärer Pleozytose, wie sie z. B. bei viraler Meningitis vorkommt, kaum verändert ist.

Eitriger Liquor spricht für eine akute bakterielle Meningitis. Die Differenzierung der Meningitiden erfordert neben der zytologischen Untersuchung (S. 269) die Bestimmung der Glukose- und Laktatkonzentration.

Als **zytoalbuminäre Dissoziation** wird eine **starke Eiweißerhöhung ohne Zellzahlerhöhung** bezeichnet, wie sie z. B. bei der Polyradikuloneuritis Guillain-Barré und auch als sog. Sperrliquor unterhalb eines spinalen raumfordernden Prozesses (Nonne-Froin-Syndrom) vorkommt. Ein erhöhter Eiweißgehalt des Liquors durch vermehrten Übertritt von Serumprotein (reine Schrankenstörung) findet sich im Initialstadium akuter Meningitiden und bei Hirntumoren. Chronische Enzephalitiden sowie eine Reihe von Virus-Meningoenzephalitiden gehen im Verlauf mit einer deutlichen **autochthonen Immunglobulinerhöhung** einher. Auch bei quantitativ im Normbereich liegenden Immunglobulinwerten lässt sich mithilfe der isoelektrischen Fokussierung z. B. bei der multiplen Sklerose und bei AIDS des ZNS eine lokale Antikörpersynthese nachweisen.

Eine **Eiweißerhöhung im Liquor ohne entsprechende Zellzahlerhöhung (zytoalbuminäre Dissoziation)** findet sich bei Polyradikuloneuritis Guillain-Barré und spinalen raumfordernden Prozessen (Sperrliquor). Ursache eines erhöhten Eiweißgehaltes des Liquors ist entweder eine Störung der Blut-Liquor-Schranke oder eine **intrathekale Immunglobulinsynthese**.

3.2 Neurophysiologische Diagnostik

3.2.1 Elektroenzephalographie (EEG)

Grundlagen

Indikation: Das Elektroenzephalogramm ist das wichtigste Hilfsmittel der Epilepsie-Diagnostik und dient dem Nachweis umschriebener (herdförmiger) oder diffuser Störungen (Allgemeinveränderung), die durch tumoröse, traumatische

3.2 Neurophysiologische Diagnostik

3.2.1 Elektroenzephalographie (EEG)

Grundlagen

Indikation: Das EEG ist die wichtigste apparative Untersuchungsmethode in der Epilepsie-Diagnostik und dient dem Nachweis um-

A-3.4 Das Internationale 10–20-Elektrodensystem

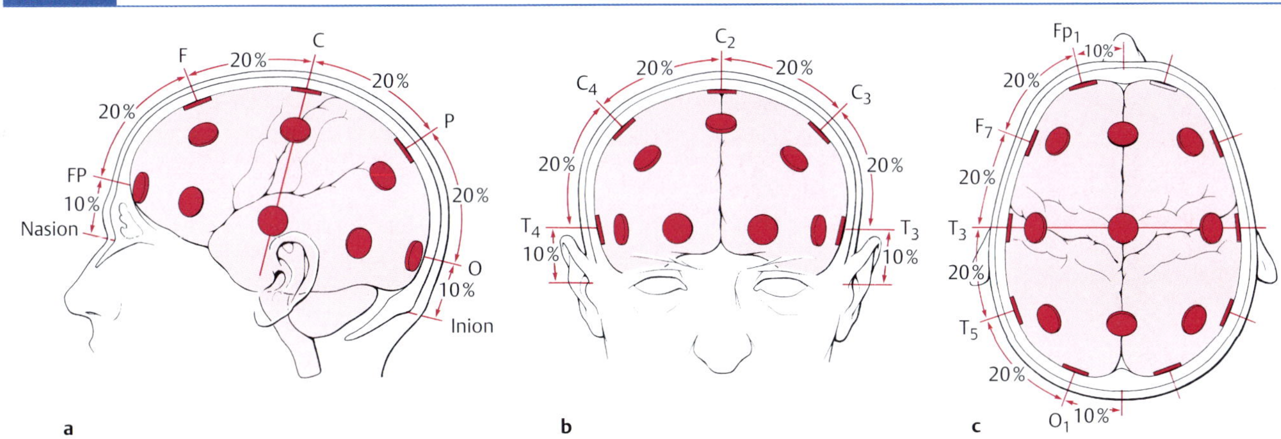

Ausgehend von festgelegten Punkten (Nasion, Inion, präaurikuläre Punkte) wird der Kopf vermessen. Die Elektrodenpositionen werden als Schnittpunkte in einem System von Längs- und Querreihen in 10%- und 20%-Abschnitten errechnet, sodass definierte Hirnregionen entsprechend der jeweiligen Größe und Form des Schädels erfasst werden. Die Positionen sind nach Hirnregionen bezeichnet (Frontalregion: Fz, F, Fp; Zentralregion: Cz, C; Parietalregion: Pz, P; Okzipitalregion: O; Temporalregion: T). Außer den zentralen Elektroden werden die Positionen zusätzlich mit Ziffern gekennzeichnet (ungerade Zahlen für die linke Hemisphäre, gerade für die rechte Hemisphäre).
a Seitliche Ansicht. Die Prozentzahlen beziehen sich auf die Entfernung zwischen Nasion (Punkt über der Nasenwurzel) und Inion (Erhebung der Okzipitalschuppe).
b Frontale Ansicht. Die Ausmessung der zentralen Querreihe orientiert sich an den präaurikulären Punkten (unterhalb des Jochbeins, vor dem Tragus). Die Position Cz ist der Schnittpunkt der Längs- und Querreihe (jeweils 50% der gesamten Strecke).
c Aufsicht. In der temporalen Längsreihe bildet die Position T_3 bzw. T_4 (temporal Mitte) genau die Hälfte der Strecke.

schriebener und diffuser Hirnfunktionsstörungen.

und entzündliche Hirnprozesse, Ischämien, Intoxikationen u. a. verursacht werden. Gebräuchliche Aktivierungs- bzw. Provokationsmethoden sind die Hyperventilation (Mehratmung) und die Photostimulation (Flickerlichtreizung).

Technik: Mithilfe von Oberflächenelektroden (Abb. A-**3.4**) werden Potenzialdifferenzen erfasst, verstärkt und aufgezeichnet.

Technik: Die bioelektrische Aktivität des Gehirns wird mittels Oberflächenelektroden in standardisierter Anordnung abgeleitet (10 – 20-System, s. Abb. A-**3.4**). Die zwischen zwei Elektroden gemessene Potenzialdifferenz wird verstärkt und aufgezeichnet. Zur Routinediagnostik verwendet man meist 24-Kanal-Geräte. Die Aufzeichnung erfolgt auf Papier oder digital.
Um die Potenzialdifferenzen zwischen verschiedenen Ableitungspunkten darzustellen, werden die Elektroden nach zwei Prinzipien verschaltet: bipolares Prinzip und Referenzprinzip.

Mithilfe zweier Verschaltungsprinzipien, **bipolare Ableitung** und **Referenzableitung**, lassen sich die unterschiedlichen Merkmale der zerebralen Aktivität darstellen (Abb. A-**3.5**, **3.7**).

- Bei der **bipolaren Ableitung** (Serienschaltung von Elektroden in Längs- bzw. Querreihen) werden Potenzialdifferenzen zwischen je zwei Elektroden abgegriffen. Eine Elektrode ist mit zwei Eingängen des Differenzverstärkers verbunden. Entsprechend wird die Aktivität im Bereich einer Elektrode durch zwei benachbarte Kanäle wiedergegeben. Da die Elektrode mit dem Eingang B des einen und dem Eingang A des nächsten Kanals verbunden ist, stellen sich bei erheblicher Potenzialdifferenz die Kurven spiegelbildlich, d. h. in umgekehrter Phasenrichtung dar (Abb. A-**3.5**). Diese Phasenumkehr weist prägnant auf einen umschriebenen Prozess im Bereich der Elektrode hin (Abb. A-**3.7**).
- Zur **Referenzableitung** wird eine Elektrode, z. B. über temporal Mitte, als Referenz gewählt. Die Potenzialdifferenzen zwischen dieser und jeder weiteren Elektrode derselben Seite werden registriert. Potenziale, die sich in allen Kanälen in gleicher Form darstellen, haben ihren Ursprung am Ort der Referenzelektrode. Die Verteilung und das Maximum der erfassten Aktivität lassen sich durch Ausmessen der einzelnen Potenzialamplituden ermitteln.

Normalbefund

Beim wachen und entspannten Gesunden findet sich parieto-okzipital eine Grundaktivität von 8 – 12/s, die **Alpha-Aktivität**. Zu den physiologischen Frequenzbereichen des EEG s. Abb. A-**3.6**.

Beim wachen und entspannten Gesunden zeigt das EEG parieto-okzipital eine regelmäßige Aktivität von 8 – 12/s Alpha-Wellen mit Amplituden um 50 Mikrovolt (sog. Grundaktivität).
Die okzipitale **Alpha-Aktivität** ist stark vigilanzabhängig und verschwindet beim Augenöffnen (visueller Blockierungseffekt nach Berger). Sie ist in unterschiedlicher Ausprägung bis temporal ausgebreitet. Nur ca. 15 % der Menschen haben eine davon abweichende Grundaktivität bzw. EEG-Typ (Beta- oder Niedervoltage-Typ). Über den vorderen Hirnabschnitten findet sich eine rasche Aktivität > 13/s Beta-Wellen mit Einlagerung oder Unterlagerung langsamerer Wellen (Theta-Wellen). Zu den physiologischen Frequenzbereichen des EEG s. Abb. A-**3.6**.

A-3.5

A-3.5 Bipolare Ableitung: Darstellung der Potenzialdifferenzen zwischen zwei Ableitepunkten

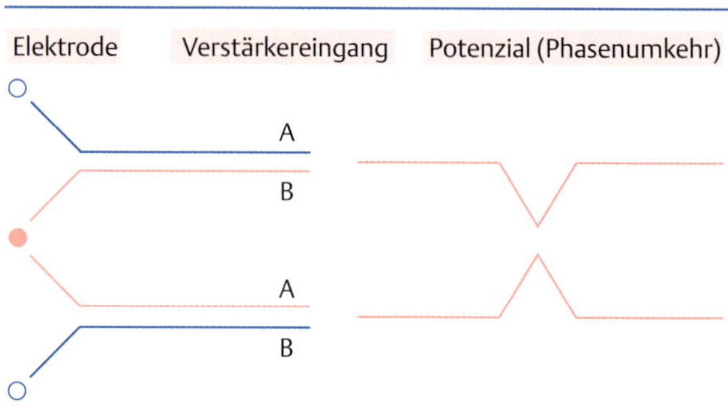

Die Hirnaktivität unter der rot markierten Elektrode wird in zwei EEG-Kanälen wiedergegeben, da bei der bipolaren Serienschaltung eine Elektrode jeweils mit zwei Verstärkereingängen verbunden ist. Die registrierte Kurve stellt die Potenzialdifferenz jeweils zur benachbarten Elektrode dar, sodass sich die Polarität umkehrt (Phasenumkehr).

A-3.6 EEG-Frequenzbereiche

Alpha-Wellen	8–12/sec	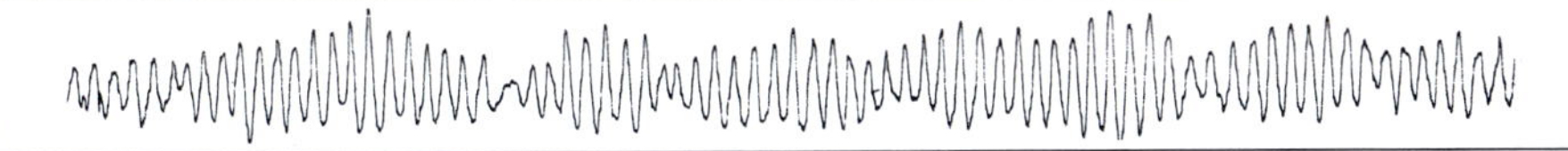
Beta-Wellen	13–30/sec	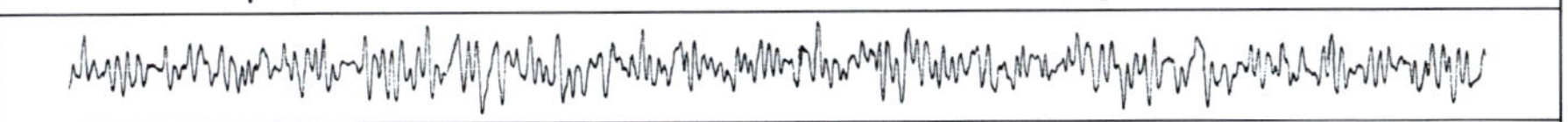
Theta-Wellen	4–7/sec	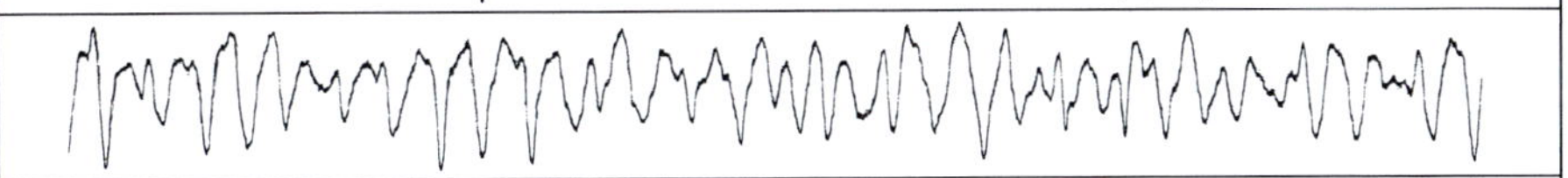
Delta-Wellen	0,5–3/sec	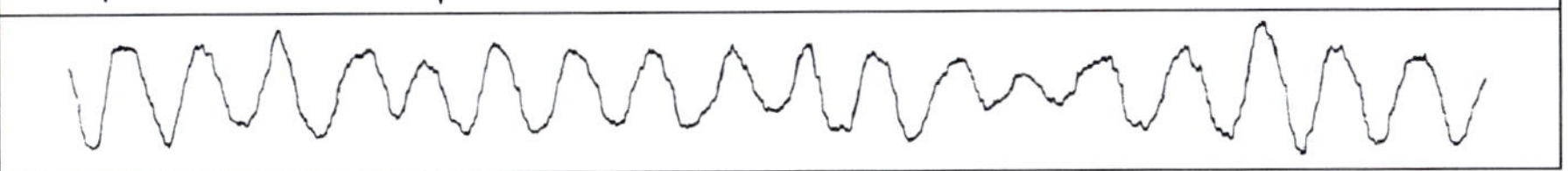

Die EEG-Aktivität unterscheidet sich im Schlaf grundsätzlich von der im wachen Zustand. Sie ist langsamer und je nach Schlafstadium findet man charakteristische Potenziale (Vertex-Wellen, Schlafspindeln, K-Komplexe, Delta-Wellen).

Die EEG-Aktivität im Schlaf unterscheidet sich grundsätzlich von der im wachen Zustand.

Provokationsmethoden

Die Provokationsmethoden dienen der Aktivierung von Herdstörungen und von spezifischen, auf eine Epilepsie hinweisenden Entladungen.

Hyperventilation (HV): Durch forcierte Mehratmung über drei (bis fünf) Minuten kommt es zu einer respiratorischen Alkalose mit Herabsetzung der zellulären Reizschwelle.
Physiologisch ist eine EEG-Aktivitätsverlangsamung mit bilateral synchronen, hochamplitudigen Delta-Wellen. Dieser Hyperventilationseffekt ist bei Kindern und Jugendlichen deutlich ausgeprägt. Bei Erwachsenen soll er sich innerhalb einer Minute nach Ende der Hyperventilation vollständig zurückbilden. Alle unter HV auftretenden Seitenunterschiede (Herdaktivierung) und sog. steilen Abläufe (s. u.) sind pathologisch.

Hyperventilation (HV): Durch Mehratmung können umschriebene Funktionsstörungen und steile Potenziale provoziert werden.

Photostimulation: Die intermittierende Flickerlichtreizung erfolgt mit Lichtblitzen von allmählich ansteigender Frequenz (1–25/s), die mithilfe einer Photozelle auf der EEG-Kurve registriert werden. Physiologisch sind evozierte (höheramplitudige) Potenziale synchron mit jedem Lichtreiz und eine der Flickerfrequenz synchrone rhythmische Aktivität („photic driving") über der Okzipitalregion.
Unter der Photostimulation bilateral synchron auftretende generalisierte spikes und spikes and waves (SW, s. u.) sind Ausdruck der meist familiär disponierten **Photosensibilität.** Überdauern die provozierten SW- und Poly-SW-Komplexe den Stimulus und sind sie von einer kurzen Muskelzuckung begleitet, spricht man von **photokonvulsiver Reaktion**. Photosensibilität und photokonvulsive Reaktion sind nicht beweisend für eine manifeste Epilepsie (vgl. S. 519), finden sich aber bei Patienten mit Epilepsie häufiger als in der Normalbevölkerung.

Photostimulation: Durch Photostimulation (intermittierende Flickerlichtreizung) werden synchrone physiologische Potenziale evoziert.

Generalisierte spikes und spikes and waves (SW) unter der Photostimulation sind Ausdruck der familiär disponierten **Photosensibilität**.

Schlafentzug und Schlaf: Epileptische Funktionsstörungen können bei verminderter Vigilanz und im Schlaf deutlicher hervortreten, sodass eine Kurzschlafableitung nach Schlafentzug als Provokationsmaßnahme durchgeführt wird.

Schlafentzug und Schlaf: Epileptische Funktionsstörungen können bei Vigilanzabnahme deutlicher hervortreten.

Pathologische EEG-Befunde

Diffuse zerebrale Funktionsstörung (Allgemeinveränderung): Eine Verlangsamung der Grundaktivität beim wachen Patienten ist pathologisch und spricht je nach Ausprägung für eine leichte, mäßige oder schwere Funktionsstörung. Das Koma geht mit einer schweren Allgemeinveränderung einher. Unterschiedliche Grade kommen bei erhöhtem Hirndruck, Intoxikation, Enzephalitis, zerebralen Durchblutungsstörungen und Demenz vor. Neben einer diffusen Verlangsamung sind auch intermittierende Verlangsamungen in Form intermittierend

Diffuse zerebrale Funktionsstörung (Allgemeinveränderung): Eine Verlangsamung der Grundaktivität findet sich bei diffusen Hirnschädigungen. Man unterscheidet eine leichte, mäßige und schwere Allgemeinveränderung.

A-3.7 Umschriebene kortikale Funktionsstörung (Herdbefund)

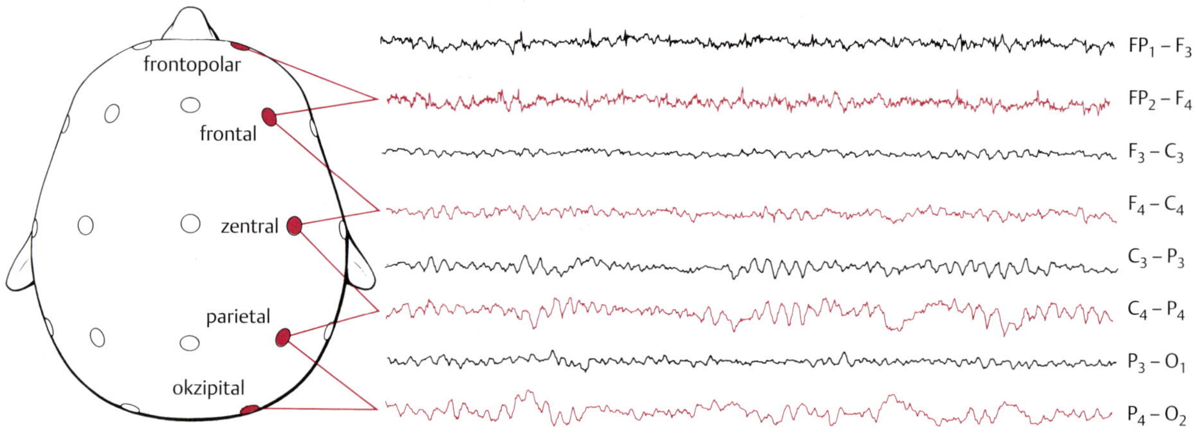

Die Ableitung erfolgte in der bipolaren Serienschaltung. Die parasagittalen Reihen (links-/rechtsseitig im Wechsel) sind abgebildet (schwarz: Ableitung von links, rot: Ableitung von rechts). Rechtsseitig stellt sich eine Verlangsamung der Grundaktivität mit Einlagerung von Theta- und Delta-Wellen und Phasenumkehr über parieto-okzipital dar. Die Ableitung über frontopolar-frontal ist von Muskelpotenzialen überlagert. Die EEG-Diagnose lautet: Umschriebene kortikale Funktionsstörung (Herdbefund) rechts mit Maximum parieto-okzipital und Ausbreitung bis zentral. (Papiergeschwindigkeit 30 mm/s, Zeitkonstante 0,3, Filter 70 Hz; die EEG-Kurve ist in verkleinertem Maßstab abgebildet.)

auftretender hochamplitudiger rhythmischer Delta-Aktivität (IRDA) Hinweise auf eine diffuse Hirnschädigung (toxisch oder metabolisch) oder eine Funktionsstörung mittelliniennaher Hirnstrukturen (Raumforderung im Hirnstamm, Drucksteigerung bei Hydrozephalus).

Umschriebene kortikale Funktionsstörung (Herdbefund): Eine umschriebene Verlangsamung des Kurvenbildes wird als EEG-Fokus (Herdbefund) bezeichnet. Zu den häufigsten Ursachen gehören Hirntumoren (vgl. Abb. A-**3.7**).

Umschriebene kortikale Funktionsstörung (Herdbefund): Während das EEG bei den meisten Kopfschmerzformen unauffällig ist, gibt es wertvolle Hinweise auf intrakraniell raumfordernde Prozesse, wie Hirntumoren, die herdförmige Veränderungen der zerebralen Aktivität hervorrufen. Man beobachtet eine konstante oder inkonstante einseitige Verlangsamung der Grundaktivität, lokale Abflachung oder Dysrhythmie. Langsame Potenziale, **Theta-** und **Delta-Wellen**, mit Phasenumkehr in der bipolaren Ableitung, zeigen zwar eine herdförmige Störung an (vgl. Abb. A-**3.7**); aber nicht in jedem Fall ist ein raumfordernder Prozess elektroenzephalographisch exakt zu lokalisieren, da die Herdaktivität vom Ausmaß des perifokalen Ödems abhängt.

Steile und spitze Potenziale: Das EEG hat große Bedeutung in der Epilepsie-Diagnostik. Während eines epileptischen Anfalls ist eine generalisierte oder fokale Spike-wave-Aktivität oder rhythmische Verlangsamung zu beobachten. Zum Video-EEG siehe Abbildung A-**3.8**.

Steile und spitze Potenziale: Eine wesentliche EEG-Indikation ist die Primär- und Verlaufsdiagnostik von Epilepsien. Während eines epileptischen Anfalls beobachtet man generalisierte oder fokale Spitzen (spikes) mit langsamer Nachschwankung (waves) oder eine umschriebene Rhythmisierung im Theta- oder Delta-Frequenzbereich. Das Intervall-EEG kann vollkommen unauffällig sein. Mithilfe der simultanen Doppelbildaufzeichnung des Anfallsbildes und der zerebralen Aktivität lassen sich sonst nicht bemerkte paroxysmale Phänomene exakt differenzieren (Video-Elektroenzephalographie, Abb. A-**3.8**). Zur Epilepsie-Diagnostik siehe auch S. 519.

A-3.8 Video-Elektroenzephalographie

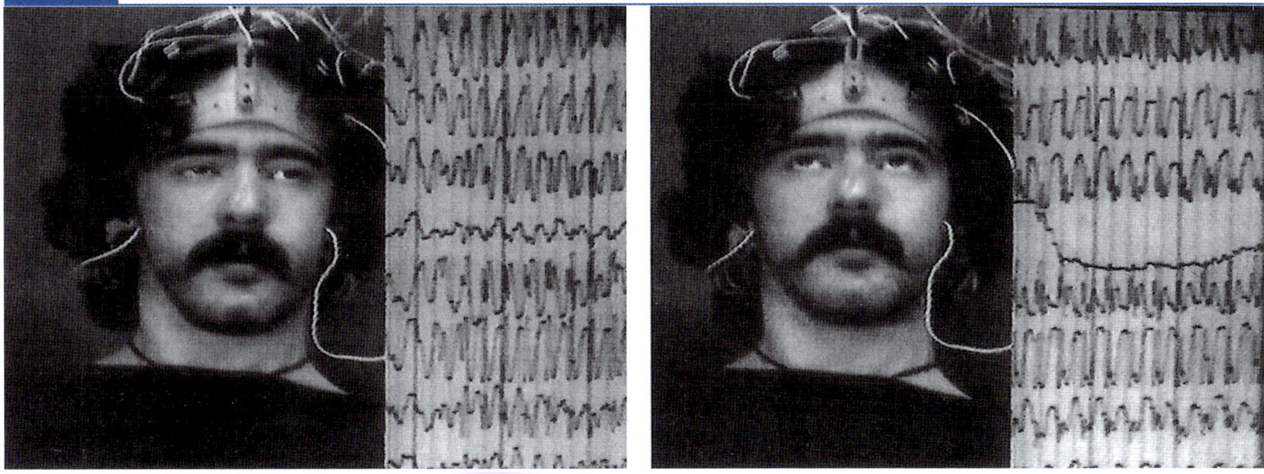

a – b Video-EEG-Aufnahme eines Patienten mit Absencen-Epilepsie. Während der EEG-Registrierung setzt eine insgesamt zehn Sekunden anhaltende Absence mit generalisierter 3,5 – 4/s Spike-wave-Aktivität ein. Zu Beginn der Absence fällt ein starrer Blick auf (**a**). Unmittelbar darauf zeigt sich eine Wendung der Bulbi nach oben mit Reklination des Kopfes (**b**).

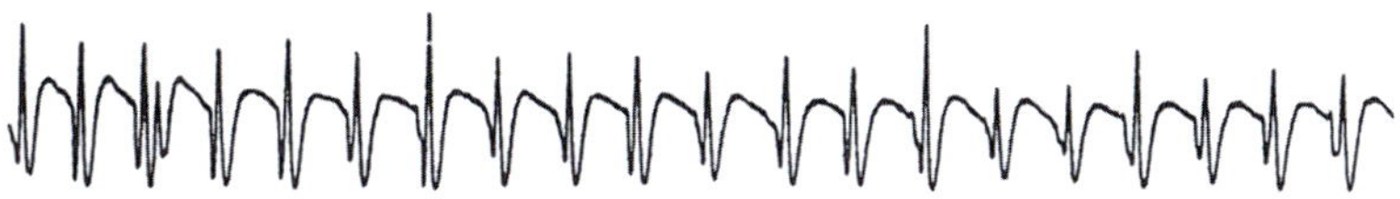

c Spike-wave-Aktivität.

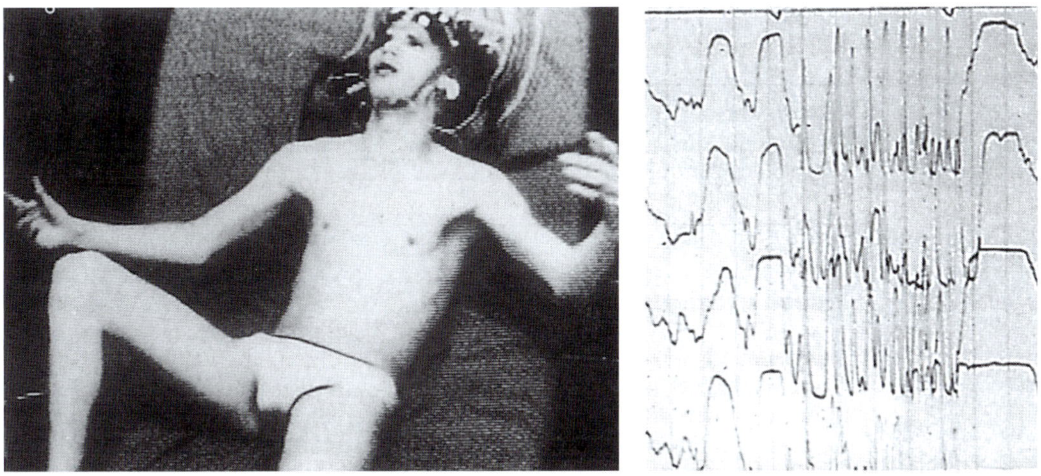

d Video-EEG-Aufzeichnung bei einem Patienten mit Impulsiv-Petit-mal-Epilepsie. Im Anfall werden beide Arme seitwärts hochgeschleudert. Die heftige Zuckung erfasst auch die Beine. Das EEG zeigt eine generalisierte Polyspike-wave-Aktivität für die Dauer von einer Sekunde.

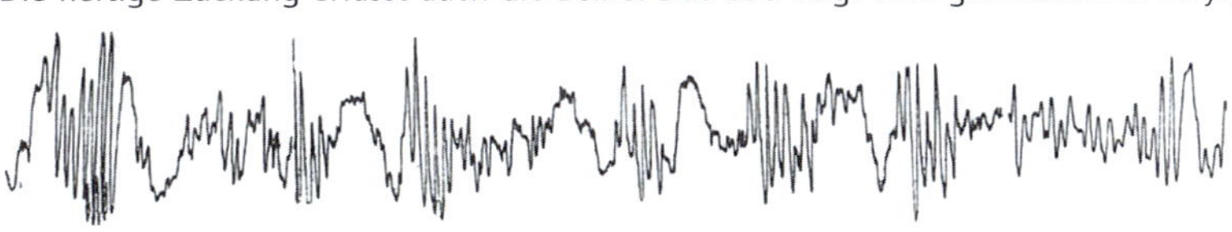

e Polyspike-wave-Aktivität.

3.2.2 Evozierte Potenziale

3.2.2 Evozierte Potenziale

◀ Definition

▶ **Definition:** Die Ableitung visuell, akustisch und somatosensibel evozierter Potenziale dient der Lokalisation umschriebener und disseminierter Prozesse des zentralen und peripheren Nervensystems, besonders der Diagnostik der multiplen Sklerose und der Komaüberwachung.

Visuell evozierte Potenziale (VEP)

Technik: Die Potenziale werden durch alternierende Kontrastumkehr (Schachbrettmuster) ausgelöst (Abb. A-**3.9**).

Indikation: Die Ableitung der **VEP** gehört zur **Frühdiagnostik der Multiplen Sklerose** und von Chiasma-Syndromen.

Visuell evozierte Potenziale (VEP)

Technik: Visuell evozierte Potenziale (VEP) werden durch alternierende Kontrastumkehr, z. B. bei Fixation eines Schachbrettmusters auf einem Fernsehmonitor oder auch durch intermittierende Flickerlichtreizung erzeugt. Zur Ableitung werden Oberflächenelektroden fünf Zentimeter oberhalb des Inions (Protuberantia occipitalis externa) angebracht. Die Auswertung erfolgt (für beide Augen getrennt) mithilfe eines Averagers (Mittelwertrechner) nach 64 bis 128 Reizdurchgängen. Das Potenzial soll mindestens einmal reproduziert werden. Normalerweise finden sich VEP-Latenzen von 100 ms (Abb. A-**3.9**).

Indikation: Die Bestimmung der **VEP** bewährt sich besonders in der Verlaufsdiagnostik der Optikusneuritis bei **Multipler Sklerose** (S. 132) und der Chiasma-Kompression durch Tumoren (S. 24 u. 338), da sich bei Läsionen der vorderen Sehbahn frühzeitig klinisch „stumme" pathologische VEP-Befunde erheben lassen. Je nach Prozess finden sich zuerst verzögerte Latenzen (Demyelinisierung) oder reduzierte Amplituden (axonale Schädigung, s. Abb. A-**3.9b**).
Toxische Optikusschädigungen (Alkoholismus) verursachen Amplitudenreduktionen ohne nennenswerte Latenzverzögerungen, während Lipoidspeicherkrankheiten (S. 239) überwiegend Latenzverzögerungen hervorrufen.

Akustisch evozierte Potenziale (AEP)

Technik: Die über einen Kopfhörer vermittelten Stimuli rufen frühe akustische Hirnstammpotenziale hervor (FAEP).

Akustisch evozierte Potenziale (AEP)

Technik: Über einen Kopfhörer werden einseitig akustische Reize mit einer Lautstärke um 80 dB vermittelt. Die Ableite-Elektroden werden am Mastoid und Vertex angebracht. Der Averager (s. o.) mittelt die Potenziale von 1024 – 2048 Reizantworten. Physiologisch sind fünf kurze positive Wellen. Man spricht auch von frühen akustisch evozierten Potenzialen (FAEP). Die Wellen I und II werden dem proximalen Anteil des N. cochlearis zugeordnet, die Wellen III–V dem Verlauf der Hörbahn im Hirnstamm („Hirnstamm-Komplex"). Eine Verzögerung

A-3.9 Visuell evozierte Potenziale (VEP)

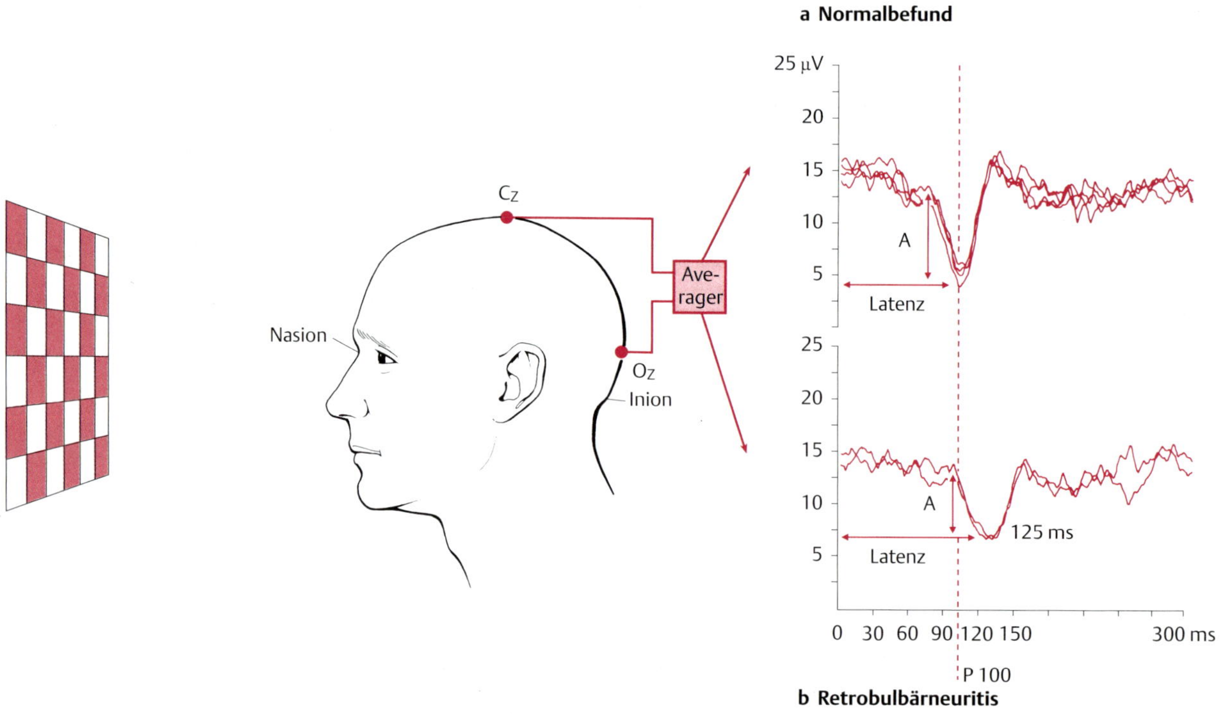

Die visuelle Stimulation und Aufzeichnung der Potenziale erfolgt für beide Augen getrennt. L = Latenz, A = Amplitude
a Stimulation rechts: Normalbefund mit L = 102 ms und A = 10 µV
b Stimulation links: pathologisches VEP mit verlängerter Latenz (L = 125 ms) und reduzierter Amplitude (A = 7,5 µV) bei Retrobulbärneuritis im Verlauf einer Multiplen Sklerose.

A-3.10 Akustisch evozierte Potenziale (AEP)

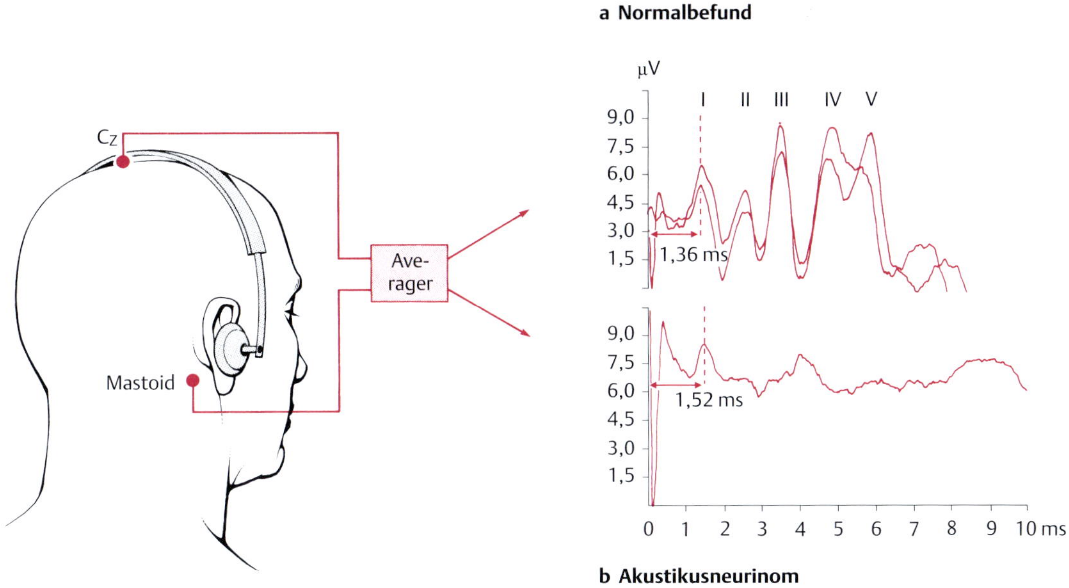

Die akustische Stimulation und Aufzeichnung der Potenziale erfolgt beiderseits getrennt.
a Links stimuliert und abgeleitet. Physiologische Latenz und Amplituden der Wellen I–V.
b Rechts stimuliert und abgeleitet. Pathologische AEP bei Akustikusneurinom: die Welle I stellt sich amplitudenreduziert und verzögert (1,52 ms) dar; die Wellen II–IV sind erloschen.

bzw. Amplitudenreduktion dieser fünf Wellen weist auf einen Prozess im Verlauf des proximalen Nervs bzw. im Hirnstamm hin.

Indikation: Die Bestimmung der akustisch evozierten Potenziale ist wesentlich für die Diagnostik der **Kleinhirnbrückenwinkeltumoren**, vor allem des Akustikusneurinoms (Abb. A-**3.10**), aber auch für den Nachweis von Fehlbildungen der hinteren Schädelgrube.
Bei Kleinkindern, komatösen Patienten und zur Abgrenzung einer psychogenen Hörstörung ist das AEP als objektives **audiometrisches Hilfsmittel** geeignet. Unter wechselnder Schallintensität wird die Welle V gemessen. Schallempfindungsstörungen führen zu einer Verkürzung der Wellen I bis V, Schallleitungsstörungen hingegen zur Latenzverzögerung.
Mit sukzessiver Abnahme zunächst erhaltener FAEP bei supra- und auch primär infratentoriellen Prozessen bestätigen sich bei gleichzeitigem Ausfall der elektroenzephalographischen Aktivität (Nulllinien-EEG) die klinischen Zeichen des **Hirntods** (S. 112).

Indikation: Die Untersuchung ist vor allem bei Verdacht auf **Kleinhirnbrückenwinkeltumor** angezeigt (Abb. A-**3.10**).

Die Messung der AEP eignet sich auch zur **objektiven Audiometrie** bei Kleinkindern, komatösen Patienten und zur Abgrenzung einer psychogenen Hörstörung.

Der Verdacht auf **Hirntod** (S. 112) bestätigt sich, wenn die FAEP erlöschen und gleichzeitig ein Nulllinien-EEG vorliegt.

Somatosensibel evozierte Potenziale (SSEP)

Technik: Die somatosensibel evozierten Potenziale (SSEP) werden durch Elektrostimulation der Haut oder eines gemischten peripheren Nervenstamms, z. B. der Nn. medianus, tibialis, peronaeus bzw. des zweiten und dritten Trigeminusastes ausgelöst. Die Ableitung erfolgt über der kontralateralen Postzentralregion und dem Rückenmark (meist in Höhe C2). Zur Ableitetechnik und Potenzialdarstellung siehe Abb. A-**3.11**.

Indikation: Die Untersuchung dient vor allem der Diagnostik von **Rückenmarkprozessen** wie der funikulären Myelose und der Höhenlokalisation spinaler **Tumoren** bzw. Angiome, Querschnittsyndrome, Wurzelausrisse bei Armplexusläsionen, darüber hinaus der Komaüberwachung. Bei dissoziierter Sensibilitätsstörung sind die SSEP intakt, da die dünnen, langsam leitenden Fasern für die Schmerz- und Temperaturempfindung nicht erfasst werden.

Somatosensibel evozierte Potenziale (SSEP)

Technik: Bei elektrischer Reizung der Haut oder peripherer Nerven werden die Potenziale über der kontralateralen Postzentralregion und dem Rückenmark (C2) abgeleitet (s. Abb. A-**3.11**).

Indikation: Die Untersuchung ist zur Höhenlokalisation von **Rückenmarkprozessen**, z. B. eines spinalen **Tumors** nützlich.

Motorisch evozierte Potenziale (MEP)

Motorisch evozierte Potenziale (MEP)

A-3.11 Somatosensibel evozierte Potenziale (SSEP)

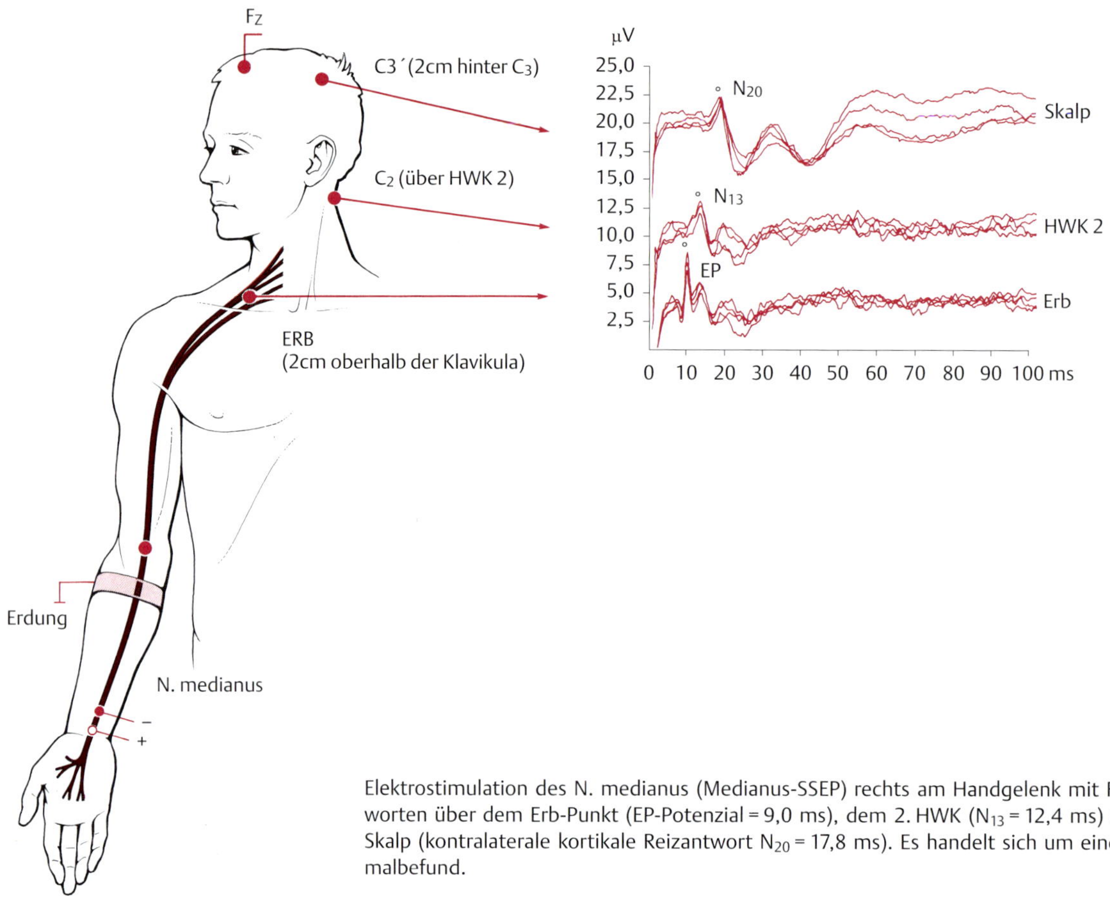

Elektrostimulation des N. medianus (Medianus-SSEP) rechts am Handgelenk mit Reizantworten über dem Erb-Punkt (EP-Potenzial = 9,0 ms), dem 2. HWK (N_{13} = 12,4 ms) und vom Skalp (kontralaterale kortikale Reizantwort N_{20} = 17,8 ms). Es handelt sich um einen Normalbefund.

Technik: Mittels **transkranieller Magnetstimulation (TMS)** misst man die Leitgeschwindigkeit der Pyramidenbahn (1. u. 2. Neuron).

Technik: Mithilfe der **transkraniellen Magnetstimulation (TMS)** kann die Leitgeschwindigkeit efferenter Impulse im ersten und zweiten Neuron der Pyramidenbahn (zentralmotorische Leitungszeit, ZML bzw. central motor conduction time, CMCT) bestimmt werden. Ein elektrischer Reiz erzeugt ein magnetisches Feld, das im Nervengewebe, Gehirn oder Rückenmark einen Strom induziert. Eine Magnetspule wird parietal bzw. paravertebral positioniert. Nach Stimulation werden Muskelaktionspotenziale (motorisch evozierte Potenziale, MEP) an den Extremitäten gemessen. Die Ableitung der MEP ist von den meisten Muskeln, auch von der Gesichts- und Zungenmuskulatur möglich.

Indikation: V. a. amyotrophe Lateralsklerose, Multiple Sklerose.

Indikation: Mit der transkraniellen Magnetstimulation sind vor allem bei amyotrophischer Lateralsklerose (ALS) und Multipler Sklerose (MS) frühzeitig verzögerte Latenzen und reduzierte Amplituden darzustellen. Es lassen sich auch Plexusläsionen und Hirnnervenläsionen (v. a. des N. VII) nachweisen.

3.2.3 Elektronystagmographie (ENG)

3.2.3 Elektronystagmographie (ENG)

▶ Definition

▶ **Definition:** Mithilfe der Elektronystagmographie werden Potenzialdifferenzen zwischen Kornea und Retina mittels Oberflächenelektroden zur Analyse nystaktischer Augenbewegungen registriert.

Technik: Die Abbildung A-**3.13** zeigt eine elektronystagmographische und videographische Dokumentation.

Technik: Wie die Abb. A-**3.13** zeigt, werden beiderseits am äußeren Augenwinkel Elektroden angebracht. Mithilfe von EEG-Schreibern können die durch horizontale und vertikale Augenbewegungen ausgelösten Potenziale registriert werden.

A-3.12 Motorisch evozierte Potenziale (MEP)

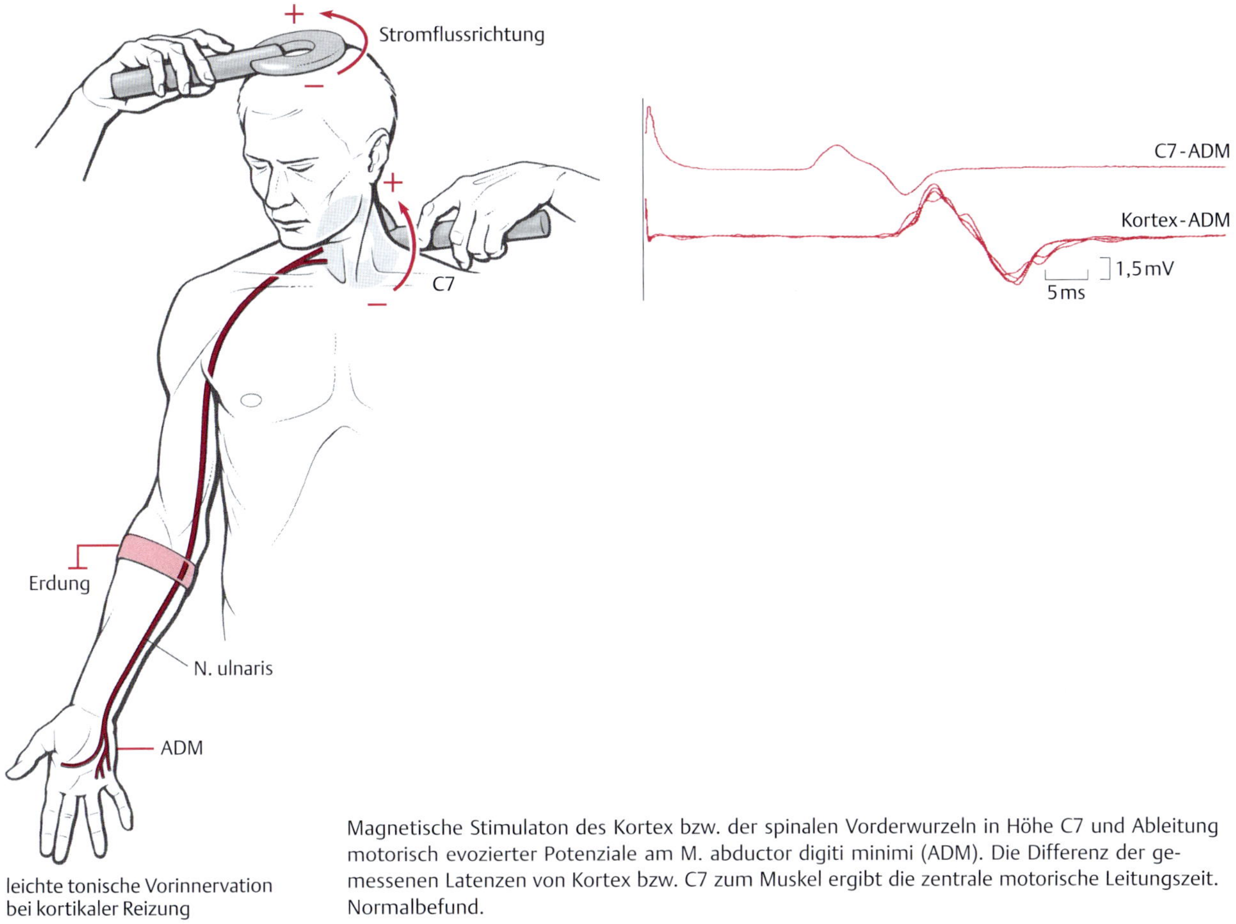

Magnetische Stimulaton des Kortex bzw. der spinalen Vorderwurzeln in Höhe C7 und Ableitung motorisch evozierter Potenziale am M. abductor digiti minimi (ADM). Die Differenz der gemessenen Latenzen von Kortex bzw. C7 zum Muskel ergibt die zentrale motorische Leitungszeit. Normalbefund.

A-3.13 Elektronystagmographie

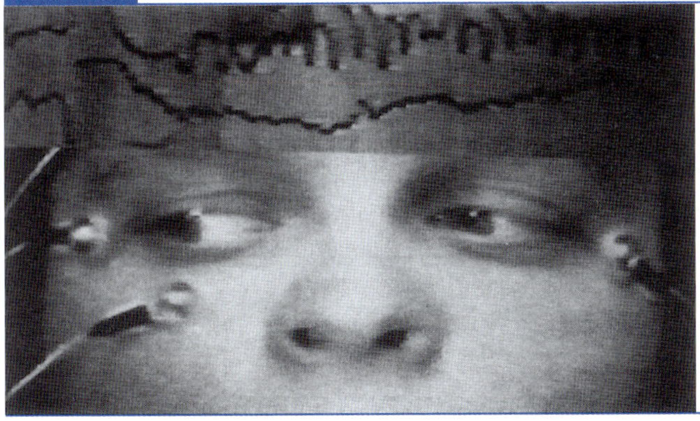

Synchrone Video-Doppelbildaufzeichnung. Beim Blick nach rechts zeigt sich ein Horizontalnystagmus im oberen Kanal.

A-3.13

Diese sind neurophysiologisch als Potenzialschwankungen zwischen der Kornea (positiv) und der Retina (negativ) aufzufassen.

Indikation: Untersuchung der physiologischen Nystagmusformen, wie des optokinetischen Nystagmus und vor allem des pathologischen Nystagmus im Seitenvergleich mit Bestimmung der Amplitudengröße, der langsamen und raschen Oszillationen bei der **Vestibularisprüfung** (vgl. S. 45).

Indikation: Das Verfahren eignet sich zur Analyse aller physiologischen und pathologischen Nystagmusformen.

3.2.4 Elektromyographie (EMG)

3.2.4 Elektromyographie (EMG)

▶ Definition

▶ **Definition:** Ableitung von Muskelaktionspotenzialen (MAP) mittels konzentrischer Nadelelektroden zur Beurteilung und Differenzierung neurogener bzw. myogener Schädigungen.

Technik: Mittels Nadelelektroden werden die Muskelaktionspozentiale (MAP) abgeleitet.

Muskeln sind normalerweise in Ruhe elektrisch stumm. Deshalb ist **pathologische Spontanaktivität** besonders zu beachten.

Bei leichter Willkürinnervation werden **Amplitude**, **Dauer** und **Form** der Potenziale motorischer Einheiten (PmE) gemessen. Bei maximaler Willküraktivität entsteht ein **Interferenzmuster**.

Technik: Bei der Untersuchung mit einer Nadelelektrode, die einen Platindraht und eine indifferente Elektrode als stählerne Umhüllung enthält, wird eine kurze Einstichaktivität erzeugt. In den entspannten Muskel wird die Nadel an mindestens drei Stellen eingestochen und die Einstichtiefe mehrfach verändert. Da der **ruhende Muskel** (völlig entspannte Muskel) normalerweise elektrisch stumm ist, wird **pathologische Spontanaktivität** besonders beachtet. Hierzu gehören Fibrillationspotenziale, positive scharfe Wellen sowie pseudomyotone und myotone Entladungen, die sichtbar und hörbar gemacht werden. Beispielsweise gehen Fibrillationspotenziale mit einem prasselnden akustischen Signal, myotone Entladungen mit einem Motorengeräusch einher.
Der Ruheableitung folgt die Messung der Potenziale motorischer Einheiten (PmE) bei leichter Willkürinnervation. **Amplitude, Dauer** und **Form** der PmE werden bestimmt. Mehr als vier Phasen (Polyphasie) weisen bei vermehrtem Auftreten auf eine neurogene oder myogene Schädigung hin. Schließlich wird bei maximaler Willküranspannung physiologischerweise ein **Interferenzmuster** registriert, in dem einzelne Potenziale nicht mehr abgrenzbar sind.

Indikation:

- **Neurogene Prozesse.** Neurogen geschädigte Muskeln weisen elektromyographisch Zeichen der Denervierung auf. Dabei zeigt sich eine pathologische **Spontanaktivität** mit Fibrillationspotenzialen und positiven scharfen Wellen. Das Interferenzmuster ist gelichtet. Es besteht **vermehrte Polyphasie** (vgl. Abb. A-**3.14** und **3.15**).
- **Myopathie:** Myopathien gehen meist mit einem abnorm **dichten Aktivitätsmuster**, normalen oder niedrigen Amplituden und **verkürzter Potenzialdauer** einher. Hinzu kommen polyphasische Potenziale.

Indikation:

- **Neurogene Prozesse:** Eine **neurogene Muskelatrophie** als Folge einer Läsion des peripheren Nervensystems (Verletzungen der Nerven, des Arm- oder Beinplexus und radikuläre Syndrome) kann elektromyographisch differenziert und im Verlauf beurteilt werden. Bei diesen Prozessen finden sich Zeichen der Denervierung als pathologische Spontanaktivität. Man beobachtet hauptsächlich **Fibrillationspozentiale** und **positive scharfe Wellen** (Abb. A-**3.14**).
  Faszikulationspotenziale finden sich bei **Vorderhorn- und Vorderwurzelprozessen**, sind aber benigne, wenn keine weiteren Denervierungszeichen bestehen.
  Das **Interferenzmuster** ist bei maximaler Willküraktivität rarefiziert (gelichtet). Zahlreiche motorische Einheiten sind ausgefallen. Die Potenziale sind verlängert. Es besteht vermehrte Polyphasie. Reinnervationsvorgänge mit Aussprossung neuer Neuriten sind immer durch **polyphasisch aufgesplitterte Potenziale** gekennzeichnet (Abb. A-**3.15**).
- **Myopathie:** Da bei Muskelerkrankungen, die mit einem Faserverlust einhergehen, anfangs die Gesamtzahl motorischer Einheiten erhalten bleibt, findet sich infolge relativ vermehrter Anspannung eine vorzeitige Rekrutierung (frühe Aktivierung) motorischer Einheiten mit **abnorm dichtem Aktivitätsmuster** bei **normalen** oder **niedrigen Amplituden**, **verkürzter mittlerer Potenzialdauer** und polyphasischen Potenzialen. Auch Fibrillationen können auftreten (S. 480).

A-3.14

A-3.14 Pathologische Spontanaktivität im EMG

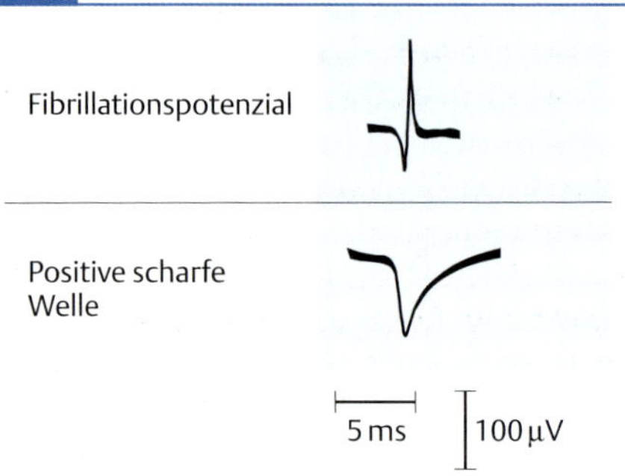

A-3.15 EMG-Befund bei neurogener und myogener Schädigung

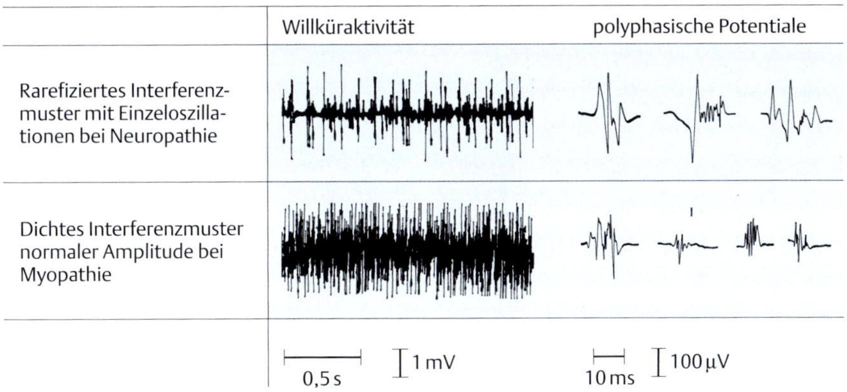

A-3.15

3.2.5 Elektroneurographie

Motorische und sensible Nervenleitgeschwindigkeit (NLG)

3.2.5 Elektroneurographie
Motorische und sensible Nervenleitgeschwindigkeit (NLG)

▶ **Definition:** Ableitung der motorischen und sensiblen Nervenleitgeschwindigkeit (NLG), meist mittels Oberflächenelektroden zur elektrophysiologischen Diagnostik peripherer Nervenläsionen.

◀ **Definition**

Technik: Bei der neurographischen Untersuchung zur Bestimmung der **motorischen Nervenleitgeschwindigkeit** wird ein peripherer Nerv elektrisch supramaximal an mindestens zwei Punkten im proximalen und distalen Verlauf gereizt (Reizimpuls) und das Antwortpotenzial von einem distalen Muskel abgeleitet (Reizantwort) (Abb. A-**3.18**). Das Potenzial ist auf dem Monitor eines Kathodenstrahloszillographen und auf einem Papierstreifen darzustellen (Abb. A-**3.17**).
Die Zeit zwischen Reizimpuls und Reizantwort wird als **Latenz** bezeichnet.
Mithilfe der proximalen und distalen Latenzzeit sowie der Distanz zwischen beiden Reizpunkten lässt sich die motorische Nervenleitgeschwindigkeit (NLG) errechnen. Das Verfahren beruht auf der Formel:

Geschwindigkeit = Weg : Zeit

Daraus folgt:

$$\frac{\text{Distanz zwischen proximalem und distalem Reizpunkt (mm)}}{\text{Differenz der proximalen und distalen Latenzzeiten (ms)}} = \text{NLG (m/s)}$$

Technik: Die Neurographie beruht auf einer Messung der **Latenzzeit** zwischen Reizimpuls und Reizantwort. Die motorische NLG errechnet sich aus dem Quotienten von Distanz und Differenz der Latenzzeiten (Abb. A-**3.17**).

Auch die **Amplitude** der Potenziale wird gemessen, da sich bei deren Reduktion wertvolle diagnostische Hinweise ergeben (s. u.). Ergänzend kann die sog. **F-Welle** mittels supramaximaler Reizung distaler Nerven repetitiv erzeugt werden. Sie weist eine niedrigere Amplitude auf und kommt etwas später als das Potenzial der motorischen NLG zur Darstellung. Die Messung erfolgt im Seitenvergleich. Das Potenzial kommt durch rückläufige Erregung der α-Motoneurone über die Vorderwurzeln und konsekutiver Impulsaussendung zum Muskel zustande.

Aus einer **Amplitudenreduktion** ergeben sich wertvolle diagnostische Hinweise. Die **F-Welle** tritt nach distaler Nervenreizung infolge einer rückläufigen Erregung der α-Motoneurone mit größerer Latenz auf.

Die **sensible Nervenleitgeschwindigkeit** (Abb. A-**3.18**) wird mithilfe eines Averagers zur elektronischen Mittelwertbestimmung von 16–64 Reizen ermittelt, da die Amplituden der sensiblen Potenziale sehr niedrig sind. Die sensible NLG errechnet sich direkt aus der Distanz der Reiz- und Ableitepunkte und der Latenzzeit. Man verwendet die orthodrome und antidrome NLG-Bestimmung.

Die **sensible Nervenleitgeschwindigkeit** wird unter Anwendung eines Averagers aus der Distanz der Reiz- und Ableitepunkte und der Latenzzeit errechnet.

- Die **orthodrome** sensible NLG wird durch distale Reizung über Ringelektroden an Fingern oder Zehen und proximaler Ableitung vom Nervenstamm mittels Oberflächenelektroden an Hand- bzw. Fußgelenk gemessen.

Durch distale Reizung und proximale Ableitung erhält man die **orthodrome** sensible NLG.

A-3.16

A-3.16 Motorische Neurographie

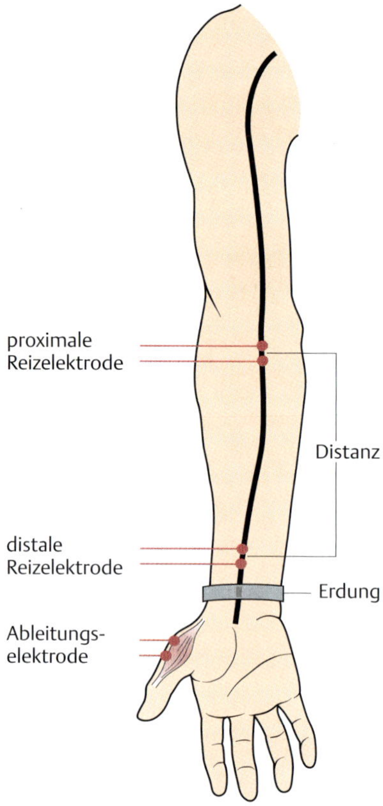

Bestimmung der motorischen Nervenleitgeschwindigkeit (NLG) und der motorischen Latenzen des N. medianus. Nach proximaler und distaler Reizung erfolgt die Ableitung der Reizantwort über dem Thenar (s. Abb. A-**3.17**).

A-3.17

A-3.17 Motorische NLG

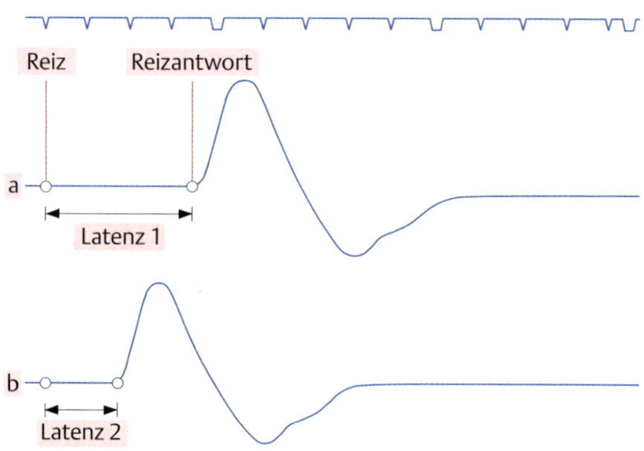

Messung der motorischen Nervenleitgeschwindigkeit (NLG) des N. medianus nach Reizung in der Ellenbeuge (a) und am Handgelenk (b) bei Ableitung der Muskelaktionspotenziale über dem Thenar (Normalwert).
a) Proximale Latenz (L1): 7,2 ms,
b) distale Latenz (L2): 3,2 ms,
Distanz zwischen beiden Reizorten 230 mm

$$\text{NLG} = \frac{\text{Distanz}}{\text{L1} - \text{L2}} = \frac{230\ \text{mm}}{7{,}2\ \text{ms} - 3{,}2\ \text{ms}} = 57{,}5\ \text{m/s (normal)}$$

Umgekehrt wird de **antidrome** sensible NLG durch proximale Reizung und distale Ableitung bestimmt.

- Die **antidrome** sensible NLG wird entgegen der normalen Richtung durch proximale Reizung des Nervenstamms und distale Ableitung über Ringelektroden bestimmt.

Die sensiblen Potenziale können amplitudenreduziert sein oder fehlen.

▶ Merke

▶ **Merke:** Bei Schädigungen gemischter peripherer Nerven kann die sensible im Gegensatz zur motorischen NLG derart reduziert sein, dass kein sensibles Nervenaktionspotenzial erhältlich ist.

A-3.18 **Sensible Neurographie**

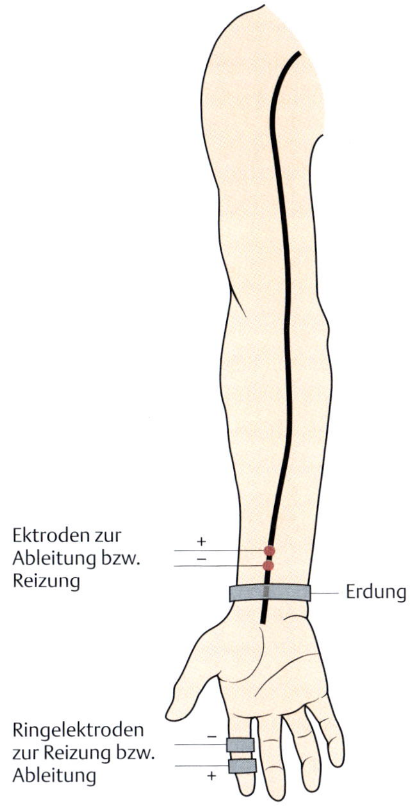

Messung der sensiblen Nervenleitgeschwindigkeit des N. medianus. Die Bestimmung der NLG erfolgt orthodrom (distale Reizung, proximale Ableitung) oder antidrom (proximale Reizung, distale Ableitung).

A-3.18

Indikation: Neurographische Untersuchungen dienen der Früh- und Verlaufsdiagnostik peripherer Nervenläsionen. Radikuläre Syndrome (S. 453) zeigen eine ungestörte sensible NLG, da die Afferenzen präganglionär unterbrochen sind. Bei ebenfalls normaler motorischer Leitgeschwindigkeit ist die Bestimmung der F-Welle zur Unterscheidung proximaler (radikulärer) und distaler (peripherer) Nervenläsionen indiziert. Es wird die Latenzzeit, Amplitude und Häufigkeit der Potenziale nach 10–20 Reizungen beurteilt. Eine pathologische F-Welle spricht für ein radikuläres Syndrom. Die NLG-Bestimmung spielt eine wesentliche Rolle in der Differenzierung der **Polyneuropathien** (PNP). Bei primär demyelinisierenden PNP ist die NLG herabgesetzt, bei primär axonalen PNP die Amplitude (s. S. 468).

Indikation: Wichtige Indikationen für die Elektroneurographie sind Schädigungen einzelner peripherer Nerven und die Differenzierung der Polyneuropathien.

Elektrodiagnostische Reflexprüfungen

Eine Ergänzung der klinischen Reflexprüfung (S. 65) ist die Elektrodiagnostik des **Blinkreflexes** (Blinzelreflex, Lidschlussreflex, Orbicularis-oculi-Reflex) und des **Masseterreflexes**. Der **H-Reflex**, benannt nach P. Hoffmann (1910), ist ein monosynaptischer Eigenreflex, der bei leichter elektrischer Reizung des N. tibialis in der Kniekehle auszulösen ist, auch wenn der Achillessehnenreflex erloschen ist. Zu Indikationen s. Tab. A-**3.2**.

Elektrodiagnostische Reflexprüfungen

Ergänzend zur klinischen Reflexprüfung ist die Elektrodiagnostik des **Blink- und Masseterreflexes** angezeigt. Der **H-Reflex** ist ein monosynaptischer Eigenreflex, der dem Achillessehnenreflex entspricht (Tab. A-**3.2**).

A-3.2 **Elektrodiagnostische Reflexprüfung**

	Reizung	*Ableitung*	*Indikation*
Blinkreflex	NAP des N. supraorbitalis (N. V,1)	an Unterlid und Nasenrücken	periphere Fazialisparese/Hirnstammläsion
Masseterreflex	elektronische Auslösung mittels Reflexhammerschlag	M. masseter	periphere Läsion des N. trigeminus/Hirnstammläsion
H-Reflex	N. tibialis/Kniekehle	M. soleus und Achillessehne	S1-Syndrom, Guillain-Barré-Syndrom, Konus-/Kauda-Syndrom

3.3 Neuroradiologische Verfahren

3.3.1 Nativdiagnostik

3.3 Neuroradiologische Verfahren

3.3.1 Nativdiagnostik

Die konventionelle Röntgen-Nativdiagnostik des Schädels und der Wirbelsäule gibt nur indirekte Hinweise auf pathologische Veränderungen des Gehirns und Rückenmarks. Deshalb werden in der Neurologie bildgebende Schichtverfahren wie Computertomographie (CT), Magnetresonanztomographie (MRT) und Emissionscomputertomographie (SPECT und PET) angewandt. Über die Möglichkeiten der Kontrastmittel-Diagnostik informieren die nachfolgenden Kapitel.

3.3.2 Kontrastmittelverfahren

Zerebrale Angiographie

▶ Definition

3.3.2 Kontrastmittelverfahren

Zerebrale Angiographie

▶ **Definition:** Kontrastmitteldarstellung extra- und intrakranieller Hirngefäße mithilfe selektiver Kathetertechnik, vor allem zum Nachweis von Angiomen, Aneurysmen, Anomalien und Lumeneinengungen, die zum Teil operiert oder interventionell neuroradiologisch behandelt werden. Durch digitale Bildverarbeitung sind bei verkürzter Untersuchungszeit und reduziertem Komplikationsrisiko kontrastreiche Einzel- und Serienaufnahmen der Hirngefäße verfügbar (digitale Subtraktionsangiographie, DSA).

Technik: Nach Punktion der A. femoralis und Kontrastmittelinjektion über einen bis zum Aortenbogen vorgeschobenen Katheter werden die Hirngefäße dargestellt (vgl. Abb. A-**3.19**).

Technik: Man punktiert die A. femoralis, schiebt einen Katheter bis an die Gefäße des Aortenbogens vor und injiziert ein jodhaltiges, wasserlösliches Kontrastmittel zur Darstellung der Hirngefäße, während eine Serie von Röntgenaufnahmen angefertigt wird. Bei der Beurteilung der Kontrastaufnahmen der arteriellen, kapillaren und venösen Phase der Angiographie achtet man besonders auf Füllung, Anfärbung, Anomalien, Verlagerungen, Kaliberschwankungen, Lumeneinengungen bzw. Abbrüche oder einen Spasmus der Gefäße. Wesentlich ist die kontrastreiche Darstellung des Aortenbogens, der Abgänge und des Verlaufs der A. carotis, A. subclavia, A. vertebralis beiderseits und der intrakraniellen Gefäße (Aa. cerebri anterior, media, posterior und A. basilaris). Die Abbildung A-**3.19** zeigt den physiologischen Verlauf der A. carotis interna und intrakranieller Arterien, die Abbildung A-**3.20**a ein arteriovenöses Angiom im Bereich der A. cerebri media, die Abbildung A-**3.20**b ein Aneurysma im Bereich der A. cerebri communicans anterior.

Die **digitale Subtraktionsangiographie (DSA)** ergibt kontrastreiche Bilder der extra- und intrakraniellen Hirngefäße (Abb. A-**3.21b–d**). Nach Anfertigung einer Nativaufnahme („Maske") wird ein Subtraktionsbild erstellt, das keine störenden Bildanteile von Knochen und Weichteilen enthält. Der Kontrast lässt sich durch **digitale Bildverarbeitung** anheben.

Die **digitale Subtraktionsangiographie (DSA)** liefert mittels intraarterieller Katheterführung kontrastreiche Einzel- und Serienaufnahmen der extra- und intrakraniellen Hirngefäße. Bevor ein kontrastreiches Gefäßbild entsteht, wird ein Leerbild als „Maske" angefertigt und gespeichert, um von den nachfolgenden Kontrastaufnahmen subtrahiert zu werden. Als Bildinformation verbleiben nur die kontrastgefüllten Gefäße, wahrend alle störenden Bildanteile, wie knöcherne Strukturen und Weichteile, verschwinden. Durch **digitale Bildverarbeitung** wird die Subtraktionsaufnahme verstärkt und damit kontrastreicher. Es resultiert eine detailgenaue Abbildung der Gefäße (Abb. A-**3.21b–e**).

Indikation: Hauptanwendungsgebiet ist die präoperative Diagnostik von **Gefäßfehlbildungen** (Angiom, Aneurysma), **Stenosen** und **Verschlüssen** der Hirngefäße.

Indikation: Zu den wichtigsten Indikationen gehört der Nachweis von **Gefäßfehlbildungen** (Angiome, Aneurysmen) und **Obstruktionen** (Stenosen, Verschlüsse) der Hirngefäße. Präoperativ ist die Darstellung aller hirnversorgenden Gefäße mithilfe der DSA erforderlich, um multiple Fehlbildungen oder Lumeneinengungen zu erfassen und den Kollateralkreislauf zu beurteilen (Darstellung des Aortenbogens, der abgehenden Hirngefäße und ihrer intrakraniellen Verzweigungen).

Die DSA ist auch eine wichtige Voraussetzung für die Anwendung **rekanalisierender Verfahren** in der interventionellen Neuroradiologie. Zur CT-Angio s. S. 145, zur MR-Angio s. S. 148.

Die DSA ist auch eine wichtige Voraussetzung für die interventionelle neuroradiologische Behandlung, besonders in der Anwendung der superselektiven Mikrokathetertechnik zur **Rekanalisierung** thromboembolisch verschlossener oder hochgradig eingeengter Hirngefäße (lokale intraarterielle Fibrinolyse und perkutane transluminale Angioplastie, s. S. 143).

A-3.19 Selektive Karotisarteriographie links (Normalbefund)

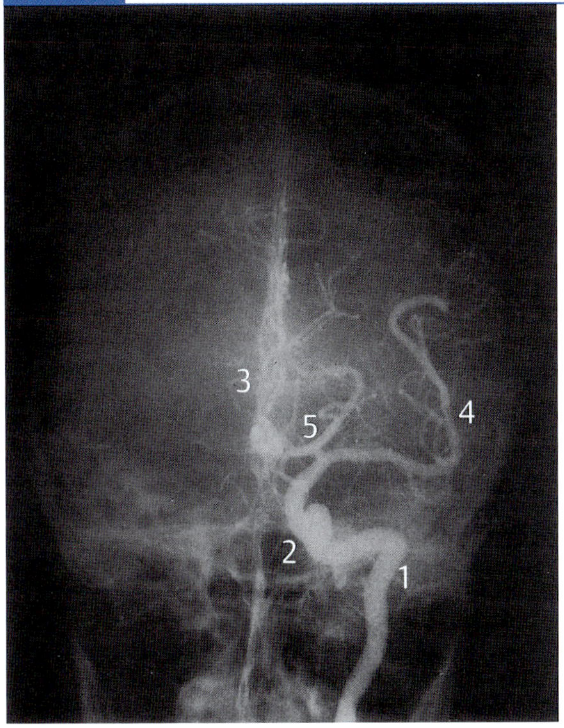

a Sagittaler Strahlengang

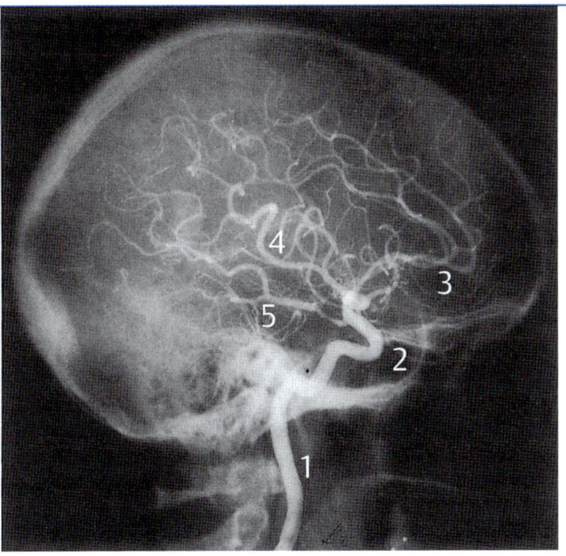

b Seitlicher Strahlengang

Die transfemorale Katheterangiographie mit Injektion eines jodhaltigen, wasserlöslichen Kontrastmittels führt zur Darstellung der A. carotis interna links und ihrer intrakraniellen Äste, der A. cerebri anterior und A. cerebri media. Die A. carotis interna ist über die A. communicans posterior mit der A. cerebri posterior (aus der A. basilaris) verbunden.

1 A. carotis interna
2 Karotis-Siphon
3 A. cerebri anterior
4 A. cerebri media
5 A. cerebri posterior

A-3.20 Karotisangiographie mit Angiom- bzw. Aneurysma-Nachweis

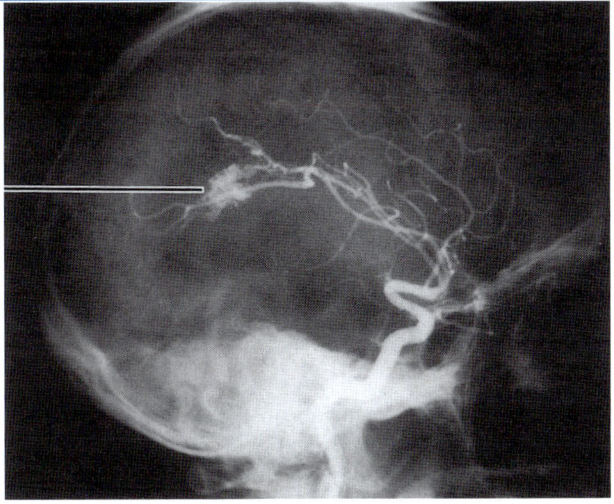

a

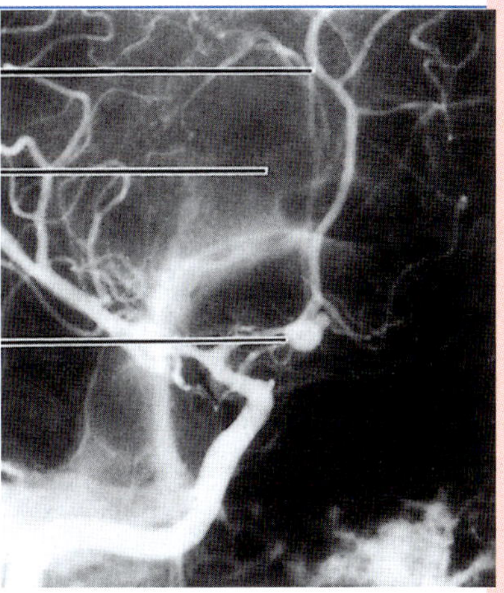

b

a Angiom: Bei der selektiven Kontrastmittelinjektion in die A. carotis interna rechts stellt sich ein kleines arteriovenöses Angiom dar, das von der A cerebri media versorgt wird (vgl. klinisches Beispiel, S. 354)
b Aneurysma der A. communicans anterior: Nach einer Subarachnoidalblutung zeigt sich ein Gefäßspasmus. Die leichte Verdrängung der A. pericallosa und der gefäßfreie Bezirk sind durch eine Einblutung in das Frontalhirn bedingt.

A-3.21 Angiographie der extrakranialen Hirngefäßabschnitte

a-d Angiographischer Nachweis von Stenosen der A. carotis interna; b-d mittels DSA.

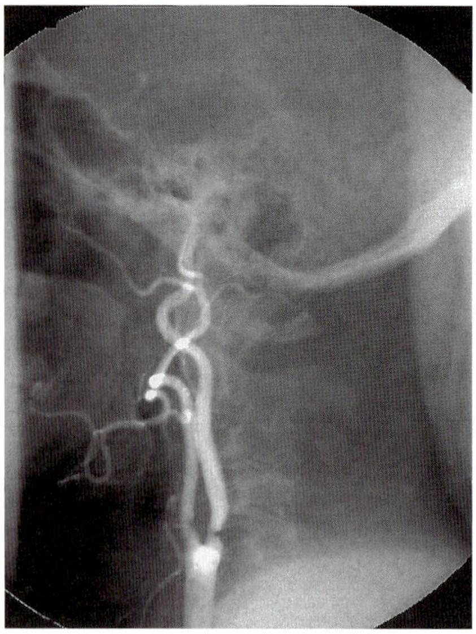

a Selektive Darstellung der Aa. carotis communis, interna und externa links. Nachweis einer hochgradigen, kurzstreckigen Stenose der A.carotis interna unmittelbar nach ihrem Abgang aus dem Bulbus caroticus.

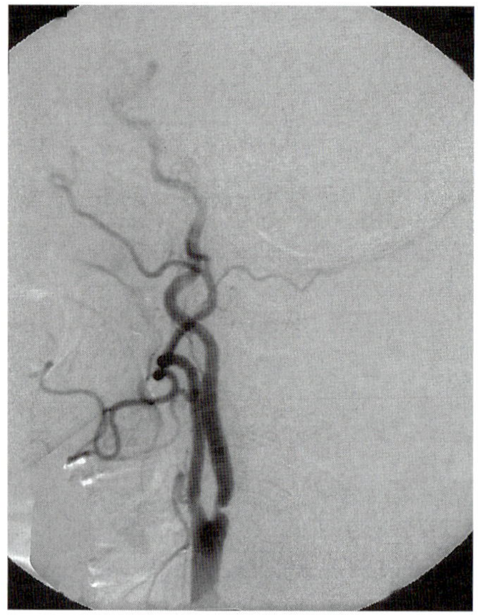

b Die Substraktionsaufnahme läßt die kontrastmittelgefüllten Arterien mit der filiformen Stenose vor den «subtrahierten» knöchernen Strukturen deutlich hervortreten.

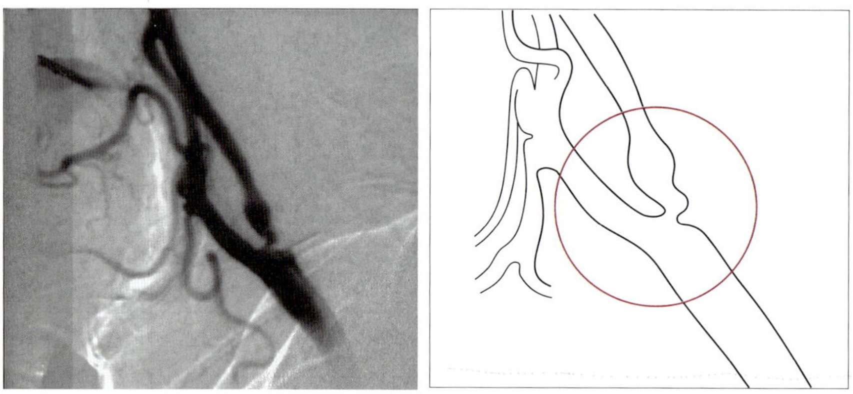

c Vergrößerter Ausschnitt einer A. carotis-interna-Stenose am Abgang aus der A. carotis communis.

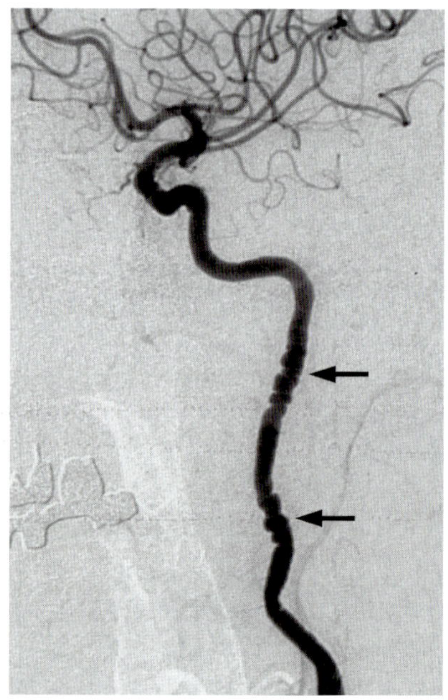

d DSA einer perlschnurartig stenosierten linken A. carotis interna (Pfeile) bei fibromuskulärer Dysplasie. ▶

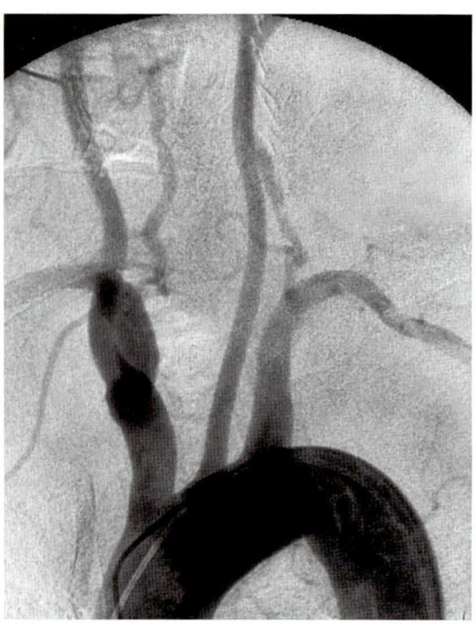

e

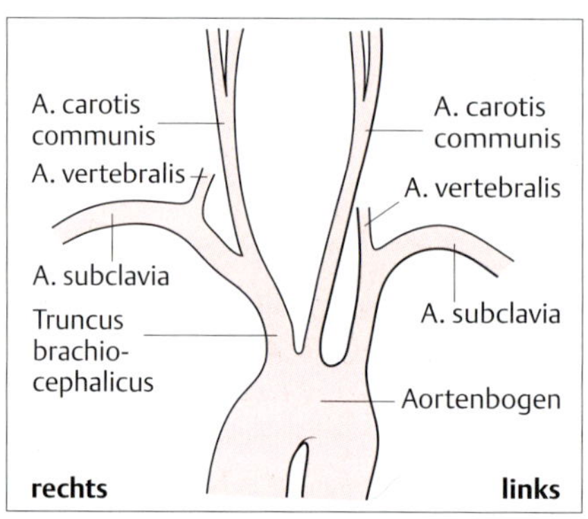

f Normaler Gefäßabgang. Graphische Darstellung des Aortenbogens.

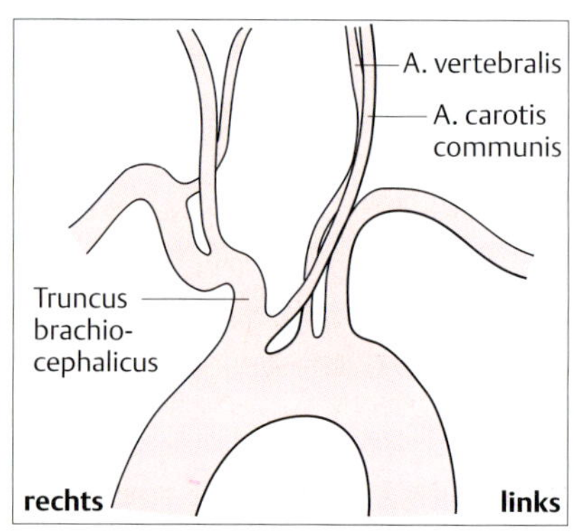

g Gefäßanomalie mit Abgang der linken A. carotis communis aus dem Truncus brachiocephalicus und der linken A. vertebralis direkt aus dem Aortenbogen.

Zu den Vorteilen der CT-Angiographie s. S. 145, zur Magnetresonanz-Angiographie s. S. 148.

Komplikationen: Gefürchtet sind ein technisch bedingter, thromboembolischer Verschluss oder ein Spasmus der Gefäße mit nachfolgendem Hirninfarkt.

Komplikationen: Verschluss oder Spasmus der Gefäße.

Interventionelle Radiologie

▶ **Definition:** Gefäßeröffnende und gefäßverschließende Maßnahmen, die eine exakte radiologische Diagnostik voraussetzen, repräsentieren das Gebiet der interventionellen Neuroradiologie:
- Gefäßeröffnende Therapie: Perkutane transluminale Angioplastie (PTA) und lokale intraarterielle Fibrinolyse
- Gefäßverschließende Therapie: Embolisation von Fehlbildungen der Hirngefäße (Aneurysma und Angiom)

◀ Definition

Technik und Indikation: Gefäßeröffnende (rekanalisierende) Maßnahmen werden eingesetzt
- zur Erweiterung stenosierter Arterien (PTA = Ballonerweiterung) mit und ohne Applikation von Stents (Metallprothesen) oder
- zur Wiedereröffnung eines verschlossenen Hirngefäßes bei akuter zerebraler Ischämie bzw. zur Prävention eines Hirninfarkts durch lokale Lyse (intraarterielle Fibrinolyse über Mikrokatheter).

Technik und Indikation:
- Perkutane transluminale Angioplastie (PTA = Ballonerweiterung) bei Hirngefäßstenosen.
- Lokale Lyse (intraarterielle Fibrinolyse) bei Hirnarterienverschlüssen.

Bei perkutaner transluminaler Angioplastie (PTA) wird ein transfemoral eingeführter dünner Katheter mit Ballon bis an die Stelle der Hirngefäßstenose vorgeschoben, wo dieser sich unter hohem Druck (bis 12 atm) entfaltet. Unterstützend zur reinen Ballonerweiterung können **Stents** (gitterförmige Metallhülsen) eingesetzt werden, um die Erweiterung dauerhaft abzusichern.
Eine wichtige, gefäßverschließende Maßnahme ist das so genannte **Coiling**, die endovaskuläre Embolisation eines Aneurysmas mittels eingebrachter Metallspiralen. Die Embolisation dient auch der Reduktion oder vollständigen Ausschaltung von Angiomen.
Diese minimal invasiven radiologischen Therapieverfahren werden operativen Eingriffen vorgezogen, wenn sie bei größerem oder gleichem Behandlungserfolg risikoärmer sind. Vorteil der endovaskulären Interventionen (PTA bei Lumeneinengungen, Fibrinolyse bei Verschlüssen der Hirnarterien, Embolisation von Aneurysmen und Angiomen) ist also die geringe Belastung des Patienten unter Verzicht auf offene Operationen.

Bei **stentgestützter** Ballonerweiterung werden gitterförmige Metallhülsen eingesetzt.

Unter „**Coiling**" versteht man die endovaskuläre Embolisation einer Gefäßfehlbildung (Aneurysma) mittels eingebrachter Metallspiralen.

Myelographie

▶ **Definition:** Röntgenaufnahmen der Wirbelsäule nach Injektion eines Kontrastmittels in den Duralraum zum Nachweis intraspinal raumfordernder Prozesse.

◀ Definition

Technik: Nach Lumbal- oder Subokzipitalpunktion injiziert man 10 – 15 ml eines jodhaltigen, wasserlöslichen Kontrastmittels und fertigt Röntgenaufnahmen der Wirbelsäule in mehreren Ebenen (a.p., seitlich, schräg) an. Dabei lassen sich gegebenenfalls Konturunterbrechungen bis zum Kontrastmittelstopp im Bereich des Spinalkanals und eine mangelnde oder fehlende Füllung der **Wurzeltaschen** nachweisen (Abb. A-**3.22**).

Technik: Nach Kontrastmittelinjektion in den Duralraum zeigen die Röntgenaufnahmen gegebenenfalls Konturunterbrechungen und eine mangelnde Füllung der Wurzeltaschen (Abb. A-**3.22**).

Indikation: Myelographische Untersuchungen dienen vor allem der Lokalisation **raumfordernder intraspinaler Prozesse** (Tumoren, S. 354). Trotz der Treffsicherheit nichtinvasiver Verfahren wie der Computer- und Magnetresonanztomographie spielt die Myelographie immer noch eine wichtige Rolle in der präoperativen Diagnostik von **Bandscheibenvorfällen** (S. 455, wenn z. B. aufgrund knöcherner Anomalien (Skoliose, Torsion) keine artefarktfreie Darstellung gelingt.

Indikation: Die Myelographie ist vor allem bei Verdacht auf intraspinal **raumfordernde Prozesse** (Tumoren, Fehlbildungen, Diskushernien) angezeigt.

A-3.22

A-3.22 Myelographie

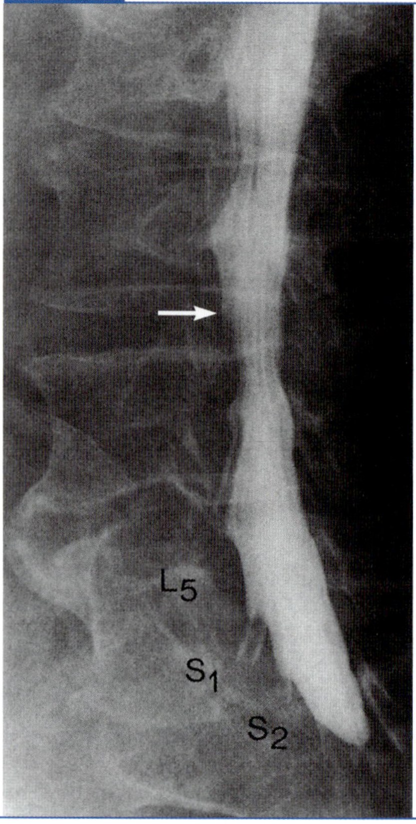

Nach Lumbalpunktion wurden 12 ml Kontrastmittel in den Duralsack injiziert. In der Schrägprojektion erkennt man die Wurzeltaschen L5, S1 und S2 links. Die fehlende Füllung der Wurzeltasche L4 und die Impression des Duralsacks (Pfeil) in Höhe LWK 4 weisen auf einen Bandscheibenvorfall hin. Als Nebenbefund fallen schnabelförmige ventrale Osteophyten zwischen LWK 4 und 5 auf.

3.3.3 Computertomographie (CT)

3.3.3 Computertomographie (CT)

▶ Definition

▶ **Definition:** Die kraniale und spinale Computertomographie ist neben der Magnetresonanztomographie die wichtigste Methode zum direkten Nachweis umschriebener oder diffuser Prozesse des Gehirns und Rückenmarks (Tumor, Blutung, Infarkt, Abszess, Fehlbildung, Atrophie und Ödem). Das Röntgen-Schichtverfahren beruht auf einer Messung von Dichteunterschieden der Gewebsstrukturen.

Technik: Mithilfe der Computertechnik werden Röntgenabsorptionswerte gemessen, digital gespeichert, sichtbar gemacht und bei Bedarf multiplanar rekonstruiert.

Technik: Das Dichteauflösungsvermögen ist abhängig von der Anzahl der emittierten Photonen, die das Gewebe durchdringen. Die **Röntgenabsorptionswerte** werden mithilfe von Detektoren gemessen und die Photonen in elektrische Impulse umgewandelt, um digital gespeichert, analysiert und in analoger Form auf einem Fernsehmonitor abgebildet zu werden. Die in Hounsfield-Einheiten gemessenen Dichteunterschiede stellen sich als abgestufte Grauwerte in mehreren dünnen Schichtebenen dar.

Im Vergleich mit der Hirnsubstanz (grau) stellen sich die Liquorräume hypodens (schwarz) und der Schädelknochen hyperdens (weiß) dar.

Die Hirn- und Rückenmarksubstanz erscheint grau, der Liquor schwarz und der Knochen weiß. Die Daten der computerisierten Untersuchung können nachträglich durch multiplanare **Rekonstruktionen** erstellt werden (s. auch die dreidimensionale CT-Abb. A-**3.28**). Für die Standarduntersuchung genügen transversale Aufnahmen mit einer Schichtdicke von 8 mm parallel zur Orbito-Meatal-(Augen-Ohr-) Linie, die von der Schädelbasis bis zum Scheitel reichen. Die Gewebsdichte wird in Relation zur Hirn- und Rückenmarksubstanz als isodens, hyperdens oder hypodens bezeichnet.

Durch **Kontrastmittelanreicherung** (Enhancement) werden pathologische Prozesse hervorgehoben.

Durch **Kontrastmittelanreicherung** (Enhancement) können pathologische Veränderungen, vor allem Tumoren und Abszesse, deutlicher sichtbar gemacht werden. Mittels Spiraltechnik und Enhancement werden auch Perfusionsbilder vom Hirngewebe erstellt (Perfusions-CT).

Die **CT-Angiographie** ist ein minimal invasives Verfahren, das sich zur Kontrastmittel-Untersuchung arterieller und venöser Hirngefäße auch mittels 3-D-Rekonstruktion eignet. Die Multislice-CT-Angiographie (Abb. A-**3.24**) liefert in kurzer Zeit hoch auflösende Kontrastaufnahmen von Angiomen, Aneurysmen, intra- und extrakraniellen Arterienverschlüssen, Hirnvenen- und Sinusthrombosen.

Die **CT-Angiographie** eignet sich zur Untersuchung arterieller und venöser Hirngefäße auch mittels 3-D-Rekonstruktion.

Indikation: Die Abbildungen A-**3.23** bis A-**3.28** geben Beispiele für die wichtigsten computertomographischen Befunde. Das kraniale Computertomogramm (CCT) dient der Differenzialdiagnostik der **Schlaganfälle**, vor allem der Abgrenzung von Hirnblutungen und -infarkten. Eine frische intrakranielle bzw. intrazerebrale Blutung stellt sich unmittelbar hyperdens dar (Abb. A-**3.23a** und **b**), während sich ein ischämischer Hirninfarkt meist innerhalb von 24 Stunden als hypodenses Areal markiert (Abb. A-**3.24c**).

Indikation: Zu den wichtigsten computertomographischen Befunden siehe Abbildungen A-**3.23** bis A-**3.28**. Das CT dient besonders der Differenzialdiagnostik der **Schlaganfälle** (Hirnblutungen und -infarkte, Abb. A-**3.23** bzw. A-**3.24**).

Hirntumoren ab 1–2 cm Durchmesser werden in mehr als 90% der Fälle nachgewiesen. Sie sind entweder hyperdens (Abb. A-**3.25**) oder hypodens, treten aber insbesondere im Frühstadium erst nach Kontrastmittel-Enhancement deutlicher hervor. Während sich ein größeres **Angiom** fast immer im CT mit

Mehr als 90% der **Hirntumoren** (ab 1–2 cm ∅) sind computertomographisch nachweisbar (Abb. A-**3.25**).

A-3.23 Intrazerebrale Blutung

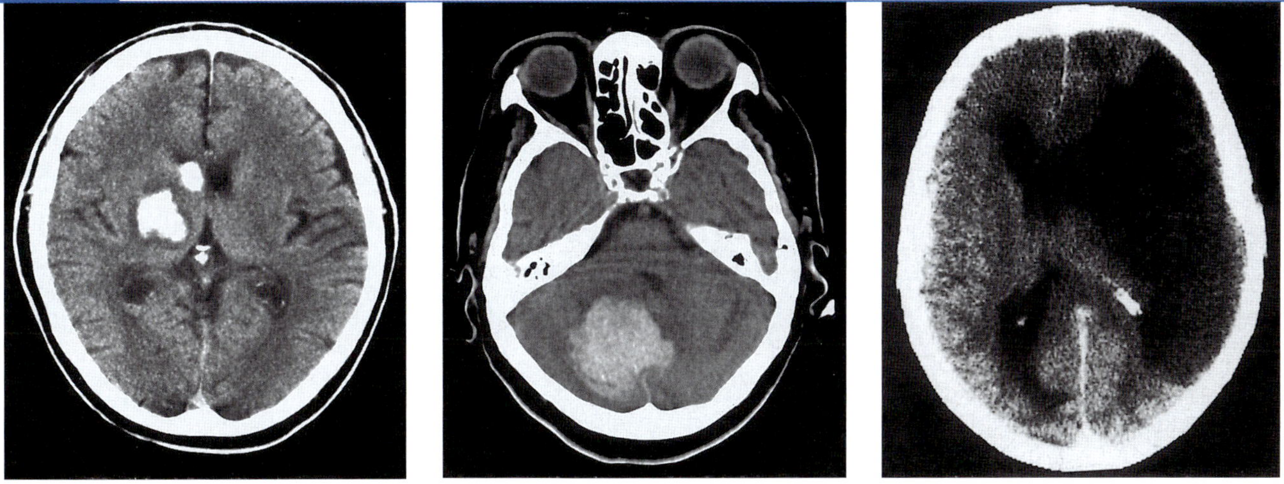

a Stammganglienblutung: CT-Nachweis eines hyperdensen Areals im Bereich der rechten Capsula interna und des Vorderhorns des rechten Seitenventrikels nach hypertensiver Blutung mit Ventrikeleinbruch (vgl. Abb. B-**1.154a** und **b**, S. 414).

b Kleinhirnblutung: Ausgedehntes hyperdenses Areal in der rechten Kleinhirnhemisphäre, das über die Mittellinie hinausreicht, den vierten Ventrikel komprimiert und verdrängt.

c Hirninfarkt: CT-Nachweis eines ausgedehnten hypodensen Areals im gesamten Versorgungsgebiet der A. cerebri media links. Verlagerung der Mittellinienstrukturen nach rechts infolge des lokalen Hirnödems.

A-3.24 Multislice-CT-Angiographie mit Aneurysma-Nachweis

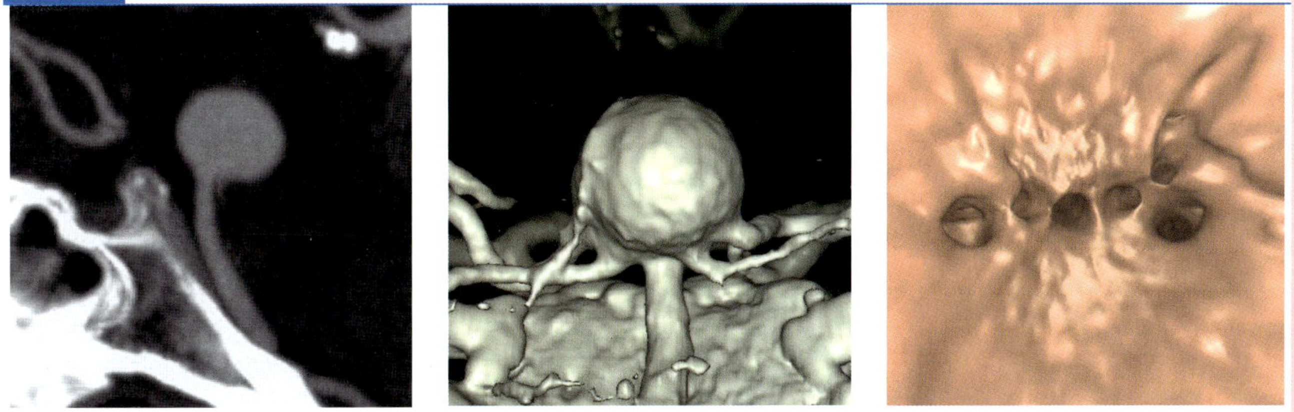

a Hochauflösende Kontrastmitteldarstellung. Das Aneurysma (Durchmesser 12,8 × 15,9 mm) sitzt der A. basilaris auf.

b 3D-Bildrekonstruktion des Aneurysmas mit A. basilaris (im Vordergrund, Mitte) und Aa. cerebri posteriores (beiderseits des Aneurysmas) sowie Kleinhirnarterien.

c Dreidimensionale Innenansicht des Aneurysmas mit dem Ursprung der Gefässe aus dem Lumen.

Auch **entzündliche** und **atrophische Prozesse** lassen sich computertomographisch nachweisen. Demgegenüber ist die Sensitivität der CT in der Diagnostik der Multiplen Sklerose (MS) gering.

Kontrastmittel darstellt (Abb. B-**1.113a**, S. 352), entgehen die nicht rupturierten Aneurysmen auch nach Kontrastmittelgabe häufig dem computertomographischen Nachweis.

Entzündliche Prozesse des Gehirns und Rückenmarks (Abszesse, Abb. B-**1.60**, S. 275, Enzephalitis, Abb. B-**1.66**, S. 289) lassen sich oft computertomographisch nachweisen, demgegenüber ist die Sensitivität der CT in der Diagnostik disseminierter Prozesse wie der Multiplen Sklerose (MS) gering.

A-3.25

A-3.25 Olfaktoriusmeningeom

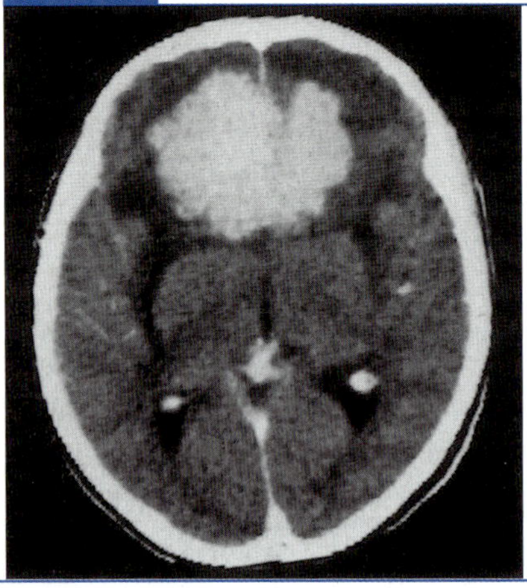

Computertomographisch stellt sich ein großer hyperdenser bifrontaler Tumor mit perifokalem Ödem dar. Meningeom der Olfaktoriusrinne, operativ verifiziert.

A-3.26

A-3.26 Hirnatrophie

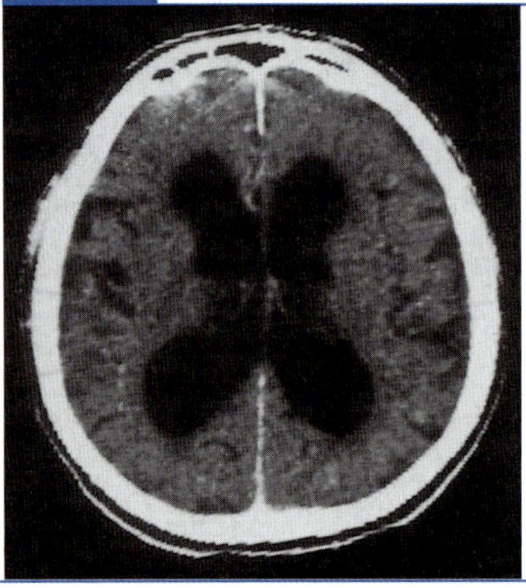

Im CT zeigt sich eine ausgeprägte Erweiterung des Ventrikelsystems bei subkortikal betonter Atrophie.

A-3.27

A-3.27 Bandscheibenvorfall

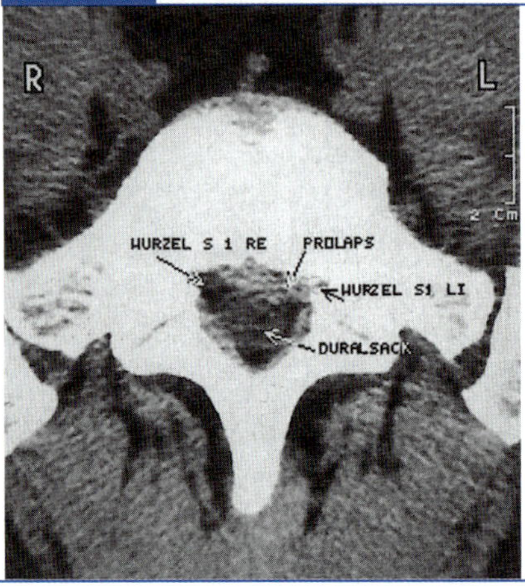

Im spinalen Computertomogramm stellt sich ein mediolateraler Diskusprolaps LWK5/SWK1 mit Wurzelkontakt S1 links dar.

A-3.28 Schädelschussverletzung

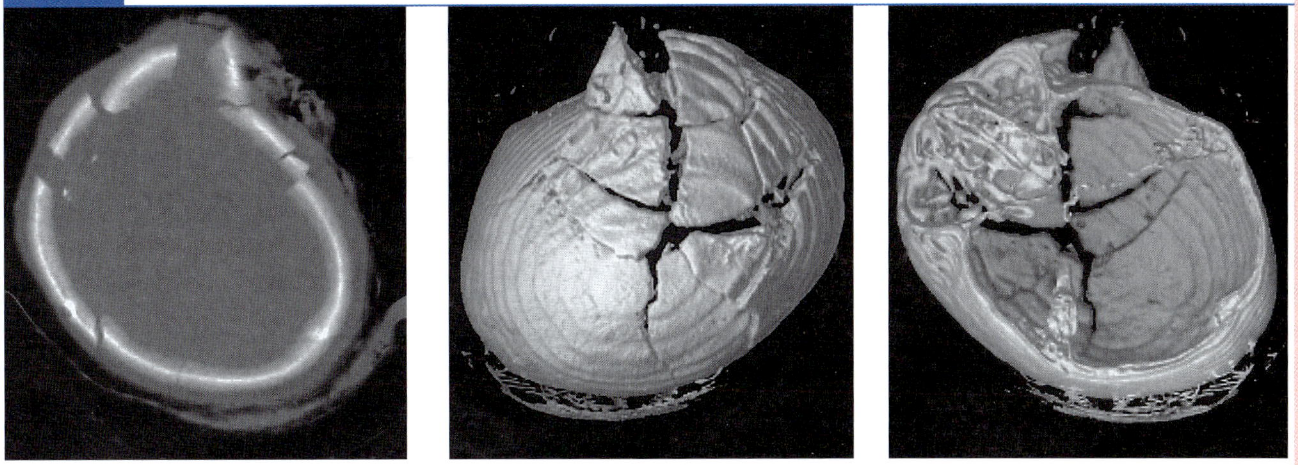

Computertomogramm mit Knochenfenster und 3-D-Rekonstruktion
a Einschuss rechts, Ausschuss mit Berstungsfraktur links fronto-temporal **b** Kalotte **c** Schädelbasis

A-3.29 Subdurales Hämatom

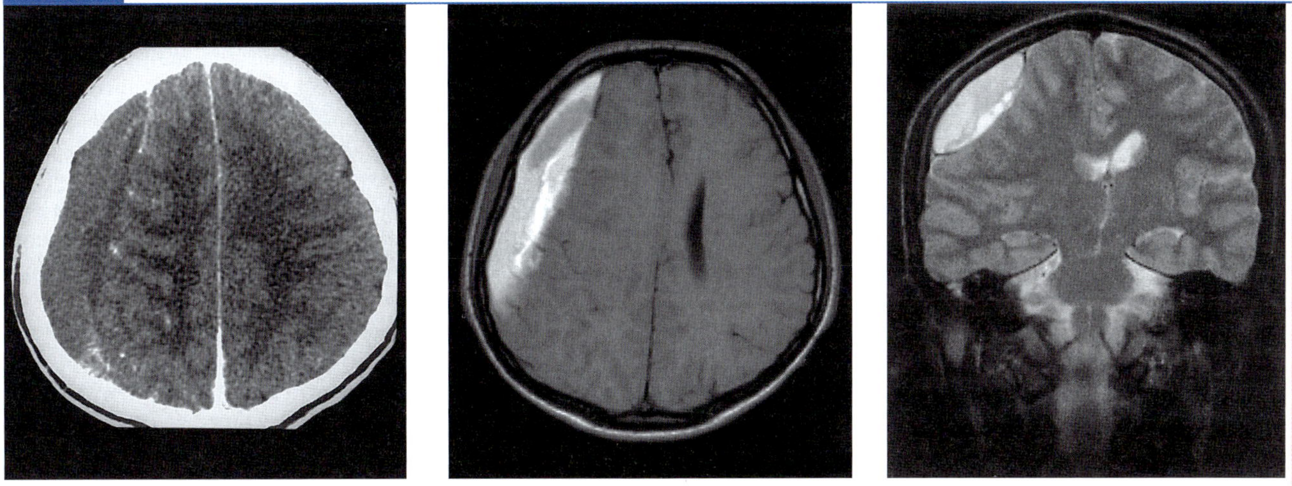

a Im Computertomogramm stellt sich eine vorwiegend isodense, teilweise hypodense Zone rechts fronto-parietal dar. Nur ein feiner, hyperdenser Kontrastmittelsaum markiert die Grenze zwischen Hirnoberfläche und Hämatom.

b Das Magnetresonanztomogramm (MRT) gestattet eine wesentlich genauere Differenzierung älterer und frischer (kalottennaher) Hämatomanteile.

c Das MRT in koronarer Bildebene zeigt besonders den Masseneffekt mit Kompression und Kaudalverlagerung des rechten Seitenventrikels und Verschiebung der Mittellinie zur Gegenseite.

Eine weitere wichtige CT-Indikation ist die Diagnostik **atrophischer Prozesse** des Gehirns (Abb. A-**3.26**).

Zur Abklärung epileptischer Syndrome hat das CT neben der Elektroenzephalographie (EEG) die größte Bedeutung, da es häufig fokale oder diffuse Veränderungen als Ursache **epileptogener Hirnprozesse** ergibt.

Zur Abklärung der **Epilepsie-Ursachen** hat sich das CT als Screening-Verfahren bewährt.

Die häufigste Indikation der **spinalen CT** ist der Nachweis einer **Diskushernie**, die sich von knöchernen Strukturen gut abgrenzen lässt (Abb. A-**3.27**). Eine Enge des Spinalkanals (spinale Stenose) kann ausgemessen werden. Fehlbildungen und Tumoren des Rückenmarks lassen sich nach neurologischer Höhenlokalisation orten und kontrastreich darstellen. Die Treffsicherheit des Verfahrens wird durch intravenöse und darüber hinaus intrathekale Kontrastmittelgabe erhöht (**CT-Myelographie**).

Bei Verdacht auf eine **Diskushernie** bzw. Rückenmarkverletzung ist ein spinales CT indiziert (Abb. A-**3.27**).

3.3.4 Magnetresonanztomographie (MRT)

3.3.4 Magnetresonanztomographie (MRT)

▶ Synonym

▶ **Synonym:** Kernspintomographie, nuclear magnetic resonance (NMR).

▶ Definition

▶ **Definition:** Die Magnetresonanztomographie (MRT) beruht auf einer Protonenauslenkung im Magnetfeld (Kernspin-Verfahren). Physiologische anatomische Strukturen sind ebenso wie pathologische Prozesse des Gehirns und Rückenmarks unter Verzicht auf ionisierende Strahlen genau abzugrenzen. Dabei ist die Sensitivität größer als die Spezifität der Kernspintomographie.

Technik: Das **Signalverhalten der Gewebe** im Magnetfeld hängt von spezifischen Gewebeparametern ab (T1- und T2-Relaxationszeit, Protonendichte und Fließgeschwindigkeit). Mithilfe variabler Messparameter können z. B. die Bilder T1- oder T2-gewichtet (betont) werden.

Technik: Unter der Einwirkung eines starken Magnetfeldes werden die Wasserstoffatome (Protonen) des Gewebes auf der Grundlage ihres kreiselartigen Drehmoments (Spin) ausgelenkt. Nach Abschalten des Magnetfeldes „relaxieren" die Atomkerne, d. h. sie kehren in ihre Ausgangslage zurück. Die Relaxationszeit ist von den physikalischen und chemischen Eigenschaften der Gewebe abhängig. Die **Signalintensität** wird von den Relaxationszeiten (T1, T2), von der Protonendichte und Fließgeschwindigkeit bestimmt. Im Magnetresonanztomogramm zeigen sich daher unterschiedlich verteilte Signalintensitäten, die je nach Feldstärke, Abbildungstechnik und Gewebeeigenschaft heller (hyperintens) oder dunkler (hypointens) erscheinen. Mithilfe weiterer Messparameter (Repetitionszeit, Echozeit) können die MRT-Bilder bezüglich der Relaxationszeiten und Protonendichte „gewichtet" (betont) werden.

Von Vorteil ist die Möglichkeit der MRT-Abbildung in sagittaler, koronarer und transversaler Schichtebene. Im T1-gewichteten Bild sind die anatomischen Strukturen gut abgrenzbar, im T2-gewichteten Bild pathologische Veränderungen wie ein Hirnödem signalintens. Knöcherne Strukturen stellen sich im MRT signalarm dar.

Im **T1-gewichteten** Bild sind die Feingewebsstrukturen der anatomisch exakt wiedergegebenen grauen und weißen Substanz ebenso wie die Ventrikel und Zisternen gut zu unterscheiden. Im **T2-gewichteten** Bild sind pathologische Gewebsveränderungen wie ein Hirn- oder Rückenmarködem am besten abzugrenzen. Ein genereller Vorteil der MR-Tomographie in multiplanaren (sagittalen, koronaren und transversalen) Schichtebenen ist die exakte topische Orientierung und artefaktfreie Darstellung auch des kraniozervikalen Übergangs und des Rückenmarks. Knöcherne Strukturen und pathologische Verkalkungen kommen aufgrund ihrer geringen Protonendichte signalarm zur Darstellung; demgegenüber wird das fettreiche Knochenmark des Wirbelkörpers signalintens abgebildet (s. Abb. A-**3.30b**).

Das in der MRT verwendete **Kontrastmittel Gadolinium** dient dem Nachweis einer Blut-Hirn-Schrankenstörung (Abb. A-**3.30a, b**).

Das paramagnetische, nicht jodhaltige **Kontrastmittel Gadolinium** tritt bei gestörter Blut-Hirn-Schranke ins Parenchym über und gestattet so den Nachweis einer Blut-Hirn-Schrankenstörung mit hoher Sensitivität (Abb. A-**3.30a, b**).

Spezielle Anwendungen:

- Die **MR-Angiographie** erlaubt mittels Berechnung von Flussphänomenen eine dreidimensionale Darstellung des intravasalen Blutflusses ohne Kontrastmittel (Abb. A-**3.32a** u. **b**).
- **Die Bildgebung einer aktiven kortikalen Funktion,** die z. B. im motorischen Kortex durch eine Handbewegung zu stimulieren ist, beruht auf einer MR-Messung der regionalen Hirndurchblutung in starker T2-Betonung.

Spezielle Anwendungen:

- **Magnetresonanz-Angiographie:** Während der schnelle arterielle Blutfluss in den Standardaufnahmen kein intravasales Signal erkennen lässt (Abb. A-**3.32a**), können die Flussphänomene in spezieller Schnellbild-(„fastflow"-)Technik digital berechnet, verarbeitet und dreidimensional rekonstruiert werden. Das MR-Angiogramm bildet die Gefäßarchitektur detailgenau ab. Eine Kontrastmittelinjektion ist nicht erforderlich (Abb. A-**3.32b** u. **c**).
- Die **MR-Spektroskopie** gestattet Rückschlüsse auf metabolische Veränderungen nach Messung der Konzentration von Aminosäuren in verschiedenen Hirnarealen. Eine starke T2-Betonung ergibt auch **Bilder kortikaler Bewegungsfunktionen**. Da die regionale Hirndurchblutung bei kortikaler Aktivität zunimmt, und paramagnetische Substanzen wie Desoxyhämoglobin gemessen werden können, lässt sich bei regional zunehmender Perfusion (Oxygenierung des venösen Blutes) eine deutliche Signalzunahme der kortikalen Aktivität und damit auch einer Bewegungsfunktion, wie z. B. der Handmotorik im Gyrus praecentralis, sichtbar machen.

Indikation: Die Sensitivität der MRT ist hoch für Blutungen, entzündliche, demyelinisierende Prozesse des Gehirns und Rückenmarks. **Hirn- und Rückenmarktumoren** werden artefaktfrei abgebildet und lassen

Indikation: Die Differenzierung intrazerebraler, auch mehrzeitiger, Blutungen und der Nachweis selbst geringer intraparenchymaler Hämosiderinablagerungen nach Resorption einer Blutung gelingen im MRT wesentlich besser als im CT (Abb. A-**3.29a – c**). Dasselbe gilt für entzündliche und demyelinisierende Prozesse des Gehirns und Rückenmarks. Da das MRT frei von Knochenartefakten ist,

A-3.30 Tumornachweis im MRT nach Kontrastmittel-Gabe

A-3.30

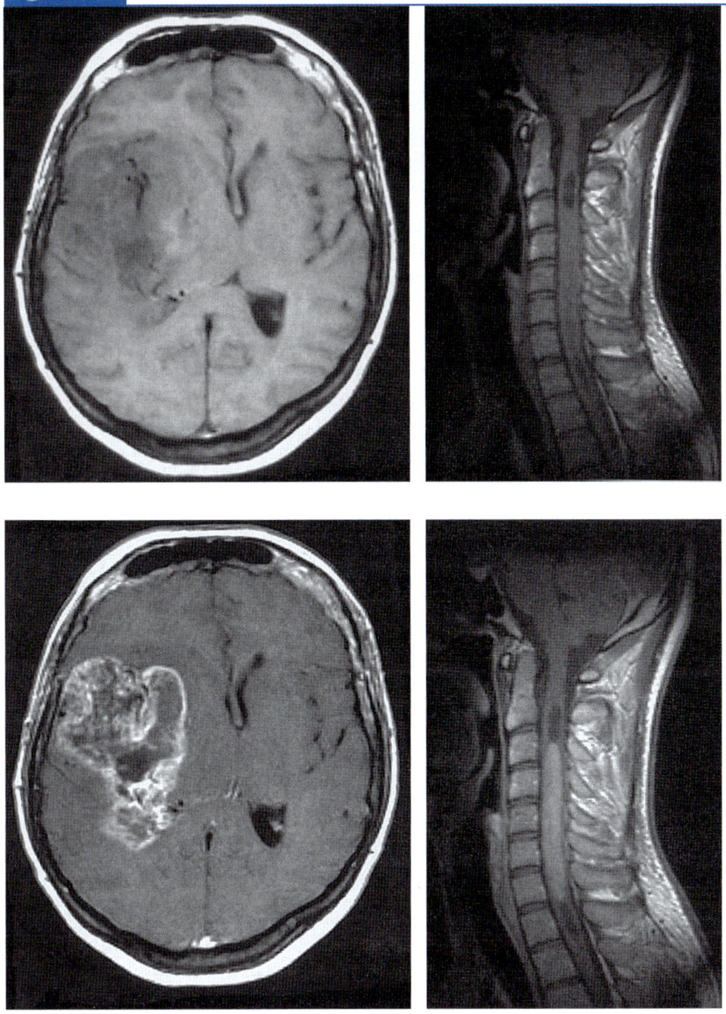

a b

a Glioblastom: Die transversale Nativaufnahme in T1-Wichtung (oben) lässt ein ausgedehntes, unregelmäßig strukturiertes, überwiegend hypointenses Areal im Bereich der Sylvischen Fissur rechts erkennen. Das Ventrikelsystem ist komprimiert, die Mittellinie verlagert. Nach Gabe von Gadolinium (unten) werden die Begrenzung und der zentrale zystische Zerfall des Tumors deutlich. Als Ausdruck einer gestörten Bluthirnschranke reichert das KM intra- und peritumoral an.

b Ependymom: Das Rückenmark ist in medio-sagittaler Ebene dargestellt. In T1-Wichtung fallen zwei hypointense, flüssigkeitsgefüllte Höhlen (Höhe: HWK 2 und BWK 1) auf. Zwischen diesen zystischen Strukturen ist eine Auftreibung des Rückenmarks zu erkennen (oben). Nach Gabe von Gadolinium (unten) stellt sich der nativ isointense Tumor kontrastreicher (hyperintens) dar.

eignet sich das Verfahren besonders zum Nachweis von **Hirn- und Rückenmarktumoren**. Nach Kontrastmittelgabe lassen sich solide, zystische und nekrotische Tumoranteile von dem perifokalen Ödem abgrenzen (Abb. A-**3.30**).

sich nach KM-Gabe differenzieren (Abb. A-**3.30**).

Zerebrale Ischämien stellen sich früh dar und sind im Hirnstamm oft nur mit der MRT nachzuweisen. Da in den ersten Stunden nach einem Gefäßverschluss das größte Risiko eines Infarktwachstums besteht, werden bildgebende Verfahren benötigt, die rascher und sensitiver als ein CT oder ein konventionelles MRT im Notfall wichtige morphologische und funktionsdiagnostische Informationen liefern. Diese Voraussetzung erfüllen ultraschnelle, auf der sog. Echoplanartechnik basierende MR-Geräte:

Zerebrale Ischämien sind mithilfe ultraschneller MRT-Geräte früh nachzuweisen.

- Die **diffusionsgewichtete Sequenz** zeigt schon wenige Minuten nach einem Gefäßverschluss eine Signalsteigerung, die das zytotoxisch geschädigte Hirngewebe des Infarktkerns hervorruft.

Die **diffusionsgewichtete Sequenz** zeigt eine Signalsteigerung im Infarktkern, die **perfusionsgewichtete Sequenz** einen

Signalabfall in der gesamten minderdurchbluteten Hirnregion.

- Die **perfusionsgewichtete Sequenz** weist demgegenüber einen Signalabfall in der gesamten minderdurchbluteten Hirnregion auf.

Die Differenz zwischen beiden Arealen entspricht dem Bild der **Penumbra** (Risikogewebe). Zu den Durchblutungsstörungen des Gehirns s. S. 388.

Die Differenz zwischen diffusions- und perfusionsgestörten Arealen entspricht dem morphologischen Bild der ischämischen **Penumbra**, die als Risikogewebe zerebraler Ischämien gilt. Ist die Differenz groß, ergeben sich innerhalb von sechs Stunden nach einem Gefäßverschluss Konsequenzen für die Akuttherapie (Thrombolyse) mit besserer Prognose als im Fall einer Übereinstimmung der minderperfundierten Region mit dem durch Infarktwachstum vergrößerten, irreversibel perfusionsgestörten Areal. Zu den Durchblutungsstörungen des Gehirns s. S. 388.

A-3.31

A-3.31 MRT-Sensitivität für kleine Hirngewebsläsionen

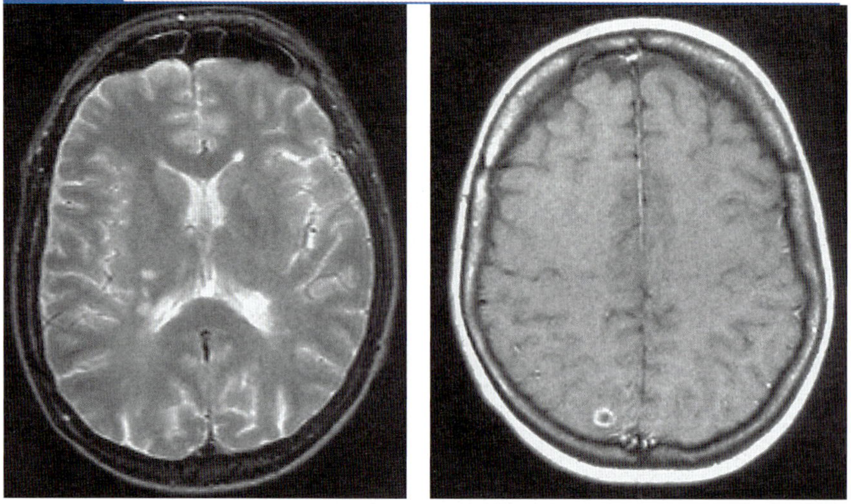

a b

a Multiple Sklerose (Encephalomyelitis disseminata). Im Nativ-MRT (T2-Bild) erkennt man signalintense, punktförmige Herde. Die peri- und paraventrikuläre, z. T. perlschnurartige Verteilung spricht für Demyelinisierungsherde bei Multipler Sklerose.

b Zystizerkose: Das MRT (T1-Bild) zeigt nach KM-Gabe einen singulären kleinen Herd rechts okzipital. Die Zyste ist zentral verkalkt.

A-3.32 MRT und MR-Angiographie

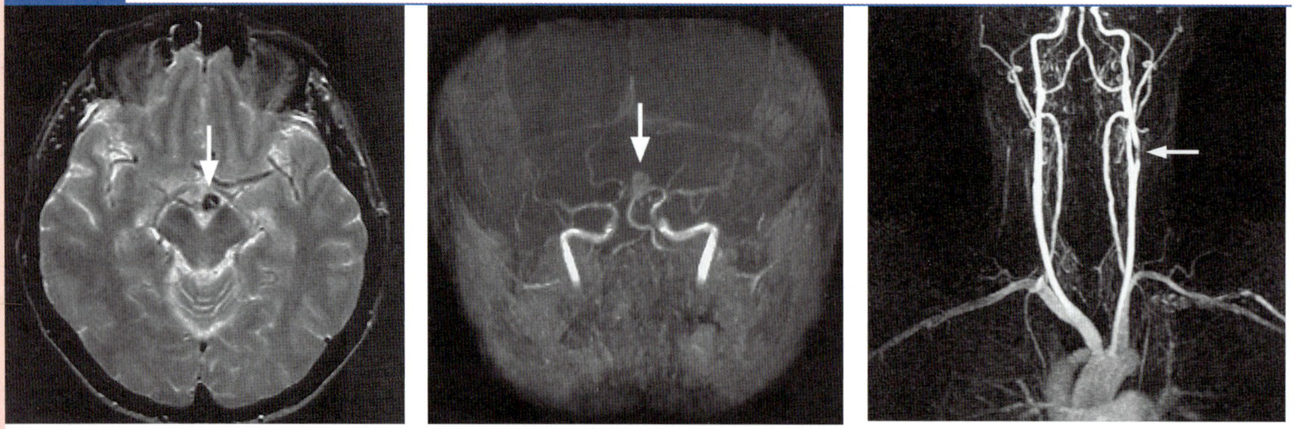

a Im **MRT** (T2-Bild, transversale Ebene auf Höhe des Mittelhirns) zeigt sich eine Signalaussparung (Aneurysma) rostral des linken Crus cerebri (Pfeil).

b In der **MR-Angiographie** wird der Blutfluss der Hirngefäße dreidimensional sichtbar: Im Vordergrund die Karotiden, im Hintergrund der Sinus transversus beiderseits. Beim Blick in die hintere Schädelgrube erkennt man das Aneurysma der A. basilaris.

c MRA der supraaortalen Gefässe mit Darstellung der Aa. subclavia, vertebralis, carotis communis beiderseits und einer hochgradigen ACI-Stenose links (Pfeil).

Disseminierte demyelinisierende Prozesse sind in T2-Wichtung gut darstellbar (Abb. A-**3.31a**). Enzephalitische Herde, auch kleine parasitäre Läsionen lassen sich aufgrund der Blut-Hirn-Schrankenstörung nach KM-Gabe abgrenzen (Abb. A-**3.31b**).

▶ **Merke:** Es besteht immer eine Indikation zur MRT-Untersuchung, wenn bei unauffälligem CT-Befund klinisch der Verdacht auf einen Tumor oder ein Aneurysma besteht (Abb. A-**3.32**).

◀ **Merke**

Kontraindikationen: implantierte Schrittmacher und jegliches magnetisches Metall im Körper (z. B. Operations-Clips).

Kontraindikationen: Schrittmacher, Operations-Clips u. a.

3.3.5 Nuklearmedizinische Verfahren (Isotopendiagnostik)

3.3.5 Nuklearmedizinische Verfahren (Isotopendiagnostik)

▶ **Definition:** Eine Weiterentwicklung der konventionellen Skelett-, Hirn- und Liquorszintigraphie ist die Emissionscomputertomographie, ein Isotopenverfahren mit EDV-Auswertung und digitaler Bildgebung von Hirnfunktionen. Mithilfe der Single-Photon-Emissionscomputertomographie (SPECT) und der Positronen-Emissionscomputertomographie (PET) lassen sich lokale hämodynamische und metabolische Funktionsstörungen darstellen. Beide Verfahren ermöglichen die bildliche Darstellung radioaktiv markierter Substanzen an ihrem Wirkungsort. Mittels dreidimensionaler Messung des kortikalen Glukosestoffwechsels und digitaler Bildgebung gelingt auch die neuroanatomisch exakte Darstellung motorischer und sprachlicher Funktionen (vgl. MRT, S. 148).

◀ **Definition**

Emissionscomputertomographie

Emissionscomputertomographie

Technik: Nach intravenöser Injektion eines Nuklids wird dessen Anreicherung in Körperregionen und Organen gemessen. Es werden zwei Verfahren angewandt, die Single-Photon-ECT (**SPECT**) und die Positronen-Emissionscomputertomographie (**PET**).

- Bei der **SPECT**-Untersuchung wird die Radioaktivität unter Verwendung von intravenös applizierten Nukliden (Pharmaka als Tracer) wie ^{99m}Tc und ^{123}J mit der rotierenden Gamma-Kamera und Detektoren in CT-Technik gemessen (Abb. A-**3.33a**).
- Für die **PET** wird ein Zyklotron benötigt, das radioaktive Substanzen mit kurzer Halbwertzeit produziert. Das Verfahren weist Funktionsstörungen des O_2-Stoffwechsels und mittels **^{18}Fluor-Deoxyglukose (FDG)** bzw. ^{11}C-Methionin Veränderungen des Glukose- und Proteinstoffwechsels nach.

Technik: Zwei wichtige Verfahren sind die Single-Photon-ECT (**SPECT**) und die Positronen-ECT (**PET**).

Indikation: Für eine Übersicht s. Tab. A-**3.3**. Die **SPECT** dient vor allem dem Nachweis zerebraler Durchblutungsstörungen. Bei der Bestimmung des regionalen zerebralen Blutflusses (rCBF) stellt sich das Areal der **zerebralen Minderperfusion** oft ausgeprägter dar als die morphologische Veränderung (Abb. A-**3.33a**). Der Neuronenverlust bei Demenz-Syndromen (Morbus Alzheimer) und Veränderungen der Dopaminrezeptoren bei Parkinson-Syndromen können frühzeitig dokumentiert werden. Eine Mehranreicherung ist in den SPECT-Bildern bei größeren Angiomen deutlich zu erkennen (Abb. A-**3.33b**). Auch kleinere Herde bei fokaler **Epilepsie**, unterschiedlich maligne **Hirntumoren** und die entzündliche Hyperämie bei Enzephalitis lassen sich mithilfe von SPECT beurteilen. Das weit verbreitete Verfahren wird auch zur Therapiekontrolle u. a. der Psychopharmaka eingesetzt (drug monitoring).

Indikation: Übersicht s. Tab. A-**3.3**. Die SPECT dient vor allem dem frühzeitigen Nachweis **zerebraler Minderperfusion** (Abb. A-**3.33a**), des Neuronenverlusts bei Alzheimer- und Parkinson-Krankheit sowie der **Epilepsie**- und **Hirntumordiagnostik**. Zur Darstellung eines Angioms s. Abb. A-**3.33b**.

Die experimentell und klinisch eingesetzte **PET** liefert wichtige qualitative und quantitative Informationen in der Untersuchung **zerebraler Ischämien**, d. h. Abbildungen und Parameter für Perfusion, O_2-Verbrauch, Glukoseumsatz und Aminosäurenaufnahme, Aktivität von Synapsen, Neurotransmittern und Rezeptoren. Bei der Untersuchung **epileptogener Foci** (Narben, kleine Tumoren) ergibt die PET eine bessere Korrelation mit dem EEG-Herd als CT und MRT. Mittels PET

Die vorwiegend experimentelle PET gibt exakte qualitative und quantitative Informationen über **zerebrale Ischämien, epileptische Narben** und **Hirntumoren**. Mittels PET sind auch **Demenzen** (S. 192) und **Stammganglienerkrankungen** (S. 199) zu differenzieren.

A-3.33 SPECT

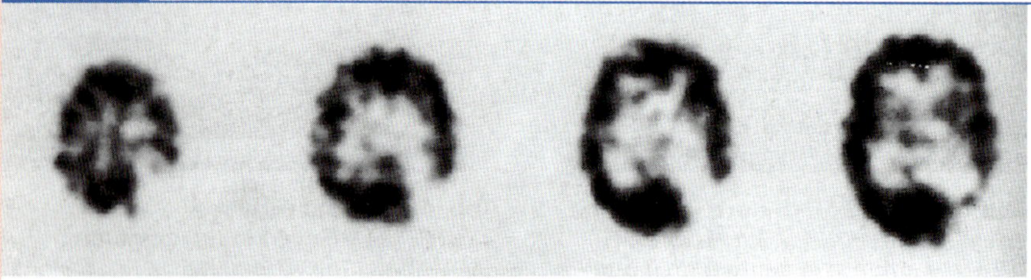

a SPECT: Bestimmung des regionalen zerebralen Blutflusses (rCBF) mit ^{99m}Tc-HMPAO. Links parieto-okzipital zeigt sich ein umschriebener Perfusionsausfall (Grenzzoneninfarkt), rechts ist das Nuklidverteilungsmuster weitgehend homogen.

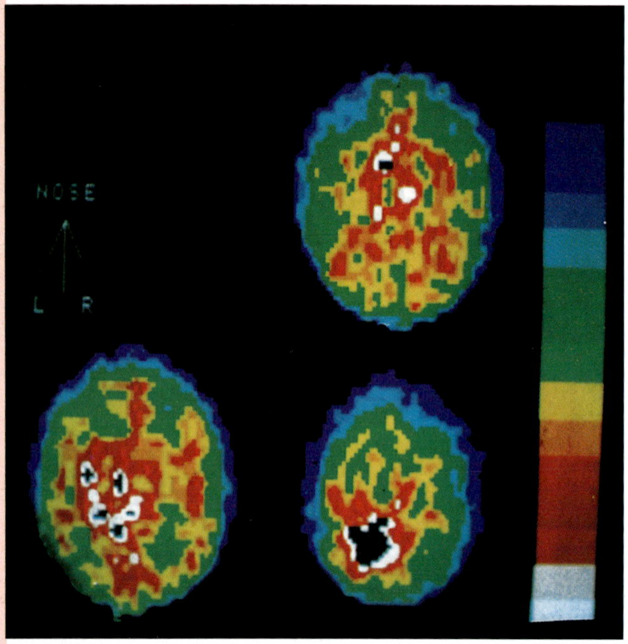

b SPECT: Tomographische Hirndurchblutungsmessung (rCBF). 42-jährige Patientin mit arterio-venösem Angiom. Das SPECT zeigt eine umschriebene Mehranreicherung links parieto-okzipital, der Lokalisation des Angioms entsprechend. (Zu den kontrastmittelunterstützten Verfahren, Angiographie, CT und MRT bei derselben Patientin s. Abb. A-**3.35**, zur Doppler-Sonographie s. Abb. B-**1.113**, S. 352).

A-3.3 Indikationen der Emissionscomputertomographie

Erkrankungen	***SPECT***		***PET***	
Stammganglienerkrankungen (Morbus Parkinson, Multisystematrophie, Chorea Huntington)	Untersuchung der Dopamin-Rezeptoren	Darstellung der Dopamintransporter ^{123}I-FP-CIT, Liganden auch für postsynaptische dopaminerge Rezeptoren, ^{123}IBZM (Jod-Benzamid)	Nachweis des dopaminergen Defizits mit ^{18}F-Fluorodopa, Differenzierung von Neurotransmittern und Rezeptoren mittels FDG-PET	Nuklide mit kurzer Halbwertzeit wie ^{18}FDG (Fluordeoxyglukose)
zerebrale Durchblutungsstörungen	Bestimmung des regionalen zerebralen Blutflusses (rCBF)	Technetium markiertes ^{99m}HMPAO (Hexamethyl-Propylenaminoxim)	Hirndurchblutung, O_2-Verbrauch, Glukoseutilisation, auch vor und nach Thrombolyse	
Demenz-Syndrome (Morbus Alzheimer, Morbus Pick)	typisches Nuklid-Verteilungsmuster des Neuronenuntergangs	^{99m}HMPAO	Glukoseminderutilisation schon im Frühstadium	
Epilepsie, komplex fokale (partielle) Anfälle	temporale Minderutilisation. Hypermetabolismus bei Anfallsausbreitung	^{123}IBZM^{99m}TC99-ECD (Ethylencysteindimer)	präoperative Fokusidentifikation bei therapierefraktärer Epilepsie	
Hirntumoren und -metastasen	Lokalisation, Ausdehnung und Dignität von Tumoren (metabolische Veränderungen)	^{201}Thallium^{99}TC-MIBI (Methoxyisobutylisonitril)	Nachweis von Neoplasien und Abgrenzung von Motorik- und Sprachareealen	
Enzephalitis	Hyperämie bei (Herpes-)Enzephalitis	^{99m}HMPAO	Toxoplasmose-Nachweis	

gelingt der Nachweis molekularer zellulärer Vorgänge des Wachstums von **Hirntumoren** und deren Abgrenzung von wichtigen Arealen der motorischen und sprachlichen Funktionen. Man kann die Entwicklung der **Demenz** vom Alzheimertyp (S. 192) schon im Frühstadium vorhersagen und **Stammganglienerkrankungen** wie das idiopathische Parkinson-Syndrom oder Multisystematrophien (S. 199) hinsichtlich der Verteilung der Dopaminrezeptoren differenzieren.

3.3.6 Ultraschalldiagnostik

3.3.6 Ultraschalldiagnostik

◀ Definition

▶ **Definition:** C. Doppler (1847) beschrieb den nach ihm benannten Effekt, der bei einer relativen Bewegung zwischen Sender und Empfänger als Frequenzverschiebung von Schallwellen auftritt (Geräusch eines vorbeifahrenden Wagens). Auf diesem Prinzip beruht die Ultraschalluntersuchung der Gefäße, ein wichtiges Screening-Verfahren zur Diagnostik extra- und intrakranieller Hirnarterienstenosen. Darüber hinaus lässt sich extrakraniell ein Dissekat der A. carotis bzw. A. vertrebralis und transkraniell ein Angiom oder ein Gefäßspasmus darstellen und nach Anwendung eines Ultraschall-Kontrastmittels auch indirekt ein offenes Foramen ovale nachweisen. Die farbkodierte Duplexsonographie, eine Kombination der Dopplermethode mit der B-Bild-Technik, dokumentiert strukturelle Läsionen, wie arteriosklerotische Plaques.

Ultraschalldiagnostik der extrakraniellen Hirngefäße

CW-(Continuous-wave-)Doppler-Sonographie

Technik: Die Strömungsgeschwindigkeit wird mithilfe bleistiftartiger Sonden (4 und 8 MHz) transkutan gemessen. Man spricht von CW-(Continuous-wave-)Doppler-Sonographie.

Technik: Zur transkutanen Messung der Strömungsgeschwindigkeit innerhalb der Gefäße werden bleistiftartige Sonden von 4 und 8 MHz benutzt, die einen Ultraschallsender und -empfänger enthalten. Der von den Erythrozyten reflektierte Schall besitzt eine andere Frequenz als das unbewegte Gewebe. Das Frequenzspektrum liegt im akustisch hörbaren Bereich, wird zusätzlich auf einem Bildschirm dargestellt und fortlaufend graphisch registriert. Wegen der kontinuierlichen Schallemission spricht man von CW (Continuous-wave-)Doppler-Sonographie.

- **Direkte Doppler-Sonographie:** Die Sonde wird beiderseits in einem Winkel von 45° über die Aa. subclavia, vertebralis und carotis geführt.
  Ein gepresstes Geräusch weist auf eine **Stenose**, ein fehlendes Strömungssignal auf einen kompletten **Verschluss** hin.

- **Direkte Doppler-Sonographie:** Man führt die in einem Winkel von 45° geneigte Sonde über die A. subclavia, den Vertebralisabgang und über die A. carotis communis, die Karotisgabel und den extrakraniellen Verlauf der A. carotis interna bis dicht unterhalb der Mandibula. Die A. carotis externa liegt medial, nur in 10% der Fälle lateral der A. carotis interna. Hinter dem Mastoid ist das Strömungssignal der Atlasschlinge der A. vertebralis abzuleiten.
  Die direkte Beschallung der Gefäße beider Seiten ergibt Strömungssignale, die im Fall einer deutlichen Lumeneinengung akustisch als ein gepresstes Geräusch mit Turbulenzen („wie der Gang über einen Kiesweg") imponieren. Eine geringgradige **Stenose** verursacht eine graphisch darstellbare Strömungsbeschleunigung. Lässt sich bei exakt angewandter Methode kein Strömungssignal ableiten, so ist ein kompletter **Verschluss** anzunehmen. Die direkte Methode ist immer gemeinsam mit dem indirekten Doppler-Verfahren auszuwerten.

- **Indirekte Doppler-Sonographie:** Eine Lumeneinengung der A. carotis interna ist am Abfall des Signals der A. supratrochlearis zu erkennen. Hochgradige Stenosen führen zur Strömungsumkehr.

- **Indirekte Doppler-Sonographie:** Durch Beschallung der A. supratrochlearis am medialen Augenwinkel beiderseits erhält man ein kräftiges Signal, das bei einer hämodynamisch wirksamen Lumeneinengung der A. carotis absinkt und sich bei hochgradiger Stenosierung umkehrt: Infolge der Unterbrechung des orthograden Blutflusses aus der A. carotis interna wird die intrakranielle Blutversorgung über den Kollateralkreislauf der intakten Aa. carotis externa, facialis, supratrochlearis und ophthalmica gewährleistet (Strömungsumkehr). Dieser indirekte Hinweis auf eine Karotisstenose findet sich jedoch nur bei Lumeneinengungen von $> 50\%$.

Indikation: Indikation ist die Diagnostik extrakranieller Gefäßstenosen.

Indikation: Die Doppler-Sonographie ist ein zuverlässiges Verfahren zur Früherkennung und präoperativen Diagnostik extrakranieller Gefäßstenosen und -verschlüsse.

▶ Merke

▶ **Merke:** Eine hämodynamisch relevante Stenose der A. carotis lässt sich in 90–95% der Fälle mithilfe der Doppler-Sonographie exakt nachweisen.

Duplexsonographie

Technik: Durch Anwendung des **B-Scan** ist die Gefäßläsion unmittelbar sichtbar zu machen.

Technik: Bei der **konventionellen Duplexsonographie** wird durch eine zweidimensionale hochauflösende Ultraschalldarstellung der Gefäßwände (**B-Bild**, B-Scan) das Ausmaß der Lumeneinengung unmittelbar sichtbar gemacht, womit auch kleinere Plaques darstellbar sind. Mit der gepulsten Doppler-Sonographie (**pw-[pulse wave-]Doppler-Sonographie**) kann die konkrete Strömungsgeschwindigkeit innerhalb einer z. B. durch Plaques verursachten Engstelle gemessen werden, um eine Aussage über das Ausmaß und die klinische Relevanz einer Gefäßstenose machen zu können.
Mit der **Farbduplexsonographie** ist darüber hinaus die Strömungsrichtung darstellbar, da Strömungen in Richtung des Schallkopfes auf dem Bildschirm zum Beispiel rot bzw. in Gegenrichtung blau dargestellt werden.
Bei der so genannten **Power-Mode-Technik** (Syn. Angio-Mode) wird die **Energie** des nach Reflexion und Streuung empfangenen Frequenzspektrums ermittelt und (einfarbig) dargestellt. Vorteile bestehen vor allem in der Darstellung langsamer Strömungen; eine Aussage zur Strömungsrichtung ist mit dieser Technik allerdings nicht möglich.

Indikation: Mittels Farbduplexsonographie werden **Gefäßstenosen** und **-schlingen** sehr genau dargestellt.
Ein Pendelfluss-Signal im extrakraniellen Abschnitt einer Hirnarterie und ein entsprechender Farbwechsel in der Duplexsonographie sind Hinweise auf eine **Dissektion** (s. auch S. 379).

Indikation: Stenosen und außergewöhnliche **Gefäßverläufe** (z. B. extreme Biegungen oder Schlingen) lassen sich besonders mit der Farbduplexsonographie sehr genau darstellen. Auch die Strömung der A. vertebralis kann in ihrem Verlauf entlang der HWS exakt beurteilt werden. Eine Gefäßwand-**Dissektion** der Intima-Media-Schicht im extrakraniellen Abschnitt der A. carotis oder A. vertebralis führt zu einer Pendelströmung, die zunächst dopplersonographisch registriert (s. o.) und mittels Duplexsonographie an dem systolisch-diastolischen Farbwechsel im falschen Lumen erkannt werden kann. Zur neurologischen Diagnostik und Therapie der Dissektion s. S. 379.

Ultraschalldiagnostik der intrakraniellen Gefäße

Transkranielle Doppler-Sonographie (TCD)

Technik: Durch ein **„akustisches Fenster“** wie die Temporalschuppe können Strömungssignale der großen Hirnbasisarterien abgeleitet werden.

Technik: Die Strömungssignale der großen Hirnbasisarterien können mithilfe der transkraniellen Doppler-Sonographie bei gepulster Schallemission geortet werden. Dabei dienen die relativ dünne Temporalschuppe, die Orbita und das Foramen occipitale magnum als **„akustische Fenster“**. Durch Kompression der (plaquefreien!) A. carotis lässt sich die intrakranielle kollaterale Gefäßversorgung beurteilen. Die Resultate werden genauer durch Anwendung von Ultraschallkontrastmitteln oder Gabe von Acetazolamid (Diamox) und CO_2 zur Gefäßstimulation.

Mittels Frequenz-Analyse können die Doppler-Signale dreidimensional dargestellt werden (3-D-Scan, Abb. A-**3.35**).

Die Auswertung der Doppler-Signale erfolgt mittels Frequenzanalyse. Wesentlich ist der Seitenvergleich der Signale. Vgl. auch das dreidimensionale Doppler-Flow-Imaging der intrakraniellen Arterien (3-D-Scan, Abb. A-**3.35**) und transkranielle Duplexsonographie (s. u.).

Indikation: Das Verfahren ermöglicht die Diagnostik **intrakranieller Gefäßstenosen** und **-verschlüsse**.

Indikation: Hoch- und mittelgradige intrakranielle **Gefäßstenosen** und **-verschlüsse** einschließlich der Kollateralen können sicher diagnostiziert werden. Die Interpretation transkranieller Befunde setzt eine exakte extrakranielle dopplersonographische Untersuchung voraus.

Für ein **Angiom** ist die hohe diastolische Flussgeschwindigkeit charakteristisch. Auch bei **Vasospasmus** ist die Blutflussgeschwindigkeit erhöht.

Für **Angiome** sind hohe Flussgeschwindigkeiten in den zuführenden Gefäßen typisch und die diastolischen Geschwindigkeiten proportional höher als die systolischen. **Spasmen der Hirnarterien** kommen besonders nach Aneurysmaruptur (Subarachnoidalblutung) vor (vgl. S. 419). Die Blutflussgeschwindigkeit im Spasmus ist erhöht.

A-3.34 Extrakranielle Gefäße im Ultraschall

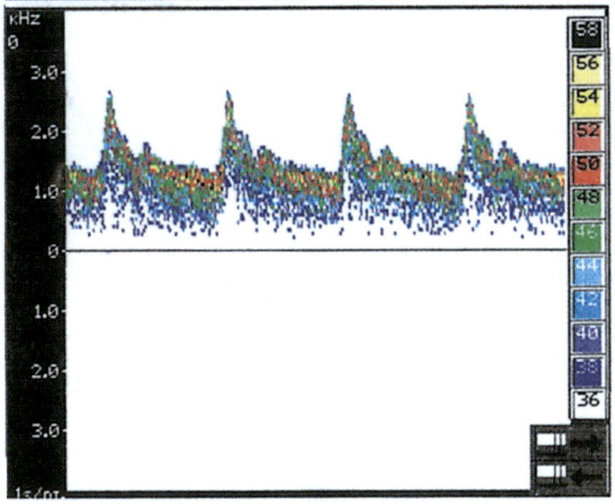

a Cw-Dopplersonographie mit Frequenzspektrum der Arteria carotis interna extrakraniell (4 MHz-Sonde)
MEAN: Mittlere Frequenz 1,718 kHz
SYST: Systol. Maximalfrequenz 2,750 kHz
DIAST: Diastol. Maximalfrequenz 1,437 kHz
P.I.: Pulsatilitätsindex (S-D)/MEAN
R.I.: Resistance Index (S-D)/S

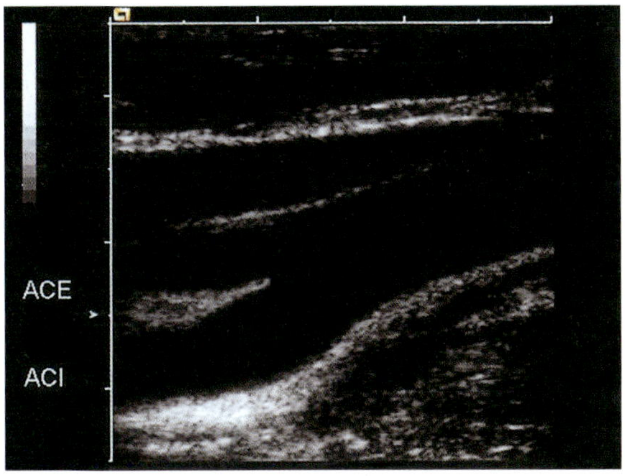

b konventionelle Duplexsonographie der Karotisbifurkation

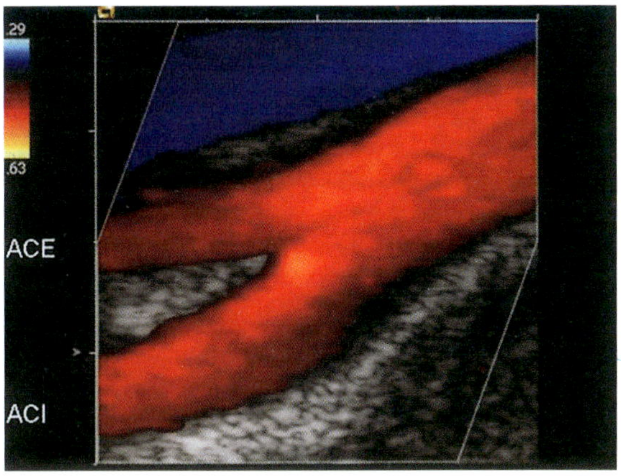

c Farbduplexsonographie der Karotisbifurkation

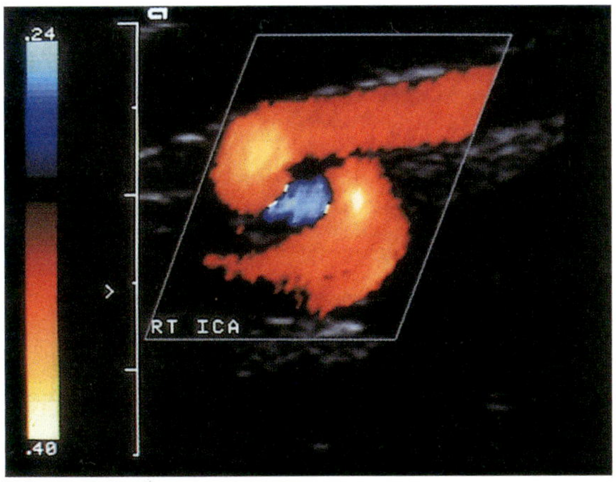

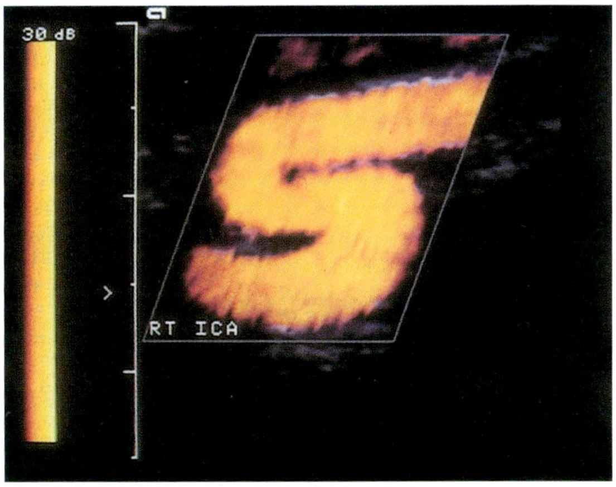

d, e Schleifenbildung der A. carotis interna
d im velocity mode
e im power mode

Ein **offenes Foramen ovale** mit einem Rechts-links-Shunt auf Vorhofebene ist unmittelbar nach i. v. Injektion eines Ultraschallkontrastmittels indirekt transkraniell im Stromgebiet der A. cerebri media nachweisbar. Die über das Foramen ovale in den großen Kreislauf gelangte „Kontrastmittelembolie" führt zu einem kurzzeitigen starken Echosignal, das transtemporal abgeleitet werden kann.

Ein **offenes Foramen ovale** wird indirekt nach KM-Gabe transkraniell nachgewiesen.

A-3.35

A-3.35 Transkranielle Doppler-Sonographie

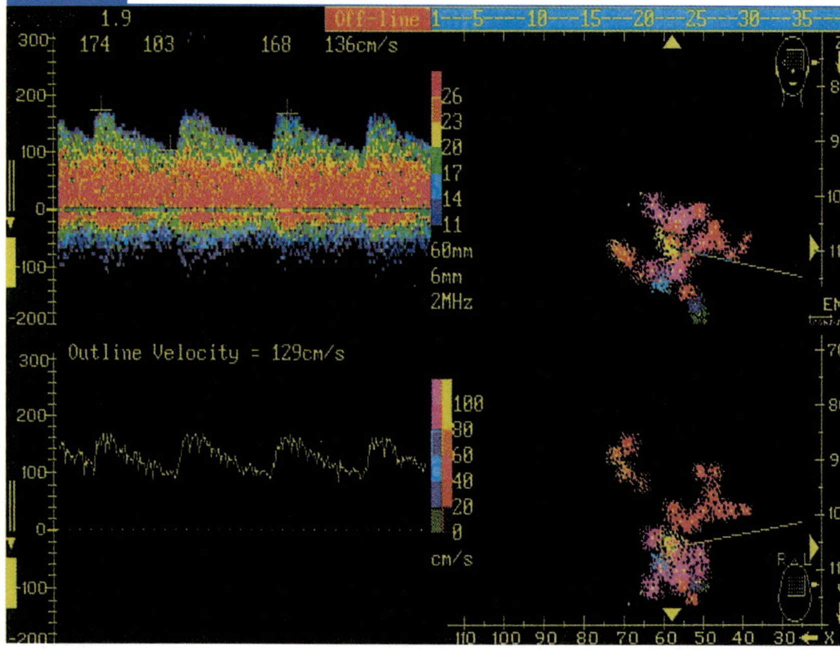

(3-D-Scan) bei ausgedehntem arterio-venösen Angiom links parieto-okzipital. Die erhöhte diastolische und systolische Flussgeschwindigkeit in der linken A cerebri posterior ist dargestellt. Die Amplitude des Doppler-Signals (linke Bildhälfte) gibt die Flussgeschwindigkeit im markierten gelben Bereich des Doppler-Spektrums wieder (rechte Bildhälfte. oben frontale, unten horizontale Ansicht). (vgl. Abb. A-**3.33b**, S. 152 und Abb. B-**1.113**, S. 352).

Transkranielle Farbduplexsonographie

Technik: Mit der transkraniellen Farbduplexsonographie sind die Gefäße in ihrem Verlauf darstellbar, die Strömungsrichtung und -geschwindigkeit können bestimmt werden.

Indikation: Siehe TCD (s. o.).

Transkranielle Farbduplexsonographie

Technik: Mit der transkraniellen Farbduplexsonographie gelingt die B-Bild-Darstellung intrakranieller Strukturen sowie die farbkodierte Darstellung der intrakraniellen Gefäße. Damit sind Aussagen über den Verlauf und das Kaliber der Gefäße sowie über die Richtung der Blutströmung möglich. Durch genaue Bestimmung der Strömungsgeschwindigkeit sind intrakranielle Gefäßstenosen deutlich besser nachweisbar. Nach Anwendung von Ultraschallkontrastmitteln kann die diagnostische Aussage häufig präzisiert werden.

Indikation: Siehe transkranielle Doppler-Sonographie (s. o.).

A-3.36 Transkranielle Duplexsonographie

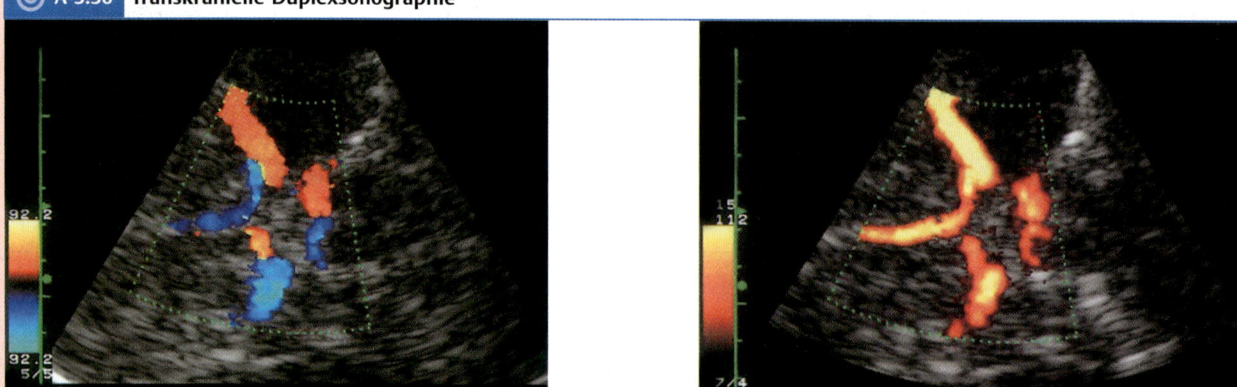

Darstellung der Hirnbasisarterein im velocity mode (links) und im power mode (rechts)

3.4 Biopsien

3.4 Biopsien

▶ **Definition:** Histochemische und enzymhistochemische, licht- und elektronenmikroskopische sowie immunologische Untersuchung von Muskel- und Nervengewebe.

◀ **Definition**

3.4.1 Muskelbiopsie

Technik: Die Muskelbiopsie wird immer an einem mittelgradig befallenen Muskel vorgenommen, da sich bei hochgradigen ebenso wie bei leichteren Paresen und Atrophien oft nur uncharakteristische Befunde ergeben. Man biopsiert aus einem vorher nicht nadelmyographisch untersuchten Muskel, da sonst noch bis zu sechs Wochen danach mit Artefakten zu rechnen ist.
In Lokalanästhesie, bei Kleinkindern in Vollnarkose, wird ein 3 cm langes Muskelfaserbündel, z. B. aus dem M. quadriceps femoris oder M. gastrocnemius, exzidiert und auf einem Holzstab fixiert. Die histologischen Färbungen und histochemischen Untersuchungen werden an tiefgefrorenem Muskelgewebe durchgeführt. Die Fixation für den Versand eines Präparats an ein Muskellabor erfolgt in 5 %igem Glutaraldehyd.

Indikation: Die Tabelle A-**3.4** gibt einen Überblick über die wichtigsten Indikationen und Befunde der Muskelbiopsie. Eine Muskelfaserdegeneration kann lichtmikroskopisch nachgewiesen werden (Abb. A-**3.37a–c**). Die Differenzie-

3.4.1 Muskelbiopsie

Technik: Die Biopsie wird an einem mittelgradig befallenen Muskel vorgenommen, der vorher nicht nadelmyographisch untersucht wurde (cave Artefakte).

Man exzidiert ein 3 cm langes Muskelfaserbündel. Die histologisch-histochemische Untersuchung erfolgt an tiefgefrorenem Muskelgewebe.

Indikation: Zu den wichtigsten Indikationen und Befunden der Muskelbiopsie siehe Tabelle A-**3.4** und Abb. A-**3.37a–c**.

A-3.4 Myopathisches, myositisches und neurogenes Gewebesyndrom

myopathisches Syndrom	*myositisches Syndrom*	*neurogenes Syndrom*
disseminierte Degeneration einzelner Muskelfasern	entzündliche, perivaskuläre, interstitielle Infiltrate	feldförmig gruppierte Muskelfaseratrophie

A-3.4

A-3.37 Muskelbiopsie

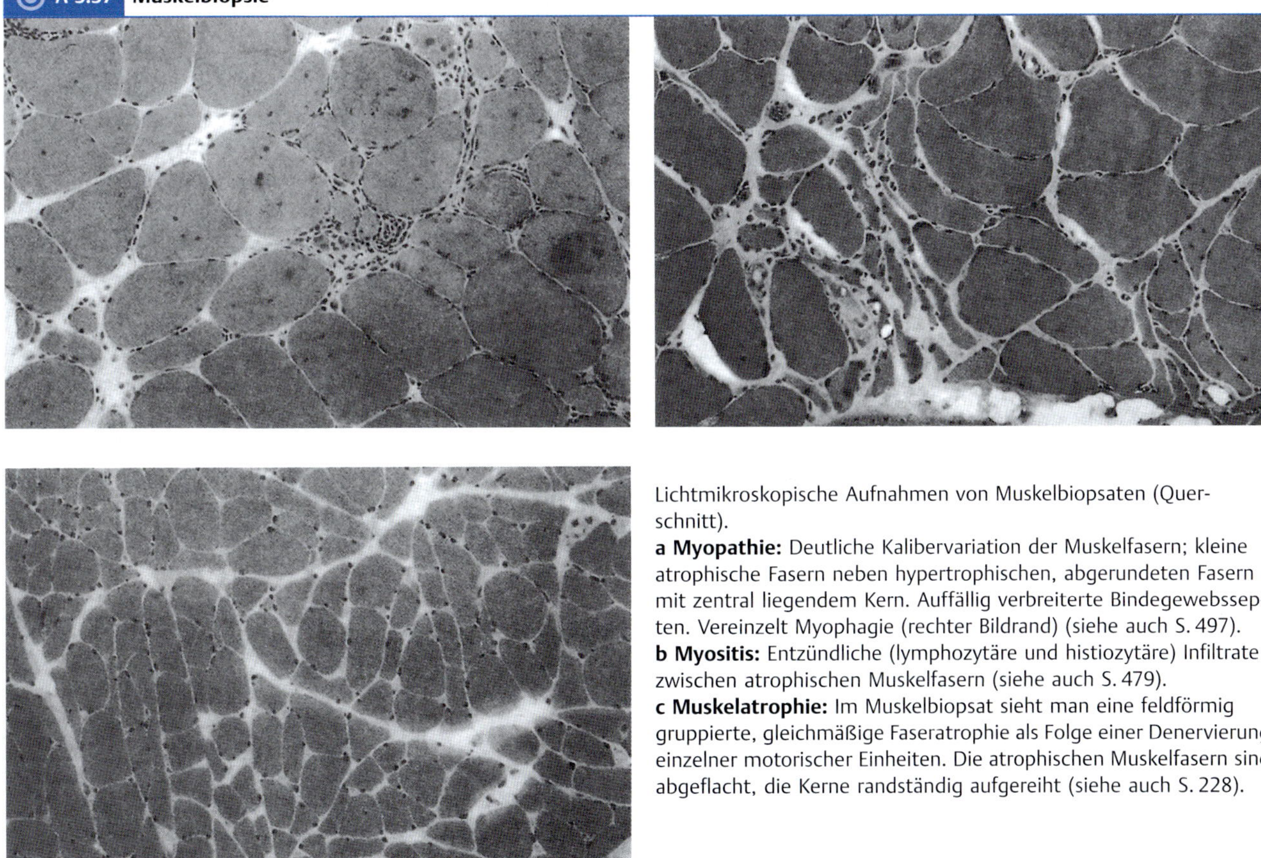

Lichtmikroskopische Aufnahmen von Muskelbiopsaten (Querschnitt).
a Myopathie: Deutliche Kalibervariation der Muskelfasern; kleine atrophische Fasern neben hypertrophischen, abgerundeten Fasern mit zentral liegendem Kern. Auffällig verbreiterte Bindegewebssepten. Vereinzelt Myophagie (rechter Bildrand) (siehe auch S. 497).
b Myositis: Entzündliche (lymphozytäre und histiozytäre) Infiltrate zwischen atrophischen Muskelfasern (siehe auch S. 479).
c Muskelatrophie: Im Muskelbiopsat sieht man eine feldförmig gruppierte, gleichmäßige Faseratrophie als Folge einer Denervierung einzelner motorischer Einheiten. Die atrophischen Muskelfasern sind abgeflacht, die Kerne randständig aufgereiht (siehe auch S. 228).

3.4.2 Nervenbiopsie

Technik: Mikrochirurgische Exstirpation eines Nervenstücks zur histologischen Untersuchung.

Indikation: Diagnostische Abklärung von Neuropathien. Zur Nervenbiopsie s. Abb. B-**2.24**, S. 477.

rung neurogener und myogener Atrophien erfordert gelegentlich auch elektronenoptische und enzymhistochemische Untersuchungen.

3.4.2 Nervenbiopsie

Technik: Die mikrochirurgische Exstirpation eines Nervenstücks oder -faszikels in Lokalanästhesie erfolgt oft aus dem rein sensiblen **N. suralis**. Anschließend wird das Präparat zur licht-, phasen- oder elektronenmikroskopischen Untersuchung fixiert.

Indikation: Diagnostik und Differenzialdiagnostik einer Reihe von Polyneuropathien, insbesondere bei Verdacht auf Amyloidose oder eine vaskuläre Genese der Läsion peripherer Nerven, wie z. B. bei Panarteriitis nodosa (Abb. B-**2.24**, S. 477) erfordert die histologische Klärung.

B

1 Hirn- und Rückenmarkerkrankungen

1 Hirn- und Rückenmarkerkrankungen

1.1 Fehlbildungen und Entwicklungsstörungen

1.1 Fehlbildungen und Entwicklungsstörungen

1.1.1 Überblick

1.1.1 Überblick

10–15% aller Fehlbildungen entfallen auf das Zentralnervensystem. Prä-, peri- oder postnatal erworbene Schädigungen werden von Entwicklungs- und Reifestörungen, Anlagestörungen, Fehlbildungen und den genetisch determinierten neurokutanen Syndromen (Phakomatosen) unterschieden.

10 bis 15% aller Fehlbildungen entfallen auf das Zentralnervensystem, davon wird fast die Hälfte bereits bei der Geburt diagnostiziert. Oft erfolgt die Diagnosestellung jedoch erst später im Leben, wenn eine Entwicklungsverzögerung, Verhaltensauffälligkeiten oder die Manifestation einer Epilepsie diagnostische Maßnahmen nach sich ziehen. Prä-, peri- oder postnatal erworbene Schädigungen des bis dahin regelrecht entwickelten Gehirns, oft mit der Folge einer infantilen Zerebralparese, werden von Entwicklungs- und Reifestörungen (Migrations- und Differenzierungsstörungen), Anlagestörungen (wie z.B. Dyraphien), Fehlbildungen (z.B. Chiari-Malformation) und den genetisch determinierten neurokutanen Syndromen (Phakomatosen) unterschieden.

1.1.2 Infantile Zerebralparesen

1.1.2 Infantile Zerebralparesen

▶ Synonyme

▶ **Synonyme:** Zerebrale Kinderlähmung, zerebrale Diplegie, Little-Krankheit, cerebral palsy.

▶ Definition

▶ **Definition:** Als infantile Zerebralparesen werden perinatal erworbene Hirnschädigungen bezeichnet, bei denen Störungen der Motorik mit Tonusanomalien, pyramidalen und extrapyramidalen Symptomen im Vordergrund stehen. Ein Teil der Kinder ist geistig behindert und leidet an einer Epilepsie.

W. J. Little (1862) beschrieb spastische Paresen bei Frühgeborenen und als Folge von Geburtskomplikationen. S. Freud (1897) subsumierte unter dem Begriff „infantile Zerebrallähmung" Störungen der motorischen, psychischen und intellektuellen Entwicklung sowie eine frühkindliche Epilepsie.

Epidemiologie: Die Inzidenz der Zerebralparesen (Little-Krankheit) liegt bei 9/100 000 Einwohner (Abb. B-**1.1**).

Epidemiologie: Die Inzidenz der Zerebralparesen (Little-Krankheit), die in Abhängigkeit von der Schwangeren- und Neugeborenenbetreuung regional unterschiedlich ist, liegt bei 9/100 000 Einwohner (Abb. B-**1.1**).

B-1.1

B-1.1 Inzidenz häufiger Entwicklungsstörungen und Fehlbildungen des ZNS, jeweils bezogen auf 100 000 Einwohner

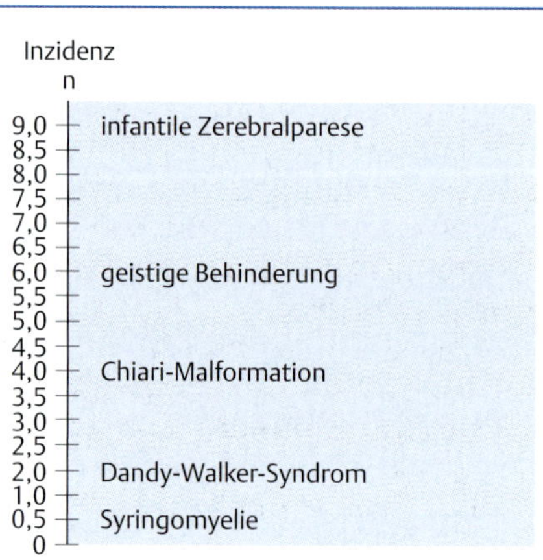

Symptomatologie: Beim Neugeborenen können fehlende Spontanbewegungen und ein Opisthotonus mit Überstreckung des Rückens und Reklination des Kopfes erste Hinweise auf eine Hirnschädigung sein. Pathologische Bewegungsmuster werden erst mit der **verzögerten motorischen Entwicklung** manifest.

Symptomatologie: Erste Hinweise auf eine verzögerte motorische Entwicklung sind asymmetrische Spontanbewegungen und ein Opisthotonus.

Eine pränatal erworbene **infantile Hemiparese** ist schon bei der Geburt am einseitigen Wachstumsrückstand der Gliedmaßen zu erkennen. Demgegenüber bleiben die nach Geburtstrauma zentral gelähmten Extremitäten erst später im Wachstum zurück. Die spastische Hemiparese ist armbetont und häufiger als eine Tetra- oder Paraparese mit Sensibilitätsstörungen verbunden.

Eine **infantile Hemiparese** fällt gelegentlich schon bei der Geburt durch einen Wachstumsrückstand der betroffenen Gliedmaßen auf.

Sowohl bei der Tetraparese als auch bei der viel häufigeren beinbetonten zerebralen **Diplegie** überwiegt die Spastik gegenüber der Parese. Die Adduktoren und Fußsenker sind besonders betroffen. Die Kinder sitzen mit überkreuzten Beinen und lernen mühsam gehen. Wegen des **Adduktorenspasmus** können die Beine nur bei gleichzeitiger Körperdrehung aneinander vorbeigeschoben und infolge der **Spitzfußstellung** auf den Ballen und Außenkanten aufgesetzt werden. Diese auffällige Gangstörung ist charakteristisch für die **Little-Krankheit**.

Die **zerebrale Diplegie** mit **Adduktorenspasmus** und **Spitzfußstellung** ist die häufigste Form der infantilen Zerebralparese (Little-Krankheit).

Zu den spastischen Paresen können im Lauf der ersten Lebensjahre **extrapyramidale Hyperkinesen** hinzukommen, die die Motorik zusätzlich behindern, da intendierte (willkürliche) von unwillkürlichen Bewegungen der Extremitäten begleitet sind. Auch die Ausdrucksfähigkeit (Gestik und Mimik) ist dadurch beeinträchtigt. Rein hyperkinetische Syndrome kommen als Athétose double oder als Choreoathetose z.B. bei Kernikterus vor (S.162, 219). Während das spastische Syndrom durch ein Defizit an Bewegung charakterisiert ist, leiden Kinder mit Athetose unter einem Überschuss an Bewegung, den sie nicht kontrollieren können. Beide Motilitätsstörungen gehen mit einer Störung der kinästhetischen Wahrnehmung (Lage und Position der Glieder) einher, die bei der spastischen stärker ausgeprägt ist als bei der athetotischen.

Extrapyramidale Hyperkinesen treten kombiniert oder isoliert auf (Athétose double S.162, 219). Durch Überschussbewegungen und Störungen der kinästhetischen Wahrnehmung sind die Patienten in ihren motorischen Funktionen und ihrer Ausdrucksfähigkeit (Gestik, Mimik) beeinträchtigt.

Zu Tonusanomalien, Paresen und extrapyramidalen Hyperkinesen können **zerebellare Symptome**, ein Intentionstremor, Ataxie, Dysarthrophonie und Nystagmus hinzutreten. Der Muskeltonus ist bei kongenitaler Ataxie von Geburt an hypoton; seltener ist ein isolierter Hypotonus der Muskulatur.

Zerebellare Symptome können hinzukommen. Bei konnataler Ataxie ist die Muskulatur hypoton.

Erst mit zunehmender motorischer Reife fallen **Augenmotilitätsstörungen** auf (meist als Strabismus divergens). Bei etwa einem Drittel der Patienten entwickeln sich **Hörstörungen**. Eine **Epilepsie** manifestiert sich bei 30% aller Patienten mit infantiler Zerebralparese, in 20% der Fälle jedoch erst in der Adoleszenz.

Häufig sind **Augenmotilitäts-** und **Hörstörungen**. 30% der Patienten mit infantiler Zerebralparese entwickeln eine **Epilepsie**.

Während vor allem das tetraspastische Syndrom mit **geistiger Behinderung** verbunden ist, ist nur bei etwa einem Viertel der Kinder mit spastischer Diplegie und kaum jemals bei Kindern mit rein hyperkinetischem Syndrom die intellektuelle Entwicklung deutlich gestört. Unabhängig davon bestehen fast immer **neuropsychologische Symptome** wie Apraxie, Agnosie und vor allem Sprachentwicklungsverzögerungen. Von häufigen psychopathologischen Begleitsymptomen wie Hyperaktivität und Aufmerksamkeitsstörungen sind depressive Verstimmung und aggressives Verhalten zu unterscheiden, die eher als Reaktion auf die Behinderung zu verstehen sind.

Das Ausmaß der **geistigen Behinderung** korreliert mit dem Schweregrad der Zerebralparese. Unabhängig davon finden sich regelmäßig **neuropsychologische** und psychopathologische Symptome.

Ätiopathogenese: Die häufigsten Ursachen einer frühkindlichen Hirnschädigung sind **Anoxie** und **Asphyxie** bedingt durch eine Perfusionsstörung der Plazenta, Geburtsasphyxie, Respirations- und Stoffwechselstörungen des Neugeborenen. Unreife Frühgeborene sind besonders gefährdet, periventrikuläre Hirnblutungen zu erleiden. Bei einem Geburtsgewicht unter 1500 g werden sie bei 40% der Frühgeborenen gefunden. Demgegenüber sind direkte Geburtstraumen und Infektionskrankheiten des Säuglings seltene Ursachen.

Ätiopathogenese: Ätiologisch überwiegen **Anoxie** und **Asphyxie** des Neugeborenen sowie Hirnblutungen bei Frühgeborenen gegenüber direkten Geburtstraumen und Infektionen.

Die ätiologische Differenzierung der intrauterin, perinatal oder in den ersten Lebensjahren bis zum Abschluss der Hirnreifung einwirkende Schädigung gelingt später morphologisch nicht eindeutig, da das unreife Gehirn auf Schädigungen unterschiedlicher Art relativ gleichförmig reagiert. Weniger als die Art der Noxe ist der **Reifegrad des Gehirns** zum Zeitpunkt der Schädigung von Bedeutung.

Für die Morphologie perinataler Hirnschäden ist weniger die Art der Noxe als der Zeitpunkt der Schädigung von Bedeutung.

Als Folge einer Hypoxie unter der Geburt entwickeln sich **zystische Läsionen** (Abb. B-**1.4**), nach ausgedehnten frühkindlichen Infarkten auch porenzephale Zysten (Abb. B-**1.3**). Ulegyrien sind ischämisch bedingte Vernarbungen in den Sulci.

Pathologisch-anatomisch findet man von der Gefäßversorgung unabhängige **zystische Läsionen** periventrikulär oder im Marklager (Abb. B-**1.4**). Nach ausgedehnten frühkindlichen Infarkten findet man gelegentlich porenzephale Zysten, die durch die graue und weiße Substanz verlaufen und sowohl mit den inneren als auch den äußeren Liquorräumen in Verbindung stehen können (Abb. B-**1.3**). Als Ulegyrien werden Vernarbungen der grauen und angrenzenden weißen Substanz in den Sulci bezeichnet. Sie können weite Teile des Gehirns betreffen.

Die intra- und periventrikulären Blutungen können bei Frühgeborenen einen Hydrocephalus zur Folge haben (S. 108).

Anders als die meist geburtstraumatisch bedingten subduralen Hämatome finden sich **intrazerebrale Blutungen** bei Frühgeborenen peri- und intraventrikulär. Sie können einen Hydrocephalus aresorptivus infolge posthämorrhagischer Verklebung der Foramina Monroi und Magendii hinterlassen (S. 108).

Konnatale Hirnsubstanzdefekte und eingeschränktes Hirnwachstum führen zur Erweiterung der Liquorräume (Abb. B-**1.2**).

Große konnatale Substanzdefekte betreffen diffus das Marklager, einen Hirnlappen oder eine ganze Hemisphäre. Mit dem eingeschränkten Hirnwachstum bleiben erweiterte Liquorräume mit Erweiterung der Ventrikel und auch das Wachstum des Hirnschädels zurück (Abb. B-**1.2**).

Der **Kernikterus** beruht auf intrazerebraler Bilirubinablagerung bei Blutgruppen-Inkompatibilität des Rhesus-Systems zwischen Mutter und Kind.

Als Folge einer Blutgruppen-Inkompatibilität zwischen Mutter und Kind, meist bei der Konstellation einer rhesus-negativen Mutter mit Rhesus-positivem Fetus kann es zum so genannten **Kernikterus** kommen. Beim Übertritt von fetalem Blut in den mütterlichen Kreislauf kommt es zur Antikörperbildung der Mutter gegen die kindlichen Rhesus-positiven Erythrozyten. Nach Sensibilisierung der Mutter führen die plazentagängigen Antikörper in der folgenden Schwangerschaft zur Hämolyse der fetalen Erythrozyten. Während das vermehrt freiwerdende Bilirubin des Feten noch durch die Mutter glukuronidiert und ausgeschieden wird, kumuliert es nach der Geburt aufgrund der noch nicht voll funktionstüchtigen kindlichen Leber. Ab einer Konzentration von 20 mg/dl lagert sich das neurotoxische, unkonjugierte Bilirubin nicht nur in Haut und sämtlichen Organen, sondern auch im Gehirn und dort überwiegend im Putamen und Nucleus caudatus ab. Pathoanatomisch findet man einen Status marmoratus der Stammganglien.

Diagnostik: Erst mit zunehmender Reife des kindlichen Gehirns können motorische, intellektuelle und psychische Entwicklungsstörungen diagnostiziert werden.

Diagnostik: Erst mit zunehmender Reife des kindlichen Gehirns werden Störungen der motorischen, intellektuellen und psychischen Entwicklung deutlich. Die Anamnese hinsichtlich Schwangerschaft, Geburt und frühkindlicher Entwicklung gibt auch bei diskreten Symptomen, die erst im Kindes- oder sogar Jugendalter manifest werden, Hinweise auf prä-, peri- oder postnatale Ursachen.

B-1.2

B-1.2 Polyzystische Enzephalopathie

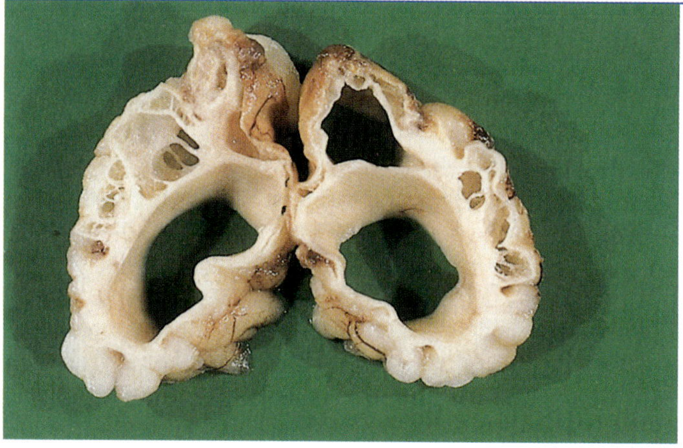

Vier Monate alt gewordener Säugling. Früh-Mangelgeburt der 32. SSW mit peripartualem Schock und Atemnotsyndrom.
Pathologischer Befund: Aufsicht von vorn, stirnparallele Schnittführung durch die Parieto-okzipitalregion. Hydrocephalus internus, grobzystische Leukomalazie im periventrikulären Marklager.

B-1.1 Veränderung wichtiger physiologischer Reflexe im ersten Lebensjahr bei frühkindlicher Hirnschädigung

Lebensmonat	***Reflex***	***bei frühkindlicher Hirnschädigung***
Geburt bis ca. 6. Monat	***Saugreflex***	persistierend
Geburt bis 6. Monat	***Haltungsreflexe*** (z. B. Greifreflex, asymmetrischer und symmetrischer tonischer Nackenreflex)	überschießend, anhaltend
Geburt bis 6. Monat	***Moro-Reflex*** (Überstreckung des Rumpfes, Extension und Abduktion der Arme, Spreizen der Finger bei plötzlichem Fallenlassen des Kopfes oder Erschütterung der Unterlage)	persistierend oder asymmetrisch
ab 2. Monat	***Labyrinth-Stellreflex*** (vermehrter Beugetonus in Bauch- und vermehrter Strecktonus in Rückenlage)	verstärkt
ca. 2.– 12. Monat	***Stellreflexe*** (Kopf-Körper-, später Körper-Körper-Stellreflex)	fehlend, bzw. verspätet einsetzend
6.– 18. Monat	***Landau-Reflex*** (Hebung des Kopfes, Streckung der Wirbelsäule und der Beine in schwebender Bauchlage)	zunächst fehlend, später evtl. verlängert nachweisbar
ab 6. – 9. Monat	***Sprungbereitschaft***	fehlend oder verspätet

Die neurologische Untersuchung berücksichtigt die zeitgerechte **motorische Entwicklung**. Ihre Verzögerung, Fehlen bzw. Verstärkung der tonischen Haltungsreflexe oder verspätetes Einsetzen der Stellreflexe und persistierende Reflexe des Säuglingsalters sprechen für eine mangelnde Hirnreife (vgl. Tab. B-**1.1**). Kennzeichnend für Muskelhypotonus sind schlaffes Herabhängen von Kopf und Extremitäten beim Hochheben des Kindes und eine Überstreckbarkeit der Gelenke (Syndrom des „floppy infant"). Verstärkte tonische Haltungsreflexe sind Zeichen für eine beginnende Spastik.

Die Untersuchung deckt eine Verzögerung der **motorischen Entwicklung**, pathologisches Reflexverhalten und eine Tonusanomalie auf (vgl. Tab. B-**1.1**).

Diskrete neurologische Symptome einer frühkindlichen Hirnschädigung als so genannte **minimale zerebrale Dysfunktion (MCD)** betreffen überwiegend die kognitiven Funktionen und das Verhalten und werden oft erst bemerkt, wenn die Kinder im Schulalter unter zunehmenden Anforderungen durch motorische Unruhe und Aufmerksamkeitsstörungen auffallen. Eine motorische Ungeschicklichkeit lässt sich auf Koordinations-, Haltungs- und Tonusschwäche sowie verstärkte, eventuell athetotische Mitbewegungen zurückführen.

Zeichen einer **minimalen zerebralen Dysfunktion (MCD)** mit Koordinations-, Haltungs- und Tonusschwäche fallen oft erst im Schulalter unter zunehmenden Anforderungen auf.

Entsprechend dem Alter des Kindes sind **neuropsychologische Untersuchungen** zur Erfassung von „Teilleistungsschwächen" (Apraxie, Alexie, Akalkulie u. a.) erforderlich. Was primär als Unaufmerksamkeit auffällt, stellt sich im Perzeptionstest als Störung der Raumwahrnehmung oder des Körperschemas heraus. Die phoniatrisch-pädaudiologische Untersuchung deckt eine Unfähigkeit zur phonematischen Diskrimination, d. h. der für die Sprachentwicklung wichtigen Differenzierung von Lauten und Lautkombinationen auf.

„Teilleistungsschwächen" und Perzeptionsstörungen werden mithilfe **neuropsychologischer Untersuchungen** erfasst.

Apparative Untersuchungen im Neugeborenenalter sollen nur bei begründetem Verdacht gezielt vorgenommen werden. Eine schonende Methode zum Nachweis sowohl subduraler als auch subependymaler und intraventrikulärer Blutungen ist die **Sonographie**. Ältere intrazerebrale Blutungen und Infarkte bei reifen Neugeborenen lassen sich ebenso wie eine verzögerte Myelinisation am besten **kernspintomographisch** nachweisen. Morphologische Befunde, die gelegentlich erst spät anlässlich einer bildgebenden Untersuchung (MRT oder CT) festgestellt werden, sind ein- oder beidseitige Ventrikelerweiterung, Marklageratrophie, tiefe, eventuell mit den Ventrikeln kommunizierende Höhlen (Porenzephalie, Abb. B-**1.3**) und Zysten (Abb. B-**1.4** und B-**1.6**). Da das Schädelwachstum eng mit der Hirnentwicklung korreliert, finden sich auch eine Dichte- und Dickeänderung der Kalotte und Nahtschlussanomalien.

Methode der Wahl zum Nachweis intrakranieller Blutungen bei Neugeborenen ist die **Sonographie**. Die **Kernspintomographie** oder Computertomographie stellt Ventrikelerweiterungen, Porenzephalie (Abb. B-**1.3**), Zysten (Abb. B-**1.4** und B-**1.6**) und Atrophien dar.

Differenzialdiagnose: Die prä-, peri- und postnatal erworbenen Hirnschädigungen sind von Differenzierungsstörungen (S. 166) sowie von primär morphologischen Fehlbildungen des Gehirns wie z. B. Dysrhaphien (S. 169) und Phakomatosen (S. 182) zu differenzieren. Während sie häufig mit einer normalen intellektuellen Entwicklung einhergehen, weisen demgegenüber genetische Defekte, darunter Chromosomenaberrationen wie die Trisomie 21, Embryofetopathien

Differenzialdiagnose: Neben kongenitalen Dysplasien des Gehirns kommen genetische Defekte, Embryofetopathien und konnatale Stoffwechselstörungen differenzialdiagnostisch in Betracht. Ein Muskelhypotonus muss an die progressive spinale Muskelatrophie denken lassen.

B-1.3

B-1.3 **Porenzephalie**

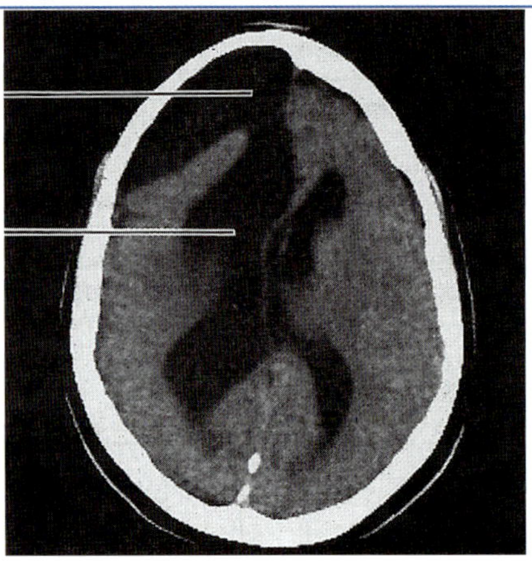

Das CT einer 24-jährigen Patientin mit fokaler Epilepsie, Hemiatrophie und Hemiparese der linken Körperhälfte zeigt eine porenzephale Zyste mit Kontakt zum Vorderhorn des erweiterten rechten Seitenventrikels. Frontal rechts stellt sich ein ebenfalls liquorisodenses Hygrom dar. Die Ausdünnung der Schädelkalotte weist auf den frühkindlichen Ursprung des Hygroms hin.

B-1.4 **Komplexe zerebrale Fehlbildung**

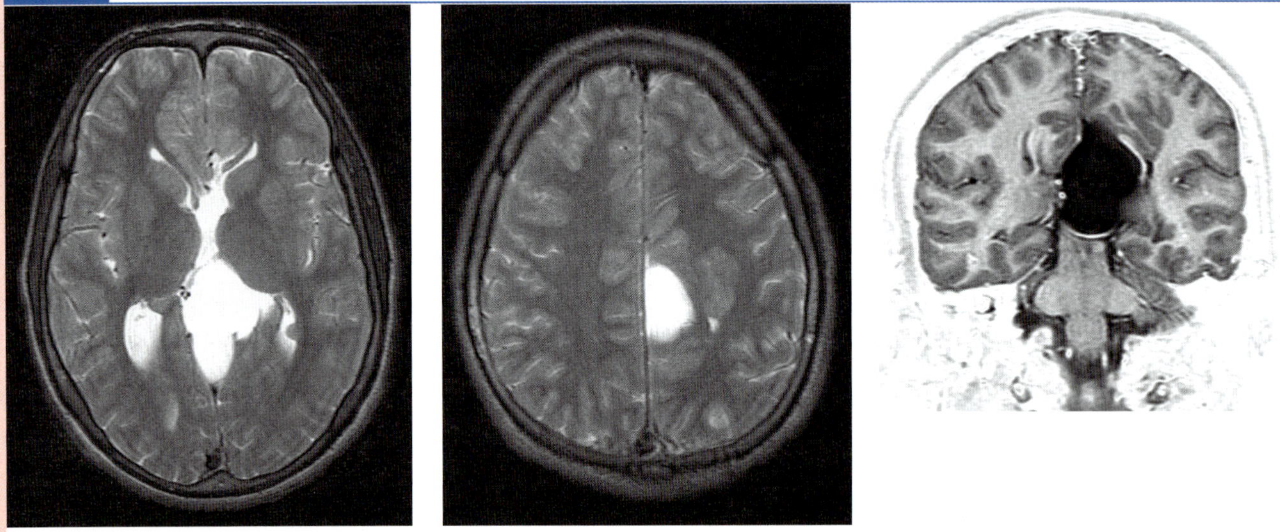

a b c

MRT eines 28-jährigen Tischlers, der einen ersten durch Schlafentzug provozierten tonisch-klonischen Anfall erlitt.

a Interhemisphärielle Zyste dorsolateral des dritten Ventrikels, die den dritten Ventrikel nach kranial verdrängt. Noduläre Heterotopie grauer Substanz an der lateralen Wand des linken Seitenventrikels, in diesen hineinragend. Gyrierungsstörung der frontalen Hirnrinde im Bereich des Interhemisphärenspalts. Axiales T2-Bild.

b Ausdehnung der Zyste im Interhemisphärenspalt bis nach parasagittal links. Daran angrenzend eine Gyrierungsstörung und Heterotopie im parietalen Marklager links. Axiales T2-Bild.

c Verdrängung des dritten Ventrikels durch die sich interhemisphäriell ausdehnende Zyste. Kranial der Zyste Heterotopie grauer Substanz im parietalen Marklager links. Agenesie des Corpus callosum. Koronares invertiertes T2-Bild.

und konnatale Stoffwechselstörungen neben Dysmorphie-Zeichen eine geistige Behinderung auf. Bei einem hypotonen Syndrom mit dem Bild des **„floppy infant"** kommen insbesondere die progressive spinale Muskelatrophie sowie zahlreiche Muskeldystrophien (S. 230) differenzialdiagnostisch in Betracht.

Therapie: Eine gezielte **Krankengymnastik** sollte in den ersten drei Lebensmonaten beginnen, bevor sich pathologische Bewegungsmuster eingestellt oder Kontrakturen ausgebildet haben. Mit der Bobath-Methode wird der bei der Kraftprüfung auffallende Widerstand nicht gewaltsam durchbrochen, sondern allmählich wahrnehmbar überwunden. Der Therapeut lagert und dreht den Patienten, unterstützt physiologische Bewegungen der gesunden und kranken Körperregion und entwickelt neue Bewegungsmuster. Die psychomotorische Übungsbehandlung nach Kiphard, die sich auf die Wechselwirkung zwischen gestörter motorischer Entwicklung und Selbstwahrnehmung bezieht, bedient sich rhythmischer und kreativer Mittel zur Übung der Sinnes- und Körperwahrnehmung. Auch die sensorisch-integrative Therapie nach Ayres schult die sinnliche Wahrnehmung bei physiotherapeutischem Training der Körperfunktionen. Das **Perzeptionstraining** nach Frostig behandelt Störungen speziell der visuomotorischen Koordination wie z. B. die Wahrnehmungskonstanz von Form, Größe, Farbe, Helligkeit und die Wahrnehmung der Raumlage, die eng mit der Entwicklung eines intakten Körperbewusstseins verbunden ist.

Therapie: An erster Stelle der therapeutischen Maßnahmen steht die **Krankengymnastik** auf neurophysiologischer Grundlage (Bobath-Methode). Ferner sind Übungsbehandlungen indiziert, die über die Bewegungstherapie hinaus auf die gestörte Wahrnehmung eingehen.

Bei der Beschäftigungs- und Werktherapie (**Ergotherapie**) lernen Patient und Therapeut, ihre Bewegungen aufeinander abzustimmen. Sie verständigen sich über die Beschaffenheit und die Bedeutung des Übungsmaterials, das in der Wahrnehmung des Kranken anders erscheint, als es ist. Wesentlich ist die Unterrichtung der Eltern, damit eine gezielte Therapie kontinuierlich auch zu Hause durchgeführt wird.

Neben einer gezielten **Ergotherapie** ist die Schulung der Eltern und ihre Einbeziehung in die Therapie wichtig.

Die **logopädische Behandlung** zur Förderung der Sprachentwicklung beginnt mit der Schulung der motorischen Sprechfunktionen sowie der sprachauditiven Selbst- und Fremdwahrnehmung. Nach Verbesserung der Kraft, Beweglichkeit und Geschicklichkeit der Sprechmuskulatur folgt die Korrektur fehlgebildeter oder falsch eingesetzter Laute. Durch auditive Stimulierung, Lautaustausch, Nachsprechen, Ergänzen und Ersetzen wird der individuelle Wortschatz getestet, aktiviert und erweitert. Mit der Bildung minimaler Paare des Lautwechsel-Testinventars (W/o/rt und W/e/rt) lassen sich die unterschiedlichen Sprachmodalitäten, Klang- und Bewegungsbilder analysieren. Bei konstanter Zahl und Reihenfolge der Konsonanten in den Stammwörtern werden Vokale, Um- und Doppellaute ausgetauscht. Zwei Klangbilder (Lautbilder) vereinigen sich zu einem Vorstellungsbild: W/i/ld im W/a/ld ... Wilds/au/ am Walds/ee/ usw. Damit wird der Dialog in einem neuen Kontext angeregt. Wahrnehmungshilfen (Spiegel, Tonband- und Video-Aufzeichnungen) machen die Artikulationsvorgänge bewusster, die Verwendung spezieller Bildkarten erleichtert die Verbindung zwischen visuellen und verbalen Begriffsinhalten und die Vorgabe eines Anlautes die Nennung des geforderten Objekts („tip-of-tongue-Phänomen“). Zur Aphasiediagnostik und -therapie siehe auch S. 94 und S. 405.

Eine zusätzliche **logopädische Behandlung** mit audiovisuellen Hilfsmitteln ist zur Förderung der Sprachentwicklung indiziert.

Schon früh müssen Seh- und Hörstörungen durch entsprechende Hilfsmittel korrigiert werden. Frühestens nach dem dritten Lebensjahr sind orthopädische Operationen bei spastischen Kontrakturen indiziert. Sofern sich noch keine Kontraktur eingestellt hat, kann die lokale Therapie der Spastik, z. B. der Spitzfußstellung, mit Botulinum-Toxin-Injektionen in die entsprechenden Muskeln erfolgen.

Seh- und Hörstörungen sowie Deformitäten können durch entsprechende Hilfsmittel korrigiert werden.

Auf epileptische Anfälle in den ersten Lebensmonaten und -jahren muss gezielt geachtet werden. Die Anfallssemiologie frühkindlicher epileptischer Anfälle unterscheidet sich von der älterer Kinder und Erwachsener (z. B. BNS-Anfälle, s. S. 532). Sie sollen frühzeitig behandelt werden, da die psychomotorische Entwicklung durch häufige epileptische Anfälle weiter verzögert werden kann.

Eine symptomatische Epilepsie sollte frühzeitig medikamentös behandelt werden.

Verlauf: Während 40 % der schwer retardierten Kinder innerhalb der ersten fünf Lebensjahre sterben, ist die Lebenserwartung bei leichter bis mäßiger psychomotorischer Entwicklungsstörung nicht herabgesetzt. Verlauf und Prognose der motorischen und besonders der intellektuellen und psychischen Entwicklung sowie sekundärer Verhaltensstörungen hängen neben einer frühzeitigen Behandlung und gezielten Förderung auch wesentlich von der Akzeptanz der Behinderung durch die Eltern ab.

Verlauf: 40 % der schwer retardierten Kinder sterben innerhalb der ersten fünf Lebensjahre. Die Prognose hängt auch von der Akzeptanz der Behinderung durch die Eltern ab.

▶ **Klinisches Beispiel**

▶ **Klinisches Beispiel:** Die 18-jährige Patientin ist wegen einer symptomatischen Epilepsie in Behandlung. Nach normaler Schwangerschaft der Mutter und Geburt traten im Anschluss an eine Enzephalitis im Alter von zwei bis drei Monaten myoklonisch-astatische Anfälle auf. Die psychomotorische Entwicklung war erheblich verzögert. Es besteht eine spastische Tetraparese mit Beugekontrakturen der oberen Extremitäten bei Kyphoskoliose und Hüftgelenksluxation links. Die Kommunikation ist, abgesehen von einer geistigen Behinderung, durch Sprachentwicklungsverzögerung und schwere Dysarthrophonie, die Motorik durch Hyperkinesen der Arme erschwert. Das EEG zeigt sharp-and-slow-wave-Komplexe, das CT symmetrisch erweiterte Seitenventrikel bei kortikal betonter Atrophie.

1.1.3 Migrations- und Differenzierungsstörungen des Gehirns

1.1.3 Migrations- und Differenzierungsstörungen des Gehirns

▶ **Definition**

▶ **Definition:** Es handelt sich um embryonale bzw. fetale Störungen der Hirnentwicklung. Die Zellproliferation und -migration erfolgt in der 6. bis 24. Woche. Ist sie gestört, hat dies eine fehlerhafte Schichtendifferenzierung des Kortex zur Folge. Nachdem die Neuroblasten ihren endgültigen Zielort erreicht haben, differenzieren sie sich in verschiedene Typen von Neuronen und Gliazellen. Störungen der Differenzierung können sich noch im Zeitraum bis zum 6. Monat einstellen.

Epidemiologie: Die Prävalenz von Fehlbildungen und Entwicklungsstörungen wird insgesamt auf 0,1 – 0,9% geschätzt.

Epidemiologie: Die Prävalenz von Fehlbildungen und Entwicklungsstörungen wird insgesamt auf 0,1 – 0,9% geschätzt. Einige Differenzierungsstörungen des Gehirns, wie z. B. isolierte Balkenhypo- oder -aplasien und Arachnoidalzysten, die oft asymptomatisch sind, finden sich bei neuroradiologischen Untersuchungen als Zufallsbefund in bis zu 2% bzw. 4%.

Symptomatologie: Das Ausmaß einer Störung der motorischen und/oder intellektuellen Entwicklung ist sehr variabel und hängt von der Schwere der Entwicklungsstörung des Gehirns ab. Häufig manifestiert sich eine **Epilepsie** bereits im ersten Lebensjahr.

Symptomatologie: Das Ausmaß einer Störung der motorischen und/oder intellektuellen Entwicklung ist sehr variabel und hängt von der Schwere der Entwicklungsstörung des Gehirns ab. Die **Entwicklungsverzögerung** und residualen Symptome unterscheiden sich nicht wesentlich von denen einer perinatalen Hirnschädigung (S. 160). Symptome als Folge weiterer Fehlbildungen z. B. des N. opticus oder als Folge eines Hydrozephalus (S. 108) können hinzu kommen. Einzelne Fehlbildungssyndrome wie z. B. die Balkenagenesie kann mit neuropsychologischen Störungen einhergehen, die im Alltag gut kompensiert werden. Insbesondere bei umschriebenen kortikalen Entwicklungsstörungen kann die frühkindliche und intellektuelle Entwicklung ungestört sein, sich aber im Verlauf der Hirnreife im Kindes- oder Jugendalter eine **Epilepsie** manifestieren. Bei schweren Entwicklungsstörungen manifestiert sich eine Epilepsie bereits im ersten Lebensjahr z. B. als West-Syndrom (S. 532).

Ätiopathogenese: Die die Anlage und Differenzierung des Gehirns in der Embryonal- und Fetalzeit beeinträchtigenden Noxen sind vielfältig.

Ätiopathogenese: Die die Anlage und Differenzierung des Gehirns in der Embryonal- und Fetalzeit beeinträchtigenden Noxen sind vielfältig und reichen von der kurzzeitigen Einwirkung eines Toxins (z. B. Antibiotikum) bis zu die gesamte Schwangerschaft belastende Stoffwechselstörungen (z. B. Diabetes mellitus). Auch genetische Faktoren können eine Rolle spielen.

Lissenzephalie und Schizenzephalie stellen schwere Migrationsstörungen dar. Die **Polymikrogyrie** kann auch das gesamte Gehirn betreffen (Abb. B-**1.5**). Demgegenüber bleiben **fokale kortikale Dysplasien** und **Heterotypien** auf umschriebene Hirnbereiche begrenzt. Eine **Hypo- oder Aplasie des Balkens** ist oft mit weiteren Fehlbildungen assoziiert (Abb. B-**1.4** und B-**1.6**).

Schwere Migrationsstörungen sind die Lissenzephalie, bei der das Gehirn keine oder nur wenige unvollständige Gyri zeigt und die Schizenzephalie mit Schlitz- oder Spaltbildungen des Gehirns, die sich vom Ventrikelependym bis zur Gehirnoberfläche erstrecken. Eine **Polymikrogyrie**, bei der die Gyri nicht nur deutlich kleiner und vielfältig gefurcht sind sondern auch der Rindenaufbau meist nicht in allen Schichten regelrecht ist, kann das gesamte Gehirn (Abb. B-**1.5**) oder einzelne Stellen betreffen. Bei der **fokalen kortikalen Dysplasie** sind die Gyrierungsstörungen auf einzelne Areale des Kortex beschränkt. Häufig sind der frontale Kortex und die Sylvische Fissur betroffen. Im Verlauf der Migration können einzelne Neuroblasten zurückbleiben und sich an „falscher Stelle" differenzieren. Solche **Heterotopien** finden sich als noduläre, laminäre oder streifige Nester grauer Substanz vorwiegend im periventrikulären Marklager (Abb. B-**1.4**). Eine isolierte **Hypo- oder Aplasie des Balkens** stellt meist einen Zufallsbefund dar (Abb. B-**1.4** und B-**1.6**); häufig besteht aber eine Assoziation mit Migrationsstörungen oder auch einer Chiari-Malformation (S. 179).

B-1.5 Polymikrogyrie

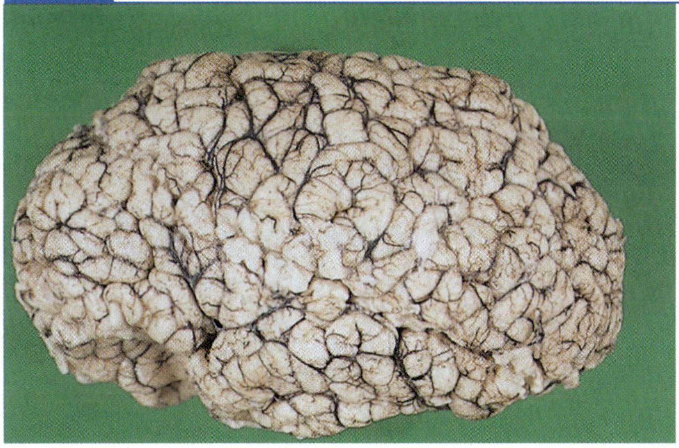

Zweijähriges Kind, gestorben an respiratorischer Insuffizienz infolge chronischer Aspirationspneumonie. Ventrikeldrainage wegen Hydrozephalus bei Chiari-Fehlbildung (vgl. S. 179).
Pathologischer Befund: Aufsicht auf die linke Großhirnkonvexität von lateral. Deutlich verkleinertes, unregelmäßig geknäueltes Windungsmuster

B-1.5

B-1.6 Porenzephale Zyste und Balkendysplasie

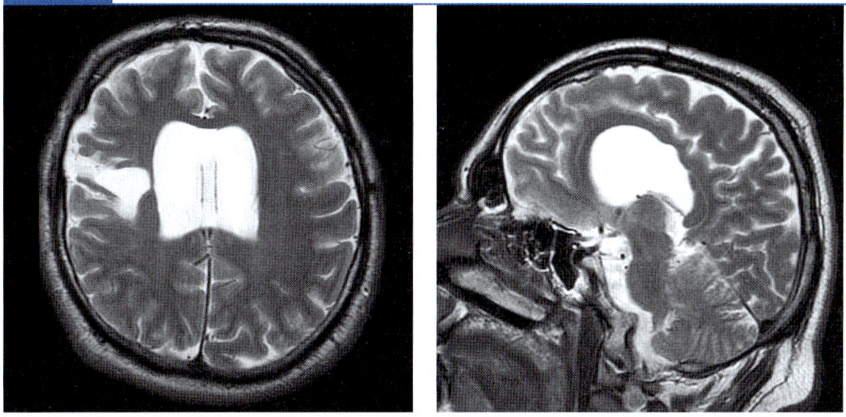

a b

MRT eines 37-jährigen Fliesenlegers, der an einer fokalen Epilepsie leidet (vgl. klinisches Beispiel).
a Erweitertes und verplumptes Ventrikelsystem, Cavum vergae. Asymmetrie mit kleinerer rechter Hemisphäre. In Höhe der Inselregion, das Operkulum durchziehend, porenzephale Zyste, die sich bis an den Seitenventrikel ausdehnt, zu ihm aber keine Verbindung hat. Gyrierungsstörung an der unteren Begrenzung der Zyste. Axiales T2-Bild.
b Erweiterter Ventrikel. Dysplasie des Balkens im hinteren Anteil. Sagittales T2-Bild.

B-1.6

Isolierte Zysten des Septum pellucidum oder ein Cavum vergae sind in der Regel asymptomatisch. **Arachnoidalzysten** sind Folge einer Differenzierungsstörung der Leptomeningen (Abb. B-**1.7**). Die mit Liquor gefüllten Zysten liegen zwischen Arachnoidea und Pia oder in einer Arachnoidea-Duplikation. Sie sind am häufigsten am Temporalpol lokalisiert und bleiben meist asymptomatisch. Selten können sie entsprechend der Lokalisation in der hinteren Schädelgrube oder durch Kompression des Aquädukts Ursache einer Liquorzirkulationsstörung sein (S. 110).

Arachnoidalzysten sind Folge einer Differenzierungsstörung der Leptomeningen, meist am Temporalpol lokalisiert und asymptomatisch (Abb. B-**1.7**).

Diagnostik: Methode der Wahl zur Darstellung von Migrations- und Differenzierungsstörungen des Gehirns ist die **Kernspintomographie**. Sie wird bei Entwicklungsstörungen in der Kindheit eingesetzt und ist unverzichtbar in der

Diagnostik: Methode der Wahl zur Darstellung von Migrations- und Differenzierungsstörungen des Gehirns ist die **Kernspinto-**

B-1.7

B-1.7 Arachnoidalzyste

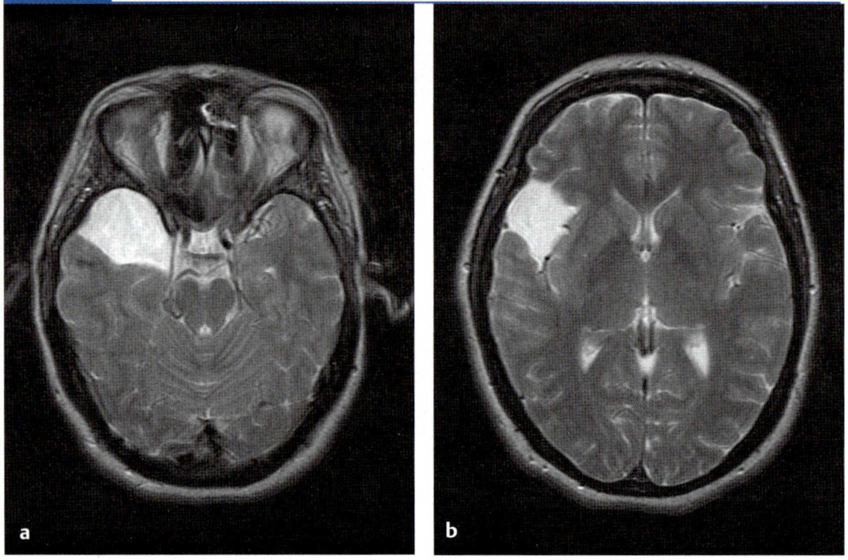

MRT einer 35-jährigen Frau, das wegen einer Migräne mit Aura durchgeführt wurde. Die Arachnoidalzyste stellt einen Zufallsbefund dar.

a Rechts temporopolar flüssigkeitsäquiintense Formation mit einem Durchmesser von 3 × 4 cm. Axiales T2-Bild.

b Die Zyste erstreckt sich nach kranial bis zum parietalen Operkulum. Axiales T2-Bild.

mographie. Bei der Manifestation einer Epilepsie ist sie neben der EEG-Diagnostik die wichtigste Untersuchung.

Diagnostik fokaler Epilepsien. Immer sind sorgfältige **EEG**-Untersuchungen erforderlich, bei pharmakoresistenen Epilepsien auch eine umfangreiche prächirurgische Epilepsie-Diagnostik zur Bestimmung des epileptogenen Areals, das über die kernspintomographisch erkennbare morphologisch Läsion hinausgehen kann.

Differenzialdiagnose: Bildmorphologisch sind niedriggradige Gliome abzugrenzen.

Differenzialdiagnose: Gelegentlich ist die Abrenzung einer fokalen kortikalen Dysplasie von einem niedriggradigen Gliom (Astrozytom, Oligodendrogliom) in der Kernspintomographie schwierig.

Therapie und Verlauf: Physiotherapie und gezielte individuelle Förderung sind bei Störungen der psychomotorischen Entwicklung frühzeitig erforderlich (S. 165).

Therapie und Verlauf: Störungen der motorischen Entwicklung bedürfen der frühzeitigen Physiotherapie, mentale Entwicklungsverzögerungen der individuellen Förderung (S. 165). Besteht ein Hydrozephalus muss dieser mit einer Shuntanlage abgeleitet werden (S. 182). Selten ist bei raumfordernd wirkenden oder einen Hydrozephalus verursachenden **Arachnoidalzysten** eine Shunt-Ableitung der Zyste indiziert.

Bei fokalen **Epilepsien** in Folge einer kortikalen Dysplasie, die medikamentös nicht ausreichend behandelbar sind, kommt gelegentlich ein epilepsiechirurgischer Eingriff in Betracht (S. 525).

Fokale symptomatische **Epilepsien** bei umschriebenen kortikalen Dysplasien oder Heterotopien sind häufig medikamentös nicht ausreichend behandelbar. Dann stellt bei regional begrenzten und gut zugänglichen Veränderungen ein epilepsiechirurgischer Eingriff eine Therapieoption dar (S. 525).

▶ **Klinisches Beispiel**

▶ **Klinisches Beispiel:** Der 37-jährige Fliesenleger stellte sich zur Therapieoptimierung bei bisher pharmakoresistenter fokaler Epilepsie vor. Die Epilepsie hatte sich im 8. Lebensjahr mit einem tonisch-klonischen Anfall manifestiert. Unter kontinuierlicher antiepileptischer Therapie mit verschiedenen Antiepileptika waren selten tonisch-klonische, zuletzt aber vermehrt fokale Anfälle aufgetreten, die mit einer subjektiv empfundenen Verkrampfung der linken Hand und Halsseite beginnen, an die sich eine von der Ehefrau beschriebene kurze Phase fehlender Reaktivität anschließt, in der ein ängstlicher Gesichtsausdruck und mehrmaliges Schlucken auffällt. Schwangerschaft der Mutter, und Geburtsverlauf seien unauffällig gewesen. Im Säuglingsalter seien subdurale Hygrome operativ entfernt worden, die frühkindliche Entwicklung jedoch normal gewesen. Das EEG ergab eine diskontinuierliche regionale Funktionsstörung frontolateral bis temporal links. Die nun erstmals durchgeführte Kernspintomographie zeigte eine porenzephale Zyste fronto-temporal rechts mit angrenzender Polymikrogyrie und eine Balkendysplasie (Abb. B-**1.6**).

1.1.4 Dysrhaphische Syndrome

1.1.4 Dysrhaphische Syndrome

▶ **Synonyme:** Status dysrhaphicus, Neuralrohrdefekte.

◀ Synonyme

▶ **Definition:** Dysrhaphische Störungen (Rhaphe = Naht) sind Folge einer gestörten Neurulation, d.h. der Schließungsprozesse der Neuralplatte (vgl. Abb. B-**1.8**). Der Ausprägungsgrad reicht vom Anenzephalus, der nicht mit dem Leben vereinbar ist, bis zur häufig asymptomatischen Spina bifida occulta. Gelegentlich treten mehrere dysrhaphische Störungen kombiniert auf.

◀ Definition

Spina bifida

Spina bifida

▶ **Definition:** Man unterscheidet eine **Spina bifida aperta** (Myelozele), bei der das prolabierte Nervengewebe frei liegt, von einer **Spina bifida cystica** (Meningomyelozele oder Meningozele), die mit Haut bedeckt ist. Bei der **Spina bifida occulta** mit fehlender Verschmelzung der Wirbelbögen ist das Neuralrohr regelrecht angelegt und verschlossen.

◀ Definition

Epidemiologie: Die Inzidenz der spinalen Neuralrohrdefekte liegt bei 1 : 1000 Geburten. Während die Spina bifida aperta eine hohe Mortalität und die Spina bifida cystica eine hohe Morbidität aufweist, bleibt die Spina bifida occulta häufig asymptomatisch. Ihr Vorkommen wird auf 1 % der Bevölkerung geschätzt; ein mit ihr assoziierter Dermalsinus kommt mit einer Inzidenz von 220 : 100 000 Einwohner vor. Das weibliche Geschlecht überwiegt. In einer Familie, in der bereits ein Kind mit Spina bifida geboren wurde, beträgt das Wiederholungsrisiko 5 %.

Epidemiologie: Die Spina bifida occulta kommt bei 1 % der Bevölkerung vor. Familiäre Häufung wird beobachtet. Die Spina bifida aperta hat eine hohe Mortalität, die Spina bifida cystica eine hohe Morbidität.

Symptomatologie: Eine **Spina bifida aperta** oder **cystica** fällt bereits bei der Geburt auf. Bei Beteiligung des Rückenmarks liegt regelmäßig eine sensomotorische **Querschnittlähmung** mit ausgeprägten Blasen- und Mastdarmstörungen sowie Fußdeformitäten vor. 80 % der Kinder haben bereits bei der Geburt oder entwickeln zusätzlich in den ersten Lebenswochen einen Hydrozephalus (s. S. 109).
Hinweise auf eine **Spina bifida occulta** sind Hypertrichose, Pigmentstörung, Nävus oder eine Fistel am lumbosakralen Übergang. Erst während des Wachstumsalters stellen sich Schmerzen in den Beinen und **Fußdeformitäten** mit mehr oder weniger ausgeprägten Gangstörungen ein. Ein- oder beidseitig finden sich ein Pes valgus oder varus, Atrophien und Paresen der unteren Extremitäten und eine Skoliose. Im Kindesalter als Enuresis nocturna imponierende **Blasenstörungen** nehmen zu.

Symptomatologie: Bei **Spina bifida aperta** oder **cystica** unter Beteiligung des Rückenmarks besteht ein konnatales **Querschnittsyndrom**. In 80 % ist ein Hydrozephalus assoziiert.

Hypertrichose, Pigmentstörungen oder eine Fistel am lumbosakralen Übergang sind Hinweise auf eine **Spina bifida occulta**. Atrophische Paresen mit Fußdeformität und **Blasenstörungen** (Enuresis) stellen sich im Wachstumsalter ein.

Ätiopathogenese: Es wird eine multifaktorielle Genese angenommen. Einerseits ist eine familiäre Disposition erkennbar, andererseits spricht die höhere Inzidenz in armen Bevölkerungsgruppen für exogene Faktoren. Als präventiv wirksam hat sich die Gabe von Folsäure prae conceptionem und in der Frühschwangerschaft erwiesen. Der Schluss des Neuralrohres (primäre Neurulation) erfolgt ab dem 22. Tag post conceptionem. Die dysrhaphische Fehlbildung entsteht also in der vierten Schwangerschaftswoche durch **unvollständigen Neuralrohrschluss**. Je nach Größe des Defektes und Mitbeteiligung der Dura prolabieren Arachnoidea und eventuell zusätzlich das Nervengewebe (vgl. Abb. B-**1.8**). Die häufigste Lokalisation ist lumbosakral. Wenn das Rückenmark in zwei Hälften gespalten ist, die separat von Arachnoidea und Dura umgeben und durch ein fibröses oder knorpeliges Septum getrennt sind, spricht man von Diastematomyelie.
Beim Längenwachstum der Wirbelsäule werden Nervenwurzeln und Rückenmark überdehnt, wenn eine Spina bifida oder **Adhäsion** des Myelons an der Dura vorliegen („tethered cord"-Syndrom). Gelegentlich entwickeln sich im Bereich der Adhäsion ein Lipom oder andere Missbildungstumoren (Dermoid, Epi-

Ätiopathogenese: Es wird eine multifaktorielle Genese angenommen. Präventiv wirksam ist die Gabe von Folsäure präkonzeptionell und in der Frühschwangerschaft. Dem dysrhaphischen Syndrom liegt ein fehlender bzw. **unvollständiger Neuralrohrschluss** zugrunde (Abb. B-**1.8**). Eine Spaltung des Rückenmarks in zwei Hälften wird als Diastematomyelie bezeichnet.

Verwachsungen der Dura mit dem subkutanen Gewebe führen durch **Adhäsion** und **Traktion** zu sekundären Wurzel- und Rückenmarkschäden. Im Bereich der Adhäsion

B-1.8

B-1.8 Spinale Neuralrohrdefekte

Spina bifida	**Schließungsdefekt**
Rachischisis 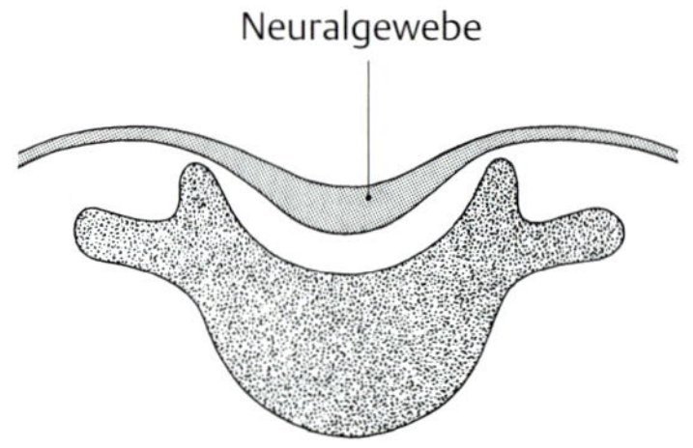	fehlender Neuralrohrschluss mit unbedeckter Neuralplatte
Meningomyelozele 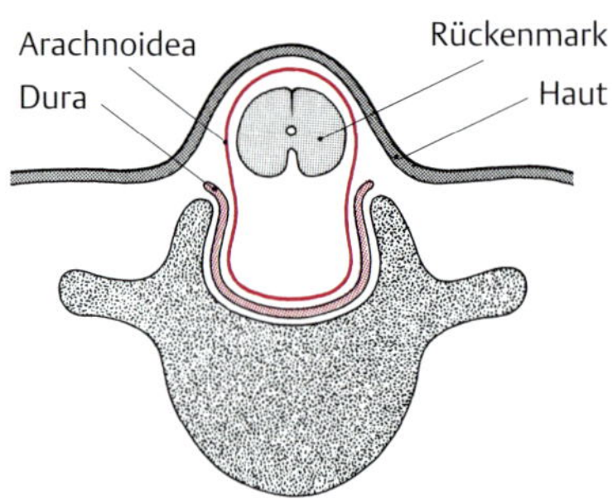	Prolaps des Rückenmarks einschließlich Arachnoidea, entweder von Haut bedeckt (Spina bifida cystica) oder offen (Spina bifida aperta) im duralen und knöchernen Defekt
Meningozele 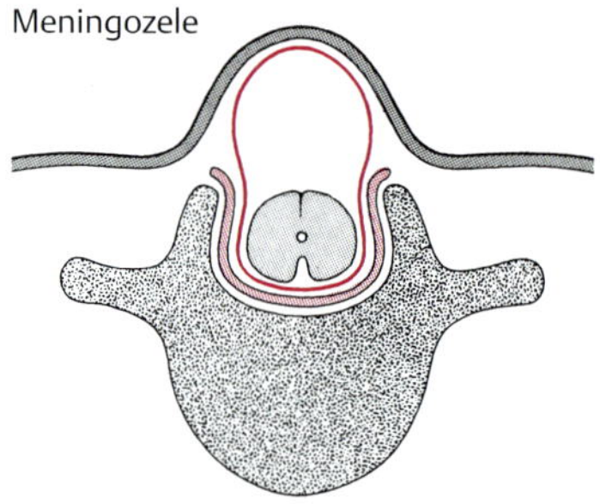	Prolaps der Arachnoidea bei normaler Rückenmarkslage im knöchernen Defekt, von Haut bedeckt.
Spina bifida occulta 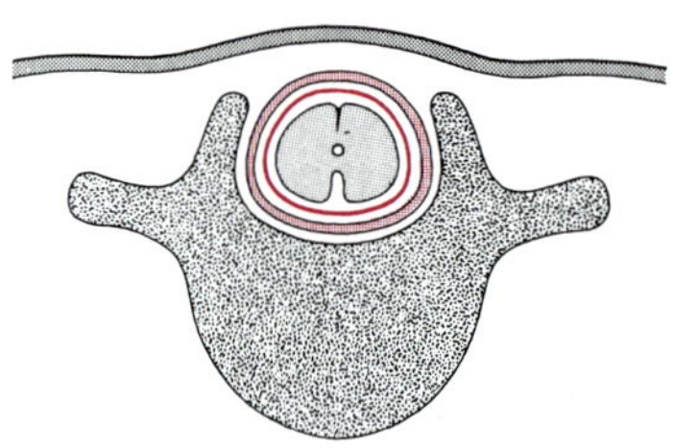	knöcherner Schließungsdefekt bei normaler Lage von Rückenmark und Meningen

Die Hemmung des Neuralrohrschlusses betrifft die gesamte Länge der Neuralplatte oder beschränkt sich auf einige Segmente. Das neurale Gewebe bleibt frei an der Oberfläche liegen. Tritt der hemmende Einfluss nach Schluss des Neuralrohrs (22. bis 28. Tag) ein, so beschränkt sich der Schließungsdefekt auf das Mesenchym (Meningen und Knochen).

können sich Missbildungstumoren entwickeln. Ein **Dermalsinus** kann von der Hautoberfläche bis in den Duralsack hineinreichen.

dermoid, vgl. S. 336), die sich in den Spinalkanal fortsetzen und mit dem Conus medullaris oder Wurzeln der Cauda equina in Verbindung stehen und zu einem raumfordernden Prozess anwachsen können. Durch unvollständige oder fehlende Ablösung des Neuralrohrs vom Ektoderm, auch bei regelrecht geschlossenen Wirbelbögen, entstehen **Dermalsinus** und **-fistel** (Pilonidalsinus). Der mit Der-

mis ausgekleidete Gang in der Mittellinie der Wirbelsäule erstreckt sich bis zur Dura und kann mit dem Rückenmark in Verbindung stehen.
Oft ist die Spina bifida mit anderen Anlagestörungen wie einer Agenesie des Corpus callosum oder anderen Fehlbildungen, wie z. B. Aquäduktstenose und Hydrozephalus (s. Abb. A-**2.59**, S. 109) oder Chiari-Malformation (S. 179) kombiniert.

Häufig ist die Fehlbildung mit Aquäduktstenose und Hydrozephalus kombiniert (s. Abb. A-**2.59**, S. 109).

Diagnostik: Offene Neuralrohrdefekte lassen sich ab der 14. bis 16. Schwangerschaftswoche in der Ultraschalluntersuchung, ggf. durch Amniozentese (Fruchtwasseruntersuchung) diagnostizieren, da das Neuralgewebe α-Fetoprotein sezerniert (AFP).
Die neurologische Untersuchung des Neugeborenen deckt die betroffenen Rückenmarksegmente auf. Thorakolumbale Defekte gehen mit einer spastischen Paraplegie einschließlich Bauch- und Rückenmuskulatur einher, sodass sich allmählich Wirbelsäulendeformierungen entwickeln. Bei lumbaler Lokalisation sind besonders die Hüftextensoren betroffen, deren Lähmung eine Hüftgelenksluxation begünstigt. Eine Spina bifida occulta manifestiert sich im Wachstums-, gelegentlich auch erst im Erwachsenenalter, mit einer **Blasenentleerungsstörung** (S. 84) und Reithosenanästhesie. Bei verdicktem und fixiertem Filum terminale mit Aszensionsstörung des Rückenmarks ist auch der Conus medullaris durch Überdehnung betroffen („tethered cord"-Syndrom). Im Kindesalter können Skoliose und Fußdeformitäten auf die Fehlbildung hinweisen. Gelegentlich wird sie jedoch erst im Erwachsenenalter manifest mit Schmerzen im sakralen und anorektalen Bereich. Häufig findet sich zugleich ein unvollständiges **Kauda-Syndrom** mit schlaffen sensomotorischen Paresen der Beine (S. 121). Eine bakterielle Meningitis bei Kindern muss auch an einen Dermalsinus bei Spina bifida occulta denken lassen. Der Fistelgang und seine Verbindung mit der Dura lassen sich durch Kontrastmittel-Injektion darstellen.

Diagnostik: Ultraschalluntersuchung und Amniozentese dienen der pränatalen Diagnostik offener Neuralrohrdefekte.

Hohe Läsionen mit vollständiger Querschnittlähmung führen zugleich zu Wirbelsäulendeformierungen. Die häufigste klinische Manifestation einer Spina bifida occulta mit Aszensionsstörung des Rückenmarks ist ein unvollständiges Konus- bzw. **Kauda-Syndrom** (S. 121)). Ein Dermalsinus kann eine bakterielle Meningitis verursachen.

In der **Röntgenaufnahme** bei sagittalem Strahlengang sind dorsale Bogendefekte nachzuweisen. Ein fehlender Bogenschluss allein, der häufig Zufallsbefund bei Röntgenaufnahmen der lumbalen Wirbelsäule ist, lässt jedoch noch keinen Rückschluss auf eine Beteiligung des Rückenmarks oder der Nervenwurzeln zu. Entwickelt sich im Lauf des Lebens die Symptomatik eines raumfordernden spinalen Prozesses oder eines Konus-Kauda-Syndroms, sprechen eine Fistel oder der fehlende Bogenschluss im Röntgenbild für eine konnatale Ursache. Ein Missbildungstumor oder ein Lipom bei Spina bifida occulta stellen sich **computertomographisch** dar (Abb. B-**1.9**). Die Höhenausdehnung des Tumors, ein Tiefstand

Ein fehlender Bogenschluss lässt sich in der **Röntgenaufnahme** nachweisen. Eine Beteiligung des Rückenmarks oder der Nervenwurzeln bei entsprechender klinischer Symptomatik kann jedoch nur kernspin- oder computertomographisch verifiziert werden (Abb. B-**1.9**).

B-1.9 Spina bifida occulta mit intraspinalem Lipom

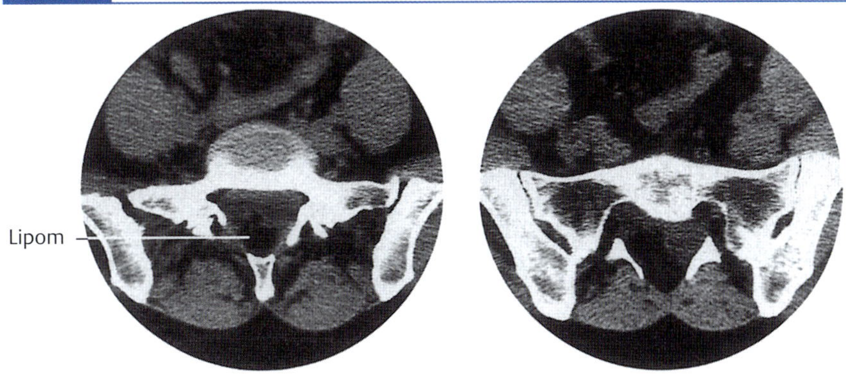

Spinales Computertomogramm des lumbosakralen Übergangs (vgl. klinisches Beispiel).
a In Höhe des 5. LWK stellt sich im hinteren Abschnitt des Spinalkanals eine hypodense, fettgewebsäquivalente Struktur dar (Lipom).
b In Höhe des 1. SWK zeigt sich ein offener Spinalkanal; das Lipom ist nur von Muskulatur bedeckt.

B-1.9

des Rückenmarks mit verdicktem Filum terminale und Adhäsion der Cauda equina sind **kernspintomographisch** zu beurteilen.

Differenzialdiagnose: Ein Querschnittsyndrom des Neugeborenen kann auch durch geburtstraumatische Rückenmarkschädigungen bedingt sein. Radikuläre oder medulläre Symptome im Erwachsenenalter kommen häufiger bei Bandscheibenvorfällen und **spinalen Tumoren** vor.

Differenzialdiagnose: Geburtstraumatische Rückenmarkschädigungen (Zerreißung, Hämatom oder Malazie) besonders nach Beckenendlage verursachen ebenfalls Querschnittsyndrome bei Neugeborenen. Differenzialdiagnostische Schwierigkeiten ergeben sich bei der Spina bifida occulta, wenn sich im Wachstums- oder erst im Erwachsenenalter Wurzel- und Rückenmarksyndrome einstellen. Dann sind **Meningeome**, **Neurinome** und Bandscheibenschäden abzugrenzen. Eine Enuresis nocturna sollte immer auch an eine neurogene Ursache denken lassen.

Therapie: Neben dem operativen Verschluss eines Neuralrohrdefektes ist oft ein Shunt bei assoziiertem Hydrozephalus erforderlich. Adhäsion und Traktion des Myelons bei Spina bifida occulta werden **operativ** gelöst.

Daneben ist eine urologische und orthopädische sowie intensive krankengymnastische Behandlung erforderlich.

Therapie: Ein offener Neuralrohrdefekt wird noch am ersten Lebenstag **operativ** verschlossen, um einer Ulzeration des frei liegenden Rückenmarks und einer Meningitis vorzubeugen. Oft muss gleichzeitig oder in den ersten Wochen ein begleitender **Hydrozephalus** durch einen **Shunt** entlastet werden (S. 182). Eine Adhäsion und Traktion der Kauda bzw. des Rückenmarks bei Spina bifida occulta wird operativ gelöst, ein intraspinaler Missbildungstumor entfernt und der Duralsack mittels Duraplastik geschlossen.
Eine erhebliche Komplikation stellt die neurogene Blasenlähmung dar, die die Gefahr der aufsteigenden Infektion mit Pyelonephritis und Hydronephrose durch vesikoureteralen Reflux birgt. Eine intermittierende Katheterisierung ist oft zeitlebens notwendig, da medikamentöse Maßnahmen und urologische Operationen häufig nicht ausreichen. Sekundäre Deformitäten von Wirbelsäule und Gelenken erfordern orthopädische Maßnahmen wie Sehnen- und Muskeltransplantationen sowie ein Korsett und Gehhilfen. In jedem Fall ist intensive **Krankengymnastik** und fachgerechte Lagerung zur Vermeidung von Dekubitalgeschwüren erforderlich.

Verlauf: Unbehandelt sterben die meisten Kinder mit Meningomyelozele. Die Prognose bei operativ versorgter lumbosakraler Spina bifida ist günstig. Spätkomplikationen sind Hydrozephalus, Hydromyelie und vegetativtrophische Ulzera. Entscheidend für die Prognose der Spina bifida occulta ist deren Früherkennung und -behandlung.

Verlauf: Unbehandelt sterben 70–80% der Kinder mit Meningomyelozele. Die 5-Jahres-Überlebensrate nach operativer Behandlung beträgt bei lumbosakraler Lokalisation ca. 95%, jedoch nur ca. 12% der Kinder lernen normal laufen. Aufgrund sekundärer Komplikationen wie Hüftgelenkarthrosen und Skoliose kann die Gehfähigkeit in späteren Jahren wieder abnehmen. Die intellektuelle Entwicklung wird von assoziierten zerebralen Fehlbildungen bestimmt. Spätkomplikationen sind Hydrozephalus, Hydromyelie und vegetativ-trophische Störungen mit Ulzera. Die Prognose der Spina bifida occulta hängt von der Früherkennung und -behandlung ab, bevor sich mit dem Längenwachstum der Wirbelsäule durch Traktion ein meist irreversibles Konus-Kauda-Syndrom entwickelt.

▶ **Klinisches Beispiel**

▶ **Klinisches Beispiel:** Eine 51-jährige Küchenhilfe wurde vom Urologen, bei dem sie wegen einer Incontinentia urinae mit rezidivierenden Harnwegsinfekten in Behandlung ist, zur neurologischen Untersuchung überwiesen. Als Kind sei sie Bettnässer gewesen und seit dem 15. Lebensjahr auch tagsüber inkontinent. Damals habe sich eine Schwäche des rechten Beines eingestellt, eine Fistel über dem Kreuzbein sei spontan verheilt. Bei der neurologischen Untersuchung fanden sich neben einer Hohlfußdeformität beiderseits atrophische Paresen der rechten Unterschenkelmuskulatur bei fehlendem ASR. Ästhesie und Pallästhesie waren rechtsbetont herabgesetzt. Die Röntgenaufnahme der LWS zeigte einen offenen Sakralkanal; das lumbale CT darüber hinaus ein Lipom (Abb. B-**1.9**).

Syringomyelie

Syringomyelie

▶ **Definition**

▶ **Definition:** Zentrale Höhlenbildung im Rückenmark („Syrinx"), die sich meist über mehrere Segmente, z.T. auch bis in die Medulla oblongata (Syringobulbie) erstreckt. Man unterscheidet eine primäre Erweiterung des Zentralkanals (Hydromyelie), die auf eine embryonale Fehlbildung zurückgeht, von einer Höhlenbildung, die sich auch nach spinaler Arachnoiditis, Trauma und Tumoren entwickelt.

Epidemiologie: Die Inzidenz liegt bei 0,5/100 000 (Abb. B-**1.1**, S. 160), die Prävalenz bei 6 bis 9/100 000 Einwohner; sie ist jedoch regional unterschiedlich. Familiäres Vorkommen wird beobachtet. Das Verhältnis von Männern zu Frauen beträgt 2: 1.

Epidemiologie: Die Prävalenz der Syringomyelie liegt bei 6–9/100 000 Einwohner (Abb. B-**1.1**, S. 160).

Symptomatologie: Die Symptome entwickeln sich langsam progredient im 20. bis 40. Lebensjahr, oft zunächst mit fluktuierenden radikulären **Schmerzen** der Schulter-Arm-Region. Später oder auch gleichzeitig kommt es zu einer **Schmerzunempfindlichkeit**, sodass die Patienten sich unbemerkt verletzen und verbrennen (Anaesthesia dolorosa). Besonders bei Syringobulbie treten die Symptome auch akut, entweder spontan oder nach Husten oder Niesen auf. Seltener sind drop attacks (Sturzanfälle) die ersten Symptome.

Symptomatologie: Die charakteristischen Symptome wie **Schmerzen** im Schulter-Arm-Bereich oder Verletzungen bei **Schmerzunempfindlichkeit** beginnen im 20.–40. Lebensjahr.

Ätiopathogenese: Die häufigste Form ist die **Hydromyelie**, d. h. eine Erweiterung des Zentralkanals, der normalerweise obliteriert. Als Ursache wird ein fehlender Liquorabfluss aufgrund der verspäteten Öffnung der Foramina des IV. Ventrikels und der ungenügenden Ausbildung des Subarachnoidalraums angenommen (6.–8. Embryonalwoche).

Ätiopathogenese: Die häufigste Form der Syringomyelie ist die Erweiterung des Zentralkanals (Hydromyelie), die mit dem IV. Ventrikel kommuniziert.

Diese kommunizierende Höhlenbildung ist häufig mit einem Hydrozephalus und anderen Fehlbildungen, z. B. einer basilären Impression, einem Tiefstand der Kleinhirntonsillen bei Chiari-Malformation (S. 179) oder einer Spina bifida kombiniert. Wenn die Höhle mit dem IV. Ventrikel kommuniziert, findet sich Liquor als Zysteninhalt; andernfalls ist die Syrinx mit einer xanthochromen, eiweißreichen Flüssigkeit ausgefüllt.

Weitere Fehlbildungen, vor allem am kraniozervikalen Übergang, sind häufig assoziiert.

Die häufigste Höhenlokalisation ist das **Zervikal-** und obere **Thorakalmark**. Die Syrinx erstreckt sich über 5 bis 10 Segmente gelegentlich bis in die Medulla oblongata (Syringobulbie) oder sogar bis in das Mittelhirn. Längen- und Breitenausdehnung der Syrinx korrelieren miteinander und nehmen kontinuierlich zu. Druckschwankungen im venösen System (Bauchpresse) setzen sich auf den Liquor und damit den Zysteninhalt fort. Durch die **intramedulläre Druckerhöhung** sind zunächst die um den Zentralkanal gelegenen Fasern zum Tractus spinothalamicus lateralis betroffen (vgl. Abb. A-**2.39**, S. 73). Die Ausdehnung der Syrinx lässt jedoch nicht auf Art und Schwere der neurologischen Ausfälle schließen. Durch Aufbrechen des Ependyms dringt die Flüssigkeit in das Parenchym ein und bildet eine exzentrische Höhle in der **grauen Substanz**, die bis an die Hinterstränge und die Pyramidenbahn reichen kann. Häufig ist sie von einem Ödem, gelegentlich auch von kleinen Blutungen umgeben; im Verlauf wird das Rückenmark durch zusätzliche ischämische Schädigung atrophisch. Nicht selten findet sich eine **Gliawucherung**, die zur Septierung der Höhle führt oder sie weitgehend ausfüllt (Gliastift).

Die häufigste Lokalisation ist das **Zervikal-** und obere **Thorakalmark**, gelegentlich erstreckt sich die Syrinx bis in die Medulla oblongata (Syringobulbie). Häufig findet sich die Syrinx auch exzentrisch in der grauen Substanz, besonders den Hinterhörnern. Sie kann mit gliösem Gewebe ausgekleidet sein (Gliastift).

Diagnostik: Ein- oder beidseitig, zunächst meist an der Ulnarseite von Hand und Unterarm, lässt sich eine **dissoziierte Empfindungsstörung** nachweisen (S. 74). In fortgeschrittenen Fällen breitet sie sich segmental bis in die oberen Zervikalsegmente und einseitig oder querschnittförmig von proximal nach distal aus (vgl. zentromedulläres Syndrom, S. 120). Ist das Hinterhorn in die Höhlenbildung einbezogen, betrifft die Sensibilitätsstörung alle Qualitäten (vgl. S. 72). Fast ebenso häufig finden sich durch Mitbeteiligung der Vorderhörner schlaff **atrophische Paresen** mit Faszikulationen und Areflexie, ebenfalls zunächst an Hand und Unterarm. Seltener ist eine spastische Paraparese der Beine mit Fußdeformität durch Läsion der Pyramidenbahn (vgl. Abb. B-**1.10**). Eine **Kyphoskoliose**, die sich bei der Hälfte der Patienten entwickelt, geht den neurologischen Symptomen oft um Jahre voraus und fällt gelegentlich bereits im Schulalter auf (vgl. Abb. B-**1.11 a**).

Diagnostik: Charakteristisch ist eine segmentale **dissoziierte Empfindungsstörung** (S. 74). Hinzu kommen häufig schlaff **atrophische Paresen** an den oberen Extremitäten (vgl. Abb. B-**1.10**). Auffällig ist eine **Kyphoskoliose** (vgl. Abb. B-**1.11 a**).

In der Hälfte der Fälle finden sich gleichzeitig, seltener isoliert, Symptome einer **Syringobulbie**. Meist ist ein Nystagmus nachweisbar, fast ebenso häufig eine dissoziierte Sensibilitätsstörung im Gesicht (Zwiebelschalenmuster, s. Abb. A-**2.14**, S. 38), gelegentlich mit Tic douloureux (S. 506). Auffällig sind eine Dysphagie und Dysarthrophonie bei fehlendem Würgreflex. Neben der motorischen Atemstörung durch Lähmung der Kehlkopf- und Atemhilfsmuskulatur

Bei **Syringobulbie** sind die kaudalen Hirnnerven beteiligt, besonders der N. hypoglossus (Zungenatrophie, vgl. Abb. B-**1.116**, S. 49).

B-1.10

B-1.10 Häufigkeitsverteilung der Befunde bei 31 Patienten mit computer- oder kernspintomographisch nachgewiesener Syringomyelie

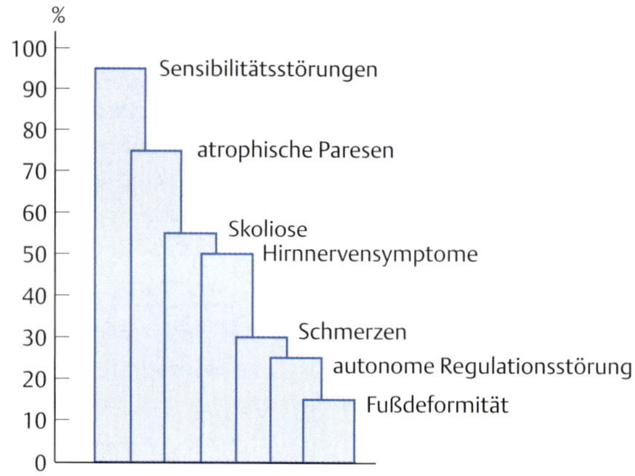

B-1.11

B-1.11 Kyphoskoliose und Zungenatrophie bei Syringomyelie
(vgl. klinisches Beispiel)

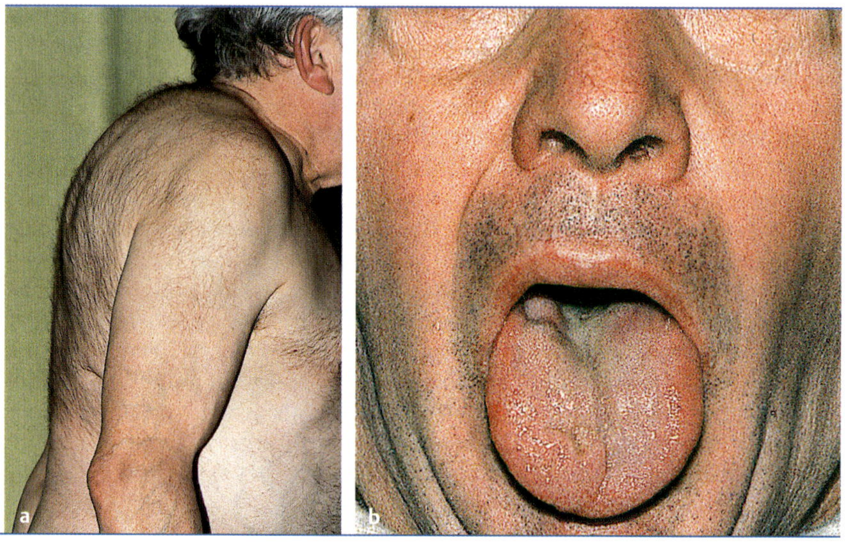

Neben trophischen Störungen, die zu Ulzerationen, Mutilationen und Arthropathien führen, kommt es auch zu autonomen Regulationsstörungen, wie z. B. einem **Horner-Syndrom.**

kann es auch zu einer zentralen Respirationsstörung kommen. Häufig findet sich eine ein- oder beidseitige Zungenatrophie (Abb. B-**1.11 b**, S. 174).
Typisch sind **trophische Ulzera**, schlecht heilende Wunden und schwere Arthropathien besonders an den oberen Extremitäten, die zu spontanen Mutilationen führen. Autonome Regulationsstörungen infolge Schädigung des Nucleus intermedius am zerviko-thorakalen Übergang finden sich als akrodistale Zyanose, Hypothermie, Hypo- und Anhidrose. Ein häufig nachweisbares **Horner-Syndrom** kann innerhalb von Tagen oder Wochen aufgrund der Flüssigkeitsbewegung innerhalb der Syrinx die Seite wechseln.

Methode der Wahl in der Diagnostik der Syringomyelie ist die **Kernspintomographie**. Sie gibt die Ausdehnung und Lage der Höhlenbildung exakt wieder und lässt begleitende Fehlbildungen erkennen (Abb. B-**1.12**).

Röntgenaufnahmen der Wirbelsäule ergeben neben einer Kyphoskoliose in der Hälfte der Fälle einen erweiterten Spinalkanal. Methode der Wahl in der Diagnostik der Syringomyelie ist die **Kernspintomographie**. Längen- und Breitenausdehnung der Höhlenbildung werden exakt wiedergegeben (Abb. B-**1.12**). Eine wechselnde Signalintensität der Syrinx in T2-gewichteten Aufnahmen wird als Ausdruck der Liquorpulsationen verstanden, die vorwiegend bei kommunizierender Syringomyelie vorkommen. Der kraniozervikale Übergang und der Kopf sollten kernspintomographisch immer mit untersucht werden, um begleitende

B-1.12 **Syringomyelie**

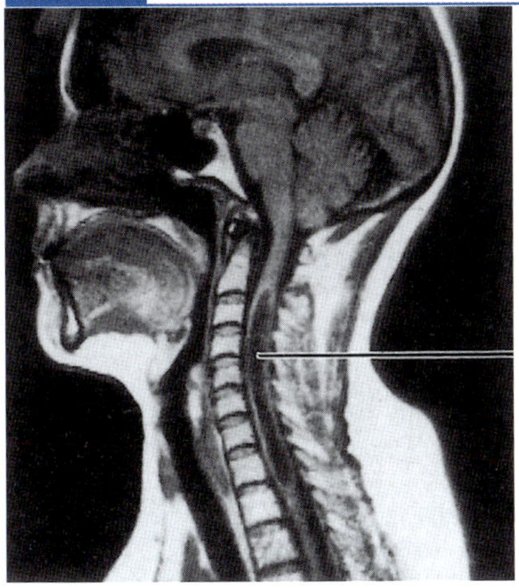

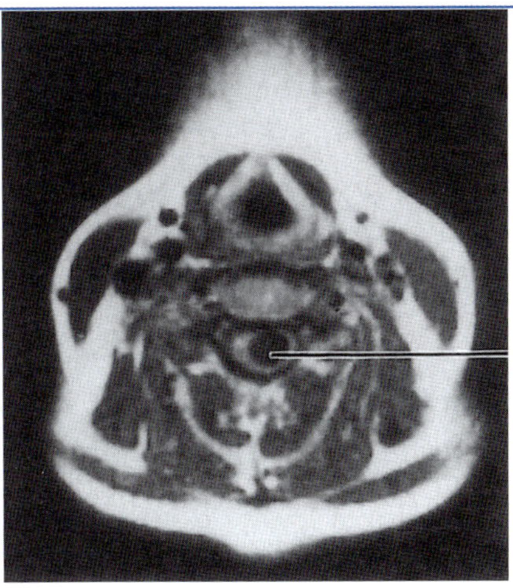

Kernspintomogramm des Zervikalmarks und kraniozervikalen Übergangs.
a In der sagittalen medianen Schicht stellt sich eine ausgeprägte Höhlenbildung des Halsmarks dar. Darüber hinaus ist ein Tiefstand der Kleinhirntonsillen zu erkennen (Chiari-Malformation Typ I, vgl. Abb. B-**1.15**, S. 180).
b In der transversalen Schicht zeigt sich die Höhlenbildung leicht exzentrisch im Halsmark.

Fehlbildungen wie Hydrozephalus (S. 108) und Chiari-Malformation (S. 179) zu erfassen, die hinsichtlich der Operationsindikation wesentlich sind.

Differenzialdiagnose: Als Ursache einer **sekundären Höhlenbildung** kommen traumatische und vaskuläre Rückenmarkerkrankungen, eine spinale Arachnoiditis und intramedulläre Tumoren infrage.

Differenzialdiagnose: Neben der primären Syringo(hydro)myelie als dysrhaphischer Störung des Rückenmarks unterscheidet man eine **sekundäre Höhlenbildung** als Folge von traumatischen oder vaskulären Rückenmarkerkrankungen. Wie auch nach spinaler Arachnoiditis (S. 429) mit Liquorzirkulationsstörung besteht dann i.d.R. keine Verbindung zum vierten Ventrikel oder Zentralkanal. Intramedulläre Tumoren, am häufigsten Ependymome und Astrozytome, bilden gelegentlich eine degenerative zystische Höhle. Der Tumor lässt sich im Kernspintomogramm nach Kontrastmittelgabe abgrenzen (vgl. Abb. A-**3.30 b**, S. 149).

Differenzialdiagnostisch kommen **radikuläre Syndrome** bei degenerativen Wirbelsäulenveränderungen und neben der amyotrophischen Lateralsklerose (ALS) mit rein motorischen Ausfällen die multiple Sklerose in Betracht. In jedem Fall muss ein intramedullärer **Tumor** ausgeschlossen werden (vgl. Tab. A-**2.27**, S. 119).

Die Differenzialdiagnose umfasst die **radikulären Syndrome**, vor allem den zervikalen Bandscheibenprolaps und die zervikale Myelopathie. Die amyotrophische Lateralsklerose (ALS), die ebenfalls häufig bulbäre Symptome aufweist, zeigt keine Sensibilitätsstörungen. Die multiple Sklerose geht sowohl mit sensiblen als auch motorischen Symptomen, Nystagmus und bulbären Symptomen, aber selten mit trophischen Veränderungen einher. Ein intramedullärer **Tumor** und ein A.-spinalis-anterior-Syndrom setzen demgegenüber mit einer dissoziierten Empfindungsstörung ein und lassen sich nur im MRT sicher abgrenzen (vgl. Tab. A-**2.27**, S. 119).

Therapie: Als operative Verfahren kommen eine Shunt-Ableitung der Syrinx, bei begleitender Chiari-I-Malformation eine Foramen-magnum-Dekompression in Betracht.

Therapie: Nur bei raschem Fortschreiten der Symptomatik kommt eine operative Entlastung der Syrinx in Betracht. Über einen mikrochirurgischen Zugang wird ein syringoarachnoidaler oder syringoperitonealer Shunt gelegt. Besteht ein Tonsillentiefstand (Chiari-I-Malformation), kann die Progredienz durch eine Dekompression mit Erweiterung des Foramen magnum aufgehalten werden (S. 180).

Krankengymnastische Behandlung und Schmerztherapie sind oft über Jahre erforderlich.

In jedem Fall ist eine **krankengymnastische Behandlung** erforderlich. Der Patient muss lernen, Verletzungen zu vermeiden. Zur symptomatischen Schmerztherapie werden Gabapentin, Carbamazepin oder Amitriptylin eingesetzt. Bei den schmerzhaft progredienten Deformitäten ist oft eine begleitende Psychotherapie wichtig.

Verlauf: Meist liegt ein langsam progredienter Verlauf vor. Die Operation kann ein Fortschreiten der Symptomatik aufhalten.

Verlauf: Die unbehandelte Syringomyelie verläuft in 35 bis 50% der Fälle langsam progredient oder kommt zum Stillstand. Auch schubförmige Verläufe werden beobachtet. Die Operation kann die weitere Progredienz aufhalten; bereits bestehende Sensibilitätsstörungen und Paresen bleiben jedoch unverändert. Unabhängig von der Art der chirurgischen Behandlung schreitet die Symptomatik in 25% der Fälle fort.

▶ **Klinisches Beispiel**

▶ **Klinisches Beispiel:** Der 63-jährige ehemalige Bäckermeister wurde nach einer Synkope stationär eingewiesen. Schon als junger Mann habe er sich Brandverletzungen zugezogen, als er Kuchenbleche aus dem Ofen zog. In letzter Zeit sei er heiser geworden. Auffällig war eine Kyphoskoliose der HWS/BWS (vgl. Abb. B-**1.11** a). Die Untersuchung ergab einen abgeschwächten Würgreflex und eine atrophische Parese der rechten Zungenhälfte (vgl. Abb. A-**2.17**, S. 49). Neben einem Horner-Syndrom fiel eine dissoziierte Empfindungsstörung in den Segmenten C 3 bis Th 1 rechts auf. Die Eigenreflexe waren an den unteren Extremitäten gesteigert. Die Röntgenaufnahmen zeigten eine Hyperlordosierung der HWS und S-förmige Drehskoliose der BWS mit deutlicher Kyphosierung. Nachdem bereits aufgrund früherer myelographischer Untersuchungen der Verdacht auf eine Syringomyelie mit Syringobulbie geäußert worden war, konnte die Diagnose kernspintomographisch durch den Nachweis einer bis auf Höhe von BWK 5 reichenden Syrinx bestätigt werden.

1.1.5 Fehlbildungen des kraniozervikalen Übergangs und des Kleinhirns

1.1.5 Fehlbildungen des kraniozervikalen Übergangs und des Kleinhirns

▶ **Definition**

▶ **Definition:** Fehlbildungen des kraniozervikalen Übergangs und des Kleinhirns rufen sekundäre zerebrale bzw. medulläre und zerebellare Symptome hervor. Am häufigsten sind die basiläre Impression und das Klippel-Feil-Syndrom, die auch kombiniert oder mit anderen Fehlbildungen vorkommen. Fehlbildungen des Kleinhirns wie die Chiari-Malformation und die Dandy-Walker-Malformation werden häufig mit einem Hydrozephalus manifest.

Basiläre Impression

Basiläre Impression

▶ **Synonym**

▶ **Synonym:** Basiläre Invagination.

▶ **Definition**

▶ **Definition:** Fehlbildung des Os occipitale mit Kranialverlagerung des Dens epistrophei (axis). Häufig ist die Kombination mit weiteren knöchernen, aber auch dysrhaphischen Fehlbildungen.

Symptomatologie: Im Vordergrund stehen Kopf-Nackenschmerzen und eine progrediente Gangstörung. Paroxysmal treten Schwindel, Nausea und Vomitus auf. Häufig ist die Fehlbildung jedoch asymptomatisch.

Symptomatologie: Die Patienten klagen über ein- oder beidseitige okzipitale und zervikale Schmerzen, die gelegentlich durch Kopfwendung und Husten provoziert und aggraviert werden. Langsam progredient, meist in der 4.–5. Lebensdekade, entwickeln sich eine Gangstörung, nicht selten auch eine Blasenentleerungsstörung und Kribbelparästhesien. Gelegentlich entwickeln sich Dysarthrie und Dysphagie. Anfallsartig kommt es zu Schwindel, Nausea und Vomitus, selten zu Diplopie oder Synkopen. Der relativ kurze Hals wird etwas schief gehalten, z.T. auch in kontrakter Stellung als Tortikollis, der schon angeboren sein kann. Bei mehr als der Hälfte der Betroffenen bleibt die Fehlbildung jedoch asymptomatisch.

Ätiopathogenese: Man unterscheidet eine okzipitale Dysplasie als kongenitale Fehlbildung von erworbenen Veränderungen am kraniozervikalen Übergang. Es kommt zur Verlagerung des Dens in das Foramen magnum und mechanischer Irritation der Medulla oblongata.

Ätiopathogenese: Man unterscheidet eine kongenitale Form der basilären Impression bei primärer **okzipitaler Dysplasie**, die auch bei Achondroplasie und Trisomie 21 vorkommt, von einer erworbenen Form, die sich durch Erkrankungen des Knochens sekundär ausbildet (z.B. bei Morbus Paget, Osteogenesis imperfecta, Osteomalazie und Rachitis). Der Boden der hinteren Schädelgrube ist zum Foramen magnum hin angehoben, wodurch es in seinem Durchmesser verkleinert und der Dens in das Hinterhauptloch hinein verlagert wird. Dadurch kommt es zur mechanischen Irritation der Medulla oblongata, oft ist die gesamte Schädelbasis abgeflacht (Platybasie).

Diagnostik: Die Beweglichkeit des Kopfes ist eingeschränkt, gelegentlich besteht eine Hypalgesie oder Hyperalgesie am Hinterkopf. **Hirnstamm-Symptome** sind wechselnd nachweisbar, so z. B. Nystagmus und Diplopie. Lähmungen kaudaler Hirnnerven, besonders eine Gaumensegel- und Zungenparese oder Akzessoriusparese, finden sich zusammen mit einer spinalen Ataxie oder spastischen Gangstörung, die gelegentlich in eine sensomotorische spastische Tetraparese übergeht. Selten schreitet die Kompression des Hirnstamms im Foramen magnum bis zur Entwicklung von Hirndrucksymptomen fort (S. 106).

Diagnostik: Neben einer Bewegungseinschränkung des Kopfes fallen Nystagmus und Paresen der kaudalen Hirnnerven und eine spinale Ataxie oder eine spastische Gangstörung auf.

Im sagittalen Strahlengang der **Röntgenaufnahme des Schädels** stellen sich die Pyramiden nach medial ansteigend dar. Zusätzliche Schichtaufnahmen erleichtern die Beurteilung der Lage des Dens zum Foramen magnum sowie einer Abflachung der Schädelbasis (Abb. B-**1.13a – c**). **Kernspintomographisch** gelingt darüber hinaus die direkte Darstellung der Verlagerung und Kompression des Hirnstamms und die Abgrenzung begleitender Anomalien des kraniozervikalen Übergangs.

Mithilfe der **Röntgenometrie** der Schädelbasis wird die Lage des Dens zum Foramen magnum beurteilt (Abb. B-**1.13a – c**). **Kernspintomographisch** stellen sich Verlagerung und Kompression des Hirnstamms direkt dar.

Differenzialdiagnose: Bulbäre Symptome sind häufiger bei der multiplen Sklerose, Syringobulbie und amyotrophen Lateralsklerose. Herrschen Kopfschmerzen vor, muss ein hoher Halsmarktumor, bei überwiegend zerebellaren Symptomen ein Kleinhirntumor ausgeschlossen werden, vor allem, wenn sich langsam progredient Hirndruckzeichen einstellen.

Differenzialdiagnose: Bei bulbärer Symptomatik kommen differenzialdiagnostisch eine multiple Sklerose, ein hoher Halsmarktumor oder ein Kleinhirntumor in Betracht.

B-1.13 Röntgenometrische Methoden zum Nachweis von Fehlbildungen am kraniozervikalen Übergang

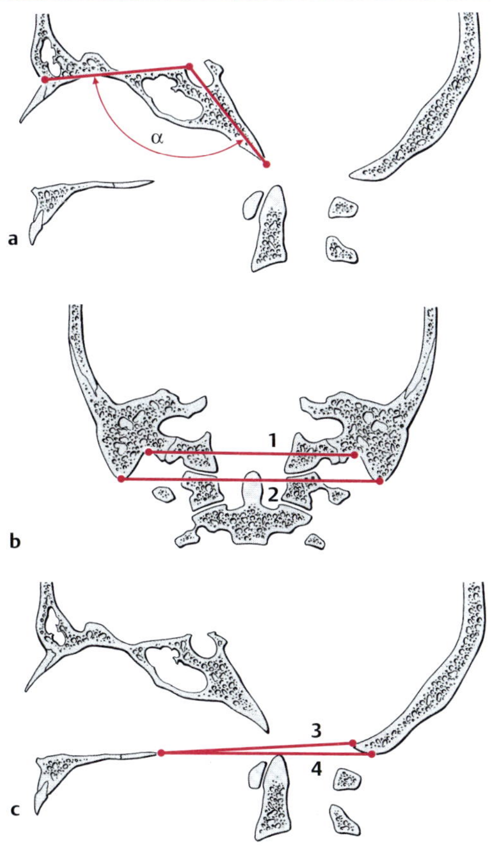

a Der Winkel zwischen Nasenwurzel und Vorderrand des Foramen occipitale magnum mit Scheitel am Tuberculum sellae beträgt 120 – 145°. Er ist bei Platybasie abgeflacht.

b Der Dens überragt normalerweise nicht die Verbindungslinie zwischen den Incisurae mastoideae (Biventer-Linie), die Verbindungslinie zwischen den Mastoid-Spitzen (Bimastoid-Linie) nur um maximal 10 mm. Bei basilärer Impression besteht ein Denshochstand von 2 – 3 cm.

c Der Dens überragt die Verbindungslinie zwischen dem harten Gaumen und der hinteren Begrenzung des Foramen occipitale magnum (Chamberlain-Linie) um nicht mehr als 5 mm und die Linie zum tiefsten Punkt der Okzipitalschuppe (McGregor-Linie) um nicht mehr als 7 mm. Bei basilärer Impression steht der Dens höher.

α Basiswinkel
1 Biventerlinie
2 Bimastoidlinie
3 Chamberlain-Linie (Palatookzipital-Linie)
4 McGregor-Linie (Basal-Linie)

Therapie: Die Behandlung ist konservativ. Nur bei Hirnstammkompression ist eine Teilresektion des Os occipitale indiziert.

Therapie: Meist bringen physikalische Maßnahmen Erleichterung. Nur selten ist ein operativer Eingriff erforderlich: Zur Dekompression der Medulla oblongata und Wiederherstellung der Liquorpassage wird das Foramen magnum durch Resektion von Teilen des Os occipitale erweitert, eventuell ist zusätzlich ein Shunt anzulegen (S. 182).

Verlauf: Die Prognose hängt von assoziierten Fehlbildungen ab.

Verlauf: Verlauf und Prognose sind wesentlich von assoziierten Fehlbildungen abhängig. Nicht selten findet sich auch ein Tiefstand der Kleinhirntonsillen mit frühzeitiger Liquorzirkulationsstörung und Hydrozephalus oder eine Syringomyelie (S. 172). Drei Viertel der Patienten mit reiner basilärer Impression zeigen einen günstigen Spontanverlauf.

Klippel-Feil-Syndrom

Klippel-Feil-Syndrom

▶ **Definition**

▶ **Definition:** M. Klippel und A. Feil (1912) vervollständigten die Beschreibung des Syndroms, die erstmals durch J. Hutchinson (1893) erfolgte. Es handelt sich um eine familiär gehäuft vorkommende zervikale Blockwirbelbildung.

Symptomatologie: Der Hals ist verkürzt, gleichzeitig bestehen oft **Tortikollis** und **Schulterhochstand**.

Symptomatologie: Der Hals ist deutlich verkürzt, so dass der Kopf zwischen den Schultern zu sitzen scheint. Oft bestehen **Tortikollis**, eine tiefe Nackenhaargrenze und **Schulterhochstand**. Die Patienten leiden unter Kopfschmerzen, gelegentlich radikulären Parästhesien und Schmerzen der oberen Extremitäten.

Ätiopathogenese: Die segmetanle Differenzierung zervikaler Wirbelkörper während der Embryogenese bleibt aus.

Ätiopathogenese: Die segmentale Differenzierung von meist 2 bis 3 Wirbeln während der Embryogenese bleibt aus. Ob primär eine neuronale Entwicklungsstörung mit fehlender Induktion für die Differenzierung der Wirbelsäule vorliegt, ist nicht eindeutig geklärt. Gelegentlich liegt jedoch gleichzeitig eine Spina bifida oder Syringomyelie vor. Zusätzlich können weitere Fehlbildungen bestehen: Atlasassimilation, Gaumenspalte, Aplasie des M. sternocleidomastoideus, Syndaktylie, Kyphoskoliose oder Agenesie des äußeren Gehörgangs mit Taubheit.

Diagnostik: Bei der Untersuchung ist die Beweglichkeit der HWS eingeschränkt. Es

Diagnostik: Die Beweglichkeit der Halswirbelsäule ist eingeschränkt. Oft lassen sich radikuläre Sensibilitätsstörungen nachweisen. Medulläre Symptome, die

B-1.14

B-1.14 Klippel-Feil-Syndrom

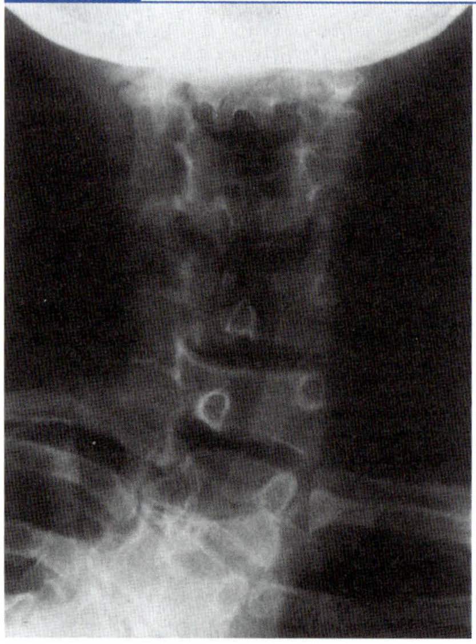

a Röntgenaufnahme der HWS einer 32-jährigen Patientin: In der a.p.-Aufnahme fällt eine Skoliose der HWS und ein fehlender Wirbelbogenschluß der oberen Halswirbelkörper auf.

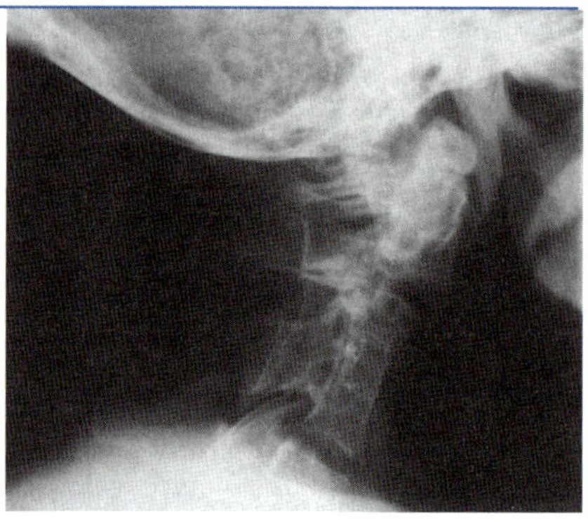

b Im seitlichen Strahlengang sieht man eine Blockwirbelbildung.

auch die unteren Extremitäten betreffen, weisen auf eine Rückenmarkkompression hin, die bis zur spastischen Tetraparese fortschreiten kann. In der Röntgenaufnahme der HWS werden die Wirbelfehlbildungen als **Halb-**, **Block-** oder **Keilwirbel** nachgewiesen (Abb. B-**1.14**). Nicht selten finden sich zusätzlich Anomalien des kraniozervikalen Übergangs und Halsrippen. Um zerebrale oder zerebellare Anomalien nicht zu übersehen, sollte bei Nachweis von Blockwirbeln auch eine Kernspintomographie des Kopfes und Halsmarks durchgeführt werden.

finden sich radikuläre, seltener medulläre Symptome. Röntgenologisch stellen sich **Halb-**, **Block-** oder **Keilwirbel** dar (Abb. B-**1.14**).

Differenzialdiagnose: Bei radikulären und medullären Symptomen muss immer ein spinaler Tumor, vor allem ein Neurinom, radiologisch ausgeschlossen werden.

Differenzialdiagnose: Ein spinaler Tumor muss ausgeschlossen werden.

Therapie: Durch Resektion der oberen Rippen (oder Halsrippen) kann die Beweglichkeit des Halses verbessert werden. Meist reichen jedoch physikalische Maßnahmen aus.

Therapie: Meist reichen physikalische Maßnahmen aus.

Verlauf: Aufgrund degenerativer Veränderungen der Wirbelsäule nehmen die Symptome im höheren Lebensalter zu.

Verlauf: Der Verlauf ist langsam progredient.

Chiari-Malformation

Chiari-Malformation

▶ **Definition:** Die von H. Chiari (1891) beschriebene Malformation des Kleinhirns mit Verlagerung der Kleinhirntonsillen und Medulla oblongata nach kaudal bei kleiner und flacher hinterer Schädelgrube wird in drei Schweregrade (Chiari I–III) eingeteilt je nach assoziierter Fehlbildung des Myelon.

◀ **Definition**

Epidemiologie: Als häufigste Kleinhirnfehlbildung kommt das Chiari- Syndrom mit einer Inzidenz von 1/25 000 Geburten vor (Abb. B-**1.1**, S. 160). Kombiniert mit Spina bifida und Hydrozephalus ist es doppelt so häufig.

Epidemiologie: Das Chiari-Syndrom ist die häufigste Kleinhirnfehlbildung.

Symptomatologie: Bei ausgeprägter Symptomatik (Chiari II oder III) fallen bereits beim Neugeborenen Schluckstörungen, apnoische Episoden, Stridor durch Lähmung der Kehlkopfmuskulatur, gelegentlich auch ein Opisthotonus auf. Ein **Hydrozephalus** besteht bereits bei der Geburt oder entwickelt sich in den ersten Lebensmonaten (vgl. S. 108). Bei geringerer Ausprägung (Chiari I) kommt es oft erst im Erwachsenenalter zur Bewegungseinschränkung mit Fehlhaltung des Kopfes, Nacken- und Kopfschmerzen, radikulären Schmerzen in der Schulter-Arm-Region und Schwindel.

Symptomatologie: Bei ausgeprägter Symptomatik (Chiari II oder III) kommt es zum **Hydrozephalus**. Bei geringer Ausprägung (Chiari Typ I) manifestiert sich die Störung im Erwachsenenalter mit Schulter-Arm-Schmerzen, Kopfschmerzen und Schwindel.

Ätiopathogenese: Das komplexe Fehlbildungssyndrom geht auf eine Störung der frühen Organogenese (5.–6. Embryonalwoche) zurück, sodass eine Vielzahl neuromesodermaler Fehlbildungen am kraniozervikalen Übergang und eine Verschlussstörung des hinteren Neuroporus entstehen können (vgl. Abb. B-**1.15**). Bei kleiner, flacher hinterer Schädelgrube und erweitertem Foramen magnum kommt es zur **Verlagerung von Kleinhirnanteilen** in den oberen Zervikalkanal und infolge einer Tentoriumhypoplasie oft auch zur Herniation des oberen Kleinhirnwurms nach kranial. Die prolabierten Kleinhirntonsillen liegen den kaudalen Hirnnerven und oberen Zervikalnerven fest an, sodass diese überdehnt werden. Der Liquorabfluss ist durch Aquäduktstenose und Kompression des IV. Ventrikels mit Elongation und Abknickung der Medulla oblongata behindert (vgl. Abb. B-**1.15**). Dadurch entwickelt sich bei der Chiari-Malformation (Typ II) ein **Hydrozephalus**; häufig besteht gleichzeitig eine lumbale Myelo- oder Meningozele (vgl. Abb. B-**1.8**, S. 170). Eine Enzephalozele mit Prolaps des Kleinhirns (Chiari Typ III) wird nur selten überlebt. Die mildeste Ausprägung des Syndroms (Chiari Typ I) kann mit einer Liquorzirkulationsstörung und in einem Drittel der Fälle mit einer Syringomyelie einhergehen (S. 172).

Ätiopathogenese: Das komplexe Fehlbildungssyndrom beruht auf einer Störung der frühen Organogenese (Abb. B-**1.15a**). Charakteristisch sind die **Verlagerung von Kleinhirnanteilen** in den oberen Zervikalkanal, Kaudalverlagerung der Medulla oblongata und Entwicklung eines **Hydrozephalus** (Chiari Typ II, vgl. Abb. B-**1.15b**). Auch bei milder Ausprägung des Syndroms mit Tonsillentiefstand (Chiari Typ I) ist die Liquorzirkulation meist gestört; es kann zudem eine Syringomyelie bestehen.

Diagnostik: Bei Manifestation im Jugend- oder Erwachsenenalter sind eine zerebellare Ataxie, Blickrichtungsnystagmus und/oder Downbeat-Nystagmus mit Oszillopsien (vgl. Tab. A-**2.11**, S. 47), gelegentlich auch weitere Augenbewegungsstörungen nachweisbar. Daneben finden sich Läsionen kaudaler Hirnnerven und

Diagnostik: Im Jugend- und Erwachsenenalter sind Kleinhirn- und Hirnstammsymptome neben segmentalen Paresen des Schultergürtels nachweisbar.

B-1.15 Chiari-Malformation

Einteilung der Chiari-Malformation

Chiari Typ I

Tiefstand der Kleinhirntonsillen, evtl. Kaudalverlagerung der Medulla oblongata. Häufig Kombination mit Syringomyelie.

Chiari Typ II

Herniation von Kleinhirntonsillen und -unterwurm in den Zervikalkanal, Kleinhirnhypoplasie, Kaudalverlagerung und Deformation der Medulla oblongata. Häufig Kombination mit Spina bifida.

Chiari Typ III

Okzipito-zervikale Enzephalomyelozele mit extrakranieller Verlagerung des fehlgebildeten Kleinhirns.

Veränderung am kraniozervikalen Übergang bei Chiari-II-Malformation

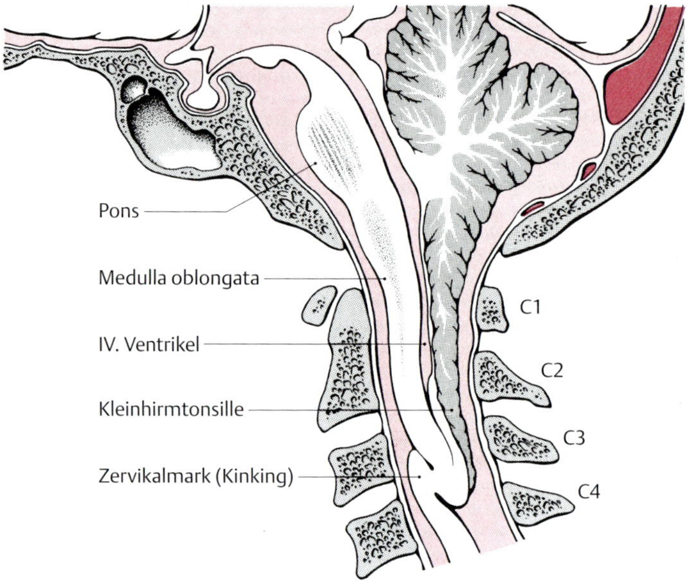

Röntgenologisch zeigt sich eine Abflachung der hinteren Schädelgrube. Im **Kernspintomogramm** kann die Kleinhirntonsillenherniation direkt dargestellt werden (Abb. B-**1.12a**).

Differenzialdiagnose: Differenzialdiagnostisch kommen neben einer multiplen Sklerose ein hoher Halsmarktumor oder ein raumfordernder Prozess der hinteren Schädelgrube in Betracht.

Therapie: Zur okzipitalen **Dekompression** wird das Foramen magnum erweitert. Bei Hydrozephalus ist die Liquorableitung über einen **Shunt** erforderlich.

Verlauf: Die Chiari-Typ-I-Fehlbildung ist häufig asymptomatisch. Bei Chiari Typ II hängt der Verlauf von begleitenden Fehlbildungen und der Behandlung des Hydrozephalus ab.

radikuläre Syndrome mit sensomotorischen Paresen des Schultergürtels. Im späteren Lebensalter können Symptome einer Syringomyelie bzw. -bulbie hinzutreten sowie ein Schlaf-Apnoe-Syndrom.

Die Röntgenaufnahmen des Schädels zeigen bei der Chiari-II-Malformation eine Abflachung der hinteren Schädelgrube, ein erweitertes Foramen magnum und eine konkave Verformung der Pyramiden. Methode der Wahl zum Nachweis der Kleinhirntonsillenherniation in den Zervikalkanal sowie weiterer assoziierter Fehlbildungen, insbesondere einer Hydromyelie, ist die **Kernspintomographie** (Abb. B-**1.12a**). Neben dem Kopf sollte immer auch das gesamte Myelon kernspintomographisch dargestellt werden.

Differenzialdiagnose: Bei der Kombination von spinalen Symptomen mit einem Hirnstamm- und Kleinhirnsyndrom im Jugendlichen- und frühen Erwachsenenalter ist auch an eine multiple Sklerose zu denken. Ferner ist ein hoher Halsmarktumor (S. 357) oder raumfordernder Prozess der hinteren Schädelgrube neuroradiologisch auszuschließen.

Therapie: Bei Chiari Typ I sind die Kleinhirn- und Hirnstammsymptome nach operativer **Dekompression** durch Teilresektion der Okzipitalschuppe und Erweiterung des Foramen magnum in 80% der Fälle reversibel. Die volle Syndromausprägung mit Hydrozephalus (Chiari Typ II) erfordert zusätzlich die lebenslange Liquorableitung über einen **Shunt** (S. 182).

Verlauf: Die Typ-I-Malformation verläuft häufig asymptomatisch oder manifestiert sich erst im Erwachsenenalter. Die Prognose ist, auch nach Operation, günstig. Der Verlauf bei Chiari Typ II ist von weiteren Fehlbildungen und Komplikationen der Shuntbehandlung des Hydrozephalus abhängig; eine Shunt-Dysfunktion kann akut zur Hirnstammeinklemmung mit Atemstillstand führen. Reicht die Verlagerung der Tonsillen bis zum C2-Segment, ist das Risiko einer Progredienz trotz subokzipitaler Dekompression hoch.

Dandy-Walker-Malformation

► **Definition:** Das nach W. E. Dandy (1914) und A. E. Walker (1942) benannte Syndrom ist durch eine zystische Erweiterung des vierten Ventrikels, Dysgenesie des Kleinhirnwurms, erweiterte hintere Schädelgrube mit Tentorium-Hochstand und Atresie der Foramina Magendii charakterisiert.

Epidemiologie: Die Inzidenz wird auf ca. 3/100000 Geburten geschätzt (Abb. B-**1.1**, S. 160). Die Erkrankung wird meist im ersten Lebensjahr, selten erst im Erwachsenenalter diagnostiziert.

Symptomatologie: Auffälligstes Symptom in 90% der Fälle ist eine okzipital betonte Vergrößerung des Schädels aufgrund eines **Hydrozephalus**, der in den ersten drei Lebensmonaten zunimmt. Nicht immer bestehen gleichzeitig Hirndruckzeichen (S. 106). Häufig kommt es zur mentalen Retardierung. Gelegentlich treten epileptische Anfälle auf. Zusätzlich werden faziale Anomalien, insbesondere Hautangiome und kardiovaskuläre Fehlbildungen beobachtet.

Ätiopathogenese: Die **Dysgenesie des Kleinhirnwurms** und in fast der Hälfte der Fälle auch des Balkens fällt ebenso wie assoziierte faziale und kardiovaskuläre Fehlbildungen in die Embryonalentwicklung.
Die hypoplastischen Kleinhirnhemisphären sind durch die **zystische Aufweitung des IV. Ventrikels** verdrängt, Tentorium und Sinus transversus sind hoch verlagert; die hintere Schädelgrube ist vergrößert. Das Foramen Magendii, nicht immer auch die Foramina Luschkae, bleiben verschlossen (vgl. auch Abb. A-**2.60**, S. 110). Fast immer kommt es zum Hydrozephalus. In 70% finden sich zusätzlich Migrationsstörungen der grauen Substanz und eine Balkena- oder -hypoplasie (S. 167).

Diagnostik: Die **Ultraschalluntersuchung** des Neugeborenen lässt die für das Dandy-Walker-Syndrom charakteristische Erweiterung des vierten Ventrikels erkennen. Nur ein Teil der Kinder weist eine Hypotonie der Muskulatur auf. Auch bei langsamer Progredienz des Hydrozephalus und später Manifestation entwickeln nur ca. 15% der Patienten zerebellare Symptome wie Ataxie und Nystagmus. Röntgenologisch stellt sich die hintere Schädelgrube vergrößert, eventuell mit einer Ausdünnung der Okzipitalschuppe dar. Im **Computertomogramm** zeigt sich anstelle des vierten Ventrikels eine große Zyste. Die übrigen Ventrikel sind hydrozephal erweitert (Abb. B-**1.16a**). In der sagittalen Ebene des

Dandy-Walker-Malformation

◄ **Definition**

Epidemiologie: Die Inzidenz liegt bei 3/100000 Geburten (Abb. B-**1.1**, S. 160).

Symptomatologie: Fast 90% der Kinder mit Dandy-Walker-Malformation entwickeln in den ersten drei Lebensmonaten einen **Hydrozephalus**.

Ätiopathogenese: Charakteristisch ist die **Dysgenesie des Kleinhirnwurms**.

Man beobachtet eine **Erweiterung des IV. Ventrikels** und Vergrößerung der hinteren Schädelgrube mit Hochverlagerung des Tentoriums. Meist entwickelt sich ein Hydrozephalus. In 70% liegen zusätzlich Migrationsstörungen oder eine Balkenhypoplasie vor.

Diagnostik: Beim Neugeborenen ist die Ultraschalluntersuchung richtungsweisend. Die Diagnose lässt sich computertomographisch und **kernspintomographisch** durch Darstellung des vergrößerten IV. Ventrikels und der Kleinhirndysplasie erhärten (Abb. B-**1.16a** u. **b**).

B-1.16 Dandy-Walker-Malformation

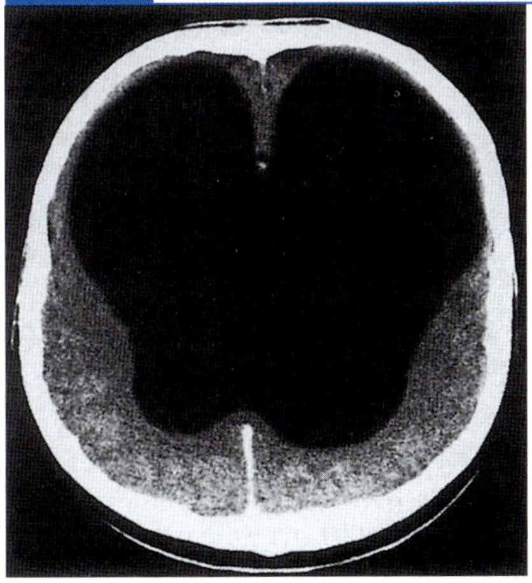

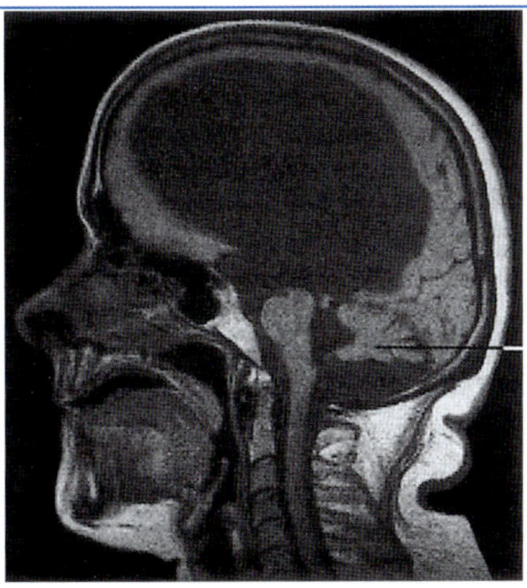

Bildgebende Diagnostik bei einer 45-jährigen Patientin mit Hydrozephalus (s. klinisches Beispiel)
a Computertomographie: Supratentoriell zeigt sich eine extreme hydrozephale Erweiterung der Seitenventrikel.

b Kernspintomographie: In der sagittalen Ebene stellt sich auch der IV. Ventrikel zystisch erweitert und mit Verbindung zur vergrößerten Cisterna cerebellomedullaris dar. Das Kleinhirn ist dysplastisch, die Vermis fehlt.

Kernspintomogramms lassen sich die Aplasie des Kleinhirnwurms, Kranialverlagerung des Tentoriums und die die hintere Schädelgrube zum Teil ausfüllende Zyste am besten darstellen (Abb. B-**1.16b**). Darüber hinaus sind begleitende zerebrale Fehlbildungen, wie Heterotopien der grauen Substanz, im MRT zu erkennen.

Differenzialdiagnose: Differenzialdiagnostisch kommt eine Arachnoidalzyste bei normalem Kleinhirn infrage.

Differenzialdiagnose: Differenzialdiagnostisch kommt eine Arachnoidalzyste mit Verlagerung des normalen vierten Ventrikels in Frage, die jedoch selten die gesamte hintere Schädelgrube ausfüllt. Der Kleinhirnwurm ist regelrecht angelegt.

Therapie: Therapie der Wahl ist die Liquorableitung über einen **Shunt**. Häufigste Komplikationen bei ventrikulo-atrialem Shunt sind Thrombosen der V. jugularis und bei ventrikulo-peritonealem Shunt Verwachsungen an der Katheterspitze.

Therapie: Therapie der Wahl ist die **Liquorableitung über einen Shunt**. Bei starker Erweiterung des IV. Ventrikels kann die Zyste direkt über einen Shunt drainiert werden. Sonst wird wie bei Hydrozephalus anderer Ursache ein Seitenventrikel über ein Bohrloch punktiert und ein Ventilkatheter subkutan vorgeschoben. Die Ableitung erfolgt entweder über die V. jugularis in den rechten Herzvorhof (ventrikulo-atrialer Shunt) oder in das Peritoneum (ventrikulo-peritonealer Shunt). Ein dem Katheter zwischengeschalteter Pumpenteil ermöglicht die transkutane Kontrolle der Shuntfunktion. Häufigste Komplikationen sind Thrombosen der V. jugularis oder peritoneale Verwachsungen an der Katheterspitze.

Verlauf: Die Letalität liegt unbehandelt bei 50%. Mehr als die Hälfte der mit einem Shunt versorgten Patienten entwickeln eine normale Intelligenz.

Verlauf: Durch Versorgung mit einem Shunt wird die Letalität von ca. 50% auf unter 25% gesenkt. Mehr als die Hälfte der mit einem Shunt versorgten Patienten entwickelt eine normale Intelligenz. Eine geistige Behinderung hängt nicht vom Grad des Hydrozephalus, sondern von begleitenden Hirnfehlbildungen ab. Die Dicke des verbleibenden Hirnmantels dient nicht als prognostisches Kriterium.

▶ **Klinisches Beispiel**

▶ **Klinisches Beispiel:** Die 45-jährige Hausfrau, die elf Jahre zuvor einen Grand-mal-Anfall erlitt, berichtete, dass sie wegen ihres zu großen Kopfes durch Zangengeburt zur Welt gekommen sei. Die frühkindliche und schulische Entwicklung sei regelrecht gewesen. Bei der neurologischen Untersuchung fielen ein großer Hirnschädel und pathologische Mitbewegungen beiderseits auf. Das EEG zeigte eine mäßige Allgemeinveränderung, das CT einen extremen Hydrocephalus internus mit Reduktion des Hirnparenchyms (Abb. B-**1.16a**). Das Kernspintomogramm bestätigte den Verdacht auf eine Dandy-Walker-Malformation (Abb. B-**1.16b**).

1.1.6 Phakomatosen

1.1.6 Phakomatosen

▶ **Synonyme**

▶ **Synonyme:** Neurokutane Syndrome, neuroektodermale Dysplasien.

▶ **Definition**

▶ **Definition:** Es handelt sich um kombinierte neuroektodermale Entwicklungsstörungen während der Embryogenese aufgrund eines genetischen Defektes. Haut (phakoma = Geburts- oder Muttermal), Augen und neurales Gewebe sind betroffen. Skelettdeformitäten, Fehlbildungstumoren (Hamartome) mit benignem, seltener malignem Wachstum (Hamartoblastome) und vaskuläre Fehlbildungen (Angiome) kommen vor. Zu den charakteristischen Tumoren der klassischen Phakomatosen siehe Tabelle B-**1.2**.

B-1.2 Die klassischen Phakomatosen und ihre typischen Tumoren

Phakomatosen		Tumoren
von Recklinghausen	Neurofibromatose	Neurofibrome
Bourneville-Pringle	tuberöse Sklerose	subependymale Riesenzell-Astrozytome
Sturge-Weber	enzephalofaziale Angiomatose	Angioma capillare et venosum
von Hippel-Lindau	Hämangioblastose	Hämangioblastom

B-1.2

Neurofibromatose

Neurofibromatose

▶ **Synonyme:** Von-Recklinghausen-Krankheit, Neurofibromatosis universalis.

◀ Synonyme

▶ **Definition:** F. von Recklinghausen (1882) beschrieb Fibrome der Haut in Beziehung zu multiplen Tumoren des Nervensystems. Bei dieser erblichen Hamartomatose unterscheidet man den von Recklinghausen beschriebenen peripheren Typ (Neurofibromatose Typ 1, NF-1) von der zentralen Form (Neurofibromatose Typ 2, NF-2) mit bilateralen Akustikusneurinomen.

◀ Definition

Epidemiologie: Die Prävalenz der Neurofibromatose Typ 1 beträgt 1/3 000 Einwohner. Während Symptome der peripheren Form schon in den ersten 5 Lebensjahren auftreten, manifestiert sich die sehr viel seltenere Neurofibromatose Typ 2 mit einer Prävalenz von 2/100 000 Einwohner erst in der 2. bis 3. Dekade.

Epidemiologie: Die periphere Form der Neurofibromatose (NF-1) ist mit einer Prävalenz von 1/3 000 wesentlich häufiger als die zentrale (NF-2).

Symptomatologie: Bei 99 % der Patienten mit **NF-1** fallen ab dem ersten Lebensjahr, oft aber erst in der späteren Kindheit, charakteristische **Café-au-lait-Flecken** auf (Abb. B-**1.17a**). Axillär oder inguinal findet sich eine sommersprossenartige Pigmentierung („Sprenkelung"). Später ist der Körper mit **knötchenartigen Verdickungen** entlang dem Verlauf peripherer Nerven übersät (Abb. B-**1.17a**). Manchmal hängt die Haut an hyperpigmentierten Stellen in großen Falten herab („Lappenelefantiasis"). Ein Teil der Patienten leidet unter Schmerzen, Sensibilitätsstörungen und peripheren Paresen. Bei 5–10 % der Patienten mit NF-1 kommt es auch zu intrakraniellen Tumoren. Bereits im Schulalter können sich Visusstörungen manifestieren; gelegentlich kommt es zu epileptischen Anfällen. Fast die Hälfte der Kinder weist Lernstörungen auf; aber nur ein kleiner Teil der Patienten ist in seiner intellektuellen Entwicklung gestört.

Die **NF-2** manifestiert sich meist um das 20. Lebensjahr mit ein- oder beiderseitiger Hypakusis. Auch spinale Kompressionssyndrome sind möglich (S. 453). Café-au-lait-Flecken und Neurofibrome sind selten und zahlenmäßig deutlich geringer als bei der NF-1.

Symptomatologie: Bei der **NF-1** finden sich neben charakteristischen **Café-au-lait-Flecken** auch **knotige Verdickungen** entlang dem Verlauf peripherer Nerven (s. Abb. B-**1.17**).

Die **NF-2** manifestiert sich im frühen Erwachsenenalter mit ein- oder beiderseitiger Hypakusis.

Ätiopathogenese: Die Neurofibromatose ist eine genetische Erkrankung mit **autosomal dominantem Erbgang**. Die Spontanmutationsrate ist hoch. Bei einer Penetranz von 100 % ist die Expressivität jedoch variabel. Peripherer und zentraler Typ stellen geno- und phänotypisch eigenständige Formen dar. Der Gendefekt bei **NF-1** ist auf dem langen Arm von **Chromosom 17** lokalisiert (17q11.2). Das Genprodukt **Neurofibromin** wird überwiegend im Gehirn und in peripheren Nerven exprimiert und ist mit den zytoplasmatischen Mikrotubuli assoziiert. Ihm kommt eine Rolle in der zellulären Tumorsuppression zu. Bei **NF-2** befindet sich das defekte Gen auf dem langen Arm von **Chromosom 22** (22q11). Dessen Genprodukt **Merlin** wird ebenfalls eine Bedeutung für die Tumorsuppression zugeschrieben.

Die **Neurofibrome** der Nervenwurzeln und peripheren Nerven wachsen infiltrierend in das Peri- und Epineurium (vgl. Abb. B-**1.17c**, S. 184). In 4 % der Fälle entarten sie zu malignen Neurofibrosarkomen. Andere maligne Tumoren, wie das Neuroblastom und der Wilms-Tumor (Nierentumor bei Kindern), auch ein Phäochromozytom, Schilddrüsenkarzinom und eine chronisch lymphatische

Ätiopathogenese: Es handelt sich um eine genetische Erkrankung mit **autosomal dominantem Erbgang**, hoher Penetranz und variabler Expressivität. Die Manifestationsformen (NF-1 und NF-2) unterscheiden sich geno- und phänotypisch. Bei beiden wird das defekte Gen den Tumor-Suppressor-Genen zugeordnet.

Die peripheren **Neurofibrome** infiltrieren den Nervenstamm und neigen zur malignen Entartung (vgl. Abb. B-**1.17c**, S. 184). Charakteristische intrakranielle Tumoren bei NF-1 sind Optikusgliom und Astrozytome, bei NF-2

B-1.17 Neurofibromatose

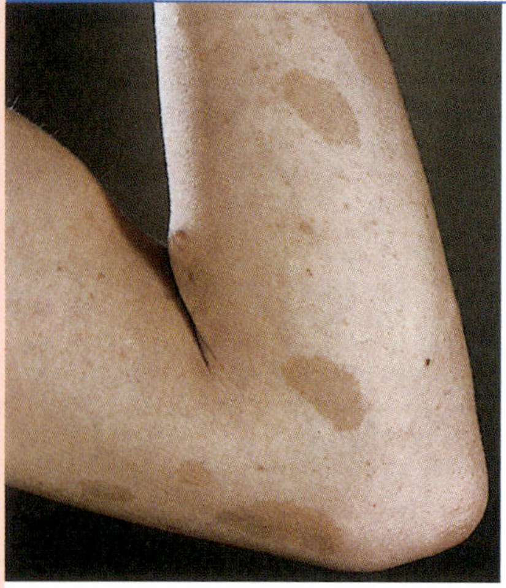

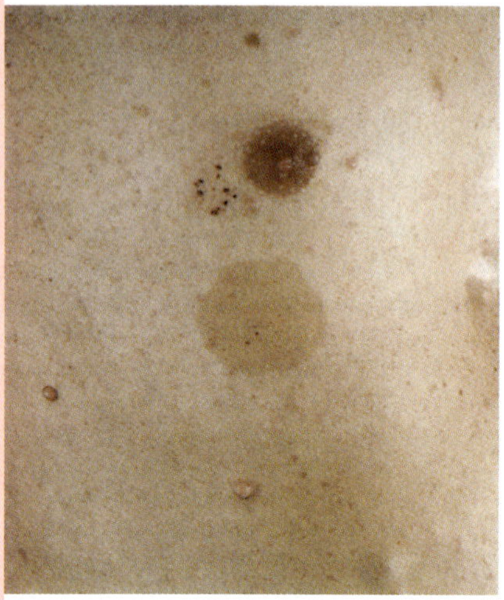

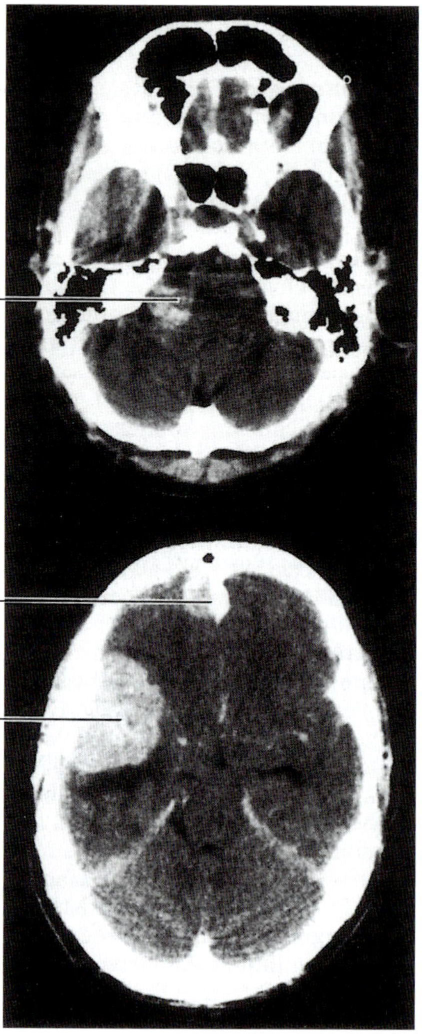

a Neurofibromatose Typ 1: Café-au-lait-Flecken (oben), „Sprenkelung" paramamillär (unten) und multiple kleine Neurofibrome am Unterarm und an der Thoraxwand.

b Neurofibromatose Typ 2: Das CT zeigt neben einem Akustikusneurinom zwei weitere Tumoren, ein Falxmeningeom und ein Konvexitätsmeningeom temporal.

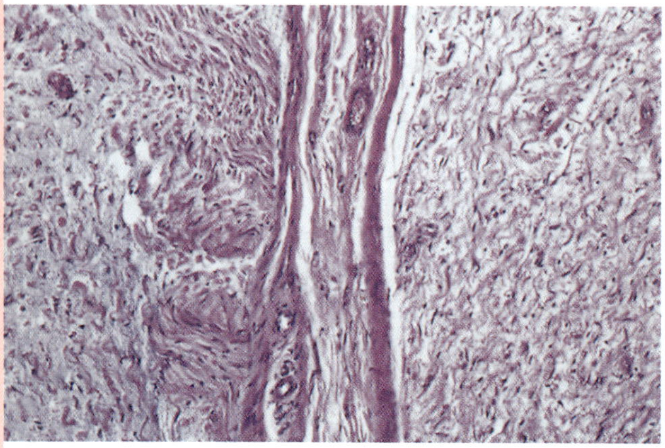

c Neurofibrom bei Neurofibromatose (HE 40:1): 23-jähriger Mann mit hühnereigroßem subkutanem Knoten an der Schulter. Links aufgespreizte Axone im myxoid aufgequollenen Endoneurium, zentral verbreitertes Perineurium, rechts proliferierte Schwann-Zellen und Kollagenfaserbündel in muzinöser Matrix.

Leukämie finden sich häufiger als in der Vergleichspopulation. 5–15% der Patienten mit NF-1 entwickeln in der ersten Lebensdekade ein Optikusgliom, gelegentlich auch Astrozytome des Hirnstamms oder Hypothalamus (S. 319). Charakteristisch für die NF-2 sind bilaterale **Akustikusneurinome**; auch Meningeome und Ependymome sowie Neurinome anderer Hirnnerven und der Nervenwurzeln kommen vor.

bilaterale **Akustikusneurinome** und Meningeome.

Diagnostik: Sechs oder mehr Café-au-lait-Flecken gelten als pathognomonisch für die **NF-1**. Die Neurofibrome sind sicht- und tastbar. Häufig finden sich knöcherne Fehlbildungen als Genu valgum oder varum, Kyphoskoliose und Trichterbrust (vgl. Abb. B-**1.17a**); eine Dysplasie des Keilbeins kann zu einem pulsierenden Exophthalmus führen. Bereits im Jugendalter entwickeln 1% der Patienten eine arterielle Hypertonie aufgrund eines Phäochromozytoms oder einer Nierenarterienstenose. Visusstörungen und Gesichtsfeldausfälle sind durch ein Optikusgliom bedingt, das computer- oder kernspintomographisch gesichert werden muss (vgl. S. 319). Charakteristische **Iris-Hamartome** (Lisch-Knötchen), die den Visus nicht beeinträchtigen, finden sich bei der Spaltlampenuntersuchung. Spinale Neurofibrome können kernspintomographisch dargestellt werden. Bei Visusstörungen oder Entwicklung epileptischer Anfälle muss ebenfalls kernspintomographisch nach einem intrakraniellen Tumor gesucht werden.
Bei **NF-2** kann sich eine juvenile subkapsuläre Katarakt entwickeln. Meist ist jedoch eine beiderseitige Schallempfindungsschwerhörigkeit das einzige Symptom. Diagnostisch sind die akustisch evozierten Potenziale spezifischer als das Audiogramm und sollten zur gezielten **computer- und kernspintomographischen** Untersuchung veranlassen (Abb. B-**1.17b** und S. 330).

Diagnostik: Mindestens sechs Café-au-lait-Flecken sollten neben den sicht- und tastbaren Neurofibromen nachweisbar sein, um die Diagnose einer **NF-1** zu stellen. Visusstörungen sind auf ein Optikusgliom verdächtig. Ebenso wie bei beiderseitiger Schallempfindungsschwerhörigkeit, die einziges Symptom einer **NF-2** sein kann, ist dann die gezielte **computer-** bzw. **kernspintomographische** Untersuchung erforderlich (s. Abb. B-**1.17b**).

Differenzialdiagnose: Sporadisch vorkommende Neurinome peripherer Nerven, andere Rückenmark- und Hirntumoren sind durch die leere Familienanamnese auszuschließen.

Differenzialdiagnose: Sporadische Neurinome und andere Tumoren sind auszuschließen.

Therapie und Verlauf: Größe und Zahl der Neurofibrome nehmen kontinuierlich zu. Die operative Entfernung ist bei Schmerzen und exzessivem Wachstum indiziert; der Nerv wird jedoch meist geschädigt. Neurofibrosarkome erfordern aufgrund der hohen Malignität und Metastasierungsrate eine radikale Operation; die 5-Jahres-Überlebensrate liegt hier bei 15%. Intrakranielle und intraspinale Tumoren werden frühzeitig operiert. Nur Optikus- und Chiasma-Gliome werden bestrahlt. Auch wenn es nicht zur malignen Entartung kommt, ist die Lebenserwartung gegenüber der Vergleichspopulation herabgesetzt. Im Rahmen der langfristigen Betreuung der Patienten sollte eine genetische Beratung stattfinden.

Therapie und Verlauf: Größe und Zahl der Neurofibrome nehmen kontinuierlich zu. Im Gegensatz zu den multiplen peripheren Neurofibromen werden die Neurofibrosarkome und intrakraniellen sowie intraspinalen Tumoren operativ entfernt. Die Lebenserwartung ist insgesamt herabgesetzt.

Tuberöse Sklerose

Tuberöse Sklerose

▶ **Synonyme:** Tuberöse Hirnsklerose, Morbus Bourneville, Bourneville-Pringle-Syndrom.

◀ **Synonyme**

▶ **Definition:** D. M. Bourneville (1880) entdeckte den Zusammenhang von charakteristischen zerebralen Tumoren mit kardialen Veränderungen und nannte die Krankheit „Tuberöse Sklerose“. Das heute zusammen mit Epilepsie und geistiger Behinderung zur klinischen Trias zählende hereditäre Adenoma sebaceum wurde als eigenständiges Syndrom zehn Jahre später von J. Pringle beschrieben.

◀ **Definition**

Epidemiologie: Die Symptome treten meist in früher Kindheit auf, bleiben aber bei isoliertem Vorkommen häufig unentdeckt. Die Prävalenz wird auf 10/100 000 Einwohner geschätzt; liegt aber aufgrund der oft nur ganz geringen Ausprägung wahrscheinlich deutlich höher.

Epidemiologie: Die Prävalenz wird auf 10/100 000 Einwohner geschätzt.

B-1.18

B-1.18 **Adenoma sebaceum bei tuberöser Sklerose**

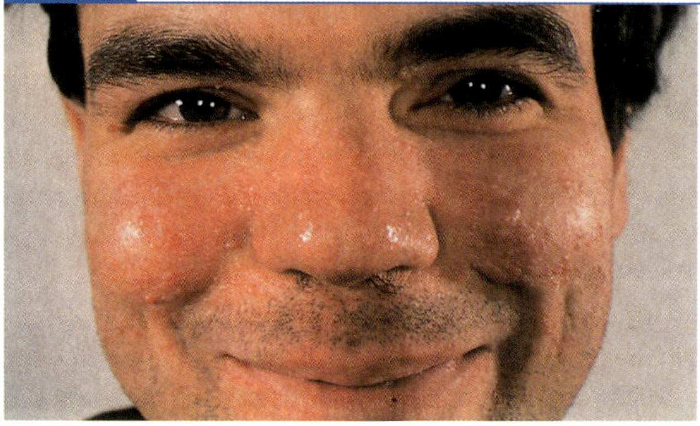

24-jähriger Patient mit multiplen, derben, roten bis bräunlichen Knötchen über Wange und Nase, die seit der Schulzeit bestehen.

Symptomatologie:
Charakteristisch ist die Trias
- Adenoma sebaceum (Abb. B-**1.18**),
- epileptische Anfälle und
- Entwicklungsverzögerung.

Symptomatologie: Bereits im Säuglingsalter finden sich an der Haut von Rumpf und proximalen Extremitäten hypopigmentierte Areale. Überwiegend im Bereich der Nasolabialfalten entwickeln sich ab dem zweiten Lebensjahr schmetterlingsförmig multiple rötlich-braune, gut verschiebliche, derbe Knötchen als so genanntes **Adenoma sebaceum** (Abb. B-**1.18**). Im Lumbosakralbereich kommen Bindegewebsnävi (Chagrinlederfleck) und an den Fingern peri- und subunguale Fibrome (Koenen-Tumoren) vor. 80–90% der Patienten entwickeln eine **Epilepsie**, die sich häufig bereits im Säuglingsalter mit BNS-Anfällen manifestiert; später überwiegen generalisierte tonisch-klonische Anfälle (S. 521). Fast die Hälfte der Kinder fällt durch eine Entwicklungsverzögerung auf, die bis zur **geistigen Behinderung** gehen kann. Patienten ohne Anfälle oder mit spätem Epilepsie-Beginn haben meist eine normale Intelligenz. Inkomplette Formen des Syndroms mit nur sehr milder Ausprägung von Symptomen sind häufig.

Ätiopathogenese: Bei **autosomal dominantem Erbgang** besteht hohe Penetranz, jedoch erhebliche Variabilität in der Ausprägung. Die Erkrankung ist genetisch heterogen; die Spontanmutationsrate ist hoch.

Ätiopathogenese: Die tuberöse Sklerose wird **autosomal dominant vererbt**, zeigt hohe Penetranz, jedoch erhebliche Variabilität in der Ausprägung. Bei etwa der Hälfte der Fälle handelt es sich um eine Neumutation. Die Erkrankung ist genetisch heterogen mit bisher einem auf dem langen Arm von Chromosom 9 (9q34) identifizierten Gendefekt und einem weiteren auf dem kurzen Arm von Chromosom 16 (16p13.3), dessen Genprodukt Tuberin eine Funktion in der zellulären Tumorsuppression zugeschrieben wird. Der Gendefekt beeinträchtigt die Zellmigration und -differenzierung während der Embryo- und Fetogenese.

Die zerebralen Veränderungen sind Folge einer gestörten neuronalen Migration und Differenzierung während der Embryo- und Fetogenese: kortikale **Tubera**, d. h. noduläre, gliomatöse Hamartome des Kortex, und **subependymale Gliaknötchen**, die in die Seitenventrikel hineinragen und zu Verkalkung neigen.

Die charakteristischen Hautsymptome sind durch verminderte Melaninbildung bzw. Angiofibrome oder gefäßreiche Bindegewebsnävi bedingt. Zerebrale Veränderungen kommen als **Tubera**, d. h. noduläre, gliomatöse Hamartome des Kortex bei gestörter neuronaler Migration und Differenzierung vor. Entlang der lateralen Wände der Seitenventrikel finden sich **subependymale Gliaknötchen**, die in die Ventrikel hineinragen, früh zu Verkalkung neigen und noch in der Adoleszenz an Größe zunehmen und als so genannte Riesenzellastrozytome durch Verlegung des Foramen Monroi einen Hydrocephalus occlusus mit intrakranieller Drucksteigerung verursachen können (vgl. Abb. A-**2.60**, S. 110). Am Herz treten Rhabdomyome, an den Nieren Angiomyolipome und an der Lunge Lymphangiomyomatosen auf.

Diagnostik: Die ophthalmologische Untersuchung deckt **Hamartome der Chorioidea**, die internistische Untersuchung kardiale und renale Tumoren auf.

Diagnostik: Nur selten fallen zentrale Paresen oder extrapyramidale Bewegungsstörungen auf. Am Auge finden sich neben umschriebenen Depigmentierungen der Iris **Hamartome der Chorioidea**. In jedem Fall ist eine internistische Untersuchung einschließlich Sonographie zum Ausschluss kardialer und renaler Tumoren erforderlich.

B-1.19 **Tuberöse Sklerose**

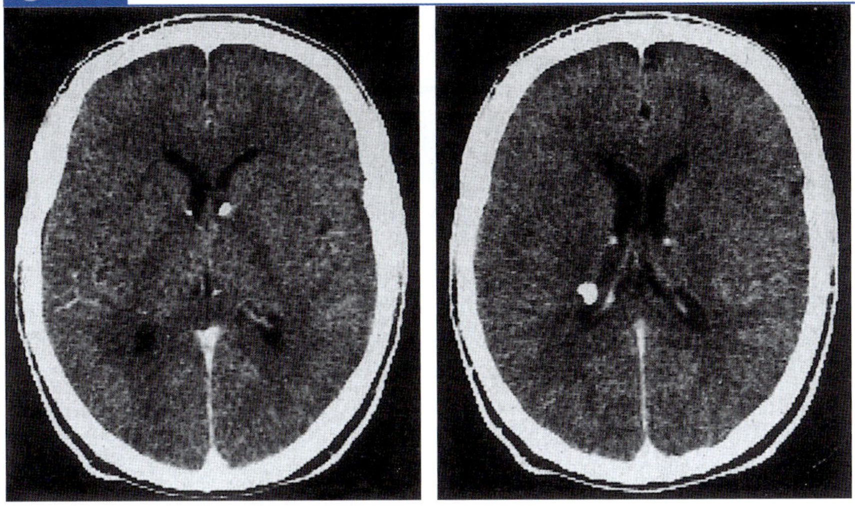

Kraniales Computertomogramm eines 19-jährigen Patienten (vgl. klin. Beispiel). Periventrikulär stellen sich multiple kleine Verkalkungen dar.

B-1.19

Das **Elektroenzephalogramm** weist im Säuglingsalter häufig eine Hypsarrhythmie (Abb. B-**4.3**, S. 519), später typische spikes and waves und herdförmige Veränderungen auf. Die computertomographisch nachweisbaren **periventrikulären Verkalkungen** gelten als pathognomonisch (Abb. B-**1.19**). Im Kernspintomogramm lassen sich kortikale Tuber als signalintense Strukturen an der Rinden-Mark-Grenze (Knötchen mit vermehrt nachweisbaren Astrozyten), subependymale Knötchen und kontrastmittelaufnehmende subependymale Riesenzellastrozytome, die Ursache eines Hydrozephalus sein können, nachweisen. Die Zahl der Tubera korreliert mit dem Schweregrad der Entwicklungsstörung und der oft therapieresistenten Epilepsie.

Das **EEG** weist epileptische Potenziale auf (Abb. B-**4.3**, S. 519). Die als pathognomonisch geltenden **periventrikulären Verkalkungen** sind computertomographisch (Abb. B-**1.19**), die kortikalen Tubera kernspintomographisch nachweisbar.

Differenzialdiagnose: Sporadisch auftretende ventrikuläre Ependymome (S. 327) kommen meist einzeln vor und weisen keine Riesenzellen auf. Die konnatale **Toxoplasmose**, die ebenfalls mit intrazerebralen Verkalkungen einhergeht, verursacht schon früh einen Hydrozephalus und eine Chorioretinitis (Tab. B-**1.30**, S. 297).

Differenzialdiagnose: Sporadische ventrikuläre Ependymome (S. 327) und die konnatale **Toxoplasmose** müssen durch Zusatzuntersuchungen ausgeschlossen werden.

Therapie und Verlauf: Die Epilepsie wird frühzeitig medikamentös behandelt (S. 533); die Prognose für die geistige Entwicklung hängt wesentlich von der Beherrschbarkeit der Epilepsie ab. Bei Pharmakoresistenz kommt für einige Patienten auch ein epilepsie-chirurgischer Eingriff infrage. Ein Verschlusshydrozephalus erfordert die Liquorableitung über einen Shunt (S. 182). Die Patienten sollten genetisch beraten werden. Bei höchstens einem Drittel der Betroffenen kommt es zur vollen Ausprägung des Syndroms. Dann ist die Lebenserwartung aufgrund renaler und pulmonaler Komplikationen verkürzt.

Therapie und Verlauf: Wesentlich ist die antiepileptische medikamentöse Behandlung und die genetische Beratung. Nur bei voller Ausprägung des Syndroms ist die Prognose ungünstig.

▶ **Klinisches Beispiel:** Der 19-jährige Handwerker erlitt erstmalig einen tonisch-klonischen Anfall. Die Anamnese zur Geburt und frühkindlichen Entwicklung war unauffällig, familienanamnestisch war zu erfahren, dass die Großmutter und eine Tante früh in einer Nervenheilanstalt verstorben seien. Auffällig war ein Adenoma sebaceum, die Eigenreflexe waren diskret linksbetont; das EEG, die ophthalmologische und internistische Untersuchung waren unauffällig. Im kranialen Computertomogramm stellten sich mehrere kleine periventrikuläre Verkalkungen dar (Abb. B-**1.19**).

◀ **Klinisches Beispiel**

Sturge-Weber-Syndrom

▶ Synonyme

▶ Definition

Epidemiologie: Die Prävalenz wird auf 1/230 000 Einwohner geschätzt.

Symptomatologie: Charakteristisch sind ein **Naevus flammeus** im Versorgungsbereich des ersten Trigeminusastes, **Epilepsie** und Entwicklungsverzögerung.

Ätiopathogenese: Die Erkrankung tritt spontan auf. Kapillare und venöse Angiome finden sich einseitig an der Leptomeninx, der Gesichtshaut und der Chorioidea des Auges. Die **leptomeningeale Angiomatose** bedingt eine lokale **Hemiatrophie** und Verkalkung der anliegenden grauen und weißen Substanz.

Diagnostik: Neben einer **Hemiparese** finden sich eine Reihe ophthalmologischer Befunde: **homonyme Hemianopsie**, Chorioidea-Angiom oder Glaukom.

Pathognomonisch sind **kalottennahe Verkalkungen** in der Röntgenaufnahme des Schädels. Das **leptomeningeale Angiom** und hemisphärale Atrophien sind computer- und kernspintomographisch darstellbar (Abb. B-**1.20**).

Differenzialdiagnose: Liegt nicht das volle Erscheinungsbild des Syndroms vor, kommen

Sturge-Weber-Syndrom

▶ **Synonyme:** Enzephalotrigeminale oder enzephalofaziale Angiomatose, Angioma capillare et venosum calcificans.

▶ **Definition:** W. A. Sturge (1879) erkannte den Zusammenhang zwischen Gesichtsnävus und zerebraler Symptomatik. F. P. Weber (1922) wies pathognomonische girlandenförmige Verkalkungen im Röntgenbild des Schädels nach. Die angiomatöse Phakomatose betrifft Haut, Meningen und Chorioidea.

Epidemiologie: Das Vollbild der Sturge-Weber-Krankheit ist selten, die Prävalenz der meist spontan auftretenden Erkrankung wird auf 1/230 000 Einwohner geschätzt.

Symptomatologie: Auffällig ist der schon bei der Geburt bestehende blaurote **Naevus flammeus** der Gesichtshaut, der sich meist einseitig im Versorgungsbereich des ersten Trigeminusastes findet. Daneben fallen eine Gesichtsasymmetrie und in den ersten Lebensjahren eine gleichseitige Visusminderung und ein Buphthalmus (Bulbusvergrößerung) auf. Neurologische Symptome manifestieren sich meist bereits im Kindesalter: die Kinder bleiben in ihrer intellektuellen Entwicklung zurück, entwickeln eine **Epilepsie** mit einfach fokalen und komplex fokalen Anfällen, allmählich progredient oder schubförmig kommt es zu einer Gesichtsfeldeinengung sowie Hemiparese. 30% der Patienten leiden unter migräneartigen Kopfschmerzen auf der Seite des Naevus. Selten manifestiert sich die Erkrankung spät; dann meist mit epileptischen Anfällen.

Ätiopathogenese: Im Gegensatz zu den übrigen Phakomatosen tritt das Sturge-Weber-Syndrom spontan auf; selten ist eine familiäre Häufung zu beobachten. Nur ein Drittel der Patienten mit fazialem Nävus weist auch eine **leptomeningeale Angiomatose** auf. Durch mangelnde Differenzierung des embryonalen Gefäßplexus bleiben Gefäßkonvolute aus dünnwandigen erweiterten Kapillaren und Venen bestehen. Sie sind in der Regel an der Gesichtshaut, dem Versorgungsbereich des ersten Trigeminusastes entsprechend, der Leptomeninx des ipsilateralen Okzipitallappens und an der Chorioidea des Auges lokalisiert. Durch venöse Stase oder insuffiziente Drainage kommt es sekundär zur Minderdurchblutung im Bereich des Angioms und es entwickelt sich eine umschriebene Atrophie der Retina sowie eine Gliose des an die leptomeningeale Angiomatose angrenzenden Kortex mit Verkalkungen und bei erheblicher Ausprägung auch Hemiatrophie des Gehirns. Gelegentlich liegen weitere zerebrale Entwicklungsstörungen wie Mikro- oder Agyrie vor.

Diagnostik: Bei einem Drittel der Patienten fallen im Wachstumsalter eine **Hemiparese** mit Hypotrophie der betroffenen Gliedmaßen und eine **homonyme Hemianopsie** auf. Regelmäßig sind augenärztliche Kontrolluntersuchungen zur frühzeitigen Erfassung einer Netzhautablösung bei Chorioidea-Angiom und eines gelegentlich hinzukommenden Glaukoms notwendig.
Im **EEG** finden sich regionale Funktionsstörungen und spike-and-wave-Entladungen. In der **Röntgenaufnahme** zeigen sich neben einer Hemiatrophie des Schädels ab dem zweiten Lebensjahr überwiegend okzipital kortikale und subkortikale **Verkalkungen** als girlandenförmige, die Gyri und Sulci nachzeichnende Verschattungen. **Computertomographisch** stellen sich außerdem hemisphärale Atrophien und nach Kontrastmittelgabe das flächenhafte **leptomeningeale Angiom** dar. **Kernspintomographisch** sind bereits vor Ausbildung der Verkalkungen eine bandförmige Kontrastierung der Leptomeninx, ein hypertrophischer Plexus chorioideus und in das Marklager reichende ektatische Venen nach Kontrastmittelgabe sichtbar (Abb. B-**1.20**).

Differenzialdiagnose: Bei bi- und monosymptomatischen Formen ohne auffällige kutane Erscheinungen kommen differentialdiagnostisch angiomatöse Veränderungen der Chorioidea, andere Phakomatosen und isolierte arteriovenöse

B-1.20 Sturge-Weber-Syndrom

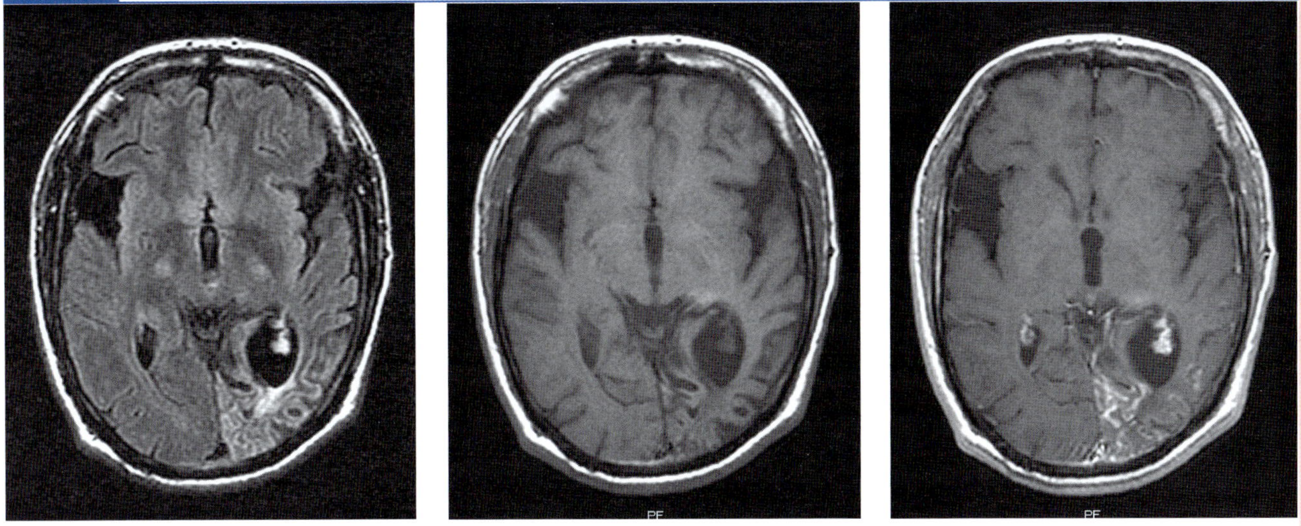

MRT eines 33-jährigen Handwerkers mit Naevus flammeus im Versorgungsbereich des ersten Trigeminusastes links (vgl. klinisches Beispiel). Vier Jahre nach Manifestation neurologischer Symptome.

a Das Hinterhorn des linken Seitenventrikels ist deutlich erweitert, der gesamte linke Okzipitallappen ist atrophisch. Signalanhebung des okzipitalen Marklagers links als Ausdruck einer gliösen Vernarbung. Nebenbefundlich Arachnoidalzyste im Bereich der Inselzisterne rechts. Axiales Flair-Bild.

b Atrophie des okzipitalen Kortex. Axiales T1-Bild, gleiche Schnittebene.

c Girlandenförmiges Enhancement der meningealen Gefäße okzipital bis temporal nach Kontrastmittelgabe. Kräftiger Plexus chorioideus des linken Seitenventrikels. Axiales T1-Bild nach Kontrastmittelgabe, gleiche Schnittebene.

Angiome, die jedoch weniger zur Verkalkung neigen und tief in das Hirnparenchym hineinreichen, in Betracht (S. 351).

isolierte **arteriovenöse Angiome** infrage (S. 351).

Therapie und Verlauf: Die Prognose wird vom Ausmaß der Minderdurchblutung des angrenzenden Kortex bestimmt. Je früher sich vaskuläre Komplikationen einstellen, um so eher ist die intellektuelle und auch motorische Entwicklung gestört. Auch eine schwere therapieresistente Epilepsie beeinträchtigt die Entwicklung des Kindes. Bei später Manifestation ist die Prognose hinsichtlich der geistigen Entwicklung günstiger.

Therapie und Verlauf: Bei früher Manifestation ist die intellektuelle und auch motorische Entwicklung gestört. Die Epilepsie ist oft nur schwer medikamentös zu beeinflussen.

▶ **Klinisches Beispiel:** Der 33-jährige Handwerker erlitt bei einem Fußballspiel eine leichte Kopfprellung. Im Verlauf des Tages entwickelten sich Kopfschmerzen. Am nächsten Tag hatte die Ehefrau den Eindruck, ihr Mann sei „durcheinander". Bei Aufnahme in die Klinik bestanden eine sensomotorische Aphasie und eine komplette homonyme Hemianopsie nach rechts. Abgesehen von in den zwei Jahren zuvor wiederholt aufgetretenen Kopfschmerzen und einem seit der Geburt bestehenden Naevus flammeus im Versorgungsgebiet des ersten Trigeminusastes links war er bis dahin beschwerdefrei gewesen. Im MRT zeigte sich eine meningeale Kontrastmittelanreicherung links okzipital und temporal sowie ein Ödem des okzipitalen Kortex. Nach zunächst fluktuierendem Verlauf mit häufigen Phasen migräneartiger Kopfschmerzen, wechselnder Ausprägung der Aphasie und eines organischen Psychosyndroms mit nachfolgend schwerer depressiver Episode bestehen vier Jahre nach dem akuten Ereignis eine unverändert komplette homonyme Hemianopsie nach rechts, eine noch mäßig schwere überwiegend sensorische Aphasie, kognitive Störungen mit deutlich reduzierter Aufmerksamkeitsspanne und Merkfähigkeitsstörungen sowie eine fokale Epilepsie mit komplex-fokalen Anfällen temporaler Semiologie. Das MRT weist nun neben der leptomeningealen Angiomatose eine kortikale und subkortikale Gliose links okzipital und temporobasal auf (Abb. B-**1.20**).

◀ **Klinisches Beispiel**

Von-Hippel-Lindau-Krankheit

▶ Synonym

▶ Definition

Epidemiologie: Die Prävalenz wird auf 0,6/100 000 Einwohner geschätzt.

Symptomatologie: Visusstörungen sind meist das erste Symptom, bevor sich eine Ataxie und **Hirndruckzeichen** entwickeln.

Ätiopathogenese: Bei autosomal dominanter Vererbung ist die Penetranz hoch, die Expressivität variabel. Charakteristisch sind **Hämangioblastome des Kleinhirns und der Retina** (S. 333). Darüber hinaus kommen **Nierenzysten** und **-karzinome** vor.

Diagnostik: Am Augenhintergrund sind oft multiple Angiome nachweisbar, häufig entwickelt sich ein Glaukom. Das zerebellare Hämangioblastom lässt sich **kernspintomographisch** nachweisen.

Differenzialdiagnose: Sporadische bzw. isolierte Kleinhirn- und Retinaangiome sind ebenso wie verwandte Syndrome zu differenzieren (S. 333).

Therapie und Verlauf: Die Retinaangiome werden koaguliert, das Hämangioblastom des Kleinhirns operativ entfernt. Aufgrund des hohen Risikos eines Nierenzellkarzinoms ist die Prognose ungünstig.

▶ Klinisches Beispiel

Von-Hippel-Lindau-Krankheit

▶ **Synonym:** Hämangioblastose von Hippel-Lindau.

▶ **Definition:** Die durch E. von Hippel (1911) beschriebene Angiomatosis retinae wurde von A. Lindau (1926) gemeinsam mit dem Hämangioblastom des Kleinhirns und viszeralen zystischen Veränderungen zu einem hereditären Syndrom zusammengefasst.

Epidemiologie: Bei erheblicher Variabilität der Ausprägung der autosomal dominant vererbten Erkrankung wird die Prävalenz auf 0,6/100 000 Einwohner geschätzt.

Symptomatologie: Meist sind Visusstörungen in der zweiten Lebensdekade das erste Symptom. Mit einem Manifestationsgipfel um das 30. Lebensjahr treten okzipital betonte Kopfschmerzen, eine zerebellare Ataxie und progrediente **Hirndruckzeichen** auf.

Ätiopathogenese: Die Erkrankung wird autosomal dominant vererbt. Das defekte Gen ist auf dem kurzen Arm von Chromosom 3 (3p25) lokalisiert. Bei hoher Penetranz ist die Expressivität variabel. Es finden sich retinale und zerebellare, seltener spinale **Hämangioblastome** (vgl. S. 333). 30% der Patienten entwickeln im Verlauf der Krankheit ein oft bilaterales und multifokales **Nierenzellkarzinom**, 15% ein Phäochromozytom. Wie in Pankreas und in den Nebenhoden bestehen auch in der Niere zystische Veränderungen.

Diagnostik: Die oft multipel, aber nur selten bilateral vorkommenden Hämangioblastome der Retina stellen sich ophthalmoskopisch dar. Wegen einer Prädisposition zum Glaukom sind regelmäßige Augeninnendruckmessungen erforderlich. Die zerebellaren und spinalen Hämangioblastome sind **kernspintomographisch** sicher nachweisbar. Ein Nierenkarzinom, Nieren- und Pankreaszysten sind computertomographisch darzustellen.

Differenzialdiagnose: Differenzialdiagnostisch kommen sporadische bzw. isolierte Fälle von Kleinhirnhämangioblastomen und einer Angiomatose der Retina in Frage (S. 333). Zur Differenzierung ist die Familienanamnese, der Nachweis assoziierter maligner Tumoren und das Erkrankungsalter von Bedeutung.

Therapie und Verlauf: Die Photokoagulation der retinalen Angiome kann eine progrediente Erblindung verhindern. Kleinhirnhämangioblastome werden vollständig operativ entfernt. In ca. 20% kommt es jedoch zum Rezidiv. Ein Phäochromozytom und Nierenzysten sollten unter Erhalt des normalen Gewebes lokal exzidiert werden. Der Verlauf wird, wenn nicht durch den Kleinhirntumor selbst, durch das metastasierende Nierenkarzinom bestimmt, das für die hohe Letalität der Krankheit verantwortlich ist.

▶ **Klinisches Beispiel:** Der 35-jährige EDV-Techniker wurde wegen einer Ungeschicklichkeit und „Zitterns" der rechten Hand sowie Gangunsicherheit seit einer Woche stationär eingewiesen. Er leide seit einigen Monaten unter gelegentlichen Kopfschmerzen. Seit dem 13. Lebensjahr war, wie auch bei seiner Mutter und seiner Schwester, eine Angiomatosis retinae bekannt und seit mindestens 10 Jahren eine behandlungsbedürftige arterielle Hypertonie. Die neurologische Untersuchung ergab eine rechtsseitige Extremitätenataxie, der ophthaloskopische Befund eine Angiomatosis retinae rechts, die bereits mehrfach koaguliert worden war. Das MRT zeigte ein 2,5 cm durchmessendes Hämangioblastom in der rechten Kleinhirnhemisphäre, das den IV. Ventrikel weitgehend komprimierte. Die weitere Diagnostik deckte ein Phäochromozytom auf. Beide Tumoren wurden operativ entfernt.

1.2 Degenerative (atrophische) Prozesse des Gehirns und Rückenmarks

1.2 Degenerative (atrophische) Prozesse des Gehirns und Rückenmarks

◀ Definition

▶ **Definition:** Degenerative ZNS-Erkrankungen beruhen auf umschriebenen oder generalisierten (diffusen) atrophischen Prozessen des Gehirns und Rückenmarks. Ausgeprägte kortikale und subkortikale Hirnparenchymverluste führen aufgrund zellulärer Degeneration mit Verminderung von Synapsen und Neurotransmittern zur **Demenz** (Tab. B-**1.3**). Bei den meisten hirnatrophischen Prozessen kommen **extrapyramidale Symptome** infolge Stammganglienedegeneration vor. Die sporadisch auftretende Multisystematrophie geht mit einem Parkinson-Syndrom, zerebellarer Ataxie, Pyramidenbahnzeichen und autonomen Funktionsstörungen einher. Die Mehrzahl der degenerativen ZNS-Erkrankungen ist ätiologisch ungeklärt, ein Teil hereditär, z. B. die Chorea Huntington und die Friedreich-Krankheit. Die Alzheimer-Krankheit ist in weniger als 10% familiär disponiert.

B-1.3 Atrophische Prozesse des ZNS

B-1.3

Diffuse hirnatrophische Prozesse	▪ generalisierte Atrophie (Alzheimer-Krankheit) ▪ subkortikale Atrophie (Binswanger-Krankheit)
Systematrophien	▪ des Frontalhirns (Pick-Krankheit) ▪ der Stammganglien (Parkinson-Krankheit, Chorea Huntington, Dystonie und andere extrapyramidale Syndrome) ▪ der Pyramidenbahn und Vorderhornzellen (amyotrophische Lateralsklerose) ▪ des Kleinhirns und spinozerebellarer Bahnen (Friedreich-Krankheit, Refsum-Krankheit u. a. Heredoataxien)
Multisystematrophie	▪ Atrophie von Pons, Kleinhirn, Oliven, Substantia nigra, Putamen und autonomer Kerngebiete

1.2.1 Demenzen

1.2.1 Demenzen

◀ Definition

▶ **Definition:** Demenz-Syndrome sind auf eine fortschreitende kortikale und/oder subkortikale Atrophie des Hirnparenchyms zurückzuführen und von der physiologischen zerebralen Involution zu unterscheiden. Bei einem Teil der Demenz-Syndrome sind molekulargenetische Veränderungen bekannt. Das psychopathologische Bild ist durch ausgeprägte mnestische Funktionsstörungen, Beeinträchtigung des abstrakten Denkens und eine Akzentuierung prämorbider Persönlichkeitszüge gekennzeichnet (Morbus Alzheimer). Hinzu kommen aphasische und weitere neuropsychologische Syndrome. Neben depressiver Verstimmung, deliranten und paranoiden Episoden fallen Enthemmungssymptome und Euphorie auf, v. a. bei frontal betonter kortikaler Atrophie (Morbus Pick). Die Diagnose einer vaskulären Demenz stützt sich anamnestisch und klinisch auf neurologische Herdsymptome nach Hirninfarkten. Häufig finden sich extrapyramidale Symptome, insbesondere ein Parkinson-Syndrom, das auch regelmäßig bei den Multisystematrophien vorkommt (S. 237). Zur Chorea Huntington s. S. 207, zur Creutzfeldt-Jakob-Krankheit S. 223.

Epidemiologie: 5% der Bevölkerung über 65 Jahre leiden an einer Demenz. Mehr als 60% aller Demenzen sind vom Alzheimer-Typ. 15% der Demenzen sind vaskulär bedingt.

Epidemiologie: Die Prävalenz der Demenzen liegt bei 250/100 000, die Inzidenz bei 50/100 000 Einwohner, (vgl. Abb. B-**1.21**). 5% der Bevölkerung über 65 Jahre leiden an einer Demenz. Mehr als 60% aller Demenzen sind vom Alzheimer-Typ. Die Pick-Krankheit manifestiert sich schon vor dem 50. Lebensjahr mit einer Häufigkeit von 1 : 100 im Verhältnis zur Alzheimer-Demenz. 15% der Demenzen sind vaskulär bedingt (s. auch Tab. B-**1.4**).

B-1.21

B-1.21 **Prävalenz verschiedener Demenz-Syndrome bezogen auf 100 000 Einwohner**

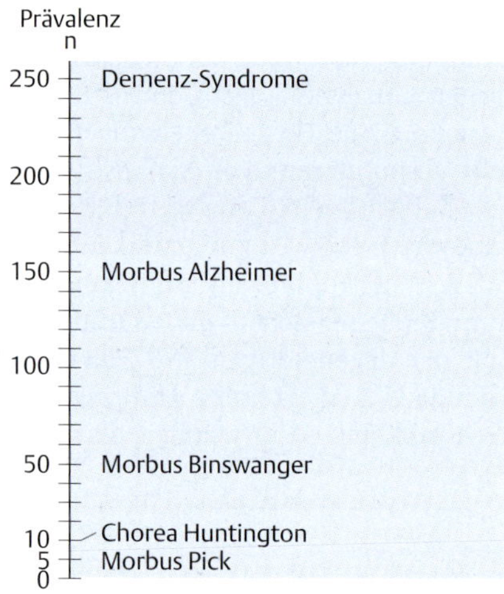

B-1.4 **Erkrankungsalter, Leitsymptome und morphologische Befunde bei so genannten senilen und präsenilen Demenzen (präsenil = < 65. Lebensjahr)**

Der Morbus Pick manifestiert sich selten vor dem 30., der Morbus Binswanger meist nach dem 60. Lebensjahr. Die Erkrankungswahrscheinlichkeit der häufigsten Demenzform, des Morbus Alzheimer, steigt mit zunehmendem Alter an und beträgt für 65–74-jährige Personen 1,7 %, für 75–84-jährige 11 % und für Personen über 84 Jahre etwa 30 %. Neben einer generalisierten Hirnatrophie beobachtet man je nach Demenzform charakteristische morphologische Befunde.

Morbus	*Erkrankungsalter*	*Leitsymptom*	*spezielle morphologische Befunde*
Pick	35–55 Jahre und jünger	Antriebsstörung, Enthemmung	frontal betonte kortikale Atrophie
Binswanger	55–75 Jahre und älter	fluktuierende kognitive Störungen und neurologische Herdsymptome	lakunäre Infarkte bei Demyelinisierung des Marklagers
Alzheimer	65–85 Jahre und älter	Merkleistungs- und Orientierungsstörungen	senile Plaques, Neurofibrillenbündel

Alzheimer-Krankheit

Alzheimer-Krankheit

▶ Synonym

▶ **Synonym:** Senile Demenz vom Alzheimer-Typ (SDAT), Demenz vom Alzheimer-Typ (DAT), Alzheimer disease (AD).

▶ Definition

▶ **Definition:** Von A. Alzheimer (1907) erstmals beschriebene Demenz mit fortschreitender Hirnatrophie, pathologischen Fibrillenveränderungen und senilen Plaques. Die alterskorrelierte Krankheit manifestiert sich meist jenseits des 65. Lebensjahrs mit langsam progredienten Gedächtnis-, Aufmerksamkeits- und Orientierungsstörungen. Außer neuropsychologischen Symptomen fehlen neurologische Ausfälle. Die Vigilanz ist intakt. Es kommen gravierende Beeinträchtigungen des Alltagslebens hinzu.

Epidemiologie: Die Demenz manifestiert sich meist jenseits des 65. Lebensjahrs mit altersbezogen ansteigender Tendenz.

Epidemiologie: Das Erkrankungsrisiko für die Manifestation der Alzheimer-Krankheit vor dem 65. Lebensjahr beträgt < 0,1 %, danach 6 % mit altersbezogen ansteigender Inzidenz. Das weibliche Geschlecht überwiegt. In Deutschland beträgt die Zahl der Alzheimer-Kranken ca. 1 000 000.

Symptomatologie: Charakteristisch sind **Gedächtnis-**, **Aufmerksamkeits-** und **Orientierungsstörungen,** während die Persönlichkeit lange erhalten bleibt. Im Verlauf ist die Alltagskompetenz erheblich beeinträchtigt.

Symptomatologie: Die Patienten leiden an **Merkleistungs- und Wortfindungsstörungen**. Früher als den Betroffenen selbst fällt den Angehörigen eine zeitliche und örtliche **Desorientierung** sowie die Unfähigkeit auf, sich richtig zu bekleiden. Die Aktivitäten des täglichen Lebens lassen allmählich nach. Mit zunehmendem Krankheitsbewusstsein entwickelt sich eine Depression. Im Gegensatz zu den intellektuellen Fähigkeiten bleibt die Persönlichkeit lange unversehrt. Die Patienten halten an konventionellen Umgangsformen fest.

Ätiopathogenese: Die Ursache der Alzheimer-Krankheit konnte bisher nicht geklärt werden. Heredität mit autosomal dominantem Erbgang ist in 5–10% der Fälle nachweisbar. **Gendefekte** bestehen auf den Chromosomen 1, 14 und 21. Meist sind es Mutationen des Presenilin-1-Gens auf Chromosom 14, seltener des Presenilin-2-Gens auf Chromosom 1 und des Amyloid-Precursor-Proteins auf Chromosom 21.

Ätiopathogenese: In 5–10% der Fälle ist ein autosomal dominanter Erbgang nachweisbar (**Gendefekte** auf den Chromosomen 1, 14 und 21).

Histologisch finden sich neben einem Neuronenverlust, v.a. im Hippokampus, Locus coeruleus und im Kortex, **Alzheimer-Fibrillen** und senile **Plaques**, d.h. extrazelluläre Proteinablagerungen. Den Kern der Plaques bildet das Beta-A4-Amyloid-Protein, das auch bei Trisomie vorkommt (beide Erkrankungen gehen mit einem genetischen Defekt des Chromosoms 21 einher). Fibrilläre Zellveränderungen im Nervenzellkörper und neuritische Plaques bestehen aus TAU-Protein-Konglomeraten. Sowohl das Beta-A4-Amyloid-Protein als auch das TAU-Protein sind im Liquor cerebrospinalis nachweisbar. In den Amyloidplaques finden sich neben einer Aktivierung von Gliazellen auch Zytokine (v.a. Interleukin 6) als Hinweis auf einen autochthonen Abwehrmechanismus.

Bei den **Plaques** handelt es ich um extrazelluläre Ablagerungen des BETA-A4-Proteins (BETA-Amyloid), bei den **Alzheimer-Fibrillen** um intrazelluläre Konglomerate (TAU-Protein).

Bei Alzheimer-Demenz ist ein Defizit cholinerger Strukturen nachgewiesen, v.a. ein Mangel an Cholinacetyltransferase (CAT), die für die Synthese des Acetylcholins verantwortlich ist. Dieses **cholinerge Defizit** korreliert mit der Zahl der Plaques und dem Grad mnestischer Funktionsstörungen, die auf den progredienten kortikalen Synapsenverlust und verringerten Glukosemetabolismus zurückzuführen sind.

Man nimmt einen **Acetylcholinmangel** im Kortex an.

Diagnostik: Bei der neurologischen Untersuchung findet sich neben Reflexdifferenzen oft nur ein diskretes Parkinson-Syndrom. Im Vordergrund stehen initial **Störungen der Merkleistung und Orientierung**, die Unfähigkeit, neue Informationen zu lernen und z.B. nach fünf Minuten wiederzugeben („Kurzzeitgedächtnis") oder wichtige Lebensdaten zu erinnern („Langzeitgedächtnis", vgl. S. 100). Hinzu kommen Beeinträchtigungen des abstrakten Denkens, erkennbar an der Schwierigkeit, die Bedeutung vertrauter Wörter bzw. Ähnlichkeiten und Unterschiede zwischen verwandten Begriffen herauszufinden.

Diagnostik: Die Anamnese ergibt **Störungen der Merkleistung und Orientierung**, insbesondere die Unfähigkeit, neue Informationen aufzunehmen und wiederzugeben, ferner Störungen des abstrakten Denkvermögens.

Wesentlich ist eine umfassende **neuro-psychologische Untersuchung**, um eine Aphasie, Apraxie, Alexie, Agraphie, Akalkulie oder Agnosie aufzudecken (Abb. B-**1.22**, s. auch klinisches Beispiel). Zur Abgrenzung zentraler Sprachstörungen dient das Lautwechsel-Testinventar (S. 94). Aber schon mittels einfacher Verfahren wie **Minimental-Status-Test** (MMST, Abb. B-**1.23**) und Uhrentest lassen sich innerhalb von 30 Minuten wesentliche demenzielle Symptome nachweisen, wenn der Patient z.B. weder einen kurz zuvor genannten Begriff erinnern noch eine bestimmte Uhrzeit in ein Zifferblatt der Bildvorlage einzeichnen kann.

Wesentlich ist eine umfassende **neuro-psychologische** Untersuchung (Abb. B-**1.22**, s. auch klinisches Beispiel). Aber schon mit einfachen Verfahren wie **Minimental Status-Test** (MMST, Abb. B-**1.23**) und Uhrentest sind wesentliche Demenz-Symptome nachzuweisen.

Das Elektroenzephalogramm (EEG) zeigt einen verlangsamten Grundrhythmus. Die Latenz der visuell evozierten Potenziale (VEP) ist verlängert. Das **Computer-**

Die EEG-Aktivität ist verlangsamt, die VEP-Latenz verzögert. **CT** und **MRT** ergeben dif-

B-1.22 Schreibversuch

B-1.22

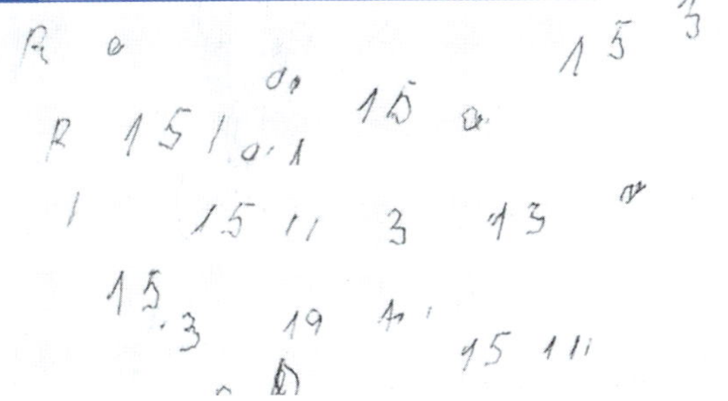

Versuch eines Patienten mit Alzheimer-Krankheit, sein Geburtsdatum zu schreiben (vgl. klinisches Beispiel).

B-1.23 **Mini-Mental-Status-Test (MMST),** modifiziert nach Folstein et al.

Patient / Patientin

____

Name

____

Vorname

Untersuchungsdatum

☐☐ ☐☐ ☐☐

Tag Monat Jahr

Beurteilung durch

____

Mini-Mental-Status-Test (MMST)

		Für jede korrekte Antwort 1 Punkt
Zeitliche Orientierung	Welcher Wochentag ist heute? (z. B. Montag)	
	Welches Jahr haben wir?	
	Welche Jahreszeit? (z. B. Frühling)	
	Welchen Monat? (z. B. Januar)	
	Welches Datum? (korrekt ist +/- 1 Tag)	
Örtliche Orientierung	Wo sind wir hier? (z. B. Praxis-/Klinikadresse)	
	Auf welchem Stockwerk?	
	In welcher Stadt?	
	In welchem Bundesland?	
	In welchem Land?	
3 Wörter wiederholen	„Auto"	
	„Blume"	
	„Kerze"	
Rechnen	„Können Sie von der Zahl 100 jeweils 7 abziehen?"	
	(93)	
	(86)	
	(79)	
	(72)	
	(65)	
Gedächtnis	„Welche 3 Wörter haben Sie vorhin nachgesprochen?"	
	(Auto)	
	(Blume)	
	(Kerze)	
Benennen	„Was ist das?" (Bleistift vorzeigen)	
	„Was ist das?" (Armbanduhr vorzeigen)	
Nachsprechen	Sagen Sie dem Patienten: Sprechen Sie mir nach: „Sie leiht ihm kein Geld mehr"	
Drei-Punkte-Befehl	Legen Sie ein Blatt Papier auf den Tisch und sagen Sie zusammenhängend: „Nehmen Sie das Blatt Papier mit **Ihrer rechten Hand, falten Sie es in der Mitte und legen Sie es auf den Boden."** (max. 3 Punkte)	
Schriftliche Aufforderung	Zeigen Sie Ihrem Patienten die schriftliche Aufforderung: „Bitte schließen Sie Ihre Augen" und sagen Sie: „Lesen Sie dies laut vor und führen Sie es aus!"	
Satz schreiben	Lassen Sie den Patienten auf die Rückseite dieses Blattes einen vollständigen, sinnvollen Satz schreiben.	
Figur abzeichnen	Legen Sie dem Patienten die Vorlage mit den zwei Fünfecken vor und geben Sie folgende Instruktion: „Zeichnen Sie bitte diese Figur ab!"	
Total MMST:	(Maximum = 30 Punkte, Minimum = 0 Punkte) Verdacht auf Störungen bei Punktzahl ≤ 26	

tomogramm bzw. **Kernspintomogramm** ergibt eine ausgeprägte diffuse Hirnatrophie. Die Positronen-Emissions-Tomographie (PET) kann zur Früherkennung beitragen. Die Konzentration des **TAU-Proteins im Liquor** ist bei Alzheimer-Krankheit wesentlich höher als bei vaskulären Demenzen (s. o.).

Differenzialdiagnose: Während für die Alzheimer-Demenz der frühe Ausfall kognitiv-intellektueller Leistungen bei erhaltener Persönlichkeit typisch ist, beginnen **frontotemporale Demenzen** wie die Pick-Krankheit mit einer Persönlichkeitsänderung (S. 102). **Vaskuläre Demenzen** gehen immer mit neurologischen Herdsymptomen einher (Hirninfarkt-Anamnese!). Bei Vorherrschen extrapyramidaler Symptome ist an eine Demenz bei **Parkinson-Krankheit** (s. S. 199) oder an die Multisystematrophie (s. S. 237) zu denken. Auch die **Lewy-Körperchen-Krankheit** weist ein Parkinson-Syndrom mit Zahnradphänomen und ausgeprägtem Ruhetremor bei kortikaler Demenz, paranoiden Episoden und visuellen Halluzinationen auf. Charakteristisch sind niedriges Alter und rascher Verlauf. Histologisch findet man zahlreiche kortikale und limbische Lewy-Körperchen, jedoch keine neuritischen Plaques.
Langjähriger Alkoholabusus kann zwar zu Gedächtnis- und Orientierungsstörungen führen, ein Delir veranlasst aber selten zur Verwechslung mit einer Alzheimer-Demenz, da es akut beginnt und rasch abklingt. Beim alkoholisch oder traumatisch bedingten **Korsakow-Syndrom** kommen neben Gedächtnisstörungen typische Konfabulationen vor (durch Erinnerungstäuschung bedingte Darstellungen vermeintlich erlebter Vorgänge), s. S. 259.
Eine depressive **Pseudodemenz** schreitet rasch fort und ist unter thymoleptischer Therapie reversibel. Die Patienten klagen zwar auch über Gedächtnisstörungen, haben darüber hinaus aber Schuldgefühle, die bei depressiven DAT-Kranken kaum vorkommen. MMST und Uhrentest sind bei guter Kooperation unauffällig. Eine diffuse zerebrale Funktionsstörung im EEG spricht gegen eine depressive Pseudodemenz.
Eine progressive Paralyse (S. 277) ist durch die Lues-Serologie auszuschließen. Zur **HIV**-Enzephalopathie mit Demenz s. S. 291.

Therapie: Eine kausale Therapie der Alzheimer-Demenz gibt es nicht. **Cholinesterasehemmer** (Donezepil, Rivastigmin, Galantamin) und Memantine wirken sich im Frühstadium und bei mittlerem Schweregrad der DAT positiv auf die mnestischen Leistungen und Alltagskompetenz aus. Psychotische Symptome können mit atypischen Neuroleptika behandelt werden. Demgegenüber sind Benzodiazepine, anticholinergisch wirksame Thymoleptika und Clomethiazol ungeeignet, v. a. wegen Kumulationstendenz, möglicher paradoxer Reaktion (Benzodiazepine) und Verstärkung kognitiver Störungen (Thymoleptika), Blutdruckabfalls und erhöhter Sturzgefahr (Clomethiazol). Wichtig sind sowohl der Einsatz von **Orientierungshilfen**, insbesondere Mnemotechniken (Schilder, Kalender, Warnhinweise), als auch lebenspraktische Übungen. Selbsthilfegruppen mit kontinuierlichem Informationsaustausch und Trainingsprogramme für Angehörige können die häusliche Betreuung unterstützen.

Verlauf: Im späteren Verlauf kommen Störungen der emotionalen Kontrolle, der Motivation und des Sozialverhaltens vor. Mit fortschreitender Hirnatrophie reduziert sich die Kommunikation auf stereotype verbale und gestische Äußerungen. Die Patienten werden pflegebedürftig. Die meisten Patienten sterben nach einer Krankheitsdauer von 5 bis 8 Jahren an infektbedingten Komplikationen der Bettlägerigkeit (z. B. Pneumonie).

▶ **Klinisches Beispiel:** Der 61-jährige Patient wurde wegen einer ausgeprägten Merkleistungsstörung, die ihn in seinem handwerklichen Beruf zunehmend behinderte, vorzeitig berentet. Bei der neurologischen Untersuchung, die einen diskreten Tremor und Rigor der Extremitäten ergab, wirkte er unruhig, ängstlich und ratlos. Er konnte weder sein Geburtsdatum angeben (Abb. B-**1.22**) noch die Uhrzeit ablesen. Im EEG fand sich eine diffuse zerebrale Funktionsstörung ohne herdförmige Veränderungen, im CT eine ausgeprägte kombinierte Hirnatrophie.

fuse hirnatrophische Veränderungen. **Im Liquor** findet man im Vergleich zu anderen Demenzen eine unwesentlich höhere Konzentration des **TAU-Proteins**.

Differenzialdiagnose: Frontotemporale Demenzen beginnen mit einer Persönlichkeitsänderung. **Vaskuläre Demenzen** gehen mit neurologischen Herdsymptomen einher (Hirninfarkt-Anamnese!). Bei vorherrschenden extrapyramidalen Symptomen ist an eine **Parkinson-Krankheit** zu denken. Die Demenz bei der **Lewy-Körperchen-Krankheit** wird von einem ausgeprägten Rigor, Ruhetremor und paranoid-halluzinatorischen Symptomen begleitet.

Alkoholabusus verursacht zwar Gedächtnis- und Orientierungsstörungen, ein Delir führt aber selten zur Verwechslung mit der DAT, und das **Korsakow-Syndrom** ist durch Konfabulationen charakterisiert (S. 259).

Eine depressive **Pseudodemenz** schreitet rascher fort und ist unter thymoleptischer Therapie reversibel.

Zur progressiven Paralyse s. S. 277, zur **HIV**-ssoziierten Demenz s. S. 291.

Therapie: Cholinesterasehemmer (Donezepil, Rivastigmin, Galantamin) wirken sich positiv auf die mnestischen Leistungen und Alltagskompetenz aus. Wichtig sind **Orientierungshilfen** und lebenspraktische Übungen. Selbsthilfegruppen und Trainingsprogramme für Angehörige unterstützen die häusliche Betreuung.

Verlauf: Innerhalb von 5–8 Jahren werden die Patienten pflegebedürftig und sterben an infektiösen Komplikationen (z. B. Pneumonie).

◀ **Klinisches Beispiel**

Pick-Krankheit

▶ Synonym

▶ Definition

Symptomatologie: Anfangs sind die Kranken aspontan, dann distanzlos bis enthemmt, während das Gedächtnis zunächst nicht beeinträchtigt ist.

Ätiopathogenese: Makroskopisch sieht man eine fronto-temporal betonte kortikale Hirnatrophie (Abb. B-**1.24**).

Diagnostik: Richtungsweisend sind Apathie oder Euphorie, sexuelle Enthemmung und zunehmende kognitive Störungen oft schon vor dem 50. Lebensjahr. Das PET zeigt vor dem CT- und MRT-Nachweis der fronto-temporalen kortikalen Atrophie einen regionalen Hypometalismus.

B-1.24

Pick-Krankheit

▶ **Synonym:** Demenz vom Frontalhirntyp, frontotemporale Demenz, Frontallappendemenz, Pick-Atrophie, Pick's disease, Maladie de Pick.

▶ **Definition:** Erstmals von A. Pick (1892) beschriebene, fortschreitende, frontotemporal betonte Hirnatrophie, die klinisch durch ein Frontalhirn-Syndrom mit demenziellem Abbau charakterisiert ist.

Symptomatologie: Die Patienten werden aspontan, indifferent und in der Arbeit unregelmäßig. Hinzu kommt ein Verlust ethischer Hemmungen mit Distanzlosigkeit und übersteigerter Esslust. Intelligenz und Gedächtnis bleiben anfangs erhalten, gelegentlich tritt ein Parkinson-Syndrom mit Amimie und Rigor hinzu. Aphasische Störungen kommen ebenfalls vor. Selten ist eine Atrophie kleiner Handmuskeln zu beobachten.

Ätiopathogenese: Die Krankheit ist durch eine kortikale Hirnatrophie gekennzeichnet, die auf frontale und gelegentlich temporale Gebiete begrenzt ist (Abb. B-**1.24**). Mikroskopisch sieht man angeschwollene kortikale Neurone (Pick-Zellen). Histochemische Analysen der betroffenen Regionen ergeben ein intra- und extrazelluläres Gangliosiddepot.

Diagnostik: Richtungweisend sind das relativ frühe Manifestationsalter, oft schon vor dem 50. Lebensjahr, unproduktives Denken bei eingeschränktem Urteilsvermögen, Mangel an Initiative, ein Fehlverhalten bei einfachsten Tätigkeiten und euphorische, auch sexuelle Enthemmung, schließlich Gedächtnisstörungen. CT und MRT zeigen eine symmetrische fronto-temporale Atrophie. Zu Beginn der Erkrankung sind die Befunde häufig noch normal. Die Positronen-Emissions-Tomographie (PET) ergibt eine ausgeprägte Glukose-Stoffwechselstörung v. a. des frontalen und temporalen Kortex, der Hippokampusstrukturen und des Nucleus caudatus.

B-1.24 Frontalhirnatrophie

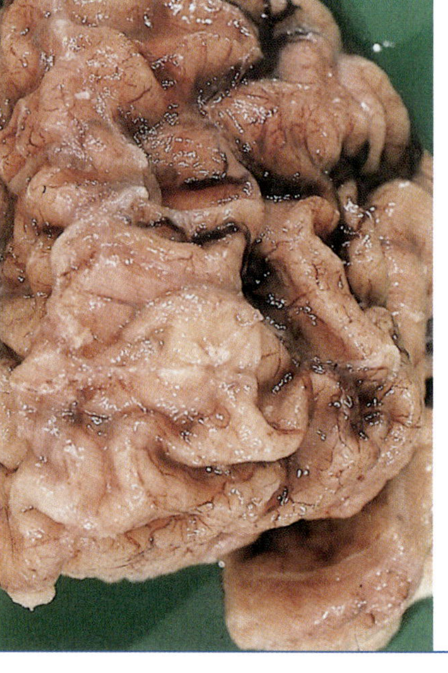

Pathologischer Befund: Aufsicht auf den linken Frontalpol von vorn. Extreme Windungsverschmälerung, korrespondierende keilförmige Erweiterung der Furchen.

Differenzialdiagnose: s. S. 192.

Therapie und Verlauf: Eine Therapie der Pick-Krankheit ist nicht bekannt. Die Symptomatik des Frontalhirn-Syndroms schreitet innerhalb weniger Jahre mit dem Nachlassen intellektueller Fähigkeiten, zunehmenden Gedächtnis-, Orientierungs- und Sprachstörungen bis zum Auftreten verbaler und gestischer Stereotypien und Mutismus fort. Die Patienten sterben nach knapp zehnjähriger Krankheitsdauer an Kachexie und Pneumonie.

Differenzialdiagnose: s. S. 192.

Therapie und Verlauf: Eine Therapie der Pick-Krankheit ist nicht bekannt. In weniger als 10 Jahren sterben die rasch pflegebedürftigen Patienten bei progredienter Demenz an Kachexie und Pneumonie.

Vaskuläre Demenz

▶ **Definition:** Bei vaskulären Demenzen handelt es ich um erworbene Beeinträchtigungen intellektueller Funktionen, die durch zerebrovaskuläre Läsionen und fortschreitende Hirnatrophie ausgelöst werden. Nach O. Binswanger (1894) wird eine vaskuläre Demenz benannt, die auf eine subkortikale arteriosklerotische Enzephalopathie (SAE) bei Mikroangiopathie mit Demyelinisierung des Marklagers zurückzuführen ist. Häufig findet man lakunäre Infarkte. Daneben gibt es Formen der vaskulären Demenz bei Makroangiopathie mit strategischen und territorialen Hirninfarkten.

◀ **Definition**

Symptomatologie: Das klinische Bild ist durch fluktuierende **kognitive Störungen**, eine Umkehr des Schlaf-Wach-Rhythmus, Affektlabilität bei depressiver Verstimmung und neurologische Herdsymptome (z. B. Aphasie, Hemiparese) charakterisiert. Das Demenzsyndrom setzt innerhalb von drei Monaten nach einem Schlaganfall (zerebrale Ischämie) ein. Auffällig sind Parkinson-Symptome, eine apraktische Gangstörung mit Fallneigung und Harninkontinenz. Zum psychopathologischen Befund bei Hirnarteriosklerose und zerebralen Ischämien s. S. 389.

Symptomatologie: Innerhalb von drei Monaten nach einem Hirninfarkt mit neurologischen Herdsymptome manifestieren sich fluktuierende **kognitive Störungen**. Typisch sind begleitende Parkinson-Symptome, Fallneigung und Harninkontinenz.

Ätiopathogenese: Bei vaskulär bedingten Demenzen liegt meist eine **Mikroangiopathie** vor. Durch chronischen Bluthochdruck entstehen eine Lipohyalinose und fibrinoide Nekrose der Arteriolen mit spongiöser Demyelinisierung des Marklagers. Man spricht von subkortikaler, arteriosklerotischer Enzephalopathie (SAE), der Binswanger-Krankheit. Zusätzlich findet man Lakunen in den Stammganglien, im Marklager und im ventralen Hirnstamm als Folge von thromboembolischen Mikroinfarkten (Status lacunaris). Neben arterio-arteriellen Embolien können auch kardiogene Embolien für Verschlüsse der Endarterien verantwortlich sein.

Ätiopathogenese: Bei der SAE verursacht chronischer Bluthochdruck eine **Mikroangiopathie** mit spongiöser Demyelinisierung des Marklagers und verstreuten Lakunen (Status lacunaris).

Die arterielle Hypertonie ist auch für die Demenz bei arteriosklerotischer **Makroangiopathie** der größte Risikofaktor. Durch den Untergang einer kritischen Zahl von Neuronen bei multiplen Hirninfarkten entwickelt sich eine vaskuläre Demenz („Multiinfarktdemenz„). Wenn zerebrale Ischämien bestimmte „Schaltstellen" wie Stammganglien, Thalamus, frontales Marklager oder Gyrus betreffen, spricht man auch von einer vaskulären Demenz bei „strategischen" Infarkten.

Die arterielle Hypertonie ist auch für die Demenz bei arteriosklerotischer **Makroangiopathie** mit multiplen Infarkten der größte Risikofaktor.

Diagnostik: Die Diagnose ergibt sich aus dem Zusammentreffen von kognitiven Störungen mit neuropsychologischen Symptomen (Aphasie, Apraxie, Agnosie, Alexie, Agraphie, Alexie) und Paresen nach rezidivierenden ischämischen Infarkten. Häufig findet man zusätzlich ein Parkinson-Syndrom. Eine SAE stellt sich im Computertomogramm in Form einer Marklagerhypodensität meist mit kleinen lakunären Defekten dar. Frühzeitiger und deutlicher als im CT erkennt man im MRT (T2-gewichtete Darstellung) hyperintense multiple Lakunen und ausgedehnte **„white matter lesions"** (Abb. B-**1.25**), d. h. band- oder kappenförmige Demyelinisierungsherde periventrikulär und im tiefen Marklager. Das Ausmaß der Demyelinisierung, nicht jedoch die Zahl und Größe der Infarkte, korreliert mit dem Schweregrad der Demenz.

Diagnostik: Im MRT zeigen sich bei SAE neben multiplen Lakunen typische **„white matter lesions"**, d. h. Demyelinisierungsherde periventrikulär und im tiefen Marklager (Abb. B-**1.25**).

Differenzialdiagnose: Wenn keine arterielle Hypertonie vorliegt, ist auch an eine hereditäre Gefäßkrankheit zu denken: **CADASIL** (cerebral autosomal dominant arteriopathy with subcortical infarcts and leucoencephalopathy). Spongiöse

Differenzialdiagnose: Liegt keine Hypertonie vor, kann eine hereditäre Gefäßkrankheit mit subkortikalen Infarkten und Leuken-

B-1.25

B-1.25 **T2-gewichtetes Kernspintomogramm eines 69-jährigen Patienten mit Morbus Binswanger**

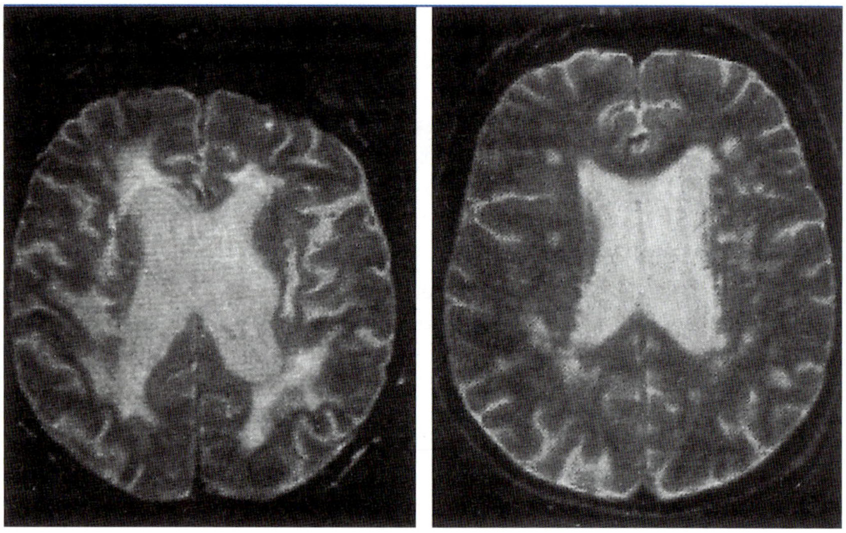

a b

a Die inneren und äußeren Liquorräume sind deutlich erweitert. Das Marklager stellt sich periventrikulär betont signalintensiv dar als Ausdruck einer diffusen subkortikalen Ischämie. **b** Darüber hinaus finden sich zahlreiche kleine Lakunen verstreut im Marklager.

zephalopathie (**CADASIL**) in Frage kommen. Eine Marklagerläsion bei funikulärer Myelose und eine diabetische Mikroangiopathie sind laborchemisch auszuschließen, eine **MS** durch Liquoruntersuchung.

Marklagerläsionen infolge einer B_{12}-Hypovitaminose (funikuläre Myelose, s. S. 248) und eine diabetogene Mikroangiopathie sind durch Laboruntersuchungen auszuschließen. Periventrikuläre „white matter lesions" erinnern manchmal an MRT-Bilder der meist im Alter von 20–40 Jahren auftretenden **Multiplen Sklerose** (**MS**), die einen charakteristischen Liquorbefund aufweist. Die Konzentration des TAU-Proteins im Liqor ist bei Alzheimer-Krankheit höher als bei vaskulärer Demenz (s. S. 193).

Therapie: Neben Logopädie, Ergotherapie und Physiotherapie ist die Sekundärprophylaxe mit Antihypertensiva und Thrombozytenfunktionshemmern indiziert.

Therapie: Wesentlich sind Logopädie, Ergotherapie und Physiotherapie. Die vaskuläre Demenz schreitet zwar allmählich mit der Grundkrankheit fort, kann aber unter kontrolliertem Einsatz von **Antihypertensiva** in vielen Fällen primär und sekundär präventiv therapiert werden. Eine begleitende Depression wird thymoleptisch behandelt. Jede pharmakogene Hypotonie ist aber zu vermeiden. Eine Prophylaxe mit einem Thrombozytenfunktionshemmer ist zwar in geeigneten Verläufen indiziert, wegen des Blutungsrisikos bei ausgeprägter Lipohyalinose jedoch immer abzuwägen.

Verlauf: Die demenzielle Entwicklung schreitet allmählich fort. Die Letalität ist hoch.

Verlauf: Die demenzielle Entwicklung mit Aufmerksamkeits- und Merkleistungsstörungen ist langsam progredient, während das „Altgedächtnis" länger erhalten bleibt. Häufig kommen fokale epileptische Anfälle hinzu. Die Letalität ist gegenüber der Normalbevölkerung um das Dreifache erhöht.

▶ **Klinisches Beispiel**

▶ **Klinisches Beispiel:** Der 83-jährige Winzer, bei dem eine arterielle Hypertonie bekannt war, hatte drei Jahre zuvor einen Hirninfarkt mit aphasischer Störung erlitten. Seither war er häufig desorientiert, rasch erschöpft, depressiv gestimmt und nachts schlaflos. Er vergaß, dass er seinen Winzerbetrieb vor zehn Jahren verkauft hatte und wollte wieder täglich in seinen Weinbergen arbeiten. Schließlich pflanzte er in seinen Garten neue Reben zwischen die Rosen. Psychopathologisch auffällig waren Gedächtnisstörungen bei zeitlicher Desorientierung und eine Affektinkontinenz. Es fand sich ein Nacken- und Extremitätenrigor, die Eigenreflexe waren rechtsbetont. Der Hautturgor war herabgesetzt. Das Röntgenbild des Thorax ergab eine Stauungspneumonie, das EEG einen Herdbefund links temporo-parietal. Computertomographisch zeigte sich eine subkortikal betonte Hirnatrophie mit mehreren kleinen, diffusen, hypodensen Lakunen im Marklager beiderseits. Unter Digitalisierung, ausreichender Flüssigkeitszufuhr und Gabe von kleinen Dosen Haloperidol besserte sich die psychopathologische Symptomatik.

1.2.2 Stammganglienerkrankungen

Parkinson-Krankheit

▶ **Synonyme** Morbus Parkinson, Parkinson's disease, Paralysis agitans, Schüttellähmung.

▶ **Definition:** J. Parkinson beschrieb die Krankheit im Jahre 1817 als „shaking palsy". Es handelt sich um ein hypokinetisch-hypertones Syndrom mit Tremor, Rigor, Akinese, vegetativen Störungen und posturaler Instabilität. Pathogenetisch liegt eine progrediente Degeneration nigrostriataler dopaminerger Neurone vor.

Epidemiologie: Die Prävalenz wird auf 200/100 000 Einwohner geschätzt. Sie ist am höchsten in Nordeuropa und Nordamerika, am niedrigsten in Südeuropa, Afrika und Asien. Die Rate der jährlichen Neuerkrankungen liegt bei 20/100 000 Einwohner. Männer und Frauen sind gleich häufig betroffen. Die Erkrankung manifestiert sich meist in der 6. Dekade, 10% der Patienten sind jünger als 40 Jahre.

Symptomatologie: Die Parkinson-Krankheit ist durch **Ruhetremor**, **Rigor**, **Akinese** (vgl. Abb. B-**1.26** und S. 58), vegetative Symptome und Verminderung der Haltungs- bzw. Stellreflexe gekennzeichnet. Tremor, Rigor und Akinese beginnen immer halbseitig („Hemi-Parkinson"). Je nach Ausprägung dieser drei Symptome unterscheidet man den **Äquivalenztyp** (alle drei Symptome gleich ausgeprägt), den **Tremordominanz-Typ** (Akinese und Rigor minimal) und den **akinetisch-rigiden Typ** (Tremor minimal).
Der **Ruhetremor** ist das auffälligste Symptom, aber nicht obligat. Er wird bei 70% der Patienten beobachtet. Es handelt sich um einen Agonisten-Antagonisten-Tremor, der einseitig beginnt und im Verlauf meist asymmetrisch bleibt. Ausgeprägter Fingertremor wird auch als „Pillendreher-Phänomen" bezeichnet. Ein Haltetremor (s. S. 88) kann hinzukommen, der auch den Kopf (Tremor capitis) und den Unterkiefer („Rabbit-Phänomen") betrifft. Der Tremor wird affektiv verstärkt.
Bevor eine **gebundene Haltung** und eine Ungeschicklichkeit, z. B. beim Knöpfen (Störung der Feinmotorik, s. Abb. B-**1.27**), auffällt, macht sich der **Rigor** durch Muskelschmerzen v. a. der Nacken- und Schulterregion bemerkbar.
Die Willkürbewegungen werden durch akinetische **Starthemmung** behindert (s. S. 59), der Bewegungsablauf ist verlangsamt (Bradykinese), unwillkürliche Bewegungen, Gestik und Mimik sind reduziert. Beim Gehen fehlen die Mitbewegungen, die Schrittlänge wird kürzer und die Drehung auf der Stelle ist bei vermehrter Schrittzahl verzögert.

B-1.26 Parkinson-Trias

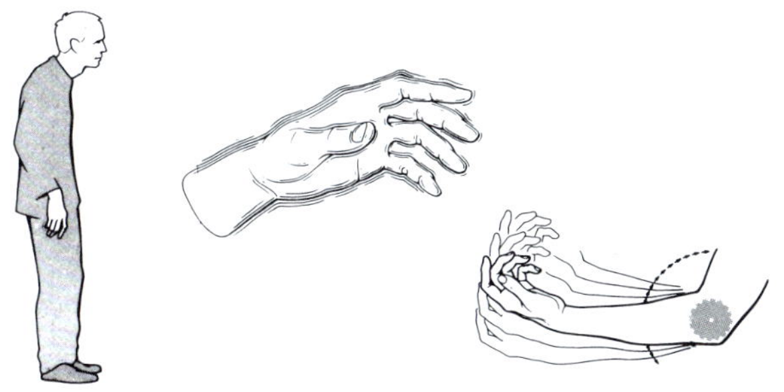

1.2.2 Stammganglienerkrankungen

Parkinson-Krankheit

◀ Synonyme

◀ Definition

Epidemiologie: Die Prävalenz liegt bei 200/100 000 Einwohner und steigt mit dem Alter an. 10% der Patienten sind jünger als 40 Jahre.

Symptomatologie: Leitsymptome sind **Tremor**, **Rigor**, **Akinese** (Abb. B-**1.26**), vegetative Symptome und reduzierte Stellreflexe. Nach Vorherrschen von Tremor, Rigor oder Akinese unterscheidet man **Äquivalenz-**, **Tremordominanz-** und **akinetisch-rigiden Typ**.

Bei 70% der Patienten kommt **Ruhetremor** vor.

Rigor führt zu Muskelschmerzen, **gebundener Haltung** und Ungeschicklichkeit (Abb. B-**1.27**).

Charakteristisch ist eine **akinetische Starthemmung.** Der Bewegungsablauf ist verlangsamt (Bradykinese), die Schrittlänge wird kürzer.

B-1.26

B-1.27

B-1.27 **Parkinson-Krankheit**

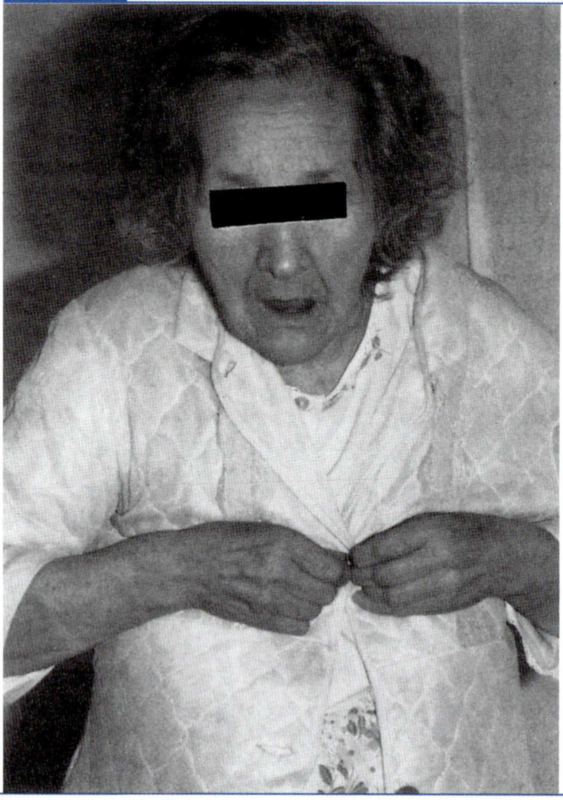

78-jährige Patientin mit Hypokinese, Dysphagie und Hypersalivation, Kiefertremor („Rabbit-Phänomen“) und ausgeprägter Bradydiadochokinese. Das Knöpfen ist erschwert bis unmöglich.

Plötzlich auftretende **Bewegungsblockaden** unterbrechen den Bewegungsablauf („freezing“). Gravierend ist eine zunehmende **Fallneigung**. Bei Richtungswechseln zeigt sich eine Pro- oder Retropulsionstendenz.

Eine wesentliche Behinderung für den Patienten sind plötzlich auftretende und sekundenlang anhaltende **Bewegungsblockaden**. Die Motilität ist wie eingefroren („freezing“). Gravierend ist auch eine zunehmende **Fallneigung**. Der Oberkörper wird nach vorn verlagert, sodass der Kranke in schnellen, oft nicht zu bremsenden Schritten seinem Schwerpunkt hinterherläuft und schließlich zu Fall kommt (Pulsionsphänomen). Dies prüft man, indem man hinter dem Patienten stehend Zug an den Schultern ausübt. Wegen einer Störung der Haltungs- bzw. Stellreflexe sind rasche Ausgleichsbewegungen nicht möglich. Bei Richtungswechseln zeigt sich eine Pro- oder Retropulsionstendenz.

Angst führt zu Immobilität, heftige Affekte durchbrechen aber auch die Akinese („paradoxic kinesis“).

Einerseits kann die Angst vor dem Fallen zu hilfloser Immobilität führen; auf der Straße oder im Haus werden kleinste Hindernisse unüberwindlich: Parkinson-Patienten bleiben an Bordsteinkanten und Türschwellen (selbst bei weit geöffneter Tür) reglos stehen. Andererseits können heftige Affekte die Akinese durchbrechen, sodass der Patient plötzlich für kurze Zeit gehen und sogar laufen kann („paradoxic kinesis“).

Die Kommunikationsfähigkeit wird durch Dysarthrophonie, **Mikrophonie**, **Mikrographie** (Abb. B-**1.28**) ebenso eingeschränkt wie durch das Verarmen der Mimik (**Hypomimie**) und der Gestik.

80% der Patienten entwickeln eine Sprechstörung mit Beeinträchtigung der Artikulation und der Phonation (Dysarthrophonie, vgl. Abb. A-**2.51** und Tab. A-**2.19**). Die Atmung wird flach und frequent, die Lautstärke nimmt zum Ende des Satzes hin ab (Hypo- oder **Mikrophonie**), das Sprechen wird zunehmend monoton. Eine akinetische Sprechhemmung kann wiederum durch starke Affekte unterbrochen werden. Die Kommunikationsfähigkeit wird weiter eingeschränkt durch zunehmende Schreibstörung (**Mikrographie**, Abb. B-**1.28**) und nicht zuletzt durch **Hypomimie** und Verarmen der Gestik.

Parkinson-Kranke sind häufig **depressiv verstimmt**. **Vegetative Begleitsymptome** sind Seborrhö („Salbengesicht“) nächtliches Schwitzen, Miktionsstörung, Obstipation und Hypersalivation.

Ein häufiges psychopathologisches Symptom ist die **depressive Verstimmung** des Parkinson-Kranken (s. S. 565). Regelmäßig sind **vegetative Begleitsymptome**: Seborrhö, die das typische „Salbengesicht“ verursacht, nächtliches Schwitzen, Pollakisurie oder Harnverhaltung bei erschwertem Miktionsbeginn (s. S. 84), Obstipation, orthostatische Hypotonie und vermehrter Speichelfluss (Hypersalivation), der durch die hypokinetische Schluckstörung verstärkt in Erscheinung tritt.

B-1.28 Mikrographie bei Parkinson-Krankheit

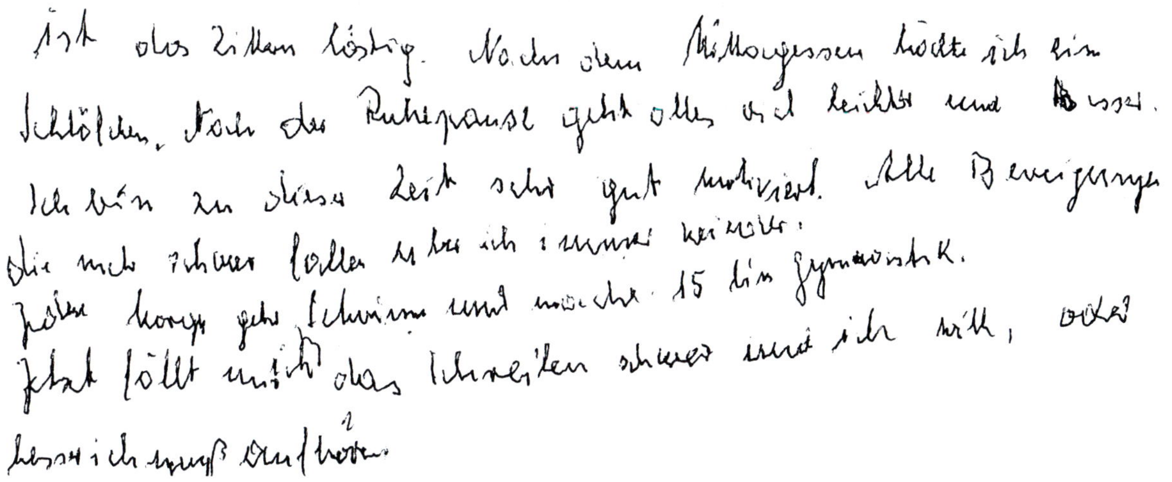

Die Schriftgröße nimmt zum Zeilenende hin ab.

Eine schwere Komplikation im Verlauf der Erkrankung ist die **akinetische Krise**. Sie kann sich im Rahmen von interkurrenten Infekten, nach Operationen, Therapieabbruch oder nach Verabreichung von Medikamenten entwickeln, die die Parkinson-Symptomatik verstärken (z. B. Neuroleptika). Die Stunden bis Tage anhaltende, vollständige Bewegungsblockade geht mit ausgeprägtem Rigor, mit Hyperthermie und Hyperhidrosis einher. Es besteht die Gefahr der Aspirationspneumonie und der Exsikkose. Dieser **lebensbedrohliche** Zustand führt im Spätstadium der Erkrankung zum Tod.

Die **akinetische Krise** mit anhaltender Bewegungsblockade, Hyperthermie und Hyperhidrosis ist **lebensbedrohlich**.

Ätiopathogenese: Die Rolle genetischer Faktoren ist umstritten. 5% der Fälle kommen familiär gehäuft vor, nur sehr selten findet sich ein autosomal dominanter Erbgang. Es handelt sich um eine degenerative Stammganglienerkrankung mit fortschreitender **Degeneration dopaminerger Neurone**. Die Atrophie melaninhaltiger Zellen der Substantia nigra im Mittelhirn bedingt eine verminderte Dopamin-Synthese. Zytochemische Untersuchungen post mortem und In-vivo-Untersuchungen mittels Positronen-Emissions-Tomographie (PET) weisen einen ausgeprägten Dopaminmangel in der Substantia nigra und im Striatum nach, insbesondere die Aufnahme- und Speicherkapazität dopaminerger Neurone (vgl. Tab. A-**3.3**, S. 152). Der Dopaminverlust im Striatum wird durch den Ausfall der nigrostriatalen Projektion und konsekutive Degeneration dopaminerger Neurone erklärt. Der Dopaminmangel hat ein Ungleichgewicht im Regelkreis der Neurotransmitter zur Folge (s. Abb. A-**2.32**, S. 61).

Ätiopathogenese: 5% der Fälle kommen familiär gehäuft vor. Der degenerativen Stammganglienerkrankung liegt eine fortschreitende **Degeneration dopaminerger Neurone** zugrunde. Der Dopaminmangel in Substantia nigra und Striatum hat ein Ungleichgewicht im Regelkreis der Neurotransmitter zur Folge (s. Abb. A-**2.32**, S. 61).

Seit nachgewiesen ist, dass MPTP durch Schädigung der dopaminergen Neurone in der Substantia nigra zu einem Parkinson-Syndrom führt (s. u.), wird die ätiologische Bedeutung von Umweltgiften für die Genese der Parkinson-Krankheit diskutiert.

Umweltgifte als Ursache der Parkinson-Krankheit werden diskutiert.

Diagnostik: Neben der Beugehaltung und **Bewegungsarmut** mit spärlicher Gestik und Mimik fällt häufig eine Dysarthrophonie auf. Bei bettlägerigen Parkinson-Patienten beobachtet man, dass der Kopf in typischer Weise von der Unterlage abgehoben ist („Kopfkissenphänomen"). In jedem dritten Fall wird aber die Diagnose der Parkinson-Krankheit verfehlt, zumal sie sich nur in 50% der Fälle mit dem **Ruhetremor** als Frühsymptom manifestiert. Die Untersuchung deckt auch bei gering ausgeprägtem Zittern meist einen **Rigor** und dann oft schon frühzeitig das charakteristische **„Zahnradphänomen"** (s. S. 58) auf. Die Supinations-/Pronationsbewegungen sind verlangsamt (**Bradydiadochokinese**). Gelegentlich ist die vertikale Blickbewegung nach oben leicht eingeschränkt. Paresen oder Reflexdifferenzen gehören nicht zum klinischen Bild. Oft ist jedoch der Glabella-Reflex unerschöpflich.

Diagnostik: Bei der Untersuchung ist auf die **Bewegungsarmut**, den **Ruhetremor**, den **Rigor** mit **„Zahnradphänomen"** und die **Bradydiadochokinese** zu achten.

Der **Dopamin-Test** bestätigt die Verdachtsdiagnose.

Der **Dopamin-Test** (L-Dopa-Test) mit löslichem L-Dopa bestätigt im Zweifelsfall die Verdachtsdiagnose „Parkinson-Krankheit“: Nach vorübergehender Blockade der Dopamin-Rezeptoren wird lösliches L-Dopa verabreicht. Eine Besserung der Symptomatik unter dieser Medikation spricht für die „Parkinson-Krankheit“.

Die nigrostriatale Degeneration lässt sich weder im EEG noch im CT darstellen. Pathologische Befunde sind eher auf den Alterungsprozess und Begleiterkrankungen zurückzuführen.

Pathologische Befunde im EEG (Grundrhythmusverlangsamung, umschriebene kortikale Funktionsstörung) und im CT (Ventrikelerweiterung und kortikale Atrophie), die in mehr als 50% der Fälle vorliegen, sind eher Ausdruck von Alterungsprozessen und Begleiterkrankungen. Die nigrostriatale Degeneration per se ist weder elektroenzephalographisch noch computertomographisch nachweisbar; jedoch ergeben PET-Studien positive Befunde (s. o.).

Differenzialdiagnose: s. Haupttext.

Differenzialdiagnose: Von der Parkinson-Krankheit sind abzugrenzen:
- symptomatische Parkinson-Syndrome (durch Neuroleptika, MPTP, Hypoxie, Ischämie, Infektion oder Trauma induziert)
- der essenzielle Tremor,
- der Normaldruck-Hydrozephalus,
- degenerative Erkrankungen, die nicht nur die Basalganglien betreffen.

Auf ein **Neuroleptika-induziertes Parkinson-Syndrom** weist die Medikamentenanamnese hin.

Ein Parkinson-Syndrom wird auch durch die neurotoxische Substanz MPTP verursacht. Seltene Ursachen sind Kohlenmonoxyd- oder Mangan-Intoxikationen, **hypoxische** oder **traumatische** Hirnschädigungen und die **Encephalitis lethargica**. Bei letzterer beobachtet man **okulogyre Krisen** (Abb. B-**1.29**) und ein ausgeprägtes „Salbengesicht“.

Das klinische Erscheinungsbild des **Neuroleptika-induzierten Parkinson-Syndroms** wird von Rigor und Akinese bestimmt; ein Ruhetremor findet sich seltener. Diagnostisch entscheidend ist die sorgfältige Medikamentenanamnese.
Ein Parkinson-Syndrom wurde auch bei jungen Drogenabhängigen, die sich Pethidin-analoge Substanzen injiziert hatten, beobachtet. Als Verunreinigung fand man MPTP (1-Methyl-4-phenyl-1, 2, 3, 6-tetrahydropyridin), dessen neurotoxische Wirkung durch Nachweis eines Neuronenuntergangs in der Substantia nigra belegt ist. Als seltene Ursachen eines Parkinson-Syndroms werden Kohlenmonoxyd- oder Mangan-Intoxikationen, schwere **hypoxische** oder **traumatische Hirnschädigungen** (s. auch apallisches Syndrom, S. 114), Hirntumoren und psychische Traumen beschrieben. Bei der heute nur noch sporadisch vorkommenden viralen **Encephalitis lethargica** (von Economo, 1929) entwickelt sich in einem Drittel der Fälle meist mit großer Latenz ein Parkinson-Syndrom. Zusätzlich treten hier **okulogyre Krisen**, d. h. anhaltende dystone Blickdeviationen nach oben lateral auf (Abb. B-**1.29**). Schlafumkehr und ausgeprägte vegetative Begleitsymptome, wie z. B. ein „Salbengesicht“, sind charakteristisch.

B-1.29

B-1.29 Okulogyre Krise

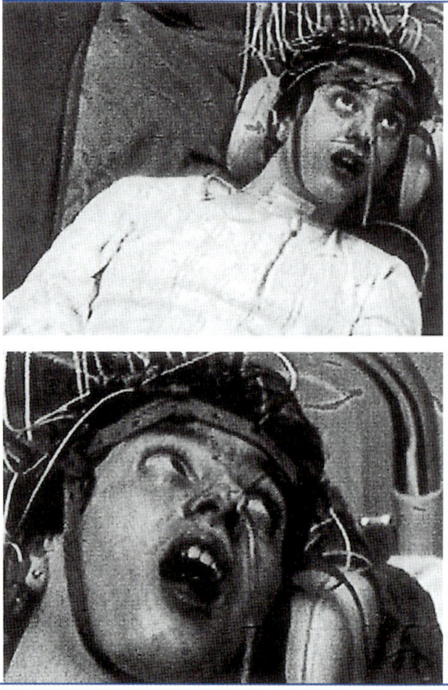

Video-Aufnahmen im EEG-Labor
22-jährige Patientin mit minutenlanger, tonischer Blickdeviation nach oben. Die sich täglich mehrfach wiederholenden okulogyren Krisen traten nach einer Meningoenzephalitis mit zahlreichen Mikroabszessen im Bereich der Stammganglien und des Hirnstamms auf (Kandidose). Die Patientin war zuvor über Wochen wegen einer Hirnkontusion intensivmedizinisch behandelt worden. Nach antimykotischer Therapie blieb ein Parkinson-Syndrom zurück, das dem Bild der von Economo beschriebenen Encephalitis lethargica glich.

Zerebrale Durchblutungsstörungen (Stammganglien-Infarkte) können neben anderen zentralen Symptomen ein Pseudo-Parkinson-Syndrom verursachen. Dies trifft besonders für die Binswanger-Krankheit (s. S. 197) zu. Im höheren Lebensalter ist aber eine Koinzidenz des Gefäßfaktors mit einer Parkinson-Krankheit nicht auszuschließen.

Zerebrale Ischämien (Stammganglien-Infarkte) können ein Pseudo-Parkinson-Syndrom verursachen.

Der **essenzielle Tremor**, ein bei Willkürbewegungen zunehmender Haltetremor (s. S. 89), nimmt im Alter (so genannter seniler Tremor) an Amplitude zu und wird dann gelegentlich als Parkinson-Tremor verkannt, zumal die Parkinson-Krankheit einen Haltetremor aufweisen kann.

Der **essenzielle Tremor** (s. S. 89) nimmt im Gegensatz zum Parkinson-Ruhetremor bei Willkürbewegung zu.

Oft stellt sich die Differenzialdiagnose zum **Normaldruck-Hydrozephalus**. Leitsymptome sind der kleinschrittige Gang, die Muskeltonuserhöhung bei oft gesteigerten Eigenreflexen, Incontinentia urinae und Demenz. Das CT zeigt eine vermehrte Ventrikelweite ohne Nachweis einer kortikalen Atrophie und eine periventrikuläre Dichteminderung als Ausdruck des Liquorübertritts in das Marklager. Diagnostisch hilfreich sind Liquorentnahmen nach Lumbalpunktion, die zur Besserung führen (s. S. 123).

Bei **Normaldruck-Hydrozephalus** findet sich ein kleinschrittiger Gang. Das CT zeigt weite Ventrikel ohne kortikale Atrophie. Liquorentnahmen mindern die Symptome.

Der seltener vorkommende **Morbus Wilson** (s. S. 242) ist auch bei Überwiegen einer hypokinetischen Symptomatik schon aufgrund des früheren Manifestationsalters und zerebellarer Begleitsymptome auszuschließen. Pathognomonisch ist der Kayser-Fleischer-Kornealring.

Der **Morbus Wilson** ist durch ein frühes Manifestationsalter, zerebellare Begleitsymptome und den Kayser-Fleischer-Kornealring abzugrenzen.

Die **Alzheimer-Krankheit** kann bei fortschreitender Demenz mit extrapyramidalen Symptomen vergesellschaftet sein. Der von Beginn an auffällige demenzielle Abbau mit Gedächtnisstörung und Desorientierung ist aber in der Regel nicht mit der Bradyphrenie Parkinson-Kranker zu verwechseln. Die **Lewy-Körperchen-Krankheit** mit Ruhetremor und Rigor bei kortikaler Demenz ist durch niedriges Alter und raschen Verlauf charakterisiert. Histologisch findet man kortikale Lewy-Körperchen (s. S. 192).

Die **Alzheimer-Krankheit** und die **Lewy-Körperchen-Krankheit** gehen mit extrapyramidalen Symptomen einher, von Beginn an steht aber die **Demenz** im Vordergrund.

Einige degenerative Systemerkrankungen, die auch mit einem Parkinson-Syndrom verbunden sind, wie die progressive supranukleäre Blickparese (PSP), die Multisystematrophie (MSA) und die Kortikobasale Degeneration (CBD), sprechen im Gegensatz zur Parkinson-Krankheit kaum auf eine Therapie mit L-Dopa an.

Die folgenden mit einem Parkinson-Syndrom verbundenen degenerativen Systemerkrankungen sprechen kaum auf L-Dopa an.

Bei der von Steele, Richardson und Olszewski (1964) beschriebenen **progressiven supranukleären Blickparese** (progressive supranuclear palsy, PSP) liegt eine neurofibrilläre Degeneration und Gliose der Basalganglien (Pallidum, Ncl. subthalamicus, Substantia nigra) und des Hirnstamms mit konsekutivem Verlust striataler Dopamin-Rezeptoren vor. Mit einer Inzidenz von 5/100 000 Einwohner entwickelt sich im höheren Lebensalter eine zunächst vertikale supranukleäre Blickparese nach unten, die zur kompletten externen Ophthalmoplegie (vgl. S. 32) fortschreitet. Auffällig ist der „erstaunte" Blick bei seltenem Lidschlag. Typisch sind häufige Stürze bei ausgeprägter posturaler Instabilität. Tremor kommt sehr selten vor. Man findet neben einem Rigor der Nacken- und Rumpfmuskulatur eine Akinese sowie eine Pseudobulbärparalyse mit Dysarthrie und Dysphagie. Die Krankheit führt in mehr als 50% der Fälle zu demenziellem Abbau und innerhalb von ca. 6 Jahren zum Tod.

Die **progressive supranukleäre Blickparese** (PSP) manifestiert sich mit einer vertikalen Blicklähmung. Auffällig ist der „erstaunte" Blick bei seltenem Lidschlag.

Das symmetrische, akinetisch-rigide Parkinson-Syndrom bei **Multisystematrophie** (**MSA,** s. S. 237) lässt sich wegen des schlechten Ansprechens auf L-Dopa von der Parkinson-Krankheit abgrenzen.

Das Parkinson-Syndrom bei **Multisystematrophie (MSA**, s. S. 237) ist symmetrisch.

Die seltene **Kortikobasale Degeneration (CBD)** kann anfangs mit einem idiopathischen, akinetisch-rigiden Hemiparkinson-Syndrom verwechselt werden, weist aber zusätzlich eine dystone Fehlstellung der betroffenen Hand auf. Da die Patienten eine Hand bzw. Gliedmaße als fremd empfinden, spricht man auch von „Alien limb".

Bei der **Kortikobasalen Degeneration (CBD)** finden sich ein Hemiparkinson-Syndrom und eine Hand-Dystonie. Der Patient empfindet das Glied als fremd („Alien limb").

Therapie: Die Therapie umfasst ein breites Spektrum medikamentöser, krankengymnastischer und operativer Maßnahmen, über deren Wirkungen und Nebenwirkungen die Tabelle B-**1.5** informiert.

Therapie: Zu den Therapiemöglichkeiten s. Tab. B-**1.5**.

Pharmakotherapie: Die medikamentöse Behandlung richtet sich nach dem Alter, Schweregrad, der Vielfalt der klinischen Symptomatik und dem Verlauf.

Pharmakotherapie: Sie richtet sich vor allem nach Alter und Symptomkonstellation.

B-1.5 Therapeutische Möglichkeiten bei der Parkinson-Krankheit

Therapie	*Indikation*	*Nebenwirkung*	*Kontraindikation*
Krankengymnastik	Rigor, Akinese	erhöhter Dopaminverbrauch	–
Medikamente			
Levodopa (mit Dekarboxylasehemmer)	Akinese, Rigor, Ruhetremor	Nausea, Vomitus, Pollakisurie, Tachyarrhythmie, Hypotension, psychotische Symptome	Engwinkelglaukom, Leber- und Niereninsuffizienz, Herzrhythmusstörung
Dopamin-Rezeptor-Agonisten			
Mutterkornalkaloide			
▪ Dihydroergocryptin ▪ Lisurid, Pergolid ▪ Bromocriptin	„end-of-dose"-Akinese, „on/off"-Phasen, „off"-Phasen-Dystonie	wie bei L-Dopa; Magenblutung, Parästhesien durch Vasospasmus, Erythromelalgie. Pulmonale und retroperitoneale Fibrose bei Bromocriptin.	wie bei L-Dopa; Ulcus ventriculi, arterielle Verschlusskrankheit, Überempfindlichkeit gegenüber Mutterkornalkaloiden
▪ Cabergolin	Fluktuationen, Einmalgabe möglich	Vomitus, Hypotonie, Dyskinesien, Halluzinationen	Überempfindlichkeit gegenüber Mutterkornalkaloiden
Nicht-Mutterkornalkaloide			
▪ Pramipexol	auch bei AVK	Schlafattacken, Nausea, Halluzinationen	Psychose
▪ Ropinirol	auch bei AVK	Schlafattacken, Vomitus, Hypotonie	Niereninsuffizienz
MAO-B-Hemmer			
▪ Selegilin	Akinese	Schwindel, Tremor, Myalgien, Insomnie, Psychose	Glaukom, KHK, Magenulkus, Antidepressiva
COMT-Hemmer			
▪ Entacapon	Fluktuationen	Dyskinesien, Stürze, Halluzinationen	Hepatopathie, Phäochromozytom
Amantadin	akinetische Krise	Nausea, Sinustachykardie, Hypotension, Ödeme, Livedo reticularis, Schlafstörungen, psychotische Symptome	Niereninsuffizienz, Hepatopathie, Kardiomyopathie, Epilepsie
Anticholinergika	Ruhetremor, Rigor	Akkommodationsstörung, Mundtrockenheit, Harnverhaltung, Obstipation, Tachykardie, psychotische Symptome	Engwinkelglaukom, Prostatahypertrophie, Stenose im Gastrointestinaltrakt, Megakolon
β-Rezeptoren-Blocker	Haltetremor	Parästhesien, Bradykardie	Asthma bronchiale, AV-Block
Stereotaktische Operation	Rigor, Tremor	Verstärkung der Akinese, Paresen	Akinetische Krise

Bei unter 55-Jährigen sind **Dopamin-Rezeptor-Agonisten, bei Älteren ist eine Kombinationstherapie (fester Bestandteil meist Levodopa) indiziert.**

Bei Patienten unter 55 Jahren ist eine Monotherapie mit Dopamin-Rezeptor-Agonisten, bei älteren Patienten eine Kombinationstherapie indiziert, die als festen Bestandteil meist Levodopa enthält. Darüber hinaus werden – je nach Symptomkonstellation – Dopamin-Rezeptor-Agonisten, MAO-B-Hemmern, Amantadin und – in Ausnahmefällen – Anticholinergika verordnet.

Levodopa (L-Dopa), die Dopamin-Vorstufe, wird mit einem Dekarboxylase-Hemmer kombiniert, der die periphere Dopaminbildung vermindert. Auf diese Weise bleibt auch gering dosiertes Levodopa für den Transport ins ZNS verfügbar und wird erst im Gehirn zu Dopamin dekarboxyliert.

Levodopa (L-Dopa) ist die Vorstufe von Dopamin. Es kommt zum Einsatz, da Dopamin die Blut-Hirn-Schranke nicht passiert. Durch Dekarboxylierung im Gehirn entsteht das therapeutisch wirksame Dopamin; allerdings gelangen weniger als 5% der eingenommenen L-Dopa-Dosis in das ZNS, da L-Dopa schon in der Peripherie durch die ubiquitäre Dopa-Dekarboxylase abgebaut wird. Durch zusätzliche Gabe eines Dekarboxylase-Hemmers wie Benserazid (in Madopar) oder L-Carbidopa (in Isicom, Nacom, Striaton) – beide passieren die Blut-Hirn-Schranke nicht – werden auch bei erhöhter intrazerebraler Konzentration die peripheren Dopamin-Nebenwirkungen reduziert.

L-Dopa muss zwischen Mahlzeiten eingenommen werden.

Wegen seiner hohen Eiweißbindung wird L-Dopa nicht zu den Mahlzeiten verabreicht; bei schlechtem Ansprechen auf die Therapie sollte die Eiweißzufuhr insgesamt reduziert werden.

Unerwünschte Wirkungen (s. Tab. B-**1.5**) werden durch langsame Aufdosierung und Aufteilung der Tagesdosis („low and slow") verringert.

Zu den unerwünschten Wirkungen gehören Nausea, Vomitus, Tachyarrhythmie und psychotische Episoden. Eine krankheitsbedingte orthostatische Hypotonie kann sich ebenso wie eine Miktionsstörung verstärken. Domperidon (Motilium) verringert die gastrointestinalen Nebenwirkungen. Kleine neuroleptische Dosen können bei psychotischer Symptomatik gegeben werden (s. u.), eine hohe Neuroleptika-Dosierung würde jedoch v.a. Rigor und Akinese verstärken. Zu weiteren unerwünschten Wirkungen s. Tabelle B-**1.5**. Durch langsame Aufdosierung („low and slow"), individuelle Anpassung und Aufteilung der Tagesdosis in zahlreiche kleine Gaben lassen sich die meisten unerwünschten Wirkungen verringern.

Dopamin-Rezeptor-Agonisten wie die Mutterkornalkaloide Bromocriptin (Pravidel), Cabergolin (Cabaseril), Dihydroergocryptin (Almirid, Cripar), Lisurid (Dopergin) und Pergolid (Parkotil) oder die Nicht-Mutterkornalkaloide Pramipexol (Sifrol) und Ropinirol (ReQuip) stimulieren die Dopamin-Rezeptoren. Bei jüngeren Patienten werden sie als Monotherapie, bei älteren Patienten frühzeitig als Teil der Kombinationstherapie mit L-Dopa eingesetzt, da sich aufgrund ihrer längeren Halbwertzeit die L-Dopa-Wirkungsschwankungen vermeiden (Monotherapie) bzw. reduzieren (Kombinationstherapie) lassen. Darüber hinaus kann bei Kombinationstherapie die L-Dopa-Gesamtdosis verringert und das Auftreten Dopa-induzierter Bewegungsstörungen verzögert werden.

Dopamin-Rezeptor-Agonisten stimulieren die Dopamin-Rezeptoren. Durch ihren Einsatz lassen sich die L-Dopa-Wirkungsschwankungen vermeiden (Monotherapie) bzw. reduzieren, ebenso die L-Dopa-Dosis (Kombinationstherapie).

Lisurid und **Apomorphin**, mittels subkutaner Injektion bzw. Infusionspumpe verabreicht, verringern „on/off"-Oszillationen und schmerzhafte Dystonien in der „off"-Phase (s. „Verlauf"). Die parenterale Dauerbehandlung ist jedoch mit einer hohen Rate von Nebenwirkungen an der Injektionsstelle und psychotischen Episoden verbunden. Der **COMT-Hemmer** Entacapon (Comtess) und der **MAO-B-Hemmer** Selegilin (Antiparkin, Deprenyl, Movergan, Xilopar) vermindern die Abbaurate von Dopamin und werden ebenfalls in der Kombinationstherapie zur Reduktion des L-Dopa-Langzeit-Syndroms eingesetzt.

Lisurid und **Apomorphin** verringern „on/off"-Oszillationen und schmerzhafte Dystonien in der „off"-Phase (s. „Verlauf"). **COMT-Hemmer** und **MAO-B-Hemmer** vermindern die Abbaurate von Dopamin.

Amantadin (PK-Merz, Tregor) hemmt die Glutamat-induzierte Acetylcholin-Freisetzung (NMDA-Antagonismus). In einer akinetischen Krise ist die Amantadin-Infusion Mittel der Wahl. Von einer Kombination mit Anticholinergika ist abzuraten.

Bei akinetischer Krise ist die **Amantadin-Infusion** Therapie der Wahl.

Anticholinergika wie Biperiden (Akineton), Bornaprin (Sormodren), Metixen (Tremarit) und Trihexyphenidyl (Artane) werden selten in Kombination mit L-Dopa eingesetzt. Die Nebenwirkungsrate ist besonders hoch bei rascher Aufdosierung bzw. parenteraler Anwendung. Biperiden kann zur Behandlung eines Neuroleptika-induzierten Parkinson-Syndroms gegeben werden; klassische Neuroleptika sind dann gegen atypische auszutauschen.

Anticholinergika werden selten in Kombination mit L-Dopa eingesetzt.

Die häufig mit der Krankheit einhergehende **depressive Symptomatik** ist durch Gabe eines **Thymoleptikums** günstig zu beeinflussen. Zu beachten sind unerwünschte anticholinerge Wirkungen, da trizyklische Antidepressiva z.B. eine Miktionsstörung verstärken (Retentio urinae). Unter der Therapie mit Anticholinergika, Thymoleptika und L-Dopa müssen augenärztliche Kontrollen vorgenommen werden, um die Entwicklung eines **Glaukoms** frühzeitig festzustellen.

Eine begleitende **depressive Symptomatik** ist durch Gabe eines **Thymoleptikums** günstig zu beeinflussen. Thymoleptika können ebenso wie Anticholinergika und L-Dopa ein **Glaukom** hervorrufen.

Ein Risiko der Entwicklung **psychotischer Episoden** besteht unter der Therapie mit allen genannten Anti-Parkinson-Medikamenten; tritt eine solche Episode auf, verabreicht man ein atypisches Neuroleptikum.

Psychotische Episoden kommen unter der Therapie mit allen Anti-Parkinson-Medikamenten vor.

Der **Ruhetremor** lässt sich im Vergleich zu anderen Parkinson-Symptomen oft nur wenig beeinflussen. Anticholinergika haben keine bessere Wirksamkeit als L-Dopa und Dopamin-Rezeptor-Agonisten.

Ruhetremor ist schlechter zu beeinflussen als andere Parkinson-Symptome.

Überwiegt ein **Haltetremor**, ist der Einsatz von Beta-Rezeptor-Blockern, wie zur Behandlung des essenziellen Tremors (s. S. 89), indiziert.

Bei **Haltetremor** sind Beta-Rezeptor-Blocker indiziert.

Stereotaktische Operation: Sie ist bei Tremor oder Rigor indiziert. Nach Implantation von **Hirnschrittmachern** kann der Patient selbst z.B. eine thalamische Stimulation vornehmen und den Tremor unterbrechen. Die korrekte Lage der Elektroden wird intraoperativ nach dem Stimulationseffekt (Nachlassen des Tremors) bestimmt. Bei akinetisch-rigiden Patienten liegt der Zielpunkt subthalamisch. Diese stereotaktischen Eingriffe haben gegenüber der konventionellen Hochfrequenz-Koagulation den Vorteil geringer Nebenwirkungen.

Stereotaktische Operation: Bei Tremor oder Rigor werden **Hirnschrittmacher** implantiert, durch die der Patient das Zielareal stimulieren und so den Tremor oder Rigor unterbrechen kann.

Physiotherapie: Durch **Bewegungsübungen** auf neurophysiologischer Grundlage lässt sich die parkinsonistisch fixierte Fehlhaltung (Rigor, Akinese) gezielt korrigieren. Tremor spricht nicht auf Krankengymnastik an. Die allgemeine moto-

Physiotherapie: Wesentlich ist der frühe und regelmäßige Einsatz von **Bewegungsübungen** auf neurophysiologischer Grundlage. Ein

Ziel der Krankengymnastik ist der Abbau falscher Kompensationsmuster, ein weiteres die Bahnung physiologischer Bewegungsabläufe.

rische Starre soll gelockert und die Bewegungsarmut allmählich überwunden werden. Wenn der Patient auf früher erlernte Kompensationsmuster zurückgreift und z. B. versucht, Störungen der Feinmotorik durch vermehrten Krafteinsatz auszugleichen, verstärken sich Rigor und Hypokinese ebenso wie der Tremor. Deshalb gehört die krankengymnastische Bewegungstherapie zu den ersten Behandlungsmaßnahmen. Falsche Kompensationsmuster sollen abgebaut, die physiologische Autonomie nachgebahnt oder, wenn verloren gegangen, durch bewusste Willkürmotorik ersetzt werden. Akustische Stimuli, wie z. B. Musik mit akzentuiertem Rhythmus, taktile und optische Reize sind Hilfen zur Überwindung der parkinsonistischen Hemmung.

Wesentlich ist, dass das krankengymnastische Training sich nicht auf das Bahnen stereotyper Bewegungsmuster beschränkt. Zwar sind erste Therapieerfolge durch Anleiten zum „Marschieren" zu erzielen, aber vor Monotonie und Überanstrengung ist zu warnen, da sich der Dopaminvorrat erschöpfen kann, bevor eine sinnvolle Funktion eingeübt worden ist. Massagen und Bewegungsbäder lindern die oft begleitenden Muskelschmerzen.

Zu empfehlen ist die Teilnahme an **Logopädie-**, **Ergotherapie-** und **Selbsthilfegruppen**.

Eine **logopädische Behandlung** ist bei Dysarthrophonie angezeigt. Schon in der Frühphase der Erkrankung ist dem Parkinson-Patienten die Teilnahme an kleinen Therapiegruppen zu empfehlen, in denen sprachliche, spielerische und pantomimische Übungen durchgeführt werden. Musikbegleitung des **ergotherapeutischen Gruppentrainings** und Tanzen fördern die Beweglichkeit. Von großer Bedeutung sind **Selbsthilfegruppen** für Parkinson-Kranke. Sie dienen der gegenseitigen Information über das Wesen der Erkrankung, Möglichkeiten der Therapie, Abbau von Vorurteilen und der Förderung von Kontakten.

Verlauf: Die Prognose ist beim Tremordominanz-Typ günstiger als beim akinetisch-rigiden Typ.

Fluktuationen der Beweglichkeit nehmen im Krankheitsverlauf mit der Dauer der L-Dopa-Therapie zu (Tab. B-**1.6**). Der antiparkinsonistische Effekt der L-Dopa-Therapie lässt nach.

Verlauf: Der Tremordominanz-Typ und der Äquivalenz-Typ sind prognostisch günstig. Demgegenüber ist bei dem akinetisch-rigiden Typ häufiger mit einem demenziellen Abbau und insgesamt schlechterer Prognose zu rechnen.

Die Parkinson-Krankheit schreitet allmählich fort und ist durch akute, z. T. extreme Schwankungen des Verlaufs gekennzeichnet, die sowohl mit der Dauer der Krankheit als auch mit der Dauer der L-Dopa-Therapie zunehmen (Tab. B-**1.6**). Neben den krankheitsbedingten Schwankungen („freezing" und „paradoxic kinesis", s. o.) treten unter langjähriger L-Dopa-Therapie dosisabhängige und dosisunabhängige **Fluktuationen der Beweglichkeit** auf. Nach 2- bis 5-jähriger L-Dopa-Therapie lässt der antiparkinsonistische Effekt nach. Die Wirkdauer von L-Dopa verkürzt sich auf drei Stunden oder weniger („wearing off"), sodass in Abhängigkeit von der Einnahmezeit regelmäßig akinetische Phasen auftreten, die „end-of-dose"-Akinese. Nach jeder L-Dopa-Einnahme flutet Dopamin an den Dopamin-Rezeptoren an, fällt aber aufgrund seiner raschen Elimination genauso schnell wieder auf niedrige Konzentrationen ab.

L-Dopa-Präparate mit verzögerter Freisetzung eignen sich besonders zur Behandlung der nächtlichen und morgendlichen Akinese.

Der Wirkungsverlust kann zunächst durch häufige (zweistündliche) Gaben kleinerer Dosen ausgeglichen werden. L-Dopa-Präparate mit verzögerter Freisetzung (Madopar Depot und Nacom retard) eignen sich besonders zur Behandlung der nächtlichen und morgendlichen Akinese.

Im weiteren Verlauf ist ein rascher Wechsel von **„on"-Phasen** (gute Beweglichkeit) und akinetischen **„off"-Phasen** zu beobachten.

Unabhängig von der Dosisverteilung kommt es im weiteren Verlauf, v. a. in der zweiten Tageshälfte, zu akinetischen **„off"-Phasen**. Sie wechseln abrupt mit Zeiten guter Beweglichkeit, den so genannten **„on"-Phasen**, die meist von Hyperkinesen begleitet sind.

B-1.6

B-1.6 Fluktuationen der Beweglichkeit bei Parkinson-Krankheit in Abhängigkeit von der Krankheits- und Therapiedauer

Abhängig von der Krankheitsdauer	***Abhängig von der Therapiedauer***
„freezing"	„end of dose"-Akinese
„paradoxic kinesis"	„on/off"-Phasen
Dystonie	„early morning"-Dystonie
	„peak dose"-Dyskinesie
	biphasische Dyskinesien

Dystone Bewegungsstörungen, die selten schon bei unbehandelten Patienten zu Beginn der Erkrankung auftreten, werden unter der Therapie häufig und sind dann meist an die Wirkungsschwankungen der L-Dopa-Therapie gebunden. So tritt z. B. morgens, wenn der Patient akinetisch erwacht, ein schmerzhafter Fußkrampf auf („early morning"-Dystonie), der sich etwa eine Stunde nach der ersten L-Dopa-Einnahme löst. Eine nächtliche L-Dopa-Dosis, die zusätzliche Gabe eines Dopamin-Rezeptor-Agonisten oder von Baclofen kann dieser Komplikation entgegenwirken. Während in den ersten Jahren der Therapie nur bei hoher Einzeldosis „peak-dose"-Dyskinesien auftreten, kann später die gesamte „on"-Phase von Hyperkinesen begleitet sein und zur Reduktion der L-Dopa-Dosis zwingen. Es handelt sich um **choreatische Dyskinesien**, z. B. um eine „Chamäleonzunge" oder „Klavierspielbewegungen".

Dystone Bewegungsstörungen, wie ein schmerzhafter morgendlicher Fußkrampf („early morning"-Dystonie), sind meist an Wirkungsschwankungen der L-Dopa-Therapie gebunden. Die „on"-Phase kann mit **choreatischen Dyskinesien** einhergehen. Typisch sind eine „Chamäleonzunge" oder „Klavierspielbewegungen".

Insgesamt seltener und eher bei frühem Krankheitsbeginn kommt es zu **biphasischen Dyskinesien**: Der Wirkungseintritt bzw. das Abklingen der Wirkung einer L-Dopa-Dosis kündigt sich durch dystone Krämpfe oder heftige choreoathetotische bis ballistische Hyperkinesen an. Sie befallen ebenso wie „peak dose"- und „off"-Phasen-Dyskinesien regelmäßig die von der Krankheit früher bzw. stärker betroffene Seite.

Biphasische Dyskinesien, die den Wirkungseintritt bzw. Wirkungsverlust einer L-Dopa-Dosis anzeigen, haben dystonen, choreoathetotischen oder ballistischen Charakter.

Levodopa-induzierte Psychosen („Dopa-Psychosen"), die bei jedem fünften Patienten unter der Langzeittherapie auftreten, manifestieren sich erstmals nach durchschnittlich dreijähriger Therapie. Die delirante und paranoid-halluzinatorische Symptomatik wird oft von Schlafstörungen eingeleitet. Wie beim Delirium tremens stehen visuelle Halluzinationen ganz im Vordergrund.

Unter der Langzeittherapie kommen häufig **„Dopa-Psychosen"** mit paranoider Symptomatik und visuellen Halluzinationen vor.

◀ **Klinisches Beispiel**

▶ **Klinisches Beispiel:** Die 72-jährige Patientin litt seit zehn Jahren unter steifer Muskulatur und leichtem Ruhetremor. Als die Stimme leiser und die Schritte kleiner wurden, erfolgte die Einstellung auf L-Dopa. Nach dreijährigem Wohlbefinden mit guter Beweglichkeit traten periorale Dyskinesien auf. Die Patientin klagte zusätzlich über Schlafstörungen und Obstipation. Vormittags habe sie sich „lebendig wie ein Hase" gefühlt, abends nicht allein zur Toilette gehen können. Einerseits hätten sich immer häufiger „Touren" mit innerer Unruhe eingestellt, sodass sie hin- und herlaufen müsse, andererseits erstarre sie nachmittags mehrmals im Sessel. Sie wurde zunehmend depressiv und wähnte, ihre kürzlich verstorbene Schwester sei von einem Nachbarn vergiftet worden. Diese paranoide Episode klang unter Einnahme kleiner neuroleptischer Dosen ab. Nun klagte die Patientin aber über vermehrten Speichelfluss. Nach Verordnung von Amitriptylin bildete sich nicht nur die depressive Symptomatik, sondern auch der Speichelfluss zurück. Die „on/off"-Phasen und Dyskinesien traten nur noch selten auf, seit die Patientin L-Dopa und Bromocriptin in mehreren kleinen Dosen über den Tag verteilt einnahm.

Chorea Huntington

Chorea Huntington

◀ **Synonyme**

▶ **Synonyme:** Morbus Huntington, Huntington-Krankheit, Huntington's disease, Chorea chronica progressiva, Veitstanz.

◀ **Definition**

▶ **Definition:** Die Chorea Huntington wurde erstmals von C.O. Waters (1841) beschrieben, jedoch nach G. Huntington (1872) benannt, der sie als Erbkrankheit von der Chorea minor Sydenham abgrenzte. Es handelt sich um eine heredodegenerative Erkrankung mit raschen unwillkürlichen Hyperkinesen, psychotischen Symptomen und Demenz.

Epidemiologie: Die Chorea Huntington tritt mit einer Prävalenz von bis zu 10/100 000 Einwohner mit regional unterschiedlicher Verteilung auf. Die Krankheit manifestiert sich zwischen dem 35. und 45. Lebensjahr, selten vor dem 10. oder nach dem 60. Lebensjahr. Männer und Frauen sind gleich häufig betroffen.

Epidemiologie: Bei einer Prävalenz von 10/100 000 Einwohner liegt der Manifestationsgipfel zwischen dem 35. und 45. Lebensjahr.

Symptomatologie: Die Chorea Huntington beginnt im mittleren Lebensalter mit blitzartig in Willkürbewegungen einschießenden **Hyperkinesen** des Gesichts und der distalen Extremitätenabschnitte, die durch Verlegenheitsgesten kaschiert werden. Augenbrauen und Mundwinkel zucken, die Lippen werden gespitzt und vorgewölbt oder der Mund öffnet sich weit, während der Patient die Zähne zeigt. Die abrupt herausgestreckte Zunge wird sogleich wieder zurück-

Symptomatologie: Eine anfangs leichte Bewegungsunruhe mit blitzartigen **Hyperkinesen** des Gesichts und der distalen Extremitätenabschnitte geht später in ausfahrende unwillkürliche Bewegungen über. **Dysarthrophonie**, Hyperhidrosis, **Harninkontinenz** und **Dysphagie** kommen hinzu.

Im Spätstadium findet sich ein dystones Bewegungsmuster mit Rigor (Tab. B-**1.7**).

gezogen („Chamäleonzunge"). Auch eine **Dysarthrophonie** aufgrund unwillkürlicher Kontraktionen der Sprech- und Atemmuskulatur gehört zu den Frühzeichen. Vegetative Symptome wie Hyperhidrosis und **Harninkontinenz** kommen hinzu. Charakteristisch ist eine ruckartige Hyperlordosierung, sodass das Gehen unmöglich werden kann (s. S. 60). Im weiteren Verlauf werden die Hyperkinesen ausfahrend, und die anfangs hypotone Muskulatur wird rigide. Die Hyperkinesen greifen von den distalen auf die proximalen Extremitätenabschnitte über, um im Spätstadium in ein verlangsamtes, dystones Bewegungsmuster mit Blepharospasmus überzugehen (Tab. B-**1.7**). Die Verminderung des Sprechantriebs wird allmählich zum Mutismus. Schwere **Dysphagie,** Inappetenz und erhöhter Energieverbrauch infolge der ständigen Bewegungsunruhe führen zur Kachexie. Zudem birgt die Dysphagie das Risiko rezidivierender Aspirationspneumonien.

Psychopathologische Symptome manifestieren sich früh mit psychotischen und kognitiven Störungen, die in eine **Demenz** münden.

Psychopathologische Symptome gehen den choreatischen Bewegungsstörungen häufig voran. Leichtere Beeinträchtigungen der kognitiven Fähigkeiten und Affektstörungen werden anfangs meist übersehen. Umgekehrt kann wegen mangelnder Kontrolle der Motorik bei noch erhaltener Urteilskraft der falsche Eindruck eines fortgeschrittenen demenziellen Syndroms entstehen, zumal wenn resignative Tendenzen als depressive Reaktion aufkommen. Dies erklärt auch z. T. die relativ hohe Suizidrate unter Chorea-Huntington-Patienten. Anfangs kann sich ein depressives oder manisches, gelegentlich auch ein paranoid-halluzinatorisches Syndrom einstellen. Im Verlauf sind einerseits aggressive und autoaggressive Tendenzen, andererseits eine Indifferenz sowohl der Umwelt als auch der eigenen Person gegenüber zu beobachten. Mit zunehmender Beeinträchtigung der Gedächtnisleistungen und mit dem Verlust der Urteilsfähigkeit kommt es regelmäßig zur **Demenz**.

Bei Manifestation der Erkrankung vor dem 20. Lebensjahr herrschen Hypokinese, Hypomimie und Ruhetremor vor; es kommt rasch zur Demenz.

Bei 5–10% der Patienten manifestiert sich die Erkrankung bereits vor dem 20. Lebensjahr. Dann sind Hyperkinesen selten; im Vordergrund stehen Hypokinese, Hypomimie und Ruhetremor. Tonisch-klonische oder komplex-fokale Anfälle können hinzukommen. Die jungen Patienten entwickeln rasch progredient eine Demenz.

Ätiopathogenese: Die Chorea Huntington wird **autosomal dominant** vererbt. Bei vollständiger Penetranz ist die phänotypische Ausprägung variabel. Ursache ist die Instabilität des auf dem kurzen Arm von Chromosom 4 lokalisierten defekten Gens.

Ätiopathogenese: Die degenerative Erkrankung wird **autosomal dominant vererbt**. Die Penetranz ist vollständig, die phänotypische Ausprägung jedoch variabel. Das für die Erkrankung verantwortliche Gen ist auf dem kurzen Arm von Chromosom 4 (4 p16.3) lokalisiert. Der Gendefekt besteht ist einer pathologisch hohen Anzahl an Wiederholungen derselben Basensequenz, und zwar des CAG (Cytosin-Adenin-Guanin)-Triplets, wodurch das Gen instabil wird. Eine hohe Zahl an Triplet-Wiederholungen korreliert mit frühem Beginn und hohem Schweregrad der Erkrankung. Während der Meiose erhöht sich die Anzahl der Triplet-Wiederholungen und ist in einem Drittel der Fälle, in denen der Vater Überträger des kranken Gens ist, deutlich höher als bei mütterlicher Übertragung. Die Instabilität des Gens erklärt die Beobachtung, dass das Manifestationsalter bei den betroffenen Nachkommen häufig unter dem des entsprechenden Elternteils liegt und dass die juvenile Form meist bei väterlicher Übertragung vorkommt.

Der Mechanismus der neuronalen Degeneration ist noch ungeklärt. Wahrscheinlich besteht ein pathogenetischer Zusammenhang

Die Auswirkung des Gendefekts ist noch ungeklärt. Es wird ein pathogenetischer Zusammenhang mit der Aminosäure Glutamin angenommen, für die das bei Chorea Huntington betroffene Gen kodiert und die als exzitatorischer Neu-

B-1.7 Diagnostische Verlaufskriterien bei Chorea Huntington

Befunde	Frühstadium	Spätstadium
neurologisch	choreatische Hyperkinesen, Dysdiadochokinese, Dysarthrophonie, Sakkadenverlangsamung	dystone Hyperkinesen, Bradydiadochokinese, Rigor
psychopathologisch	kognitive Beeinträchtigung, depressives Syndrom	chronische organische Psychose, Demenz
CT/MRT	Normalbefund	Nucleus-caudatus- und kortikale Atrophie

rotransmitter kortikostriataler Neurone fungiert. Pathologisch-anatomisch liegt der Erkrankung ein selektiver **Untergang der GABAergen Neurone im Nucleus caudatus und Putamen (Striatum)** zugrunde. Kerngebiete, die striatale Projektionen erhalten (insbesondere Globus pallidus und Pars reticulata der Substantia nigra), sind ebenfalls betroffen. Mit zunehmender Krankheitsdauer kommt es auch zur Atrophie von Thalamus und Kortex.

mit der exzitatorischen Aminosäure Glutamin. Pathologisch-anatomisch findet sich ein **Untergang der GABAergen Neurone im Nucleus caudatus und Putamen (Striatum)**.

Diagnostik: Im Frühstadium der Erkrankung beobachtet man distal betonte Hyperkinesen der Extremitäten („Klavierspielbewegungen") und des Gesichts („Grimassieren") mit Augenbewegungsstörungen (Sakkadenhypometrie und -verlangsamung, S. 34.). Im Krankheitsverlauf nehmen die Hyperkinesen dystonen Charakter an, die Feinmotorik ist verlangsamt (Bradydiadochokinese); es entwickelt sich Rigor (s. Tab. B-**1.7**). Die Manifestation mit einem primär hypokinetisch-rigiden Syndrom ohne choreatische Hyperkinesen ist nach C. W. Westphal benannt (**Westphal-Variante**). Sie findet sich häufiger bei frühem Erkrankungsbeginn und paternaler Vererbung.

Diagnostik: Im Frühstadium finden sich Augenbewegungsstörungen, „Klavierspielbewegungen" und „Grimassieren", im Spätstadium Dystonie, Bradydiadochokinese und Rigor. Die **Westphal-Variante** ist ein hypokinetisch-rigides Syndrom.

Computer- und kernspintomographisch stellen sich im Vollbild der Erkrankung die **Atrophie des Nucleus caudatus** mit Erweiterung der Vorderhörner der Seitenventrikel und eine kortikale Atrophie dar. Bei der Westphal-Variante zeigt das MRT im T2-Bild auch hyperintense Signale im Striatum als Ausdruck einer Gliose. Mittels PET lässt sich frühzeitig eine Störung des Glukosestoffwechsels im Striatum feststellen.

Bei fortgeschrittener Erkrankung stellt sich in CT und MRT neben einer kortikalen Atrophie auch die **Atrophie des Nucleus caudatus** dar.

Differenzialdiagnose: Auch **metabolische Erkrankungen** (Hyperthyreose, Hyper- und Hypoglykämien, Morbus Wilson) gehen mit choreatischen Hyperkinesen einher und sind durch entsprechende Laboruntersuchungen auszuschließen. Für das Auftreten einer Chorea bei **systemischem Lupus erythematodes (SLE)** wird eine pathologische Immunreaktion verantwortlich gemacht; wie bei dem primären Antiphospholipid-Antikörpersyndrom können bei SLE entsprechende Auto-Antikörper nachgewiesen werden. Eine **vaskuläre Chorea** lässt sich mittels CT und MRT nachweisen. Beobachtet man neben choreatischen Hyperkinesen des Gesichts auch Tics, Areflexie und Hohlfußbildung, sollte man an die seltene **Neuroakanthozytose** denken. Es handelt sich um eine erbliche Chorea-Krankheit mit Vorkommen stacheliger Erythrozyten (Akanthozyten). Bei der seltenen benignen, hereditären, nicht progressiven Chorea, die sich im Kindesalter manifestiert, kommt es nicht zu psychopathologischen Veränderungen. Auch die **senile Chorea** geht weder in ein hypertones Syndrom noch in eine Demenz über. Schwierig kann die Differenzialdiagnose bei Patienten mit einer organischen Psychose sein, die nach neuroleptischer Behandlung **tardive Dyskinesien** aufweisen. Die pharmakogenen Spätdyskinesien haben meist choreatischen, choreoathetotischen oder dystonen Charakter, laufen aber im Gegensatz zu den nicht repetitiven, irregulären und unsystematischen Hyperkinesen bei Chorea Huntington nach einem stereotypen Muster ab. Richtungweisend ist die Medikamenten- und Familienanamnese. Zur paroxysmalen dystonen Choreoathetose, die sich im Kindes- bis Jugendalter manifestiert, s. S. 219, zur **Chorea Sydenham** s. S. 210.

Differenzialdiagnose: Auch **metabolische Erkrankungen** und **SLE** gehen mit choreatischen Hyperkinesen einher. Eine **vaskuläre Chorea** lässt sich mittels CT und MRT nachweisen. Tics, Areflexie und Hohlfuß als Begleitsymptome weisen auf eine **Neuroakanthozytose** hin. Bei der benignen, nicht progressiven Chorea des Kindesalters und bei der sog. **senilen Chorea** kommt es nicht zur Demenz. Für die Diagnose der pharmakogenen **tardiven Dyskinesien** ist die Medikamentenanamnese richtungsweisend. Bei Manifestation choreatischer Symptome im Kindes- und Jugendalter ist an eine paroxysmale dystone Choreoathetose zu denken und die **Chorea Sydenham** abzugrenzen.

Therapie: Krankengymnastische und logopädische Behandlung kann den Patienten anfangs helfen, mit der zunehmenden Behinderung umzugehen. Zur Beeinflussung der choreatischen Hyperkinesen wird der antidopaminerge Effekt atypischer Neuroleptika und verwandter Stoffe genutzt. Mittel der Wahl sind **Tiaprid** und **Sulpirid**. L-Dopa und Dopamin-Rezeptor-Agonisten können gegen den im Spätstadium auftretenden Rigor wirksam sein (s. S. 199). Sie bergen ebenso wie Anticholinergika und die anticholinerg wirksamen trizyklischen Antidepressiva das Risiko, Hyperkinesen zu verstärken. Notwendig ist eine enge **psychotherapeutische Begleitung** schon im Frühstadium der Erkrankung.

Therapie: Frühzeitig sind **Krankengymnastik**, **gopädie** und **psychotherapeutische Begleitung** erforderlich. Die choreatischen Hyperkinesen werden durch antidopaminerge Medikamenteneffekte günstig beeinflusst. Mittel der Wahl sind **Tiaprid** und **Sulpirid**.

Nachkommen von Chorea-Huntington-Kranken sollten in jedem Fall **genetisch beraten** werden. Die Wahrscheinlichkeit, Träger des defekten Gens zu sein und ebenfalls zu erkranken, beträgt 50%. Die Identifizierung des Gens erlaubt es, Merkmalsträger präsymptomatisch mittels direkter Genanalyse zu bestimmen.

Eine **genetische Beratung** sollte in jedem Fall erfolgen. Die Wahrscheinlichkeit, Träger des defekten Gens zu sein und ebenfalls zu erkranken, beträgt 50%.

Eine Aussage über das voraussichtliche Manifestationsalter und den Phänotyp ist jedoch nicht möglich. Die molekulargenetische Untersuchung sollte wegen der psychischen und sozialen Folgen, die die Gewissheit, zu erkranken, mit sich bringt, und angesichts der fehlenden therapeutischen Möglichkeiten bei Risikopersonen nur auf deren ausdrücklichen Wunsch im Rahmen der genetischen Beratung und enger Vor- und Nachbetreuung erfolgen.

Verlauf: Die Erkrankung verläuft progredient über 10–20 Jahre.

Verlauf: Die Erkrankung verläuft progredient über 10–20 Jahre. Die Patienten werden zunehmend pflegebedürftig; es kommt zu Marasmus. 15 Jahre nach Krankheitsbeginn lebt nur noch etwa ein Drittel der Patienten. Die häufigsten direkten Todesursachen sind Ateminsuffizienz und Aspirationspneumonie.

▶ **Klinisches Beispiel**

▶ **Klinisches Beispiel:** Der 47-jährige berentete Feinmechaniker litt seit 10 Jahren unter distal betonten, rasch ablaufenden Hyperkinesen der Extremitäten. Auffällig war ein Grimassieren und ein Hervortreten der Zunge. Eine Verständigung mit dem Patienten war kaum möglich, zumal er offenbar nur einzelne Worte verstand. Die Ehefrau berichtete, dass sowohl der Vater als auch sein Großvater jeweils etwa 50-jährig an den Folgen einer Chorea-Krankheit gestorben seien. Das Computertomogramm zeigte eine Atrophie des Nucleus caudatus mit Erweiterung der Vorderhörner der Seitenventrikel, verstrichener Ventrikeltaille und eine kortikale Atrophie. Unter Behandlung mit Tiaprid und Sulpirid trat eine wesentliche Besserung der Bewegungsstörungen ein.

Chorea Sydenham

Chorea Sydenham

▶ **Synonyme**

▶ **Synonyme:** Chorea minor, Chorea rheumatica, Chorea infectiosa.

▶ **Definition**

▶ **Definition:** Die Chorea minor wurde erstmals 1686 von T. Sydenham beschrieben. Es handelt sich um ein hyperkinetisch-hypotones Syndrom mit blitzartigen unwillkürlichen Bewegungen (Hyperkinesen) der Gesichtsmuskulatur und der distalen Extremitätenabschnitte. Ätiologisch liegt eine pathologische Immunreaktion nach Streptokokkeninfektion mit Beteiligung der Stammganglien vor.

Epidemiologie: An Chorea Sydenham erkranken überwiegend Kinder und Jugendliche, vorwiegend Mädchen, im Alter von 5–15 Jahren. Rezidive können in jedem Alter auftreten.

Epidemiologie: Vor 50 Jahren erkrankte fast die Hälfte der Patienten mit akutem rheumatischem Fieber auch an einer Chorea minor, heute nur noch 5–20%. In industrialisierten Ländern selten geworden, kommt das rheumatische Fieber und damit die Chorea minor häufiger in Ländern und bei Einwanderern aus Ländern mit unzureichender medizinischer und hygienischer Versorgung vor. Ebenso wie das rheumatische Fieber tritt die Chorea minor familiär gehäuft auf. Das Manifestationsalter liegt zwischen dem 5. und 15. Lebensjahr. Das weibliche Geschlecht überwiegt insbesondere bei Erkrankung im Jugendlichen- und jungen Erwachsenenalter und bei Rezidiven, die in jedem Alter auftreten können.

Symptomatologie: Die **Hyperkinesen** betreffen v. a. Gesichts-, Zungen-, Pharynx- und Handmuskeln. Sie sind kurzdauernd und **arrhythmisch-zuckend**. Anfangs können die Patienten sie noch in Willkürbewegungen integrieren und so z. B. Grimassieren durch Lächeln kaschieren (s. Abb. B-**1.30**). Auch **psychopathologische Symptome** (z. B. affektive Labilität) treten auf.

Symptomatologie: Die choreatischen Hyperkinesen sind anfangs diskret; die Kinder erscheinen unruhig und ungeschickt. Besonders die mimische Muskulatur, Pharynx- und Zungenmuskulatur sowie die Handmuskeln sind betroffen. Die **Hyperkinesen** sind kurzdauernd, **arrhythmisch-zuckend** und von wechselnder Intensität. In einem Viertel der Fälle treten sie einseitig auf. Anfangs gelingt es den Kranken, die Hyperkinesen in Willkürbewegungen einzubauen, sodass Grimassen durch ein Lächeln (s. Abb. B-**1.30**) und Hyperkinesen der Glieder durch tänzelnde Bewegungen kaschiert werden können. Unter den **psychopathologischen Begleitsymptomen** überwiegen affektive Labilität, Ängstlichkeit und Antriebsarmut. Die Kinder fallen in der Schule durch Unruhe und mangelnde Aufmerksamkeit auf.

Ätiopathogenese: Der Chorea minor geht eine **Infektion mit Gruppe-A-Streptokokken** bzw. ein rheumatisches Fieber voraus. Ätiologisch wird eine **pathologische Immunreaktion** mit Kreuzreaktion gegen neuronale Zellen und in der Folge eine **erhöhte**

Ätiopathogenese: Der Chorea minor geht eine Infektion mit **β-hämolysierenden Streptokokken der Gruppe A** voraus (meist eine Angina tonsillaris). Die Hyperkinesen treten ein bis sechs Monate nach Infektion oder bis zu einigen Jahren nach Manifestation eines rheumatischen Fiebers auf (rheumatische Endokarditis oder Polyarthritis). Entsprechend der **Immunpathogenese** des rheumatischen Fiebers wird als Ursache der Chorea minor die Bildung kreuzreagierender Antikörper gegen neuronale Zellen und in der Folge eine **erhöhte Sensitivität für dopaminerge Stimulation im Striatum** angenommen. Als morphologisches Korrelat finden sich perivaskuläre Infiltrate, Zeichen einer Arteriitis oder fokale petechiale Blutungen überwiegend in Nucleus caudatus und Putamen (Striatum).

striatale Dopamin-Sensitivität angenommen.

Diagnostik: Bei der neurologischen Untersuchung fällt neben den choreatischen Hyperkinesen ein **Hypotonus der Muskulatur** mit Überstreckbarkeit der Gelenke auf. Im Extremfall kann der zum Sitzen und Stehen notwendige Haltetonus fehlen, sodass beides unmöglich wird.
Bei der Untersuchung ist auf Herzgeräusche als Zeichen einer abgelaufenen Endokarditis zu achten. In jedem Fall sollte sich eine kardiologische Untersuchung anschließen. Bei geringer zeitlicher Latenz zum Streptokokkeninfekt lassen sich Entzündungszeichen (BSG-Beschleunigung, Dysproteinämie) sowie eine Erhöhung des **Antistreptolysin-O-Titers,** der mit dem Schweregrad der Symptomatik korreliert, nachweisen. Das Elektroenzephalogramm zeigt gelegentlich eine unspezifische bitemporale Verlangsamung.

Diagnostik: Neben den choreatischen Hyperkinesen fällt ein **Hypotonus der Muskulatur** auf.

Ein positiver **Antistreptolysin-O-Titer** ist richtungsweisend. Es sollte eine kardiologische Untersuchung erfolgen.

Differenzialdiagnose: Wenn bei Kindern und Jugendlichen Aufmerksamkeitsstörungen, Hyperaktivität und Impulsivität auffallen, ist in erster Linie an ein **hyperkinetisches Syndrom (HKS)** zu denken, das im Angloamerikanischen auch „Attention-deficit/Hyperactivity disorder (ADHD)" genannt wird. Die dabei häufig vorkommenden Tics, wie ein stereotyper Gesichts- oder Räusper-Tic, sind kaum mit den nicht repetitiven choreatischen Hyperkinesen zu verwechseln. Psychogene Hyperkinesen sind komplexer als die organisch bedingten und wiederholen sich in ihrem Muster. Die juvenile Manifestation einer **Chorea Huntington** geht regelmäßig mit intellektuellem Abbau, jedoch selten mit choreatischen Bewegungsstörungen einher (s. S. 207). Bei der seltenen benignen, **hereditären**, nicht progressiven **Chorea,** die sich ebenfalls im Kindesalter manifestiert, kommt es nicht zu psychopathologischen Veränderungen. Die Chorea bei **SLE** ist durch den Nachweis von Autoantikörpern, **pharmakogene Dyskinesien** sind schon bei der Erhebung der Medikamentenanamnese auszuschließen.
Pathologische Immunreaktionen werden für das Auftreten einer Chorea minor bei Lupus erythematodes verantwortlich gemacht. Der bei jungen Frauen in den ersten drei bis fünf Schwangerschaftsmonaten oder unter Einnahme von Ovulationshemmern auftretenden **Chorea gravidarum** bzw. **Chorea contraceptiva** geht in der Regel eine rheumatische Erkrankung in der Kindheit voraus. Für die Reaktivierung der extrapyramidalen Symptomatik wird eine hormonell induzierte Sensitivitätserhöhung der striatalen Dopamin-Rezeptoren verantwortlich gemacht. Ein ähnlicher Mechanismus liegt Rezidiven einer Chorea minor unter Einnahme von Phenytoin, Amphetaminen und L-Thyroxin zugrunde.

Differenzialdiagnose: In erster Linie kommt ein **hyperkinetisches Syndrom (HKS)** infrage. Bei der Westphal-Variante der **Chorea Huntington** fehlen choreatische Hyperkinesen, bei **hereditären choreatischen Syndromen** des Kindesalters fehlen psychopathologische Symptome. Die Chorea bei **SLE** ist durch Laboruntersuchungen, **pharmakogene Dyskinesien** sind durch die Medikamentenanamnese abzugrenzen.

Als Ursache für die **Chorea gravidarum** und die **Chorea contraceptiva** werden pathologische Immunreaktionen vermutet.

Therapie: Manifestiert sich die Chorea minor nach einem rheumatischen Fieber bzw. Streptokokkeninfekt, ist eine Reaktivierung der Antigen-Antikörper-Reaktion anzunehmen. Über zehn Tage wird wie bei rheumatischem Fieber hochdosiert mit **Penicillin G** (5 Mill. IE/d) und antiphlogistisch mit Salicylaten behandelt. Eine Rezidivprophylaxe mit Penicillin in niedriger Dosierung wird über Jahre fortgeführt. Sofern keine rheumatische Reaktivierung vorliegt, ist bei Wiederkehr der Hyperkinesen unter hormonellem oder medikamentösem Einfluss keine erneute antibiotische Therapie erforderlich. Ausgeprägte choreatische Hyperkinesen mit Gefahr der Selbstverletzung und Erschöpfungsreaktion werden zusätzlich symptomatisch behandelt. Neben **atypischen Neuroleptika** (s. Therapie der Chorea Huntington) hat sich v. a. Valproinsäure bewährt.

Therapie: Die Chorea minor wird mit hohen Dosen von **Penicillin G** behandelt. Eine Rezidivprophylaxe mit Penicillin über Jahre ist indiziert. Symptomatisch können **atypische Neuroleptika** und Valproinsäure gegeben werden.

Verlauf: Der Krankheitsverlauf erstreckt sich auf Wochen bis Monate. Es können Restsymptome in Form von Bewegungsunruhe und Schulschwierigkeiten bestehen bleiben. Unbehandelt kommt es häufig zum **Rezidiv**, das durch Penicillin-Prophylaxe in 90% der Fälle verhindert werden kann.
Während der Gravidität bzw. einige Monate nach Einnahme von Ovulationshemmern auftretende choreatische Hyperkinesen (oft als Hemichorea), die Cho-

Verlauf: In 10% der Fälle kommen trotz Prophylaxe **Rezidive** vor.

Die Chorea gravidarum bzw. contraceptiva klingt post partum bzw. nach Absetzen der Pille ab.

B-1.30 Chorea gravidarum

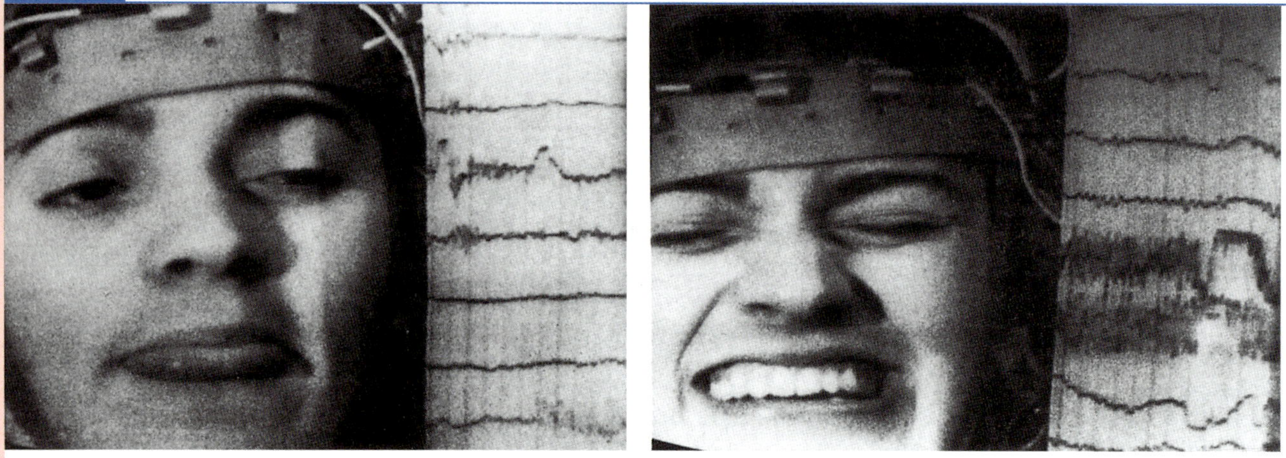

Die 16-jährige Patientin grimassiert. Im Video-EEG zeigen sich simultan mit den Hyperkinesen Muskelartefakte (s. klinisches Beispiel).

rea gravidarum bzw. contraceptiva, bilden sich spätestens kurze Zeit post partum bzw. wenige Wochen bis Monate nach Absetzen der Pille zurück.

▶ Klinisches Beispiel

▶ **Klinisches Beispiel:** Eine 16-jährige Türkin, die von ihrem Ehemann wegen ständiger psychomotorischer Unruhe in der neurologischen Ambulanz angemeldet wird, kommt mit tänzelnden Schritten in die Sprechstunde. Sie lächelt und grimassiert, streckt häufig die Zunge wie in einer Schnalzbewegung heraus, spitzt die Lippen und versucht, die Hyperkinesen mit Verlegenheitsgesten zu kaschieren. Die Muskulatur ist hypoton. Es fallen Klavierspielbewegungen auf. Die Anamnese ist abgesehen von einer intakten Gravidität, Mens IV, unauffällig. Diagnose: Chorea gravidarum (Abb. B-**1.30**).

Dystonie

Dystonie

▶ Synonym

▶ **Synonym:** Torsionsdystonie, Dysbasia lordotica progressiva, Dystonia musculorum deformans.

▶ Definition

▶ **Definition:** H. Oppenheim (1911) beschrieb die Dystonia musculorum deformans als „eigenartige Krampfkrankheit des kindlichen und jugendlichen Alters“. Kurz zuvor hatte H. Meige (1910) ein vorwiegend bei Erwachsenen beobachtetes Syndrom (Meige-Syndrom) mit periorbitalen und perioralen tonischen Hyperkinesen publiziert. Bei den Dystonien handelt es sich um unwillkürliche, anhaltende und phasische Muskelkontraktionen, die von Tremor begleitet sein können (Kopf-, Stimm- oder Handtremor). Man beobachtet v.a. Krämpfe der Gesichts- und Halsmuskulatur (Blepharospasmus, oromandibulare Dystonie, Torticollis spasmodicus) und der distalen Gliedmaßenabschnitte (Hand- und Fußdystonie). Nach dem Verteilungsmuster der Hyperkinesen unterscheidet man die generalisierte Dystonie von fokaler, segmentaler, multifokaler Dystonie und Hemidystonie, nach dem Lebensalter infantile, juvenile und adulte Manifestationen. Nach der Ätiologie unterscheidet man idiopathische (hereditäre, sporadische) von symptomatischen Formen (degenerative, perinatale, entzündliche, traumatische, vaskuläre oder metabolische Ursachen einer Dysfunktion der Stammganglien) und pharmakogene Dystonien.

Epidemiologie: Die Prävalenz der Dystonien liegt bei 40/100 000 Einwohner. Die generalisierte Form beginnt meist in der Kindheit, die fokale häufiger im Erwachsenenalter.

Epidemiologie: Die Prävalenz der Dystonien liegt bei 40/100 000 Einwohner. Die generalisierte idiopathische Dystonie beginnt meist in der Kindheit. Fokale Dystonien manifestieren sich eher im Erwachsenenalter. Bei idiopathischem (essenziellem) Blepharospasmus und bei Torticollis spasmodicus überwiegt das weibliche, bei allen pharmakogenen Dystonien das männliche Geschlecht.

B-1.8 Dystone Syndrome: Beispiele für isolierte (fokale) und kombinierte (segmentale, multifokale, generalisierte) Dystonien

B-1.8

fokal (isoliert)	***segmental*** (benachbart)	***multifokal*** (mindestens zwei nicht benachbarte fokale Dystonien)	***generalisiert*** (multifokale und segmentale Dystonien)
Blepharospasmus	Blepharospamus ***und*** ▪ oromandibulare Dystonie	Blepharospamus ***und*** ▪ Graphospasmus	Blepharospamus ***und*** ▪ oromandibulare Dystonie ▪ linguale, pharyngeale, laryngeale Dystonie ▪ Torticollis spasmodicus ▪ Graphospasmus ▪ Opisthotonus ▪ Tortipelvis ▪ krurale Dystonie

Symptomatologie (Tab. B-**1.8**): Die **generalisierte idiopathische Dystonie** (Torsionsdystonie) beginnt meist in der Kindheit mit Hyperkinesen am Fuß. Die Fußmuskulatur kontrahiert sich aktionsinduziert und verharrt in Supinationsstellung (krurale Dystonie). Im weiteren Verlauf beobachtet man gewöhnlich langsam ablaufende, stereotype Drehbewegungen unterschiedlich großer Muskelgruppen der Extremitäten, des Nackens oder des Rumpfs. Es werden Minuten bis Stunden andauernde dystone Haltungen eingenommen (vgl. S. 60). Axial manifestiert sich die Dystonie bei Verkrampfung der Rückenmuskulatur in Form eines **Opisthotonus** („Back arching"), oft verbunden mit Reklination des Kopfes (Retrokollis). Gesichts-, Pharynx- und Laryxmuskulatur sind beteiligt. Im Schlaf sistiert die Symptomatik. Häufigkeit und Intensität der Hyperkinesen werden durch psychische Faktoren verstärkt (s. a. S. 568).

Symptomatologie: Charakteristisch für die **generalisierte idiopathische Dystonie** (Torsionsdystonie) sind unwillkürliche, langsame, stereotype Drehbewegungen unterschiedlicher Muskelgruppen am ganzen Körper, oft mit **Opisthotonus** und Retrokollis.

Eine Sonderform der generalisierten idiopathischen Dystonie ist die **L-Dopa-sensitive Dystonie (Segawa-Syndrom)**, die im Kindesalter vorwiegend bei Mädchen mit fluktuierender Symptomatik, meist einer dystonen Gangstörung, einsetzt. Später kommen Parkinson-Symptome hinzu. Für eine idiopathische Dystonie sind weitere neurologische Ausfälle aber untypisch.

Eine Sonderform ist die **L-Dopa-sensitive Dystonie (Segawa-Syndrom)**.

Eine **fokale Dystonie** beschränkt sich auf einzelne Muskelgruppen. Von **segmentaler Dystonie** spricht man, wenn sich dystone Hyperkinesen auf benachbarte Körperregionen erstrecken, z. B. bei kombiniertem Auftreten von Blepharospasmus und oromandibularer Dystonie (Meige-Syndrom). Eine **multifokale Dystonie** liegt vor, wenn mindestens zwei voneinander entfernte Körperareale betroffen sind, z. B. bei einer Kombination von Lid- und Schreibkrampf (s. Tab. B-**1.8**). Bei **Hemidystonie** ist eine Körperhälfte betroffen.

Bei **fokaler Dystonie** sind einzelne Muskelgruppen betroffen, bei **segmentaler Dystonie** benachbarte, bei **multifokaler Dystonie** mehrere, voneinander entfernte Regionen, bei **Hemidystonie** eine Körperhälfte.

Die **okuläre Dystonie** ist durch eine unwillkürliche tonische Blickwendung nach lateral oben gekennzeichnet (Abb. B-**1.31**).

Eine **okuläre Dystonie** zeigt Abb. B-**1.31**.

B-1.31 Okuläre Dystonie

B-1.31

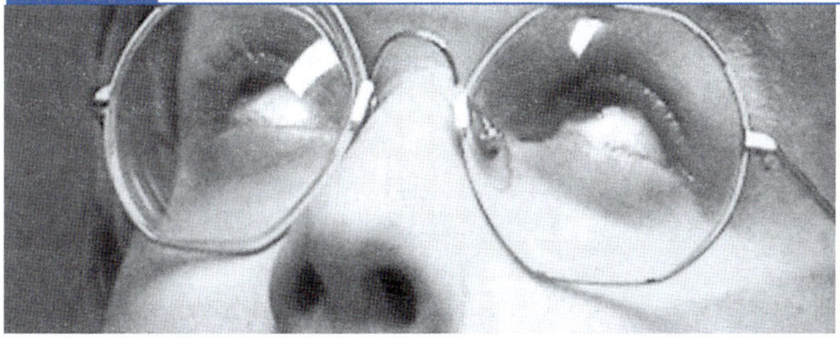

Unwillkürliche tonische Blickwendung nach rechts oben.

Der essenzielle (idiopathische) **Blepharospasmus** beruht auf dystoner Kontraktion des M. orbicularis oculi und der Mm. corrugatores supercilii beiderseits. Mit einem „Kunstgriff“, z. B. Berührung der Augenbrauen („geste antagonistique“), Zählen oder Pfeifen, lässt sich der Lidkrampf unterbrechen.

Der essenzielle (idiopathische) **Blepharospasmus**, ein bilateraler Lidkrampf, manifestiert sich meist im mittleren und höherem Lebensalter. Er ist durch unwillkürliche Kontraktionen des vom N. facialis innervierten Mm. orbicularis oculi und der Mm. corrugatores supercilii bedingt. Die tonische Kontraktion oder ein klonischer Spasmus der Lider kann minutenlang anhalten. (Wenn die *unverkrampft* geschlossenen Augen nicht geöffnet werden können, spricht man auch von Lidöffnungsinhibition oder Blepharokolysis). Fernsehen und Autofahren verstärken den Lidkrampf. Die Patienten klagen über ein Fremdkörpergefühl. Sie bedienen sich einiger „Kunstgriffe“ („sensory tricks“), um den lästigen Lidkrampf zu unterbrechen: Berühren der Augenbrauen mit dem Zeigefinger („geste antagonistique“), Zählen, Gähnen, Kauen, Pfeifen, Singen und Klavierspielen.

Oft besteht gleichzeitig eine oromandibulare Dystonie (**Meige-Syndrom**, eine segmentale Dystonie).

Zwei Drittel aller Patienten mit idiopathischem Blepharospasmus weisen auch eine oromandibulare Dystonie auf: Man beobachtet dystone Krämpfe der Gesichtsmuskulatur, des Mundes und Kiefers. Diese segmentale Dystonie bezeichnet man als **Meige-Syndrom**.

Der **Torticollis spasmodicus** (**zervikale Dystonie**) ist durch langsame Kopfdrehung und -neigung infolge tonischer Kontraktionen von Halsmuskeln gekennzeichnet. Auch hier kann mittels der „geste antagonistique“, z. B. durch Berührung des Kinns oder Hinterkopfes, die Drehung unterdrückt werden.

Der **Torticollis spasmodicus** (**zervikale Dystonie**) ist durch Kontraktionen des M. sternocleidomastoideus, des oberen Trapeziusanteils und des M. splenius capitis gekennzeichnet. Der Kopf wird unwillkürlich, oft schmerzhaft, zur Seite und nach hinten gedreht, die Schulter dabei angehoben. Der Tortikollis tritt intermittierend, häufig mit Tremor, gelegentlich auch mit kurzen ruckartigen Bewegungen auf. Je nach überwiegender Zugrichtung spricht man von Ante-, Latero-, Retrokollis oder rotatorischem Tortikollis. Die am stärksten betroffenen Muskeln fallen durch deutliche Hypertrophie auf. Mittels der „geste antagonistique“, z. B. durch Anlegen des Zeigefingers an das Kinn (kontralateral zur Drehrichtung des Tortikollis) oder durch Berühren des Hinterkopfes (Kopfstütze im Kfz) kann der Patient die Hyperkinesen unterdrücken.

Eine laryngeale Dystonie geht mit **spasmodischer Dysphonie** einher.

Wenn die Larynxmuskulatur betroffen ist (laryngeale Dystonie), stellt sich eine **spasmodische Dysphonie** ein. Man kann Stimmvibrationen unter der Haut am Kehlkopf und Mundboden beobachten.

Fokale Dystonien lassen sich oft durch spezifische Willkürbewegungen provozieren (Schreibkrampf, Fußdystonie, Musikerkrampf). Sie werden dann als **Beschäftigungskrämpfe** bezeichnet.

Fokale Dystonien werden häufig durch spezifische Willkürbewegungen provoziert. So kommt es z. B. beim Schreiben zu einer Extension und Ulnarflexion der Hand (Schreibkrampf = Graphospasmus) oder nach längerem Gehen zur Plantarflexion des Fußes in Supinationsstellung mit Extension der Großzehe (Fußdystonie). Auch die dystonen Hyperkinesen der Violinisten, Pianisten und Flötisten werden aktionsinduziert hervorgerufen („Musikerkrampf“) und wie der Graphospasmus den sog. **Beschäftigungskrämpfen** zugeordnet.

Ätiopathogenese: Häufiger als hereditäres Vorkommen sind sporadische Formen. Die vermutete Dysfunktion der Stammganglien ist noch weitgehend ungeklärt. Gelegentlich findet sich ein **peripherer Faktor**, z. B. ein HWS-Trauma bei Torticollis spasmodicus.

Ätiopathogenese: Ein Gen für die autosomal dominant vererbte generalisierte idiopathische Dystonie ist auf dem langen Arm des Chromosoms 9 (q34), das Gen für die L-Dopa-sensitive Dystonie auf dem langen Arm von Chromosom 14 lokalisiert. In einigen Familien findet sich bei Torticollis spasmodicus ein autosomal dominanter Erbgang mit Genlokalisation auf Chromosom 18p. Häufiger als die hereditären Formen ist sporadisches Vorkommen. Bei allen idiopathischen (familiären, sporadischen) ebenso wie bei den symptomatischen Formen wird eine noch nicht ausreichend geklärte Dysfunktion der Stammganglien angenommen. Es ist jedoch auch ein **peripherer Faktor** zu vermuten, da v. a. bei fokalen Dystonien gelegentlich ein Trauma in der entsprechenden Region der dystonen Bewegungsstörung vorangeht (z. B. oromandibulare Dystonie nach Zahnextraktion oder Torticollis spasmodicus nach HWS-Trauma). Ursache der typischen Kontraktionen in den Antagonisten ist wahrscheinlich eine gestörte Inhibition von Interneuronen im Hirnstamm und Rückenmark.

Das **Kausalgie-Dystonie-Syndrom** manifestiert sich oft nach Bagatelltrauma.

Oft nach einem Bagatelltrauma bei sympathischer Reflexdystrophie manifestiert sich das **Kausalgie-Dystonie-Syndrom** mit Brennschmerzen, Tremor, Muskelkontraktionen und fixierten Fehlstellungen (s. a. Sudeck-Syndrom, S. 82 und 562).

Häufige Dystonie-Ursachen sind Hirnschädigungen aller Art.

Häufige Dystonie-Ursachen sind degenerative, perinatale, vaskuläre, entzündliche und metabolische Hirnschädigungen: Morbus Parkinson, Chorea Huntington, Morbus Binswanger, Creutzfeldt-Jakob-Krankheit, Neuroborreliose und AIDS; bei jüngeren Patienten kommen als Grunderkrankung auch die Chorea

Sydenham, Multiple Sklerose und der Morbus Wilson infrage. Bei Hypoglykämie und Hypokalzämie entwickelt sich gelegentlich eine segmentale Dystonie mit Blepharospasmus und oromandibularen Hyperkinesen.

Dopamin-Rezeptor-Antagonisten (Neuroleptika, Metoclopramid) und **Dopaminergika** induzieren häufig fokale und segmentale Dystonien, z. B. Blepharospasmus, oft begleitet von oromandibularer Dystonie und Tortikollis (Abb. B-**1.32**). Diese Früh- oder Spät- (= tardiven) Dystonien betreffen auch die Extremitäten- und Rumpfmuskulatur. Das Auftreten einer akuten Dystonie, die sich innerhalb der ersten Stunden bis zu einer Woche nach Beginn der Behandlung mit einem Dopamin-Rezeptor-Antagonisten einstellt, hängt von der Dosis und vom Lebensalter ab. Junge Männer sind besonders anfällig für eine pharmakogene Früh- oder Spätdystonie. Kinder reagieren schon auf sehr niedrige Neuroleptika-Dosen mit schweren akuten generalisierten dystonen Hyperkinesen.

Neuroleptika und **Dopaminergika** induzieren häufig fokale und segmentale Dystonien (Blepharospasmus, oromandibulare Dystonie, Tortikollis, Abb. B-**1.32**). Junge Männer sind besonders anfällig für eine pharmakogene Früh- oder Spätdystonie. Kinder reagieren schon auf niedrige Neuroleptika-Dosen mit schweren akuten generalisierten dystonen Hyperkinesen.

B-1.32 Akute dystone Reaktion

B-1.32

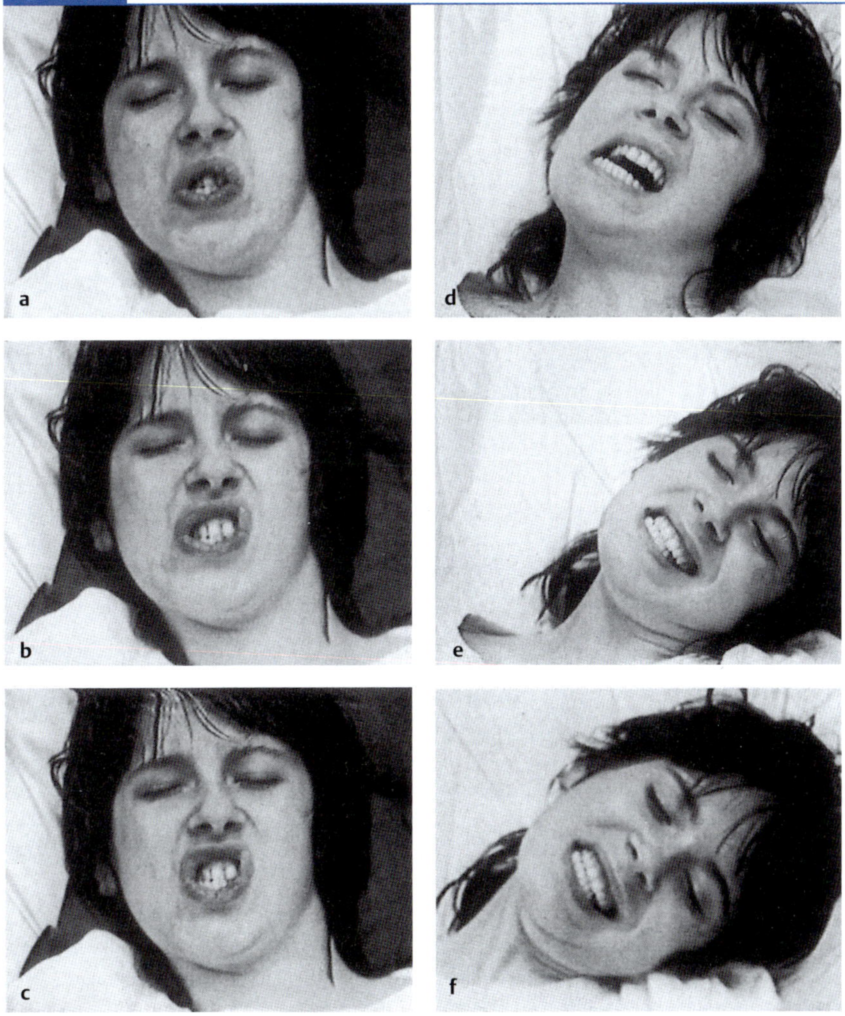

Videographische Bildsequenz (vertikale Bildanordnung, linke Reihe a – c, rechte Reihe d – f). 20-jährige Patientin, der am Tag zuvor wegen Gastritis erstmals Metoclopramid verordnet worden war. Akut setzt eine oromandibulare Dystonie ein: unwillkürliche Kontraktion der Mm. mentalis, oralis und masseter mit Trismus, daher nur allmähliches Öffnen des Mundes, zunächst der Lippen (**a – c**), Krampf der Mm. pterygoidei mit Deviation des Unterkiefers nach rechts. 15 Minuten später greift die dystone Reaktion auf die zervikalen Muskeln über, und es kommt zum Tortikollis spasmodicus: zunächst Reklination (Retrokollis), dann Neigung und Drehung des Kopfes (Laterokollis) nach links mit Hervortreten des rechten M. sternocleidomastoideus (**d – f**). Die unwillkürlichen Bewegungen sind für die Patientin schmerzhaft. Sie werden durch langsame intravenöse Gabe von Biperiden unterbrochen.

B-1.33

B-1.33 Tardive Dystonie

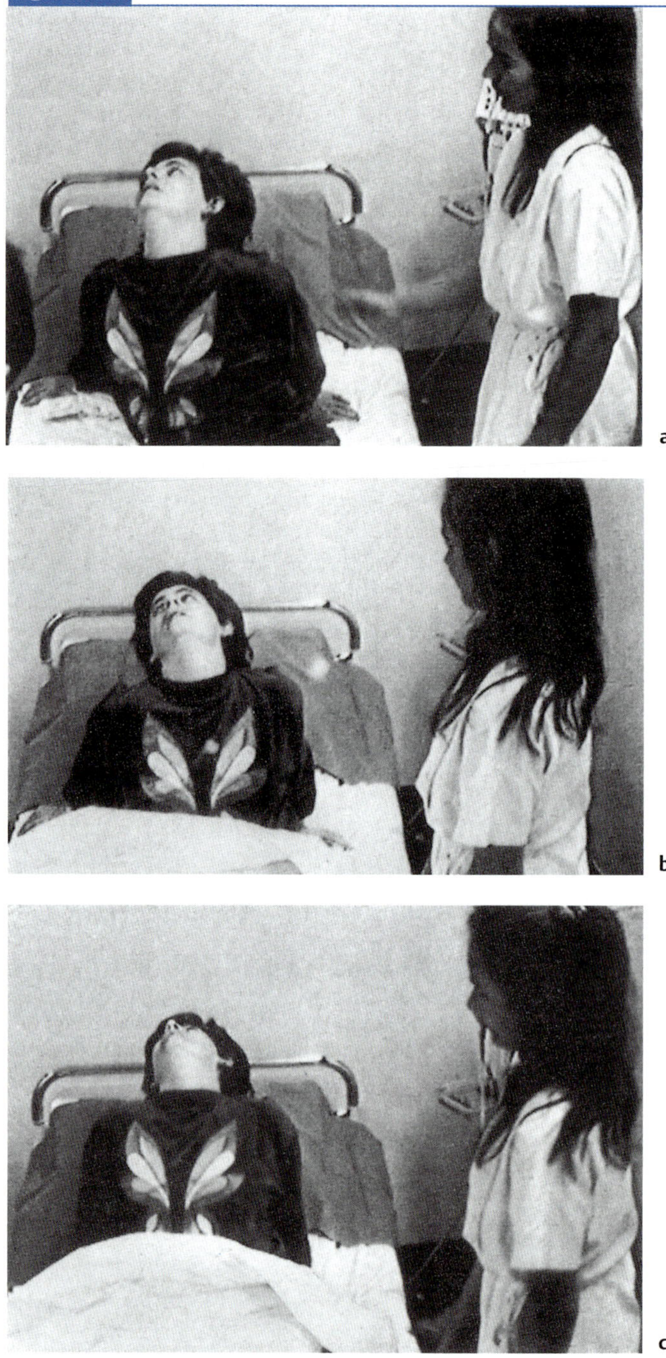

Videographische Bildsequenz.
28-jährige Patientin, die wegen einer chronischen Psychose seit Jahren mit Flupentixol neuroleptisch behandelt wurde. Nacken- und Rumpfmuskulatur werden von langsamen dystonen Bewegungen erfasst. Es kommt zu einer Torsionsbewegung (**a**), die in eine Überstreckung des Rumpfes (Opisthotonus) mit Retrokollis übergeht (**b**, **c**).

Spätdystonien neigen zur Generalisierung (Abb. B-**1.33**).

Unter **L-Dopa-Therapie der Parkinson-Krankheit** sind extrapyramidale Hyperkinesen häufig.

Die meisten tardiven Dystonien sind anfangs fokal, tendieren jedoch im Verlauf von Monaten und Jahren zur Generalisierung (Abb. B-**1.33**).

Nach drei- bis fünfjähriger **L-Dopa-Therapie der Parkinson-Krankheit** ist mit dem Auftreten extrapyramidaler Hyperkinesen zu rechnen. Typisch ist eine schmerzhafte Fußdystonie, die infolge des nächtlichen Absinkens des L-Dopa-Spiegels frühmorgens auftritt („early morning dystonia“).

Bei 80% der Dystonien findet sich zwar keine Ursache, bei 80% der Hemidystonien decken die bildgebenden Verfahren jedoch Läsionen der Stammganglien (Infarkte, Tumoren u.a.) auf.

Bei 80% der Hemidystonien findet man Stammganglienläsionen (z.B. Infarkte, Tumoren).

Diagnostik: Wesentlich ist die eingehende Anamnese, die sowohl eine familiäre Disposition dystoner Syndrome als auch die Medikation (akute oder tardive Dystonie?) berücksichtigt. Wichtig ist auch zu erfragen, ob bestimmte Tätigkeiten, z.B. Schreiben, die Dystonie induzieren.
Bei idiopathischer Dystonie beobachtet man keine weiteren fokalen neurologischen Symptome oder CT-Herdbefunde. Im Elektromyogramm sieht man periodische oder rhythmische Entladungen der Agonisten und Antagonisten. Symptomatische Formen, insbesondere bei **Hemidystonie**, weisen nicht selten eine gleichseitige Hemiparese oder zusätzlich andere hyperkinetische Bewegungsstörungen auf. Dann ist immer eine **computer- und kernspintomographische Diagnostik** indiziert.

Diagnostik: Wichtig sind die Familien- und Medikamentenanamnese und die Frage nach Dystonie-auslösenden Tätigkeiten.

Bei **Hemidystonie** sind **CT und MRT** indiziert.

Differenzialdiagnose: Dystone Bewegungsstörungen sind von den ebenfalls distal betonten, aber rascheren, meist blitzartig einschießenden **choreatischen Hyperkinesen** zu unterscheiden (s. S. 60 und S. 207), können jedoch auch gleichzeitig vorkommen, wie im Spätstadium der Chorea Huntington und bei der seltenen paroxysmalen dystonen Choreoathetose (s. S. 219). **Ballistische Hyperkinesen** sind heftiger als dystone, fast immer auf eine Körperhälfte beschränkt (Hemiballismus) und proximal betont (s. S. 61).
Eine okuläre Dystonie und ein Blepharospasmus sind video-elektroenzephalographisch von **Absencen** mit Blickwendung und Lidmyoklonien abzugrenzen. Diese generalisierten epileptischen Anfälle gehen ebenso wie komplex fokale (partielle) Anfälle mit einer Bewusstseinsstörung einher. Die Automatismen epileptischer Genese dürften kaum zu einer Verwechslung mit einer oromandibularen oder zervikalen Dystonie veranlassen. Im Gegensatz zum Torticollis spasmodicus (mobiler Schiefhals) ist ein **Caput obstipum** (muskulärer Schiefhals) in Schonhaltung fixiert. Die Bewegung in Gegenrichtung ist schmerzhaft eingeschränkt. Die Tabelle B-**1.9** enthält eine Aufstellung der differenzialdiagnostisch wichtigen Formen des Tortikollis.
Ein Opisthotonus kommt auch im **dissoziativen Anfall** als psychogenes Phänomen vor („Arc de cercle", s. S. 552). Einerseits wird gelegentlich ein Teil der dystonen Syndrome, wie z.B. Blepharospamus und Tortikollis, primär als Konversionsstörung („Hysterie") verkannt. Andererseits ist aber bei entsprechendem situativem Zusammenhang und in Kenntnis psychodynamischer Faktoren eine psychogene Auslösung und Ursache in Erwägung zu ziehen (s. S. 545).

Differenzialdiagnose: Choreatische Hyperkinesen sind ebenfalls distal betont, verlaufen aber wesentlich rascher als dystone. Demgegenüber sind **ballistische** Hyperkinesen proximal betont und heftiger.

Eine okuläre Dystonie und ein Blepharospasmus sind mittels Video-EEG von **Absencen** abgrenzen. Diese gehen mit einer Bewusstseinsstörung einher, die bei Dystonien nicht vorkommt. Der Torticollis spasmodicus ist u.a. vom **Caput obstipum** (muskulärer Schiefhals) abzugrenzen (Tab. B-**1.9**).

Ein Opisthotonus kommt auch im **dissoziativen Anfall** als „Arc de cercle" vor.

Therapie: Fokale Dystonien, insbesondere Blepharospasmus, Torticollis spasmodicus und Graphospasmus, sprechen gut auf eine lokale Injektionsbehandlung mit **Botulinum-Toxin A** an. Das Neurotoxin von Clostridium botulinum (vgl. S. 468) wird in präsynaptische motorische Nervenendigungen aufgenommen, blockiert die Acetylcholinfreisetzung und hemmt damit die neuromuskuläre

Therapie: Bei **fokalen Dystonien**, insbesondere Blepharospasmus, Tortikollis und Graphospasmus, sind **Botulinum-Toxin-Injektionen** Mittel der Wahl.

B-1.9 Differenzialdiagnose des Tortikollis

Erkrankung	*Ätiologie*
Torticollis spasmodicus (zervikale Dystonie)	idiopathisch (hereditär oder sporadisch) symptomatisch, z.B. post-enzephalitisch pharmakogen, z.B. Neuroleptika-induziert
Caput obstipum	Fehlbildung: Malformation des kraniozervikalen Übergangs Oligohydramnion → intrauterine Druckläsion Trauma: Geburtstrauma, HWS-Trauma, Diskushernie, iatrogene Läsion Entzündung: unspezifische Lymphadenitis, Tuberkulose, Morbus Bechterew hoher Halsmarktumor psychogen: Konflikt

B-1.9

Übertragung. Systemische Nebenwirkungen sind bei der geringen Dosis, die in die am stärksten betroffenen Muskeln injiziert wird, nicht zu erwarten. Jedoch können passagere Paresen auftreten. Regelmäßige Rezidive einige Wochen bis Monate nach der Behandlung werden auf eine Reinnervation zurückgeführt, sodass wiederholte Injektionen erforderlich sind.

Auch **Anticholinergika**, Sulpirid, Carbamazepin oder Baclofen können eingesetzt werden.

Als symptomatische pharmakologische Therapie können **anticholinerge Substanzen,** insbesondere Trihexyphenidyl, in langsam ansteigender Dosierung, aber auch Sulpirid, Carbamazepin oder Baclofen hilfreich sein.

Bei **generalisierter idiopathischer Dystonie** ist ein Therapie-Versuch mit **L-Dopa** ratsam, bei **Segawa-Syndrom** notwendig.

Bei **generalisierter idiopathischer Dystonie** kann, bei Verdacht auf ein **Segawa-Syndrom** soll ein Therapie-Versuch mit **L-Dopa** unternommen werden. Misslingt der Therapieversuch bei generalisierter idiopathischer Dystonie, kommen die im vorigen Absatz genannten Substanzen zum Einsatz.

Eine akute **Neuroleptika-induzierte Dystonie** ist durch i. v.-Injektion von **Biperiden** zu unterbrechen.

Fast immer gelingt es, eine **akute Neuroleptika-induzierte dystone Reaktion** (okuläre Dystonie mit tonischer Blickdeviation, Blepharospasmus, Torticollis, Opisthotonus, oromandibulare, lanryngeale, pharyngeale Dystonie u. a.) mittels langsamer i. v.-Injektion von 2,5 – 5 mg **Biperiden** zu unterbrechen. Ein Kaumuskelkrampf (Trismus) mit Kieferluxation erfordert eine intravenöse Biperiden-Injektion, bevor der Kiefer reponiert wird. Ausgeprägte dystone Schlundkrämpfe mit pharyngealen und laryngealen Spasmen können eine Tracheotomie notwendig machen.

Bei **tardiver Dystonie** sind Anticholinergika nur vorübergehend wirksam. Bei schmerzhaften L-Dopa-induzierten Dystonien ist **Apomorphin** i. v. indiziert. Versagt die Pharmakotherapie, kommen **neurochirurgische Verfahren** in Frage.

Bei **tardiver Dystonie** sind anticholinerge Substanzen nur vorübergehend erfolgreich und Benzodiazepine fast immer wirkungslos. Weniger als 15 % der Spätdystonien wird pharmakotherapeutisch gebessert. Gelegentlich kommen lokale Botulinum-Toxin-Injektionen in Betracht. Bei schmerzhaften L-Dopa-induzierten dystonen Krämpfen sind **Apomorphin**-Injektionen indiziert. Wenn die Pharmakotherapie versagt, kommen **neurochirurgische Verfahren** in Betracht (Pallidotomie und Pallidum-Stimulation).

Frühzeitig empfehlen sich **Bewegungsübungen** auf neurophysiologischer Grundlage und – bei Graphospasmus – **ergotherapeutische** Hilfsmittel.

Frühzeitig beginnende **Bewegungsübungen** auf neurophysiologischer Grundlage wirken der innervationsinduzierten dystonen Reaktion und der Ausbildung von Kontrakturen entgegen. Zur Beeinflussung des Graphospasmus empfehlen sich **ergotherapeutische** Hilfsmittel, z. B. dicke Schreibstifte. Patienten, deren Symptomatik deutlich affektiv verstärkt wird, erfahren gelegentlich eine Linderung durch Biofeedback oder Psychotherapie (s. S. 550).

Verlauf: Die meisten Dystonien verlaufen chronisch progredient. Spätsymptome sind Muskelkontrakturen und Skelettdeformitäten. Tardive Dystonien sind bei Patienten, die länger als zehn Jahre neuroleptisch behandelt wurden, irreversibel.

Verlauf: Die dystone Muskelkontraktion kann im Extremfall eine partielle Nekrose des Muskels zur Folge haben. Im allmählich progredienten Verlauf der generalisierten Dystonie kommt es zu schweren Muskelkontrakturen und Skelettdeformitäten (Skoliose). Bei Erstmanifestation dystoner Symptome an den Armen jenseits des 15. Lebensjahres ist mit einem benignen Verlauf zu rechnen. Fokale Dystonien stellen zunehmend eine Behinderung dar, so kann z. B. der Blepharospasmus eine funktionelle Blindheit zur Folge haben. Bei progressivem Graphospasmus können später auch andere Aufgaben mit dieser Hand nicht mehr verrichtet werden. Tardive Dystonien neigen zur Generalisierung und sind bei Patienten, die länger als zehn Jahre neuroleptisch behandelt wurden, irreversibel.

▶ **Klinisches Beispiel**

▶ **Klinisches Beispiel:** Die 45-jährige Verkäuferin klagte über eine Verkrampfung der linken Hand. Dabei nehme der Arm eine bizarre Stellung ein, die sie weder aktiv noch passiv verändern könne. Der Krampf werde durch bestimmte Handbewegungen ausgelöst, sodass die Patientin z. B. vermied, mit Messer und Gabel zu essen. Diese Bewegungsstörung trete seit zwei Jahren mit zunehmender Häufigkeit, zuletzt mehrmals täglich, auf. Die weitere Anamnese ergab, dass es bereits 10 Jahre zuvor während ihrer Tätigkeit als Blumenbinderin wiederholt zu Verkrampfungen der linken Hand gekommen sei, die ihr nach der Umschulung im neuen Beruf zunächst nicht mehr aufgefallen seien. Das Wiederauftreten stand in zeitlichem Zusammenhang mit einer Trennungssituation. Sowohl der neurologische Befund als auch neuroradiologische Untersuchungen waren unauffällig.

Dystone Choreoathetose

▶ Definition: Extrapyramidale Bewegungsstörungen kommen häufig kombiniert vor. Dystone Krämpfe, choreatische Zuckungen und schraubende athetotische Bewegungen, die vorwiegend Hände und Füße erfassen, können sich in einem Krankheitsbild vereinigen. Der Begriff „Athétose double" bezeichnet keine nosologische Einheit und hat nur noch historische Bedeutung. Man spricht stattdessen von distaler Chorea oder distaler Dystonie, von Choreoathetose oder dystoner Choreoathetose.

Neben anhaltenden Hyperkinesen werden seltener extrapyramidale Anfälle beobachtet. Man unterscheidet idiopathische extrapyramidale Anfälle von symptomatischen, meist pharmakogenen Dyskinesien. Die paroxysmale dystone Choreoathetose wird durch zahlreiche Stimuli (z. B. akustische Signale, Koffeingenuss) ausgelöst. Eine kinesiogene Form wird durch intendierte Bewegungen („seizures induced by movement") hervorgerufen.

Epidemiologie: 25 % der mit Neuroleptika behandelten Patienten leiden früher oder später an ausgeprägten, z. T. anfallsartig auftretenden Dyskinesien. Tardive Dyskinesien mit choreoathetotischen Bewegungen manifestieren sich in der 4. bis 5. Dekade vorwiegend bei Frauen. Die paroxysmale dystone Choreoathetose tritt im Kindesalter auf, oft schon im ersten Lebensjahr. Es wurden ca. 300 klinische Beispiele einer kinesiogenen Form beschrieben. Wesentlich häufiger werden pharmakogene extrapyramidale Anfälle beobachtet.

Symptomatologie: Zu den choreatischen und dystonen Syndromen s. S. 207 und 212. **Athetotische Hyperkinesen sind langsam schraubende Bewegungen** vorwiegend der Extremitäten (Abb. B-**1.34**). Charakteristisch sind wechselnde bizarre Fehlstellungen der Hände. Bei gleichzeitiger Anspannung von Agonisten und Antagonisten werden die Gelenke unnatürlich gebeugt oder überstreckt.

Dystone Choreoathetose

◀ Definition

Epidemiologie: Tardive Dyskinesien mit choreoathetotischen Bewegungen sind besonders häufig bei Frauen im mittleren Lebensalter zu beobachten. Die seltenen paroxysmalen dystonen Choreoathetosen manifestieren sich im Kindesalter.

Symptomatologie: Zu Chorea und Dystonie s. o. **Athetotische Hyperkinesen sind langsam schraubende Bewegungen** vorwiegend der Hände (Abb. B-**1.34**) mit Fehlstellungen der Gelenke.

B-1.34 Athetose

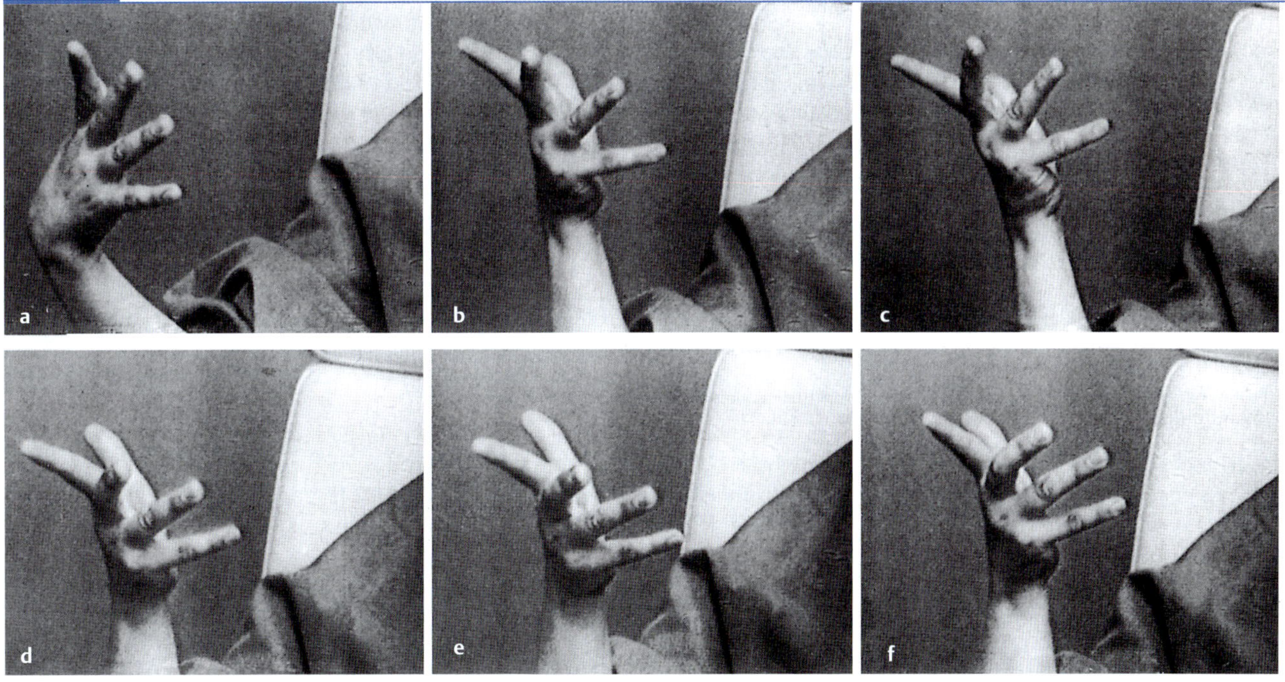

Videographische Bildsequenz.
19-jährige Patientin mit distal betonten Hyperkinesen nach perinataler Hinschädigung. Die Hand dreht sich langsam schraubenförmig. Aus einer Pronationsbewegung des Unterarms mit Flexion der Hand und Extension der Finger (**a**) kommt es zur Überstreckung von Zeigefinger und Daumen (**b**), während die Hand sekundenlang in bizarrer Stellung mit leichter Flexion des Kleinfingers verharrt (**c–f**).

Dystone Krämpfe mit Drehbewegungen und **choreatische Zuckungen** kennzeichnen das Bild der dystonen Choreoathetose.

Bei dystoner Choreoathetose treten neben langsamen tonischen (dystonen) Krämpfen und athetotischen Drehbewegungen der Extremitäten **choreatische** (blitzartig einschießende, arrhythmische) **Zuckungen** auf. Während des Anfalls können die Patienten nur unartikuliert und mit gepresster Stimme sprechen (Dysarthrophonie). Oft sind auch Gesicht und Rumpf betroffen. Die Vigilanz ist immer ungestört.

- Bei der idiopathischen Form treten die Anfälle mehrfach am Tag für Minuten bis Stunden auf.
- Bei der kinesiogenen Form werden die Anfälle bis zu 100-mal am Tag für Sekunden bis Minuten beobachtet.

- Bei der idiopathischen paroxysmalen dystonen Choreoathetose treten die Anfälle mit unwillkürlicher Elevation der gebeugten Arme und gespreizten Fingern täglich mehrfach für die Dauer von Minuten bis Stunden auf.
- Bei der kinesiogenen Form wiederholen sich Attacken mit meist unilateralen Krämpfen, krallenartiger Handstellung und Grimassieren bis zu 100-mal am Tag für Sekunden bis Minuten.

Ein typisches Merkmal **symptomatischer**, v. a. pharmakogener extrapyramidaler Anfälle sind choreoathetotische **orobukkolinguale Dyskinesien**.

Die **symptomatischen** extrapyramidalen Anfälle, insbesondere die pharmakogenen Formen gehen häufig mit **orobukkolingualen Dyskinesien** einher. Typisch sind die unwillkürlich herausgestreckte Zunge („fly catcher's tongue") und ein Vorstülpen der Lippen bei Kaubewegungen. Stereotype paroxysmalen Hyperkinesen erfassen primär auch distale Extremitätenabschnitte und den Rumpf.

Ätiopathogenese: Eine **perinatale Hirnschädigung** mit Status marmoratus wurde früher meist durch Icterus neonatorum verursacht, heutzutage durch Anoxie und Asphyxie (s. S. 161).

Wesentlich häufiger sind heute pharmakogene Früh- und Spätdyskinesien nach Einnahme von **Dopamin-Rezeptor-Antagonisten** (z. B. Neuroleptika) und **Dopaminergika**.

Ätiopathogenese: Eine **perinatale Hirnschädigung** mit Athetose oder Choreoathetose wurde früher meist durch „Kernikterus" (Icterus neonatorum) verursacht. Das morphologische Substrat sind hypermyelinisierte Narben der Stammganglienregion (Status marmoratus). Die häufigsten Ursachen einer perinatalen Hirnschädigung sind heutzutage Anoxie und Asphyxie (s. S. 161).
Dopamin-Rezeptor-Antagonisten (z. B. Neuroleptika, insbesondere Haloperidol, Benperidol und Flupentixol, aber auch Metoclopramid, Flunarizin und Cinnarizin) können paroxysmale Frühdyskinesien (Auftreten innerhalb einer Woche nach Einnahmebeginn) und Spätdyskinesien (Auftreten ab drei Monaten nach Einnahmebeginn) verursachen. Auch nach Absetzen der Medikamente können tardive Dyskinesien persistieren bzw. erstmals auftreten („Absetzdykinesien"). Häufig sind Hyperkinesen nach drei- bis fünfjähriger **L-Dopa-Therapie** des Morbus Parkinson, selten nach hochdosierter Gabe von Antiepileptika (Phenytoin, Phenobarbital u. a.).

Bei **paroxysmaler dystoner Choreoathetose** wurde in einigen Familien ein autosomal dominanter Erbgang nachgewiesen. **Symptomatische Formen der Choreoathetose** sind durch traumatische, entzündliche ischämische o. a. Stammganglienläsionen bedingt.

Die Pathogenese der **paroxysmalen dystonen Choreoathetose** ist ungeklärt. In einigen Familien konnte ein autosomal dominanter Erbgang nachgewiesen werden. Autoptische Studien ergeben keine spezifischen anatomischen Befunde. Man nimmt eine Dysfunktion der Stammganglien, insbesondere GABAerger und dopaminerger Projektionen in der Substantia nigra und im Nucleus caeruleus an. Neben den idiopathischen (hereditären und sporadischen) kommen **symptomatische Formen der Choreoathetose** vor, so z. B. bei enzephalitischen Stammganglienläsionen, auch HIV-Infektion, multipler Sklerose, Hirnverletzung, Hirninfarkt und endokrinen Störungen.

Diagnostik: Die Untersuchung ergibt bei perinataler Hirnschädigung neben der Bewegungsunruhe eine **Hemi-**, **Para-** oder **Tetraparese**. Halbseitige choreoathetotische Hyperkinesen tendieren zur Generalisierung.

Diagnostik: Wie bei allen Stammganglienerkrankungen kommen auch bei Choreoathetosen uni- oder bilaterale Hyperkinesen vor, bei frühkindlicher Hirnschädigung v. a. in Verbindung mit spastischen Paresen und Epilepsie: Neben einer unablässigen Bewegungsunruhe einzelner oder mehrerer Gliedmaßen findet sich eine **Hemi-**, **Para-** oder **Tetraparese**. Die klinisch-videographische Analyse ergibt bei den idiopathischen ebenso wie bei den symptomatischen Formen anfangs meist halbseitige choreoathetotische Hyperkinesen, die zur Generalisierung neigen.

Die Diagnose der Dyskinesien erfordert eine genaue **Medikamentenanamnese**.

Die eingehende **Medikamentenanamnese** der Früh- und Spätdyskinesien weist auf besonders viele, z. T. hochdosierte Pharmaka hin (Neuroleptika und verwandte Substanzen [Antiemetika, Antivertiginosa], Thymoleptika, Dopaminergika und Antiepileptika).

Pharmakogene, insbesondere Neuroleptika-induzierte Dyskinesien erfassen Extremitäten (vgl. auch Abb. B-**1.32** und **1.33**), Rumpf und Gesicht (Mimik, Lippen, Zunge, Kiefer).

Pharmakogene Hyperkinesen erstrecken sich über Extremitäten und Rumpf, nehmen im Verlauf an Intensität zu und erfassen das Gesicht. Mimik, Lippen, Zunge und Kiefer sind bei Neuroleptika-induzierten Früh- und Spätdyskinesien häufig involviert. Besonders die L-Dopa-induzierten Dyskinesien tendieren zur Entwicklung heftiger choreoathetotischer Bewegungsstörungen (vgl. auch

Abb. B-**1.32** und **1.33**) bis hin zu ballistischen Jaktationen (s. S. 222). Im Intervall ist der neurologische Befund meist unauffällig.

Die Attacken bei paroxysmaler dystoner Choreoathetose werden durch **akustische Signale**, **Alkohol- oder Koffeingenuss** hervorgerufen, bei der kinesiogenen Form durch eine **plötzliche Bewegung** oder durch die Vorstellung einer solchen Bewegung („seizures induced by movement", vgl. klin. Beispiel).

Bei paroxysmaler dystoner Choreoathetose fungieren **akustische Signale, Alkohol-, Koffeingenuss** oder eine **plötzliche Bewegung** als Auslöser.

CT- und MRT-Untersuchungen der symptomatischen Formen stellen Läsionen im Stammganglienbereich dar. Bei den Neuroleptika-induzierten Spätdyskinesien findet sich im CT eine subkortikale Hirnatrophie signifikant häufiger als bei einer Kontrollgruppe gleichaltriger Personen.

Bei symptomatischen Formen und Spätdyskinesie durch Neuroleptika zeigen CT und MRT pathologische Veränderungen.

Differenzialdiagnose: Situativ ausgelöste extrapyramidale Hyperkinesen werden oft mit **psychogenen** (dissoziativen) Anfällen verwechselt, v. a. wenn blitzartig einschießende Hyperkinesen vorherrschen. Die Differenzialdiagnose wird noch dadurch erschwert, dass psychogene Zuckungen und Krämpfe mit den organisch bedingten Dyskinesien alternieren können und dann fast immer in derselben Körperregion auftreten. Zungen-Schlundkrämpfe gehören nicht zum Anfallsmuster psychogener Anfälle. Gezielte Fragen zur Anamnese (familiäre Disposition zu paroxysmaler dystoner Choreoathetose? Aktuelle oder frühere Einnahme von Neuroleptika?) sind daher ebenso wichtig wie die Kenntnis der Psychodynamik psychogener Anfälle (vgl. S. 551).

Differenzialdiagnose: Psychogene (dissoziative) Anfälle können mit extrapyramidalen Anfällen alternieren, gehen aber nicht mit Zungen-Schlundkrämpfen einher.

Mit Ausnahme der juvenilen myoklonischen Epilepsie (Janz-Syndrom) und der fokalen Anfälle vom Jackson-Typ gehen **epileptische Anfälle** mit einer Vigilanzstörung einher und weisen spezifische EEG-Befunde auf. Wenn das Intervall-EEG normal ist, ergibt wiederum die Anfallsanamnese den differenzialdiagnostisch entscheidenden Hinweis auf den Ablauf sekunden- bis minutenlang andauernder, rhythmischer Myoklonien, die bei extrapyramidalen Dyskinesien nicht zu beobachten sind.

Sichere Unterscheidungsmerkmale gegenüber **Epilepsien** sind schraubende Bewegungen und arrhythmische Zuckungen sowie das Fehlen spezifischer Veränderungen im Anfalls-EEG.

Therapie: Anticholinergika können zwar akute dystone Reaktionen prompt unterbrechen, provozieren aber choreatische Hyperkinesen und verstärken die L-Dopa- oder Neuroleptika-induzierten Dyskinesien. Klassische Neuroleptika sind bei entsprechender Indikation gegen **atypische Neuroleptika** auszutauschen.

Therapie: Anticholinergika unterbrechen akute dystone Reaktionen. Klassische sind durch **atypische Neuroleptika** zu ersetzen.

In der Therapie des Morbus Parkinson verzögern **Dopamin-Rezeptor-Agonisten** als Monotherapie das Auftreten von Dyskinesien. Je jünger ein Parkinson-Patient ist, desto weniger und später sollte L-Dopa eingesetzt werden.

Dopamin-Rezeptor-Agonisten in Monotherapie verzögern das Auftreten von Dyskinesien bei Parkinson-Patienten.

Einige Patienten mit der kinesiogenen Form der paroxysmalen dystonen Choreoathetose sind imstande, durch Vermeidung oder abrupte Beendigung einer Bewegung (Gegeninnervation) die Anfälle zu unterbrechen. Diese Anfälle sprechen gut auf **Carbamazepin** und **Phenytoin** an. Hochdosierte Antiepileptika rufen aber auch Dyskinesien hervor.

Kinesiogene dystone choreo-athetotische Anfälle sprechen gut auf **Antiepileptika** an, die jedoch hochdosiert Dyskinesien hervorrufen können.

Verlauf: Bei den idiopathischen wie den symptomatischen Formen besteht die Tendenz zur Generalisierung der Hyperkinesen. Spontanremissionen kommen vor. Die Prognose der pharmakogenen Spätdyskinesien ist zweifelhaft. 50% der Neuroleptika-induzierten Spätdyskinesien sind irreversibel.

Verlauf: Die Hyperkinesen neigen zur Generalisierung. Spontanremissionen kommen vor. 50% der Spätdyskinesien sind irreversibel.

◀ **Klinisches Beispiel**

▶ **Klinisches Beispiel:** Seit dem fünften Lebensjahr leidet der 29-jährige Patient wie seine Mutter, ein Bruder und zwei seiner Söhne unter paroxysmalen athetotischen Bewegungen der Extremitäten, des Gesichts und einer Torsion des Rumpfes. Die Hyperkinesen setzen stets entweder im linken oder rechten Fuß ein, breiten sich innerhalb von Sekunden über eine Körperhälfte aus und halten bis zu einer Minute an; sie wiederholen sich mehr als zehnmal am Tag und werden durch forcierte Bewegungen der Beine ausgelöst, z. B. bei plötzlichem Aufstehen, wenn er im Wartezimmer aufgerufen wird oder sobald er ein Mädchen zum Tanz auffordern will. Das EEG zeigt eine paroxysmale Dysrhythmie, jedoch keine epileptischen Potenziale. Unter der Behandlung mit Phenytoin und Phenobarbital wird die Anfallsfrequenz geringer (nach Fuchs und Junkers).

Ballismus

Ballismus

▶ Definition

▶ **Definition:** Ein ballistisches Syndrom manifestiert sich akut mit proximal einsetzenden, schleudernden Bewegungen (Jaktationen) meist einer Körperhälfte (Hemiballismus). Ursachen sind herdförmige strukturelle Stammganglienläsionen im Bereich des Nucleus subthalamicus (Corpus Luysi).

Epidemiologie: Das seltene Krankheitsbild betrifft gleichmäßig beide Geschlechter.

Epidemiologie: Ballismus ist ein insgesamt seltenes, vorwiegend bei vaskulären Hirnprozessen vorkommendes Krankheitsbild, das beide Geschlechter gleichmäßig betrifft.

Symptomatologie: Die Jaktationen sind derart heftig, dass gezielte Bewegungen unmöglich werden und der Patient sich verletzen kann.

Symptomatologie: Charakteristisch sind Rotationsbewegungen im Schultergelenk bei alternierender Ab- und Abduktion eines Arms. Die Hand liegt sekundenlang abwechselnd auf Brust oder Rücken. Die Jaktationen sind derart heftig, dass gezielte Bewegungen unmöglich werden und der Patient sich verletzen kann (s. auch S. 61).

Ätiopathogenese: Man findet herdförmige Läsionen im Bereich des kontralateralen Nucleus subthalamicus sowie seiner Verbindungen zum Pallidum und Kortex. Ursachen sind **Hirnblutungen** und **-infarkte**, neoplastische und entzündliche Prozesse.

Ätiopathogenese: Die Hyperkinesen entstehen durch Läsion des kontralateralen Nucleus subthalamicus (Corpus Luysi) und seiner Verbindungen zum Pallidum und motorischen Kortex. Ursächlich kommen umschriebene Hirnschädigungen infrage: **Hirnblutungen** und **-infarkte**, Angiome, Hirntumoren und Metastasen, seltener Virus-Enzephalitiden und granulomatös-entzündliche Hirnprozesse wie Tuberkulose und Lues. Gelegentlich ist eine Hirnverletzung, auch iatrogen nach Stereotaxie in der thalamisch-subthalamischen Region, Ursache eines Hemiballismus.

Diagnostik: Auf der Seite der Hyperkinesen besteht oft eine Hemiparese. CT und MRT zeigen herdförmige Stammganglienläsionen.

Diagnostik: Die Hyperkinesen werden schon durch leichte akustische Stimuli und affektive Stressoren ausgelöst. Sie gehen meist mit einer Hemiparese einher. Computer- und kernspintomographisch lassen sich kontralateral herdförmige Veränderungen in den Stammganglien nachweisen.

Differenzialdiagnose: Ballistische Jaktationen setzen im Gegensatz zu **choreatischen**, **choreoathetotischen und dystonen Hyperkinesen** proximal ein und breiten sich nach distal aus. **Epileptische Anfälle** weisen rhythmische Myoklonien und spezifische EEG-Potenziale auf.

Differenzialdiagnose: Ballistische Jaktationen sind heftiger als paroxysmale **choreoathetotische Hyperkinesen**. Differenzialdiagnostische Probleme können gegenüber der ebenfalls im Erwachsenenalter einsetzenden Chorea Huntington entstehen, die aber regelmäßig mit demenziellem Abbau verbunden ist (s. S. 207). Im Gegensatz zu **choreatischen und dystonen Bewegungsstörungen**, die sich distal manifestieren, beobachtet man bei Ballismus proximal einsetzende Hyperkinesen, die sich über die Extremitäten einer Seite nach distal ausbreiten. Zu den pharmakogenen choreoathetotischen Dyskinesien s. S. 219. Vergleichbare **epileptische Anfallsmuster** sind durch rhythmische Myoklonien und spezifische EEG-Potenziale gekennzeichnet.

Therapie: Man verordnet ansteigende Dosen von **Valproinsäure** und **atypischen Neuroleptika**.

Therapie: Unbehandelt würden die Patienten an Erschöpfung sterben. Pharmakotherapeutisch hat sich besonders hochdosierte **Valproinsäure** bewährt. Auch **atypische Neuroleptika** sind in ansteigender Dosierung hilfreich. Im Übrigen richtet sich die Therapie ebenso wie die Prognose nach der Grundkrankheit.

Verlauf: Remissionen unter der Therapie sind möglich, Rezidive kommen aber vor.

Verlauf: Eine vollständige Remission ist unter der Pharmakotherapie zu erwarten, ein Rezidiv aber ebenfalls nicht ungewöhnlich.
Im Verlauf entwickelt sich häufig eine Hemiparese bis zur Hemiplegie, die die Jaktationen reduziert oder unterbindet.

▶ Klinisches Beispiel

▶ **Klinisches Beispiel:** Ein 26-jähriger Patient wurde mit Schleuderbewegungen der linken Körperhälfte, durch die er sich selbst verletzte, stationär aufgenommen. Der Liquor ergab eine lymphozytäre Pleozytose als Hinweis auf eine Enzephalitis. Nach Fieberabfall sistierte der Hemiballismus.

1.2.3 Creutzfeldt-Jakob-Krankheit

▶ **Synonyme:** Jakob-Creutzfeldt-Pseudosklerose, humane spongiforme Enzephalopathie.

▶ **Definition:** Nach H. G. Creutzfeldt (1920) und A. Jakob (1921) benannte neurodegenerative Erkrankung mit der klinischen Trias Demenz, Myoklonien und periodische triphasische EEG-Komplexe. Ätiologisch werden eine familiäre, eine iatrogene und eine sporadische Form unterschieden. Daneben existiert eine neue Variante. Pathologisches Agens der spongiformen Enzephalopathie ist ein in seiner Konformation pathologisch verändertes, persistierendes und kumulierendes Prionprotein.

Epidemiologie: Die Inzidenz der Creutzfeldt-Jakob-Krankheit (CJD) liegt weltweit ohne größere regionale Unterschiede bei etwa 1/1 Million Einwohner. Sie ist in den letzten Jahren leicht gestiegen; in der BRD lag sie im Jahr 2001 bei 1,4/1 Million Einwohner. Die CJD manifestiert sich in fast 90% der Fälle sporadisch mit einem Altersgipfel zwischen dem 60. und 65. Lebensjahr. Männer und Frauen sind etwa gleich häufig betroffen. Patienten mit familiärer und iatrogener Form erkranken früher.

Eine neue Variante der Creutzfeldt-Jakob-Krankheit (vCJD) wurde erstmals 1996 beschrieben und ist bisher weitgehend regional begrenzt in Großbritannien aufgetreten. Von 1995 bis Januar 2004 sind dort 139 Menschen an einer gesicherten oder wahrscheinlichen vCJD verstorben. In der BRD sind bis zu diesem Zeitpunkt keine Fälle einer vCJD bekannt geworden. Das Erkrankungsalter liegt mit 26 Jahren (Altersstreuung 12–74 Jahre) deutlich unter dem der sporadischen CJD.

Symptomatologie: Bei **CJD** klagen die Patienten zu Beginn über Schlafstörungen und Inappetenz; gelegentlich kommt es zu einem paranoid-halluzinatorischen Syndrom. Gedächtnisstörungen nehmen über Wochen bis Monate kontinuierlich zu und gehen, begleitet von Aphasie und räumlicher Orientierungsstörung, rasch progredient in eine **Demenz** über. Parallel entwickeln sich Visusminderung, Diplopie, Dysarthrie, Dysphagie, Tremor, choreo-athetotische Hyperkinesen und eine **Gangstörung** mit Fallneigung. Auffällig sind spontane oder durch akustische oder sensible Stimuli ausgelöste **Myoklonien**. Generalisierte tonisch-klonische Anfälle können hinzukommen. Im Endstadium sind die meist kachektischen Patienten bettlägerig und akinetisch-mutistisch.

Die **vCJD** manifestiert sich mit **psychischen Symptomen** wie dysphorischer Verstimmung, Ängstlichkeit, Schlaflosigkeit, Antriebsminderung oder auch einer Verhaltensstörung, seltener mit paranoid-halluzinatorischen Symptomen. Nach einigen Monaten werden kognitive Defizite deutlich und dann neurologische Symptome wie Gangstörung, Dysarthrie, Tremor, Myoklonien. Den neurologischen Symptomen können Kopfschmerzen und Gliederschmerzen vorangehen.

Ätiopathogenese: Analog der spongiformen Enzephalopathie der Schafe (Skrapie) wird auch beim Menschen ursächlich ein pathologisches übertragbares Protein angenommen, das als **Prion** bezeichnet wird (proteinacious infectious agent). Das Gen für ein nicht pathogenes Prionprotein mit bisher unbekannter Funktion wurde auch beim Menschen identifiziert und auf dem kurzen Arm von Chromosom 20 lokalisiert. Das überwiegend im Gehirn exprimierte normale Prionprotein (PrP) wird erst in Anwesenheit eines pathologischen Prionproteins über einen bisher nicht geklärten Mechanismus in seiner Konformation so verändert, dass es in nicht abbaubarer Form kumuliert (PrPsc). **Ablagerungen des pathologischen Prionproteins** (PrP-Amyloid-Plaques) lassen sich immunhistochemisch in Hirngewebsschnitten nachweisen (Methode zur Post-mortem-Diagnose). Charakteristische neuropathologische Veränderungen sind zudem eine

1.2.3 Creutzfeldt-Jakob-Krankheit

◀ Synonyme

◀ Definition

Epidemiologie: Die Inzidenz der Creutzfeldt-Jakob-Krankheit (CJD) liegt bei 1/1 Million Einwohner. Fast 90% der Fälle manifestieren sich sporadisch um das 60. Lebensjahr.

Eine neue Variante (vCJD), die seit 1996 bekannt ist, manifestiert sich deutlich früher.

Symptomatologie: Prodromi der **CJD** sind Schlafstörungen, Inappetenz und psychopathologische Veränderungen. Gedächtnisstörungen schreiten rasch bis zur **Demenz** fort. Parallel entwickeln sich neurologische Symptome, z. B. Dysarthrie, Tremor, Hyperkinesen, **Gangstörung** und **Myoklonien**. Im Endstadium sind die Patienten akinetisch-mutistisch.

Die **vCJD** manifestiert sich mit **psychischen Symptomen**, neurologische kommen erst im Verlauf hinzu.

Ätiopathogenese: Ursächlich ist ein pathologisches übertragbares Protein, ein **Prion**, anzunehmen. Ein nicht pathogenes Prionprotein wurde genetisch identifiziert. In Anwesenheit des pathologischen Prionproteins wird es in seiner Konformation verändert und kumuliert. **Ablagerungen des pathologischen Prions** lassen sich immunhistochemisch nachweisen. Neuropathologisch findet man eine **spongiöse Degeneration** der grauen Substanz des Gehirns und Neuronenverlust.

Zu den spongiösen Enzephalopathien mit Nachweis von PrP-Ablagerungen im Tierreich gehören die Skrapie bei Schafen und die Bovine Spongiforme Enzephalopathie (BSE).

Zu den **Prionprotein-Erkrankungen** beim Menschen zählen neben der Creutzfeldt-Jakob-Krankheit in ihren verschiedenen Erscheinungsformen zwei genetische Erkrankungen und die Kuru-Krankheit (Tab. B-**1.10**). Eine Übertragung der Creutzfeldt-Jakob-Krankheit erfolgt überwiegend iatrogen.

Für die Pathogenese der CJD erscheint eine **genetische Prädisposition** von Bedeutung.

Bei der **familiären Form** sind Punktmutationen im kodierenden Gen für das pathologische Prionprotein verantwortlich.

Bei der wesentlich häufigeren **sporadischen Form** ist bisher weder eine genetische noch eine infektiöse Verursachung nachgewiesen.

spongiöse Degeneration der grauen Substanz von Groß- und Kleinhirn und ein Nervenzellverlust mit Astrozytenproliferation.

Diese Theorie der Krankheitsverursachung durch ein „infektiöses", d. h. übertragbares Prionprotein wird für Erkrankungen mit dem pathologischen Befund einer spongiösen Enzephalopathie und Nachweis von PrP-Ablagerungen angenommen. Im Tierreich gehören zu diesen Erkrankungen neben der am längsten bekannten Skrapie der Schafe die seit 1986 bekannte bovine spongiforme Enzephalopathie (BSE), die durch die Verfütterung von nicht ausreichend hitzebehandeltem Tiermehl an Rinder verursacht wird.

Zu den **Prionprotein-Erkrankungen** beim Menschen zählen neben der Creutzfeldt-Jakob-Krankheit in ihren verschiedenen Erscheinungsformen noch zwei genetische Erkrankungen, die Gerstmann-Sträussler-Scheinker-Krankheit und die fatale familiäre Insomnie (Tab. B-**1.10**). Die Übertragung des pathologischen Agens von Mensch zu Mensch ist bei der 1957 beschriebenen Kuru-Krankheit bekannt. Diese spongiforme Enzephalopathie kam bis vor ca. 30 Jahren im Hochland von Neuguinea bei einem Eingeborenenstamm vor, der Kannibalismus praktizierte. Auch die Möglichkeit der Übertragung der Creutzfeldt-Jakob-Krankheit von Mensch zu Mensch ist seit langem bekannt; sie ist iatrogen verursacht worden (Inokulation durch ungenügend sterilisierte neurochirurgische Instrumente, Transplantation von menschlicher Dura mater und Kornea, Applikation von aus menschlichen Hypophysen gewonnenem Wachstumshormon).

Für die Pathogenese der CJD scheint eine **genetische Prädisposition** von Bedeutung zu sein. Fast alle der iatrogen Erkrankten sind für ein DNA-Basentriplet (Codon 129) des Prionprotein-Gens homozygot; in der Normalbevölkerung beträgt der Anteil der Homozygoten 50%.

Eine genetische Basis oder Mitverursachung der Erkrankung belegt die Kenntnis der **familiären Form** der CJD. Bei dieser finden sich Punktmutationen innerhalb des Prionprotein-Gens sowie ein Polymorphismus am Codon 129, der Methionin und Valin einbezieht.

Bei der wesentlich häufigeren **sporadischen Form** der CJD ist bisher weder eine genetische noch eine infektiöse Verursachung nachgewiesen. Hypothesen umfassen eine Übertragung mit langer Inkubationszeit bei genetischer Prädisposition, eine spontane Mutation des Prionprotein-Gens und eine spontane Konformationsänderung des normalen Prionproteins.

B-1.10 Humane Prion-Erkrankungen

Erkrankung		*Ätiologie*	*Manifestation*
Kuru		infektiös (Übertragung Mensch zu Mensch durch Kannibalismus)	Überwiegend zerebellare Symptome, keine kognitiven Störungen.
Creutzfeldt-Jakob-Krankheit (CJD)	sporadisch	unbekannt	7. Dekade. Rasch progrediente Demenz mit Myoklonien, extrapyramidalen und zerebellaren Symptomen. Verlauf 6 Monate.
	familiär	Genmutation	Je nach Mutation unterschiedlicher Phänotyp mit überwiegend kognitiven, zerebellaren oder pseudobulbären Symptomen.
	iatrogen	infektiös (Übertragung Mensch zu Mensch u.. via Wachstumshormon, Korneatransplantat)	4–30 Jahre nach Exposition. Überwiegend zerebellar, kaum kognitive Störungen.
	neue Variante	infektiös (Konsum von eiweißhaltigen Materialien BSE-erkrankter Tiere)	2. oder 3. Dekade. Dysphorische und depressive Verstimmung, Antriebsminderung, nach 4–6 Monaten Ataxie, Myoklonien. Verlauf 13 Monate.
Gerstmann-Sträussler-Scheinker-Krankheit (GSS)		Genmutation	Früher Beginn mit überwiegend zerebellarer Symptomatik, selten Myoklonien. Demenz spät einsetzend. Verlauf 4–6 Jahre.
Fatale familiäre Insomnie (FFI)		Genmutation	Früher Beginn mit Schlafunfähigkeit. Erhöhter Sympathikotonus. Später Ataxie, Dysarthrie, Myoklonien und Demenz. Verlauf 12–18 Monate.

Fast alle Patienten, die an der **neuen Variante der CJD** verstorben sind, waren ebenfalls homozygot für Methionin auf Codon 129 des Prionprotein-Gens. Die morphologischen und immunzytochemischen Charakteristika der vCJD unterscheiden sich jedoch von denen der bekannten humanen Prion-Erkrankungen. Der regionale und zeitliche Zusammenhang des erstmaligen Auftretens der vCJD mit BSE (etwa zehn Jahre nach Entdeckung von BSE und überwiegend in England) und die ähnlichen histopathologischen Veränderungen des Gehirns der Verstorbenen legen einen Zusammenhang mit BSE nahe. Man nimmt an, dass vCJD durch das gleiche Agens verursacht wird wie BSE. Bei den Erkrankten fand sich ein höherer Konsum an mehrfach verarbeitetem Fleisch bzw. Tierprodukten (Wurst, Hamburger-Fleisch) als in Kontrollgruppen.

Die morphologischen und immunhistochemischen Charakteristika der vCJD unterscheiden sich von denen anderer Prion-Erkrankungen. Dies sowie das regionale und zeitliche Zusammentreffen legt einen ursächlichen Zusammenhang mit BSE nahe.

Diagnostik: Richtungweisend für die Diagnose der **sporadischen CJD** ist die rasch progrediente **Demenz** (Tab. B-**1.11**). Frühe **neuroophthalmologische Befunde** sind Nystagmus, Verlangsamung der vertikalen Sakkaden, gelegentlich eine Farbsehstörung, die in eine kortikale Blindheit übergehen kann. Die Gangstörung ist einerseits durch eine zunehmende **zerebellare Ataxie**, andererseits durch **Myoklonien** bedingt. Progredient entwickeln sich eine Spastik mit gesteigerten Eigenreflexen und positivem Babinski-Zeichen, zudem **Rigor** und Gegenhalten. Das Endstadium ist durch ein apallisches Syndrom gekennzeichnet; die Patienten liegen in Beuge-Streckhaltung (S. 111).

Diagnostik: Leitsymptom der **sporadischen CJD** ist die rasch progrediente **Demenz** (Tab. B-**1.11**). Frühzeitig finden sich **Okulomotorik- und Visusstörungen**. Progredient entwickeln sich **zerebellare Ataxie, Myoklonien**, Spastik und **Rigor**. Das Endstadium ist durch ein apallisches Syndrom gekennzeichnet.

Charakteristische **EEG-Veränderungen** in Form periodischer (1/s) bi- oder triphasischer generalisierter Sharp-wave-Komplexe finden sich im Vollbild der Erkrankung nach wiederholter Ableitung bei 90% der Patienten. Im MRT sind in der T2-Wichtung gelegentlich signalintense Läsionen in den Stammganglien nachweisbar. Der Liquor zeigt allenfalls eine leichte Eiweißerhöhung bei normaler Zellzahl. Der Nachweis des **Proteins 14-3-3** im Liquor macht die Diagnose wahrscheinlich (s. Tab. B-**1.11**); auch die neuronenspezifische Enolase (NSE) sowie die Proteine p130 und p131 sind häufig erhöht. Bei positiver Familienanamnese und Verdacht auf die familiäre Form kann eine genetische Untersuchung durchgeführt werden. In vielen Fällen kann die Diagnose erst post mortem gesichert werden.

Periodische (1/s) bi- oder triphasische Sharp-wave-Komplexe im **EEG** sind charakteristisch. Der Nachweis von **Protein 14-3-3** im Liquor macht die Diagnose wahrscheinlich (s. Tab. B-**1.11**). Bei familiärer Erkrankung ist die direkte Genanalyse möglich. Meist kann die Diagnose erst post mortem gesichert werden.

Bei der **vCJD** treten neurologische Symptome eher später auf: Vier bis sechs Monate nach Beginn der ersten, meist psychischen Symptome sind zerebellare Symptome (Gangataxie, Tremor), und Myoklonien festzustellen. Das EEG bleibt ohne die für die sporadische CJD typischen periodischen Veränderungen; im MRT (T2-Wichtung) zeigt sich eine Signalanhebung im Pulvinar thalami. Die vCJD kann durch Nachweis des PrPsc in lymphatischem Gewebe (Tonsillenbiopsie) mit hoher Wahrscheinlichkeit gesichert werden.

Bei der **vCJD** treten neurologische Symptome spät auf. Charakteristische EEG-Veränderungen fehlen, das MRT weist aber eine Signalanhebung im Pulvinar thalami auf. Der Nachweis des PrPsc in lymphatischem Gewebe sichert die Diagnose.

Differenzialdiagnose: In Betracht kommen neben den genetischen Prion-Erkrankungen (s. Tab. B-**1.10**) die wesentlich häufigeren mit Demenz verbundenen neurodegenerativen Erkrankungen wie Morbus Alzheimer (s. S. 192), die Lewy-Körperchen-Demenz (s. S. 192), Chorea Huntington (s. S. 207), mitochondriale

Differenzialdiagnose: Abzugrenzen sind genetische Prion-Erkrankungen (s. Tab. B-**1.10**) und mit Demenz einhergehende neurodegenerative Erkrankungen.

B-1.11 Diagnosekriterien für die sporadische Creutzfeldt-Jakob-Krankheit (nach WHO)

1. progrediente Demenz
2. mindestens zwei der folgenden Symptome:
   - Myoklonien
   - visuelle oder zerebellare Symptome
   - pyramidale oder extrapyramidale Symptome
   - akinetischer Mutismus
3. charakteristische EEG-Veränderungen im Verlauf der Erkrankung
   und/oder
   Nachweis von Protein 14-3-3 im Liquor
4. Die Routine-Diagnostik ergibt keinen Hinweis auf eine andere Ursache der Demenz.

B-1.11

Enzephalopathien (S. 241) und Morbus Wilson (S. 242). Sie gehen nicht mit den für CJD typischen EEG-Veränderungen und selten mit Myoklonien einher.

Therapie und Prophylaxe: Im Umgang mit Patienten sind keine besonderen hygienischen Maßnahmen erforderlich. Neurochirurgische Instrumente müssen mittels spezieller Verfahren sterilisiert werden. Die Krankheit fällt unter die Meldepflicht.

Therapie und Prophylaxe: Eine Therapie ist bisher nicht bekannt. Wenn die Myoklonien massiv sind, kann eine symptomatische Behandlung mit Clonazepam oder Valproinsäure versucht werden. Bei der familiären Form sollte eine genetische Beratung stattfinden (vgl. auch S. 207). Isolierpflege oder über normale hygienische Maßnahmen hinausgehende Vorsicht im Umgang mit Körperflüssigkeiten sind nicht erforderlich. Neurochirurgische Instrumente unterliegen jedoch besonderen Sterilisationsvorschriften, da das infektiöse Agens gegen herkömmliche Sterilisationsverfahren resistent ist. Es besteht Meldepflicht bereits bei Erkrankungsverdacht.

Verlauf: Die sporadische Form führt innerhalb eines halben Jahres, die iatrogene und die familiäre Form sowie die neue Variante führen innerhalb von ein bis zwei Jahren zum Tod.

Verlauf: Die sporadische Creutzfeldt-Jakob-Krankheit führt rasch progredient meist innerhalb von sechs Monaten (selten von zwei Jahren) zum Tod. Der Verlauf der iatrogenen Erkrankung ist nach etwa zweijähriger Inkubationszeit bei zentraler und 4- bis 30-jähriger Inkubationszeit bei hormoneller Inokulation länger. Patienten mit familiärer Form sterben ein bis zwei Jahre nach Manifestation der Erkrankung. Auch bei der neuen Variante der CJD ist die Krankheitsdauer mit durchschnittlich 13 Monaten länger als bei der sporadischen Form.

▶ **Klinisches Beispiel**

▶ **Klinisches Beispiel:** Die Tochter der 77-jährigen Patientin berichtete, dass sie im Juli noch mit der Mutter gemeinsam den Urlaub im Ausland verbracht habe. Einige Wochen später seien eine zunehmende Vergesslichkeit und Merkfähigkeitsstörungen sowie seit September eine Gangstörung aufgefallen. Bei stationärer Aufnahme im Dezember war die aspontane Patientin zu Ort, Zeit und Situation nicht vollständig orientiert; es bestanden eine erhebliche Auffassungsstörung, Dyskalkulie und Dyspraxie. Neurologisch fielen eine vertikale Blickparese nach oben, ein feinschlägiger Tremor manus, ein ataktischer Knie-Hacke-Versuch sowie eine Stand- und Gangataxie auf. Das MRT zeigte eine ausgeprägte supra- und infratentorielle Atrophie, das EEG eine Allgemeinveränderung und hochamplitudige Theta/Delta-Aktivität bilateral temporal. Während des sechswöchigen stationären Aufenthaltes entwickelte die Patientin Myoklonien und wurde mutistisch. Das Gehen war auch mit Hilfe nicht mehr möglich. In den EEG-Verlaufskontrollen zeigten sich ab Ende Januar triphasische Potenziale, eine Woche später auch in einer Periodik von 1/s. Protein 14-3-3 im Liquor war negativ, die neuronenspezifische Enolase nicht erhöht. Der neurologische Befund und das EEG im Verlauf sprachen aber für die Creutzfeldt-Jakob-Krankheit. Die Patientin starb 7 Monate nach Erkrankungsbeginn. Die histopathologische Untersuchung des Gehirns ergab den Befund einer spongiformen Enzephalopathie mit Nachweis von Prionprotein-Ablagerungen in Neocortex, Stammganglien und Thalamus.

1.2.4 Pyramidenbahn- und Vorderhorndegeneration

Die in Abb. B-**1.35** dargestellten Systematrophien kommen isoliert oder kombiniert (= amyotrophische Lateralsklerose, ALS) vor.

1.2.4 Pyramidenbahn- und Vorderhorndegeneration

Zu den Erkrankungen mit Pyramidenbahn- oder Vorderhorndegeneration (erstes oder zweites Motoneuron) gehören die Systematrophien spastische Spinalparalyse, progressive Bulbärparalyse und spinale Muskelatrophie (Abb. B-**1.35**). Sie können isoliert oder kombiniert (= amyotrophische Lateralsklerose, ALS) auftreten.

B-1.35

B-1.35 Erkrankungen mit Pyramidenbahn- oder Vorderhorndegeneration

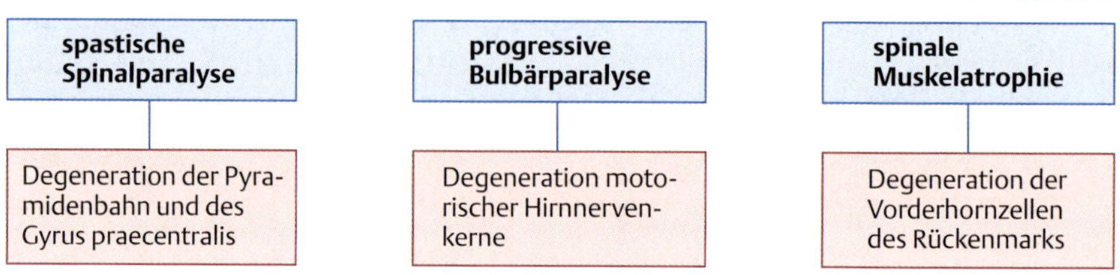

Spastische Spinalparalyse

Spastische Spinalparalyse

▶ **Synonyme:** Erb-Charcot-Krankheit, von Strümpell-Krankheit.

◀ Synonyme

▶ **Definition:** Die von W. H. Erb (1875) und J. M. Charcot (1876) beschriebene, genetisch bedingte, degenerative Rückenmarkerkrankung ist durch eine spastische Para- oder Tetraparese ohne Sensibilitätsstörung charakterisiert. Pathologisch-anatomisch findet man eine „Seitenstrangsklerose" (A. Strümpell 1868).

◀ Definition

Symptomatologie: Die Krankheit beginnt schon im Kindesalter mit langsam progredienter spastischer Gangstörung und Hohlfußbildung. Hinzu kommen kognitive Störungen und eine Dysarthrie. Im Übrigen kann eine hereditäre Polyneuropathie (HSMN; S. 473) mit spastischer Spinalparalyse kombiniert sein.

Symptomatologie: Im Kindesalter treten eine langsam progrediente spastische Gangstörung und eine Hohlfußbildung auf.

Epidemiologie: Die Prävalenz beträgt 3/100 000 Einwohner (s. a. Abb. B-**1.36**).

Epidemiologie: Zur Prävalenz s. Abb. B-**1.36**.

Ätiopathogenese: Die Erkrankung wird überwiegend autosomal dominant vererbt. Die rezessive Form setzt schon im frühen Kindesalter ein. Histologisch sieht man eine Degeneration der Pyramidenbahn und des Gyrus praecentralis (Abb. B-**1.35**).

Ätiopathogenese: Die Erbkrankheit führt zur Degeneration von Pyramidenbahn und Gyrus praecentralis (Abb. B-**1.35**).

Differenzialdiagnose: Abgesehen von der infantilen Zerebralparese (Little-Krankheit), die auf eine frühkindliche Hirnschädigung zurückzuführen ist (S. 160), kommen differenzialdiagnostisch bei jüngeren Patienten die Multiple Sklerose (MS), bei älteren Patienten eher die amyotrophische Lateralsklerose (ALS) infrage. Die MS ist wegen praktisch nie fehlender Sensibilitätsstörungen (vgl. S. 301), die ALS aufgrund ihrer raschen Progredienz und zusätzlicher bulbärer Symptome abzugrenzen.

Differenzialdiagnose: Neben der infantilen Zerebralparese ist bei Erwachsenen an MS und ALS zu denken. Die MS weist jedoch Sensibilitätsstörungen auf, die ALS meist bulbäre Symptome und eine rasche Progredienz.

Therapie und Verlauf: Eine kausale Therapie gibt es nicht. Hilfreich sind krankengymnastische Bewegungsübungen. Abgesehen von der rezessiv erblichen Form, die eine schlechte Prognose hat, nimmt die Erkrankung einen chronischen Verlauf mit geringer Progredienz.

Therapie und Verlauf: Notwendig sind krankengymnastische Übungen. Die Krankheit zeigt meist nur geringe Progredienz.

Progressive Bulbärparalyse

Progressive Bulbärparalyse

▶ **Definition:** Atrophie motorischer Hirnnervenkerne in der Medulla oblongata (Bulbus medullae spinalis) mit Paresen der Zungen-, Kehlkopf-, Schluck- und Kaumuskulatur.

◀ Definition

Epidemiologie: Die jährliche Neuerkrankungsrate liegt unter 1/100 000 Einwohner. Bei dem seltenen isolierten Vorkommen überwiegt das weibliche Geschlecht. Häufiger wird die Bulbärparalyse im Verlauf einer amyotrophischen Lateralsklerose (ALS, s. S. 230) diagnostiziert.

Epidemiologie: Isoliertes Vorkommen dieser Erkrankung ist selten.

Symptomatologie: Klinisch auffällig sind Dysarthrie, Dysphonie, Dysphagie, Amimie, pathologisches Weinen und Lachen, letzteres als motorisches Enthemmungsphänomen. Frühzeitig beobachtet man eine **atrophische Zungenparese**

Symptomatologie: Man beobachtet u. a. eine Dysarthrie, Dysphagie, **Zungenatrophie mit Faszikulieren** und pathologisches

B-1.36 Prävalenz der Pyramidenbahn- und Vorderhornerkrankungen bezogen auf 100 000 Einwohner

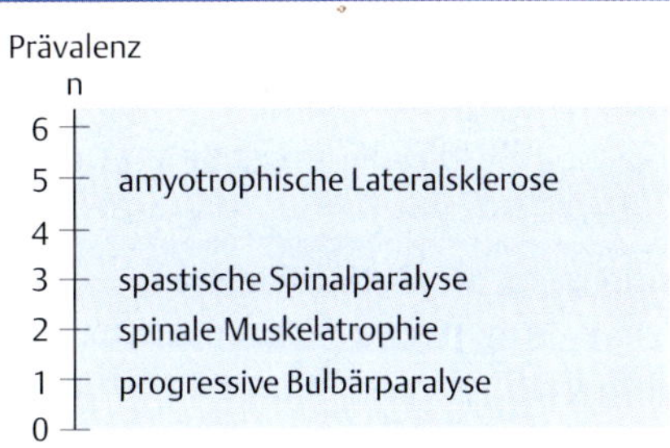

B-1.36

B-1.37

B-1.37 Bulbärparalyse und Pseudobulbärparalyse

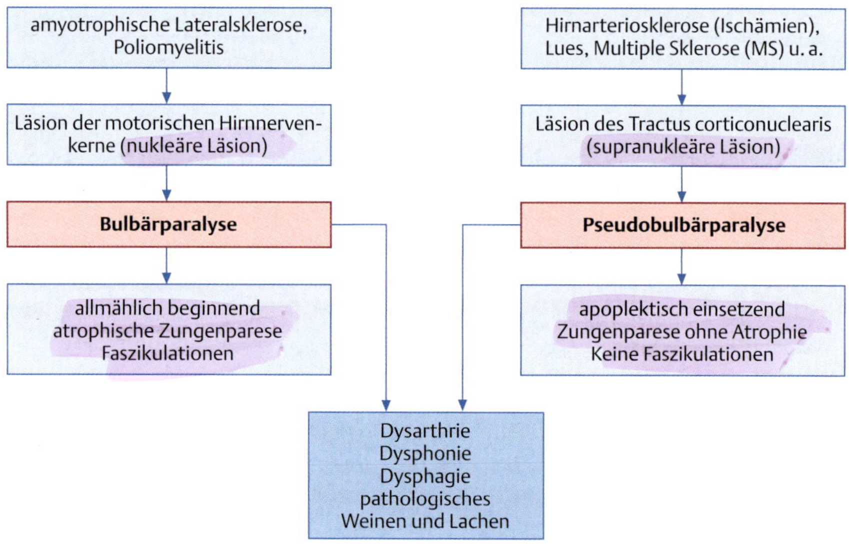

Weinen und Lachen. Im Spätstadium kommt es zu Anarthrie und Aspiration.

mit Faszikulieren (vgl. Abb. A-**2.23a**, S. 56). Kauen und Schlucken sind anfangs erschwert, später unmöglich. Im Spätstadium kommt es zur Anarthrie und zur Aspiration von Speisen und Speichel, da die Patienten wegen der gelähmten Kehlkopfmuskulatur nicht husten können.

Ätiopathogenese: Die progressive Bulbärparalyse beruht auf einer nukleären Atrophie der Nn. X, XII, V und VII.

Ätiopathogenese: Es handelt sich um eine Degeneration der Kerne kaudaler Hirnnerven, v. a. der Nn. vagus und hypoglossus, mit Paresen der Kehlkopf-, Zungen- und Schluckmuskulatur sowie des N. trigeminus (Kaumuskeln) und N. facialis (M. orbicularis oris). Das Syndrom kann nicht nur kombiniert mit spinaler Muskelatrophie und bei amyotrophischer Lateralsklerose (ALS), sondern auch bei Poliomyelitis auftreten.

Differenzialdiagnose: Zur **Pseudobulbärparalyse** u. a. Differenzialdiagnosen der Bulbärparalyse s. Abb. B-**1.37**.

Differenzialdiagnose: Im Gegensatz zur echten Bulbärparalyse handelt es sich bei der **Pseudobulbärparalyse** um eine supranukleäre Läsion von Hirnnervenbahnen (Tractus corticonuclearis beiderseits). Meist kommt es apoplektisch zu einer Artikulations- und Schluckstörung. Der Masseterreflex ist gesteigert. Man findet bilaterale zerebrale Herdsymptome mit spastischen Zeichen, die in der Regel durch ischämische Läsionen bei Hirnarteriosklerose (S. 389) verursacht sind (vgl. Abb. B-**1.37**).

Therapie: s. S. 230.

Therapie: s. S. 230.

Spinale Muskelatrophie

Spinale Muskelatrophie

▶ **Definition**

▶ **Definition:** Die spinale Muskelatrophie ist auf eine Vorderhornzelldegeneration zurückzuführen. Neben hereditären Verlaufsformen des Kindes-, Jugend- und Erwachsenenalters (Typ Werdnig-Hoffmann, intermediärer Typ, Typ Kugelberg-Welander, adulter Typ) gibt es sporadische Formen, die sich im Erwachsenenalter mit atrophischen Paresen der Hände (Typ Duchenne-Aran), des Schultergürtels (Typ Vulpian-Bernhardt = skapulohumeraler Typ) oder der Unterschenkel (Peronealtyp) manifestieren.

Epidemiologie: Die Prävalenz beträgt 2/100 000.

Epidemiologie: Die Prävalenz beträgt 2/100 000, die Inzidenz 0,2/100 000 Einwohner.

Symptomatologie: Als Frühsymptom wird **Muskelfaszikulieren** beobachtet. Erstmanifestation, Lokalisation und Ausbreitung der **atrophischen Paresen** variieren je nach Verlaufsform (Tab. B-**1.12**).

Symptomatologie: Als Frühsymptom wird **Muskelfaszikulieren** beobachtet. Je nach Verlaufsform manifestieren sich **atrophische Paresen** entweder primär proximal (Schulter- bzw. Beckengürteltyp) oder an den kleinen Handmuskeln bzw. den Unterschenkeln (Peronealtyp) (Tab. B-**1.12**).

Die Eigenreflexe sind anfangs abgeschwächt, im weiteren Verlauf erloschen. Das Babinski-Zeichen ist negativ. Sensibilitätsstörungen fehlen.

Ätiopathogenese: Der spinalen Muskelatrophie liegt eine Degeneration des zweiten motorischen Neurons mit **Reduktion der Vorderhornganglienzellen** des Rückenmarks und Atrophie der Vorderwurzeln zugrunde. Außer den hereditären Verlaufsformen des Kindes-, Jugend- und Erwachsenenalters sowie häufigem sporadischen Auftreten bei Erwachsenen (s. Tab. B-**1.12**) werden symptomatische Formen der spinalen Muskelatrophie z. B. bei Malignomen (als paraneoplastisches Syndrom), Lues und Poliomyelitis beobachtet. Häufig kommt die spinale Muskelatrophie im Verlauf der amyotrophischen Lateralsklerose (ALS) vor (s. S. 230).

Ätiopathogenese: Neuroanatomisch findet man eine **Reduktion der Vorderhornganglienzellen**. Man unterscheidet eine hereditäre, sporadische und eine symptomatische Genese (z. B. bei Malignom). Häufig tritt die spinale Muskelatrophie im Verlauf der ALS auf.

Diagnostik: Im **EMG** finden sich neben pathologischer Spontanaktivität mit Faszikulieren „Riesenpotenziale", die wahrscheinlich durch Reinnervationsvorgänge bedingt sind, und eine Reduktion der Zahl motorischer Einheiten (rarefiziertes Interferenzmuster). Die motorische Nervenleitgeschwindigkeit (NLG) ist allenfalls gering reduziert, die sensible NLG normal (s. S. 137). Die Muskelbiopsie ergibt eine neurogene Atrophie der Muskelfasern. Die Kreatin-Phosphokinase (CK) im Serum ist leicht bis mäßig erhöht. Bei SMA Typ I–IV ist ein molekulargenetischer Nachweis der Genmutation möglich.

Diagnostik: Das **EMG** und die Muskelbiopsie ergeben Zeichen einer neurogenen Muskelatrophie. Die CK i. S. ist leicht bis mäßig erhöht.

B-1.12 Klassifikation der spinalen Muskelatrophien (SMA)

Manifestationstyp	*Heredität*	*Prädilektion*	*Manifestationsalter und Symptomatik*	*Verlauf*
infantile Form der SMA (Typ Werdnig-Hoffmann = Typ I)	autosomal rezessiv	Beckengürtel	Neugeborenes – 6 Monate symmetrische atrophische Paresen → „floppy infant", Trinkschwäche, Stillstand der motorischen Entwicklung, abdominale Atmung, ausdrucksloses Gesicht bei lebhaften Augenbewegungen, kein Drehen, kein Sitzen, Auftreten von Deformitäten	rasch progredient, der Tod tritt innerhalb von 1–1,5 Jahren durch Pneumonie ein
intermediäre Form der SMA (intermediärer Typ = Typ II)	autosomal rezessiv	Beckengürtel	3–8 Monate symmetrische atrophische Paresen → Sitzen wird erlernt, Gehen nicht, Skoliose	weniger rasch progredient als die infantile Form, Lebenserwartung 2,5–30 Jahre
juvenile Form der SMA (Kugelberg-Welander = Typ III)	autosomal rezessiv	Beckengürtel	> 2 Jahre < 18 Jahre symmetrische atrophische Paresen → bei Frühmanifestation verzögertes Laufenlernen, sonst nach normaler motorischer Entwicklung Schwierigkeiten beim Treppensteigen, häufiges Hinfallen mit Schwierigkeiten beim Aufrichten, „Watschelgang"	allmählich progredient: Nach Jahren Befall auch der Schultergürtelmuskulatur, später auch der Arm- und Handmuskulatur; Lebenserwartung kaum eingeschränkt
adulte Form der SMA (Typ IV)	autosomal rezessiv	Beckengürtel	> 30 Jahre symmetrische atrophische Paresen → Schwierigkeiten beim Treppensteigen, häufiges Hinfallen mit Schwierigkeiten beim Aufrichten, „Watschelgang"	benigne, Lebenserwartung nicht eingeschränkt
Typ Duchenne-Aran	sporadisch	Handmuskeln	20–45 Jahre asymmetrische atrophische Parese der kleinen Handmuskeln → „Krallenhand"	allmählich progredient: Ausdehnung auf die Unterarm-, dann auf die Schultergürtelmuskeln, meist unter Auslassen der Oberarmmuskeln, Generalisierung möglich
Typ Vulpian-Bernhardt (skapulohumeraler Typ)	sporadisch	Schultergürtel	> 45 Jahre asymmetrische atrophische Parese der Schultergürtelmuskeln	allmählich progredient: Ausdehnung auf die Arm- und Rumpfmuskulatur, Lebenserwartung nicht eingeschränkt
Peronealtyp	sporadisch	Unterschenkel	atrophische Parese der Unterschenkel- und der kleinen Fußmuskeln	nur selten Ausdehnung auf Arm-, Oberschenkel- oder Rumpfmuskulatur, Lebenserwartung kaum eingeschränkt

Differenzialdiagnose: Bei der **infantilen Form der SMA** sind abzugrenzen:
Die konnatale Myopathie (keine Faszikulationen, Eigenreflexe erhalten)
Muskelhypotonie bei infantiler Zerebralparese (keine Faszikulationen)
Muskeldystrophie (CK meist stark erhöht)
konnatale Myasthenie (Anamnese).

Bei **im Erwachsenenalter** auftretenden Formen der SMA ist v. a. die **ALS** abzugrenzen.

Differenzialdiagnose: Bei der **infantilen Form der SMA** sind Erkrankungen abzugrenzen, die ebenfalls zum „floppy infant"-Syndrom führen:
Die konnatale Myopathie: Hier bestehen jedoch keine Schwäche der Atemmuskulatur und keine Faszikulationen, die Muskeleigenreflexe sind lebhaft.
Bei infantiler Zerebralparese (s. S. 160) fehlen Faszikulationen, die CK ist nicht erhöht. Muskeldystrophien (s. S. 491) gehen mit Skelettveränderungen und einer meist starken Erhöhung der CK im Serum einher. Bei konnataler Myasthenie leidet die Mutter des Neugeborenen an Myasthenia gravis.
Bei **im Erwachsenenalter** auftretenden Formen der SMA kommt differenzialdiagnostisch v. a. eine **ALS**, in Einzelfällen kommen auch Polyneuropathien und Myasthenie in Betracht.

Therapie und Verlauf: Bei allen SMA-Formen ist **Physiotherapie** erforderlich, ggf. auch Beatmung.

Zum Verlauf s. Tab. B-**1.12**.

Therapie und Verlauf: Bei SMA Typ I–III ist eine Pneumonie-Prophylaxe durchzuführen. Bei allen Formen der SMA sind **physiotherapeutische Maßnahmen** notwendig. Ggf. sind Heimbeatmung, Sitz-, Geh- und Stehhilfen indiziert.
Zum Verlauf s. Tab. B-**1.12**.

Amyotrophische Lateralsklerose (ALS)

▶ **Synonyme**

▶ **Synonyme:** Myatrophische Lateralsklerose, motor neuron disease, Maladie de Charcot.

▶ **Definition**

▶ **Definition:** Die amyotrophische Lateralsklerose (ALS) ist eine rasch progrediente degenerative Erkrankung unbekannter Ätiologie. Als Kombination von atrophischen Paresen mit Faszikulationen und spastischen Symptomen wurde sie erstmals von J. M. Charcot (1869) beschrieben. Pathologisch-anatomisch liegt der ALS eine Degeneration des 1. und des 2. motorischen Neurons zugrunde. Die Degeneration des 1. Neurons äußert sich in Form einer spastischen Spinalparalyse, die des 2. Neurons – je nachdem, ob die bulbären Hirnnervenkerne oder die Vorderhornzellen betroffen sind – als progressive Bulbärparalyse (S. 227) oder spinale Muskelatrophie (S. 228).

Epidemiologie: Die Inzidenz der ALS liegt bei 1–2/100 000, die Prävalenz bei 5/100 000 Einwohner. Die Erkrankung manifestiert sich meist sporadisch im höheren Lebensalter. Das männliche Geschlecht überwiegt. Auf den Guam-Inseln wird ein mit ALS einhergehendes Parkinson-Demenz-Syndrom beobachtet.

Epidemiologie: Die Inzidenz der amyotrophischen Lateralsklerose beträgt 1–2/100 000, die Prävalenz 5/100 000 Einwohner. Die ALS manifestiert sich selten vor dem 50. Lebensjahr mit einem Gipfel in der siebten Dekade. Das männliche Geschlecht überwiegt. Man unterscheidet die sporadische von der familiären und der endemischen Form. Am häufigsten sind sporadische Verläufe. In 5 % der ALS-Fälle ist eine familiäre Disposition zu eruieren. In endemischen Gebieten wie auf den Guam-Inseln im Westpazifik tritt die ALS mit einer Inzidenz von 50/100 000 bei Männern und 20/100 000 bei Frauen auf. Sie entwickelt sich dort häufig im Verlauf einer Erkrankung, die zusätzlich durch Parkinsonismus und demenziellen Abbau charakterisiert ist (Parkinson-Demenz-Syndrom).

Symptomatologie: Charakteristisch sind **atrophische Paresen** (Abb. B-**1.38**) **mit Faszikulationen**, **bulbäre Symptome** (Dysarthrie, Dysphagie) und **spastische Paresen**. **Sensibilität und Okulomotorik sind ungestört.**

Symptomatologie: Initialsymptome sind neben Schmerzen v. a. **Faszikulationen** der Muskulatur und **atrophische Paresen**, die sich häufig zunächst auf die kleinen Handmuskeln beschränken. Die Symptomatik kann einseitig am Schultergürtel (Abb. B-**1.38**), mit Hemiparese oder Unterschenkelatrophie (Peronealtyp) beginnen, zeigt aber immer eine Tendenz zur Generalisierung mit auf- oder absteigenden Paresen. Drei Viertel aller Patienten entwickeln, nicht selten schon im Frühstadium, **bulbäre Symptome** mit Dysarthrophonie und Dysphagie sowie pathologischem Weinen und Lachen (progressive Bulbärparalyse). Hinzu kommen **spastische Paresen**, v. a. der unteren Extremitäten, die mit atrophischen Lähmungen konkurrieren. **Sensibilitätsstörungen und Störungen der Okulomotorik gehören nicht zum Bild der ALS.**

B-1.38 Amyotrophische Lateralsklerose (ALS)

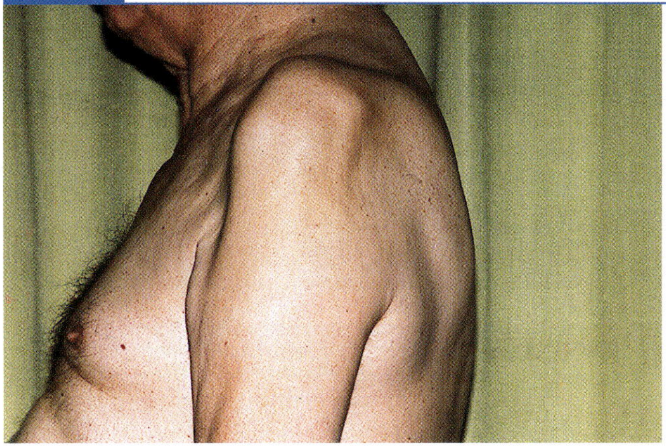

a Atrophie der Schultergürtel-Oberarmmuskulatur links. Vgl. klinisches Beispiel S. 233.

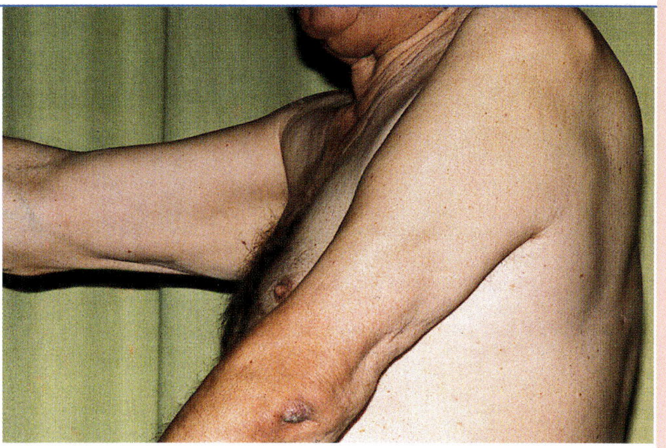

b Der linke Arm kann nicht bis zur Horizontalen angehoben werden.

Ätiopathogenese: Die Ursache der ALS ist ungeklärt. Man diskutiert u. a. eine Immunreaktion gegen ein retrovirales Agens. Für 5 – 10 % der Fälle ist eine autosomal dominante Vererbung nachgewiesen und das defekte Gen lokalisiert (21q22.1). Pathologisch-anatomisch findet man eine **Degeneration der Vorderhornzellen** des Rückenmarks (Abb. B-**1.42**) und **motorischer Hirnnervenkerne** (der Nn. V, VII, X, XII) sowie einzelner Abschnitte der Pyramidenbahn und des Gyrus praecentralis und infolgedessen eine Verschmälerung des Vorder- und Seitenstrangs des Rückenmarks („Lateralsklerose").

Ätiopathogenese: Die Ursache ist ungeklärt. Pathologisch-anatomisch findet sich eine **Degeneration** der **Vorderhornzellen** und **motorischer Hirnnervenkerne** sowie einzelner Abschnitte der Pyramidenbahn (Abb. B-**1.39**).

Diagnostik: Die Anamnese ergibt Klagen über **Muskelschwäche**, Krampi (schmerzhafte Krämpfe einzelner Muskeln oder Muskelgruppen) und Schluckstörungen. Durch Paresen der mimischen Muskulatur wird das Gesicht ausdruckslos. Faszikulieren, das durch Kälteexposition bzw. Beklopfen der Muskulatur provoziert werden kann, und eine Atrophie der Zunge oder der kleinen Handmuskeln müssen den Verdacht auf ALS erwecken, besonders wenn keine Sensibilitäts- und Miktionsstörung vorliegt und zu den atrophischen Lähmungen erhöhter Muskeltonus, gesteigerte Eigenreflexe und pathologische Fremdreflexe (ein- oder beidseitiges Babinski-Zeichen) hinzukommen (Abb. B-**1.40**).

Diagnostik: Die Patienten klagen über **Muskelschwäche**, Krampi und Schluckstörungen. Bei der Untersuchung fallen Faszikulationen v. a. der atrophischen Zungenmuskulatur und Atrophien v. a. der kleinen Handmuskeln oft neben Zeichen einer Spastik auf (Abb. B-**1.40**).

B-1.39 Degenerative Veränderungen des Rückenmarks bei amyotrophischer Lateralsklerose (ALS)

B-1.39

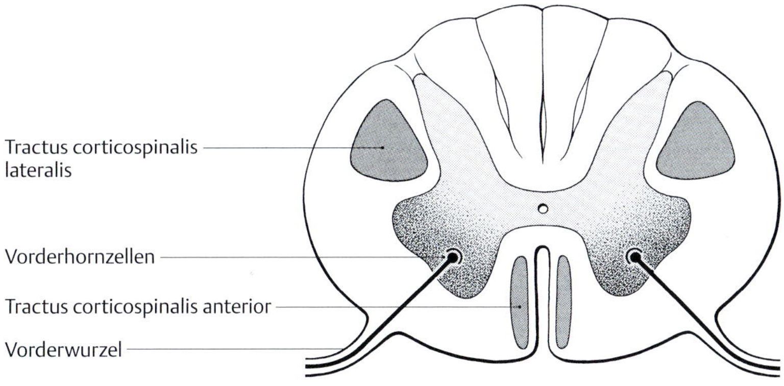

Verschmälerung der Vorderhörner durch Verminderung der Vorderhornganglienzellen und Verschmälerung der Vorder- und Seitenstränge.

B-1.40

B-1.40 Neurologisch-topische Diagnostik bei amyotrophischer Lateralsklerose (ALS)

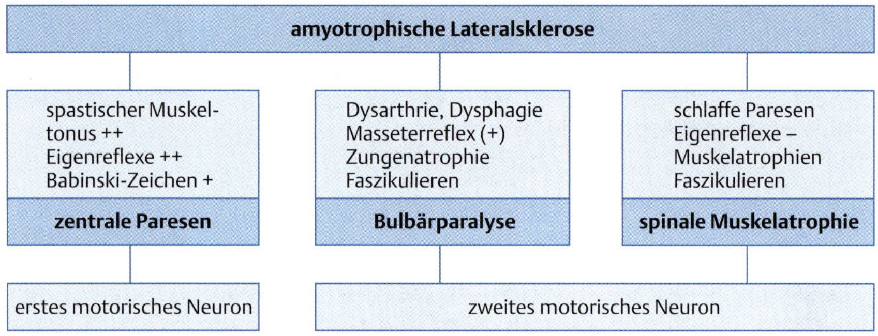

Das **EMG** und die Muskelbiopsie ergeben Zeichen einer neurogenen Muskelatrophie. Der Liquor ist normal.

Im **EMG** finden sich neben pathologischer Spontanaktivität mit Faszikulieren „Riesenpotenziale" und eine Reduktion der Zahl motorischer Einheiten. Die motorische Nervenleitgeschwindigkeit (NLG) ist allenfalls gering reduziert, die sensible NLG normal. Die Muskelbiopsie ergibt eine neurogene Atrophie der Muskelfasern. Der Liquor-Befund ist unauffällig. Im Computertomogramm kann eine kortikale Atrophie nachweisbar sein.

Differenzialdiagnose: Neben **MS**, die sich durch Sensibilitäts- und Blasenstörungen von der ALS unterscheidet, sind zervikale Diskushernien, zervikale Myelopathie und Fehlbildungen auszuschließen. Die **bulbospinale Muskelatrophie** (Kennedy-Syndrom) ist eine X-chromosomal vererbte Trinukleoitid-Repeat-Erkrankung mit benignem Verlauf.

Differenzialdiagnose: Im Gegensatz zur **Multiplen Sklerose** kommen bei der ALS weder Sensibilitäts- noch Blasenstörungen vor, und der Liquorbefund ist unauffällig. Ein zervikaler Diskusprolaps (S. 455), eine zervikale Myelopathie und eine Fehlbildung des kraniozervikalen Übergangs (S. 176) sind computertomographisch auszuschließen. Die seltene **bulbospinale Muskelatrophie** (Kennedy-Syndrom) ist durch einen X-chromosomalen Erbgang (Trinukleotid-Repeat) mit Krankheitsbeginn in der zweiten bis dritten Dekade und gutartigem Verlauf gekennzeichnet. Neben einer Paraparese der Beine werden Lähmungen der Gesichts-, Zungen- und Schlundmuskulatur, Faszikulationen, häufig auch Hodenatrophie und Gynäkomastie beobachtet.

Die Abgrenzung von rein **motorischen Polyneuropathien** und der Poliomyelitis gelingt evtl. erst durch Liquor- und EMG-Untersuchung und Muskelbiopsie. Bei bulbärer Symptomatik ist die **Pseudobulbärparalyse** abzugrenzen.

Die Differenzialdiagnose gegenüber einer **motorischen Polyneuropathie** (S. 466) und der ebenfalls ohne Sensibilitätsstörungen einhergehenden Poliomyelitis (S. 293) gelingt bei dem peronealen Typ der ALS oft erst nach Liquor-, EMG-Untersuchung und Muskelbiopsie. Bei primär bulbärer Symptomatik kann der Verdacht auf eine vaskuläre **Pseudobulbärparalyse** entstehen (s. S. 227), die jedoch meist apoplektisch einsetzt und weder eine Atrophie noch Faszikulieren der Zunge aufweist.

Therapie: Es gibt keine kausale Behandlung. Die symptomatische Therapie besteht aus Gaben von Thyreotropin-Releasing-Hormon (TRH) oder Pyridostigmin (Mestinon) und **Riluzol**, ggf. Sondenernährung. Wichtig sind **Physiotherapie** und **psychologische Betreuung**.

Therapie: Eine kausale Therapie der ALS gibt es nicht. Nach Gabe von Thyreotropin-Releasing-Hormon (TRH) oder Pyridostigmin (Mestinon) wird vorübergehend eine Besserung der Symptome beobachtet. Unter der Behandlung mit **Riluzol**, einem Glutamatantagonisten, wird von einer Verlängerung der Überlebenszeit berichtet. In jedem Fall sind **Bewegungsübungen** erforderlich. Bei fortschreitender bulbärer Symptomatik ist wegen Aspirationsgefahr Sondenernährung erforderlich. Wesentlich ist die **psychologische Betreuung** des Patienten, der den (bei ungestörter Vigilanz) fortschreitenden Krankheitsprozess genau beobachtet.

Verlauf: Die Prognose ist schlecht. Bulbäre Symptome sind ein infaustes Zeichen. Die meisten Patienten sterben innerhalb von drei Jahren.

Verlauf: Artikulation, Nahrungsaufnahme und Schlucken werden zunehmend erschwert bis unmöglich. Durch Aspiration bei Dysphagie, Hypersalivation und gelähmter Atemmuskulatur kommt es zur Pneumonie, infolge zunehmender Hypoxie zur „CO_2-Narkose". Die mittlere Verlaufsdauer beträgt drei, nur in Ausnahmefällen, wenn bulbäre Symptome nicht im Vordergrund stehen, 10 – 15 Jahre.

▶ **Klinisches Beispiel:** Der 76-jährige Patient, früher Leistungssportler, bemerkte eine Schwäche des linken Armes. Bei der ersten neurologischen Untersuchung ein Jahr später fielen neben ausgeprägten atrophischen Paresen und Faszikulationen der Schulter-Arm-Muskulatur links (Abb. B-**1.38**) eine Zungenatrophie mit Faszikulationen (Abb. A-**2.17**, S. 49) und eine bulbäre Dysarthrie auf. Die Eigenreflexe waren am linken Arm erloschen. Sensibilitätsstörungen fanden sich nicht. Das EMG ergab Zeichen eines generalisierten Denervationsprozesses bei erheblicher neurogener Muskelatrophie am linken Arm und in den Zungenmuskeln. Der Patient starb 18 Monate später an einer Aspirationspneumonie.

◀ Klinisches Beispiel

1.2.5 Degenerative Ataxien

1.2.5 Degenerative Ataxien

▶ **Definition:** Man unterscheidet autosomal rezessive und autosomal dominante Heredoataxien, idiopathische (sporadische) und symptomatische Ataxien. Ursachen sind Läsionen des Kleinhirns und spinozerebellarer Bahnen. Vorherrschende Symptome sind eine zerebellare bzw. spinale Ataxie.

◀ Definition

Friedreich-Krankheit

Friedreich-Krankheit

▶ **Synonyme:** Morbus Friedreich, Friedreich-Ataxie, spinozerebellare Heredoataxie, familiäre spinale Ataxie.

◀ Synonyme

▶ **Definition:** Von N. Friedreich (1863) beschriebene spinale Heredoataxie mit Degeneration vorwiegend der Hinterstränge, Hinterwurzeln und des Tractus spinocerebellaris. Charakteristisch sind Gangataxie, Areflexie, Muskelatrophien und Hohlfußdeformität.

◀ Definition

Epidemiologie: Die Erkrankung setzt schon im Kindes- oder Jugendalter ohne signifikante Geschlechtsunterschiede ein. Mit einer Prävalenz von 2/100 000 Einwohner ist der Morbus Friedreich die häufigste Erkrankung aus dem großen Formenkreis der Heredoataxien, deren Prävalenz 8/100 000 Einwohner beträgt.

Epidemiologie: Mit einer Prävalenz von 2/100 000 Einwohner manifestiert sich der Morbus Friedreich schon im Kindes- oder Jugendalter.

Symptomatologie: Anamnestisch ist zu erfahren, dass die Kinder häufig fallen. Der Gang ist ataktisch. Auffällig ist eine Hohlfußbildung mit Krallenstellung der Zehen (vgl. Abb. B-**1.41**). Die Schrift ist unleserlich, die Artikulation gestört (anfangs schwerfälliges, später explosives, skandierendes Sprechen).

Symptomatologie: Im Vordergrund stehen eine Ataxie, Hohlfußbildung (Abb. B-**1.41**) und Dysarthrie.

Ätiopathogenese: Bei der autosomal rezessiv vererbten Krankheit kommt es zu einer fortschreitenden Degeneration der Hinterstränge und -wurzeln, der spinozerebellaren Bahnen, in geringerem Umfang auch der Pyramidenbahn und der

Ätiopathogenese: Der Erbgang ist rezessiv. Neuroanatomisch handelt es sich um eine Degeneration der Hinterstränge und -wurzeln

B-1.41 „Friedreich-Fuß“

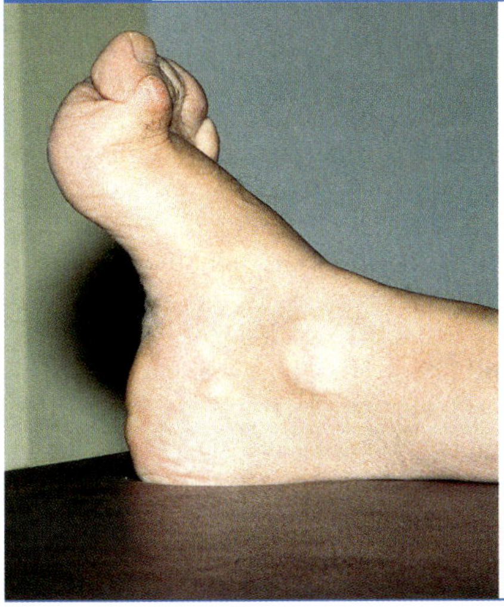

Hohlfußbildung mit Krallenzehen.

B-1.41

B-1.42

B-1.42 Degenerative Veränderungen am Rückenmark bei Friedreich-Krankheit

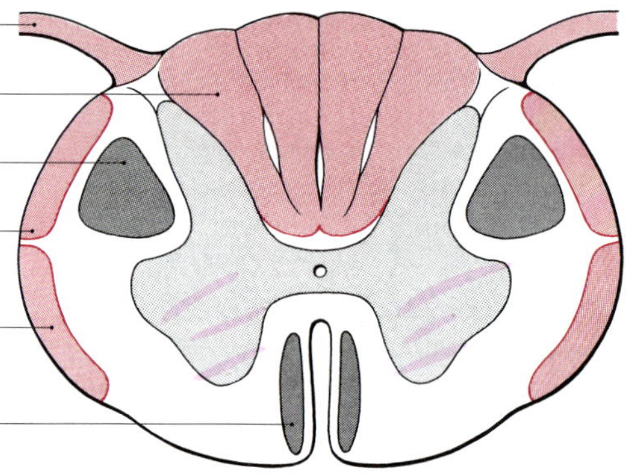

Die degenerativen Veränderungen sind rot hervorgehoben.

sowie der spinozerebellaren Bahnen (Abb. B-**1.42**).

Vorderhornzellen (Abb. B-**1.39**). Die degenerativen Veränderungen betreffen vorwiegend das Lumbosakralmark, im weiteren Verlauf auch das Kleinhirn. Der Gendefekt ist auf Chromosom 9 (9q13 – 21) lokalisiert.

Diagnostik: Vorherrschende diagnostische Merkmale sind die bei Augenschluss zunehmende Gang- und **Standataxie** (Romberg positiv) sowie Pallhypästhesie, Areflexie der Beine und Hohlfußbildung (**„Friedreich-Fuß"**).

Diagnostik: Das Gangbild ist anfangs spinal ataktisch (bei Augenschluss zunehmende Gang- und **Standataxie**), das Romberg-Zeichen (S. 86) ist früh positiv. Vibrations- und Lageempfinden sind deutlich herabgesetzt und die Eigenreflexe an den Beinen meist erloschen. Abgesehen von einer akrodistalen Hypästhesie und distalen atrophischen Paresen fällt eine Kyphoskoliose und der **„Friedreich-Fuß"** (Hohlfußbildung) auf. Als zerebellare Symptome sind dysmetrische Zeigeversuche, Intentionstremor, Dysdiadochokinese, Dysarthrie, Nystagmus und eine ausgeprägte Rumpfataxie zu beobachten. Selten kommt eine Optikusatrophie vor.

Zusätzliche Hinweise geben pathologisch veränderte **evozierte Potenziale** und herabgesetzte sensible NLG. Internistisch finden sich Zeichen einer **Kardiomyopathie**.

Die visuell und akustisch **evozierten Potenziale** sind häufig pathologisch verändert, die Amplitude der sensiblen Nervenleitgeschwindigkeit (NLG) ist deutlich vermindert. Der Liquor ist normal. Das CT ist meist nicht oder nur geringgradig verändert und trägt nicht zur Frühdiagnostik bei, da die Erkrankung erst sekundär das Kleinhirn betrifft. Zur Frühdiagnostik dient der molekulargenetische Nachweis von Tripletmutationen auf Chromosom 9. Wichtig ist die EKG-Untersuchung, da die neurologische Symptomatik meist von einer **Kardiomyopathie** begleitet ist.

Differenzialdiagnose: Abzugrenzen sind die **Vitamin-E-Mangel-Ataxie** und andere **früh beginnende zerebellare Ataxien**. Auch das Ramsay-Hunt- und das Louis-Bar-Syndrom weisen v. a. zerebellare Symptome auf. Eine **neurale Muskelatrophie**, die ebenfalls mit Hohlfußbildung einhergeht, ist elektroneurographisch abzugrenzen (S. 473).

Differenzialdiagnose: Die seltenere **Vitamin-E-Mangel-Ataxie** manifestiert sich ähnlich wie der Morbus Friedreich vor dem 20. Lebensjahr, jedoch mit zerebellarer Ataxie. Das rezessive Gen auf Chromosom 8 kodiert für das Vitamin-E-Transportprotein. Daneben gibt es eine Reihe **früh beginnender zerebellarer Ataxien** mit Optikusatrophie, pigmentärer Retinadegeneration, Katarakt, Myoklonus-Epilepsie, Hypogonadismus, z. T. auch mit demenzieller Entwicklung (s. S. 235). Das Ramsay-Hunt-Syndrom beginnt im Gegensatz zum Morbus Friedreich mit einer zerebellaren Ataxie, einem Aktionsmyoklonus und epileptischen Anfällen. Das Louis-Bar-Syndrom manifestiert sich oft schon vor dem 2. Lebensjahr mit zerebellarer Ataxie und ist darüber hinaus durch Teleangiektasien charakterisiert. Eine Hohlfußbildung findet man auch bei der A-Beta-Lipoproteinämie (Bassen-Kornzweig-Syndrom), die sich in der zweiten Dekade mit spinaler Ataxie manifestiert und bei der **neuralen Muskelatrophie** (HMSN Typ I, S. 473), die im Gegensatz zur Friedreich-Ataxie mit ausgeprägter Unterschenkelatrophie („Storchenbeine") und verminderter motorischer NLG einhergeht.

Therapie und Verlauf: Physiotherapie ist ausschlaggebend. Der Verlauf ist chronisch progredient.

Therapie und Verlauf: Wesentlich ist die **krankengymnastische Behandlung**, um Kontrakturen vorzubeugen. Bei allmählicher Progredienz und einer Krankheitsdauer von 15 – 30 Jahren ist aufgrund zunehmender Ataxie mit schwerer Behinderung zu rechnen.

▶ **Klinisches Beispiel:** Der 18-jährige Zimmermannslehrling leidet wie sein jüngerer Bruder seit der Pubertät unter zunehmender Gangunsicherheit mit Fallneigung und Hände-Tremor. Auffällig ist neben einer Trichterbrust eine ausgeprägte Hohlfußbildung beiderseits. Die Koordinationsprüfung ergibt ataktische Zeigeversuche, ein positives Romberg-Zeichen, einen pathologischen Unterberger-Tretversuch und fehlende Eigenreflexe der unteren Extremitäten. Eine Speicherkrankheit ist nicht nachweisbar. Diagnose: Spinozerebellare Heredoataxie (Morbus Friedreich).

◀ **Klinisches Beispiel**

Refsum-Krankheit

Refsum-Krankheit

▶ **Synonyme:** Morbus Refsum, Heredopathia atactica polyneuritiformis, Refsum-Syndrom, Refsum-Kahlke-Syndrom, HMSN IV.

◀ **Synonyme**

▶ **Definition:** Die von S. Refsum (1944) erstmals beschriebene autosomal rezessive Heredoataxie beruht auf einer Störung des Phytansäurestoffwechsels (W. Kahlke, 1963) und geht mit Kleinhirnsymptomen (Ataxie, Nystagmus), Hemeralopie (Nachtblindheit), pigmentärer Retinadegeneration, Ichthyosis und Polyneuropathie (HMSN IV, S. 473) einher.

◀ **Definition**

Epidemiologie: Es wurden bisher ca. 100 Fallbeschreibungen veröffentlicht.

Epidemiologie: Die Krankheit ist selten.

Symptomatologie: In der Adoleszenz, aber auch schon im Kleinkindalter (infantile Form) fallen neben einer Hemeralopie Kleinhirnsymptome, v. a. eine Rumpf- und Gangataxie und Nystagmus, sowie eine oft nur angedeutete Ichthyosis (Verhornungsstörung mit vermehrter Schuppung) auf. Hinzu kommen eine Anosmie, Innenohrschwerhörigkeit bis zur Taubheit, akrodistale Parästhesien und schlaff-atrophische Paresen mit Areflexie als Ausdruck einer **Polyneuropathie** (s. auch Tab. B-2.17, S. 473).

Symptomatologie: Früh manifestieren sich Kleinhirn- und Hirnnervensymptome (Ataxie, Nystagmus, Anosmie, Hemeralopie, Hypakusis). Hinzu kommt eine distal symmetrische **Polyneuropathie**.

Ätiopathogenese: Der Erbgang der Lipoidstoffwechselstörung ist autosomal rezessiv. Man findet Phytansäureablagerungen im Perineurium peripherer Nerven. Die hohe Serumkonzentration der Phytansäure ist auf einen Phytansäure-alpha-oxidase-Defekt zurückzuführen.

Ätiopathogenese: Der Erbgang der Lipoidstoffwechselstörung (Phytansäureablagerungen an peripheren Nerven) ist autosomal rezessiv.

Diagnostik: Die Sehnervenpapillen sind abgeblasst, das Gesichtsfeld ist konzentrisch eingeengt. Oft sind die Kranken schwerhörig. Die NLG ist verzögert. EKG-Veränderungen (Verlängerung der Überleitungszeit, T-Inversion) verweisen auf eine kardiale Beteiligung. Im Liquor findet sich eine ausgeprägte Eiweißvermehrung. Pathognomonisch ist der **Phytansäure-Nachweis im Serum**.

Diagnostik: Das Gesichtsfeld ist konzentrisch eingeengt, die Eigenreflexe sind erloschen. Pathognomonisch ist der **Phytansäure-Nachweis im Serum**.

Differenzialdiagnose: Areflexie und Deformitäten kommen auch bei der **Friedreich-Krankheit** vor, die jedoch primär durch eine spinale Ataxie gekennzeichnet ist und erst im weiteren Verlauf von zerebellaren Symptomen begleitet wird (s. S. 233).
Die **autosomal dominanten zerebellaren Ataxien (ADCA)** manifestieren sich bei Kindern und Erwachsenen entweder mit reiner Kleinhirnsymptomatik oder auch mit Ophthalmoplegie, Muskelatrophien, Pyramidenbahnzeichen, extrapyramidalen Symptomen, Sensibilitätsstörungen oder pigmentärer Retinadegeneration. Die autosomal rezessiven, früh beginnenden zerebellaren Ataxien können ebenfalls eine pigmentäre Retinadegeneration und Optikusatrophie aufweisen. Differenzialdiagnostisch entscheidend ist der Phytansäure-Nachweis im Serum. Von den nicht-erblichen degenerativen Ataxien, die jenseits des 25. Lebensjahrs beginnen, sind die idiopathische zerebellare Ataxie (IDCA) mit reiner Kleinhirnsymptomatik und eine weitere sporadische Form abzugrenzen: die **olivo-ponto-zerebellare Ataxie (OPCA)**, Typ Déjerine-Thomas, eine Multisystematrophie (s. S. 237).

Differenzialdiagnose: Die **Friedreich-Krankheit** beginnt mit zerebellarer Ataxie.

Eine pigmentäre Retinadegeneration findet sich ebenfalls bei einer Reihe autosomal dominanter und autosomal rezessiver **zerebellarer Ataxien**. Differenzialdiagnostisch entscheidend ist der Phytansäure-Nachweis im Serum. Zur **olivo-ponto-zerebellaren Atrophie (OPCA)** s. S. 237.

Therapie und Verlauf: Phytansäurefreie Diät bewirkt einen Abfall der Phytansäure-Serumspiegel und eine allmähliche Rückbildung neurologischer Symptome.

Therapie und Verlauf: Phytansäurefreie Diät führt zur Besserung des klinischen Bildes.

Restless-legs-Syndrom (RLS)

▶ **Synonym:** Anxietas tibiarum, paresthésies agitantes nocturnes des membres inférieures, noctural myoclonus, familial myoclonus, leg jitters, impatience musculaire, periodic limb or leg movements, periodic limb movements in sleep.

▶ **Definition:** Bei dem weit verbreiteten Restless-legs-Syndrom (RLS) handelt es sich um Parästhesien oder Dysästhesien und unwillkürliche Bewegungen der Beine („periodic leg movement"), die nur in Ruhe, meist während der Nacht („periodic limb movements in sleep") auftreten.

Epidemiologie: Das RLS kommt bei 5% der Bevölkerung, vorwiegend bei Frauen vor. Die Prävalenz steigt mit dem Alter.

Epidemiologie: Das RLS kommt bei 5% der Bevölkerung vor, manifestiert sich schon im Vorschulalter bei hyperaktiven Kindern, meist aber jenseits des 40. Lebensjahrs mit assoziierter Schlafstörung. Bei älteren Patienten steigt die Prävalenz auf 9%. Das weibliche Geschlecht überwiegt.

Symptomatologie: Missempfindungen meist der Beine bei ausgeprägtem Bewegungsdrang charakterisieren das klinische Bild.

Symptomatologie: Die Patienten klagen über einen ausgeprägten Bewegungsdrang und sensible Reizerscheinungen, die in Ruhe auftreten und zu Schlafstörungen mit Tagesmüdigkeit führen. Im Wachzustand treten Parästhesien oder Dysästhesien von prickelnd-brennendem oder dumpf-bohrendem Charakter meist der Beine auf.

Ätiopathogenese: Bei **primärem RLS** ist die Familienanamnese in jedem zweiten Fall positiv. Da Dopaminergika therapeutisch wirksam sind, wird eine Dysfunktion des Dopaminstoffwechsels vermutet.

Ätiopathogenese: Bei **primärem** (idiopathischem) **RLS** ist die Familienanamnese in jedem zweiten Erkrankungsfall positiv. Man beobachtet einen autosomal dominanten Erbgang. Hypothetisch ist eine Dysfunktion des Eisen- und Dopaminstoffwechsels. Dopaminergika sind bei RLS therapeutisch wirksam. Wahrscheinlich sind Funktionsstörungen im Thalamus, Nucleus ruber und Kleinhirn an der Entstehung des RLS und hinsichtlich seines zirkadianen Rhythmus retikuläre Strukturen im Hirnstamm beteiligt. Eine verminderte Hemmung spinaler Reflexe könnte die periodischen Bewegungen triggern. Wo die Symptome generiert werden, ist jedoch nicht bekannt.

Ein sekundäres RLS wird v. a. bei **Niereninsuffizienz** (Dialyse) beobachtet.

Ein **sekundäres** (symptomatisches) **RLS** wird v. a. bei **Niereninsuffizienz** (Dialyse), in der Gravidität und nach traumatischen und entzündlichen spinalen Läsionen beobachtet.

Diagnostik: Die neurologische Untersuchung, EMG und NLG sind normal. **Schlafpolygraphisch** lassen sich ruckartige Beinbewegungen („periodic limb movements in sleep") nachweisen.

Diagnostik: Die Beschwerden setzen ein- oder beidseitig vor dem Zubettgehen, während der Nacht, tagsüber auch in einer Ruhephase ein. Bei ausgeprägtem RLS sind die Patienten fast ständig in Bewegung. Sie entwickeln Strategien, wie z. B. Wippen oder Umhergehen, um die Reizerscheinungen zu unterdrücken. Viele Patienten sind phobisch strukturiert. Die neurologische Untersuchung ergibt keinen pathologischen Befund, auch EMG und NLG sind normal. **Schlafpolygraphisch** lassen sich ruckartige Beinbewegungen („periodic limb movements in sleep") nachweisen.

Differenzialdiagnose: Bei urämischer **Polyneuropathie** kommen sensible Reizerscheinungen ohne Bewegungsdrang vor.

Differenzialdiagnose: Bei urämischer Polyneuropathie kommen sensible Reizerscheinungen („burning feet") ohne Bewegungsdrang vor. Das RLS ist nicht abhängig von dem Schweregrad dieser oft gleichzeitig bestehenden Polyneuropathie (s. S. 466), sondern vom Ausmaß der Urämie.

Die Abgrenzung von der **Akathisie**, z. B. nach Einnahme von Neuroleptika, ist schwierig, da diese auch mit einem Bewegungsdrang verbunden ist. Zu Myoklonien s. S. 62.

Schwierig ist die Abgrenzung von der **Akathisie**, einem pharmakogenen Bewegungsdrang mit Sitzunruhe. Die ängstlich-dysphorischen Patienten können die Füße nicht ruhig halten, verlagern ständig das Gewicht von einem auf das andere Bein und treten auf der Stelle („Marching-in-place-Syndrom"). Akathisie wird v. a. nach Einnahme klassischer Neuroleptika und Thymoleptika beobachtet. Zur Differenzialdiagnose der Myoklonien s. Tab. A-**2.13**, S. 62.

Therapie: Mittel der Wahl sind **Dopamin-Rezeptor-Agonisten** und L-Dopa.

Therapie: **Dopamin-Rezeptor-Agonisten** wie Cabergolin (Cabaseril), Pergolid (Parkotil), Pramipexol (Sifrol), Ropinirol (ReQuip) sind der abendlichen Gabe von L-Dopa-Depot wie Restex-retard überlegen. Auch Antikonvulsiva wie Valproinsäure und Gabapentin sind hilfreich, während Entspannungsübungen ein

RLS verschlimmern. In der Gravidität können alternativ Benzodiazepine gegeben werden.

Verlauf: Der Verlauf ist fluktuierend oder primär progredient. Spontanremissionen kommen bei der idiopathischen Form nicht vor. Die Therapie mit Dopaminergika ist in mindestens 70 % der Fälle effektiv. Bei den meisten mit L-Dopa behandelten Patienten kommt es im Verlauf zur Symptomverstärkung vor der abendlichen Tabletteneinnahme.
Die Behandlung einer Urämie kann zum Abklingen des RLS führen; nach Nierentransplantation bei Dialysepatienten tritt fast immer innerhalb einer Woche Beschwerdefreiheit ein.

Verlauf: Dopaminergika sind in mindestens 70 % der RLS-Fälle erfolgreich.

Die Behandlung einer Urämie kann zum Abklingen des RLS führen.

1.2.6 Multisystematrophie (MSA)

1.2.6 Multisystematrophie (MSA)

▶ **Definition:** Die Multisystematrophie (MSA) ist eine sporadische, progrediente degenerative Erkrankung mit akinetisch-rigidem Parkinson-Syndrom, zerebellarer Ataxie, autonomer Funktionsstörung und Pyramidenbahnläsion. Unter MSA werden die früher als sporadische olivo-ponto-zerebellare Atrophie (OPCA), striatonigrale Degeneration und Shy-Drager-Syndrom bezeichneten Krankheiten subsummiert.

◀ **Definition**

Symptomatologie: Man unterscheidet eine vorwiegend **zerebellare** von der eher **parkinsonistischen Verlaufsform**. Beide Formen sind von **autonomen Regulationsstörungen** begleitet. Bei vorherrschender Kleinhirnataxie ist die Artikulation skandierend-verwaschen, die Feinmotorik gestört und die Schrift unleserlich (Abb. B-**1.43**). Die MSA ist fast immer durch ein von Anfang an symmetrisches, akinetisch-rigides Parkinson-Syndrom gekennzeichnet und geht gelegentlich mit Ruhe- und Haltetremor, Myoklonien und ausgeprägtem Antekollis einher. Hinzu kommen erektile Dysfunktion und Harninkontinenz. Mit weiterem Verlust autonomer Regulation (orthostatische Hypotension und Synkopen) kommen auch Pyramidenbahnzeichen hinzu.

Symptomatologie: Man unterscheidet eine vorwiegend **zerebellare Verlaufsform**, u. a. mit gestörter Feinmotorik (Abb. B-**1.43**), von der überwiegend **parkinsonistischen Verlaufsform**. Zusätzlich bestehen **autonome Regulationsstörungen**.

Epidemiologie: Bei einer Prävalenz von ca. 12/100 000 Einwohner manifestiert sich die Erkrankung mit leichtem Überwiegen des männlichen Geschlechts meist zwischen dem 40. und 60. Lebensjahr.

Epidemiologie: Die häufige Erkrankung manifestiert sich meist zwischen dem 40. und 60. Lebensjahr.

Ätiopathogenese: Die Ätiologie ist ungeklärt. Neuropathologisch liegt der MSA ein **Neuronenverlust** mit Gliose **im pontozerebellaren** und **striatonigralen System** sowie in **autonomen Kerngebieten** zugrunde. Makroskopisch beobachtet man eine kombinierte Kleinhirn-Pons-Atrophie, histologisch zusätzlich eine Atrophie der unteren Oliven und einzelner Stammganglien, v. a. der Substantia nigra und des Putamens; es werden auch atrophische Veränderungen im Rückenmark angetroffen. Zytologische MSA-Marker sind argyrophile oligodendriale **Einschlusskörper**. Histochemische Untersuchungen ergeben Konzentrationsänderungen verschiedener Neurotransmitter (Glutamat, GABA).

Ätiopathogenese: : Neuropathologisch findet man einen **Neuronenverlust** im **pontozerebellaren** und **striatonigralen System** sowie in **autonomen Kerngebieten**. Zytologische Marker sind argyrophile oligodendriale **Einschlusskörper**.

Diagnostik: Die Familienanamnese ist unauffällig. Die Untersuchung ergibt eine **Kleinhirnataxie** mit Dysarthrie, Dysmetrie der Zeigeversuche, Intentionstremor, Dysdiadochokinese und pathologischem Rebound-Phänomen, Stand- und Gangunsicherheit (s. S. 86). Neben einer Visusminderung fällt bei Prüfung der Okulo-

Diagnostik: Die Untersuchung ergibt eine **Kleinhirnataxie**, **Rigor** und **Bradykinese** sowie eine **orthostatische Hypotension**.

B-1.43 Schriftprobe eines Patienten mit MSA

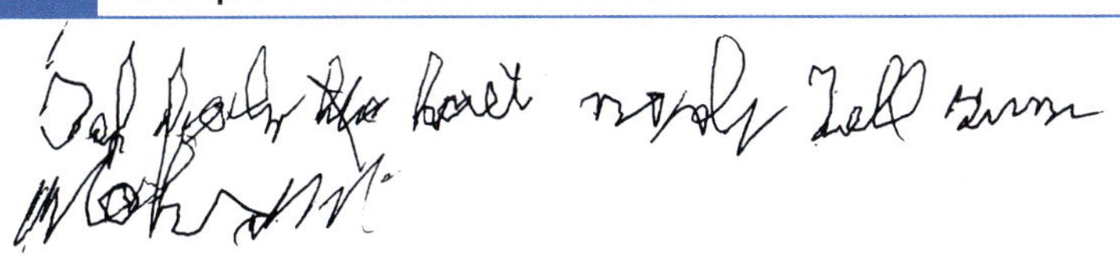

Unkoordinierte, hypermetrische, große Schriftzüge (vgl. klin. Beispiel).

B-1.43

motorik eine Sakkadendysmetrie als zerebellares Symptom auf. Eine Sakkadenverlangsamung, gelegentlich auch eine Blickparese, sind auf eine pontine Läsion zurückzuführen (s. S. 33). Unter den Stammganglien-Symptomen sind **Rigor** und **Bradykinese** am häufigsten. Die Mehrzahl der Patienten weist Pyramidenbahnzeichen auf. Die Extremitäten sind kalt, livide, die Schweißsekretion kann bis zur Anhidrose herabgesetzt sein. Auffällig ist nächtlicher respiratorischer Stridor und Blutdruckabfall bei Sinusbradykardie. Eine ausgeprägte **orthostatische Hypotension** kann schon beim Aufsitzen im Bett schlagartig Synkopen provozieren.

Ein pathologisches Schlaf-**EEG** weist auf eine pontine Dysfunktion, pathologische VEP-Latenzen weisen auf eine Läsion der Sehbahn hin.

Bei in der Regel unauffälligem Wach-**EEG** ist in der Ganz-Nacht-Ableitung das Fehlen von REM- und Tiefschlaf-Phasen zu registrieren, das auf eine pontine Dysfunktion zurückgeführt wird. Verlängerte Latenzen der visuell evozierten Potenziale (VEP) weisen auf eine Beteiligung der Sehbahn hin.

Im **MRT** finden sich atrophische Veränderungen in Kleinhirn, Pons und Putamen.

Die **MRT** weist atrophische Veränderungen im Bereich von Kleinhirnrinde, Pons und Putamen mit Erweiterung der basalen Zisternen nach, die PET einen Verlust striataler Dopamin-Rezeptoren.

Differenzialdiagnose: Die Familienanamnese gestattet die Unterscheidung von der familiären olivopontozerebellaren Atrophie (OPCA) und den **Heredoataxien**. Toxische, metabolische und paraneoplastische Kleinhirnatrophien sind abzugrenzen. Im Gegensatz zum **Morbus Parkinson** spricht die MSA schlecht auf L-Dopa an.

Differenzialdiagnose: Von der sporadischen, vorwiegend zerebellaren Form der MSA ist eine familiär gehäuft auftretende olivopontozerebellare Atrophie (OPCA) mit Ataxie und extrapyramidalen Symptomen bei Degeneration (Atrophie) des Kleinhirns, des Brückenfußes, der Oliven und einzelner Stammganglien abzugrenzen. Zusätzliche Symptome dieser Erkrankung sind choreatische und ballistische Hyperkinesen, ferner atrophische Paresen mit Areflexie und Faszikulationen, die gegen eine MSA sprechen. Darüber hinaus gestattet die Familienanamnese eine Differenzierung gegenüber den **Heredoataxien** (s. S. 235). Bei langjährigem Alkoholabusus ist an die Atrophie cérébelleuse tardive mit beinbetonter Ataxie zu denken (S. 262). Daneben kommen auch andere toxische (z. B. durch Phenytoin), stoffwechselbedingte (Hypothyreose) und paraneoplastische Kleinhirnatrophien (S. 341) in Betracht. Vom **Morbus Parkinson** lässt sich die MSA wegen des von Anfang an symmetrischen Verteilungsmusters der Symptome und des schlechten Ansprechens auf L-Dopa unterscheiden (s. S. 199).

Therapie und Verlauf: Physiotherapie ist die einzige Therapieoption. Die MSA verläuft rasch progredient.

Therapie und Verlauf: Physiotherapeutische Maßnahmen sind die einzigen Behandlungsmöglichkeiten, zumal eine kausale Therapie fehlt. Der Verlauf ist meist rasch progredient. Die Stand- und Gangataxie wird zur irreversiblen Behinderung für den Patienten. Infolge kardialer und pulmonaler Komplikationen kommt es innerhalb von 7 – 10 Jahren zum Tod.

▶ **Klinisches Beispiel**

▶ **Klinisches Beispiel:** Innerhalb von drei Jahren entwickelte sich bei dem 48-jährigen Bauarbeiter eine ataktische Gangstörung bis zur Gehunfähigkeit und eine Artikulationsstörung bis zur Anarthrie. Die Zeigeversuche waren dysmetrisch, die Schrift war unleserlich (vgl. Abb. B-**1.43**, S. 237). Hinzu kamen neben einer Hypomimie und Hypersalivation eine Harninkontinenz. Die Sehnervenpapillen waren abgeblasst. Das MRT zeigte eine Atrophie insbesondere von Pons und Kleinhirn.

1.3 Metabolische und toxische Störungen des Gehirns und Rückenmarks

1.3.1 Hereditäre Stoffwechselkrankheiten

1.3 Metabolische und toxische Störungen des Gehirns und Rückenmarks

1.3.1 Hereditäre Stoffwechselkrankheiten

Überblick

Metabolische Störungen des ZNS infolge genetischer Enzymdefekte manifestieren sich meist im frühen Kindesalter mit psychomotorischer Retardierung. Neurologische Symptome mitochondrialer Erkrankungen treten oft erst später in Erscheinung.

Metabolische Störungen des Zentralnervensystems, die auf genetischen Enzymdefekten beruhen, manifestieren sich meist schon früh im Kindesalter mit gravierenden neurologischen Ausfällen (Para- oder Tetraparese, Koordinationsstörung, Erblindung), Epilepsie und psychomotorischer Retardierung. Es kommen aber auch adulte Formen vor, die sich dann meist mit kognitiven Störungen und der Entwicklung spastischer Paresen oder extrapyramidaler Symptome äußern. Mitochondriale Erkrankungen manifestieren sich häufig erst im Erwachsenenalter.

Lipidspeicherkrankheiten

▶ **Synonym:** Sphingolipidosen.

▶ **Definition:** Lysosomale Speicherkrankheit, bei der sich infolge eines gestörten Abbaus der Sphingolipide Speicherprodukte in den Lysosomen ansammeln.

Tabelle B-**1.13** zeigt die häufigsten Lipidspeicherkrankheiten.

Symptomatologie und Diagnostik: Fast alle Lipidspeicherkrankheiten beginnen im ersten bis dritten Lebensjahr nach zunächst normaler frühkindlicher Entwicklung entweder mit Apathie oder psychomotorischer Unruhe. Regelmäßig entwickeln sich schlaffe oder spastische Paresen und oft eine zerebellare Ataxie, sodass die Kinder nicht oder nur mühsam laufen und sprechen lernen. Bei einer Reihe von Lipidspeicherkrankheiten, am häufigsten bei Morbus Tay-Sachs, fällt neben einer Optikusatrophie eine Rotfärbung der Fovea centralis auf. Gelegentlich findet sich eine Liquoreiweißerhöhung; im kranialen Computertomogramm stellen sich frühzeitig symmetrische hyperdense Areale überwiegend in der weißen Substanz dar, die kernspintomographisch signalintensiv sind (Entmarkung).
Die Diagnose wird durch den Nachweis des Enzymdefekts in Leukozyten oder Fibroblasten gesichert und kann auch pränatal aus Amnion- oder Chorionzellen gestellt werden.

Ätiopathogenese: Für die Mehrzahl der **autosomal rezessiv** vererbten Lipidspeicherkrankheiten ist der Genort lokalisiert und das für den Enzymdefekt verantwortliche Gen charakterisiert worden. Aufgrund der enzymatischen Störung ist der Metabolismus der Sphingolipide (Sphingomyelin, Zerebroside, Sulfatide, Ganglioside) gestört; Intermediärprodukte werden in Gehirn, Retina, Leber, Milz und Knochenmark gespeichert.

Therapie und Verlauf: Eine kausale Therapie ist nicht möglich. Von Bedeutung ist die genetische Beratung der Angehörigen. Die im Säuglingsalter auftretenden Lipidspeicherkrankheiten führen innerhalb von Monaten oder wenigen Jahren zum Tod. Bei phänotypischer Variabilität kommen seltener auch Manifestationen im späteren Kindes- oder Jugendalter mit insgesamt günstigerer Prognose vor.

Lipidspeicherkrankheiten

◀ **Synonym**

◀ **Definition**

Zu den häufigsten Lipidspeicherkrankheiten s. Tab. B-**1.13**.

Symptomatologie und Diagnostik: Meist tritt im 1.–3. Lebensjahr als Erstsymptom Apathie oder Reizbarkeit auf. Es treten Paresen, oft auch zerebellare Ataxie, evtl. Optikusatrophie und kirschroter Fleck der Makula auf. Im CT und MRT findet sich eine ausgeprägte Entmarkung.

Beweisend ist der Nachweis des Enzymdefekts in Leukozyten oder Fibroblasten.

Ätiopathogenese: Enzymdefekte des Lipidstoffwechsels verursachen eine Speicherung partiell abgebauter Sphingolipide u. a. im Nervengewebe.

Therapie und Verlauf: Eine kausale Therapie ist nicht möglich. Wesentlich ist die genetische Beratung.

B-1.13 Die häufigsten Lipidspeicherkrankheiten

Krankheit	*Symptomatologie und Diagnostik*	*Pathogenese*
Morbus Niemann-Pick (Sphingomyelinose)	Im ersten Lebensjahr schlaffe Paresen, zerebellare Ataxie, Erblindung. Vorgewölbtes Abdomen (Hepatomegalie), Hyperpigmentierung.	Abbaustörung und Speicherung von Sphingomyelin. „Schaumzellen" in Knochenmark und Gehirn; Demyelinisierung der weißen Substanz.
Morbus Gaucher (Zerebrosidose)	Akuter Verlauf im Säuglingsalter mit Hepatosplenomegalie, spastischen Paresen, Opisthotonus, Strabismus (Typ 2). Bei subakuter juveniler Manifestation mäßige Hepatosplenomegalie, myoklonische und generalisierte tonisch-klonische Anfälle, horizontale Blickparesen, progrediente Spastik und Demenz (Typ 3).	Abbaustörung und Speicherung von Glukozerebrosid, histiozytäre Speicherzellen („Gaucher-Zellen") in viszeralen Organen; im Gehirn Nervenzelluntergang und Demyelinisierung.
Morbus Tay-Sachs (GM2-Gangliosidose)	Ab drittem Lebensmonat Hypotonie der Muskulatur, Visusverlust mit Nachweis des typischen „kirschroten Flecks" der Fovea centralis. Später epileptische Anfälle, Tetraspastik.	Abbaustörung und Speicherung des GM2-Gangliosids infolge Hexosaminidase-A-Mangels. Nervenzelluntergang und Demyelinisierung in Groß- und Kleinhirn sowie Rückenmark.

Leukodystrophien

▶ Definition

Epidemiologie: Die Häufigkeit beträgt 1 : 15 000 Einwohner.

Symptomatologie und Diagnostik: Meist manifestieren sich die Leukodystrophien bereits im Säuglings- oder frühen Kindesalter (Tab. B-**1.14**). Bei der Adrenoleukodystrophie und der metachromatischen Leukodystrophie kommen auch juvenile und adulte Formen vor. Hauptsymptome sind kognitive Störungen und spastische Paresen. Die MRT weist den **Markscheidenverlust** als flächige Signalintensitätsanhebung in der T2-Wichtung nach.

Ätiopathogenese: Der Erbgang ist autosomal rezessiv oder X-chromosomal. Die Zerstörung des Myelins führt zum Verlust der weißen Substanz, Atrophie des Corpus callosum sowie Optikusatrophie.

Therapie: Die Progredienz der Adrenoleukodystrophie kann mittels Diät und Lorenzos Öl gebremst werden.

Leukodystrophien

▶ **Definition:** Leukodystrophien sind Entmarkungskrankheiten, die durch genetische Defekte des Myelinmetabolismus verursacht werden. Der Verlauf ist progredient mit einem diffusen Schwund der Markscheiden im zentralen und peripheren Nervensystem.

Epidemiologie: Leukodystrophien insgesamt kommen in einer Häufigkeit von 1 : 15 000 Einwohner vor. Am häufigsten ist die Adrenoleukodystrophie.

Symptomatologie und Diagnostik: Während die Globoidzellendystrophie bereits in den ersten Lebensmonaten manifest wird (Tab. B-**1.14**), gibt es sowohl bei der Adrenoleukodystrophie als auch bei der metachromatischen Leukodystrophie juvenile und seltene adulte Formen. Dabei entwickeln sich in der 2. oder 3. Lebensdekade progredient kognitive Störungen, eine spastische Para- oder Tetraparese, selten auch epileptische Anfälle (Tab. B-**1.14**). In der Kernspintomographie stellt sich die ausgedehnte **Entmarkung der weißen Substanz** von okzipital nach fronto-parietal fortschreitend als konfluierende hyperintense Signalveränderung in der T2-Wichtung dar. Das Liquoreiweiß ist mäßig erhöht; häufig ist auch eine intrathekale Immunglobulinproduktion mit Nachweis oligoklonaler Banden. Der Verdacht auf eine Leukodystrophie besteht dann, wenn ein Entmarkungsprozess weder durch entzündliche noch durch vaskuläre Veränderungen erklärbar ist. Dann sollte die gezielte biochemische Diagnostik mit Nachweis des Speicherprodukts in Blutleukozyten oder Fibroblasten durchgeführt werden.

Ätiopathogenese: Die Erkrankungen folgen einem autosomal rezessiven Erbgang oder sind X-chromosomal gebunden. Aufgrund des Gendefektes kommt es zur Störung des Myelinmetabolismus, vermehrtem Anfall und Speicherung bestimmter Lipide (Tab. B-**1.14**). Die konsekutive Zerstörung des Myelins führt zu bilateral symmetrischem Verlust der weißen Substanz des Groß- und Kleinhirns, Atrophie des Corpus callosum sowie zu einer Atrophie des N. opticus oder auch der peripheren Nerven.

Therapie: Bei der Adrenoleukodystrophie kann mit einer VLCFA-armen Diät (s. Tab. B-**1.14**) und der Gabe von Lorenzos Öl eine weitere Progredienz der Symptome in 60% aufgehalten werden. Die NNR-Insuffizienz wird mit Kortikostero-

B-1.14 Die häufigsten Leukodystrophien

Krankheit	*Symptomatologie und Diagnostik*	*Pathogenese*
Adrenoleukodystrophie	In 50% Manifestation im Kindesalter mit Hyperaktivität, demenzieller Entwicklung und Visusstörungen. Selten Manifestation im Jugend- oder Erwachsenenalter mit psychotischen Symptomen, Ataxie, Pseudobulbärparalyse. Als Adrenomyeloleukodystrophie Beginn in der 3. Dekade mit progressiver spastischer Parese, sensomotorischer Polyneuropathie und Nebennierenrindeninsuffizienz. VLCFA (very long chain fatty acids) in den Blutleukozyten erhöht.	Fehlender Abbau von überlangkettigen Fettsäuren (very long chain fatty acids = VLCFA) infolge eines Enzymdefektes der VLCFA-CoA-Synthetase und Anhäufung im Myelin sowie in fast allen Körperzellen. X-chromosomal rezessiver Erbgang.
Metachromatische Leukodystrophie (Sulfatidose)	Ataxie um das dritte Lebensjahr, zunächst schlaffe, später spastische Para- oder Tetraparese, Erblindung, epileptische Anfälle, Cholezystitis und Cholelithiasis. Nachweis des Arylsulfatase-A-Mangels in Blutleukozyten.	Fehlender Abbau von Sulfatid infolge Arylsulfatase-A-Mangels. Speicherung metachromatischer Glykolipide in Oligodendroglia und Schwann-Zellen. Demyelinisierung des zentralen und peripheren Nervensystems. Autosomal rezessiver Erbgang.
Globoidzellen-Leukodystrophie (Morbus Krabbe)	Nach dem dritten Lebensmonat Fieberschübe, Rückgang der psychomotorischen Entwicklung, Spastik mit Opisthotonus, Erblindung. Nachweis des Galaktozerebrosids in der Hautbiopsie oder Nachweis der defizienten Aktivität der Beta-Galaktozerebrosidase.	Abbauhemmung von Galaktozerebrosid und Anhäufung von Galaktosylsphingosin mit toxischer Wirkung auf die Oligodendroglia. Globoidzellen (mehrkernige Speicherzellen) in der weißen Substanz des ZNS. Zentrale und periphere Demyelinisierung. Autosomal rezessiver Erbgang.

iden behandelt. Für die Globoidzellenleukodystrophie und die metachromatische Leukodystrophie stehen demgegenüber keine Therapie zur Verfügung. Die Erkrankungen führen früh zum Tod.

Mitochondriale Erkrankungen

Mitochondriale Erkrankungen

▶ **Synonyme:** Mitochondriopathien, mitochondriale Enzephalopathien, mitochondriale Enzephalomyopathien.

◀ Synonyme

▶ **Definition:** Mitochondriale Erkrankungen beruhen auf einer Störung der zellulären Energiegewinnung infolge eines Defektes der Atmungskette. Diese seltenen Erkrankungen äußern sich vorwiegend an Muskeln, Nervensystem und Augen.

◀ Definition

Symptomatologie und Diagnostik: Den verschiedenen Syndromen gemeinsam ist der Erkrankungsbeginn im Jugend- oder frühen Erwachsenenalter nach zunächst meist normaler frühkindlicher Entwicklung (Tab. B-**1.15**). Evtl. können Wachstumsstörungen vorliegen. Progredient entwickeln sich Sehstörungen, Bewegungsstörungen und epileptische Anfälle. Die körperliche Leistungsfähigkeit nimmt kontinuierlich ab; es entwickelt sich eine belastungsabhängige Muskelschwäche. Die einzelnen Syndrome sind nicht scharf voneinander abgegrenzt, Überlappungen sowie eine z.T. erhebliche Variabilität in der Ausprägung sind häufig.

Symptomatologie und Diagnostik: Die Erkrankungen beginnen im Jugend- oder frühen Erwachsenenalter und verlaufen chronisch progredient mit kontinuierlicher Reduktion der Leistungsfähigkeit, ggf. Seh- und Bewegungsstörungen oder epileptischen Anfällen (Tab. B-**1.15**).

Bei der Hälfte der Patienten ist bereits das Laktat im Serum erhöht, bei zwei Drittel das **Laktat** im Liquor. Bei ca. 80% der Patienten findet sich unter muskulärer Anstrengung (Fahrradbelastungs-Test) bereits unter leichter Anstrengung ein Laktatanstieg im Serum. Das EMG zeigt häufig myopathische Potenziale. Die Muskelbiopsie ergibt den charakteristischen Befund der „**ragged red fibers**", d.h. die reaktive massive Vermehrung von Mitochondrien in den Muskelfasern, die sich in der Trichrom-Färbung leuchtend rot darstellen. Dieser Befund ist nicht spezifisch und findet sich auch nicht bei allen Erkrankten. Molekulargenetisch lassen sich die Mutationen der mitochondrialen DNA (s.u.) im Muskel, evtl. auch im Blut nachweisen.

Charakteristische Befunde sind eine Laktaterhöhung im Liquor und – insbesondere unter körperlicher Belastung – im Serum. Muskelbioptisch lassen sich typische „**ragged red fibers**" nachweisen.

Ätiopathogenese: Die mitochondrialen Erkrankungen sind durch Mutationen der mitochondrialen DNA (mtDNA) bedingt. Da die Mitochondrien immer von der Mutter stammen, erfolgt die Vererbung maternal. Spontanmutationen sind

Ätiopathogenese: Mutationen der mitochondrialen DNA (mtDNA) bewirken eine Störung in der Atmungskette. Die Erkran-

B-1.15 Mitochondriale Erkrankungen

Mitochondriopathie	*Symptomatologie*	*Diagnostik*
Kearns-Sayre-Syndrom (KSS)	Beginn meist in der 2. und 3. Dekade. Chronisch progrediente externe Ophthalmoplegie mit allmählicher Einschränkung der Augenbewegungen und Ptose. Fakultativ: Retinadegeneration (Retinitis pigmentosa), belastungsabhängige Muskelschwäche, Dysphagie, Dysarthrie, Ataxie, Hypakusis, kardiale Reizleitungsstörungen, endokrine Störungen.	Liquoreiweißerhöhung > 1 g/l. Bei 50% der Patienten CK- und/oder Laktaterhöhung im Serum. MRT: Hirnatrophie, Basalganglienverkalkungen. EMG: myopathisches Muster. Muskelbiopsie: „ragged red fibers".
MELAS (***M***itochondriale ***E***nzephalomyopathie mit ***L***aktat***a***zidose und „***s***troke-like episodes")	Beginn im frühen Kindesalter oder Erwachsenenalter. Entwicklungsverzögerung und Kleinwuchs bei frühem Beginn. Sonst belastungsabhängige Muskelschwäche, Schlaganfall (vor dem 40. LJ), epileptische Anfälle, Demenz. Häufig migräneartige Kopfschmerzen mit Nausea. Fakultativ: Retinitis pigmentosa, Hörstörung.	Laktat in Serum und Liquor erhöht. MRT: Hirnatrophie, multiple Infarkte überwiegend okzipital und parietal. EMG: evtl. myopathische Potenziale Muskelbiopsie: fast immer Nachweis von „ragged red fibers"
MERRF (***M***yoklonus-***e***pilepsie mit „***r***agged ***r***ed ***f***ibers")	Beginn meist in der 2. oder 3. Dekade. Myoklonien, tonisch-klonische Anfälle, zerebellare Ataxie. Fakultativ: Myopathie, periphere Neuropathie, Taubheit, Optikusatrophie, Katarakt, chronisch progrediente externe Ophthalmoplegie, Demenz.	Laktat in Serum und Liquor häufig erhöht. MRT: Hirnatrophie. EMG: evtl. myopathische Potenziale Muskelbiopsie: fast immer Nachweis von „ragged red fibers"

kungen werden maternal vererbt, Spontanmutationen sind häufig.

Therapie und Verlauf: Eine kurative Therapie gibt es nicht. Gegebenenfalls ist ein Herzschrittmacher erforderlich. Bei Narkosen und der Gabe von Sedativa muss ein eventuell verminderter Atemantrieb beachtet werden.

aber häufig. Da die mtDNA für die Kodierung wichtiger Enzyme der Atmungskette erforderlich ist, ist die oxidative Phosphorylierung und damit die Hauptenergiegewinnung des Körpers gestört.

Therapie und Verlauf: Eine kurative Therapie gibt es nicht. Einzelne Behandlungserfolge im Sinne einer Milderung der Symptome werden mit der Verabreichung von Coenzym Q, Carnitin und Vitaminen (B_1, B_2, C, K) berichtet. Bei kardialer Reizleitungsstörung sollte frühzeitig ein Herzschrittmacher implantiert werden. Die Epilepsie muss konsequent behandelt werden; es wird empfohlen, Valproinsäure eher nicht einzusetzen. Im Rahmen von Narkosen und bei Gabe von Sedativa muß ein evtl. verminderter Atemantrieb beachtet werden. Körperliche Anstrengungen sollten gemieden werden. Der Verlauf ist chronisch progredient, die Lebenserwartung reduziert.

Morbus Wilson

▶ **Synonyme**

▶ **Synonyme:** Kupferstoffwechselstörung, Wilson-Krankheit, Wilson's disease, Degeneratio hepatolenticularis, Dystonia lenticularis, hepatozerebrale Degeneration.

▶ **Definition**

▶ **Definition:** Die von S. A. K. Wilson (1912) erstmals beschriebene Erkrankung ist eine genetisch bedingte Störung des Kupferstoffwechsels. Pathognomonisch ist der Kayser-Fleischer-Kornealring. Man unterscheidet eine kindliche (abdominelle) von einer juvenilen (parkinsonistischen) und einer adulten (pseudosklerotischen) Verlaufsform.

Epidemiologie: Die Prävalenz liegt bei 0,5/100 000 Einwohner, die Inzidenz bei 1/100 000 Lebendgeborene.

Epidemiologie: Der Morbus Wilson manifestiert sich zwischen dem 5. und 40., in der Hälfte der Fälle vor dem 15. Lebensjahr ohne signifikante Geschlechtsunterschiede. Die Prävalenz beträgt 0,5/100 000 Einwohner. Die Zahl der jährlichen Neuerkrankungen liegt bei 1/100 000 Lebendgeborene.

Symptomatologie: Die **kindliche Verlaufsform** manifestiert sich mit **Ikterus**. Bei der **juvenilen Form** stehen **Hypokinese**, Dysarthrie und Dysphagie im Vordergrund.

Symptomatologie: Die **kindliche Verlaufsform** ist durch **Ikterus** charakterisiert und kann früh zum Leberversagen führen. Im Jugend- und Erwachsenenalter manifestiert sich der Morbus Wilson mit einer Lebererkrankung oder in fast der Hälfte der Fälle primär mit neurologischen und psychopathologischen Symptomen. Bei der **juvenilen Form** werden die Patienten noch vor dem 20. Lebensjahr **hypokinetisch**. Die Mimik ist starr, Sprechen und Schlucken sind zunehmend behindert. Ein Teil der Kranken leidet unter einer Pseudobulbärparalyse (s. S. 228) mit pathologischem Weinen und Lachen.

Bei der **adulten Form** überwiegen **Tremor**, **Ataxie** und dystone oder choreatische **Hyperkinesen**. Gedächtnis-, Antriebs- und Affektstörungen begleiten die neurologischen Symptome.

Bei Manifestation in der **3. bis 4. Lebensdekade** beginnt die Erkrankung allmählich mit einem **Intentionstremor**, der bei progredienter Leberinsuffizienz in einen „flapping tremor" übergeht (s. S. 252). Die **ataktische Gangstörung** wird im Verlauf von dystonen und choreatischen **Hyperkinesen** begleitet. Mit oder bereits vor Einsetzen der neurologischen Symptome stellen sich Gedächtnis-, Antriebs- und Affektstörungen, gelegentlich auch eine psychotische Symptomatik ein.

Ätiopathogenese: Die **autosomal rezessiv vererbte** Kupferstoffwechselstörung führt zu abnormer **Kupferspeicherung** in Leber, Niere, Kornea und Gehirn. Besonders betroffen sind die **Stammganglien** mit der Folge einer zystischen Degeneration.

Ätiopathogenese: Der Morbus Wilson wird **autosomal rezessiv vererbt**. Das Gen ist auf dem langen Arm von Chromosom 13 (13p14.3) lokalisiert; mehrere Punktmutationen führen zur Dysfunktion des kodierten Kupfertransportproteins. Der pathophysiologische Zusammenhang ist bisher nicht geklärt. Das normalerweise zu 95% an Caeruloplasmin gebundene **Kupfer** liegt bei Wilson-Kranken überwiegend in freier Form vor und wird in Hepatozyten **gespeichert**. Ist die Speicherkapazität der Leber erschöpft, wird Kupfer in anderen Organen wie Niere, Kornea und Gehirn abgelagert. Besonders betroffen sind die **Stammganglien**, vor allem das Putamen, mit der Folge einer zystischen Degeneration (Status spongiosus).

Diagnostik: Charakteristisch ist der **Kayser-Fleischer-Kornealring** (Abb. B-**1.44**), der sich

Diagnostik: Die Untersuchung der jugendlichen Patienten ergibt ein Parkinson-Syndrom mit Rigor, gelegentlich Ruhetremor und Akinese. Bei der adulten Form überwiegen zerebellare Symptome. Epileptische Anfälle treten unabhängig vom Manifestationsalter auf. Diagnostisch richtungweisend ist der **Kayser-Fleischer-Kornealring**, der als gelbe oder grünlich-braune Einlagerung in die oberflächliche Schicht der Kornea auffällt (Abb. B-**1.44**). Er findet sich bei allen Patienten, die bereits neurologische Symptome aufweisen; zuvor kann er fehlen oder erst bei der Spaltlampenuntersuchung erkennbar sein.

bei allen Patienten mit neurologischen Symptomen nachweisen lässt.

Die intrazerebralen Kupferablagerungen imponieren computertomographisch als hypodense Areale, kernspintomographisch als Signalaussparung im Stammganglienbereich, insbesondere Putamen. Als Folge von Gliose und Ödem finden sich aber auch Signalanhebungen in der T2-Wichtung. Im Verlauf zeigt sich eine intern betonte Hirnatrophie.

In CT und MRT finden sich Veränderungen der Stammganglien.

Wesentlich zur Diagnosestellung sind die Laboruntersuchungen: Der **Kupferspiegel** im Serum und das **Caeruloplasmin im Serum** sind **erniedrigt**, die Kupferausscheidung im 24-Stunden-Sammelurin ist erhöht. Bei 10% der Patienten sind die Werte normal oder nicht kongruent. Im Zweifelsfall wird die Diagnose durch Leberbiopsie gesichert.

Richtungweisend sind die **Verminderung von Kupfer** und **Caeruloplasmin im Serum** bei erhöhter Kupferausscheidung im Harn. Im Zweifelsfall wird eine Leberbiopsie durchgeführt.

Differenzialdiagnose: Der laborchemische Nachweis der Kupferstoffwechselstörung kann einziges differenzialdiagnostisches Kriterium zur Abgrenzung gegenüber der frühen Manifestation einer Parkinson-Krankheit und symptomatischen Parkinson-Syndromen sein (S. 58). Bei überwiegend zerebellarer Symptomatik ist an eine Multiple Sklerose (S. 302), bei choreatischen und dystonen Hyperkinesen an die Chorea Huntington (S. 207) und die Torsionsdystonie (S. 212) zu denken.

Differenzialdiagnose: Abzugrenzen sind Morbus Parkinson, Multiple Sklerose, Chorea Huntington und Torsionsdystonie. Entscheidend sind die o.g. Laborbefunde.

Therapie: Ziel der Behandlung ist eine Verminderung der Kupferspeicherung und intestinalen Kupferresorption. Durch Gabe von **D-Penicillamin** wird Kupfer gebunden und zudem dessen Ausscheidung im Urin erhöht. Eine Reduktion der Kupferaufnahme kann durch **kupferarme Diät** und die Anwendung von Zinksulfat erreicht werden, das jedoch zur Erstbehandlung manifest Kranker wegen des langsamen Wirkungseintritts nicht ausreicht. Da die Kupferstoffwechselstörung bereits vor der Entwicklung neurologischer und psychopathologischer Symptome nachweisbar ist, sollten Familienangehörige Wilson-Kranker untersucht, genetisch beraten und präsymptomatisch behandelt werden.

Therapie: D-Penicillamin bindet Kupfer und steigert so seine Ausscheidung, **kupferarme Diät** und Zinksulfat mindern die Kupferresorption. Angehörige von Wilson-Kranken sollten untersucht, genetisch beraten und ggf. präsymptomatisch therapiert werden.

Verlauf: Unbehandelt führt die Erkrankung zum Tod. Bei Manifestation vor dem 20. Lebensjahr kommt es innerhalb weniger Jahre zu Leber- und Nierenversagen und bei der adulten Form nach 10- bis 40-jährigem chronisch progredientem Verlauf zur Demenz. Die **lebenslange Therapie** hält die Progredienz auf; die neurologischen Symptome bilden sich jedoch nicht immer zurück. Asymptomatische homozygote Familienangehörige haben bei konsequenter **präventiver Therapie** eine gute Prognose.

Verlauf: Unbehandelt verläuft die Erkrankung tödlich. Durch **lebenslange Therapie** wird die Progredienz der Erkrankung aufgehalten. Bei **präventiver Behandlung** ist die Prognose günstig.

B-1.44 Kayser-Fleischer-Kornealring

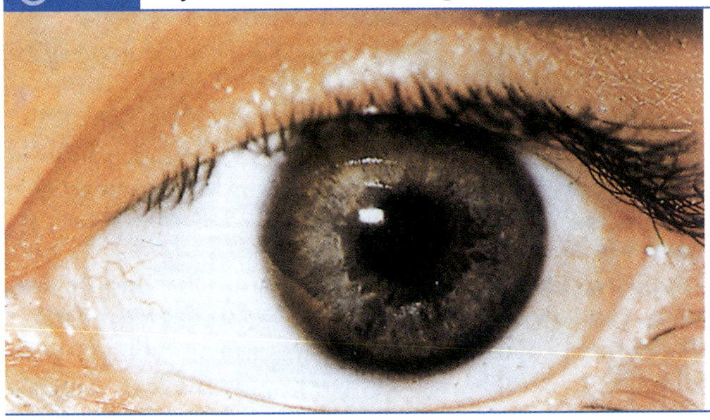

Kupferablagerung in der Kornea bei Morbus Wilson.

B-1.44

▶ Klinisches Beispiel

▶ **Klinisches Beispiel:** Seit einem Jahr war die 26-jährige Patientin psychomotorisch unruhig und dysphorisch. Auffällig waren ein Kayser-Fleischer-Kornealring, eine Artikulationsstörung, ein Intentions- und ein Haltetremor, der in ausgeprägte Hyperkinesen mit Kopfwackeln überging. Die Leberbiopsie und die biochemischen Untersuchungen sicherten die Diagnose einer hepatozerebralen Degeneration. Unter D-Penicillamin-Behandlung bildeten sich die klinischen Störungen einschließlich des psychopathologischen Befundes zurück (nach Hach und Hartung).

1.3.2 Erworbene Stoffwechselstörungen

Überblick

Neurologische Störungen finden sich bei zahlreichen erworbenen Stoffwechselstörungen, z. B.
- Elektrolytstörungen,
- Glukosestoffwechselstörungen und
- Hypovitaminosen.

1.3.2 Erworbene Stoffwechselstörungen

Überblick

Zahlreiche erworbene Stoffwechselstörungen gehen mit Erkrankungen des Zentralnervensystems einher, z. B.
- **Elektrolytstörungen** wie Hyponatriämie und Hypokalzämie,
- **Glukosestoffwechselstörungen** wie Hypoglykämie und
- **Hypovitaminosen** wie die funikuläre Myelose.

Zu den Polyneuropathien bei Diabetes mellitus und Vitaminmangel s. S. 466, zu den Myopathien s. S. 497.

Hyponatriämie

▶ Definition

Hyponatriämie

▶ **Definition:** Eine akute Hyponatriämie führt innerhalb kurzer Zeit zum Hirnödem. Bei chronischer Hyponatriämie verursacht ein zu rascher Elektrolytausgleich eine Demyelinisierung (zentrale pontine Myelinolyse). Die neurologischen Komplikationen sind in den meisten Fällen iatrogen und manifestieren sich erst bei einem Serum-Natrium-Wert deutlich unter dem unteren Grenzbereich von 135 mmol/l.

Symptomatologie: Eine **akute Hyponatriämie** kündigt sich mit Kopfschmerzen, Nausea und Vomitus an, bevor es zu **tonisch-klonischen Anfällen** und **Atemstillstand** kommt.

Der allmähliche Natriumverlust ist zunächst symptomlos. Die zu rasche Korrektur der **chronischen Hyponatriämie** führt zu Pseudobulbärparalyse und Lähmungen der Extremitäten.

Symptomatologie: Eine **akute Hyponatriämie** manifestiert sich zunächst mit Kopfschmerzen, Nausea und Vomitus, in der Hälfte der Fälle auch mit psychopathologischen Symptomen wie Orientierungsstörung und Halluzinationen. Bei einer Natrium-Konzentration um 108 mmol/1 kommt es zu dramatischer Verschlechterung mit generalisierten **tonisch-klonischen Anfällen** und **Atemstillstand** innerhalb einer Stunde.
Ein allmählicher Abfall der Serum-Natrium-Konzentration bleibt zunächst klinisch inapparent. Eine länger anhaltende Hyponatriämie unter 110 mmol/1 kann mit Desorientierung verbunden sein. Innerhalb weniger Tage nach zu rascher Korrektur der **chronischen Hyponatriämie** sind Hyperventilation, gelegentlich tonisch-klonische Anfälle, Dysarthrie, Dysphagie (Pseudobulbärparalyse, s. S. 228) und Lähmungen der Extremitäten zu beobachten.

Ätiopathogenese: Ein akuter Abfall des Serum-Natrium-Wertes unter 110 mmol/1 infolge **Wasserintoxikation** (iatrogen!) bewirkt ein **Hirnödem**.

Ätiopathogenese: Bei akutem Abfall des Serum-Natrium-Wertes unter 110 mmol/l, meist (postoperativ) infolge **Infusion hypotoner Lösungen** (Wasserintoxikation), entwickelt sich innerhalb von zwei Tagen ein **Hirnödem**. Als zusätzlicher pathogenetischer Faktor ist wahrscheinlich eine inadäquate ADH-Sekretion von Bedeutung.

▶ Merke

▶ **Merke:** Die Manifestation neurologischer Störungen ist weniger vom Absolutwert der Natrium-Konzentration im Serum bzw. Liquor als von der Geschwindigkeit der Elektrolytverschiebung abhängig.

Bei der chronischen Hyponatriämie, z. B. infolge Diuretikatherapie, verursacht die zu **rasche Na^+-Substitution** eine lokale Demyelinisierung, besonders eine **zentrale pontine Myelinolyse**. Patienten mit Leberinsuffizienz oder Kachexie und Alkoholkranke sind besonders gefährdet.

Ursachen einer chronischen Hyponatriämie sind natriumarme Diät und Diuretikatherapie. Erst die zu **rasche Natriumsubstitution** um > 12 mmol Na^+/l/die ruft schwere neurologische Komplikationen als Folge einer umschriebenen Demyelinisierung hervor. Besonders betroffen ist die zentrale Ponsregion: **zentrale pontine Myelinolyse**. Auch Demyelinisierungen im Corpus callosum und Kleinhirn kommen vor. Patienten mit einer Leberinsuffizienz oder Kachexie sind besonders gefährdet, ebenso Alkoholkranke, die oft eine klinisch inapparente chronische Hyponatriämie aufweisen. Eine zentrale pontine Myelinolyse entsteht nicht selten im Verlauf eines Alkoholdelirs oder einer Wernicke-Enzephalopathie (S. 259).

Diagnostik: Die **akute Hyponatriämie** führt über die Entwicklung eines Hirnödems mit intrakraniellem Druckanstieg rasch zur **Vigilanzstörung**. Pupillenstörungen, Hemiparese, Steigerung der Eigenreflexe und positive Pyramidenbahnzeichen sind Symptome der beginnenden Einklemmung (s. S. 111). Das Hirnödem stellt sich computertomographisch dar.
Die neurologischen Symptome einer **zentralen pontinen Myelinolyse** unter der zu raschen Natriumsubstitution bei chronischer Hyponatriämie stellen sich erst ein, wenn der Natriumwert im Serum schon wieder annähernd normal ist. Charakteristisch sind **Pseudobulbärparalyse** mit Tetraparese, horizontaler Blickparese (s. S. 35) und Mutismus. Die Symptomatik kann von einem milden pontinen Syndrom bis zum **Locked-in-Syndrom** (s. S. 114) reichen. Computertomographisch erkennt man die hypodense Läsion des Pons (Abb. B-**1.45**) meist erst in der zweiten Krankheitswoche. Der kernspintomographische Nachweis gelingt früher.

Diagnostik: Vigilanzstörung und Symptome der Einklemmung sind Folge des Hirnödems bei **akuter Hyponatriämie**.

Zeichen der **zentralen pontinen Myelinolyse** ist die **Pseudobulbärparalyse** mit Tetraparese und der Gefahr eines **Locked-in-Syndroms**. Die Ponsläsion stellt sich im CT (Abb. B-**1.45**) und bereits früher im MRT dar.

Differenzialdiagnose: Die wichtigste Differenzialdiagnose bei pseudobulbärer Symptomatik stellt die **Basilaris-Thrombose** dar. Differenzialdiagnostisch richtungweisend sind die Elektrolytwerte und eine vorangegangene Infusionstherapie. Die Herpes-Enzephalitis nimmt ebenfalls einen foudroyanten Verlauf mit initialem (jedoch meist fokalem) epileptischem Anfall und Vigilanzstörung.

Differenzialdiagnose: Bei pseudobulbärer Symptomatik kommt differenzialdiagnostisch in erster Linie eine **Basilaris-Thrombose** in Betracht.

Therapie und Prophylaxe: Die Behandlung der hypotonen Hyperhydratation durch Förderung der Wasserausscheidung mittels osmotischer Diurese (z. B. Mannit-Lösung) kann das Hirnödem oft nicht mehr verhindern. Deshalb ist die Infusion hypotoner Lösungen grundsätzlich kontraindiziert. Eine chronische Hyponatriämie sollte konservativ durch Absetzen der Diuretika und Reduktion der Flüssigkeitszufuhr behandelt werden.

Therapie und Prophylaxe: Wesentlich ist die Vermeidung einer iatrogenen Hyponatriämie (keine Infusion hypotoner Lösungen, Elektrolytkontrollen bei Diuretikatherapie!).

▶ **Merke:** Ist eine parenterale Elektrolytgabe erforderlich, darf das Serum-Natrium bei chronischer Hyponatriämie um nicht mehr als 12 mmol/l innerhalb von 24 Stunden (0,5 mmol/l/h) angehoben werden. Da eine Hypernatriämie unbedingt vermieden werden muss, sollte der Elektrolytausgleich nicht bis zur Normalisierung des Wertes erfolgen (anzustreben ist eine Natriumkonzentration von 121 – 134 mmol/l).

◀ **Merke**

Verlauf: Die Prognose der akuten Hyponatriämie ist infaust. Nicht selten sterben die Patienten bereits innerhalb von 24 Stunden im Koma. In mehr als der Hälfte der Fälle entsteht ein apallisches Syndrom (s. S. 114).

Verlauf: Die Prognose der akuten Hyponatriämie ist infaust (Tod oder appallisches Syndrom).

B-1.45 Zentrale pontine Myelinolyse

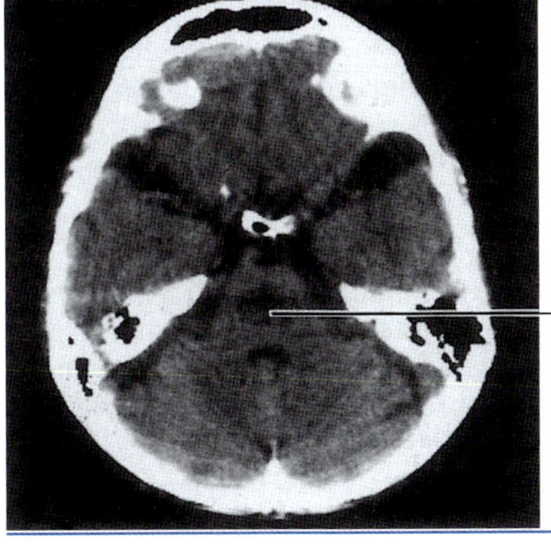

Das CT eines 30-jährigen alkoholkranken Patienten zeigt eine hypodense Läsion des Pons bei kortikaler Atrophie.

B-1.45

Wird die zentrale pontine Myelinolyse überlebt, ist die Remission meist unvollständig.

Eine ausgedehnte zentrale pontine Myelinolyse infolge chronischer Hyponatriämie wird oft nur im Locked-in-Syndrom überlebt (s. S. 114). Kleinere Läsionen weisen eine unvollständige Remissionstendenz auf.

Hypokalzämie

▶ **Definition:** Hypokalzämien unterschiedlicher Ätiologie verursachen eine Steigerung der neuromuskulären Erregbarkeit bei einer Konzentration des Gesamt-Kalziums im Serum unter 2,2 mmol/l bzw. des ionisierten Kalziums im Serum unter 1 mmol/l. Neurologische Manifestationen sind die Tetanie, selten auch epileptische Anfälle und das Fahr-Syndrom.

Symptomatologie: Häufigstes Symptom der Hypokalzämie ist der **tetanische Anfall**, der durch distale **Parästhesien** und schmerzhafte tonische **Muskelkrämpfe** (Karpopedalspasmen und Laryngospasmus) gekennzeichnet ist.

Symptomatologie: Häufigste neurologische Symptome sind **tetanische Anfälle**, die mit perioralen und akrodistalen **Parästhesien** beginnen. Ohne Vigilanzstörung setzen schmerzhafte **Muskelkrämpfe** an Händen und Füßen (Karpopedalspasmen) ein. Die Finger sind im Grundgelenk gebeugt, in den Interphalangealgelenken gestreckt, der Daumen ist eingeschlagen. Eine Beugung im Hand- und Ellenbogengelenk bei Adduktion des Oberarms wird als „Pfötchenstellung" bezeichnet. Die Füße sind plantarflektiert und leicht supiniert mit eingekrallten Zehen. Zuletzt ist die mimische Muskulatur betroffen, die Lippen werden wie zum Pfeifen gespitzt („Karpfenmund"). Auch die Kehlkopf- und Atemmuskulatur kann beteiligt sein (Laryngospasmus).

Bei chronischer Hypokalzämie sind Photophobie und Blepharospasmus häufig. Auch **epileptische Anfälle** kommen vor.

Häufige Begleitsymptome einer chronischen Hypokalzämie sind Photophobie und Blepharospasmus. **Epileptische Anfälle** kommen vor allem bei Hypoparathyreoidismus vor. Gelegentlich kommt es auch zu einer akuten Psychose.

Ätiopathogenese: Eine Abnahme des ionisierten Kalziums < 1 mmol/l steigert die neuromuskuläre Erregbarkeit. Vitamin-D-Mangel und **Störungen des Vitamin-D-Stoffwechsels**, z. B. durch Niereninsuffizienz und Leberzirrhose, sowie Hypoparathyreoidismus sind die häufigsten Hypokalzämie-Ursachen.

Ätiopathogenese: Eine Abnahme des extrazellulären ionisierten Kalziums unter 1 mmol/l hat eine erhöhte Zellmembranpermeabilität für Natrium und Kalium und damit eine Steigerung der neuromuskulären Erregbarkeit zur Folge. Häufigste Ursache ist eine **Vitamin-D-Stoffwechselstörung**, die nephrogen, hepatisch oder medikamentös (Phenytoin, Phenobarbital, Kortikosteroide) bedingt ist. Ein Vitamin-D-Mangel findet sich bei verminderter UV-Licht-Bestrahlung (Rachitis) und Mangelernährung. Vermehrter Kalziumbedarf z. B. während Schwangerschaft und Laktation kann bei sonst normalem Kalziumhaushalt einen tetanischen Anfall auslösen. Ein Mangel an Parathormon bei primärem oder sekundärem Hypoparathyreoidismus verursacht eine chronische Hypokalzämie oder eine akute reversible hypokalzämische Krise, meist nach Schilddrüsenoperation, wenn auch die Epithelkörperchen entfernt wurden.

Hyperventilation führt über eine respiratorische Alkalose zur Abnahme des freien Kalziumanteils und damit zur normokalzämischen Tetanie.

Eine Verschiebung des Anteils von freiem zu proteingebundenem Kalzium mit physiologischer Serumkonzentration (normokalzämische Tetanie) entsteht bei Alkalose, z. B. nach anhaltendem Erbrechen oder durch Hyperventilation. Auslösend für eine **psychogene Hyperventilation** sind vor allem angstgefärbte Konfliktsituationen. Im Anfall verstärken schmerzhafte Muskelkontraktionen die Angst; die Furcht vor einem erneuten tetanischen Anfall (Tetanophobie) mit Luftnot führt wiederum zur Hyperventilation.

Diagnostik: Hinweise auf eine neuromuskuläre Übererregbarkeit sind das **Chvostek-** und das **Trousseau-Zeichen**.

Diagnostik: Eine latente Tetanie bei Hypokalzämie lässt sich durch das **Chvostek-Zeichen** (Kontraktion der mimischen Muskulatur nach Beklopfen des Fazialisstammes) und das **Tronsseau-Zeichen** (Provokation eines Karpalspasmus durch Stauung am Oberarm) nachweisen.

Wichtig sind EKG, BGA und die Bestimmung von Kalzium, Phosphat, Kreatinin, AP und Parathormon im Serum.

Elektrokardiographisch sind Arrhythmien und eine Verlängerung der QT-Zeit nachweisbar. Die Labordiagnostik muss die Bestimmung von Kalzium und Phosphat im Serum, außerdem von Kreatinin, alkalischer Phosphatase (AP), Parathormon, ggf. Vitamin D umfassen sowie eine Blutgasanalyse (BGA).

Bei **Hypoparathyreoidismus** bestehen eine Hypokalzämie, Hyperphosphatämie und Hypokalzurie. Bei 50 % der Patienten zeigt das CT bilateral symmetrische **Stammganglienverkalkungen**. Bestehen zusätzlich psychische und extrapyramidale Störungen, so spricht man vom **Fahr-Syndrom**.

Hypokalzämie, Hyperphosphatämie und Hypokalzurie sind charakteristisch für den chronischen **Hypoparathyreoidismus**. Der Parathormonspiegel im Serum ist erniedrigt. Gelegentlich kann es zum Bild des Pseudotumor cerebri mit Stauungspapille kommen. Das gemeinsame Vorkommen von tetanischen und epileptischen Anfällen ist auf eine hypoparathyreote Stoffwechsellage verdächtig. Bei der Hälfte der Patienten mit Hypoparathyreoidismus finden sich computertomographisch bilateral symmetrische **Verkalkungen der Stammganglien**. Das Zusammentreffen psychischer und extrapyramidaler Störungen mit dieser Form der Verkalkungen wird als **Fahr-Syndrom** bezeichnet.

Differenzialdiagnose: Synkopale und epileptische Anfalle sind im Gegensatz zu den tetanischen durch Vigilanzstörungen gekennzeichnet. Allerdings kann eine chronische Hypokalzämie Ursache eines epileptischen Gelegenheitsanfalls sein (s. S. 523). Ein **Fahr-Syndrom** ohne Hypokalzämie tritt gelegentlich **familiär** auf und ist dann durch ein Parkinson-Syndrom und eine Demenz schon im frühen Erwachsenenalter charakterisiert. Bilateral symmetrische Stammganglienverkalkungen werden auch als Folge von Pallidumnekrosen bei hypoxischen Schädigungen, z. B. nach CO-Vergiftungen beobachtet. Isolierte Verkalkungen des inneren Pallidumglieds, die nach dem 40. Lebensjahr auftreten, gelten als physiologisch.

Differenzialdiagnose: Im Gegensatz zu den tetanischen sind synkopale und epileptische Anfälle durch Vigilanzstörungen gekennzeichnet. Ein **Fahr-Syndrom** mit Parkinson-Symptomatik und Demenz tritt **familiär** auch ohne Hypokalzämie auf.

Therapie: Der hypokalzämische tetanische Anfall wird durch langsame intravenöse Injektion von 10 – 20 ml 10%igem **Kalziumglukonat** unterbrochen. Bei chronischer Hypokalzämie wird Kalzium oral sowie Vitamin D gegeben, bei nachgewiesenem Hypoparathyreoidismus ist meist zusätzlich Dihydrotachysterol erforderlich. Gelegenheitsanfälle bei Hypokalzämie erfordern keine chronische Antiepileptika-Therapie, die allein auch nicht wirksam wäre, sondern den Ausgleich der Hypokalzämie.
Die Hyperventilation lässt sich durch Rückatmung von Kohlendioxid (z. B. Atmen in eine Plastiktüte) oder Gabe eines Sedativums beenden. Bei den häufig rezidivierenden psychogenen Hyperventilationsanfällen hilft autogenes Training, zur Behandlung der pathologischen Konfliktverarbeitung sind psychotherapeutische Gespräche notwendig.

Therapie: Ein hypokalzämischer tetanischer Anfall lässt sich durch intravenöse Injektion von **Kalziumglukonat** unterbrechen.

Der Hyperventilationsanfall wird durch Rückatmung von CO_2 oder Gabe eines Sedativums unterbrochen. Langfristig ist häufig eine Psychotherapie erforderlich.

Verlauf: Die Tetanie ist nach Korrektur des Kalziumhaushaltes reversibel. Nur wenn eine ausgeprägte psychotische Symptomatik bei chronischer Hypokalzämie auftritt, ist mit anhaltenden psychopathologischen Symptomen zu rechnen.

Verlauf: Bei frühzeitiger Behandlung ist die Prognose günstig.

Hypoglykämie

Hypoglykämie

▶ **Definition:** Absinken des Blutzuckerspiegels (kapillär < 50 mg/dl = 2,78 mmol/l) mit neuronaler Funktionsstörung, die zu psychotischen und fokalen neurologischen Symptomen sowie zum Koma führt.

◀ **Definition**

Symptomatologie: Anfangs klagen die Patienten über Schwitzen, Zittern, Parästhesien, Schwächegefühl und Doppelbilder. Meist fällt psychomotorische Unruhe auf. Im **hypoglykämischen Schock** ist die Vigilanz herabgesetzt. Man beobachtet ein delirantes oder paranoid-halluzinatorisches Syndrom. Nicht selten sind transitorische Paresen, eine Aphasie oder Dysarthrie, orale Automatismen, dystone oder choreoathetotische Hyperkinesen und **epileptische Anfälle**. Infolge einer zentral bedingten Hyperventilation können tetanische Symptome hinzukommen. Später besteht Amnesie. Wird die Hypoglykämie nicht behoben, entwickelt sich ein Koma mit Strecksynergien und Pyramidenbahnzeichen.

Symptomatologie: Frühsymptome sind Schwitzen, Tremor, Parästhesien, Diplopie und Unruhe. Im **hypoglykämischen Schock** treten Somnolenz und ein delirantes bzw. paranoid-halluzinatorisches Syndrom, fokale neurologische Ausfälle und **epileptische Anfälle** auf, gefolgt von einem Koma.

Ätiopathogenese: Ein hypoglykämischer Schock entsteht bei Blutzuckerwerten < 30 mg/dl. Am häufigsten treten Hypoglykämien bei der Therapie des **Diabetes mellitus** auf. Diabetes-Kranke können schon bei Werten < 80 mg/dl hypoglykämische Symptome erleiden. Das Inselzelladenom und schwere **Lebererkrankungen**, wie Leberzirrhose, Leberzellkarzinom, aber auch eine Virus-Hepatitis, verursachen durch verlangsamten Insulinabbau ebenfalls Hypoglykämien. Bei chronischem **Alkoholabusus** kann die Alkoholzufuhr schwere Hypoglykämien verursachen, da Alkohol über die Leberschädigung hinaus die Glukoneogenese in der Leber hemmt. Alkoholinduzierte Hypoglykämien finden sich auch nach längerem Fasten, d. h. wenn die Glykogenspeicher leer sind. Ferner wird das Auftreten spontaner Hypoglykämien durch einseitige kohlenhydratreiche Ernährung, Schwangerschaft und Laktation gefördert. Im Kindesalter ist die Hy-

Ätiopathogenese: Hypoglykämien sind häufige Komplikationen der Therapie des **Diabetes mellitus**. Ein erhöhter Glukoseverbrauch findet sich bei Insulinom. Hypoglykämien werden auch durch akute oder chronische **Lebererkrankungen** ausgelöst. Eine **alkoholinduzierte Hypoglykämie** tritt vornehmlich nach längerem Fasten auf. Im Kindesalter ist die Hypoglykämie die häufigste Stoffwechselstörung.

poglykämie die häufigste Stoffwechselstörung (z.B. bei Neugeborenen diabetischer Mütter, bei Hyperinsulinismus oder hereditären Glykogenosen, s. S.). Pathologisch-anatomisch finden sich nach tiefem hypoglykämischem Koma ein **Hirnödem** und elektive Parenchymnekrosen besonders im temporalen Kortex, Hippokampus und Striatum.

Ein tiefes hypoglykämisches Koma führt zu **Hirnödem** und elektiven Parenchymnekrosen.

Diagnostik: Schon ein relativer Blutzuckerabfall löst bei Patienten, die an hohe Glukosewerte gewohnt sind, und bei älteren Menschen mit vorbestehender vaskulärer Hirnschädigung hypoglykämische Symptome aus. Bei diabetischer autonomer Polyneuropathie fehlen die initialen vegetativen Symptome. Wesentlich ist daher die **Blutzuckermessung**. Das EEG zeigt eine diffuse Funktionsstörung und Hyperventilationsveränderungen gelegentlich auch epileptische Potenziale.

Diagnostik: Bei Diabetes mellitus mit autonomer Neuropathie können die Frühsymptome des hypoglykämischen Schocks fehlen. Wesentlich ist daher die **Blutzuckermessung**.

Differenzialdiagnose: Psychopathologische Symptome, die auch dem hyperglykämischen Koma vorausgehen, werden nicht selten als psychogen, bei älteren Menschen als „Verwirrtheitszustand" fehlgedeutet. Der hypoglykämische Zustand kann mit einer **transitorisch-ischämischen Attacke** (TIA, s. S. 389) und mit einer transienten globalen Amnesie (TGA, s. S. 101) verwechselt werden. Die häufigste Fehldiagnose bei rezidivierenden Hypoglykämien ist eine **Epilepsie** s. S. 516). Da aber die Hypoglykämie selbst epileptische Anfalle auslösen kann, ist im Zweifelsfall immer unmittelbar nach einem Anfall der Blutzucker zu bestimmen.

Differenzialdiagnose: Hypoglykämische Zustände sind von den Durchblutungsstörungen des Gehirns, insbesondere einer **TIA** und einer TGA abzugrenzen. Hypoglykämisch induzierte Gelegenheitsanfälle dürfen nicht zur Diagnose Epilepsie verleiten.

Therapie: Eine leichte Hypoglykämie kann rasch durch orale Glukosezufuhr, eine schwere erst durch intravenöse Glukose-Injektion bzw. -Infusion (40–60 ml 40%ige Glukose) behoben werden. Ist das Koma nach einer Glukose-Injektion nicht sofort reversibel, sind intensivmedizinische Maßnahmen (Beatmung u.a.) erforderlich. Nach Abklingen der Hypoglykämie sollte eine stationäre Beobachtung erfolgen, da mit Rezidiven zu rechnen ist.

Therapie: Die Hypoglykämie wird durch orale oder intravenöse Glukosegabe behoben.

Verlauf: Hypoglykämische Zustände sind in der Regel auch dann reversibel, wenn ausgeprägte neurologische Herdsymptome auftreten. Bei prolongiertem hypoglykämischem Koma besteht die Gefahr einer irreversiblen zerebralen Schädigung mit Atemlähmung. Es muss mit einer Morbidität von 3% und einer Letalität von fast 1% gerechnet werden.

Verlauf: Neurologische Symptome bei Hypoglykämie sind meist reversibel.

Funikuläre Myelose

Funikuläre Myelose

▶ **Synonyme**

▶ **Synonyme:** Funikuläre Spinalerkrankung, funikuläres Syndrom, subacute combined degeneration of the spinal cord.

▶ **Definition**

▶ **Definition:** Durch chronischen Vitamin-B_{12}-Mangel bedingte degenerative Schädigung vorwiegend der Hinterstränge sowie der Pyramidenseitenstränge des Hals- und Brustmarks. Funikuläre Syndrome sind durch distale Parästhesien, sensomotorische Paresen und spinale Ataxie charakterisiert. In fast der Hälfte der Fälle besteht gleichzeitig eine hyperchrome megalozytäre Anämie.

Epidemiologie: Die funikuläre Myelose manifestiert sich jenseits des 45. Lebensjahrs ohne signifikante Geschlechtsunterschiede vor allem bei perniziöser Anämie, chronischem Alkoholabusus, Magenkarzinom, nach Gastrektomie und bei Parasitenbefall, z.B. durch Diphyllobothrium latum (Fischbandwurm). Exakte epidemiologische Daten liegen nicht vor.

Epidemiologie: Die funikuläre Myelose kommt bei einer Reihe internistischer Erkrankungen vor und manifestiert sich meist jenseits des 45. Lebensjahres.

Symptomatologie: Die Patienten klagen regelmäßig über **Parästhesien**, Kältemissempfindungen und Schmerzen besonders an den unteren Extremitäten, rasche Ermüdbarkeit und Unsicherheit beim Gehen, öfter auch Zungenbrennen oder Impotenz und Retentio urinae (Abb. B-**1.46**). Es kann zu einer Farbsehstörung und **Visusminderung** kommen (früher Tabak-Alkohol-Amblyopie genannt).

Symptomatologie: Regelhaft treten **Parästhesien** v.a. an den Beinen und Ataxie, oft auch Miktionsstörungen, Zungenbrennen und **Visusminderung** auf (Abb. B-**1.46**).

B-1.46 Häufige Symptome bei Vitamin-B_{12}-Mangelerkrankungen

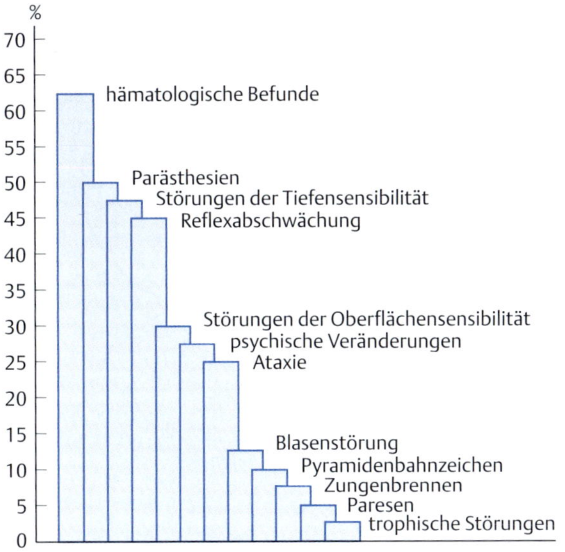

B-1.46

Ätiopathogenese: Der Entmarkungsprozess ist Folge einer **B_{12}-Avitaminose**. Die im Ileum erfolgende Vitaminresorption hängt von einer ausreichenden Zufuhr tierischen Eiweißes und einem intakten Resorptionsmechanismus ab: Vitamin B_{12} als Extrinsic-Faktor kann nur im Komplex mit dem von der Magenschleimhaut gebildeten Intrinsic-Faktor resorbiert werden. Häufigste Ursachen der B_{12}-Avitaminose sind chronische gastrointestinale Erkrankungen und Mangelernährung (Tab. B-**1.16**). Alkoholkranke sind besonders gefährdet, da zur Fehlernährung häufig eine chronische Gastritis hinzukommt. Der Speichervorrat in der Leber ist so groß, dass sich erst ca. drei Jahre nach vollkommenem Resorptionsstopp funikuläre oder andere Vitamin-B_{12}-Mangelsymptome einstellen.

Pathologisch-anatomisch handelt es sich um einen **Markscheidenzerfall** im Bereich der Hinter- und Seitenstränge, der von der Pyramidenbahnkreuzung bis

Ätiopathogenese: Pathogenetisch liegt eine **B_{12}-Avitaminose** vor, deren Ursachen in Tab. B-**1.16** aufgeführt sind.

Neuropathologisch zeigt sich ein **Markscheidenzerfall** vor allem im zervikalen und tho-

B-1.16 Ursachen der B_{12}-Avitaminose

Vitamin-B_{12}-Angebot eingeschränkt	▪ *Mangel an Extrinsic-Faktor (Vitamin B_{12})* durch – Fehlernährung, Alkoholkrankheit – Anorexia nervosa, Hunger
Vitamin-B_{12}-Resorptionsstörung	▪ *Mangel an Intrinsic-Faktor* bei – chronisch atrophischer Gastritis – Antikörperbildung gegen Vitamin B_{12}, Intrinsic-Faktor oder Belegzellen des Magens – Magenkarzinom, Magenresektion ▪ *Malabsorption:* – Ileitis terminalis, Colitis ulcerosa – Ileumresektion – Sprue (Zöliakie), Kollagenosen – chronische Pankreasinsuffizienz ▪ *sogenannte Antivitamine:* – Antiepileptika – Zytostatika – Furantoine, Neomycin – PAS, Colchicin
erhöhter Vitamin-B_{12}-Bedarf	▪ *Schwangerschaft, Laktation* ▪ *Leukämie, Myelom, HIV-Infektion* ▪ *Darmparasiten (Fischbandwurm)* ▪ *pathologische Bakterienbesiedlung im Darm*

B-1.16

B-1.47

B-1.47 **Symptomatologie und Topik der funikulären Myelose**

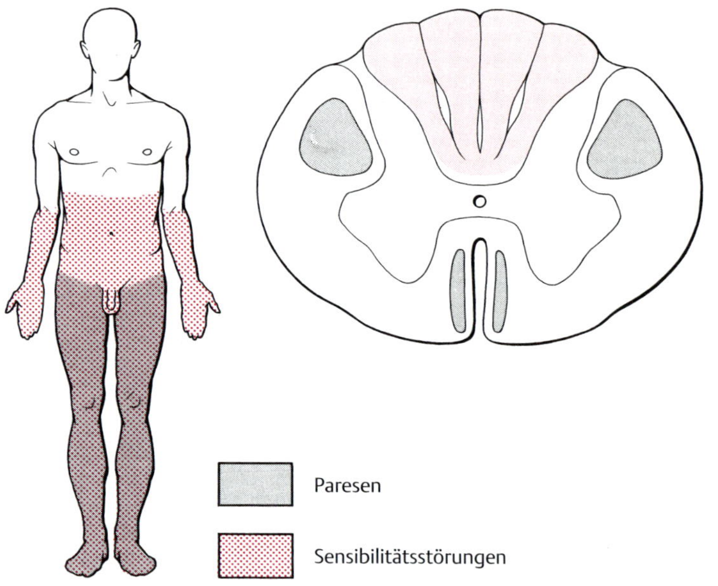

Hinterstrangsymptome (rosa) – Sensibilitätsstörungen und spinale Ataxie –, im weiteren Verlauf auch Pyramidenbahn-Symptome (grau), kennzeichnen das Rückenmarksyndrom.

rakalen Bereich der Hinter- und Seitenstränge des Rückenmarks (Abb. B-**1.47**).

zum Thorakalmark reicht (Abb. B-**1.47**). Nervus oder Tractus opticus und periphere Nerven können ebenfalls von der Demyelinisierung betroffen sein. Im weiteren Verlauf werden die Achsenzylinder geschädigt. Im Rückenmark und im Marklager des Gehirns findet sich eine spongiöse Degeneration.

Diagnostik:

Diagnostik:

▶ **Merke**

▶ **Merke:** Wichtige Fragen an den Patienten bei Verdacht auf Vitamin-B_{12}-Mangel:
- Parästhesien?
- rasche Ermüdung beim Gehen?
- Miktions- und Potenzstörung?
- Zungenbrennen?
- Visusminderung?
- Alkoholabusus?
- Fehlernährung (streng vegetarische Kost)?
- Magenoperationen?
- gastroenteritische Beschwerden?
- Gewichtsverlust?

Vom Aspekt her fällt neben blassgelber Haut gelegentlich eine **Atrophie der Zungenschleimhaut** (Hunter-Glossitis, Abb. B-**1.48**) auf. Die Untersuchung ergibt eine **Sensibilitätsstörung** mit Aufhebung der Lage- und Vibrationsempfindung an den unteren Extremitäten, eine **spinale Ataxie** und eine **spastische Paraparese**. Das Fehlen der Eigenreflexe weist auf eine gleichzeitig bestehende Polyneuropathie hin.

Neben blassgelbem Hautkolorit und gelben Skleren (leicht gesteigerte Hämolyse) fällt gelegentlich eine **Atrophie der Zungenschleimhaut** (Hunter-Glossitis, Abb. B-**1.48**) mit roter und brennender Zunge auf. Bei der neurologischen Untersuchung finden sich neben einer distal symmetrischen Hypästhesie eine Störung des Lagesinns und ein pathologischer sensibler Funktionswandel. Auffällig ist eine **Pallanästhesie** (Verlust der Vibrationsempfindung), die sich von distal bis zum Rumpf erstreckt. Die Sensibilitätsstörungen können querschnittsförmig angeordnet sein oder ein Polyneuropathie-Muster annehmen. Bei der sich regelmäßig entwickelnden **spastischen Paraparese** sind die Eigenreflexe als Ausdruck einer gleichzeitig bestehenden Polyneuropathie nicht selten abgeschwächt oder erloschen (vgl. auch S. 475). Charakteristisch sind gleichzeitiges Vorkommen von Pyramidenbahnzeichen und Abschwächung bzw. Fehlen der Eigenreflexe

B-1.48 Hunter-Glossitis bei funikulärer Myelose

B-1.48

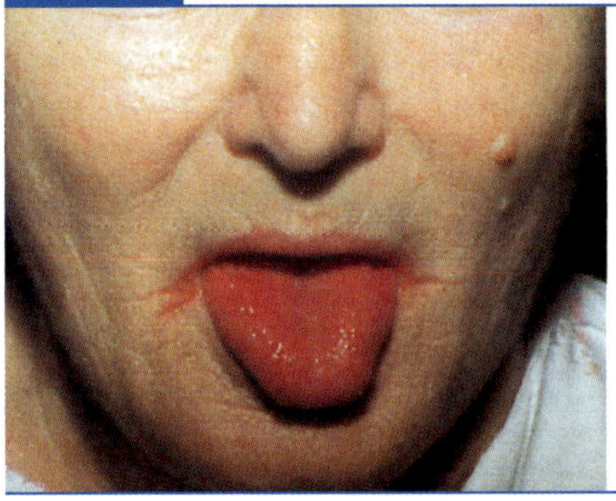

Die Zunge ist deutlich gerötet und es finden sich Rhagaden an den Mundwinkeln.

an den unteren Extremitäten. Die auffällige Gangstörung ist einerseits durch die Paraspastik, andererseits durch die **spinale Ataxie** mit positivem Romberg-Zeichen bedingt.

Nicht selten entwickelt sich ein paranoid-halluzinatorisches Syndrom.

Nicht selten ist die neurologische Symptomatik von einem depressiven, paranoiden oder **paranoid-halluzinatorischen Syndrom** begleitet und von demenziellem Abbau gefolgt.

Der Liquor zeigt meist eine Eiweißvermehrung. Die NLG ist in drei Viertel der Fälle herabgesetzt.

Im Liquor zeigt sich in zwei Drittel der Fälle eine leichte Eiweißerhöhung. Elektroneurographisch lässt sich bei drei Viertel der Patienten eine Reduktion der Nervenleitgeschwindigkeit (NLG) registrieren, die z.T. auf eine gleichzeitig bestehende Polyneuropathie zurückzuführen ist. Die somatosensorisch evozierten Potentiale (SEP) und die motorisch evozierten Potenziale (MEP) sind verzögert.

Hämatologisch findet sich häufig eine **megalozytäre hyperchrome Anämie**. Bei perniziöser Anämie ist eine histaminrefraktäre Achylie nachweisbar.

Hämatologische Symptome, die sowohl der Manifestation funikulärer Symptome vorausgehen als auch folgen können, sind häufig eine **megalozytäre hyperchrome Anämie** (in ca. 50% der Fälle), jedoch auch eine normo- oder hypochrome Anämie, leichte Hämolyse, Leukopenie und Thrombopenie. Von perniziöser Anämie (Perniziosa, Morbus Biermer), die familiär gehäuft auftritt, spricht man bei Magenschleimhautatrophie mit histaminrefraktärer Achylie (Anazidität) und Antikörpernachweis gegen die Parietalzellen der Magenschleimhaut und z.T. gegen den Intrinsic-Faktor bzw. Intrinsic-Faktor-Vitamin-B_{12}-Komplex.

Ein Vitamin-B_{12}-Mangel wird durch **Bestimmung des Vitamin-B_{12}-Serumspiegels**, eine Resorptionsstörung im **Schilling-Test** nachgewiesen.

Der Vitamin-B_{12}-Mangel wird durch zwei Labormethoden nachgewiesen:

1. **Bestimmung des Vitamin-B_{12}-Serumspiegels** (normal 150–1000 pg/ml).
2. **Schilling-Test**: Oral verabreichtes, mit ^{57}Co radioaktiv markiertes Vitamin B_{12} wird durch anschließende i.m.-Injektion von 1000 µg Vitamin B_{12} verdrängt und über den Urin ausgeschieden. Liegt eine Resorptionsstörung vor, so ist das radioaktiv markierte Cobalamin im 24-Stunden-Urin auf $< 10\%$ reduziert. Bei pathologischem Ausfall wird die Untersuchung frühestens nach einer Woche bei gleichzeitiger oraler Gabe von Intrinsic-Faktor wiederholt. Ist die Ausscheidung nun regelrecht, besteht ein Intrinsic-Faktor-Mangel, bei weiterhin pathologischem Ausfall liegt die Störung im Darm selbst.

Weitere Untersuchungen wie z.B. Gastroskopie und Xylose-Test können erforderlich sein.

Um die Ursache einer B_{12}-Resorptionsstörung eindeutig festzustellen, können weitere Untersuchungen erforderlich werden: Gastroskopie mit Magensaftanalyse und Biopsie sowie Xylose-Test und Bestimmung der Fettsäureausscheidung im Stuhl zum Nachweis einer Malabsorption.

Differenzialdiagnose: Ein **Folsäuremangel** verursacht identische hämatologische Symptome wie die B_{12}-Avitaminose, jedoch selten neurologische Symptome. Ein spinaler Tumor und eine Myelopathie sind mittels MRT auszuschließen; eine **Multiple Sklerose** zusätzlich liquordiagnostisch.

Differenzialdiagnose: Eine makrozytäre hyperchrome Anämie, selten Hinterstrangsymptome und Polyneuropathien, werden auch bei **Folsäuremangel** beobachtet. Rückenmarktumoren und -metastasen (s. S. 354) sind immer differenzialdiagnostisch in Betracht zu ziehen, selbst wenn ein Folsäuremangel oder eine Vitamin-B_{12}-Stoffwechselstörung bekannt ist. Ebenso wie zum Ausschluss einer zervikalen oder vaskulären Myelopathie (s. S. 425) ist eine kernspintomographische Untersuchung des gesamten Spinalkanals erforderlich. Zur Abgrenzung der **Multiplen Sklerose** ist neben der Liquoruntersuchung die MRT wesentlich, die auch bei überwiegend spinaler Symptomatik meist typische zerebrale Veränderungen nachweist (s. S. 305).

Therapie: Nach parenteraler Gabe von täglich 1000 µg Vitamin B_{12} über vier Wochen muss eine Langzeittherapie mit zunächst zweimal wöchentlichen intramuskulären Injektionen erfolgen.

Therapie: Ist die Vitamin-B_{12}-Resorptionsstörung nachgewiesen (bei selten foudroyantem Verlauf einer funikulären Myelose auch schon bei Verdacht), wird die parenterale Behandlung mit täglich 1000 µg Vitamin B_{12} i. m. begonnen und über vier Wochen fortgesetzt. Anschließend injiziert man die gleiche Dosis ein Jahr lang zweimal wöchentlich, dann monatlich einmal intramuskulär. Bei nicht behebbarer Resorptionsstörung (z. B. Magenresektion) ist die Substitution lebenslang erforderlich.

Verlauf: Unbehandelt ist die Prognose wegen der Gefahr einer Querschnittslähmung und Demenz schlecht.

Verlauf: Unbehandelt kommt es zu einer partiellen Querschnittslähmung und zur Demenz. Nur bei frühzeitiger Vitamin-B_{12}-Substitutionstherapie ist die Prognose günstig, da sich leichtere neurologische und psychopathologische Symptome wieder zurückbilden.

▶ **Klinisches Beispiel**

▶ **Klinisches Beispiel:** Eine 77-jährige Witwe, die sich seit Jahren unzureichend ernährt hatte, wurde wegen psychomotorischer Unruhe und Gangunsicherheit bei Verdacht auf Alkohol- und Medikamentenabusus stationär aufgenommen. Neurologisch fanden sich eine gerötete Zunge, eine Dysdiadochokinese beiderseits, eine spastisch-ataktische Gangstörung, eine Hypästhesie und Pallhypästhesie beider Unterschenkel. Der Vitamin-B_{12}-Spiegel war auf 116 pg/ml herabgesetzt, auch der Schilling- Test war pathologisch (4,6 % ^{57}Kobalt). Eine megalozytäre Anämie bestand nicht. Gastroskopisch fand sich ein bereits ausgedehntes Magenkarzinom. Unter der Behandlung mit intramuskulären Vitamin-B_{12}-Injektionen war eine Rückbildung der psychopathologischen, jedoch nicht mehr der neurologischen Symptome zu beobachten.

1.3.3 Hepatische Enzephalopathie

1.3.3 Hepatische Enzephalopathie

▶ **Synonyme**

▶ **Synonyme:** Hepato-portale Enzephalopathie, Coma hepaticum, Leberzerfallskoma bzw. Leberausfallskoma.

▶ **Definition**

▶ **Definition:** Zerebrale Funktionsstörung, vor allem durch vermehrten Anfall toxischen Ammoniaks im Gehirn als Folge einer akuten oder chronischen Leberinsuffizienz. Im Vordergrund stehen psychopathologische und extrapyramidale Symptome. Im weiteren Verlauf entwickelt sich eine Vigilanzstörung bis zum Koma.

Epidemiologie: 60 % der Patienten mit portaler Hypertension weisen psychopathologische Symptome auf.

Epidemiologie: 60 % der Patienten mit klinischen Zeichen der portalen Hypertension bei Leberzirrhose weisen psychopathologische Symptome auf, 25 % der Patienten eine hepatische Enzephalopathie.

Symptomatologie: Frühsymptome sind depressive Verstimmung, mnestische Störungen und Schlafumkehr mit nächtlicher Desorientierung. Es treten ein **Tremor** manus („flapping tremor") und ein **delirantes Syndrom** auf. Im weiteren Verlauf kommt es zum **Koma** (Tab. B-**1.17**).

Symptomatologie: Frühsymptome sind depressive Verstimmung, Affektlabilität und mnestische Störungen, Schlafumkehr mit nächtlicher Desorientierung und gelegentlich Kopfschmerzen. Intermittierend tritt ein grobschlägiger **Tremor** der Hände („flapping tremor") auf, der bei Willkürbewegungen nachlässt. Die Patienten sind anfangs unruhig, dann zunehmend apathisch. Es kommt zu einem **deliranten Syndrom** mit visuellen Halluzinationen. Bei chronischer Leberinsuffizienz sind die Symptome anfangs fluktuierend. Allmählich entwickelt sich eine Vigilanzstörung bis zum **Koma** (Tab. B-**1.17**). Bei foudroyantem Verlauf stellt sich rasch ein Koma ein.

Ätiopathogenese: Ursache ist eine meist chronische **Leberinsuffizienz** mit der Ausbildung porto-kavaler Anastomosen.

Ätiopathogenese: Ursache ist eine meist chronische **Leberinsuffizienz**, die zur Ausbildung eines Kollateralkreislaufs mit intra- und extrahepatischen porto-kavalen Anastomosen geführt hat. Als auslösende Faktoren für eine hepatische Enzephalopathie wirken eine forcierte Diurese oder Aszitespunktion, gastrointestinale Blutungen, besonders eine Ösophagusvarizenblutung, Alkoholabusus, eiweißreiche Mahlzeit, Obstipation, Infektionen und Medikamente, vor allem Analgetika und Sedativa.

Pathogenetisch bedeutsam ist der vermehrte Anfall von **Ammoniak**, das in den systemischen Kreislauf und so in das Gehirn gelangt

Infolge des Umgehungskreislaufs der Leber (portosystemische Anastomosen bei Leberzirrhose) gelangen endogene und exogene, durch bakterielle Zersetzung von Eiweiß und Fetten im Darm gebildete, toxische Substanzen in den großen

B-1.17 Gradeinteilung der hepatischen Enzephalopathie

Grad	*Vigilanz*	*psychopathologische Symptome*	*neurologische Symptome*
I	Störungen des Schlaf-Wach-Rhythmus	Gedächtnis- und Aufmerksamkeitsstörung, depressive Verstimmung, Angst	Beeinträchtigung der Feinmotorik und des Schriftbildes
II	Somnolenz	psychomotorische Unruhe, nächtliche Desorientierung	„Flapping tremor" (Asterixis), Dysarthrie, Ataxie, Reflexsteigerung, positiver Palmomentalreflex
III	Sopor	Desorientierung, delirantes Syndrom mit Halluzinationen	Nystagmus, dissoziierte Bulbusbewegung, Rigor, Pyramidenbahnzeichen, Beuge- und Strecksynergien
IV	Koma		fehlende Spontanbewegungen, Ausfall der Hirnstammreflexe

Kreislauf. Von besonderer Bedeutung ist **Ammoniak**, das die Permeabilität der Blut-Hirn-Schranke erhöht und die membranständige Na-K-ATPase hemmt. Folge ist ein Hirnödem, das die Hauptursache der Mortalität bei fulminantem Leberversagen ist. Hypokaliämie und Alkalose begünstigen den Übertritt von Ammoniak in das Gehirn (vgl. Abb. B-**1.49**). Es kommt außerdem zu einer Veränderung des Neurotransmitter-Gleichgewichts insbesondere für GABA und zur Produktion „falscher" Transmitter, die in das dopaminerge System eingreifen.

(vgl. Abb. B-**1.49**). Ammoniak greift in den neuronalen Stoffwechsel ein und begünstigt die Entstehung eines Hirnödems.

Pathologisch-anatomisch findet man nach chronischem Verlauf eine kortikal betonte Hirnatrophie, Astrozytenproliferation, spongiöse Degeneration in den Stammganglien und im Kortex, darüber hinaus auch eine Demyelinisierung des Rückenmarks und der peripheren Nerven.

Pathologisch-anatomisch findet man bei chronischem Verlauf eine Hirnatrophie, spongiöse Degeneration und Demyelinisierung.

Eine fulminant verlaufende virale oder eine toxische Hepatitis sind Ursachen einer akuten Enzephalopathie mit Entwicklung eines **Hirnödems** innerhalb von Stunden oder Tagen. Überwiegend bei Kindern, aber auch im Erwachsenenalter, wird wenige Tage nach einer Influenza- oder Varizella-Virusinfektion im Zusammenhang mit der Gabe von Valproinsäure und insbesondere Salicylaten das **Reye-Syndrom**, eine toxische Enzephalopathie bei akuter fettiger Degeneration der Leber beobachtet (cave: Verabreichung von Acetylsalicylsäure an Kinder bei Grippe oder Windpocken).

Das **Reye-Syndrom** des Kindesalters mit Ammoniak-Enzephalopathie führt über ein akutes **Hirnödem** rasch zum Tod (cave: Verabreichung von Acetylsalicylsäure an Kinder bei Grippe oder Windpocken).

Diagnostik: Bei der Untersuchung fällt ein **„flapping tremor"** im Halteversuch auf. Er entsteht durch plötzlichen Verlust des Haltetonus und einer reflektorischen Korrekturbewegung (Asterixis). Hinzu kommen Intentionstremor, **zerebellare Ataxie** und Dysarthrophonie. Das Schriftbild ist frühzeitig durch eine inadäquate Ausnutzung des Blattes und irreguläre Wort- und Zeilenabstände charakteristisch verändert. Extrapyramidale Symptome kommen entweder als Parkinson-Syndrom mit Hypomimie, Hypersalivation und Rigor oder als choreatische Hyperkinesen mit Grimassieren vor. Frühzeitig sind die Eigenreflexe gesteigert. Mit zunehmendem intrakraniellem Druck, vor allem bei fulminanter

Diagnostik: Der **„flapping tremor"** (Asterixis) zeigt sich im Halteversuch. Das Schriftbild ist charakteristisch verändert. Darüber hinaus finden sich eine **zerebellare Ataxie**, Dysarthrophonie sowie extrapyramidale Symptome. Bei zunehmendem intrakraniellen Druck kommt es zum Einklemmungssyndrom.

B-1.49 Pathophysiologie der hepatischen Enzephalopathie

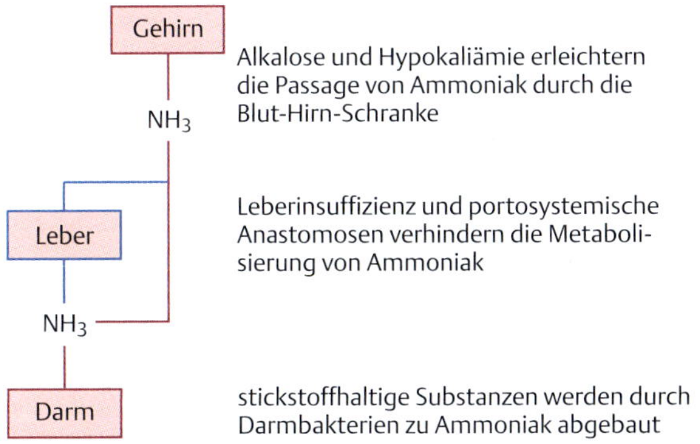

Durch bakteriellen Abbau stickstoffhaltiger Substanzen im Darm entsteht Ammoniak. Infolge einer verminderten Aktivität des Harnstoffzyklus in der Leber und aufgrund portokavaler Anastomosen gelangt Ammoniak direkt in den systemischen Kreislauf und in das Gehirn.

B-1.49

Leberinsuffizienz, entwickelt sich ein Einklemmungssyndrom mit Muskeltonuserhöhung und Streckkrämpfen (s. S. 111).

Bei chronischem Verlauf wird eine Myelopathie mit Paraspastik, gelegentlich auch eine distal symmetrische sensible Polyneuropathie beobachtet.

Eine Spastik der unteren Extremitäten und ein positives Babinski-Zeichen weisen auf eine begleitende Myelopathie hin, die bei chronischem Verlauf zu beobachten ist. Gelegentlich findet sich auch eine distal symmetrische sensible Polyneuropathie. Selten vorkommende epileptische Anfälle sind entweder auf eine Hypoglykämie oder Alkoholentzug zurückzuführen.

Der **Ammoniakspiegel im Blut** ist erhöht. In fortgeschrittenen Fällen steigen auch Ammoniak, Glutamin und α-Keto-Glutarat im Liquor an.

Von den laborchemischen Parametern besitzt der **Ammoniakspiegel im Blut** die größte Aussagekraft. Als pathologisch gelten Werte > 100 µg/100 ml (arteriell höhere Werte). GLDH, Cholinesterase und der Quick-Wert geben Aufschluss über das Ausmaß der Leberschädigung. Im fortgeschrittenen Stadium weist der Liquor erhöhte Konzentrationen von Ammoniak, Glutamin und α-Ketoglutarat auf.

B-1.50 Hepatische Enzephalopathie (EEG)

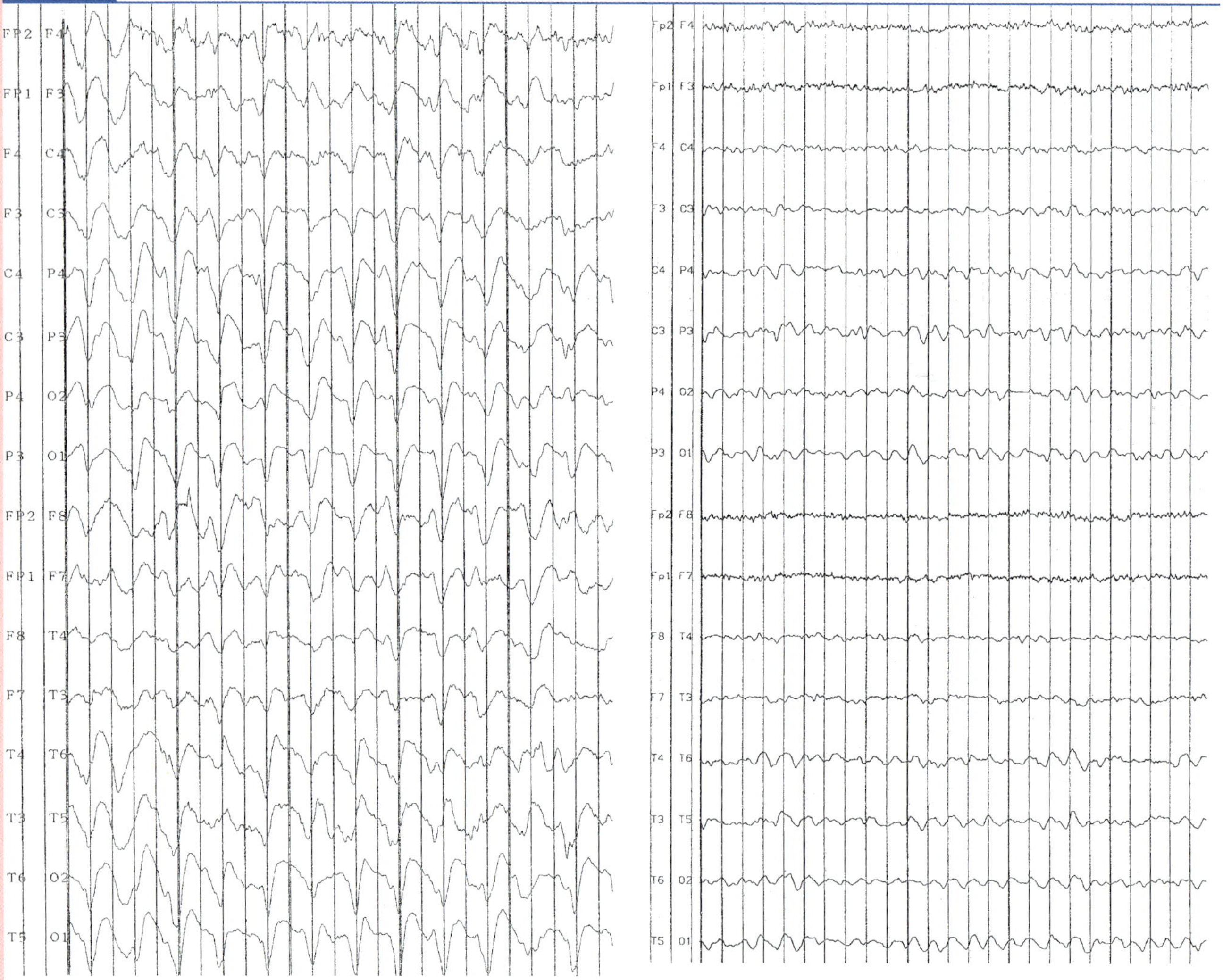

a b

EEG einer 76-jährigen Patientin mit Leberinsuffizienz. (Bipolare Reihenschaltung; parasagittale Längsreihe. Papiergeschwindigkeit 30/s, Zeitkonstante 0,3, Filter 35 Hz, verkleinerte Darstellung.)

a Pathologisches EEG mit hochamplitudiger, monomorpher 2,5/s-Delta-Aktivität bilateral über allen Hirnabschnitten mit Betonung zentral und parietal. Der steile Anstieg der Wellen ist typisch für die hepatische Enzephalopathie.

b Verlaufskontrolle 2 Tage später nach Therapie. Parieto-okzipital überwiegend polymorphe 5–7/s-Theta-Aktivität. Deutliche Besserung zum Vorbefund, aber noch mittelschwere Allgemeinveränderung.

Das **Elektroenzephalogramm** zeigt mit zunehmendem Schweregrad der Enzephalopathie eine anfangs intermittierende, dann kontinuierliche Verlangsamung des okzipitalen Grundrhythmus (Abb. B-**1.50**). Charakteristisch sind triphasische Wellen und generalisierte Delta-Aktivität gelegentlich mit vorgelagertem scharfem oder spitzem Potenzial. Diese Veränderungen sind mit Zunahme der schweren Allgemeinveränderung im Koma nicht mehr nachweisbar. Das EEG erlaubt sowohl hinsichtlich des Therapieerfolgs als auch der Prognose eine Aussage. Die somatosensibel und visuell **evozierten Potenziale** zeigen erst bei fortgeschrittener Enzephalopathie eine Latenzverzögerung.

Die **EEG-Veränderungen** sind charakteristisch und erlauben eine Aussage über den Schweregrad der Enzephalopathie (Abb. B-**1.50**).

Differenzialdiagnose: Aufgrund der erhöhten Blutungsneigung bei bekannter Leberzirrhose muss differenzialdiagnostisch an ein **chronisches subdurales Hämatom** gedacht werden, das sich häufig mit psychopathologischen Symptomen manifestiert (S. 375). Darüber hinaus kommen zahlreiche exogen-toxische, insbesondere alkohol-toxisch bedingte Enzephalopathien (s. S. 256) differenzialdiagnostisch infrage.

Differenzialdiagnose: Bei Leberzirrhose ist das erhöhte Risiko eines **chronischen subduralen Hämatoms** zu beachten und an andere toxische Enzephalopathien zu denken.

Die autosomal dominant vererbte akute hepatische **Porphyrie** ist durch psychotische Symptomatik, Vigilanzstörung und eine symmetrische, vorwiegend motorische Polyneuropathie gekennzeichnet; in der Vorgeschichte finden sich kolikartige abdominelle Krisen (S. 476). Bei der **Hyperthyreose** kommen ein hochfrequenter, feinschlägiger Fingertremor, vereinzelt auch choreoathetotische Hyperkinesen zusammen mit Affektlabilität und Schlafstörungen vor.

Die akute hepatische **Porphyrie** ist mit psychotischen Symptomen und einer Polyneuropathie, die **Hyperthyreose** mit Tremor, Affektlabilität und Schlafstörungen verbunden.

Eine **urämische Enzephalopathie** bei dekompensierter Niereninsuffizienz oder akutem Nierenversagen geht mit einem deliranten Syndrom, zerebellarer Symptomatik, Myoklonien und tonisch-klonischen Anfällen einher. Vigilanz- und Orientierungsstörungen kommen gemeinsam mit spastischen Paresen und Dysarthrophonie als paraneoplastisches Syndrom vorwiegend bei proliferativen Prozessen des lymphatischen Systems vor.

Die **urämische Enzephalopathie** zeigt neben einem deliranten Syndrom epileptische Anfälle. Differenzialdiagnostisch kommen auch paraneoplastisch bedingte Enzephalopathien infrage.

Therapie: Die Therapie zielt auf eine Verminderung der toxischen Substanzen in Blut und Gehirn ab. Sie wird durch **Proteinrestriktion**, Darmentleerung und Beeinflussung der Darmflora erreicht (vgl. Tab. B-**1.18**). Durch gezielte Aminosäurenzufuhr soll der gestörte Neurotransmitter-Haushalt ausgeglichen werden.

Therapie: Zur Therapie der hepatischen Enzephalopathie s. Tab. B-**1.18**.

Mit beginnender Vigilanzstörung ist eine intensivmedizinische Behandlung erforderlich. Ein Hirnödem wird unter Kontrolle der Plasmaosmolalität mit Mannit-20%-Infusionen behandelt.

Bei Vigilanzstörung ist die Hirnödem-Therapie auf der Intensivstation indiziert.

Bei akutem Leberzerfall ist eine Lebertransplantation indiziert, die die Mortalität von 80% auf 30% senken kann.

Bei akutem Leberzerfall ist eine Lebertransplantation indiziert.

Prophylaxe: Maßnahmen zur Prophylaxe einer Enzephalopathie bei chronischer Leberinsuffizienz sind die Ausschaltung möglicher Lebernoxen (Alkohol, Medikamente), eiweißarme Diät mit Bevorzugung vegetarischer Proteine und regelmäßige Darmentleerung.

Prophylaxe: Neben eiweißarmer Diät und Meiden von Lebernoxen ist eine regelmäßige Darmentleerung erforderlich.

Verlauf: Bei der akuten Leberinsuffizienz ist der Verlauf foudroyant. Innerhalb von Stunden bis Tagen sterben 80% der Patienten im Coma hepaticum. Bei chronischer Leberinsuffizienz ist der Verlauf mit Exazerbationen und leichten Remis-

Verlauf: Die Letalität der akuten hepatischen Enzephalopathie beträgt 80%.

B-1.18 Therapie der hepatischen Enzephalopathie

Behandlungsziel	***spezielle Therapie und Prophylaxe***
Reduktion stickstoffhaltiger Metaboliten	1. Reduktion der Eiweißzufuhr (40 g/d) 2. Darmentleerung (Einläufe, Laktulose) 3. ggf. Reduktion der Darmflora (Neomycin)
Ausgleich von Stoffwechselstörungen und Vermeidung weiterer Risiken	1. Vermeidung von Hypokaliämie und Alkalose 2. ausreichende Kalorienzufuhr 3. Zufuhr ausgewählter Aminosäuren mit Überwiegen aliphatischer Aminosäuren 4. Ersatz von Gerinnungsfaktoren 5. Stressulkusprophylaxe

B-1.18

Bei chronischer Verlaufsform kommen Remissionen vor, die Langzeit-Prognose ist aber ungünstig.

sionen progredient; drei Viertel der Patienten zeigen psychopathologische Symptome. 50% der Patienten, die ein Coma hepaticum durchgemacht haben, sterben innerhalb eines Jahres.

▶ Klinisches Beispiel

▶ **Klinisches Beispiel:** Während des Kuraufenthaltes wegen einer chronischen aktiven Hepatitis klagte die 61-jährige Hausfrau über Schlaf- und Gedächtnisstörungen. Sie konnte Zahl und Namen ihrer Kinder nicht richtig wiedergeben, war zeitlich desorientiert und im Gedankengang sprunghaft. Auffällig waren eine Dysarthrophonie, ein ataktischer Gang und im Arm-Halte-Versuch eine Asterixis („flapping tremor"). Der Palmomentalreflex war beidseits positiv. Das EEG zeigte eine mäßige Allgemeinveränderung und unter Hyperventilation generalisierte triphasische steile Wellen. Die Laboruntersuchung ergab: Bilirubin 1,43 mg/dl, GLDH 5,5 U/l, CHE 2 U/l, Quick 76%, Ammoniak 182 µg/dl, Hypokaliämie und Hypalbuminämie. Sonographisch und bioptisch bestätigte sich der Verdacht auf eine Leberzirrhose. Unter eiweißarmer Diät, hohen Einläufen und regelmäßiger Darmentleerung mit Laktulose besserte sich die Symptomatik.

1.3.4 Alkoholtoxische Enzephalopathie

Überblick

Die häufigsten neurologischen Alkoholfolgeerkrankungen sind:
- Alkoholentzugsdelir
- Wernicke-Korsakow-Syndrom
- alkoholtoxische Hirnatrophie.

1.3.4 Alkoholtoxische Enzephalopathie

Überblick

Die alkoholtoxische Enzephalopathie entsteht durch direkt toxische Wirkung des Alkohols und seiner Metaboliten oder durch Mangelernährung bei chronischem Alkoholabusus. Die häufigsten neurologischen Alkoholfolgeerkrankungen sind:
- Alkoholentzugsdelir
- Wernicke-Korsakow-Syndrom
- alkoholtoxische Hirnatrophie (Groß- und/oder Kleinhirnatrophie).

Gleichzeitig besteht meist eine äthyltoxische Polyneuropathie (S. 470) und Myopathie (S. 498).

Epidemiologie: Die Prävalenz der Alkoholkrankheit mit neurologischen Komplikationen liegt bei etwa 500/100 000 Einwohner. Das männliche Geschlecht überwiegt. Ein Delir tritt bei 15%, ein Wernicke-Korsakow-Syndrom bei 5% der Alkoholkranken auf.

Epidemiologie: 4 – 7% der Bevölkerung in der BRD betreiben einen chronischen Alkoholmissbrauch. Die Prävalenz der Alkoholkrankheit mit neurologischen Komplikationen liegt bei 500/100 000 Einwohner. Ein Delir tritt bei etwa 15%, ein Wernicke-Korsakow-Syndrom bei 5% aller Alkoholkranken auf. Männer sind 10- bis 20-mal häufiger betroffen als Frauen. Der Altersgipfel liegt in der fünften Dekade, Frauen erkranken etwas früher. Die alkoholtoxische Kleinhirnatrophie (Atrophie cérébelleuse tardive) manifestiert sich bei 5 – 10% der Alkoholkranken in der sechsten Dekade.

Alkoholentzugsdelir

Alkoholentzugsdelir

▶ Synonym

▶ **Synonym:** Delirium tremens.

▶ Definition

▶ **Definition:** Nach relativem oder absolutem Alkoholentzug akut einsetzende vegetative und psychopathologische Symptome, vor allem Tremor („Delirium tremens"), Hyperhidrosis, Blutdruckkrisen, Halluzinationen, Vigilanzschwankungen. Zu Beginn treten häufig generalisierte tonisch-klonische Anfälle auf.

Symptomatologie: 12 – 24 Stunden nach dem letzten Alkoholkonsum treten vegetative Störungen (Tab. B-**1.19**) und ein zunächst feinschlägiger **Tremor manus** auf, oft auch mindestens ein **generalisierter tonisch-klonischer Anfall**.

Das Delir setzt mit einer leichten fluktuierenden Vigilanzstörung und **Orientierungsstörung** ein. Charakteristisch sind visuelle **Halluzinationen**, Suggestibilität, Angst, motorische Unruhe und ein grobschlägiger

Symptomatologie: 12 bis 24 Stunden nach dem letzten Alkoholkonsum kommt es zu vegetativen Störungen wie Nausea, Vomitus, Diarrhö, Hyperhidrosis, Tachykardie und einem zunächst feinschlägigen **Tremor manus** mit mimischem „Beben", gelegentlich auch flüchtigen illusionären Verkennungen als Ausdruck eines Alkoholentzugssyndroms (Prädelir, Tab. B-**1.19**). Ca. 10% der Patienten erleiden innerhalb von 7 – 48 Stunden einen **generalisierten tonisch-klonischen Anfall,** davon etwa die Hälfte mehr als einen Anfall.
Das Delir beginnt am zweiten oder dritten Tag der Alkoholkarenz mit einer leichten fluktuierenden Vigilanzstörung und **Orientierungsstörung.** Die Patienten sind zu Ort, Zeit und Situation nicht orientiert, vermehrt schreckhaft, ängstlich und schlaflos. Innerhalb weniger Stunden entwickelt sich das Vollbild des Delirs. Charakteristisch sind illusionäre Verkennungen und meist visuelle oder

B-1.19 Symptomatologie des Alkoholentzugssyndroms

Stadium des Alkoholentzugssyndroms	*neurologische Symptome*	*vegetative Symptome*	*psychopathologische Symptome*
Prädelir	Tremor manus, mimisches Beben, generalisierte tonisch-klonische Anfälle	Nausea, Vomitus, Hyperhidrosis, Tachykardie	Vigilanz ungestört, Schlafstörungen, flüchtige illusionäre Verkennungen
Delir	grobschlägiger Tremor, Mydriasis, sehr lebhafte Eigenreflexe	ausgeprägte Hyperhidrosis, hypertensive Blutdruckkrisen, Hyperthermie	fluktuierende Vigilanzstörung, Desorientierung, Auffassungsstörung, Suggestibilität, Halluzinationen, Angst, psychomotorische Unruhe, Nesteln

auch taktile, akustische und szenische **Halluzinationen**, die kleine bzw. verkleinerte bewegte Objekte beinhalten (Käfer, Mäuse, Zwerge). Die Kranken sind vermindert kritikfähig und suggestibel, lesen einen „Text" vom leeren Blatt ab oder erfassen einen vorgehaltenen, nicht existenten Faden. Auffassungsstörungen, fehlende Orientierung und die ängstigenden Halluzinationen, die den Charakter der Verfolgung annehmen können, führen zu einer z.T. erheblichen Unruhe mit Nesteln und der Tendenz wegzulaufen. Ein grobschlägiger Tremor ergreift Extremitäten und Rumpf. Mit zunehmender **vegetativer Dysfunktion** treten hypertensive Blutdruckkrisen und gelegentlich eine Hyperthermie auf.

Tremor (Delirium tremens). Die **vegetative Dysfunktion** mit hypertensiven Blutdruckkrisen und Hyperthermie kann lebensbedrohlich werden.

Ätiopathogenese: Das Alkoholdelir entwickelt sich bei ca. zehnjährigem kontinuierlichem Alkoholmissbrauch nach vollständigem oder relativem **Alkoholentzug**, z.B. während einer Infektionskrankheit.
Ethanol greift in den **Transmitterhaushalt** ein. Bei chronischer Exposition kommt es zur Toleranzentwicklung und Gegenregulation auf Rezeptorebene und im Alkoholentzug entsprechend zu überschießenden Reaktionen. Es wird ein Einfluss vor allem auf den Hemmung fördernden GABA/Benzodiazepin-Rezeptorkomplex angenommen mit der Folge verminderter inhibitorischer Aktivität im Alkoholentzug. Die ausgeprägten vegetativen Symptome (erhöhter Sympathikotonus) beruhen auf einer Noradrenalinzunahme bei alkoholinduzierter Abnahme von Rezeptoren inhibitorisch wirkender adrenerger Neurone. Eine Veränderung dopaminerger Funktionen ist für das Auftreten von Halluzinationen anzunehmen. Für die Entstehung von Entzugsanfällen ist eine gesteigerte glutamaterge (exzitatorische) und verminderte GABAerge (inhibitorische) Aktivität von Bedeutung. Bei erneutem Alkoholentzug steigt das Risiko für Entzugsanfälle und der Schweregrad des Delirs nimmt mit der Zahl vorangegangener Delirien zu. Dies wird als Ausdruck einer chronischen Sensibilisierung angesehen.

Ätiopathogenese: Ein Delir tritt bei langjährigem Alkoholabusus meist nach akutem **Entzug** auf.

Chronische Alkoholexposition führt zur Toleranzentwicklung und durch Eingriff in den **Transmitterhaushalt** zu Gegenregulationsmechanismen auf Rezeptorebene mit der Folge überschießender Reaktionen im Alkoholentzug.

Diagnostik: Bei der Untersuchung fallen eine Mydriasis sowie vegetative Zeichen des Alkoholentzugs wie Hyperhidrosis, Tachykardie, Tremor auf (Tab. B-**1.19**). Nicht selten besteht zugleich eine alkoholtoxische Polyneuropathie (S. 470).
Eine Serie und in 3% auch ein Status generalisierter tonisch-klonischer Anfalle (meist innerhalb von 12 Stunden nach dem ersten Anfall) können allein durch den Alkoholentzug bedingt sein. Fokale Anfälle dagegen sprechen ebenso wie eine Hemiparese oder eine zunehmende Vigilanzstörung für eine symptomatische Ursache und müssen sofort zur computertomographischen Abklärung veranlassen: Ein subdurales Hämatom oder eine intrazerebrale Blutung stellen häufige Komplikationen eines Delirs dar. Augenbewegungsstörungen weisen auf eine Wernicke-Enzephalopathie hin (s.u.).
Im EEG findet sich eine leichte Verlangsamung der Grundaktivität. Neben enger **Überwachung der vegetativen Funktionen** (Blutdruck, Herzfrequenz, Atmung, Temperatur) sind EKG-Ableitungen und Laboruntersuchungen zur Erfassung einer Hyponatriämie (s. S. 244), Hypoglykämie (s. S. 247) und Rhabdomyolyse (CK-Kontrollen) erforderlich. Ein eventueller Restalkoholspiegel sollte vor Behandlungsbeginn des Delirs bekannt sein, da die Substanzen sämtlich zentral wirksam sind.

Diagnostik: Es finden sich eine Mydriasis sowie vegetative Symptome (s. Tab. B-**1.19**).

Fokale epileptische Anfälle, eine Hemiparese oder eine zunehmende Vigilanzstörung erfordern eine computertomographische Untersuchung zum Ausschluss einer intrakraniellen Blutung.

Die **vegetativen Funktionen** (Blutdruck, Herzfrequenz, Atmung, Temperatur) müssen eng überwacht werden. Laborkontrollen dienen der Erfassung einer Hyponatriämie, Hypoglykämie und Rhabdomyolyse.

Differenzialdiagnose: Differenzialdiagnostisch kommt ein Delir nach **Medikamenten**entzug oder -überdosierung oder **Drogen**entzug infrage.

Differenzialdiagnose: Das Alkoholdelir muss anhand der Anamnese von Entzugsdelirien durch **Medikamente** (Tranquilizer!) oder **Drogen** abgegrenzt werden. Der häufig gleichzeitige Abusus mehrerer Substanzen erschwert die Diagnose und kompliziert den Verlauf. Anticholinerg wirksame Medikamente (z. B. Biperiden, trizyklische Antidepressiva) rufen bei Überdosierung ebenfalls ein delirantes und dopaminerge Pharmaka ein halluzinatorisches Syndrom hervor (s. S. 101).

Abzugrenzen sind außerdem hepatische Enzephalopathie, Enzephalitis und die „**Alkohol-Halluzinose**", die durch akustische Halluzinationen und Wahnideen über Wochen bis Monate gekennzeichnet ist.

Die hepatische Enzephalopathie ist durch einen Ammoniakanstieg (s. S. 252), eine Enzephalitis durch eine Liquorpleozytose gekennzeichnet; aber auch andere fieberhafte Erkrankungen können mit einem deliranten Syndrom einhergehen. Eine alkoholbedingte psychotische Störung ohne Delir („**Alkohol-Halluzinose**") äußert sich mit depressiver Verstimmung, überwiegend akustischen Halluzinationen und Wahnideen und dauert mehrere Wochen bis Monate an.

Therapie: Mittel der Wahl ist **Clomethiazol** (Distraneurin®), das wegen des eigenen Suchtpotenzials nur stationär über begrenzte Zeit gegeben werden darf.

Therapie: Mittel der Wahl ist **Clomethiazol** (Distraneurin®), das gut antiepileptisch, antiadrenerg und gering antipsychotisch wirksam ist. Wegen des eigenen Suchtpotenzials darf es nur stationär über maximal zehn Tage verabreicht werden. Zu Behandlungsbeginn werden 2 – 4 Kapseln gegeben, dann 2 Kapseln in Intervallen von nicht weniger als 2 Stunden; die Erhaltungsdosis orientiert sich an der Ausprägung des deliranten Syndroms. Die Maximaldosis beträgt 24 Kapseln/24 h; Clomethiazol birgt die Gefahr hypotensiver Blutdruckreaktionen, verstärkt die Bronchialsekretion und kann zu **Atemdepression** führen.

Bei kardiopulmonalen Vorerkrankungen wird alternativ **Diazepam** gegeben. Zur gezielt antipsychotischen Behandlung kann zusätzlich **Haloperidol**, zur Herzfrequenz- und Blutdrucksenkung Clonidin eingesetzt werden.

Bei kardiopulmonalen Vorerkrankungen kommt alternativ **Diazepam** zur Anwendung; wegen der Kreuztoleranz mit Alkohol sind hohe Dosen erforderlich (Behandlungsbeginn mit 10 mg/h, maximal 60 – 100 mg/24 h). Zur gezielt antipsychotischen Behandlung kann zusätzlich **Haloperidol** gegeben werden, das als Monotherapie jedoch kontraindiziert ist, da die Auslösung epileptischer Anfalle begünstigt wird, die Dauer des Delirs länger und die Letalität höher ist als unter der Behandlung mit Clomethiazol. Sind Gelegenheitsanfälle während vorangegangener Alkoholentzugssyndrome bekannt, kann zum Anfallsschutz frühzeitig Carbamazepin gegeben werden, das auch zur Behandlung leichter Entzugssyndrome eingesetzt wird. Das gegen die vegetativen Symptome des Alkoholentzugssyndroms gut wirksame Clonidin hat allein keine Wirksamkeit gegen die delirante Symptomatik und Entzugsanfälle. Ein Status epilepticus erfordert intensivmedizinische Behandlung (s. S. 535).

Notwendig sind Elektrolyt-, Flüssigkeits- und Vitamin-B_1-Substitution sowie Stressulkusprophylaxe.

Darüber hinaus sind Elektrolytausgleich (cave zu rasche Natriumsubstitution, s. S. 244!), reichliche Flüssigkeitszufuhr (4 l/d), Embolie- und Stressulkusprophylaxe notwendig. Um einer Wernicke-Enzephalopathie vorzubeugen, ist Vitamin B_1 (Thiamin) zu geben (s. S. 259).

Alkohol zur Behandlung des Entzugsdelirs ist kontraindiziert.

Eine Behandlung des Alkoholdelirs mit Alkohol ist einerseits wegen der Toxizität, andererseits wegen der Rezidivgefahr nicht zu vertreten.

Prophylaxe: Neben Alkoholkarenz ist die Teilnahme an einer Selbsthilfegruppe unverzichtbar.

Prophylaxe: Nur strikte Alkoholkarenz ist eine wirksame Prophylaxe. Während der stationären Entzugsbehandlung sind die Teilnahme an einer Selbsthilfegruppe und eine psychotherapeutisch orientierte Langzeitbehandlung einzuleiten.

Verlauf: Die Letalität liegt bei 1 % (unbehandelt 20 – 30 %). Aus dem Alkoholentzugsdelir können sich eine zentrale pontine Myelinolyse und eine Wernicke-Enzephalopathie entwickeln. Vegetative und affektive Störungen bleiben noch Wochen nach Abklingen des Delirs bestehen.

Verlauf: Die Letalität liegt bei 1 % (unbehandelt 20 – 30 %). Aus dem Alkoholentzugsdelir können sich eine zentrale pontine Myelinolyse (s. S. 244) und eine Wernicke-Enzephalopathie (s. S. 259) entwickeln und, wenn sie unbemerkt bleiben, zum Tod führen. Das Delir klingt innerhalb von 3 – 10 Tagen ab, vegetative und affektive Störungen werden aber noch Wochen später beobachtet. Für die Dauer des Delirs besteht Amnesie. Abgesehen von den Anfällen im Prädelir, die als Gelegenheitsanfälle aufzufassen sind, entwickeln 2 – 3 % der Alkoholkranken eine chronische Epilepsie (S. 516). Das Risiko eines Hirninfarkts (hämorrhagischer Insult) und einer Subarachnoidalblutung (SAB) unter Alkoholkranken ist dreimal höher als in der Gesamtbevölkerung.

▶ **Klinisches Beispiel:** Der 43-jährige Klempner und Installateur, der während der Arbeit regelmäßig große Alkoholmengen trank, aber am Wochenende wegen Übelkeit und Erbrechens den Abusus einschränkte, sprang morgens aus dem Fenster des zweiten Stocks, als er sich nach schlafloser Nacht von einer Gruppe kleiner Gestalten („Zwerge und Elfen“) bedrängt wähnte. Abgesehen von einigen Schürfwunden fielen bei der neurologischen Untersuchung ein grobschlägiger Tremor manus, eine Hyperhidrosis, eine Areflexie der unteren Extremitäten und ein Wadendruckschmerz auf. Der Patient war zeitlich, örtlich und situativ desorientiert. Unter der Behandlung mit Clomethiazol klang das Delirium innerhalb einer Woche ab.

◀ **Klinisches Beispiel**

Wernicke-Korsakow-Syndrom

Wernicke-Korsakow-Syndrom

▶ **Synonyme:** Wernicke-Enzephalopathie, Pseudoencephalitis haemorrhagica superior.

◀ **Synonyme**

▶ **Definition:** Die nach C. Wernicke (1881) benannte Enzephalopathie wird heute zusammen mit dem von S. S. Korsakow (1887) beschriebenen amnestischen Syndrom als klinische Variation derselben Erkrankung (Wernicke-Korsakow-Syndrom) angesehen. Pathogenetisch liegt ein Thiamin-Mangel zugrunde, der meist durch chronischen Alkoholabusus verursacht ist.

◀ **Definition**

Symptomatologie: Die **Wernicke-Enzephalopathie** beginnt mit **Diplopie** und Gangataxie. Gedächtnis-, Orientierungs- und **Antriebsstörungen** können im Vordergrund stehen. Die Vigilanz ist häufig beeinträchtigt.

Symptomatologie: Die Symptomatik der **Wernicke-Enzephalopathie** entwickelt sich akut oder subakut innerhalb weniger Tage mit **Diplopie** und ataktischer Gangstörung. Prodromi sind gastrointestinale Beschwerden und Schlafumkehr. Aufmerksamkeits- und Merkfähigkeitsstörung, **Antriebsminderung** und Desorientierung können ganz im Vordergrund stehen. Meist sind visuelle und verbale Abstraktion beeinträchtigt. Im weiteren Verlauf werden die Patienten somnolent, die Vigilanzstörung kann bis zum Koma fortschreiten.

Die Wernicke-Enzephalopathie geht häufig in eine **Korsakow-Psychose** über (Abb. B-**1.51**), ein amnestisches Syndrom mit Gedächtnisstörungen, Konfabulationen und zeitlicher Desorientierung.

Die akute Symptomatik geht nach Abklingen der Vigilanzstörung häufig in eine **Korsakow-Psychose** über (vgl. Abb. B-**1.51**). Diese ist durch eine anhaltende anterograde Amnesie und eine oft Jahre zurückreichende, auch die Biographie betreffende, retrograde Amnesie gekennzeichnet. Spontane Konfabulationen fallen meist nur zu Beginn auf. Der Patient füllt Erinnerungslücken mit phantasierten Erlebnissen, in die er aktuelle Eindrücke und den Untersucher einbezieht, und bringt Ereignisse in eine nicht zutreffende chronologische Reihenfolge. Im Verlauf imponiert neben zeitlicher Desorientierung vor allem eine Antriebsstörung mit Verlust der Spontaneität.

Ätiopathogenese: Dem Wernicke-Korsakow-Syndrom liegt ein **Thiamin-(Vitamin B_1-) Mangel** bei Malnutrition, Resorptionsstörung oder einseitiger Kohlenhydraternährung, meist auf dem Boden eines chronischen Alkoholabusus, zugrunde.

Ätiopathogenese: Gelegentlich entwickelt sich das Wernicke-Korsakow-Syndrom aus einem Alkoholdelir heraus, in der überwiegenden Zahl der Fälle stellt es jedoch ein eigenständiges Krankheitsbild dar. Ätiologisch liegt dem Syndrom ein **Thiamin-(Vitamin-B_1-)Mangel** zugrunde, der als Folge einer Fehlernährung oder Resorptionsstörung und im Hungerzustand (auch bei Anorexia nervosa) auftritt. Alkoholkranke, die ihren Kalorienbedarf überwiegend mit Alkohol decken, sind besonders gefährdet. Bei reduzierter Vitaminzufuhr und gleichzeitig gestörter intestinaler Resorption sowie alkoholinduzierter Aktivitätsminderung des Enzyms, das Thiamin in die wirksame Form bringt, besteht ein erhöhter Vitaminbedarf zur Metabolisierung des Alkohols. Da eine erhöhte Kohlenhydratzufuhr den Thiaminumsatz steigert, wird die Wernicke-Enzephalopathie auch

B-1.51 Wernicke-Korsakow-Syndrom

B-1.51

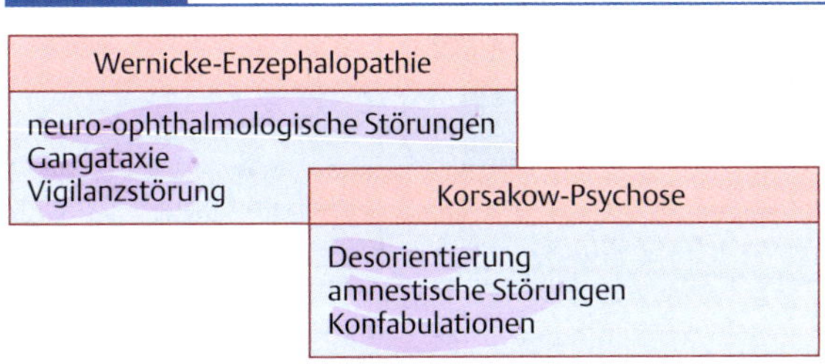

Mit Rückbildung der akuten Symptomatik der Wernicke-Enzephalopathie tritt häufig nach Abklingen der Vigilanzstörung eine Korsakow-Psychose (amnestisches Syndrom) hervor.

Pathologisch-anatomisch findet man punktförmige **Hämorrhagien** oder atrophische Veränderungen in den Corpora mamillaria (Abb. B-**1.52**).

Die Wernicke-Enzephalopathie ist als akute, das Korsakow-Syndrom als chronische Verlaufsform derselben Erkrankung zu betrachten.

Diagnostik: Charakteristisch sind **neuro-ophthalmologische** Störungen, insbesondere Nystagmus, Blickparesen, Augenmuskelparesen und Pupillenstörungen, sowie eine **beinbetonte Ataxie**. Arterielle Hypotonie und Hypothermie sind Zeichen der vegetativen Dysregulation bei lebensbedrohlicher dienzephaler Störung.

Die Diagnose wird häufig erst autoptisch gestellt, zumal nicht immer die klassische Trias (Abb. B-**1.51**) vorliegt.

nach reiner Glukose-Infusion oder bei Hyperglykämie (Coma diabeticum) beobachtet. Seltene Ursachen sind exzessives Fasten (Anorexia nervosa), Hyperemesis gravidarum, Tumoren, Karzinome des oberen Verdauungstrakts. Einige Medikamente, insbesondere Nitroimidazol-Abkömmlinge (Metronidazol, Mikonazol), wirken als Thiamin-Antimetaboliten.

Der Ausfall von Thiamin als Koenzym im Kohlenhydratstoffwechsel der Ganglienzellen verursacht neuronale und vaskuläre Schädigungen, die pathophysiologisch im Einzelnen noch ungeklärt sind. Im akuten Stadium überwiegen punktförmige **Hämorrhagien** (Pseudoencephalitis haemorrhagica superior), bei chronischem Verlauf atrophische Veränderungen mit Demyelinisierung, Gliose und Neuronenverlust. Vor allem die Corpora mamillaria (Abb. B-**1.52**) und der anteriore Thalamus sind betroffen, daneben Hypothalamus, subependymale Strukturen des dritten und vierten Ventrikels und des Aquädukts sowie die Vierhügelplatte, Brückenhaube und Kleinhirn.

Die Läsionsverteilung beim Korsakow-Syndrom entspricht weitgehend der der Wernicke-Enzephalopathie, sodass die Wernicke-Enzephalopathie als akute, das Korsakow-Syndrom als chronische Verlaufsform mit einheitlichen morphologischen Veränderungen zu betrachten ist.

Diagnostik: Bei der Untersuchung ist besonders auf **neuro-ophthalmologische Störungen** zu achten, die isoliert oder kombiniert vorkommen: horizontaler, seltener vertikaler Blickrichtungsnystagmus oder Spontannystagmus, konjugierte Blickparesen oder internukleäre Ophthalmoplegie (S. 36), ein- oder beiderseitige Abduzensparese und Anisokorie mit verzögerter Lichtreaktion (S. 27). Es findet sich eine **beinbetonte Ataxie**, die Stehen und Gehen unmöglich machen kann, in ausgeprägten Fällen auch eine Rumpfataxie. Der Knie-Hacke-Versuch ist grob ataktisch. Eine alkoholtoxische Polyneuropathie (S. 470) wird selten vermisst. Als Zeichen der **vegetativen Dysregulation** bei dienzephaler Läsion bestehen arterielle Hypotonie und Hypothermie.

Die klassische klinische Trias (vgl. Abb. B-**1.51**) der Wernicke-Enzephalopathie und der Korsakow-Psychose ist jedoch keineswegs regelmäßig zu beobachten, sodass die Diagnose oft erst autoptisch gestellt wird oder wenn sich als Residualsyndrom eine Korsakow-Psychose entwickelt hat.

▶ Merke

▶ **Merke:** Bei Alkoholkranken, die akut oder subakut eine Vigilanzstörung und Diplopie entwickeln, muss auch unabhängig von einem Alkoholentzugssyndrom an eine Wernicke-Enzephalopathie gedacht werden.

B-1.52

B-1.52 Wernicke-Enzephalopathie

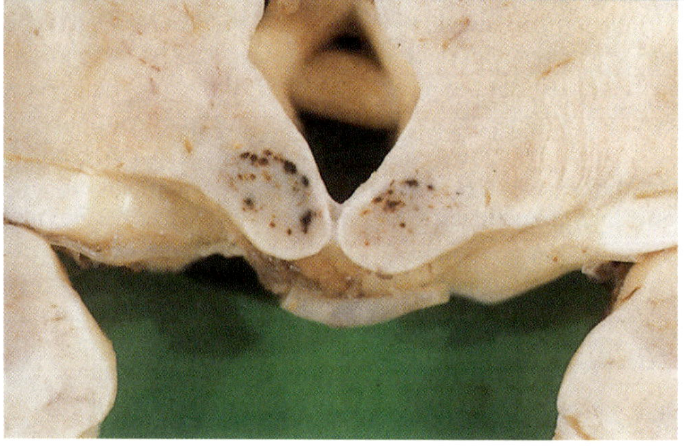

61-jährige alkoholkranke Frau mit florider Fettleberhepatitis, gestorben im Coma hepaticum. Pathologischer Befund: Aufsicht von hinten, stirnparallele Schnittführung. Grauweiße Fasergliose und feingesprenkelte rote bis rostbraune mehrzeitige Blutungen in den Corpora mamillaria.

Die neuropsychologische Untersuchung von Korsakow-Patienten ergibt neben dem Unvermögen, neue Gedächtnisinhalte zu bilden (anterograde Amnesie), und der retrograden Amnesie Hinweise auf eine frontale Funktionsstörung (S. 102), während nonverbales Lernen, logisches Denken und die Kritikfähigkeit erhalten sind.

Die **neuropsychologische Untersuchung** ergibt neben den charakteristischen amnestischen Störungen Hinweise auf eine frontale Funktionsstörung.

Im Computertomogramm stellt sich oft eine frontal betonte externe und interne Hirnatrophie mit Erweiterung auch des dritten Ventrikels und im MRT eine Atrophie der Corpora mamillaria dar. Gelegentlich sieht man in der Akutphase der Wernicke-Enzephalopathie eine Signalanhebung der Corpora mamillaria in den T2-gewichteten Aufnahmen oder eine Kontrastmittelaufnahme in der T1-Wichtung (Abb. B-**1.53**).

In der Akutphase der Wernicke-Enzephalopathie stellen sich die Corpora mamillaria gelegentlich hyperintens oder KM-aufnehmend im MRT dar (Abb. B-**1.53**).

Differenzialdiagnose: Anfangs kann die Symptomatik von einem Delirium tremens überlagert sein. Augenbewegungs- und Pupillenstörungen bei zunehmender Vigilanzstörung sind auch charakteristisch für **Hirnstamminfarkte** (S. 393) und für ein **Einklemmungssyndrom** (S. 111); zum Ausschluss ist (neben probatorischer Vitamin-B_1-Gabe) ein CT oder MRT erforderlich. Visus- und Farbsehstörungen bei Alkoholkranken sind Symptome einer Optikusneuropathie (sog. Tabak-Alkohol-Amblyopie), die auf einen Vitamin-B_{12}-Mangel zurückgeführt wird (S. 248). Ein Korsakow-Syndrom kann sich auch in Folge einer Kohlenmonoxidvergiftung, Hirnverletzung oder Enzephalitis (z. B. bei Typhus, Herpes-simplex-Infektion) entwickeln.

Differenzialdiagnose: Anfangs kann ein Delirium tremens die Symptomatik überlagern. Ein **Hirnstamminfarkt** oder **Einklemmungssyndrom** muss ggf. neuroradiologisch ausgeschlossen werden. Abzugrenzen sind auch eine Kohlenmonoxidvergiftung, ein Hirntrauma und eine Enzephalitis.

Therapie: Vitamin B_1 wird zunächst intravenös hochdosiert (300 mg Thiamin/d in 500 ml Lävulose 5 %, cave: anaphylaktische Reaktion) und nach Rückgang der akuten Symptome über 4–6 Wochen i. m. (50–100 mg/die), anschließend für weitere 6 Monate in gleicher Dosierung oral zusammen mit einem Vitamin-B-Komplex-Präparat gegeben.

Therapie: Initial wird Vitamin B_1 hochdosiert parenteral und im Verlauf weiter oral gegeben.

B-1.53 Wernicke-Enzephalopathie (MRT)

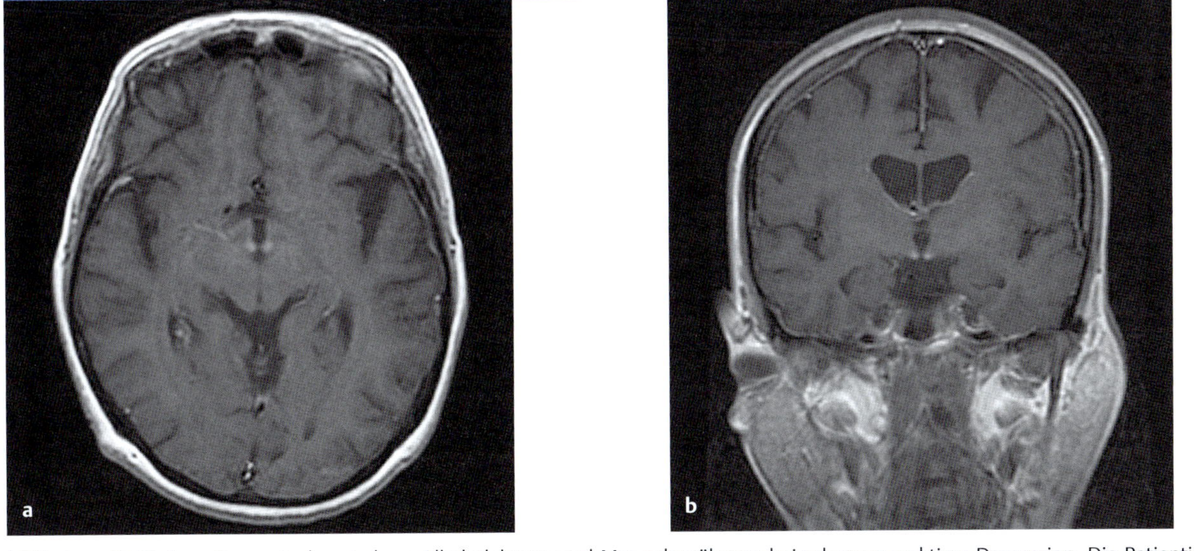

MRT einer 43-jährigen Frau mit chronischem Alkoholabusus und Mangelernährung bei schwerer reaktiver Depression. Die Patientin erkrankte subakut mit einer Abduzensparese beiderseits, up-beat-Nystagmus, Stand- und Gangataxie sowie einer schweren mnestischen Störung.

a Äußere Hirnatrophie. Auffällig ist die Kontrastmittelanreicherung der Corpora mamillaria. Axiales T1-Bild nach Kontrastmittelgabe.

b Die deutlich Kontrastmittel anreichernden Corpora mamillaria sind am Boden des dritten Ventrikels erkennbar. Äußere und innere Hirnatrophie mit Erweiterung der Seitenventrikel. Koronares T1-Bild nach Kontrastmittelgabe.

▶ Merke

▶ **Merke:** Glukose und Lävulose erhöhen den Umsatz an B-Vitaminen und sollten deshalb insbesondere bei Alkoholkranken nicht ohne Vitamin-B_1-Zusatz infundiert werden.

Verlauf: Nur in 20% der Fälle kommt es zur Remission. Die Korsakow-Psychose ist häufig irreversibel. 15% der Patienten mit Wernicke-Enzephalopathie sterben innerhalb der ersten 3 Wochen.

Verlauf: Die neuro-ophthalmologischen Symptome bilden sich unter der Behandlung meist rasch zurück. Jedoch kommt es nur in 20% der Fälle zur Remission. Residualsymptome sind Nystagmus und Ataxie. Setzt die Therapie zu spät ein, ist der Übergang in ein Korsakow-Syndrom häufig irreversibel. Trotz Therapie sterben 15% der Patienten mit Wernicke-Enzephalopathie innerhalb der ersten 3 Wochen.

▶ Klinisches Beispiel

▶ **Klinisches Beispiel:** Die 48-jährige Hausfrau, die über Doppelbilder (Diplopie) klagte, hatte seit einigen Tagen nicht mehr das Bett verlassen, weil sie zu fallen fürchtete. Der Ehemann berichtete, dass das Sprechen undeutlich geworden sei. Zuletzt habe sie ohne Sinnzusammenhang geredet. Seit Jahren trinke sie täglich etwa 15 Flaschen Bier; in den letzten Monaten habe sie sich überwiegend davon ernährt. Die neurologische Untersuchung der zeitlich desorientierten Patientin ergab eine Anisokorie, ein Abduktionsdefizit rechts, einen horizontalen Blickrichtungsnystagmus, skandierendes Sprechen, einen grob dysmetrischen Knie-Hacke-Versuch und eine ausgeprägte Rumpfataxie. Darüber hinaus fand sich eine distal betonte sensomotorische Polyneuropathie. Das Computertomogramm zeigte eine mäßige diffuse, kortikal betonte Hirnatrophie. Unter der Behandlung mit 300 mg Thiamin/die bildeten sich die Diplopie innerhalb von zwei Tagen und der Nystagmus innerhalb einer Woche, die Koordinations- und Artikulationsstörung jedoch nicht vollständig zurück.

Alkoholtoxische Hirnatrophie

Alkoholtoxische Hirnatrophie

▶ Definition

▶ **Definition:** Äthyltoxisch bedingter Parenchymverlust des Großhirns mit kognitiven Störungen bis zur Demenz und/oder des Kleinhirns mit Stand- und Gangataxie. Die isolierte alkoholtoxische Kleinhirnatrophie wird als „Atrophie cérébelleuse tardive" bezeichnet.

Symptomatologie: Störungen der Aufmerksamkeit, Auffassung und des Gedächtnisses entwickeln sich allmählich, **Stand- und Gangunsicherheit** sowie Dysarthrophonie dagegen innerhalb weniger Wochen.

Symptomatologie: Zunächst fallen **Aufmerksamkeits- und Auffassungsstörungen** nur unter Anforderung auf. Störungen vor allem des verbalen Gedächtnisses, eine Verlangsamung des Denkens und mangelndes Abstraktionsvermögen kommen hinzu. Eine **Stand- und Gangunsicherheit** manifestiert sich demgegenüber meist innerhalb weniger Wochen. Beim Gehen ist ein Vor- und Rückwärtsschwingen des Beckens zu beobachten. Im weiteren Verlauf werden die Patienten dysarthrisch.

Ätiopathogenese: Folgen der neurotoxischen Wirkung des Alkohols sind eine fronto-parietal betonte **Großhirn-** und eine **Kleinhirnatrophie** (Vorderwurm).

Ätiopathogenese: Folge der neurotoxischen Wirkung des Alkohols ist eine frontal und parietal betonte **kortikale und subkortikale Atrophie**. Mangelernährung stellt einen zusätzlichen pathogenetischen Faktor dar. Charakteristisch für die alkoholtoxische **Kleinhirnatrophie** ist ein Verlust der Purkinje-Zellen im Vorderwurm und paramedianen Vorderlappen.

Diagnostik: Der Palmomentalreflex ist positiv, die Feinmotorik beeinträchtigt. Die zerebellare Ataxie ist beinbetont.

Diagnostik: Der Palmomentalreflex ist positiv, die Feinmotorik häufig beeinträchtigt. Als Zeichen der zerebellaren Atrophie beobachtet man eine Sakkadierung der Augenfolgebewegungen, Hypermetrie im Knie-Hacke-Versuch bei nahezu ungestörtem Finger-Nase-Versuch und neben der Stand- und Gangataxie häufig auch eine Rumpfataxie.

Neuropsychologische Tests zeigen Defizite in der visuell-räumlichen Wahrnehmung und im Problemlösen.

Die **neuropsychologische Untersuchung** deckt neben Gedächtnisstörungen Defizite in der visuell-räumlichen Wahrnehmung, in der Handlungsplanung und im verbalen wie nonverbalen Problemlösen als Hinweis auf eine frontale Funktionsstörung auf.

CT und MRT zeigen eine fronto-parietal betonte kortikale Atrophie, eine Ventrikelerweiterung und eine Atrophie von Vorderwurm und -lappen des Kleinhirns (Abb. B-**1.54**).

Computer- und kernspintomographisch zeigen sich die Hirnatrophie mit Betonung des frontalen Interhemisphärenspalts sowie der Inselzisternen und eine Erweiterung der Seitenventrikel (Abb. B-**1.54a** und **b**). Darüber hinaus stellt sich die Atrophie von Vorderwurm und Vorderlappen des Kleinhirns mit Erweiterung der Cisterna lamina quadrigemina dar (Abb. B-**1.54c**).

Differenzialdiagnose: Stehen zerebellare Symptome im Vordergrund, ist an eine Heredoataxie, **paraneoplastische, toxische**

Differenzialdiagnose: Die der alkoholtoxischen Hirnatrophie entsprechenden morphologischen Veränderungen werden auch durch **Malnutrition** bei Hunger-

B-1.54 Alkoholtoxische Hirnatrophie

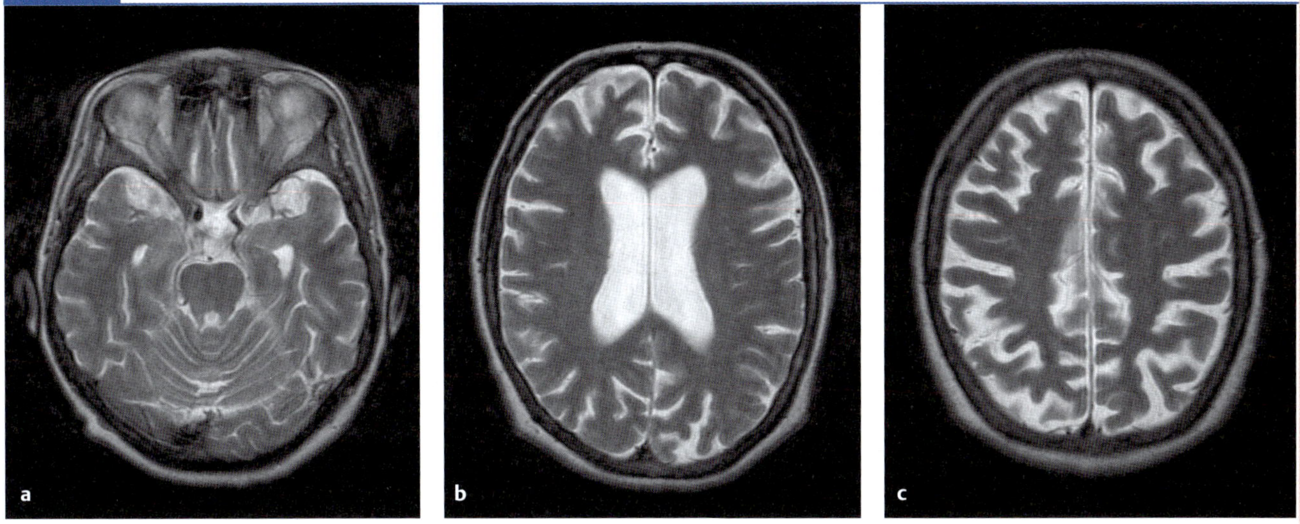

MRT einer 45-jährigen Frau mit chronischem Alkoholabusus. Verlaufsuntersuchung 21 Monate nachdem die Patientin eine Wernicke-Enzephalopathie durchgemacht hatte (vgl. Abb. B-**1.53**), fortgesetzter Alkoholabusus.
a Deutliche Atrophie des Kleinhirnwurms. Axiales T2-Bild.
b Erweiterung der Seitenventrikel. Axiales T2-Bild.
c Kortikale Atrophie frontal und parietal. Axiales T2-Bild.

zuständen, Anorexia nervosa u.a. gefunden. Bei überwiegend zerebellarer Symptomatik ist differenzialdiagnostisch an die Heredoataxien (S. 233) und die olivo-ponto-zerebellare Atrophie (S. 237) sowie die **paraneoplastische subakute Kleinhirndegeneration** (S. 341), aber auch an Kleinhirntumoren und -metastasen, ferner an **toxische** und **metabolische Kleinhirnschädigungen** (Phenytoin, Zytostatika, Hypothyreose u.a.) zu denken, die sich nicht selten schon vor dem 40. Lebensjahr manifestieren.

oder **metabolische Kleinhirndegeneration** und Tumoren des Zerebellums zu denken.

Therapie und Verlauf: Sowohl die psychischen Störungen als auch die röntgenologisch nachweisbaren morphologischen Veränderungen können sich bei völliger Alkoholabstinenz zurückbilden, andernfalls ist mit fortschreitender Demenz zu rechnen. Die Ataxie kann sich unter Vitamin-B_1-Gabe bessern, so dass zumindest der Versuch einer Behandlung wie bei Wernicke-Enzphalopathie gemacht werden sollte.

Therapie und Verlauf: Unter Alkoholabstinenz können sich die psychischen und morphologischen Veränderungen zurückbilden. Bei Ataxie sollte Vitamin B_1 verabreicht werden.

1.4 Entzündliche Prozesse des Gehirns und Rückenmarks

1.4 Entzündliche Prozesse des Gehirns und Rückenmarks

▶ **Definition:** Entzündliche Veränderungen des Zentralnervensystems (Enzephalitis, Myelitis) und seiner Häute (Meningitis), die häufig kombiniert als Meningoenzephalitis, Meningomyelitis und Enzephalomyelitis bzw. Abszessbildungen auftreten und meist durch bakterielle oder virale Infektionen verursacht werden. Darüber hinaus kommt ein Befall durch Parasiten und Pilze vor.

◀ **Definition**

Epidemiologie: Die Inzidenz der Meningitiden und Enzephalitiden beträgt 15/100 000, die der Meningokokkenmeningitis 1/100 000, die der Hirnabszesse 0,4/100 000 und die der Myelitis transversa 0,3/100 000 Einwohner (Abb. B-**1.55**). Zur Durchseuchung der Bevölkerung mit den häufigsten Erregern s. Tabelle B-**1.20**.

Epidemiologie: Zur Inzidenz der Meningitis und Enzephalitis s. Abb. B-**1.55**, zur Durchseuchung mit den häufigsten Erregern s. Tab. B-**1.20**.

Während die Verbreitung vieler Infektionskrankheiten durch verbesserte Hygiene, Impfprophylaxe und Therapie wesentlich eingedämmt werden konnte, vor

Die nosokomialen Infektionen und die **Antibiotika-Resistenz** nehmen zu, insbesondere

B-1.55

B-1.55 Jährliche Neuerkrankungsrate der Meningitiden und Enzephalitiden im Vergleich mit Hirnabszess und Myelitis, bezogen auf 100 000 Einwohner

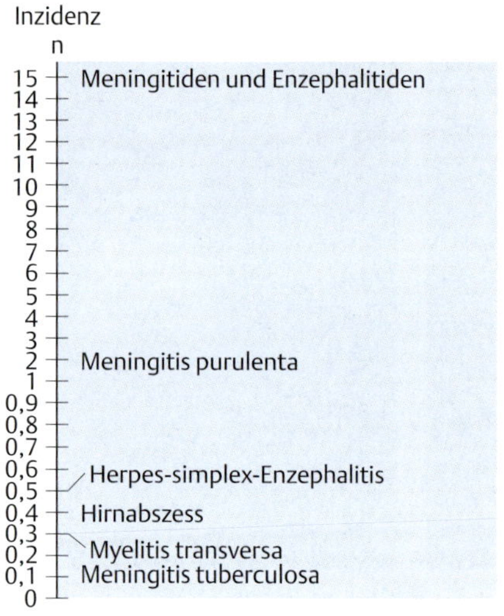

B-1.20

B-1.20 Die häufigsten Erreger mit Befall des ZNS und Durchseuchung der Bevölkerung Deutschlands und der USA

Erreger	***Durchseuchung der Bevölkerung (%)***
Zytomegalievirus	50–100 (in tropischen Ländern 100%)
Varicella-zoster-Virus	90
Masernvirus	90
Mumpsvirus	90
Herpes-simplex-Virus	80–90
Rötelnvirus	75–90
Toxoplasmen	60–80
Borrelien	10–30

allem die der Poliomyelitis und der Keuchhustenenzephalitis, ist weltweit ein Anstieg nosokomialer Infektionen und eine zunehmende **Antibiotika-Resistenz** insbesondere von **Pneumokokken** zu beobachten, die in Europa die häufigsten Erreger der bakteriellen Meningitis im Erwachsenenalter sind. Durch die Impfprophylaxe gegen Pneumokokken und Haemophilus influenzae wurde die Inzidenz der häufigsten Meningitiden des Kindesalters gesenkt. In Europa überwiegt bei Kindern nach dem 6. Lebensjahr die sporadische **Meningokokkenmeningitis**.

die Resistenz von **Pneumokokken**, den in Europa häufigsten Erreger der bakteriellen Meningitis bei Erwachsenen. Bei Kindern ab 6 Jahren sind **Meningokokken** die häufigsten Erreger.

Vor 20 Jahren wurden neue Erreger mit großer Ausbreitungstendenz entdeckt:
- eine Spirochäte als Erreger der Borreliose nach Zeckenstich (s. S. 281)
- HIV als Ursache von AIDS (s. S. 290).

Erreger mit großer Ausbreitungstendenz sind
- Borrelien
- HIV.

An erster Stelle der akuten viralen Meningitiden stehen weltweit die Enterovirus-Infektionen mit einem Drittel der Fälle, gefolgt von der Mumpsvirus-Meningitis.

Die akute virale Meningitis ist am häufigsten durch Entero- und Mumpsviren bedingt.

Das Krankheitsspektrum in den **tropischen Ländern** unterscheidet sich von dem der Industrienationen besonders durch das Überwiegen parasitärer Infektionen des ZNS, wie der Bilharziose und Echinokokkose (Afrika, Lateinamerika); aber auch Lues und AIDS sind v.a. südlich der Sahara weit verbreitet, und die Meningokokkenmeningitis kommt dort ebenso wie die Poliomyelitis epidemisch vor.

In den **tropischen Ländern** sind parasitäre Infektionen des ZNS und AIDS weit verbreitet. Die Meningokokkenmeningitis und Poliomyelitis kommen dort epidemisch vor.

Die **Letalität** ist vom Erkrankungsalter und Erregertyp abhängig, liegt durchschnittlich bei 10–20% (für Neugeborene bis 50%) und ist am höchsten bei Kolimeningitis, Meningitis tuberculosa und Herpes-simplex-Enzephalitis. Die

Die **Letalität** ist vom Erregertyp abhängig und beträgt 10–20%, bei Neugeborenen bis zu 50%.

meisten AIDS-Kranken sterben innerhalb von fünf Jahren, häufig an Infektionen des ZNS.

1.4.1 Bakterielle Meningitis und Enzephalitis

Symptomatologie: Die bakteriellen Meningitiden beginnen meist akut mit Kopf-, Nacken- und Rückenschmerzen, vegetativen Begleitsymptomen wie Nausea, Erbrechen, meist **hohem Fieber**, **Photophobie** und **Somnolenz**. Eine ausgeprägte Vigilanzstörung spricht für eine zerebrale Beteiligung (Meningoenzephalitis). In 10–30% der Fälle kommen fokale oder sekundär generalisierte epileptische Anfälle hinzu, seltener auch Halbseitensymptome mit Aphasie und delirante Syndrome. Die Meningitis tuberculosa verläuft eher subakut oder chronisch (s. S. 271).

Ätiopathogenese: Die Erreger gelangen hauptsächlich auf drei Wegen in das Gehirn und seine Häute:

- **hämatogene Ausbreitung** eines Nasen-Rachen-Infektes, z. B. bei der Meningokokkenmeningitis
- **fortgeleitete Infektion** von Ohr, Orbita und Nasennebenhöhlen (Pneumokokken- und Staphylokokkenmeningitis) oder
- **direkte Infektion** von außen bei Schädel- und Wirbelsäulentraumen mit Duraverletzung, so z. B. über eine Liquorfistel oder einen operativ angelegten Shunt (zusätzlich Anaerobier).

Bei der bakteriellen Meningitis handelt es sich um eine Entzündung der weichen Hirnhäute (Leptomeningitis). Bei der eitrigen Meningitis (Meningitis purulenta) kommt es zu subarachnoidaler Eiteransammlung in den tiefen Sulci entlang der Gefäße. Die entzündlichen Veränderungen betreffen überwiegend die Hirnhäute der Konvexität (**„Haubenmeningitis“**, Abb. B-**1.56**), gelegentlich auch, wie für die tuberkulöse Meningitis typisch, die basalen Zisternen (**„Basalmeningitis“**, s. Abb. B-**1.58**, S. 271).

Oft ist auch das Hirnparenchym, insbesondere die Hirnoberfläche von der Entzündung betroffen. Man spricht dann von einer **Meningoenzephalitis**, bei ausschließlichem oder vorwiegendem Befall des Hirnparenchyms von Enzephalitis. Schwerwiegende Komplikationen sind ansteigender Hirndruck mit Gefahr der Einklemmung, aber auch vaskulär-entzündliche Prozesse, Spasmen arterieller

1.4.1 Bakterielle Meningitis und Enzephalitis

Symptomatologie: Die bakterielle Meningitis setzt meist akut mit Kopfschmerzen, Erbrechen, **Fieber**, **Photophobie** und **Somnolenz** ein. Epileptische Anfälle und zerebrale Herdsymptome können auftreten. Die Meningitis tuberculosa verläuft subakut oder chronisch (s. S. 271).

Ätiopathogenese: Man unterscheidet
- hämatogene Ausbreitung
- fortgeleitete Infektion
- direkte Infektion (meist posttraumatisch).

Die subarachnoidale Eiteransammlung betrifft meist die Konvexität (**„Haubenmeningitis“**, Abb. B-**1.56**), seltener, wie bei Meningitis tuberculosa, die basalen Zisternen (**„Basalmeningitis“**, s. Abb. B-**1.58**).

Bei gleichzeitigem Befall des Hirnparenchyms besteht eine **Meningoenzephalitis**, bei ausschließlichem oder vorwiegendem Befall des Hirnparenchyms eine Enzephalitis.

B-1.56 Eitrige Haubenmeningitis

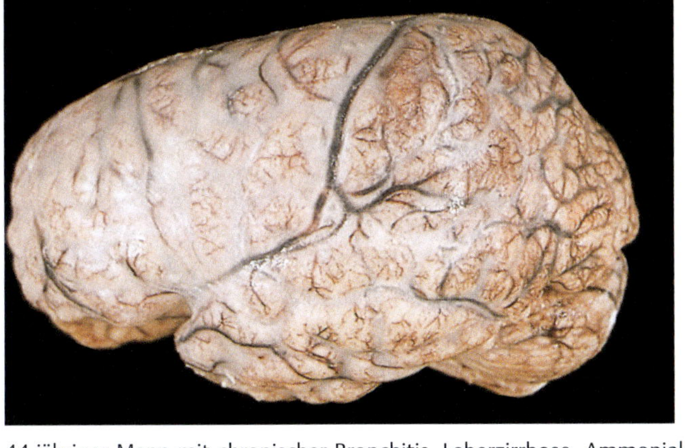

44-jähriger Mann mit chronischer Bronchitis, Leberzirrhose, Ammoniakspiegel auf das Zweifache der Norm erhöht, Temperaturanstieg auf 39,2 °C, Somnolenz, Meningismus, Exitus letalis am dritten Krankheitstag.
Pathologischer Befund: Seitenansicht der linken Großhirnhemisphäre, Frontalpol links. Stark vermehrte Kapillargefäßzeichnung (Injektion) über dem Okzipitallappen. Flächenhafte Trübung der weichen Hirnhaut und Ausguss der Hirnfurchen durch eitriges Exsudat über Frontal-, Parietal- und Temporallappen.

B-1.56

B-1.21

B-1.21 Untersuchung bei Meningitis

a Die wichtigsten Zeichen eines meningealen Reizsyndroms	
Meningismus	Der Patient setzt der passiven Kopfneigung Widerstand entgegen; sie ist für ihn schmerzhaft.
Brudzinski-Zeichen	Bei passiver Kopfneigung werden die Hüft- und Kniegelenke zur Entlastung gebeugt.
Kernig-Zeichen	Die passive Streckung des Kniegelenks bei gebeugtem Hüftgelenk löst heftige Schmerzen aus.
Lasègue-Zeichen	Das passive Anheben des gestreckten Beins wird schmerzreflektorisch gehemmt.
b Zusätzliche Meningismus-Zeichen bei Kindern	
„Dreifuß"-Zeichen	Das Kind stützt beide Hände hinter seinem Rücken auf, während es Hüfte und Knie gebeugt hält.
„Kniekuss"-Zeichen	Das Kind kann nach Aufforderung den Kopf nicht bis zu den Knien beugen.

Gefäße und Venenthrombosen mit nachfolgenden Hirninfarkten, seltener Hirnblutungen.

Diagnostik: Es besteht **Meningismus**. Brudzinski-, Kernig- und Lasègue-Zeichen sind positiv (Tab. B-**1.21**). In schweren Fällen besteht ein **Opisthotonus**.

Diagnostik: Auffällig sind ein **Meningismus** (Nackensteifigkeit) und ein positives **Brudzinski-Zeichen**, d. h. eine reflektorische Beugung der Kniegelenke bei passiver Kopfneigung nach vorn (Tab. B-**1.21**). Das Kernig-Zeichen ist positiv, wenn das Kniegelenk bei gebeugtem Hüftgelenk nicht gestreckt werden kann, das Lasègue-Zeichen ist positiv, wenn das Hüftgelenk bei gestrecktem Kniegelenk nicht gebeugt werden kann (Tab. B-**1.21**). In schweren Fällen beobachtet man eine Reklination des Kopfes und Überstreckung des Rumpfes **(Opisthotonus)**. Bei zunehmender Vigilanzstörung (Koma) kann der Meningismus fehlen.

Die Körpertemperatur ist erhöht.

In jedem Fall ist der **Liquor** auf Zellzahl, Eiweiß-, Zucker- und Laktatgehalt zu unter-

Die Körpertemperatur ist erhöht, gelegentlich steigt sie bis 41 °C an.

Die wichtigste diagnostische Methode ist die **Liquoruntersuchung**. Dabei soll neben Bestimmung der Zellzahl, des Eiweiß-, Zuckergehalts und der Laktatkonzentration in jedem Fall auch ein zytologisches Präparat, ggf. mit Gram- bzw.

B-1.22 Diagnostik bakterieller Meningitiden

Neben Kopfschmerzen, Erbrechen und deliranten Symptomen bestehen je nach Erregerart charakteristische Befunde, die vor allem die Differenzierung einer eitrigen „Haubenmeningitis" von einer tuberkulösen „Basalmeningitis" erlauben. So treten z. B. bei der Meningitis purulenta häufiger fokale (kortikale) Anfälle, bei der Meningitis tuberculosa häufiger Hirnnervenausfälle auf.

Diagnostik	***Meningitis purulenta*** „Haubenmeningitis"	***Meningitis tuberculosa*** „Basalmeningitis"
körperliche Untersuchung		
meningeales Syndrom	perakuter Verlauf Meningismus, Opisthotonus hohes Fieber	subakuter Verlauf Meningismus langsamer Fieberanstieg
Vigilanzstörung	hochgradig	mäßig, oft fluktuierend
fakultativ: Hirnnervenausfälle	häufiger Abduzensparese, Hypakusis, Ertaubung	häufiger Papillenödem, Optikusatrophie, Okulomotoriusparese, periphere Fazialisparese und kaudale Hirnnervenausfälle
epileptische Anfälle	20 – 30 %	5 – 10 %
Liquorbefund		
Zellen	> 1000 – > 10 000, Granulozyten	30 – 300, anfangs Granulozyten, später lymphozytäre Pleozytose
Eiweiß	150 – 200 mg/dl	100 – 500 mg/dl
Zucker	< 30 mg/dl	< 45 mg/dl
Laktat	erhöht	erhöht
makroskopischer Aspekt des Liquors	trüb bis eitrig	„Spinngewebsgerinnsel" (enthält säurefeste Stäbchen)
Erreger	pyogene Kokken u. a. (Gramfärbung)	Mycobacterium tuberculosis (Ziehl-Neelsen-Färbung)

Ziehl-Neelsen-Färbung, angefertigt werden (Tab. B-**1.22** und s. S. 266). Voraussetzung auch für eine mikrobiologische Kultur ist die rasche Bearbeitung des Liquors.
Bei antibiotisch anbehandelten Fällen können immunologische Tests wie der Latex-Agglutinationstest weiterhelfen. Vor der gezielten Behandlung ist auch eine Blutkultur abzunehmen.
Die **Polymerase-Ketten-Reaktion** (**PCR**) ermöglicht einen direkten Erregernachweis aus Serum und Liquor (vgl. S. 126).

suchen (vgl. Tab. B-**1.22**) und ein zytologisches Präparat anzufertigen.

Die **PCR** ermöglicht den direkten Erregernachweis.

Therapie: Bakterielle Meningitiden und Meningo-Enzephalitiden müssen **sofort** nach Liquorentnahme behandelt werden. Eine empirisch gewählte **Antibiotika-Therapie** ist bei der Meningitis purulenta absolut und so lange indiziert, bis mit dem bakteriologischen Nachweis und Antibiogramm eine gezielte Therapie erfolgen kann. Dabei ist auf die **Liquorgängigkeit** (Tab. B-**1.23** und **1.24**) der Antibiotika bzw. Chemotherapeutika und deren Toxizität zu achten. Wenn der Verdacht auf eine Meningitis mit übertragbaren Erregern aufkommt, wird der Patient vorübergehend isoliert. Wegen häufiger Komplikationen wie Ateminsuffizienz und Hirndrucksteigerung ist eine intensivmedizinische Behandlung mit der Möglichkeit zu assistierter Beatmung und Hirnödemtherapie (s. S. 317) vorzusehen. Zur Therapie der tuberkulösen Meningitis s. Tabelle B-**1.25**, S. 272.

Therapie: In jedem Fall einer bakteriellen Meningitis und Meningoenzephalitis beginnt die **Antibiotika-Therapie unmittelbar** nach der Liquorentnahme (Tab. B-**1.23** und **1.24**). Die ausgewählten Antibiotika müssen gut **liquorgängig** sein. Zur Therapie der tuberkulösen Meningitis s. Tab. B-**1.25**.

Eitrige Meningitis

Eitrige Meningitis

▶ **Synonym:** Meningitis purulenta, eitrige Hirnhautentzündung.

◀ **Synonym**

B-1.23 Diagnostisches und therapeutisches Vorgehen bei Meningitis purulenta

Soforttherapie mit liquorgängigen, wenig toxischen und synergistisch wirksamen Antibiotika, deren Anwendung sich nach dem Erkrankungsalter richtet. Der Erregernachweis kann nicht abgewartet werden. Die gezielte Folgetherapie richtet sich nach dem Ergebnis der bakteriologischen Untersuchung und Resistenzbestimmung.

Sofortmaßnahmen bei eitriger Meningitis	***Fragen***
1. Liquorentnahme (LP)	eitrig? trüb? Pandy positiv?
2. Liquoruntersuchung	Zellzahl? Eiweiß? Zucker?
3. Blutabnahme (auch Blutkultur!)	Leukozytose? Blutzucker?
4. empirisch gewählte Antibiotika-Therapie	Liquorgängigkeit? Toxizität?
5. mikroskopische Schnelldiagnostik, Gramfärbung	Erreger?
Zusatzuntersuchung zur gezielten Therapie	***Fragen***
1. bakteriolog. Untersuchung zur Blut-/Liquorkultur	Erreger?
2. Antibiogramm	Resistenz?
3. Reduktion auf gezielte Antibiotika-Therapie	Mittel der Wahl?

B-1.24 Antibiotika bei eitriger Meningitis

Wegen zunehmender Resistenz von E. coli gegenüber Ampicillin ist schon bei Neugeborenen nicht auf Cephalosporine zu verzichten, die auch Therapeutika der ersten Wahl bei der Haemophilus-influenzae-Meningitis und bei allen unbekannten Erregern sind.

Alter	***häufigste Erreger***	***Antibiotikatherapie der Wahl***
Neugeborene	Escherichia coli Streptokokken der Gruppe B Listeria monocytogenes	Ceftriaxon (bis 50 mg/kg KG/d) Cefotaxim (bis 80 mg/kg KG/d) und Gentamicin (1 – 2 mg/kg KG/d) Ampicillin (80 mg/kg KG/d)
Kinder und Jugendliche	Haemophilus influenzae	Ceftriaxon (100 mg/kg KG/d) Cefotaxim (200 mg/kg KG/d)
	Neisseria meningitidis Streptococcus pneumoniae	Penicillin G (250 000 U/kg KG/d) Penicillin G (250 000 U/kg KG/d)
Erwachsene	Neisseria meningitidis Streptococcus pneumoniae Staphylococcus aureus	Penicillin G (6 Ç5 Mega-U/d) oder Ceftriaxon (2 – 4 g/d) oder Cefotaxim (6 g/d) Vancomycin(2 g/d)

Epidemiologie: Bei einer Inzidenz von 2/100 000 Einwohner ist das männliche Geschlecht häufiger betroffen. Bei Säuglingen überwiegt die Kolimeningitis, im Kleinkindalter die Haemophilus-influenzae-Meningitis. Im Schulalter, bei Jugendlichen und Erwachsenen treten fast nur Meningokokken- und Pneumokokkenmeningitiden auf.

Epidemiologie: Die Inzidenz der Meningitis purulenta beträgt 2/100 000 Einwohner. Das männliche Geschlecht überwiegt. 70–80% der Betroffenen sind Kinder mit maximaler Inzidenz in den beiden ersten Lebensjahren. Bei Säuglingen überwiegt die Kolimeningitis, im Kleinkindalter die Haemophilus-influenzae-Meningitis. Im Schulalter, bei Jugendlichen und Erwachsenen kommen fast ausschließlich die spontane oder epidemische Meningokokkenmeningitis und die Pneumokokkenmeningitis vor, die bevorzugt im hohen Lebensalter, im Verlauf chronischer Erkrankungen und bei Alkoholkrankheit auftritt. Eine Infektion des ZNS mit Listeria monocytogenes ist bei Erwachsenen selten, jedoch gelegentlich Ursache von Epidemien. 70% der Listeriose-Patienten leiden an einer malignen Grundkrankheit oder stehen unter immunsuppressiver Therapie.

Symptomatologie: Charakteristisch sind heftige Kopfschmerzen, Meningismus, Erbrechen, hohes Fieber und Somnolenz.

Symptomatologie: Akute Kopfschmerzen bei Meningismus, hohes Fieber, Erbrechen und eine rasch zunehmende Vigilanzstörung kennzeichnen das klinische Bild. Öfter beobachtet man einen Herpes labialis und eine Konjunktivitis mit Photophobie.

Es können fokale und psychotische Symptome auftreten. Bei **Meningokokkenmeningitis** sind Petechien häufig, bei **Haemophilus-influenzae-Meningitis** eine rasche Bewusstseinstrübung. Die **Pneumokokkenmeningitis** beginnt evtl. subakut.

Bei der **Meningokokkenmeningitis** (Meningitis cerebrospinalis epidemica, „übertragbare Genickstarre") ist häufig ein Exanthem mit petechialen Hautblutungen zu beobachten. Bei der **Pneumokokkenmeningitis** kommt es gelegentlich subakut zum Fieberanstieg mit Somnolenz und Nacken-Kopfschmerzen, meist setzt das meningeale Syndrom jedoch akut ein und kann wie alle eitrigen Meningitiden zerebrale Herdsymptome und psychotische Phänomene hervorrufen. Die **Haemophilus-influenzae-Meningitis** ist mit einer rasch progredienten Vigilanzstörung verbunden.

Ätiopathogenese: Neugeborene sind durch Infektion durch E. coli, B-Streptokokken und Listerien unter der Geburt gefährdet.

Ätiopathogenese: Im **Neugeborenenalter** wird eine eitrige Meningitis vor allem durch Escherichia coli, hämolysierende Streptokokken der Gruppe B und Listeria monocytogenes verursacht, Erreger, die vom weiblichen Genitale auf den Säugling übertragen werden.

▶ **Merke**

▶ **Merke:** Nach dem zweiten Lebensmonat werden über 80% aller eitrigen Meningitiden durch drei Erreger hervorgerufen:

- Haemophilus influenzae (bis zum 4. Lebensjahr vorherrschend)
- Neisseria meningitidis (Meningokokken; bis zum 14. Lebensjahr vorherrschend)
- Streptococcus pneumoniae (Pneumokokken; ab 15. Lebensjahr vorherrschend).

In einem Drittel der Fälle lassen sich keine Erreger nachweisen.

Bei **Meningokokkenmeningitis** kann sich durch Endotoxinschock eine hämorrhagische Diathese entwickeln **(Waterhouse-Friderichsen-Syndrom)**.

Die meist sporadisch auftretende **Meningokokkenmeningitis** entsteht durch Tröpfcheninfektion. Histologisch findet man eine leukozytäre Infiltration der Meningen und des Ventrikel-Ependyms. Aufgrund eines Endotoxinschocks kann es zu einer Blutgerinnungsstörung mit hämorrhagischer Infarzierung der Nebennieren **(Waterhouse-Friderichsen-Syndrom)** kommen. So lange Keime im Nasen-Rachen-Raum nachgewiesen werden, besteht Ansteckungsgefahr.

Diagnostik: Neben Meningismus und Hirnnervensymptomen ist auf Infektionen des Kopfes, der Atemwege und petechiale Blutungen zu achten.

Diagnostik: Die Untersuchung ergibt Meningismus, manchmal ein Papillenödem und unausgiebige Pupillenreaktionen. Darüber hinaus wird häufig eine Abduzenslähmung oder Hypakusis beobachtet. Ausgeprägte Halbseitensymptome sind eher selten. Eitrige Infektionen des Kopfes (Otitis media, Sinusitis) und der Atemwege sowie petechiale Blutungen sind wichtige ätiologische Hinweise (s. o.).

Bei Säuglingen fällt im fortgeschrittenen Stadium der Meningitis eine **gespannte Fontanelle** auf.

Bei Säuglingen fällt oft nur eine motorische Unruhe auf, während Fieber, Übelkeit und Erbrechen bei Kindern zu den unspezifischen Symptomen gehören. Häufiger bestehen eine Hyperpathie und ein Dermographismus. Eine **gespannte Fontanelle** ist ein Zeichen für eine fortgeschrittene Meningitis mit Hirndrucksteigerung (S. 108).

Die **Lumbalpunktion** ergibt neben einer Eiweißerhöhung eine Pleozytose von > 1000 bis > 10 000 Granulozyten (eitriger Liquor). In der exsudativen Phase der Entzündung lassen sich im liquorzytologischen Präparat Bakterien nachweisen und nach Kokken und Stäbchen differenzieren (Abb. B-103). Das **Gram-Präparat** des Liquorsediments gestattet in bis zu 80% der Fälle den Nachweis eines Erregers. Der Zuckergehalt des Liquors ist im Vergleich zum Blutzucker oft erheblich erniedrigt (< 30 mg/dl, oft < 10 mg/dl), und das Laktat ist erhöht (s. Tab. B-**1.22**). Die Erhöhung des C-reaktiven Proteins in Serum und Liquor gilt als Hinweis auf eine bakterielle Genese.

Ein MRT ist wie andere neuroradiologische Verfahren, die v.a. der Differenzialdiagnostik der Meningitiden dienen, aus Gründen der notwendigen Zeitersparnis nicht vorrangig durchzuführen. Wenn jedoch der Verdacht auf erhöhten Hirndruck (Stauungspapillen?) besteht, ist vor der Lumbalpunktion ein CT anzufertigen, um ein fortgeschrittenes Hirnödem auszuschließen, da durch die LP mit reichlicher Liquorentnahme ein Einklemmungssyndrom hervorgerufen werden kann.

CT-Kontrollen sind zum Nachweis von Komplikationen (Ischämien bei Vaskulitis und Sinusthrombose, Hydrozephalus, Empyem oder Abszess) erforderlich.

Differenzialdiagnose: Hirnabszesse weisen häufiger einen intrakraniellen Druckanstieg (Stauungspapille) und seltener Meningismus auf. Der Liquor kann bei einem abgekapselten Abszess unauffällig sein, das kraniale Computertomogramm zeigt einen raumfordernden Prozess, oft mit Ringstruktur (s. S. 274). Bei älteren Patienten wird gelegentlich zunächst an einen Schlaganfall (Infarkt, Hämatom) gedacht. Andererseits kommen im Verlauf einer Meningitis auch Hirninfarkte vor, die durch eine Vaskulitis, Sinusthrombose oder einen Gefäßspasmus bedingt sind.

Die **Lumbalpunktion** ergibt eitrigen Liquor (granulozytäres Zellbild, Abb. B-103) mit Eiweißerhöhung bei deutlich erniedrigtem Liquorzucker (s. Tab. B-**1.22**). Meist gestattet das **Gram-Präparat** des Liquorsediments den Nachweis des Erregers.

Bei Verdacht auf erhöhten Hirndruck sollte zum Ausschluss eines fortgeschrittenen Hirnödems vor der Lumbalpunktion ein CT angefertigt werden.

CT-Kontrollen dienen dem Nachweis von Komplikationen.

Differenzialdiagnose: Hirnabszesse weisen häufiger eine Stauungspapille und einen typischen CT-Befund mit Ringstruktur auf.

B-1.57 Eitrige Meningitis

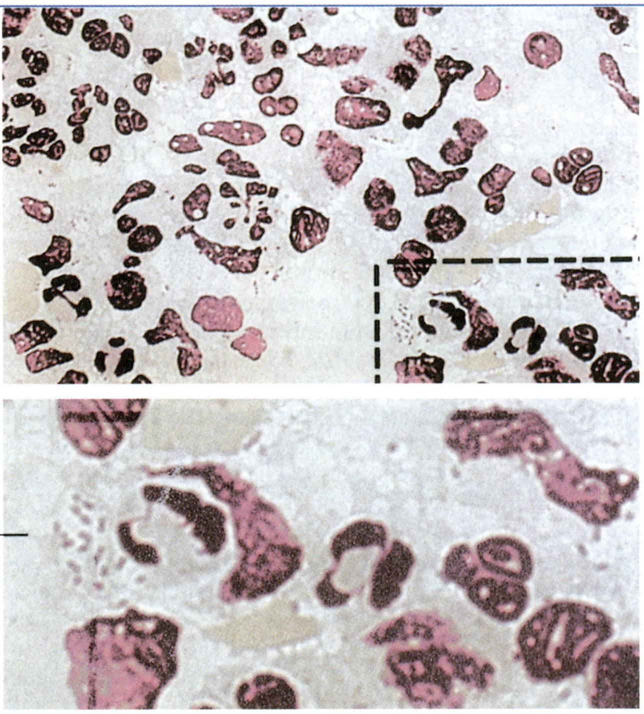

Das Zellsediment enthält vorwiegend neutrophile Granulozyten, die meist degenerative Stigmata aufweisen, d.h. einen übersegmentierten oder pyknotischen, kugeligen Kern und ein vakuolig durchsetztes Zytoplasma. Überwiegend intrazellulär liegen zahlreiche Kokken, z.T. als Diplokokken (s. vergrößerter Ausschnitt). Nur vereinzelt erkennt man Lymphozyten und aktivierte Monozyten. Siehe auch das klinische Beispiel.

B-1.57

Eine **SAB** ist durch Lumbalpunktion abzugrenzen (blutiger bzw. xanthochromer Liquor).

Eine **Subarachnoidalblutung (SAB)**, die mit akuten heftigsten Kopfschmerzen und Nackensteifigkeit einhergeht, kann durch die Lumbalpunktion (blutiger oder xanthochromer Liquor) abgegrenzt werden (S. 419).

Therapie und Prophylaxe: Die Antibiotika-Therapie muss unverzüglich hochdosiert einsetzen (s. Tab. B-1.24).

Therapie und Prophylaxe: Unverzüglich muss eine hochdosierte Antibiotika-Therapie (s. Tab. B-1.24) einsetzen. Nach Erhalt des Antibiogramms wählt man ggf. ein anderes Antibiotikum. Die Antibiotika-Therapie wird über zehn Tage fortgesetzt. Eine adjuvante Kortikosteroidtherapie über zwei Tage kann bei Kindern den Verlauf günstig beeinflussen.

▶ **Merke**

▶ **Merke:** Bei schweren Verläufen einer bakteriellen Meningitis sind **Antibiotika-Kombinationen** notwendig, um additiv-synergistische Wirkungen zu erzielen und einer Resistenzentwicklung vorzubeugen. Wegen der Resistenzzunahme bei Pseudomonas aeruginosa und der Ausbreitung multiresistenter Staphylococcus-aureus (MRSA)-Stämme sowie Vancomycin-resistenter Enterokokken erfordert eine **nosokomiale Meningitis** die Kombination von Cephalosporinen der 3. Generation mit Flucloxacillin, Gentamicin und „Staphylokokkenpenicillin" (Isoxazolylpenicillin). Eine **Listerien-Meningitis** wird nicht nur mit Cephalosporinen, sondern zusätzlich mit Ampicillin behandelt (s. Tab. B-**1.24**).

Bei Meningokokken- und Hämophilus-Infektion erhalten Kontaktpersonen Rifampicin.

Bei Meningokokken- und Hämophilus-Infektion erhalten Angehörige und Pflegepersonen, die in engem Kontakt mit den Kranken gekommen sind, prophylaktisch Rifampicin.

Impfungen bei Kindern gegen Haemophilus Typ B und gegen Meningo- bzw. Pneumokokken bei Risikopatienten haben sich bewährt.

Die Immunprophylaxe bei Haemophilus-influenzae-B-Infektion hat sich in den letzten zehn Jahren erfolgreich durchgesetzt. Eine Schutzimpfung gegen Pneumokokken und Meningokokken wird besonders gefährdeten Personen, z. B. nach Splenektomie, empfohlen.

Verlauf: Nur bei frühzeitiger Diagnose ist die Prognose günstig. Die Meningokokkenmeningitis ist prognostisch günstiger als die Pneumokokkenmeningitis.

Verlauf: Nur wenn die Diagnose frühzeitig gestellt wird, ist die Prognose günstig. Oto- und rhinogene Meningitiden zeigen eine schlechteren Verlauf als die hämatogenen oder traumatisch bedingten Meningitiden. Pneumokokkenmeningitiden haben bei Erwachsenen die schlechteste, Meningokokkenmeningitiden die beste Aussicht auf Heilung. Ungünstige Faktoren sind rasch zunehmende Störungen der Vigilanz (Koma), Atem- und Herzinsuffizienz und früh auftretende epileptische Anfälle.

Bei Neugeborenen ist die Letalität hoch, v. a. bei Kolimeningitis.

Bei Neugeborenen ist die Letalität hoch, insbesondere bei Kolimeningitis. Bei den übrigen bakteriellen Meningitiden steigt die Letalität von durchschnittlich 10% mit zunehmendem Alter an und beträgt bei der Pneumokokkenmeningitis 30%.

Häufige Residuen sind Hirnnervenausfälle, ein Hydrocephalus occlusus und **epileptische Anfälle**.

Wird die Meningitis überlebt, so ist in der Hälfte der Fälle mit Residuen zu rechnen. Folgeerscheinungen, besonders Augenmuskelparesen, ein Hydrocephalus occlusus und **epileptische Anfälle** kommen bei 30–50% der Patienten, Taubheit hauptsächlich nach Pneumokokkenmeningitis vor (> 50%).

▶ **Klinisches Beispiel**

▶ **Klinisches Beispiel:** Der 15-jährige Schüler hatte aus dem Schlaf heraus erbrochen und klagte über zunehmende Kopfschmerzen. Die Mutter brachte ihn zur stationären Aufnahme, nachdem er zunächst unruhig geworden war und gegen Abend auf Ansprechen nicht mehr reagiert hatte. Bei der Untersuchung des hochgradig nackensteifen Jungen bestand Opisthotonus. Kernig- und Brudzinski-Zeichen waren positiv. Jede Berührung wurde mit einer Abwehrreaktion beantwortet. Es bestand 40 °C Fieber. Das EEG war mäßig allgemeinverändert. Bei der Lumbalpunktion (LP) entleerte sich eitrig-flockiger Liquor, der 14 000 Zellen enthielt. Mikroskopisch fanden sich grampositive Diplokokken (vgl. Abb. B-103). Der Liquoreiweißgehalt betrug 404 mg/dl, der Liquorzucker 28 mg/dl bei einem Blutzucker von 99 mg/dl. Unter dem Verdacht auf eine Pneumokokkenmeningitis wurde hochdosiert parenteral Penicillin (15 Millionen I.E./die) gegeben. Am zweiten Behandlungstag war der Junge wieder wach, die LP ergab noch 1100 Zellen und am 15. Tag 1 Zelle. Bei der Nachuntersuchung vier Wochen später waren der neurologische Befund und das EEG unauffällig.

Tuberkulöse Meningitis

▶ **Synonym:** Meningitis tuberculosa.

Epidemiologie: Seit Einführung der Chemotherapie und Impfprophylaxe wird die Meningitis tuberculosa, die früher als Kinderkrankheit aufgefasst wurde, eher im Erwachsenenalter, meist in der dritten bis fünften Dekade, und nur noch mit einer Inzidenz von 0,1/100 000 Einwohner beobachtet. Allerdings ist wegen des häufig atypischen, subakuten bis chronischen Verlaufs immer mit einer Reihe unerkannter Fälle und wegen der Zunahme der HIV-Infektionen mit ansteigender Inzidenz dieser Meningitis als opportunistischer Infektion bei AIDS zu rechnen.

Symptomatologie: Prodromi sind Kopfschmerzen, Inappetenz, subfebrile Temperaturen und psychomotorische Unruhe. Bei der akuten tuberkulösen Meningitis kommt es innerhalb einer Woche zu Fieberanstieg, heftigen frontalen Kopfschmerzen und Erbrechen, im meningitischen Stadium der zweiten Woche zu Somnolenz und Nackensteifigkeit. In der dritten Woche treten **Hirndruckzeichen** (Stauungspapille) und psychotische Symptome hinzu. Bei **Hirnnervenbeteiligung** finden sich vor allem eine Okulomotorius- und Fazialis-, seltener eine Abduzensparese (s. Tab. B-**1.22**).

Ätiopathogenese: Die tuberkulöse Meningitis entsteht im Sekundärstadium der Tuberkulose durch hämatogene Streuung eines Primärkomplexes (**Frühgeneralisation**) oder einer Organtuberkulose (Lunge, Lymphknoten u.a.) als **Spätmanifestation**. Morphologisch sieht man vor allem an der Hirnbasis im Bereich der Zisternen ein von Tuberkelknötchen durchsetztes grün-graues, z.T. fibrös organisiertes Exsudat, das sich der Leptomeninx und den Hirnnerven anlagert (**„Basalmeningitis“**, Abb. B-**1.58**) und auf das Hirnparenchym übergreift. Auch die spinalen Meningen sind betroffen. Seltener sind Hirnabszesse und Tuberkulome, d.h. umschriebene, verkapselte und verkalkende Rundherde mit zentraler Nekrose.

Diagnostik: Häufig ist eine Tuberkulose-Infektion als Vorerkrankung nicht bekannt. Die BSG ist zunächst unspezifisch beschleunigt. Um so mehr ist nach Zeichen einer Lungentuberkulose oder weiterem Organbefall zu suchen. Anfangs ist in 50% der Fälle die Tuberkulin-Probe negativ.
Mycobacterium tuberculosis lässt sich nur in jedem dritten Fall kulturell aus dem **Liquor** nachweisen. Mittels **PCR** gelingt frühzeitig der direkte Erregernachweis. Auffällig sind eine Liquoreiweißerhöhung bei mäßiger Pleozytose bis 300

Tuberkulöse Meningitis

◀ **Synonym**

Epidemiologie: Die Inzidenz der Meningitis tuberculosa steigt mit der Zunahme von HIV-Infektionen an.

Symptomatologie: Nach unspezifischen Prodromi manifestiert sich das meningeale Stadium der akuten tuberkulösen Meningitis mit Kopfschmerzen, Nackensteife und Fieber. Hinzu kommen **Hirndruckzeichen**, **Hirnnervenausfälle** (II, III, VII u.a.) und psychotische Symptome.

Ätiopathogenese: Nach hämatogener Aussaat eines Primärkomplexes (**Frühgeneralisation**) oder einer Organtuberkulose (**Spätanifestation**) zeigen sich entzündliche Veränderungen, besonders im Bereich der basalen Zisternen (**„Basalmeningitis“**, Abb. B-**1.58**).

Diagnostik: Es ist nach Zeichen eines Befalls der Lunge oder anderer Organe zu suchen.

Mit **PCR** gelingt der Erregernachweis im **Liquor**. Bei mäßiger Pleozytose sind Eiweiß und Laktat erhöht, der Zucker ist vermindert.

B-1.58 Basale Meningitis tuberculosa

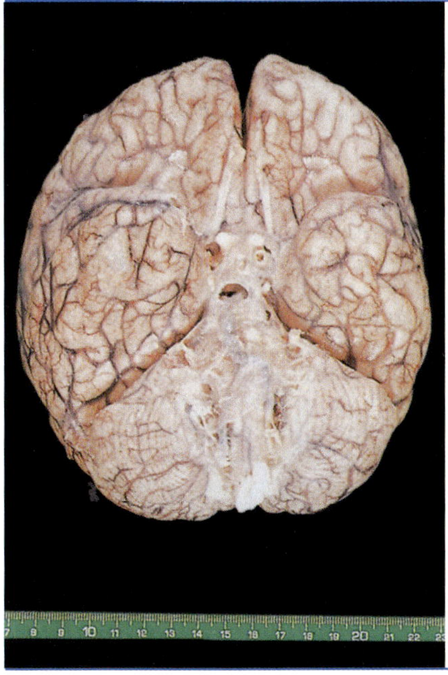

44-jähriger Bankangestellter mit Fieber unklarer Ursache, Gewichtsabnahme, Fettleber, Aszites. Bei normalem Röntgenbefund der Lungen hatte die Laparoskopie eine Miliartuberkulose ergeben.
Pathologischer Befund: Aufsicht auf die Groß- und Kleinhirnbasis. Festes gelblich-weißes Exsudat in den basalen Liquorzisternen um Chiasma opticum, Pedunculi cerebri, Pons und Medulla oblongata.

B-1.58

B-1.25

B-1.25 Chemotherapie der tuberkulösen Meningitis

Die Akutbehandlung erfordert mindestens eine Dreifachkombination von Isoniazid, Rifampicin und Ethambutol, bei besonders schweren Verläufen eine Vier- oder eine Fünffachkombination mit Pyrazinamid und Streptomycin.

Mittel erster Wahl	***Liquorgängigkeit***	***Nebenwirkungen***
1. Isoniazid (INH)	+++	Polyneuropathie
2. Rifampicin	++	Hepatopathie
3. Ethambutol	++	Optikusläsion
4. Pyrazinamid	+++	Gastropathie
5. Streptomycin	+	Ototoxizität

Zellen („buntes Zellbild", anfangs mit Granulozyten und lymphoplasmozytären Zellformen, im fortgeschrittenen Stadium vorwiegend Lymphozyten und Lymphoidzellen) sowie ein Liquorzuckerabfall unter 45 mg/dl und ein Laktatanstieg. Im „Spinngewebsgerinnsel", das allerdings für die Tbc-Meningitis nicht pathognomonisch ist, sind gelegentlich säurefeste Stäbchen mithilfe der Ziehl-Neelsen-Färbung nachzuweisen.

Das **CT** zeigt eine **Ventrikelerweiterung** und Obliteration der basalen Zisternen.

Im **CT** fällt neben einer **hydrozephalen Erweiterung** der inneren Liquorräume eine Obliteration der basalen Zisternen auf. Nach Kontrastmittelgabe stellen sich die basalen Zisternen hyperdens dar. Im MRT erscheinen die basalen Meningen primär verdickt. Selten sind Tuberkulome nachweisbar.

Differenzialdiagnose: Bei ausgeprägten Hirnnerven-Syndromen sind **Aktinomykose** und **Nokardiose** auszuschließen. Zu den übrigen bakteriellen und abakteriellen Meningitiden s. Tab. B-**1.22** und B-**1.28**–**1.32**.

Differenzialdiagnose: Gelegentlich können eine **Aktinomykose** oder **Nokardiose** (bakterielle Infektion mit Actinomyces israelii bzw. Nocardia asteroides), die bevorzugt Hirnnervenausfälle an der Schädelbasis hervorrufen, differenzialdiagnostisch infrage kommen und durch Erregernachweis (Liquorkultur) abgeklärt werden. Im Übrigen sind die in den Tabellen B-**1.22** (S. 266) und B-**1.28** bis B-**1.32** (S. 285) aufgeführten bakteriellen bzw. abakteriellen (lymphozytären) Meningitiden abzugrenzen.

Therapie: Initial ist mindestens eine Dreifach-Therapie mit **INH**, **Rifampicin**, **Ethambutol** erforderlich (Tab. B-**1.25**), anschließend eine Langzeittherapie mit zwei dieser Medikamente. Zudem verabreicht man **Vitamin B_6**.

Therapie: Initial ist für 6 Monate mindestens eine Dreifachkombination der Antituberkulotika erster Wahl erforderlich. Man verordnet **Isoniazid (INH)**, **Rifampicin** und **Ethambutol** (Tab. B-**1.25**). Anschließend werden zwei Medikamente, Isoniazid und Rifampicin, für 1–2 Jahre verabreicht. Da INH einen **Vitamin-B_6**-Mangel induzieren und dadurch eine Polyneuropathie verursachen kann, wird das Vitamin prophylaktisch gegeben. Kortikosteroide sind wirksam. Ein Hydrocephalus occlusus ist unter der Chemotherapie operativ mit Shunt zu versorgen.

Verlauf: Unbehandelt verläuft die tuberkulöse Meningitis letal. Die Letalität der behandelten Patienten liegt bei 20 %. Bei ca. 50 % der Überlebenden besteht ein Residualschaden (z. B. **Hydrocephalus** internus).

Verlauf: Der Liquorbefund bleibt über Wochen und Monate pathologisch. Eine unbehandelte Meningitis tuberculosa führt innerhalb von drei bis sechs Wochen zum Tod. Vor der Einführung des Streptomycins lag die Letalität bei 100 %. Unter der Kombinationsbehandlung wurde sie deutlich gesenkt und liegt heute bei 20 %. Die Hälfte der Überlebenden leidet unter einer Hemi- oder Tetraparese mit Hirnnervenausfällen, darunter häufig Fazialisparesen. 60 % der Patienten weisen einen **Hydrocephalus** internus auf.

▶ **Klinisches Beispiel**

▶ **Klinisches Beispiel:** Bei einer 52-jährigen Patientin mit chronischen Kopfschmerzen, Inappetenz, Affektlabilität und Desorientierung erhob sich der Verdacht auf eine tuberkulöse Meningitis, nachdem die Liquoruntersuchung eine mäßige Pleozytose, Vermehrung des Gesamteiweißes und einen Liquorzuckerabfall auf 8 mg/dl ergeben hatte. Sie wurde tuberkulostatisch behandelt. Vier Monate später fielen fluktuierende Vigilanzstörungen, ein Meningismus, ein positives Babinski-Zeichen beiderseits und eine ausgeprägte Hyperpathie auf. Im Liquor fanden sich neben einer Pleozytose von 130 Zellen (buntes Zellbild) ein erhöhtes Gesamteiweiß (691 mg/dl) und ein erniedrigter Liquorzucker. Die BSG betrug 77/124 mm n.W. Das EEG zeigte eine schwere Allgemeinveränderung, das CT eine mäßige Obliteration der basalen Zisternen, eine paraventrikuläre Hypodensität des Marklagers und Erweiterung des linken Seitenventrikels. Trotz kombinierter tuberkulostatischer Therapie (mit einem differenten Schema, wegen des Verdachtes der Erregerresistenz) starb die Patientin innerhalb von vier Wochen an einer Miliartuberkulose und Herzinsuffizienz. Bei der Autopsie fanden sich neben einer käsigen Tuberkulose der Hiluslymphknoten eine Trübung der Leptomeninx, zahlreiche Epitheloidzell-Tuberkel, Langhans-Riesenzellen im Marklager und spezifische Wandinfiltrate, vor allem der Arteriolen (nach R. Kleinert und Mitarb.).

Herdenzephalitis

▶ **Definition:** Fokale Entzündung des Hirnparenchyms, die im Verlauf einer Sepsis entweder akut durch Absiedlung von Bakterien (metastatisch) oder subakut durch Einschwemmung von Mikrothromben (embolisch) entsteht.

Symptomatologie: Nach Schüttelfrost und Temperaturanstieg treten Kopfschmerzen, Vigilanzstörungen und psychotische Symptome auf, denen zerebrale Herdsymptome folgen, darunter nicht selten epileptische Anfälle.

Ätiopathogenese: In jedem Fall besteht eine Sepsis. Man unterscheidet Herde, die aufgrund einer Absiedlung von Erregern im ZNS entstehen (**metastatische Herdenzephalitis**), von Herden, die durch Embolisation infektiös-thrombotischen Materials in das ZNS verursacht werden (**embolische Herdenzephalitis**). Nur im letzteren Fall findet sich immer eine **Endocarditis lenta**, bei der metastatischen Form kann der Sepsisherd an jeder beliebigen Körperstelle liegen. Streptokokken (vor allem S. viridans), Staphylokokken und Enterobakterien disponieren zur Herdenzephalitis. Thromboembolien führen schubförmig zu kleinen oder größeren ischämischen Infarkten.

Diagnostik: Ein anfangs unklares und zunehmend psychotisches, meist paranoid-halluzinatorisches Bild, das von zerebralen Herdsymptomen begleitet wird, sollte an die Möglichkeit einer Herdenzephalitis denken lassen. Verdächtig ist ein Herzgeräusch. Der **Liquorbefund** zeigt eine leichte zunächst lymphozytäre, später granulozytäre Pleozytose. Anfangs kann diese jedoch fehlen. Fast immer gelingt bei den septischen Patienten der Nachweis des Erregers, wenn wiederholt **Blutkulturen** angelegt werden. In CT und MRT stellen sich neben einem Hirnödem multiple kleine Herde und Blutungen dar.

Differenzialdiagnose: Die embolische Herdenzephalitis wird wegen ihres fluktuierenden Verlaufs nicht selten zunächst als **Multiple Sklerose** (Encephalomyelitis disseminata) oder wegen auffälliger psychopathologischer Symptome als akute **endogene Psychose** fehlinterpretiert (vgl. klinisches Beispiel). Andererseits liegt der Verdacht auf eine vaskuläre Hirnschädigung nahe, insbesondere als Folge einer Vaskulitis, die nicht einem Gefäßversorgungsgebiet zuzuordnen ist. Der Liquorbefund trägt wenig zur Abklärung bei. Differenzialdiagnostisch entscheidend sind die internistisch-bakteriologischen Befunde.

Therapie: Die Antibiotika-Therapie richtet sich nach dem isolierten Erreger; vor einer Resistenzbestimmung ist Penicillin in Kombination mit Aminoglykosiden zu geben. Wegen der Sepsis sind intensivtherapeutische Maßnahmen erforderlich.

Verlauf: 50% der behandelten Fälle enden letal. Bleibende neurologische Ausfälle und eine chronische postenzephalitische Epilepsie sind häufig. Die embolische Form hat wegen der damit einhergehenden Hirninfarkte eine schlechtere Prognose als metastatische Herdbildungen, die unter der Therapie eine relativ gute Remissionstendenz zeigen.

▶ **Klinisches Beispiel:** Eine junge Krankenschwester entwickelte nach einem Schüttelfrost innerhalb weniger Stunden eine paranoide Psychose. Sie biss den untersuchenden Arzt in den Finger und wurde deshalb auf amtsärztlichen Beschluss in eine psychiatrische Klinik zwangseingewiesen. Die erst 24 Stunden später gemessene Körpertemperatur veranlasste die Verlegung auf eine innere Intensivstation. Dort wurde eine Staphylokokken-Sepsis nach Schweißdrüsenabszess mit Endocarditis ulcerosa und multiplen intrazerebralen Mikroabszessen diagnostiziert und behandelt (nach H. D. Pohle).

Herdenzephalitis

◀ Definition

Symptomatologie: Auffällig sind Somnolenz, fokale und psychotische Symptome.

Ätiopathogenese: Immer besteht eine Sepsis. Man unterscheidet eine **metastatische** von einer **embolischen Herdenzephalitis**, letztere als Folge einer **Endocarditis lenta** mit subakutem oder chronischem Verlauf.

Diagnostik: Der **Liquorbefund** zeigt eine leichte Pleozytose. Die Erreger lassen sich mittels mehrfacher **Blutkulturen** nachweisen. Mittels CT und MRT sind multiple kleine Herde und Blutungen nachweisbar.

Differenzialdiagnose: Oft wird zunächst an eine **Multiple Sklerose**, **endogene Psychose** oder einen Hirninfarkt gedacht (vgl. klin. Beispiel). Entscheidend ist die internistisch-bakteriologische Untersuchung.

Therapie: Notwendig sind eine antibiotische Kombinationstherapie und intensivmedizinische Maßnahmen.

Verlauf: Jeder zweite Patient stirbt. Bei den Überlebenden entwickelt sich häufig eine chronische Epilepsie.

◀ Klinisches Beispiel

1.4.2 Hirnabszess

1.4.2 Hirnabszess

▶ Definition

▶ **Definition:** Eitriger intrazerebraler Prozess mit Gewebseinschmelzung, der im fortgeschrittenen Stadium von einer Kapsel aus entzündlichem Granulationsgewebe umgeben ist. Man unterscheidet fortgeleitete, traumatische und hämatogen-metastatische Abszesse.

Epidemiologie: Die Inzidenz beträgt 0,4/100 000 Einwohner.

Epidemiologie: Mit einer Inzidenz von 0,4/100 000 Einwohner liegt der Erkrankungsgipfel der Hirnabszesse bei Kindern zwischen dem vierten und siebten, bei Erwachsenen zwischen dem 20. und 30. Lebensjahr.

Symptomatologie: Kopfschmerzen, Erbrechen, Fieber, Herd- und Hirndrucksymptome, Somnolenz und epileptische Anfälle sind Frühsymptome eines Hirnabszesses.

Symptomatologie: Innerhalb von ein bis zwei Wochen nach einer Lokal- oder Allgemeininfektion, z. B. einer Entzündung der Nasennebenhöhlen oder Endokarditis, manchmal jedoch noch mit einer Latenz von Monaten und Jahren nach einem Hirntrauma, manifestiert sich der Hirnabszess mit Kopfschmerzen, Erbrechen, Fieber, Vigilanzstörung, zerebralen Herdsymptomen und Hirndruckzeichen, gelegentlich auch mit epileptischen Anfällen.

Ätiopathogenese: Unter den Ursachen stehen **fortgeleitete** rhino- oder otogene Abszesse an erster Stelle (vgl. Abb. B-**1.60**), gefolgt von den **traumatisch** bedingten (s. Abb. B-**1.61**) und den **hämatogen-metastatischen Abszessbildungen** nach Pneumonie oder Endokarditis (Abb. B-**1.59**). Angeborene Herzvitien und Immundefekte disponieren zum Hirnabszess (Tab. B-**1.26**).

Ätiopathogenese: Nach einer Sinusitis, Otitis oder Mastoiditis kann sich ein **fortgeleiteter** Abszess vor allem frontal oder temporal entwickeln (vgl. Abb. B-**1.60**). Zu den **traumatischen** Abszessen, die nach Hirnverletzungen oder -operationen an der Hirnoberfläche entstehen, s. Abb. B-**1.61** und S. 366. **Hämatogen-metastatische Abszessbildungen**, besonders nach Pneumonie und Endokarditis, sind häufig an der Mark-Rinden-Grenze lokalisiert (Abb. B-**1.59**) und in mehr als 10 % der Fälle multipel. Kinder mit Vitium cordis congenitum sind besonders gefährdet, darüber hinaus Patienten mit angeborenem oder erworbenem Immundefekt. In 10–20 % der Fälle lässt sich eine Ursache der Hirnabszesse nicht aufdecken (kryptogene Hirnabszesse). Zur Ätiologie und Lokalisation der intrazerebralen Abszesse s. Tab. B-**1.26**.

Solitäre Abszesse sind oft durch Strepto- oder Staphylokokken bedingt. Bei multiplen Abszessen z. B. durch Toxoplasmen besteht oft Immunsuppression.

Solitäre oto- und rhinogene Abszesse beruhen häufig auf Strepto- oder Staphylokokken-Infektionen. Nicht selten sind Anaerobier beteiligt (z. B. Bacteroides-Spezies). Multiple Abszesse werden u. a. auch durch Aktinomykose, Nokardiose und Toxoplasmose verursacht, dabei ist ein wichtiger Faktor die Immunsuppression (s. a. S. 290).

Morphologisch stellt sich der Abszess als Gewebshöhle mit Kapsel (Abb. B-**1.59** und **1.60**) und perifokalem Ödem dar.

Durch eine bakterielle Infektion kommt es zur lokalen Entzündung mit zentraler Gewebseinschmelzung. Die Abszesshöhle ist umgeben von einer Kapsel aus entzündlichem Granulationsgewebe (Abb. B-**1.59** und B-**1.60**). Das perifokale Ödem ist öfter von größerem Volumen als das des Abszesses und verursacht damit zum großen Teil den raumfordernden Effekt.

B-1.59

B-1.59 Pneumogener Hirnabszess

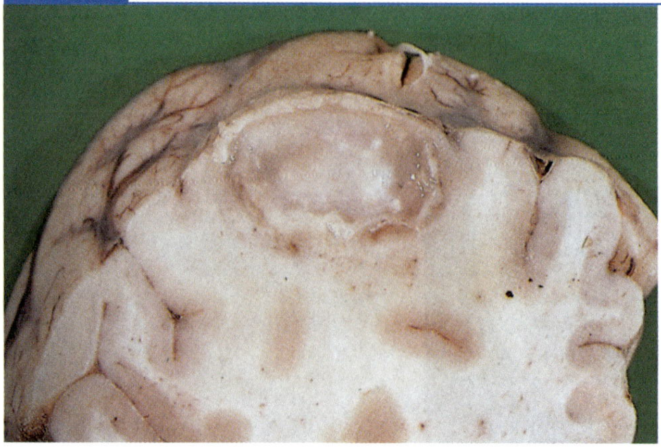

44-jähriger Mann mit chronischem Alkoholabusus, Leberzirrhose und abszedierender Bronchopneumonie.
Pathologischer Befund: Aufsicht von hinten auf stirnparallele Schnittebene parieto-okzipital. Haselnussgroße Rindeneinschmelzung mit rahmig-eitrigem Inhalt.

B-1.26 Ätiologie und Lokalisation von Hirnabszessen

10–20% der Fälle bleiben ätiologisch ungeklärt.

Hirnabszesse	*Ätiologie*	*Lokalisation*
fortgeleitet (30–60%)	Sinusitis, Otitis, Mastoiditis	frontal, temporal
traumatisch (20–30%)	Hirnverletzungen und -operationen	Hirnoberfläche
hämatogen-metastatisch (10–20%)	Pneumonie, Endokarditis, Vitium cordis	Mark-Rinden-Grenze, oft multipel

B-1.26

Diagnostik: Eine rasch progrediente Symptomatik mit Hemiparese, Stauungspapille und Vigilanzstörung bei anamnestischem Hinweis auf eine Lokalinfektion (Gesichtsfurunkel, Sinusitis, Otitis media), vorausgegangene Unfälle oder entzündliche Krankheiten (offenes Hirntrauma, Endokarditis, Pneumonie, Bronchiektasen) sind verdächtig auf einen Hirnabszess. Gelegentlich besteht Meningismus, häufiger bei multiplen als bei isolierten Abszessen. Neben erhöhter Körpertemperatur und Leukozytose findet man im **Liquor** Eiweißerhöhung und mäßige Pleozytose (300 Zellen). Liquorzytologisch sieht man überwiegend Granulozyten, vermehrt Monozyten und Makrophagen sowie transformierte Lymphozyten. In einem Drittel der Fälle sind jedoch sowohl Blut als auch Liquor unauffällig.

Diagnostik: Bei anamnestischem Hinweis auf eine Lokal- oder Allgemeininfektion sind Herd- und Hirndrucksymptome sowie Entzündungszeichen in Blut und **Liquor** verdächtig auf einen Hirnabszess.

Das **EEG** ergibt einen ausgeprägten Verlangsamungsherd, eine Allgemeinveränderung, öfter auch epileptische Potenziale. Die Abszesskapsel stellt sich im kranialen **Computertomogramm** nach Kontrastmittelgabe als **Ringstruktur** dar (Abb. B-**1.60**). Die Arteriographie spart in der Regel einen gefäßarmen Bezirk aus, weist aber nur in 20% der Fälle eine Abszesskapsel nach. Die **Kernspintomographie** ist im Frühstadium der Abszessbildung hinsichtlich ihrer Sensitivität den übrigen bildgebenden Verfahren überlegen. Differenzialdiagnostisch hilfreich kann eine Granulozyten-Szintigraphie sein, die ca. 80% der Hirnabszesse verlässlich nachweist.

Das **EEG** zeigt neben einer Allgemeinveränderung einen Herdbefund und gelegentlich epileptische Potenziale. Bei der neuroradiologischen Untersuchung (im **CT**, **MRT**, seltener auch im Angiogramm) stellt sich die Abszesskapsel als **Ringstruktur** dar (Abb. B-**1.60**).

Differenzialdiagnose: Im Gegensatz zur eitrigen **Meningitis** ist bei Hirnabszessen selten mit einer ausgeprägten Nackensteifigkeit zu rechnen, und nur ein in die Ventrikel durchgebrochener Abszess verursacht eine erhebliche Pleozytose mit > 10 000 Zellen. Computertomographisch dargestellte ringförmige Kontrastmittelanhebungen können auch durch
- Gliome, Metastasen,
- ischämische Infarkte,
- Störung der Blut-Hirn-Schranke oder
- in Resorption befindliche Blutungen

bedingt sein.

Differenzialdiagnose: Abgesehen von **Meningitiden**, die wesentlich häufiger eine Nackensteifigkeit aufweisen, kommen differenzialdiagnostisch andere raumfordernde Prozesse infrage, die mit einer ringförmigen CT-Kontrastmittelanhebung einhergehen, vor allem **Gliome** und **Hirnmetastasen**.

B-1.60 Rhinogener Hirnabszess

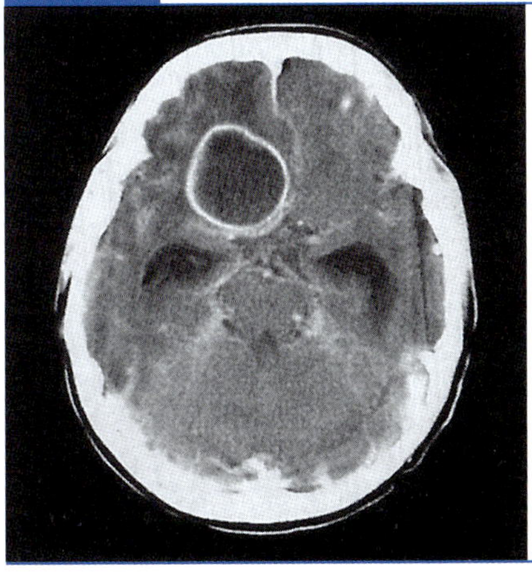

40-jähriger Patient mit spastischer Hemiparese links. Im CT mit Kontrastmittel zeigt sich kontralateral eine hyperdense Ringstruktur (Kapsel), die den hypodensen Abszess umgibt. Operativ verifiziert.

B-1.60

Eine septische **Sinusthrombose**, die sich ähnlich manifestiert, lässt sich mittels CT abgrenzen.

Auch das seltenere subdurale Empyem kann anfangs eine vergleichbare Symptomatik verursachen.

Eine septische **Sinusthrombose**, die ebenfalls nach Sinusitis oder Otitis mit Fieber und zerebralen Herdsymptomen auftritt, verursacht Hirninfarkte, die sich im CT hypo- oder hyperdens darstellen.
Wesentlich seltener als der Hirnabszess ist das subdurale Empyem, das meist nach Sinusitis oder Otitis auftritt und sich rasch von frontal oder temporal über die gesamte Konvexität ausbreitet.

Therapie: Methode der Wahl ist die **Totalexstirpation**, bei ungünstiger Lokalisation die Punktion und Drainage des Abszesses.

Therapie: In der Regel ist eine **Operation** anzustreben. Oberflächlich gelegene Abszesse können primär totalexstirpiert werden. Bei ungünstigerer Lokalisation wird der Abszess zunächst über ein Bohrloch punktiert, der Eiter abgelassen und die Abszesshöhle mit Antibiotika gespült, bevor in einer zweiten Sitzung die Abszesskapsel entfernt wird.

Prä- und postoperativ bzw. bei Inoperabilität erfolgt eine **systemische hochdosierte Antibiose**. V. a. Metronidazol (Clont) und Penicillin kommen infrage, da sie bis in die Abszesshöhle vordringen.

Prä- und postoperativ bzw. bei nicht operativ angehbaren oder multiplen Abszessen erfolgt eine **systemische hochdosierte Antibiose**. Sofern die Behandlung nicht nach Erregerbestimmung und Antibiogramm erfolgen kann, kommen folgende Antibiotika infrage:

- Metronidazol (Clont), das besonders gegen Anaerobier wirksam ist und ebenso wie
- Penicillin und
- Chloramphenicol

bis in die Abszesshöhle eindringen kann. Die Hirnödemtherapie mit Kortikosteroiden soll nur für die Dauer eines ausgedehnten Hirnödems erfolgen. Die Behandlung erfolgt unter CT-Verlaufskontrolle.

Verlauf: Unter Therapie liegt die Letalität im Durchschnitt bei 20%. Jeder zweite Patient wird symptomfrei, jeder vierte leidet an einer chronischen Epilepsie.

Verlauf: Der Verlauf ist günstig, wenn der Abszess nach Abkapselung totalexstirpiert wird. Die Letalität der behandelten solitären Hirnabszesse liegt bei 20%, die der multiplen Abszesse bei 80% (Nokardiose 90%). Jeder zweite Patient, der überlebt, zeigt eine vollständige Remissionstendenz, jeder vierte leidet an einer chronischen Epilepsie. In 5% der Fälle ist mit einem Rezidiv zu rechnen.

B-1.61

B-1.61 Traumatischer Spätabszess

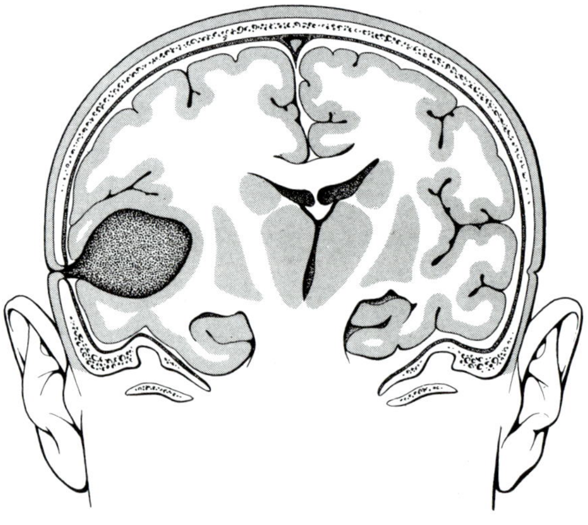

Hirnabzess rechts temporal mit einem bis zur Hautnarbe reichenden Bindegewebsstrang. Links ist die korrespondierende Hautnarbe dargestellt. Es handelt sich um einen traumatischen Spätabszess als Komplikation einer Extensionsbehandlung mit der Crutchfield-Klammer (vgl. klin. Beispiel).

◀ Klinisches Beispiel

▶ **Klinisches Beispiel:** Ein 54-jähriger Handlungsreisender, bei dem wegen einer Halswirbelfraktur eine Extensionsbehandlung mit der Crutchfield-Klammer vorgenommen worden war, erkrankte fünf Jahre später mit heftigen Kopfschmerzen und zunehmender Somnolenz. Die Untersuchung ergab eine Déviation conjuguée nach rechts und eine brachiofazial betonte Hemiparese links, einen EEG-Herdbefund rechts temporal und im rechtsseitigen Karotisangiogramm eine Verlagerung der A. cerebri anterior zur Gegenseite. Bei der Operation wurde ein hühnereigroßer Abszess exstirpiert, von dessen Kapsel ein bleistiftdicker Bindegewebsstrang bis zu einer alten gleichseitigen Hautnarbe zurückzuverfolgen war, die durch das Anlegen der Crutchfield-Klammer fünf Jahre zuvor verursacht worden war (Abb. B-**1.61**). Postoperativ war der Patient rasch beschwerdefrei. Die Hemiparese bildete sich allmählich vollständig zurück (Masuhr u. Mitarb.).

1.4.3 Spirochäteninfektionen des ZNS

1.4.3 Spirochäteninfektionen des ZNS

Neurolues

Neurolues

◀ Synonym

▶ **Synonym:** Neurosyphilis.

◀ Definition

▶ **Definition:** Durch Treponema pallidum hervorgerufene Meningitis, Meningoenzephalitis oder Myelitis (Lues cerebrospinalis), die in ein Spätstadium mit chronischer Enzephalopathie (progressive Paralyse) und Hinterstrangdegeneration (Tabes dorsalis) übergehen kann.

Epidemiologie: 5–10% der Personen mit unbehandelter Lues entwickeln eine Neurolues. Die Prävalenz beträgt etwa 15/100 000 Einwohner. Die steigende Inzidenz primärer Luesinfektionen in den letzten zehn Jahren insbesondere bei gleichzeitig bestehender HIV-Infektion lässt einen allmählichen Anstieg erwarten. In Florida, USA, wurde eine Zunahme der Lues um 90% auf 60/100 000 Einwohner registriert. Der Krankheitsgipfel der Neurolues liegt in der fünften Dekade. Nur bei der progressiven Paralyse, die sich bei 2–5% der Patienten manifestiert, überwiegt das männliche Geschlecht.

Epidemiologie: 5–10% der Personen mit unbehandelter Lues entwickeln eine Neurolues. Mit steigender Inzidenz insbesondere bei gleichzeitiger HIV-Infektion muss gerechnet werden.

Symptomatologie: 6–8 Wochen nach der Infektion entwickeln etwa 30% der Patienten zeitlich parallel mit Auftreten des generalisierten Exanthems, Lymphadenitis und Fieber (Sekundärstadium) eine Meningitis, die meist symptomarm verläuft. Bleibt die Erkrankung im Primär- oder Sekundärstadium unbehandelt, können nach jahre- bis jahrzehntelanger Latenz Symptome einer Neurolues auftreten. Entsprechend der überwiegenden Manifestation werden **drei Formen der Neurolues** unterschieden:

- Die **Lues cerebrospinalis** äußert sich als meningeales und/oder vaskuläres Syndrom, selten mit der Symptomatik eines raumfordernden Prozesses. Neben chronischen Hirndruckzeichen (S. 106) sind Hirnnervenausfälle häufig, insbesondere des III., VI., VII. und VIII. Hirnnervs. Akut treten Symptome eines zerebralen oder spinalen Infarkts auf. Besonders häufig sind A.-cerebri-posterior- und Hirnstamminfarkte (vor allem ein Wallenberg-Syndrom, Abb. B-**1.137**, S. 392) sowie ein A.-spinalis-anterior-Syndrom (S. 426). Radikuläre Schmerzen und Sensibilitätsstörungen kommen auch isoliert vor oder gehen einem progredienten Querschnittsyndrom voraus.
- Die **progressive Paralyse** beginnt allmählich mit Leistungsabfall, Gedächtnisstörungen und affektiver Labilität. Frühzeitig fallen Artikulationsstörungen mit „Silbenstolpern" und ein unregelmäßiges Schriftbild auf. Dysarthrie und Koordinationsstörung sind progredient. Man beobachtet eine Bewegungsunruhe des Gesichts, ein „mimisches Beben", und Tremor. Epileptische Anfälle können hinzukommen. Gelegentlich steht ein manisches Syndrom mit Antriebssteigerung und Größenwahn (Megalomanie) im Vordergrund. Meist sind die Patienten jedoch depressiv. Mnestische und kognitive Störungen schreiten allmählich bis zur **Demenz** fort.
- Die **Tabes dorsalis** setzt mit lanzinierenden Schmerzen, häufig im Ausbreitungsgebiet des N. ischiadicus, und einer ataktischen Gangstörung ein.

Symptomatologie: Eine Meningitis im Sekundärstadium ist häufig und meist symptomarm. Bleibt die Lues unbehandelt, können nach Jahren bis Jahrzehnten Symptome einer der **drei Formen der Neurolues** auftreten:

- Die **Lues cerebrospinalis** äußert sich als meningeales Syndrom, meist mit chronischen Hirndruckzeichen und Hirnnervenausfällen, oder als vaskuläres Syndrom (Infarkt des Großhirns, Hirnstamms oder Rückenmarks).
- Die **progressive Paralyse** beginnt allmählich mit Leistungsabfall und mnestischen Störungen, Dysarthrie, Koordinationsstörungen und Tremor. Vorübergehend kann ein manisches Syndrom auftreten. Die chronische organische Psychose schreitet zur **Demenz** fort.
- Die **Tabes dorsalis** ist charakterisiert durch lanzinierende Schmerzen, Ataxie und Visusverfall (Optikusatrophie), Blasenstörungen, **abdominelle Schmerzattacken** (tabische Krisen) und eine schmerzlose Arthropathie.

Hinzu kommen Sehstörungen mit Gesichtsfelddefekten und Visusabfall bis zur Amaurose (Optikusatrophie) sowie Miktionsstörungen. Starke **abdominelle Schmerzen** werden als tabische Krisen bezeichnet. Manchmal empfinden die Kranken jeden kalten Wassertropfen auf dem Körper als schmerzhaft. Andererseits entstehen ausgeprägte schmerzlose Gelenkdeformitäten besonders der Knie- und Sprunggelenke (tabische Arthropathie).

Ätiopathogenese: Erreger der Lues ist **Treponema pallidum**. Gemeinsamer pathogenetischer Faktor aller Manifestationsformen der Neurolues (Abb. B-**1.62**) ist die immunologische Reaktion innerhalb des ZNS.

Ätiopathogenese: Die Lues ist eine venerische Infektion mit **Treponema pallidum**. Durch hämatogene und lymphogene Aussaat kommt es zur meningealen Reaktion (Sekundärstadium). Ungeklärt ist, weshalb nur 5 – 10% der unbehandelten Personen eine Neurolues entwickeln. Während die morphologischen Veränderungen vielgestaltig sind, stellt die immunologische Reaktion gegen Treponema pallidum innerhalb des ZNS die gemeinsame Pathogenese aller Manifestationsformen der Neurolues (Abb. B-**1.62**) dar.

Die **Lues cerebrospinalis** beruht auf mesenchymalen entzündlichen Veränderungen:

- Bei der **meningovaskulären Form** beobachtet man neben einer chronischen basalen Meningitis, häufig mit begleitender Enzephalitis oder Myelitis, eine **Arteriitis** der zerebralen und spinalen Gefäße.
- Bei der seltenen **gummösen Form** finden sich Granulationen (Gummen) an Meningen, Cauda equina und peripheren Nerven.

Der **Lues cerebrospinalis** liegen mesenchymale Entzündungsreaktionen zugrunde. Man unterscheidet eine meningovaskuläre und eine gummöse Form:

- Bei der **meningovaskulären Form** führt die chronische basale Meningitis zur Liquorzirkulationsstörung. Bei spinaler Lokalisation kann sich eine zervikale Myelopathie entwickeln. Häufig ist eine begleitende Enzephalitis oder eine meist zervikothorakal lokalisierte Myelitis. Die luische **Arteriitis** betrifft überwiegend die großen Hirnarterien mit der Folge ischämischer Infarkte. Nach Ausbildung sekundärer Aneurysmen kann es zur Subarachnoidalblutung kommen (S. 419). Neben der Mesaortitis luica sind auch spinale Gefäße betroffen.
- Bei der seltenen **gummösen Form** findet sich Granulationsgewebe (Gummen) an Meningen, Cauda equina und peripheren Nerven.

Progressive Paralyse und Tabes dorsalis beruhen auf folgenden Parenchymveränderungen:

Die **progressive Paralyse** beruht auf einer primär chronischen Enzephalitis.

Der **Tabes dorsalis** liegt ein aufsteigender Entmarkungsprozess der Hinterstränge zugrunde.

Bei der progressiven Paralyse und der Tabes dorsalis, die häufig gleichzeitig bestehen (Taboparalyse), handelt es sich um folgende Parenchymveränderungen:

Die **progressive Paralyse** beruht auf einer primär chronischen Enzephalitis mit Nervenzelldegeneration und Markscheidenzerfall. Man findet eine frontotemporal betonte Hirnatrophie.

Der **Tabes dorsalis** liegt ein aufsteigender Entmarkungsprozess zugrunde, der mit einer Entzündung von Hinterwurzeln und Spinalganglien beginnt und bis zur Hinterstrangdegeneration fortschreitet. Tabische Krisen sind auf eine Beteiligung des autonomen Nervensystems zurückzuführen.

B-1.62

B-1.62 Neurologische Manifestationen der Lues

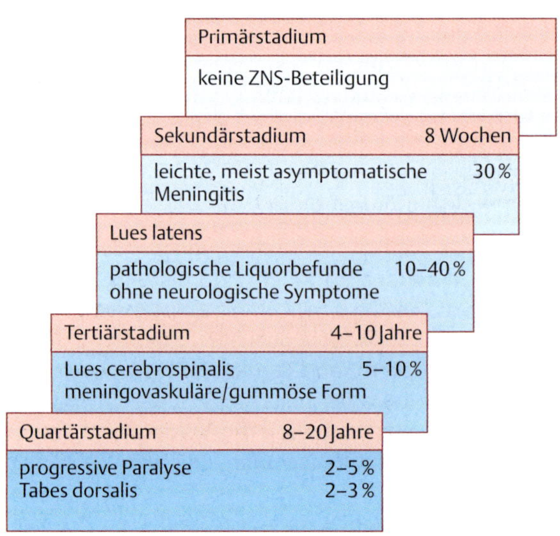

Die Mehrzahl der Patienten wird auch noch in der frühen Latenzperiode durch Antibiotika-Therapie geheilt. Unbehandelt kann es nach jahrelanger Latenz zu einer der Manifestationsformen der Neurolues kommen: Lues cerebrospinalis, progressive Paralyse oder Tabes dorsalis.

Diagnostik: Neben ophthalmologischen Symptomen (Iritis, Zyklitis, Retinitis) sind neuro-ophthalmologische Störungen in jedem Stadium der Neurolues zu beobachten. Eine primäre Optikusatrophie kommt auch unabhängig von einer Tabes dorsalis vor, eine Okulomotoriusparese kann durch eine chronische basale Meningitis oder Aneurysmakompression bedingt sein (s. S. 28). Pupillenstörungen sind häufig. Eine reflektorische Pupillenstarre, das **Argyll-Robertson-Phänomen** (S. 26), ist bei Tabes dorsalis fast immer, bei progressiver Paralyse in der Hälfte der Fälle nachweisbar. Während sich die Lues cerebrospinalis infolge einer Meningomyelitis oder spinalen Ischämie primär mit einer spastischen Paraparese manifestieren kann, geht die progressive Paralyse im Spätstadium mit einer Tetraspastik einher. Bei Tabes dorsalis stehen Pallanästhesie (Verlust der Vibrationsempfindung) und Aufhebung der Bewegungsempfindung im Vordergrund; zur spinalen kann eine zerebellare Ataxie hinzukommen.

Diagnostik: In jedem Stadium der Neurolues kommen neuro-ophthalmologische Symptome vor, z. B. eine Okulomotoriusparese bei Lues cerebrospinalis. Richtungweisend ist das **Argyll-Robertson-Phänomen**, das bei Tabes dorsalis fast immer und bei progressiver Paralyse in 50 % der Fälle beobachtet wird.

Vier bis sechs Wochen nach der Luesinfektion sind Antikörper im Serum nachweisbar: Der Treponema-pallidum-Hämagglutinationstest **(TPHA)** dient als Suchtest; er bleibt auch nach Behandlung meist lebenslang reaktiv. Zur Bestätigung wird der Fluoreszenz-Treponemen-Antikörper-Absorptionstest **(FTA-Abs-Test)** durchgeführt. Sensitivität und Spezifität beider Verfahren zusammen liegen bei 100 %. Der Nachweis von Lipoidantikörpern mittels des **VDRL-Tests** spricht für die Aktivität der Erkrankung. Während der VDRL-Test nicht erregerspezifisch ist, beweisen treponemenspezifische IgM-Antikörper im Serum **(19 S[-IgM]-FTA-Abs-Test)** die Erregerpräsenz unabhängig vom Stadium der Erkrankung (Behandlungsindikation).

Der positive Ausfall von **TPHA-** und **FTA-Abs-Test** spricht für die durchgemachte Luesinfektion. Der Nachweis von Lipoidantikörpern (**VDRL-Test**) und insbesondere von treponemenspezifischen IgM-Antikörpern im **19 S(IgM)-FTA-Abs-Test** beweist die Aktivität der Lues unabhängig vom Krankheitsstadium.

Die Diagnose der Neurolues wird durch zusätzliche **Liquoruntersuchung** gestellt. Während auch im Latenzstadium häufig Liquorveränderungen bestehen, ist die **Pleozytose** mit ca. 300 Zellen bei der meningovaskulären Form der Lues cerebrospinalis am ausgeprägtesten; bei den parenchymatösen Manifestationsformen der Neurolues findet man selten > 30 Zellen (Monozyten, Lymphozyten, zahlreiche Plasmazellen). Die intrathekale Immunglobulinproduktion ist demgegenüber bei den parenchymatösen Manifestationsformen am höchsten; fast immer sind oligoklonale Banden nachweisbar (vgl. S. 126). Beweisend für die Neurolues ist der Nachweis **intrathekaler treponemenspezifischer Antikörper** durch Vergleich der IgG-Werte in Serum und Liquor. Bei einem ITpA-(intrathekal produzierte Treponema-pallidum-Antikörper)Index > 2 gilt die ZNS-Beteiligung als wahrscheinlich, bei einem Index > 4 als sicher.

$$\frac{\text{IgG im Serum}}{\text{IgG im}} : \frac{\text{TPHA im Serum}}{\text{TPHA im Liquor}} = \text{ItpA-Index}$$

Für eine Neurolues sprechen folgende Befundkonstellationen:

- **Pleozytose im Liquor** bei positivem 19 S(IgM)-FTA-Abs-Test im Serum oder
- oligoklonale IgG-Banden im Liquor und Nachweis **intrathekaler treponemenspezifischer Antikörper** (ITpA-Index > 2).

Ca. 50 % der Patienten mit progressiver Paralyse weisen im EEG eine diffuse Funktionsstörung auf. Bei Tabes dorsalis sind die **SEP** verzögert; pathologische **VEP** sprechen für eine Optikusatrophie. Eine Beteiligung des VIII. Hirnnervs oder des Hirnstamms wird mithilfe der **AEP** erfasst. Im **CT** stellen sich neben einer Hirnatrophie im Spätstadium vor allem die Folgen einer zerebralen Arteriitis und im Stadium der Meningoenzephalitis gelegentlich kontrastmittelanreichernde Läsionen dar (Abb. B-**1.63a**). Im **MRT** sind zerebrale (Abb. B-**1.63b**) und spinale entzündliche Veränderungen nachzuweisen. Auch eine Myelokompression infolge Arachnopathie kann kernspintomographisch, im Zweifelsfall myelographisch, dargestellt werden.

Diagnostisch wertvoll ist die Ableitung **evozierter Potenziale** (SEP, VEP, AEP). Im **CT** und **MRT** zeigen sich gelegentlich entzündliche Läsionen (Abb. B-**1.63**) oder umschriebene oder diffuse hirnatrophische Veränderungen.

Differenzialdiagnose: Die Abgrenzung anderer entzündlicher, vaskulärer und degenerativer neurologischer Erkrankungen gelingt mithilfe der Lues-Tests in Blut und Liquor. Allerdings kommen falsch positive serologische Testergebnisse bei immunologischen Erkrankungen und Borreliose vor. Deshalb sollten gleichzeitig Borrelien-Antikörper bestimmt werden, zumal eine **Neuroborreliose** mit ähnlichem liquorzytologischem Befund und intrathekaler IgG-Produktion einhergeht (s. S. 281).

Differenzialdiagnose: Die Abgrenzung anderer entzündlicher, vaskulärer und degenerativer ZNS-Erkrankungen gelingt durch Lues-Serologie und Liquordiagnostik. Zur **Neuroborreliose** s. S. 281.

Therapie: Bei pathologischem Liquorbefund wird intravenös mit 3 × 10 Mill. E **Penicillin G**/die über drei Wochen behandelt. Alternativ gibt man Tetracycline oder Erythromycin. Eine seltene Komplikation stellt die Jarisch-Herxheimer-

Therapie: Penicillin G wird hochdosiert intravenös über drei Wochen gegeben.

B-1.63

B-1.63 Neurolues

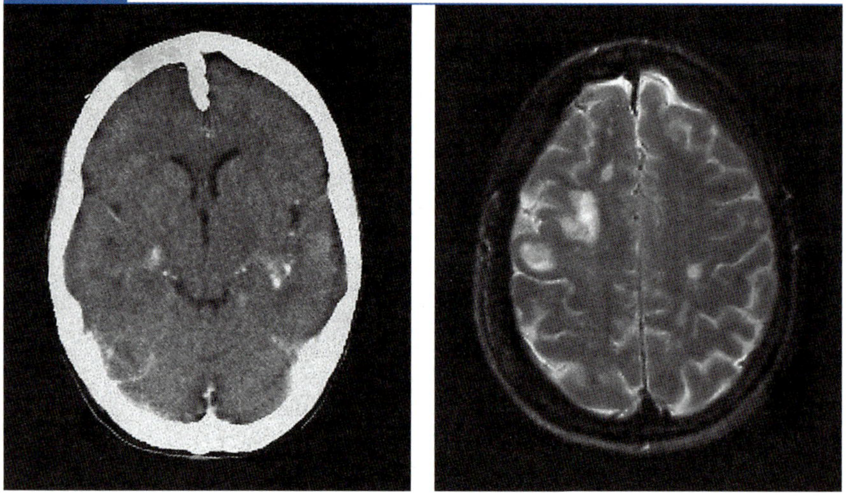

a b

51-jährige Patientin mit fokaler Epilepsie seit vier Jahren. Die Luesreaktionen in Serum und Liquor sind positiv.
a Das CT zeigt eine diffuse Kontrastmittelanreicherung beiderseits temporal (Nebenbefund: Falxverkalkung).
b Das MRT lässt in der T2-gewichteten Aufnahme multiple signalintense Läsionen erkennen.

Der Therapieerfolg muss mehrfach in Blut und Liquor kontrolliert werden.

Reaktion infolge Endotoxin-Schocks bei plötzlichem Erregerzerfall dar. Der Therapieerfolg muss nach drei, sechs und zwölf Monaten, später in mehrjährigen Intervallen in Serum und Liquor kontrolliert werden. Nach spätestens sechs Monaten soll die Zellzahl im Liquor normalisiert und die spezifische intrathekale IgG-Reaktion deutlich rückläufig sein.

Epileptische Anfälle sind ebenso wie die lanzinierenden Schmerzen bei Tabes dorsalis mit Carbamazepin zu behandeln.

Sowohl zur Behandlung einer symptomatischen Epilepsie als auch der lanzinierenden Schmerzen bei Tabes dorsalis ist Carbamazepin Mittel der Wahl. Ein neurochirurgischer Eingriff kann bei aresorptivem Hydrozephalus, raumfordernden Gummen oder basalen Aneurysmen erforderlich werden.

Verlauf: Im Gegensatz zur progressiven Paralyse und Tabes dorsalis ist der Behandlungserfolg bei meningovaskulärer Lues cerebrospinalis gut.

Bei HIV-Infizierten kann es zu Reaktivierung einer Lues mit früher Manifestation und rascher Progredienz einer Neurolues kommen.

Verlauf: Meningovaskuläre Symptome sind in 80% der Fälle rückläufig. Spätfolgen sind Arachnopathie und Epilepsie. Bei progressiver Paralyse und Tabes dorsalis ist allenfalls die Progredienz durch Penicillin-Therapie aufzuhalten. Die Lebenserwartung ist herabgesetzt.
Bei HIV-infizierten Personen wird einerseits zunehmend häufig die Reaktivierung einer zuvor adäquat behandelten Lues mit früher Manifestation und rasch progredientem Verlauf einer Neurolues beobachtet. Andererseits stellt eine Lues aufgrund der Ulzerationen des Primäraffekts und somit vermindertem Schleimhautschutz ein Risiko für den Erwerb einer HIV-Infektion dar (s. S. 290).

▶ **Klinisches Beispiel**

▶ **Klinisches Beispiel:** Der 80-jährige ehemalige Pädagoge war seit der Pensionierung bettlägerig und stand nur zum Essen auf. Bei der neurologischen Untersuchung war er zeitlich, örtlich und situativ desorientiert, initiativlos und indifferent. Auffällig waren neben einer reflektorischen Pupillenstarre bei stecknadelkopfgroßer Pupille links (Argyll-Robertson-Phänomen) ein „mimisches Beben" und „Silbenstolpern", eine Areflexie und spinale Ataxie (positives Romberg-Zeichen). Das EEG ergab eine mäßige Allgemeinveränderung, das CT eine ausgeprägte frontal betonte Atrophie, die Lues-Serologie einen positiven TPHA- und 19S(IgM)-FTA-Abs-Test und die Liquoruntersuchung eine Pleozytose. Der Patient erhielt Infusionen mit 3 × 10 Mill. E Penicillin G über 14 Tage und wurde unter krankengymnastischen Bewegungsübungen mobilisiert, war aber weiterhin desorientiert.

Leptospirosen

▶ **Definition:** Leptospirosen sind Spirochäten-Infektionen, die eine Meningitis, Enzephalitis oder Myelitis verursachen. Unter diesen ist der Morbus Weil (Weil-Krankheit), die Leptospirosis icterohaemorrhagica, am häufigsten.

Epidemiologie: Leptospiren sind bei Haus- und Wildtieren weit verbreitet und werden mit dem Urin ausgeschieden. Die Infektion erfolgt insbesondere unter unhygienischen Arbeitsbedingungen oder beim Baden, vorwiegend im Herbst. Neben der Weil-Krankheit kommt eine Reihe ähnlich verlaufender Leptospirosen mit ZNS-Befall vor, wie z. B. die Schweinehüter- oder Erbsenpflückerkrankheit, das Feld-, Schlamm- und das Erntefieber.

Symptomatologie: Nach einer Inkubation von ein bis zwei Wochen treten bei der Leptospirosis icterohaemorrhagica **hohes Fieber**, Schüttelfrost, Kopfschmerzen, Nackensteife, konjunktivale Injektion, häufig ein Exanthem und **Ikterus**, gelegentlich auch epileptische Anfälle und ein delirantes Bild auf. Oft kommt es nach einem freien Intervall zum erneuten Fieberanstieg mit Zunahme des Ikterus, **hämorrhagischer Diathese** und Myokarditis.

Ätiopathogenese: Erreger des Morbus Weil ist L. icterohaemorrhagiae. Die Infektion erfolgt über Haut und Schleimhäute und erreicht die Meningen im ersten Fieberstadium (Bakteriämie). In der Mehrzahl der Fälle handelt es sich um eine nicht eitrige, bakterielle Meningitis. Seltener kommt es zur Enzephalomyelitis.

Diagnostik: Häufig bestehen **Myalgien**, vor allem Wadenschmerzen. Die Blutsenkung ist stark beschleunigt. Frühzeitig entwickelt sich ein hepatorenales Syndrom mit Ikterus und interstitieller Nephritis. Die Erreger sind sowohl im Blut als auch im Liquor nachzuweisen. Der Liquor weist eine geringe granulozytäre Pleozytose, im weiteren Verlauf Lymphozyten (30 bis 1000 Zellen) auf. Das Protein ist nur leicht erhöht. Während des zweiten Fieberschubs finden sich Serum-Antikörper.

Differenzialdiagnose: Vorwiegend in Afrika und Südamerika wird das mit Gelbsucht und Muskelschmerzen einhergehende, von Läusen übertragene **Rückfallfieber**, eine Infektion durch Borrelia recurrentis, beobachtet.
Die **Fleckfieber-Enzephalitis** ist ebenfalls mit Kopf- und Gliederschmerzen, einem Exanthem und delirantem Syndrom verbunden; sie trat, von Kleiderläusen übertragen, häufig im Zweiten Weltkrieg auf. Erreger ist Rickettsia prowazekii.
Ein selten durch Leptospiren verursachtes Myelitis-Syndrom kann bei biphasischem Verlauf den Verdacht auf eine **Poliomyelitis** (s. S. 293) nahelegen. Differenzialdiagnostisch entscheidend ist die Antikörper-Bestimmung im Serum.

Therapie: Wesentlich ist die frühzeitige Antibiotika-Therapie (Penicillin G), alternativ kommen Tetracycline zum Einsatz.

Verlauf: Nicht immer werden biphasische bzw. ikterische Verläufe beobachtet. Rezidive sind selten. Die Letalität ist < 10%, im höheren Alter < 40%.

Leptospirosen

◀ Definition

Epidemiologie: Leptospiren werden durch den Urin von Haus- und Wildtieren übertragen.

Symptomatologie: Charakteristisch für den Morbus Weil sind **hohes Fieber**, Kopfschmerzen, Nackensteife, Konjunktivitis und **Ikterus**, nach freiem Intervall auch eine **hämorrhagische Diathese**.

Ätiopathogenese: Nach der Infektion mit L. icterohaemorrhagiae über Haut- oder Schleimhautdefekte entwickelt sich fast immer eine Meningitis.

Diagnostik: Die Patienten klagen über **Myalgien**. Die BSG ist stark beschleunigt. Hinzu kommt ein hepatorenales Syndrom.

Differenzialdiagnose: Auch das von Läusen übertragene **Rückfallfieber** ist von Ikterus und Myalgien begleitet.

Die mit einem Exanthem einhergehende **Fleckfieber-Enzephalitis** wird von Kleiderläusen übertragen.

Eine **Poliomyelitis** ist durch Antikörper-Bestimmung abzugrenzen.

Therapie: Mittel der Wahl ist Penicillin G.

Verlauf: Bei behandelten Patienten ist die Prognose günstig.

Neuroborreliose

▶ **Synonyme:** Zecken-Polyradikuloneuritis, Lyme disease.

▶ **Definition:** Durch Zecken übertragene Spirochäteninfektion (Borrelia burgdorferi), die im 1. Stadium mit einem Erythema migrans, im 2. Stadium mit radikulären Schmerzen, peripheren Paresen (häufig Fazialislähmung) und entzündlichem Liquor bei Meningopolyradikulitis, seltener mit einer Enzephalitis, Myelitis oder Plexusneuritis einhergeht und im 3. Stadium durch eine progressive Enzephalomyelitis oder chronische Polyneuropathie kompliziert sein kann (s. auch S. 468).

Neuroborreliose

◀ Synonyme

◀ Definition

Epidemiologie: Erreger ist die Spirochäte Borrelia burgdorferi, die von Zecken – in Europa vom Gemeinen Holzbock, Ixodes ricinus (s. Abb. B-**1.64**a) – übertragen wird.

Epidemiologie: Erreger ist die Spirochäte Borrelia burgdorferi, die W. Burgdorfer 1982 aus einer in der Stadt Lyme (USA) heimischen Zecke isolierte, nachdem endemisch Fälle mit rezidivierenden Arthritiden aufgetreten waren (daher die Bezeichnung Lyme disease). Borrelia burgdorferi wird auch vom Gemeinen Holzbock, Ixodes ricinus, übertragen. Dieser ist in Europa weit verbreitet (Abb. B-**1.64a**), bewohnt niedriges Blattwerk eines Biotops und befällt seine Wirte (Wirbeltiere und Menschen), wenn diese das Blattwerk streifen. In Deutschland ist mit 40 000 Borreliose-Erkrankungen pro Jahr zu rechnen. Mit regionalen Unterschieden weisen 10–30% der Bevölkerung Borrelien-Antikörper im Serum auf (s. Tab. B-**1.20**, S. 264).

Symptomatologie: Man unterscheidet drei Krankheitsstadien:

- Im **1. Stadium** entwickelt sich das **Erythema migrans** (Abb. B-**1.64b**).
- Das **2. Stadium** ist durch eine Meningitis (häufiger bei Kindern) v. a. durch eine **Meningopolyneuritis** und **Meningopolyradikulitis** mit starken Schmerzen und Sensibilitätsstörungen gekennzeichnet. Oft findet man eine (beiderseitige) **Fazialisparese**. Seltener sind Symptome einer Enzephalitis, Myelitis oder Plexusneuritis zu beobachten (Abb. B-**1.64c** u. **d**).
- Im **3. Stadium** kann sich eine **Enzephalomyelitis** mit spastisch-ataktischer Gangstörung entwickeln. Zur selteneren Polyneuritis s. S. 468.

Symptomatologie: Man unterscheidet drei Krankheitsstadien der Borreliose:

- **1. Stadium**: Innerhalb von drei Tagen bis drei Wochen entwickelt sich in der Region des Zeckenstichs eine Hautrötung, die sich ausbreitet und zentral abblasst, das **Erythema migrans** (Abb. B-**1.64b**).
- **2. Stadium**: Ein bis vier Monate später klagen die Patienten über Müdigkeit, Muskel- und Gelenkbeschwerden, v. a. aber über Kopf-Nackenschmerzen als Ausdruck einer meningealen Reizung bei beginnender Neuroborreliose. Eine isolierte Meningitis manifestiert sich in Europa wesentlich häufiger bei Kindern als bei Erwachsenen. Charakteristisch ist eine **Meningopolyneuritis** und **Meningopolyradikulitis** mit Hirnnervenbeteiligung. In > 80% dieser Fälle ist der **N. facialis** betroffen, oft beiderseits (Diplegia facialis). Daneben werden auch Augenmuskelparesen (N. III, IV, VI), eine Optikusneuritis und Hypoglossuslähmung beobachtet. Heftige reißende Schmerzen, segmentale Sensibilitätsstörungen und meist asymmetrisch verteilte Paresen weisen auf den Befall zahlreicher Spinalnerven und ihrer Wurzeln bei Polyradikuloneuritis hin. Seltener sind eine Enzephalitis mit zentralen Paresen und neuropsychologischen Störungen, eine Myelitis mit querschnittartig verteilten sensomotorischen Ausfällen oder eine Plexusneuritis (Abb. B-**1.64c** u. **d**).
- **3. Stadium**: Fünf bis sechs Monate später kann sich bei unbehandelten Patienten neben Gelenkbeschwerden und rotbläulich verfärbten Hautarealen (Acrodermatitis chronica atrophicans) in 5–10% der Fälle eine spastisch-ataktische Gangstörung und Reflexblase bei chronisch progressiver **Enzephalomyelitis** entwickeln. Seltener kommen eine zerebrale Vaskulitis, eine Myositis oder eine axonale Polyneuritis vor (s. auch S. 468).

Ätiopathogenese: Morphologisch finden sich oft Zeichen einer **Enzephalomyelitis**.

Ätiopathogenese: Morphologisch finden sich bei einem Drittel der Patienten parenchymatös-perivaskuläre Zeichen einer **Enzephalomyelitis**, gelegentlich sind besonders die Stammganglien betroffen.

Diagnostik: Das asymmetrische Verteilungsmuster der Paresen sollte den Verdacht auf Neuroborreliose wecken; Zeckenstich und Erythem bleiben oft unbemerkt.

Die Diagnose wird durch **Antikörper-Titer-Bestimmung** in Serum und Liquor gesichert.

Diagnostik: Die Anamnese ergibt nur dann einen Hinweis auf die zeckenübertragene Infektion, wenn der – schmerzlose – Zeckenstich und das flüchtige Erythem bemerkt bzw. erinnert werden. Dies ist nur bei jedem zweiten Patienten der Fall. Dennoch sollten die „wandernden" Symptome bei häufig asymmetrischem Verteilungsmuster der Paresen an Neuroborreliose denken lassen. Diagnostisch entscheidend ist der **Nachweis von Borrelien-Antikörpern** (IgG und IgM) in Serum und Liquor mittels indirektem Immunfluoreszenz- und ELISA-Test oder Western-Blot (S. 126). Beweisend für eine Neuroborreliose sind intrathekal produzierte Antikörper, die aus der Relation Borrelien-spezifischer Antikörper in Serum und Liquor zum Gesamt-IgG in Serum und Liquor errechnet werden (s. S. 277). Das Gesamt-IgG im Liquor ist oft erhöht; in der isoelektrischen Fokussierung sind meist oligoklonale Banden nachweisbar. Bei leichter bis mäßiger lymphozytärer Pleozytose finden sich im zytologischen Präparat fast immer Plasmazellen. Der direkte Erregernachweis aus dem Liquor gelingt mittels PCR (S. 126). Kernspntomographisch nachweisbae multifokale signalintensive Areale im Marklager oder periventrikulär sprechen für eine Enzephalitis (Lyme-Enzephalopathie).

B-1.64 Borreliose

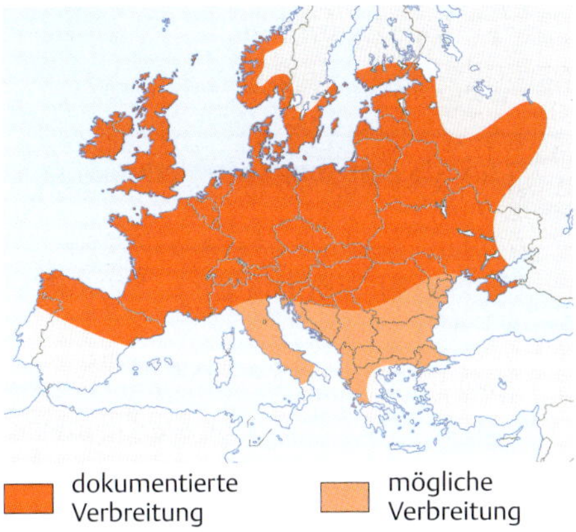

a

Verbreitung der Zecken (Ixodes ricinus) in Europa (a). Erythema migrans (b). Schulteramyotrophie sechs Wochen nach Zeckenstich („Plexusneuritis") mit atrophischer Parese des M. deltoideus und Innenrotationsstellung des rechten Arms. Die Handfläche weist nach dorsal (c), der rechte Arm wird kaum abduziert und eleviert (d).

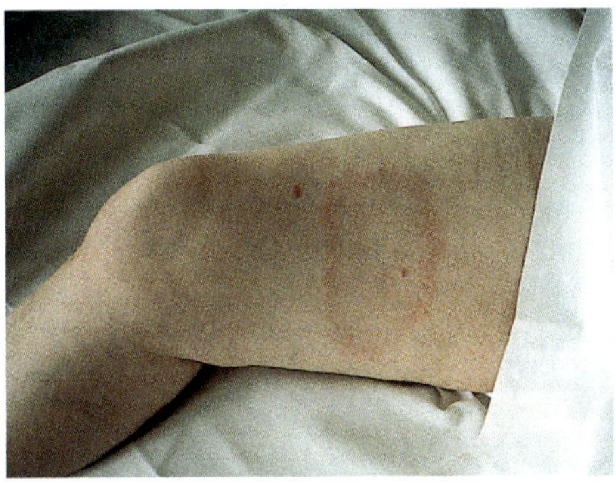

b

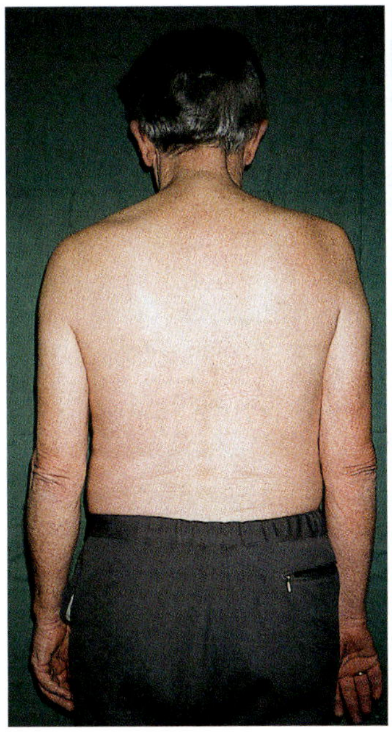

c

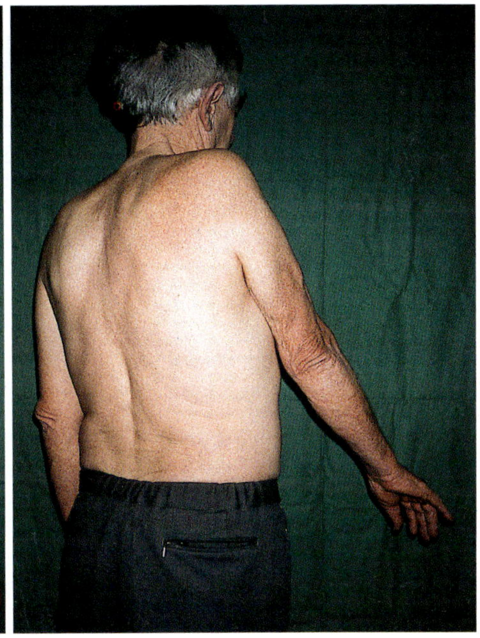

d

Differenzialdiagnose: Die Borreliose kommt im Gegensatz zur ebenfalls durch Zecken übertragenen **FSME** (s. S. 287), die vorwiegend in Süddeutschland beobachtet wird, in der gesamten Bundesrepublik vor. Sie ähnelt dem Erscheinungsbild und Verlauf der Neurolues (s. S. 277) oder auch der Multiplen Sklerose (S. 307), kann jedoch serologisch abgegrenzt werden.

Differenzialdiagnose: Die Borreliose ist von der **FSME** und Neurolues serologisch abzugrenzen.

Therapie: Man behandelt mit **Cephalosporinen** (Ceftriaxon, Cefotaxim) i. v. oder mit Tetracyclin und bei Kindern mit Erythromycin über 2–4 Wochen.

Therapie: Man behandelt mit **Cephalosporinen** oder Tetracyclin.

Verlauf: Die Symptome bilden sich bei frühzeitiger Behandlung zurück. Rezidive sind möglich, Residual-Antikörper-Titer und chronische Verläufe mit multilokulären Beschwerden sind häufig (s. a. S. 468).

Verlauf: Bei frühzeitiger Behandlung ist die Prognose günstig.

▶ **Klinisches Beispiel:** Eine 20-jährige Patientin klagte drei Monate nach einem Zeckenstich am Hals über heftige Nacken-Kopfschmerzen und quälende Missempfindungen im Bereich der rechten Ohrmuschel. Hinzu kamen radikuläre Schmerzen und ein Taubheitsgefühl im sechsten Zervikalsegment, die, gefolgt von einer leichten Parese mit dystonen Hyperkinesen des rechten Arms, im Verlauf einer Woche zunahmen. Anschließend traten akrodistale Parästhesien kontralateral auf. Der Liquor war auch nach Kontrolle unauffällig. Die Serum-Antikörper-Titer gegen Borrelia burgdorferi waren deutlich erhöht. Unter antibiotischer Infusionstherapie bildete sich die Symptomatik rasch zurück.

◀ **Klinisches Beispiel**

1.4.4 Tetanus

► Synonym

► Definition

Epidemiologie: Jährlich sterben weltweit 50 000 Menschen an Tetanus.

Symptomatologie: Erstsymptome sind Kopfschmerzen und Hirnnervenausfälle.

► Merke

Für Kopftetanus sind Trismus, Fazialis- und Augenmuskelparesen typisch.

Ätiopathogenese: V. a. nach Bagatellverletzungen kommt es unter anaeroben Bedingungen zur Ausbreitung des Tetanustoxins, das die α-Motoneurone in den Vorderhörnern und motorischen Hirnnervenkernen enthemmt.

Diagnostik: Das EMG weist eine Daueraktivität auf, der Liquor ist normal.

Differenzialdiagnose: Eine Meningitis weist einen pathologischen Liquorbefund auf.

Pharmakogene Hyperkinesen mit Trismus und Opisthotonus sind meist durch eine Biperidin-Injektion zu unterbrechen.

Prophylaxe und Therapie: Die aktive Immunisierung erfolgt mit Tetanus-Adsorbat-Impfstoff. Die Behandlung bei Infektion besteht aus Gaben von Tetanus-Immunglobulin und intensivmedizinischen Maßnahmen (Sedierung, Beatmung).

Verlauf: Jeder vierte Patient stirbt.

1.4.4 Tetanus

► **Synonym:** Wundstarrkrampf.

► **Definition:** Erreger ist Clostridium tetani, dessen Toxin Muskelkrämpfe mit der Gefahr der Atemlähmung hervorruft.

Epidemiologie: Nach WHO-Angaben sterben in der Welt jährlich > 1 000 000, in Deutschland < 50 Menschen an Tetanus.

Symptomatologie: Nach einer Inkubationszeit von wenigen Stunden bis mehreren Wochen beginnt die Erkrankung mit Erbrechen, Schwitzen, Kopfschmerzen und Hirnnervenlähmungen.

► **Merke:** Typisch für Tetanus sind der **Trismus**, d. h. ein Kaumuskelkrampf, der Risus sardonicus (krampfartiges Zähneblecken), eine mimische Starre mit vermehrtem Speichelfluss, Dysphagie und ein **Opisthotonus**.

Beschränkt sich die Infektion auf das Gesicht, so findet man neben dem Trismus eine Fazialislähmung und Augenmuskelparesen (Kopftetanus, Rose-Syndrom).

Ätiopathogenese: Nach Bagatell-Traumen, z. B. Holzsplitter- oder Nadelstichverletzungen, Verbrennungen, Bissen und nach Nabelschnurinfektion (Tetanus neonatorum) oder im Wochenbett (Tetanus puerperalis) kommt es unter anaeroben Bedingungen zur Vermehrung der Bakterien und hämatogener bzw. transneuronaler Ausbreitung des Endotoxins. Das Tetanustoxin enthemmt die α-Motoneurone in den Vorderhörnern des Rückenmarks und in den motorischen Hirnnervenkernen.

Diagnostik: Der Liquor ist normal, das EMG zeigt bei Ableitung aus der Kaumuskulatur eine Verkürzung der postreflektorischen Innervationsstille („silent period"). Die Aktivität wird schon durch Berührungsreize oder akustische Stimuli bis zur Interferenz verstärkt.

Differenzialdiagnose: Bei Meningitiden, zumal den schweren Verläufen mit Opisthotonus, ist ein pathologischer Liquorbefund zu erwarten. Ein Kieferkrampf (Claudicatio der Kaumuskeln) wird auch bei Arteriitis cranialis beobachtet; Trismus und Dysphagie kommen bei vaskulären Hirnstammsyndromen vor (zu den Alternanssyndromen s. S. 393). Epileptische Anfalle mit Myoklonien der Kaumuskulatur lassen sich mittels EEG abgrenzen.
Pharmakogene Hyperkinesen mit Trismus und Opisthotonus sind dem Bild des Tetanus vergleichbar, klingen aber nach Injektion einer Ampulle Biperiden (Akineton) meist ab (vgl. Abb. B-**1.32**, S. 215). Zu psychogenen Krämpfen s. S. 551.

Prophylaxe und Therapie: Die aktive Immunisierung erfolgt durch zwei i. m.-Injektionen von Tetanus-Adsorbat-Impfstoff im Abstand von 4–8 Wochen und einer 3. Injektion nach 6–12 Monaten. Auffrisch-Impfungen sind alle 10 Jahre erforderlich. Die passive Immunisierung erfolgt durch Immunglobulin. Bei Infektionsgefahr ohne ausreichenden Impfschutz erfolgt die Simultan-Impfung mit Tetanus-Immunglobulin und Adsorbat-Impfstoff. Bei frischer Infektion werden Tetanus-Immunglobulin vom Menschen und Antibiotika gegeben. Eine sorgfältige Wundversorgung, intensivmedizinische Maßnahmen, Abdunkelung des Raums und Sedierung, evtl. Beatmung sind erforderlich.

Verlauf: Je kürzer die Inkubationszeit, desto schwerer ist der Verlauf. Die Letalität liegt bei 25 %. Rezidive und Residuen (Paresen) sind selten.

▶ **Klinisches Beispiel:** Die 69j. Frau hatte sich bei der Gartenarbeit am Knöchel an einer Berberitze verletzt. 12 Tage später entwickelte sich neben einer Dyspnoe und Dysphagie generalisierte Muskelkrämpfe mit Opisthotonus, Trismus und fixiertem Lächeln (Risus sardonicus). Der Tetanus-Antikörper war unzureichend (< 100 U/l). In der Klinik wurden Tetanus-Immunglobulin und als Antibiotikum Metronidazol injiziert. Die Patientin wurde sediert, intubiert und beatmet. Drei Wochen später war der Muskeltonus noch erhöht. Unter septischen Temperaturen traten wieder generalisierte Muskelkrämpfe auf. Zwei Monate nach der Bagatellverletzung starb die Patientin an nosokomialen Komplikationen. (Nach M. Mutter und Mitarb. 2004)

◀ **Klinisches Beispiel**

1.4.5 Virus-Meningitis und -Enzephalitis

1.4.5 Virus-Meningitis und -Enzephalitis

▶ **Definition:** Akute oder chronische virale Infektion der Hirnhäute und/oder des Hirnparenchyms (Meningitis, Enzephalitis, Meningoenzephalitis) mit lymphozytärem Liquorbefund.

◀ **Definition**

Epidemiologie: Virale Meningitiden werden am häufigsten durch Entero-, Arbo-, Herpes- oder Adenoviren hervorgerufen und kommen in den warmen Jahreszeiten gehäuft vor. Die ebenfalls weit verbreitete Mumps-Meningitis tritt meist im Winter und Frühjahr auf. Seltener sind Arenavirus-Infektionen (Rötelnmeningitis und lymphozytäre Choriomeningitis). Zur FSME s. S. 287, zur HSV I-Enzephalitis s. S. 288 und zur HIV-Infektion s. S. 290.

Epidemiologie: Virale Meningitiden kommen meist in den warmen Jahreszeiten vor, nur die Mumps-Meningitis tritt v. a. im Winter auf.

Symptomatologie: In der Regel bestehen Kopfschmerzen, Fieber, Nackensteifigkeit, seltener Erbrechen, Lichtempfindlichkeit und Vigilanzstörungen.

Symptomatologie: Meist bestehen Kopfschmerzen, Fieber und Meningismus.

Ätiopathogenese: Die häufigsten Erreger viraler Meningitiden und Enzephalitiden zeigt Tabelle B-**1.27**. Die Viren erreichen das ZNS entweder hämatogen (während der virämischen Phase) oder entlang der Nerven. Durch Interaktion von Makrophagen und Lymphozyten kommt es zu einer zellulären Immunantwort – daher handelt es sich um eine **lymphozytäre Meningitis** – und darüber hinaus zu einer spezifischen humoralen Immunantwort, die sich in oligoklonalen Banden im Liquor äußert.
Man unterscheidet eine akute und eine chronische lymphozytäre Meningitis (Tab. B-**1.28**). Nicht selten ist auch das Hirnparenchym beteiligt (Meningoenzephalitis).

Ätiopathogenese: Zu den häufigsten Erregern s. Tab. B-**1.27**. Die Viren erreichen das ZNS hämatogen oder entlang der Nerven. Die Folge ist eine **lymphozytäre Meningitis** und humorale Immunantwort.

Man unterscheidet eine akute und eine chronische lymphozytäre Meningitis (Tab. B-**1.28**).

B-1.27 Die häufigsten Erreger viraler Meningitiden und Enzephalitiden

Virusgattung	*Virusspezies*	*Manifestation*
Enteroviren	▪ ECHO-Viren („enteric cytopathogenic human orphans", aus dem Verdauungstrakt isoliert).	Meningitis, Meningomyelitis
	▪ Polioviren	Poliomyelitis
	▪ Coxsackie-Virus A	Meningitis
	▪ Coxsackie-Virus B	Meningitis
Arboviren	▪ Flavovirus FSME (Familie Togaviren) u.a. Arboviren („Arthropod-borne viruses", von Arthropoden übertragen).	Meningoencephalitis
Herpesviren	▪ Herpes-simplex-Virus I	Enzephalitis
	▪ Herpes-simplex-Virus II	Meningitis
	▪ Varicella-Zoster-Virus	Enzephalitis
	▪ Zytomegalievirus	Enzephalitis
	▪ Epstein-Barr-Virus	Meningoenzephalitis
Retroviren	▪ HIV I, HIV II	Enzephalitis, Meningitis, Myelitis
Adenoviren	▪ Typ 3, Typ 7	Meningoenzephalitis
Myxoviren	▪ Mumpsvirus	Meningitis
	▪ Masernvirus	Enzephalomyelitis
	▪ Influenzavirus	Enzephalomyelitis
	▪ Parainfluenzavirus	Meningoenzephalitis
Arenaviren	▪ Rötelnvirus	Enzephalitis
	▪ LCM-Virus	Choriomeningitis
Rhabdoviren	▪ Lyssa-Virus (Tollwutvirus)	Enzephalomyelitis

B-1.28 Diagnostik und Therapie der viralen Meningitis

Diagnostik	*akute virale Meningitis*	*chronische virale Meningitis*	*Therapie*
meningeales Syndrom	Kopfschmerzen, Meningismus, leichte Somnolenz, Fieber	Kopfschmerzen, leichter Meningismus, Leistungsabfall	analgetisch antipyretisch
Liquor	klar, 30–300 (maximal 1000) Lymphozyten, Eiweiß normal oder leicht erhöht, Zucker normal	klar, 30 (maximal 300) Lymphozyten, Eiweiß oft erhöht	
Erreger	Entero-, Arboviren		symptomatisch
	Herpes-simplex- und Varizella-zoster-Viren		virostatisch
	Adeno-, Myxo-, Arenaviren		symptomatisch
	Retroviren (HIV)		antiretrovirale Med.
	Rhabdoviren (Lyssa-Virus)		Tollwutserum

Diagnostik: Die Untersuchung ergibt ein meningeales Syndrom (Tab. B-**1.28**), i.d.R. milder als bei eitriger Meningitis, und Begleitsymptome:

- Bei **Coxsackie-A-Meningitis** fällt eine Herpangina auf, bei **Coxsackie-B-Meningitis** eine Pleurodynie.
- Bei **Mumps-Meningitis** sind Pankreatitis und Orchitis häufig.
- Die **infektiöse Mononukleose** geht mit Lymphadenopathie einher.

Diagnostik: Hinweise auf die Diagnose „virale Meningitis" geben die Anamnese und Untersuchung (Tab. B-**1.28**). Kopfschmerzen, Fieber, Vigilanzstörungen und Meningismus sind meist weniger ausgeprägt als bei einer eitrigen Meningitis. Oft liefern Begleitsymptome wichtige Hinweise:

- Bei Meningitis nach **Coxsackie-A-Infektion** beobachtet man eine Herpangina, d.h. Bläschen auf den Tonsillen. Die **Coxsackie-B-Infektion** ist neben dem meningealen Syndrom durch Pleurodynie, d.h. stechende Muskelschmerzen beim Atmen, charakterisiert (Bornholmer Krankheit).
- Die **Mumps-Meningitis** geht nicht selten mit Pankreatitis und Orchitis einher.
- Okzipitale und zervikale Lympknotenschwellungen, Meningismus und Fieber sind Symptome der **infektiösen Mononukleose**, die durch das Epstein-Barr-Virus (EBV) hervorgerufen wird.

Rachenabstrich und Stuhluntersuchung sind in jedem Fall indiziert.

Bei abnehmender Vigilanz ist an eine Meningoenzephalitis, bei okulogyren Krisen an Encephalitis lethargica zu denken.

In jedem Fall sollte eine Untersuchung von Rachenabstrich und Stuhl zum Erregernachweis erfolgen.

Bei zunehmender Vigilanzstörung ist an eine Meningoenzephalitis, bei Auftreten von okulogyren Krisen auch an die seltene Encephalitis epidemica (lethargica) zu denken, die einen Nackenrigor und weitere Symptome eines Parkinson-Syndroms verursacht (S. 58).

Die Diagnose der Entzündung wird immer mittels **Liquorbefund** inkl. liquorzytologischem Präparat gestellt (Tab. B-**1.28**, Abb. B-**1.65**).

Die Diagnose der Entzündung wird immer aus dem **Liquor** gestellt. Drei Viertel aller Patienten weisen neben einer mäßigen Eiweißerhöhung eine lymphozytäre Pleozytose von < 300 Zellen auf (Tab. B-**1.28**). Im liquorzytologischen Präparat zeigt sich das gesamte Spektrum der lymphozytären Transformation

B-1.65

B-1.65 Lymphozytäre Meningitis

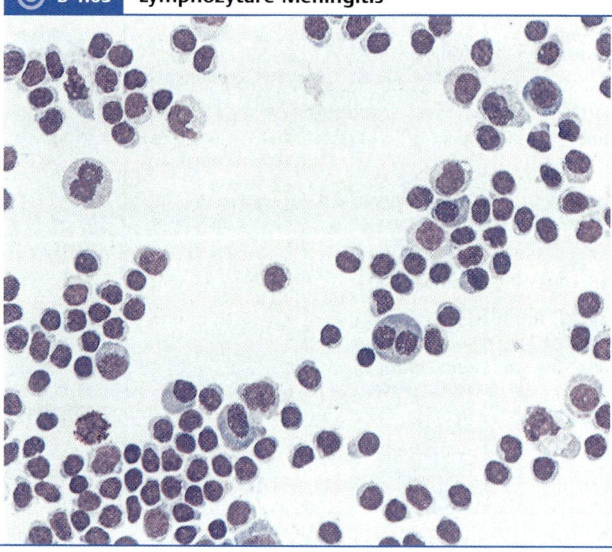

Das Zellsediment enthält überwiegend Lymphozyten. Man sieht das gesamte Spektrum der lymphozytären Transformation bis hin zu Plasmazellen (z. T. in Mitose). Daneben finden sich einige Monozyten.

(Abb. B-**1.65**). Erfolgt die Punktion frühzeitig, d. h. am ersten oder zweiten Tag der Entzündung, können im Zellbild noch Granulozyten vorherrschen, die rasch dem lymphozytären Bild weichen. Der Liquorzucker ist meist ebenso wie das Laktat normal (Tab. B-**1.28**).

Differenzialdiagnose: Zur bakteriellen (eitrigen bzw. tuberkulösen Meningitis) s. Diagnostik und s. Tabelle B-**1.22**, S. 266. Zur Meningitis durch Protozoen- oder Pilz-Infektion s. Tabellen B-**1.30**–**1.32**. Die Meningeosis carcinomatosa oder leucaemica kann liquorzytologisch abgegrenzt werden (s. S. 345).

Differenzialdiagnose: Abzugrenzen sind eine Meningitis durch Bakterien-, Protozoen- oder Pilz-Infektion und die Meningeosis carcinomatosa.

Therapie: Die Behandlung ist fast immer symptomatisch, nur bei Herpesvirus- und HIV-Infektion existieren antivirale Medikamente. Kortikosteroide sind nicht indiziert.

Therapie: Die Therapie ist meist symptomatisch.

Verlauf: Die Prognose ist in der Regel günstig. Zum Verlauf der Herpesvirus- und der HIV-Infektion s. aber S. 288 bzw. S. 290.

Verlauf: Die Prognose ist meist günstig.

◀ **Klinisches Beispiel**

▶ **Klinisches Beispiel:** Das neunjährige Mädchen erkrankte mit Kopfschmerzen, Erbrechen und Temperaturen bis 38,2 °C. Auffällig waren Meningismus und Dreifuß-Zeichen, das Kernig-Zeichen war positiv, der „Kniekuss" nicht möglich. Die Leukozytenzahl im Blut war 4400/µl. Der Liquor war klar, enthielt 120 Zellen, vorwiegend Lymphozyten, das Gesamt-Eiweiß betrug 54 mg/dl, der Zucker 85 mg/dl bei einem Blutzucker von 91 mg/dl. Der Coxsackie-A-Antikörper-Titer im Serum war erhöht (1 : 265). Nach zehntägiger Bettruhe war das Kind beschwerdefrei und die Pleozytose deutlich rückläufig.

Frühsommer-Meningoenzephalitis (FSME)

Frühsommer-Meningoenzephalitis (FSME)

◀ **Synonyme**

▶ **Synonyme:** Central European Encephalitis (CEE), Tick Borne Encephalitis (TBE), Russian Spring Summer Encephalitis (RSSE).

Epidemiologie: Ca. 1–2 % der mitteleuropäischen Bevölkerung ist mit dem FSME-Virus durchseucht. Ein endemisches Gebiet ist Süddeutschland. Die Übertragung auf den Menschen erfolgt durch **Zeckenstich**. Das männliche Geschlecht überwiegt mit einem Erkrankungsgipfel in der 4. Lebensdekade (Forstarbeiter, Landwirte). Ein jahreszeitlicher Gipfel besteht in den Monaten Juni–August.

Epidemiologie: In Süddeutschland ist die FSME endemisch. Die Übertragung des Virus erfolgt durch **Zecken**.

Symptomatologie: Nach einer Inkubation von zwei Tagen bis drei Wochen kommt es zu einem katarrhalischen Stadium mit Kopf- und Gliederschmerzen, dem nach weiteren 20 Tagen ein Temperaturanstieg bis 40 °C und die Symptome einer Meningitis, Meningoenzephalitis oder Meningoenzephalomyelitis folgen.

Symptomatologie: Nach einem katarrhalischen Stadium kann sich ein meningeales Syndrom bei Meningoenzephalitis oder -enzephalomyelitis entwickeln.

Ätiopathogenese: Der Erreger der FSME ist ein Flavovirus aus der Familie der Togaviren. Morphologisch handelt es sich um eine knötchenförmige Enzephalitis und Myelitis mit Befall des Hirnstamms, der motorischen Hirnnervenkerne und der Vorderhornzellen des Rückenmarks.

Ätiopathogenese: Der FSME-Erreger ist ein Flavovirus.

Diagnostik: Die meisten Infizierten leiden lediglich unter katarrhalischen Beschwerden. In 25 % der Fälle findet sich ein meningeales Syndrom. Besonders im höheren Lebensalter kommt eine Poliomyelitis-ähnliche Symptomatik vor. Zum Liquorbefund s. Tabelle B-**1.28**. Mithilfe des ELISA- oder Immunfluoreszenztests sind IgG- und IgM-Serum-Antikörper nachzuweisen.

Diagnostik: Nur in 25 % der Fälle besteht ein meningeales Syndrom. Zum Liquorbefund s. Tab. B-**1.28**. Im Serum sind IgG- und IgM-Antikörper nachzuweisen.

Differenzialdiagnose: Wesentlich häufiger als die FSME ist die durch Borrelien verursachte Meningopolyneuritis nach Zeckenstich (Neuroborreliose, s. S. 281). Bei jeder Myelitis muss auch an eine Poliomyelitis (s. S. 293) gedacht werden. Entscheidend sind die virologischen und serologischen Untersuchungen mit Antikörper-Bestimmung.

Differenzialdiagnose: Die Neuroborreliose und die Poliomyelitis sind durch Antikörper-Bestimmungen auszuschließen.

Therapie und Prophylaxe: Die Zecke wird mit einer Pinzette aus der Epidermis herausgedreht. Eine passive Immunisierung mit Hyperimmunglobulin ist nicht sinnvoll. Die Indikation zur aktiven Immunisierung besteht für Personen, die sich in FSME-Risikogebieten aufhalten und dort infolge Berufsausübung oder Freizeitaktivitäten gegenüber Zecken exponiert sind.

Therapie und Prophylaxe: Eine aktive Immunisierung ist bei möglicher Zeckenexposition in Risikogebiten angezeigt.

Verlauf: Die Prognose ist meist günstig.

Verlauf: Die Prognose ist meist günstig. Die Infektion hinterlässt eine lebenslange Immunität. Die Letalität liegt bei 1 %.

Herpes-simplex-Enzephalitis

Epidemiologie: Am häufigsten ist die **HSV-I-Enzephalitis** (Tab. B-**1.20**, S. 264). Die Inzidenz beträgt ca. 0,5/100 000 Einwohner (Abb. B-**1.55**, S. 264). 10 % aller Enzephalitisfälle und 50 % aller Enzephalitis-Todesfälle sind auf HSV I zurückzuführen. Die Infektion mit **HSV II** ist seltener und verläuft zumeist als lymphozytäre Meningitis.

Herpes-simplex-Enzephalitis

Epidemiologie: Das Herpes-simplex-Virus (HSV) ist weltweit verbreitet. 80–90 % der Bevölkerung weisen Serum-Antikörper gegen den Erreger auf (Tab. B-**1.20**, S. 264). Die Infektionen bleiben meist asymptomatisch oder äußern sich als Herpes labialis (Typ I) bzw. Herpes genitalis (Typ II), letzterer als venerische Infektion. Die zerebrale HSV-I-Infektion ist häufiger als eine HSV-II-Infektion. Die Inzidenz der **HSV-I-Enzephalitis** beträgt ca. 0,5/100 000 Einwohner und entspricht damit einem Anteil von 10–20 % aller Enzephalitiden (Abb. B-**1.55**, S. 264). Für 50 % aller Enzephalitis-Todesfälle ist HSV I verantwortlich. **HSV II** verursacht eine lymphozytäre Meningitis und nur bei Neugeborenen eine hämorrhagisch-nekrotisierende Enzephalitis.

Symptomatologie: Kopfschmerzen und Fieber sind gefolgt von zerebralen Herdsymptomen wie **fokalen epileptischen Anfällen** und einer Vigilanzstörung bis zum Koma.

Symptomatologie: Nach einem Prodromalstadium von wenigen Tagen mit Fieber, Nausea, Kopfschmerzen und Abgeschlagenheit kommt es zu zerebralen Herdsymptomen, darunter vor allem aphasischen Störungen, Geruchsmissempfindungen, **fokalen epileptischen Anfällen** und einer zunehmenden Vigilanzstörung bis zum Koma.

Ätiopathogenese: Das Virus penetriert transaxonal über die Riechschleimhaut in das Stirnhirn und breitet sich aus. Morphologisch sind besonders im Frontal- und Temporallappen **hämorrhagisch-nekrotisierende Herde** zu beobachten. Histologisch finden sich eosinophile intranukleäre Einschlusskörper.

Ätiopathogenese: Eintrittspforte des HSV I ist die Nase. Die primäre Infektion erfolgt als transaxonale Penetration des Virus von der Riechschleimhaut der Area cribriformis über den N. olfactorius in das Frontalhirn, um sich später weiter, v. a. in den Temporallappen auszubreiten. Ein zweiter Modus scheint die Aktivierung von latent im Ganglion Gasseri persistierenden Herpesviren zu sein (vergleiche Pathogenese des Herpes zoster, S. 460). Morphologisch findet man meist einseitig betonte **hämorrhagisch-nekrotisierende Herde** vor allem im basalen Frontal- und Temporallappen, in der Inselrinde oder auch in den Stammganglien. Typisch sind eosinophile intranukleäre Einschlusskörper in den Nervenzellen. Die zerebrale Manifestation wird durch Immunschwäche, physischen und psychischen Stress begünstigt.

Diagnostik: Da der Antikörper-Titer-Anstieg nicht abgewartet werden kann, ist die **Diagnose klinisch zu stellen**. Trotz erhöhten Hirndrucks (Papillenödem) ist eine **Lumbalpunktion** indiziert. Der Liquor zeigt < 300 Zellen.

Diagnostik: Die **Diagnose** muss **klinisch gestellt** werden, da der Anstieg des Virus-Antikörper-Titers nicht abgewartet werden kann. Frühzeitig entwickelt sich eine Stauungspapille bei zunehmender Somnolenz und Fieberanstieg. Trotz erhöhten intrakraniellen Drucks ist eine **Lumbalpunktion** unerlässlich. Man findet eine anfangs granulozytäre Pleozytose < 300 Zellen; später überwiegend Lymphozyten mit Plasmazellen. Der Liquor kann auch xanthochrom sein. Das Liquorprotein ist erhöht, in der zweiten Behandlungswoche sind oligoklonale IgG-Banden nachweisbar.

Der Erregernachweis gelingt durch **PCR**.

Die **PCR** ist das wichtigste Verfahren zum direkten, frühzeitigen Erregernachweis (vgl. S. 126).

Das **MRT** zeigt früh pathologische Befunde (Abb. B-**1.66e**).

Mithilfe des **MRT** sind die enzephalitischen Herde frühzeitig nachzuweisen (Abb. B-**1.66e**).

Das **CT** ist in den ersten drei Tagen typischerweise normal. Zwischen dem vierten und sechsten Tag zeigt es meist einseitige hypodense Herde in der Inselrinde, später auch kontralateral, temporal und frontobasal betont (Abb. B-**1.66a–d**).

Das kraniale **CT** ist in den ersten drei Erkrankungstagen typischerweise nicht verändert. Zwischen dem vierten und sechsten Tag finden sich meist einseitige hypodense Zonen in der Inselrinde, zwischen dem sechsten und zehnten Tag auch ein- oder beiderseits temporal. Man beobachtet ausgeprägte bitemporale und bifrontobasale hypodense Areale und zugleich verstrichene Sulci als Ausdruck der intrakraniellen Drucksteigerung (Hirnödem, vgl. Abb. B-**1.66a–d**). Von der zweiten Behandlungswoche an ist eine Rückbildung der CT-Befunde zu beobachten.

Zum Nachweis herdförmiger Veränderungen und epileptischer Phänomene sind tägliche **EEG**-(Video-)Ableitungen angezeigt.

Das **EEG** ist allgemeinverändert und zeigt frühzeitig herdförmige Veränderungen und epileptische Potenziale. Wegen des rasch progredienten Verlaufs sind tägliche EEG-Kontrollen, wenn möglich mit simultaner Videoaufzeichnung, notwendig, da die häufig diskreten Anfallsphänomene sonst leicht übersehen werden.

B-1.66 Herpes-simplex-Enzephalitis

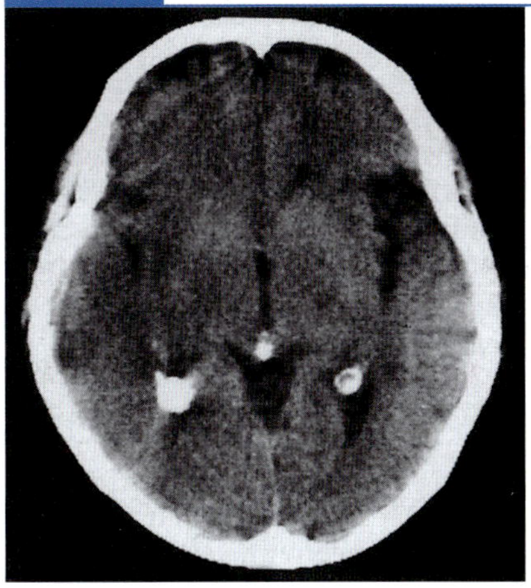

a

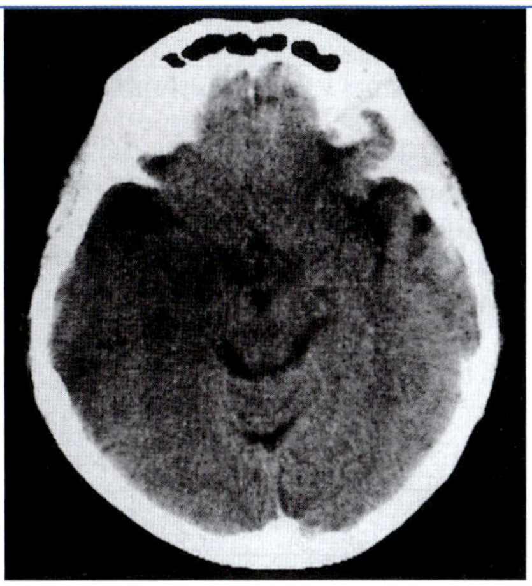

b

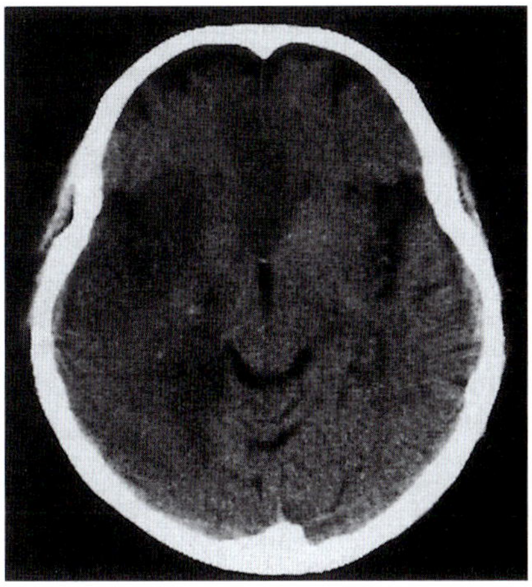

c

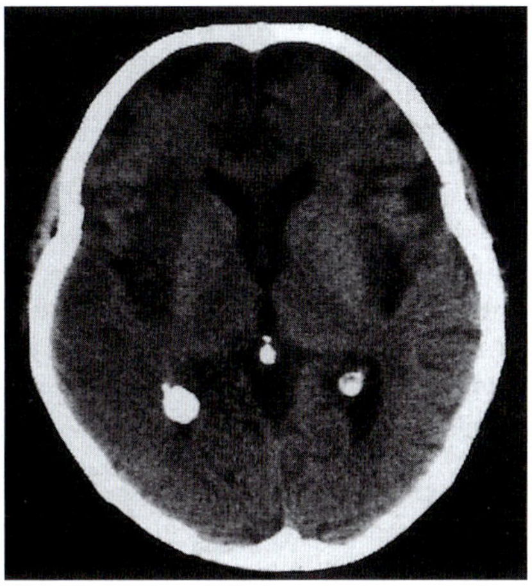

d

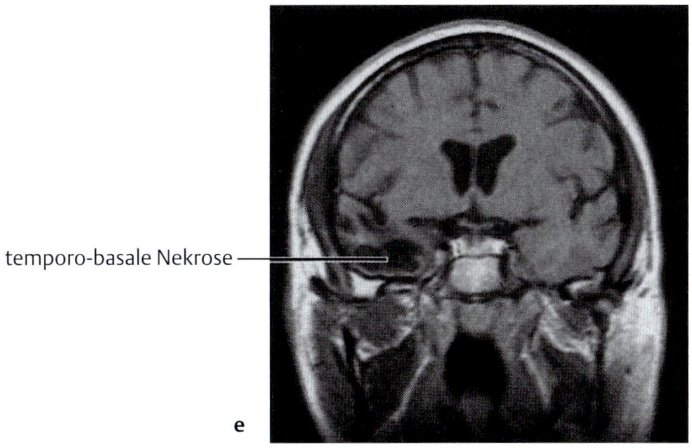

e

Computertomographische und kernspintomographische Verlaufsbeobachtung. Die 70-jährige Patientin erlitt am dritten Krankheitstag einen fokalen epileptischen Anfall. Es bestand hohes Fieber. Die Patientin wurde zunehmend somnolent. Das CT ergab rechts temporo-basal eine wenig auffällige Hypodensie (**a, b**), am 10. Krankheitstag jedoch eine ausgedehnte Hypodensie des rechten Temporallappens, der Inselrinde beiderseits und fronto-basal (**c, d**). Die Kernspintomographie zeigte deutlich die rechts temporo-basale Nekrose (**e**).

B-1.66

Die Sicherung der Diagnose durch vierfachen Antikörper-Titer-Anstieg, elektronenoptischen Erregernachweis und Kultur bzw. Tierversuch kommt für die Akuttherapie zu spät.

Differenzialdiagnose: Andere Hirnprozesse, die mit Herdsymptomen einhergehen, sind durch ein CCT auszuschließen.

Differenzialdiagnose: Fast alle Hirnprozesse, die sich klinisch mit zerebralen Herdsymptomen manifestieren, ergeben im Gegensatz zur Herpes-simplex-Enzephalitis schon frühzeitig einen pathologischen CT-Befund. Eine Ausnahme bildet der ischämische Hirninfarkt, der in den ersten Stunden ebenfalls einen CT-Normalbefund aufweist (S. 399). Eine Stauungspapille bei fokaler Epilepsie und einseitig ausgeprägtem CT-Befund mit begleitendem Hirnödem führt manchmal zur Fehldiagnose Hirntumor oder Hirnabszess.

Bei einem Alkoholentzugssyndrom treten keine fokalen, sondern generalisierte epileptische Anfälle auf.

Ein Alkoholentzugssyndrom mit Fieber und Delir kann zum differenzialdiagnostischen Problem werden, besonders wenn ein epileptischer Anfall auftritt; der Entzugsanfall ist jedoch nicht fokal, sondern tonisch-klonisch generalisiert.

Andere Meningoenzephalitiden sind durch Liquoruntersuchung bzw. Serologie auszuschließen.

Im Übrigen sind andere virale und die bakteriellen Meningoenzephalitiden durch die Liquoruntersuchung bzw. Antikörper-Bestimmung auszuschließen. Zur Herpes-Infektion bei AIDS s. S. 290.

Therapie und Prophylaxe: Intensivpflege mit **Hirnödemtherapie** ist in jedem Fall erforderlich.

Therapie und Prophylaxe: In jedem Fall ist eine Intensivbehandlung mit rechtzeitiger Intubation und **Hirnödemtherapie** erforderlich, da von Anfang an mit intrakraniellem Druckanstieg zu rechnen ist. Kortikosteroide sind wegen der Gefahr einer Suppression der körpereigenen Abwehr kontraindiziert. Daher sind hyperosmolare Substanzen unter kontrollierter Beatmung zu infundieren. Zur Therapie des Hirnödems s. auch S. 317.

Als Virostatikum wird **Aciclovir** gegeben. Personal mit Herpesinfektionen sollte aus prophylaktischen Gründen nicht auf einer Säuglingsstation arbeiten.

Als Virostatikum ist **Aciclovir** in einer Dosis von 3×10 mg/kg KG/d über zwei Wochen Mittel der Wahl. Abgesehen von einer möglichen passageren Niereninsuffizienz ist es ebenso gut verträglich wie das weniger wirksame Arabinosin-Monophosphat und die Kombination mit Interferon. Ärzte und Krankenschwestern mit Herpeseruptionen sollen aus prophylaktischen Gründen nicht auf einer Säuglingsstation arbeiten.

▶ **Merke**

▶ **Merke:** Die antivirale Therapie muss schon bei Verdacht auf eine Herpes-simplex-Enzephalitis erfolgen. Wird bis zum computer- bzw. kernspintomographischen Nachweis oder Anstieg des Antikörper-Titers gewartet, kommt die Behandlung zu spät.

Verlauf: Unbehandelt liegt die Letalität bei 70%. Residualsymptome sind häufig.

Verlauf: Prognostisch ungünstig sind höheres Alter und ein früh einsetzendes Koma. Unbehandelt liegt die Letalität bei 70%. Todesursachen sind ein unkontrollierbares Hirnödem und sekundäre Pneumonie. Unter der Behandlung mit Arabinosin-Monophosphat wird die Letalität um mehr als die Hälfte, bei Anwendung von Aciclovir bis auf ein Fünftel gesenkt. 25% der Überlebenden weisen gravierende Residualschäden mit Paresen, kognitiven Defiziten, Antriebs- und Affektstörungen auf. Eine Amaurose ist die Folge einer Netzhautablösung bei Retinitis.

HIV-Enzephalopathie, Meningoenzephalitis und Meningitis

HIV-Enzephalopathie, Meningoenzephalitis und Meningitis

▶ **Definition**

▶ **Definition:** Nach Infektion mit dem Retrovirus HIV (human immunodeficiency virus) entwickelt sich AIDS (acquired immunodeficiency syndrome, erworbenes Immundefektsyndrom). Die Erkrankung geht in > 50% der Fälle mit einer ZNS-Infektion einher und verläuft infolge der HIV-Enzephalopathie und opportunistischer Erkrankungen wie Toxoplasmose, Pneumocystis-carinii-Pneumonie und begleitender Malignome tödlich.

Epidemiologie: Weltweit sind in den letzten 20 Jahren > 60 Millionen HIV-Infektionen aufgetreten und 10 Millionen Menschen an AIDS gestorben, davon 90% in Afrika, Lateinamerika und Asien. Bis zum 31.12.2003 meldete das Robert-Koch-Institut > 50 000 HIV-Infektionen und > 27 000 AIDS-Fälle in Deutschland. AIDS manifestiert sich im Erwachsenenalter mit einem Gipfel in der vierten Dekade. Das männliche Geschlecht überwiegt. In den westlichen Industrienationen erkranken Männer und Frauen im Verhältnis von 3 : 1. Das Virus wird durch Blutkontakt übertragen. Ein hohes Infektionsrisiko besteht bei Homo-/Bisexualität, i.v.-Drogenabusus oder Hämophilie. Darüber hinaus wird die Infektion diaplazentar, unter der Geburt und durch Stillen übertragen. Die Zahl der HIV-infizierten Kinder in der Bundesrepublik Deutschland wird auf 300–400 geschätzt.

Epidemiologie: Weltweit sind bisher > 60 Millionen HIV-Infektionen aufgetreten und 10 Millionen Menschen an AIDS gestorben. In Deutschland liegt die Zahl der HIV-Infektionen bei > 50 000 und der AIDS-Erkrankungen bei > 27 000. Das männliche Geschlecht überwiegt.

Symptomatologie: Gelegentlich stellt sich schon kurz nach der Infektion eine **akute Meningoenzephalitis** mit epileptischen Anfällen und Vigilanzstörungen ein, von der sich die Patienten zunächst erholen.
Eine **chronische HIV**-induzierte **Meningitis** verläuft mit Hirnnervenbeteiligung (V, VII, VIII).
Die häufigste neurologische Komplikation ist eine **subakute** HIV-induzierte **Enzephalopathie**, eine der AIDS-definierenden Erkrankungen. Sie ist charakterisiert durch Störungen des Gedächtnisses, des Antriebs und der Feinmotorik, gefolgt von einer Paraparese und in 20% der Fälle von einer HIV-assoziierten Demenz (sog. AIDS-Demenz-Komplex). Hinzu kommen sensomotorische Paresen und eine spinale Ataxie als Zeichen einer Myelitis. Zur Progression der neurologischen Symptome bei HIV-Infektion s. Abb. B-**1.67**.

Symptomatologie: Früh kann sich eine **akute Meningoenzephalitis** mit epileptischen Anfällen manifestieren.

Bei **chronischer HIV-Meningitis** finden sich Hirnnervenausfälle.

Die subakute **HIV-Enzephalopathie** tritt bei AIDS-Kranken häufig auf und führt zu Demenz (sog. AIDS-Demenz-Komplex). Zur Progression der Manifestationen s. Abb. B-**1.67**.

Ätiopathogenese: Das Virus ist sowohl neurotrop als auch lymphotrop (vgl. Abb. B-**1.68**). Infolge der Neurotropie beobachtet man als primäre HIV-induzierte neurologische Komplikationen eine lymphozytäre Meningitis und eine diffuse Leukoenzephalopathie, im weiteren Verlauf Zeichen einer Hirnatrophie und vakuolären Myelopathie. Als Folge der Lymphotropie und der daraus resultierenden Abwehrschwäche treten als sekundäre HIV-induzierte neurologische Komplikationen **opportunistische Infektionen** auf, v.a. mit Toxoplasmen (s. Tab. B-**1.29** und S. 296), seltener mit Mycobacterium tuberculosis, HSV I, Zytomegalie-, Varicella-Zoster- oder Papovaviren. Auch Pilzbefall mit Abszessbildung kommt vor (zum Liquorbefund bei Cryptococcus neoformans s. Abb. B-**1.71**, S. 298). In den westlichen Ländern ist die Pneumocystis-carinii-Pneumonie die häufigste AIDS-Komplikation. Selten finden sich zerebrale Metastasen des Kaposisarkoms. Zur Polyradikulitis und Polyneuropathie s. S. 464 und 466).

Ätiopathogenese (Abb. B-**1.68**): Infolge der Neurotropie des Virus kommt es zu primären neurologischen HIV-Komplikationen (Meningitis, Enzephalopathie, Myelopathie), infolge der Lymphotropie zu Abwehrschwäche und sekundären neurologischen Komplikationen in Form von **opportunistischen Infektionen** (Tab. B-**1.29**).

B-1.67 **Progression der neurologischen Manifestationen bei HIV-Infektion**

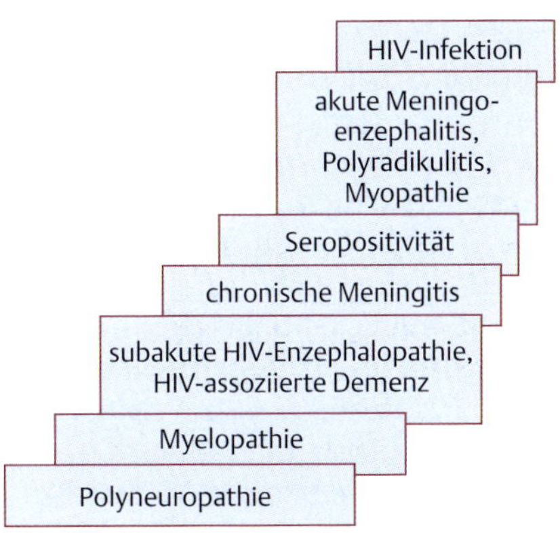

Einige Wochen nach HIV-Infektion kommt es bei 1% der Infizierten zu einer akuten Meningoenzephalitis. Die Spontanprognose ist gut. In der Remissionsphase werden die Antikörpertests positiv. Im mittleren Krankheitsstadium kann sich eine ebenfalls relativ blande chronische HIV-Meningitis entwickeln. Demgegenüber ist die im weiteren Verlauf häufig vorkommende subakute Enzephalopathie ebenso wie die AIDS-Myelopathie durch gravierende neurologische Ausfälle gekennzeichnet. Bei jedem 5. HIV-Infizierten finden sich früher oder später Symptome einer Polyneuropathie oder Myopathie, seltener einer Polyradikulitis.

B-1.68

B-1.68 Pathogenetische Konsequenzen der Lympho- und Neurotropie des HIV

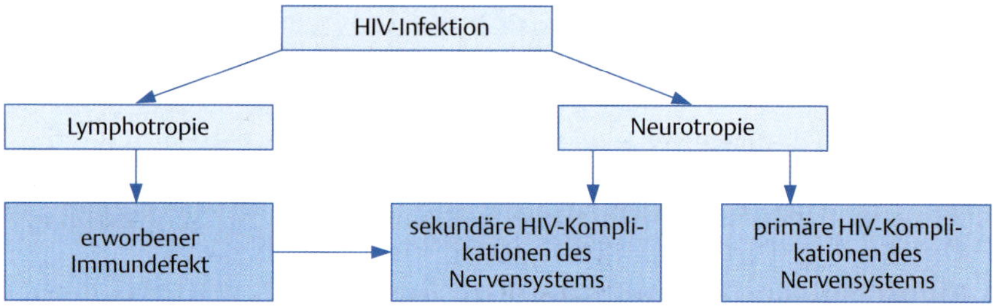

B-1.29

B-1.29 Häufigste sekundäre ZNS-Manifestationen bei HIV-Infektion in Europa (nach E. Schielke und F. Masuhr)

ZNS-Erkrankungen	***Häufigkeit bei AIDS***
zerebrale Toxoplasmose	30 %
CMV-Enzephalitis	5–30 %
Kryptokokken-Meningitis	2–5 %
ZNS-Lymphom	2–5 %
progressive multifokale Leukoenzephalopathie (Papovaviren)	2–3 %

Diagnostik: Frühsymptome sind Lymphknotenschwellungen, enzephalitische und meningitische Zeichen. Hinzu kommen Hautveränderungen, z. B. Herpes und Kaposi-Sarkom.

Zerebrale Herdsymptome sind meist keine direkte Viruswirkung, sondern Zeichen sekundärer Komplikationen.

Die HIV-Infektion lässt sich ab der 6. Woche mithilfe von **Enzym-Immuno-Assays** nachweisen.

Zur Bestimmung der viral load (Viruslast) eignet sich die **PCR**. Die direkte Registrierung der HIV-1-RNA-Kopienzahl ermöglicht die Diagnose schon vor der Serokonversion.

Im Liquor findet sich eine intrathekale IgG-Produktion. Opportunistische Infektionen müssen durch serologische Untersuchungen ausgeschlossen werden. CT und MRT sind zum Nachweis primärer und sekundärer neurologischer Komplikationen hilfreich.

Differenzialdiagnose: Herpes-simplex-Enzephalitis

Diagnostik: Frühsymptome sind katarrhalische Beschwerden, Lymphknotenschwellungen sowie in einem Drittel der Fälle meningeale und enzephalitische Symptome. Im späteren Stadium sind häufig Hautveränderungen wie Herpes simplex, Herpes zoster (S. 460), das Kaposi-Sarkom und Leukoplakien der Zunge zu beobachten.

Zerebrale Herdsymptome sind seltener HIV-induziert, sondern eher auf eine Sekundärinfektion, ein begleitendes Malignom oder eine vaskuläre Komplikation zurückzuführen. Häufig zeigen sich röntgenologische Symptome einer Pneumocystis-carinii-Pneumonie.

Als Screening-Test werden **Enzym-Immuno-Assays** mit gentechnologisch hergestellten HIV-Antigenen verwendet, die bei jedem positiven Resultat (ab der sechsten bis achten Woche post infectionem) durch monospezifische Enzym-Immuno-Assays bestätigt werden müssen. Für die Bestätigungsreaktion kann der Immunblot (Western-Blot) und die indirekte Immunfluoreszenz- oder die Radio-Immun-Präzipitation verwendet werden.

Zur Bestimmung der viral load (Viruslast) eignet sich die **PCR**, deren untere Nachweisgrenze bei 5–20 Viruskopien pro ml Blut liegt. Die direkte Registrierung der HIV-1-RNA-Kopienzahl ermöglicht die Diagnose schon vor der Serokonversion. Der Verlauf der HIV-Infektion und der Erfolg der antiretroviralen Therapie kann an Surrogatmarkern wie Lymphozytensubpopulationen (CD4-/CD8-Zellzahl) und Viruslast gemessen werden.

Im Liquor lässt sich eine intrathekale IgG-Produktion nachweisen. Das Virus kann aus Blut, Liquor und Hirngewebe isoliert werden. In jedem Fall sind wegen möglicher opportunistischer Infektionen weitere serologische Untersuchungen, vor allem auf Toxoplasmose, erforderlich. Im fortgeschrittenen Stadium einer HIV-induzierten Enzephalopathie ist regelmäßig computertomographisch eine Hirnatrophie zu beobachten. Darüber hinaus lassen sich Sekundärinfektionen, insbesondere herdförmige CT-Veränderungen, Abszesse und Toxoplasmose (s. Abb. B-**1.70**), sowie Malignome nachweisen. Im MRT stellen sich neben einer Marklageratrophie bei der zerebralen Toxoplasmose frühzeitig multiple Abszesse dar.

Differenzialdiagnose: Bei der akut mit Vigilanzstörungen verlaufenden Meningoenzephalitis muss in erster Linie eine **Herpes-simplex-Enzephalitis** durch CT-

und MRT-Kontrollen ausgeschlossen werden. Darüber hinaus ist bei relativ jungen Patienten an eine Multiple Sklerose zu denken.

Therapie und Prophylaxe: Die opportunistischen Infektionen werden erregerspezifisch behandelt. Eine kausale AIDS-Therapie oder Impfprophylaxe ist noch nicht verfügbar. Um so wichtiger sind die sexualhygienische Prävention sowie sterile Kanülen im medizinischen Bereich.
Mit antiretroviraler Therapie lässt sich die Krankheitsprogression aufhalten. Unter 16 antiretroviralen Medikamenten definiert man drei Substanzklassen mit zwei Angriffspunkten im HIV-Replikationszyklus:

- **nukleosidale Reverse-Transkriptase (RT)-Hemmer** wie Zidovudin (Retrovir),
- **nicht nukleosidale-RT-Hemmer** wie Nevirapin (Viramune) und
- **HIV-1-Protease-Hemmer**, z. B. Nelfinavir (Viracept).

Therapie und Prophylaxe: Opportunistische Infektionen werden spezifisch behandelt. Wichtig ist die HIV-Infektionsprophylaxe.

Die Krankheitsprogression lässt sich durch antiretrovirale Kombinationstherapie aufhalten: i.d.R. zwei **nukleosidale Reverse-Transkriptase (RT)-Hemmer** und mindestens eine 3. Substanz (**nicht nukleosidaler RT-Hemmer** oder **HIV-1-Protease-Hemmer**).

Primäres Therapieziel ist die Absenkung der HIV-RNA-Replikation unter die Nachweisgrenze. Die Therapie sollte zumindest aus **3fach-Kombinationen** zur Verhinderung von Resistenzentwicklung bestehen. In der Regel ist eine Kombination zweier nukleosidaler RT-Hemmer mit mindestens einer dritten Substanz notwendig, entweder einem nicht nukleosidalen RT-Hemmer oder einem HIV-1-Protease-Hemmer. Der Behandlungsbeginn und die Kombinationstherapie sind abhängig von individuellen Faktoren, Klinik und Surrogatmarkern.
HIV- und AIDS-Kranke bedürfen regelmäßiger Beratung, Betreuung und psychotherapeutischer Hilfe.

Verlauf: Das Intervall zwischen HIV-Infektion und Manifestation von AIDS kann 15 Jahre betragen. 95 % der AIDS-Kranken weisen im Spätstadium neurologische und psychopathologische Symptome auf. Der Verlauf wird von den opportunistischen Infektionen, deren Prophylaxe und Therapie, aber auch von der spezifischen HIV-Therapie bestimmt (vgl. Abb. B-**1.69**). Eine Toxoplasmose bedarf lebenslanger Therapie. Eine Pneumocystis-carinii-Pneumonie verläuft unbehandelt in fast 100 % der Fälle letal.

Verlauf: Faktoren, die den Spontanverlauf der HIV-Infektion beeinflussen, zeigt Abb. B-**1.69**.

B-1.69 Auswahl von Faktoren, die den Spontanverlauf neurologischer Manifestationen der HIV-Infektion beeinflussen können

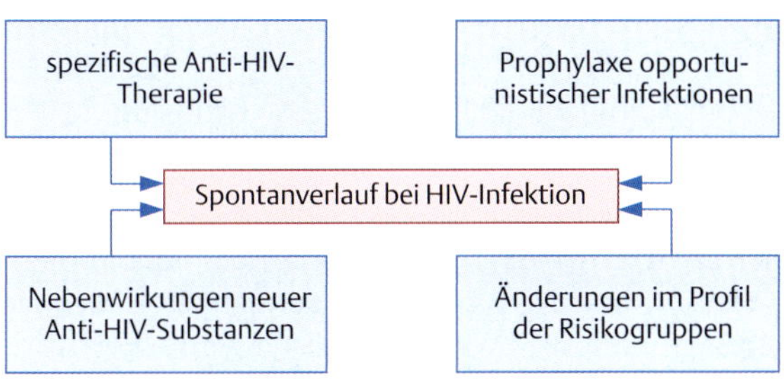

B-1.69

Poliomyelitis anterior acuta

Poliomyelitis anterior acuta

▶ **Synonym:** Heine-Medin-Krankheit, spinale Kinderlähmung.

◀ Synonym

▶ **Definition:** Von J. Heine (1840) und O. Medin (1890) erstmals beschriebene, von Mensch zu Mensch übertragene Virusinfektion mit rein motorischen Ausfällen (atrophische Paresen) durch Befall vorwiegend der Vorderhornzellen des Rückenmarks.

◀ Definition

Epidemiologie: Seit Einführung der Polio-Schluckimpfung ist die Zahl der Epidemien und der sporadischen Erkrankungsfälle in westlichen Industrieländern gering geworden. Gefährdet sind vor allem Kinder, die keinen oder nur unzureichenden Impfschutz besitzen, darunter auch Kontaktpersonen, während eine Poliomyelitis bei dem Impfling selbst eine Rarität darstellt (1 pro 3 Millionen

Epidemiologie: Seit Einführung der Polio-Schluckimpfung ist die Inzidenz in westlichen Industrieländern gering geworden. Epidemien kommen jedoch z. B. unter der schwarzen Bevölkerung Südafrikas vor.

Die Poliomyelitis-Erreger (Typ I–III) gehören zu den **Enteroviren** und werden durch Tröpfchen- oder Schmierinfektion übertragen.

Impfungen). Die Poliomyelitis-Erreger gehören zu den **Enteroviren**. Typ I verursacht große Epidemien, Typ II sporadische Fälle, Typ III gelegentlich kleine Epidemien oder sporadische Fälle. Die Kontagiosität der Poliomyelitis ist hoch. Die Ansteckung erfolgt durch Tröpfchen- oder Schmierinfektion. Nur in 1% der Infektionsfälle treten neurologische Symptome auf. Gelegentlich werden Polioviren aus Ländern eingeschleppt, in denen keine Massenimpfungen stattfinden. Das Virus ist noch in Afrika und Asien aktiv, besonders in Nigeria, Indien, Pakistan und Afghanistan.

Symptomatologie: Nach einem katarrhalischen Stadium und einwöchigem symptomfreien Intervall kommt es zu Fieberanstieg und **schlaffen Paresen** der Extremitäten sowie Bulbärparalyse.

Symptomatologie: Nach einem katarrhalischen Initialstadium mit Erbrechen und Diarrhöen von ein bis zwei Tagen und symptomfreiem Intervall von ca. einer Woche kommt es zu akutem Fieberanstieg, gefolgt von Adynamie und Areflexie. Daran schließt sich das paralytische Stadium mit spinalen **schlaffen Paresen** der Extremitäten, auch des Zwerchfells und der Interkostalmuskulatur an (aszendierender Verlauf). Häufig sind Paresen des X., XI. und XII. Hirnnervs (Bulbärparalyse) mit gravierenden Störungen der Atem- und Kreislauffunktion.

Ätiopathogenese: Es besteht eine Entzündung der grauen Rückenmarksubstanz, v. a. der Vorderhornzellen.

Ätiopathogenese: Es handelt sich um eine Entzündung der grauen Rückenmarksubstanz, v. a. der motorischen Vorderhornzellen. Dabei beobachtet man eine mesenchymale Gewebsreaktion mit Gliazellproliferation.

Diagnostik: Bulbäre Symptome, Areflexie und Fieberanstieg sind Hinweise auf eine akute Poliomyelitis. Im weiteren Verlauf findet man asymmetrische atrophische Paresen der Extremitäten. Die Diagnose lässt sich durch Stuhl- oder Liquoruntersuchung stellen.

Diagnostik: Eine Schwäche der Zungenmuskulatur und Dysarthrophonie, Atemstörung, Areflexie und ein Fieberanstieg weisen auf eine akute Poliomyelitis hin. Die Lähmungen finden sich häufig im Bereich der proximalen Schulter- und Beckengürtelmuskulatur. Chronische Verläufe sind durch asymmetrische atrophische Paresen der Extremitäten charakterisiert. Die Diagnose lässt sich durch Virus-Nachweis im Stuhl oder Liquor stellen. Frühzeitig steigen die Serum-Antikörper-Titer an, die Komplementbindungsreaktion (KBR) wird später positiv. Der Liquor ergibt eine lymphozytäre Pleozytose von 30 bis > 300 Zellen bei anfangs oft normalem Eiweiß, das innerhalb der ersten Wochen zunimmt.

Differenzialdiagnose: Neben **Borreliose** und **FSME** kommt das **Guillain-Barré-Syndrom** infrage.

Differenzialdiagnose: Die wesentlich häufigeren zeckenübertragenen Meningoenzephalitiden (**Borreliose** und **FSME**) können im Frühstadium der Erkrankung ebenso wie die **Polyradikuloneuritis Guillain-Barré** differenzialdiagnostische Schwierigkeiten bereiten.

Therapie: Sie ist symptomatisch: Gabe von Gamma-Globulinen. **Isolierung** und frühzeitige krankengymnastische und logopädische Behandlung sind erforderlich.

Therapie: Eine kausale Therapie ist nicht möglich. Es werden Gamma-Globuline gegeben. Eine **Isolierung** ist für mindestens eine Woche erforderlich. Neben krankengymnastischen Bewegungsübungen ist frühzeitig eine logopädische Behandlung zur Verbesserung der Respiration, Phonation und Artikulation (mit mundmotorischen Kräftigungsübungen) erforderlich.

Prophylaxe: Die aktive Immunisierung besteht aus dreimaliger Injektion inaktivierter Polioviren (IPV) im Säuglings- bzw. Kleinkindalter, gefolgt von einer Auffrischimpfung. Meldepflicht besteht bereits im Verdachtsfall.

Prophylaxe: Durch Injektion inaktivierter Polioviren (inaktivierte Poliovakzine, IPV) in Einzeldosis im Alter von 2, 4 und 11 – 14 Monaten können alle Säuglinge einen sicheren Impfschutz erhalten. Im Alter von 9 – 17 Jahren wird eine Auffrischungsimpfung mit IPV-enthaltendem Impfstoff empfohlen. Nach Vollendung des 18. Lebensjahres wird die routinemäßige Auffrischimpfung nicht mehr empfohlen. Es besteht Meldepflicht schon im Verdachtsfall.

Verlauf: Die Remissionstendenz der atrophischen Paresen ist unvollständig, die Bulbärparalyse führt häufig zum Tod.

Verlauf: Die Poliomyelitis hinterlässt eine lebenslängliche Immunität. Die bulbäre Form endet häufig letal, die atrophischen Paresen bilden sich nicht oder nur unvollständig zurück. Nach jahrelangem Intervall kann sich schubförmig oder chronisch progredient eine Post-Poliomyelitis-Atrophie entwickeln, die durch Degeneration einzelner Nervenendfasern bedingt ist.

Parainfektiöse Enzephalitis

Bei **Masern** kommt es mit einer Inzidenz von 1/1000 Erkrankungsfälle zu einer Enzephalomyelitis. Demgegenüber sind die **Röteln-** oder **Varizellen**-Enzephalitis und postvakzinale Enzephalitiden selten.

Parainfektiöse Enzephalitis

Bei Masern manifestiert sich eine parainfektiöse Enzephalomyelitis mit einer Inzidenz von 1/1000 Erkrankungsfälle. Die Mortalität liegt bei 20 – 30%. Morphologisch findet man lympho- und plasmazelluläre Infiltrate mit perivenösen Gliawucherungen in der weißen Substanz von Gehirn und Rückenmark. **Röteln-** und **Varizellen**-Enzephalitiden sind selten. Differenzialdiagnostisch kommen postvakzinale Enzephalitiden bzw. Enzephalomyelitiden infrage.

Lyssa

▶ **Synonyme:** Rabies, Tollwut.

▶ **Definition:** Durch Wild- und Haustiere übertragene ZNS-Infektion mit dem Rhabdovirus mit ungünstiger Prognose.

Epidemiologie: Nach Angaben der WHO erkranken jährlich ca. 1000 Menschen an Tollwut, Kinder sind besonders gefährdet.

Symptomatologie: Die Inkubationszeit (10–90 Tage) ist umso kürzer, je größer die Nähe der Bissstelle zum Kopf ist. Nach Prodromalerscheinungen mit Kopfschmerzen, Nausea, vermehrter Reizbarkeit und Parästhesien im Bereich der Bissstelle kommt es bei ungestörter Vigilanz zu Dysphagie, Photo- und Hydrophobie, epileptischen Anfällen und **agitiert-aggressivem Verhalten** („Tollwut"), dem innerhalb von Tagen weitere bulbäre Symptome und Paresen der Atemmuskulatur mit letaler respiratorischer Insuffizienz folgen.

Ätiopathogenese: Am häufigsten von Fuchs (80%) und Reh (10%), gelegentlich auch von Katze, Hund und Rind übertragene Infektionskrankheit. Tierische Kadaver können noch nach Wochen infektiös sein. Die Infektion erfolgt über Speichelkontakt, vor allem bei Biss- oder Kratzverletzung. In Südamerika können Menschen gelegentlich auch durch Blut saugende Fledermäuse infiziert werden. Die entzündlichen Veränderungen (Rundzellinfiltrate) befallen besonders das Mittel- und Zwischenhirn, aber auch die Vorderhörner des Rückenmarks im Sinne einer Enzephalomyelitis.

Diagnostik: Entscheidend ist der anamnestische Hinweis auf die Bissverletzung in einem Tollwutgebiet. Beim erkrankten Tier findet man das Rhabdovirus im ZNS und Speichel. Die Viren sind beim Menschen aus Speichel, Kornealabstrich, Urin und Liquor zu isolieren und durch indirekte Immunfluoreszenz nachzuweisen.

Differenzialdiagnose: Abgesehen von agitiertem Verhalten nach banalen Bissverletzungen („Pseudolyssa hysterica") sind Tetanus (s. S. 284) und eine Poliomyelitis (s. S. 293) abzugrenzen.

Therapie und Prophylaxe: Nach einer Bissverletzung durch ein tollwutverdächtiges Tier muss die Wunde sofort intensiv lokal behandelt werden und die aktive und passive Immunisierung erfolgen. Vor der Exposition empfiehlt sich bei Risikopersonen wie Forst- und Landwirten die Impfprophylaxe.

Verlauf: Etwa 20% der von einem tollwutinfizierten Tier gebissenen Menschen erkranken an Tollwut. Ist die Tollwut ausgebrochen, beträgt die Letalität 100%; die Patienten sterben nach der Exzitationsphase am dritten oder vierten Tag oder im paralytischen Stadium.

Lyssa

◀ Synonyme

◀ Definition

Epidemiologie: Es gibt weltweit ca. 1000 Fälle/Jahr.

Symptomatologie: Nach einem Stadium mit Kopfschmerzen, Nausea und Parästhesien beobachtet man Schluckstörungen mit Hydrophobie, epileptische Anfälle und **agitiert-aggressives Verhalten** („Tollwut"). Der Tod tritt durch Atemlähmung ein.

Ätiopathogenese: Die Infektion wird von Wild- und Haustieren durch Speichelkontakt bei Biss- und Kratzverletzungen übertragen.

Diagnostik: Der Tollwutverdacht muss entstehen, wenn eine Bissverletzung in einem Tollwutgebiet erfolgt.

Differenzialdiagnose: Tetanus und Poliomyelitis sind auszuschließen.

Therapie und Prophylaxe: Bei Biss durch ein tollwutverdächtiges Tier ist sofort die aktive und passive Immunisierung notwendig.

Verlauf: Bei Ausbruch der Erkrankung beträgt die Letalität 100%.

Subakute sklerosierende Panenzephalitis (SSPE)

▶ **Definition:** Bei der subakuten sklerosierenden Panenzephalitis (SSPE) handelt es sich um eine Slow-virus-Infektion mit rasch progredientem demenziellem Abbau, Myoklonien und extrapyramidalen Symptomen. J. R. Dawson (1933) beschrieb eine Einschlusskörperchen-Enzephalitis und L. van Bogaert (1939) eine subakute sklerosierende Leukenzephalitis. Beide Formen werden unter der SSPE subsumiert.

Epidemiologie: Die Inzidenz beträgt 0,1/100 000 Kinder. Das männliche Geschlecht überwiegt. Der Erkrankungsgipfel liegt bei acht bis elf Jahren. Vorwiegend ist die Landbevölkerung betroffen.

Subakute sklerosierende Panenzephalitis (SSPE)

◀ Definition

Epidemiologie: Die SSPE ist selten. Sie tritt vorwiegend bei Knaben im Schulalter auf.

Symptomatologie: Die SSPE manifestiert sich mit **psychischen Störungen**, **Myoklonien**, epileptischen Anfällen und extrapyramidalen Hyperkinesen. Das Endstadium ist ein apallisches Syndrom.

Symptomatologie: Im ersten Stadium der Erkrankung fallen bei den Kindern neben einem Nachlassen der Schulleistung **psychische**, darunter auch **neuropsychologische Störungen** (S. 91) auf, im zweiten Stadium werden periodische **Myoklonien**, epileptische Anfälle und meist unilaterale extrapyramidale Hyperkinesen beobachtet, im dritten Stadium kommt es zu **Opisthotonus** und Vigilanzstörung, die in ein „Coma vigile" übergeht (s. apallisches Syndrom, S. 114).

Ätiopathogenese: Aus den pathognomonischen Einschlusskörperchen lassen sich Masern-ähnliche Viren isolieren. Es handelt sich um eine Slow-virus-Krankheit.

Ätiopathogenese: Morphologisch findet man Entzündungsherde mit diffusen und perivaskulären Infiltraten, vorwiegend subkortikalem Markscheidenzerfall und Gliawucherungen mit Einschlusskörperchen, aus denen sich gelegentlich eine Masern-Virus-Mutante isolieren lässt. Wegen der großen Latenz nach Maserninfektion wird die SSPE den Slow-virus-Infektionen zugerechnet.

Diagnostik: Das **EEG** zeigt synchron mit Myoklonien auftretend paroxysmale Perioden von hohen Delta-Wellen.

Diagnostik: Die Vorgeschichte ergibt meist eine Masernerkrankung vor dem zweiten Lebensjahr. Im **Video-EEG** finden sich synchron mit Myoklonien auftretend paroxysmale Perioden von Delta-Wellen (Rademecker-Komplexe). Im **Liquor** fällt eine IgG-Erhöhung ohne Pleozytose auf. Der Titer der Masernvirus-Antikörper ist höher als bei Masern selbst.

Differenzialdiagnose: Abzugrenzen sind andere mit Myoklonien und Demenz verbundene Erkrankungen sowie Epilepsie-Syndrome ohne Demenz.

Differenzialdiagnose: Differenzialdiagnostisch sind andere mit Myoklonien und Demenz verbundene Erkrankungen abzugrenzen, wie die erbliche progressive Myoklonus-Epilepsie, ferner Epilepsie-Syndrome ohne demenziellen Abbau wie die myoklonischen Absencen und das Impulsiv-Petit-mal (S. 530) mit jeweils typischen EEG-Mustern.

Therapie und Verlauf: Eine kausale Therapie gibt es nicht. Die Kinder sterben innerhalb von sechs bis 18 Monaten.

Therapie und Verlauf: Es gibt keine kausale Therapie. Behandlungsversuche mit Amantadin oder Arbenosin sind nur vorübergehend wirksam. Der demenzielle Abbau ist rasch progredient. Die Kinder sterben innerhalb von sechs bis 18 Monaten.

1.4.6 Protozoen-, Helminthen- und Pilzbefall des ZNS

1.4.6 Protozoen-, Helminthen- und Pilzbefall des ZNS

▶ Definition

▶ **Definition:** Protozoen, v. a. Toxoplasma gondii, Helminthen (Würmer) und Pilze verursachen seltener als Viren und Bakterien eine chronische lymphozytäre Meningitis, eine Enzephalitis oder Myelitis. Toxoplasmen und Pilze finden sich besonders im Rahmen opportunistischer Infektionen, z. B. in der Intensivpflege oder bei Immunschwäche.

Protozoenbefall

Die häufigste Protozoenerkrankung des ZNS ist die **Toxoplasmose**. Die Durchseuchung der Bevölkerung ist hoch. Die Erkrankung manifestiert sich bei Immunschwäche (z. B. AIDS). Zur Symptomatologie und zum Liquorbefund s. Tab. B-**1.30**. Die bildgebenden Verfahren zeigen multiple, ringförmige Strukturen (Abb. B-**1.70**). Zur Therapie s. Tab. B-**1.30**.

Protozoenbefall

Die häufigste Protozoenerkrankung des ZNS ist die **Toxoplasmose**. Man unterscheidet eine konnatale von einer erworbenen Toxoplasmose (Tab. B-**1.30**). Etwa 60–80% der Bevölkerung machen eine zumeist inapparente Toxoplasmose-Infektion durch (s. Tab. B-**1.20**, S. 264). Bei Immunschwäche werden die intrazellulär persistierenden Erreger freigesetzt. Die zerebrale Manifestation der Toxoplasmose kommt bei 30% der AIDS-Kranken vor und stellt damit die häufigste ZNS-Komplikation von AIDS dar (s. S. 290). Die bildgebenden Verfahren weisen multiple, ringförmige Strukturen nach (Abb. B-**1.70**). Der Liquor ist unspezifisch verändert, gelegentlich lassen sich nach Giemsa-Färbung Toxoplasmen darstellen. Der Sabin-Feldmann-, ELISA-, Immunfluoreszenz- u. a. Tests im Serum sind wenig zuverlässig. Zur Therapie s. Tabelle B-**1.30**.
Zu **weiteren Protozoenerkrankungen** des ZNS s. Tab. B-**1.30**.

Weitere **Protozoenerkrankungen** des ZNS s. Tab. B-**1.30**.

Helminthenbefall

Die Symptome, Diagnostik und Therapie der häufigsten Wurmerkrankungen des ZNS sind in Tab. B-**1.31** aufgeführt.

Helminthenbefall

Die Wurmerkrankungen des ZNS sind in Tabelle B-**1.31** aufgeführt. Am häufigsten ist die Neurozystizerkose. In der dritten Welt (z. B. Mexiko) ist jeder vierte raumfordernde intrakranielle Prozess auf Zystizerkose zurückzuführen. In Südeuropa kommen häufig Echinokokken vor. Die Bilharziose ist weltweit, vor

B-1.30 Protozoeninfektionen des ZNS

Erkrankung	*Manifestation und Symptomatologie*	*Liquor*	*Therapie*
Toxoplasmose (Erreger: Toxoplasma gondii) ▪ konnatal	Mikrozephalie, Hydrozephalus, Epilepsie, intrakranielle Verkalkungen, Chorioretinitis	leichte lymphozytäre Pleozytose und Eiweißvermehrung	Pyrimethamin, Sulfadiazin
▪ erworben – akut – subakut – chronisch	Enzephalitis, Exanthem, Pneumonie, Meningoenzephalitis, Meningoenzephalitis und -myelitis, Epilepsie, extrapyramidale Hyperkinesen		
zerebrale Malaria (Erreger: Plasmodien)	vaskuläre Enzephalopathie, Vigilanzstörung, Neuritis optica	normal	Chloroquin, Chinin
Amöbiasis (Erreger: Entamoeba histolytica)	Meningoenzephalitis, Hirnabszess, zerebrale Herdsymptome	Eiweißerhöhung, buntes Zellbild	Metronidazol
Trypanosomiasis (Erreger: Trypanosoma gambiense und T. rhodesiense)	Enzephalitis, Vigilanzstörungen, delirante Symptome, Dysarthrophonie (afrikanische Schlafkrankheit)	einige Lymphozyten, Liquoreiweiß bis 100 mg/dl	Suramin, Melarsoprol

B-1.70 Toxoplasmose

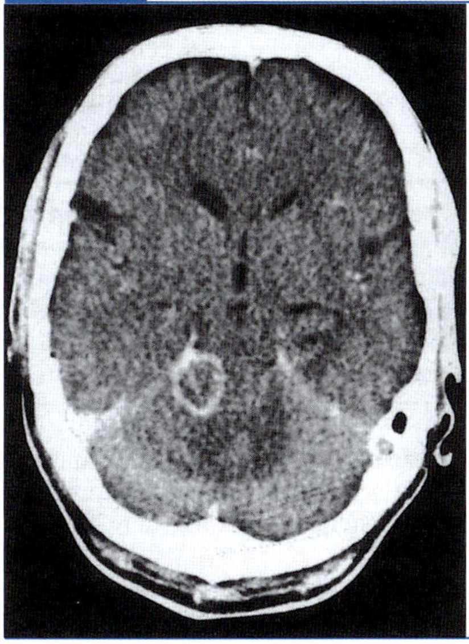

20-jähriger AIDS-Kranker. Im CT stellt sich nach Kontrastmittelgabe eine ringförmige Anreicherung in der rechten Kleinhirnhemisphäre tentoriumnah mit periventrikulärem Ödem dar.

B-1.70

allem in Afrika, Südamerika und Asien verbreitet. Bei Wurmbefall des ZNS findet sich eine Eosinophilie in Serum und Liquor (Tab. B-**1.31**). Im Computer- und Kernspintomogramm stellen sich bei Zystizerkose und Echinokokkose zystische Strukturen dar. Zur Therapie s. Tabelle B-**1.31**.

B-1.31 Helminthenbefall des ZNS

Erkrankung	*Manifestation und Symptomatologie*	*Liquor*	*Therapie*
Zystizerkose (Erreger: C. cellulosae [Larven des Schweinebandwurms])	basale Meningitis, raumfordernder Prozess, epileptische Anfälle, Hydrozephalus (30 %), verkalkte Zysten in Gehirn und Muskulatur	mäßige lymphozytäre Pleozytose, Eosinophilie, gelegentlich Zucker erniedrigt	Praziquantel
Echinokokkose (Erreger: E. granulosus [Hundebandwurm] oder E. multilocularis [Fuchsbandwurm])	raumfordernder intrakranieller Prozess, verkalkte Zyste, Querschnittssyndrom, infiltrierendes Wachstum	leichte lymphozytäre Pleozytose, Eosinophilie	Mebendazol
Bilharziose (Erreger: Schistosomen)	Enzephalitis, Psychose, raumfordernder Prozess, Epilepsie, Querschnittssyndrom (Granulom, Myelitis)	mäßige lymphozytäre Pleozytose, Eosinophilie	Praziquantel

Pilzbefall

Pilzbefall des ZNS kommt bei Immunschwäche vor. Die häufigsten Pilzinfektionen des ZNS in Deutschland zeigt Tab. B-**1.32**). Für die Diagnose sind der Pilznachweis im Liquor (Abb. B-**1.71**) und die Pilzkultur mit Resistenzbestimmung entscheidend. Zur Therapie s. Tab. B-**1.32**.

Pilzbefall

Pilzbefall des ZNS kommt bei AIDS, Tuberkulose, Diabetes mellitus, Morbus Hodgkin oder Alkoholkrankheit, unter Langzeitbehandlung mit Antibiotika, Kortikosteroiden, anderen Immunsuppressiva oder unter zytostatischer Therapie vor. Kandidose und Aspergillose (Tab. B-**1.32**) sind vor allem bei neurochirurgischen Patienten häufig („opportunistische" Infektion) und häufiger als die Kryptokokkose anzutreffen. Die Kryptokokken-Meningitis ist bei AIDS-Kranken häufig (s. Tab. B-**1.29**). Im Liquor kann der Zucker deutlich erniedrigt sein, das IgG ist erhöht, es finden sich oligoklonale Banden. Wesentlich sind der Pilznachweis im Liquor (Abb. B-**1.71**) und die Pilzkultur mit Resistenzbestimmung. Zur Therapie s. Tabelle B-**1.32**.

B-1.32 Pilzbefall des ZNS

Erkrankung	*Manifestation und Symptomatologie*	*Liquor*	*Therapie*
Kandidose (Erreger: Candida albicans)	Meningitis, Granulome und Mikroabszesse	< 300 Zellen, Eiweiß bis 3000 mg/dl, Zucker erniedrigt	Amphotericin B Flucytosin
Aspergillose (Erreger: Aspergillus fumigatus)	Hirnabszesse, Meningitis, Herdenzephalitis, SAB	< 200 Zellen, Eiweiß > 100 mg/dl, Zucker erniedrigt	
Kryptokokkose Erreger: Cryptococcus neoformans (Hefe)	Meningoenzephalitis, basale Meningitis, raumfordernder Prozess	normal oder leichte lymphozytäre Pleozytose (Abb. B-**1.71**), Eiweiß bis 600 mg/dl	

B-1.71

B-1.71 Cryptococcus-neoformans-Meningoenzephalitis bei AIDS

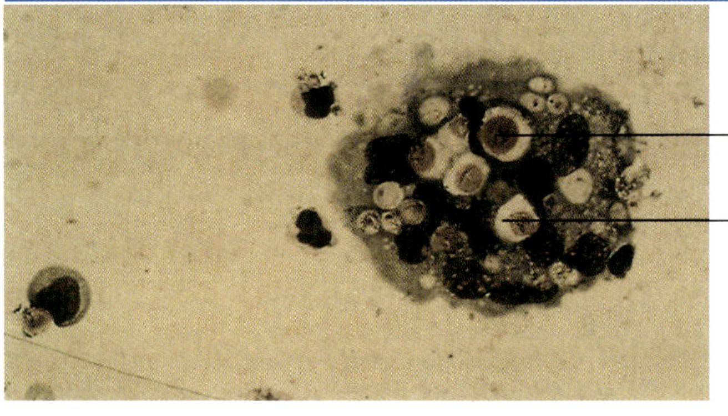

Großer Makrophage, dessen Zytoplasma mit bekapselten Hefen und Lymphozyten beladen ist. Daneben liegen Lymphozyten, z. T. transformiert (s. unterer linker Bildrand) als Ausdruck einer begleitenden lymphozytären Meningitis (May-Grünwald-Giemsa-Färbung).

1.4.7 Myelitis transversa

▶ **Definition**

Epidemiologie: Die Myelitis transversa ist selten.

Symptomatologie: Nach Lumbago, Parästhesien und Temperaturanstieg kommt es zum **Querschnittsyndrom**.

Ätiopathogenese: Nach katarrhalischen Infekten, seltener auch postvakzinal, breitet sich der entzündliche Prozess auf einzelne

1.4.7 Myelitis transversa

▶ **Definition:** Durch bakterielle oder virale Infektion hervorgerufene Entzündung des Rückenmarks mit Querschnittsyndrom, häufig ohne Erregernachweis.

Epidemiologie: Die Inzidenz beträgt 0,3/100 000 Einwohner. Ein Erkrankungsgipfel liegt in der dritten, ein weiterer in der fünften Lebensdekade.

Symptomatologie: Die Symptomatik setzt mit Lumbago, Parästhesien und Temperaturanstieg ein. Innerhalb von 24 Stunden bis mehreren Wochen entwickelt sich ein **Querschnittsyndrom**.

Ätiopathogenese: In jedem dritten Fall ist ein vorausgehender katarrhalischer Infekt zu eruieren. Gelegentlich manifestiert sich das Syndrom auch postvakzinal. Bakterielle Infektionen sind selten. In einem großen Teil der Fälle bleibt die

Ursache ungeklärt. Die entzündlichen Veränderungen betreffen entweder einzelne Stränge oder den gesamten Querschnitt des Rückenmarks.

Stränge oder den gesamten Rückenmarkquerschnitt aus.

Diagnostik und Differenzialdiagnose: Zur Untersuchung siehe S. 116. Im Liquor findet sich eine meist lymphozytäre Pleozytose mit Eiweiß- und IgG-Erhöhung. Die spinale Form der Multiplen Sklerose und arteriovenöse Fehlbildungen des Rückenmarks (S. 363) sind abzugrenzen.

Diagnostik und Differenzialdiagnose: Zellzahl, Eiweiß und IgG im Liquor sind erhöht. Abzugrenzen sind MS und Rückenmarkfehlbildungen.

Therapie und Verlauf: Die Therapie ist in der Regel symptomatisch (antiphlogistisch, analgetisch), bei bakterieller Infektion antibiotisch. Bei hoher akuter Querschnittmyelitis endet die Erkrankung häufig letal. Wenn eine Myelitis sich innerhalb von drei Monaten nicht zurückbildet, muss mit einer Persistenz des Querschnittsyndroms gerechnet werden.

Therapie und Verlauf: Die Behandlung ist antiphlogistisch und antibiotisch. Die hohe akute Querschnittmyelitis endet häufig letal.

1.4.8 Spinaler Epiduralabszess

1.4.8 Spinaler Epiduralabszess

▶ **Definition:** Fortgeleitete, posttraumatische oder hämatogen-metastatische Infektion mit eitrigem Exsudat und Abszedierung im Epiduralraum.

◀ **Definition**

Epidemiologie: Spinale epidurale Abszesse, die ohne Geschlechtsunterschied in jedem Lebensalter vorkommen, sind zehnmal seltener als Hirnabszesse (s. S. 274). Daneben spielen intramedulläre und spinale subdurale Abszesse bzw. Empyeme zahlenmäßig eine geringe Rolle.

Epidemiologie: Spinale epidurale Prozesse sind selten.

Symptomatologie: Die Symptomatik beginnt entweder akut mit Fieber, vertebragen-radikulären Schmerzen und Miktionsstörung oder verläuft chronisch (dann oft ohne Entzündungszeichen und Schmerzen) und kann zu einem kompletten **Querschnittsyndrom** mit sensomotorischer Para- oder Tetraparese führen.

Symptomatologie: Charakteristisch sind vertebragen-radikuläre Schmerzen als Vorboten eines **Querschnittsyndroms**.

Ätiopathogenese: Der größte Anteil spinaler epiduraler Abszesse entfällt auf eine unspezifische, durch **Staphylokokken** verursachte Wirbelosteomyelitis meist im Thorakal- oder Lumbalbereich, bei akuten Verläufen nicht selten auch zervikal. Neben der **direkten und fortgeleiteten Infektion** infolge Dekubitalulzera, Rückenmarktrauma (S. 382) oder Laminektomie (s. Abb. B-**1.72**) gibt es **hämatogen-metastatische Abszesse** nach Hautinfektion, Pneumonie, Pyelonephritis und Endokarditis. Drogenabusus (klin. Beispiel) und eine diabetische Stoffwechsellage scheinen die Entstehung des Abszesses zu begünstigen (vgl. Tab. B-**1.33**).
Die Symptomatik ist zum einen auf Rückenmarkkompression, zum anderen auf septische venöse Thrombosen zurückzuführen. Im Gegensatz zu den akuten Abszessen, die meist im dorsalen Epiduralraum entstehen, sind chronische Abszesse häufiger als Folge einer tuberkulösen oder unspezifischen Spondylitis ventral lokalisiert (vgl. Abb. B-**1.116**, S. 355).

Ätiopathogenese: Meist handelt es sich um eine direkte, fortgeleitete oder hämatogen-metastatische **Staphylokokkeninfektion**. Zu den Ursachen s. Tab. B-**1.33**.

Akute Abszesse bilden sich im dorsalen, chronische (auch tuberkulöse) häufiger im ventralen Epiduralraum.

Diagnostik: Starke Rückenschmerzen, die in die Extremitäten ausstrahlen, ein rasch progredientes Querschnittsyndrom, Temperaturen über 38 °C und eine Leukozytose sind Hinweise auf einen akuten spinalen Epiduralabszess. Im **Liquor** finden sich eine mäßige Pleozytose und Eiweißerhöhung, selten ein Sperrliquor (s. S. 127). In der Blut- oder Liquorkultur gelingt der Erregernachweis

Diagnostik: Wenn febrile Patienten mit heftigen Rückenschmerzen und progredienter Querschnittsymptomatik eine Zellzahl- und Eiweißerhöhung im **Liquor** aufweisen, ist an einen spinalen Epiduralabszess zu denken.

B-1.33 Ursachen spinaler epiduraler Abszesse (nach Danner und Hartmann)

Ätiologie	*Verteilung*
▪ ***lokalisierbare Ursachen***	***78%***
– Osteomyelitis	– 54%
– Trauma	– 12%
– Neoplasma	– 12%
▪ ***nicht lokalisierbare Ursachen (Diabetes mellitus u. a.)***	***22%***
total	100%

B-1.33

B-1.72

B-1.72 Nachweis eines spinalen Epiduralabszesses mittels Myelo-CT

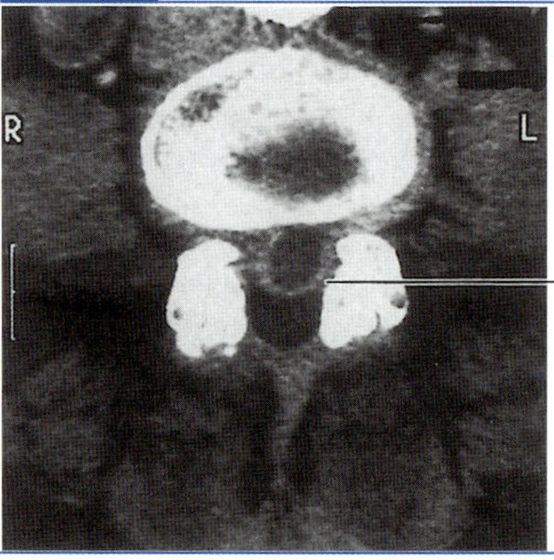

Vier Wochen nach Laminektomie wegen eines Bandscheibenvorfalls in Höhe LWK 3/4 stellt sich eine hyperdense Ringstruktur (Enhancement) dar. Der Duralsack ist nach dorsal verlagert.

Die Darstellung gelingt mittels **MRT** und **Myelo-CT** (Abb. B-**1.72**).

nicht immer. Im Abszessmaterial selbst lässt sich meist Staphylococcus aureus nachweisen. Konventionelle Röntgenaufnahmen tragen nicht zur Diagnose des akuten Epiduralabszesses bei, weisen jedoch bei chronischen Verläufen in der Mehrzahl der Fälle eine Spondylitis mit Verschmälerung des Zwischenwirbelraums und Destruktion der angrenzenden Wirbelkörper nach. In jedem Fall ist ein **MRT** indiziert. Auch das **Myelo-CT** kann den ringförmigen spinalen Prozess sicher lokalisieren (Abb. B-**1.72**).

Differenzialdiagnose: In Betracht kommen eine Meningitis, spinale Tumoren und Gefäßprozesse.

Differenzialdiagnose: Differenzialdiagnostisch ist bei Fieber und Pleozytose an eine Meningitis (s. S. 265) zu denken, die jedoch zusätzlich durch Kopfschmerzen, Erbrechen und Nackensteifigkeit charakterisiert ist. Der chronische Epiduralabszess ist von spinalen Tumoren, Gefäßmissbildungen und Metastasen abzugrenzen (S. 354).

Therapie und Verlauf: Grundsätzlich ist die Kombination von **Antibiotika mit Abszess-Drainage** erforderlich. In jedem vierten Fall kommt es zu einem irreversiblen Querschnittsyndrom.

Therapie und Verlauf: Die Behandlung besteht aus der Kombination von **Antibiotika-Therapie** und operativer Dekompression des Rückenmarks mit **Abszess-Drainage**. Die Prognose hängt vom Zeitpunkt der Diagnose und damit vom Schweregrad der neurologischen Ausfälle ab und ist grundsätzlich nach operativer Behandlung günstiger. Die Letalität liegt bei 15%, die Invalidität (meist inkomplettes Querschnittsyndrom) bei 25%.

▶ **Klinisches Beispiel:** Ein 29-jähriger heroinabhängiger Mann wurde zwei Wochen nach antibiotischer Therapie einer Endokarditis erneut wegen hohen Fiebers und heftiger Nackenschmerzen, die in die linke Schulter ausstrahlten, stationär aufgenommen. Die Röntgenaufnahme der HWS ergab eine Destruktion des 6. HWK, das Myelogramm einen spinalen Epiduralabszess mit Kontrastmittel-Stopp in Höhe C 7. Unter hochdosierter Antibiotikatherapie und myelographischer Kontrolle war eine Rückbildung des Abszesses zu beobachten (nach Danner und Hartmann).

1.5 Multiple Sklerose

1.5 Multiple Sklerose

▶ **Synonym**

▶ **Synonym:** Encephalomyelitis disseminata, disseminierte Sklerose, sclérose en plaques, Polysklerose.

▶ **Definition**

▶ **Definition:** Schubförmig oder chronisch progredient verlaufende Entmarkungskrankheit von Gehirn und Rückenmark unbekannter Ätiologie. J. M. Charcot (1868) beschrieb erstmals die Trias: Nystagmus, skandierendes Sprechen und Intentionstremor. Neben diesen zerebellaren Symptomen verursachen die disseminierten Entmarkungsherde v. a. spastische Paresen, Sensibilitäts- und Blasenstörungen. In einem Drittel der Fälle manifestiert sich die Multiple Sklerose (MS) mit einer Optikusneuritis.

Epidemiologie: Die Prävalenz der MS liegt zwischen 50 und 100/100 000, in der Bundesrepublik Deutschland bei 70/100 000 Einwohner. Die jährliche Neuerkrankungsrate beträgt 3/100 000 Einwohner. In zwei Dritteln der Fälle manifestiert sich die Erkrankung zwischen dem 20. und 40. Lebensjahr. Das weibliche Geschlecht überwiegt.

Die MS-Prävalenz zeigt ein **Nord-Süd-Gefälle** mit hohem Erkrankungsrisiko im Norden Europas und Amerikas oberhalb des 37. Breitengrades (Abb. B-**1.73**). Die schwarze Bevölkerung der USA, Indianer und Eskimos sind ebenso wie die Japaner und Inder auffallend selten von der MS betroffen. Afrika (mit Ausnahme der englisch sprechenden weißen Bevölkerung) und Asien gehören zu den Gebieten mit niedriger Frequenz; um den Äquator ist die Prävalenzrate am geringsten. Die Mittelmeerländer, Südamerika und große Teile Australiens weisen eine mittlere Prävalenz auf. Auf der südlichen Halbkugel steigt das Risiko jenseits des 40. Breitengrades wieder an, um in Südaustralien und Neuseeland hohe Prävalenzraten zu erreichen. Auch für die jährliche Mortalitätsrate wurde ein Nord-Süd-Gradient ermittelt; sie liegt in den USA bei durchschnittlich 0,8, im Norden bei 1,5 und im Süden bei 0,2 auf 100 000 Einwohner.

Epidemiologie: Die MS-Prävalenz liegt bei 70/100 000 Einwohner. Mit einer Inzidenz von 3/100 000 Einwohner setzt die Erkrankung meist zwischen dem 20. und 40. Lebensjahr ein.

Auf der nördlichen Halbkugel, v. a. im Norden Europas und Amerikas ist das Erkrankungsrisiko signifikant erhöht. Zum Äquator hin fällt die Prävalenz ab, steigt aber wieder in südlicher Richtung an und erreicht in Australien und Neuseeland mittlere bis hohe Prävalenzraten (vgl. die geographische Verteilung mit **Nord-Süd-Gefälle** der MS in Abb. B-**1.73**).

Die Ergebnisse von Migrationsstudien zeigen, dass die Exposition gegenüber einem pathogenen **Umweltfaktor** (z. B. Viren) vor dem 15. Lebensjahr für die spätere Manifestation der MS entscheidend ist. Zum Beispiel haben europäische Auswanderer ein hohes Krankheitsrisiko, das sie auch in Ländern mit geringer MS-Prävalenz, wie z. B. in Afrika, behalten, es sei denn, sie wanderten schon vor der Pubertät aus. Umgekehrt scheinen Einwanderer aus risikoarmen Zonen einen anhaltenden Schutz gegenüber der Erkrankung in Risikogebieten zu besitzen. Dabei dürfte es sich eher um eine nicht genetisch bedingte Immunität handeln. Für die Dominanz des Umweltfaktors spricht die Beobachtung, dass Kinder der Einwanderer dem MS-Risiko des jeweiligen Einwanderungslandes ausgesetzt sind. So erkranken z. B. die Nachkommen von Einwanderern aus Jamaika, wo die MS selten ist, in Großbritannien, einem Land mit höchster MS-Prävalenz, gleich häufig wie die Briten. Gelegentlich wird endemisches Auftreten der MS beobachtet, so auf den Färöer-Inseln, in Florida und in der Schweiz.

Migrationsstudien belegen beispielhaft die „**Umweltfaktor**"-Hypothese: Einwanderer erkranken in einem Land mit geringem Risiko häufiger als die Einheimischen, wenn sie aus einer Region hoher MS-Prävalenz stammen. Man nimmt an, dass sie in ihrer Heimat vor dem 15. Lebensjahr ein pathogenes Agens erworben haben. Umgekehrt bleiben Einwanderer aus Ländern geringen Risikos in Zonen höchster MS-Prävalenz verschont, da sie wahrscheinlich eine anhaltende Immunität besitzen.

Symptomatologie: Die MS manifestiert sich mit **zentralen Paresen** und **Sensibilitätsstörungen**, die sich entweder auf distale Extremitätenabschnitte, eine Körper- oder Gesichtshälfte beschränken oder weiter ausbreiten, querschnittartig

Symptomatologie: Die MS manifestiert sich mit **zentralen Paresen**, **Sensibilitäts- und Koordinationsstörungen**. Vielfältige, auch

B-1.73 Weltweite Verbreitung der Multiplen Sklerose

Prävalenz	Region	Nord-Süd-Gradient
gering	Alaska, Grönland	
hoch	Südkanada, Norden der USA, Nord- und Zentraleuropa	
gering	Mexiko, Karibik, Norden Südamerikas, Afrika, Asien	
hoch	Südaustralien, Neuseeland	

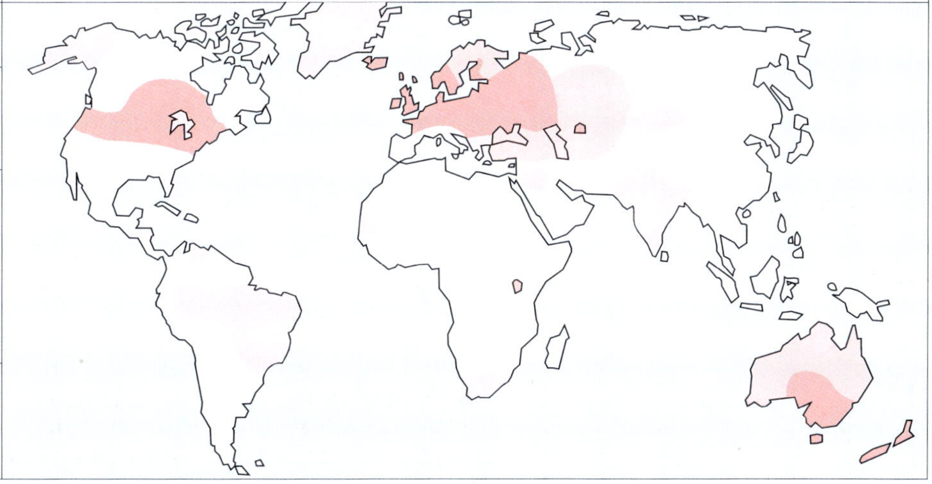

Dunkelrote Schattierung: hohe Prävalenz, rosa Schattierung: geringe Prävalenz.

psychopathologische Symptome prägen das klinische Bild. Zu den psychosomatischen Aspekten der MS s. S. 569.

Die **Charcot-Trias**
- Nystagmus
- skandierendes Sprechen
- Intentionstremor

tritt selten isoliert auf.

Frühzeitig sind die **Hirnnerven** besonders der N. opticus betroffen (**Retrobulbärneuritis**).

Im weiteren Verlauf ist häufig auch die **Blasen- und Sexualfunktion** beeinträchtigt (Abb. B-**1.74** und Tab. B-**1.34**).

Ätiopathogenese: Die MS-Ursache ist ungeklärt. Man nimmt eine **Autoimmunkrankheit** nach Virusinfektion in der Adoleszenz an. Ein Virus ließ sich jedoch bisher nicht isolieren.

Nach dem Modell der T-Zell-vermittelten Autoimmunerkrankung werden T-Zellen in der Peripherie durch ein unbekanntes Antigen aktiviert und wandern ins ZNS, wo sie durch Autoantigene erneut aktiviert werden. Die konsekutive Entzündung schädigt die Markscheiden.

angeordnet sein können und meist von **Ataxie** begleitet sind. Oft beginnt die MS schubförmig mit Parästhesien, Paresen, Koordinations- und seltener mit Miktionsstörungen. Typisch ist, dass sich die neurologischen Befunde nicht auf eine umschriebene Läsion in einer Hirn- oder Rückenmarkregion zurückführen lassen. Vielfältige, auch psychopathologische Symptome prägen das klinische Bild. Zu den psychosomatischen Aspekten der MS s. S. 569.

Die **Charcot-Trias**
- Nystagmus
- skandierendes Sprechen und
- Intentionstremor

wird selten isoliert beobachtet.

Häufig sind **Hirnnerven** beteiligt. In fast jedem dritten Fall beginnt die Erkrankung mit einer **Optikusneuritis** (**Retrobulbärneuritis**), gelegentlich auch mit Diplopie als Hinweis auf eine Augenmotilitätsstörung. In 5–8% der Verläufe sind der N. facialis und der N. trigeminus betroffen. 1 bis 2% der MS-Kranken leiden unter einer Trigeminusneuralgie, die anders als die idiopathische Form („Tic douloureux") häufiger jüngere Patienten und gelegentlich beide Gesichtshälften betrifft (S. 506).

Meist erst im fortgeschrittenen Stadium leiden die Patienten unter einer bulbären Dysarthrophonie (s. S. 90) und Dysphagie, fast immer unter **Blasen- und Sexualfunktionsstörungen** (vgl. Abb. B-**1.74** und Tab. B-**1.34**). Die Patienten klagen v. a. über imperativen Harndrang oder Harnverhaltung. Extrapyramidale Hyperkinesen und epileptische Anfalle sind insgesamt selten.

Ätiopathogenese: Die Ursache der MS ist unbekannt. Man nimmt **Autoimmunvorgänge** nach einer in der Adoleszenz erworbenen Virusinfektion an, die mit einer Latenzzeit von ca. 15 Jahren zur klinischen Manifestation der MS führt. Ein Teil der MS-Patienten weist erhöhte Masern-Antikörper-Titer in Serum und Liquor auf. Ein Virus konnte aber bisher weder isoliert noch experimentell übertragen werden.

Das pathophysiologische Modell der T-Zell-vermittelten Autoimmunerkrankung geht von folgenden Annahmen aus: Nach Aktivierung autoreaktiver T-Lymphozyten in der Peripherie durch ein unbekanntes Agens (Virus?) kommt es zur Migration dieser T-Zellen in das ZNS (Durchwanderung der Blut-Hirn-Schranke) und dort zur erneuten Aktivierung durch Autoantigene. Die Sekretion proinflammatorischer Zytokine aktiviert Miroglia und Astrozyten. Es werden weitere Entzündungszellen rekrutiert. Plasmazellen induzierten eine Antikörper-

B-1.74

B-1.74 **Symptome zu Beginn (dunkelblau) und im Verlauf (hellblau) der Multiplen Sklerose**

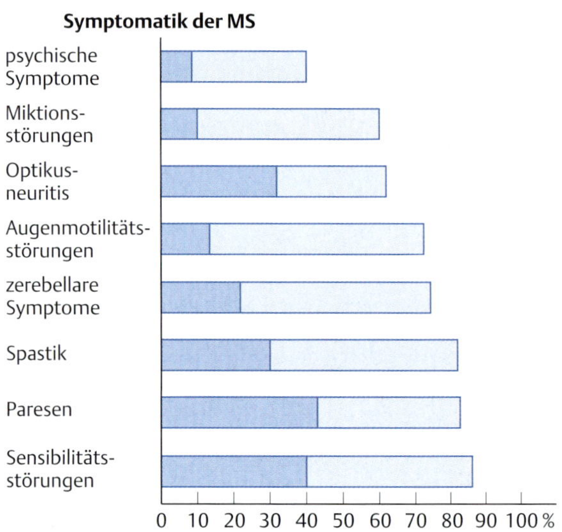

B-1.34 Zur Anamnese der Multiplen Sklerose (MS) – die häufigsten Beschwerdeangaben von MS-Kranken

Beschwerden	*zu Beginn*	*im Verlauf*
Schmerzen und Missempfindungen *Schwäche der Gliedmaßen*	Fast die Hälfte der Patienten klagt von Beginn an über Schmerzen und ▪ Missempfindungen der Hände und Füße ▪ Schwäche einzelner oder aller Gliedmaßen.	Nahezu alle Patienten leiden im weiteren Verlauf unter Missempfindungen und drei Viertel der Kranken geben Schmerzen an, die mit schubförmig oder allmählich progredienter Schwäche der Gliedmaßen verbunden sind.
Sehstörung	Von einem Drittel der Patienten werden Sehstörungen als Frühsymptom berichtet, Verschwommensehen oder vorübergehende Blindheit, manchmal von retrobulbärem Schmerz begleitet.	Zwei Drittel der Patienten leiden unter vorübergehender oder bleibender Sehverschlechterung.
Doppelsehen (Diplopie)	Doppelsehen wird v. a. von jüngeren Kranken gelegentlich als Erstsymptom angegeben.	Ein Drittel aller MS-Kranken klagt im weiteren Verlauf über Doppelbilder.
Artikulations- und Koordinationsstörungen	Störungen des Sprechens und des Gleichgewichts werden von einem Viertel der Kranken berichtet.	In drei Viertel der Fälle kommen Sprech- und Koordinationsstörungen, intermittierend oder fortschreitend, hinzu.
Miktions- und Sexualfunktionsstörungen	Miktionsstörungen (imperativer Harndrang bei hyperaktiver Blase) sind anfangs noch selten.	Im Verlauf finden sich ▪ Incontinentia urinae bei fast jedem Kranken ▪ Incontinentia alvi nur sehr selten (5%) und ▪ Sexualfunktionsstörungen (> 75%).
depressive Verstimmung oder Euphorie	Anfangs klagen die Patienten trotz gravierender neurologischer Ausfälle selten über eine depressive Verstimmung. Ein Teil der Patienten ist eher euphorisch.	Angesichts zunehmender Behinderung werden viele Patienten depressiv. In 25% der Verläufe kommt es zu demenziellem Abbau.

produktion. Diese Vorgänge führen zu einem direkten „toxischen" Effekt am Myelin und damit zur Markscheidenschädigung.

Darüber hinaus ist eine **genetische Disposition** der MS mit einer Konkordanz von 33,3% bei eineiigen Zwillingen anzunehmen. Das HLA („human leucocyte antigen")-System und die MS lassen eindeutige Beziehungen erkennen. Das HLA-System ist auf dem Chromosom Nr. 6 lokalisiert. Etwa 70% der MS-Kranken und 25% der Gesamtbevölkerung sind HLA-DR2-positiv. Auch andere Leukozytenantigene sind mit MS assoziiert: HLA Dw2, HLA B7 und HLA A3.

Zwillingsuntersuchungen sprechen für eine **genetische Disposition**. 70% der MS-Kranken und 25% der Normalbevölkerung sind HLA-DR2-positiv.

Der schubförmige Verlauf der experimentellen allergischen Enzephalomyelitis (EAE), die durch eine Schädigung v. a. der weißen Substanz des Rückenmarks und des Gehirns oder auch des N. opticus gekennzeichnet ist, kann als neuroallergische Modellkrankheit der MS aufgefasst werden.

Als Modellkrankheit gilt die schubförmig verlaufende experimentelle allergische Enzephalomyelitis (EAE).

B-1.75 Multiple Sklerose I

B-1.75

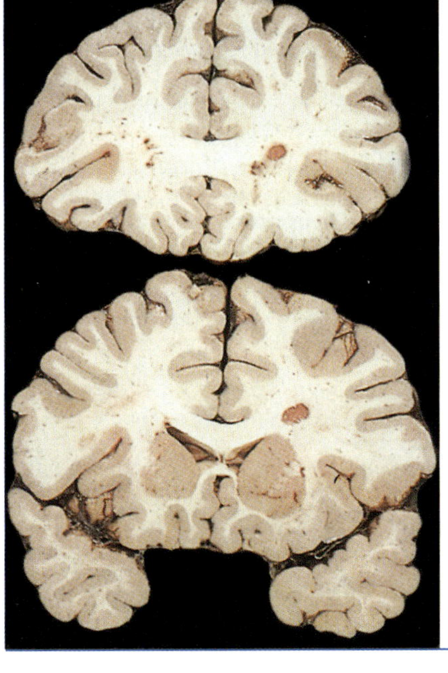

Pathologischer Befund: Aufsicht von hinten auf stirnparallele frontale und temporale Schnitte. Lachsrote bis erdnussgroße frische Entmarkungsherde der weißen Substanz.

B-1.76

B-1.76 Multiple Sklerose II

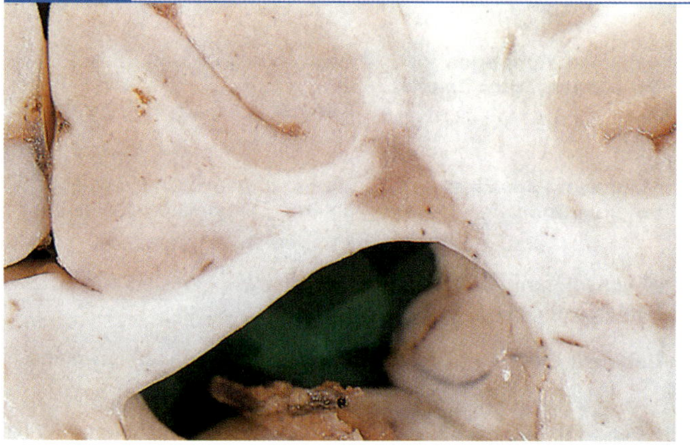

Pathologischer Befund: Aufsicht von hinten auf stirnparallele Schnittebene, vergrößert. Unregelmäßig begrenzte ältere Entmarkungszone periventrikulär, grau-rosa-farbene Fasergliose, vom erhaltenen reinweißen Myelin des Balkens und des Marklagers abgesetzt.

Pathologisch-anatomisch finden sich disseminierte **Entmarkungsherde** (**Plaques**) des Gehirns (Abb. B-**1.75** und **1.76**) und Rückenmarks.

Pathologisch-anatomisch findet man disseminierte, anfangs weiche, grau-rötliche, später harte, graue Herde (durch Astrogliawucherungen entstandene „sklerotische" **Plaques**) (Abb. B-**1.75** und **1.76**) v. a. in der Umgebung der Ventrikel, im Hirnstamm, Kleinhirn und im Rückenmark. Häufig beobachtet man eine diffuse sekundäre Hirnatrophie. Histologisch handelt es sich um eine **Entmarkungskrankheit** (ohne Axon-Degeneration, die sich aber nach langjähriger Krankheitsdauer einstellen kann). Im Zentrum eines Herdes liegt oft eine dilatierte Vene mit entzündlich (lymphozytär-plasmazellulär) infiltrierter Wand. In frischen Herden ist das IgG vermehrt.

Diagnostik: Wegen der flüchtigen Initialsymptome wie Parästhesien, Motilitäts-, Miktions- und Sehstörungen wird die MS nicht selten verkannt. Zur Diagnostik s. Abb. B-**1.74** und Tab. B-**1.34**–**1.36**.

Diagnostik: Nur in jedem dritten Fall einer MS wird die Diagnose primär richtig gestellt, da der Patient wegen der meist flüchtigen Initialsymptome wie Parästhesien, Seh-, Motilitäts- und Miktionsstörungen (Abb. B-**1.74** und Tab. B-**1.34**) entweder keinen Arzt konsultiert oder dieser an häufiger auftretende Erkrankungen („Zervikal-" oder „Lumbalsyndrom", „Durchblutungsstörungen", „Zystitis") denkt. Zur Diagnostik der MS s. Tab. B-**1.35** und **1.36**.

B-1.35 Hirnnervenstatus bei Multipler Sklerose

Hirnnervenstatus	***zu Beginn***	***im Verlauf***
Retrobulbärneuritis temporale Abblassung Gesichtsfelddefekte	Setzt die MS mit einer Retrobulbärneuritis ein, so sind die Sehnervenpapillen meist unauffällig. Gelegentlich zeigen sich aber ein Papillenödem und ein Zentralskotom.	Temporale Abblassung und Gesichtsfelddefekte, darunter Farbskotome, sind im weiteren Verlauf häufig nachzuweisen. Es findet sich fast immer ein horizontaler oder vertikaler Blickrichtungsnystagmus. 75 % aller MS-Patienten zeigen eine Schädigung der Okulomotorik, davon 10 % eine Abduzensparese.
Blickrichtungs-Nystagmus Augenmotilitätsstörungen	Ein Frühsymptom ist Blickrichtungsnystagmus. Die MS kann sich mit Augenmuskelparesen (N. III, IV, VI) oder einer internukleären Ophthalmoplegie manifestieren.	
Sensibilitätsstörung des Gesichts zentrale Gesichtslähmung	Die Nn. V und VII sind gelegentlich früh beteiligt. Der Kornealreflex ist abgeschwächt.	In 5–8 % der Fälle sind sowohl der N. trigeminus als auch der N. facialis betroffen.
Dysarthrophonie Dysphagie	Selten beginnt die Erkrankung mit bulbären Symptomen: ▪ ungenaue Artikulation ▪ Heiserkeit ▪ Schluckstörung	Im fortgeschrittenen Stadium ergibt die Untersuchung regelmäßig: ▪ Dysarthrie ▪ Dysphonie ▪ Dysphagie

B-1.36 Symptome der langen Bahnen bei Multipler Sklerose

Symptome langer Bahnen	*zu Beginn*	*im Verlauf*
Nackenbeugezeichen nach Lhermitte	Ein Frühsymptom ist das Nackenbeugezeichen nach Lhermitte.	Das Lhermitte-Zeichen ist im Verlauf einer MS bei einem Drittel der Patienten positiv.
Sensibilitätsstörungen (Ausfälle)	In fast 50% der Fälle finden sich distal betonte Sensibilitätsstörungen.	Fast alle Patienten leiden unter ausgeprägten Sensibilitätsstörungen: ▪ distal symmetrisch ▪ querschnittartig ▪ Hemihypästhesie oder ▪ dissoziierte Empfindungsstörung.
zentrale Lähmungen mit ausgeprägter Spastik	Meist entwickelt sich zunächst eine asymmetrische Paraparese der Beine. Primär kommen auch Mono-, Hemi- und Tetraparese vor.	Eine Monoparese kann u.a in eine progressive Hemiplegie übergehen. Bei ausgeprägten spastischen Lähmungen kommt es zu Kontrakturen und Spitzfußstellung.
Steigerung der Eigenreflexe, Kloni	Die Eigenreflexe sind vorwiegend an den unteren Extremitäten gesteigert.	Mit fortschreitender Erkrankung können alle Eigenreflexe gesteigert sein, es finden sich unerschöpfliche Kloni.
Abschwächung oder Fehlen der Bauchhautreflexe (BHR)	Ein Frühsymptom sind abgeschwächte BHR.	In 70% der Fälle sind die BHR abgeschwächt oder erloschen.
Babinski-Zeichen	Das Babinski-Zeichen ist anfangs oft (einseitig) positiv.	In 70% der Fälle ist das Babinski-Zeichen ein- oder beidseitig positiv.
zerebellare Ataxie (s. a. Charcot-Trias: Nystagmus, skandierendes Sprechen, Intentionstremor)	Bei 25% der MS-Patienten ergibt die Koordinationsprüfung anfangs eine Dysmetrie, Tremor, Ataxie, Dysdiadochokinese und pathol. Rebound-Phänomen.	75% der Patienten weisen Symptome vonseiten des Kleinhirns oder der spinozerebellaren Bahnen auf, in schweren Verläufen neben Dysmetrie und skandierendem Sprechen Stand-, Gangataxie und Tremor.

Die MRZ-Reaktion (polyspezifische Antikörper gegen Masern-, Röteln- und Varicella-Zoster-Virus) ist meist positiv. Große diagnostische Bedeutung hat das **Liquor-Syndrom** der MS mit Nachweis von Pleozytose und Immunglobulinvermehrung, vorwiegend IgG-Anstieg, einschließlich oligoklonaler Banden in der isoelektrischen Fokussierung (Tab. B-**1.37** und Abb. B-**1.77**, s. auch S. 126).

Zum **Liquor-Syndrom** der MS (Pleozytose, IgG-Vermehrung und oligoklonale Banden) s. Tab. B-**1.37** und Abb. B-**1.77**.

In 60–80% der Fälle, meist im akuten Schub, und in einem Drittel der chronischen Verläufe findet man eine mäßige Pleozytose (meist < 10 Zellen). Im Schub überwiegen aktivierte Lymphozyten und Plasmazellen, während die Monozyten relativ vermindert sind und Granulozyten fehlen.

Meist findet sich eine mäßige Pleozytose, vorwiegend Lymphozyten und Plasmazellen.

Das Gesamt-Eiweiß ist in 70% der Fälle normal, in 80% ist elektrophoretisch eine **intrathekale Erhöhung des IgG** nachweisbar. Durch Aktivierung der B-Lymphozyten im ZNS kommt es zur Bildung von IgG im Bereich der Entmarkungsherde und zu einer auffälligen Vermehrung des IgG im Liquor. Der intrathekale IgG-Nachweis kann bei spätem Krankheitsbeginn, chronisch progredientem Verlauf und vorübergehend nach Kortikosteroidbehandlung fehlen. Bei mehr als 90% der MS-Kranken wird in der isoelektrischen Fokussierung **oligoklonales IgG** nachgewiesen (Abb. B-**1.77**). Diese oligoklonalen Banden (Subfraktionen der γ-Globuline) sind unspezifisch, jedoch im Frühstadium der MS prognostisch ungünstig. Auch nach Abklingen eines Schubs bleiben sie bestehen.

In 80% der Fälle ist eine **intrathekale Erhöhung des IgG** nachweisbar, in über 90% zeigt die isoelektrische Fokussierung **oligoklonales IgG** (Subfraktionen, Abb. B-**1.77**).

Im Gegensatz zu unspezifischen EEG-Veränderungen und Latenzverzögerungen der visuell evozierten Potenziale (VEP), die sich meist erst im weiteren Verlauf der MS einstellen, ist das **MRT** vom Erkrankungsbeginn an pathologisch; es zeigt

Im Gegensatz zum EEG und VEP ist das **MRT** schon bei Erkrankungsbeginn pathologisch; es zeigt multilokuläre Entmarkungsherde

B-1.37 Liquorbefunde bei Multipler Sklerose

Liquorprofil	*Häufigkeit*
Gesamteiweißerhöhung	30%
mononukleäre Pleozytose	60%
intrathekale IgG-Bildung	80%
oligoklonale Banden	> 90%

B-1.37

B-1.77

B-1.77 Oligoklonale Banden in der isoelektrischen Fokussierung von Liquor und Serum

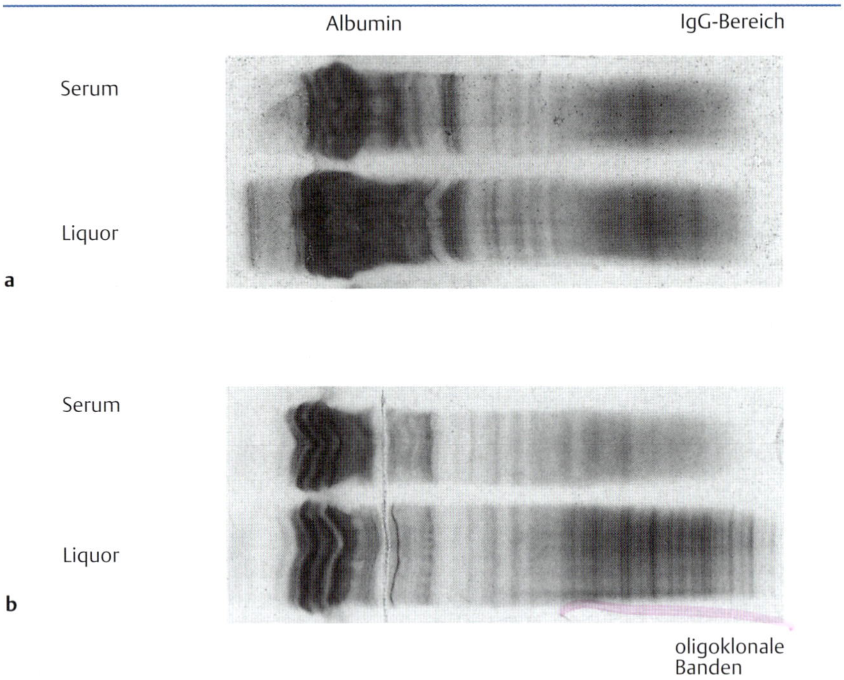

a Kontrollfall
b MS-Kranker

(Plaques) in der weißen Substanz, vorwiegend **periventrikulär** (Abb. B-**1.78**). Frische Plaques speichern Kontrastmittel und sind so von älteren zu unterscheiden. Dies ist wesentlich für Therapie und Prognose. Mit hoher Sensitivität stellen sich auch klinisch „stumme" Herde dar.

Entmarkungsherde (Plaques). Mittels MRT lassen sich frische Plaques von älteren unterscheiden, da frische Plaques im Gegensatz zu älteren Kontrastmittel anreichern. Darauf basieren Diagnostik, Therapie, Sekundärprävention und Prognose. Akut aufgetretene Läsionen sind im T1-Bild hypointens, im T2-Bild hyperintens (Markscheidenschädigung). Man sieht multilokuläre Plaques in der weißen Substanz, vorwiegend **periventrikulär** (Abb. B-**1.78**), aber auch infraten-

B-1.78 Kernspintomographischer Nachweis der Multiplen Sklerose

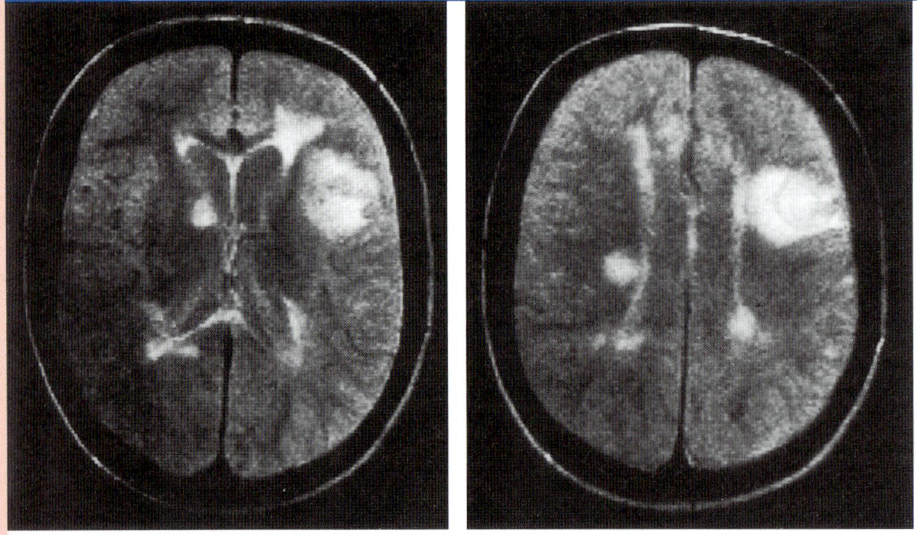

Multilokuläre, peri- und paraventrikuläre Herde erhöhter Signalintensität. Transversale Schichtorientierung.

B-1.38 Zur Treffsicherheit von Zusatzuntersuchungen bei MS

Diagnostik der MS	*Kernspintomographie*	*Computertomographie*	*Liquorbefund*	*VEP*
zu Beginn	85%	10%	60%	10%
im Verlauf	95%	40%	80%	80%

B-1.38

toriell. Eine persistierende T1-Hypodensität in Form von „black holes" korreliert direkt mit dem Schweregrad eines histopathologisch nachweisbaren Axonverlustes. Das Ausmaß der kernspintomographisch nachgewiesenen Läsion korreliert nicht mit dem Schweregrad der neurologischen Symptomatik. Auch große Herde der weißen Substanz können anfangs asymptomatisch sein. Die Hälfte der Patienten mit „idiopathischer" Optikusneuritis weist kernspintomographisch „stumme" Gehirnläsionen auf. Das MRT zeigt bei MS-Patienten mit psychopathologischen Symptomen v. a. in der Temporalregion ausgeprägte Läsionen.

Im **CT** findet man zu Beginn nur in 10% der Fälle Entmarkungsherde und ein Jahr nach Manifestation der Erkrankung in 40% der Fälle eine diffuse Hirnatrophie (s. Abb. B-**1.79**). Kleine Plaques entgehen meist dem computertomographischen Nachweis. Zur Treffsicherheit der Untersuchungsmethoden s. Tabelle B-**1.38**.

Das **CT** ist weit weniger treffsicher (s. Tab. B-**1.38**). Im Krankheitsverlauf zeigt es eine diffuse Hirnatrophie (s. Abb. B-**1.79**).

Bei Verdacht auf eine Blasenfunktionsstörung (Zystitis bei Retentio urinae) ist durch eine Ultraschall-Untersuchung das Restharnvolumen zu bestimmen.

Bei Verdacht auf Blasendysfunktion ist eine Restharnbestimmung indiziert.

Differenzialdiagnose: Obwohl sich das klinische Bild der MS selten auf einen solitären Herd zurückführen lässt, wird es häufig mit der Symptomatik eines **Hirn- oder Rückenmarktumors** verwechselt, der neuroradiologisch sicher auszuschließen ist. Eine **Neuroborreliose** ist durch Bestimmung spezifischer Antikörper-Titer in Serum und Liquor abzugrenzen (vgl. S. 282). Bei älteren Patienten kann die **funikuläre Myelose** differenzialdiagnostische Schwierigkeiten bereiten. Sie beginnt mit Parästhesien und spinaler Ataxie, allerdings selten mit Sehstörungen, und ist durch die Vitamin-B_{12}-Bestimmung bzw. den Schilling-Test nachzuweisen (S. 248).

Differenzialdiagnose: Ein **Hirn- oder Rückenmarktumor** ist neuroradiologisch, eine **Neuroborreliose** durch Antikörper-Bestimmung auszuschließen. Bei älteren Patienten ist an eine **funikuläre Myelose** zu denken.

Die bei Kindern und Jugendlichen auftretende **subakute sklerosierende Panenzephalitis (SSPE)** ist durch rasch progredienten demenziellen Abbau, Rigor und auffällige Myoklonien mit synchronen EEG-Veränderungen gekennzeichnet. Es handelt sich um eine Slow-virus-Infektion mit einem masernähnlichen Erreger, der sich aus Lymphknoten und Hirngewebe isolieren lässt. In Blut und Liquor finden sich hohe Masernvirus-Antikörper-Titer (S. 295).

Nur bei Kindern und Jugendlichen manifestiert sich die **subakute sklerosierende Panenzephalitis (SSPE)**.

Eine Reihe demyelinisierender Erkrankungen des Kindes- und Jugendalters (Tab. B-**1.39**) kann als Sonderform der Multiplen Sklerose aufgefasst werden.

Zu demyelinisierenden Erkrankungen des Kindes- und Jugendalters s. Tab. B-**1.39**.

Therapie: Es gibt noch keine kausale MS-Therapie. Eine hoch dosierte **Kortikosteroidbehandlung**, die das entzündliche Ödem beeinflusst, verkürzt die Dauer

Therapie: Eine kausale Therapie der MS gibt es nicht. Die kurz dauernde, hoch dosierte

B-1.39 Demyelinisierende Erkrankungen, die als Sonderformen der MS aufgefasst werden und meist schon im Kindes- und Jugendalter auftreten

Demyelinisierende Erkrankung	*Neuromyelitis optica*	*Encephalitis periaxialis diffusa* (entzündliche diffuse Sklerose)	*Encephalitis periaxialis concentrica* (konzentrische Sklerose)	*Encephalitis pontis et cerebelli*
Typ/Name	Devic	Schilder	Balo	–
Symptomatik	doppelseitige Optikusneuritis, aszendierende Myelitis mit Querschnittslähmung	spastische Tetraparese, Visusverfall, Sprachstörungen, epileptische Anfälle, Hyperkinesen, Demenz	spastische Tetraparese, allmähliche Progredienz	Blicklähmung, kaudale Hirnnervenausfälle, zerebellare Ataxie

B-1.39

Kortikosteroidtherapie verkürzt die Schubdauer.

des Schubs. Dies ist durch kontrollierte Studien einer i.v.-Behandlung mit Methylprednisolon belegt. Eine Langzeit-low-dose-Behandlung mit Kortikosteroiden oder ACTH ist nicht Erfolg versprechend.

▶ **Merke**

▶ **Merke:** Im akuten Schub gibt man 1000 mg Methylprednisolon i.v. über drei bis fünf Tage.

Das gut verträgliche **Copolymer-1 (Glatirameracetat)** reduziert die Schubrate und die Progression der MS.

Copolymer-1 (Glatirameracetat) reduziert die Schubrate und die Progression der MS. Das synthetische Polypeptid ist ein Gemisch aus vier natürlich vorkommenden L-Aminosäuren: **G**lutamin, **L**ysin, **A**lanin, **T**yrosin (GLAT). Die Schubrate und die Zahl frischer Läsionen im MRT verringert sich um ein Drittel. Nach sechs Jahren ist ein Viertel der Patienten schubfrei, und fast drei Viertel weisen unter der Langzeittherapie keine neuen Defizite auf. Die Entwicklung von akuten zu persistierenden Läsionen mit Axonverlusten („black holes" im MRT) wird gehemmt. Das gut verträgliche Medikament wird täglich s.c. injiziert. Lokale Reaktionen an den Einstichstellen kommen vor.

Interferon (INF)-Beta 1 a und insbesondere **INF Beta 1 b** reduzieren die Anzahl der frischen Läsionen im MRT und die Schubrate. Die tägliche Injektion von INF-Beta 1 b ist ebenso wirksam wie die einmal wöchentliche Injektion von INF-Beta 1 a.

Nach Gabe von **Interferon (INF)-Beta 1 b**, eines immunmodulierenden Zytokins, ist im Kontroll-MRT eine Reduktion der Anzahl frischer Läsionen und in der Langzeitbehandlung eine Reduktion der Schubrate um 30 % nachweisbar. Unerwünschte Wirkungen sind lokale Reaktionen an der Einstichstelle, Kopfschmerzen, Myalgien und depressive Verstimmung. Hoch dosiertes INF-Beta 1 b, das vom Patienten jeden zweiten Tag s.c. injiziert wird, scheint ebenso wirksam zu sein wie einmal pro Woche i.m. injiziertes INF-Beta 1 a. Ein weiteres effektives INF-Beta 1 a-Präparat wird dreimal wöchentlich s.c. injiziert. Unerwünschte Wirkungen sind bei diesem Medikament qualitativ ähnlich wie bei INF-Beta 1 b, aber seltener.

Bei progredienten Verläufen können **Cyclophosphamid**, **Mitoxanthron** und **Methothrexat** eingesetzt werden.

Bei schweren progredienten Verläufen können **Cyclophosphamid** und **Mitoxanthron** die MS-Symptomatik unter intermittierender Pulstherapie günstig beeinflussen. Auch **Methothrexat** wird bei sekundär chronisch progredienter MS eingesetzt. Demgegenüber gibt es zu dem ebenfalls immunsuppressiv und zytotoxisch wirkenden Azathioprin keine ausreichenden Studien als Beleg für eine mögliche Sekundärprävention der MS. Es besteht ein Langzeit-Malignitätsrisiko der zytotoxischen Immunsuppressiva, außerdem die Gefahr einer Knochenmarkdepression. Nach hoch dosierter Mitoxanthron-Gabe kann sich neben der Granulozytopenie eine Kardiomyopathie entwickeln.

Spastik wird mit Baclofen oder Memantin, Retentio urinae durch **Blasentraining** behandelt.

Zur medikamentösen Behandlung der Spastik empfiehlt sich Baclofen oder Memantin. Bei Retentio urinae ist ein **Blasentraining** erforderlich, zur Prophylaxe von Harnwegsinfekten empfiehlt sich eine Ansäuerung des Urins mit L-Methionin.

Frühzeitig sind **krankengymnastische**, logopädische und lebenspraktische **Übungen** nötig. Körperliche Überanstrengung und heiße Bäder verstärken die MS-Symptome (Uhthoff-Phänomen).

Früh soll mit der **Bewegungstherapie** begonnen werden, um (Fein-)Motorik, Stand und Gang zu verbessern sowie bei bettlägerigen Patienten Kontrakturen und Dekubitalulzera vorzubeugen. Körperliche Überanstrengung und heiße Bäder können die MS-Symptome jedoch verstärken (Uhthoff-Phänomen). Wesentlich sind ein logopädisches Artikulationstraining und lebenspraktische Übungen, die die Selbstständigkeit des Patienten fördern.

Bei depressiver Verstimmung sind Einzel- und Gruppentherapie hilfreich. **Selbsthilfegruppen** fördern den Informationsaustausch zwischen den Patienten. Zur Psychosomatik der MS s. S. 569.

Angesichts der zwar immer ungewissen, aber in den meisten Verläufen keineswegs infausten Prognose sind nach eingehender Aufklärung und Beratung psychotherapeutische Gespräche und Kriseninterventionen notwendig. Einzel- und Gruppentherapie wirkt sich günstig auf die depressiv-ängstliche Verstimmung vieler Patienten aus. **Selbsthilfegruppen** fördern den Kontakt der Kranken und die Information über die Möglichkeiten der Therapie. Zur Psychosomatik der MS s. S. 569.

Verlauf: Die häufigsten **Verlaufsformen** sind:
schubförmig remittierender,
schubförmig progredienter,
primär chronischer Verlauf.

Verlauf: Man unterscheidet hauptsächlich drei **Verlaufsformen der MS**:
- schubförmig remittierender (60 %),
- schubförmig progredienter (30 %),
- primär chronischer Verlauf (10 %).

Fast immer verläuft die MS anfangs schubförmig. Ein MS-Schub klingt meist innerhalb von etwa acht Wochen ab. Je kürzer die Dauer eines Schubs, desto größer ist die Aussicht auf Remission. Ein zweiter Schub tritt bei jedem dritten Patienten innerhalb eines Jahres auf. Jahrzehntelanger Verlauf ist die Regel, zwei Drittel aller MS-Kranken sind nicht auf ständige fremde Hilfe angewiesen.

In 40% der Fälle verläuft die Krankheit progredient; ein primär **chronischer Verlauf** entwickelt sich nach einem der ersten Schübe bei etwa 10% der MS-Kranken.

Prospektive Studien ergeben, dass 40% der Patienten mit **Optikusneuritis** innerhalb von sieben Jahren eine MS bekommen, 90% davon innerhalb von vier Jahren, mit einem Gipfel in der dritten und vierten Lebensdekade. Patienten mit initialen Parästhesien weisen die geringste, Patienten mit früh einsetzenden zerebralen Herdsymptomen und Miktionsstörungen die höchste Sterblichkeitsrate auf.

Innerhalb von durchschnittlich acht Wochen klingt ein Schub ab. Ein zweiter Schub tritt bei jedem dritten Patienten innerhalb eines Jahres auf.

In 40% der Fälle verläuft die Krankheit primär (10%) oder sekundär (30%) **chronisch** progredient.

40% der Patienten mit **Optikusneuritis** erkranken innerhalb von sieben Jahren an MS. Die höchste Letalität besteht bei früher Manifestation von Herdsymptomen und Miktionsstörungen.

▶ **Klinisches Beispiel:** Eine 38-jährige Kontoristin, die zehn Jahre zuvor erstmals unter einer flüchtigen Sehstörung gelitten hatte und wegen einer zunehmenden spastisch-ataktischen Gangstörung von ihrer Umgebung als Alkoholikerin („Schnapsdrossel") verkannt wurde, klagte über Missempfindungen der rechten Hand und eine Steifigkeit des linken Beins, wirkte aber eher euphorisch. Die neurologische Untersuchung ergab einen dissoziierten Nystagmus bei Blick nach rechts, temporal beiderseits abgeblasste Sehnervenpapillen, fehlende Bauchhautreflexe, gesteigerte Eigenreflexe der unteren Extremitäten mit unerschöpflichen Patellar- und Fußkloni und eine Hemiataxie rechts. Im Liquor fanden sich 21 Zellen, überwiegend Lymphozyten, eine IgG-Vermehrung und oligoklonales IgG. Das EEG war unauffällig, die VEP-Latenz hingegen beiderseits verlängert. Die Patientin wurde auf Azathioprin eingestellt, das sie jedoch nach Auftreten von Schwindel und Erbrechen nicht mehr einnahm. Wegen eines erneuten Schubs mit Wackeltremor des Kopfes und Harninkontinenz erfolgte eine Kortikosteroidbehandlung. Nach vorübergehender Remission stellte sich wiederum eine ausgeprägte Gangataxie ein, sodass die Patientin seither auf einen Rollstuhl angewiesen war. Sie klagte über Auffassungs- und Gedächtnisstörungen und war depressiv verstimmt. Das CT ergab eine diffuse Hirnatrophie (Abb. B-**1.79**), das MRT darüber hinaus periventrikulär, im Balkenbereich und im Halsmark umschriebene Signalanhebungen, die als Entmarkungsherde einer Multiplen Sklerose zu deuten waren.

◀ **Klinisches Beispiel**

B-1.79 Computertomogramm bei länger bestehender Multipler Sklerose

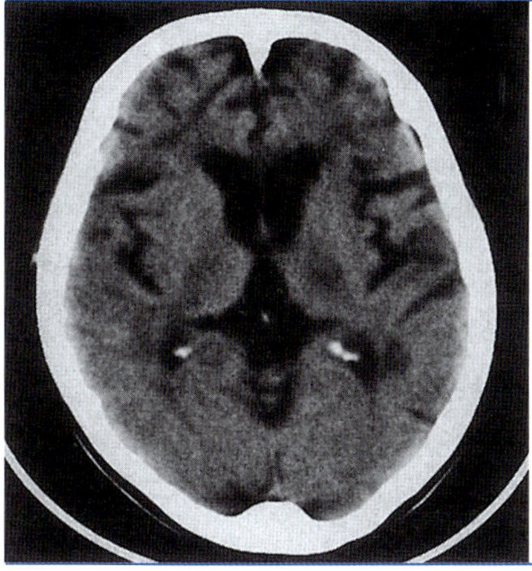

Das Computertomogramm einer 38-jährigen Patientin nach zehnjährigem schubförmigem MS-Verlauf zeigt eine diffuse Hirnatrophie mit Erweiterung der Ventrikel und Sulci (vgl. klinisches Beispiel).

B-1.79

1.6 Hirn- und Rückenmarktumoren

1.6.1 Hirntumoren

▶ Synonyme

▶ Definition

Epidemiologie: Die Inzidenz der Hirntumoren beträgt 8–9/100 000 Einwohner. Das weibliche Geschlecht überwiegt bei den benignen, das männliche bei den malignen Tumoren. Zur Altersverteilung s. Tab. B-**1.40**.

Symptomatologie: Frühsymptome eines Hirntumors sind häufig **psychische Veränderungen** (Antriebsstörung).

Morgendliche Kopfschmerzen mit Übelkeit und Erbrechen sind verdächtig auf erhöhten Hirndruck. Eindeutige **Hirndruckzeichen** sind **Pupillenstörungen** sowie eine **Stauungspapille**, insbesondere wenn gleichzeitig eine **Vigilanzstörung** oder psychopathologische Symptome bestehen. Im Endstadium der Erkrankung kommt es zum Syndrom der Einklemmung.

B-1.40

1.6 Hirn- und Rückenmarktumoren

1.6.1 Hirntumoren

▶ **Synonyme:** Tumor cerebri, Hirngeschwulst.

▶ **Definition:** Als Hirntumoren (autochthone, hirneigene Tumoren) bezeichnet man raumfordernde intrakranielle Neoplasmen,

- die vom Neuroepithel und von den umgebenden Strukturen (Meningen, Nervenscheiden, Hypophyse) ausgehen

oder

- entwicklungsgeschichtlich ektope intrakranielle Gewebsdifferenzierungen darstellen (Keimzell- und Fehlbildungstumoren) (s. Tab. B-**1.44**, S. 318).

Entsprechend der Lokalisation des Tumors, die sowohl von der Tumorart als auch dem Lebensalter bei Erkrankung abhängt, treten neurologische Herdsymptome auf. In jedem Fall kommt es durch das Tumorwachstum (sowohl maligner als auch benigner Tumoren) zum intrakraniellen Druckanstieg, der neben der Malignität des Tumors prognostisch entscheidend ist.

Epidemiologie: Die Inzidenz der Hirntumoren liegt bei 8–9/100 000 Einwohner. Die Prävalenz beträgt 60/100 000 Einwohner. Der Anteil der Hirntumoren an der Gesamtzahl der Neoplasmen beträgt 10%. Bei Kindern ist dieser Prozentanteil höher als bei Erwachsenen. Unter den hirneigenen Tumoren sind die Gliome die häufigsten; das Astrozytom Grad II und das Glioblastom haben einen Anteil an der Gesamtzahl der Hirntumoren von jeweils etwa einem Viertel (mit leichtem Überwiegen der Glioblastome). Etwas seltener sind die Meningeome mit einem Anteil von ca. 20%. Die übrigen Tumore sind deutlich seltener und machen jeweils 1–2%, z.T. deutlich unter 1% der Gesamtzahl der Hirntumoren aus. Einzelne Tumorarten bevorzugen ein bestimmtes Lebensalter (Tab. B-**1.40**). Bei den benignen Hirntumoren überwiegt das weibliche, bei den malignen das männliche Geschlecht.

Symptomatologie: Oft sind **psychische Veränderungen** die ersten und zunächst einzigen Symptome eines Hirntumors. Es kommt zur Verminderung des Antriebs und der Spontaneität; der Kranke wird seinen Aufgaben und früheren Interessen gegenüber zunehmend indifferent.

Kopfschmerzen, die zu den meist geklagten Beschwerden überhaupt gehören, kommen zwar bei der Hälfte der Patienten mit Hirntumoren vor, sind aber selten deren Primär- oder Leitsymptom und unspezifisch; frontale Betonung, stärkste Schmerzintensität am Morgen, Zunahme beim Bücken oder unter Valsalva-Manöver (Pressen bei geschlossenem Mund nach tiefer Inspiration) – also bei intrakranieller Druckänderung – können Hinweise sein. Treten dumpfe Kopfschmerzen morgens mit Übelkeit und Erbrechen auf, sollte an erhöhten Hirndruck gedacht werden. Während **Hirndruckzeichen** (s. S. 106) bei rasch wachsenden malignen Tumoren zu den frühen Symptomen gehören, stellen sie sich bei benignen Tumoren erst im späten Erkrankungsstadium ein. **Pupillenstörungen** (weite, nur unausgiebig auf Licht reagierende Pupille) sowie eine Stauungspapille (s. Abb. A-**2.4**, S. 22) sind, insbesondere wenn gleichzeitig eine

B-1.40 Altersverteilung der Hirntumoren

Erkrankungsalter	*Tumorarten*
Kindes- und Jugendalter (< 20 Jahre)	Medulloblastome, pilozytische Astrozytome, Ependymome, Plexuspapillome, Gliome des Hirnstamms und Zwischenhirns, Pinealome, Kraniopharyngeome, Teratome, Germinome
20–50 Jahre	Gliome der Großhirnhemisphären (Astrozytome, Oligodendrogliome), Hämangioblastome
> 50 Jahre	Glioblastome, Meningeome, Neurinome, Hypophysenadenome

Vigilanzstörung oder psychopathologische Symptome bestehen, nicht zu verkennende Symptome des erhöhten Hirndrucks. Das Syndrom der Einklemmung (s. S. 111) kennzeichnet das Endstadium der Erkrankung bei nicht mehr beherrschbarem Druckanstieg.
Bei Kindern gehen Verhaltensstörungen anderen Tumor-Symptomen ebenfalls oft voraus. Die Kinder sind weniger lebhaft und ziehen sich vermehrt zurück. Übelkeit und Erbrechen können aber auch die einzigen Symptome eines Hirntumors sein. Aufgrund der überwiegend mittelliniennahen oder infratentoriellen Lokalisation kann es zu einem akuten **Verschlusshydrozephalus** mit heftigen Kopfschmerzen und Erbrechen kommen (s. S. 108 und Abb. A-**2.60**, S. 110). Bei supratentorieller Lokalisation entwickeln sich Hirndruckzeichen meist erst spät.

Bei Kindern kommt es oft zu Verhaltensstörungen als Ausdruck des erhöhten Hirndrucks. Übelkeit und Erbrechen können aber auch die einzigen Symptome eines Hirntumors sein. Symptome eines **Verschlusshydrozephalus** treten akut auf.

Epileptische Anfälle, die bei jedem dritten Patienten mit Hirntumor auftreten, sind in 15–20% dessen Initialsymptom. Sie gehen den neurologischen Ausfällen meist voraus und sind dann häufiger durch gutartige hemisphärale Tumoren bedingt. Die Anfallsform weist auf die Tumorlokalisation hin; so beobachtet man z. B. einen **Grand-mal-Status** häufig bei frontalen Tumoren, komplex fokale (partielle) Anfälle überwiegend bei temporaler Lokalisation des Tumors und einfach fokale Anfälle als sensible oder motorische Jackson-Anfälle bei Neoplasmen in der Zentralregion. Isolierte Auren als fokale Symptome werden häufig verkannt und führen dann erst bei Auftreten sekundär generalisierter tonisch-klonischer Anfälle zur Diagnose einer symptomatischen Epilepsie und damit zum Tumorverdacht.

15–20% der Hirntumoren manifestieren sich mit **epileptischen Anfällen**. Die Anfallsform lässt häufig auf die Tumorlokalisation schließen: z. B. **Grand-mal-Status** bei frontalen, komplex fokale (partielle) Anfälle bei temporalen Tumoren und Jackson-Anfälle bei Lokalisation in der Zentralregion.

▶ **Merke:** Epileptische Anfälle, die sich nach dem 20. Lebensjahr manifestieren, sind immer auf einen Hirntumor verdächtig.

◀ **Merke**

Neurologische Ausfälle sind von der Tumorlokalisation abhängig. Während langsam wachsende frontale Tumoren sich zunächst ausschließlich mit psychopathologischen Symptomen manifestieren, weisen eine progrediente **Hemiparese** oder **Aphasie** und **Apraxie** auf einen parietalen Prozess hin. Gelegentlich sind die Symptome transient und rezidivieren. Plötzliches Auftreten oder akute Verschlechterung der Symptomatik kann durch Einblutung in den Tumor verursacht sein. **Visusminderung** oder Gesichtsfeldausfälle sind Frühsymptome supraselllärer Tumoren. Eine allmählich progrediente homonyme **Hemianopsie** bei okzipitalen Tumoren nimmt der Patient oft erst spät wahr. Eine zerebellare **Ataxie** im Kindesalter kann durch einen Kleinhirntumor bedingt sein; im Erwachsenenalter ist ein Kleinhirnbrückenwinkel-Tumor die häufigere Ursache dieser Koordinationsstörung.

Abhängig von der Lokalisation des Tumors manifestieren sich **neurologische Ausfälle**: z. B. **Hemiparese**, **Aphasie**, **Apraxie** bei parietalen, **Hemianopsie** bei okzipitalen oder **Ataxie** bei infratentoriellen Prozessen. Bilaterale und frontale Tumoren manifestieren sich oft mit psychopathologischen Symptomen. Visusminderung oder Hemianopsie sind Frühsymptome suprasellärer Tumoren.

Ätiopathogenese: Die Ätiologie der Hirntumoren ist ungeklärt. Die Altersbindung einzelner Hirntumorarten (vgl. Tab. B-**1.40**) legt hormonelle Faktoren, das

Ätiopathogenese: Die Ätiologie der Hirntumoren ist unklar. Einzelne Hirntumorarten

B-1.41 Beziehungen zwischen Art und Lokalisation von Hirntumoren

Merke: Bei Kindern wachsen die Tumoren vorwiegend infratentoriell, bei Erwachsenen supratentoriell

Lokalisation	***Art der Tumoren***	
	Erwachsene	*Kinder und Jugendliche*
supratentoriell	Glioblastome, Astrozytome, Oligodendrogliome, Meningeome	Ependymome (Plexuspapillome)
Mittellinie	Hypophysenadenome	Pinealome, Kraniopharyngeome, Keimzelltumoren
infratentoriell Mittellinie	Hämangioblastome	Medulloblastome, pilozytische Astrozytome, Ependymome
Kleinhirnbrückenwinkel	Neurinome	

B-1.41

sind alters- und z. T. lokalisationsspezifisch (s. Tab. B-**1.40** und **1.41**).

lokalisationsspezifische Auftreten (vgl. Tab. B-**1.41**) die Bedeutung histogenetischer Fehlentwicklungen nahe. Tumoren, die ihren Altersgipfel vor dem 20. Lebensjahr haben, treten kaum jemals in höherem Alter auf und umgekehrt. Kinder erkranken überwiegend an mittelliniennahen Tumoren (Neuralrohrschluss), die wahrscheinlich von primitiven neuronalen Vorläuferzellen abstammen. Genetische Faktoren spielen insbesondere für die bei Phakomatosen vorkommenden Tumoren (s. S. 182) und wahrscheinlich für die Assoziation von Keilbeinmeningeomen mit Mammakarzinomen eine Rolle.

Als **Malignitätszeichen** finden sich neben der Entdifferenzierung der Zellen und Mitosereichtum pathologische Gefäße. Zu histopathologischen Befunden einiger Hirntumoren s. Abb. B-**1.80**.

Histologische Kriterien für **Malignität** sind fehlende Differenzierung, Zell- und Kernpolymorphie, Mehrkernigkeit, hohe Mitoserate mit atypischen Mitosen und kurze Lebenszeit der Zellen mit frühzeitigen regressiven Prozessen sowie pathologische Gefäße mit arteriovenösen Kurzschlüssen. Zu histopathologischen Befunden einiger Hirntumoren s. Abb. B-**1.80**. Im Einzelfall sind für die Bestimmung der Artdiagnose des Tumors neurohistologische Spezialfärbungen und immunhistochemische Reaktionen notwendig.

B-1.80 Hirntumoren – histopathologische Befunde

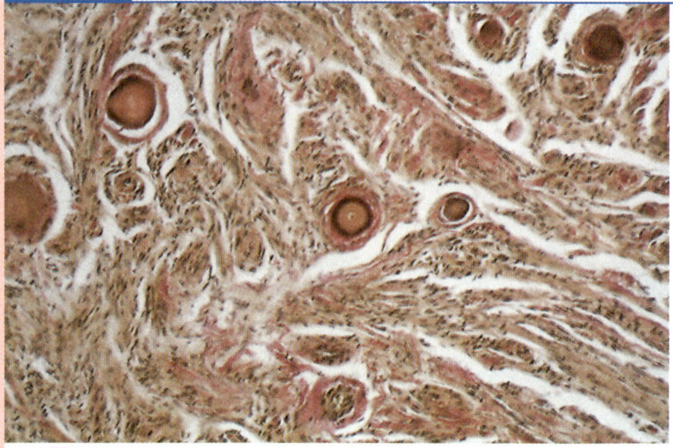

a Meningeom (EvG 40 : 1): 82-jährige Frau mit rezidivierenden Hirndruckzeichen. Nach Sturz mit Hirnkontusion Tod infolge zentraler Atemlähmung. Autoptisch mandarinengroßer Tumor am Keilbein links. Histologisch schlanke fibroblastenähnliche Meningothelien in Bündeln und Wirbeln; im Zentrum der Wirbel konzentrisch geschichtete Verkalkungen (Psammom-Körper).

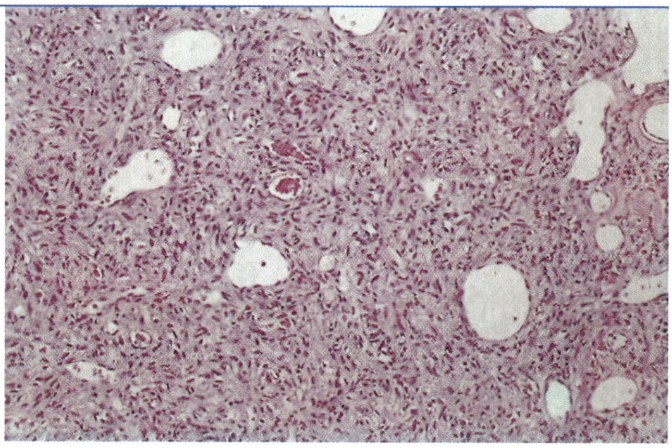

b Hämangioblastom (HE 40 : 1): 35-jähriger Mann mit computertomographisch nachgewiesenem Tumor der hinteren Schädelgrube, intraoperativ zystisch mit solide erscheinendem Anteil. Histologisch dicht liegende, dünnwandige Kapillarproliferate mit plumpen Endothelien, dazwischen helle polygonale sog. Stromazellen mit schaumigem Zytoplasma.

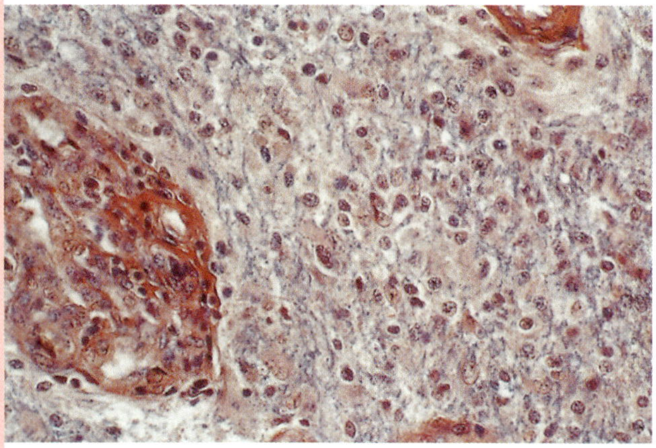

c Astrozytom III (PTAH 100 : 1): 67-jährige Frau mit intraoperativ unscharf abgegrenztem, festem Tumor der rechten Großhirnhemisphäre. Histologisch dichter gelagerte Astrozyten mit groben Gliafasern. Am Bildrand Glomerulus-ähnliche proliferierte Gefäßknäuel.

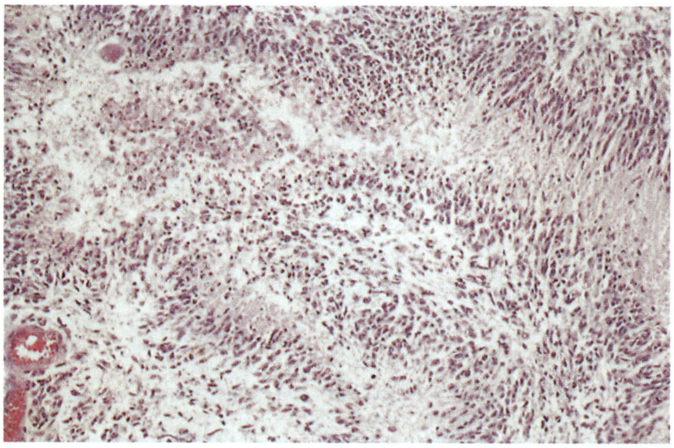

d Malignes Astrozytom IV (HE 40 : 1): 51-jähriger Mann mit rapidem intellektuellem Abbau. Klinisch nachgewiesener inoperabler Tumor des Corpus callosum und beider Großhirnhemisphären. Verstorben nach dreimonatigem Verlauf an zentraler Atemlähmung. Histologisch dicht liegende astrozytenartige Tumorzellen mit hyperchromatischen, polymorphen Kernen, palisadenartig um kernlose Nekrosebänder gelagert, sog. Glioblastom-Palisaden.

Fortsetzung →

B-1.80 Fortsetzung

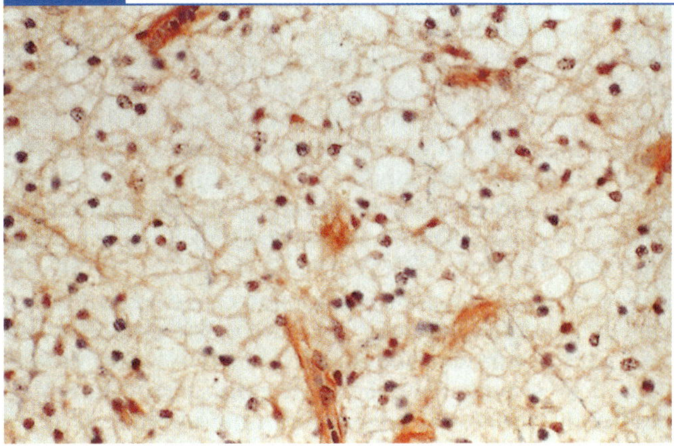

e Oligodendrogliom (PTAH 100|1): 38-jährige Frau mit psychomotorischen Anfällen seit 3 Jahren. Radiologisch z.T. verkalkter temporaler Tumor. Histologisch dichter liegende Oligodendroglia-Zellen von rundlicher Gestalt mit hellem, perinukleärem Hof, keine Gliafasern.

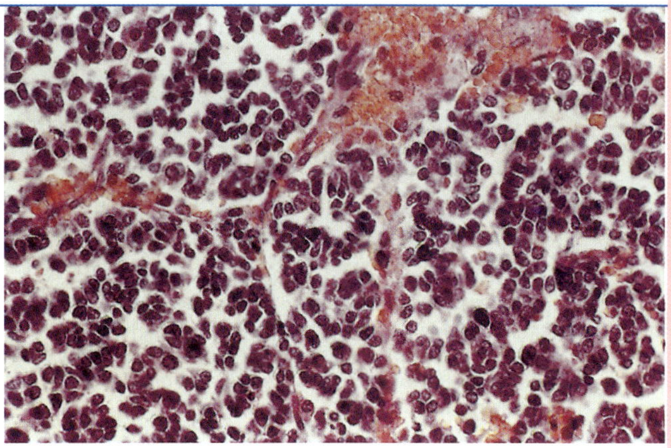

f Medulloblastom (HE 100:1): 14-jähriger Junge mit plötzlich aufgetretener Gangunsicherheit, Erbrechen und Visusminderung, verstorben nach nächtlicher Aspiration. Autoptisch mittelliniennaher Tumor im Kleinhirn. Histologisch dichte, fast nackte, kernige chromatinreiche Zellen ohne abgrenzbares Zytoplasma, z.T. in rosettenartiger Lagerung.

EvG: Elastica-van Gieson, HE = Hämatoxylin-Eosin-Färbung, PTAH: phosphorsaures HE.

Intratumorale degenerative Prozesse finden sich als Nekrose durch intratumoralen Gefäßverschluss vorwiegend bei malignen Tumoren, z.B. dem Glioblastom. Zystische Degeneration und Kalkeinlagerung sind typisch für gutartige Tumoren. Intratumorale Blutungen kommen bei Glioblastomen, Oliogodendrogliomen und Hypophysenadenomen vor. Die Blutung wird durch hyaline Gefäßveränderungen oder insuffizienten Gefäßaufbau bei schnellem Tumorwachstum verursacht. Die Mehrzahl der Hirntumoren geht mit einem **perifokalen Ödem** („Begleitödem") einher, das hämodynamisch oder durch toxische Stoffwechselprodukte und eine intratumorale Blut-Hirn-Schrankenstörung bedingt ist.

Als **intratumorale degenerative Prozesse** finden sich bei malignen Tumoren häufig Nekrosen, bei benignen eher Zystenbildung und Kalkeinlagerung. Blutungen in den Tumor sind durch intratumorale Gefäßveränderungen bedingt. Die Mehrzahl der intrazerebralen Tumoren geht mit einem **perifokalen Ödem** einher.

Auch relativ gutartige Neoplasmen neigen zu lokaler Invasion der benachbarten Strukturen, insbesondere der Meningen. Gliome wachsen entlang der Nervenfasern und können sich über weite Hirnareale, auch über den Balken zur Gegenseite ausbreiten (Gliomatosis cerebri), ohne schwere neurologische Defizite zu verursachen. Maligne Gliome, die aufgrund der intratumoralen Nekrose oft gut abgrenzbar erscheinen, haben regelmäßig eine breite Wachstumszone mit Infiltration. Eine **Metastasierung** meist ventrikelnaher Hirntumoren (Medulloblastome, Ependymome, Pinealoblastome) erfolgt über den Liquor. Die Metastasen setzen sich in Richtung des Liquorflusses ab, meist entlang der Cauda equina („Abtropfmetastasen", vgl. Abb. B-**1.121**, S. 361). Extraneurale Metastasen sind sehr selten, fast ausschließlich bei Medulloblastomen und Glioblastomen.

Auch gutartige Tumoren können lokal infiltrierend wachsen. **Metastasierung** erfolgt fast ausschließlich über den Liquor mit sog. Abtropfmetastasen entlang der Cauda equina (vgl. Abb. B-**1.121**, S. 361).

Für die Dignitätsbeurteilung der Hirntumoren können nicht die in der Onkologie üblichen Kriterien angewandt werden. Auch histologisch gutartige Tumoren wirken raumfordernd und können infolge intrakraniellen Druckanstiegs letztlich zur letalen Hirnstammeinklemmung führen (s. S. 111). In die **klinische Beurteilung der Malignität** der Hirntumoren geht nicht allein der histopathologische Befund, sondern auch das biologische Verhalten des Tumors (d.h. raumfordernde Wirkung von Tumor und perifokalem Ödem, Kompression umgebender Strukturen durch den Tumor, Metastasierungsneigung), die Krankheitsdauer und das Lebensalter des Patienten ein. Die von histologischen Kriterien ausgehende, international empfohlene **Gradeinteilung** („Grading") korreliert mit dem biologischen Verhalten der Tumoren und lässt eine prognostische Einschätzung der Erkrankung zu (s. Tab. B-**1.42**). Die Überlebenszeit ist aber im Einzelfall von der Operabilität und postoperativen Behandlung abhängig.

Die **klinische Malignitätsbeurteilung** der Hirntumoren richtet sich nach dem histopathologischen Befund und dem biologischen Verhalten des Tumors (raumfordernde Wirkung, Metastasierungsneigung), der Krankheitsdauer und dem Lebensalter des Patienten. Die international empfohlene **Gradeinteilung** (Tab. B-**1.42**) lässt eine prognostische Einschätzung der Erkrankung zu.

B-1.42

B-1.42 Gradeinteilung der Hirntumoren

Grad	*postoperative Überlebenszeit*	*Tumoren*
Grad I	≥ 5 (20 – 40*) Jahre	pilozytisches Astrozytom (Astrozytom I*), Ependymom, Plexuspapillom, Neurinom, Meningeom, Teratom, Kraniopharyngeom, Hypophysenadenom, Hämangioblastom
Grad II	3 – 5 Jahre	fibrilläres Astrozytom, gemistozytisches Astrozytom, diffuses Astrozytom, Oligodendrogliom, Oligoastrozytom
Grad III	2 – 3 Jahre	anaplastisches Astrozytom (Astrozytom III), anaplastisches Oligodendrogliom, anaplastisches Oligoastrozytom, Germinom, Neurofibrosarkom
Grad IV	6 – 15 Monate	Glioblastom (Astrozytom IV), Medulloblastom, primäres malignes Lymphom, Meningosarkom

Diagnostik: Neben der Anamnese und der Fremdanamnese ist in der sorgfältigen neurologischen Untersuchung auf diskrete **neurologische Herdsymptome** zu achten. Sie werden von Tumorlokalisation, Hirnödem und Massenverschiebung bestimmt. Zur Beurteilung des Schweregrades der Beeinträchtigung durch den Tumor wird der Aktivitätsindex nach Karnofsky bestimmt (s. Tab. B-**1.43**).

Diagnostik: Neben der Anamnese, die insbesondere die ersten durch den Tumor bedingten Symptome erfassen soll, ist meist auch die Fremdanamnese zur Beurteilung einer psychischen Veränderung und Beschreibung epileptischer Anfälle erforderlich. In der neurologischen Untersuchung ist auf auch diskrete Abweichungen zu achten (z. B. Absinken in den Halteversuchen, Dysdiadochokinese, Paraphasien). Die **neurologischen Herdsymptome** werden überwiegend von der Tumorlokalisation bestimmt. In fortgeschrittenem Stadium kann es aber auch entfernt vom Tumor zu Funktionsstörungen durch Ödem oder Verlagerung und Einklemmung von Hirnanteilen bei intrakranieller Drucksteigerung (z. B. homolaterale Hemiparese bei tentorieller Einklemmung, s. Abb. A-**2.62**, S. 113), Ischämie oder Blutung kommen. Zur Beurteilung des Schweregrades der Beeinträchtigung durch den Tumor sollte im Hinblick auf die Therapieplanung und die Verlaufskontrollen unter Therapie der Aktivitätsindex nach Karnofsky bestimmt werden (s. Tab. B-**1.43**).

Das **EEG** liefert richtungweisende Befunde bei der Manifestation erster epileptischer Anfälle.

Das **EEG** liefert richtungweisende Befunde bei der Manifestation erster epileptischer Anfälle, z. B. eine umschriebene Funktionsstörung (s. Abb. A-**3.7**, S. 130), seltener eine diffuse Funktionsstörung als Ausdruck der Hirndrucksteigerung.

Die wichtigste Untersuchung bei Verdacht auf einen Hirntumor ist die **bildgebende Diagnostik**. Der direkte Tumornachweis gelingt mittels CT mit Kontrastmittel (KM) in 90 % der Fälle. Die MRT ist die Methode der Wahl. Sie ist sensitiver und lässt in den meisten Fällen eine Artdiagnose zu. In Abhängigkeit von der Tumorart ist präoperativ eine zerebrale Angiographie indiziert.

Die wichtigste Untersuchung bei Verdacht auf einen Hirntumor ist die **bildgebende Diagnostik.** Mittels CT mit Kontrastmittel (KM) gelingt der direkte Tumornachweis in 90 % der Fälle; gelegentlich kann bereits die richtige Artdiagnose gestellt werden. Die MRT ist die Methode der Wahl; sie ist sensitiver, lässt in den meisten Fällen eine Artdiagnose zu und ist zur Therapieplanung unerlässlich, da sie den Tumor in verschiedenen Ebenen und in seiner Beziehung zu umgebenden Strukturen erkennen lässt. Die zerebrale Angiographie ist bei gefäßreichen Tumoren zur Darstellung zuführender Gefäße (besonders bei Menin-

B-1.43

B-1.43 Karnofsky-Aktivitätsindex

Aktivitätsgrad (%)	*Zustand des Patienten*
100	normale Aktivität, keine Beschwerden, keine Krankheitszeichen
90	normale Aktivität, geringfügige Symptome
80	normale Aktivität unter Anstrengung
70	sorgt für sich selbst, regelmäßige Arbeit nicht möglich
60	braucht gelegentlich Hilfe, ist aber fähig, für die meisten seiner Bedürfnisse selbst zu sorgen
50	fremde Hilfe und medizinische Behandlung häufig erforderlich
40	geschwächt, fremde Hilfe regelmäßig erforderlich, pflegebedürftig
30	stark geschwächt, Krankenhausbehandlung indiziert, jedoch noch keine Lebensgefahr
20	stark geschwächt, Krankenhausbehandlung notwendig, aktive unterstützende Behandlung notwendig
10	moribund

geomen) und pathologischer Vaskularisation präoperativ indiziert. Weitere bildgebende Verfahren (SPECT, PET, MR-Spektroskopie, funktionelle MRT) spielen in der Routinediagnostik keine Rolle und werden nur bei speziellen Fragestellungen angewendet. Mittels PET oder Thallium-SPECT kann die Beurteilung des Malignitätsgrades und die Unterscheidung zwischen Strahlennekrose und Tumorrezidiv gelingen. Die funktionelle MRT wird gelegentlich präoperativ eingesetzt, um eloquente Hirnareale (für z.B. die Sprache oder die Handfunktion) intraoperativ nicht zu schädigen bzw. nicht zu resezieren.

Der **Liquor** weist oft eine Eiweißerhöhung durch Schrankenstörung auf; im Sediment sollte immer sorgfältig nach Tumorzellen gesucht werden. Die Liquoruntersuchung dient in erster Linie der differenzialdiagnostischen Abgrenzung gegenüber einer entzündlichen Erkrankung, einschließlich Hirnabszess, und Hirnmetastasen. Bei primär zerebralem Lymphom und gelegentlich auch bei Keimzelltumoren kann sie wesentliche diagnostische Hinweise geben. Bei malignen Gliomen findet sich gelegentlich auch eine Aussaat maligner Zellen in den Liquor (Abb. B-**1.81**). Eine Lumbalpunktion ist jedoch bei erhöhtem Hirndruck wegen Einklemmungsgefahr kontraindiziert, insbesondere bei infratentoriellen Tumoren. Der ophthalmoskopische Ausschluss einer Stauungspapille ist nicht ausreichend, da bei rascher Hirndrucksteigerung eine Stauungspapille fehlen kann (s. S. 106). Bei Verdacht auf einen Hirntumor darf die Lumbalpunktion demnach nur in Abhängigkeit vom computertomographischen Befund durchgeführt werden.

Im **Liquor** finden sich neben einer Eiweißerhöhung gelegentlich Tumorzellen (Abb. B-**1.81**). Bei Tumorverdacht darf eine Lumbalpunktion wegen eventueller Hirndrucksteigerung jedoch erst nach Anfertigung eines CTs durchgeführt werden.

Differenzialdiagnose: Von den primären Hirntumoren müssen Metastasen und eine Meningeosis carcinomatosa abgegrenzt werden (s. S. 339f.). Die Differenzialdiagnose schließt aber auch andere raumfordernde intrakranielle Prozesse ein: Das arteriovenöse **Angiom** (s. S. 350) und das chronische subdurale **Hämatom** sind durch bildgebende Verfahren zu differenzieren, während sich beim Hirnabszess, Tuberkulom und Parasitenbefall (vor allem Zystizerkose, s. Tab. B-**1.31**, S. 297) zusätzlich Entzündungszeichen im Liquor finden. Auch nicht lokal raumfordernde Prozesse können mit Hirndrucksteigerung einhergehen: Enzephalitiden und Meningitiden, Intoxikationen, Liquorzirkulationsstörungen unterschiedlicher Ursache (S. 110), die Höhenkrankheit und die Insolation („Sonnenstich").

Differenzialdiagnose: Hirnmetastasen, **Angiome**, traumatische intrakranielle **Hämatome**, Abszesse und weitere Erkrankungen, die mit einer Hirndrucksteigerung verbunden sind, sind klinisch und neuroradiologisch abzugrenzen.

Akut einsetzende neurologische Herdsymptome (z.B. bei Einblutung in ein malignes Gliom [„apoplektisches" Gliom]) lassen zunächst an einen **Schlaganfall** (progressive stroke bzw. Hirnblutung) denken. Wird computertomographisch

Bei „apoplektischem" Gliom kann sich die Differenzialdiagnose zu einem **Schlaganfall** ergeben.

B-1.81 **Glioblastomzelle im Liquor cerebrospinalis**

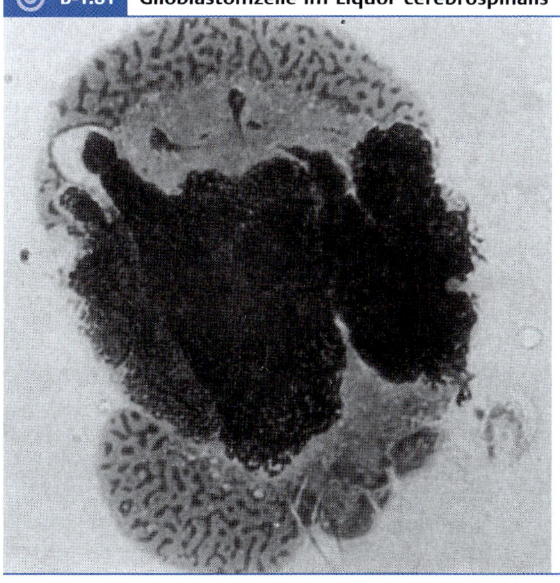

Die 69-jährige Patientin war ein Jahr zuvor an einem zerebralen Glioblastom operiert worden. Nach Auftreten eines inkompletten Querschnittsyndroms ergab die Lumbalpunktion 4/3-Zellen, im Sediment fand sich eine riesige Tumorzelle (zum Größenvergleich: ein Erythrozyt und ein Monozyt am rechten Bildrand). Die Patientin starb einige Wochen später. Die Obduktion ergab eine ausgedehnte spinale Metastasierung.

B-1.81

Der sog. **Pseudotumor cerebri** ist eine Ausschlussdiagnose. Charakteristisch sind eine Stauungspapille und Gesichtsfeldausfälle ohne Nachweis eines Tumors oder einer anderen Ursache der intrakraniellen Drucksteigerung, insbesondere einer Sinusthrombose. Betroffen sind fast immer junge adipöse Frauen.

eine Blutung nachgewiesen, ist damit ein Tumor noch nicht ausgeschlossen, da die Tumordarstellung durch Blutüberlagerung erschwert sein kann (S. 417).
Seltene Ursache einer intrakraniellen Drucksteigerung ist der **Pseudotumor cerebri** oder „benign intracranial hypertension". Er darf nur angenommen werden, wenn andere Ursachen, insbesondere eine Sinusthrombose, ausgeschlossen sind. Überwiegend adipöse junge Frauen erkranken mit Kopfschmerzen und fluktuierenden Sehstörungen. Der neurologische Befund ergibt eine meist beiderseitige Stauungspapille, die perimetrische Untersuchung eine Vergrößerung des blinden Flecks und inferionasale Gesichtsfeldausfälle. Bei der Lumbalpunktion misst man einen Eröffnungsdruck von > 250 mm H_2O (S. 123). Computertomographisch werden normal weite oder kleine Ventrikel, eine Auftreibung der Nn. optici und gelegentlich das Phänomen der leeren Sella (empty sella) nachgewiesen. Pathophysiologisch werden ein erhöhter Liquorabflusswiderstand und eine gesteigerte Liquorproduktion diskutiert. Adipositas gilt als Risikofaktor; ein ursächlicher Zusammenhang mit endokrinologischen Störungen, Anämie und Medikamenten (Antibiotika, Kortikosteroide, Lithium, orale Kontrazeptiva) wird angenommen, ist aber nicht gesichert. Wiederholte Lumbalpunktionen mit Entnahme von je 30 – 50 ml Liquor führen häufig zur Besserung. Azetazolamid, das die Liquorproduktion senkt, kann über begrenzte Zeit oral gegeben werden. Eine Gewichtsreduktion ist anzustreben. Obwohl die Prognose insgesamt gut ist, müssen in 10 – 20 % der Fälle bleibende Visusstörungen befürchtet werden, die Gesichtsfeldkontrollen und evtl. eine mikrochirurgische Fensterung der Optikus-Nervenscheide erfordern.

Therapie: Optionen sind Operation, Radio- und Chemotherapie.

Eine spezifische Therapie setzt die Kenntnis um die histologische Diagnose und damit eine mikroskopische morphologische Untersuchung voraus. Die Entnahme von Tumormaterial erfolgt mittels **stereotaktischer** oder **offener Biopsie** bzw. **Operation**. Die Indikation zur Operation wird eingeschränkt durch das Risiko operationsbedingter neurologischer Ausfälle.

Therapie: Therapeutische Möglichkeiten bei Hirntumoren sind Operation, Bestrahlung und Chemotherapie.
Eine spezifische Therapie setzt die Kenntnis um die histologische Diagnose und damit eine mikroskopische morphologische Untersuchung voraus. Diese ist der erste Schritt der Therapie. Die Entnahme von Tumormaterial erfolgt entweder mittels Biopsie oder offener Operation. Eine **stereotaktische Biopsie** wird in Lokalanästhesie vorgenommen. Mit einer **offenen Biopsie** bzw. **Operation** wird eine gleichzeitige möglichst vollständige Resektion angestrebt. Die Operationsindikation und der Umfang der Resektion werden wesentlich durch das Risiko postoperativer neurologischer Ausfälle eingeschränkt, vor allem bei Eingriffen in der dominanten Hemisphäre. Die vollständige Entfernung von Tumoren des WHO-Grades I, selten auch des Grades II ist kurativ. Gelingt die makroskopisch vollständige Entfernung bei Tumoren des WHO-Grades II–IV nicht, ist das Zeitintervall bis zum Rezidiv kürzer als bei vollständiger Resektion. Kriterien für die Entscheidung zwischen Biopsie und Operation sind neben Größe und Lokalisation sowie der neuroradiologisch zu vermutenden Artdiagnose des Tumors zudem der Allgemeinzustand (Karnofsky-Aktivitätsindex, s. Tab. B-**1.43**) und das Alter des Patienten sowie Begleiterkrankungen. Bei Verlegung der Liquorwege, insbesondere bei Tumoren in der hinteren Schädelgrube, kann eine externe Liquordrainage vorübergehend erforderlich werden.

Die Wirksamkeit einer primären Radio- oder Chemotherapie hängt von der Artdiagnose ab. Eine primäre oder postoperative **Bestrahlung** wird in der Regel als perkutane fraktionierte Bestrahlung der erweiterten Tumorregion vorgenommen. Dabei muss mit vorübergehender Verstärkung des Hirnödems gerechnet werden.

Ist eine Tumorresektion wegen der Größe oder Lokalisation des Tumors nicht möglich, wird anhand der mittels Biopsie gewonnenen histologischen Diagnose über eine primäre Radio- oder Chemotherapie entschieden. Die Mehrzahl der malignen Tumoren wird postoperativ bestrahlt, semimaligne und semibenigne Tumoren nach subtotaler Resektion. Obwohl Gliome nur eine mäßige bis geringe Strahlenempfindlichkeit besitzen, verlängert die **Strahlentherapie** die Überlebenszeit der Patienten. In der Regel wird eine externe fraktionierte Strahlentherapie des Operationsgebietes und einer mittels CT oder MRT festgelegten Randzone durchgeführt (maximal 60 Gy in 6 Wochen mit Einzeldosen von 1,8 – 2 Gy). Für mittelliniennahe, inoperable, niedrig maligne Tumoren besteht die Möglichkeit der interstitiellen Bestrahlung mit stereotaktisch eingebrachten Radionukliden. Für kleine (< 3 cm) und operativ schwer zugängliche Tumoren besteht auch die Möglichkeit der stereotaktischen Bestrahlung oder Radiochirurgie. Die Wirksamkeit der Strahlentherapie ist durch klinische und computertomographische Verlaufskontrollen zu überwachen und die Therapie bei Ineffektivität abzubrechen, da neben einer initialen Verstärkung des Hirnödems mit irreversiblen, z. T. progredienten Strahlenspätschäden in Form von Demyelinisierung und Nekrosen vorwiegend der weißen Substanz sowie mikrovaskulären Veränderungen mit Ischämien gerechnet werden muss.

Die Wirksamkeit der **Chemotherapie** hängt vom Ausmaß der Blut-Hirn-Schrankenstörung und der Liquorgängigkeit der Zytostatika ab. Die Gliome sind mit Ausnahme der Oligodendrogliome wenig chemosensitiv. Eine zusätzlich zur postoperativen Bestrahlung bei den malignen Gliomen durchgeführte Chemotherapie verlängert aber das rezidivfreie Intervall. Bei dem Rezidiv eines malignen Glioms stellt die Chemotherapie oft die einzig verbleibende Behandlungsoption dar. Dann kommt die intravenöse Therapie (vornehmlich mit Nitrosoharnstoffen) oder orale Gabe von Temozolomid in Betracht. Bei Tumoren, die zur Aussaat über den Liquor neigen, werden Chemotherapeutika auch intrathekal appliziert. Ebenso wie nach Bestrahlung besteht die Gefahr der Knochenmarkdepression und, insbesondere bei Kombination der Methoden, die Gefahr einer Leukenzephalopathie, die die Prognose wesentlich verschlechtert.

Die **Chemotherapie** der Hirntumoren erfolgt als adjuvante Therapie selten zusätzlich zur Bestrahlung postoperativ, häufiger bei einem Rezidiv. Nebenwirkungen sind Knochenmarkdepression und Leukenzephalopathie.

Im Vordergrund sowohl der perioperativen als auch der die Strahlen- und Chemotherapie begleitenden Behandlung steht die Senkung des intrakraniellen Drucks durch **Behandlung des Hirnödems**. Zur Behandlung des Ödems bei malignen Tumoren mit einer Blut-Hirn-Schrankenstörung (vasogenes Ödem, S. 108) eignen sich **Kortikosteroide**. Initial werden bis zu 40 mg Dexamethason als Bolus intravenös verabreicht und im Abstand von sechs Stunden je 6–8 mg i. v., mit darauf folgender langsamer Reduktion und Absetzen möglichst innerhalb einiger Wochen nach Operation. Innerhalb von 24 Stunden nach Therapiebeginn zeigt sich meist bereits eine deutliche Besserung der Vigilanz und Rückbildung der neurologischen Symptome. Der maximale Therapieeffekt ist nach drei bis vier Tagen zu erwarten. Die orale Erhaltungsdosis bei inoperablen Tumoren und während der Bestrahlung oder Chemotherapie beträgt 6–12 mg Dexamethason/die. Bei nicht ausreichendem Therapieeffekt können osmotisch wirksame Substanzen (Mannitol, Glycerol) zusätzlich gegeben werden. Neben einer Magenulkusprophylaxe mit H_2-Blockern ist auf ausreichende Flüssigkeitszufuhr und ein ausgeglichenes Elektrolytverhältnis zu achten, da sich sonst die Hirndurchblutung verringert und das Ödem zunimmt.

In jedem Fall ist eine **Hirnödem-Therapie** erforderlich. Mittel der Wahl zur Behandlung des peritumoralen Ödems sind **Kortikosteroide**. Innerhalb von 24 Stunden nach Therapiebeginn zeigt sich eine deutliche Besserung der Vigilanz und Rückbildung der neurologischen Symptome.

Wenn der Tumor mit epileptischen Anfällen symptomatisch wurde, ist prä- und perioperativ die medikamentöse **antiepileptische Therapie**, vornehmlich mit Carbamazepin, erforderlich (s. S. 523). Die antiepileptische Therapie sollte postoperativ noch mindestens drei Monate fortgeführt werden; die Weiterbehandlung hängt dann davon ab, ob noch Anfallsrezidive auftreten.

Oder Phenydan (i.v.!)

Wenn der Tumor mit epileptischen Anfällen symptomatisch wurde, ist die medikamentöse **antiepileptische Therapie** erforderlich.

Bei Tumorrezidiv und ausgeschöpfter kausaler Behandlungsoptionen sind die Hirnödemtherapie und die Gabe von Antiemetika und Analgetika (meist Opiate) die einzigen palliativen Behandlungsmöglichkeiten.

Bei Rezidiv und nach Ausschöpfen der kausalen Therapie kommen nur Hirnödem- und Schmerztherapie zum Einsatz.

Verlauf: Lebenslimitierend ist neben der Infiltration vitaler Hirnstrukturen (insbesondere Hirnstamm) durch den Tumor der chronisch erhöhte Hirndruck. Er kann in akute Drucksteigerung übergehen, wenn es zur Einblutung in den Tumor oder zu einer Kompression mit Behinderung des Liquorabflusses und Verschlusshydrozephalus kommt. Die Gefahr der lebensbedrohlichen **Einklemmung** (s. S. 111) besteht nicht nur bei malignen, sondern auch bei histologisch benignen Tumoren.

Verlauf: Lebenslimitierend sind die Infiltration vitaler Hirnstrukturen (Hirnstamm) und v. a. der chronisch erhöhte Hirndruck. Die Gefahr der **Einklemmung** besteht bei benignen ebenso wie bei malignen Tumoren.

Regelmäßige klinische **Verlaufskontrollen** sind unabhängig von der Art der Therapie bei jedem Hirntumor erforderlich, um ein Rezidiv oder eine Progression des Tumors frühzeitig zu erfassen. CT- bzw. MRT-Verlaufskontrollen sollten bei benignen Tumoren in jährlichen, bei malignen in drei- bis sechsmonatigen Intervallen erfolgen. Unter Radio- und Chemotherapie sind wöchentliche Blutbildkontrollen erforderlich (Knochenmarkdepression). Insbesondere bei Kombination der Methoden besteht als Spätfolge die Gefahr einer Leukenzephalopathie, die die Prognose wesentlich verschlechtert. Aufgrund einer Demyelinisierung des Marklagers entwickeln sich Monate bis Jahre nach Therapie spastische Paresen, extrapyramidale Störungen, Ataxie und ein progredientes Psychosyndrom

Regelmäßige klinische und radiologische **Verlaufskontrollen** sind bei jedem Hirntumor erforderlich, um ein Rezidiv oder eine Progression des Tumors frühzeitig zu erfassen. Als akute Komplikation der Strahlen- und Chemotherapie besteht die Gefahr der Knochenmarkdepression, als Spätfolge die Gefahr der Leukenzephalopathie und Strahlennekrose.

bis zur Demenz. Das mit der Leukoenzephalopathie oder einer Strahlennekrose einhergehende Ödem lässt sich vorübergehend durch die Gabe von Kortikosteroiden verringern. Die Differenzialdiagnose einer bis zu zehn Jahren nach der Therapie auftretenden Strahlennekrose (ringförmige KM-Anreicherung im CT) zu einem Tumorrezidiv kann mittels Thallium-SPECT oder PET gelingen, im Zweifelsfall mittels Biopsie.

Prognose: Die Prognose hängt vom Lebensalter, neurologischen Befund und Allgemeinzustand (s. Tab. B-**1.43**) bei Diagnosestellung, dem histopathologischen Malignitätsgrad des Tumors und der Radikalität der Tumorentfernung ab. Nur etwa ein Drittel der Patienten mit Hirntumor kann geheilt werden.

Prognose: Die Prognose hängt vom Lebensalter, neurologischen Befund, Allgemeinzustand (Karnofsky-Aktivitätsindex, Tab. B-**1.43**), histopathologischen Malignitätsgrad und der Radikalität der Tumorentfernung ab. Ältere Patienten mit malignen Gliomen haben eine schlechtere Prognose als jüngere. Treten Tumoren des Kindes- und Jugendalters (Medulloblastome, Ponsgliome, Ependymome) aber spät auf, ist die Prognose mit zunehmendem Alter günstiger. Insgesamt kann man davon ausgehen, dass etwa ein Drittel der Patienten durch eine spezifische Therapie geheilt wird. Ein Drittel hat eine postoperative Überlebenszeit von drei bis fünf Jahren, und ein Drittel stirbt innerhalb eines Jahres nach Auftreten der ersten Symptome.

Spezielle Diagnostik und Therapie der Hirntumoren: Dargestellt für die häufigsten Hirntumoren entsprechend der WHO-Klassifikation (Tab. B-**1.44**).

Spezielle Diagnostik und Therapie der Hirntumoren: Symptomatologie und Erscheinungsform der Hirntumoren unterscheiden sich je nach Tumorart. Daher wird im Folgenden die spezielle Diagnostik und Therapie für die häufigsten Hirntumoren dargestellt. Die Einteilung der Hirntumoren entspricht der WHO-Klassifikation. Diese unterscheidet die Hirntumoren nach dem histologischen Aufbau (Tab. B-**1.44**).

B-1.44

B-1.44 Histologische Einteilung der häufigsten Hirntumoren
(nach WHO-Klassifikation, 1993)

Histologische Einteilung	*Gradeinteilung*
1. Neuroepitheliale Tumoren (Gliome)	
A. Astrozytäre Tumoren	
▪ pilozytisches Astrozytom	I
▪ Astrozytom Grad II	II
▪ anaplastisches (malignes) Astrozytom	III
▪ Glioblastom	IV
B. Oligodendrogliale Tumoren	II
C. Ependymale Tumoren	
▪ Ependymom	I
▪ Subependymom	I
D. Choroidplexus-Tumoren	
▪ Plexuspapillome	I–II
E. Pinealis-Tumoren	I–IV
F. Embryonale Tumoren	
▪ Medulloblastom	IV
▪ primitive neuroektodermale Tumoren	IV
2. Tumoren der Hirnnerven	
▪ Neurinom	I
▪ Neurofibrom	I
3. Meningeale Tumoren	
A. Meningeom	I
B. Mesenchymale Tumoren	
▪ primäre melanozytische Tumoren	IV
▪ Hämangioblastom	IV
4. Primäre maligne Lymphome	III–IV
5. Keimzelltumoren	I–III
6. Zysten und tumorähnliche Läsionen	
A. Epidermoidzysten und Dermoidzysten	I
B. Kolloidtumoren des 3. Ventrikels	I
7. Tumoren der Sellaregion	
A. Hypophysenadenom	I
B. Kraniopharyngeom	I

Neuroepitheliale Tumoren (Gliome)

A. Astrozytäre Tumoren

▪ Pilozytisches Astrozytom (Grad I)

Die pilozytischen (piloiden) Astrozytome sind die häufigsten Gliome des Kindes- und Jugendalters; früher wurden sie als Spongioblastome oder juvenile Astrozytome bezeichnet. Sie sind überwiegend im Kleinhirn oder auch in der Brücke und am Sehnerv (Optikusgliom), selten supratentoriell mittelliniennah lokalisiert. Sie stellen die Gruppe der **gutartigen Gliome** (Grad I) dar, sind gut abgrenzbar und neigen zu Zystenbildung und Kalkeinlagerung.

Die **zerebellaren pilozytischen Astrozytome** manifestieren sich mit Kopf-, Nackenschmerzen und Erbrechen. Es entwickelt sich eine homolaterale zerebellare Ataxie mit Falltendenz, Hypotonie der Muskulatur, Neigung des Kopfes zur Herdseite („vestibular tilt“) und Nystagmus. Durch Druck auf den IV. Ventrikel kann es rasch zum Verschlusshydrozephalus kommen. Zum Ponsgliom s. Abb. B-**1.82** und S. 321. **Supratentorielle pilozytische Astrozytome** manifestieren sich meist mit epileptischen Anfällen. Das subependymale Riesenzellastrozytom (Grad I) findet sich bei 10% der Patienten mit Tuberöser Sklerose (S. 185) entlang der Seitenventrikel und im Bereich des Foramen Monroi und manifestiert sich durch einen Verschlusshydrozephalus.

Computertomographisch fällt eine deutlich KM anreichernde hypo- oder isodense Struktur mit **zystischen und verkalkten Anteilen** auf (Abb. B-**1.82**). Im MRT stellt sich der Tumor scharf begrenzt, in T1-Wichtung hypo-, in T2-Wichtung hyperintens dar und weist ein kräftiges KM-Enhancement auf.

Pilozytische Astrozytome des Kleinhirns und entsprechend der Lokalisation auch des Großhirns werden **vollständig reseziert.** Eine Nachbestrahlung ist wegen der guten Prognose nicht indiziert. Die 5-Jahres-Überlebensrate nach vollständiger Tumorentfernung liegt bei 100%.

Neuroepitheliale Tumoren (Gliome)

A. Astrozytäre Tumoren

▪ Pilozytisches Astrozytom (Grad I)

Sie sind die häufigsten Gliome des Kindes- und Jugendalters und **gutartig**. Sie sind mittelliniennah meist im Kleinhirn lokalisiert und neigen zu Zystenbildung und Kalkeinlagerung.

Die **zerebellaren pilozytischen Astrozytome** werden durch Erbrechen, Nystagmus und Ataxie manifest. Durch Druck auf den IV. Ventrikel kommt es zum Verschlusshydrozephalus. Liegen die Tumoren **supratentoriell**, verursachen sie epileptische Anfälle.

Im CT weisen sie **zystische**, z. T. **verkalkte Anteile** auf (Abb. B-**1.82**). Im MRT sind sie scharf begrenzt, in T1-Wichtung hypo-, in T2-Wichtung hyperintens.

Nach **vollständiger Resektion** liegt die 5-Jahres-Überlebensrate bei 100%.

> ▶ **Merke:** Das pilozytische Astrozytom ist das einzige Gliom, bei dem eine **Heilung** (im Sinne einer Überlebenszeit von 20 bis 40 Jahren) erwartet werden kann.

◀ Merke

Optikusgliome sind pilozytische Astrozytome, die überwiegend im Kindes- und Jugendalter vorkommen. In 50% der Fälle liegt eine Neurofibromatose Typ 1 zugrunde (S. 183). Langsam progredient kommt es zur Optikusatrophie mit **Visusminderung**, noch bevor eine Stauungspapille auftritt; im Verlauf kann sich ein **Exophthalmus** entwickeln. Die Ausdehnung des Tumors reicht bis zum Chiasma opticum. Bei Infiltration des Hypothalamus kommt es zu endokrinen Störungen (Diabetes insipidus).

Optikusgliome kommen v. a. im Kindes- und Jugendalter, oft im Rahmen einer Neurofibromatose Typ I vor. Langsam progredient kommt es zu einer **Visusminderung** und evtl. zum **Exophthalmus**.

B-1.82 Pilozytisches Astrozytom des Pons (CT)

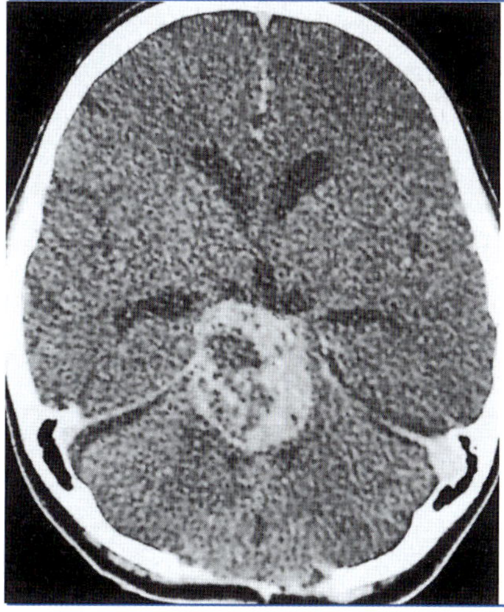

9-jähriger Junge mit Ponsgliom, bei dem es sich histologisch um ein pilozytisches Astrozytom handelt. Im Computertomogramm zeigt sich nach Kontrastmittelgabe ein großer KM-aufnehmender Tumor, der zentral zystische Anteile aufweist.

B-1.82

Das CT zeigt eine stark KM-anreichernde Verdickung des Sehnervs. Das MRT stellt die Tumorausdehnung bis zum Chiasma opticum dar.

Computertomographisch stellt sich eine stark KM anreichernde Verdickung des N. opticus dar. Kernspintomographisch lässt sich die Ausdehnung des Glioms bis zum Canalis opticus und Chiasma verfolgen. Als Verlaufskriterien dienen Gesichtsfelduntersuchungen mittels Perimetrie und die Ableitung visuell evozierter Potenziale.

Die Operation mit **Resektion des betroffenen Nervenabschnitts** ist nur bei fortgeschrittenem Visusverfall zur Vermeidung einer Ausdehnung auf das Chiasma opticum indiziert.

Eine Operation, bei der die **Resektion des betroffenen Nervenabschnitts** unumgänglich ist, wird nur bei fortgeschrittenem Visusverfall zur Verhinderung einer Infiltration des Chiasma opticum und damit einer Visusstörung auch auf dem nicht betroffenen Auge durchgeführt. Bei Befall des Chiasma opticum ist eine Bestrahlung indiziert. Die Progredienz kann jedoch nicht immer aufgehalten werden.

▶ **Klinisches Beispiel**

▶ **Klinisches Beispiel:** Ein 13-jähriger Schüler, der innerhalb von sechs Monaten zwei tonisch-klonische Anfälle aus dem Schlaf heraus erlitt, klagte über zunehmende Kopfschmerzen. Die neurologische Untersuchung ergab einen Blickrichtungsnystagmus, das EEG einen Verlangsamungsherd und steile Wellen rechts okzipital. Computer- und kernspintomographisch zeigte sich ein rechts temporo-okzipital gelegener Tumor. Nach subtotaler Resektion ergaben wiederholte MRT-Kontrollen 5 Jahre postoperativ keinen Hinweis auf neues Tumorwachstum. Histologisch handelte es sich um ein pilozytisches Astrozytom. Postoperativ traten noch wenige fokal eingeleitete tonisch-klonische Anfälle auf. Nach Ablauf eines halben Jahres postoperativ blieb der Junge unter antiepileptischer Therapie anfallsfrei.

▪ **Astrozytom Grad II**

Niedriggradige **Astrozytome** wachsen langsam in den Großhirnhemisphären und neigen zu zystischer Degeneration (Abb. B-**1.83**).

▪ **Astrozytom Grad II**

Die niedriggradigen Astrozytome wachsen langsam, überwiegend in den Großhirnhemisphären diffus infiltrierend und können tief bis in die Stammganglien hineinreichen. Histologisch handelt es sich um diffuse, fibrilläre, gemistozytische oder protoplasmatische Astrozytome. Sie sind häufig zystisch degeneriert (Abb. B-**1.83**).

Frühsymptome sind **fokale epileptische Anfälle**. Psychische Veränderungen sind häufig. Das EEG zeigt einen Herdbefund, das CT eine umschrieben hypodense Zone. Im MRT erscheint der Tumor in T1-Wichtung hypo-, in T2-Wichtung homogen hyperintens (Abb. B-**1.84**) ohne oder mit nur geringer KM-Aufnahme.

Die Astrozytome Grad II manifestieren sich im frühen bis mittleren Erwachsenenalter (20–40 Jahre) etwa zu 50% mit einer **fokalen Epilepsie**, meist mit fokal eingeleiteten tonisch-klonischen Anfällen. Aufgrund der meist frontalen oder fronto-temporalen Lokalisation beobachtet man psychische Veränderungen. Das Elektroenzephalogramm zeigt einen Herdbefund, computertomographisch fällt ein scharf begrenztes hypodenses Areal auf, das kaum KM anreichert. Gelegentlich kann die Differenzialdiagnose zu einem Hirninfarkt schwierig sein. Im MRT erscheint der Tumor glatt begrenzt, in T1-Wichtung hypo- und in T2-Wichtung homogen hyperintens ohne oder mit nur geringer KM-Aufnahme und mit nur geringer raumfordernder Wirkung (Abb. B-**1.84**).

Der Tumor wird möglichst vollständig **operativ entfernt**. Dann liegt die 5-Jahres-Über-

Bei infiltrierendem Wachstum gelingt die **Resektion** meist nicht vollständig. Dann erfolgt eine Nachbestrahlung, die bei vollständiger Entfernung angesichts

B-1.83

B-1.83 **Zystisches Astrozytom des Großhirns**

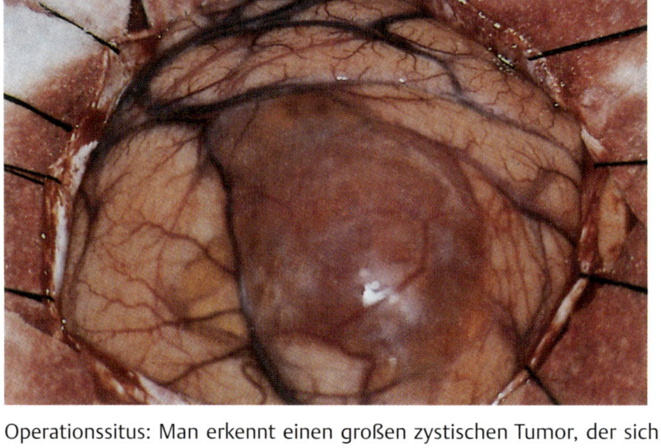

Operationssitus: Man erkennt einen großen zystischen Tumor, der sich makroskopisch deutlich vom gesunden Hirngewebe abhebt.

B-1.84 Astrozytom Grad II

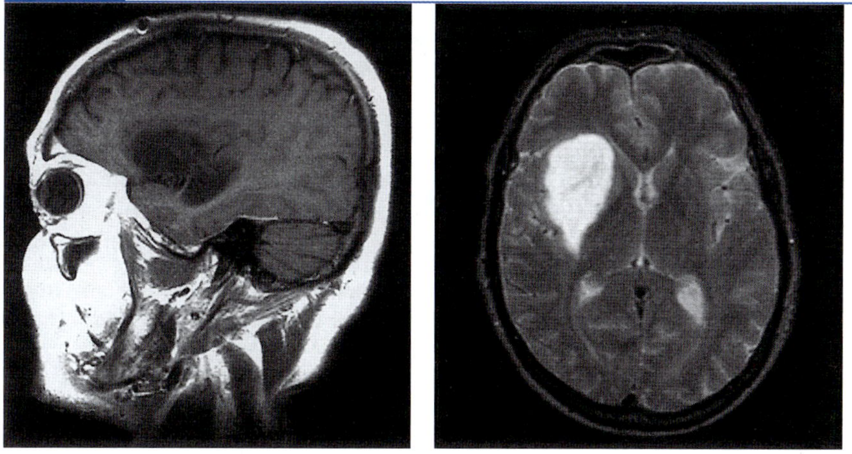

a

b

MRT eines 58-jährigen Patienten.
a Das MRT zeigt in T1-Wichtung und in der sagittalen Ebene eine große, glatt begrenzte hypointense Läsion frontal bis temporal.

b In T2-Wichtung stellt sich der Tumor homogen hyperintens bis in die Stammganglienregion reichend dar (axiale Ebene). Die Mittellinie ist leicht verlagert.

B-1.84

der relativ günstigen Prognose nicht indiziert ist. Nach makroskopisch kompletter Tumorresektion oder inkompletter Resektion mit Nachbestrahlung liegt die 5-Jahres-(bzw. 10-Jahres-) Überlebenswahrscheinlichkeit bei 40–60% (bzw. 20–40%). Bei inoperabler Lokalisation, z.B. im Thalamus, kommt eine interstitielle Bestrahlung nach stereotaktischer Biopsie infrage. Rezidive, die mit jahrelanger Latenz auftreten, zeigen nicht selten eine Entartung (Malignitätsgrad III–IV). Dann ist ggf. die erneute Operation und, wenn eine Bestrahlung zuvor bereits durchgeführt worden war, der Versuch einer Chemotherapie gerechtfertigt.

lebenswahrscheinlichkeit bei 40–60%. Mit jahrelanger Latenz können Rezidive auftreten, die histologisch einen höheren Malignitätsgrad aufweisen.

Bei den **Ponsgliomen** des Kindes- und Jugendalters handelt es sich überwiegend um pilozytische Astrozytome (Abb. B-**1.82**); im Erwachsenenalter sind die im Pons lokalisierten Astrozytome eher höher maligne. Sie können auf den Pons beschränkt sein, den IV. Ventrikel komprimieren und infiltrieren oder vom zervikomedullären Übergang nach kranial in den IV. Ventrikel und nach kaudal vorwachsen. Ponsgliome verursachen Vomitus und Singultus, bevor sich **Hirnnervensymptome**, besonders eine Abduzens- und Fazialisparese, und im Verlauf ein Verschlusshydrozephalus entwickeln. Der Tumor ist nur kernspintomographisch sicher diagnostizierbar. Eine Resektion gelingt meist nicht. Es kommt eine Bestrahlung nach stereotaktischer Biopsie und bei Verschlusshydrozephalus die Liquorableitung über einen Shunt infrage. Die Prognose ist, insbesondere wenn eine operative Entfernung des Tumors nicht möglich ist, ungünstig.

Ponsgliome kommen meist bei Kindern vor (Abb. B-**1.82**). Bei Erwachsenen sind sie höher maligne und können den IV. Ventrikel komprimieren und infiltrieren. Frühsymptome sind Vomitus und Singultus. Im Verlauf kommt es zu **Hirnnervensymptomen** und Verschlusshydrozephalus. Das MRT sichert die Diagnose. Gelingt die Resektion nicht, kommt eine Bestrahlung nach stereotaktischer Biopsie infrage.

- **Anaplastisches (malignes) Astrozytom (Grad III)**

Die anaplastischen Astrozytome sind gefäßreich und wachsen rasch infiltrierend (Abb. B-**1.85** und Abb. B-**1.80c**, S. 312). Bei weiterer Entdifferenzierung erfolgt die histopathologische Einstufung in Grad IV.

Der Tumor manifestiert sich meist im Alter von 40–50 Jahren mit Kopfschmerzen, Paresen oder einem **epileptischen Anfall**. Computertomographisch stellt sich der Tumor inhomogen, KM anreichernd, mit perifokalem Ödem dar. Auch kernspintomographisch stellt sich der Tumor unregelmäßig begrenzt, in T1-Wichtung hypo-, in T2-Wichtung hyperintens und mit inhomogener KM-Anreicherung dar.

Die **Resektion** gelingt nur unvollständig, sodass zusätzlich die **Bestrahlung** der erweiterten Tumorregion indiziert ist, wodurch die postoperative Überlebenszeit verdoppelt wird. Die adjuvante **Chemotherapie** trägt zur Verlängerung der Überlebenszeit bei: Ohne Chemotherapie leben nach einem Jahr noch 58% der

- **Anaplastisches Astrozytom (Grad III)**

Anaplastische Astrozytome wachsen schnell und infiltrierend (Abb. B-**1.85** und Abb. B-**1.80c**).

Häufigstes Erstsymptom ist ein **epileptischer Anfall**. Im CT ist der Tumor inhomogen, unscharf begrenzt, KM anreichernd mit perifokalem Ödem, im MRT unscharf begrenzt, in T1 hypo-, in T2 hyperintens.

Die **Resektion** gelingt nur unvollständig. Durch **Bestrahlung** und **Chemotherapie** kann die postoperative Überlebenszeit ver-

B-1.85

B-1.85 **Malignes Astrozytom des Hirnstamms**

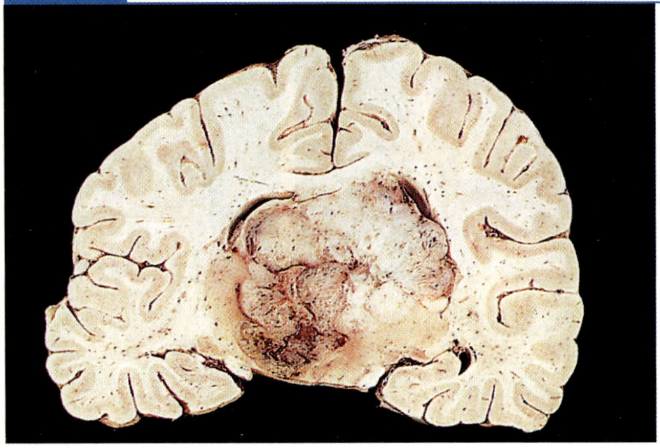

27-jähriger Schlosser mit Parästhesien des rechten Arms und sekundär generalisiertem tonisch-klonischem Anfall. Tod durch zentrale Atemlähmung ein Jahr nach Manifestation. Pathologischer Befund: Aufsicht von vorn auf stirnparallele Schnittebene durch die Hirnschenkel. Faustgroßer, teils derber, grauweißer, teils glasiger Tumor mit gelblichen Nekrosezonen und dunkelroten Blutungen im Bereich der Stammganglien und Hirnschenkel mit Invasion des Balkens und der Seitenventrikel.

längert werden. Rezidive weisen fast regelmäßig eine höhere Malignität auf.

Patienten, mit Chemotherapie 63 %, nach zwei Jahren ohne Chemotherapie noch 31 %, mit Chemotherapie 37 % der Patienten. Rezidive weisen fast regelmäßig eine höhere Malignität auf; der Krankheitsverlauf ist jedoch länger als bei primär malignem Gliom. Rezidive werden, wenn möglich, erneut operiert; es schließt sich die Chemotherapie, meist oral mit Temozolomid, an. Darunter bleiben 46 % der Patienten für die folgenden 6 Monate progressionsfrei.

Gelegentlich kommt ein diffuses oder von mehreren Lokalisationen ausgehendes Wachstum vor: **Gliomatosis cerebri** (Abb. B-**1.86** und **1.87**).

Gelegentlich kommt ein diffuses oder von mehreren Lokalisationen ausgehendes Wachstum vor (Abb. B-**1.86**). Bei dieser **Gliomatosis cerebri** überwiegen psychopathologische Symptome; der Verdacht auf einen Hirntumor ergibt sich häufig erst, wenn Hirndruckzeichen auftreten. Kernspintomographisch stellt sich eine in der T2-Wichtung signalintense Infiltration der weißen Substanz mit raumfordernder Wirkung dar (Abb. B-**1.87**). Die Diagnose wird histologisch gesichert. Nach stereotaktischer Biopsie erfolgt die Bestrahlung, ggf. in Kombination mit Chemotherapie.

B-1.86

B-1.86 **Diffuses Astrozytom (Gliomatosis cerebri Grad III)**

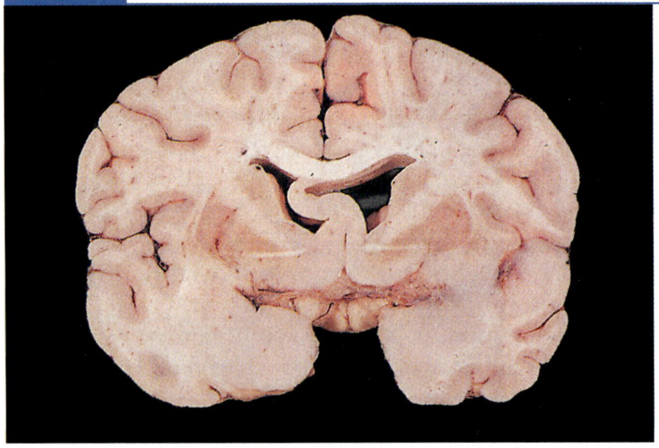

40-jährige Köchin mit Geruchsmissempfindung und progredienten Hirndruckzeichen. Tod zwei Jahre nach Strahlentherapie infolge Hirnstammeinklemmung.
Pathologischer Befund: Aufsicht auf stirnparallele Schnittebene durch Frontal- und Temporallappen. Unscharf begrenzte, holzartige, blassgraue Auftreibung der Gyri beider Temporallappen und der basalen Stirnrinde.

B-1.87 Gliomatosis cerebri (anaplastisches Astrozytom Grad III)

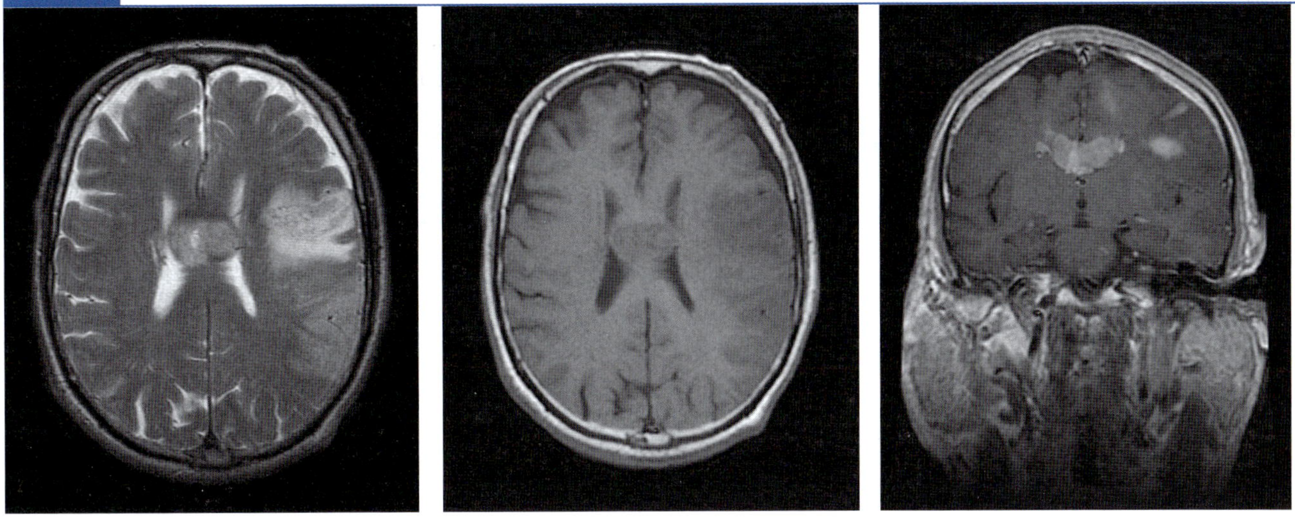

MRT eines 73-jährigen Mannes, bei dem eine Sprachstörung aufgetreten war, die vom Hausarzt zunächst als Symptom eines Schlaganfalls gewertet worden war. Wegen Progredienz der Aphasie erfolgte drei Monate später die stationäre Einweisung. Histologischer Befund nach stereotaktischer Biopsie: anaplastisches malignes Astrozytom Grad III mit Übergang zum Glioblastom. Unter der Strahlentherapie war der Tumor weiter progredient. Der Patient starb zwei Monate nach Durchführung dieses ersten MRT.

a Es fällt eine inhomogene raumfordernde Struktur im Balken auf, die die Seitenventrikel etwas auseinander drängt. Daneben fällt eine inhomogene, überwiegend hyperintense Struktur links parietal auf, an die sich eine diskret hyperintense flächige Veränderung anschließt. Axiales T2-Bild.

b In der T1-Wichtung stellen sich die beschriebenen Strukturen hypointens dar. Axiales T1-Bild.

c Nach Kontrastmittelgabe zeigt sich in der T1-Wichtung (koronare Schnittebene) eine kräftige inhomogene Kontrastmittelanreicherung des im Balken wachsenden Tumors. Auch die links parietale Veränderung nimmt Kontrastmittel auf; daneben eine zusätzliche Struktur hochparietal im Bereich der Mantelkante. Koronares T1-Bild mit KM.

◀ **Klinisches Beispiel**

▶ **Klinisches Beispiel:** Der 56-jährige Postbeamte kam wegen fokaler epileptischer Anfälle mit Sprachstörung in die Sprechstunde. Bei unauffälligem neurologischem Untersuchungsbefund ergab das EEG einen Verlangsamungsherd links temporo-parietal. Das CT wies einen hypodensen, KM anreichernden Tumor nach. Nach Tumorexstirpation ergab die histologische Untersuchung ein Astrozytom Grad III. Der Patient lehnte eine postoperative Bestrahlung ab. Unter antiepileptischer Therapie war er zunächst anfallsfrei, ein halbes Jahr später traten Jackson-Anfälle auf, während sich langsam progredient eine sensomotorische Hemiparese rechts und eine Aphasie entwickelten. Das neuroradiologisch nachgewiesene Tumorrezidiv wurde erneut operiert. Histologisch zeigte sich nun eine stärkere Entdifferenzierung des Glioms (Astrozytom Grad IV). Beim zweiten Rezidiv wurde, abgesehen von einer Kortikosteroid-Dauermedikation, entsprechend dem Wunsch des Patienten auf eine adjuvante Nachbehandlung verzichtet. Er starb 22 Monate nach Auftreten des ersten Tumorsymptoms.

▪ **Glioblastom (Grad IV)**

Glioblastome werden als embryonale mesodermale Tumoren oder **entdifferenzierte Gliome** bezeichnet. Sie breiten sich oft im **Marklager des Großhirns**, gelegentlich bilateral aus („**Schmetterlingsgliom**").

▪ **Glioblastom (Grad IV)**

Die Glioblastome werden einerseits als embryonale mesodermale Tumoren, andererseits als **entdifferenzierte Gliome** bezeichnet, da die eindeutige Zuordnung zu einer Zellart der Neuroglia nicht immer gelingt. Tritt die neoplastische Gliazellproliferation hinter der mesenchymalen Begleitproliferation zurück, spricht man auch von Gliosarkom. Glioblastome wachsen in der **weißen Substanz der Großhirnhemisphären**. Vom Corpus callosum ausgehend können sie sich als „**Schmetterlingsgliom**" in beide Hemisphären ausbreiten. Sie kommen nur sehr selten bei Kindern vor, sind dann aber auch in Thalamus, Pons oder Zerebellum lokalisiert.

Für das **Glioblastoma multiforme** sind neben einer ausgeprägten Gefäßproliferation vielfältige degenerative intratumorale Prozesse charakteristisch (Abb. B-**1.80d** und

Charakteristisch sind wilde Gefäßproliferationen mit arteriovenösen Fisteln, Gefäßthrombosen, Blutungen und zentrale Nekrosen (Abb. B-**1.80d** und Abb. B-**1.88**), die die Bezeichnung **Glioblastoma multiforme** begründen, sowie

Abb. B-**1.88**). In 10–12% findet man Abtropfmetastasen in den Liquor (vgl. Abb. B-**1.81** und Abb. B-**1.121**, S. 361).

Der Krankheitsverlauf bei Glioblastom ist kurz. Die Symptomatik setzt meist im Alter von 55–65 Jahren mit zerebralen Herdsymptomen ein (**epileptische Anfälle**, Hemiparese, Aphasie); rasch entwickeln sich **Symptome erhöhten Hirndrucks**.

Das EEG zeigt einen Herdbefund. Im CT stellt sich der Tumor iso- oder hypodens mit ausgedehntem Begleitödem und ringförmigem Enhancement dar. Im MRT erzeugt der Tumor in T1-Wichtung ein gemischtes Signal, in T2-Wichtung ist er signalintens und inhomogen (Abb. B-**1.89**).

ein ausgeprägtes perifokales Ödem. Oft kommt es zur Infiltration in den Subarachnoidalraum mit **Metastasierung** über den Liquor („Abtropfmetastasen", Abb. B-**1.81**); spinale Metastasen finden sich in 10–12% der Fälle (vgl. Abb. B-**1.121**, S. 361). Gelegentlich werden auch extraneurale Metastasen beobachtet.

Die Anamnese bei Glioblastom ist kurz. Kopfschmerzen, psychopathologische Symptome oder **epileptische Anfälle** gehen den direkten Herdsymptomen wie z. B. einer progredienten Hemiparese, Aphasie oder Hemianopsie oft nur um wenige Wochen voraus. Das Haupterkrankungsalter liegt bei 55–65 Jahren. Das plötzliche Auftreten oder eine akute Zunahme neurologischer Ausfälle ist durch eine Blutung in den gefäßreichen Tumor bedingt („apoplektisches Gliom"). Das ausgeprägte Begleitödem führt schnell zur **Hirndrucksymptomatik**. Das EEG zeigt neben einem ausgedehnten Herdbefund oft eine Allgemeinveränderung. Computertomographisch zeigt sich der Tumor iso- oder zentral hypodens (Nekrose), evtl. mit intratumoraler Blutung. Charakteristisch ist ein ausgedehntes **perifokales Ödem** mit Mittellinienverlagerung. Nach KM-Gabe kommt es zu einem **ringförmigen Enhancement**. Kernspintomographisch zeigt der Tumor in T1-Wichtung ein gemischtes Signal, in T2-Wichtung ein unregel-

B-1.88 Glioblastoma multiforme

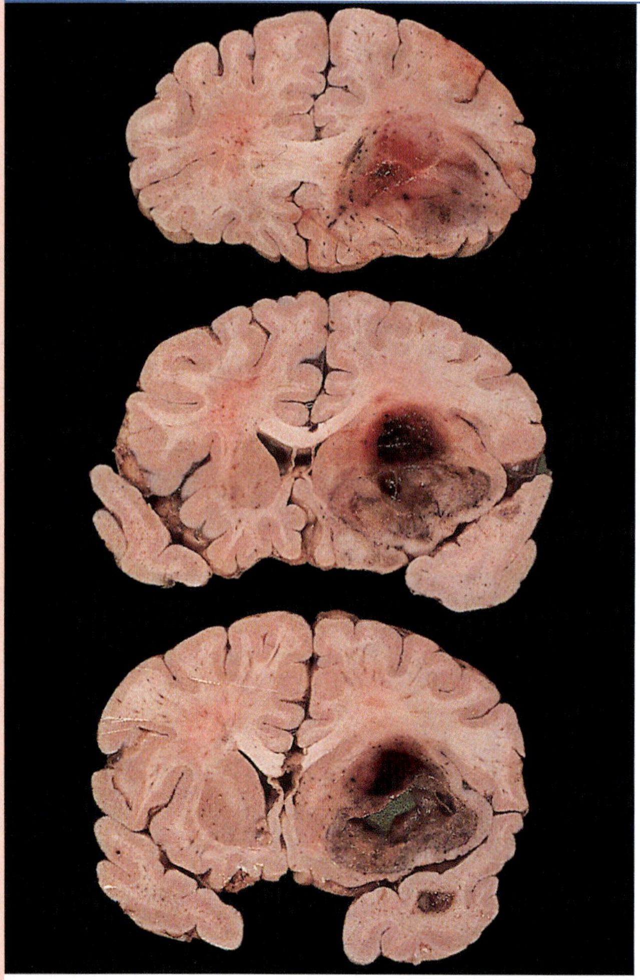

70-jähriger Mann mit apoplektisch aufgetretener Hemiparese links. Tod sechs Wochen später infolge Aspirationspneumonie.
a Pathologischer Befund: Aufsicht von hinten auf stirnparallele Schnittebenen durch Frontal- und Temporallappen. Buntes, polymorphes, zystisch-hämorrhagisches Tumorgewebe in den Stammganglien und der Inselregion rechts. Massenverschiebung nach links.

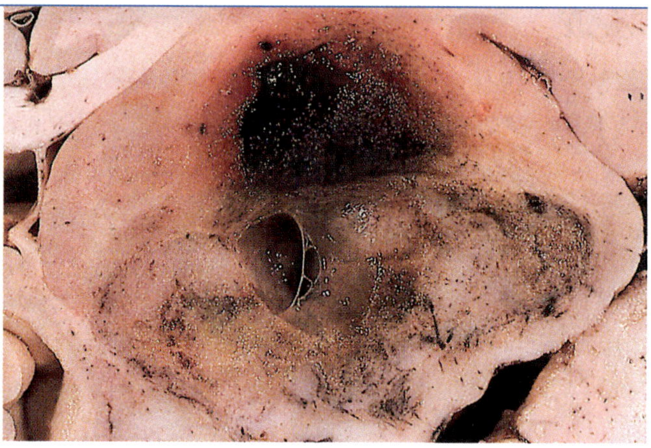

b In der Vergrößerung kommen die unscharfe Tumorabgrenzung gegen die Inselregion sowie die Blutung im oberen Tumoranteil zur Darstellung (Glioma apoplecticum).

B-1.89 **Glioblastoma multiforme – Verlaufsuntersuchung**

B-1.89

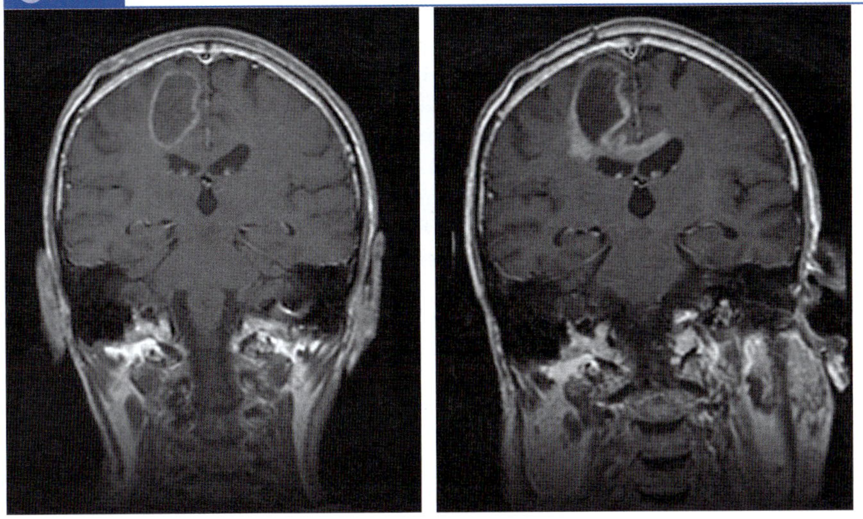

MRT eines 74-jährigen Mannes (vgl. klinisches Beispiel).
a Oberhalb des rechten Seitenventrikels im Gyrus frontalis superior findet sich eine 3,3 × 2,4 cm durchmessende raumfordernde zystische Struktur, die randständig bandförmig Kontrastmittel aufnimmt. Koronares T1-Bild mit Kontrastmittel.
b 5 Monate später – inzwischen war eine perkutane Strahlentherapie erfolgt – zeigt sich eine Progredienz des Tumors. Am Boden der zystischen Formation ist eine breitere und inhomogene Kontrastmittelaufnahme erkennbar. Auch der Balken ist von soliden, kontrastmittelaufnehmenden Tumoranteilen infiltriert und wird nach kontralateral gedrängt. Koronares T1-Bild mit Kontrastmittel.

mäßig hyperintenses Signal mit zentralen Einschmelzungen und Blutungen, nach KM-Gabe ein ausgeprägtes heterogenes Enhancement (Abb. B-**1.89**).

Der Tumor sollte möglichst vollständig entfernt werden. Die Prognose ist infaust. Die postoperative Bestrahlung verlängert zwar die Überlebenszeit, es kommt jedoch immer zum **Rezidiv**. Dann sind Chemotherapie mit Temozolomid, Hirnödem-, antiepileptische und Schmerztherapie indiziert.

Es sollte eine möglichst radikale operative Entfernung des Tumors angestrebt werden. Wenn ein postoperatives neurologisches Defizit zu erwarten ist, wird jedoch nur eine partielle Resektion oder Biopsie zur Diagnosesicherung durchgeführt. Die postoperative Bestrahlung der erweiterten Tumorregion verlängert die Überlebenszeit auf 35 – 40 Wochen. Die Chemotherapie zusätzlich zur Strahlentherapie trägt zur Verlängerung der postoperativen Überlebenszeit bei, allerdings nur geringfügig: 1-Jahres-Überlebensrate mit Chemotherapie 41 %, ohne 35 %, 2-Jahres-Überlebensrate mit Chemotherapie 13 %, ohne 9 %. Auch nach radialer Tumorentfernung stellt sich immer innerhalb von 6 – 12 Monaten ein **Rezidiv** ein. Beim Rezidiv ist die Chemotherape mit Temozolomid indiziert; darunter sind 21 % der Patienten nach 6 Monaten noch rezidivfrei. Die orale Chemotherapie hat zudem den Vorteil, dass der Patient die letzten Wochen zuhause bei den Angehörigen verbringen kann. Als palliative Maßahme sind die Behandlung des Hirnödems, die antiepileptische Therapie und die Schmerztherapie wesentlich.

◀ **Klinisches Beispiel**

▶ **Klinisches Beispiel:** Bei dem 74-jährigen Rentner war wegen einer leichten Halbseitenschwäche links ein CCT vom Hausarzt veranlasst worden. Aufgrund des Nachweises eines fronto-parietalen Tumors erfolgte die stationäre Einweisung in die Neurochirurgische Klinik. Auch in der MRT konnte nicht sicher zwischen einer Hirnmetastase und einem malignen hirneigenen Tumor unterschieden werden (Abb. B-**1.89a**). Die stereotaktische Biopsie ergab den histologischen Befund eines Glioblastoma multiforme (Grad IV). Aufgrund der Lokalisation war keine resektive Operation durchgeführt worden, so dass primär die perkutane hyperfraktionierte Strahlentherapie erfolgte. Unter einer geringen Dosis Dexamethason war der Patient in den folgenden Monaten ohne neurologisches Defizit. 5 Monate später wurde der Patient wegen eines ersten einfach fokal motorischen epileptischen Anfalls linksseitig stationär aufgenommen. Postiktal bestand eine beinbetonte linksseitige Hemiparese vom Kraftgrad 3 – 4. Die MRT-Kontrolle zeigte eine Größenprogredienz des Tumors mit Infiltration des Balkens (Abb. B-**1.89b**). Als noch verbleibende Therapieoption wurde neben der antiepileptischen und antiödematösen Behandlung die Chemotherapie mit Temozolomid begonnen.

B. Oligodendrogliale Tumoren (Oligodendrogliome Grad II)

Oligodendrogliome infiltrieren pilzförmig den Kortex, gelegentlich auch die Meningen, und neigen zu **Kalkeinlagerungen** (vgl. Abb. B-**1.80e**, S. 313).

Das Oligodendrogliom wird häufig durch **epileptische Anfälle** symptomatisch.

Das EEG zeigt oft eine Herdstörung. Schädel-Röntgenaufnahme und CT zeigen manchmal kalkdichte Areale. Im MRT ist der Tumor in T1-Wichtung iso-, in T2-Wichtung hyperintens und unscharf begrenzt (Abb. B-**1.90**).

Oft ist nur eine Teilresektion des Tumors möglich. Dann kann die Chemotherapie oder Bestrahlung die Rezidivrate senken. Die Prognose ist günstiger als bei Astrozytomen gleichen Malignitätsgrades.

B. Oligodendrogliale Tumoren (Oligodendrogliome Grad II)

Die Oligodendrogliome sind meist relativ differenziert (vgl. Abb. B-**1.80e**, S. 313), anaplastisches Wachstum ist selten (anaplastisches Oligodendrogliom Grad III). Histologisch weisen sie gelegentlich eine astrozytäre Komponente auf (Oligoastrozytom). Überwiegend in den Großhirnhemisphären und meist frontal lokalisiert, wachsen sie typischerweise in Form eines Pilzes, der sich zum Kortex hin verbreitert und diesen, gelegentlich auch die Meningen, infiltriert. Oligodendrogliome neigen zu **Kalkeinlagerungen**. Der Verlauf ist langsam progredient. Ihre diffuse Ausbreitung im Kortex prädisponiert zum Auftreten **epileptischer Anfälle** (75% der Patienten). Wegen geringer raumfordernder Wirkung kommt es erst spät zu Zeichen der intrakraniellen Drucksteigerung. Das Erkrankungsalter liegt bei 25–45 Jahren.
Elektroenzephalographisch wird häufig eine Herdstörung registriert. Gelegentlich zeigen sich in der Röntgenaufnahme des Schädels zarte Verkalkungen, die computertomographisch in der hypodensen, nur gering KM aufnehmenden Läsion oder in deren Umgebung nachweisbar sind. Im MRT stellt sich der Tumor in T1-Wichtung isointens mit geringem KM-Enhancement, in T2-Wichtung hyperintens unscharf begrenzt dar (Abb. B-**1.90**).
Da die Oligodendrogliome strahlen- und chemosensitiv sind, ist ein aggressives chirurgisches Vorgehen nicht indiziert. Sofern ein postoperatives neurologisches Defizit nicht zu befürchten ist, erfolgt die operative Tumorverkleinerung. Die Prognose nach Operation unterscheidet sich nicht von der nach bioptischer Diagnosesicherung und primärer Chemo- oder Strahlentherapie. Sie ist bei den niedrig malignen Oligodendrogliomen günstiger als bei Astrozytomen gleichen Malignitätsgrades. Bei jüngeren Patienten erfolgt insbesondere auch bei anaplastischem Oligodendrogliom primär die Chemotherapie, bei älteren eher die Strahlentherapie.

B-1.90 Oligodendrogliom-Rezidiv

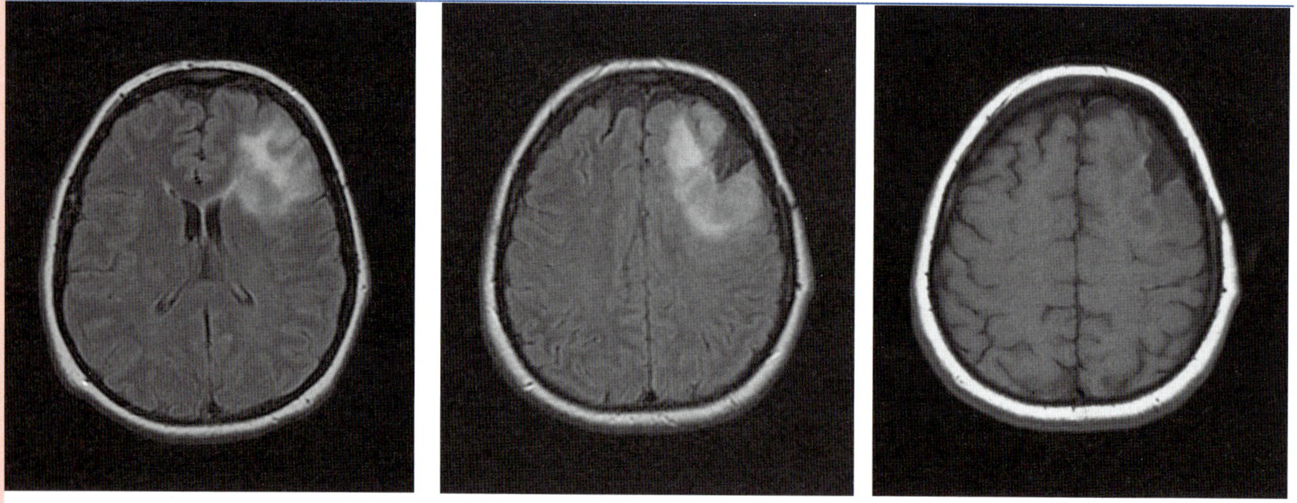

MRT einer 39-jährigen Patientin. 8 Jahre zuvor war ein Oligodendrogliom Grad II reseziert worden. Bei der aktuellen MRT-Verlaufkontrolle wegen therapierefraktärer fokaler Epilepsie stellte sich ein Tumorrezidiv dar. Das Rezidiv wurde teilreseziert; anschließend erfolgte eine Chemotherapie.

a Links frontal stellt sich eine 5 × 4 cm große, flächige hyperintense Veränderung dar, die sich vom frontalen Kortex bis an das Vorderhorn des Seitenventrikels ausdehnt. Axiales Flair-Bild.

b Auf den oberen axialen Schichtbildern ist die hyperintense Signalveränderung unmittelbar angrenzend an den Operationsdefekt erkennbar. Axiales Flair-Bild.

c In der T1-Wichtung stellt sich das Tumorrezidiv leicht hypointens dar. Axiales T1-Bild.

C. Ependymale Tumoren

Die dem ventrikelauskleidenden Neuroepithel (Ependym) entstammenden **Ependymome** (Grad I) und die gutartigen **Subependymome** (Grad I, Abb. B-**1.91**) sind Tumoren des Kindes- und Jugendalters. Sie gehen am häufigsten vom vierten Ventrikel aus, gefolgt von den Seitenventrikeln, vom dritten Ventrikel und Aquädukt. Sie sind zystisch, z. T. verkalkt und wachsen verdrängend gegen das Parenchym oder in die Ventrikel hinein.

C. Ependymale Tumoren

Ependymome (Grad I) und **Subependymome** (Grad I, Abb. B-**1.91**) kommen im Kindes- und Jugendalter vor und wachsen überwiegend infratentoriell verdrängend.

B-1.91 **Subependymome der Seitenventrikel**

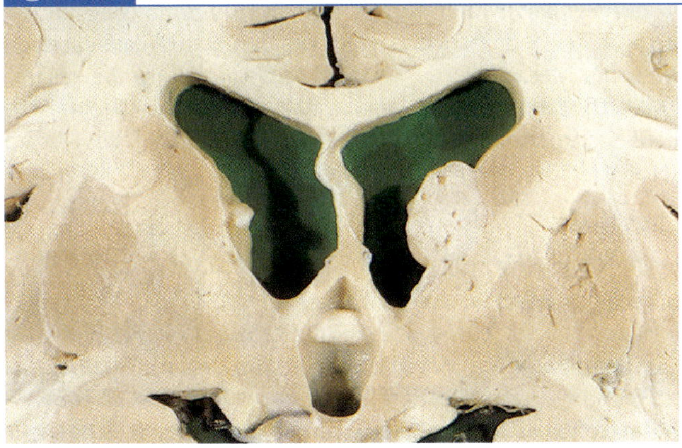

Zufallsbefund bei Obduktion eines 64-jährigen Mannes mit arterieller Hypertonie, der an den Folgen eines Myokardinfarkts starb.
Pathologischer Befund: Aufsicht von hinten auf stirnparallele Schnittfläche. Rechts haselnussgroßer, links pfefferkorngroßer scharf begrenzter Tumor über dem Nucleus caudatus, halbkugelig in die etwas erweiterten Lichtungen der Seitenventrikel hineinragend. Als Nebenbefund kleinste Erweichungszysten (Lakunen) im rechten Putamen.

B-1.91

B-1.92 **Subependymom (MRT)**

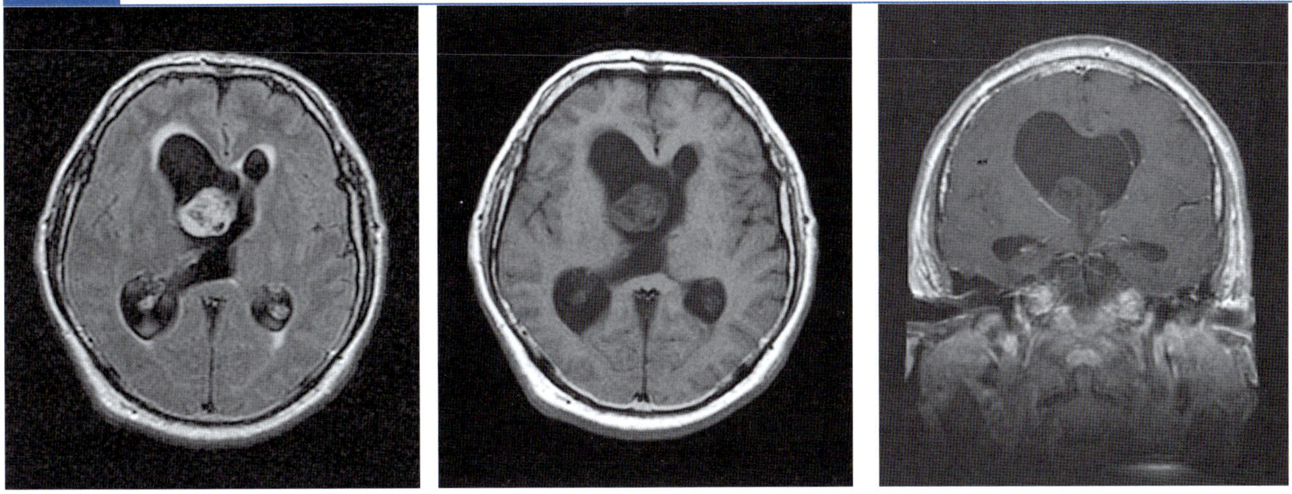

MRT eines 40-jährigen Mannes. Im Verlauf von neun Monaten hatten sich eine langsam progrediente sensomotorische Parese des linken Beins und in den letzten vier Monaten gelegentliche drückende retroorbitale Schmerzen entwickelt. Intraoperativ war erkennbar, dass der Tumor vom rechten Seitenventrikel ausging und in den dritten Ventikel vorgewachsen war. Histologischer Befund: Subependymom (Grad I).

a Deutlicher Hydrocephalus mit „Druckkappen" (hyperintenser Ventrikelsaum als Ausdruck eines druckbedingten Liquorübertritts in das Parenchym). Im rechten Seitenventrikel befindet sich eine inhomogene, z. T. zystische Struktur. Axiales Flair-Bild.

b In der T1-Wichtung stellt sich die Struktur isointens inhomogen dar. Axiales T1-Bild.

c In der koronaren Schnittebene ist der Tumor am Boden des rechten Seitenventrikels erkennbar. Er ragt wie ein Zapfen in den dritten Ventrikel hinein. Dies erklärt die Blockade des Foramen Monroi und damit den Liquoraufstau in die Seitenventrikel. Koronares T1-Bild mit Kontrastmittel.

Aufgrund der ventrikelnahen Lokalisation führen sie häufig zum **Verschlusshydrozephalus**.

Während die Symptomatik der ventrikulären Ependymome von einem **Verschlusshydrozephalus** mit intrakranieller Drucksteigerung bestimmt wird, bleiben die extraventrikulären Ependymome trotz erheblichen Wachstums lange Zeit klinisch stumm.

CT und MRT zeigen einen Hydrozephalus und den KM speichernden Tumor (Abb. B-**1.92**). Der Liquor enthält evtl. Tumorzellen.

Im CT stellen sich ein Hydrozephalus und der nach KM-Gabe hyperdense Tumor dar. Im MRT sind die Ependymome in ihrer Beziehung zu den Ventrikeln und zum Hirnstamm nachweisbar (hypo- bis isointens in T1-Wichtung, signalintens in T2-Wichtung) (Abb. B-**1.92**). Bei Ependymomen höherer Malignität, die zur Aussaat über die Leptomeningen neigen, finden sich Tumorzellen im Liquor.

Ependymome, die nicht vollständig reseziert werden können, werden, da sie die **strahlensensibelsten** Gliome sind, nachbestrahlt.

Ependymome liegen der Ventrikelwand so fest an, dass die Totalexstirpation nicht immer möglich ist. Es sind jedoch die am stärksten **strahlensensiblen** Gliome. Bei nachgewiesener Metastasierung in den Liquorraum wird die gesamte Neuroachse bestrahlt. Die 5-Jahres-Überlebenszeit liegt nach postoperativer Bestrahlung bei 45–55%. Liquorableitung über einen Shunt birgt das Risiko einer Fernmetastasierung.

D. Choroidplexus-Tumoren

Plexuspapillome (Grad I–II) verursachen durch Hypersekretion und Abflussbehinderung von Liquor einen Hydrozephalus. Es kommt zu **hydrozephalen Krisen** mit intermittierender Hirndrucksymptomatik.

Durch Hypertrophie der Plexus-choroideus-Zellen, meist der Seitenventrikel und des vierten Ventrikels, entstehen die **Plexuspapillome** (Grad I–II). Hypersekretion von Liquor verursacht einen kommunizierenden Hydrozephalus, hinzu kommt eine Liquorabflussbehinderung durch den im Ventrikel flottierenden Tumor. Die Plexuspapillome manifestieren sich meist bis zum 12. Lebensjahr. Neben der sichtbaren Schädelvergrößerung sind **hydrozephale Krisen** mit intermittierenden heftigsten Kopfschmerzen und Vigilanzstörung charakteristisch (S. 109).

Das **Liquoreiweiß** ist **deutlich erhöht**. In CT und MRT stellt sich ein intraventrikulärer, stark KM anreichernder Tumor dar.

Das **Liquoreiweiß** ist **deutlich erhöht**. Der computertomographisch nachweisbare intraventrikuläre Tumor reichert stark KM an. Kernspintomographisch stellen sich der Hydrozephalus und das im Ventrikel flottierende stark KM aufnehmende Plexuspapillom dar.

Wenn das Plexuspapillom nicht vollständig operativ entfernt werden kann, ist ein Shunt erforderlich.

Der Hydrozephalus muss operativ entlastet werden. Eine vollständige Entfernung des Tumors ist aufgrund seiner Fragilität schwierig, verspricht aber dauernde Heilung. Abgerissene Teile des Tumors können sich an anderer Stelle festsetzen und weiter wachsen.

E. Pinealis-Tumoren

Die von der Epiphyse ausgehenden Tumoren sind histologisch uneinheitlich: **Pinealozytom** (Grad I–III), **Pinealoblastom** (Grad IV). Sie wachsen verdrängend, z. T. infiltrativ und können einen Verschlusshydrozephalus hervorrufen.

Pinealozytome sind isomorph, gelegentlich astrozytär differenziert, können jedoch unterschiedliche Malignitätsstufen aufweisen (Grad I–III). Sind sie entdifferenziert und wachsen infiltrierend, spricht man von **Pinealoblastomen** (Grad IV). Histologisch sind die Epiphysen-Tumoren von den bevorzugt in der Pinealis-Region vorkommenden, wesentlich häufigeren Keimzell-Tumoren (s. S. 336) zu differenzieren. Entsprechend ihrer Lokalisation führen sie zur Verlagerung der Vierhügelplatte nach kaudal und können in den dritten Ventrikel hineinragen oder sich unter das Tentorium drängen und einen akuten Verschlusshydrozephalus hervorrufen.

Pinealome verursachen eine **vertikale Blickparese** nach oben (Parinaud-Syndrom).
CT und MRT zeigen eine meist KM aufnehmende Raumforderung dorsal des III. Ventrikels.

Die Pinealozytome manifestieren sich überwiegend zwischen dem 20. und 40. Lebensjahr. Der Druck auf die Vierhügelplatte verursacht eine **vertikale Blickparese** nach oben mit Nystagmus (Parinaud-Syndrom, S. 37). Im CT stellt sich ein meist isodenses, nach KM-Gabe deutlich hyperdenses, scharf begrenztes Areal dorsal des erweiterten dritten Ventrikels dar. Kernspintomographisch sind beim Pinealoblastom gelegentlich auch leptomeningeale Metastasen darstellbar.

Pinealome werden operiert oder bestrahlt. Oft ist ein Shunt erforderlich.

Wenn die vollständige Tumorentfernung nicht gelingt, verspricht die Radiotherapie eine Verlängerung der Überlebenszeit. Häufig ist die Liquorableitung über einen Shunt erforderlich.

F. Embryonale Tumoren

Medulloblastome (Grad IV) wachsen vom Dach des IV. Ventrikels in den **Kleinhirnwurm** ein, infiltrieren die Leptomeningen

Medulloblastome (Grad IV) sind undifferenzierte embryonale Tumoren, die von primitiven pluripotenten Zellen abstammen (s. a. Abb. B-**1.80f**, S. 313). Vom Dach des vierten Ventrikels wachsen sie in den unteren **Kleinhirnwurm** ein und infil-

B-1.93 Medulloblastom

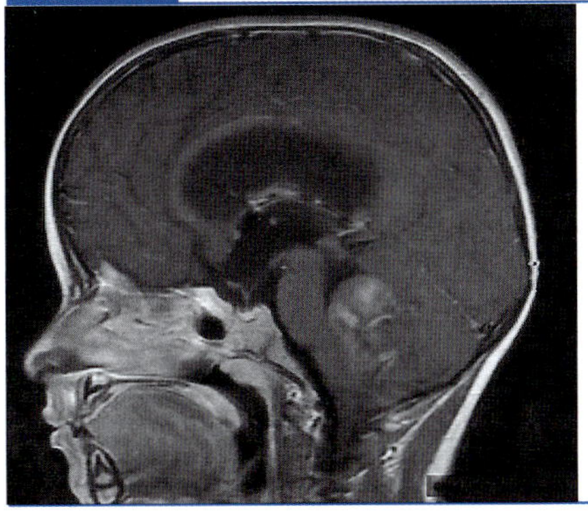

MRT eines 4-jährigen Jungen. In der mediosagittalen Ebene stellt sich in T1-Wichtung nach KM-Gabe ein großer, inhomogen KM anreichernder Tumor dar, der vom Dach des vierten Ventrikels ausgehend das Kleinhirn infiltriert. Das Ventrikelsystem ist erweitert (Hydrocephalus occlusus).

B-1.93

trieren beide Kleinhirnhemisphären (s. Abb. B-**1.93**). Tumorausläufer können sich in die Cisterna magna drängen, die Leptomeningen infiltrieren, in den Liquorraum („Abtropfmetastasen", in 33%) oder extraneural (bis zu 13%) metastasieren.

und metastasieren in den Liquorraum (s. Abb. B-**1.93**).

Medulloblastome sind die häufigsten malignen Kleinhirntumoren des Kindesalters. Der Manifestationsgipfel liegt zwischen dem 4. und 8. Lebensjahr; das männliche Geschlecht überwiegt. 20% der Medulloblastome manifestieren sich jenseits des 15. Lebensjahres, mit einem Altersgipfel in der 3. Dekade. Sie finden sich dann auch außerhalb des Kleinhirns und werden als **primitive neuroektodermale Tumoren** (PNET Grad IV) bezeichnet.

Medulloblastome sind die malignen Kleinhirntumoren des Kindesalters. Als **primitive neuroektodermale Tumoren** (PNET Grad IV) kommen sie auch jenseits des 15. Lebensjahres außerhalb des Kleinhirns vor.

Initialsymptome des Medulloblastoms sind Kopfschmerzen, Erbrechen und Vigilanzstörung als **Hirndruckzeichen**, die durch den frühzeitig sich entwickelnden Verschlusshydrozephalus verstärkt werden. Hinzu kommen eine **Rumpfataxie** und Muskelhypotonie. Stauungspapillen und Nackensteifigkeit treten mit zunehmendem hydrozephalen Druck auf (S. 108). Kompression der Medulla oblongata und Herniation von Kleinhirnanteilen bedingen den frühen Tod der jungen Patienten.

Medulloblastome führen frühzeitig zu **Hirndruckzeichen** mit Kopfschmerzen, Erbrechen und Vigilanzstörung sowie einer **Rumpfataxie**. Im Verlauf entwickeln sich Stauungspapillen und ein Verschlusshydrozephalus.

Die Röntgenaufnahmen weisen ausgeprägte, für den kindlichen Schädel typische Hirndruckzeichen mit verbreiterten Kalottennähten und sog. Wolkenschädel (vertiefte Impressiones digitatae) auf. Im CT stellt sich der Tumor nahe dem vierten Ventrikel gering hyperdens, nach KM-Gabe kontrastreich dar. Im **MRT** ist der inhomogene, **symmetrisch in der Mittellinie** gelegene Tumor in kraniokaudaler Ausdehnung mit hypo- bis isointensem Signal in T1-Wichtung und hyperintensem Signal in T2-Wichtung gut zu differenzieren (Abb. B-**1.93**). Zur Feststellung einer Tumoraussaat über den Liquor ist neben einem spinalen MRT die **Liquoruntersuchung** erforderlich (evtl. erst nach Operation, cave Einklemmung); im Zytogramm zeigen sich häufig **Tumorzellen**, z. T. in einem Rosettenverband. Die primitiven neuroektodermalen Tumoren des Großhirns sind kernspintomographisch nicht sicher von Glioblastomen zu unterscheiden.

Die Röntgenaufnahme des Schädels zeigt einen „Wolkenschädel" mit verbreiterten Kalottennähten. Im CT stellt sich der Tumor dorsal des IV. Ventrikels gering hyperdens und stark KM anreichernd dar. Im **MRT** ist der Tumor in seiner **mediosagittalen** Ausdehnung, in T1-Wichtung hypo- bis isointens, in T2-Wichtung hyperintens inhomogen darstellbar (Abb. B-**1.93**). Die **Liquoruntersuchung** zeigt häufig **Tumorzellen.**

Die makroskopisch komplette Tumorentfernung sollte immer angestrebt und bei Kindern im Alter von über 3 Jahren die Bestrahlung der gesamten Neuroachse zur Prophylaxe der häufigen Metastasierung über den Liquor angeschlossen werden. Oft kann jedoch nur eine Teilresektion des Tumors, die auch der Wiederherstellung der Liquorpassage dient, vorgenommen werden. Dann wird außer der Bestrahlung auch eine Chemotherapie angeschlossen. Die Hälfte der so behandelten Kinder überlebt 10 Jahre; das Risiko von Strahlenspätschäden mit Störung der intellektuellen Entwicklung und des Wachstums ist jedoch hoch. Bei den selteneren PNET außerhalb des Kleinhirns ist die Prognose ungünstiger.

Die Therapie umfasst Operation und anschließende Bestrahlung von Schädel und Wirbelsäule zur Prophylaxe der häufigen Rezidive und Metastasen. Die Hälfte der Kinder überlebt bei maximaler Therapie 10 Jahre.

Tumoren der Hirnnerven: Neurinome (Grad I)

Neurinome gehen von den Nervenscheiden, d. h. den Schwann-Zellen aus. Mehr als 50% aller Neurinome (Schwannome) wachsen im **Kleinhirnbrückenwinkel** am vestibulären Anteil des **VIII. Hirnnervs** (Abb. B-**1.94**). Bilaterale Akustikus-

Tumoren der Hirnnerven: Neurinome (Grad I)

Die von den Nervenscheiden ausgehenden Neurinome sind überwiegend an der Pars vestibularis des **VIII. Hirnnervs** anzutreffen

B-1.94

B-1.94 Akustikusneurinom

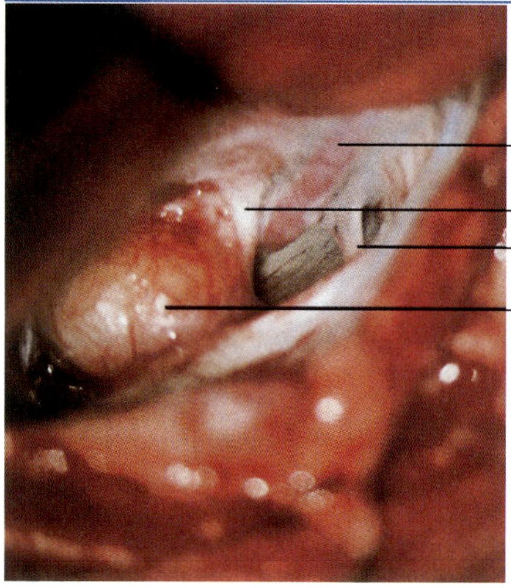

Operationssitus, Ansicht durch das Operationsmikroskop: Scharf begrenzter, kugelförmiger Tumor des VIII. Hirnnervs, der, von einer Kapsel umgeben, unmittelbar dem N. facialis anliegt.

(Abb. B-**1.94**). Ihre Lokalisation im **Kleinhirnbrückenwinkel** führt neben Hirnnervenausfällen zum Hydrocephalus occlusus und ischämischen Ponsläsionen.

neurinome finden sich häufig bei Neurofibromatose Typ 2 (S. 183). Selten kommen Neurinome an anderen Hirnnerven, dann meist am N. trigeminus vor. Diese gutartigen Tumoren wachsen langsam verdrängend und verursachen durch Kompression neben Hirnnervenausfällen einen Hydrozephalus oder ischämische Ponsläsionen. Das histologische Bild ist durch palisadenförmige Zellkernanordnung charakterisiert.

Frühsymptome des **Akustikusneurinoms** sind **einseitige Hypakusis** und **Tinnitus**. Neben weiteren Hirnnervenausfällen (V, VII) kommen kontralateral Pyramidenbahnzeichen, homolateral eine Ataxie und später auch Hirndruckzeichen hinzu.

Die Symptome des **Akustikusneurinoms** entwickeln sich langsam progredient mit einem Altersgipfel um das 50. Lebensjahr. Frühsymptome sind eine **einseitige Hypakusis** für hohe Frequenzen und **Tinnitus**. Mit zunehmender Schwerhörigkeit schwinden die Ohrgeräusche, unspezifischer Schwindel und Gangunsicherheit kommen hinzu. Darüber hinaus finden sich häufig eine Hypästhesie im ersten und zweiten Trigeminusast und eine periphere Fazialisparese. Bei ausgeprägter Hirnstammkompression entwickeln sich Pyramidenbahn- und Hirndruckzeichen.

Neben der **peripheren Vestibularisschädigung** (Fehlen des kalorischen Nystagmus) findet man bei Hirnstammkompression auch einen zentralen Lage- und Blickrichtungsnystagmus. Audiometrie und AEP ergeben charakteristische Befunde. Meist ist das Liquoreiweiß erhöht. Bei größeren Tumoren ist in der Röntgenaufnahme nach Stenvers der Porus acusticus internus erweitert. Das CT mit KM weist Tumoren ab 1,5 – 2 cm Durchmesser nach. Beweisend ist die Darstellung des **intrakanalikulären Tumoranteils** im MRT (Abb. B-**1.95**).

Die Nystagmusprüfung ergibt bei Hirnstammkompression aufgrund der zentralen Schädigung einen Lage- und Blickrichtungsnystagmus. Das Fehlen des kalorischen Nystagmus weist aber den **peripheren Vestibularisausfall** nach (s. S. 45). Die audiometrische Untersuchung ergibt eine Innenohrschwerhörigkeit mit fehlendem Lautheitsausgleich (Recruitment). Akustisch evozierte Potenziale dienen der Frühdiagnostik (s. Abb. A-**3.10**, S. 133). Der Liquor zeigt meist eine deutliche Eiweißvermehrung bis 1000 mg/1. Die Röntgenaufnahme nach Stenvers weist nur bei größeren Neurinomen eine Erweiterung des Porus acusticus internus nach. Ab einer Größe von 1,5 – 2 cm stellen sich die Neurinome im CT nach KM-Gabe dar. Das **MRT** ist die Methode der Wahl und ermöglicht die Differenzierung gegenüber anderen im Kleinhirnbrückenwinkel vorkommenden Prozessen (Meningeom, Epidermoid, Cholesteatom). Das Neurinom ist in T1-Wichtung hypo- bis isointens, in T2-Wichtung hyperintens und weist nach KM-Gabe ein deutliches Enhancement auf. Beweisend für ein Akustikusneurinom ist die Darstellung seines **intrakanalikulären Tumoranteils**, die in 95 % der kernspintomographischen Untersuchungen gelingt (Abb. B-**1.95**).

Das seltene **Trigeminusneurinom** führt zu anhaltenden Gesichtsschmerzen und -parästhesien.

Bei dem seltenen **Trigeminusneurinom** sind anhaltende Gesichtsschmerzen und -parästhesien die ersten Symptome; in der Röntgenaufnahme der Schädelbasis sieht man eine Aufweitung des Foramen ovale. Die MRT weist den Tumor ebenfalls im Kleinhirnbrückenwinkel nach.

Bei vollständiger und frühzeitiger Entfernung des Tumors ist die **Prognose gut**.

Die frühzeitige Operation verspricht eine **gute Prognose**. Nur wenn die Tumorkapsel nicht entfernt wird, kommt es zum Rezidiv. Bei sehr großen Neurinomen ist der Hörverlust postoperativ irreversibel, eine periphere Fazialisparese kann

B-1.95 Akustikusneurinom (MRT)

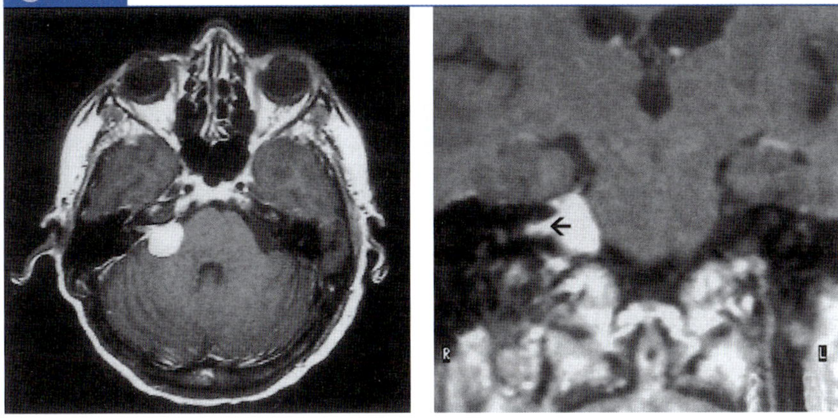

MRT einer 61-jährigen Patientin.

a Das MRT zeigt in T1-Wichtung nach KM-Gabe einen im rechten Kleinhirnbrückenwinkel gelegenen, stark KM aufnehmenden Tumor, der dem Felsenbein anliegt (axiale Ebene).

b Der vergrößerte Ausschnitt in koronarer Ebene lässt den intrakanalikulären Tumoranteil im Meatus acusticus internus erkennen (Pfeil).

B-1.95

zurückbleiben. Bei Tumoren < 3 cm ist die stereotaktische Einzeitbestrahlung eine Alternative zur Operation.

Meningeale Tumoren

A. Meningeome

Meningeome (Grad I) gehen von den Arachnoidea-Deckzellen aus, sind fast immer gutartig und wachsen langsam verdrängend und gelegentlich arrodierend in den Schädelknochen ein. Meist liegen sie breitflächig der Dura an, sind durch eine bindegewebige Kapsel scharf begrenzt, gut vaskularisiert und weisen konzentrische **Kalkablagerungen** auf („Psammom-Körper", s. Abb. B-**1.80a**, S. 312). Seltener ist ein rasenartiges Wachstum entlang der Schädelbasis („Meningeom en plaque"). Häufige Lokalisationen sind Sinus sagittalis, Falx oder Konvexität (Abb. B-**1.96** und Abb. B-**1.97**). Die von der Olfaktoriusrinne und

Meningeale Tumoren

A. Meningeome

Meningeome (Grad I) gehen von den Arachnoidea-Deckzellen aus. Sie sind gutartig, wachsen langsam verdrängend, sind stark vaskularisiert und neigen zu **Kalkablagerungen** (Abb. B-**1.80a**). Die häufigste Lokalisation ist parasagittal, daneben kommen vor allem Meningeome der Olfaktoriusrinne und des Keilbeinflügels vor (Abb. B-**1.96** und Abb. B-**1.97**).

B-1.96 Meningeom der Fossa lateralis

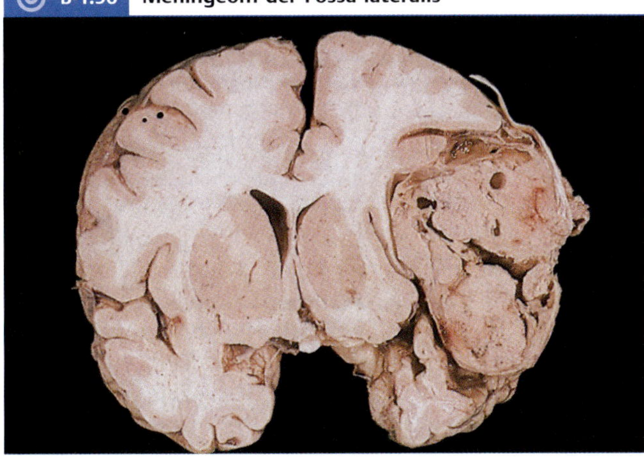

42-jährige Frau mit Kopfschmerzen, Erbrechen und fokal eingeleiteten tonisch-klonischen Anfällen. Radiologische Verdachtsdiagnose „malignes Gliom". Erfolglose Strahlentherapie, zunehmende Vigilanzstörung bis zum Koma, Tod im Kreislaufversagen. Pathologischer Befund: Aufsicht von vorn auf koronare Schnittebene. Große Tumormasse in der Fossa lateralis, die zur Verdrängung des Temporallappens und Parietallappens sowie zur Massenverschiebung nach kontralateral führt.

B-1.96

B-1.97

B-1.97 Meningeom der Olfaktoriusrinne

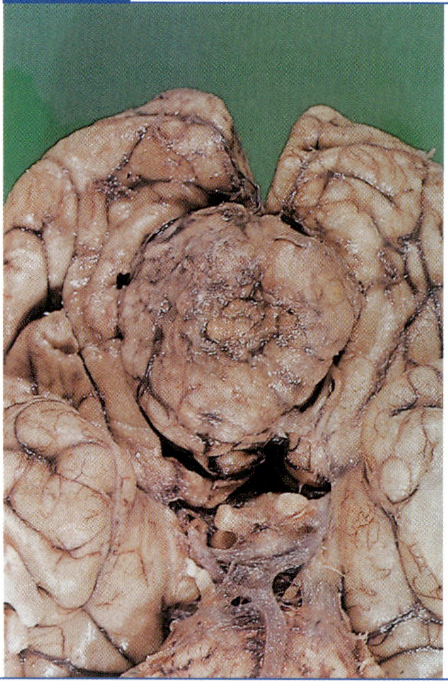

54-jährige Frau mit Affektlabilität, olfaktorischen Missempfindungen, Protrusio bulbi beiderseits und zunehmender Vigilanzstörung. Tod durch Atemlähmung. Pathologischer Befund: Aufsicht auf die Frontobasis. Hühnereigroßer derber, von der Schädelbasis ausgehender Tumor mit Verdrängung der mediobasalen Stirnrinde vor dem Chiasma opticum.

dem Tuberculum sellae ausgehenden Meningeome komprimieren den N. opticus bzw. das Chiasma, Keilbeinmeningeome führen zur Hyperostose des Sphenoids. Gelegentlich sind Meningeome im Kleinhirnbrückenwinkel, am Tentorium oder Klivus (s. Abb. B-**1.98**) anzutreffen.

Der Krankheitsverlauf geht meist über Jahre. Häufig treten psychopathologische Störungen vor Herdsymptomen auf. **Parasagittale Meningeome** werden durch ein **Mantelkantensyndrom** (s. S. 51), **Meningeome der Olfaktoriusrinne** durch eine **Hyposmie**, Meningeome des **Keilbeins** durch eine **Epilepsie**, gelegentlich auch durch neuro-ophthalmologische Symptome manifest.

Meningeome bleiben nicht selten asymptomatisch. Sie werden im mittleren bis höheren Lebensalter langsam, zunächst durch Reiz-, später durch Ausfallerscheinungen manifest (epileptische Anfälle, Hirnnervensymptome und Pyramidenbahnzeichen). In der Hälfte der Fälle gehen psychopathologische Veränderungen voraus. Die Symptomatik hängt von der Lokalisation des Meningeoms ab. Ein **parasagittales Meningeom** ist die häufigste Ursache des **Mantelkantensyndroms** mit spastischer Paraparese der Beine und unkontrollierter Blasenentleerung (S. 51). Eine **Hyposmie** bei **Meningeomen der Olfaktoriusrinne** wird von den Patienten häufig nicht bemerkt. Bei großen Tumoren kann es zur Visusstörung infolge Optikusatrophie kommen. **Keilbeinflügelmeningeome** rufen gelegentlich retroorbitale oder temporale Kopfschmerzen hervor und sind nicht selten Ursache einer sich im mittleren bis höheren Lebensalter manifestierenden **Epilepsie** mit komplex-fokalen Anfällen (s. S. 517). In Abhängigkeit von der Druckrichtung des Tumors und venöser Abflussbehinderung im Sinus cavernosus mit Exophthalmus können sich charakteristische neuro-ophthalmologische Syndrome entwickeln (z. B. Fissura-orbitalis- und Foster-Kennedy-Syndrom, S. 32 und 22).

Das Schädel-Röntgenbild zeigt Arrosionen, Verkalkungen und Zeichen chronisch erhöhten Hirndrucks. Im CT ist der Tumor glatt begrenzt, isodens und speichert intensiv KM (Abb. B-**1.98a**). Im MRT ist er nach KM-Gabe kontrastreich (Abb. B-**1.98b** u. **c**). Die MR-Angiographie zeigt die Vaskularisation und arterielle Zuflüsse. Präoperativ ist ggf. eine konventionelle Angiographie mit Embolisation erforderlich.

Auch bei größeren Meningeomen kann das EEG unauffällig sein. Häufiger als bei anderen Tumoren finden sich Veränderungen in der Röntgenaufnahme des Schädels: Knochenarrosionen, Hyperostosen, verbreiterte Gefäßfurchen der Kalotte, Tumorverkalkungen und Zeichen des chronisch erhöhten Hirndrucks. Im CT lässt sich ein glatt begrenzter, isodenser, partiell verkalkter, intensiv KM anreichernder Tumor mit Beziehung zu den Meningen nachweisen (Abb. B-**1.98a**). Im MRT sind Meningeome nach KM-Gabe kontrastreich in Beziehung zu den umgebenden Strukturen darstellbar (Abb. B-**1.98b** u. **c**). In der MR-Angiographie zeigt sich deren Vaskularisation (Blutversorgung meist aus Ästen der A. carotis externa). Präoperativ kann jedoch eine interventionelle Angiographie mit endovaskulärer Embolisation erforderlich sein.

Auch bei **vollständiger Resektion** des Meningeoms muss mit einer Rezidivrate von

Operativ gut zugängliche Meningeome werden unter Resektion des betroffenen Duraanteils **total exstirpiert**. Bei subtotaler Resektion ist mit einer Rezidivrate von bis zu 50% innerhalb von 10 Jahren gegenüber 10–20% nach vollständiger

B-1.98 Klivus-Meningeom

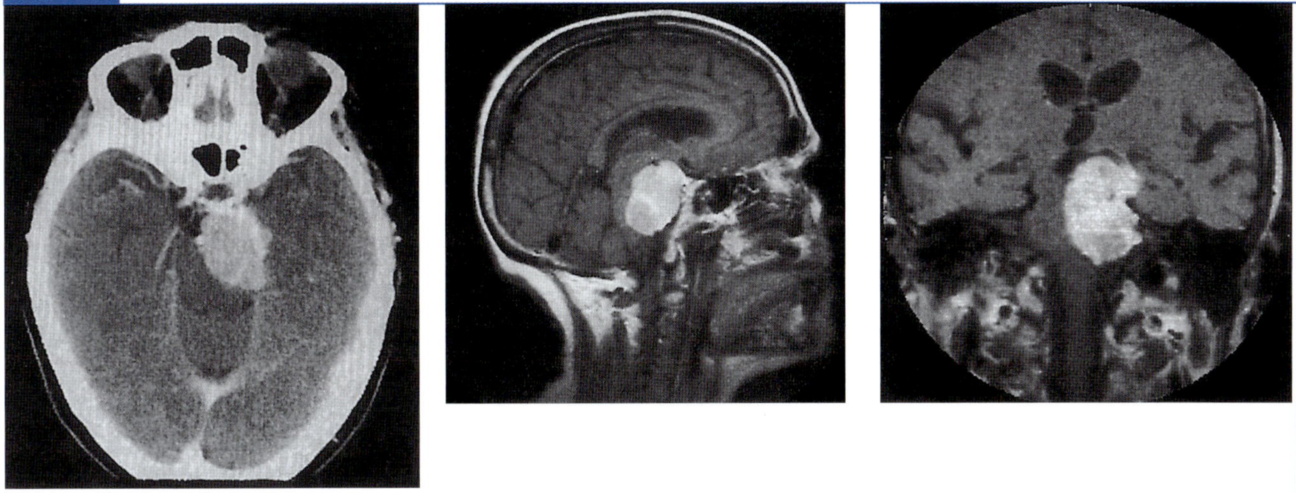

Computer- und kernspintomographischer Befund bei einer 69-jährigen Patientin mit Hirnstammkompression (vgl. klinisches Beispiel).

a Das CT zeigt einen 3 × 3 × 4 cm großen, homogenen, stark KM anreichernden Tumor, der dem Klivus links anliegt.

b In der medio-sagittalen Ebene des Kernspintomogramms stellt sich der Tumor in T1-Wichtung nach KM-Gabe kontrastreich zwischen Klivus und Pons dar.

c In der koronaren Ebene des Kernspintomogramms erkennt man die Impression und Verlagerung des Hirnstamms durch den Tumor.

Resektion zu rechnen. Die seltenen malignen Meningeome (anaplastische Meningeome Grad III und Meningosarkome Grad IV) haben eine sehr ungünstige Prognose.

10–20% innerhalb von 10 Jahren gerechnet werden.

◀ **Klinisches Beispiel**

▶ **Klinisches Beispiel:** Die 69-jährige Patientin klagte über ein Kribbeln und Taubheitsgefühl um das linke Auge, Schwankschwindel und Brechreiz. Den Angehörigen fiel eine ungewohnte „Grantigkeit" auf. Die Untersuchung ergab eine Dysästhesie im Versorgungsbereich des ersten und zweiten Trigeminusastes links mit abgeschwächtem Kornealreflex, das EEG eine leichte Funktionsstörung unter Hyperventilation links frontolateral. Das CT zeigte einen Tumor in der mittleren Schädelgrube (vgl. Abb. B-**1.98a**), der für ein Meningeom sprach. Das präoperative MRT wies die Tumorausdehnung in kraniokaudaler Richtung nach (vgl. Abb. B-**1.98b**, **c**). Der Pons war massiv verlagert und komprimiert. Der linke N. trigeminus konnte bei der Tumorexstirpation erhalten, der linke N. trochlearis musste jedoch durchtrennt werden. Postoperativ bestanden außer der Trochlearisparese eine periphere linksseitige Fazialisparese und rechtsseitige Hemiparese, die sich allmählich zurückbildete.

B. Mesenchymale Tumoren

- **Primäre melanozytische Tumoren (malignes Melanom) (Grad IV)**

Meningeale Melanome entstehen durch Proliferation der Melanozyten der Pia (s. Abb. B-**1.99**). Sie sind maligne und neigen zur Metastasierung in andere Organe.

- **Hämangioblastom (Grad IV)**

Hämangioblastome sind dysontogenetische mesenchymale Tumoren. Sie bestehen aus einem Konglomerat dünnwandiger Blutgefäße mit dazwischenliegenden aufgetriebenen Zellen (s. Abb. B-**1.80b**, S. 312), die sich als solide Tumoren meist innerhalb einer Zyste mit stark eiweißhaltiger Flüssigkeit entwickeln. Sie zeigen langsames, infiltratives Wachstum, sind aber wegen ihrer zystischen Ausdehnung bei fast ausschließlich infratentorieller, meist **zerebellarer Lokalisation** (Lindau-Tumor, Abb. B-**1.100**) und damit verbundener Einklemmungsgefahr bedrohlich. Gelegentlich kommen sie familiär gehäuft (Lindau-Krankheit) oder in Verbindung mit einer Angiomatosis retinae und Pankreas- und Nierenzysten (von Hippel-Lindau-Krankheit) vor (s. S. 190).

B. Mesenchymale Tumoren

- **Primäre melanozytischeTumoren (malignes Melanom) (Grad IV)**

Meningeale Melanome (Abb. B-**1.99**) sind maligne und neigen zur Metastasierung.

- **Hämangioblastom (Grad IV)**

Der dysontogenetische mesenchymale Tumor wächst innerhalb einer Zyste, deren Ausdehnung bei meist **zerebellarer Lokalisation** (Lindau-Tumor, Abb. B-**1.100**) zur Einklemmung führt. Angioblastome kommen auch gemeinsam mit einer Angiomatosis retinae und Pankreas- und Nierenzysten vor (von Hippel-Lindau-Krankheit).

B-1.99

B-1.99 Primär intrakranielles malignes Melanom

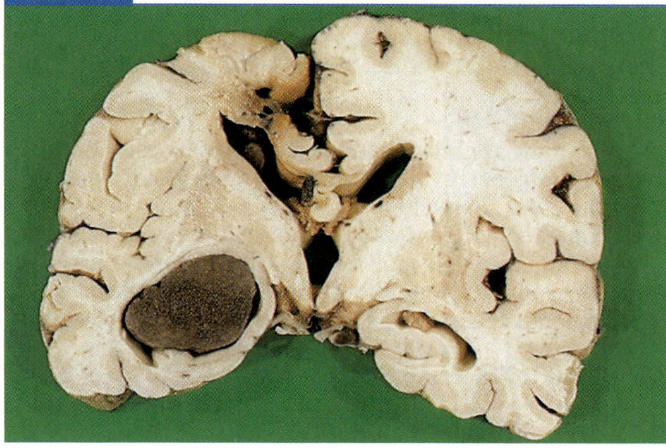

62-jähriger Schriftsetzer mit Affektlabilität und Gedächtnisstörungen. Ein Tumor der rechten Mantelkante war operativ entfernt worden. Nach der zweiten Palliativoperation Einklemmungssyndrom mit letalem Ausgang. Pathologischer Befund: Aufsicht von vorn auf koronare Schnittebene in Höhe der Corpora mamillaria. Walnussgroße grauschwarze Metastase im Plexus choroideus des rechten Seitenventrikels. Rostbraun verfärbte Hirnnarbe nahe der rechten Mantelkante. Extrakranieller Primärtumor durch Obduktion ausgeschlossen.

Das Hämangioblastom manifestiert sich im 35.–45. Lebensjahr mit **Hirndrucksymptomen**, Nystagmus, Ataxie und häufig doppelseitiger Stauungspapille.

Das Hämangioblastom manifestiert sich vorwiegend bei Männern zwischen dem 35. und 45. Lebensjahr mit heftigen Kopfschmerzen, Nausea und Vomitus als **Hirndruckzeichen**. Nystagmus, zerebellare Ataxie und positiver Unterberger-Tretversuch weisen auf den Sitz des Gefäßtumors hin. Häufig ist eine doppelseitige Stauungspapille. Paresen der kaudalen Hirnnerven können hinzukommen. Angioblastome gehen häufig mit einer **Polyzythämie** infolge einer Erythropoetin-Sekretion des Tumors einher.

Das CT bzw. MRT zeigt eine zystische Raumforderung der hinteren Schädelgrube, das Angiogramm eine Ringstruktur.

Hämangioblastome imponieren computer- und kernspintomographisch als zystische Raumforderung der hinteren Schädelgrube. Angiographisch ist eine Ringstruktur typisch.

Die **Operation** führt meist zur Remission.

Die **vollständige operative Entfernung** des Hämangioblastoms verspricht eine gute Prognose. Der Tumor metastasiert nicht; zum Rezidiv kann es aber nach Eröffnung der Zyste kommen.

B-1.100

B-1.100 Hämangioblastom des Kleinhirns

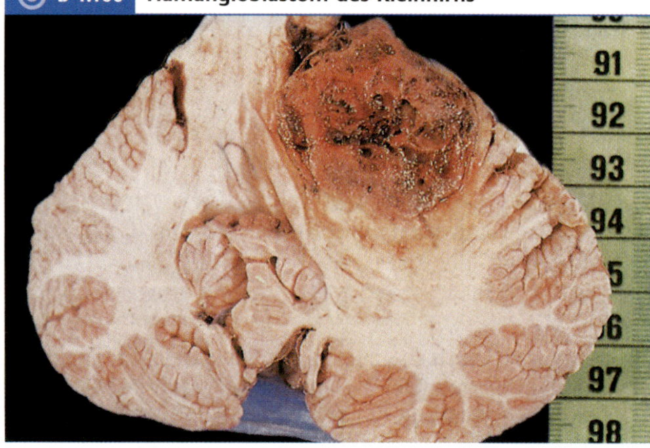

40-jährige Frau mit Kopfschmerzen und Stauungspapille. Exitus letalis infolge fulminanter Lungenembolie bei Jugularvenenthrombose und bakterieller Trikuspidal-Endokarditis nach Infektion des ventrikulo-jugulären Shunts. Pathologischer Befund: Aufsicht auf axiale Schnittebene. Großer, verdrängend wachsender, stark vaskularisierter Tumor, in dem es geblutet hat.

Primäre maligne Lymphome (Grad III–IV)

Primäre maligne Lymphome sind im Gehirn selten. Patienten mit Erkrankungen des Immunsystems (z.B. Immunsuppression bei Transplantatempfängern oder Immundefekt bei AIDS) haben jedoch ein zehnmal höheres Erkrankungsrisiko. Die Non-Hodgkin-Lymphome des ZNS sind **B-Zell-Tumoren**; histologisch handelt es sich meist um Immunozytome, Immunoblastome oder Lymphoblastome. Sie gehen von Mesenchymzellen der Blutgefäße aus, wachsen rasch infiltrativ überwiegend im Marklager, oft simultan an verschiedenen Lokalisationen oder diffus in den Leptomeningen und neigen zur Ausbreitung in den Liquor.

Das mediane Erkrankungsalter beträgt bei immunkompetenten Personen 55 Jahre. Charakteristisch ist der Beginn mit **psychopathologischen Veränderungen** und Hirndruckzeichen, bevor sich rasch progredient neurologische Herdsymptome einstellen. Eine Pleozytose im Liquor ist durch die breite Aussaat von Lymphomzellen bedingt. Gelegentlich sind bei deutlicher Eiweißerhöhung spezifische Immunglobuline nachweisbar. Die häufig multiplen, ventrikelnahen Läsionen stellen sich im CT isodens, homogen KM aufnehmend, und im MRT in T1-Wichtung hypo- bis isointens und in T2-Wichtung meist hyperintens dar (s. Abb. B-**1.101**).

Erst nach stereotaktischer Biopsie zur Diagnosesicherung werden **Kortikosteroide** gegeben, die einen zytotoxischen Effekt auf Lymphomzellen haben. Vor der Ganzhirnbestrahlung (45 Gy) wird eine intrathekale und systemische Chemotherapie mit Methotrexat durchgeführt. Bei den so behandelten immunkompetenten Patienten kann die mediane Überlebenszeit von 3 Monaten auf 3–4 Jahre verlängert werden.

Primäre maligne Lymphome (Grad III–IV)

Die primären malignen Lymphome des ZNS sind überwiegend **B-Zell-Tumoren**. Sie wachsen rasch infiltrativ überwiegend im Marklager und neigen zur Ausbreitung in den Liquor.

Frühsymptome sind **psychopathologische Veränderungen**. Im Liquor finden sich eine Eiweißerhöhung und Tumorzellen. Das CT zeigt oft multiple KM anreichernde Herde. Diese sind im MRT in T1-Wichtung hypo- bis isointens, in T2-Wichtung hyperintens (s. Abb. B-**1.101**).

Nach stereotaktischer Biopsie und **Kortikosteroidgabe** können Ganzhirnbestrahlung und intrathekale sowie systemische Chemotherapie die Überlebenszeit deutlich verlängern.

B-1.101 Primäres malignes Lymphom des ZNS

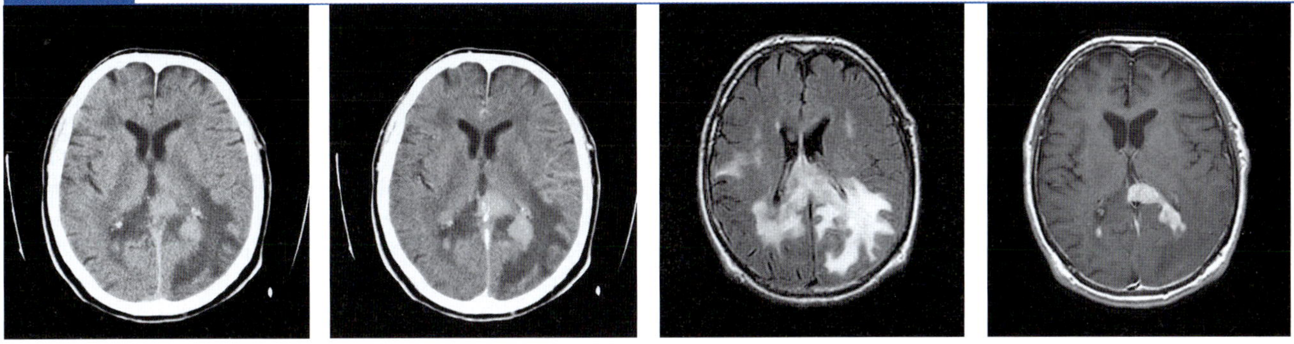

Bildgebende Diagnostik bei einem 64-jährigen Patienten. Die histologische Untersuchung nach stereotaktischer Biopsie ergab ein großzelliges B-Zell-Lymphom des Gehirns (vgl. klinisches Beispiel).

a In der nativen Computertomographie des Kopfes fällt eine Hypodensität des Marklagers okzipital bis temporal links auf als Ausdruck eines Ödems, das auch zur Verdrängung und Kompression des Hinterhorns des linken Seitenventrikels führt. Außerdem sind die Sulci links okzipital bis temporal verstrichen und es findet sich eine diskrete Mittellinienverlängerung nach rechts.

b Nach Kontrastmittelgabe zeigen sich in der Computertomographie kräftige flächige Kontrastmittelanreicherungen in drei Lokalisationen: medial und dorsal des verdrängten Hinterhorns des Seitenventrikels, im hinteren Anteil des Balkens und gering auch dorsal des Hinterhorns des rechten Seitenventrikels.

c Die Kernspintomographie zeigt in der Flair-Wichtung die fingerförmige Ausbreitung des Ödems links, aber auch dorsal des rechten Seitenventrikelhinterhorns sowie rechts parietal. Axiales FLAIR-Bild.

d Nach Kontrastmittelgabe zeigen sich die bereits in der CT dargestellten drei Areale kräftigen flächigen Kontrastmittelenhancements. Das Ödem stellt sich hypointens dar. In anderen Schichtebenen kommen auch kleinfleckige KM-Anreicherungen links parietal und rechts am Temporalpol zur Darstellung. Axiales T1-Bild nach Kontrastmittelgabe.

▶ Klinisches Beispiel

▶ **Klinisches Beispiel:** Der 64-jährige Patient wurde wegen plötzlich aufgetretener Sprachstörung und rechtsseitiger Schwäche unter dem Verdacht auf einen Schlaganfall als Notfall stationär eingewiesen. Es bestanden eine globale Aphasie, homonyme Hemianopsie nach rechts und latente armbetonte Hemiparese rechts. Im Notfall-CT stellte sich eine intrakranielle Raumforderung mit kräftiger KM-Anreicherung links hemisphäriell und ein kleines kontrastmittelaufnehmendes Areal rechts paramedian im hinteren Anteil des Balkens dar (Abb. B-**1.101a** u. **b**). Die MRT zeigte multilokuläre Signalveränderungen (Abb. B-**1.101c** u. **d**). Die stereotaktische Biopsie bestätigte den Verdacht auf eine intrazerebrales Lymphom: diffuses großzelliges B-Zell-Lymphom (malignes Non-Hodgkin-Lymphom). Unter der Behandlung mit Dexamethason bestanden bei Verlegung in die onkologische Klinik noch eine sensorisch-amnestische Aphasie sowie ein Extinktionsphänomen im rechten unteren Quadranten. Die neurologische Symptomatik bildete sich unter der systemischen Chemotherapie mit Methotrexat vollständig zurück. Wegen ausgeprägter hepatotoxischer Nebenwirkungen musste der nächste Zyklus mit Alexan fortgeführt werden. Anschließend erfolgte eine Ganzhirnbestrahlung. Bei den Verlaufskontrollen 6 und 12 Monate nach Therapie waren der neurologische und der kernspintomographische Befund regelrecht und der Patient beschwerdefrei.

Keimzelltumoren (Grad I–III)

Keimzelltumoren sind dysontogenetische Tumoren, die mittelliniennah in der **Pinealisregion** oder **supraselär** wachsen. **Germinome** wachsen diffus infiltrierend und metastasieren z. T. über den Liquor, **Teratome** bleiben meist scharf begrenzt.

Sie manifestieren sich im Kindes- oder frühen Erwachsenenalter, häufig mit **Verschlusshydrozephalus**.

Die Diagnose wird mittels CT oder MRT gestellt.

Teratome können meist vollständig operativ entfernt werden. **Germinome** sind **strahlensensibel**. Vor der Radiotherapie wird die Diagnose durch stereotaktische Biopsie gesichert und eine Liquorpunktion durchgeführt. Bei spinaler Metastasierung wird die gesamte Neuroaxis bestrahlt.

Keimzelltumoren (Grad I–III)

Keimzelltumoren sind frühe dysontogenetische Tumoren. Sie machen ca. 2% der intrazerebralen Tumoren aus, das männliche Geschlecht ist doppelt so häufig betroffen. Es handelt sich vorwiegend um **Germinome** und **Teratome**; sie sind histologisch nicht von Seminomen des Hodens oder Dysgerminomen des Ovars zu unterscheiden. Intrakraniell wachsen sie mittelliniennah, meist in der **Pinealisregion** oder **supraselär**, seltener im Thalamus oder Kleinhirnwurm. Germinome sind durch ihr lokal infiltrierendes Wachstum, gelegentlich auch Streuung über den Liquor semimaligne.

Sie manifestieren sich meist zwischen dem 10. und 21. Lebensjahr mit einem **Verschlusshydrozephalus** und Parinaud-Syndrom (s. S. 37) bzw. einem Gesichtsfelddefekt und endokrinen Störungen (z. B. Diabetes insipidus, Pubertas praecox).

Die Keimzelltumoren stellen sich im CT und MRT dar; gelegentlich sind Tumormarker (AFP, β-HCG) in Serum und Liquor nachweisbar.

Teratome können aufgrund ihres scharf begrenzten Wachstums meist vollständig operativ entfernt werden. **Germinome** sind **strahlensensibel**; vor der Radiotherapie sollte die Diagnose (insbesondere zur Differenzierung gegenüber einem Pinealom und in gleicher Lokalisation vorkommenden Astrozytom) bioptisch gesichert und eine spinale Metastasierung mittels Liquorzytologie und MRT des Spinalkanals ausgeschlossen werden, um ggf. die gesamte kraniospinale Achse in die Bestrahlung einzubeziehen oder eine systemische Chemotherapie anzuschließen.

Zysten und tumorähnliche Läsionen

A. Epidermoidzysten und Dermoidzysten (Grad I)

Dies sind von der Epidermis ausgehende Fehlbildungstumoren. Epidermoide enthalten nur Epidermiszellen, Dermoide zusätzlich **Hautanhangsgebilde**. Sie sind von einer Kapsel umgeben und wachsen langsam rein verdrängend supraselär oder im **Kleinhirnbrückenwinkel**. Eine vollständige Resektion führt zur Heilung.

B. Kolloidtumoren des 3. Ventrikels (Grad I)

Kolloidzysten des 3. Ventrikels führen durch Verlegung des Foramen Monroi zum intermittierenden **Verschlusshydrozephalus**.

Zysten und tumorähnliche Läsionen

A. Epidermoidzysten und Dermoidzysten (Grad I)

Epidermoidzysten und Dermoidzysten sind seltene Fehlbildungstumoren, die von versprengten Epidermiszellen ausgehen. Epidermoide enthalten nur Epidermiszellen, Dermoide enthalten zusätzlich **Hautanhangsgebilde** wie Haare und Talgdrüsen. Wenn sie rupturieren, verursachen sie aufgrund ihres Cholesteringehalts eine sterile Meningitis oder Enzephalitis. Sie stehen in keinem Zusammenhang mit dem entzündlichen, auch intrakraniell vorkommenden Cholesteatom nach chronischer Otitis media. Bevorzugter Sitz ist die Mittellinie entlang der embryonalen Schließungsrinne, meist supraselär, oder der **Kleinhirnbrückenwinkel**. Von einer Kapsel umgeben wachsen sie langsam rein verdrängend. Die vollständige operative Entfernung führt zur Heilung.

B. Kolloidtumoren des 3. Ventrikels (Grad I)

Die meist zystischen Kolloidtumoren des dritten Ventrikels (Foramen-Monroi-Zysten), deren Zellen dem Epithel der Riechschleimhaut ähneln, sind ebenfalls ektopische Tumoren. Durch Verlegung des Foramen Monroi kommt es zum intermittierenden **Verschlusshydrozephalus** mit hydrozephalen Krisen (S. 108 und Abb. A-**2.60**, S. 110).

Tumoren der Sellaregion

A. Hypophysenadenome (Grad I)

Die Hypophysenvorderlappenadenome wachsen langsam verdrängend, z. T. zystisch. Sie manifestieren sich einerseits endokrin mit isoliertem bzw. kombiniertem **Hormonüberschuss** oder mit einer kompressionsbedingten **Minderfunktion** der Hypophyse (Tab. B-**1.45**), andererseits mit Kopfschmerzen und bei Ausdehnung nach supraselläar und Druck auf das Chiasma opticum mit einer bitemporalen Hemianopsie (s. S. 24) bzw. Optikusatrophie.

Das vorherrschende Symptom der **Hypophysenadenome ohne Hormonproduktion**, aber mit deutlicher Wachstumstendenz sind Gesichtsfeldausfälle; gelegentlich kommt eine Okulomotoriusparese oder ein Sinus-cavernosus-Syndrom hinzu. Dann liegt oft bereits ein sekundärer Hypogonadismus oder eine Hypothyreose als Ausdruck einer Hypophyseninsuffizienz vor. Die durch Raumforderung bedingten Symptome können auch bei endokrin aktiven Adenomen auftreten.

Eine Überproduktion von **Wachstumshormon** (somatotropes Hormon, STH) im Jugendalter bedingt ein übermäßiges Körperwachstum (hypophysärer **Riesenwuchs**), im Erwachsenenalter eine **Akromegalie** (Abb. B-**1.102a**). Neben unproportioniertem Wachstum von Weichteilen und Skelettpartien mit Vergröberung

Tumoren der Sellaregion

A. Hypophysenadenome (Grad I)

Die Adenome des Hypophysenvorderlappens wachsen langsam verdrängend, verursachen häufig eine bitemporale Hemianopsie durch Kompression des Chiasma opticum und sind z. T. **endokrin aktiv** (Tab. B-**1.45**).

Die **endokrin inaktiven Hypophysenadenome** werden meist durch Gesichtsfeldausfälle manifest, wenn bereits eine Funktionsbeeinträchtigung der Hypophyse vorliegt.

Die Überproduktion von **Wachstumshormon** (STH) verursacht im Jugendalter einen **Riesenwuchs**, im Erwachsenenalter eine **Akromegalie** mit Vergröberung der Gesichtszüge

B-1.45 Endokrine Aktivität und vorherrschendes klinisches Symptom bei Hypophysenadenomen (nach Post und Muraszko 1986)

Hormonproduktion	*Symptom*	*Häufigkeit (%)*
Prolaktin (PRL)	Amenorrhö, Galaktorrhö	40–50
somatotropes Hormon (STH)	Riesenwuchs/Akromegalie	15–20
adrenokortikotropes Hormon (ACTH)	Cushing-Syndrom	> 5
thyreotropes Hormon (TSH)	Thyreotoxikose	> 1
gonadotropes Hormon (LH/FSH)	Pubertas praecox	> 1
ohne endokrine Aktivität		> 25

B-1.45

B-1.102 Symptomatologie der häufigsten endokrin aktiven Hypophysenadenome

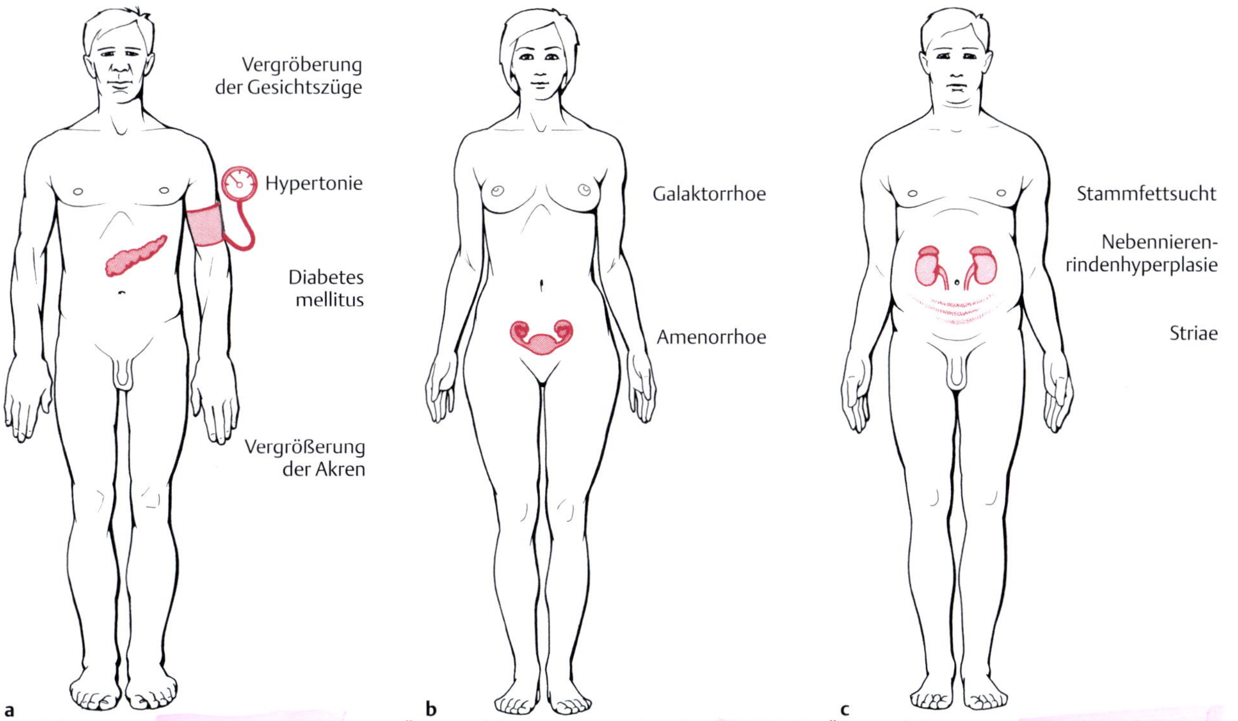

a Überproduktion von STH (Akromegalie) **b** Überproduktion von Prolaktin (Prolaktinom) **c** Überproduktion von ACTH (Cushing-Syndrom)

und auffallend großen Händen und Füßen (Abb. B-**1.102a**).

der Gesichtszüge und Vergrößerung der Hände und Füße kommt es auch zu Viszeromegalie, Osteoporose, Hyperhidrosis, Myopathie, arterieller Hypertonie und Diabetes mellitus, wodurch die hohe Mortalitätsrate bedingt ist. Weniger als die Hälfte der unbehandelten Patienten erreicht das 50. Lebensjahr.

Die Überproduktion von **Prolaktin** führt bei der Frau zu sekundärer **Amenorrhö** und **Galaktorrhö**, beim Mann zu **Hypogonadismus** (Abb. B-**1.102b**).

Die Überproduktion von **Prolaktin** (PRL) führt zur Suppression der Ovarialfunktion und damit zur sekundären **Amenorrhö**. 7 % aller Amenorrhöen und 33 % der prolaktinogenen Amenorrhöen sind durch ein Hypophysenadenom bedingt. Eine **Galaktorrhö** ist richtungweisend, jedoch nur bei der Hälfte der Prolaktinome nachweisbar (Abb. B-**1.102b**). Bei Männern macht sich die Hyperprolaktinämie durch **Hypogonadismus** bemerkbar, wird jedoch oft erst entdeckt, wenn bereits Gesichtsfeldausfälle bestehen.

Die vermehrte **ACTH-Produktion** bewirkt eine bilaterale Nebennierenrinden-Hyperplasie mit nachfolgendem **Cushing-Syndrom** (Abb. B-**1.102c**): Stammfettsucht, Hypertonie, Osteoporose.

Die Überproduktion von **adrenokortikotropem Hormon** (ACTH) führt zur beidseitigen Nebennierenrinden-Hyperplasie mit Kortisol-Überschuss und Aufhebung des Kortisol- und ACTH-Tagesrhythmus. Die klinische Manifestation, das **Cushing-Syndrom** (Abb. B-**1.102c**), ist charakterisiert durch Stammadipositas, Myopathie, Striae, Hirsutismus, Glukoseintoleranz, arterielle Hypertonie, Osteoporose und ein depressives Syndrom. Unbehandelt sterben 50 % der Patienten innerhalb von fünf Jahren.

Es kann zu hämorrhagischer Infarzierung und Adenomblutung kommen. Die „**Hypophysenapoplexie**" verursacht heftige Kopfschmerzen, Vomitus und Meningismus oder ein Sinus-cavernosus-Syndrom; die Therapie besteht aus Hormonsubstitution und Operation.

Bei 10 % der Hypophysenadenome (überwiegend endokrin aktiv) kommt es zur hämorrhagischen Infarzierung mit **Blutung** in den Subarachnoidalraum oder den Sinus cavernosus („**Hypophysenapoplexie**"). Als auslösende Faktoren gelten Traumen, Radio- und Antikoagulanzientherapie. Heftige Kopfschmerzen, Vomitus, Meningismus und Vigilanzstörung oder ein Sinus-cavernosus-Syndrom (S.) treten schlagartig auf. Die akute Blutung stellt sich im CT dar; nach einigen Tagen ist sie noch zuverlässig im MRT erkennbar. Zur Akutbehandlung der HVL-Insuffizienz werden Hydrokortison und L-Thyroxin gegeben; je nach Ausmaß der Blutung erfolgt die Operation sofort oder innerhalb von zwei Wochen.

Bei Makroadenomen zeigt die Schädel-Röntgenaufnahme ein aufgeweitetes Sellalumen. Im CT stellen sich nur supraselläre Adenome als hyperdenser, KM aufnehmender Bezirk dar, im MRT auch intraselläre Mikroadenome. Zur Verlaufskontrolle dienen Perimetrie und VEP. **Endokrinologische Funktionsdiagnostik** ist unerlässlich.

Makroadenome (> 1 cm) stellen sich in der Röntgenaufnahme des Schädels, insbesondere der Sella-Zielaufnahme, mit einer Aufweitung von Lumen und Entkalkung des Dorsum sellae dar. Supraselläre Hypophysenadenome zeigen sich computertomographisch als hyperdense, KM anreichernde Bezirke, während sich intraselläre Mikroadenome nur kernspintomographisch erfassen lassen. Die Verlaufskontrolle der Gesichtsfelddefekte stützt sich auf perimetrische Untersuchungen und die Ableitung visuell evozierter Potenziale (VEP). In jedem Fall ist eine sorgfältige **endokrinologische Funktionsdiagnostik** einschließlich Suppressions- und Stimulationstests zur Überprüfung des hypophysär-hypothalamischen Regelkreises erforderlich.

Kleine Hypophysenadenome werden **mikrochirurgisch transsphenoidal** unter Erhalt der übrigen Hypophysenanteile entfernt. Die stereotaktische **Strahlentherapie** ist bei invasivem Wachstum, Rezidiven oder persistierender Hormonüberproduktion indiziert. **Prolaktinome** werden mit **Dopamin-Rezeptor-Agonisten** behandelt.

In der Regel ist die **Operation** indiziert; dabei wird die selektive Adenomentfernung zur Erhaltung der hypophysären Partialfunktionen angestrebt. Intraselläre Hypophysentumoren werden über einen transsphenoidalen Zugang mikrochirurgisch angegangen. Die **Strahlentherapie** ist bei invasivem Wachstum und bei Rezidiven oder persistierender Hormonüberproduktion als stereotaktische Radiotherapie (Radiochirurgie) indiziert. Spätkomplikationen sind Strahlenschäden der Mittellinienstrukturen und Hypophyseninsuffizienz. Zwei Drittel der **Prolaktinome** sprechen gut auf **Dopamin-Rezeptor-Agonisten** an (Bromocriptin, Lisurid), die eine Tumorverkleinerung bewirken. Eine Operation ist bei diesen Adenomen mit guter Prognose selten erforderlich.

B. Kraniopharyngeome (Grad I)

Das Kraniopharyngeom geht vom embryonalen Rest des Hypophysengangs, der **Rathke-Tasche** aus. Es ist der häufigste kindliche Tumor in der Sellaregion, kommt aber auch noch bei Erwachsenen vor.

B. Kraniopharyngeome (Grad I)

Die ektopische Differenzierung von Plattenepithel zwischen Vorder- und Hinterlappen der Hypophyse (ausgehend von der **Rathke-Tasche**) wird als Kraniopharyngeom bezeichnet. Diese Fehlbildungstumoren wachsen supra- oder intrasellär verdrängend und können zystisch (mit cholesterinreicher Flüssigkeit gefüllt) oder verkalkt sein. Sie stellen die größte Gruppe der dysontogenetischen Tumoren dar und sind die häufigsten raumfordernden Prozesse des Kindes- und Jugendalters in dieser Region, werden aber gelegentlich erst im Erwachsenenalter manifest.

Das Kraniopharyngeom wird durch **endokrine Störungen** und **Chiasma-Syndrome** manifest.

Kraniopharyngeome sind durch **endokrine Störungen** und **Chiasma-Syndrome** gekennzeichnet. Die wegen STH-Mangels in ihrer körperlichen Entwicklung re-

B-1.103 Kraniopharyngeom

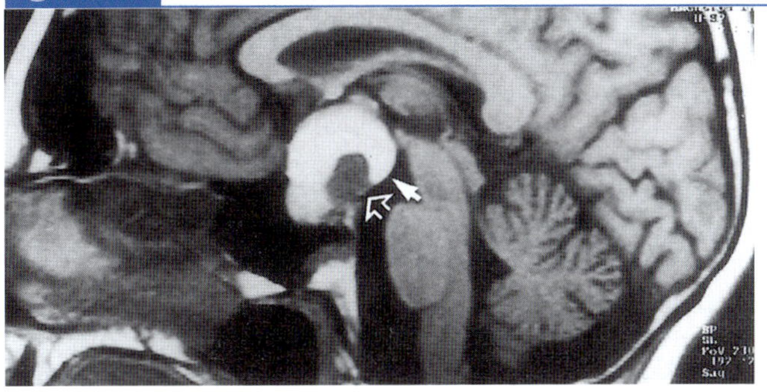

MRT eines zystischen intra- und suprasellären Kraniopharyngeoms. Im sagittalen, T1-gewichteten Spin-Echo-Nativbild zeigt sich eine Anhebung des Chiasmas und des Bodens des dritten Ventrikels. Der eiweißreiche Zysteninhalt stellt sich homogen hyperintens dar (weißer Pfeil), die soliden Tumoranteile sind hypointens (dunkler Pfeil).

B-1.103

tardierten Kinder klagen über Kopfschmerzen und Erbrechen. Infolge Blockade des Foramen Monroi besteht die Gefahr eines Verschlusshydrozephalus. Gelegentlich kommt es zum Diabetes insipidus oder Panhypopituitarismus durch weitgehende Kompression aller Hypophysenanteile. Eine Kompression dienzephaler Zentren ist die Ursache des **Babinski-Fröhlich-Syndroms** (Dystrophia adiposogenitalis: Adipositas, Hypogenitalismus, Minderwuchs, Sehstörungen). Supraselläres Wachstum führt schon frühzeitig zu Gesichtsfeldausfällen, nur selten als klassische **bitemporale Hemianopsie**. Im weiteren Verlauf kommt es zur beiderseitigen Amaurose.

Bei Kindern ist Minderwuchs auffälligstes Symptom, z. B. beim **Babinski-Fröhlich-Syndrom**. Häufiger als eine **bitemporale Hemianopsie** sind unregelmäßige Gesichtsfeldausfälle mit der Gefahr einer beiderseitigen Amaurose.

Bei mehr als der Hälfte der Patienten mit Kraniopharyngeom finden sich in der Röntgenaufnahme des Schädels fleckige **supraselläre Verkalkungen** und eine Erweiterung des Sellaeingangs. Computertomographisch ist ein gemischt hyper- und hypodenser suprasellärer Tumor mit Verkalkungen und zystischen Anteilen darstellbar. Die soliden Tumoranteile nehmen intensiv KM auf. Die Abgrenzung des Kraniopharyngeoms gegenüber den Nachbarstrukturen und anderen parasellären Tumoren (Hypophysenadenom, Meningeom) gelingt zuverlässig mit Hilfe der Kernspintomographie (Abb. B-**1.103**).

Die Schädel-Röntgenaufnahme zeigt **supraselläre Verkalkungen** und eine Sellaerweiterung, das CT einen hyperdensen (Verkalkungen) und hypodensen (Zysten), KM anreichernden Bezirk; die Abgrenzung zu Nachbarstrukturen gelingt im MRT (Abb. B-**1.103**).

In jedem Fall sollte eine **vollständige operative Entfernung** des Kraniopharyngeoms angestrebt werden, da sich sonst ein Rezidiv einstellt. Als palliativer Eingriff kann die stereotaktische Entleerung der Zysten mit Instillation eines Radionuklids vorgenommen werden. Bei perkutaner Bestrahlung muss mit irreversiblen Schäden des Chiasma opticum und der Hypophyse gerechnet werden, gelegentlich wird stereotaktisch bestrahlt. Prä- und postoperativ sind eingehende endokrinologische Untersuchungen und ggf. eine **endokrine Substitutionstherapie** erforderlich.

Wenn das Kraniopharyngeom nicht vollständig entfernt wird, kommt es zum Rezidiv. Wesentlich sind die Kontrolle der Hypophysenfunktion und **endokrine Substitutionstherapie**.

1.6.2 Hirnmetastasen

1.6.2 Hirnmetastasen

▶ **Definition:** Intrakranielle heterologe Zellproliferation, ausgehend von einem Primärtumor, der seinen Sitz außerhalb des Zentralnervensystems hat. Die Metastasierung erfolgt meist hämatogen in das Hirnparenchym (intrazerebrale Metastasen) oder in die Meningen (Meningeosis neoplastica). Nicht selten wird der Primärtumor erst nach Metastasierung in das Gehirn entdeckt.

◀ Definition

Epidemiologie: Bei 10–20% aller extrakraniellen Neoplasmen sind Hirnmetastasen zu erwarten. Ihre Inzidenz liegt bei 15/100 000 Einwohner. Sie steigt mit den verbesserten Therapiemöglichkeiten und der verlängerten Überlebenszeit der Tumorpatienten. Der Altersgipfel liegt zwischen dem 40. und 60. Lebensjahr. Das Überwiegen des männlichen Geschlechts geht auf das Bronchialkarzinom als dem häufigsten Primärtumor intrakranieller Metastasen zurück.

Epidemiologie: Die Inzidenz der Hirnmetastasen liegt bei 15/100 000 Einwohner. Bei 10–20% aller extrakraniellen Neoplasmen sind Hirnmetastasen zu erwarten.

Ätiopathogenese: Malignome metastasieren überwiegend **hämatogen**, seltener lymphogen oder per continuitatem in das Hirnparenchym bzw. in die Leptomeningen. Charakteristisch ist ein ausgeprägtes perifokales Ödem aufgrund der tumorösen Durchwanderung der Gefäße.

Ätiopathogenese: Die Metastasierung eines Malignoms in das Hirnparenchym oder die Leptomeningen erfolgt **hämatogen**. Voraussetzung ist, dass der Tumor entweder primär in der Lunge lokalisiert ist oder dorthin metastasiert hat. Die Tumorzellen proliferieren in die Kapillarendothelzellen und in den Perikapillarraum; sie bewirken eine Dissoziation der „tight junctions", wodurch die perifokale Ödembildung begünstigt wird. Karzinome, die zunächst in die Schädelkalotte metastasieren (insbesondere das Magenkarzinom), können über eine Pachymeningeosis auch die Leptomeningen infiltrieren und im weiteren Verlauf intrazerebrale Metastasen bilden. Gelegentlich kommt es zur **lymphogenen** Metastasierung über zervikale Lymphknoten oder zur Ausbreitung eines Karzinoms des Gesichts oder Nackens per continuitatem in den Hirnschädel.

Hirnmetastasen gehen am häufigsten von Bronchial- und Mammakarzinomen, Hypernephromen oder gastrointestinalen Tumoren aus (Abb. B-**1.104**).

Die Metastasen zeigen oft eine größere Entdifferenzierung als der Primärtumor. Am häufigsten werden Metastasen angetroffen, die von einem kleinzelligen Bronchialkarzinom, Mammakarzinom, Hypernephrom oder gastrointestinalen Karzinom ausgehen (Abb. B-**1.104**). Neben den malignen Melanomen weisen die seltenen Keimzelltumoren (Chorionkarzinome, Hodenteratome) die höchste Metastasierungsrate in das Gehirn auf (Abb. B-**1.104**). Im Kindesalter sind es überwiegend Neuroblastome und der Wilms-Tumor, die in das Zentralnervensystem metastasieren. Die zerebrale Beteiligung maligner Lymphome liegt je nach histologischer Zuordnung zwischen 5 und 50%.

Differenzialdiagnose: In Betracht kommen **hirneigene Tumoren** und **Hirnabszesse**.

Differenzialdiagnose: Die erste Differenzialdiagnose bei solitären Metastasen stellen **hirneigene Tumoren** dar. Bei multiplen Metastasen kommen differenzialdiagnostisch ein multifokales Glioblastom, primäres malignes Lymphom oder **Hirnabszesse** (S. 274), seltener Granulome bei Morbus Boeck (Sarkoidose) und Parasiten (Zystizerken, Echinokokken) infrage.

Besonders gegenüber der Meningealkarzinose sind **Meningitiden** und **Enzephalitiden** abzugrenzen, die jedoch auch im Verlauf einer malignen neoplastischen Erkrankung bei Abwehrschwäche entstehen können.

Bei meningealer Symptomatik müssen **Meningoenzephalitiden**, insbesondere die Meningitis tuberculosa und die embolische Herdenzephalitis (S. 273) in die Differenzialdiagnostik einbezogen werden (bakterielle und virologische Untersuchungen, Liquorzytologie). Allerdings neigen auch die durch die Primärerkrankung und aggressive immunsuppressive Therapie abwehrgeschwächten Tumorpatienten zur Entwicklung eines entzündlichen Prozesses, z. B. zur Reaktivierung einer Tuberkulose oder zu einer progressiven multifokalen Leukenzephalopathie (s. a. Tab. B-**1.29**, S. 292).

Ferner kommen **paraneoplastische Syndrome des ZNS** differenzialdiagnostisch infrage. So können sich im Rahmen eines Malignoms eine **subakute limbische** oder eine **Hirnstammenzephalitis**, eine **subakute Kleinhirndegeneration** oder ein **Opsoklonus-Myoklonus-Syndrom** manifestieren.

Von Metastasen abzugrenzen sind **paraneoplastische Syndrome des ZNS**. Dabei handelt es sich um eine tumorassoziierte autoimmun vermittelte Störung, die der Tumormanifestation um Monate bis Jahre vorausgehen kann. Der Nachweis antineuronaler Antikörper gelingt in etwa der Hälfte der Fälle (anti-Hu-, -Yo- oder -Ri-Antikörper). Eine paraneoplastische Enzephalitis kann sich als **subakute limbische Enzephalitis** mit komplex fokalen Anfällen, paranoid-halluzinatorischen Symptomen, mnestischen Störungen und demenzieller Entwicklung oder als **Hirnstammenzephalitis** mit Schwindel, Nausea und Läsionen kaudaler Hirnnerven manifestieren. Sie ist am häufigsten mit einem kleinzelligen Bronchial-

B-1.104

B-1.104 Häufigkeitsverteilung der Primärtumoren bei Hirnmetastasen und zerebrale Metastasierungsrate einzelner Neoplasmen

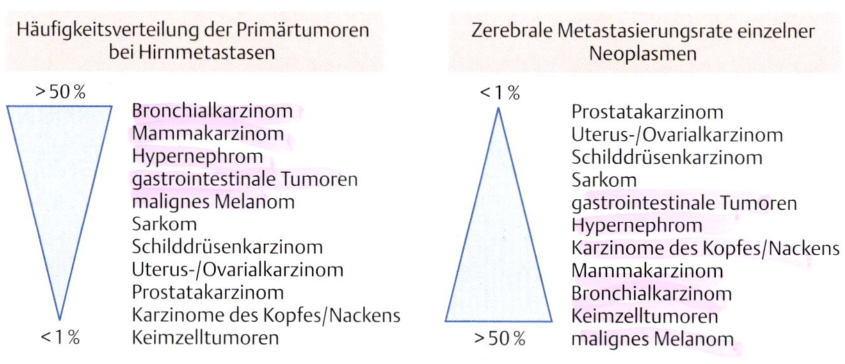

karzinom assoziiert. Häufiger ist die paraneoplastische **subakute Kleinhirndegeneration** mit Ataxie, Dysarthrie und Nystagmus, die vor allem bei Ovarialkarzinomen vorkommt. Für das paraneoplastische **Opsoklonus-Myoklonus-Syndrom** ist der Opsoklonus (S. 44) charakteristisch; zusätzlich sind weitere zerebellare Symptome nachweisbar. Im Kindesalter liegt meist ein Neuroblastom zugrunde, im Erwachsenenalter ein kleinzelliges Bronchialkarzinom.

Bei bereits wegen Hirnmetastasen vorbehandelten Patienten kann eine erneute neurologische Symptomatik sowohl durch diffuse als auch fokale zerebrale Schädigungen als Folge der Strahlen- oder Chemotherapie verursacht sein.

Bei vorbehandelten Patienten kommen Nebenwirkungen der Radio- oder Chemotherapie infrage.

Intrazerebrale Metastasen

Symptomatologie: Etwa die Hälfte der intrazerebralen Metastasen verursacht initial **Kopfschmerzen** und psychische Veränderungen, ein Drittel **epileptische Anfälle**. Hinzu kommen weitere, von der Lokalisation abhängige Herdsymptome, selten auch ein Diabetes insipidus oder Kachexie bei hypophysärer oder hypothalamischer Absiedlung. Die Symptomatik entwickelt sich rasch innerhalb von Tagen oder Wochen; frühzeitig kommt es zu Hirndruckzeichen.

Symptomatologie: Intrazerebrale Metastasen manifestieren sich u. a. mit **Kopfschmerzen** und **epileptischen Anfällen**. Die Symptomatik entwickelt sich rasch, früh treten Hirndruckzeichen auf.

Ätiopathogenese: Intrazerebrale Metastasen sind überwiegend an der Kortex-Marklager-Grenze (75% supratentoriell, meist parietal oder frontal, und 25% infratentoriell) lokalisiert. Sie bilden den größten Anteil der Kleinhirn- und mittelliniennahen Tumoren im Erwachsenenalter. In der Regel sind sie scharf gegen das Hirngewebe begrenzt und solide, gelegentlich auch zystisch. Schon bei geringem Durchmesser können sie **Nekrosen oder hämorrhagische Anteile** aufweisen. Einblutungen kommen besonders in Metastasen eines malignen Melanoms vor. Hirnmetastasen führen zur lokalen Gewebsdestruktion und wirken überwiegend durch ein perifokales **Ödem** raumfordernd, das ausgeprägter ist als bei anderen intrazerebralen Tumoren. Solitäre oder multiple Metastasen sind häufiger als eine diffuse Hirnkarzinose mit disseminierten Mikrometastasen und Befall der inneren Liquorräume.

Ätiopathogenese: Intrazerebrale Metastasen sind überwiegend im Großhirn, in einem Viertel der Fälle im Kleinhirn lokalisiert. Sie zeigen eine scharfe Begrenzung gegenüber dem Hirngewebe und frühzeitige **intratumorale degenerative Veränderungen** sowie ein ausgeprägtes perifokales **Ödem**.

Diagnostik: Computertomographisch stellen sich auch kleine Metastasen durch das Begleitödem frühzeitig dar. Sie können alle Dichtewerte aufweisen, kommen meist aber erst nach KM-Gabe zur Darstellung (ring- oder girlandenförmiges Enhancement, vgl. Abb. B-**1.105c**). Die **Kernspintomographie** ist sensitiver und lässt auch Mikrometastasen erkennen. Sie sollte vor der Entscheidung zur Operation einer im CT als solitär erscheinenden Metastase immer durchgeführt werden.

Bei unbekanntem Primärtumor ist die artdiagnostische Zuordnung und Differenzierung gegenüber einem hirneigenen Tumor schwierig. Häufiger als bei diesen gelingt bei den Hirnmetastasen jedoch der Nachweis von Tumorzellen im **Liquor**. Dann kann die Diagnose einer Metastasierung bereits aufgrund weniger maligner Zellen gestellt werden. Liquorzytologisch gelingt meist auch die Zuordnung zu einem Adenokarzinom oder einem malignen Melanom. Der Nachweis von Metastasen bei bis dahin nicht bekanntem Primärtumor muss zur umfangreichen Primärtumorsuche veranlassen. In etwa der Hälfte der Fälle bleibt die Tumorsuche erfolglos. Dann sollte die artdiagnostische Zuordnung mittels operativer Entfernung oder Biopsie der Metastase versucht werden.

Diagnostik: Hirnmetastasen stellen sich im CT durch ein perifokales Ödem und KM-Anreicherung dar (s. Abb. B-**1.105c**). Die MRT ist sensitiver und lässt auch Mikrometastasen erkennen.

Bei unbekanntem Primärtumor ist die artdiagnostische Zuordnung schwierig. Die **Liquorzytologie** ist zur Diagnosesicherung einer Metastasierung hilfreich, evtl. gelingt die ungefähre Zuordnung zu einer Tumorart. Bei erfolgloser Primärtumorsuche muss die Artdiagnose durch Operation oder Biopsie der Metastase versucht werden.

Therapie: Nur solitäre kortexnahe Hirnmetastasen werden bei gutem Allgemeinzustand (Karnofsky-Index > 70%; s. Tab. B-**1.43**, S. 314) operativ entfernt, wenn dadurch eine klinische Besserung ohne zusätzliche neurologische Ausfälle erwartet werden kann. Die postoperative **Bestrahlung** dient der Ausschaltung mikroskopisch kleiner Tumorabsiedlungen, die auch nach scheinbar totaler Resektion meist vorliegen. Eine Alternative zur Operation stellt die einzeitige perkutane stereotaktische Radiotherapie (Radiochirurgie) dar. Sie kann bei einer Tumorgröße < 3 cm eingesetzt werden und ist auch bei Rezidiv einer Metastase nach bereits erfolgter Ganzhirnbestrahlung ggf. noch möglich. Bei multiplen Metastasen erfolgt primär die Ganzhirnbestrahlung. Hirnmetastasen eines Keimzelltumors, ggf. auch eines Mammakarzinoms stellen eine Indikation zur systemischen **Chemotherapie** dar.

Therapie: Solitäre Hirnmetastasen werden operativ entfernt. Anschließend erfolgt wie bei multiplen Metastasen eine **Ganzhirnbestrahlung**. Alternativ zur Operation kann bei kleinen Metastasen die einzeitige perkutane stereotaktische Radiotherapie (Radiochirurgie) durchgeführt werden. Eine **Chemotherapie** wird in Abhängigkeit von der Art des Primärtumors vorgenommen.

Die antiödematöse **Kortikosteroidtherapie** ist als adjuvante Behandlung und als Palliativmaßnahme immer angezeigt.

Das Hirnödem bei zerebralen Metastasen wird mit Dexamethason behandelt (initial 40–100 mg, anschließend 4 × 4–8 mg/die, Erhaltungsdosis 4 mg/die). Die **Kortikosteroidbehandlung**, die neben einer antiepileptischen Therapie oft die einzige Palliativmaßnahme darstellt, bewirkt eine zunächst deutliche, aber nur passagere Rückbildung der Symptome.

Verlauf: Die Überlebenszeit beträgt auch unter maximaler Therapie meist nicht länger als sechs Monate.

Verlauf: Die durchschnittliche Überlebenszeit liegt unbehandelt bei einem Monat. Unter Kortikosteroidbehandlung allein liegt sie bei zwei und unter maximaler Therapie bei drei bis sechs Monaten. Nur Patienten mit solitären Hirnmetastasen ohne systemische Metastasierung haben postoperativ eine Prognose von ein bis zwei Jahren.

▶ **Klinisches Beispiel**

▶ **Klinisches Beispiel:** Ein Küster erlitt im 57. Lebensjahr während des Gottesdienstes erstmals einen sekundär generalisierten fokalen Anfall der rechten Körperhälfte, der von ihm selbst bagatellisiert wurde. Drei Monate zuvor war ein ausgedehntes Rektumkarzinom (mäßig differenziertes Adenokarzinom) palliativ reseziert worden, über dessen Malignität der Patient nicht aufgeklärt war. Der neurologische Befund war bis auf einen feinschlägigen Blickrichtungs-Nystagmus nach links unauffällig. Im EEG zeigte sich ein Theta-Delta-Fokus links fronto-temporo-zentral. Das CT erhärtete den klinischen Verdacht auf Hirnmetastasen (Abb. B-**1.105a**). Innerhalb von sechs Wochen traten weitere rechts fokal eingeleitete tonisch-klonische Anfälle, eine rechtsseitige Hemiparese und linksseitige Mydriasis auf. Das Kontroll-CT (Abb. B-**1.105b** und **c**) ergab multiple Metastasen mit erheblicher Wachstumstendenz. Unter Kortikosteroidbehandlung klang die Symptomatik zunächst wieder ab; vor Ablauf eines halben Jahres starb der Patient jedoch aufgrund der nicht mehr kontrollierbaren intrakraniellen Drucksteigerung.

B-1.105 Hirnmetastasen

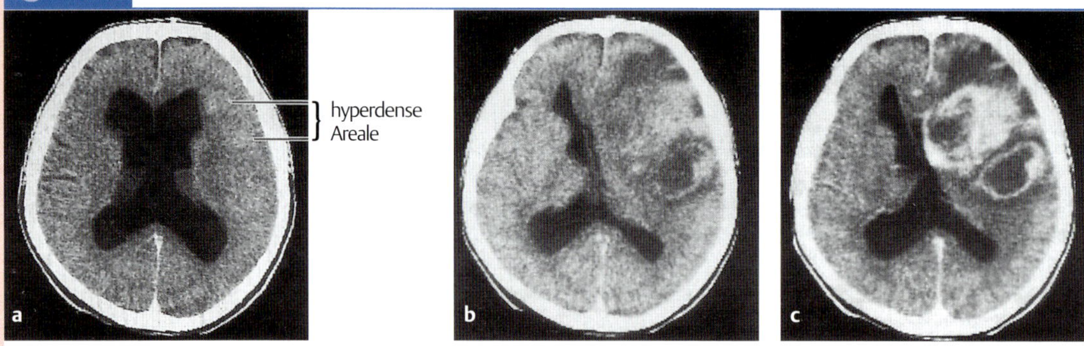

Computertomographische Verlaufsuntersuchung eines 56-jährigen Mannes mit epileptischen Anfällen bei Hirnmetastasen eines Adenokarzinoms des Rektums (vgl. klinisches Beispiel).

a Das CT zeigt links fronto-parietal zwei kleine hyperdense Areale bei Hydrocephalus internus. Das linke Vorderhorn ist geringgradig komprimiert.

b Die CT-Kontrolle sechs Wochen später ergibt links fronto-temporo-parietal eine große Zone heterogener Dichte. Der linke Seitenventrikel ist weitgehend komprimiert, die Mittellinie deutlich verlagert.

c Nach KM-Gabe stellen sich zwei Herde von 4–6 cm Durchmesser mit ringförmigem Enhancement dar. Die Befunde sprechen für Hirnmetastasen mit zentraler Nekrose und umgebendem Ödem.

Meningeosis neoplastica

Symptomatologie: Die Meningeosis neoplastica manifestiert sich mit Kopfschmerzen und Nausea, **Hirnnervenausfällen** und **radikulären Schmerzen**.

Meningeosis neoplastica

Symptomatologie: Die ersten Symptome sind Kopf-, Nacken- und Rückenschmerzen verbunden mit Nausea. **Hirnnervenparesen** – Diplopie insbesondere bei Abduzens-, aber auch Trochlearis- und Okulomotoriuslähmung, periphere Fazialisparese, Dysphagie oder Dysarthrie – sowie **radikuläre Schmerzen**, Sensibilitäts- und Blasenstörungen weisen auf die Infiltration der Hirnnerven bzw. Nervenwurzeln hin. Psychische Veränderungen und Hirndruckzeichen kommen hinzu.

Ätiopathogenese: Die metastatische **Infiltration der Leptomeningen** und die Aus-

Ätiopathogenese: Die Meningeosis neoplastica stellt eine flächenhafte **Infiltration der Leptomeningen** mit Wachstum der Tumorzellen im Liquorraum dar. Fast die Hälfte der intrazerebralen Metastasen geht mit einer Beteiligung der Meningen (besonders präfinal als Ausdruck diffuser Tumoraussaat) einher. Einer reinen Meningealkarzinose (Meningeosis carcinomatosa) liegt meist ein Mamma- oder Bronchialkarzinom zugrunde. Das Bronchialkarzinom weist mit wenigen Monaten die kürzeste, das Mammakarzinom mit durchschnittlich vier Jahren die längste Latenzzeit bis zum metastatischen Befall der Leptomeningen auf. Das maligne Melanom weist eine hohe Metastasierungsrate sowohl in das Gehirn als auch die Meningen auf (Meningeosis melanomatosa). Auch einige primäre Hirntumoren neigen zur Aussaat in den Liquorraum: Germinome, Medulloblastome und primitive neuroektodermale Tumoren (PNET), seltener Ependymome und maligne Gliome. Die neoplastische Infiltration der Meningen betrifft überwiegend die **Hirnbasis**; es kommt zur Ummauerung und Infiltration der Hirnnerven. Eine weitere Prädilektionsstelle ist der Lumbosakralraum mit Infiltration der Nervenwurzeln der Cauda equina (s. Abb. B-**1.121**). Eine rein extradurale Karzinose, ausgehend von einem Karzinom des Gesichts oder Nackens in das Schädelinnere, breitet sich zunächst einseitig aus und infiltriert dann kontinuierlich die Hirnnerven (Garcin-Syndrom, s. Tab. A-**2.4**, S. 33).

breitung von Tumorzellen in den Liquorraum kommt bei intrazerebraler Metastasierung ebenso wie primär hämatogen als Meningeosis carcinomatosa vor. Unter den soliden Tumoren neigen besonders das Mamma-, das Bronchialkarzinom und das maligne Melanom zur Infiltration der Meningen. Auch einige primäre Hirntumoren neigen zur Aussaat in den Liquorraum, v. a. Germinome, Medulloblastome und PNET. Prädilektionsstellen sind die **Hirnbasis** und der Lumbosakralraum; Folge ist die Infiltration der Hirnnerven bzw. Cauda equina (s. Abb. B-**1.121**).

Diagnostik: Richtungweisend im neurologischen Befund ist neben Hirnnervenausfällen und radikulären Symptomen ein **Meningismus.** Karzinome des Gesichts oder Nackens, die destruierend in den Hirnschädel einwachsen, bzw. Knochenmetastasen, die zusätzlich die Meningen infiltrieren, hinterlassen im Röntgenbild des Schädels osteolytische Läsionen. Gelegentlich findet sich im CCT eine KM-Anreicherung in den Sulci und basalen Zisternen oder ein kommunizierender **Hydrozephalus.** Im T1-gewichteten Kernspintomogramm stellen sich die basalen Meningen nach KM-Gabe oft verdickt dar. Nicht selten finden sich bei einer Meningeosis carcinomatosa viele kleine Metastasen diffus im Hirnparenchym im Sinne einer disseminierten Metastasierung des Gehirns, die nur kernspintomographisch darstellbar ist (Abb. B-**1.107**).

Diagnostik: Richtungweisend ist ein **Meningismus**. Im CT stellt sich eine basale KM-Anreicherung oder ein kommunizierender **Hydrozephalus**, im MRT eine Verdickung der Meningen und gelegentlich auch eine disseminierte Metastasierung des Hinparenchyms dar (Abb. B-**1.107**).

Im **Liquor** finden sich ein erhöhter Eiweißgehalt, verminderte Glukose- und erhöhte Laktatwerte. Die mäßige bis ausgeprägte Pleozytose ist durch eine breite Aussaat von Tumorzellen in den Liquor bedingt und beweisend für eine Meningeosis neoplastica. Bei der ersten Liquorentnahme gelingt der Nachweis von Tumorzellen in 50% der Fälle, bei wiederholter Punktion in 90%. Häufig findet sich eine begleitende aseptische Meningitis (Abb. B-**1.106**). Solide leptomeningeale Metastasen lassen sich nicht immer im Liquor nachweisen. Wird sowohl die Liquorzytologie als auch die kraniale und spinale Kernspintomogra-

Die Diagnose der Meningeosis neoplastica wird **liquorzytologisch** gestellt (Abb. B-**1.106**). Bei wiederholter Punktion gelingt der Nachweis von Tumorzellen in 90%. Die kraniale und spinale Kernspintomographie mit KM weist auch solide leptomeningeale Metastasen nach.

B-1.106 Meningeosis carcinomatosa bei Mammakarzinom

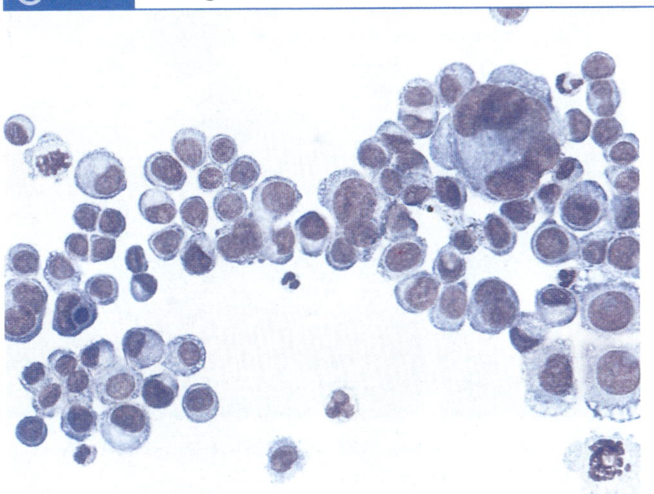

Das Liquorpräparat enthält polymorphe, z. T. mehrkernige Zellen mit verschobener Kern-Zytoplasma-Relation und jeweils mehreren Nucleoli. Die starke Basophilie und der randständige Vakuolensaum lassen auf Zellen eines Adenokarzinoms schließen (May-Grünwald-Giemsa-Färbung).

B-1.106

phie mit KM-Gabe durchgeführt, gelingt der Nachweis einer Meningeosis in den meisten Fällen. Karzinomzellen können in der Regel von Zellen eines malignen Melanoms und malignen Zellen hirneigener Tumoren unterschieden werden. Die eindeutige histologische Zuordnung zu einem Primärtumor gelingt jedoch nicht. Darüber hinaus gibt der Nachweis biochemischer Marker im Liquor (z. B. β-Glukuronidase, β_2-Mikroglobulin, CEA) einen Hinweis auf leptomeningeale Metastasen. Zur Zelldifferenzierung werden auch immunzytochemische Verfahren und die PCR-Analyse eingesetzt.

Therapie: Die Behandlung erfolgt unabhängig von der Tumorart mit **Methotrexat in intrathekaler Applikation** und bei Vorliegen solider Metastasen von Gehirn oder Rückenmark mit zusätzlicher Bestrahlung. Je nach Primärtumorart erfolgt auch eine systemische Chemotherapie.

Therapie: Die Behandlung der Meningeosis neoplastica stellt in den meisten Fällen eine Palliativmaßnahme dar. Bei nachgewiesener Meningealkarzinose wird unabhängig von der Primärtumorart **Methotrexat intrathekal** (über ein ventrikuläres Reservoir oder wiederholte Lumbalpunktion) gegeben. Oft kann bereits mit der ersten oder zweiten Behandlung die Liquoraussaat soweit zurückgedrängt werden, dass die meningeale Reaktion, die die heftigen Kopf- und radikulären Schmerzen verursacht, gedämpft ist und die Schmerzen erträglich werden. Insbesondere bei gleichzeitigem Vorliegen solider Metastasen in Gehirn oder Rückenmark erfolgt nach den ersten Behandlungszyklen eine Ganzhirnbestrahlung und ggf. die punktuelle Bestrahlung solider spinaler Metastasen, selten auch der gesamten Neuroachse. Je nach Primärtumorart erfolgt zusätzlich eine systemische Chemotherapie. Komplikationen der Behandlung, insbesondere in Kombination mit einer Strahlentherapie, sind eine progrediente Leukenzephalopathie (S. 317), eine akute Arachnitis und eine Radikulomyelopathie, die sich akut mit radikulären Schmerzen und einem Querschnittsyndrom manifestiert. Immer ist eine suffiziente Schmerztherapie (z. B. mit einem Opiat-Analogon), oft antiemetische Therapie und ggf. Hirnödem-Therapie (s. o.) erforderlich.

Verlauf: Die Meningeosis neoplastica zeigt eine infauste Prognose an. Ohne Behandlung beträgt die Überlebenszeit 6 – 8 Wochen, unter kombinierter Chemo- und Strahlentherapie 2 – 8 Monate.

Verlauf: Die Meningeosis neoplastica ist Ausdruck der systemischen Disseminierung des malignen Tumors und zeigt eine infauste Prognose an. Ohne Behandlung beträgt die Überlebenszeit 6 – 8 Wochen, unter kombinierter Chemo- und Strahlentherapie 2 – 8 Monate. Die Patienten sterben dann meist infolge der systemischen Tumorprogression. Stellt die Meningealkarzinose die einzige Karzinommanifestation ohne nachweisbaren Primärtumor dar, ist die Prognose etwas besser.

B-1.107 Disseminierte Metastasierung des Gehirns

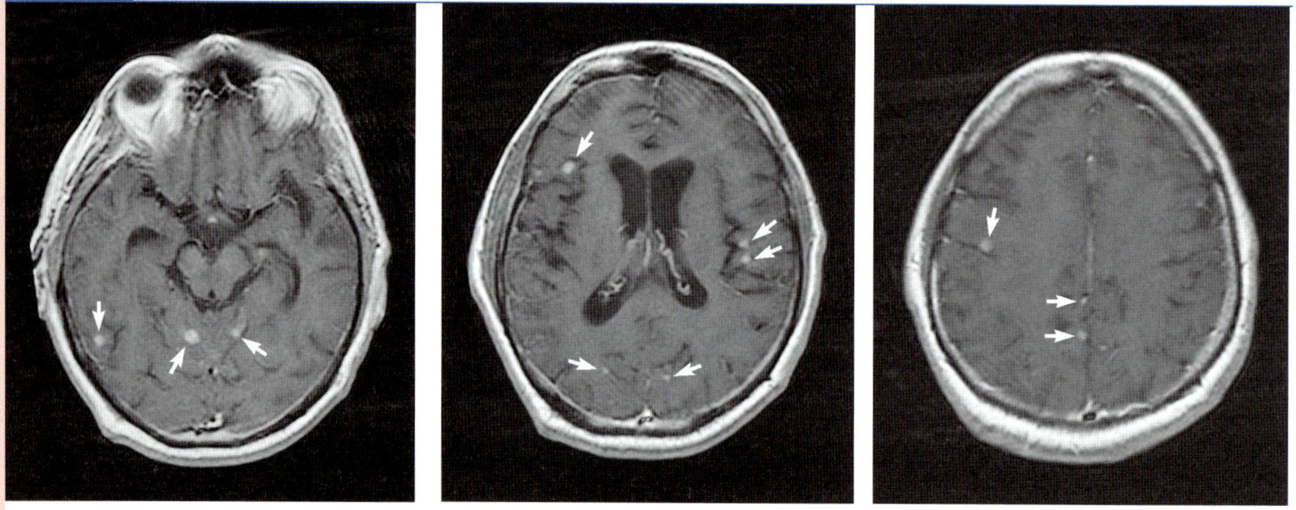

MRT eines 57-jährigen Patienten mit im Liquor nachgewiesener Meningeosis carcinomatosa (vgl. klinisches Beispiel). In der MRT zeigt sich eine diffuse Metastasierung des Gehirns (Pfeile). Axiale T1-Bilder mit Kontrastmittel.

a Punktförmige Kontrastmittelanreicherungen im Kleinhirnoberwurm und temporal rechts.

b Weitere punktförmige Kontrastmittelanreicherungen im Inselkortex sowie okzipital beiderseits.

c Weitere kleine Metastasen ebenfalls in der Hirnrinde bzw. an der Rinden-Mark-Grenze parietal rechts sowie an der Mantelkante.

▶ **Klinisches Beispiel:** Der 57-jährige Mediziner wurde wegen seit einer Woche anhaltender heftiger Kopfschmerzen ins Krankenhaus gebracht. Ein bereits ambulant durchgeführtes CT des Kopfes war regelrecht gewesen. Die am Aufnahmetag durchgeführte Liquoruntersuchung ergab eine Pleozytose von 91 Zellen/µl. Im Zellbild fanden sich neben aktivierten Monozyten zahlreiche polymorphe großkernige Zellen mit mehreren prominenten Nucleoli, d. h. liquorfremde, maligne Zellen. Im MRT stellten sich supra- und infratentoriell multiple Signalveränderungen kortikal und subkortikal mit deutlicher KM-Aufnahme dar (Abb. B-**1.107**). Unter der Diagnose einer Meningeosis neoplastica mit disseminierten zerebralen Mikrometastasen erfolgte zunächst die intrathekale Methotrexatgabe. Die Kopfschmerzen ließen rasch an Intensität nach. Parallel zur intrathekalen Chemotherapie erfolgte die umfangreiche Tumorsuche, die ohne Nachweis eines Primärtumors blieb. Lediglich der erhöhte Tumormarker Ca 19–9 sprach für einen gastrointestinalen Tumor; die immunzytochemische Untersuchung der Tumorzellen im Liquor wies ebenfalls auf ein Adenokarzinom hin. Nach 4 Zyklen Methotrexat intrathekal wurde die Bestrahlung des gesamten Schädels mit 40 Gy und des Spinalkanals mit 30 Gy durchgeführt. Bei der Verlaufskontrolle 4 Wochen nach Abschluss der symptomatischen Therapie waren keine Tumorzellen im Liquor nachweisbar und in der MRT keine Hirnmetastasen. Der Patient war jedoch in einem reduzierten Allgemeinzustand und wünschte keine erneute Primärtumorsuche. Er verstarb ein halbes Jahr nach Manifestation der Meningeosis carcinomatosa.

◀ **Klinisches Beispiel**

Meningeosis leucaemica und Meningeosis lymphomatosa

Symptomatologie: Frühsymptome einer Meningeosis leucaemica bzw. lymphomatosa sind Kopfschmerzen, Nausea und Vomitus. Es kommt zu **Hirnnervenausfällen**, insbesondere einer Fazialisparese, weniger häufig sind die Nn. oculomotorius, trigeminus und abducens betroffen. Es entwickelt sich ein **Meningismus** und mit zunehmender Vigilanzstörung eine Stauungspapille.

Ätiopathogenese: Bei 50 % der **akuten lymphatischen Leukämien** im Kindesalter muss noch Jahre nach Erkrankung und intensiver Chemotherapie mit einer Infiltration der Leptomeningen gerechnet werden. Während die Zytostatika fast alle Organe, auch das Gehirn und die Dura mater in hoher Konzentration erreichen, treten sie kaum in den Liquor über. Entsprechend können sich leukämische Infiltrate in den Leptomeningen festsetzen und trotz systematischer Therapie den Liquor mit Leukämiezellen überschwemmen. Neben perivaskulären oder diffusen Infiltraten kommt es häufig zu kleinen disseminierten Blutungen, die durch Gefäßveränderungen oder eine auf die Grundkrankheit zurückgehende Thrombozytopenie bedingt sind. Selten (< 1 %) kommt es bei chronisch lymphatischer Leukämie zur Meningeosis leucaemica.

Ca. 30 % der Patienten mit systemischem **Non-Hodgkin-Lymphom** entwickeln eine Meningeosis lymphomatosa, oft bereits innerhalb des ersten Erkrankungsjahres. Die ZNS-Manifestation, seltener mit intrazerebralem lymphomatösem Wachstum, spricht immer für ein generalisiertes Krankheitsstadium. Bei Hodgkin-Lymphom ist ein leptomeningealer Befall selten.

Meningeosis leucaemica und Meningeosis lymphomatosa

Symptomatologie: Frühsymptome sind Kopfschmerzen und Nausea. Hinzu kommen **Hirnnervenausfälle, Meningismus** und eine Stauungspapille.

Ätiopathogenese: Die Meningeosis leucaemica tritt als häufige Komplikation besonders der **akuten lymphatischen Leukämie** noch Jahre nach der Erstbehandlung auf.

Bei **Non-Hodgkin-Lymphom** kann es bereits innerhalb eines Jahres im generalisierten Krankheitsstadium zur leptomeningealen Aussaat kommen.

B-1.108 Meningeosis leucaemica

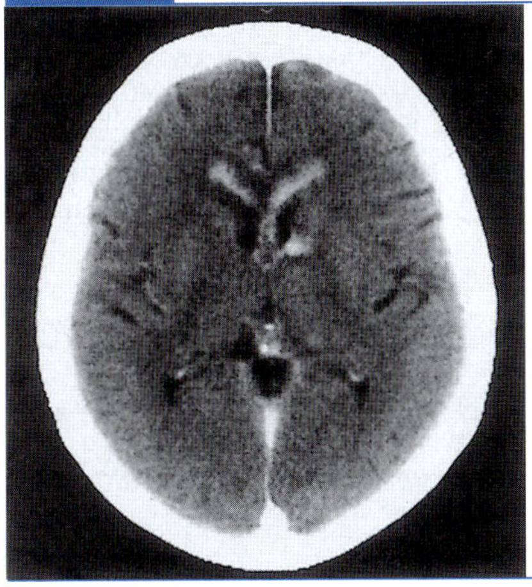

63-jährige Patientin mit Kopfschmerzen und Nackensteifigkeit. Seit Jahren ist eine chronisch lymphatische Leukämie bekannt. Das CT zeigt eine deutliche KM-Anreicherung, vor allem in den Vorderhörnern der Seitenventrikel als Hinweis auf eine leukämische Infiltration des Ventrikelependyms.

B-1.108

B-1.109

B-1.109 Meningeosis lymphomatosa

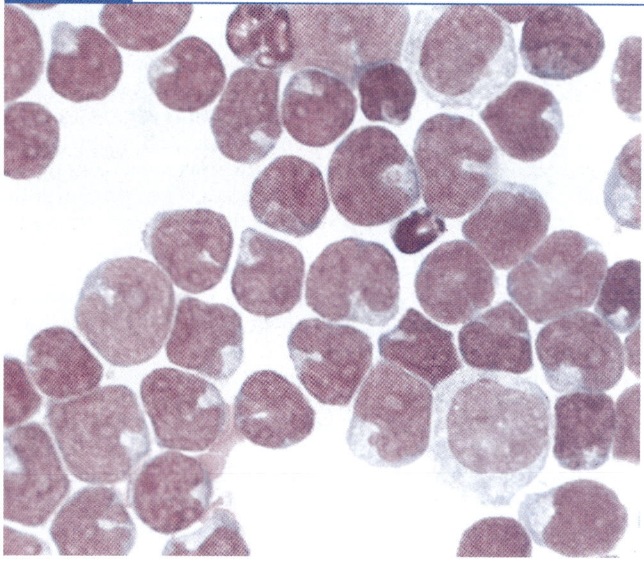

Im Liquor finden sich fast ausschließlich Lymphomzellen: übergroße Zellen mit erheblicher Verschiebung der Kern-Zytoplasma-Relation zugunsten des Kerns. Die Kerne weisen eine lockere Chromatinstruktur mit einem großen, deutlich demarkierten Nucleolus auf (May-Grünwald-Giemsa-Färbung).

Diagnostik: Im CT zeigt sich eine meningeale oder ependymale KM-Anreicherung (Abb. B-**1.108**). Der **Liquor** weist eine erhebliche **Pleozytose** und im zytologischen Präparat charakteristische **Leukämie- bzw. Lymphomzellen** auf (Abb. B-**1.109**).

Diagnostik: Im CT zeigt sich gelegentlich eine KM-Anreicherung der Meningen oder des Ependyms (Abb. B-**1.108**). Häufiger gelingt der Nachweis im MRT. Bei Leukämiepatienten muss der Liquor in regelmäßigen Abständen zytologisch untersucht werden. Die Meningeosis leucaemica bzw. lymphomatosa geht mit einer **Liquor-Pleozytose** bis 1000/3 Zellen einher, die zytologisch den auch im hämatologischen Präparat nachweisbaren **malignen Zellen** entsprechen (Abb. B-**1.109**) und mit denselben zytochemischen Färbemethoden zu differenzieren sind. Daneben findet sich eine Eiweißerhöhung im Liquor.

Therapie und Verlauf: Die intrathekale Methotrexatgabe ist Therapie der Wahl, ggf. in Kombination mit Bestrahlung und bei Non-Hodgkin-Lymphom mit systemischer Chemotherapie.

Therapie und Verlauf: Unter frühzeitiger intrathekaler Methotrexatgabe, vorzugsweise über ein ventrikuläres Reservoir, sowie systemischer Chemotherapie, ggf. auch anschließender Bestrahlung, wird das Risiko einer infausten Meningeosis leucaemica auf 5 – 15 % gesenkt. Bei leptomeningealer Aussaat eines Non-Hodgkin-Lymphoms kann durch intrathekale in Kombination mit systemischer Chemotherapie die Überlebenszeit von drei Monaten auf 2 Jahre verlängert werden.

1.6.3 Gefäßfehlbildungen des Gehirns

1.6.3 Gefäßfehlbildungen des Gehirns

▶ Definition

▶ **Definition:** Man unterscheidet kongenitale Gefäßfehlbildungen (Angiome) von Gefäßanomalien, die sich im Lauf des Lebens entwickeln (Aneurysmen). Ätiologisch handelt es sich entweder um eine mangelnde Ausdifferenzierung des embryonalen Gefäßplexus oder um eine Wandschwäche mit sekundärer, lokal begrenzter Gefäßausweitung. Die häufigsten klinischen Manifestationsformen sind Hirnblutungen und epileptische Anfälle.

Epidemiologie: Der Altersgipfel der Aneurysmen liegt zwischen dem 40. und 60. Lebensjahr, Angiome manifestieren sich meist vor dem 40. Lebensjahr.

Epidemiologie: Bei 1 – 5 % der Bevölkerung finden sich intrakranielle, meist asymptomatische Aneurysmen. Das Häufigkeitsverhältnis von Aneurysmen zu Angiomen ist 7 : 1. Während Aneurysmen einen Altersgipfel zwischen dem 40. und 60. Lebensjahr aufweisen, manifestieren sich die Angiome bereits in der dritten und vierten Dekade. Insbesondere symptomatische, nicht rupturierte Aneurysmen finden sich häufiger bei Frauen.

Aneurysmen

Symptomatologie: Subakut oder phasenhaft auftretende **Kopf- oder Gesichtsschmerzen**, die gut lokalisiert werden, sind ein häufig verkanntes Frühsymptom von Aneurysmen. Akute, heftigste **Kopfschmerzen** mit **Meningismus** treten als Folge einer Aneurysma-Ruptur mit **Subarachnoidalblutung** (SAB) auf (S. 419). Während 90% der Fälle dieser klinischen Manifestation entsprechen („apoplektischer Typ"), sind die restlichen 10% dem „paralytischen Typ" zuzuordnen: Hier verursacht das Aneurysma durch Kompression isolierte oder kombinierte **Hirnnervenausfälle**, v. a. Augenmuskelparesen mit Diplopie oder Visusstörungen und Gesichtsfelddefekte. Selten sind Halbseitensymptome, z. B. als ischämische Attacke (TIA), und epileptische Anfälle (Tab. B-**1.46**).

Häufigstes Hirnnervensymptom sowohl beim „paralytischen" als auch beim „apoplektischen" Aneurysma ist die **Okulomotoriusparese** (Tab. B-**1.46**). Da das Aneurysma zunächst die oberflächlichen parasympathischen Fasern des III. Hirnnervs komprimiert, finden sich meist eine Mydriasis und Ptose, bevor die Bulbusmotilität beeinträchtigt ist (s. S. 28). A.-carotis-interna-Aneurysmen gehen hingegen mit einem **Horner-Syndrom** einher (s. S. 27). Infraklinoidale A.-carotis-int.-Aneurysmen können ein **Sinus cavernosus-Syndrom** verursachen: Augenmuskelparesen, Schmerzen und Sensibilitätsstörungen des Gesichts mit Abschwächung des Kornealreflexes. Wenn sich zusätzlich ein pulsierender Exophthalmus, Chemosis (Bindehautödem) und Visusverlust einstellen, ist eine Aneurysmaruptur innerhalb des Sinus cavernosus anzunehmen (Karotis-Sinus-cavernosus-Fistel, S. 32). Selten weist Epistaxis (Nasenbluten) oder eine Blutung in den Gehörgang auf ein rupturiertes Aneurysma hin.

Ätiopathogenese: Die sackförmigen Aneurysmen der basalen Hirnarterien entstehen überwiegend an den Gefäßabgängen des **Circulus arteriosus Willisii** aufgrund von Strömungsturbulenzen, arteriellem intraluminalen Druck und degenerativen Veränderungen bei **konnatalen Gefäßwandanomalien** (Muskularis-Lücken). Arterielle Hypertonie und Arteriosklerose stellen Risikofaktoren, jedoch keine ursächlichen Faktoren für die Entwicklung von Aneurysmen dar. Patienten mit polyzystischen Nierenerkrankungen haben ein erhöhtes Risiko für Aneurysmen der Hirnbasisarterien. Man findet zudem eine familiäre Häufung: Verwandte ersten Grades von Patienten mit durch SAB symptomatisch gewordenen Aneurysmen haben ein 4fach erhöhtes Risiko, selbst Aneurysmaträger zu sein. Eine septisch-embolische, mykotische oder luetische Genese der Aneurysmen macht weniger als 3% aus.

Über 90% der Aneurysmen sind im vorderen, von den Karotiden gebildeten Abschnitt des Circulus arteriosus Willisii lokalisiert (Abb. B-**1.110**). Ihre Größe

Aneurysmen

Symptomatologie: Aneurysmen manifestieren sich zu 90% mit **Kopfschmerzen** und **Meningismus**, d. h. mit einer **Subarachnoidalblutung** (SAB, „apoplektischer Typ"). In 10% verursachen sie isolierte oder kombinierte **Hirnnervenausfälle**, selten eine Hemiparese oder Epilepsie („paralytischer Typ", Tab. B-**1.46**).

Die innere und äußere **Okulomotoriusparese** ist das häufigste Hirnnervensymptom bei Aneurysmen (Tab. B-**1.46**). Ein A.-carotis-interna-Aneurysma verursacht ein **Horner-Syndrom**, bei infraklinoidaler Lokalisation durch Kompression ein **Sinus-cavernosus-Syndrom**; die Ruptur führt zu einer Karotis-Sinus-cavernosus-Fistel mit pulsierendem Exophthalmus.

Ätiopathogenese: Die sackförmigen Aneurysmen sind lokal begrenzte Gefäßausweitungen. Sie entwickeln sich auf dem Boden einer **konnatalen Wandschwäche** fast ausschließlich an den Gefäßabgängen des **Circulus arteriosus Willisii**. Man findet eine familiäre Häufung.

90% der Aneurysmen sitzen am vorderen Abschnitt des Circulus arteriosus Willisii

B-1.46 Neurologische Symptomatik in Abhängigkeit von der Aneurysma-Lokalisation

Aneurysma-Lokalisation	*Ort der Druckläsion*	*Symptomatik*
A. cerebri anterior	N. I N. II	einseitige Anosmie Visusminderung
A. communicans anterior	N. II Chiasma opticum Tractus opticus	Visusminderung bitemporale Hemianopsie homonyme Hemianopsie
A. cerebri media	Tractus opticus Sprachzentrum Zentralregion	homonyme Hemianopsie Aphasie Epilepsie
A. carotis interna	N. III, IV, V, VI	Sinus-cavernosus-Syndrom Horner-Syndrom
A. communicans posterior	N. III	isolierte Okulomotoriusparese
A. basilaris	N. III Hirnschenkel Aquädukt	Okulomotoriusparese Hemi- oder Tetraparese Hydrocephalus internus

B-1.46

B-1.110

B-1.110 Circulus arteriosus Willisii mit den häufigsten Aneurysma-Lokalisationen

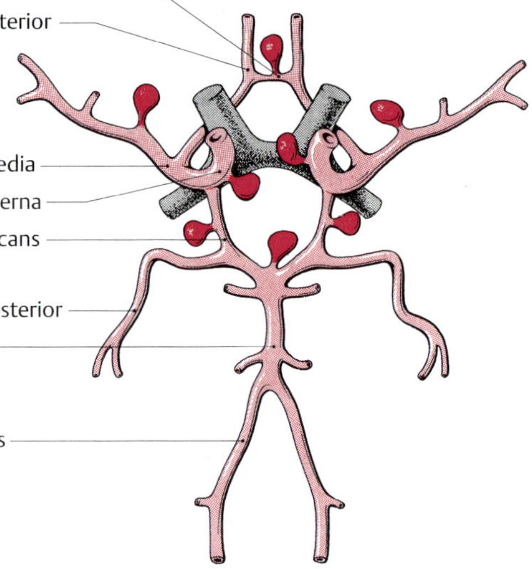

Zur besseren Orientierung ist der Circulus arteriosus Willisii mit Bezug zum Chiasma opticum dargestellt. Die A. communicans anterior ist mit 33% am häufigsten betroffen, gefolgt von der A. carotis interna, der A. communicans posterior und der A. cerebri media mit jeweils ca. 20%.

(Abb. B-**1.110**). Sie kommen auch multipel vor und werden mit zunehmender Größe durch v. a. **Aneurysmaruptur, Kompression** umgebender Strukturen und **Thrombose** symptomatisch.

liegt zwischen 5 und 30 mm. In 16% der Fälle finden sich multiple Aneurysmen. Sie werden durch **Ruptur**, **Kompression** umgebender Strukturen, **Thrombose** und selten Embolisation thrombotischen Materials oder intramurale Gefäßblutungen symptomatisch. Je größer das Aneurysma (> 10 mm), um so größer ist die Gefahr einer Ruptur mit SAB (s. S. 419). Während A.-communicans-anterior-Aneurysmen besonders häufig rupturieren, finden sich unter den Aneurysmen vom „paralytischen Typ" überwiegend A.-carotis-interna- und A.-basilaris-Aneurysmen; Aneurysmen der A. cerebri media bleiben oft asymptomatisch.

Diagnostik: Akuter heftiger Kopfschmerz und Meningismus sind hochverdächtig auf eine SAB. Hirnnervensymptome bei Patienten mit Kopfschmerzen müssen zur sorgfältigen Suche nach einem Aneurysma veranlassen. Während der direkte Aneurysma-Nachweis im CT nach KM-Gabe nur gelegentlich gelingt (Abb. B-**1.112a** u. **b**), sind **MRT** und **MR-Angiographie** sensitiver (s. Abb. B-**1.112c–e**). Präoperativ ist eine **Panangiographie** erforderlich (Abb. B-**1.111**).

Diagnostik: Treten initial akut heftige Kopf- oder Gesichtsschmerzen auf, muss eine SAB computertomographisch ausgeschlossen werden (vgl. S. 421). Bei Ruptur eines infraklinoidalen A.-carotis-interna-Aneurysmas findet sich bei der Lumbalpunktion aufgrund der extraduralen Lokalisation kein Blut im Liquor. Der Befund einer Okulomotoriusparese oder eines Horner-Syndroms insbesondere bei Patienten mit Kopfschmerzen muss zur sorgfältigen Suche nach einem Aneurysma veranlassen (s. Tab. B-**1.46**). Auch eine TIA bei fehlender Arteriosklerose und fehlendem kardialen Embolierisiko insbesondere bei wiederholter Symptomatik in demselben Gefäßversorgungsgebiet sollte an ein Aneurysma denken lassen (s. S. 389). Während sich im CT nur große Aneurysmen meist

B-1.111

B-1.111 Basilariskopf-Aneurysma

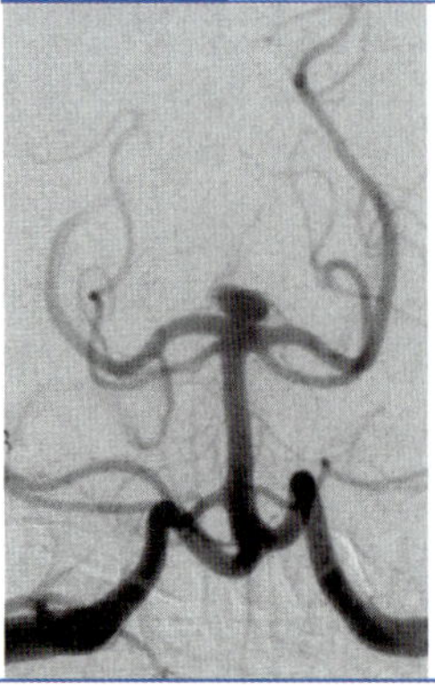

Arteriographische Darstellung eines Aneurysmas der A. basilaris nach Subarachnoidalblutung (vgl. Abb. B-**1.110**).

B-1.112 Aneurysma der A. carotis interna

Bildgebende Diagnostik bei einem 65-jährigen Patienten (vgl. klinischer Fall).

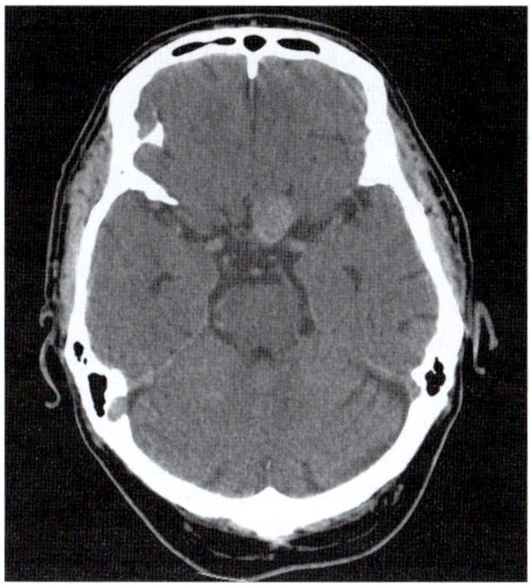

a In der nativen Computertomographie stellt sich in Höhe des Karotissiphon links eine diskret hyperdense raumfordernde Struktur von 16 mm Durchmesser dar. CT nativ.

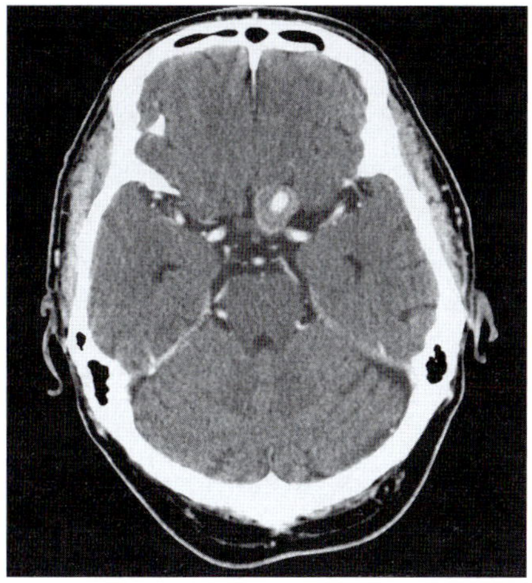

b Nach Kontrastmittelgabe kontrastiert sich die A. carotis interna im Siphonbereich beiderseits; links zeigt sich die bereits in der Nativaufnahme erkennbare Struktur mit zentraler Kontrastmittelanreicherung. Die rundliche Struktur und der unmittelbare Bezug zur A. carotis interna sprechen für ein Aneurysma, die nur zentrale Kontrastierung für eine randständige Thrombosierung des Riesenaneurysma. CT mit KM.

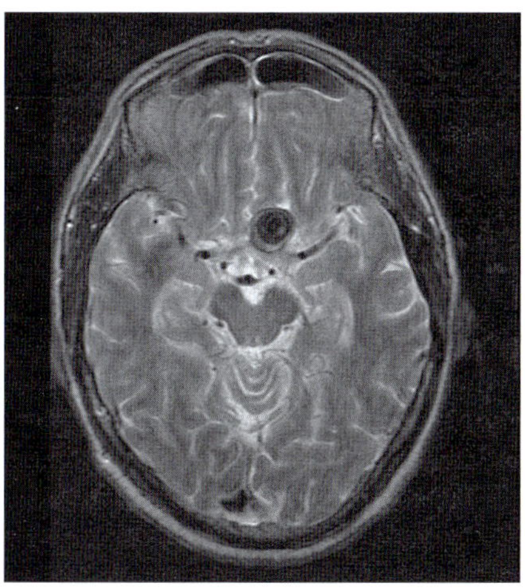

c In der Kernspintomographie stellt sich das Aneurysma unmittelbar rostral der A. carotis interna mit Bezug zum Chiasma opticum dar. Die zentrale Kontrastaussparung ist Ausdruck des Flusses im Gefäß, der isointense Saum Ausdruck des wandständigen Thrombus. MRT, axiales T2-Bild.

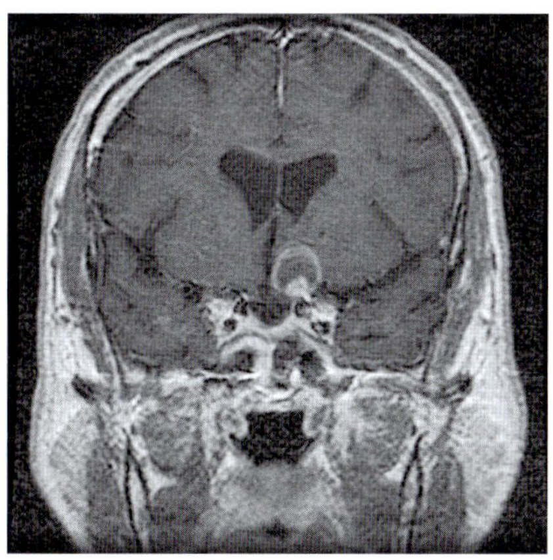

d In der koronaren Ebene ist das Aneurysma unmittelbar oberhalb des Sinus cavernosus erkennbar. Es hat eine leicht raumfordernde Wirkung. MRT, koronares T1-Bild mit Kontrastmittel.

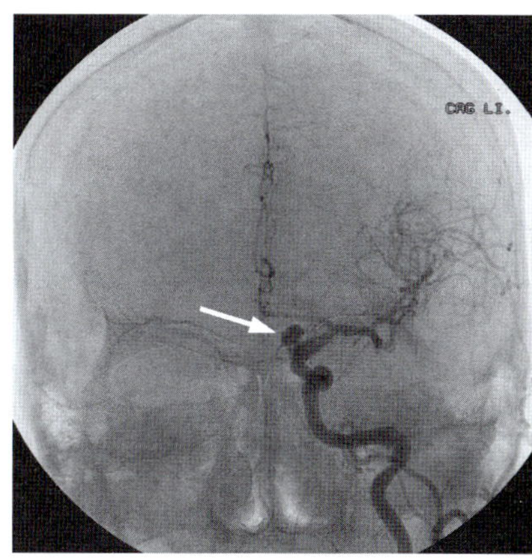

e Die digitale Subtraktionsangiographie zeigt das Aneurysma breitbasig am Karotissiphon (Pfeil).

erst nach KM-Gabe darstellen (Abb. B-**1.112a** u. **b**), gelingt der direkte Nachweis häufig im **MRT** oder mittels **MR-Angiographie** (s. Abb. B-**1.112c–e**). Präoperativ muss eine konventionelle **Angiographie aller Hirngefäße** zur Erfassung auch kleiner und multipler Aneurysmen vorgenommen werden (Abb. B-**1.111** und Abb. B-**1.159 c**, S. 422).

Differenzialdiagnose: Bei isolierten Augenmuskelparesen kommen differenzialdiagnostisch eine **Myasthenie** oder die diabetische **Mononeuropathie** infrage. Im

Differenzialdiagnose: Augenmuskelparesen lassen differenzialdiagnostisch an die **Myas-**

thenie oder an eine diabetische **Mononeuropathie** denken. Die Abgrenzung gegen eine ophthalmoplegische **Migräne** kann schwierig sein.

Gegensatz zum Aneurysma ist bei diesen Erkrankungen jedoch primär die Bulbusmotilität gestört ohne Beeinträchtigung der Pupillomotorik. Zur Differenzialdiagnose des Sinus-cavernosus-Syndroms s. S. 32. Retroorbitale Schmerzen und Augenmuskelparesen bei infraklinoidalem A.-carotis-interna-Aneurysma sind gelegentlich schwer gegen die allerdings sehr seltene opthalmoplegische **Migräne** abzugrenzen (Tab. B-**4.1**, S. 501). Ebenfalls mit retroorbitalen Schmerzen und einseitiger Ophthalmoplegie geht das entzündliche Tolosa-Hunt-Syndrom einher, das nach Kortikosteroidgabe rasch abklingt, aber zu Rezidiven neigt (s. Tab. A-**2.4**, S. 33).

Therapie: Sowohl symptomatische nicht rupturierte als auch asymptomatische Aneurysmen werden operativ geklippt. Bei ungünstiger Lokalisation kommen endovaskuläre Verfahren zur Anwendung.

Therapie: Für rupturierte Aneurysmen besteht eine absolute Operationsindikation (s. S. 423). Asymptomatische Aneurysmen und solche vom „paralytischen Typ" werden wegen des hohen Risikos einer SAB ebenfalls durch Klippung ausgeschaltet. Die Operationsmorbidität beträgt 4%. Bei ungünstiger Lokalisation kommen endovaskuläre Verfahren zur Anwendung, und zwar die direkte Aneurysmaokklusion durch einen in das Aneurysmalumen eingebrachten Ballon oder Platinspiralen (coils). Die Morbidität und Mortalität infolge von Komplikationen bei diesem Verfahren beträgt insgesamt 5%. Nur wenn die Ausschaltung eines thrombosierten Aneurysma nicht möglich ist, wird ein Thrombozytenaggregationshemmer zur Thromboemboliepropylaxe gegeben.

Verlauf: Das Blutungsrisiko bei Aneurysma beträgt 1–2% pro Jahr und steigt mit der Aneurysmagröße.

Verlauf: Bei Aneurysmaträgern muss mit einem Blutungsrisiko von 1–2% pro Jahr und einer ebenso hohen Neubildungsrate gerechnet werden. Das Blutungsrisiko steigt mit der Aneurysmagröße: Bei einer Größe von < 4 mm beträgt es 0,5%, bei einer Größe zwischen 10 und 25 mm 3–4% pro Jahr.

▶ **Klinisches Beispiel**

▶ **Klinisches Beispiel:** Der 65-jährige ehemalige Stahlbauschlosser stellte sich wegen seit drei Wochen anhaltenden linksseitigen Stirnkopfschmerzen mit Ausstrahlung hinter das linke Auge vor. Unter dem Verdacht auf eine Nasennebenhöhlenentzündung war er antibiotisch behandelt worden. Der neurologische Befund war regelrecht. Das EEG ergab einen Normalbefund. Die transkranielle Dopplersonographie ergab eine erhöhte diastolische Flussgeschwindigkeit im Siphonbereich der linken A. carotis interna. Das CT wies ein teilthrombosiertes Aneurysma der A. carotis interna in Höhe des Abgangs der A. ophthalmica links nach (Abb. B-**1.112 a** und **b**). In der MRT und MR-Angiographie waren die Teilthrombosierung und zudem die Verlagerung des linken N. opticus durch das Riesenaneurysma erkennbar (Abb. B-**1.112 c–e**). Das Aneurysma konnte operativ vollständig ausgeschaltet werden.

Angiome

Symptomatologie: Auf ein Angiom weisen Kopfschmerzen und zerebrale Herdsymptome, v. a. **epileptische Anfälle**, die sich meist in der zweiten bis dritten Lebensdekade manifestieren, hin. In der Hälfte der Fälle ist eine **Hirnblutung** das erste Symptom (Tab. B-**1.47**).

Symptomatologie: Schon im Kindesalter führen Angiome zu unspezifischen Symptomen wie Schwindel und Tinnitus. Bei Kindern können große Angiome Ursache eines psychomotorischen Entwicklungsrückstands sein. Richtungweisend für die Diagnose sind rezidivierende Kopfschmerzen und neurologische Herdsymptome, v. a. **epileptische Anfälle** in der zweiten bis dritten Lebensdekade. Meist treten einfach fokale oder fokal eingeleitete tonisch-klonische Anfälle mit postiktaler Parese auf. Bei einem Viertel der Patienten sind sie das erste Symptom; insgesamt entwickeln 75% der Patienten eine Epilepsie. Eine sensomotorische Hemiparese oder Aphasie tritt akut, subakut, passager oder rezidivierend auf. In der Hälfte der Fälle manifestiert sich ein arteriovenöses Angiom mit einer **Hirnblutung** (Tab. B-**1.47** und S. 410).

Kavernöse Angiome (Kavernome, s. u.) werden durch Epilepsie und meist reversible neurologische Defizite manifest.

Kavernöse Angiome (Kavernome, s. u.) werden in einem Drittel der Fälle durch eine Epilepsie symptomatisch, seltener durch eine Hirnblutung. Als Ausdruck

B-1.47

B-1.47 Pathophysiologie und Symptomatologie arteriovenöser Angiome

Pathogenese	*Symptomatologie*
Ruptur	intrazerebrales Hämatom, Subarachnoidalblutung
Gliose, lokale Rindenatrophie	fokale Epilepsie
Steal-Phänomen oder ischämischer Insult	intermittierende oder progrediente neurologische und neuropsychologische Symptome

rezidivierender Mikroblutungen kommen progrediente und meist vollständig rückläufige neurologische Symptome vor.

Ätiopathogenese: Angiome sind Fehlbildungstumoren, die durch mangelnde Differenzierung des embryonalen Gefäßplexus bedingt sind. Histologisch unterscheidet man kavernöse und razemöse Angiome, diese werden wiederum je nach Gefäßart in arteriovenöse, kapillare und venöse unterteilt.

Das **Angioma racemosum arteriovenosum** (arteriovenöses Angiom oder Rankenangiom) hat die größte klinische Bedeutung. Es besteht aus zuführenden Arterien, dem Angiomnidus (Shuntbereich infolge fehlender Differenzierung des Kapillarnetzes) und drainierenden Venen. In 10% der Fälle finden sich Aneurysmen, die innerhalb des Nidus oder an den zuführenden Arterien sitzen. Fast 90% der arteriovenösen Angiome sind supratentoriell, meist an der Hemisphärenoberfläche und oft tief in das Parenchym hineinragend, seltener rein subkortikal gelegen. Das benachbarte Hirnparenchym ist atrophisch und oft durch lokale Ischämie oder Blutung verändert. Die Blutversorgung der arteriovenösen Angiome erfolgt in der Regel aus pialen Gefäßen, in mehr als der Hälfte der Fälle aus der A. cerebri media. Seltener sind durale arteriovenöse Angiome, die von meningealen Gefäßen oder der A. carotis interna gespeist werden und in die venösen Sinus (Sinus transversus, Sinus cavernosus) drainieren.

Durch den **arteriovenösen Kurzschluss (Shunt)** wird das Hirnparenchym minderversorgt, sodass es neben einer diffusen Hypoxie zu umschriebenen ischämischen Insulten kommen kann. Dieser **Steal-Effekt** erklärt die oft fehlende Übereinstimmung von klinischer Symptomatik und Lokalisation der Gefäßfehlbildung. Auch okkulte Blutungen, die sich auf die Umgebung des Angioms beschränken, können Ursache progredienter neurologischer Ausfälle sein. Die eigentliche **Angiomblutung** führt in zwei Drittel der Fälle zum intrazerebralen Hämatom und in einem Drittel zur SAB. Mikroangiome rufen gelegentlich das Bild des akuten juvenilen subkortikalen Hämatoms hervor (Tab. B-**1.47**).

Das **Angioma capillare ectaticum** (Teleangiektasien) besteht aus erweiterten Kapillaren und ist meist im Pons, seltener subkortikal in den Hemisphären lokalisiert. Teleangiektasien bleiben meist asymptomatisch, gelegentlich können sie Ursache einer langsam progredienten Hirnstammsymptomatik sein.

Beim **Angioma racemosum venosum** (venöses Angiom, „developmental venous anomaly", DVA) handelt es sich um eine kongenitale venöse Fehlbildung ohne klinische Relevanz. Selten findet sich eine Assoziation mit einem Kavernom, das symptomatisch werden kann.

Das **Angioma cavernosum (Kavernom)** besteht aus einem scharf begrenzten, mit Endothel ausgekleideten Hohlraum ohne Erweiterung der zu- und abführenden Gefäße. Sporadische Kavernome sind meist solitär. Kavernome kommen aber auch familiär gehäuft vor und sind dann meist multipel. Sie sind überwiegend supratentoriell, am häufigsten im Temporallappen, subkortikal oder kortikal, aber auch im Hirnstamm und Kleinhirn lokalisiert. Das Blutungsrisiko ist gering; allerdings können wiederholte Mikroblutungen auftreten.

Diagnostik: Bei arteriovenösen Angiomen, die sich mit Kopfschmerzen oder einer Epilepsie manifestieren, ist der neurologische Befund meist normal. Es können sich aber diskrete Auffälligkeiten, insbesondere bei Steal-Phänomen, finden: latente Hemiparese, Reflexdifferenz, Aphasie, Gesichtsfelddefekt. Gelegentlich lassen sich pulssynchrone Geräusche über der Kalotte auskultieren.

Das **EEG** ist häufig pathologisch. Eine umschriebene Funktionsstörung entspricht jedoch aufgrund des Steal-Phänomens nicht immer der Lokalisation der Gefäßfehlbildung. Ein arteriovenöses Angiom kann sich **dopplersonographisch** in einer erhöhten Strömungsgeschwindigkeit des Blutes in der A. carotis interna („Pseudostenosen") bemerkbar machen. Die transkranielle Dopplersonographie weist größere zuführende Gefäße und ein Steal-Phänomen nach.

Röntgenologisch sind pathologische Verkalkungen in 25 bis 30% der Fälle nachweisbar. Ein **arteriovenöses Angiom** kann in 85% der Fälle nach KM-Gabe **computertomographisch** festgestellt werden (Abb. B-**1.113a**). Die **Kernspintomographie** ist sensitiver (Abb. B-**1.113b–d**). Das Gefäßkonvolut arteriovenöser Angiome

Ätiopathogenese: Den Angiomen liegt eine embryonale Entwicklungsstörung der Hirngefäße zugrunde.

Unter den Gefäßfehlbildungen des Gehirns hat das **Angioma racemosum arteriovenosum** (arteriovenöses Angiom) die größte klinische Bedeutung. Es stellt ein Gefäßkonglomerat mit arteriovenösen Kurzschlüssen dar. 90% sind an den Großhirnhemisphären, meist oberflächennah lokalisiert. Am häufigsten werden sie von der A. cerebri media versorgt.

Die arteriovenösen Kurzschlüsse bewirken ein **Steal-Phänomen**: Dem Hirnparenchym wird Blut entzogen, es kommt zur diffusen Hypoxie oder zu ischämischen Insulten. Die Ruptur des arteriovenösen Angioms führt zur **Hirnblutung** (intrazerebrales Hämatom oder SAB) (Tab. B-**1.47**).

Das **Angioma capillare ectaticum** (Teleangiektasien) bleibt meist asymptomatisch.

Beim **Angioma racemosum venosum** (venöses Angiom, „developmental venous anomaly", DVA) ist ohne klinische Relevanz.

Das **Angioma cavernosum (Kavernom)** ist ein endothelialisierter Hohlraum. Bei familiärer Häufung finden sich meist multiple Kavernome. Das Blutungsrisiko ist gering; allerdings können wiederholte Mikroblutungen auftreten.

Diagnostik: Der neurologische Befund ist meist normal. Gelegentlich sind pulssynchrone Geräusche über der Kalotte auskultierbar.

EEG und **Dopplersonographie** können bereits richtungweisende Befunde für ein Angiom ergeben.

85% der **arteriovenösen Angiome** zeigen sich im **CT** mit KM (Abb. B-**1.113a**). Die **MRT** ist sensitiver (Abb. B-**1.113b–d**). Zur Therapieplanung ist eine **zerebrale Angiographie** unerlässlich (Abb. B-**1.113e**).

stellt sich gut in der nicht invasiven MR-Angiographie dar. Zur Therapieplanung ist jedoch immer eine konventionelle **zerebrale Angiographie**, z. T. mit superselektiver Darstellung der arteriellen Versorgung und der tiefen drainierenden Venen erforderlich (Abb. B-**1.113e** und Abb. A-**3.20 a**, S. 141). Die veränderte zerebrale Perfusion ist mittels SPECT darstellbar (Abb. A-**3.33 b**, S. 152).

Kavernome lassen sich meist nur mittels **MRT** (T2-Wichtung) darstellen (Abb. B-**1.114**).

Kavernome stellen sich meist nur in der **Kernspintomographie** dar (Abb. B-**1.114**). In der T2-Wichtung weisen sie einen hypodensen Randsaum infolge der Hämosiderinablagerung nach Mikroblutung auf. Multiple Kavernome, die nur aufgrund von Mikroblutungen erkennbar sind, lassen sich mittels Gradientenechosequenz nachweisen.

Venöse Angiome (DVA) stellen sich meist als Zufallsbefund im **MRT** nach KM-Gabe dar (Abb. B-**1.115**).

Venöse Angiome (DVA) stellen sich **kernspintomographisch** nach KM-Gabe in T1-Wichtung als drainierende Vene mit feinen zuführenden Venen dar (Caput medusae, Abb. B-**1.115**). Sie werden meist als Zufallsbefund entdeckt und haben

B-1.113 Arteriovenöses Angiom links parieto-okzipital

CT, MRT und Angiographie einer 42-jährigen Patientin mit fokaler Epilepsie, progredienter amnestischer Aphasie und beinbetonter rechtsseitiger Hemiparese. (Zur SPECT s. Abb. A-**3.33**, S. 152.)

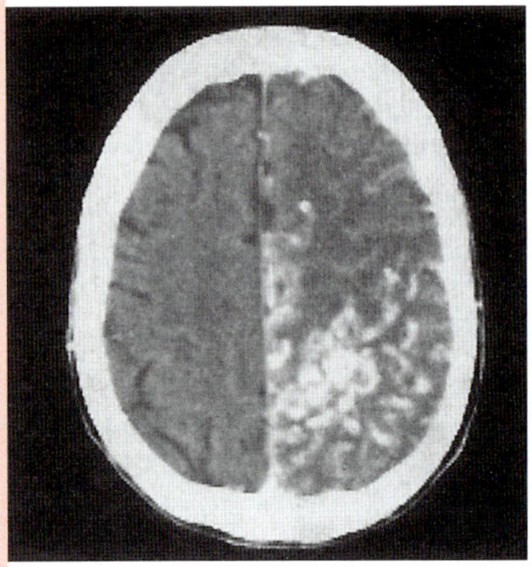

a Das CT nach KM-Gabe zeigt eine girlandenförmige Anreicherung parieto-okzipital.

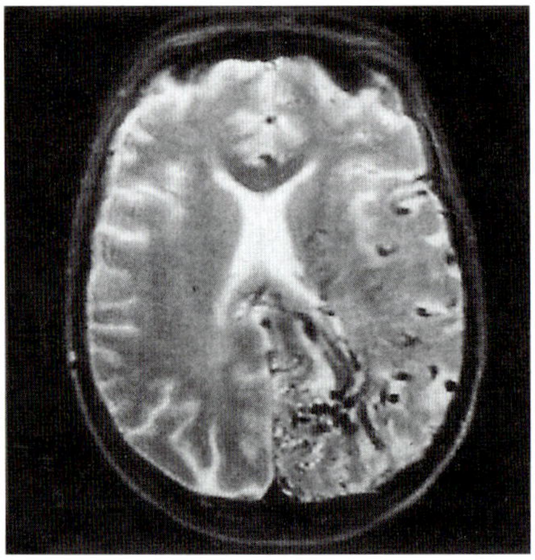

b Im Kernspintomogramm (T2-Wichtung) erkennt man das Gefäßkonglomerat an der Signalaussparung infolge des intraarteriellen Flusses (flow void).

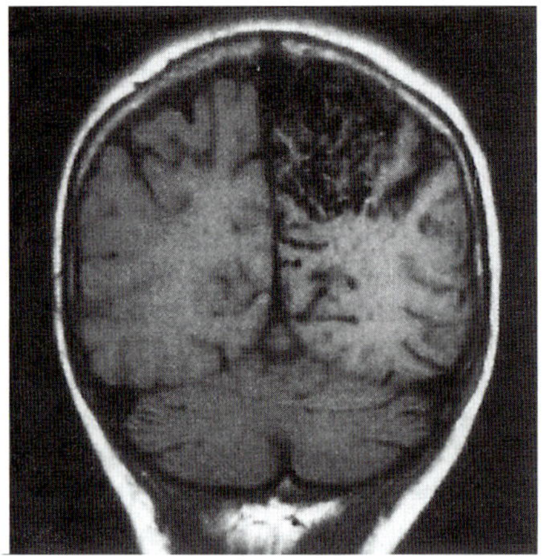

c Koronare Ebene des Kernspintomogramms (T1-Wichtung) mit Darstellung des hochparietalen Angiomanteils.

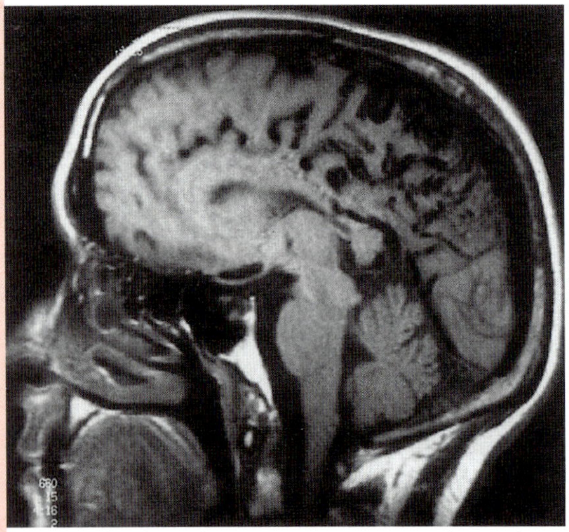

d Sagittale Ebene des Kernspintomogramms (T1-Wichtung). Das Angiom erstreckt sich bis in den Interhemisphärenspalt.

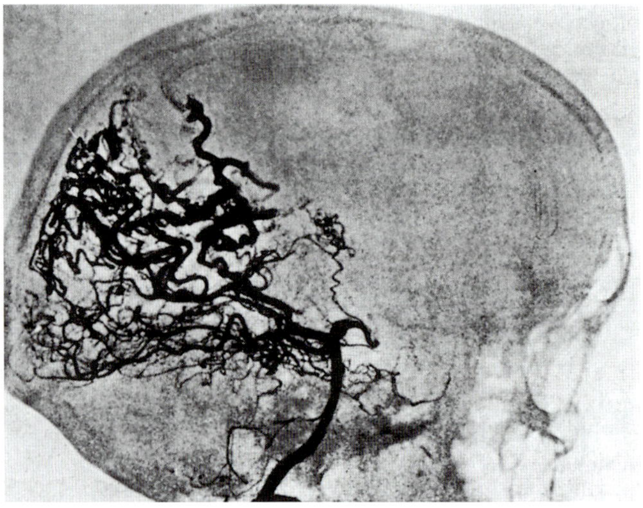

e Arterielle Subtraktionsangiographie der A. vertebralis links mit Darstellung des arteriovenösen Angioms im posterioren Stromgebiet.

B-1.114 Kavernom

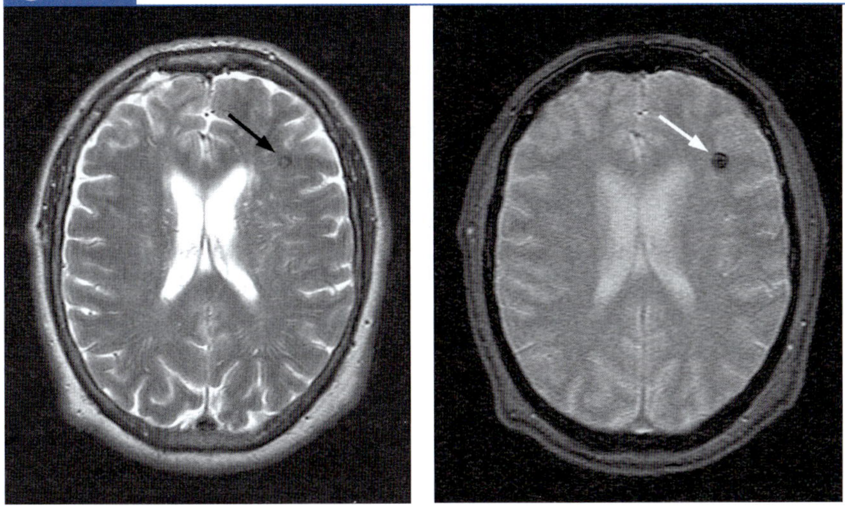

MRT eines 67-jährigen Patienten, der einen ersten epileptischen Anfall erlitt.
a Im links frontalen Marklager findet sich eine kleine runde Läsion mit hypodensem Randsaum (Pfeil). Axiales T2-Bild.
b In der Gradientenechosequenz stellt sich die Läsion deutlicher mit einer Signalauslöschung dar (Pfeil). Diese ist Folge der Hämosiderinablagerung nach Mikroblutung in bzw. am Rand des Kavernoms. Axiale T2*-Gradientenechosequenz.

B-1.114

B-1.115 Venöse Malformation des Kleinhirns (developmental venous anomaly, DVA)

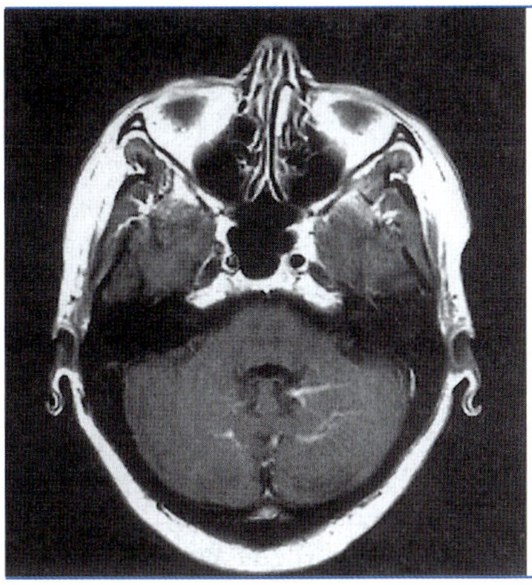

Das MRT (axiale Ebene, T1-Wichtung) zeigt nach KM-Gabe erweiterte Venen überwiegend der linken Kleinhirnhemisphäre mit feiner konvergierender Venenzeichnung.

B-1.115

auch bei Patienten mit Kopfschmerzen oder Epilepsie keine ätiologische Bedeutung.

Differenzialdiagnose: Der Angiom-Kopfschmerz kann einseitig sein und mit flüchtigen neurologischen Symptomen einhergehen. Die Hemikranie wechselt aber nie, wie bei der **Migräne** üblich, die Seite (S. 500). Bei zerebralen Ischämien im frühen Erwachsenenalter kommen differenzialdiagnostisch zerebrale Angiitiden, z. B. bei Kollagenosen, die Thrombangiitis obliterans und Embolien bei Herzvitien in Betracht, die oft beide Hemisphären betreffen.
Im mittleren bis höheren Lebensalter können andere Gefäßanomalien durch Beeinträchtigung der Hämodynamik zu passageren neurologischen Symptomen führen. Dazu gehören in erster Linie Schlingen- (Coiling) und Knickbildungen (Kinking) der A. carotis interna und die Megalodolichobasilaris, bei der die A. basilaris elongiert ist. Bei fokaler Epilepsie im Kindesalter ist an **Phakomatosen** zu denken, die mit Angiodysplasien einhergehen (z. B. Sturge-Weber-Krankheit; S. 188).

Differenzialdiagnose: Im Gegensatz zur **Migräne** wechselt die Hemikranie bei Angiom nie die Seite. Auch zerebrale Angiitiden, Thrombangiitis obliterans und Embolien bei Herzvitien kommen differenzialdiagnostisch in Betracht.

Seltener sind Gefäßanomalien wie Coiling bzw. Kinking der A. carotis interna und eine Megalodolichobasilaris für passagere neurologische Symptome verantwortlich. Angiodysplasien bei **Phakomatosen** können eine fokale Epilepsie auslösen.

Therapie: Die **Totalexstirpation** eines **arteriovenösen Angioms** beugt einer (Rezidiv-) Blutung vor und führt zur Normalisierung der Hirndurchblutung. Große Angiome können präoperativ **embolisiert** und kleine, inoperable Angiome durch stereotaktische **Konvergenzbestrahlung** ausgeschaltet werden.

Therapie: Bei günstiger Lokalisation eines **arteriovenösen Angioms** ist die **Totalexstirpation** indiziert, um einer (Rezidiv-) Blutung vorzubeugen und eine physiologische Hirndurchblutung wiederherzustellen. Kleine, tief im Hirnparenchym lokalisierte, arteriovenöse Angiome können auch mittels superselektiver endovaskulärer **Embolisation** ausgeschaltet werden. Bei großen Angiomen gelingt nur eine Teilembolisation. Dann kann eine zweite Embolisation nach einigen Wochen vorgenommen werden. Zur Senkung des Operationsrisikos wird eine Teilembolisation gezielt präoperativ vorgenommen. Aufgrund ihrer Blutversorgung primär inoperable arteriovenöse Angiome können gelegentlich durch eine Embolisation einer neurochirurgischen oder auch einer Strahlenbehandlung zugänglich gemacht werden. Bei der stereotaktischen **Konvergenzbestrahlung** (Hochdosis-Einzeitbestrahlung) besteht bis zur vollständigen Obliteration des Angioms (Radiochirurgie) innerhalb von ein bis zwei Jahren das Blutungsrisiko weiter.

Verlauf: Das Risiko einer Angiomblutung beträgt 1 bis 3% pro Jahr.

Verlauf: Ein Drittel der Patienten entwickelt innerhalb von 15 Jahren eine Epilepsie oder ischämische Symptome. Das Risiko einer Angiomblutung beträgt 1–3% pro Jahr; im ersten Jahr nach vorausgegangener Blutung ist es doppelt so hoch. Bei strenger Indikationsstellung beträgt die Operationsletalität nicht rupturierter Angiome ca. 2%, die Operationsmorbidität 5–10%. Kavernome tragen ein geringes Blutungsrisiko; allerdings können wiederholte Mikroblutungen, die meist asymptomatisch bleiben, auftreten.

▶ **Klinisches Beispiel**

▶ **Klinisches Beispiel:** Der 36-jährige Baggerführer litt seit Jahren unter rezidivierenden Kopfschmerzen. Als plötzlich heftigste Schmerzen hinter dem rechten Auge und Erbrechen auftraten, wurde er notfallmäßig aufgenommen. Es fand sich ein Meningismus. Der Liquor war blutig. Das CT zeigte ein intrazerebrales Hämatom temporoparietal rechts mit Ventrikeleinblutung. Die Angiographie ergab ein kleines arteriovenöses Angiom (s. Abb. A-**3.20 a**, S. 141). Vier Wochen nach Ausräumung der Blutung und Exstirpation des Angioms war der Patient beschwerdefrei.

1.6.4 Intraspinale Tumoren

1.6.4 Intraspinale Tumoren

▶ **Definition**

▶ **Definition:** Im Wirbelkanal wachsende Neoplasmen, die vom Myelon, den Meningen oder den Spinalwurzeln ausgehen und ein Querschnittsyndrom verursachen.

Epidemiologie: Rückenmarktumoren sind wesentlich seltener als Hirntumoren. Vor dem 50. Lebensjahr überwiegen Ependymome und Neurinome, nach dem 50. Lebensjahr Meningeome.

Epidemiologie: Rückenmarktumoren machen etwa 5% aller primären Tumoren des ZNS aus; benigne spinale Tumoren sind zehnmal häufiger als maligne. In der vierten bis fünften Dekade überwiegen Epidermoide und Dermoide, Ependymome und Neurinome; Meningeome werden meist nach dem 50. Lebensjahr manifest. Von Ependymomen sind häufiger Männer, von Meningeomen häufiger Frauen betroffen.

Symptomatologie: Frühsymptome sind **segmentale Schmerzen**. Es kann aber auch schmerzlos zu **Parästhesien** und einem Schweregefühl der Beine kommen. Neben einem spastisch-ataktischen Gang entwickeln sich Störungen der Miktion.

Symptomatologie: Frühsymptom sind **segmentale Schmerzen**, die sich bei Erhöhung des intraspinalen Drucks durch Husten und Pressen verstärken. Es kann aber auch schmerzlos zu Dys- oder **Parästhesien** der Extremitäten sowie einem Schweregefühl der Beine kommen. Insbesondere nach längerem Gehen kommt es zu einem Gefühl der Steifigkeit in den Beinen, der Gang wird schwerfällig, die Füße werden nicht mehr richtig angehoben bzw. beim Gehen abgerollt. Der Gang wird allmählich spastisch-ataktisch. Störungen der Blasenentleerung nehmen progredient bis zur Retentio urinae zu.

Ätiopathogenese: Neben der lokalen **Kompression** sind **Zirkulationsstörungen** mit ischämischer Läsion und Ödem des Rückenmarks zu erwarten. Die Hälfte aller intraspinalen Tumoren befindet sich auf Höhe des Thorakalmarks. Zur Querschnittslokalisation der Rückenmarktumoren s. Abb. B-**1.116**.

Ätiopathogenese: Spinale Tumoren werden einerseits durch lokale **Kompression** des Rückenmarks klinisch manifest, andererseits verursachen sie arterielle **Zirkulationsstörungen**, die eine diffuse Hypoxie oder umschriebene ischämische Läsion, besonders im Grenzbereich der arteriellen Versorgung im oberen Thorakalmark (S. 425), zur Folge haben. Venöse Abflussbehinderungen führen ebenfalls zu Hypoxie und Ödem (vgl. S. 363). Wegen dieser Sekundärschädigungen, die oft mit einer akuten Symptomverschlechterung einhergehen, stimmt die Höhenlokalisation sensibler oder motorischer Symptome nicht immer mit dem Sitz des Tumors überein. Das Thorakalmark ist mit 50% am häufigsten betroffen, zervikal finden sich 20% der intraspinalen Tumoren, in Lumbosakralmark und Cauda equina zusammen 30%. Insgesamt überwiegen extramedulläre gegenüber intramedullären Tumoren. Zur Querschnittslokalisation der Rückenmarktumoren s. Abb. B-**1.116**.

Dem Mesenchym entstammende Sarkome, die das Rückenmark von dorsal umwachsen und infiltrieren, sind, abgesehen von epiduralen spinalen Metastasen (s. S. 359), die häufigsten malignen Tumoren im **Epiduralraum**. Fehlbildungstumoren machen zusammen mit Lipomen, Fibromen und Teratomen die größte Zahl der benignen extraduralen Tumoren aus. Dermoide und Epidermoide sind meist im Lumbosakralbereich lokalisiert und ebenso wie Lipome häufig mit einer Spina bifida assoziiert (S. 169).

Die häufigsten malignen **extraduralen** Tumoren sind Sarkome (zu den Metastasen s. S. 359). Dermoide, Epidermoide und Lipome sind oft mit einer spinalen Dysrhaphie kombiniert und sind die häufigsten benignen extraduralen Tumoren.

Intradural extramedullär wachsen die von den Meningen und Nervenscheiden ausgehenden benignen Tumoren. Sie breiten sich gelegentlich auch zu beiden Seiten der Dura aus. **Neurinome** entstammen der Hinterwurzel, die häufigste Lokalisation ist zervikal (Abb. B-**1.117**). Ca. 15% der Neurinome wachsen als sog. **Sanduhrgeschwulst** vom Spinalkanal durch das Foramen intervertebrale nach außen. Sehr selten zeigen auch **Meningeome** ein derartiges Wachstum. Spinale Meningeome sind meist dorsolateral im Thorakalbereich lokalisiert (Abb. B-**1.118**). Multiple spinale Meningeome und Neurinome kommen bei Neurofibromatose Typ 1 vor (S. 183).

Unter den **intradural extramedullären** Tumoren überwiegen die **Neurinome** (Abb. B-**1.117**); gelegentlich kommen sie als **„Sanduhrgeschwulst“** vor. Neurinome finden sich am häufigsten zervikal, **Meningeome** sind meist thorakal lokalisiert (Abb. B-**1.118**).

Intramedullär finden sich überwiegend Gliome, mehr als die Hälfte davon sind **Ependymome**. Sie gehen von der Epithelauskleidung des Zentralkanals aus, wachsen über mehrere Segmente verdrängend nach kranial („Stiftgliom“), treiben das Rückenmark auf und können flüssigkeitsgefüllte Höhlen bilden (vgl. Abb. A-**3.30 b**, S. 149). Vom Konus oder Filum terminale ausgehende myxopapilläre Ependymome werden bis zu 10 cm lang und füllen den Duralsack aus. **Astrozytome**, die im Thorakalbereich röhrenförmig wachsen, bilden ebenfalls degenerative intramedulläre Höhlen.

Intramedullär wachsen überwiegend **Ependymome**. Vom Conus medullaris und Filum terminale ausgehend können sie den Duralsack füllen. **Astrozytome** finden sich meist im Thorakalmark und neigen wie Ependymome zur Zystenbildung.

Diagnostik: Werden radikuläre Schmerzen angegeben, ist bei der neurologischen Untersuchung nach segmentalen Sensibilitätsstörungen, Paresen und einem Reflexverlust zu suchen. Die Symptomatik einer Rückenmarkkompression kann sich auch schmerzfrei entwickeln. Eine spastische Tonuserhöhung in den Beinen kann bei Beobachtung des Ganges auffälliger sein als bei der Tonusprüfung im Liegen. Anfangs sind Pyramidenbahnzeichen evtl. nur nach Belastung, z. B. nach raschem Gehen nachweisbar. Eine Differenz des Reflexniveaus der Arme zu den Beinen und ein Verlust der Bauchhautreflexe können bereits bei geringen Beschwerden auf eine Störung der Pyramidenbahn hinweisen. Bei der Unter-

Diagnostik: Bei der neurologischen Untersuchung ist gezielt nach einer segmentalen Sensibilitätsstörung, dissoziierten Empfindungsstörung, Parese oder Reflexverlust zu suchen. Wichtig ist die exakte Bestimmung der Grenzen einer querschnittförmigen Sensibilitätsstörung. Eine spastische Tonuserhöhung in den Beinen und Pyramidenbahnzeichen zeigen sich anfangs evtl. nur unter Belastung.

B-1.116 Querschnittslokalisation der häufigsten spinalen raumfordernden Prozesse

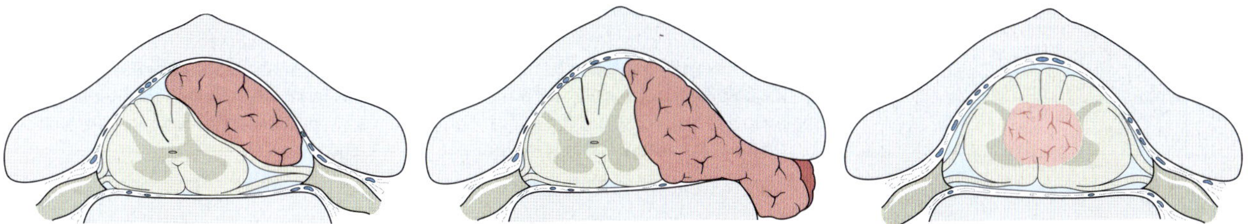

a extradural
Epidermoide, Dermoide
Lipome, Fibrome, Sarkome
Bandscheibenprolaps
Epiduralabszess
Wirbelprozesse (Metastase, Plasmozytom, Spondylitis tuberculosa, Wirbelhämangiom)

b intradural, extramedullär
Neurinome
Meningeome

c intradural, intramedullär
Ependymome
Astrozytome
Rückenmarksmetastasen

B-1.117

B-1.117 Neurinom der Spinalwurzel C3 rechts

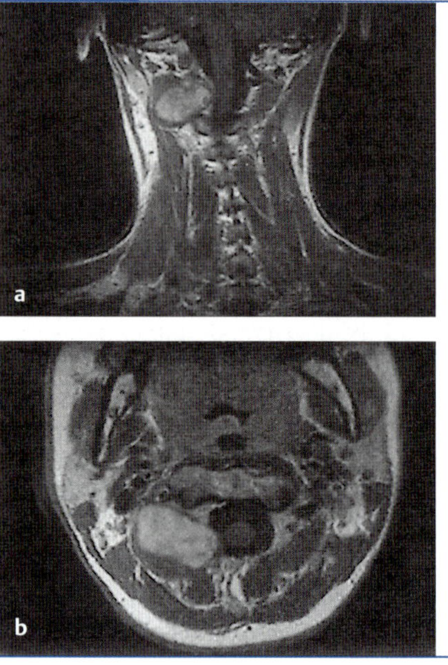

MRT in T1-Wichtung nach KM-Gabe. Tumor im Foramen intervertebrale HWK 2/3 (oben), in den Intraspinalraum einwachsend, mit Kontakt zum Myelon (unten).

B-1.118

B-1.118 Spinales Meningeom

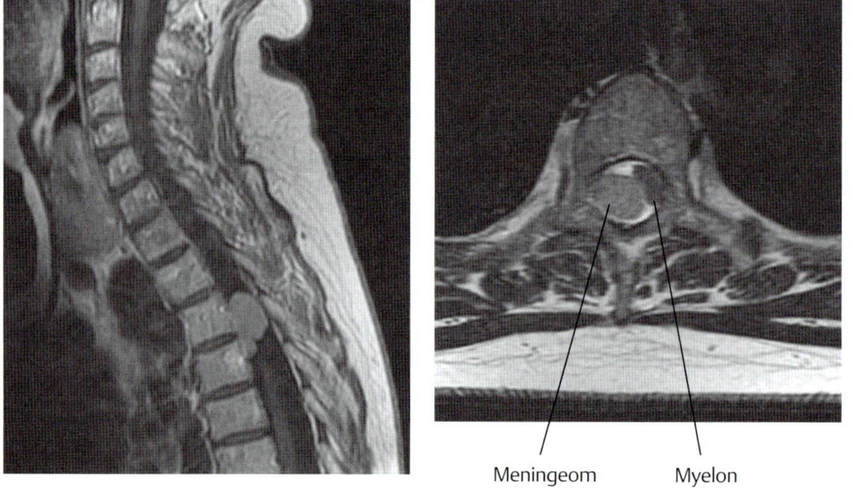

Spinales MRT einer 56-jährigen Frau, die eine seit Monaten allmählich progrediente spastische Paraparese der Beine entwickelt hatte. Erst als sich eine Dranginkontinenz einstellte, erfolgte die stationäre Einweisung. Der histologische Befund nach noch am Aufnahmetag durchgeführter Operation bestätigte den Verdacht auf ein Meningeom.

a Auf Höhe von BWK 3/4 findet sich eine (nach Kontrastmittelgabe) leicht hyperintense Raumforderung von 27×13 mm, die den Spinalkanal fast vollständig ausfüllt. Sagittales T1-Bild nach Kontrastmittelgabe.

b In der axialen Schichtebene stellt sich der Tumor intradural extramedullär von dorsolateral rechts den Spinalkanal einengend und das Myelon komprimierend dar. Axiales T2-Bild.

suchung der Sensibilität muss nach einer ein- oder beiderseitigen dissoziierten Empfindungsstörung gesucht und die Begrenzung einer querschnittsförmigen Sensibilitätsstörung exakt bestimmt werden (s. S. 77).

Eine **dorsale Rückenmarkkompression** führt primär zu Parästhesien der unteren Extremitäten und spinaler Ataxie.

Bei **dorsaler Rückenmarkkompression** ist die Anordnung der Bahnen im Querschnitt zu beachten. Da die Fasern der im Hinterstrang medial und oberflächennah verlaufenden sakralen und lumbalen Segmente zuerst komprimiert werden (s. Abb. A-**2.64**, S. 117), treten Parästhesien auch bei zervikaler oder thorakaler Läsion zunächst an den Beinen, d. h. weit unterhalb der Läsion auf, bevor sich

eine spinale Ataxie einstellt. Die Tiefensensibilität ist gestört, der Romberg-Stehversuch positiv und der Seiltänzergang unsicher bis ataktisch.
Ein chronischer radikulärer Schmerz, der zur Fehlhaltung der Wirbelsäule führt, erweckt den Verdacht auf eine „Sanduhrgeschwulst“. Im Ausbreitungsgebiet der Schmerzen findet sich oft eine segmentale Sensibilitätsstörung. Ein Brown-Séquard-Syndrom mit spastischer Monoparese eines Beines und kontralateraler dissoziierter Empfindungsstörung (s. S. 119) spricht für eine **laterale Rückenmarkkompression**.

Eine „Sanduhrgeschwulst“ verursacht chronische radikuläre Schmerzen und segmentale Sensibilitätsstörungen. Eine **laterale Rückenmarkkompression** führt zu einem Brown-Séquard-Syndrom.

Eine schlaff-atrophische segmentale Parese, die nach kaudal in eine spastische übergeht, spricht für eine Schädigung der motorischen Wurzel oder der Vorderhörner und der Pyramidenbahn. Diese Befundkonstellation findet sich bei **ventraler Rückenmarkkompression**. Bei langsam progredienter Kompression gehen eine spastische Paraparese und Blasenentleerungsstörung einer dissoziierten Empfindungsstörung lange voraus.

Die **ventrale Rückenmarkkompression** führt zu einer segmental schlaffen und unterhalb der Läsion spastischen Parese.

Intramedulläre Tumoren werden aufgrund des überwiegenden Längenwachstums erst spät manifest. Ein- oder beiderseitige Dysästhesien gehen einer bilateralen dissoziierten Empfindungsstörung um Monate bis Jahre voraus. Durch Kompression der Vorderhörner können sich Muskelatrophien auf Läsionshöhe entwickeln; eine spastische Parese (S. 118) ist lange Zeit gering ausgeprägt. Ein Tumor des Conus medullaris führt zu Inkontinenz bei Überlaufblase (S. 84).

Intramedulläre Tumoren verursachen Dysästhesien lange bevor sich eine bilaterale dissoziierte Empfindungsstörung entwickelt. Conus medullaris-Tumoren führen primär zur Inkontinenz bei Überlaufblase.

Je nach Höhe der Querschnittsläsion entwickelt sich eine Para- oder Tetraparese. Eine Schmerzausstrahlung in Arme, Nacken oder Gesicht und Zwangshaltung des Kopfes müssen an einen **hohen Halsmarktumor** denken lassen, der bei kraniospinalem Sitz zum Hydrocephalus occlusus mit intrakraniellem Druckanstieg und Stauungspapille führt. Das Lhermitte-Zeichen (s. S. 18) ist positiv. Neben Sensibilitätsstörungen am Hals finden sich nicht selten Läsionen der kaudalen Hirnnerven und des N. trigeminus, gelegentlich auch ein Nystagmus.

Ein **hoher Halsmarktumor** verursacht eine Tetraparese, Zwangshaltung des Kopfes, Stauungspapille und gelegentlich Läsionen der kaudalen Hirnnerven.

Bei Verdacht auf einen spinalen Tumor wird zunächst eine konventionelle **Röntgenaufnahme der Wirbelsäule** zur differenzialdiagnostischen Abgrenzung gegenüber Wirbelkörpermetastasen oder anderen knöchernen Destruktionen oder Arrosionen durchgeführt. Eine Sanduhrgeschwulst ist gelegentlich an der Erweiterung des Foramen intervertebrale in der Schrägaufnahme der Wirbelsäule zu erkennen (s. Abb. B-**1.119**, S. 359).

Die **Röntgenaufnahme der Wirbelsäule** weist eine knöcherne Arrosion und bei „Sanduhrgeschwulst“ eine Erweiterung des Foramen intervertebrale nach (s. Abb. B-**1.119**).

Methode der Wahl zur Darstellung intraspinaler, insbesondere intramedullärer Tumoren ist die **MRT**. In der sagittalen Ebene ist neben Höhe und Ausdehnung auch die Lagebeziehung des Tumors zum Rückenmark und zur Dura sicher zu bestimmen (s. Abb. B-**1.117** und **1.118**). Die Rückenmarktumoren weisen das gleiche Signalverhalten wie die entsprechenden Hirntumoren auf, so dass die artdiagnostische Zuordnung oft weitgehend möglich ist. Darüber hinaus sind sekundäre Rückenmarkveränderungen wie Ödem, Ischämie oder Höhlenbildung zu erkennen (vgl. Abb. A-**3.30**, S. 149). Demgegenüber lassen sich im **CT** oft nur extradurale Tumoren bei klinisch sicherer Höhenlokalisation nachweisen (vgl. Abb. B-**1.9**, S. 171). In der Notfallsituation oder wenn eine MRT nicht möglich ist, sind **Myelographie** und **Myelo-CT** in Kombination indiziert. Die Myelographie ermöglicht die Höhenlokalisation durch Darstellung eines kompletten oder inkompletten KM-Abbruchs oder randständiger Füllungsdefekte der KM-Säule, die sich daran anschließende **Myelo-CT** weitgehend die Querschnittslokalisation. Die Lumbalpunktion ergibt eine Eiweißerhöhung im **Liquor** unterhalb der Raumforderung. Sie entsteht durch die Liquorzirkulationsstörung (Sperrliquor) und ist bei Neurinomen besonders ausgeprägt (s. S. 329). In der Liquorzytologie sollte immer sorgfältig nach Tumorzellen gesucht werden.

Methode der Wahl bei intraspinalen Tumoren ist die **MRT**. Sie weist extra- und intramedulläre Tumoren nach, erlaubt weitgehend die artdiagnostische Zuordnung und lässt sekundäre Rückenmarkveränderungen erkennen (s. Abb. B-**1.117** und **1.118**). Die **CT** dagegen weist meist nur extradurale Tumoren bei klinisch sicherer Höhenlokalisation nach. Bei Notfällen werden eine **Myelographie** und ein **Myelo-CT** durchgeführt. Die Kombination der Methoden erlaubt die Höhen- und Querschnittslokalisation und erfasst die vertikale Tumorausdehnung. Der **Liquor** weist meist eine Eiweißerhöhung auf (Sperrliquor).

Differenzialdiagnose: Frühsymptome spinaler Tumoren, insbesondere distale Parästhesien, werden häufig als periphere arterielle Durchblutungsstörung (pAVK) oder Polyneuropathie-Syndrom, ein radikuläres Syndrom wird als Bandscheibenvorfall verkannt. Ein zervikales radikuläres Schmerzsyndrom mit Paraspastik der Beine kann durch eine **zervikale Myelopathie** (s. S. 384), eine Claudicatio intermittens spinalis mit schlaffer Paraparese der Beine durch eine Enge des lumbalen Spinalkanals oder eine Spondylolisthesis verursacht werden (S. 454). Eine langsam progrediente oder subakut einsetzende spastisch-atakti-

Differenzialdiagnose: Parästhesien werden oft als pAVK oder Polyneuropathie-Syndrom, radikuläre Schmerzen als Bandscheibenvorfall verkannt. Ein zervikales radikuläres Schmerzsyndrom mit Paraspastik der Beine kann durch eine **zervikale Myelopathie**, eine Claudicatio intermittens spinalis mit schlaffer Paraparese der Beine durch eine Enge des lumbalen Spinalkanals bedingt sein. Bei einer spastisch-ataktischen Gangstörung ist an eine **MS**, bei subakut einsetzender Paraparese an ein **A.-spinalis-anterior-Syndrom** zu denken. Ein Epiduralabszess, Parasitenbefall und die **Syringomyelie** sind mittels CT bzw. MRT abzugrenzen. Eine funikuläre Myelose ist laborchemisch nachzuweisen.

sche Gangstörung kann Symptom einer **Multiplen Sklerose** sein. Eine mit radikulären Schmerzen akut oder subakut auftretende Paraparese der Beine ist verdächtig auf ein **A.-spinalis-anterior-Syndrom**, das seinerseits aber auch durch eine intraspinale Tumorkompression verursacht sein kann. Der epidurale Abszess (S. 299) und parasitäre Affektionen (Echinokokken und Zystizerken, S. 297) wirken ebenfalls als extradurale Raumforderung. Zu den Rückenmarkmetastasen s. S. 359. Die spinale Arachnoiditis, die nach Blutung, Trauma, Meningitis und Operation entsteht, verursacht eine progrediente Rückenmarkkompression. Die **Syringomyelie** (S. 172), die ein zentromedulläres Syndrom verursacht, ist kernspintomographisch abzugrenzen. Entzündliche (Querschnittmyelitis s. S. 298) und metabolische (funikuläre Myelose s. S. 248) Ursachen eines Rückenmarksyndroms sind laborchemisch (Liquor und Serum) nachzuweisen.

Das seltene **parasagittale Meningeom** verursacht ebenfalls eine Paraparese und Miktionsstörung (Mantelkanten-Syndrom).

Besondere differenzialdiagnostische Schwierigkeiten kann das seltene intrakranielle **parasagittale Meningeom** bereiten, das ebenfalls eine Paraparese und Miktionsstörung, aber auch Hirndruckzeichen und epileptische Anfälle hervorruft (s. Mantelkanten-Syndrom S. 51 und S. 332).

Therapie: Bei jedem spinalen Tumor besteht eine absolute Indikation zur **frühzeitigen operativen Dekompression des Myelons**. Insbesondere benigne extramedulläre Tumoren haben eine gute Prognose. Intramedulläre Tumoren können mikrochirurgisch ebenfalls weitgehend reseziert werden. Präoperativ ist die Behandlung mit **Kortikosteroiden** indiziert.

Therapie: Bei jedem spinalen Tumor besteht eine absolute Indikation zur **frühzeitigen operativen Dekompression des Myelons**. Bei akut oder subakut eingetretener Paraparese muss die Notfalldiagnostik (Liquor, Myelographie, Myelo-CT) sofort erfolgen, um innerhalb von 24 Stunden die operative Dekompression vornehmen zu können. Sonst ist auch bei gutartigen Tumoren mit einem irreversiblen Querschnittsyndrom zu rechnen. Gutartige extramedulläre Tumoren können fast immer vollständig entfernt werden. Auch intramedulläre Tumoren sind mikrochirurgisch meist weitgehend zu resezieren. Nach Totalexstirpation eines Ependymoms muss mit einem Rezidiv nicht gerechnet werden; Astrozytome hingegen werden nach der oft nur subtotal möglichen Resektion nachbestrahlt. Besteht bereits ein irreversibles Querschnittsyndrom, erfolgt zur Diagnosesicherung die Biopsie. Präoperativ und während der Bestrahlung werden **Kortikosteroide** gegeben (initial Bolus von 100 mg Dexamethason i. v., weitere Applikation s. S. 317). Postoperativ kann es zur meningealen Narbenbildung kommen, die sich erneut wie ein raumfordernder spinaler Prozess auswirkt und die operative Lösung der Adhäsion erfordert. In jedem Fall sind krankengymnastische Behandlung und Rehabilitation erforderlich.

Verlauf: Unbehandelt führt jeder intraspinale Tumor zum irreversiblen Querschnittsyndrom. Der postoperative Verlauf hängt vom Ausmaß der Kompression und sekundären Schädigungen des Myelons ab.

Verlauf: Unbehandelt führt jeder intraspinale Tumor zum irreversiblen Querschnittsyndrom. Der postoperative Verlauf ist von der Schwere der Myelonkompression und sekundären Rückenmarkschädigungen abhängig. Spinale Meningeome mit präoperativ inkomplettem Querschnittsyndrom haben eine vergleichsweise günstigere Prognose als intramedulläre Tumoren mit zentralem Rückenmarksyndrom.

▶ **Klinisches Beispiel**

▶ **Klinisches Beispiel:** Die 58-jährige Patientin klagte seit drei bis vier Jahren über Parästhesien in beiden Armen, besonders den Fingern II–V, links mehr als rechts, die unter der Annahme eines Zervikal-Syndroms physikalisch behandelt worden waren. Kurz vor der stationären Aufnahme litt sie unter einschießenden Schmerzen beider Hände und Parästhesien des linken Fußes. Die neurologische Untersuchung ergab eine linksbetonte Hypästhesie in den Segmenten C7 und C8 beiderseits. Bei beiderseitiger Trizepsparese war der TSR links erloschen und rechts abgeschwächt, die Eigenreflexe an den unteren Extremitäten waren gesteigert, das Babinski-Zeichen links positiv. Die Schrägaufnahmen der HWS zeigten eine Erweiterung der Foramina intervertebralia HWK 6/7 beiderseits (Abb. B-**1.119**), die subokzipital vorgenommene Myelographie zeigte einen KM-Stopp in Höhe des 5. HWK. Die Operation ergab zwei pflaumengroße Neurinome der C7-Wurzel beiderseits und ein erbsgroßes Neurinom der C8-Wurzel links, das Rückenmark war in Höhe HWK 6/7 komprimiert. Postoperativ wurde die Patientin unter krankengymnastischer Behandlung wieder gehfähig, die Unterarmstreckung war aber nicht möglich. Zwei Monate später kam es erneut zu einer Paraparese. Die lumbale Myelographie ergab einen kompletten Stopp in Höhe HWK 6/7. Bei der Re-Operation fanden sich eine erhebliche intradurale Narbenbildung und eine epidurale Zyste in Höhe von HWK 6. Das Rückenmark war fast auf ein Viertel der normalen Größe reduziert. Postoperativ blieb eine Paraplegie bestehen, die die Patientin auf Dauer zum Pflegefall machte.

B-1.119 **Zervikale Neurinome („Sanduhrneurinome")**

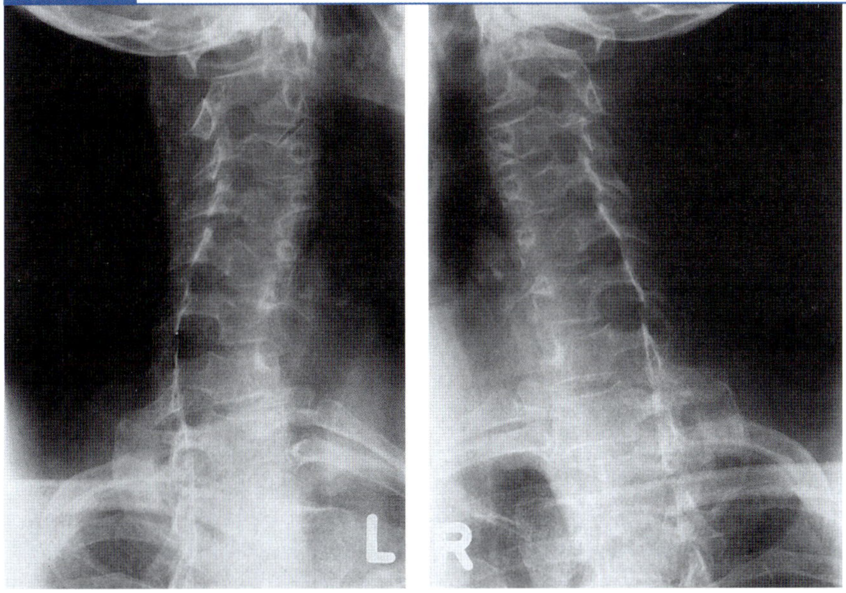

Röntgen-Nativaufnahmen der HWS einer 58-jährigen Patientin (vgl. klinisches Beispiel). In den Schrägaufnahmen sind die Foramina intervertebralia HWK 6/7 beiderseits deutlich erweitert.

B-1.119

1.6.5 Intraspinale Metastasen

Epidemiologie: Bei 5% aller Tumorpatienten ist mit spinalen Symptomen zu rechnen. Extradurale Metastasen sind wesentlich häufiger als intramedulläre. 50% der raumfordernden spinalen Läsionen gehen von den Wirbelkörpern aus; jenseits des 40. Lebensjahrs sind Metastasen die häufigsten spinal raumfordernden Prozesse. Das männliche Geschlecht überwiegt.

Symptomatologie: Frühsymptome spinaler Metastasen sind **Rückenschmerzen**, bei drei Viertel der Patienten zusätzlich radikuläre Symptome. Nach einigen Wochen entwickelt sich eine Gangstörung und rasch progredient eine Schwäche der Beine. Häufiger als bei primären Tumoren des Rückenmarks kommt es durch Einblutung in Metastasen oder Einbruch eines Wirbelkörpers zum **spinalen Schock** (s. S. 116).

Ätiopathogenese: Bei den intraspinalen Metastasen handelt es sich um eine hämatogene, fortgeleitete oder lokal von destruierenden Wirbelkörperprozessen ausgehende metastatische Infiltration des Rückenmarks, der Meningen oder des Spinalkanals. Neben dem Bronchialkarzinom ist das Prostatakarzinom einer der häufigsten Primärtumoren. Extradurale Metastasen (> 90%) entstehen **per continuitatem** durch destruierende, von den Wirbelkörpern ausgehende Prozesse oder gelangen über intraossäre venöse Anastomosen bzw. **retrograd über paravertebrale Venenplexus** (vgl. Abb. B-**1.120**) in den Rückenmarkkanal oder wachsen an den Nervenwurzeln entlang (z. B. Pancoast-Tumor). Gelangen Tumorzellen aber in die Lymphkanäle der Nervenwurzeln oder durchwachsen sie direkt die Dura, so siedeln sie sich intradural ab. Die hämatogene Fernmetastasierung extraneuraler Tumoren erfolgt über die arterielle Blutversorgung des Rückenmarks. Abgesehen von der lokalen Rückenmarkkompression infiltrieren die metastatischen Tumorabsiedlungen nicht nur Nervengewebe und Meningen, sondern auch die Gefäße, sodass es nicht selten zur akuten irreversiblen ischämischen Rückenmarknekrose kommt.

Extradurale Metastasen: Anders als im Schädel liegt die Dura im Spinalkanal dem Knochen nicht fest an, sondern ist durch fett- und gefäßreiches Bindege-

1.6.5 Intraspinale Metastasen

Epidemiologie: 5% aller Tumorpatienten entwickeln spinale Symptome. Extradurale Metastasen sind wesentlich häufiger als intramedulläre.

Symptomatologie: Spinale Metastasen manifestieren sich initial mit **Rückenschmerzen** und radikulären Symptomen, gefolgt von einer Gangstörung. Es kann auch zu einem **spinalen Schock** kommen.

Ätiopathogenese: Neben dem Bronchialkarzinom ist das Prostatakarzinom der häufigste Primärtumor. Extradurale Metastasen (> 90%) entstehen **per continuitatem**, hämatogen über **paravertebrale Venenplexus** (Abb. B-**1.120**) oder wachsen an Nervenwurzeln entlang. Das infiltrative Wachstum der Metastasen induziert auch Rückenmarkinfarkte.

Extradurale Metastasen: Im Epiduralraum finden sich am häufigsten von Wirbelkörpern ausgehende Metastasen, daneben Infiltrate

B-1.120 Pathogenese der retrograden Metastasierung über paravertebrale Venenplexus

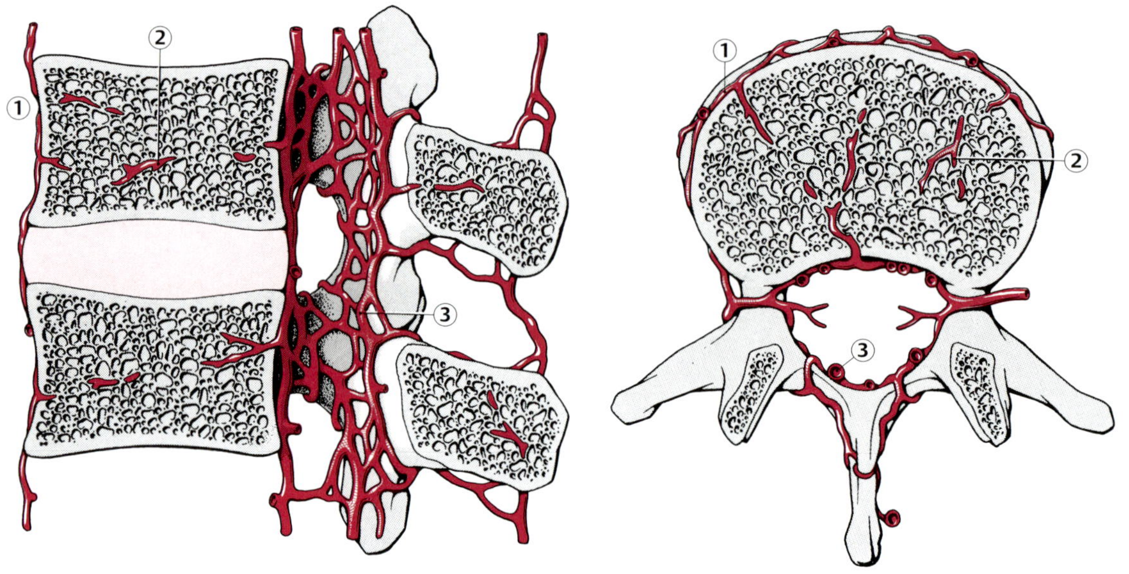

① paravertebrale Venen ② intravertebrale Venen ③ epiduraler Venenplexus

Über den epiduralen Venenplexus stehen para- und intravertebrale Venen mit dem Extra- und Intraduralraum in Verbindung. So können Malignomzellen aus Wirbelkörpermetastasen auch ohne Wirbelkörpereinbruch in den Spinalkanal gelangen und das Myelon allmählich komprimieren.

bei Erkrankungen des hämatopoetischen Systems und das **Plasmozytom**.

webe davon getrennt, sodass sich metastatische Infiltrate dort ausbreiten können (vgl. Abb. B-**1.116**, S. 355). Hier wachsen Malignomzellen, die über den paravertebralen Venenplexus aus Wirbelkörpermetastasen in den Spinalkanal gelangt sind (Abb. B-**1.120**). Wirbelkörpermetastasen brechen aber auch in den Epiduralraum ein oder komprimieren durch Dislokation von Knochenfragmenten die Nervenwurzeln und das Spinalmark. Bevorzugte Lokalisation ist die Lendenwirbelsäule. Das **Plasmozytom** ist neben den Wirbelmetastasen und leukämischen Infiltraten der häufigste maligne, zur Wirbelinstabilität führende Prozess. Maligne Lymphome wachsen von paraspinal über die Foramina intervertebralia oder durch ossäre Destruktion in den Spinalkanal ein. Während ein spinales epidurales Wachstum bei Hodgkin-Lymphom erst im Spätstadium auftritt, stellt es bei der Hälfte der Patienten mit Non-Hodgkin-Lymphom die Erstmanifestation dar.

Intradural extramedulläre Metastasen: Eine intradurale metastatische Ausbreitung kommt häufig zusammen mit einer **spinalen Meningealkarzinose** vor. **„Abtropfmetastasen“** zerebraler Tumoren finden sich ausschließlich extramedullär (Abb. B-**1.121**).

Intradural extramedulläre Metastasen: Eine direkte peri- oder endoneurale Ausbreitung und das Eindringen der Tumorzellen in den Subarachnoidalraum bzw. die Lymphkanäle der Nervenwurzeln verursachen eine intradural extramedulläre Metastasierung, besonders bei Mamma- und Bronchialkarzinomen; häufig kommt es auch zu einer diffusen **spinalen Meningealkarzinose**. Die Meningeosis leucaemica entsteht hämatogen (s. S. 345). **„Abtropfmetastasen“** zerebraler Tumoren (z. B. des Medulloblastoms, s. S. 328, und des malignen Astrozytoms bzw. Glioblastoms, s. S. 319) siedeln ausschließlich extramedullär im Subarachnoidalraum ab, besonders an den Nervenwurzeln (Abb. B-**1.121**).

Intramedulläre Metastasen: Sie treten oft zeitgleich mit intrazerebralen Metastasen auf und verursachen ein Ödem und medulläre Blutungen oder Nekrosen.

Intramedulläre Metastasen: Intramedulläre Fernmetastasen kommen in fast zwei Drittel der Fälle gleichzeitig mit intrazerebralen Metastasen vor. Meist liegt bereits eine ausgedehnte systemische Metastasierung vor. Die Metastasen befallen die Rückenmarkabschnitte gleichermaßen, erstrecken sich über ein oder mehrere Segmente, verursachen ein Ödem und führen zu medullären Blutungen oder zentralen röhrenförmigen Nekrosen.

Diagnostik: Rückenschmerzen bei Tumorpatienten sind immer verdächtig auf spinale Metastasen. Eine spinale Meningealkarzinose

Diagnostik: Rückenschmerzen bei Tumorpatienten müssen immer den Verdacht auf spinale Metastasen erwecken und zu einer eingehenden neurologischen und radiologischen Untersuchung veranlassen. Extradurale Metastasen sind meist

B-1.121 Spinale Metastasen

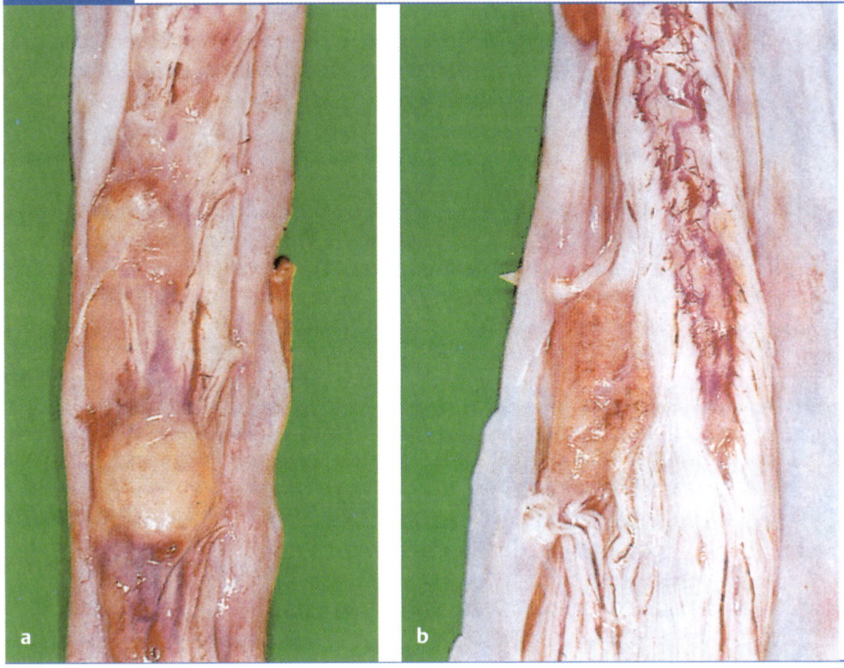

32-jährige Patientin, die nach Operation eines zerebralen malignen Astrozytoms mit Liquormetastasierung verstarb.
a Pathologischer Befund: Aufsicht auf eröffneten Duralsack und Rückenmark von dorsal. Zahlreiche bis erbsgroße, graugelbe knotige Tumorabsiedlungen, die dem Thorakalmark aufliegen.
b Pathologischer Befund: Aufsicht auf eröffneten Duralsack und Lumbosakralmark mit Cauda equina. Die Metastasen drängen sich zwischen die Lumbalwurzeln und liegen ihnen fest an („Abtropfmetastasen").

ventral lokalisiert und verursachen ein A.-spinalis-anterior-Syndrom (S. 426). Eine dissoziierte Empfindungsstörung bei intramedullären Metastasen geht rasch innerhalb von Tagen oder Wochen in eine von Schmerzen begleitete auf- oder absteigende Para- bzw. Tetraparese über. Bei der Meningealkarzinose stehen radikuläre Schmerzen und Sensibilitätsstörungen im Vordergrund. Die Diagnose stützt sich auf die **Liquoruntersuchung** (s. Abb. B-**1.106**, S. 343).
Ist bei einem Tumorpatienten mit vertebragenen Schmerzen röntgenologisch ein metastatischer Befall von Wirbelkörpern nachweisbar, liegt oft schon ein epiduraler Tumor vor. In der **Röntgenaufnahme der Wirbelsäule** äußern sich Wirbelkörpermetastasen außer durch Zusammensintern des Wirbels auch durch Osteolysen der Bogenwurzeln. Beim kleinzelligen Bronchialkarzinom und Mammakarzinom finden sich osteoklastische, beim Prostatakarzinom osteoplastische Wirbeldestruktionen. Im Vergleich zu Röntgenaufnahmen besitzt das Knochenszintigramm keine höhere Spezifität.
Computertomographisch sind das Ausmaß der Knochendestruktion und paravertebral einwachsende Tumoren zu erkennen (s. Abb. B-**1.122a**). Die **Myelographie** wird als Notfalluntersuchung bei akuter Querschnittsymptomatik durchgeführt und hat bei epiduralen Metastasen eine Treffsicherheit von 90%. Bei meningealer spinaler Karzinomatose weist sie irreguläre Füllungsdefekte nach, die durch kleine noduläre Tumorzellansammlungen an den Nervenwurzeln entstehen. Im **MRT** stellen sich extra- und intramedulläre Metastasen in ihrer gesamten Ausdehnung dar (s. Abb. B-**1.122b**); häufig ist auch eine spinale Meningealkarzinose nachweisbar.

führt zu radikulären Symptomen und wird durch **Liquoruntersuchung** diagnostiziert (s. Abb. B-**1.106**, S. 343). epidurale und intramedulläre Metastasen induzieren rasch ein Querschnittsyndrom.

Bei Tumorpatienten mit Rückenschmerzen und röntgenologischem Nachweis von Wirbelkörpermetastasen ist die Wahrscheinlichkeit einer epiduralen Metastasierung sehr hoch. Die **Röntgenaufnahme der Wirbelsäule** deckt auch in asymptomatischen Fällen Wirbelkörpermetastasen auf.

CT und **Myelographie** weisen epidurale Metastasen, die **MRT** auch intramedulläre Metastasen in ihrer gesamten Ausdehnung nach (s. Abb. B-**1.122**).

Differenzialdiagnose: Im Vergleich zu primären Rückenmarktumoren ist die Symptomatik einer intraspinalen Metastasierung rascher progredient. Bei Patienten mit malignen Erkrankungen, insbesondere Bronchialkarzinomen, kann ein Querschnittsyndrom auch durch eine **paraneoplastische nekrotisierende Myelopathie** meist des Thorakalmarks oder eine **paraneoplastische Myelitis**, die gelegentlich als Poliomyelitis imponiert und häufig mit einer Hirnstammenzephalitis einhergeht (vgl. S. 340), bedingt sein. Nach intrathekaler Chemotherapie und Bestrahlung des Rückenmarks besteht das Risiko einer Strahlen-Myelopathie (S. 387). Vgl. auch „Differenzialdiagnose der intraspinalen Tumoren", S. 357.

Differenzialdiagnose: In Betracht kommen primäre Rückenmarktumoren, eine **paraneoplastische nekrotisierende Myelopathie** oder **Myelitis** und eine Myelopathie durch Bestrahlung oder Chemotherapie.

Therapie: Wirbelkörpermetastasen werden mit dem Ziel der spinalen oder radikulären Dekompression und Wiederherstellung der Wirbelsäulenstabilität **ope-**

Therapie: Ziel der **Operation** bei Wirbelkörpermetastasen ist die spinale Dekompression und Wiederherstellung der Wirbelsäulenstabilität. In jedem Fall ist die antiödematöse Behandlung mit **Kortikosteroiden** indiziert.

rativ über einen ventralen Zugang stabilisiert und nachbestrahlt. Nur bei inoperablem multiplem Befall erfolgt die alleinige Bestrahlung. In Abhängigkeit vom Primärtumor kommt bei extra- und intramedullären Metastasen eine intrathekale bzw. systemische Chemotherapie infrage. Bei malignen Lymphomen wird neben systemischer Chemotherapie lokal bestrahlt. In jedem Fall einer Rückenmarkkompression werden **Kortikosteroide** zur antiödematösen Behandlung gegeben (s. S. 358).

Verlauf: Besteht ein komplettes Querschnittsyndrom länger als 24 Stunden, ist auch mit einer Teilremission nicht mehr zu rechnen.

Verlauf: Besteht ein komplettes Querschnittsyndrom länger als 24 Stunden, ist auch mit einer Teilremission nicht mehr zu rechnen. Die unverzügliche Dekompression verspricht in der Hälfte der Fälle eine Rückbildung der Schmerzen und neurologischen Ausfälle und bewahrt den Schwerkranken vor der Querschnittlähmung.

▶ **Klinisches Beispiel**

▶ **Klinisches Beispiel:** Der 40-jährige Patient hatte bereits seit 4 Wochen zunehmend schlechter gehen können, als er nach einem Sturz stationär eingewiesen wurde. Es bestand eine linksbetonte spastische Paraparese der Beine (rechts Kraftgrad 3–4, links Kraftgrad 2–3) mit einem sensiblen Querschnittsniveau bei Th10, zudem eine radikuläre Sensibilitätsstörung C7 und C8 rechts mit abgeschwächtem TSR und erloschenem Trömner-Reflex rechts. Die Nativ-Röntgenaufnahmen und das gezielte spinale CT zeigten eine Destruktion der Wirbelbögen und Dornfortsätze von HWK 7 und BWK 1 (Abb. B-**1.122a**). Die MRT stellte eine von lateral und dorsal in den Spinalkanal vorwachsende Metastase des BWK 1 mit Myelonkompression dar (Abb. B-**1.122b**). Noch am Aufnahmetag erfolgte die Laminektomie mit Teilentfernung des großen Tumors. Die histologische Untersuchung ergab eine Metastase eines drüsig-papillären Karzinoms, die Tumorsuche ein Nierenzellkarzinom mit ausgedehnter lymphogener Metastasierung. Nach Entfernung des Primärtumors und Bestrahlung der spinalen Metastase wurde der Patient gehfähig in die Rehabilitation entlassen. 18 Monate später wurde er mit einem inkompletten Querschnittsyndrom erneut vom Notarzt eingewiesen. Es bestand eine spastische rechtsbetonte Paraparese der Beine mit sensiblem Querschnittsniveau Th10, zusätzlich eine schlaff atrophische Parese des rechten Arms. Im MRT zeigten sich eine enorme Progredienz der Metastase am zervikothorakalen Übergang (HWK 5 –Th 2) mit extraspinaler Ausbreitung und Einbruch in die Lungenspitze, eine weitere intraspinale Metastase in Höhe HWK 2 und ausgedehnte Lymphknotenmetastasen. Der Patient hatte die Termine zur Tumornachsorge nicht wahrgenommen. Es erfolgte nun die erneute palliative Radiatio, unter der sich die Paraparese weiter verschlechterte und der rechte Arm plegisch wurde, so dass die Bestrahlung abgebrochen wurde. Der Patient verstarb wenige Wochen später auf einer Palliativstation.

B-1.122

B-1.122 Spinale Metastase (CT und MRT)

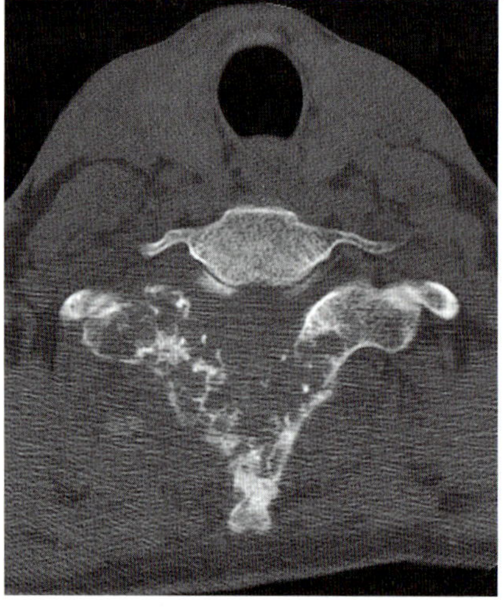

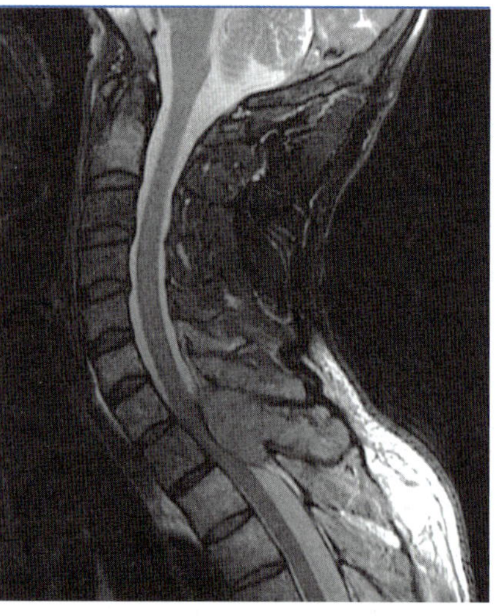

MRT eines 40-jährigen Mannes mit metastasierendem Nierenzellkarzinom (vgl. klinisches Beispiel).

a In der Computertomographie der Wirbelsäule stellen sich der Dornfortsatz, die Wirbelbögen und Querfortsätze des BWK 1 mit osteolytischen Metastasen durchgesetzt dar.

b In der Kernspintomographie stellt sich die große Metastase des BWK 1 dar, die ausgehend von Dornfortsatz in den Spinalkanal hineinragt und das Myelon von dorsal komprimiert. Auch der Dornfortsatz des HWK 7 ist von einer Metastase aufgetrieben. Sagittales T2-Bild.

1.6.6 Gefäßfehlbildungen des Rückenmarks

1.6.6 Gefäßfehlbildungen des Rückenmarks

▶ **Definition:** Fehlbildungen der Rückenmarkgefäße sind in erster Linie arteriovenöse Angiome, selten Kavernome. Spinale durale arteriovenöse (AV-)Fisteln liegen der von C. Foix und T. Alajouanine (1926) beschriebenen, früher auf venöse Fehlbildungen zurückgeführten und als angiodysgenetische nekrotisierende Myelopathie bezeichneten Rückenmarkerkrankung zugrunde. Die pathologischen Gefäßkonvolute können aufgrund von Rückenmarkischämien oder Blutungen in den Spinalkanal Querschnittsyndrome verursachen.

◀ **Definition**

Epidemiologie: Spinale Gefäßfehlbildungen sind seltener als zerebrale. Aneurysmen kommen im Spinalraum kaum vor. Während sich die spinalen arteriovenösen Angiome bereits in der 2. bis 3. Dekade manifestieren, werden die duralen AV-Fisteln, die häufiger bei Männern vorkommen, meist erst in der 6. Dekade symptomatisch.

Epidemiologie: Spinale arteriovenöse Angiome manifestieren sich in der 2. bis 3., durale AV-Fisteln in der 6. Lebensdekade.

Symptomatologie: Frühsymptome sind **Rückenschmerzen**, gelegentlich mit radikulärer Ausstrahlung. Taubheitsgefühl und Temperaturmissempfindungen in den Beinen gehen radikulären Paresen oder einer inkompletten Paraparese voraus. Der Verlauf ist langsam progredient mit aufsteigenden Symptomen oder fluktuierend, auch in Form einer **Claudicatio spinalis intermittens** (S. 425). Akut einsetzende heftige Rückenschmerzen mit radikulärer Ausstrahlung und subakutem Querschnittsyndrom sprechen für eine spinale Blutung (S. 428).

Symptomatologie: Frühsymptome sind lumbale und radikuläre **Schmerzen**. Parästhesien, radikuläre Paresen oder eine inkomplette Paraparese treten progredient oder fluktuierend, auch in Form einer **Claudicatio spinalis intermittens** auf.

Ätiopathogenese: Während es sich bei den kavernösen und arteriovenösen Angiomen um angeborene Gefäßfehlbildungen handelt (s. S. 350), entstehen die duralen AV-Fisteln wahrscheinlich erst im Lauf des Lebens.

Ätiopathogenese: Angiome sind angeboren, durale AV-Fisteln wahrscheinlich erworben.

Die **intraduralen**, peri- oder intramedullär gelegenen, arteriovenösen **Angiome** erstrecken sich über mehrere Rückenmarksegmente überwiegend thorakolumbal, aber auch zervikal (Abb. B-**1.123**). Die arterielle Versorgung erfolgt über Rückenmarkarterien (A. spinalis anterior oder posterolateralis, vgl. Abb. B-**1.160**, S. 426), sodass bei hohem Shuntvolumen infolge eines **Steal-Effekts** arterielle spinale Durchblutungsstörungen bis zum Rückenmarkinfarkt resultieren. In etwa der Hälfte der Fälle kommt es zur spinalen Blutung in Form einer SAB oder einer Blutung in das Rückenmark (Hämatomyelie).

Intradurale arteriovenöse **Angiome** (Abb. B-**1.123**), die ihre Zuflüsse aus Rückenmarkarterien erhalten, führen infolge eines **Steal-Effekts** zur Durchblutungsstörung und Infarzierung des Myelons. In 50 % der Fälle kommt es zur spinalen Blutung (SAB oder Hämatomyelie).

Extradurale Angiome, die häufig mit einem Wirbelkörperangiom kombiniert sind, wirken ausschließlich spinal raumfordernd.

Extradurale Angiome wirken ausschließlich raumfordernd.

Bei den **duralen AV-Fisteln** handelt sich um einen Kurzschluss eines die Dura versorgenden Arterienastes mit einer V. radicularis. Der arteriovenöse Nidus liegt innerhalb der Dura an der Mündung einer Wurzeltasche meist am thorakolumbalen Übergang. Die das Rückenmark drainierende Wurzelvene wird infolge des Shunts retrograd arterialisiert, sodass es zur Ausweitung und Schlängelung der perimedullären Venen kommt. Die **Druckerhöhung im venösen System** hat ein Stauungsödem des Rückenmarks und eine chronische spinale Minderperfusion mit langsam fortschreitender, ausgedehnter Rückenmarkischämie zur Folge (angiodysgenetische nekrotisierende Myelopathie). Die duralen AV-Fisteln neigen nicht zur Blutung.

Bei **duralen AV-Fisteln** sind ein die Dura versorgender Arterienast und eine V. radicularis kurzgeschlossen. Es kommt zur Erweiterung und Schlängelung der perimedullaren Venen und **Druckerhöhung im venösen System** mit der Folge eines Rückenmarködems, chronischer Minderperfusion des Rückenmarks und Myelomalazie.

Diagnostik: Die Anamnese mit radikulären Schmerzen, intermittierenden Paresen, Miktions-, Defäkations- und Potenzstörungen geht häufig über Jahre, bevor die Diagnose einer angiomatösen Rückenmarkschädigung gestellt wird. Daneben gibt es chronische Verläufe mit allmählich progredienter, **sensomotorischer spastischer Paraparese**. Das Niveau des Querschnittsyndroms ist meist unscharf. Das Spätstadium ist durch den Übergang der spastischen in eine schlaff-atrophische Paraparese infolge progredienter Schädigung auch des zweiten motorischen Neurons charakterisiert.

Diagnostik: Wegweisend sind intermittierende Paresen und Sensibilitätsstörungen, bei chronischem Verlauf eine **sensomotorische spastische Paraparese**, die später in eine schlaffe Parese übergeht.

B-1.123

B-1.123 Spinales Angiom

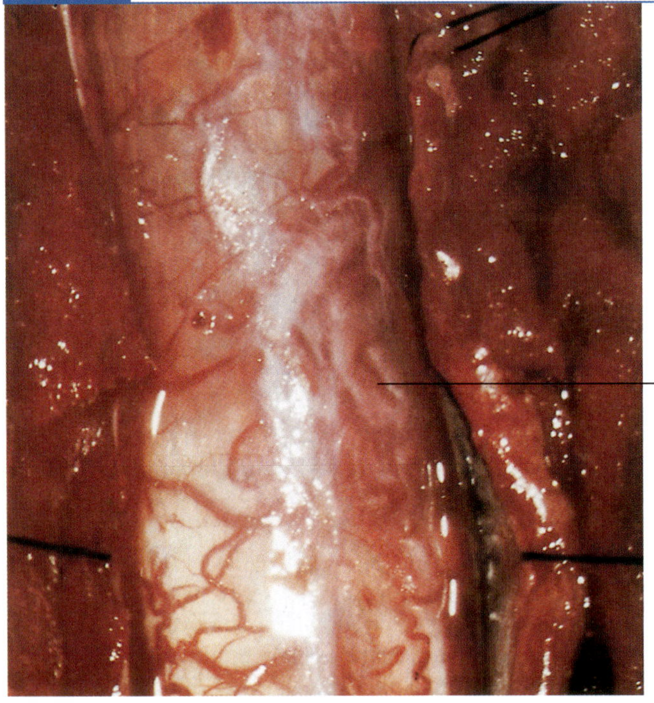

Operationssitus: Duralsack eröffnet, Aufsicht auf das Myelon. In das Myelon (weiß) hineinragend findet sich ein Gefäßkonglomerat mit geschlängelten zu- und abführenden Gefäßen.

Im **MRT** sind das angiomatöse Gefäßkonglomerat bzw. pathologisch erweiterte Venensystem ebenso wie ödematöse und ischämische Veränderungen des Myelons zu erkennen (Abb. B-**1.124**). Die direkte Darstellung und Differenzierung der Gefäßfehlbildungen gelingt mittels **spinaler Angiographie**.

In der **MRT** kommen neben den angiomatösen Veränderungen, die sich bei hohem Blutfluss als Signalaussparung zeigen, auch intramedulläre Ödemzonen und Ischämien als zentrale Signalanhebung zur Darstellung. Die direkte Darstellung der Gefäßfehlbildung und die Differenzierung intraduraler AV-Angiome gegenüber duralen AV-Fisteln gelingt nur mittels **spinaler Angiographie** und superselektiver Darstellung der Spinalarterien, die im Rahmen einer geplanten endovaskulären Embolisation durchgeführt wird. Angiome stellen sich ebenso wie abnorm dicke und geschlängelte Venen aber kernspintomographisch indirekt durch Signalauslöschung (Abb. B-**1.124**) dar. Die Indikation zur deutlich weniger sensitiven Myelographie und Myelo-CT besteht nur, wenn eine MRT nicht möglich ist. Wirbelkörperangiome sind meist bereits in den Nativ-Röntgenaufnahmen zu erkennen.

Differenzialdiagnose: Rezidivierende Rückenschmerzen werden oft auf ein **Lumbago-Ischias-Syndrom** oder eine zervikale Myelopathie, eine Claudicatio spinalis intermittens auf eine relative **Spinalkanalenge** zurückgeführt. Abzugrenzen sind auch die primär spinale Verlaufsform der MS, die ALS und bei subakutem Querschnittsyndrom eine **Querschnittmyelitis** (S.) und **spinale Tumoren**.

Differenzialdiagnose: Rezidivierende Rückenschmerzen bei spinalem Angiom oder duraler AV-Fistel werden oft als bandscheibenbedingtes **Lumbago-Ischias-Syndrom** und radikuläre Schmerzen bei zervikalem Angiom als degenerativ bedingte zervikale Myelopathie verkannt. Eine Claudicatio spinalis intermittens wird häufiger auf eine relative **Spinalkanalenge** oder Spondylolisthesis zurückgeführt (S. 454). Die spinale Verlaufsform der **Multiplen Sklerose** (S. 300) ist die wichtigste Differenzialdiagnose bei chronisch ischämischen Rückenmarksymptomen, die amyotrophische Lateralsklerose, wenn sich neben spastischen auch schlaffe Paresen finden (S. 230). Selten finden sich ausschließlich schlaffe Paresen; dann ergibt sich die Differenzialdiagnose zu einer Polyneuropathie oder chronisch inflammatorischen demyelinisierenden Polyneuropathie (s. S. 463). Bei subakutem Querschnittsyndrom kommen differenzialdiagnostisch eine **Querschnittmyelitis** (S. 298) und **spinale Tumoren** in Betracht. Spinal raumfordernde Prozesse können aufgrund der Druckerhöhung im medullären Venensystem eine Varicosis spinalis und eine sekundäre vaskuläre Rückenmarkschädigung hervorrufen.

B-1.124 **Spinale durale arteriovenöse Fistel**

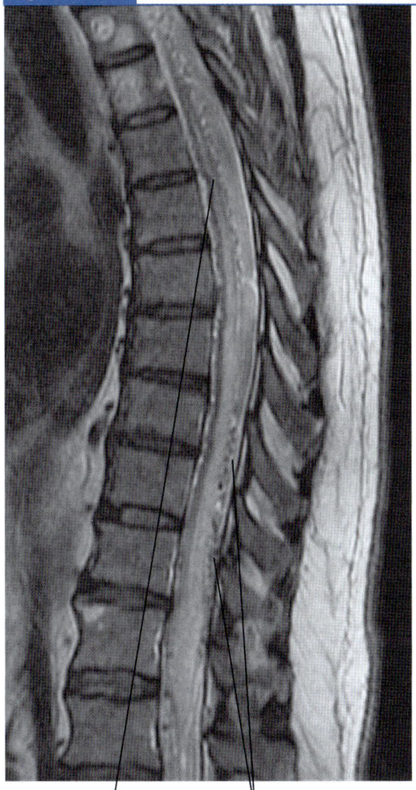

MRT eines 48-jährigen Mannes mit seit zwei Jahren progredienter schlaffer Paraparese der Beine und neurogener Blasenentleerungsstörung. Das MRT der BWS zeigt das Myelon über den gesamten thorakalen Abschnitt atrophisch. Im Liquorsaum finden sich geschlängelte hypointense (Signalauslöschung) Strukturen. Dabei handelt es sich um die verdickten geschlängelten intraspinalen Venen. Angiographisch wurde eine durale AV-Fistel mit Fistelversorgung über die Segmentarterie L1 bestätigt und interventionell verschlossen. Nebenbefundlich Hämangiomwirbel. Sagittales T2-Bild.

B-1.124

Therapie: Therapie der Wahl ist die mikrochirurgische **Totalexstirpation** des Angioms. Die Indikation zur **Embolisation** ergibt sich bei Angiomen mit großem Shuntvolumen präoperativ oder generell bei zu hohem Operationsrisiko. Rein extradurale Angiome können meist allein durch Embolisation ausgeschaltet werden. Durafisteln werden operativ durch Klippung der Wurzelvene oder mittels endovaskulärer Embolisation verschlossen.

Therapie: AV-Angiome werden mikrochirurgisch entfernt, ggf. nach präoperativer Teilembolisation. Durale AV-Fisteln werden operativ durch Klippung der Wurzelvene oder embolisch verschlossen.

Verlauf: Die postoperative Prognose hängt von der Vorschädigung des Rückenmarks und dem Alter des Patienten ab. Die Aussicht auf eine Remission nimmt bei mehr als einjährigem Verlauf ab. Unbehandelt haben insbesondere durale AV-Fisteln eine chronische ischämische Rückenmarkschädigung zur Folge. Diese angiodysgenetische **nekrotisierende Myelopathie** führt aufgrund von Komplikationen einer irreversiblen Querschnittlähmung innerhalb weniger Jahre zum Tod.

Verlauf: Die postoperative Prognose hängt u. a. von der Vorschädigung des Rückenmarks ab. Unbehandelt führen durale AV-Fisteln zur **nekrotisierenden Myelopathie** mit irreversiblem Querschnittsyndrom.

1.7 Traumatische Schäden des Gehirns und Rückenmarks

1.7.1 Gedeckte Hirnverletzungen

1.7 Traumatische Schäden des Gehirns und Rückenmarks

1.7.1 Gedeckte Hirnverletzungen

▶ Synonym

▶ **Synonym:** Geschlossene Hirntraumen.

▶ Definition

▶ **Definition:** Es handelt sich um traumatische Hirnschädigungen ohne Duraverletzung. Man unterscheidet:

- **Commotio cerebri**, eine durch Schädelprellung verursachte akute neuronale Funktionsstörung des Gehirns,
- **Contusio cerebri**, eine meist lokalisierbare substanzielle Hirnschädigung,
- **Compressio cerebri**, eine sekundäre Hirnschädigung durch intrakraniellen Druckanstieg (s. Abb. B-**1.125**).

Als Folge der direkten oder indirekten Gewalteinwirkung auf den Schädel können Hirnnervenausfälle, intrakranielle Blutungen, eine Karotis-Sinus-cavernosus-Fistel oder extrakranielle Karotisläsionen hinzukommen.

Epidemiologie: Die Inzidenz der Schädel-Hirn-Verletzungen liegt bei 300/100 000 Einwohner. Das männliche Geschlecht überwiegt. Ein wesentlicher Risikofaktor ist Alkoholabusus.

Epidemiologie: Hirnverletzungen nach Verkehrs- und Arbeitsunfällen sind die häufigsten Ursachen für Behinderungen junger Erwachsener. Männer sind dreimal häufiger betroffen als Frauen. Die Inzidenz beträgt 300/100 000 Einwohner, ein Drittel sind schwere Hirntraumen. Unter den intrakraniellen Hämatomen sind die subduralen mit etwa 50% am häufigsten vertreten. Es folgen mit 30% die epiduralen Hämatome und mit geringerer Häufigkeit (je etwa 10%) traumatisch bedingte Subarachnoidalblutungen (SAB) und intrazerebrale Hämatome. Bei fast 20% aller Schädel-Hirn-Verletzungen spielt Alkoholabusus als Unfallrisiko eine wesentliche Rolle.

B-1.125

B-1.125 Extra- und intrazerebrale traumatische Prozesse

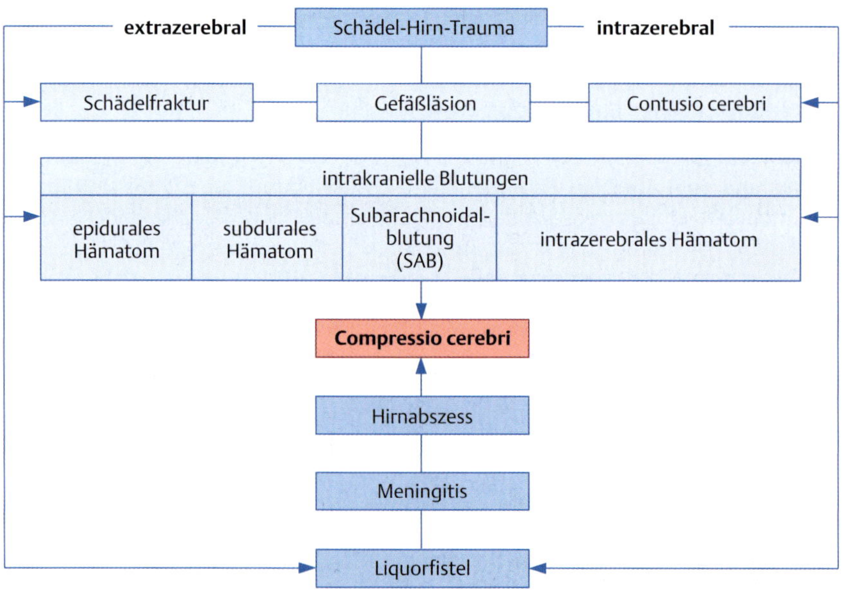

Schädelverletzungen mit Kontusionsherden und intrakraniellen Blutungen verursachen ebenso wie ein posttraumatisch fortgeleiteter entzündlicher Hirnprozess eine Druckschädigung des Gehirns (Compressio cerebri).

Commotio cerebri

Commotio cerebri

▶ **Synonyme:** Kommotionssyndrom, Gehirnerschütterung.

◀ **Synonyme**

▶ **Definition:** Die Commotio cerebri ist eine durch Schädelprellung verursachte akute neuronale Funktionsstörung des Gehirns.

◀ **Definition**

Symptomatologie: Die Commotio cerebri ist durch eine akute, sofort einsetzende Vigilanzstörung (Bewusstlosigkeit) von Sekunden bis Minuten Dauer, kurze retrograde Amnesie, Kopfschmerzen, Schwindel, Nausea und Erbrechen gekennzeichnet; neurologische Ausfälle gehören **nicht** zum Kommotionssyndrom. Andererseits gibt es Schädeltraumen (Prellungen, Frakturen und sogar penetrierende Hirnverletzungen), die mit neurologischen Ausfällen, aber nicht mit einer Commotio cerebri verbunden sind. Deshalb ist es nicht möglich, die Hirntraumen nur nach Art und Dauer der Vigilanzstörung zu klassifizieren.

Symptomatologie: Die Commotio cerebri ist durch eine sofort einsetzende, kurz dauernde Vigilanzstörung, retrograde Amnesie, Kopfschmerzen, Schwindel und Erbrechen **ohne** neurologische Ausfälle charakterisiert.

Pathophysiologie: Die Pathophysiologie der Commotio cerebri ist ungeklärt. Man nimmt eine durch Schädelprellung bedingte, **reversible kortikale Funktionsstörung** an. Neuere kernspintomographische Untersuchungen veranlassen zur Revision der klassischen Definition der Commotio cerebri, nach der der „Gehirnerschütterung" keine nachweisbaren anatomischen Veränderungen zugrunde liegen. Denn auch bei einem Teil der Patienten mit der klinischen Diagnose einer Commotio cerebri ohne fassbare neurologische Symptome weist die Kernspintomographie kleine parenchymale Läsionen nach.

Pathophysiologie: Man diskutiert eine durch die Schädelprellung bedingte **reversible kortikale Funktionsstörung**.

Diagnostik: Von großer Bedeutung sind die **Beurteilung der Vigilanz** und der **Erinnerungsfähigkeit** des Patienten. Erinnert sich der Patient nicht an das Unfallereignis bzw. den Unfallhergang, liegt eine retrograde Amnesie vor (s. S. 100).
Die **Unfallanamnese** kann oft erst durch die Fremdanamnese (Angaben zum Zeitpunkt des Ereignisses und zur Dauer der Vigilanzstörung) vervollständigt werden. Die Untersuchung ergibt keinen auffälligen neurologischen Befund, gelegentlich jedoch eine vorübergehende Orientierungsstörung und psychomotorische Unruhe bei abklingender Somnolenz. Gleichzeitig zeigen sich im Elektroenzephalogramm unspezifische Dysrhythmien und Vigilanzschwankungen.
In jedem Fall sind zum Ausschluss von Schädelfrakturen (Tab. B-**1.48**) Röntgenaufnahmen des Schädels in drei Ebenen angezeigt. Bei einem **Nackenbeugeschmerz** muss die Halswirbelsäule röntgenologisch untersucht werden. Liegt keine HWK-Fraktur oder -Dislokation vor, ist auch an eine traumatische Subarachnoidalblutung (s. S. 376) und erhöhten Hirndruck (s. S. 106) zu denken.

Diagnostik: Wesentlich sind die Beurteilung der Vigilanz und der Erinnerungsfähigkeit.

Eine lückenhafte **Unfallanamnese** muss durch Fremdangaben ergänzt werden.

In jedem Fall ist der Schädel, bei **Nackenbeugeschmerz** auch die Halswirbelsäule röntgenologisch zu untersuchen.

Therapie: Eine spezielle Behandlung der Commotio cerebri ist nicht erforderlich. Es sollte jedoch eine eingehende Beobachtung mit Kontrolle der Vigilanz und Pupillenreaktionen über einen Zeitraum von 24 Stunden erfolgen. Dasselbe gilt bei röntgenologisch nachgewiesener Schädelfraktur auch dann, wenn sich anamnestisch kein eindeutiger Hinweis auf eine Commotio cerebri ergibt.

Therapie: Vigilanz und Pupillenreaktionen sollen über 24 Stunden beobachtet werden.

Verlauf: Jede Commotio cerebri heilt folgenlos ab. Es gibt keinen typischen posttraumatischen Kopfschmerz. Beim postkommotionellen Syndrom tragen vegetative und psychische Symptome (Schwindel, erhöhte Reizbarkeit) sowie extra-

Verlauf: Die bei Commotio cerebri auftretenden Kopfschmerzen und vegetativen Symptome bilden sich vollständig zurück.

B-1.48 Einteilung der Gesichtsschädelfrakturen nach Le Fort

Bei einer Fraktur vom Typ Le Fort wird v. a. der zweite Trigeminusast (N. maxillaris) verletzt. Bei Le Fort III kann es zu einer bilateralen Amaurose durch Verletzung der Nervi optici kommen.

Le Fort I	Oberkieferfraktur unterhalb des Processus zygomaticus
Le Fort II	Nasenbeinfraktur und Orbitafraktur beiderseits
Le Fort III	Abtrennung des Gesichtsschädels vom Hirnschädel

B-1.48

kranielle Verletzungsfolgen, v.a. zervikale Beschwerden, zum Beschwerdebild bei. Zum HWS-Schleudertrauma s. S. 384.

Contusio cerebri

Contusio cerebri

▶ Synonyme

▶ **Synonyme:** Hirnkontusion, Hirnquetschung.

▶ Definition

▶ **Definition:** Die Contusio cerebri zeigt neben Funktionsstörungen des Gehirns meist lokalisierbare anatomische Veränderungen.

Symptomatologie: Ein Koma > 24 h spricht für eine schwere Hirnkontusion.

Es finden sich neurologische Herdsymptome wie Hemiparese, Aphasie, Hirnnervenausfälle und epileptische Anfälle.

Symptomatologie: Eine leichte Contusio cerebri wird angenommen, wenn das initiale Koma nicht länger als eine Stunde andauert und der Patient nach 24 Stunden wieder wach und orientiert ist. Eine schwere Hirnkontusion ist anzunehmen, wenn eine ausgeprägte Vigilanzstörung länger als 24 Stunden anhält. Häufig findet man eine Hemiparese, Aphasie und Hirnnervenausfälle. Gelegentlich treten in der Akutphase fokale (partielle bzw. sekundär generalisierte) epileptische Anfälle auf. Ausgeprägte vegetative Störungen (Temperaturanstieg, Wasser- und Elektrolytstörung) können ebenso Ursache für eine Zunahme der Vigilanzstörung sein wie ein intrakranieller Druckanstieg. Eine Hirndrucksymptomatik kündigt sich mit Nausea und Vomitus, Nackensteifigkeit und Ausfall der Pupillomotorik an (s. S. 106).

Ätiopathogenese: Primäre Verletzungsfolgen sind **kortikale Kontusionsherde**, Hirngewebe- und Gefäßzerreißungen. Zur Kleinhirnkontusion s. Abb. B-**1.126**.

Kontralateral zur Gewalteinwirkung entsteht durch intrakraniellen Unterdruck eine ausgeprägte Hirngewebsschädigung (**„Contre-Coup"**). Ein frontales Trauma hat neben Gesichtsschädelfrakturen oft eine Schädelbasisfraktur mit **Hirnnervenläsionen** zur Folge.

Ätiopathogenese: V.a. der Kortex, aber auch das Marklager und die Stammganglien werden kontusionell geschädigt. Als primäre Verletzungsfolge findet man **kortikale Kontusionsherde** (Rindenprellungsherde) mit ischämischer oder hämorrhagischer Nekrose, Hirngewebe- und Gefäßzerreißungen. Zur Kleinhirnkontusion s. Abb. B-**1.126**. Bei schweren Kopfverletzungen kommt es zu multiplen Kontusionsherden mit Hirnstammschädigung. Nekrosen des Hirnstamms sind häufiger sekundär bedingt (Compressio cerebri, s.u.); eine primäre Hirnstammkontusion ist meist letal.
Jede schwere Gewalteinwirkung auf den beweglichen Kopf („Beschleunigungstrauma") führt nicht nur zu einer lokalen („Coup"), sondern auch kontralateralen Hirnverletzung (**„Contre-coup"**). Die kontralaterale Läsion ist aufgrund eines akuten intrakraniellen Unterdrucks stärker ausgeprägt. So kommt es z.B. bei einem schweren okzipitalen Trauma zu einer Kontusion an der fronto-orbitalen Basis. Bei frontaler Gewalteinwirkung ist neben einer Gesichtsschädelfraktur (vgl. Tab. B-**1.48**) mit **Hirnnervenläsionen** aufgrund einer Schädelbasisfraktur und einer frontalen Hirnschädigung zu rechnen (s. Abb. B-**1.128** und **1.129**).
So wird z.B.

- eine **Anosmie** entweder durch Abreißen der Fila olfactoria oder eine Kontusion des Frontalhirns, u.a. des Bulbus olfactorius verursacht und
- eine **Amaurose** durch direkte Bulbusverletzung, Läsion des N. opticus oder Kontusionsherde („Coup und Contre-coup") im Verlauf der Sehbahn hervorgerufen.

Zur primären kommt eine sekundäre Hirnschädigung, die **Compressio cerebri**, hinzu, da der intrakranielle Druck ansteigt. Wesentlicher Faktor ist das **traumatische Hirnödem**, das durch eine zerebrale Hypoxie noch verstärkt wird. Es entsteht ein Circulus vitiosus, in dem sich Hirnödem und **intrakranieller Druckanstieg** gegenseitig verstärken (s. Abb. B-**1.127**).

Zur primären traumatischen Läsion kommt bei intrakraniellem Druckanstieg eine sekundäre Hirnschädigung als **Compressio cerebri** hinzu. Wesentlicher Faktor ist das **traumatische Hirnödem**. Bei herdförmigen kontusionellen Hirngewebsschädigungen entsteht ein perifokales Ödem. Infolge erhöhter Gefäßpermeabilität mit Austritt von Flüssigkeit in den Extrazellularraum (vasogenes Ödem) entwickelt sich eine diffuse Hirnschwellung, die überwiegend das Marklager betrifft. Verletzungsbedingte Folgen, v.a. ein kardiovaskulärer Schock und Ateminsuffizienz, begünstigen eine zerebrale Hypoxie und damit ein zytotoxisches Hirnödem (s. S. 108). Der **intrakranielle Druckanstieg** ist Folge der primären und sekundären Hirnschädigung und verstärkt infolge venöser Abflussbehinderung und arterieller Perfusionsminderung das Hirnödem (vgl. Abb. B-**1.127**). Die sekundäre Schädigung des Hirnstamms hat die Beeinträchtigung vitaler Funktionen (Atmung, Herz-Kreislauf-Regulation) und wiederum eine Verstärkung der zerebralen Hypoxie zur Folge.

B-1.126 Kleinhirnkontusion

B-1.126

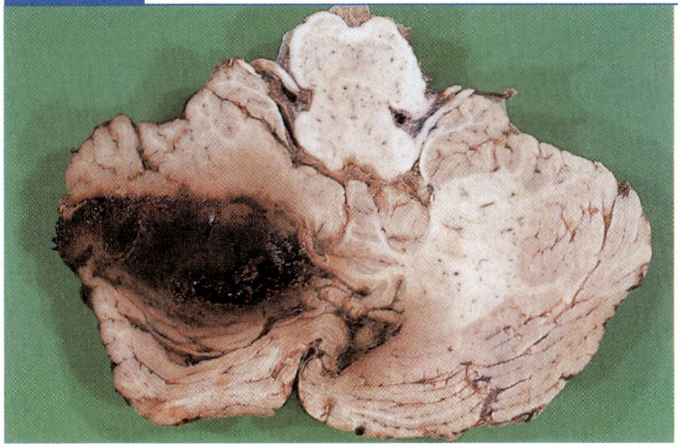

40-jähriger Bauarbeiter, der vom Gerüst stürzte und mit dem Hinterkopf aufschlug. Pathologischer Befund: Horizontalschnitt durch Kleinhirn und Hirnstamm. Blutbelegte Kontusionsnekrose der linken Kleinhirnhemisphäre und tief reichende Rhexisblutung.

B-1.127 Pathophysiologie und Therapie des traumatischen Hirnödems, Beziehungen zwischen Hirnverletzung, Atmung und Kreislauffunktion

B-1.127

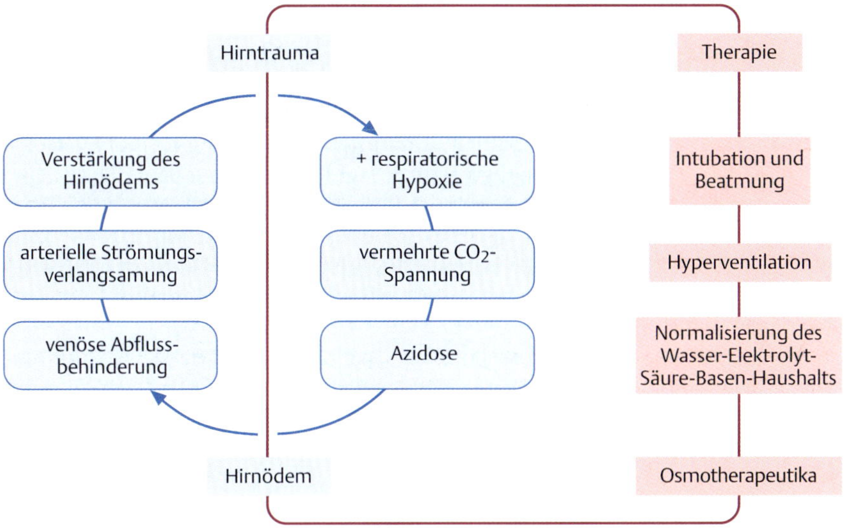

Unbehandelt entsteht ein Circulus vitiosus mit Zunahme des traumatischen Ödems und daraus resultierender sekundärer Hirnschädigung. (Modifiziert nach Kretschmer)

Diagnostik: Zunächst ist der Grad der **Vigilanzstörung** zu erfassen (s. S. 99). Beim komatösen Patienten ist besonders auf die Hirnstammreflexe zu achten. Die **Pupillomotorik** muss kontinuierlich überprüft werden. Zur Untersuchung des Bewusstlosen s. S. 105.

Die Vigilanzstörung wird entsprechend der „**Glasgow Coma Scale**" dokumentiert (Tab. B-**1.49**). Sie dient der Beurteilung des Schweregrades einer primären und/oder sekundären Hirnschädigung und erlaubt bei wiederholten Kontrollen eine Prognose. Die bestmögliche Reaktion der oberen Extremitäten auf sensorische und sensible Reize wird in einer Punkteskala festgehalten; zu berücksichtigen sind kontusionell bedingte Paresen.

Mit steigendem intrakraniellem Druck entwickelt sich ein traumatisches **Zwischenhirnsyndrom** (s. S. 111). Der Verletzte ist somnolent, später soporös. Die Pupillen sind eng. Man beobachtet konjugierte Pendelbewegungen der Bulbi.

Diagnostik: Bei der Untersuchung ist auf die **Vigilanz**, **Hirnstammreflexe** und **Pupillomotorik** zu achten.

Die Vigilanzstörung wird entsprechend der „**Glasgow Coma Scale**" dokumentiert (Tab. B-**1.49**) und fortlaufend kontrolliert. Kontusionell bedingte Paresen sind zu berücksichtigen.

Ein traumatisches **Zwischenhirnsyndrom** ist durch zunehmende Vigilanzstörung, enge Pupillen, Wälzbewegungen, Streckung der

B-1.49

B-1.49 Glasgow Coma Scale (GCS): die Reaktion auf Ansprechen bzw. Schmerzreiz wird in einer Punkteskala erfasst (Summenscore 3–15)

	Reaktion	*Punkte*
Augenöffnen	spontan	4
	auf Ansprechen	3
	auf Schmerzreiz	2
	keine Reaktion	1
motorische Reaktion	kommt Aufforderungen nach	6
	gezielte Abwehrreaktion auf Schmerzreiz	5
	ungezielte Abwehrreakion auf Schmerzreiz	4
	Beugesynergismen auf Schmerzreiz	3
	Strecksynergismen auf Schmerzreiz	2
	keine Reaktion	1
verbale Reaktion	orientiert	5
	nicht richtig orientiert	4
	inadäquate Antwort	3
	unverständliche Laute	2
	keine Reaktion	1

Beurteilung: Wenn die Punktzahl 3–8 beträgt, liegt ein schweres Schädelhirntrauma vor, bei 9–12 Punkten ein mittelschweres und bei 13–15 Punkten eine leichtes SHT.

Beine auf Schmerzreize, Meningismus und häufig ein positives Babinski-Zeichen charakterisiert.

Das „Puppenkopf-Phänomen" (okulo-zephaler Reflex, s. S. 35) ist erhalten. Neben spontanen Wälzbewegungen kommt es zur Streckung der Beine und Beugung der Arme auf Schmerzreize. Der Muskeltonus ist erhöht, es besteht Meningismus, das Babinski-Zeichen ist häufig positiv. Die Atmung wird unregelmäßig, die Temperatur steigt an, Salivation und Bronchialsekretion sind gesteigert.

Sind im Koma die Pupillen mittelweit, die Bulbusbewegungen und der okulo-zephale Reflex diskonjugiert, so liegt ein **Mittelhirnsyndrom** vor. Auffällig sind Strecksynergien der Extremitäten.

Im weiteren Verlauf entsteht ein **Mittelhirnsyndrom**, das durch ein Koma gekennzeichnet ist (S. 111). Die Pupillen sind mittelweit und reagieren unausgiebig auf Licht. Die spontanen Augenbewegungen und der okulo-zephale Reflex sind diskonjugiert. Der ziliospinale Reflex ist noch erhalten. Auffällig ist ein Opisthotonus mit Strecksynergien der Extremitäten. Die Muskeleigenreflexe sind lebhaft, das Babinski-Zeichen positiv. Hinzu kommen eine Hyperpnoe, Hypertonie, Tachykardie, Hyperthermie, Hyperhidrose, Hyperglykämie und ein Diabetes insipidus.

Beim **Bulbärhirnsyndrom** fehlen die Hirnstammreflexe, die Pupillen sind weit und lichtstarr.

Im **Bulbärhirnsyndrom** sind die Pupillen weit und lichtstarr, die Hirnstammreflexe erloschen. Die Muskulatur ist hypoton. Die Atmung ist verlangsamt und geht terminal in eine Schnappatmung über (s. S. 112).

Mit dem Abklingen der Vigilanzstörung ist gezielt nach einer Anosmie, Gesichtsfeldeinschränkung, Augenmotilitätsstörung mit Diplopie (bei Orbitafraktur, s. Abb. B-**1.128**), Hypakusis und neuropsychologischen Symptomen zu suchen. Ein Brillenhämatom oder eine Liquorrhö entwickelt sich oft erst im weiteren Verlauf.

Ein Teil der fokalen neurologischen und insbesondere der neuropsychologischen Ausfälle ist erst nach Abklingen der Vigilanzstörung zu differenzieren. Nach einer Anosmie, einem Gesichtsfelddefekt und einer Hypakusis (Contusio tympani) ist gezielt zu suchen. Störungen der Bulbusmotilität mit Diplopie kommen bei einer Blow-out-Fraktur (Sprengung des Orbitabodens durch direkte Bulbusprellung mit kurz dauerndem Unterdruck) und Orbitafraktur auch ohne direkte Nervenläsion durch Einklemmung äußerer Augenmuskeln vor (Abb. B-**1.128**). Ein Brillen- und Monokelhämatom kann ebenso wie eine Liquorrhö (s. S. 380) als Symptom einer Schädelbasisfraktur erst im weiteren Verlauf in Erscheinung treten. Eine Aphasie, Apraxie oder Agnosie ist durch entsprechende neuropsychologische Tests zu erfassen (s. S. 94).

Epileptische Anfälle können als early fits oder Spätepilepsie auftreten und sind ein zusätzlicher Hinweis auf eine Contusio cerebri.

Epileptische Anfälle, die unmittelbar nach dem Hirntrauma (early fits) oder noch Wochen und Jahre danach auftreten (traumatische Spätepilepsie), gelten als zusätzlicher Hinweis auf eine substanzielle Hirnschädigung; 5 % der gedeckten Hirnverletzungen führen zu einer chronischen Epilepsie.

Wichtigste apparative Untersuchung ist die **CT**, die sowohl Kontusionsherde als auch ein perifokales oder diffuses Hirnödem aufzeigt. Bei zunehmender Vigilanzstörung sind Verlaufskontrollen erforderlich.

Die wichtigste apparative Untersuchung, die unmittelbar nach der Erstversorgung des Patienten vorgenommen wird, ist die kraniale **Computertomographie** (CCT). Auch bei fehlendem röntgenologischen Nachweis einer Schädelfraktur, die sich nur in 50 % aller schweren Hirntraumen findet, stellen sich computertomographisch Kontusionsherde dar. Die Prellungsherde erscheinen sowohl hypodens (Substanzdefekt) als auch hyperdens (Einblutung in die Kontusionszone) mit perifokalem Ödem. Bei Zunahme der Vigilanzstörung sind Verlaufskontrollen indiziert, um die Entwicklung eines diffusen Hirnödems (enge Ventrikel, verstrichene Hirnfurchen) frühzeitig zu erfassen. Im späteren Verlauf kann das CT einen posttraumatischen Hydrozephalus nachweisen. Die **Magnetresonanztomographie** (MRT) als sensitivere Methode stellt auch kleine (< 1 cm) intrazerebrale sowie kalotten- und basisnahe bzw. in der hinteren Schädelgrube gelegene Blutungen und nicht hämorrhagische Kontusionsherde dar. Zur Verlaufsbeobachtung in der subakuten und chronischen Phase ist die MRT Untersuchungsmethode der Wahl (Abb. B-**1.129**). Die MR-Angiographie und die Dopplersonographie dienen dem Nachweis von extrakraniellen Gefäßverletzungen (s. S. 148).

Die **MRT** weist auch kleine nicht hämorrhagische Kontusionsherde nach und dient der Verlaufsbeobachtung (Abb. B-**1.129**).

Nach akuter Hirnkontusion ist der **Liquor** sanguinolent oder xanthochrom (s. S. 125). Die Lumbalpunktion darf erst nach computertomographischem Ausschluss eines Hirnödems vorgenommen werden.

Der **Liquor** (vor Lumbalpunktion CT anfertigen!) ist oft xanthochrom.

Ein pathologisches **Elektroenzephalogramm** (EEG) mit Nachweis einer Allgemeinveränderung bei herabgesetzter Vigilanz und umschriebener Funktionsstörung (Kontusionsherd) ist zwar nicht beweisend für eine Hirnsubstanzschädigung, dient aber der Verlaufsbeobachtung und der Diagnostik einer posttraumatischen Epilepsie.

Das **EEG** dient der Verlaufsbeobachtung und der Diagnostik einer posttraumatischen Epilepsie.

Differenzialdiagnose: Differenzialdiagnostisch kommen **Vigilanzstörungen bei internistischen Notfällen** (Coma diabeticum, Intoxikationen u. a.) infrage, zumal wenn der Patient komatös aufgefunden wird und die Schädelverletzung kein adäquates Trauma darstellt. Wesentlich ist auch die Befragung der Angehörigen nach vorbestehenden neurologischen Krankheiten, wie z. B. einer Epilepsie, die ihrerseits nicht selten zu Unfällen mit Schädelverletzungen führt. In diesem Zusammenhang ist auch an **spontane intrazerebrale Hämatome** oder eine nichttraumatische SAB zu denken. Da sich Unfälle häufig unter Alkoholeinfluss ereignen, sollte der Alkoholspiegel bestimmt und eine entsprechende Anamnese erhoben werden, um ein Alkoholdelir (s. S. 256) nicht als postkontusionelles Syndrom zu verkennen.

Differenzialdiagnose: Als Ursache des Komas kommen Vigilanzstörungen bei internistischen Notfallen (u. a. Coma diabeticum, Intoxikation), eine **Epilepsie** oder eine nicht traumatisch bedingte **(spontane) Hirnblutung** in Betracht.

Therapie: Ziel der Therapie ist die Prävention einer sekundären Hirnschädigung (intrakranielle Drucksteigerung) durch **Vermeidung einer zerebralen Hypoxie**. Die Versorgung des Hirnverletzten an der Unfallstelle beginnt mit der Freihaltung der Atemwege, Sauerstoffzufuhr, frühzeitiger Intubation des Bewusstlosen und Infusion von Volumenersatzmitteln zur Schockbehandlung. Wenn kein Schockzustand besteht, soll der Oberkörper um 30° hochgelagert werden, um den venösen Abfluss zu fördern und der Entwicklung eines Hirnödems entgegenzuwirken. Die Akutmaßnahmen müssen auf dem Transport zur nächstgelegenen Intensivstation und in der Klinik unter computertomographischer Verlaufsbeobachtung fortgesetzt werden. Da sich eine Hirnschwellung erst all-

Therapie: Ziel der Therapie ist die **Vermeidung einer zerebralen Hypoxie**. Die Primärversorgung Hirnverletzter erfordert die Freihaltung der Atemwege, frühzeitige Intubation und Schockbehandlung schon am Unfallort. Die Hochlagerung des Oberkörpers dient der Prophylaxe eines Hirnödems. Die Gabe initial hoch dosierter Kortikosteroide zur **Hirnödemtherapie** ist umstritten. Wesentlich ist die maschinelle Beatmung mit kontrollierter **Hyperventilation**.

B-1.128 Schläfenbein- und Orbitadachfraktur links

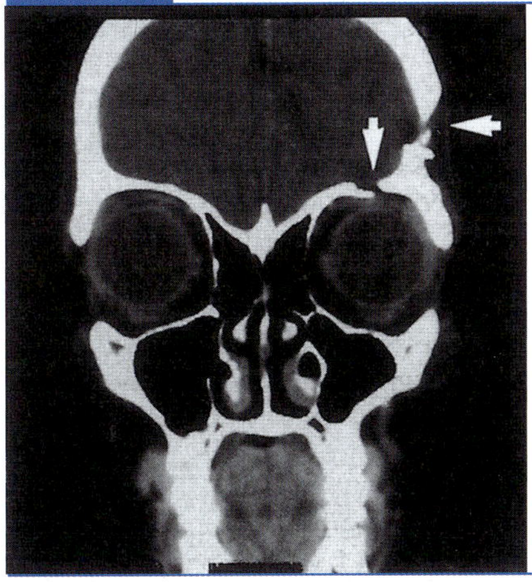

20-jährige Patientin, die sich bei einem PKW-Unfall ein Schädeltrauma zuzog. Die Patientin klagte über Doppelsehen. Das CT zeigt in koronarer Aufnahmetechnik eine Fraktur des Schläfenbeins (←) und des Orbitadaches (↓) links. Die Diplopie erklärte sich aus der Einklemmung des M. obliquus superior im orbitalen Frakturspalt.

B-1.128

B-1.129

B-1.129 **Frontale Hirnkontusion**

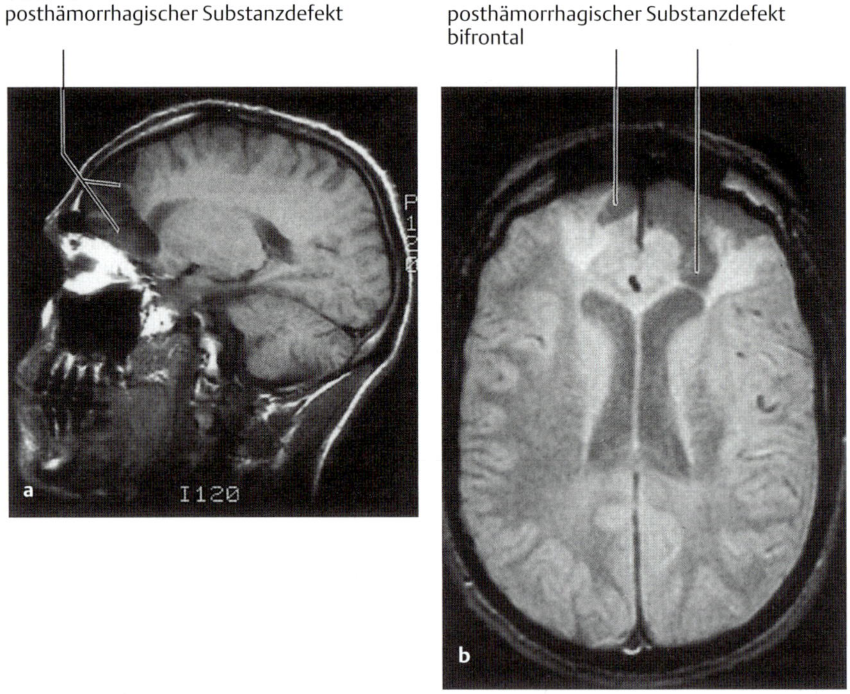

21-jähriger Mann mit deutlich reduziertem Antrieb und Anosmie als Zustand nach Schädel-Hirn-Trauma.
a Im MRT finden sich ausgedehnte liquorisointense, posthämorrhagische Substanzdefekte und **b** Hämosiderinablagerungen in deren Randbereich sowie eine Erweiterung des linken Seitenventrikels

mählich entwickelt, ist eine **Hirnödemtherapie** unmittelbar am Unfallort meist nicht erforderlich. Die prophylaktische Wirkung einer initialen Steroidgabe ist nicht erwiesen. Nur bei nachgewiesener Ödementwicklung und Ausschluss eines Hämatoms wird die Behandlung durch Osmotherapeutika (Mannit 20% oder Glyzerin 10%) ergänzt (vgl. Abb. B-**1.127** und S. 414). Eine effiziente Hirndrucksenkung kann mit kontrollierter **Hyperventilation** erreicht werden. Die Hypokapnie führt zur Verminderung des zerebralen Blutvolumens; der pCO_2 sollte jedoch nicht unter 30 mmHg gesenkt werden, da sonst die Gefahr einer zerebralen Vasokonstriktion besteht. Eine Unterbrechung der Hyperventilation (z. B. während des Transports zum CT) hat innerhalb weniger Minuten einen Rebound-Effekt zur Folge, der auch bei Wiederaufnahme der Hyperventilation nicht immer reversibel ist. Eine länger dauernde Hirnödemtherapie erfordert die kontinuierliche intrakranielle Druckmessung mittels epiduraler Sonde. Als Ultima Ratio bei nicht beherrschbarem intrakraniellem Druckanstieg wird die Kalotte eröffnet.

Epileptische Frühanfälle bei lang anhaltendem Koma werden antiepileptisch behandelt.

Nur wenn nach einem Hirntrauma epileptische Frühanfälle bei lang anhaltender Vigilanzstörung auftreten, ist die prophylaktische Behandlung mit einem Antiepileptikum anzuraten.

Die Behandlung Hirnverletzter mit **krankengymnastischen, logopädischen** und ergotherapeutischen **Funktionsübungen** beinhaltet auch ein **Selbsthilfetraining**.

Frühzeitig sind krankengymnastische **Bewegungsübungen** notwendig, (zur Bewegungstherapie auf neurophysiologischer Grundlage s. S. 405). Wegen der häufigen Sprach- und Sprechstörungen ist eine **logopädische Behandlung** erforderlich, die sowohl eine Aphasietherapie (S. 405) als auch ein Training der Lippen-, Zungen- und Pharynxmuskulatur mit Koordinationsübungen von Respiration, Phonation und Artikulation umfasst. Die medizinische **Rehabilitation** Hirnverletzter (Anschlussheilbehandlung) beinhaltet ein gestuftes Programm physiotherapeutischer und ergotherapeutischer Maßnahmen. Von großer Bedeutung ist das **Selbsthilfetraining**, die Beratung des Hirnverletzten und seiner Angehörigen und, falls erforderlich, die rechtzeitige Einleitung berufsfördernder Maßnahmen.

Verlauf: Während ein Kommotionssyndrom keine Traumafolgen hinterlässt, führt ein Teil der Hirnkontusionen über ein organisches Psychosyndrom zum sog. traumatischen Hirnschaden. Aber nicht nach jeder Hirnkontusion ist ein Residualschaden nachweisbar. Die Prognose eines SHT hängt von der Dauer der initialen Vigilanzstörung und dem Ausmaß der intrakraniellen Druckerhöhung und damit wesentlich von der Erstversorgung am Unfallort ab. Prognostisch relevant ist auch das Alter des Verletzten. Während sich ältere Patienten meist nur allmählich von der primär kontusionellen Hirnschädigung erholen, neigen junge Patienten (trotz insgesamt besserer Heilungstendenz) selbst bei kleinen Kontusionsherden zu einem ausgedehnten traumatischen Hirnödem, das die Prognose verschlechtern kann. Das Bulbärhirnsyndrom hat in der Regel eine schlechte Prognose. Demgegenüber ist ein Mittelhirnsyndrom nicht selten reversibel. Selbst wenn sich ein apallisches Syndrom anschließt, werden Teilremissionen beobachtet (s. S. 111).

Verlauf: Die Prognose hängt von der Komadauer und der Hirndrucksteigerung ab. Daher ist die Erstversorgung am Unfallort entscheidend. Ein weiterer prognostischer Faktor ist das Alter des Verletzten. Ein Mittelhirnsyndrom und selbst ein apallisches Syndrom mit monatelangem Coma vigile kann zu einer (Teil-)Remission führen.

Ein postkontusionelles Syndrom mit Initiativlosigkeit, Antriebsstörung, depressiver Verstimmung, hypochondrischen Befürchtungen und mangelnder affektiver Resonanz wird als Spätfolge angesehen. Verlaufsuntersuchungen zeigen, dass nach Hirnverletzungen mit lang dauerndem psychopathologischem „Durchgangssyndrom" häufig Störungen intellektueller und sprachlicher Funktion bestehen bleiben. Die Symptome eines **posttraumatischen Hydrozephalus** bei Liquorzirkulationsstörungen, die durch rechtzeitiges Anlegen eines Shunts zu beheben sind, werden gelegentlich als posttraumatische Demenz oder sog. Hirnleistungsschwäche verkannt. Eine Kontusionspsychose kann in ein **Korsakow-Syndrom** mit Desorientierung, Gedächtnisstörungen und Konfabulationen übergehen (S. 259). Als Spätfolge von Sportverletzungen des Gehirns ist die sog. Boxer-Enzephalopathie bekannt, die aufgrund wiederholter Kontusionen durch schwere Kopftreffer zur Demenz führen kann.

Als Folge kontusioneller Hirnschädigungen sind neben einem Antriebsmangel auch Störungen intellektueller Funktionen zu beobachten. Wichtig ist, die Symptome eines **posttraumatischen Hydrozephalus** nicht als sog. Hirnleistungsschwäche zu verkennen. Eine Kontusionspsychose kann in ein **Korsakow-Syndrom** mit Desorientierung, Gedächtnisstörungen und Konfabulationen übergehen.

Schädelfrakturen verheilen bei Kindern in vier bis sechs Monaten, bei Erwachsenen innerhalb eines Jahres. Es gibt jedoch bei Kindern auch „wachsende" Frakturen. Spaltförmige Brüche können jahrelang sichtbar bleiben.

Die meisten **Schädelfrakturen** sind nach einem Jahr nicht mehr nachweisbar.

Die **Letalität** der schweren Hirnverletzungen insgesamt (> 30%) ist bei Kindern und Jugendlichen geringer als bei Erwachsenen. Nach einem schweren Hirntrauma wird insgesamt fast ein Drittel der Patienten wieder berufsfähig und drei Viertel der Jugendlichen werden erwerbsfähig.

Bei Kindern und Jugendlichen ist die **Letalität** geringer und die Berufsprognose günstiger als bei Erwachsenen.

Traumatische intrakranielle Blutungen

Traumatische intrakranielle Blutungen

◀ **Definition**

▶ **Definition:** Traumatische intrakranielle Blutungen sind auf Verletzungen intrakranieller Gefäße zurückzuführen. Man unterscheidet vier Formen, die auch kombiniert auftreten können:
- das **epidurale Hämatom**, eine Blutung zwischen Schädelknochen und Dura mater,
- das **subdurale Hämatom**, eine Blutung zwischen Dura mater und Arachnoidea,
- die traumatische **Subarachnoidalblutung** (SAB) in die äußeren Liquorräume,
- das **intrazerebrale Hämatom**, eine Kontusionsblutung in das Hirnparenchym, auch mit Einbruch in die inneren Liquorräume.

Die intrakraniellen Blutungen gehen mit einer Vigilanzstörung einher, die ein freies Intervall aufweisen kann und mit ansteigendem Hirndruck zunimmt.

Epidurales Hämatom

Epidurales Hämatom

◀ **Definition**

▶ **Definition:** Es handelt sich um eine Blutung zwischen Schädelknochen und Dura mater.

Symptomatologie: Das epidurale Hämatom kann sich unmittelbar nach einem Schädeltrauma oder nach freiem Intervall durch Kopfschmerzen, Erbrechen und

Symptomatologie: Das Hämatom manifestiert sich direkt nach dem Trauma oder nach freiem Intervall mit Kopfschmerzen, Erbrechen, **homolateraler Mydriasis** und Somnolenz.

psychomotorische Unruhe ankündigen. In der Regel ist der Patient somnolent. Bei **homolateraler Mydriasis** kommt es zu kontralateralen zerebralen Herdsymptomen und innerhalb von ein bis zwei Stunden zu einem Einklemmungssyndrom (S. 111).

Kleinkinder werden nach einem Sturz aus niedriger Höhe oft erst sechs bis zwölf Stunden nach einer Kopfverletzung somnolent.

Im **Kleinkindesalter** treten epidurale Hämatome nach Schädelverletzungen besonders in den beiden ersten Lebensjahren auf. Bei einem Sturz aus niedriger Höhe fehlt die primäre Vigilanzstörung; sie setzt oft erst sechs bis zwölf Stunden nach dem Trauma ein und zählt ebenso wie eine einseitige Mydriasis und ein epileptischer Anfall zu den bedrohlichen Spätsymptomen.

Das subgaleale Hämatom kann beim Kleinkind zum hämorrhagischen **Schock** führen.

Erhebliche Blutansammlung unter der Galea aponeurotica (auch ohne Vorliegen eines epiduralen Hämatoms) kann beim Kleinkind zur Anämie und zum hämorrhagischen **Schock** führen.

Ätiopathogenese: Epidurale Hämatome sind arterielle Blutungen aus der **A. meningea media**, die sich rasch zwischen Dura und Kalotte ausbreiten (Abb. B-**1.130b**).

Ätiopathogenese: Epidurale Hämatome breiten sich rasch zwischen Dura und Kalotte (Abb. B-**1.130b**) vorwiegend in der Temporalregion aus. Die Blutung stammt aus der **A. meningea media** oder einem ihrer Äste. Bei Kleinkindern kommt es häufiger zu venösen Blutungen aus dem Frakturspalt. Zwei Drittel der Patienten sind jünger als 40 Jahre. Das Verhältnis von Männern zu Frauen beträgt 5 : 1.

Diagnostik: Man beobachtet eine **Anisokorie**, Halbseitensymptomatik und zunehmende Vigilanzstörung, nicht selten nach freiem Intervall. Fast immer findet sich eine **Schädelfraktur**. Das CT zeigt meist temporo-parietal einen konvexen, relativ breiten, meist hyperdensen Hämatombezirk (Abb. B-**1.130**). So ist die Abgrenzung vom subduralen Hämatom (Abb. B-**1.131a**) möglich.

Diagnostik: Nicht selten kommt es nach initialer Somnolenz und einem mehrstündigen freien Intervall zum Koma. Alarmierend ist eine **Anisokorie**. Von großer Bedeutung ist daher die Beobachtung der Vigilanz und der Pupillenreaktionen (s. Tab. A-**2.61**, S. 112). Mit weiterer Ausdehnung der Blutung entwickelt sich eine kontralaterale Hemiparese, bei Mittelhirneinklemmung jedoch auch eine homolaterale Symptomatik (vgl. Abb. A-**2.62 b**, S. 113). Die meisten epiduralen Hämatome entstehen im Bereich der lokalen Schädelverletzung. In fast 90% der Fälle findet man eine **Schädelfraktur** mit subgalealem Hämatom. Im CT sind die epiduralen Hämatome in der Regel hyperdens (Abb. B-**1.130**), können aber auch iso- bis hypodens sein. Sie sind scharf begrenzt, relativ breit, bikonvex oder plankonvex, liegen vorwiegend temporo-parietal und führen zur Mittelllinienverlagerung. Epidurale Hämatome sind im CT von subduralen zu unterscheiden (vgl. Abb. B-**1.130a** und Abb. B-**1.131a**).

Operative Behandlung: Die Eröffnung des Schädelknochens (temporal) ist ein Noteingriff.

Operative Behandlung: Die Operation einer epiduralen Blutung mit Eröffnung des Schädelknochens (temporal) ist ein Noteingriff. Sind beide Pupillen lichtstarr (Bulbärhirnsyndrom) oder ist das Vollbild eines schweren Mittelhirnsyn-

B-1.130 Epidurales Hämatom

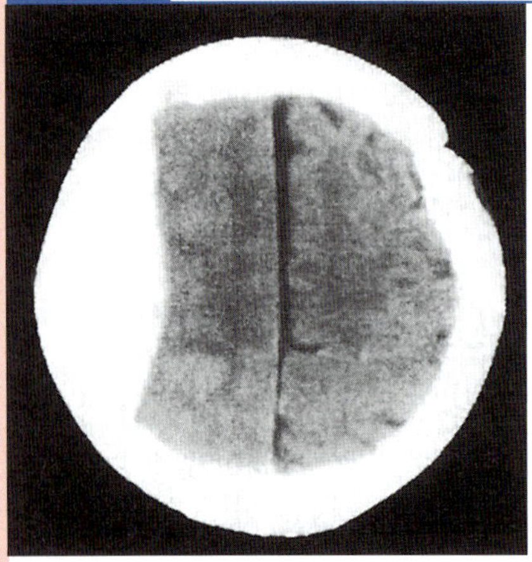

a CT eines Patienten mit Schädelprellung und -fraktur, der nach einem freien Intervall somnolent wurde (vgl. klin. Beispiel). Es stellt sich ein ausgedehnter hyperdenser, konvexer Bezirk rechts fronto-parietal dar. Die Hirnfurchen sind rechtsseitig verstrichen (Hirnödem).

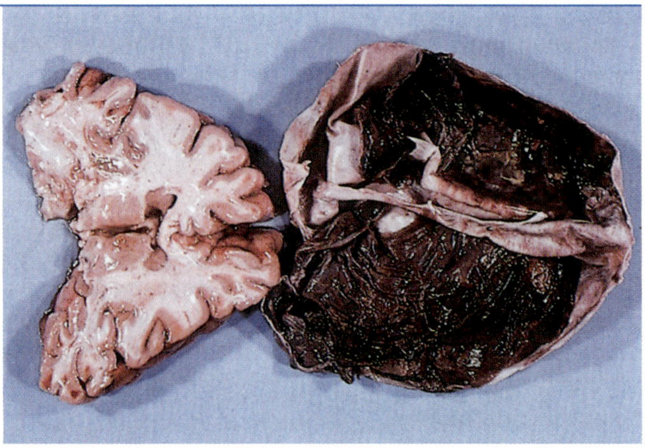

b Epidurales Hämatom. Pathologisches Präparat (m. frdl. Genehmigung von Prof. Dr. J. Ulrich, Institut f. Pathologie, Kantonsspital Basel).

B-1.131 Chronisch subdurales Hämatom

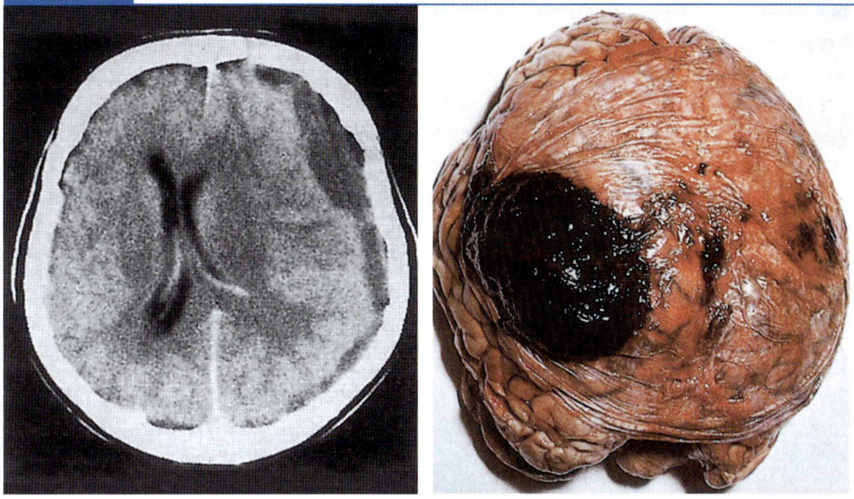

a 80-jährige Pat. mit Mydriasis links und Aphasie nach Sturz (vgl. klin. Beispiel). Im CT stellt sich ein unregelmäßig begrenzter hypodenser Saum über der gesamten linken Hemisphäre mit Betonung fronto-parietal dar. Die Sulci sind verstrichen, die Mittellinie ist massiv verlagert.

b Chronisch subdurales Hämatom. Pathologisches Präparat (m. frdl. Genehmigung von Prof. Dr. J. Ulrich, Institut f. Pathologie, Kantonsspital Basel).

B-1.131

droms mit Innenrotations-Streckkrämpfen erreicht, kommt die Operation fast immer zu spät.

Verlauf: Die Prognose hängt vom Alter des Patienten, der Entwicklungsgeschwindigkeit der Symptome und zusätzlichen zerebralen Komplikationen ab. Die Letalität beträgt 30–40%, 20% der Patienten bleiben behindert, in fast 50% der Fälle kann jedoch mit Wiederherstellung der vollen Erwerbsfähigkeit gerechnet werden.

Verlauf: Die Letalität liegt bei 30–40%. Jeder zweite operierte Patient wird wieder erwerbsfähig.

▶ **Klinisches Beispiel:** Ein 54-jähriger Forstwirt begab sich wegen heftiger Kopfschmerzen, Nausea und Erbrechens zu Fuß in die unfallchirurgische Ambulanz, nachdem er mit seinem PKW einen 20 m tiefen Abhang herabgestürzt war. Für den Unfallhergang bestand eine retrograde Amnesie. Der neurologische Befund war, abgesehen von einer diskret erweiterten Pupille rechts, unauffällig. Rechts parietal, unter einer vier Zentimeter langen Platzwunde, fand sich im Röntgenbild eine klaffende Schädelfraktur. Wegen zunehmender Somnolenz wurde ein CT angefertigt, das ein ausgedehntes epidurales Hämatom fronto-parietal rechts ergab (s. Abb. B-**1.130**a). Nach Ausräumung des Hämatoms war der Patient bald beschwerdefrei.

◀ **Klinisches Beispiel**

Subdurales Hämatom

Subdurales Hämatom

▶ **Definition:** Es handelt sich um eine Blutung zwischen Dura mater und Arachnoidea.

◀ **Definition**

Symptomatologie: Das subdurale Hämatom verläuft akut, subakut oder chronisch. Typisch für den akuten Verlauf sind eine innerhalb weniger Stunden progrediente Vigilanzstörung nach Schädel-Hirn-Verletzung, eine homolaterale Mydriasis und kontralaterale Hemiparese. Subakute und chronische subdurale Hämatome werden oft wegen unspezifischer Symptome wie Kopfdruck, psychomotorische Verlangsamung und mnestische Funktionsstörung verkannt, nachdem ein um Wochen oder Monate zurückliegendes Hirntrauma in Vergessenheit geraten ist.

Symptomatologie: Bei akutem subduralem Hämatom entstehen meist eine homolaterale Mydriasis und eine kontralaterale Hemiparese. Chronische subdurale Hämatome können wegen unspezifischer Beschwerden verkannt werden.

Ätiopathogenese: Das Subduralhämatom, das meist supratentoriell, temporal oder frontal zwischen Dura und Arachnoidea gelegen ist (s. Abb. B-**1.131b**), ist

Ätiopathogenese: Die **venösen Blutungen** zwischen Dura und Arachnoidea

(s. Abb. B-**1.131b**) entstehen in der Regel durch **Zerreißung von Brückenvenen**. Ein chronisches subdurales Hämatom ohne sichere Traumaanamnese, die **Pachymeningeosis haemorrhagica**, ist häufig auf chronischen Alkoholismus, Stoffwechsel- und Gefäßerkrankungen zurückzuführen.

durch eine **venöse Blutung** (in der Regel **Zerreißung von Brückenvenen**) bedingt. Schon bei leichteren Traumen kann es zu einer Verletzung von Brückenvenen kommen, die z. B. aufgrund einer altersbedingten Hirnatrophie freiliegen. Risikofaktoren des chronischen subduralen Hämatoms sind höheres Lebensalter, chronische Alkoholkrankheit, Stoffwechsel- und Gefäßerkrankungen. Das subdurale Hämatom lässt sich weder morphologisch noch klinisch von der spontan auftretenden **Pachymeningeosis haemorrhagica interna** abgrenzen, die häufig auf die genannten Risikofaktoren zurückzuführen ist. Bei 10% der schweren Hirntraumen entsteht ein (meist doppelseitiges) **subdurales Hygrom**. Es handelt sich um eine Flüssigkeitsansammlung (Liquor) nach Verletzung der Arachnoidea, die spontan resorbiert wird und nur in Ausnahmefällen Hirndruck verursacht.

Diagnostik: Mit zunehmender Blutung und ansteigendem Hirndruck vertieft sich die **Vigilanzstörung**.

Diagnostik: Das akute subdurale Hämatom kann zwar gelegentlich ein symptomfreies Intervall aufweisen, in der Regel besteht jedoch von Anfang an eine **Vigilanzstörung**, die sich mit zunehmender Blutung und ansteigendem Hirndruck vertieft.

▶ **Merke**

▶ **Merke:** Selbst wenn eine Vigilanzstörung fehlt und ein Unfallereignis (häufig Bagatelltrauma) nicht erinnert wird, muss eine Mydriasis an ein intrakranielles Hämatom und, v. a. bei älteren, desorientierten Patienten, immer an ein Subduralhämatom denken lassen.

Im **CT** fällt kalottennah eine sichelförmige, hyperdense Zone auf, die sich über eine oder beide Hemisphären erstrecken kann. Ein chronisches subdurales Hämatom ist iso- oder hypodens (s. Abb. B-**1.131a**).

Im CT zeigt sich eine sichelförmige oder längsovale Zone, die sich entlang der Kalotte über größere Abschnitte einer oder beider Großhirnhemisphären erstrecken kann. Abhängig von der zeitlichen Latenz zum Trauma stellt sich die Blutung hyper- oder hypodens und nicht scharf begrenzt dar (s. Abb. B-**1.131a**). Ein älteres isodenses subdurales Hämatom wird oft erst nach Kontrastmittelgabe sichtbar.

Mehrzeitige Blutungen sind im **MRT** zu differenzieren.

Mehrzeitige Subduralhämatome sind mithilfe der **MRT** sicher zu differenzieren (vgl. Abb. A-**3.29**, S. 147).

Differenzialdiagnose: Andere raumfordernde intrakranielle Prozesse (Tumoren, Abszesse) sind neuroradiologisch abzugrenzen.

Differenzialdiagnose: Computertomographische, kernspintomographische und im Zweifelsfall angiographische Untersuchungen grenzen die akuten, subakuten und chronischen extrazerebralen Hämatome von weiteren intrakraniell raumfordernden Prozessen (Tumoren, Abszesse) ab. Zum traumatischen intrazerebralen Hämatom s. S. 377.

Therapie: Entleerung über ein Bohrloch.

Therapie: Große und akute subdurale Hämatome werden über ein Bohrloch entleert, kleine heilen auch ohne Eingriff ab.

▶ **Klinisches Beispiel**

▶ **Klinisches Beispiel:** Die 80-jährige Epilepsie-Patientin wurde nach einem tonisch-klonischen Anfall im Treppenhaus aufgefunden und ins Krankenhaus gebracht. Sie war somnolent, dabei leicht erweckbar und psychomotorisch unruhig. Auffällig waren ein Monokelhämatom und eine Mydriasis links, eine amnestische Aphasie und ein frischer Zungenbiss. Das CT ergab eine fronto-temporo-parietal links gelegene hypodense Zone mit Kompression des linksseitigen Ventrikelsystems und massiver Mittellinienverlagerung nach rechts (s. Abb. B-**1.131a**). Über ein Bohrloch fronto-temporal links wurde ein 1,5 cm breites subdurales Hämatom entfernt. Sechs Wochen nach der Operation klang die Aphasie langsam ab.

Traumatische Subarachnoidalblutung

Traumatische Subarachnoidalblutung

▶ **Definition**

▶ **Definition:** Es handelt sich um eine Blutung in die äußeren Liquorräume.

Symptomatologie: Leitsymptom ist Meningismus als Folge eines Traumas.

Symptomatologie: Meningismus und heftigste Nacken-Kopfschmerzen als Folge einer Schädel-Hirn-Verletzung weisen auf eine traumatische SAB hin.

Ätiopathogenese: Eine SAB kann als isolierte Traumafolge, häufiger jedoch im Zusammenhang mit Rindenprellungsherden auftreten.

Ätiopathogenese: Rindenprellungsherde gehen oft mit Einblutung in die äußeren Liquorräume einher, schwere Kontusionen und intrakranielle Hämatome mit Blutungen in die äußeren und inneren Liquorräume. Gelegentlich findet sich eine SAB als isolierte Verletzungsfolge, oft begleitet von einem Hirnödem. Traumatische intrakranielle Aneurysmen als Ursache einer SAB sind sehr selten.

Diagnostik: Das CT zeigt eine meist diskrete Dichteanhebung im Subarachnoidalraum (vgl. Abb. B-**1.159**, S. 422). Besonders bei basaler Lokalisation kann die SAB zwar dem computertomographischen Nachweis entgehen; die Blutung ist dann aber, auch noch Tage und Wochen nach dem akuten Ereignis, im **Liquor** nachweisbar (s. S. 125 und S. 421). Je nach Alter der Blutung ist der Liquor sanguinolent oder xanthochrom. Die Lumbalpunktion darf erst nach computertomographischem Ausschluss eines Hirnödems vorgenommen werden.

Diagnostik: Die SAB lässt sich im CT, bei fehlendem Nachweis mithilfe einer **Liquoruntersuchung** feststellen. Vor der Lumbalpunktion muss ein Hirnödem mittels CT ausgeschlossen werden.

Differenzialdiagnose: Differenzialdiagnostisch muss eine nichttraumatische SAB (S. 419) als Unfallursache (!), ferner nach offener Hirnverletzung v. a. eine **Meningitis** oder ein subdurales Empyem in Betracht gezogen werden.

Differenzialdiagnose: Bei Nackensteifigkeit ist eine **Meningitis** auszuschließen.

Therapie: Zur konservativen Therapie der SAB s. S. 424. Nur bei gleichzeitigem großem intrazerebralem Hämatom ist eine Operation indiziert. Die seltenen traumatischen intrakraniellen Aneurysmen werden operativ geklippt.

Therapie: Die traumatische SAB wird in der Regel konservativ behandelt (s. S. 424).

Verlauf: Der Verlauf kann durch Ausbildung eines chronischen aresorptiven Hydrozephalus kompliziert sein (s. S. 424). Die Letalität nicht operierter traumatischer intrakranieller Aneurysmen ist mit 50 % doppelt so hoch wie die Operationsletalität.

Verlauf: Die Letalität der nicht operierten Aneurysmen beträgt 50 %.

Traumatisches intrazerebrales Hämatom

Traumatisches intrazerebrales Hämatom

▶ **Definition:** Es handelt sich um eine Kontusionsblutung in das Hirnparenchym, auch mit Einbruch in die Liquorräume.

◀ **Definition**

Symptomatologie: Bei den traumatischen intrazerebralen Hämatomen finden sich je nach Lokalisation, Ausdehnung und Kombination mit weiteren intrakraniellen Blutungen und Kontusionen einzelne oder multiple Herdsymptome, v. a. eine Hemiparese und/oder Aphasie. Die Vigilanz ist nicht immer gestört. Die psychomotorisch unruhigen Patienten klagen über heftige Kopfschmerzen. Mit zunehmender Ausdehnung des Hämatoms kann es zur Mittelhirneinklemmung kommen (vgl. S. 111).

Symptomatologie: Kleinere intrazerebrale Hämatome gehen nicht immer mit einer Vigilanzstörung einher. Mit zunehmender Größe des Hämatoms kommt es zur Mittelhirneinklemmung.

Ätiopathogenese: Intrazerebrale Hämatome werden häufig bei Erwachsenen, auch im höheren Lebensalter, beobachtet. Sie sind überwiegend im Temporal- oder Frontallappen meist oberflächennah im Bereich der Kontusion (Gefäßzerreißung) lokalisiert, können bis in die Stammganglien reichen und in das Ventrikelsystem einbrechen. Das traumatische intrazerebrale Hämatom wird auf eine Vasoparalyse und erhöhte Gefäßpermeabilität im kontusionell geschädigten Hirnareal zurückgeführt. Es kann bis zum 4. posttraumatischen Tag an Größe zunehmen.

Ätiopathogenese: Intrazerebrale Hämatome liegen meist im Bereich der Kontusion (Gefäßzerreißung, erhöhte Gefäßpermeabilität) und können in die Ventrikel einbrechen.

Diagnostik: Das CT stellt intrazerebrale Blutungen als hyperdense Zonen meist mit perifokalem Ödem dar. Nicht selten finden sich auch Blutspiegel in den Ventrikeln (vgl. Abb. B-**1.132a**). Häufige Verlaufskontrollen sind indiziert. Kleine bis mittlere Hämatome (bis ca. 30 cm^3) zeigen computertomographisch innerhalb von 14 Tagen eine vollständige Resorption, während die primäre Kontusionszone als hypodenser Substanzdefekt sichtbar bleibt (vgl. Abb. B-**1.132b**).

Diagnostik: Im CT imponiert das Hämatom als hyperdense Zone (Abb. B-**1.132**).

Differenzialdiagnose: Differenzialdiagnostisch ist an nichttraumatische intrazerebrale Blutungen, z. B. aufgrund einer arteriellen Hypertonie, zu denken, die inital zur Vigilanzstörung und zum Sturz geführt haben. Im Zweifelsfall muss eine Angiographie zum sicheren Ausschluss einer **Angiomblutung** vorgenommen werden (s. S. 140).

Differenzialdiagnose: Im Zweifelsfall muss eine **Angiomblutung** angiographisch ausgeschlossen werden.

Therapie: Kleine Kontusionsblutungen sind nicht operationsbedürftig. Intrakranieller Druckanstieg mit Massenverschiebung durch ein großes intrazerebrales Hämatom erfordert jedoch dessen Ausräumung. Zur Hirndrucktherapie siehe S. 371.

Therapie: Große intrazerebrale Hämatome werden je nach Lokalisation ausgeräumt.

B-1.132 **Traumatisches intrazerebrales Hämatom** (vgl. klinisches Beispiel)

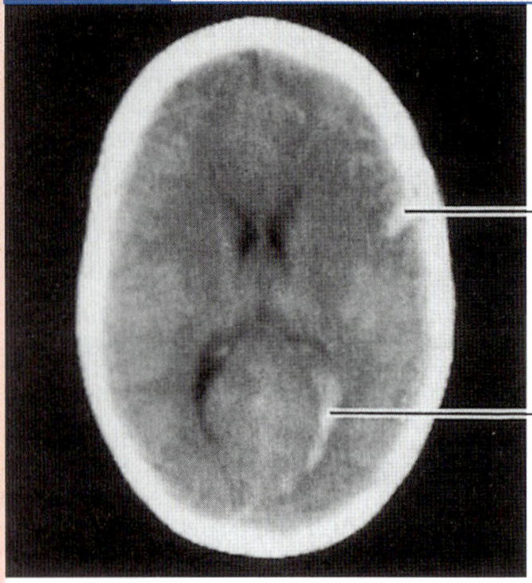

a Das CT zeigt eine Kontusionsblutung links fronto-parietal, einen Blutspiegel im linken Hinterhorn und ein generalisiertes Hirnödem.

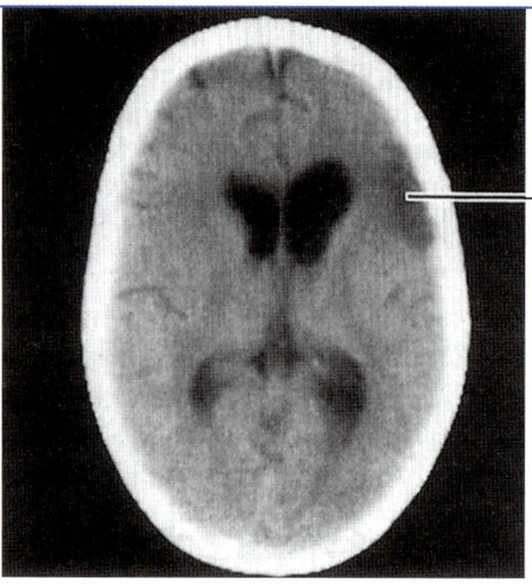

b Die CT-Kontrolle nach einem Vierteljahr ergibt noch eine hypodense Kontusionszone links fronto-temporal. Das Ventrikelsystem ist linksbetont erweitert.

Verlauf: Die Letalität beträgt 60–75%.

Verlauf: Sowohl die Anzahl der traumatischen intrazerebralen Blutungen als auch die Größe des einzelnen Hämatoms sind prognostisch bedeutsam. Die intrazerebralen Hämatome weisen eine Letalität von durchschnittlich fast 60%, bei Patienten über 60 Jahren von 75% auf.

▶ **Klinisches Beispiel**

▶ **Klinisches Beispiel:** Die 18-jährige Patientin überschlug sich mit ihrem PKW und wurde komatös eingeliefert. Computertomographisch war eine links fronto-temporale Kontusion mit intrazerebralem Hämatom, Blutspiegel im linken Hinterhorn und generalisiertem Hirnödem nachweisbar (vgl. Abb. B-**1.132a**). Nach vierwöchiger intensivmedizinischer Behandlung war die Patientin wach, jedoch aphasisch. Sie wies eine leichte Hemiparese rechts auf. Das Kontroll-CT ergab nach Resorption des Hämatoms einen posttraumatischen Substanzdefekt (vgl. Abb. B-**1.132b**). Innerhalb von vier Monaten bildeten sich unter krankengymnastischer, logopädischer und ergotherapeutischer Behandlung die Paresen bis auf eine leichte Absinktendenz der rechtsseitigen Extremitäten und die Aphasie bis auf vereinzelte Wortfindungsstörungen zurück.

Verletzungen der A. carotis und A. vertebralis

Verletzungen der A. carotis und A. vertebralis

▶ **Definition**

▶ **Definition:** Bei Schädelbasisfrakturen kann eine **Karotis-Sinus-cavernosus-Fistel**, d.h. ein arteriovenöser Kurzschluss zwischen A. carotis interna und Sinus cavernosus entstehen. Verletzungen im extrakraniellen Abschnitt der A. carotis, v.a. nach stumpfen kraniozervikalen Traumen, führen zum **thrombotischen Verschluss** mit konsekutivem Hirninfarkt. Zerreißungen der A. carotis oder der venösen Sinus haben nicht selten letale Blutungen zur Folge.

Traumatische Karotis-Sinus-cavernosus-Fistel

Symptomatologie: Hinweis auf eine traumatische Fistel ist ein Exophthalmus mit pulssynchronem Geräusch.

Ätiopathogenese: Der arteriovenöse Kurzschluss entsteht meist nach **Schädelbasisfraktur** mit Karotisverletzung.

Traumatische Karotis-Sinus-cavernosus-Fistel

Symptomatologie: Ein pulsierender Exophthalmus mit synchronem Pressstrahlgeräusch weist auf eine traumatische Karotis-Sinus-cavernosus-Fistel hin (S. 32). Die Patienten klagen über heftige Kopfschmerzen und Doppelsehen.

Ätiopathogenese: Durch Verletzung oder Zerrung der A. carotis, besonders bei **Frakturen der Schädelbasis**, entleert sich arterielles Blut in den Sinus cavernosus (arteriovenöser Kurzschluss). In einem Drittel der Fälle entwickelt sich ein doppelseitiger Exophthalmus. Durch Zug und Druck auf die in der Orbitalregion verlaufenden Hirnnerven kommt es zu Visusverschlechterung, und Augenmuskelparesen (N. III, IV und VI).

Diagnostik: Häufig sind eine Hyperämie des Gesichts, Lidschwellung, Konjunktivitis und Chemosis zu beobachten. Für die Diagnose richtungweisend ist die **Symptomen-Trias**:
- Exophthalmus,
- pulssynchrones Geräusch,
- Diplopie.

Die Patienten hören ein Geräusch, das am besten in der Schläfenregion auskultiert werden kann und bei Kompression der homolateralen A. carotis abklingt. Jeder pulsierende Exophthalmus erfordert eine beiderseitige **Karotis-Angiographie**. Mittels superselektiver Darstellung über die A. communicans anterior oder posterior wird der arteriovenöse Kurzschluss nachgewiesen. In der Orbitaschicht des CT sieht man eine erweiterte und vermehrt geschlängelte V. ophthalmica superior.

Diagnostik: Pathognomonisch für die Karotis-Sinus-cavernosus-Fistel sind:
- Exophthalmus
- pulssynchrones Geräusch
- Diplopie.

Jeder pulsierende Exophthalmus erfordert eine beiderseitige **Karotis-Angiographie**.

Differenzialdiagnose: Differenzialdiagnostisch kommen Karotis-Sinus-cavernosus-Fisteln bei Aneurysmaruptur infrage (S. 347), die sich angiographisch von den direkten traumatischen Fisteln abgrenzen lassen. Spontane Karotis-Sinus-cavernosus-Fisteln sind selten.

Differenzialdiagnose: Zu den arteriovenösen Fisteln bei Gefäßfehlbildungen s. S. 347.

Therapie und Verlauf: Die Therapie der traumatischen Karotis-Sinus-cavernosus-Fistel kann durch Fistelverschluss mittels eines ablösbaren Ballons erfolgen, der mithilfe eines Katheters durch die A. carotis bis in die Fistel vorgeschoben wird. Unbehandelt kann eine Optikusatrophie und infolge des arteriovenösen Shunts eine Myokardhypertrophie („Fistelherz") entstehen.

Therapie und Verlauf: Methode der Wahl ist der Verschluss der Fistel mittels Ballonkatheter.

1.7.2 Karotis- und Vertebralisdissektion

Symptomatologie und Diagnostik: Wenn unmittelbar oder mit einer Latenz von Tagen und Wochen nach einem kraniozervikalen Trauma eine transitorisch-ischämische Attacke (TIA) oder ein Hirninfarkt besonders bei jüngeren Unfallverletzten auftritt, ist ein traumatisch bedingter thrombotischer Verschluss bzw. eine Dissektion extrakranieller Hirnarterien zu vermuten. Infolge einer Dissektion der A. carotis entwickeln sich subakut zerebrale Herdsymptome, bei Vertebralisdissektion häufig (gekreuzte) Hirnstammsyndrome, z. B. ein Wallenberg-Syndrom (s. S. 392). Die Obstruktion lässt sich dopplersonographisch, angiographisch und kernspintomographisch exakt nachweisen.

1.7.2 Karotis- und Vertebralisdissektion

Symptomatologie und Diagnostik: Akut oder subakut entwickeln sich bei Karotisdissektion zerebrale Herdsymptome und bei Vertebralisdissektion ein (gekreuztes) Hirnstammsyndrom.

▶ Merke:
- Für die **Karotisdissektion** charakteristisch sind ein starker temporaler Kopfschmerz, Karotidodynie, Schmerzen v. a. in der Submandibular- und Retroorbitalregion, ein pulssynchroner Tinnitus und ein peripheres Horner-Syndrom. Hinzu kommen zerebrale Herdsymptome.
- Die **Vertebralisdissektion** manifestiert sich mit heftigem okzipitalem Kopfschmerz, Nackenschmerzen, Nausea, Vertigo, Ataxie und einem zentralen Horner-Syndrom. Es kann sich ein gekreuztes Hirnstammsyndrom entwickeln.

◀ Merke

Ätiopathogenese: Eine direkte stumpfe Verletzung im Halsabschnitt der A. carotis, v. a. bei Motorrad- und PKW-Unfällen (Beschleunigungstrauma der HWS), hat eine Dissektion der A. carotis und/oder der A. vertebralis mit Ablösung der Gefäßintima, Einblutung, sekundärer, langstreckiger Thrombosierung, Stenosierung und Verschluss, seltener eine primäre Thrombose zur Folge. Unfallunabhängig kommen auch spontane Dissektionen vor.

Ätiopathogenese: Zu den Ursachen gehören direkte stumpfe Arterienverletzungen im Halsabschnitt und Beschleunigungstraumen der HWS.

Therapie und Verlauf: Nach frühzeitiger Vollheparinisierung kann sich die Halbseitensymptomatik zurückbilden. Eine weit nach distal bis an den Kieferwinkel heranreichende Dissektion kann nicht operativ angegangen werden.

Therapie und Verlauf: Eine frühzeitige Vollheparinisierung kann zur Remission führen.

1.7.3 Offene Hirnverletzungen

1.7.3 Offene Hirnverletzungen

▶ Definition

▶ **Definition:** Offene Hirntraumen werden durch stumpfe oder scharfe Gewalt mit **Verletzung der Dura** hervorgerufen. Man unterscheidet penetrierende Schädel-Hirn-Traumen durch Schuss-, Bolzen- oder Pfählungsverletzungen und Impressionsfrakturen nach umschriebener Gewalteinwirkung auf den Schädel. Sichere Hinweise auf eine offene Hirnverletzung sind intrakranielle Lufteinschlüsse und eine **Liquorrhö**. Jede offene Hirnwunde ist infiziert, daher kann es zu einer Reihe entzündlicher Komplikationen kommen: Hirnabszess, phlegmonöse Enzephalitis, Meningitis, epidurale und subdurale Empyeme und Pyozephalus (Ventrikelinfektion). Bei den offenen Hirnverletzungen treten häufig fokale epileptische Anfälle auf.

Epidemiologie: 3% der Schädel-Hirn-Verletzungen sind offene Hirntraumen.

Epidemiologie: Der Anteil der offenen Hirnverletzungen an den SHT beträgt 3%. Bei 30 bis 40% der zentrobasalen Frakturen wird die Dura eröffnet. Wie bei den gedeckten Hirntraumen überwiegt das männliche Geschlecht. Schädelschussverletzungen werden, abgesehen von Kriegshandlungen, meist in suizidaler Absicht von Männern herbeigeführt.

Schussverletzungen des Gehirns

Schussverletzungen des Gehirns

Symptomatologie: Nicht jede Schussverletzung des Gehirns geht mit einer Vigilanzstörung einher.

Symptomatologie: Wird eine kleinkalibrige Schussverletzung des Gehirns überlebt, so besteht oft weder eine Vigilanzstörung noch eine Amnesie. Je nach Verlauf des Schusskanals kommt es zu neurologischen Ausfällen, wie z. B. Amaurose oder Hemiparese.

Ätiopathogenese: Man unterscheidet Steck-, Impressions- und Durchschüsse (Abb. B-**1.133**).

Ätiopathogenese: Man unterscheidet Steckschüsse von Impressions- und Durchschüssen. Die in Friedenszeiten häufigste penetrierende Hirnverletzung geschieht durch Pistolenschuss in die rechte Schläfe (Rechtshänder) (Abb. B-**1.133**).

Diagnostik: Das CT gibt Aufschluss über die Lage des Projektils (Abb. B-**1.134**) und den Schusskanal (s. Abb. A-**3.28**).

Diagnostik: Entscheidend sind computertomographische Untersuchungen zur Lokalisation des Projektils (Abb. B-**1.134**) und des Schusskanals bzw. zur Beurteilung von Schädeldurchschüssen (s. Abb. A-**3.28**, S. 147) und zur Kontrolle des begleitenden Hirnödems.

Therapie: Projektile sollen nicht in jedem Fall operativ entfernt werden.

Therapie: Bei Steck- und Durchschüssen besteht nur eine relative Indikation zur operativen Entfernung von Projektilen oder Splittern, damit durch die Operation nicht eine noch größere Hirnwunde verursacht wird.

Verlauf: Häufige Folgen von Schussverletzungen sind Hirnabszesse und epileptische

Verlauf: Eine häufige Folge der Schädelschussverletzung ist der Früh- oder Spätabszess des Gehirns (s. S. 382) infolge Einsprengung von Haut und Knochen-

B-1.133

B-1.133 Kontusionsnekrose um Schusskanal

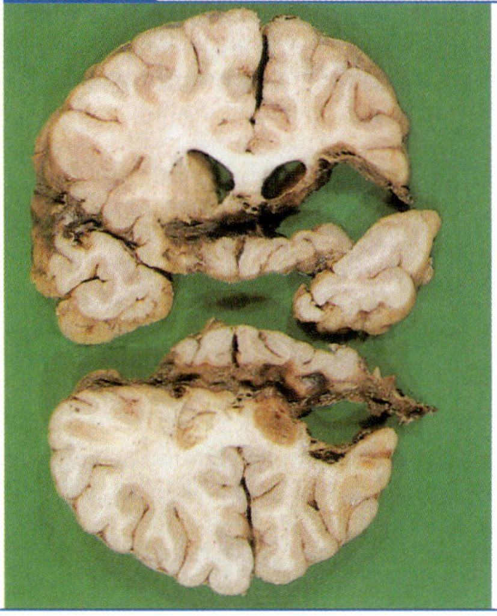

50-jähriger Mann mit Polytrauma nach Verkehrsunfall. 5 Jahre zuvor Schläfendurchschuss in suizidaler Absicht. Pathologischer Befund: Spiegelbildlich aufgeklappte stirnparallele fronto-temporale Schnittflächen. Rostbraun verfärbte Gewebszerreißung in der Umgebung des Schusskanals. Kleiner Einschuss rechts frontal, großer zerfetzter Ausschuss links temporal.

B-1.134 Schädelschussverletzung

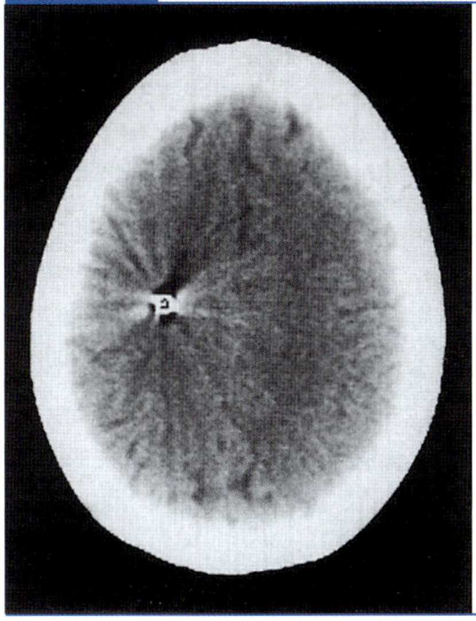

Im CT eines 34-jährigen Patienten mit Schussverletzung rechts parietal erkennt man ein 5 mm großes Projektil mit Sternartefakt (vgl. klinisches Beispiel).

B-1.134

splittern in den Schusskanal. Bei jedem zweiten Patienten, d. h. zehnmal häufiger als nach geschlossenen Hirntraumen (ca. 5 %), entsteht eine chronische Epilepsie (S. 516). Schädelschüsse nach Suizidversuch verlaufen in 80 % letal. Bolzenschussverletzungen werden nur selten überlebt.

Anfalle. Schädelschüsse haben eine Letalität bis zu 80 %.

▶ **Klinisches Beispiel:** Ein 34-jähriger Kaufmann schoss sich nach eigenen Angaben beim Reinigen seines Kleinkalibergewehrs durch das rechte Auge. Unmittelbar danach war er wach. Er entwickelte eine brachiofazial betonte Hemiparese links. Das CT ergab fronto-basal rechts mehrere luftdichte rundliche Parenchymläsionen und im zentralen Anteil des rechten Parietallappens ein fünf Millimeter großes Projektil (s. Abb. B-**1.134**). Das Projektil wurde operativ entfernt, der rechte Bulbus musste enukleiert werden.

◀ **Klinisches Beispiel**

Impressionsfrakturen

Symptomatologie: Bei Impressionsfrakturen ist Austritt von Liquor und gelegentlich Hirngewebe zu beobachten. Im Gegensatz zur Liquorrhö beweisen Blutungen aus Mund, Nase und Ohr noch keine offene Hirnverletzung. Patienten mit einer **Liquorfistel** klagen über Kopfschmerzen und Schwindel.

Ätiopathogenese: Durch frontal einwirkende Gewalt bei Verkehrsunfällen kommt es zu Frakturen des Gesichtsschädels (s. Tab. B-**1.48**) und der Schädelbasis mit Beteiligung der Nasennebenhöhlen (NNH). Die Dura wird häufig mitverletzt.

Impressionsfrakturen

Symptomatologie: Im Bereich der Fraktur tritt Liquor, evtl. auch Hirngewebe aus. Bei **Liquorfistel** bestehen Kopfschmerzen und Schwindel.

Ätiopathogenese: Fronto-basale Frakturen und Felsenbeinbrüche sind meist die Folge von Verkehrsunfällen.

▶ **Merke:** Mit einer Latenz von Stunden und Tagen kann sich eine rhinogene Liquorfistel entwickeln.

◀ **Merke**

Seltener sind otogene Liquorfisteln bei Felsenbeinfraktur mit Verbindung zum Mittelohr. Abgesehen von dem Liquorabgang kann auch Luft in den Schädel eindringen. Wenn sich die Luft in einem traumatischen Substanzdefekt des Gehirns (meist frontal) ansammelt, spricht man von einer Pneumatozele.

Liquorfisteln führen zu Liquorabgang und zum Eindringen von Luft in den Substanzdefekt (Pneumatozele).

Diagnostik: Bei fronto-basalen Frakturen findet man häufig eine **Rhinoliquorrhö**, die durch Kopfbeugen verstärkt wird, und röntgenologisch eine Pneumatozele. Eine **Otoliquorrhö** weist auf latero-basale Frakturen mit Felsenbeinbrüchen hin. Die Liquorrhö wird mittels Glukosebestimmung im Sekret, ggf. liquorszintigraphisch nachgewiesen.
Die CT zeigt einerseits die primäre Hirnläsion, andererseits in der Knochenfenster-Technik die genaue Lokalisation und Tiefe der Impressionsfraktur.

Diagnostik: Eine fronto-basale Fraktur führt häufig zu **Rhinoliquorrhö**, eine latero-basale zur **Otoliquorrhö**.

Das CT weist Hirnläsion und Impressionsfraktur nach.

Therapie: Impressionsfrakturen und Liquorfisteln werden operativ versorgt.

Therapie: Die Behandlung ist operativ. Ziel ist der Duraverschluss nach sorgfältiger Wundreinigung. Eine Fistelöffnung kann durch Duraplastik gedeckt werden. Bei Läsion des N. facialis nach Felsenbeinfraktur ist gelegentlich eine transmastoidale Dekompression oder End-zu-End-Anastomose indiziert.

Verlauf: Bei unbehandelter Liquorrhö besteht akute oder chronische Infektionsgefahr (**Meningitis**, **Hirnabszess**).

Verlauf: Neben der Schockgefahr besteht bei Impressionsfrakturen nach SHT eine Blutungs- und Infektionsgefahr. In jedem zweiten Fall einer unbehandelten Liquorrhö muss mit einer fortgeleiteten **Meningitis** (Pneumokokken!) gerechnet werden. Noch nach Jahren kann ein **Hirnabszess** entstehen. Die Prognose operativ behandelter Liquorfisteln ist günstig. Wie bei den Schussverletzungen ist in jedem zweiten Fall eine chronische Epilepsie zu erwarten.

▶ Klinisches Beispiel

▶ **Klinisches Beispiel:** Der 29-jährige Patient erlitt ein Polytrauma mit offener Hirnverletzung (Impressionsfraktur links frontoparietal), als er bei einem Verkehrsunfall aus seinem PKW herausgeschleudert wurde und auf Bahngleisen aufschlug. Er wurde am Unfallort intubiert und in einer nahe gelegenen neurochirurgischen Abteilung operativ versorgt. Drei Monate später war der Patient noch komatös, es bestand ein Mittelhirnsyndrom, das in ein apallisches Syndrom mit spastischer Tetraparese überging. Ein halbes Jahr nach dem Unfall reagierte der Patient erstmals gezielt auf Ansprache, ein Jahr später konnte er wieder sprechen, lesen und einige Worte schreiben, war jedoch noch nicht gehfähig.

Traumatische Hirnabszesse

Symptomatologie: Kopfschmerzen, Fieber und Somnolenz als posttraumatische Komplikationen sind verdächtig auf einen Hirnabszess.

Symptomatologie: Kopfschmerzen und Vomitus, die die akute Traumaphase überdauern oder erst Jahre später in Erscheinung treten, sind bei gleichzeitiger Temperaturerhöhung und Vigilanzstörung verdächtig auf einen Hirnabszess. Nicht selten kommen epileptische Anfälle hinzu.

Ätiopathogenese: Verkehrs- und Arbeitsunfälle, im Krieg Schädelschüsse, sind die häufigsten Ursachen traumatischer Früh- oder Spätabszesse.

Ätiopathogenese: Traumatische Abszesse liegen oberflächennah. Pyogenes Material gelangt durch das Trauma direkt oder indirekt in das Hirngewebe. Meist sind es Verkehrs- und Arbeitsunfälle mit heftiger Gewalteinwirkung auf den Kopf, in Kriegszeiten Kopfschüsse, die einen Früh- oder Spätabszess verursachen.

Diagnostik: Im CT stellt sich der Abszess mit ringförmiger Kapsel dar.

Diagnostik: Mithilfe des CT lässt sich die Abszesskapsel nach Kontrastmittelgabe als Ringstruktur nachweisen (s. Abb. B-1.53, S. 261). Differenzialdiagnostisch kommen andere raumfordernde Prozesse infrage, die mit einer ringförmigen Kontrastmittelanhebung einhergehen, v. a. Gliome und Hirnmetastasen.

Therapie: Die Therapie ist antibiotisch, ggf. auch operativ.

Therapie: Solange sich der Abszess noch nicht abgekapselt hat, wird nur antibiotisch behandelt. Sonst erfolgt anschließend die operative Entfernung der Abszesskapsel (vgl. S. 276).

1.7.4 Rückenmarkverletzungen

Gedeckte Rückenmarkverletzungen

▶ Definition

▶ **Definition:** Unter gedeckten Rückenmarkverletzungen versteht man analog zu den Hirntraumen

- die **Commotio spinalis**, eine reversible Funktionsstörung infolge stumpfer Gewalteinwirkung auf die Wirbelsäule,
- die **Contusio spinalis**, eine traumatische Rückenmarkschädigung mit medullären Ausfällen bis zur Querschnittlähmung oder eine Läsion der Cauda equina,
- **Compressio spinalis**, eine Druckschädigung mit Rückenmark-, Kauda- oder Konus-Syndrom bei Einengung des Spinalkanals durch Wirbelfraktur (mit Dislokation, Diskushernie oder spinaler Blutung) oder zervikale spondylotische Myelopathie (chronisch progrediente Halsmarkkompression)
- das (schwere) **Beschleunigungstrauma** der Halswirbelsäule (sog. Schleudertrauma, Peitschenschlag-Trauma, whiplash injury) mit radikulären und medullären Symptomen.

B-1.50 Ursachen und Letalität von Rückenmarkverletzungen

An erster Stelle der Ursachen liegen die Verkehrsunfälle. Jedes zweite Rückenmarktrauma ist die Folge eines PKW-Unfalls. Bei den Zweirad-Unfällen ist die Letalität (mit 60%) am höchsten (nach Griffin u. Mitarb.).

	Ursachen (%)
Verkehrsunfälle	69
▪ PKW	▪ 50
▪ Motorrad, Fahrrad	▪ 16
▪ andere	▪ 3
Stürze von Leitern, Treppen u.ä.	13
Arbeitsunfälle u.ä.	10
Sportunfälle	8
Summe	100

Epidemiologie: Die Inzidenz der Wirbelsäulenverletzungen, die mit neurologischen Ausfällen verbunden sind, beträgt 1–3/100 000, die Prävalenz 50/100 000 Einwohner. Sie betreffen vorwiegend junge Erwachsene, Männer etwa dreimal häufiger als Frauen. Der Altersgipfel liegt im 40. Lebensjahr. Tabelle B-**1.50** informiert über die wesentlichen Unfallursachen der Rückenmarkverletzungen. An erster Stelle stehen Verkehrsunfälle.

Epidemiologie: Bei einer Prävalenz der Wirbelsäulentraumen von 50/100 000 Einwohner sind vorwiegend Männer betroffen. Zu den Ursachen der Rückenmarkverletzungen s. Tab. B-**1.50**.

Commotio spinalis

▶ **Synonym:** Commotio medullae spinalis.

▶ **Definition:** Die Commotio spinalis ist eine reversible Funktionsstörung des Rückenmarks infolge stumpfer Gewalteinwirkung auf die Wirbelsäule.

Symptomatologie: Bei der Commotio spinalis kommt es zu sensiblen Reizerscheinungen, Reflexdifferenzen und Miktionsstörungen, die sich innerhalb von Minuten bis Stunden vollständig zurückbilden.

Symptomatologie: Es treten flüchtige Sensibilitäts- und Miktionsstörungen auf.

Ätiopathogenese: Als Ursache der reversiblen Funktionsstörung des Rückenmarks nach Prellung der Wirbelsäule werden eine transitorische Ischämie und ein Ödem vermutet, sind jedoch nicht nachzuweisen. Bleibende morphologische Veränderungen werden nicht beobachtet.

Ätiopathogenese: Man vermutet eine transitorische Ischämie bzw. ein Ödem.

Contusio spinalis

▶ **Synonyme:** Contusio medullae spinalis, Rückenmarkquetschung.

▶ **Definition:** Die Contusio spinalis ist eine akute traumatische Rückenmarkschädigung mit medullären Ausfällen bis zur Querschnittlähmung.

Symptomatologie: Das charakteristische klinische Bild der Contusio spinalis ist die komplette bzw. partielle Querschnittslähmung. Initial besteht ein **spinaler Schock** mit schlaffer Lähmung unterhalb der Läsion (S. 116). Immer kommt es zu einer Blasenentleerungsstörung und weiteren autonomen Ausfällen. Je nach Schädigungsniveau sind Querschnittsyndrome mit Tetraplegie (zervikal) oder Paraplegie (thorakal und lumbal), Konus- und Kauda-Syndrome zu unterscheiden, letztere in Höhe bzw. unterhalb des ersten Lendenwirbelkörpers (S. 121). Patienten mit Rückenmarktrauma erleiden nicht selten während eines Unfalls zusätzlich Kopfverletzungen, die anfangs leicht übersehen werden, bei Nachuntersuchungen aber je nach Schweregrad der spinalen Traumen in wenigstens 25% der Fälle nachzuweisen sind.

Symptomatologie: Bei der Contusio spinalis ist mit Paraplegie oder Tetraplegie zu rechnen. Unmittelbar nach dem Trauma kommt es zum **spinalen Schock** mit schlaffer Lähmung unterhalb der Läsion.

Jeder vierte Unfall, der ein Rückenmarktrauma verursacht, führt auch zu einer Kopfverletzung.

Ätiopathogenese: s. Tab. B-**1.50**.

Meist ist die untere HWS oder der thorakolumbale Übergang betroffen. Stauchung, Hyperflexion oder Rotation der Wirbelsäule führen zu intramedullären Blutungen und zentralen ischämischen Nekrosen.

Ätiopathogenese: Neben Verkehrs- und Arbeitsunfällen sind es häusliche Unfälle, z. B. Treppenstürze, und unter den Sportverletzungen v. a. Badeunfälle nach Kopfsprüngen in flaches Wasser, auch Sportflugabstürze, die zu einem Querschnittsyndrom führen (vgl. Tab. B-**1.50** und Abb. B-**1.135**).
Akute traumatische Läsionen können alle Abschnitte der Wirbelsäule vom Foramen occipitale magnum bis zum Os sacrum betreffen, finden sich aber am häufigsten im Bereich der unteren Halswirbelsäule und am thorakolumbalen Übergang. Markschädigungen werden v. a. durch Stauchung, Hyperflexion und Rotation der Wirbelsäule verursacht. Pathologisch-anatomisch sieht man intramedulläre Blutungen und Mikrozirkulationsstörungen mit Ödem, die zu zentralen ischämischen Nekrosen führen. Es kommen vielfältige Quetsch- und Rissverletzungen des Rückenmarks bis zur Durchtrennung (Lazeration) vor.

Compressio spinalis

▶ **Synonyme:** Compressio medullae spinalis, Druckschädigung des Rückenmarks.

▶ **Definition:** Akute oder chronische Druckschädigung des Rückenmarks bei primärer (konnataler) oder sekundärer (meist traumatisch bedingter bzw. spondylogener) Einengung des Spinalkanals mit medullären Symptomen bis zum irreversiblen Querschnittsyndrom.

Symptomatologie: Es treten Nacken- oder Rückenschmerzen, radikuläre Symptome und ein Querschnittsyndrom auf.

Symptomatologie: Unter heftigen Nacken- oder Rückenschmerzen kommt es zu radikulären Symptomen und rasch oder langsam progredient zum Querschnittsyndrom mit Para- oder Tetraparese, Sensibilitätsausfällen und Blasen-/Mastdarmstörung (S. 116).

Ätiopathogenese: Es handelt sich um eine Kompression des Myelons durch frakturierte bzw. luxierte Wirbel, **Bandscheibengewebe** oder ein **spinales (epidurales) Hämatom**.

Die **zervikale Myelopathie** ist durch eine konnatale und sekundär spondylotische **spinale Stenose** mit progredienter Halsmarkkompression gekennzeichnet. Neben einem radikulären Syndrom der Arme entwickelt sich eine spastische Paraparese der Beine.

Ätiopathogenese: Wird eine Kopfbewegung durch einen plötzlichen Aufprall, Schlag oder Stoß gebremst, kann die Halswirbelsäule durch die Gewalt der anhaltenden Körperbewegung derart gestaucht und torquiert werden, dass Wirbelfrakturen, -luxationen oder -luxationsfrakturen auftreten. Das Myelon wird entweder durch Knochenfragmente, Wirbeldislokation, **Bandscheibenvorfall** oder ein **epidurales spinales Hämatom** komprimiert, das sich zwischen Periost und Dura mater ausbreitet. Demgegenüber sind subdurale Blutungen selten.
Die **zervikale** (spondylotische) **Myelopathie** beruht auf einer Einengung des Spinalkanals mit allmählich progredienter Halsmarkkompression und ist durch ein radikuläres Syndrom an den Armen und ein medulläres Syndrom mit Paraparese der Beine, Pyramidenbahnzeichen, Blasen- und Mastdarmfunktionsstörungen charakterisiert. Die zervikale Myelopathie gilt als häufigste Ursache einer Halsmarkschädigung im höheren Lebensalter. Man findet eine konnatale **spinale Stenose**, sekundäre Spondylose und Zirkulationsstörungen des Rückenmarks.

Beschleunigungstrauma der HWS

▶ **Synonyme:** Schleudertrauma, Peitschenschlagtrauma, whiplash injury.

Symptomatologie: Nacken-Kopfschmerzen, Parästhesien und Schwindel, seltener auch medulläre und zerebrale Symptome, treten oft nach schmerzfreiem Intervall auf.

Symptomatologie: Sog. Schleudertraumen der Halswirbelsäule führen oft nach einem schmerzfreien Intervall zu heftigen Nacken-Kopfschmerzen, Parästhesien, Schwindel, Nausea und gelegentlich kurz dauernder Somnolenz. Nach einem schweren Beschleunigungstrauma der HWS kann die Untersuchung radikuläre, medulläre und zerebrale Symptome aufdecken.

Ätiopathogenese: Als Folge von Auffahrunfällen entsteht ein Hyperextensions-Hyperflexions-Trauma mit **Distorsion** oder Luxation der HWS-Gelenke.

Ätiopathogenese: Eine Hyperextension und anschließende Hyperflexion der Halswirbelsäule bei Verkehrsunfällen bewirkt eine **Distorsion** oder Luxation der Wirbelgelenke, gelegentlich auch eine Dissektion der A. carotis oder A. vertebralis (s. S. 379). Die häufigste Ursache sind Unfälle mit PKW-Heckaufprall, bei denen der Kopf plötzlich nach hinten geschleudert wird.

Diagnostik der Rückenmarkverletzungen: Bei adäquaten Angaben zum Unfallhergang und typischen Beschwerden wie Empfindungslosigkeit unterhalb der lokal schmerzhaften Verletzung muss eine hinzukommende Retentio urinae und v.a. eine zunehmende Para- oder Tetraparese den dringenden Verdacht auf eine Contusio oder Compressio spinalis erwecken. Ein traumatischer, meist medialer Bandscheibenprolaps, der schon nach Heben von Lasten auftreten kann, ist durch bilaterale radikuläre Schmerzen, Sensibilitätsstörungen, Paresen und hinzukommende Harnverhaltung gekennzeichnet (Kauda-Syndrom). Bei Rückenmarktraumen ist der Liquor häufig sanguinolent. Jede Wirbelsäulenverletzung erfordert neben der wiederholten neurologischen eine röntgenologische und **sofortige computertomographische Untersuchung** (Abb. B-**1.135**). Kann eine Rückenmarkkompression mittels CT nicht ausgeschlossen werden, ist zusätzlich ein Myelo-CT und MRT erforderlich. Mittels Myelo-CT und MRT lässt sich auch im Fall einer zervikalen Myelopathie die Halsmarkkompression bei spinaler Stenose und Spondylose sicher nachweisen.

Diagnostik der Rückenmarkverletzungen: Eine Empfindungslosigkeit unterhalb der Verletzung, Rententio urinae und eine Para- oder Tetraparese prägen das Bild der traumatischen Querschnittlähmung. Wirbelsäulenverletzungen sind **sofort computertomographisch** abzuklären (Abb. B-**1.135**). Myelo-CT und MRT sichern die Diagnose einer Rückenmarkschädigung auch im Fall der zervikalen Myelopathie.

Therapie der Rückenmarkverletzungen: Da sich eine Commotio von einer Contusio spinalis anfangs nicht sicher abgrenzen lässt, hängt die Therapie von der klinischen Verlaufsbeobachtung im nächstgelegenen Krankenhaus ab. Bestätigt sich neurologisch und röntgenologisch eine Rückenmarkschädigung mit oder ohne dislozierte Wirbelfraktur, so besteht die Notwendigkeit zur Intensivtherapie in einem Spezialzentrum für Querschnittgelähmte. Nach Primärversorgung mit Lagerung auf einer Vakuummatratze und Schockbehandlung sollte der Verletzte per Hubschrauber transportiert werden.

Therapie der Rückenmarkverletzungen: Nach Schockbehandlung am Unfallort erfolgt der Transport in das nächstgelegene Krankenhaus. Bei Nachweis einer Rückenmarkverletzung empfiehlt sich der Hubschraubertransport in ein Zentrum für Querschnittgelähmte.

Die Behandlung wird in einem Spezialbett mit zweistündiger Umlagerung fortgesetzt (Dekubitus-Prophylaxe). Die hochdosierte Kortikosteroidgabe soll dem medullären Ödem entgegenwirken. Wegen erheblicher Thromboseneigung und Emboliegefahr ist bei akut Querschnittgelähmten eine Low-dose-Heparinisierung angezeigt. Im Hinblick auf die vegetativen Begleitsymptome ist neben regelmäßigen Blutdruck- und Temperaturkontrollen die aseptische Blasenkatheterisierung, später ein Blasentraining erforderlich, damit der Patient die Reflexblase nutzt (S. 84). Krankengymnastische Bewegungsübungen beginnen nach Ruhigstellung der Wirbelfraktur.

Die Therapie umfasst zweistündige Umlagerung, Kortikosteroidgabe, Low-dose-Heparinisierung, Blasenkatheterisierung, später Blasentraining und Krankengymnastik.

Bei Contusio spinalis ist ein chirurgischer Eingriff grundsätzlich nicht indiziert. Ein epidurales Hämatom bei Compressio spinalis muss aber unverzüglich ausgeräumt werden, da sonst nicht mehr mit einer Rückbildung der Symptome gerechnet werden kann. Eine Indikation zur Entfernung von großen Knochen-

Es gibt keine absolute Operationsindikation bei der Contusio spinalis. Dringlich ist aber die Entfernung eines epiduralen Hämatoms (Compressio spinalis).

B-1.135 Fraktur des dritten und vierten Thorakalwirbels

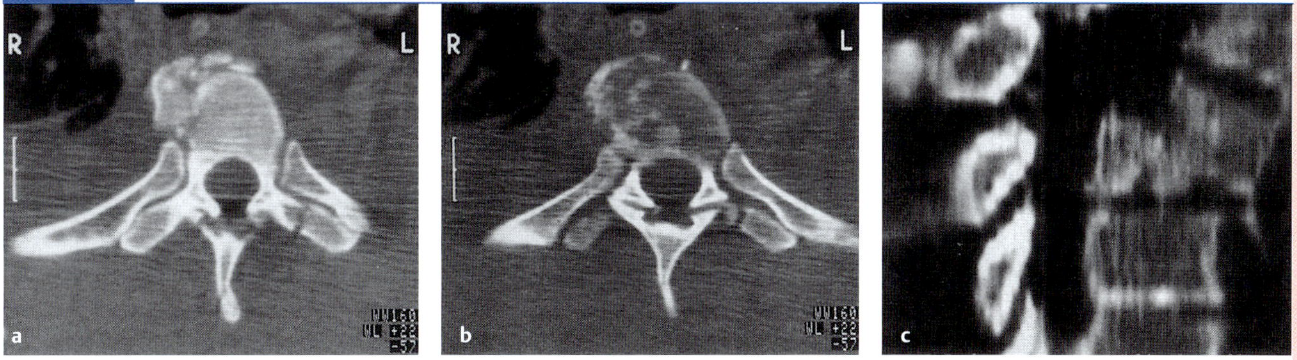

Spinales CT eines 30-jährigen Mannes, der beim Drachenfliegen abstürzte und sich eine Querschnittlähmung (Paraparese) zuzog.
a Kompressionsfraktur des dritten und vierten Brustwirbelkörpers mit hypodenser Spongiosastruktur, Frakturen des linken Processus transversus und des Processus spinosus des vierten BWK.
b In einer tieferen Schicht sind Frakturtrümmer des luxierten dritten BWK ventral rechts abgrenzbar, während der untere Anteil des 4. BWK weitgehend erhalten ist.
c Sagittale Rekonstruktion in Höhe BWK 2 bis 6. Durch Abriss der Wirbelbögen des 3. BWK kommt es zur Verlagerung der oberen Wirbelsäule über den keilförmig deformierten 4. BWK nach ventral und kaudal und damit zur Abknickung des Myelons.

Bei instabilen Frakturen ist eine Wirbelsäulen-Extension angezeigt, bei zervikaler Myelopathie eine operative **Dekompression** und Fusion.

fragmenten kann sich ergeben, wenn eine traumatisch bedingte Querschnittlähmung fortschreitet oder sekundär auftritt. Nach instabilen Wirbelfrakturen ist eine Extensionsbehandlung angezeigt, die zur Streckung der Wirbelsäule am Schädel fixiert wird. Bei zervikaler spondylotischer Myelopathie kommt neben der Immobilisation der HWS durch Anlegen einer Krawatte v.a. eine operative **Dekompression** und Fusion in Betracht (s. auch S. 384).

▶ Merke

▶ **Merke:** Bei einem traumatischen medialen Diskusprolaps als Ursache eines Rückenmark- oder Kauda-Syndroms ist die Laminektomie ein Noteingriff.

Verlauf: Die Prognose hängt vom Alter des Patienten und vom Querschnittniveau ab. 80 – 90% der Verletzten haben eine Überlebenszeit von mindestens sieben Jahren. Eine häufige Todesursache ist Niereninsuffizienz.

Verlauf: Die meisten hohen Querschnittlähmungen nach Motorradunfällen führen entweder unmittelbar nach dem Ereignis oder im weiteren Verlauf zum Tod. Häufige Todesursache ist eine Niereninsuffizienz nach chronischem Harnwegsinfekt. Die 7-Jahres-Überlebensrate der Querschnittsgelähmten insgesamt liegt zwischen 80 und 90%. Fortgeschrittenes Alter und eine komplette Tetraplegie sind aber ungünstige Faktoren, sodass die 7-Jahres-Überlebensrate der über 50-Jährigen mit Tetraplegie nur knapp 25% beträgt.

▶ Klinisches Beispiel

▶ **Klinisches Beispiel:** Eine 52-jährige Taxifahrerin, deren PKW bei Aquaplaning ins Schleudern geriet und frontal mit einem entgegenkommenden Fahrzeug zusammenstieß, erlitt eine Fraktur des 2. Halswirbelkörpers mit Bogenwurzelbeteiligung links. Neurologisch fand sich eine dissoziierte Empfindungsstörung von C2 abwärts mit herabgesetzter Berührungs- und Lageempfindung links sowie kontralateraler Hypalgesie und Thermhypästhesie. Die Eigenreflexe waren am linken Arm abgeschwächt, an den unteren Extremitäten erloschen. Nach Ausräumung der Bandscheibe C 2/3 wurde eine ventrale Spondylodese durch Knochenspanimplantation und Plattenverschraubung vorgenommen. Nach Abklingen des spinalen Schocks bildete sich die Querschnittsymptomatik innerhalb von zwei Wochen vollständig zurück.

Offene Rückenmarkverletzungen

Offene Rückenmarkverletzungen

▶ Definition

▶ **Definition:** Als offene Rückenmark- und Kaudaverletzung bezeichnet man penetrierende Wirbelsäulentraumen mit Dura-Eröffnung v.a. als Folge von Schuss- oder Stichverletzungen.

Epidemiologie: < 10% der RM-Traumen sind offen.

Epidemiologie: Weniger als 10% der Rückenmarkläsionen sind offene Traumen, ihr Anteil ist jedoch bei Kriegsverletzungen erheblich höher.

Symptomatologie und Ätiopathogenese: Es kommt zum Querschnittsbild. Meist sind es Schuss- oder Stichwunden mit Duraverletzung und medullärer Blutung.

Symptomatologie und Ätiopathogenese: Wie bei gedeckten Rückenmarktraumen kommt es zu Querschnittlähmungen, gelegentlich auch zu einem Brown-Séquard-Syndrom. Schuss- und Stichverletzungen, die eine Duraeröffnung verursachen, führen zur Gewebszerstörung mit medullärer Blutung und begleitendem Ödem, seltener auch zu einem spinalen epiduralen Hämatom oder Abszess (S. 299).

Diagnostik: s. S. 385.

Diagnostik: s. S. 385 (Diagnostik der Rückenmarkverletzungen).

Therapie und Verlauf: Duraverletzungen werden unter systemischer Antibiose operativ verschlossen. Der Verlauf kann durch eine Liquorfistel mit Meningitis kompliziert sein.

Therapie und Verlauf: In jedem Fall ist ein operativer Verschluss der Duraverletzung unter systemischer Antibiotikatherapie erforderlich. Die lokale Instillation eines Antibiotikums ist nicht Erfolg versprechend. Wird die offene Rückenmarkverletzung nicht unverzüglich operiert, so besteht die Gefahr einer Liquorfistel mit Infektion der Meningen.

1.7.5 Strahlenschäden des ZNS

1.7.5 Strahlenschäden des ZNS

▶ Synonym

▶ **Synonym:** ZNS-Schädigung durch ionisierende Strahlen.

▶ Definition

▶ **Definition:** Entmarkungen und zystische Parenchymnekrosen des Gehirns und Rückenmarks (Leukenzephalopathie, Myelopathie) durch Einwirkung ionisierender Strahlen, meist nach therapeutischer Radiatio; generalisierte Nekrose des ZNS als Folge nuklearer Traumen (Reaktorunfall, Atombombe).

Symptomatologie: Unter der Strahlentherapie von Hirntumoren kommt es häufig zu Zeichen eines intrakraniellen Druckanstiegs und Hirnnervensymptomen (Optikusschädigung!). Wird das Rückenmark durch Strahlen geschädigt, so klagen die Patienten über brennende Schmerzen; man beobachtet spastische **Paresen** und eine **dissoziierte Empfindungsstörung**, hinzu kommen weitere Rückenmarksymptome wie eine neurogene Blasenstörung. Nicht selten entwickelt sich ein Brown-Séquard- oder ein A.-spinalis-anterior-Syndrom.

Symptomatologie: Die therapeutische Radiatio kann Hirndruckzeichen und bei Rückenmarkschädigung brennende Schmerzen hervorrufen. Darüber hinaus finden sich **sensomotorische Ausfälle**.

Ätiopathogenese: Durch therapeutische Radiatio wird das Gewebe in der Umgebung von Hirntumoren, einschließlich der Gefäße, geschädigt, sodass sich nach Monaten und Jahren Entmarkungen und Parenchymnekrosen mit Zystenbildung entwickeln (**Leukoenzephalopathie** oder Strahlennekrose). Die **Strahlenmyelopathie** ist ebenfalls eine iatrogene Erkrankung v.a. des Zervikal- und Thorakalmarks. Bei der zervikalen Strahlenmyelopathie kann auch die Medulla oblongata geschädigt sein. Morphologisch findet man wie bei der zerebralen Läsion Entmarkungsherde vorwiegend der weißen Substanz. Die Toleranzdosis beträgt für γ- und Röntgenstrahlen etwa 2 Gy Einzeldosis und 45–55 Gy Gesamtdosis.
Eine **nukleare Strahlenschädigung** durch Atombomben oder Reaktorunfälle verursacht schwerste generalisierte Nekrosen, Verbrennungen, Blutungen und sekundär hypoxische, meist letale Läsionen des ZNS.

Ätiopathogenese: Eine Strahlenschädigung des Gehirns oder Myelons durch therapeutische Radiatio führt zu Entmarkungen und zystischen Parenchymnekrosen (**Leukenzephalopathie** oder **Strahlenmyelopathie**).

Nukleare Strahlenschäden (Atombomben, Reaktorunfälle) verursachen schwere Parenchymnekrosen.

Diagnostik: Eine Strahlenschädigung des Gehirns ist an zunehmendem **Hirndruck** mit Vigilanzstörung und Stauungspapille zu erkennen. Hinzu kommen zerebrale Herdsymptome. Bei der Strahlenmyelopathie stellen sich oft erst mit Latenz von sechs bis zwölf Monaten oder noch Jahre nach Radiatio **segmentale Schmerzen** und eine **Hyperpathie** ein. Computer- und kernspintomographisch lässt sich am Gehirn die hypodense Strahlennekrose und das Begleitödem darstellen, am Rückenmark jedoch nicht immer ein vergleichbarer pathologischer Befund nachweisen.

Diagnostik: Charakteristisch sind **Hirndruckzeichen** bei zerebralen Strahlenschäden und **segmentale Schmerzen** mit **Hyperpathie** bei Strahlenmyelopathie.

Differenzialdiagnose: Rezidive von Hirn- bzw. Rückenmarktumoren und -metastasen, die zuvor bestrahlt wurden, sind auszuschließen.

Differenzialdiagnose: Rezidive bestrahlter Tumoren sind auszuschließen.

Therapie: Bei zunehmendem Hirndruck mit intrakranieller Massenverschiebung wirkt die operative Entfernung der Strahlennekrose entlastend. Demgegenüber ist eine Strahlenmyelopathie therapeutisch kaum zu beeinflussen. Kortikosteroide können bei Hirnödem und brennenden myelogenen Schmerzen eingesetzt werden.

Therapie: Eine raumfordernde Strahlennekrose kann reseziert, bei myelogenen Schmerzen können Kortikosteroide verabreicht werden.

Verlauf: Spätfolgen von Bestrahlungen des Gehirns sind zentrale Herdsymptome, darunter **fokale epileptische Anfälle** und demenzieller Abbau. Die Letalität hängt von der Grunderkrankung, Strahlendosis und dem Bestrahlungsfeld ab. Je höher das bestrahlte Feld im Rückenmark, desto seltener wird eine Strahlenmyelopathie überlebt. Die Letalität liegt bei 50%.

Verlauf: Zu den Spätfolgen sind **fokale epileptische Anfälle** und eine Demenz zu rechnen. Die Letalität v.a. der Strahlenmyelopathie ist hoch.

1.7.6 Elektrotrauma des ZNS

1.7.6 Elektrotrauma des ZNS

▶ **Synonym:** Elektrounfall.

◀ **Synonym**

▶ **Definition:** Schädigung von Gehirn und Rückenmark durch Elektrizität (Strom- oder Blitzschlag).

◀ **Definition**

Epidemiologie: Niederspannungsunfälle im Haushalt mit Wechselstrom von 220 bis 360 Volt sind wesentlich häufiger als Hochspannungsunfälle (> 1000 Volt).

Epidemiologie: Niederspannungsunfälle sind häufiger als Hochspannungsunfälle.

Symptomatologie: Wenn das Gehirn von starkem Strom durchflossen wird, kommt es zum **Koma** und **Opisthotonus**. Häufig tritt ein tonisch-klonischer Anfall auf. Ein Elektrotrauma des Rückenmarks verursacht segmentale sensomotorische Ausfälle mit lokalen atrophischen Paresen und distal der Strommarke spastischen Symptomen.

Symptomatologie: Das Elektrotrauma des Gehirns kann **Koma**, **Opisthotonus**, tonisch-klonische Anfälle, das des Rückenmarks sensomotorische Ausfälle hervorrufen.

Pathophysiologie: Wenn sich bei einem Elektrounfall der Stromkreis im Körper schließt, werden Hirn- und Rückenmarkschädigungen mit **Hirnödem**, Blutungen und **Koagulationsnekrosen** verursacht.

Pathophysiologie: Schon in unmittelbarer Nähe von Hochspannungsleitungen besteht die Gefahr eines Stromüberschlags mit schweren Verbrennungen von Haut, Muskulatur und Nervengewebe. Wechselstrom ist gefährlicher als Gleichstrom. Bei Blitzschlag und Hochspannungsunfällen kommen Verkohlungen vor. Beim Elektrounfall wird der Stromkreis durch den menschlichen Körper geschlossen. Dabei kann es zum Koma (Elektronarkose) und Herz-Kreislauf-Stillstand kommen. Elektrounfälle oder Blitzschläge mit Kopfverletzungen verursachen ein **Hirnödem** und petechiale intrazerebrale Blutungen. Werden beide Arme von Strom durchflossen, entstehen lokale **Koagulationsnekrosen** im Halsmark, werden die Beine betroffen, im Lumbalmark.

Diagnostik: Man beobachtet lokale Strommarken oder Verbrennungen der Muskulatur, zerebrale Herdsymptome oder Querschnittsyndrome. Ein CT oder MRT und eine kardiologische Untersuchung sind in jedem Fall erforderlich.

Diagnostik: Die neurologische Untersuchung ergibt häufig zerebrale Herdsymptome oder ein Querschnittsyndrom. Nach Niederspannungsunfällen beobachtet man graublaue **Strommarken** der Haut, Hochspannungsunfälle mit Stromdurchfluss führen zu ausgedehnten Verbrennungen, v. a. der Muskulatur. Das EEG zeigt häufig eine umschriebene zerebrale Funktionsstörung und epileptische Potenziale. In jedem Fall ist eine neuroradiologische Abklärung (CT, MRT) notwendig. Alle Patienten mit Elektrounfällen müssen auch kardiologisch untersucht werden.

Therapie: Es erfolgt die bei ZNS-Trauma übliche Notfalltherapie.

Therapie: Der Verletzte wird nach Abschalten des Stroms geborgen. Bei Ateminsuffizienz und Koma ist eine frühzeitige Intubation, bei Herz-Kreislauf-Stillstand Reanimation erforderlich. Zur Hirnödemtherapie s. S. 368.

Verlauf: Spätfolgen sind spastische Paresen, Epilepsie oder Meningitis.

Verlauf: Späfolgen sind spastische Paresen, epileptische Anfälle und nach elektrotraumatischer Duraeröffnung eine Meningitis. Etwa 1 % der Niederspannungsunfälle und 10 – 15 % der Hochspannungs- und Blitzschlagunfälle enden letal.

▶ **Klinisches Beispiel**

▶ **Klinisches Beispiel:** Der 35-jährige Gastwirt wurde von einem herabfallenden Starkstromkabel an der rechten Körperseite getroffen, als er bei einem Hausbrand Löscharbeiten verrichtete. Er wurde im Schock eingeliefert. Neben Strommarken am rechten Arm und rechten Oberschenkel fand sich eine gleichseitige distal betonte Hemiparese. Später traten Myoklonien der rechtsseitigen Extremitäten auf, die bei erhaltener Vigilanz ca. zwei bis drei Minuten anhielten (Jackson-Anfälle). Unter Gabe von Carbamazepin sistierten die Anfälle. Die Hemiparese bildete sich nur unvollständig zurück.

1.8 Durchblutungsstörungen des Gehirns und Rückenmarks

1.8.1 Überblick

Man unterscheidet
- **zerebrale Ischämien** durch Thromboembolie, zerebrale Mikroangiopathie, Vaskulitis oder Hirnvenen- und Sinusthrombose
- **vaskuläre Hirnblutungen** in Form einer hypertensiven Massenblutung, eines intrazerebralen Hämatoms oder einer SAB.

1.8 Durchblutungsstörungen des Gehirns und Rückenmarks

1.8.1 Überblick

Durchblutungsstörungen des Gehirns sind die häufigsten Ursachen zentraler neurologischer Ausfälle. Der „Schlaganfall" ist keine Krankheitseinheit. Man unterscheidet v. a. zerebrale Ischämien und vaskuläre Hirnblutungen:
- **zerebrale Ischämien** (85 %) als Folge von
  - Thromboembolien der Hirngefäße,
  - kardiogenen Embolien,
  - zerebraler Mikroangiopathie,
  - Vaskulitiden,
  - Hirnvenen- und Sinusthrombosen sowie weiteren, seltenen Ursachen (Dissekat, Migräne, Thrombophilie).
- **vaskuläre Hirnblutungen** (15 %):
  - intrazerebrales Hämatom,
  - Subarachnoidalblutung (SAB).

Wie auch bei den **spinalen Durchblutungsstörungen** sind Ischämien häufiger als Blutungen.

Unter den insgesamt wesentlich selteneren **spinalen Durchblutungsstörungen** überwiegen ebenfalls die Rückenmarkinfarkte gegenüber den vaskulären Rückenmarksblutungen.

1.8.2 Zerebrale Ischämien

1.8.2 Zerebrale Ischämien

▶ **Synonym:** Ischämischer Insult.

◀ Synonym

▶ **Definition:** Zerebrale Ischämien sind Folge von Perfusionsstörungen bei stenosierenden oder obstruierenden Prozessen der Hirngefäße. Meist handelt es sich um degenerative Wandveränderungen und thrombotische bzw. thromboembolische Verschlüsse extra- oder intrakranieller Hirnarterien. Häufigste Ursachen sind die arteriosklerotische Makro- und Mikroangiopathie bei arterieller Hypertonie und kardiale Embolien. Nach Schweregrad und Verlauf der zerebralen Ischämien unterscheidet man v. a. transitorische ischämische Attacken (TIA) und Hirninfarkte. Die neurologischen Ausfälle lassen auf den Versorgungsbereich der betroffenen Hirngefäße und differente Infarktmuster schließen. Großhirnhemisphäreninfarkte bei Ischämien im Karotis-Stromgebiet (vorderer Kreislauf) sind von Hirnstamm- und Kleinhirninfarkten bei Ischämien im Vertebralis-Basilaris-Stromgebiet (hinterer Kreislauf) abzugrenzen. Zur Arteriitis cranialis s. S. 406, zu den venösen Abflussstörungen des Gehirns s. S. 408.

◀ Definition

Epidemiologie: Die Inzidenz der zerebrovaskulären Erkrankungen beträgt in den meisten Industrienationen 150 – 200/100 000 Einwohner. Die Prävalenz wird auf 600/100 000 geschätzt.
Der größte **Risikofaktor** zerebraler Ischämien ist die **arterielle Hypertonie**. Prospektive Studien zeigen, dass die Inzidenz der Hirninfarkte eng mit der Höhe des Blutdrucks korreliert ist und das Infarktrisiko unter antihypertensiver Therapie sowohl bei primärer als auch bei sekundärer Prävention erheblich sinkt. Mit zunehmendem **Lebensalter**, insbesondere wenn eine **Herzerkrankung** (Vorhofflimmern, Linksherzinsuffizienz) oder ein **Diabetes mellitus** vorliegt, steigt das Hirninfarktrisiko. Der Altersgipfel der Hirninfarkte liegt in der achten Lebensdekade. Männer sind häufiger betroffen als Frauen; der Geschlechtsunterschied verringert sich aber in den höheren Dekaden. **Nikotinabusus** erhöht das Hirninfarktrisiko um das Dreifache. Bei Alkoholismus, Obesitas und Hyperlipidämie besteht tendenziell ein Hirninfarktrisiko (statistisch nicht signifikant), das mit dem Auftreten weiterer, auch psychosozialer Faktoren ansteigt. Zu den Gerinnungsstörungen s. „Diagnostik zerebraler Ischämien".
Zerebrale Durchblutungsstörungen liegen hinter den kardiovaskulären und tumorösen Erkrankungen an dritter Stelle der Mortalitätsstatistik westlicher Länder. Während in den letzten Jahren die Inzidenz und die Mortalität der zerebralen Durchblutungsstörungen sanken, stieg die Prävalenz mit der höheren Lebenserwartung an.

Epidemiologie: Die Inzidenz liegt bei 150 – 200/100 000 Einwohner.

Der größte **Risikofaktor** ist die **arterielle Hypertonie**. Weitere Risikofaktoren sind **Lebensalter**, **Herzkrankheiten**, **Diabetes mellitus** und **Nikotinabusus**.

Die zerebralen Durchblutungsstörungen liegen an dritter Stelle der Mortalitätsstatistik.

Symptomatologie: Prodromi sind v. a. Kopfschmerzen und Schwindel. Dem betroffenen Gefäßversorgungsareal entsprechend kommt es zu richtungweisenden neurologischen Ausfällen: bei einem Großhirnhemisphäreninfarkt zu einer kontralateralen Hemiparese, bei einem Hirnstamminfarkt häufig zu einer gekreuzten Symptomatik, bei einem Kleinhirninfarkt zu einer homolateralen Hemiataxie. Bei ausgedehnten zerebralen Ischämien entwickelt sich infolge des zunehmenden Hirnödems eine Vigilanzstörung.

Symptomatologie: Die Symptomatik richtet sich nach dem betroffenen Gefäßstromgebiet. Bei ausgedehnten zerebralen Ischämien entwickelt sich eine Vigilanzstörung.

Transitorische ischämische Attacke (TIA)

Transitorische ischämische Attacke (TIA)

▶ **Definition:** Als transitorische ischämische Attacke (TIA) bezeichnet man neurologische Symptome, die sich innerhalb von 24 Stunden vollständig zurückbilden. Meist dauern sie nur wenige Minuten an. Es besteht die Tendenz zu Rezidiven.

◀ Definition

Symptomatologie: Transitorisch ischämische Attacken gehen oft mit Sensibilitäts- und Motilitätsstörungen einher.

Symptomatologie: Häufig sind sensomotorische Störungen.

Für eine TIA im vorderen Kreislauf sind eine Aphasie und die **Amaurosis fugax** typisch. Bei einer TIA im hinteren Kreislauf berichten die Patienten oft über **Verschwommensehen** und **Dysarthrie**.

Sehr charakteristisch für eine TIA im Karotis-Stromgebiet (vorderer Kreislauf) ist die **Amaurosis fugax**, eine flüchtige monokulare Blindheit, die wie ein langsam fallender Vorhang erlebt wird. Eine TIA im vertebro-basilären Stromgebiet (hinterer Kreislauf) ist durch Vertigo, Vomitus, Ataxie, **Verschwommensehen**, **Dysarthrie**, Dysphagie und drop attacks (Sturzanfälle) gekennzeichnet, die ohne Vigilanzstörung ablaufen.

Armschmerzen bei Arbeiten über Kopfhöhe mit drop attacks können auf ein Subclavian-steal-Syndrom (s. u.) hinweisen.

Wenn ein Patient z. B. berichtet, dass er beim Tapezieren heftige Schmerzen im Arm verspürt habe und plötzlich gestürzt sei (drop attack), kann dies ein Hinweis auf eine „vertebro-basiläre Insuffizienz" bei Subklavia-Stenose (Subclavian-steal-Syndrom, s. „Ätiopathogenese") sein.

Eine TIA bei hypertensiver Krise ist durch neurologische Herdzeichen, oft auch eine Vigilanzstörung charakterisiert.

In einer hypertensiven Krise (Blutdruckwerte weit über 200/120 mmHg) können neben Kopfschmerzen und Erbrechen auch Vigilanzstörungen und transitorische neurologische Symptome wie aphasische Sprachstörung, Hemianopsie, Papillenödem, Netzhautblutungen und ein epileptischer Anfall auftreten.

Ätiopathogenese: Meist liegen einer TIA **Mikroembolien** zugrunde. Auch **Blutdruckabfall** oder **-steigerung** können eine TIA auslösen.

Ätiopathogenese: Meist liegen einer TIA **Mikroembolien** von ulzerierenden atheromatösen Plaques extrakranieller Hirngefäße (A. carotis, A. vertebralis) oder kardiogene Mikroembolien zugrunde. So wird z. B. die Amaurosis fugax durch Mikroembolien im Versorgungsbereich der A. carotis (A. ophthalmica), seltener aus dem Herzen, verursacht. Sowohl **Blutdruckabfall** als auch **Blutdrucksteigerung** können eine TIA hervorrufen, ferner eine akute traumatische Läsion (s. S. 379) oder Abknickung (Kinking) der Gefäße, eine Thrombozythämie oder Polyzythämie.

Eine hämodynamisch relevante **Stenose der linken A. subclavia** kann zur Minderperfusion im vertebrobasilären Kreislauf führen (**Subklavia-Anzapf-** oder **Subclavian-steal-Syndrom**).

Bei einer **Stenose der linken A. subclavia**, die vor dem Abgang der A. vertebralis lokalisiert ist und mit einer Blutdruckdifferenz von > 25 mmHg im Seitenvergleich einhergeht, wird das Blut für den minderperfundierten Arm dem Hirnkreislauf entzogen: Es kommt zur Strömungsumkehr mit retrogradem Blutfluss in der poststenotischen A. vertebralis und damit zur Minderperfusion im vertebro-basilären Kreislauf (**Subklavia-Anzapf-** oder **Subclavian-steal-Syndrom**, s. Abb. B-**1.142 b**).

Ein **intrazerebrales Steal-Phänomen** liegt vor, wenn durch Vasodilatation in gesunden Hirnregionen dem Ischämiebezirk Blut entzogen wird.

Ein **intrazerebrales Steal-Phänomen** (Steal-Effekt) liegt vor, wenn es durch Hyperkapnie zu Vasodilatation in gesunden Hirnregionen kommt und dadurch dem Ischämie-Areal Blut entzogen wird. Beim umgekehrten Steal-Phänomen kommt es infolge Hypokapnie zu Vasokonstriktion in gesunden Hirnregionen, so dass dem ischämischen Gewebe Blut zugeführt wird. Von dem Steal-Phänomen können benachbarte oder weit entfernt liegende Hirnregionen betroffen sein.

Diagnostik, Differenzialdiagnose und Therapie: s. S. 398.

Diagnostik, Differenzialdiagnose und Therapie: s. S. 398.

Hirninfarkt

▶ **Definition**

▶ **Definition:** Die neurologische Symptomatik des kompletten Hirninfarkts („complete stroke") setzt meist schlagartig ein, schreitet dann nicht mehr fort und bildet sich nicht oder nur unvollständig zurück. Oft gehen dem Hirninfarkt transitorisch ischämische Attacken (TIA) voraus. Seltener ist ein progredienter Hirninfarkt („progressive stroke"), bei dem die Symptomatik kontinuierlich oder schubweise zunimmt; er kann sich partiell zurückbilden oder in einen kompletten Hirninfarkt übergehen. Ein reversibles = prolongiertes reversibles ischämisches neurologisches Defizitt (RIND = PRIND) liegt vor, wenn die Symptomatik innerhalb von Tagen bis maximal drei Wochen abklingt. Diese am Verlauf orientierte Klassifikation muss bei jeder erstmals oder wiederholt auftretenden zerebralen Ischämie durch morphologische und pathophysiologische Kriterien ergänzt werden. Bei komplettem Infarkt entsteht eine Kolliquationsnekrose, in die es sekundär einbluten kann. Ätiopathogenetisch unterscheidet man eine Makroangiopathie mit Territorial-, Grenzzonen- und Endstrominfarkten von einer Mikroangiopathie mit lakunären Infarkten und subkortikaler arteriosklerotischer Enzephalopathie (SAE).

Symptomatologie

Großhirnhemisphäreninfarkte: Bei einer Ischämie im Versorgungsbereich der **A. cerebri anterior** entwickelt sich auf der Gegenseite eine anfangs schlaffe, später spastische **beinbetonte Hemiparese**, in 50% der Fälle mit Sensibilitätsstörung, in 25% mit Inkontinenz infolge Läsion des kortikalen Blasenzentrums (vgl. Tab. A-**2.18**, S. 84, und Abb. B-**1.136**). Wenn der mesiale Frontallappen und der Balken infarziert sind, beobachtet man das Alien-limb-Syndrom. Der Patient nimmt z. B. seine Hand nicht als die eigene wahr.

Bei einer Ischämie im Versorgungsbereich der **A. cerebri media** tritt häufig kontralateral eine schlaffe, **brachiofazial betonte Hemiparese** auf. Anfangs kann eine Déviation conjuguée zur Seite der Läsion bestehen („der Kranke blickt den Herd an"). Im Verlauf prägt sich der Wernicke-Mann-Prädilektionstyp der zentralen Halbseitenlähmung mit Beugespastik im Arm und Streckspastik im Bein aus (vgl. S. 54 und Abb. B-**1.136**). Es können eine Hemihypästhesie, Hemianopsie oder ein Hemineglect und, sofern die dominante Hemisphäre betroffen ist, eine **Aphasie** (s. S. 92) vorliegen.

Symptomatologie

Großhirnhemisphäreninfarkte: Bei Ischämie im Bereich der **A. cerebri anterior** besteht eine kontralaterale **beinbetonte Hemiparese**, evtl. mit Sensibilitätsstörung und Inkontinenz (Abb. B-**1.136**).

Bei Ischämie im Bereich der **A. cerebri media** bestehen eine kontralaterale **brachiofazial betonte Hemiparese** und wenn die dominante Hemisphäre betroffen ist eine **Aphasie**.

B-1.136 Richtungweisende neurologische Ausfälle bei Großhirninfarkten

Gefäßregion	neurologische Symptomatik	
A. cerebri anterior	beinbetonte (senso-)motorische Hemiparese 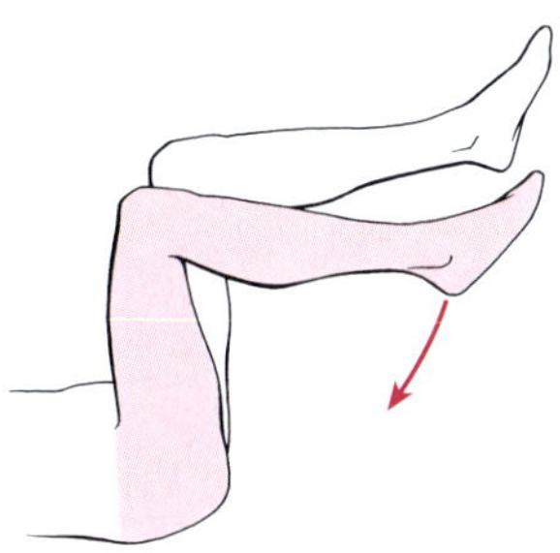	zerebrale Blasenstörung 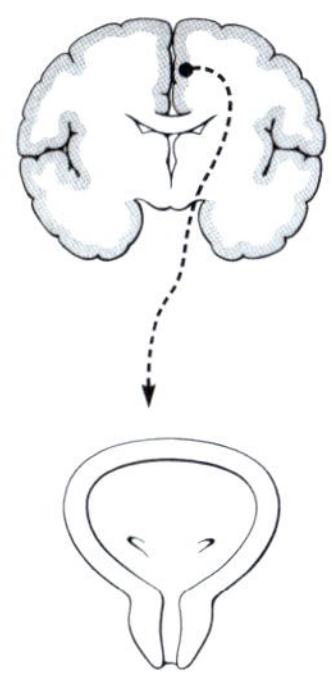
A. cerebri media	brachiofazial betonte (senso-)motorische Hemiparese (Typ Wernicke-Mann) 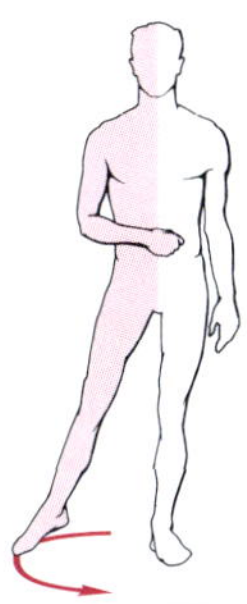	Aphasie* 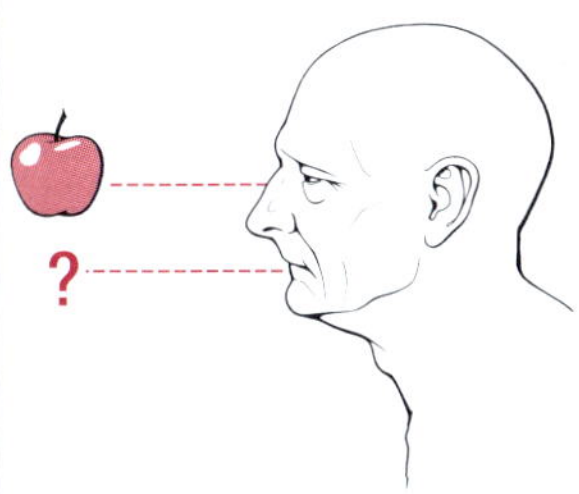
A. cerebri posterior	Hemihypästhesie 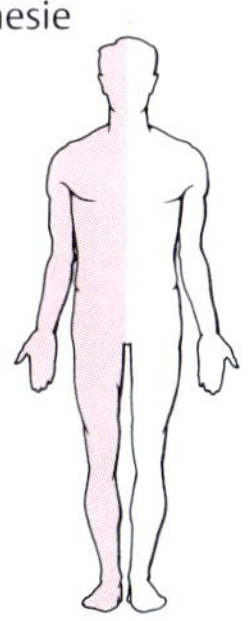	Hemianopsie* 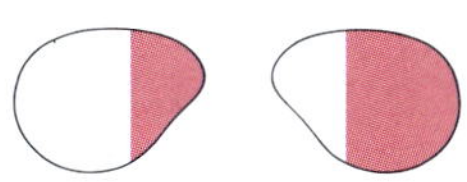

Die Hirnnerven- und Halbseitensymptomatik manifestiert sich kontralateral zur Läsion.
* Ist die Media-Region der dominanten Hemisphäre betroffen, kommt es zur Aphasie, seltener auch zu einem Gesichtsfelddefekt, der meist bei Posterior-Infarkten auftritt.

B-1.136

Ist die A. chorioidea ant. betroffen, besteht eine kontralaterale Hemiplegie mit Hemianopsie.

Ein Infarkt im Bereich der A. chorioidea anterior (aus der A. cerebri media) verursacht eine kontralaterale Hemiplegie und Hemianopsie. Zu den Gesichtsfelddefekten bei Posterior-Infarkten s. u. und Abb. B-**1.136**.

Bilaterale ischämische Läsionen der inneren Kapsel verursachen die **Pseudobulbärparalyse**.

Bilaterale ischämische Läsionen der kortiko-nukleären (kortiko-bulbären) Bahnen in der Capsula interna sind verantwortlich für die **Pseudobulbärparalyse** mit Dysphagie, Dysarthrophonie und pathologischem Weinen und Lachen, das von Affektinkontinenz bei Hirnarteriosklerose abzugrenzen ist (s. S. 102 und S. 228).

Eine Ischämie im Bereich der **A. cerebri posterior** führt häufig zu einer **Hemianopsie** und Hemihypästhesie der Gegenseite.

Eine Ischämie im Bereich der **A. cerebri posterior** hat in > 90% der Fälle eine **Hemianopsie** bzw. Quadrantenanopsie der Gegenseite, in 30% eine kontralaterale Hemihypästhesie und seltener eine Hemiparese zur Folge. Im hemianopischen Gesichtsfeld werden gelegentlich visuelle Pseudohalluzinationen wahrgenommen (vgl. S. 25). Doppelseitige Posterior-Infarkte kommen bei Lumeneinengungen der A. basilaris, insbesondere bei einer Embolie in die Basilarisspitze vor und können zur Prosopagnosie, d. h. zum nicht mehr Erkennen einer vertrauten Physiognomie, und zu kortikaler Blindheit mit Anosognosie, dem Verleugnen dieser Erkrankung (Anton-Syndrom), führen.

Sog. strategische Infarkte an zentralen „Schaltstellen" verursachen **Amnesien**, **Apraxien** und Orientierungsstörungen.

Sind typische zentrale „Schaltstellen" (Thalamus, Stammganglien, frontales Marklager oder Gyrus) betroffen, spricht man auch von „strategischen" Infarkten, die v. a. **kognitiv-mnestische Symptome**, Orientierungsstörungen und **Apraxien** hervorrufen.

B-1.137 Dorsolaterales Oblongata-Syndrom (Wallenberg-Syndrom)

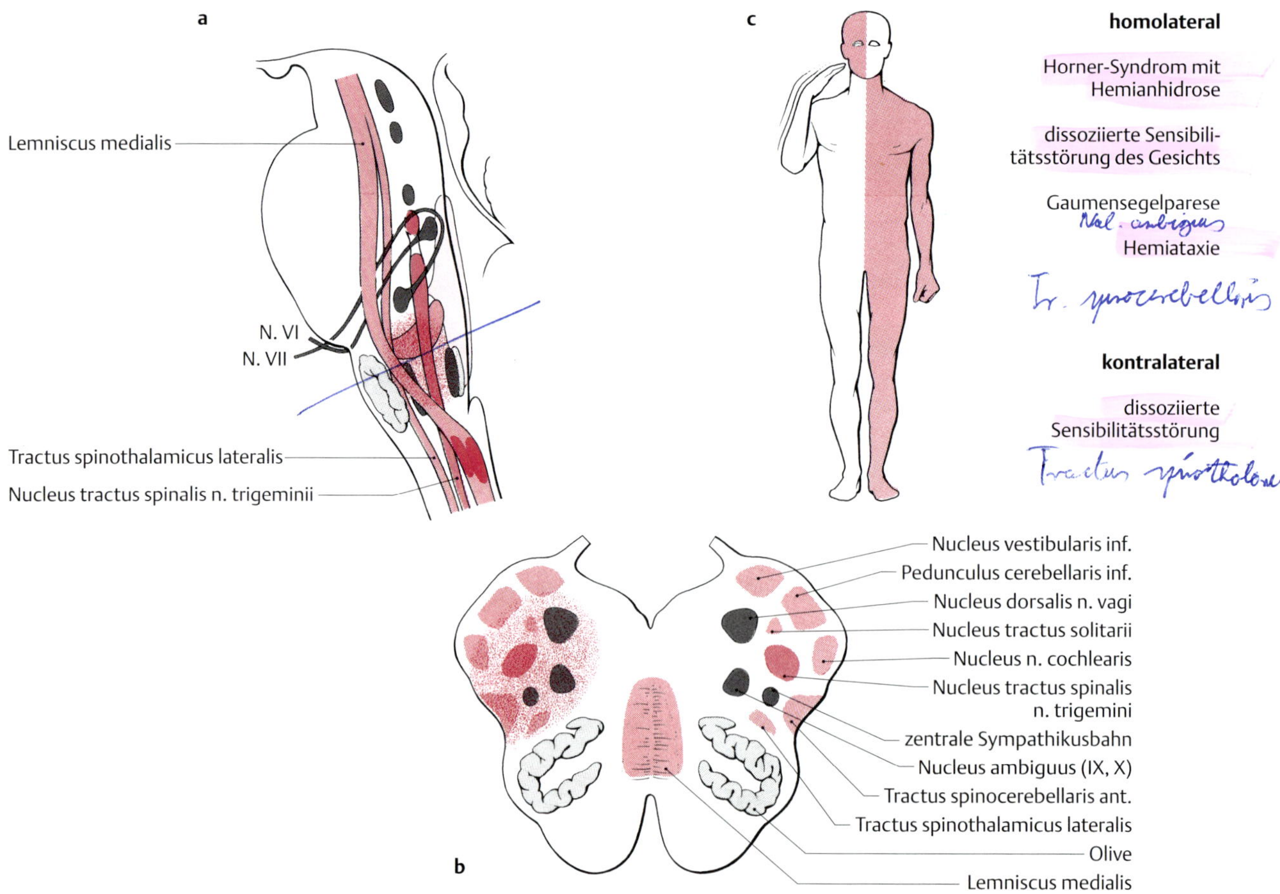

Der Läsionsort ist rot gekennzeichnet.
a Längsschnitt des Hirnstamms (Ansicht von medial)
b Querschnitt der Medulla oblongata in Höhe der Oliven
c gekreuzte Lähmung mit homolateralem Horner-Syndrom, dissoziierter Sensibilitätsstörung im Gesicht, Gaumensegelparese, Hemiataxie und kontralateraler dissoziierter Sensibilitätsstörung.

Eine auf den **Thalamus** beschränkte vaskuläre Läsion (Thrombose der Aa. thalamogeniculata und thalamoperforantes aus der A. cerebri posterior) hat eine kontralaterale Hyperpathie mit brennendem Dauerschmerz und Allodynie zur Folge (s. Thalamusschmerz, S. 77). Gelegentlich kommt es aufgrund gestörter Lage- und Bewegungsempfindung zu choreoathetotischen Hyperkinesen der Finger (S. 61) und zur Ausbildung einer „Thalamushand" mit Flexion des Handgelenkes und der Fingergrundgelenke bei Extension der Fingermittel- und -endgelenke.

Bei umschriebener vaskulärer Läsion im **Thalamus** können sich kontralateral eine Hyperpathie, Choreoathetose der Finger und eine „Thalamushand" entwickeln.

Hirnstamminfarkte: Eine Ischämie im vertebro-basilären Stromgebiet von Medulla, Pons und Mesenzephalon verursacht neben Vertigo, Dysarthrie, Dysphagie und Singultus eine Hemiparese oder beinbetonte Tetraparese und **Ataxie**. Häufig sind **Blickparesen** (vgl. S. 35) und Störungen der Vigilanz bis zum Koma. Zu den **Alternans-Syndromen** (**gekreuzte Hirnstamm-Syndrome**) s. Abb. B-**1.137**–**1.140** und Abb. A-**2.21**, S. 53. Am häufigsten ist das **Wallenberg-Syndrom**, verursacht durch einen Infarkt der dorsolateralen Medulla oblongata. Ein selteneres, schweres Krankheitsbild ist das **Locked-in-Syndrom** bei bilateralen ventralen Ponsinfarkten: Es kommt zu hoher Tetraplegie und Ausfall der Gesichts-, Kau- und Zungenmuskulatur. Die Patienten sind wach, können sich aber nur durch vertikale Augenbewegungen verständigen (s. auch S. 114).

Hirnstamminfarkte: Eine Ischämie im vertebro-basilären Stromgebiet hat neben Vertigo, **Ataxie**, Hemi- oder Tetraparese oft eine **Blickparese** zur Folge. Zu den **Alternans-Syndromen** (häufigstes: **Wallenberg-Syndrom**) s. Abb. B-**1.137**–**1.140**.

Zum **Locked-in-Syndrom** bei bilateralen ventralen Pons-infarkten s. S. 114.

Kleinhirninfarkte: Ischämien im Versorgungsbereich der Kleinhirnarterien, v. a. der A. cerebelli inferior posterior, rufen Koordinations-, Sprech- und Stimmstörungen hervor. Zur zerebellaren Dysarthrophonie s. Tab. A-**2.19**, S. 91
Auffällig sind ein Muskelhypotonus und ein pathologisches Reboundphänomen bei homolateraler zerebellarer **Ataxie** mit Dysmetrie und Intentionstremor.

Kleinhirninfarkte: Auffällig sind Koordinations-, Sprech- und Stimmstörungen.

Neben Muskelhypotonie beobachtet man eine homolaterae zerebellare **Ataxie**.

B-1.138 Syndrom des Mittelhirnfußes (Weber-Syndrom)

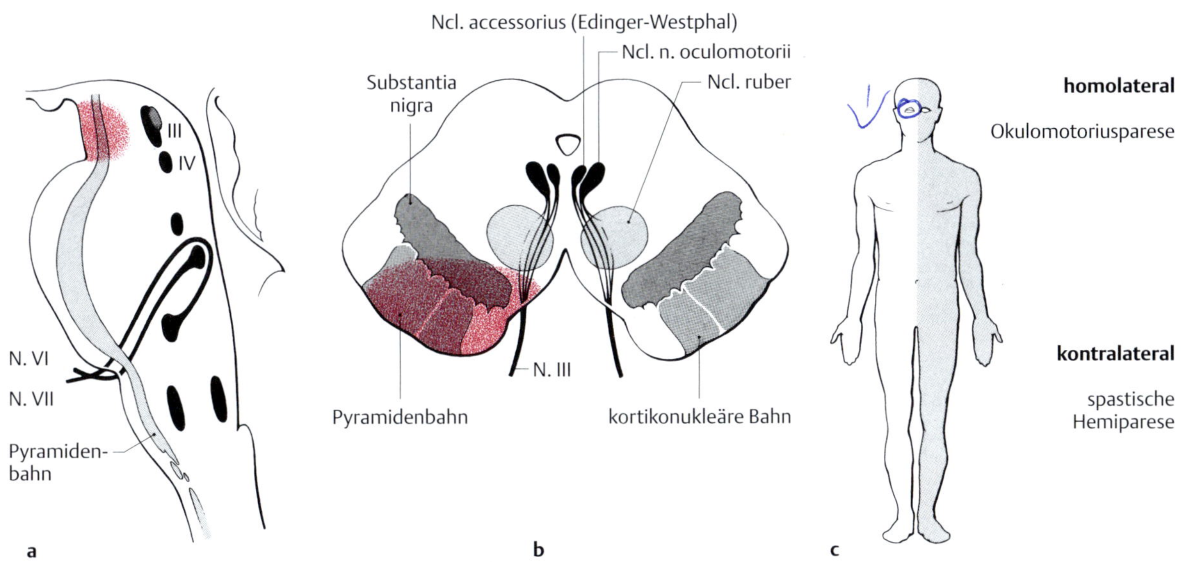

Der Läsionsort ist rot gekennzeichnet.
a Längsschnitt des Hirnstamms (Ansicht von medial)
b Querschnitt auf Höhe des Mittelhirns
c gekreuzte Lähmung mit homolateraler Okulomotoriusparese und kontralateraler Hemiparese, einschließlich mimischer Muskulatur (Hemiplegia alternans oculomotoria).

B-1.139 Syndrom des kaudalen Brückenfußes (Millard-Gubler-Syndrom)

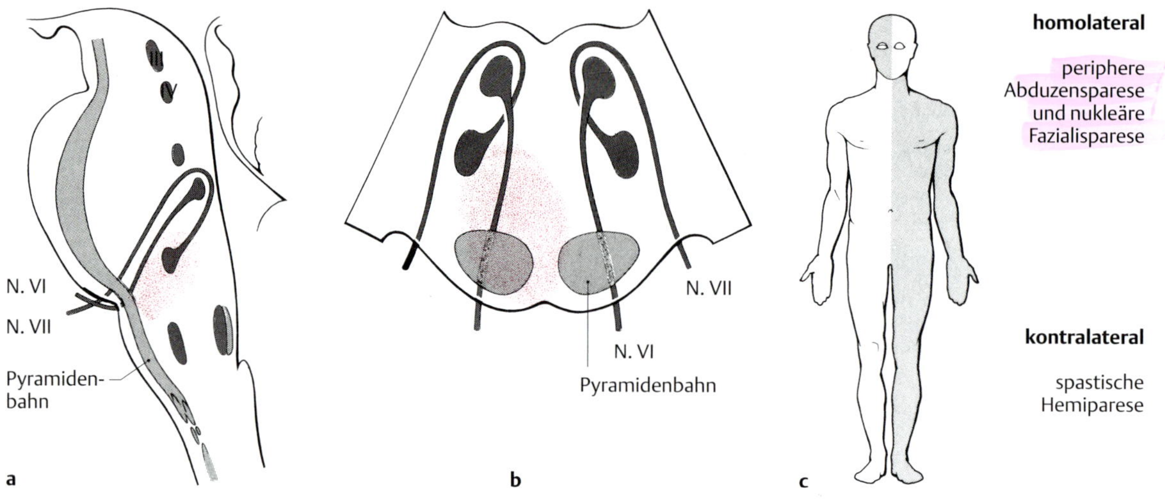

Der Läsionsort ist rot, die motorischen Hirnnervenkerne, Bahnen und motorischen Ausfälle sind schwarz gekennzeichnet; auf die Darstellung sensibler Strukturen wurde verzichtet.
a Längsschnitt des Hirnstamms (Ansicht von medial)
b Querschnitt auf Höhe des unteren Pons
c gekreuzte Lähmung mit homolateraler peripherer Abduzens- und nukleärer Fazialisparese und kontralateraler Hemiparese ohne Beteiligung der mimischen Muskulatur (Hemiplegia alternans facialis).

B-1.140 Ventrales paramedianes Oblongata-Syndrom (Jackson-Syndrom)

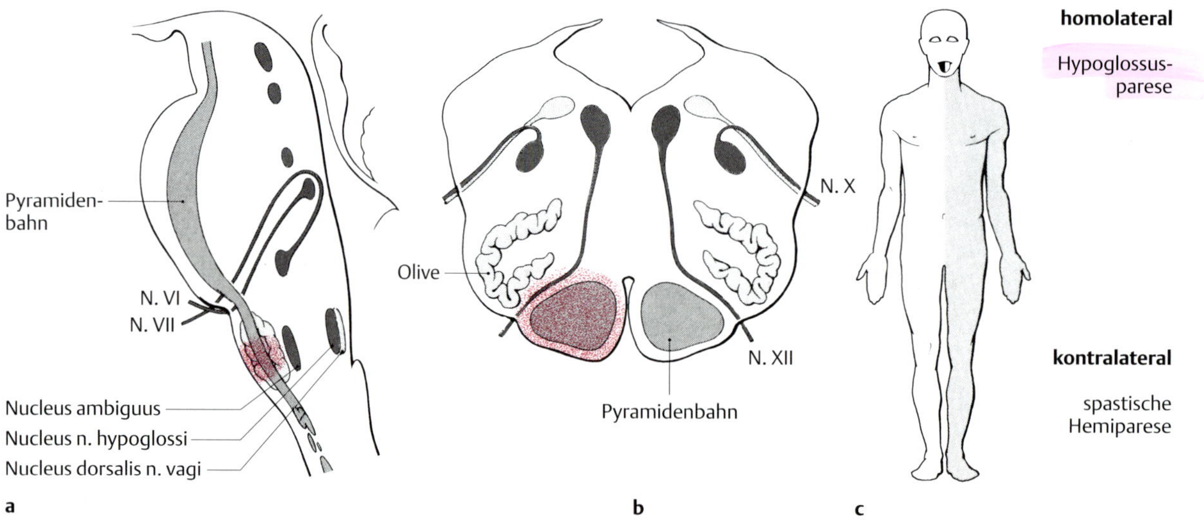

Der Läsionsort ist rot gekennzeichnet.
a Längsschnitt des Hirnstamms (Ansicht von medial)
b Querschnitt der unteren Medulla oblongata
c gekreuzte Lähmung mit homolateraler Hypoglossusparese und kontralateraler Hemiparese ohne Beteiligung der mimischen Muskulatur.

Kleinhirninfarkte treten selten isoliert auf. Wegen der gemeinsamen Gefäßversorgung von Zerebellum und Hirnstamm sind sie häufig mit Hirnstamminfarkten kombiniert. Eine Vigilanzstörung ist prognostisch ungünstig. S. auch S.405.

Ätiopathogenese

Unter diagnostischen und therapeutischen Aspekten ist die Kenntnis der pathogenetisch differenten Infarktmuster wichtig. Meist entwickeln sich auf dem Boden

- einer **Makroangiopathie**
  - thromboembolische Hirninfarkte und
  - hämodynamisch verursachte Hirninfarkte,
- einer **Mikroangiopathie**
  - lakunäre Infarkte und
  - die subakute arteriosklerotische Enzephalopathie (SAE).

Makroangiopathie: Thromboembolien sind die häufigste Ursache eines **Territorialinfarkts** der Großhirnhemisphären. Ein Territorialinfarkt betrifft das gesamte Versorgungsgebiet einer großen Hirnarterie (Abb. B-**1.141**) oder ihrer Äste. Das Gebiet der A. cerebri media ist am häufigsten infarziert. Die Stammganglienregion kann bei Obstruktion der lentikulostriären Arterien (Linsenkerninfarkt) isoliert betroffen, aber bei einem distalen Verschluss der A. cerebri media auch ausgespart sein.

Embolische Hirninfarkte entstehen durch **kardiogene Thromben**, die sich v. a. bei anhaltendem Vorhofflimmern bzw. häufigem Wechsel von Sinusrhythmus zu absoluter Arrhythmie und bei Linksherzhypertrophie (wandständige Thromben) bilden. Die häufigste Ursache ist jedoch eine **arterio-arterielle Embolie** aus thrombotischem Material, das sich von ulzerösen arteriosklerotischen Plaques der **extrakraniellen hirnversorgenden Arterien** oder der **Aorta ascendens** gelöst hat. Thromboembolien können auch an intrakraniellen Stenosen entstehen und die betroffene Arterie distal verschließen. Mehrere extra- und intrakranielle Arterien können stenosiert sein und Emboliequellen darstellen. Zum Verteilungsmuster der Stenosen und Verschlüsse s. Abb. B-**1.142**. Infarkte der dorsolateralen Medulla oblongata (Wallenberg-Syndrom) werden in 75 % der Fälle durch thrombotische Vertebralis-Verschlüsse verursacht. Obstruktionen der A. basilaris sind seltener, aber besonders schwerwiegend. Große bilaterale Ponsinfarkte beruhen in 50 % der Fälle auf einem thrombotischen Verschluss der A. basilaris.

Bei **fibromuskulärer Dysplasie** sind die durch kollagene und muskuläre Mediaverdickungen bedingten perlschnurartigen Stenosen in Höhe der beiden ersten Halswirbel lokalisiert.

Zu den stenosierenden Gefäßveränderungen nahe der Schädelbasis sind auch **Dissektionen der A. carotis oder A. vertebralis** zu rechnen, die u. a. durch chiropraktische Manöver verursacht werden. Ein Dissekat ist durch Blutansammlung zwischen den Gefäßwandschichten gekennzeichnet. Nach einem spontanen Me-

Ätiopathogenese

Wichtig für Diagnostik und Therapie ist, dass thromboembolische und hämodynamisch bedingte Infarkte meist durch **Makroangiopathie**, lakunäre Infarkte und die SAE durch **Mikroangiopathie** bedingt sind.

Makroangiopathie: Thromboembolien sind die häufigste Ursache eines **Territorialinfarkts**. Das Gebiet der A. cerebri media (Abb. B-**1.141**) ist am häufigsten betroffen.

Ursache embolischer Hirninfarkte sind neben **kardiogenen Thromben**, v. a. bei Vorhofflimmern, insbesondere **arterio-arterielle Emboli** aus **extrakraniellen hirnversorgenden Arterien** oder der **Aorta ascendens**. Zum Verteilungsmuster der Stenosen und Verschlüsse s. Abb. B-**1.142**.

Bei **fibromuskulärer Dysplasie** bestehen perlschnurartige Stenosen in Höhe von HWK1 und 2.

Dissektionen der extraniellen hirnversorgenden Arterien mit intramuralem Hämatom können zu einem lokalen thrombotischen Verschluss mit der Gefahr der arterio-arteriellen Hirnembolie führen.

B-1.141 Gefäßterritorien der Aa. cerebri anterior, media und posterior

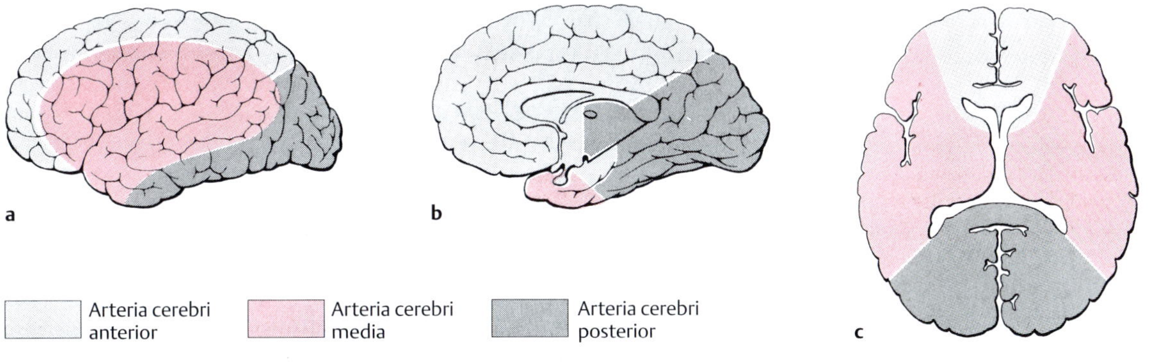

a Ansicht von lateral
b Ansicht von medial
c axiale Schnittebene

B-1.142 Hirnarterienstenosen und -verschlüsse

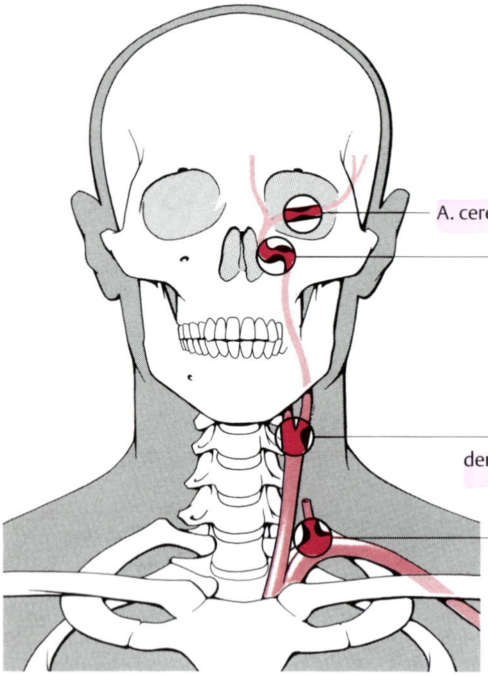

a

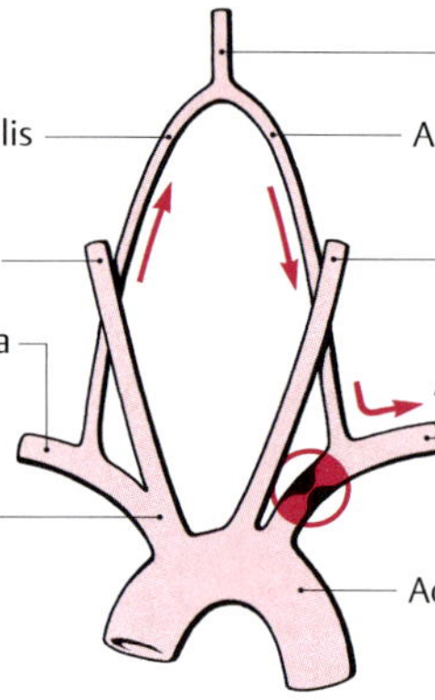

b

a Prozentuale Verteilung der Hirnarterienstenosen und -verschlüsse. 80% der Lumeneinengungen der hirnzuführenden Gefäße betreffen die A. carotis interna und ihre Verzweigungen. 45% der Stenosen und Verschlüsse sind an der Halsbifurkation, 25% an der A. cerebri media nachweisbar; in ca. 10% ist der Karotis-Siphon betroffen. Demgegenüber sind Einengungen der A. cerebri posterior selten, ebenso Stenosen der A. carotis communis, A. subclavia und A. basilaris (je 1–3%). Stenosen der Vertebralarterie kommen relativ häufig vor (ca. 10% der Fälle).
b Subclavian-steal-Syndrom. Bei Obstruktion der linken A. subclavia vor Abgang der A. vertebralis kann die Minderdurchblutung der A. brachialis (ischämischer Armschmerz!) durch Strömungsumkehr in den vertebro-basilären Gefäßen kompensiert werden, während dem Hirnkreislauf Blut entzogen wird (drop attack!), vgl. S. 390.

dia- oder Intima-Einriss wird die extrakranielle hirnversorgende Arterie durch ein intramurales Hämatom langstreckig eingeengt. Folge ist eine lokale Thrombose mit der Gefahr des Verschlusses oder der arterio-arteriellen Hirnembolie (vgl. S. 395).

Hämodynamisch verursachte Infarkte bei extra- und/oder intrakraniellen Stenosen oder Verschlüssen sind durch Ischämien nach Abfall des Perfusionsdrucks bedingt. Man unterscheidet **Endstrom-** und **Grenzzonen-infarkte**.

Hämodynamisch verursachte Infarkte sind auf Fernwirkungen von Stenosen oder Verschlüssen der extra- und/oder intrakraniellen hirnversorgenden Arterien zurückzuführen: Trotz Kollateralisierung kann die regionale Strömung infolge eines systemischen Blutdruckabfalls zusammenbrechen. Durch Abfall des Perfusionsdrucks in der Endstrecke der langen penetrierenden Markarterien, die keine Kollateralen besitzen (also im Bereich der „letzten Wiesen“), entsteht ein subkortikaler **Endstrominfarkt**. Im Versorgungsgebiet zwischen zwei Gefäßterritorien („Wasserscheide“), meist fronto-parietal oder parieto-okzipital, entwickelt sich der **Grenzzoneninfarkt**. Diese Infarkte werden auch nach Kreislaufversagen mit Reanimation beobachtet.

Ursachen sind eine **Einschränkung der Autoregulation** des zerebralen Gefäßsystems, eine erhöhte **Viskosität des Blutes** und **Alkohol**.

Ursache ist eine **Einschränkung der Autoregulation** des zerebralen Gefäßsystems bei Hirnarteriosklerose, arterieller Hypertonie und/oder Diabetes mellitus. Zusätzlich wird die **Viskosität des Blutes** als pathogener Faktor für die Minderperfusion verantwortlich gemacht. Die Inzidenz zerebraler Ischämien verdoppelt sich bei einem Hämoglobin über 15 g/dl bei Männern bzw. 14 g/dl bei Frauen. **Alkohol** vermindert die fibrinolytische Aktivität: Nach Alkoholexzess findet sich regelmäßig eine Thrombozytose.

Versagen die Kollateralversorgung und die Autoregulation der Gefäße, so hängt die Perfusion vom systemischen Blutdruck ab. Es entsteht ein **Hirnödem**. Der Energiestoff-

Bei Lumeneinengung eines zuführenden Gefäßes ist zunächst noch eine Kompensation durch Kollateralisierung und Autoregulation der Hirngefäße möglich. Mit zunehmendem zerebrovaskulären Widerstand nimmt die Hirndurchblutung zunächst ab, dann versagt die Autoregulation der Gefäße, sodass die Perfusion fast vollständig vom systemischen Blutdruck abhängt. Daher sind Blutdruckschwankungen gefährlich. Es entwickelt sich ein **Hirnödem** (vgl. S. 107). Die Ischämie bewirkt eine Reduktion des Energiestoffwechsels, v. a. von Sauerstoff und Glukose, woraus ein Mangel an energiereichen Phosphaten resultiert. Es kommt zur Laktazidose, zur reaktiven Hyperämie und **„Luxusperfusion"**. Das Randgebiet des Infarkts, ein (noch) nicht irreversibel infarziertes Ischämieareal, wird als Penumbra bezeichnet (s. auch S. 150).

wechsel nimmt ab. Es entwickeln sich eine Laktazidose, reaktive Hyperämie und **„Luxusperfusion"**.

Die neuronale Membran depolarisiert und Ca^{2+} dringt durch die geöffneten Kalziumkanäle in die Zelle ein. Unter ischämischen Bedingungen nimmt die intrazelluläre Ca^{2+}-Konzentration bis auf das 1000fache zu. Der präsynaptische Ca^{2+}-Einstrom steigert die Freisetzung von Glutamat. Durch Stimulierung von Glutamatrezeptoren (NMDA [N-methyl-D-Aspartat]-Rezeptor) und Öffnung rezeptorgesteuerter Ionenkanäle (AMPA [alpha-amino-3-hydroxy-5-methyl-4-isoxazolepropionic acid]-Rezeptor) mit nachfolgendem Na^{+}-Einstrom kommt es zur Depolarisation der Membran, wodurch der NMDA-Rezeptorkomplex noch unterstützt wird. Über eine Aktivierung Ca^{2+}-abhängiger Lipasen und Proteasen werden die Membran und das Zytoskelett geschädigt. In der Reoxygenierungsphase steigt die Konzentration freier Radikale an, die weitere Zellstrukturen zerstören.

Die Freisetzung des neurotoxischen Glutamats infolge Kalziumeinstroms und freie Sauerstoffradikale führen zum postischämischen Zelltod.

Der Gewebsuntergang entspricht dem makroskopischen Befund der Erweichung (Encephalomalacia alba). Auch beim Infarkt mit vollständiger Nekrose aller Gewebselemente bleibt über Anastomosen noch eine peristatische Restdurchblutung erhalten. Das Versagen der Autoregulation der Gefäße im Ischämiegebiet kann bei anhaltendem Hochdruck und infolge Rekanalisation der Gefäße, insbesondere bei kardiogenen Embolien, zu Diapedeseblutungen und damit zu einem **hämorrhagischen Infarkt** (Encephalomalacia rubra, Abb. B-**1.143**) führen.

Auch bei vollständig ausgebildetem Infarkt bleibt über Anastomosen noch eine peristatische Restdurchblutung erhalten. Durch Diapedese kann ein **hämorrhagischer Infarkt** entstehen.

Nach drei bis vier Wochen verflüssigt sich die Nekrose und beginnt nach weiteren ca. sechs Monaten in einen zystischen Gewebsdefekt überzugehen. Die Nekrose wird durch Makrophagen abgeräumt, es entsteht eine Pseudozyste (Abb. B-**1.144**).

Nach 3–4 Wochen verflüssigt sich die Nekrose und geht ca. 6 Monate später in eine **Pseudozyste** über (Abb. B-**1.144**).

Mikroangiopathie: Im Verlauf einer chronischen arteriellen Hypertonie kommt es zur Hyalinisierung der Gefäßwand kleiner Arterien und Arteriolen mit Verlust der Autoregulation und Lumeneinengung bis zum Verschluss. Davon sind insbesondere die Endarterien, z. B. die Aa. lenticulostriatae (Abgänge der A. cerebri media) und die langen Markarterien betroffen. Die Folge sind kleine sog. **lakunäre Infarkte** im Bereich der Stammganglien und im Hirnstamm. Zur **SAE (sub-**

Mikroangiopathie: Lakunäre Infarkte, die sich v. a. im Bereich der Stammganglien und im Hirnstamm finden, sind Folge einer Hyalinisierung von intrazerebralen Endarterien bei chronischer Hypertonie. Zur **SAE** (**Binswanger-Krankheit**) s. S. 197.

B-1.143 A.-cerebri-media-Infarkt

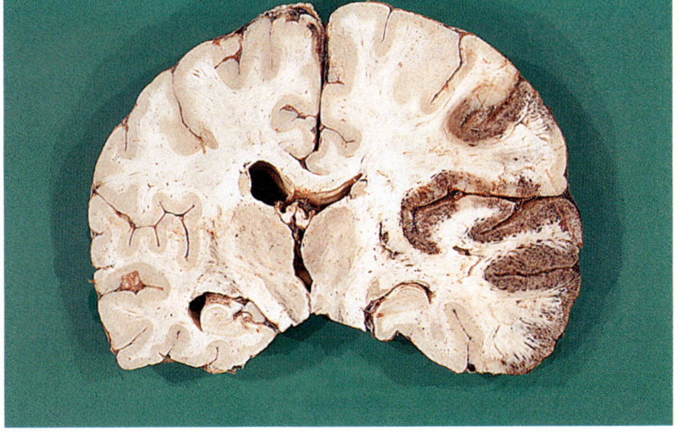

82-jährige Frau mit Diabetes mellitus, dekompensierter Hypertonie und polytopen arteriellen Embolien bei Insuffizienzthrombose des linken Vorhofs.
Pathologischer Befund: Aufsicht von hinten auf stirnparallele Schnittfläche in Höhe der Inselregion. Keilförmige Erweichung des rechten Media-Versorgungsgebietes mit undeutlicher Rinden-Mark-Grenze, sekundären Purpura-ähnlichen Rindenblutungen, Ausdehnung bis zu den Stammganglien und Massenverschiebung nach links.

B-1.143

B-1.144

B-1.144 Multiple Hirninfarkte

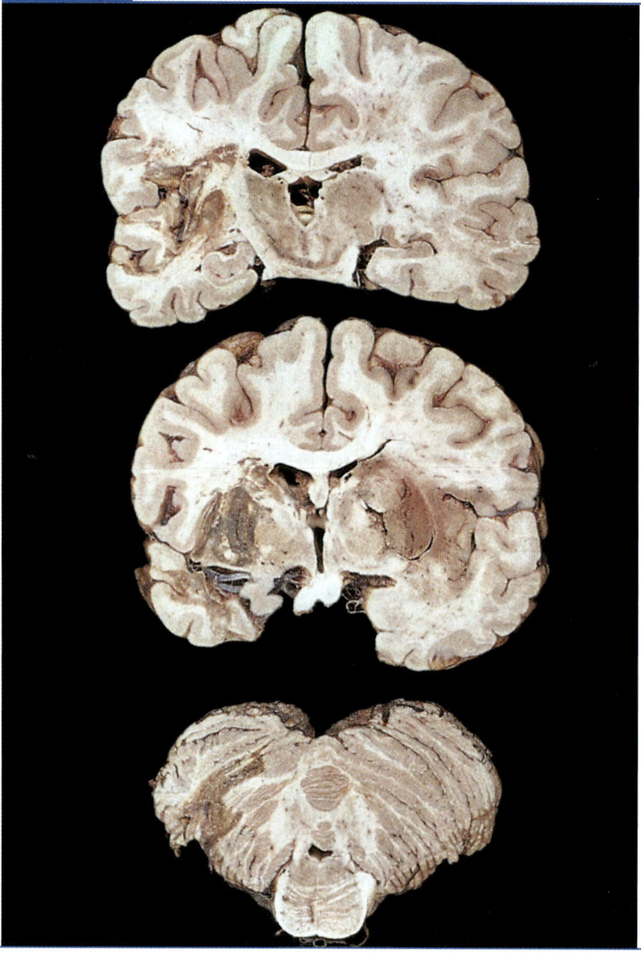

Pathologischer Befund: Aufsicht von vorn auf zwei stirnparallele Großhirnscheiben und von oben auf eine Kleinhirnscheibe. Multiple bis walnussgroße pseudozystische Erweichungen der Inselrinde, der Stammganglien und der Kleinhirnhemisphäre rechts, frischer, graurötlich verfärbter Media-Infarkt links.

kortikale arteriosklerotische Enzephalopathie (SAE, Binswanger-Krankheit) mit spongiöser Demyelinisierung des Marklagers s. S. 197.

Diagnostik

Anamnestische Angaben erhält man oft erst von Angehörigen.

Die **Anamnese** deckt oft vorausgehende transitorische ischämische Attacken auf (S. 389). Wesentlich ist die Fremdanamnese, da der Patient die Symptome oft nicht erinnert bzw. verleugnet. Eine Sprach- oder Gangstörung fällt gelegentlich erst den Angehörigen auf (vgl. klin. Beispiel). Beim ersten Kontakt mit dem Kranken kann der Verdacht auf eine aphasische Sprachstörung oder einen Gesichtsfeldausfall entstehen, wenn der wache Patient den Untersucher nicht versteht oder gar nicht bemerkt. Zum Neglect s. S. 99.

Aphasische Symptome, einseitige Absinktendenz der Extremitäten und Reflexabschwächung sind exakte Hinweise auf den Sitz des Infarkts.

Diskrete Seitenhinweise auf das ischämische Areal sind eine kontralaterale Reflexabschwächung und Absinktendenz der Extremitäten. Die Symptome der zerebralen Ischämie können rasch fortschreiten; innerhalb weniger Stunden und Minuten wird z. B. eine initiale Sprachstörung von einer brachiofazial betonten Hemiparese gefolgt, die sich zu einer schlaffen Hemiplegie entwickelt (A. cerebri-media-Infarkt der dominanten Hemisphäre).

Bei einem **Horner-Syndrom** ist auch an eine spontane **Dissektion** der extrakraniellen hirnversorgenden Arterien zu denken (Abb. B-**1.145**).

Bei einem peripheren **Horner-Syndrom** ohne Anhidrose des Gesichts ist immer auch an eine spontane **Dissektion** der A. carotis interna zu denken, v. a. wenn lokale Schmerzen und kaudale Hirnnervenausfälle hinzukommen (Abb. B-**1.145**). Die spontane Dissektion und Okklusion der A. vertebralis mit akutem Hinterkopfschmerz, Horner-Syndrom, Vertigo, Hemiataxie und kontralateraler Hemiparese weist auf ein Wallenberg-Syndrom hin (s. Abb. B-**1.137**).

Fluktuierende Symptome mit „stotterndem Verlauf" beobachtet man bei Ischämien im

Fluktuierende Symptome beobachtet man bei Ischämien im vorderen und hinteren Hirnkreislauf. Für einen progredienten Infarkt im Versorgungsbereich der

B-1.145 Infarktrisiko bei Dissektion im Halsgebiet einer hirnversorgenden Arterie

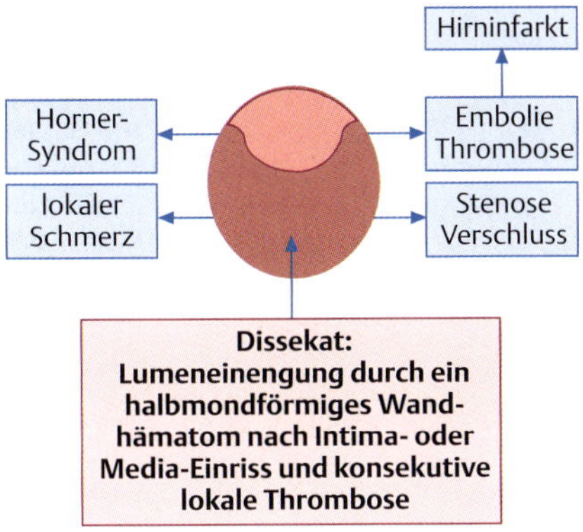

Gefäßquerschnitt mit intramuralem Hämatom (braun), Restlumen (rot). Das Schema zeigt die zu Beginn der Gefäßwandverletzung leichtgradige, aber sehr charakteristische Symptomatik (lokaler Schmerz, Horner-Syndrom) und die Stenosierung der extrakraniellen Hirnarterie mit der daraus resultierenden Gefahr eines Hirninfarkts durch eine arterio-artiellen Hirnembolie bzw. durch einen vollständigen Arterienverschluss.

B-1.145

LZ - RR
LZ - EKG
TEE / TTE (PFO)
GLUCOSE
KOAGULOPATHIEN

A. basilaris ist ein anfangs remittierender und intermittierender („stotternder") Verlauf besonders typisch: Z.B. gehen rezidivierende Schwindelattacken, Diplopie und Dysarthrie häufig einem gekreuzten Hirnstammsyndrom voraus.

vorderen und hinteren Hirnkreislauf, insbesondere im Versorgungsbereich der A. basilaris.

Im Gegensatz zu dieser Symptomenvielfalt können lakunäre Infarkte bei Mikroangiopathie anfangs auch eine **rein motorische oder rein sensible Hemisymptomatik** (pure motor or pure sensory stroke) hervorrufen, gelegentlich eine ataktische Hemiparese und das sog. Dysarthria-clumsy-hand-Syndrom (Störung der Artikulation und Feinmotorik).

Lakunäre Infarkte bei Mikroangiopathie rufen auch eine **rein motorische oder rein sensible Hemisymptomatik** hervor.

In jedem Fall ist eine internistische Diagnostik (Blutdruckkontrollen einschließlich 24-Stunden-Langzeitmessung, Herzauskultation, EKG, Langzeit-EKG) im Hinblick auf Herzinfarkt und Rhythmusstörungen mit konsekutiven kardialen Embolien notwendig. Besonders bei Hirninfarkten in unterschiedlichen Gefäßarealen ist nach einer Emboliequelle im Herzen zu suchen (Echokardiographie [transthorakal und transösophageal]). Dabei ist auch an ein offenes Foramen ovale oder andere Rechts-links-Shunts zu denken. Wichtig ist die Bestimmung der **Herzenzyme** und der **Glukose**. Eine Hypoglykämie oder Hyperglykämie kann eine zerebrale Ischämie sowohl auslösen als auch unterhalten. Zur Diagnostik von Koagulopathien werden neben Fibrinogen und Faktor VIII die **Gerinnungsparameter**, bei familiärer Disposition AT III, Protein C und S bestimmt und eine APC-Resistenz ausgeschlossen. Bei Verdacht auf immunologische Ursachen werden die Antiphospholipid-Antikörper gegen Lupuskoagulans und Cardiolipin bestimmt.

Zu den wichtigsten internistischen Befunden gehören wiederholte Blutdruckmessung, EKG, Echokardiogramm, **Herzenzyme**, **Glukose** und **Gerinnungsparameter**.

Die wichtigste apparative Untersuchungsmethode ist die **Computertomographie**. In der Akutphase dient sie der Differenzierung von Ischämie und Blutung. Im Gegensatz zur sofort sichtbaren parenchymatösen Blutung (vgl. Abb. B-**1.154**) stellt sich der Infarkt im Nativ-CT meist erst 12–24 Stunden nach dem ischämischen Insult als relativ scharf begrenztes hypodenses Areal dar (vgl. Tab. B-**1.51**). Ein Hirnödem, v.a. bei ausgedehnten Infarkten, kann aber schon früher sichtbar sein.

Die wichtigste apparative Untersuchung ist die **Computertomographie**. In der Akutphase dient sie der Differenzierung von Blutung (sofort sichtbar) und Ischämie (Befunde s. Tab. B-**1.51**).

CT-Frühinfarktzeichen im Gebiet der A. cerebri media – zwei bis vier Stunden nach einem Verschluss dieser Arterie – sind:
- ein hyperdenses Mediazeichen (Thrombosierung) oder nur ein Media-Dot-Zeichen bei Astverschluss,
- ein Abblassen der Basalganglien, besonders eine hypodense Zone im Bereich des Caput nuclei caudati und des Nucleus lentiformis,
- ein Verlust der insulären Kortexzeichnung mit Aufhebung der Markrindengrenze und fokalem Verstreichen der Hirnfurchen.

Diese Frühzeichen weisen bereits auf die Infarktgröße hin.

CT-Frühinfarktzeichen im Gebiet der A. cerebri media sind ein hyperdenses Mediazeichen oder ein Media-Dot-Zeichen, ein Abblassen der Basalganglien und ein Verlust der insulären Kortexzeichnung. Sie geben Aufschluss über die Infarktgröße.

B-1.51 Computertomographische Befunde bei zerebralen Ischämien

In der Regel stellen sich hypodense Areale dar, die nach Kontrastmittelgabe eine zusätzliche Dichteanhebung aufweisen können („Luxusperfusion"). Bei hämorrhagischer Infarzierung zeigt das CT fleckige hyperdense Blutungen im hypodensen Ischämiebezirk.

Klinik	*Verlauf*	*CT-Befund*
1. Akutphase		
transitorische ischämische Attacke (TIA)	1–24 Stunden	meist normal
progredienter Hirninfarkt und	1–2 Stunden	meist normal
kompletter Hirninfarkt	3–6 Stunden	Aufhebung der Mark-Rinden-Grenze, unscharf begrenzte hypodense Zone (Infarktödem). Hyperdenses Media-Zeichen, Abblassen der Basalganglien
	7–24 Stunden	schärfer begrenztes Infarktareal und beginnende Massenverschiebung
	2.–6. Tag	zunehmende Dichteminderung und Raumforderung
„Luxusperfusion"	3. Tag–4. Woche	Dichteanhebung nach Kontrastmittelgabe
DD: hämorrhagische Infarzierung		fleckige hyperdense Blutungen im hypodensen Areal
2. subakute Phase	2.–5. Woche	scharf begrenztes Infarktareal, häufig isodens, durch KM-Gabe nachweisbar. Abnahme der Massenverdrängung.
3. Remissionsphase	6.–12. Woche	hypodense Zyste, fokale Atrophie

B-1.146 Territorialinfarkte

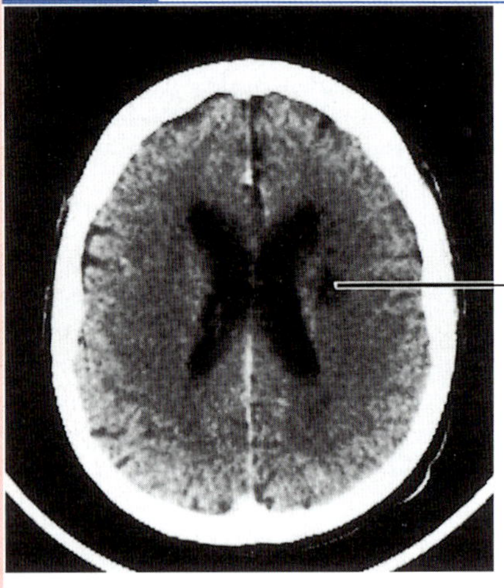

a Stammganglien-Infarkt. 70-jähriger Patient mit brachiofazial betonter Hemiparese rechts.

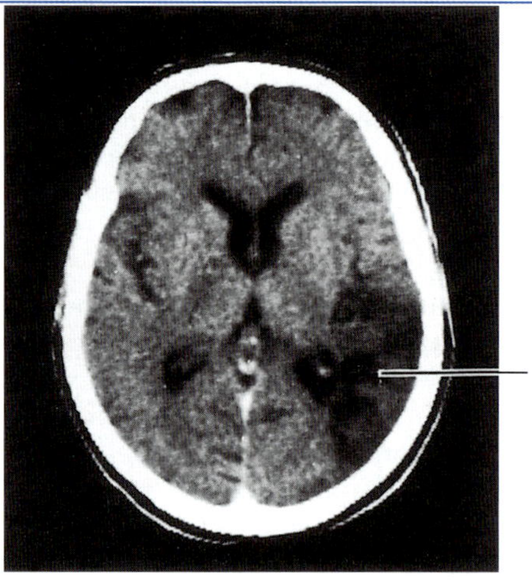

b Hinterer Media-Teilinfarkt. 66-jährige Patientin mit Hemiplegie und Hemianopsie nach rechts. Hypodense Zone links parietal.

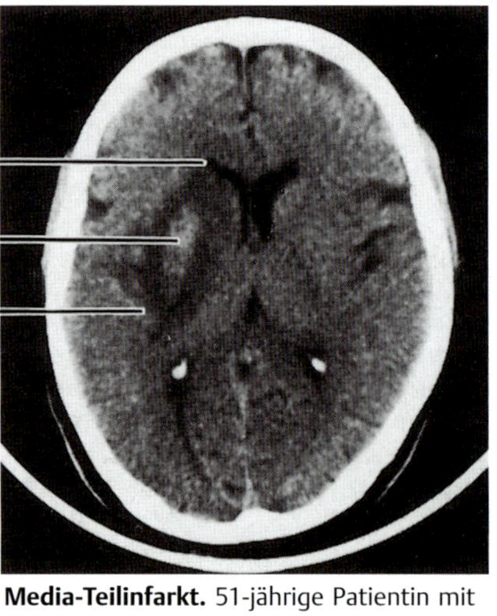

c Hämorrhagischer Media-Teilinfarkt. 51-jährige Patientin mit Hemiplegie links. Überwiegend hypodense, zentral aber hyperdens gefleckte Ischämiezone im Bereich der Stammganglien, der Capsula interna und der Inselregion mit Kompression des rechten Seitenventrikels.

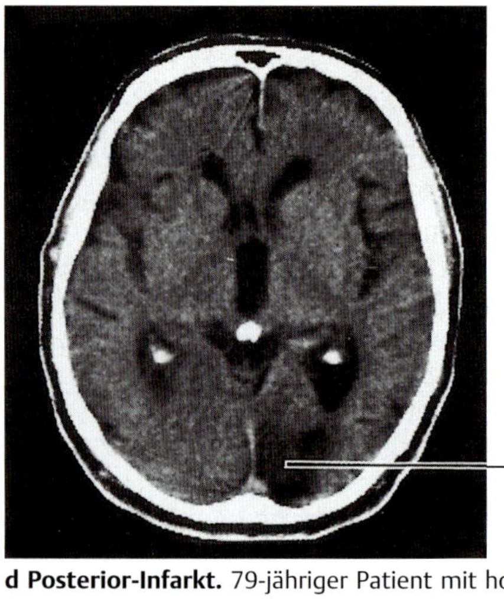

d Posterior-Infarkt. 79-jähriger Patient mit homonymer Hemianopsie nach rechts und vorübergehender Wahrnehmung visueller Pseudohalluzinationen („Soldaten") im hemianopen Gesichtsfeld. Im CT stellt sich ein hypodenses Areal am linken Okzipitalpol, im Versorgungsbereich der A. cerebri posterior dar.

In den ersten Tagen kann es zur Einblutung (hämorrhagische Infarzierung, Abb. B-**1.146c**) kommen. Das Infarktmuster (Territorialinfarkt, Abb. B-**1.146**, bzw. Grenzzoneninfarkt, Abb. B-**1.147**) gibt Hinweise auf die Ätiologie.

Das Infarktmuster (s. Abb. B-**1.146** bzw. **1.147**) weist auf die Ätiologie hin.

Die **CT-Angiographie (CTA)** erlaubt die Untersuchung der Hirngefäße auch mittels 3-D-Rekonstruktion. Der Vielschicht-CT-Scanner ermöglicht die gleichzeitige hochauflösende Darstellung extra- und intrakranieller Gefäße bei einmaliger Kontrastmittelgabe in weniger als fünf Minuten (s. S. 145). Die **MRT** ist der CT in der Diagnostik mikroangiopathischer Läsionen und besonders der Hirnstamminfarkte überlegen. Auch das halbmondförmige Gefäßwandhämatom einer Dissektion ist kernspintomographisch nachzuweisen. Mittels **MR-Angiographie (MRA)** lassen sich Verschlüsse und Stenosen der Hirngefäße ohne KM-Anwendung darstellen (S. 148).

CTA und **MRA** eignen sich zur Darstellung der Gefäßobstruktionen. Das **MRT** ist dem CT in der Diagnostik der Mikroangiopathie und besonders der Hirnstammläsionen überlegen.

Die selektive **digitale Subtraktionsangiographie** (DSA) ist vorrangig zum Nachweis eines akuten Arterienverschlusses, insbesondere vor einer lokalen Lyse. Die DSA dient ferner der weiteren Abklärung der mittels MRA, CTA oder Ultraschalldiagnostik georteten extra- und intrakraniellen Gefäßobstruktionen (Abb. B-**1.148**). Zur präoperativen Diagnostik ist die Darstellung der vom Aortenbogen abgehenden Hirngefäße und ihrer intrazerebralen Verzweigungen erforderlich, damit alle Stenosen und Verschlüsse gesichert und die Kollateralkreisläufe beurteilt werden können. Ergeben MRT oder CT Hinweise auf eine Mikroangiopathie (lakunäre Infarkte, Marklagerdegeneration, vgl. Abb. B-**1.25**, S. 198), sind angiographische Verfahren nicht indiziert.

Die **DSA** ist vorrangig zur Darstellung eines Arterienverschlusses vor lokaler Lyse und dient der Abklärung extra- und intrakranieller Gefäßobstruktionen (Abb. B-**1.148**).

▶ **Merke:** Je früher der Patient nach einer zerebralen Ischämie neurologisch und neuroradiologisch untersucht wird, desto größer sind seine Behandlungs- und Überlebenschancen. Bei klinischer Notfalltherapie innerhalb der ersten drei Stunden besteht die beste Aussicht auf Besserung und Restitution.

◀ **Merke**

Ein exaktes Screening-Verfahren ist die **Doppler-Sonographie.** Diese nichtinvasive Methode weist hämodynamisch relevante Gefäßstenosen extra- und transkraniell mit großer Treffsicherheit nach. Bei Verdacht auf Basilarisverschluss ist die transkranielle Sonographie auch vor einer lokalen Lyse indiziert. Die **farbkodierte transkranielle Duplexsonographie** kann Hirnarterienstenosen und -verschlüsse in topographisch-anatomisch korrekter Beziehung zu anderen Gewebsstrukturen aufzeigen, v. a. Arterienstenosen und Dissekate. Wenn sich bei Terri-

Die **Doppler-Sonographie** weist hämodynamisch relevante Gefäßobstruktionen extra- und transkraniell mit großer Treffsicherheit nach. Die **farbkodierte transkranielle Duplexsonographie** zeigt die Lagebeziehung von Obstruktionen der Hirngefäße zu anderen Gewebsstrukturen.

B-1.147 Grenzzoneninfarkt

B-1.147

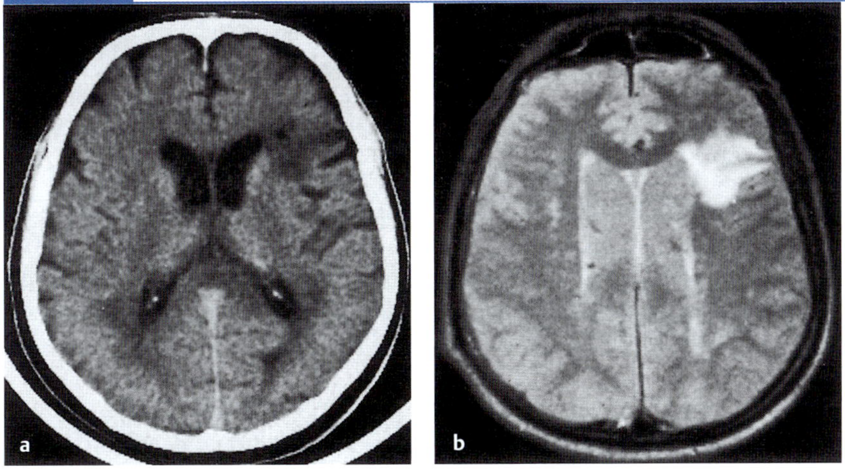

69-jähriger Patient mit beinbetonter Hemiparese rechts.
a Das CT zeigt links fronto-temporal im Grenzzonenbereich des Versorgungsbereiches der A. cerebri anterior und A. cerebri media ein hypodenses Areal.
b Im Kernspintomogramm stellt sich der Grenzzoneninfarkt signalreich dar.

B-1.148 Karotisverschluss und -stenosen

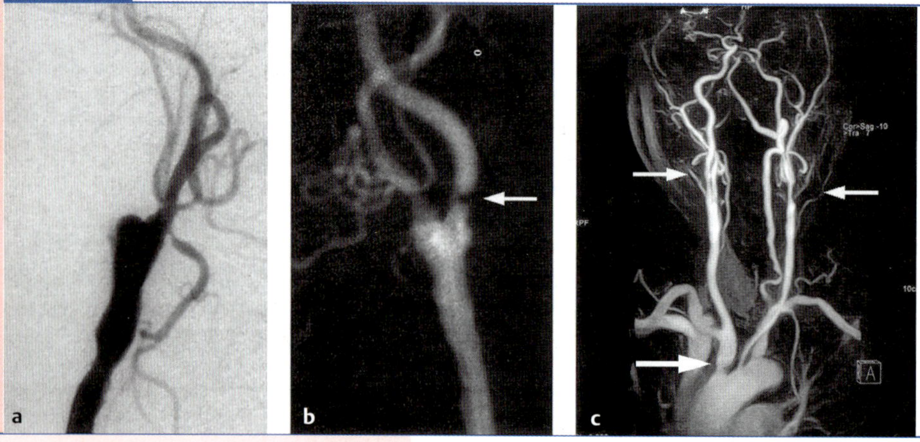

Beiderseitige Karotisangiographie (DSA) bei einem 57-jährigen Patienten mit akut aufgetretener linksseitiger Hemiparese.
a Kontrastmittelabbruch bei Verschluss der A. carotis interna rechts.
b Filiforme A.-carotis-interna-Stenose links (Pfeil).
c MR-Angiographie des Aortenbogens bei einem 72-jährigen Mann mit TIA. 1,5 cm lange Abgangsstenose der A. carotis links, geringer auch der A. carotis rechts (dünne Pfeile), Stenose des Truncus brachiocephalicus rechts (breiter Pfeil), Hypoplasie der A. vertebalis rechts und Wandunregelmäßigkeiten der Hirngefäße.

torialinfarkten eine Arterienstenose neurosonologisch ausschließen lässt, ist an eine kardiale Emboliequelle zu denken.
Das EEG ist hinsichtlich der stets rasch erforderlichen diagnostischen und notfalltherapeutischen Maßnahmen weit weniger aussagekräftig als die CT- und Ultraschalldiagnostik. Der **Liquorbefund** ist bei zerebralen Ischämien in der Regel unauffällig, kann aber differenzialdiagnostisch wichtig sein.

Differenzialdiagnose

Eine **Migräne** mit zerebralen Herdsymptomen oder eine postparoxysmale Parese bei fokaler **Epilepsie** können insbesondere mit einer TIA verwechselt werden.

Das EEG dient der Abgrenzung dieser Anfallssyndrome.

Der akute Hirninfarkt ist von einer **hypertensiven Massenblutung** klinisch nicht zu unterscheiden. Hirnblutungen, **Hirntumoren** und **-abszesse** sind computertomographisch auszuschließen.

Die **Migräne** oder eine fokale **Epilepsie** können mit der Symptomatik einer zerebralen Ischämie, insbesondere einer TIA, verwechselt werden, wenn zerebrale Herdsymptome auftreten, wie
- eine Migräne-Aura mit homonymem Gesichtsfeldausfall, aphasischen Symptomen und Hemisymptomatik
- ein sensomotorischer Jackson-Anfall mit postparoxysmaler Parese (Todd-Lähmung).

Dann ist der EEG-Befund differenzialdiagnostisch ausschlaggebend. Zum migränösen Infarkt als Migräne-Komplikation und zur Basilaris-Migräne s. S. 501, zur fokalen Epilepsie, die bei ca. 8 % der zerebralen Durchblutungsstörungen vorkommt, s. S.. Eine eigenständige Erkrankung, die aber auch mit Hemikranie und epileptischen Anfällen einhergehen kann, ist die hereditäre **CADASIL** (zerebrale autosomal dominante Arteriopathie mit subkortikalen Infarkten und Leukoenzephalopathie).
Der akute Hirninfarkt ist von einer **hypertensiven Massenblutung** klinisch nicht zu unterscheiden. Eine anamnestisch bekannte Hypertonie wäre kein differenzialdiagnostisches Kriterium, da sie die häufigste Ursache sowohl der Hirninfarkte als auch der Massenblutungen ist. Auch eine zunehmende Vigilanzstörung beweist keine Massenblutung. Während kleinere Blutungen ohne oder mit nur leichter Somnolenz einhergehen, führen große Infarkte mit ausgeprägtem Hirnödem zum Koma. In der Mitte der siebten Lebensdekade treten Hirninfarkte und -blutungen annähernd gleich häufig auf. Differenzialdiagnostisch kommen aber auch **Hirntumoren** und **Abszesse** infrage, die ebenfalls computertomographisch abzugrenzen sind.

Therapie

Akuttherapie

Jede zerebrale Ischämie erfordert eine Notfalltherapie möglichst innerhalb der ersten drei Stunden. Bei anhaltend hohen Blutdruckwerten (> 220 mmHg systolisch bzw. 120 mmHg diastolisch) soll der **Blutdruck allmählich** (= zunächst um nicht > 20 % des

Jede zerebrale Ischämie erfordert eine Notfalltherapie möglichst innerhalb der ersten drei Stunden. Erhöhte Blutdruckwerte bis maximal 220 mmHg systolisch bzw. 120 mmHg diastolisch sind bei zerebraler Ischämie zunächst zu tolerieren, da sich der Blutdruck meist spontan normalisiert. Bei anhaltend hohen Blutdruckwerten oberhalb dieser Grenze wird jedoch das zytotoxische Hirnödem begünstigt. Besonders wenn kardiale Dekompensationszeichen vorliegen, ist eine **allmähliche Blutdrucksenkung** notwendig. Der Blutdruck soll mit Captopril oral oder Urapidil über Perfusor, bei hypertensiver Krise mit Clonidin oder Dihydralazin zunächst um nicht > 20% des mittleren Ausgangswerts gesenkt werden, da sonst die zerebrale Ischämie verstärkt werden kann. Ein Blutdruckabfall erfordert eine **Volumensubstitution**, ggf. auch eine Blutdruckanhebung mit Dopamin per Infusomat. Liegt eine Linksherzinsuffizienz vor, sollte eine vorsichtige diuretische Therapie mit **Furosemid** und eine **Sauerstoffgabe** per Nasensonde erfolgen. Eine zu starke Diurese kann durch Hämokonzentration die Perfusion verschlechtern. Bei dekompensierter Linksherzinsuffizienz ist zusätzlich intravenöse Digitalisierung erforderlich.

mittleren Ausgangswerts) **gesenkt** werden, da die Ischämie sonst zunehmen kann. Bei Blutdruckabfall erfolgt **Volumensubstitution**. Bei Linksherzinsuffizienz sollten Furosemid (niedrig dosieren!) und Sauerstoff verabreicht werden.

Ist eine **Hypoglykämie** als Ursache erwiesen, wird 20%ige Glukose infundiert. Da aber auch eine **Hyperglykämie** die Prognose verschlechtert, muss diese bei einem BZ-Wert über 150 mg/dl durch niedrig dosierte Insulin-Gaben (Perfusor) gesenkt werden.

Eine **Hypoglykämie** wird durch Glukoseinfusion, eine **Hyperglykämie** durch niedrige Insulin-Dosen behandelt.

Schon eine **Hyperthermie** > 37,5 °C geht mit einer Zunahme der Infarktgröße einher. Deshalb ist jede erhöhte Körpertemperatur physikalisch, mittels gekühlter Infusionen, antipyretisch (Paracetamol) oder bei bakterieller Infektion antibiotisch zu behandeln.

Jede **Hyperthermie** > 37,5 °C ist physikalisch, antipyretisch bzw. bei Infektion antibiotisch zu behandeln.

Da insbesondere bei ausgedehnten Hirninfarkten häufig gastrointestinale Stressulzera auftreten, ist eine Prophylaxe mit einem Protonenpumpeninhibitor indiziert. An weiteren Maßnahmen sind je nach Situation Gabe von Analgetika und Sedativa, Aufstellung einer Flüssigkeitsbilanz, Ernährung mittels Magensonde, Anlegen eines Blasenkatheters, Pneumonie- und Dekubitus-Prophylaxe erforderlich.

Insbesondere bei ausgedehnten Hirninfarkten ist eine Stressulkusprophylaxe indiziert.

Entwickelt sich bei großen Territorialinfarkten ein **Hirnödem**, dessen Maximum zwischen dem zweiten und fünften Tag nach Beginn der zerebralen Ischämie zu erwarten ist, sind **osmotisch wirksame Substanzen** wie Mannit und Glycerol als wiederholte Kurzinfusion zu verabreichen. Eine Kortikosteroidtherapie ist bei zerebraler Ischämie nicht indiziert.

Ein **Hirnödem** wird mit **Osmotherapeutika** behandelt. Kortikosteroide sind nicht indiziert.

Eine **Hämodilution** mit Hydroxyaethylstärke (HAES) ist gerade in der Akutphase der zerebralen Ischämie für exsikkierte Patienten risikoreich. Die Volumenexpansion durch HAES wirkt sich bei Blutdruckabfall günstig auf den arteriellen Druck aus. Besteht eine Polycythaemia vera, ist wiederholt eine isovolämische Hämodilution mittels Aderlass von 500 ml mit gleichzeitiger Infusion von Elektrolytlösung indiziert, bis ein physiologischer Hämatokritwert erreicht ist. Kontraindikationen jeder Hämodilution sind der akute Herzinfarkt, die dekompensierte Niereninsuffizienz, Anämien und Blutungsneigung. Ferner ist zu beachten, dass ein Aderlass bei koronarer Herzkrankheit einen Angina-pectoris-Anfall auslösen kann, weil die Zahl der Erythrozyten als O_2-Träger reduziert wird.

Eine **Hämodilution** mit HAES ist in der Akutphase für exsikkierte Patienten risikoreich. Bei Polycythaemia vera ist die Hämodilution durch wiederholte Aderlässe indiziert.

Eine wirksame Therapie der akuten zerebralen Ischämie mit einer **systemischen** (**intravenösen**) **Thrombolyse** ist innerhalb von drei Stunden nach Symptombeginn oder mit einer **lokalen** (intraarteriellen) **Thrombolyse** innerhalb von sechs Stunden möglich.

Eine **systemische Thrombolyse** soll innerhalb von drei, eine **lokale Thrombolyse** innerhalb von sechs Stunden erfolgen.

Voraussetzung jeder Lyse ist der Ausschluss sowohl einer intrakraniellen Blutung als auch früher Infarktzeichen mittels CT. Bei Hinweisen auf ein ausgedehntes Ischämieareal (größer als $^1/_3$ des Stromgebiets der A. cerebri media) besteht ein sehr hohes Blutungsrisiko. Aber auch eine ausgeprägte Vigilanzstörung, eine fixierte Blickdeviation und eine Hemiplegie innerhalb von drei Stunden nach dem akuten Ereignis verbieten die Lyse.

Voraussetzung jeder Lyse ist der Ausschluss einer intrakraniellen Blutung und früher Infarktzeichen mittels CT.

Das stets relativ hohe Blutungsrisiko verringert sich bei strenger Indikation (vorsichtige Dosierung, frühstmöglicher Beginn, exakte Lokalisierung der Thrombosen) und optimalen klinischen Behandlungsbedingungen auf einer „Stroke unit".

Das Blutungsrisiko verringert sich bei strenger Indikationsstellung.

- Die **systemische Fibrinolyse** mit dem rekombinanten Gewebsplasminogen-Aktivator (recombinant tissue-plasminogen activator, kurz: rt-PA) ergibt bei Thrombosierungen der distalen intrazerebralen Gefäßverzweigungen bessere Rekanalisierungsraten als bei A.-carotis-interna-Verschlüssen oder Thrombosen im Hauptstamm der A. cerebri media. Die Wahrscheinlichkeit, drei Monate nach der zerebralen Ischämie keine oder nur eine minimale neurologi-

- Die **systemische Fibrinolyse** mit rt-PA ist besonders erfolgreich bei Thrombosen der distalen intrazerebralen Arterien.

sche Funktionseinschränkung zu haben, ist für die mit rt-PA behandelten Patienten 30% größer als für eine Vergleichsgruppe.

- Die **lokale intraarterielle Thrombolyse** weist bei Verschluss des Hauptastes der A. cerebri media eine hohe Rekanalisierungsrate auf.

- Die **lokale intraarterielle Thrombolyse** bei Verschluss des Hauptastes der A. cerebri media ergibt eine Rekanalisierungsrate von 66%. Bei Thrombose der A. basilaris gelingt eine Rekanalisierung nach selektiver Angiographie und Gabe von rt-PA oder Urokinase noch acht Stunden nach Manifestation der häufig fluktuierenden Symptome und zumindest eine Teilremission in fast der Hälfte der Behandlungsfälle. Die sonst infauste Prognose mit einer Letalität von 70% wird um 50% gebessert. Ein initiales Koma und ein Erkrankungsalter > 60 Jahre verschlechtern die Prognose. Zur Angiographie-Technik s. S. 140.

Frühe Sekundärprävention

Abgesehen von der **Low-dose-Heparinisierung** bei immobilisierten Patienten ist in Ausnahmefällen eine **Vollheparinisierung** indiziert, z. B. bei **kardioembolischem Hirninfarkt**, **Dissektion** und **progredientem Infarkt**.

Zur Prophylaxe der tiefen Beinvenenthrombose und der Lungenembolie ist bei immobilisierten Patienten eine subkutane **Low-dose-Heparinisierung** indiziert. Eine intravenöse **Vollheparinisierung** mit dem Ziel einer 1,5 – 2fachen Verlängerung der PTT wird nur in Ausnahmefällen nach computertomographischem Ausschluss einer Hirnblutung vorgenommen, insbesondere bei Patienten mit **kardialer Emboliequelle**, die ein hohes Rezidivrisiko aufweist, z. B. bei echokardiographisch nachgewiesenen intrakavitären Thromben, künstlichen Herzklappen oder stark eingeschränkter linksventrikulärer Auswurfleistung des Herzens. Außerdem wird sie im Fall einer nachgewiesenen **Karotis-** oder **Vertebralisdissektion** und bei Patienten mit **progredienten Infarkten**, z. B. im Versorgungsbereich der A. basilaris, eingesetzt. Kontraindikationen sind ein hämorrhagischer Hirninfarkt, ein großer Infarkt der A. cerebri media, ausgeprägte mikroangiopathische Läsionen mit lakunären Hirninfarkten und ein Erkrankungsalter > 80 Jahre.

Die **orale Antikoagulation** mit Phenprocoumon reduziert das Hirninfarktrisiko bei kardiogenen Embolien um 70%.

Bei Hirninfarkt-Patienten mit kardialer Emboliequelle, z. B. Vorhofflimmern, ist die **orale Antikoagulation** mit Phenprocoumon (Marcumar) allen anderen präventiv eingesetzten Medikamenten überlegen. Eine orale Antikoagulanzien-Therapie mit INR-Werten zwischen 2,0 und 3,0 verringert das relative Hirninfarktrisiko um 70%. Das Blutungsrisiko ist mit etwa 1% sehr gering.

In der Prävention arteriosklerotisch bedingter Hirninfarkte sind die Thrombozytenfunktionshemmer **ASS** und **Clodiprogel** Mittel der Wahl.

= ASASANTIN

Mittel der Wahl zur Prävention arteriosklerotisch bedingter Hirninfarkte sind die Thrombozytenfunktionshemmer Acetylsalicylsäure (ASS) und Clodiprogel. Man gibt **ASS** zur frühen Sekundärprävention. 100 – 300 mg ASS/d p. o. als Dauermedikation bewirken eine signifikante Reduktion von Rezidiven und eine signifikant niedrigere Frühletalität in den ersten Wochen nach dem Hirninfarkt. Auch die Kombination von niedrigen ASS-Dosen mit Dipyridamol senkt das Rezidivrisiko. Bei Kontraindikationen bzw. Unverträglichkeit (v. a. gastrointestinale Beschwerden bis zum Magenbluten) und im Falle eines Rezidivs unter ASS werden 75 mg **Clodiprogel** täglich verabreicht, das ebenfalls bei Patienten mit ischämischem Infarkt und instabiler Angina pectoris eingesetzt wird.

Operative Therapie

Bei hochgradigen symptomatischen Karotisstenosen ist eine **Karotis-Thrombendarteriektomie** indiziert.

Bei hochgradigen symptomatischen Karotis-Stenosen (70% und mehr) besteht eine Indikation zur **Karotis-Thrombendarteriektomie**. Die Frühoperation reduziert das homolaterale Infarktrisiko um 60%. Bei mittelgradigen symptomatischen Stenosen (50 – 70%) wird die Operationsindikation zurückhaltend gestellt und kann befürwortet werden, wenn schon ein Karotisverschluss der Gegenseite vorliegt. Es gibt aber keine Indikation für eine Desobliteration bei geringgradigen symptomatischen und asymptomatischen Karotisstenosen. Auch bei kombinierter Makro- und Mikroangiopathie ist eine Karotis-Desobliteration nicht angezeigt.

Nach Präparation der Karotisgabel erfolgt die Desobliteration unter Anlegen eines intraluminalen Shunts.

Zur Operationstechnik: Die Karotisgabel wird freipräpariert, während der Desobliteration wird ein intraluminaler Shunt gelegt. Bei kleinlumigen Arterien und lang gestreckten Stenosen kommt eine Arteriotomie mit Einnähen eines Venenstreifen-Transplantats (Patch) infrage. Mithilfe der intraoperativen Pertubationsmessung werden die Flussverhältnisse kontrolliert. Die Operationsletalität bei Karotis-Desobliterationen liegt bei 1 – 3%, die Operationsmorbidität bei 5%.

B-1.149 Raumfordernder Kleinhirninfarkt

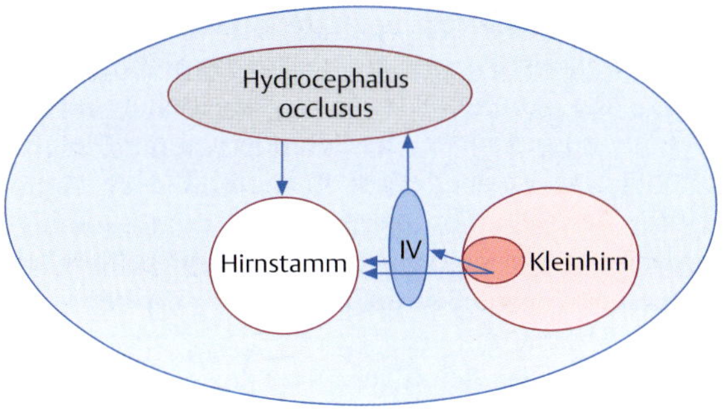

Längsschnittschema des Gehirns mit Darstellung eines Kleinhirninfarkts (rot), Kompression des IV. Ventrikels (blau) und des Hirnstamms (weiß), der zusätzlich durch den konsekutiven Verschlusshydrocephalus komprimiert wird (Seitenventrikel: grau).

B-1.149

Hinzu kommen nicht selten iatrogene Läsionen peripherer Nerven, ein- oder beidseitige Hypoglossus- und Rekurrensparesen.

Im Fall drohender Einklemmung bei ausgedehntem Großhirnhemispäreninfarkt und bei progredientem Kleinhirnhemispäreninfarkt kann ein operativer Eingriff lebensrettend sein (Abb. B-**1.149**). Die **Entlastungstrepanation** bei raumfordernden Media-Infarkten senkt z. B. die Letalität von 80 % auf 30 %. Der Kleinhirninfarkt mit Verschlusshydrozephalus erfordert eine externe Liquordrainage und bei zunehmender Vigilanzstörung eine Trepanation.

Bei ausgedehntem Großhirn- oder progredientem Kleinhirnhemispäreninfarkt kann eine **Entlastungstrepanation** lebensrettend sein (Abb. B-**1.149**).

Bei Subclavian-steal-Syndrom (S. 390) kann eine Ballondilatation der Subklavia-Stenose sinnvoll sein. Gelegentlich ist eine Transposition der Gefäße am Aortenbogen erforderlich.

Bei Subclavian-steal-Syndrom ist ggf. eine Ballondilatation der Stenose indiziert.

Physiotherapie

Physiotherapeutische Übungen beginnen mit der Pflege und Lagerung des Hirninfarktpatienten im Klinikbett. Anfangs wird die paretische Seite durch Kissen gestützt. Der Patient soll nicht mit angewinkeltem Kinn liegen, damit eine Drosselung der extrakraniellen Hirngefäße vermieden und der venöse Rückfluss gewährleistet wird. In der Akutphase empfiehlt sich eine Hochlagerung des Oberkörpers auf 30°.

Sie beginnt mit der Pflege und Lagerung des Patienten. In der Akutphase empfiehlt sich eine Oberkörperhochlagerung (30°).

Wichtig ist die Frühmobilisation des Patienten. Schmerzen, Dekubitalulzera und Kontrakturen sollen verhindert werden. Der Patient wird vorsichtig auf die nicht betroffene Körperseite gedreht und später durch krankengymnastische **Bewegungsübungen** auf neurophysiologischer Grundlage (vgl. S. 165 und S. 205) angehalten, diese Drehung eigenständig auszuführen. Dabei ist auf die häufig vorkommende Subluxation des von der Parese betroffenen Schultergelenks zu achten, ferner auf eine evtl. bestehende Hemianopsie. Der Patient soll nicht mit der Seite der Hemianopsie zur Wand, sondern zum Untersucher bzw. Besucher liegen, damit er von vornherein visuomotorisch aktiviert wird. Sobald Willkürbewegungen wieder möglich sind und der Patient beginnt, die Stellung seiner Gliedmaßen zu kontrollieren, sich aufzusetzen, abzustützen und die Sitzbalance zu halten, können insbesondere bei brachiofazial betonten Paresen unterstützte Steh- und Gehversuche unternommen werden.

Mit der Lagerung und **Bewegungsübungen** auf neurophysiologischer Grundlage sollen von Anfang an Dekubitalulzera und spastische Kontrakturen verhindert werden.

Logopädie und Ergotherapie

Die früh einsetzende logopädische Behandlung mit täglichen Sprach- und Sprechübungen beeinflusst eine Aphasie oder Dysarthrie günstig. Wesentlich ist die regelmäßige Überprüfung der Sprachmodalitäten (Spontansprache, Nachsprechen, Benennen, Schriftsprache, Sprachverständnis, vgl. S. 94 und S. 165). Durch Reaktualisierung momentan nicht verfügbarer Potenzen sprachlicher und nichtsprachlicher Art soll eine gestörte über eine intakte bzw. weitgehend erhaltene Funktion stimuliert („deblockiert“) werden. Die logopädische Behandlung dient der neurologischen Rehabilitation ebenso wie die Ergotherapie, die sich v. a. das **Selbsthilfetraining** zum Ziel setzt.

Das Training der sprachlichen Funktionen und das ergotherapeutische **Selbsthilfetraining** dienen der neurologischen Frührehabilitation.

Verlauf

Nur ein Drittel der Patienten kann wieder eine geregelte Tätigkeit aufnehmen. Die Letalität hängt wesentlich von den kardiovaskulären Risikofaktoren ab. Jeder zweite Patient stirbt innerhalb von fünf Jahren an einem Rezidiv oder Herzinfarkt.

Verlauf

Zentrale Atem- und Kreislaufstörungen sowie Aspirationspneumonie (infolge Dysphagie) verschlechtern die Prognose der Hirninfarkte. 50% der Todesfälle sind auf Komplikationen (Lungenembolie, Pneumonie, Sepsis) zurückzuführen. Zwar können sich die neurologischen Symptome auch bei ausgedehnten Hirninfarkten überraschend vollständig zurückbilden, die Behinderung der Motorik bzw. der sprachlichen Kommunikation ist aber oft so gravierend, dass daraus trotz eingehender neurologischer Rehabilitation Berufs- oder Erwerbsunfähigkeit resultiert. Nur ein Drittel der Patienten kann wieder eine geregelte Tätigkeit aufnehmen; ein weiteres Drittel bleibt pflegebedürftig. Das letzte Drittel überlebt die Akutphase des Hirninfarkts nicht, und jeder zweite Patient stirbt innerhalb von fünf Jahren an einem Rezidiv oder Herzinfarkt. Das Rezidivrisiko einer zerebralen Ischämie nach TIA beträgt 5–6% pro Jahr, kann bei hochgradigen Karotisstenosen im Einzelfall auch deutlich höher sein und erreicht bei kardioembolischen Infarkten (Vorhofflimmern) 12% pro Jahr.

Konsequente (kontrollierte) antihypertensive Behandlung kann die Prognose der Hirninfarkte verbessern. Als Richtwert gilt ein Blutdruck < 140/90 mmHg.

Unter konsequenter (kontrollierter) antihypertensiver Behandlung wird die Prognose der Hirninfarkte verbessert. Als Richtwert gilt ein Blutdruck < 140/90 mmHg. Wird der diastolische Blutdruck nur um 5 mmHg gesenkt, kann das relative Hirninfarktrisiko innerhalb von zwei Jahren um mehr als 40% reduziert werden. Dies setzt eine psychotherapeutische Führung des Hypertonikers und Hirninfarkt-Patienten voraus, um begleitende depressive Verstimmungen und ein Fehlverhalten hinsichtlich Medikation und Diät günstig zu beeinflussen (vgl. S. 564).

▶ Klinisches Beispiel

▶ **Klinisches Beispiel:** Ein 54-jähriger Kraftfahrer, Hypertoniker und Raucher, erlitt am Weihnachtsmorgen eine TIA, die sich sechs Wochen später wiederholte. Bei einem Telefonat fiel seiner Frau eine Wortfindungsstörung auf. Die neurologische Untersuchung ergab eine sensomotorische brachiofazial betonte Hemiparese rechts und eine amnestische Aphasie. Computertomographisch zeigte sich ein Teilinfarkt im Bereich der A. cerebri media links. Dopplersonographisch fand sich eine hochgradige Stenose (> 80%) der linken A. carotis interna. Unter krankengymnastischen und logopädischen Übungen bildeten sich die neurologischen Symptome zurück. Nach digitaler Subtraktionsangiograpie (DSA) erfolgte die Desobliteration der linken Karotisgabel. Drei Monate später kam es zu einem Re-Infarkt im Bereich der A. cerebri media links mit erneuter Hemiparese. Die DSA ergab atheromatöse Plaques bei durchgängiger Karotisplastik links. Die Hemiparese bildete sich nur unvollständig zurück. Der Patient ist berufsunfähig.

1.8.3 Arteriitis cranialis

1.8.3 Arteriitis cranialis

▶ Synonym

▶ **Synonym:** Riesenzell-Arteriitis, Arteriitis temporalis, Morbus Horton, Horton-Magath-Brown-Syndrom.

▶ Definition

▶ **Definition:** Autoimmunprozess mit Riesenzellarteriitis im Bereich der Schädelarterien; besonders der A. temporalis; erstmals von B. T. Horton, T. B. Magath und G. E. Brown (1934) beschrieben. Die Erkrankung manifestiert sich fast immer jenseits des 40. Lebensjahres mit Kopfschmerzen und wird kompliziert durch Sehstörungen (Gefahr der Amaurose!) und Polymyalgia rheumatica.

Epidemiologie: Die Inzidenz liegt bei 3/100 000 Einwohner.

Epidemiologie: Die Inzidenz liegt bei 3/100 000 Einwohner. Das weibliche Geschlecht überwiegt.

Symptomatologie: Kopfschmerzen, Müdigkeit, **Fieber** und Inappetenz bestimmen das Beschwerdebild, nicht selten auch Muskelschmerzen **(Polymyalgia rheumatica)**.

Symptomatologie: Die Patienten leiden unter anhaltenden ein- oder beidseitigen, temporal, frontal oder auch okzipital lokalisierten **Kopfschmerzen** mit Müdigkeit, **Fieber**, Inappetenz und Gewichtsverlust. Charakteristisch ist eine Claudicatio intermittens der Zungen- und Kaumuskeln. Häufiger finden sich Augenmuskelparesen, Sehstörungen und eine **Polymyalgia rheumatica** mit Muskel- und Gelenkschmerzen der proximalen Extremitätenabschnitte (Schulter- und Beckengürtel).

Ätiopathogenese: Man nimmt einen Autoimmunprozess an. Fast ausschließlich sind Äste der A. carotis externa, besonders der A. temporalis, befallen, selten Verzweigungen der A. carotis interna. Es kommt zur Intima-Proliferation, die Lamina elastica wird brüchig und v.a. die Media ist granulomatös infiltriert. Vielkernige Riesenzellen finden sich vorwiegend in der Intima.

Ätiopathogenese: Man nimmt einen Autoimmunprozess an. Vielkernige Riesenzellen in der entzündlich veränderten Gefäßwand sind charakteristisch.

Diagnostik: Anamnestisch sind nächtliche Kopfschmerzen zu erfahren. Die **A. temporalis superficialis** ist anfangs geschlängelt und verdickt, später gestreckt und fast immer **druckdolent**, seltener pulslos (obliteriert). Bei Karotis-Kompression lassen die Kopfschmerzen nach. Häufig besteht eine schmerzhafte Steifigkeit besonders der Muskulatur der proximalen Extremitätenabschnitte.
Die **BSG ist stark erhöht**. Oft bestehen Anämie, Leukozytose, Eosinophilie, Eisenmangel, Erhöhung von alkalischer Phosphatase, Alpha$_2$-Globulin und IgG.

Diagnostik: Die verdickte **Temporalarterie** ist **druckdolent** tastbar oder pulslos.

Die **BSG ist stark erhöht**, oft bestehen Anämie und Leukozytose.

▶ **Merke:** Die in jedem Fall erforderliche **Biopsie** aus der A. temporalis superficialis ergibt in etwa 40% der Fälle den histologischen Befund einer Riesenzellarteriitis.

◀ **Merke**

Differenzialdiagnose: Seltener ist die **Angiitis granulomatosa des zentralen Nervensystems**, ebenfalls eine Riesenzellarteriitis ungeklärter Ätiologie. Sie geht mit Kopfschmerzen und entzündlichen Veränderungen des Groß- und Kleinhirns oder auch des Rückenmarks und seiner Wurzeln einher und führt meist trotz Kortikosteroid-Behandlung zum Tod.
Zwei erstmals in Japan beobachtete Gefäßerkrankungen treten in Europa nur selten auf: Bei der **Takayasu-Arteriitis**, die sich mit Sehstörungen und epileptischen Anfällen vor dem 40. Lebensjahr meist bei Frauen manifestiert, handelt es sich um eine Riesenzellarteriitis des Aortenbogens und seiner abgehenden Gefäße. Auffällig ist ein Fehlen der Radialis- und Karotispulse („pulseless disease").
Die **Moyamoya** ist eine ätiologisch ungeklärte progrediente Verschlusskrankheit des Circulus Willisii, die Kinder wie Erwachsene befällt und durch Hirninfarkte und epileptische Anfälle charakterisiert ist.
Bei der **Panarteriitis nodosa**, einer systemischen Vaskulitis, die dem Formenkreis der ~~Kollagenosen~~ Vaskulitis zugeordnet wird, sind v.a. die inneren Organe (Nieren, Herz, Leber, Darm) und die peripheren Nerven, seltener (20%) auch die Hirngefäße betroffen. Zentrale Symptome sind neben Kopfschmerzen Hemiparesen, Hyperkinesen und epileptische Anfälle.
Im Verlauf der **Moschcowitz-Krankheit** (thrombotisch-thrombozytopenische Purpura, TTP) kommt es neben petechialen Blutungen zu ischämischen Hirninfarkten mit Vigilanzstörung. Es handelt sich um eine autoimmunologische Erkrankung, die zu Verschlüssen von Arteriolen und Kapillaren durch Plättchenthromben führt.
Anhaltende Kopfschmerzen, eine erhöhte BSG und Anämie lassen differenzialdiagnostisch an intrazerebrale Karzinom-Metastasen (S. 339) denken. Gelegentlich kann es auch zur Verwechslung mit venösen Abflussstörungen des Gehirns (Sinusthrombosen) kommen.

Differenzialdiagnose: Eine weitere Riesenzellarteriitis ist die meist tödlich verlaufende **Angiitis granulomatosa des zentralen Nervensystems**.

Die **Takayasu-Arteriitis** betrifft den Aortenbogen und seine Abgänge, führt zu Sehstörungen und tritt vor dem 40. Lebensjahr auf, die **Moyamoya** betrifft den Circulus arteriosus Willisii (Hirninfarkte!). Beide gehen mit Epilepsie einher.

Die **Panarteriitis nodosa**, eine systemische Vaskulitis, befällt neben inneren Organen v.a. das periphere Nervensystem, seltener (ca. 20%) die Hirngefäße.

Bei der **Moschcowitz-Krankheit** (TTP) treten petechiale Blutungen und ischämische Hirninfarkte mit Vigilanzstörung auf.

Auch Hirnmetastasen und Sinusthrombosen kommen differenzialdiagnostisch infrage.

Therapie und Verlauf: Mittel der Wahl bei Arteriitis cranialis sind **Kortikosteroide**, z.B. 1–2 mg Prednisolon/KG/d. Diese Therapie erfolgt wegen der Erblindungsgefahr schon vor der Biopsie und wird bis zur Normalisierung der BSG fortgesetzt; anschließend allmähliche Reduktion und weitere Gabe über Monate und Jahre. **Unbehandelt** greift die Arteriitis auf die A. ophthalmica über. In jedem dritten Fall kommt es dann zu ein- oder doppelseitiger **Erblindung** durch thrombotischen Verschluss von Ziliararterien. Weitere Komplikationen sind Kopfhaut- und Zungennekrosen, seltener Hirninfarkte bei Verschlüssen der A. carotis interna oder A. basilaris. Die Letalität beträgt 10%. Durch frühzeitige Behandlung mit Kortikosteroiden verbessert sich die Prognose entscheidend. Die Patienten werden rasch beschwerdefrei und erleiden unter einer Langzeit-Kortikosteroid-Therapie nur selten Rezidive.

Therapie und Verlauf: Bei der Arteriitis cranialis ist stets eine Langzeittherapie mit **Kortikosteroiden** erforderlich. **Unbehandelt** tritt in jedem dritten Fall **Blindheit** ein. Frühzeitige Behandlung mit 1 mg Prednisolon/KG/d verbessert die Prognose. Die Patienten werden rasch beschwerdefrei und erleiden unter einer Kortikosteroid-Erhaltungsdosis nur selten Rezidive.

▶ Klinisches Beispiel

▶ **Klinisches Beispiel:** Die 62-jährige Patientin klagte über Kopf-, Muskel- und Gelenkschmerzen. Es fand sich ein hyperästhetischer Bezirk über der linken A. temporalis, die verdickt und geschlängelt hervortrat. Die BSG betrug 127/142 mm n. W. Weiter fanden sich eine Leukozytose von 11 500/µl mit Linksverschiebung, erniedrigtes Eisen im Serum, eine Dysproteinämie mit Erhöhung der $Alpha_2$-Globuline und eine verstärkte Präzipitation von IgA und IgG. Die Biopsie der A. temporalis ergab vereinzelt Riesenzellen und herdförmige, knötchenförmig angeordnete Rundzellinfiltrate, die von der Intima bis in die Adventitia reichten. Die Gefäßlichtung war deutlich eingeengt. Nach Kortikosteroid-Therapie klangen die Kopf-, Muskel- und Gelenkschmerzen ab und die BSG normalisierte sich.

1.8.4 Sinusvenenthrombosen

1.8.4 Sinusvenenthrombosen

▶ Synonym

▶ **Synonym:** Hirnvenenthrombosen, zerebrale Venen- und Sinusthrombosen, venöse Abflussstörungen des Gehirns.

▶ Definition

▶ **Definition:** Bei Sinusvenenthrombosen (SVT) handelt es sich um Verschlüsse venöser Blutleiter (Venen und Sinus) als Folge von entzündlichen (otogenen bzw. rhinogenen) oder tumorösen Prozessen, nach Hirntrauma, während der Schwangerschaft oder im Wochenbett.

Epidemiologie: < 1 % der zerebralen Durchblutungsstörungen sind Sinusvenenthrombosen. Das weibliche Geschlecht überwiegt.

Epidemiologie: Sinusvenenthrombosen kommen besonders bei Schwangeren, Neugeborenen und kleinen Kindern vor. Insgesamt überwiegt das weibliche Geschlecht. Unter Berücksichtigung blander und asymptomatischer Sinusthrombosen liegt die Inzidenz unter 1 % der zerebralen Durchblutungsstörungen.

Symptomatologie: Charakteristisch ist ein allmählicher Beginn mit **Kopfschmerzen, Hirndruckzeichen** und neurologischen **Herdsymptomen**.

Symptomatologie: Neben allmählich zunehmenden **Kopfschmerzen**, Nausea, Vomitus und einem Papillenödem als **Hirndruckzeichen** treten Vigilanzstörungen bis zum Koma auf. Hinzu kommen **Halbseitensymptome**, darunter in 50 % der SVT fokale epileptische Anfälle, häufig mit postparoxysmaler Parese (Todd-Lähmung). Bei Sinus-cavernosus-Thrombosen finden sich öfter eine Protrusio bulbi, Chemosis (Bindehautödem), Diplopie und ein abgeschwächter Kornealreflex (vgl. Sinus-cavernosus-Syndrom, S. 32).

Ätiopathogenese: Hirnvenenthrombosen führen häufig zu **hämorrhagischen Infarkten.** Kortikale Venenthrombosen verursachen meist Infarkte **beider Hemisphären**.

Ätiopathogenese: Wegen der reichen Kollateralversorgung der Hirnvenen bleibt eine Sinusthrombose nicht selten symptomlos. Erst wenn die zuführenden Venen thrombosiert sind, werden klinische Symptome manifest. Eine langsame Strömung (Hypozirkulation) oder Stase aktiviert die Blutgerinnung, besonders wenn das Endothel durch entzündliche oder traumatische Vorgänge geschädigt wurde. Sobald das Blut in den Venen zurückgestaut wird (Stauungsinfarkt), kann sich infolge Diapedese ein **hämorrhagischer Infarkt** (Encephalomalacia rubra) entwickeln. Meist sind es protrahierte Verläufe mit Infarkten **beider Hemisphären** als Folge von thrombotischen Verschlüssen kortikaler Venen.

Eine **Hemisymptomatik** ist durch zentrale Thrombophlebitis oder durale AV-Fisteln bedingt.

Halbseitensymptome bei venösen Infarkten treten als Folge zentraler Thrombophlebitis spontan bzw. auch postoperativ auf oder sind durch durale AV-Fisteln verursacht.

Blande Sinusvenenthrombosen werden u. a. bei hämatologisch-onkologischen Erkrankungen, Morbus Behet, Kachexie, bei **Kindern** mit Malignomen und Ernährungsstörungen, bei **postpartalen** Gerinnungsstörungen und Einnahme von Kontrazeptiva beobachtet.

Blande Sinusvenenthrombosen, v. a. des Sinus sagittalis superior oder des Sinus cavernosus, kommen bei hämatologischen Erkrankungen, Malignomen, Morbus Behet, Kachexie (marantische Thrombose) und agonal bei Herzinsuffizienz vor. Neugeborene und kleine **Kinder** mit Pertussis, Ernährungsstörungen, Leukämie und malignen Lymphomen sind besonders gefährdet. Ein wesentlicher Faktor ist Hyperkoagulabilität. Man spricht von einer puerperalen Sinusthrombose, wenn sie als Komplikation einer **postpartalen** Blutgerinnungsstörung auftritt. Orale Kontrazeptiva können SVT hervorrufen, insbesondere bei Nikotinabusus und Migräne.

Septische Sinusvenenthrombosen werden durch entzündliche (otogene bzw. rhinogene) Prozesse verursacht.

Septische Sinusvenenthrombosen werden durch entzündliche (otogene bzw. rhinogene) Prozesse verursacht. In erster Linie ist der Sinus transversus betroffen, v. a. bei Otitis und Mastoiditis. Das Syndrom des Sinus cavernosus entsteht meist bei Gesichtsfurunkeln und Entzündungen der Nasennebenhöhlen. Der

Sinus sagittalis superior kann bei einer Sinusitis frontalis betroffen sein. Jugularisthrombosen mit venöser Abflussstörung des Sinus sigmoideus und Sinus transversus sind häufig Komplikationen eines zentralen Venenkatheters, seltener Folge eines Tumors oder Abszesses der kraniozervikalen Region.

Diagnostik: Zerebrale Venen- und Sinusthrombosen werden oft wegen anfangs blander Symptome verkannt. Ein Gesichtsschmerz, ein abgeschwächter Kornealreflex und eine beschleunigte Blutsenkung bzw. erhöhtes CRP können aber schon zur Diagnose führen. In fast der Hälfte der Fälle entwickelt sich ein **Papillenödem**. Septische Hirnvenenthrombosen gehen mit Fieber (Septikämie) und Vigilanzstörung einher.
Der **Liquor** ist oft xanthochrom oder blutig, bei septischen Hirnvenen- bzw. Sinusthrombosen entzündlich verändert. Eine leichte Pleozytose findet sich auch bei blander Sinusthrombose.
Das **EEG** zeigt nicht selten epileptogene Foci, das **Computertomogramm** hypodense Zonen bei reinen Ischämien, hyperdense Areale bei hämorrhagischen Infarkten und nach Kontrastmittelgabe eine Dichteanhebung der Gyri sowie eine hypodense Aussparung durch den Thrombus bei Sinus-sagittalis-superior-Thrombose, das sog. Delta-Zeichen (Abb. B-**1.150a**). Kernspintomographisch stellen sich die thrombosierten Sinus durch erhöhte Signalintensität dar. Ein Füllungsdefekt in der **CT-Angiographie** weist ebenso wie eine Signalaussparung in der **MR-Angiographie** (Abb. B-**1.150b**) auf die Thrombose hin, die sich auch intravasal darstellen lässt. Die transkranielle Doppler-Sonographie dient ebenfalls der topischen Lokalisation der SVT. In der venösen Phase der zerebralen **Angiographie** stellen sich die thrombosierten Sinus nicht dar (Kontrastmittelaussparung); es zeigen sich Verlagerungen korkenzieherartig geschlängelter und z.T. dilatierter Venen.

Differenzialdiagnose: Differenzialdiagnostisch kommen v.a. Gefäßfehlbildungen (Aneurysmen), Hirntumoren und -metastasen infrage, ferner die Arteriitis cranialis, aber auch ein Hirnabszess, eine embolische **Herdenzephalitis** oder **Meningitiden**, die ihrerseits Hirnvenenthrombosen verursachen können, sowie zerebrale Ischämien bei arteriellen Durchblutungsstörungen des Gehirns, die jedoch meist apoplektisch auftreten (s. S. 389).

Diagnostik: Bei Gesichtsschmerzen und abgeschwächtem Kornealreflex ist an eine SVT zu denken. Häufig besteht ein **Papillenödem**.

Der **Liquor** ist oft xanthochrom, blutig oder entzündlich verändert.

Typisch sind epileptogene **EEG**-Herde, hypodense oder hyperdense (hämorrhagische) CT-Befunde, und Füllungsdefekte bzw. Signalaussparungen in **CT-** bzw. **MR-Angiographie** (Abb. B-**1.150**). Das **Angiogramm** zeigt eine Kontrastmittelaussparung.

Differenzialdiagnose: Ein Aneurysma, Tumor, Abszess, eine Arteriitis, **Herdenzephalitis**, **Meningitis** oder eine zerebrale Ischämie sind neuroradiologisch auszuschließen.

B-1.150 Sinusvenenthrombosen

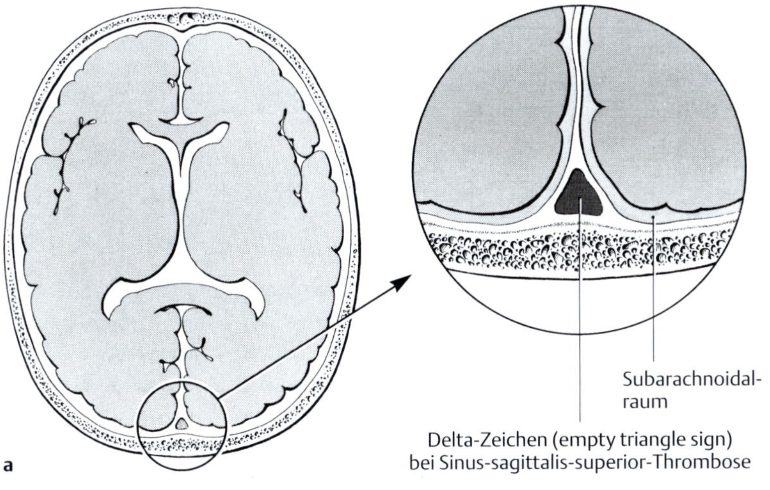

a

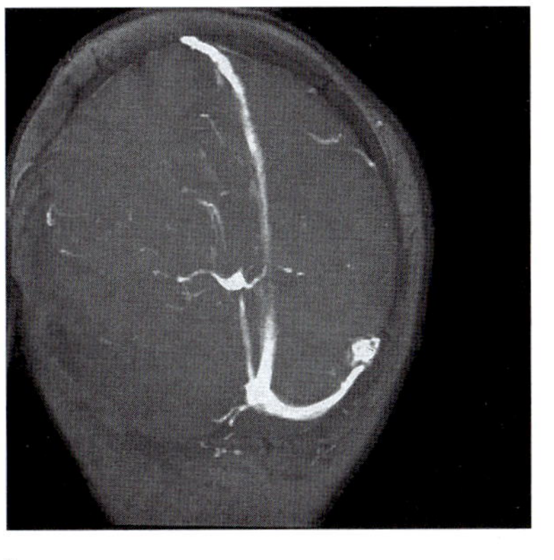

b

a Sinus-sagittalis-superior-Thrombose: Schematische Darstellung eines CT-Befundes.
b Sinus-transversus-Thrombose (MR-Angiographie): Beim Blick in die hintere Schädelgrube (Ansicht von hinten) erkennt man den bogenförmigen Verlauf des mittelständigen Sinus sagittalis superior und rechts daneben den Sinus rectus.
Der linke Sinus transversus stellt sich bis zur Einmündung in den Sinus sagittalis superior dar. Das Signal des rechtsseitigen Sinus transversus fehlt (Thrombose).

Therapie: Bei septischen Hirnvenenthrombosen werden Antibiotika über mehrere Wochen gegeben. Bei SVT ist die Gabe von **Antikoagulanzien** (PTT-wirksame Heparinisierung) indiziert.

Therapie: Bei septischen Hirnvenenthrombosen werden Antibiotika über mehrere Wochen gegeben. Nur selten ist ein operatives Vorgehen zur Revision des Infektionsherdes und zum Anlegen eines Shunts notwendig. Neben therapeutischen Lumbalpunktionen kann der Hirndruck mittels Osmotherapie nicht wesentlich gesenkt werden, da der venöse Rückfluss gestört ist und das Blut in den Venen zurückgestaut wird (Bildung des Stauungsinfarkts, s.o.). Meist kann auf **Antikoagulanzien** nicht verzichtet werden. Mittel der Wahl ist die PTT-wirksame Heparinisierung mit dem Ziel des 1,5–3fachen Ausgangswerts. Die Vollheparinisierung ist v.a. auch bei Verbrauchskoagulopathie angezeigt und selbst bei hämorrhagischen Infarkten unter CT-Kontrolle gerechtfertigt.

Verlauf: Die Mehrzahl der Fälle hat zwar eine gute Prognose mit vollständiger Remission. Die Letalität liegt aber bei 20%.

Verlauf: 20% der Verläufe enden letal. Hämorrhagische Infarkte, septische Sinusthrombosen und tiefe Hirnvenenthrombosen sind prognostisch besonders ungünstig. Die Mehrzahl der Fälle hat jedoch eine gute Prognose mit vollständiger Remission. Rezidive sind selten.

▶ Klinisches Beispiel

▶ **Klinisches Beispiel:** Eine 27-jährige Sekretärin erkrankte im Wochenbett mit Kopfschmerzen, Erbrechen und Somnolenz. Nach einem fokalen epileptischen Anfall wurde sie stationär aufgenommen. Neben einer Protrusio bulbi fand sich ein Papillenödem rechts. Der rechte Kornealreflex fehlte. Der Liquor wies eine leichte Zell- und Eiweißvermehrung auf. Die CT bestätigte den Verdacht auf eine rechtsseitige Sinus-cavernosus-Thrombose. Gleichzeitig bestand eine Verbrauchskoagulopathie. Unter Vollheparinisierung klangen die Symptome ab.

1.8.5 Vaskuläre Hirnblutungen

1.8.5 Vaskuläre Hirnblutungen

▶ Synonym

▶ **Synonym:** Enzephalorrhagie.

▶ Definition

▶ **Definition:** Unter einer vaskulären Hirnblutung versteht man eine nichttraumatische, akut (apoplektisch) bzw. subakut verlaufende Einblutung in Hirnsubstanz (Enzephalorrhagie) und/oder Liquorräume. Art und Schwere der neurologischen Symptome und eine eventuelle Vigilanzstörung hängen von der Lokalisation und Ausdehnung der Blutung ab. Die Lokalisation der Hirnblutung lässt einen Rückschluss auf die Ätiologie zu. So sind tief liegende, in der Region der Stammganglien und inneren Kapsel lokalisierte Massenblutungen meist Folge einer arteriellen Hypertonie. Bei kortikalen oder an der Rinden-Markgrenze lokalisierten Blutungen (Lobärhämatome) handelt es sich häufiger um die Ruptur einer arteriovenösen Malformation oder Einblutung z.B. in eine Metastase. Supra- und infratentorielle Blutungen können als Folge einer Koagulopathie bzw. eines Antikoagulanzientherapie-Zwischenfalles auftreten. Subarachnoidalblutungen (SAB) ohne oder mit gleichzeitiger Einblutung in die Hirnsubstanz sind fast immer Folge einer Aneurysmaruptur. Die Blutungslokalisation bestimmt demnach das diagnostische und therapeutische Vorgehen.

Epidemiologie: 15% der Schlaganfälle sind durch Hirnblutungen bedingt. Der Altersgipfel liegt um das 60. Lebensjahr.

Epidemiologie: Ca. 15% der Schlaganfälle werden durch vaskuläre Hirnblutungen verursacht. Davon sind 60% hypertensive Massenblutungen als Folge einer langjährigen arteriellen Hypertonie. Der Altersgipfel liegt mit 60 Jahren insgesamt etwas niedriger als bei ischämischen Insulten. Massenblutungen treten häufiger in der siebten Lebensdekade auf, die SAB meist in der fünften und sechsten Dekade, die Angiomblutung nicht selten bereits vor dem 30. Lebensjahr. Die Inzidenz der Hirnblutungen ist variabel, sowohl geographisch (in Japan z.B. deutlich höher als in den USA) als auch unter verschiedenen Bevölkerungsgruppen (z.B. unter der farbigen Bevölkerung der USA häufiger als unter der weißen). Im Durchschnitt beträgt die Inzidenz für intrazerebrale Hämatome ebenso wie für SAB 11/100 000 Einwohner. Bei den SAB überwiegt das weibliche Geschlecht.

Wie bei den ischämischen Insulten stellt neben Zigarettenrauchen und chronischem Alkoholabusus v.a. die arterielle Hypertonie einen Risikofaktor für spontane Hirnblutungen dar (s. S. 389). Die Letalität der Hirnblutungen ist dreimal höher als die ischämischer Insulte.

Die Risikofaktoren sind identisch mit denen ischämischer Insulte, die Letalität ist jedoch dreimal höher.

Hypertensive Massenblutung

Symptomatologie: Prodromalerscheinungen hypertensiver Massenblutungen sind Kopfschmerzen, Schwindel, Tinnitus und psychomotorische Unruhe, Aufmerksamkeitsstörungen und flüchtige neurologische Herdsymptome im Rahmen einer Hochdruckkrise. Im Gegensatz zu den ischämischen Insulten kommt es meist tagsüber bei Blutdruckanstieg unter physischer oder psychischer Belastung zur Blutung. Initialsymptome sind heftiger **Kopfschmerz**, Schwindel und in mehr als der Hälfte der Fälle eine plötzlich einsetzende **Vigilanzstörung** bis zum Koma.

Häufigstes neurologisches Symptom ist eine innerhalb von Minuten sich ausbildende **Hemiparese oder -plegie**, gleichzeitig fällt oft eine **Déviation conjugée**, d.h. eine Blickwendung zur Gegenseite auf. Nicht selten nimmt der Patient das schwere Defizit oder die paretische Seite nicht wahr (Anosognosie bzw. Neglect). Besteht bereits initial eine ausgeprägte Vigilanzstörung oder wird der Patient nach Stunden plötzlich komatös, können Strecksynergien beobachtet werden. Diese müssen von einem epileptischen Anfall unterschieden werden, der selten auch als Folge einer akuten Massenblutung auftreten kann.

Hypertensive Massenblutung

Symptomatologie: Prodromi sind **Kopfschmerzen**, Schwindel, psychomotorische Unruhe und flüchtige Herdsymptome. Die Massenblutung tritt meist tagsüber auf und ist häufig von einer **Vigilanzstörung** begleitet.

Neben einer hochgradigen **Hemiparese oder -plegie** fällt oft eine **Déviation conjugée** auf. Wird der Patient komatös, werden nicht selten Strecksynergien beobachtet.

Ätiopathogenese: Die Ursache der hypertensiven Massenblutungen ist in der Regel eine **essenzielle Hypertonie**. Weitere Risikofaktoren sind fortgeschrittenes Lebensalter, Nikotin- und Alkoholabusus. Das Risiko für eine Hirnblutung ist bei chronischem Alkoholabusus, aber auch im akuten Alkoholrausch deutlich erhöht.

Langjähriger Bluthochdruck verstärkt die Hirnarteriosklerose, die Anpassung an Blutdruckschwankungen bleibt aus, und es kommt zur direkten **Gefäßwandzerreißung** oder zur Bildung von **Mikroaneurysmen**, die aufgrund ihrer Wandschwäche bei plötzlichem Blutdruckanstieg rupturieren. Die Massenblutung drängt das Gewebe auseinander. Durch Druck auf die Umgebung entwickelt sich ein perifokales vasogenes Ödem, durch sekundäre Zirkulationsstörung zusätzlich ein zytotoxisches Ödem, wodurch die Entstehung einer Parenchymnekrose begünstigt wird. In der Restitutionsphase werden Blut und nekrotisches Gewebe durch Makrophagen abgebaut und durch Glia ersetzt. Es bleibt eine zystische Narbe zurück.

Ätiopathogenese: Risikofaktoren sind die **essenzielle Hypertonie** (wichtigster Faktor!), hohes Lebensalter, Nikotin- und Alkoholabusus.

Infolge verstärkter Hirnarteriosklerose bei Hypertonie **zerreißt die Gefäßwand** oder es bilden sich **Mikroaneurysmen**, die bei plötzlichem Blutdruckanstieg rupturieren. Die Blutung und das perifokale Ödem schädigen das umgebende Gewebe. Nach Abbau der Nekrose bleibt eine zystische Narbe zurück.

▶ **Merke:** 70% der hypertensiven Massenblutungen sind im Bereich der Capsula interna lokalisiert (Abb. B-**1.151**).

◀ **Merke**

Prädilektionsstelle der Gefäßruptur ist der Abgang der Aa. lenticulostriatae aus der A. cerebri media. Die Blutung bleibt entweder auf die Capsula interna beschränkt oder dehnt sich nach temporal bzw. parieto-okzipital oder in den Thalamus aus und bricht in die Ventrikel, z.T. auch in den Subarachnoidalraum ein (Abb. B-**1.152** und **1.153**). Folge ist ein Hydrocephalus occlusus oder aresorptivus. Seltener erfolgt die hypertensive Blutung direkt in den Thalamus oder das Caput nuclei caudati.

Kleinhirnblutungen machen etwa 10% der spontanen intrazerebralen Blutungen aus; häufigste Ursache ist die arterielle Hypertonie. In mehr als einem Drittel der Fälle kommt es akut zum Verschlusshydrozephalus. Hypertensive Ponsblutungen sind meist infaust.

Die Blutung kann sich im Parenchym ausbreiten und in den Liquorraum einbrechen (Abb. B-**1.152** und **1.153**).

Kleinhirnblutungen sind meist durch Hypertonie bedingt und gehen oft mit Verschlusshydrozephalus einher.

Diagnostik: Besteht bereits initial eine ausgeprägte Vigilanzstörung, weist der soporöse oder komatöse Patient eine Gesichtszyanose und Cheyne-Stokes-Atmung auf. Schon das Entweichen der Atemluft aus dem gelähmten Mundwinkel, das einseitig schnellere Herabfallen der passiv angehobenen Extremitäten und fehlende Spontanbewegungen geben Hinweise auf eine **schlaffe Hemiparese**

Diagnostik: Im Akutstadium findet sich neben einer Vigilanzstörung und vegetativen Symptomen oft eine **Déviation conjuguée** zur Herdseite. Bei Vigilanzstörung ist eine **schlaffe Hemiparese** bzw. **Hemiplegie** am Tonusverlust und an den fehlenden Spontanbewegungen erkennbar. Diese Befundkonstellation lässt auf eine Blutung in die **Capsula interna** schließen.

bzw. **Hemiplegie**. In der Initialphase fallen oft auch eine **Déviation conjuguée** zur Herdseite, kontralateral fehlende physiologische Eigen- und Fremdreflexe (Korneal- und Bauchhautreflexe) und ein positives Babinski-Zeichen auf. Diese Befundkonstellation lässt auf eine Blutung in die **Capsula interna** („Kapselblutung") schließen. Eine vollständige Ventrikeltamponade manifestiert sich mit Koma und Streckkrämpfen und endet in der Regel innerhalb von 24 bis 48 Stunden tödlich. Besteht keine oder eine leichte Vigilanzstörung, sind je nach Ausdehnung der Massenblutung eine homonyme Hemianopsie und, wenn die dominante Hemisphäre betroffen ist, eine Aphasie festzustellen. Bei Blutung in den Thalamus kann es zusätzlich zu einer Störung der Okulomotorik oder schweren neuropsychologischen Symptomen wie Anosognosie, Neglect, amnestisches Syndrom und psychomotorische Verlangsamung kommen.

B-1.151

B-1.151 Lokalisation hypertensiver Massenblutungen

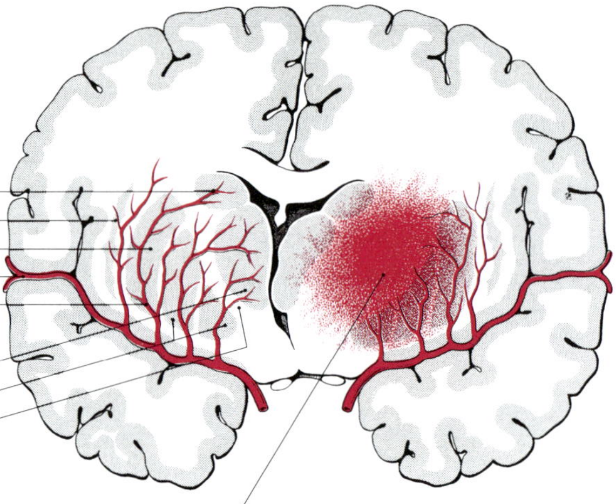

Häufigste Lokalisation hypertensiver Massenblutungen im Bereich der Capsula interna bei Ruptur der Aa. lenticulostriatae.

B-1.152

B-1.152 Hypertensive Massenblutung I

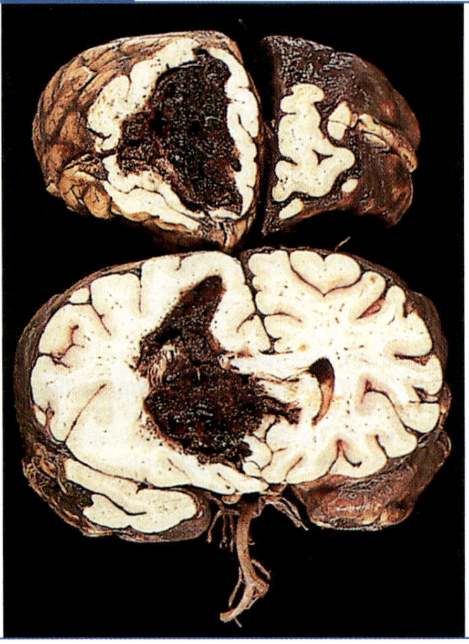

Pathologischer Befund: Aufsicht von hinten auf stirnparallele Schnittfläche. Massenblutung in die Capsula interna links mit Einblutung in das parietale Marklager und Ventrikeleinbruch.

Eine Massenblutung in das **Kleinhirn**, die oft nur eine Hemisphäre betrifft, verursacht akute Hinterkopfschmerzen mit Erbrechen und Schwindel. Zerebellare Symptome wie Nystagmus, ipsilaterale Hemiataxie mit Fallneigung und Intentionstremor sind jedoch aufgrund der sich rasch entwickelnden oder bereits initial bestehenden Vigilanzstörung oft nicht nachweisbar.

Eine Massenblutung in das **Kleinhirn** verursacht akute Hinterkopfschmerzen, Erbrechen, Schwindel und oft frühzeitig eine Vigilanzstörung.

Bei hypertensiver Massenblutung in der **Brückenregion** stehen neben apoplektisch auftretender Hemi- oder Tetraparese und Störungen der Okulomotorik (horizontale Blickparese, internukleäre Ophthalmoplegie, ocular bobbing, beiderseitige Miosis, s. S. 33) oft bereits initial ein Koma mit Strecksynergismen und lebensbedrohliche vegetative Funktionsstörungen im Vordergrund: **Atemdepression**, Blutdruckanstieg und zentrale Hyperthermie. Der Einbruch in den vierten Ventrikel endet meist innerhalb von 24 Stunden letal. Besonders bei infratentoriellen Blutungen besteht die Gefahr der **Einklemmung** (s. S. 111). Der protrahierte Verlauf einer Massenblutung mit allmählichem intrakraniellem Druckanstieg ist durch sekundäre Vigilanzstörung, **Mydriasis** auf der Herdseite und Papillenödem gekennzeichnet.

Eine **Ponsblutung** führt zu Hemi- oder Tetraparese, Störungen der Okulomotorik, Koma mit Strecksynergismen, **Atemdepression**, RR-Anstieg und Hyperthermie. Kleinhirn- und Ponsblutungen führen rasch zur **Einklemmung**. Bei subakutem Verlauf kommt es zu sekundärer Vigilanzstörung, homolateraler **Mydriasis** und Papillenödem.

Eine Verschlechterung des neurologischen Befundes und der Vigilanz innerhalb der ersten 24 Stunden lässt auf eine Zunahme des Hämatomvolumens schließen. Eine Verschlechterung nach diesem Zeitraum ist meist Folge eines zunehmenden Hirnödems.

Der Zeitpunkt einer Verschlechterung des klinischen Zustands weist auf die mögliche Ursache hin.

Die wichtigste apparative Untersuchung ist die **Computertomographie**. Im Gegensatz zu den ischämischen Insulten stellt sich die Blutung unmittelbar nach dem Ereignis als **hyperdense Zone** dar (Abb. B-**1.154**). Das perifokale Ödem (hypodenser Randsaum) erreicht seine maximale Ausprägung erst nach einigen Tagen. Je nach Größe resorbiert sich das Hämatom innerhalb von Wochen bis etwa drei Monaten. Es bleibt ein hypodenser Bezirk zurück (posthämorrhagischer Substanzdefekt). Das CT dient der Indikationsstellung zu operativer bzw. konservativer Behandlung und der Verlaufsbeobachtung (Ausbreitung des Ödems, Ventrikeleinbruch, Rezidivblutung oder Liquorzirkulationsstörung). Bei untypischer Lokalisation oder verzögerter Resorption der Blutung sind eine Kernspintomographie, ggf. auch eine Angiographie im Verlauf indiziert, um andere Blutungsursachen (z. B. Tumor, Angiom) nicht zu übersehen.

Wichtigste apparative Untersuchung ist die **CT**: Sofort nach dem Ereignis stellt sich die Massenblutung als **hyperdense** Zone dar (Abb. B-**1.154**). Die spontane Hämatomresorption dauert bis zu drei Monaten. Der CT-Befund dient der Therapieplanung und Verlaufsbeobachtung. Bei untypischem Verlauf sind zusätzlich MRT-Kontrollen indiziert.

Bei Einbruch der Massenblutung in die Ventrikel oder in den Subarachnoidalraum ist der Liquor blutig bzw. xanthochrom (bei 90 % aller Massenblutungen). Klarer Liquor schließt eine Hirnblutung jedoch nicht aus. Eine Lumbalpunktion

Eine Lumbalpunktion ist nach Durchführung der CT selten indiziert. Meist ist der Liquor blutig bzw. xanthochrom.

B-1.153 Hypertensive Massenblutung II

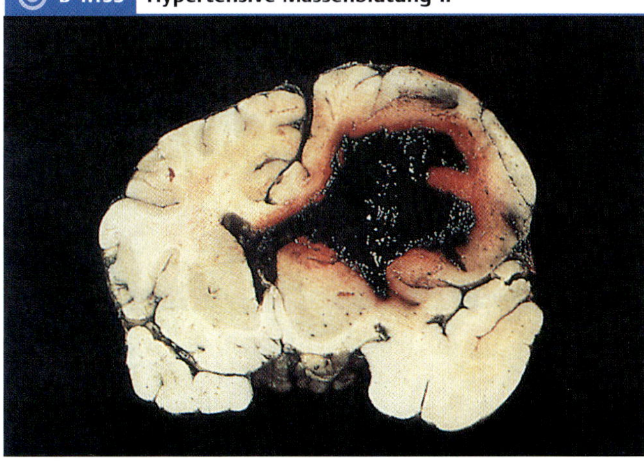

54-jähriger Mann, anamnestisch war eine arterielle Hypertonie bekannt. Beim Erdbeerpflücken kam es akut zu Kopfschmerzen und Parästhesien im rechten Arm; es entwickelte sich eine rasch progrediente Hemiparese rechts und eine Vigilanzstörung bis zum Koma. Pathologischer Befund: Aufsicht von vorn auf stirnparallele Schnittebene. Unregelmäßig, fetzig begrenzte Wühlblutung im frontalen Marklager links, Einbruch in das Vorderhorn des linken Seitenventrikels und Durchbruch in den Subarachnoidalraum.

B-1.153

ist nach computertomographischem Nachweis der Blutung aber nur selten indiziert.
Im EEG zeigt sich ein Herdbefund; die Rückbildung einer diffusen Funktionsstörung, sowohl bei supra- als auch infratentoriellen Blutungen, korreliert mit der Abnahme des Hirnödems. Als Hinweis auf eine chronische arterielle Hypertonie finden sich häufig ein Fundus hypertonicus und entsprechende EKG-Veränderungen. Laboruntersuchungen sollen darauf abzielen, eine Gerinnungsstörung auszuschließen.

Im EEG zeigt sich ein Herdbefund. Indirekte Hinweise auf eine chronische arterielle Hypertonie geben der Nachweis eines Fundus hypertonicus und das EKG.

Differenzialdiagnose: Die wesentliche Differenzialdiagnose stellt der Hirninfarkt dar. Bei hypertensiver Massenblutung besteht häufiger bereits initial eine Vigilanzstörung, die sich bei Ischämien erst nach zwei bis drei Tagen mit der Ödementwicklung einstellt. Die sichere Unterscheidung gelingt nur mithilfe der Computertomographie. Zur Abgrenzung von intrazerebralen Blutungen anderer Ätiologie s. S. 415.

Differenzialdiagnose: In erster Linie kommt ein Hirninfarkt infrage, der sich nur mittels CT sicher abgrenzen lässt.

Operative Therapie: Eine operative Ausräumung großer supratentorieller Blutungen bzw. die stereotaktische Aspiration des Blutes über ein Bohrloch ist zu erwägen, wenn sich unter konservativer Therapie die Vigilanz verschlechtert und ein Mittelhirnsyndrom droht (s. S. 111). Raumfordernde Kleinhirnblutungen stellen eine Indikation zur subokzipitalen Entlastungs-Kraniotomie mit Hämatomausräumung dar. Frühzeitig wird eine **externe Liquordrainage** vorgenommen, die auch bei supratentoriellen Blutungen der Entlastung eines nachgewiesenen Hydrozephalus und der Überwachung des erhöhten intrakraniellen Drucks dient.

Operative Therapie: Während große supratentorielle Blutungen nur bei drohendem Mittelhirnsyndrom entlastet werden, stellen raumfordernde infratentorielle Blutungen eine Indikation zur frühzeitigen Operation und **externen Liquordrainage** dar.

Konservative Therapie: Ein wesentliches Therapieziel ist die **Begrenzung des Hirnödems**. Hierzu gehören die Lagerung mit gerade liegendem Kopf und die ZVD-Kontrolle. Bei Ateminsuffizienz wird frühzeitig intubiert und evtl. eine kontrollierte **Hyperventilation** zur Herabsetzung des intrazerebralen Gesamtvolumens durch Senkung des pCO_2 durchgeführt (vgl. S. 369). Nur bei Zunahme der Vigilanzstörung werden Osmotherapeutika (Glyzerol 10%, Mannitol 20%) zur medikamentösen Behandlung des Hirnödems eingesetzt. Ihre Wirkung beruht auf dem Aufbau eines Osmolalitätsgradienten zwischen Hirngewebe und Intravasalraum bei intakter Blut-Hirn-Schranke. Sie sollten wegen der Gefahr eines Rebound-Effekts nur kurzfristig unter Kontrolle der Serumosmolalität (bis maximal 340 mosmol/l) gegeben werden, da es bei gestörter Blut-Hirn-Schran-

Konservative Therapie: Zu den Maßnahmen zur **Begrenzung des Hirnödems** gehören die Kontrolle des ZVD und frühzeitige Beatmung bei respiratiorischer Insuffizienz, evtl. **Hyperventilation**. Bei Zunahme der Vigilanzstörung wird das Hirnödem auch mit Osmotherapeutika behandelt. Unter Kontrolle der Serumosmolalität werden Infusionen von Mannitol 20% oder Glycerol 10% gegeben. Kortikosteroide sind nicht indiziert.

B-1.154

B-1.154 Hypertensive Massenblutung im Stammganglienbereich

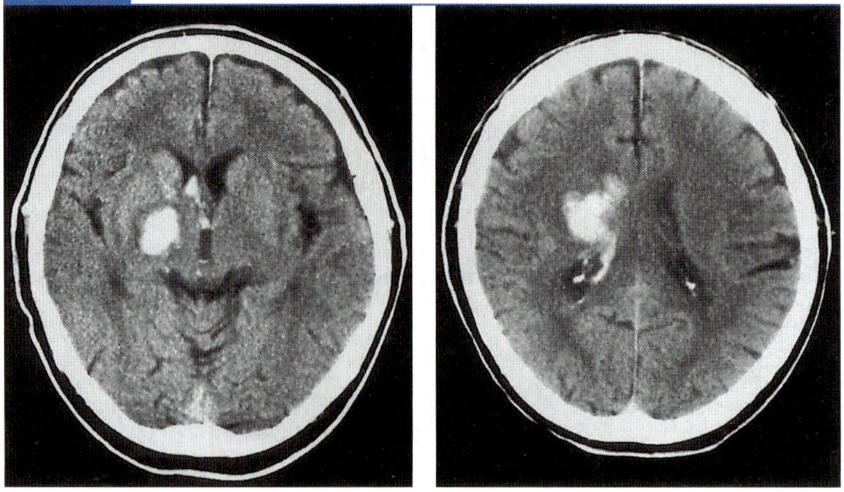

a Das CT zeigt eine Blutung in die rechte Capsula interna und eine Blutansammlung im Vorderhorn des rechten Seitenventrikels.

b Weiter rostral erkennt man den Ventrikeleinbruch der über den Stammganglienbereich bis in das Marklager ausgedehnten Blutung.

ke zum Osmolalitäts-Ausgleich aufgrund allmählichen Übertritts der hyperosmolaren Substanz in das Parenchym kommt. Mannitol hat einen rascheren Wirkungseintritt, jedoch kürzere Wirkungsdauer (ca. $1^1/_2$ h) als Glycerol (ca. 3 h). Es empfiehlt sich eine Kurzinfusion von Mannitol (125 ml über 10–20 Minuten 4- bis 6-mal täglich) oder Glycerol (500 ml über 4 Stunden, auch oral möglich: Glycerol 40% 3× 100 ml/d). Die Gabe von Kortikosteroiden ist nicht indiziert; eine Wirkung auf das Hirnödem bei spontanen intrazerebralen Blutungen ist nicht erwiesen.
Sofern sich ein initial erhöhter Blutdruck unter analgetischer und ggf. sedierender Medikation nicht normalisiert, wird der Blutdruck bei systolischen Werten > 200 mmHg vorsichtig mit Nifedipin oder Urapidil gesenkt (jedoch nicht unter 160–180 mmHg systolisch). Zur Magenulkusprophylaxe ist die Gabe eines Protonenpumpeninhibitors und zur Thromboseprophylaxe eine Low-dose-Heparinisierung (ab zweitem Behandlungstag) notwendig. Bei Hyperthermie wird die Temperatur symptomatisch mit Paracetamol gesenkt. Krankengymnastische Bewegungsübungen im Bett sollen frühzeitig beginnen.

Der Blutdruck wird nur bei anhaltenden systolischen Werten > 200 mmHg vorsichtig gesenkt (nicht unter 160–180 mmHg systolisch). Magenulkus- und Thromboseprophylaxe sind in jedem Fall notwendig. Frühzeitig ist Physiotherapie indiziert.

Verlauf: Die Letalität der hypertensiven Massenblutung liegt bei 50%. 25% aller Patienten sterben infolge eines Einklemmungssyndroms oder direkter Hirnstammkompression in den ersten beiden Tagen. Die Frühletalität hängt vom Ausmaß der Blutung, Massenverlagerung, Ventrikeleinbruch und dem Grad der initialen Vigilanzstörung ab. Die Komplikationsrate im weiteren Verlauf steigt mit dem Erkrankungsalter.
Bei der häufigsten Blutungslokalisation in der Capsula interna bleibt, wenn die Massenblutung überlebt wird, meist eine spastische Hemiparese zurück (Wernicke-Mann-Typ, s. Abb. A-**2.22**, S. 55). Als Spätkomplikation kann es nach Ventrikeleinbruch zu **Liquorzirkulationsstörungen** kommen. Die Häufigkeit von **Rezidiven** hängt wie die der ischämischen Insulte von der Einstellung der arteriellen Hypertonie ab. Verglichen mit der Reinfarktrate sind Rezidivblutungen aber seltener.

Verlauf: Die Letalität hypertensiver Massenblutungen liegt bei 50%. 25% der Patienten sterben in den ersten Tagen infolge eines Einklemmungssyndroms oder Hirnstammmkompression.

Als Folge einer Ventrikeleinblutung kann es zu **Liquorzirkulationsstörungen** kommen. Das Auftreten einer Rezidivblutung hängt von der Blutdruckeinstellung ab.

▶ **Klinisches Beispiel:** Bei der 54-jährigen Kellnerin traten während der Arbeit plötzlich heftige Kopfschmerzen auf, rasch entwickelten sich eine Aphasie und rechtsseitige Hemiparese. Bei der stationären Aufnahme war sie somnolent. Fremdanamnestisch war zu erfahren, dass sie eine medikamentöse Therapie der seit einem Jahr bekannten Hypertonie nicht eingehalten hatte. Computertomographisch zeigte sich eine Massenblutung im Stammganglienbereich links. Die Patientin wurde antihypertensiv und in der ersten Woche mit Osmotherapeutika behandelt. Die Aphasie bildete sich innerhalb von drei Wochen vollständig zurück. Unter krankengymnastischen Übungen auf neurophysiologischer Grundlage entwickelte sich nur eine leichte Spastik. Bei der CT-Kontrolle drei Monate später war die Blutung resorbiert, es fand sich noch ein kleiner posthämorrhagischer Substanzdefekt.

◀ **Klinisches Beispiel**

Intrazerebrale Hämatome

Symptomatologie: Mehr als die Hälfte der Patienten berichten von akuten heftigen **Kopfschmerzen**, Übelkeit und Erbrechen. Je nach Lokalisation der Blutung ist das Erbrechen von einem heftigen Schwindel und Gangunsicherheit begleitet oder es entwickelt sich eine Hemiparese und/oder Hemihypästhesie. Neuropsychologische Störungen können zusätzlich bestehen oder Hauptsymptom sein: Aphasie, Dyskalkulie, Neglect. Sie werden ebenso wie eine homonyme Hemianopsie nicht immer vom Patienten selbst bemerkt. Gelegentlich ist auch ein epileptischer Anfall erstes oder einziges Symptom. Seltener als bei hypertensiver Massenblutung kommt es zur Vigilanzstörung. Eine kleine umschriebene Blutung kann relativ symptomarm sein.

Intrazerebrale Hämatome

Symptomatologie: Beim intrazerebralen Hämatom sind akute **Kopfschmerzen** von Herdsymptomen (Hemiparese, epileptischer Anfall) und seltener von einer Vigilanzstörung gefolgt.

Ätiopathogenese: Die häufigste Ursache intrazerebraler Hämatome im jungen und mittleren Erwachsenenalter sind arteriovenöse Angiome (S. 351). Sie sind überwiegend an der Großhirnkonvexität, oft mit Beziehung zur Zentralregion, selten im Stammganglienbereich oder intraventrikulär lokalisiert. Sie können sowohl in den Subarachnoidalraum als auch in die Ventrikel bluten. Auch die Ruptur intrazerebraler oder an der Hirnbasis gelegener Aneurysmen (S. 347)

Ätiopathogenese: Arteriovenöse Angiome, meist oberflächennah gelegen, sind die häufigste Ursache intrazerebraler Hämatome im jungen und mittleren Erwachsenenalter. Kavernom-Blutungen finden sich im Großhirn rindennah oder im Hirnstamm und Kleinhirn. Auch das Glioblastom und Hirnmetastasen können Ursache eines intraintrazerebralen Hämatoms sein.

führt nicht selten neben der SAB zu einem intrazerebralen Hämatom. Blutungen aus einem kavernösen Angiom (s. S. 351) manifestieren sich überwiegend zwischen dem 30. und 50. Lebensjahr. Es handelt sich um rindennahe Lobärhämatome oder umschriebene Hirnstamm- oder Kleinhirnblutungen. Gefäßreiche Hirntumoren, besonders das Glioblastom, und Hirnmetastasen bei Melanoblastom, Chorionepitheliom, Hypernephrom und Bronchialkarzinom können akut ein intrazerebrales Hämatom verursachen.

Blutungen an der Rinden-Mark-Grenze bei älteren Menschen sind meist Folge einer **zerebralen Amyloid-Angiopathie** (Abb. B-**1.155**). Auch **Vaskulitiden** können eine Hirnblutung verursachen.

Lobärblutungen, meist an der Rinden-Mark-Grenze gelegen, können bei älteren Menschen Folge einer **zerebralen Amyloid-Angiopathie** sein (Abb. B-**1.155**). Kongophiles Beta-Amyloid lagert sich in der Adventitia der leptomeningealen Gefäße und oberflächennahen Arteriolen ab und führt zur Einengung des Gefäßlumens und Bildung von Mikroaneurysmen, die rupturieren. Bevorzugte Lokalisationen sind frontal, parietal und okzipital; nicht selten finden sich multiple Blutungen. Der Nachweis einer Amyloid-Angiopathie kann nur autoptisch geführt werden. Sowohl bakterielle (mykotische Aneurysmen infolge septischer Embolien) als auch viral bedingte (Zoster ophthalmicus, AIDS) Vaskulitiden können Ursache einer intrazerebralen Blutung sein. Auch bei autoimmunologisch bedingten **Arteriitiden** wie der granulomatösen Arteriitis des ZNS (s. S. 406), der Panarteriitis nodosa und der Wegener-Granulomatose kommen Hirnblutungen als Komplikation vor. Bei chronischem Alkoholabusus und einigen Drogen (Kokain, Amphetamine) besteht ein erhöhtes Hirnblutungsrisiko.

Blutgerinnungsstörungen, z. B. Hämophilie, und Zwischenfälle unter Antikoagulanzientherapie können ebenfalls ein intrazerebrales Hämatom hervorrufen.

Bei Hämophilie stellt ein intrazerebrales Hämatom (10%) die häufigste Todesursache dar. Andere **Störungen der Blutgerinnung**, z. B. im Rahmen eines Blastenschubs bei Leukämie, bei Afibrinogenämie, Thrombopathien oder -penien, sind häufige Ursachen einer Hirnblutung im Kindesalter. Intrazerebrale Blutungen stellen eine schwerwiegende Komplikation der Antikoagulanzientherapie (Cumarine) dar und sind für 70% der letal verlaufenden Komplikationen unter dieser Therapie verantwortlich. Die meisten Blutungen ereignen sich innerhalb des ersten Behandlungsjahres. Das Risiko steigt mit der Intensität der Anti-

B-1.155

B-1.155 Interzerebrale Hämatome bei Amyloid-Angiopathie

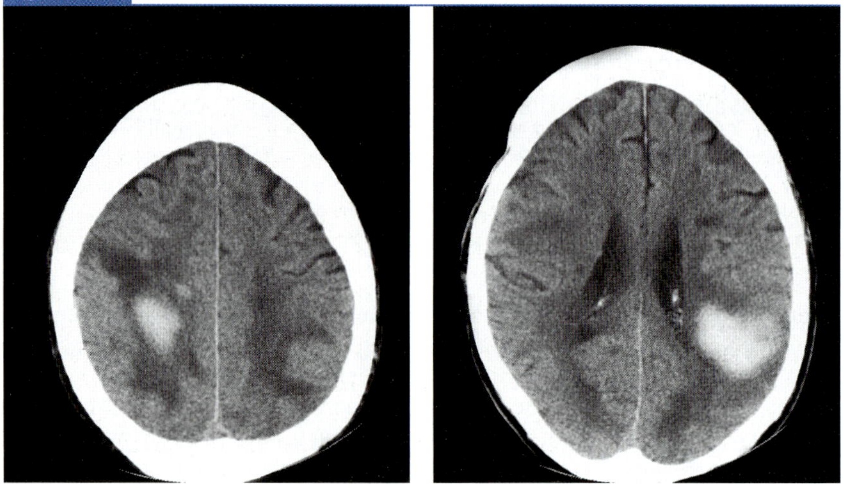

CT eines 68-jährigen Mannes, der den Angehörigen seit dem Vortag verstärkt desorientiert erschien. Bei Aufnahme bestanden eine sensorische Aphasie und eine latente, beinbetonte Hemiparese links. Im CT des Kopfes stellten sich zwei große Lobärblutungen dar. Der Patient hatte bereits ein Jahr zuvor eine Hirnblutung in den Stammganglienbereich links erlitten. Damals war eine hypertensive Blutung angenommen worden. Seitdem war es zu einem allmählichen Abbau kognitiver Leistungen gekommen. Der Verlauf macht eine Amyloid-Angiopathie als Blutungsursache wahrscheinlich.

a Blutung hochparietal rechts mit schmalem Resorptionssaum und perifokalem Ödem.

b Blutung temporal links mit Resorptionssaum und perifokalem Ödem. Das Hinterhorn des Seitenventrikels ist komprimiert.

koagulation (10fach erhöhtes Risiko bei einer INR zwischen 2,7 und 4,8). Das Risiko einer Hirnblutung ist bei Fibrinolyse (Strepto- bzw. Urokinase) mit 10% der Behandlungsfälle besonders hoch.

Diagnostik: Intrazerebrale Hämatome der Großhirnkonvexität führen zu einer kontralateralen sensomotorischen Hemiparese, gelegentlich auch zu isolierten neurologischen Herdsymptomen, z. B. einer Monoparese, einer rein motorischen oder sensorischen Aphasie, Apraxie oder homonymen Hemianopsie und häufig zu einem epileptischen Anfall, v. a. einem motorischen oder sensiblen **Jackson-Anfall**. Das intrazerebrale Hämatom als Komplikation einer Antikoagulanzien-Therapie führt oft erst subakut zu neurologischen Herdsymptomen, die mit Zunahme der Blutung progredient sind.

Diagnostik: Intrazerebrale supratentorielle Hämatome führen zu Mono- oder Hemiparese, Aphasie, Apraxie und häufig zu einem epileptischen Anfall, v. a. **Jackson-Anfall**.

Kleinhirnblutungen manifestieren sich mit akuten Hinterkopfschmerzen, Schwindel und Erbrechen; dann sind immer zerebellare Symptome (Nystagmus, Ataxie, Dysarthrie) nachweisbar. Kavernomblutungen im Hirnstamm können klein und umschrieben sein, so dass akut Hirnstammsymptome einsetzen, Vigilanz und vitale Funktionen im Gegensatz zu den meist ausgedehnteren hypertensiven Hirnstammblutungen aber nur wenig beeinträchtigt sind.

Kavernomblutungen in Hirnstamm oder Kleinhirn müssen nicht immer mit einer schweren Vigilanzstörung einhergehen.

Computertomographisch stellen sich auch kleinere intrazerebrale Hämatome hyperdens (s. Abb. B-**1.156**) dar. Sofern es sich nicht um eine Komplikation bei Gerinnungsstörung oder Antikoagulanzientherapie handelt, muss mithilfe weiterer bildgebender Verfahren sorgfältig nach der Blutungsursache gesucht werden. Neben der CT-Kontrolluntersuchung zur Beurteilung der Ödementwicklung und der Blutungsresorption sollte im Verlauf eine **Kernspintomographie** mit MR-Angiographie und einer Gradientenecho-Sequenz zur Darstellung einer arteriovenösen Malformation bzw. kleiner Kavernome zum Nachweis bereits früher abgelaufener kleinerer Blutungen auch in anderer Lokalisation durchgeführt werden. Der Nachweis multipler kleiner Kavernome in der MRT legt ein Kavernom als Blutungsursache nahe, auch wenn das rupturierte Kavernom selbst sich innerhalb des Blutungsareals nicht erkennen lässt. Multiple oder rezidivierende rindennahe Blutungen bei älteren Menschen sind mit hoher Wahrscheinlichkeit Folge einer Amyloid-Angiopathie. Dennoch ist die Verlaufsuntersuchung zum Ausschluss einer anderen Ursache erforderlich. Nach Resorption des Hämatoms kann die MRT einen Tumor oder eine Metastase als Blutungsursache aufdecken. Besteht der Verdacht auf eine arteriovenöse Malformation, sollte die zerebrale **Angiographie** erst nach weitgehender Resorption der Blutung in Vorbereitung einer Operation oder endovaskulären Intervention (s. S. 143) vorgenommen werden, da das Hämatom ein zugrunde liegendes Angiom komprimieren und dessen vollständige Darstellung verhindern kann.

Das **CT** weist auch kleine intrazerebrale Hämatome nach (s. Abb. B-**1.156**). Eine Kontrolluntersuchung ist notwendig. Im Verlauf sollte immer auch eine **MRT** mit MR-Angiographie und ggf. Gradientenecho-Sequenz zur Aufdeckung der Blutungsursache oder bereits früher abgelaufener Blutungen durchgeführt werden. Bei Verdacht auf eine Gefäßfehlbildung ist zusätzlich eine zerebrale **Angiographie** indiziert.

In jedem Fall sind Blutuntersuchungen zum Ausschluss einer Gerinnungsstörung und Vaskulitis, bei jüngeren Patienten auch ein Drogenscreening und HIV-Test erforderlich.

Gerinnungsstörung, Vaskulitis u. a. sind auszuschließen.

Differenzialdiagnose: Das Erkrankungsalter und die Lokalisation der Blutung geben differenzialdiagnostische Hinweise. Bei tief lokalisierten Massenblutungen handelt es sich meist um eine hypertensive Blutung (s. S. 411), beim Nachweis einer kortexnahen Blutung mit SAB meist um eine Aneurysmaruptur (s. S. 419). Ein hämorrhagischer Hirninfarkt stellt sich im CT inhomogen im Versorgungsgebiet einer Hirnarterie dar. Stauungsblutungen bei Sinusthrombose sind ebenfalls inhomogen, aber nicht auf das Versorgungsgebiet einer Hirnarterie zu beziehen, sondern angrenzend an einen der großen Blutleiter (parietal oft multipel und beiderseits oder parieto-okzipital, s. S. 408).

Differenzialdiagnose: Erkrankungsalter und Lokalisation der Blutung geben differenzialdiagnostische Hinweise.

Operative Therapie: Intrazerebrale Hämatome ohne Angiom- oder Tumornachweis erfordern in der Regel keinen Eingriff. Sofern der Verlauf nicht perakut ist, kann mit der operativen Ausräumung einer Angiomblutung und gleichzeitigen Exstirpation der Gefäßfehlbildung bis zu einem günstigen Zeitpunkt gewartet werden, da die Gefahr der Rezidivblutung unmittelbar nach der Erstblutung nicht größer ist als in den folgenden Wochen und Monaten (s. S. 351). Kaver-

Operative Therapie: Im Fall einer Angiomblutung besteht die Indikation zum chirurgischen Eingriff im Intervall.

nome, die zur Rezidivblutung geführt haben, können mikrochirurgisch entfernt werden.

Konservative Therapie: Zur Intensivtherapie s. S. 414.

Blutgerinnungsstörungen werden umgehend durch **Ersatz der fehlenden Gerinnungsfaktoren** behandelt.

Konservative Therapie: Die intensivmedizinischen Maßnahmen, insbesondere die Hirnödemtherapie (s. S. 414), setzen computertomographische Kontrolluntersuchungen voraus.
Besteht der Verdacht auf eine **Blutgerinnungsstörung**, ist vor weiteren diagnostischen Maßnahmen umgehend eine **Substitutionstherapie** einzuleiten: Fehlende Gerinnungsfaktoren (Faktor VIII bei Hämophilie, Fibrinogen bei Afibrinogenämie, Thrombozytenkonzentrate bei einigen Thrombopathien und -penien) müssen ersetzt werden. Für Antikoagulanzien-Zwischenfälle bei Cumarin-Behandlung steht das Faktorenkonzentrat PPSB (Gerinnungsfaktoren II, VII, IX, X) zur Verfügung. Zusätzlich wird Vitamin K gegeben, das allein jedoch nicht schnell genug die Blutungsneigung aufhebt. Die Heparin-Wirkung wird durch Protaminsulfat antagonisiert.

Verlauf: Die Prognose ist günstiger als die der hypertensiven Massenblutungen. Angiomblutungen verlaufen in 10–20% letal. Intrazerebrale Hämatome bei Antikoagulanzien-Zwischenfällen bzw. Hirntumoren weisen jedoch eine Letalität von 60 bzw. 90% auf.

Verlauf: Der größte Teil der intrazerebralen Hämatome weist eine bessere Prognose auf als hypertensive Massenblutungen und zerebrale Ischämien, da die Blutung weniger zur Nekrose als zur Verdrängung des Hirnparenchyms führt. Gelegentlich sind die Symptome diskret und rasch rückläufig. Insbesondere nach rindennahen Blutungen besteht jedoch das Risiko der Entwicklung einer Epilepsie. Die selteneren Hämatome im Bereich der Brücke und des Kleinhirns können aber foudroyant verlaufen. Die Letalität der Angiomblutungen beträgt 10–20%. Etwa die Hälfte der Patienten mit Angiomblutung erholen sich vollständig oder weisen nur ein leichtes neurologisches Defizit auf. In einem Viertel der nicht operierten Fälle kommt es innerhalb von 5 Jahren zur Rezidivblutung. Während die Letalität der Antikoagulanzien-Blutungen bei etwa 60% liegt, beträgt die der Hämophilie 30% und die der intratumoralen Blutungen 90%. Das Risiko einer Rezidivblutung bei Amyloid-Angiopathie steigt mit dem Lebensalter.

▶ **Klinisches Beispiel**

▶ **Klinisches Beispiel:** Bei einem 64-jährigen Hausmeister traten unter Streptokinase-Behandlung wegen tiefer Beinvenenthrombose akut Schwindel und Ataxie auf. Das CT zeigte eine infratentorielle Blutung mit Einbruch in den vierten Ventrikel (Abb. B-**1.156**) und einen Verschlusshydrozephalus. Nach Anlage eines ventrikuloperitonealen Shunts und spontaner Resorption der Blutung konnte der Patient vier Monate später wieder ohne Unterstützung gehen.

B-1.156

B-1.156 Kleinhirnblutung

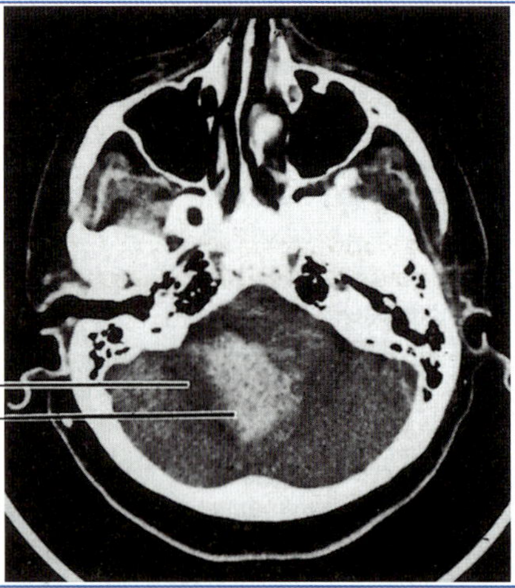

Computertomogramm eines 64-jährigen Patienten. In der infratentoriellen Schicht stellt sich im Bereich des Vermis eine ausgedehnte, unregelmäßig begrenzte hyperdense Zone mit perifokalem Ödem dar (vgl. klinisches Beispiel).

Subarachnoidalblutung (SAB)

Symptomatologie: Subarachnoidalblutungen haben unabhängig von ihrer Ätiologie eine einheitliche Symptomatik. Schlagartig setzen **heftigste Kopfschmerzen** ein, die in den Nacken ausstrahlen und von **Übelkeit, Erbrechen** und Photophobie begleitet sind. Der Kopfschmerz erreicht sofort maximale Intensität und wird als der schlimmste, nie zuvor in vergleichbarer Intensität erfahrene Kopfschmerz erlebt.
Die SAB kann sich initial mit einer Synkope manifestieren. In zwei Dritteln der Fälle führt die Blutung meist nach einem kurzen Intervall zur **Vigilanzstörung**, die von leichter Somnolenz bis zum Koma reicht. Ein initiales Koma ist selten. Patienten mit leichter SAB wirken oft nur psychomotorisch gehemmt, bewegen den Kopf mit großer Vorsicht und haben Angst.
Etwa ein Drittel der SAB tritt nach körperlicher Anstrengung (z. B. Lastenheben, Betätigen der Bauchpresse während der Defäkation) auf. Meist ereignet sich die SAB aber spontan, d. h. ohne erkennbare Auslösefaktoren. Etwa 10% der Patienten hatten bereits Tage bis Wochen vor der manifesten SAB ein einmaliges heftiges Kopfschmerzereignis („Warnblutung").

Ätiopathogenese: 80% der spontanen SAB sind durch die Ruptur eines sackförmigen **Aneurysmas** im Bereich des Circulus arteriosus cerebri (Willisii) bedingt (s. Abb. B-**1.110**, S. 348). Umgekehrt ist die SAB auch die überwiegende Manifestationsform intrakranieller Aneurysmen, die in 90% der Fälle rupturieren. Die Wahrscheinlichkeit der Ruptur steigt mit der Größe bzw. der Geschwindigkeit der Größenzunahme des Aneurysmas. Die Dehnung der Gefäßwand in der aneurysmatischen Erweiterung, Strömungsturbulenzen und zusätzliche Gefäßwandbelastung durch eine arterielle Hypertonie führen zur Ruptur.
In 5% der Fälle ist eine SAB auf die Ruptur eines **arteriovenösen Angioms** zurückzuführen. Gleichzeitig entsteht häufig ein intrazerebrales Hämatom und/oder intraventrikuläre Blutung (s. S. 415). Daneben kommen die chronische arterielle **ypertonie**, hämorrhagische Diathesen, seltener Neoplasien und Rupturen basaler Venen als ätiologische Faktoren einer SAB in Betracht. Auch Gefäßläsionen bei Arteriosklerose, Panarteriitis nodosa, Lupus erythematodes oder Wegener-Granulomatose und Moyamoya (S. 407), können zu Gefäßruptur und SAB führen. Abusus von Kokain und der Alkaloidform des Kokains („Crack") kann bei vorbestehendem Aneurysma infolge von substanzinduziertem Blutdruckanstieg die Ruptur begünstigen, aber auch ohne Aneurysma-Nachweis, wahrscheinlich als Folge einer induzierten Vaskulitis, eine SAB verursachen. In ca. 10% der SAB lässt sich trotz eingehender Diagnostik keine Ursache finden; die Blutung ist dann häufig perimesenzephal lokalisiert und weist eine deutlich bessere Prognose auf.

Pathophysiologie: Der Blutaustritt in den Subarachnoidalraum bewirkt eine Tamponierung der äußeren Liquorräume (Abb. B-**1.157** und **1.158**). Sowohl die Liquorzirkulation an den Austrittsstellen des vierten Ventrikels (Foramina Luschkae und Foramen Magendii) als auch die Liquorresorption an den Granulationes arachnoideales wird dadurch gestört. Der intrakranielle Druckanstieg behindert den venösen Abfluss und führt zu einem diffusen **Hirnödem** (Maximum 4.– 10. Tag). Ein **akuter Hydrozephalus** tritt bereits in den ersten 24 Stunden auf. Auch nach Resorption des Blutes kann die Liquorzirkulationsstörung infolge adhäsiver Arachnoiditis anhalten und sich ein aresorptiver Hydrozephalus entwickeln.
Die Spontanthrombosierung des Aneurysmas, eine lokale Gefäßkonstriktion im Aneurysmabereich und der erhöhte intrakranielle Druck fördern den Stillstand der Blutung. Mit steigendem intrakraniellem Druck sinkt jedoch der zerebrale Perfusionsdruck, sodass es zur zerebralen Ischämie kommen kann. In 70% der Aneurysmablutungen verursacht das Blut im Subarachnoidalraum, wahrscheinlich unterstützt durch die Freisetzung vasoaktiver Substanzen (Serotonin, Prostaglandine), zudem eine lokale oder diffuse Gefäßkonstriktion. Dieser zwischen dem vierten und zehnten Tag nach der Ruptur besonders ausgeprägte **Vasospas-**

Subarachnoidalblutung (SAB)

Symptomatologie: Kennzeichen der SAB sind schlagartig auftretende heftigste **Kopf-Nackenschmerzen, Nausea** und **Vomitus**.

Bei zwei Dritteln der SAB kommt es zu einer **Vigilanzstörung**. Ein initiales Koma ist jedoch selten.

Eine SAB kann durch physische Belastung ausgelöst werden. Sie ereignet sich jedoch meist spontan.

Ätiopathogenese: 80% aller Subarachnoidalblutungen sind auf ein basales intrakranielles **Aneurysma** zurückzuführen.

5% der SAB sind durch Ruptur eines **arteriovenösen Angioms** verursacht. Weitere Ursachen der SAB sind **Hypertonie**, Blutgerinnungsstörungen, Tumorblutung oder Gefäßerkrankungen, z. B. Vaskulitis. Etwa 10% der SAB bleiben ätiologisch ungeklärt; dabei handelt es sich um die prognostisch günstigere perimesenzephale SAB.

Pathophysiologie: Durch die SAB kommt es zur Tamponierung der äußeren Liquorräume (Abb. B-**1.157** und **1.158**) mit Liquorzirkulations- und -resorptionsstörung. Die Folgen sind ein **akuter Hydrozephalus** und intrakranieller Druckanstieg mit Entwicklung eines diffusen **Hirnödems**.

Der erhöhte intrakranielle Druck fördert einerseits den Stillstand der Blutung und führt andererseits zur zerebralen Minderdurchblutung. Ein **Vasospasmus**, der in 70% der SAB zwischen dem 4. und 10. Tag auftritt, kann zum sekundären **Hirninfarkt** führen.

mus führt zur arteriellen Minderversorgung und in fast 30% der Fälle zum **Hirninfarkt**. Meist bildet sich der Vasospasmus innerhalb von ein bis drei Wochen zurück. Bei steigendem Hirndruck kann eine Störung des venösen Blutflusses oder die kompensatorische Anhebung des systemischen Blutdrucks eine sekundäre hämorrhagische Infarzierung zur Folge haben.

Wesentliche Ursache von Rezidivblutungen in den ersten zwei Wochen ist die Fibrinolyse an der Rupturstelle des Aneurysmas. Die zweite Blutung bricht fast immer in das Hirnparenchym ein (intrazerebrales Hämatom). Die Komplikationen bei SAB zeigt Tab. B-**1.52**.

Die schnell einsetzende physiologische Fibrinolyse nach Thrombenbildung an der Rupturstelle ist die wesentliche Ursache für die große Zahl von Rezidivblutungen nach Aneurysmaruptur. In 20% der Fälle tritt in den beiden ersten Wochen erneut eine SAB auf, die Hälfte davon schon am ersten Tag. Im Gegensatz zur ersten SAB bricht die Rezidivblutung fast immer in die Hirnsubstanz ein, da sich das Blut wegen leptomeningealer Verklebungen nicht im Subarachnoidalraum ausbreiten kann. A.-cerebri-media- und A.-communicans-anterior-Aneurysmen verursachen häufig schon initial ein intrazerebrales Hämatom. Zur Pathophysiologie und zu den Komplikationen bei SAB s. auch Tab. B-**1.52**.

B-1.157

B-1.157 Aneurysmaruptur mit Subarachnoidalblutung

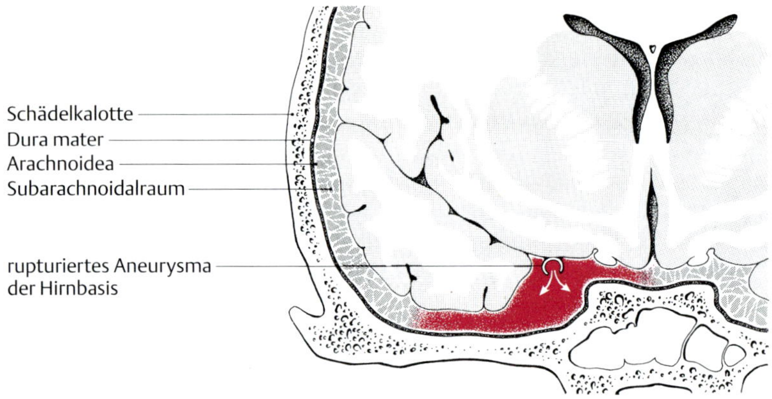

Bei Läsion subarachnoidal gelegener Hirngefäßabschnitte kommt es zu direktem Bluteintritt zwischen die weichen Hirnhäute Arachnoidea und Pia.

B-1.158

B-1.158 Pathologisch-anatomischer Befund nach SAB

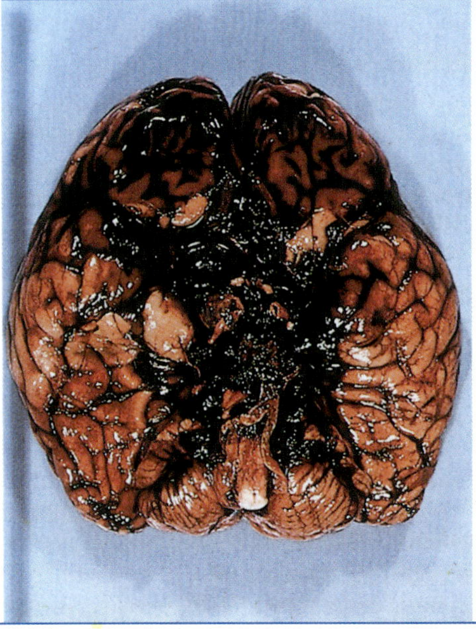

Aufsicht auf die Hirnbasis: die basalen Zisternen und die Sulci sind mit Blut ausgefüllt.

B-1.52 Pathophysiologische Mechanismen und Komplikationen bei akuter Subarachnoidalblutung

Pathophysiologische Mechanismen	*Komplikationen*	*Häufigkeit*
intrakranieller Druckanstieg	→ Hirnödem	50 %
Liquorzirkulations- und -resorptionsstörung	→ akuter Hydrozephalus	15 – 20 %
Vasospasmus	→ Hirninfarkt	30 %
Fibrinolyse	→ Rezidivblutung	20 %

Die Häufigkeitsangaben beziehen sich auf den Spontanverlauf der ersten Tage nach SAB.

B-1.52

Diagnostik: Ein akut einsetzender Kopfschmerz von vernichtender Qualität ist immer verdächtig auf eine SAB. Kommt es zeitgleich oder in kurzer Folge zu einer Vigilanzstörung, ist dies hochverdächtig und zwingt zu entsprechender Diagnostik (s. u.). Innerhalb von wenigen Stunden entwickelt sich ein **Meningismus** und hält gemeinsam mit anderen Reizsymptomen wie dem Kernig-, Brudzinski- und Lasègue-Zeichen (s. S. 266) einige Tage an, fehlt aber im Koma. Am Augenhintergrund finden sich bei einem Viertel der Patienten nach Stunden oder Tagen streifige Netzhautblutungen infolge einer Abflussstauung der retinalen Venen und ein Papillenödem, seltener eine ausgeprägte Stauungspapille.

Diagnostik: Leitsymptom der SAB ist der äußerst heftige Kopfschmerz, dem **Meningismus** und evtl. eine Vigilanzstörung folgen.

Weitere neurologische Ausfälle sprechen für eine Beteiligung des Hirnparenchyms. **Augenmuskelparesen**, am häufigsten eine Okulomotoriusparese, kommen bei Ruptur von Aneurysmen der A. carotis interna und A. communicans posterior vor. Eine Hemiparese, homonyme Hemianopsie und Aphasie, auch **epileptische Anfälle** sind die häufigsten Symptome von A.-cerebri-media-Aneurysmen mit Einblutung in die innere Kapsel oder den Temporallappen. Eine Paraparese der Beine kommt bei Aneurysmaruptur der A. communicans anterior mit nachfolgendem Vasospasmus und Ischämie im Versorgungsbereich der Aa. cerebri anteriores vor. Funktionsausfälle kaudaler Hirnnerven und Hirnstammsymptome mit meist letalem Ausgang sind die Folge einer Aneurysmaruptur im vertebro-basilären Bereich.

Die neurologischen Ausfälle sind von der Blutungsquelle und der Mitbeteiligung des Hirnparenchyms abhängig. Es handelt sich v. a. um **Augenmuskelparesen**, Paresen, Gesichtsfelddefekte und **epileptische Anfälle**.

In der Akutphase kommt es immer zu ausgeprägten **vegetativen Störungen** wie Hyperhidrose, Blutdruck- und Temperaturerhöhung. Als Folge des gesteigerten Sympathikotonus sind auch Tachyarrhythmien, Ischämie-Zeichen im EKG, ein akuter Myokardinfarkt und ein neurogenes Lungenödem anzusehen. Ein Anstieg des Kortisolspiegels führt zur Hyperglykämie.

Vegetative Symptome bei erhöhtem Sympathikotonus sind Blutdruck- und Temperaturanstieg, Hyperhidrosis und EKG-Veränderungen.

Wichtigste apparative Untersuchung ist die **Computertomographie**. In 95 % der Fälle stellt sich eine SAB innerhalb der ersten 24 Stunden hyperdens in den basalen Zisternen und Sulci dar (Abb. B-**1.159a** und **b**); die Blutverteilung weist bereits auf die Lokalisation des rupturierten Aneurysmas hin. Mit zunehmender Resorption der Blutbestandteile im Liquor ist der computertomographische Nachweis aber nicht mehr sicher. Bereits zwischen 24 und 48 Stunden nach dem Blutungsereignis beträgt die Sensitivität der CT nur noch 75 %. CT-Verlaufskontrollen sind zur Erfassung von Hirnödem, Hydrozephalus (Abb. B-**1.159b**), intraparenchymaler oder Ventrikelblutung und sekundärer Infarzierung unerlässlich. Nur größere Gefäßfehlbildungen als Ursache der SAB sind computertomographisch nachweisbar.

Wichtigste apparative Untersuchung ist die **CT**. Die SAB stellt sich hyperdens in Zisternen und Sulci dar (Abb. B-**1.159a** und **b**). Komplikationen der SAB wie Hirnödem, Hydrozephalus, sekundärer Infarkt oder Einblutung in Hirngewebe oder Ventrikel sind durch wiederholte Verlaufskontrollen zu erfassen.

Nur wenn die Diagnose computertomographisch nicht sicher gestellt werden kann, ist zur Diagnosesicherung bzw. zum sicheren Ausschluss einer SAB eine **Lumbalpunktion** notwendig. Sie soll wegen der Gefahr der Einklemmung (Hirnödem, Massenverlagerung bei intrazerebraler Blutung) nur nach erfolgter Computertomographie am liegenden Patienten vorgenommen werden. Sofort nach dem Ereignis ist der **Liquor massiv blutig**, einige Stunden später wird der Überstand bei Zentrifugation **xanthochrom** (vgl. Abb. A-3.2, S. 125). Durch Erythrozytenphagozytose (ab dem zweiten Tag, vgl. Abb. A-3.3, S. 125) und -abbau bleiben Hämosiderin- und Hämatoidinablagerungen in den Makrophagen zurück. Diese sind noch bis Monate nach der Blutung im Liquor nachweisbar, während Xant-

Erlaubt das CT keine sichere Diagnose, ist die **Lumbalpunktion** (am liegenden Patienten!) indiziert. Sie ergibt zunächst **massiv blutigen**, später **xanthochromen Liquor**. Hämosiderin und Hämatoidin speichernde Makrophagen beweisen eine Monate zurückliegende Blutung. Der dann gleichzeitige Nachweis von Erythrozyten spricht für eine zweizeitige Blutung.

hochromie und Pleozytose sich schon nach zwei bis drei Wochen vollständig zurückbilden. Gleichzeitiges Vorkommen von Hämosiderin speichernden Makrophagen und frischen Erythrozyten ist beweisend für das Nachsickern von Blut. Die Laktatkonzentration im Liquor ist erhöht.

Zur Darstellung von Gefäßfehlbildungen soll die **konventionelle Angiographie** aller Hirnarterien frühzeitig vorgenommen werden (Abb. B-**1.159c**). Sie ist jedoch bei Vasospasmus, der mittels **transkranieller Dopplersonographie** verlässlich nachgewiesen wird, kontraindiziert. Die Aneurysmadarstellung kann dann mithilfe der nichtinvasiven **MR-Angiographie** gelingen.

Bei Nachweis einer SAB muss sorgfältig nach der Blutungsquelle gesucht werden. Dies gelingt mit ausreichender Sicherheit nur in der **konventionellen Angiographie**. Die angiographische Darstellung aller intrakraniellen Arterien ist zur Feststellung der Lokalisation, Form und Größe zugrunde liegender Gefäßfehlbildungen unerlässlich (Abb. B-**1.159c**). Die Angiographie soll frühzeitig, d. h. sobald die SAB gesichert ist, erfolgen. Ist jedoch mittels **transkranieller Dopplersonographie**, die vor der Angiographie und wiederholt im Verlauf durchgeführt werden soll, bereits ein Vasospasmus nachweisbar oder besteht aufgrund eines reduzierten Allgemeinzustandes zunächst keine Operationsindikation, muss auch mit der Angiographie, die einen Vasospasmus induzieren oder verstärken kann, gewartet werden. Die Aneurysmadarstellung kann dann mithilfe der MRT und der nichtinvasiven **MR-Angiographie** gelingen (s. Abb. A-3.31, S. 148), die aber zur präoperativen Diagnostik allein nicht ausreichen. Da nach Ruptur thrombosierte Aneurysmen dem angiographischen Nachweis entgehen, ist bei negativem Angiogramm ebenfalls ein MRT indiziert. Während die CT die sicherste bildgebende Methode zum Nachweis einer SAB in der Akutphase ist, ist die MRT für die akute SAB weniger sensitiv, kann aber in der Postakutphase (nach etwa 4 Tagen) die abgelaufene Blutung aufgrund des paramagnetischen Effektes der Hämoglobinabbauprodukte in den T1-gewichteten MR-Sequenzen nachweisen. Ist eine intrakranielle Gefäßfehlbildung nicht nachweisbar, muss auch an eine spinale Blutungsquelle (s. S. 428) gedacht werden.

Differenzialdiagnose: Unter den anderen Erkrankungen mit Kopfschmerzen und Meningismus ist v. a. die **Meningitis** mittels Liquoruntersuchung abzugrenzen.

Differenzialdiagnose: Andere Erkrankungen mit plötzlich einsetzenden heftigen Kopfschmerzen, die auch mit meningealen Reizsymptomen einhergehen, sind Meningitis, traumatische Hirnblutungen bzw. Kontusionsblutungen, spontane intrazerebrale Blutungen mit subarachnoidaler oder Ventrikeleinblutung oder auch ein akuter Verschlusshydrozephalus. Bei **Meningitis** besteht fast immer Nackensteifigkeit, Kopfschmerzen setzen aber nicht schlagartig ein; der Liquor ist entzündlich verändert. Wenn die Anamnese wegen einer bereits eingetretenen Vigilanzstörung nicht zur Differenzierung beitragen kann, muss diese an-

B-1.159 Subarachnoidalblutung (SAB) nach Aneurysmaruptur

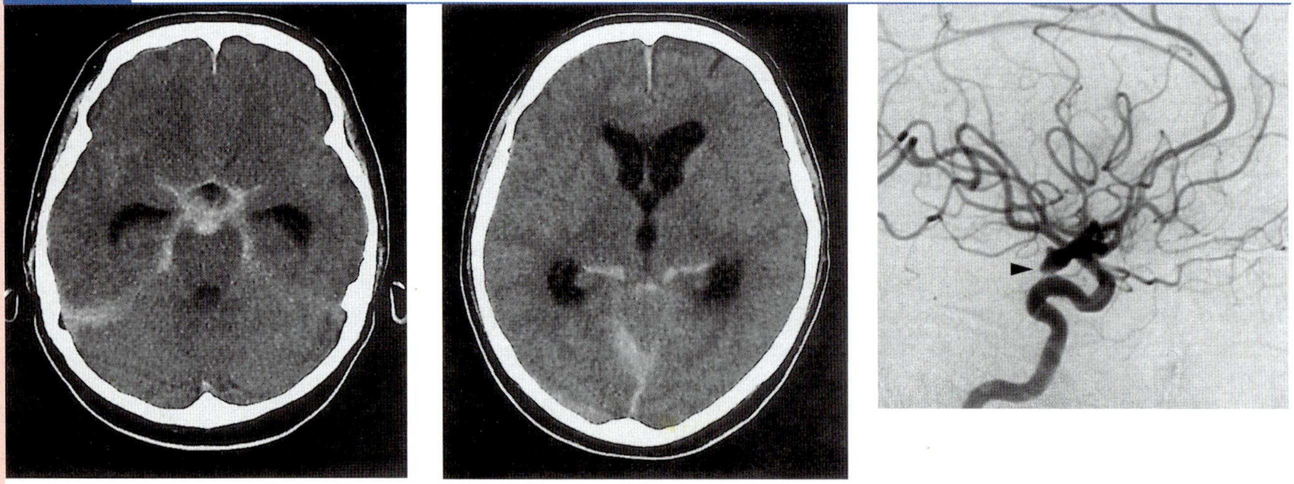

57-jähriger Patient mit akuten, heftigsten Kopfschmerzen und Meningismus.

a Das Nativ-CT zeigt eine Blutansammlung (hyperdens) in den basalen Zisternen.

b Auch der hintere Hemisphärenspalt stellt sich hyperdens dar. Das Ventrikelsystem ist hydrozephal erweitert.

c Nachweis eines sackförmigen Posterior-Aneurysmas (Pfeil) mittels Subtraktionsangiographie.

hand der CT und Liquoruntersuchung erfolgen. Sowohl bei hypertensiver Krise als auch bei Dissektion der A. carotis (s. S. 379) sind akute heftige Kopfschmerzen von flüchtigen neurologischen Symptomen, aber nicht von einem Meningismus begleitet.

Kopfschmerzen bei **Sinusthrombose** entwickeln sich über Tage bis Wochen, können aber, wenn es zur Stauungsblutung kommt, akut exazerbieren und dann gelegentlich auch von Nackensteifigkeit begleitet sein.

Bei der **Sinusthrombose** setzen die Kopfschmerzen nicht akut ein.

Eine **Migräne**, die mit Übelkeit, Erbrechen und Photophobie, aber auch bei okzipital lokalisiertem Kopfschmerz nie mit Meningismus einhergeht, ist aufgrund der Anamnese periodischer Schmerzen zu unterscheiden (s. S. 500 und S. 6).

Eine **Migräne** geht ebenso wie andere Kopfschmerzsyndrome nie mit Meningismus einher.

Da Kopfschmerz und Übelkeit nach einer leichten SAB innerhalb von Stunden bis Tagen abklingen, wird eine „Warnblutung" häufig nicht erkannt, zumal das CT dann oft unauffällig ist und die Diagnose nur durch eine Lumbalpunktion gesichert werden kann. Häufige und wegen der Verzögerung einer operativen Behandlung gefährliche Fehldiagnosen sind „Okzipitalneuralgie", „Zervikalsyndrom" (S. 453) und Spannungskopfschmerz, v. a. wenn psychische Störungen im Vordergrund stehen.

Häufige Fehldiagnosen v. a. bei leichter SAB („Warnblutung") sind „Okzipitalneuralgie", „Zervikalsyndrom" und Spannungskopfschmerz.

Operative Therapie: Ziele der operativen Therapie bei SAB sind die Vermeidung von Rezidivblutungen, die Vasospasmusprophylaxe und die Entlastung eines Hydrozephalus. Im Hinblick auf die hohe Frühletalität und Rezidivblutungsrate ist die sofortige bzw. **frühzeitige Operation** (innerhalb von 72 Stunden) anzustreben (Tab. B-**1.53**). Einerseits kann zwar die Frühoperation einen Vasospasmus induzieren, andererseits wirkt aber die Ausspülung von Blutkoageln aus dem Subarachnoidalraum und ggf. eine intrathekale Fibrinolyse (mit rt-PA) dem Vasospasmus entgegen. Bei SAB Grad IV und V ist eine Frühoperation nur möglich, wenn der erhöhte intrakranielle Druck durch Liquorableitung (mittels ventrikulärem Shunt) präoperativ gesenkt werden kann. Besteht bereits ein Vasospasmus oder ist die Frühoperation nicht möglich, muss bis zum 12. Tag gewartet werden. Bei gleichzeitiger raumfordernder intrazerebraler Blutung mit beginnender Einklemmung ist die operative Hämatomausräumung mit Aneurysma-Klippung jedoch in jedem Fall indiziert.

Operative Therapie: Ziele der operativen Therapie sind die Vermeidung von Rezidivblutungen, die Vasospasmusprophylaxe und die Entlastung eines Hydrozephalus. Die Indikation zur Operation ist bei SAB frühzeitig zu stellen, um einer Rezidivblutung vorzubeugen (Tab. B-**1.53**). Wenn es bereits zum Vasospasmus gekommen ist, muss der Eingriff aufgeschoben werden.

Im mikrochirurgischen Eingriff wird das rupturierte Aneurysma (evtl. auch weitere angiographisch nachgewiesene und über denselben Operationszugang erreichbare Aneurysmen) ausgeschaltet, indem der Aneurysmahals durch eine Klemme (Klipp) verschlossen (**Klippung**) oder ligiert wird. Bei Riesenaneurysmen oder Aneurysmen der A. carotis interna im supraklinoidalen Verlauf bzw. im Sinus cavernosus, die einer offenen Operation nicht zugänglich sind, stellt die Ligatur der A. carotis communis oder interna eine therapeutische Option dar – allerdings um das hohe Risiko ischämischer Komplikationen. Hinsichtlich der Verursachung einer Ischämie risikoärmer ist die distale Okklusion durch einen angiographisch eingebrachten ablösbaren Ballon, der die A. carotis interna in

Das rupturierte Aneurysma wird in mikrochirurgischem Eingriff **geklippt** oder ligiert. Wenn dies nicht möglich ist, erfolgt die Okklusion des zuführenden Gefäßes oder der endoluminale Aneurysmaverschluss mittels Ballon oder Platinspiralen. Zur Angiom-Operation s. S. 354.

B-1.53 Beurteilungsskala zur Schweregradeinteilung und Therapie der Subarachnoidalblutung (SAB)

SAB-Klassifikation nach Hunt und Hess		*Therapie*
Grad I	asymptomatisch oder leichter Kopfschmerz und leichter Meningismus	
Grad II	Kopfschmerz, Meningismus, evtl. Hirnnervensymptome	Operation sofort oder frühzeitig (bis 3. Tag)
Grad III	Somnolenz, diskrete neurologische Herdsymptome	
Grad IV	Sopor oder Koma, neurologische Ausfälle, evtl. Streckphänomene und vegetative Störungen	Operation frühzeitig in Abhängigkeit vom intrakraniellen Druck (sonst nach 12. Tag)
Grad V	tiefes Koma, Einklemmungssyndrom	

B-1.53

ihrem distalen Anteil verschließt. Weitere endovaskuläre Verfahren mit Erhalt der zuführenden Arterie sind der endoluminale Aneurysmaverschluss mittels eines ablösbaren Ballons oder Einbringen von Platinspiralen in das Aneurysma. Diese Verfahren bergen das Risiko einer unvollständigen Okklusion des Aneurysmas und damit der Nachblutung sowie eines sekundären Aneurysmawachstums. Zur Angiom-Operation s. S. 354.

Konservative Therapie: Zur **Vasospasmusprophylaxe** wird bereits vor der Operation der Kalziumantagonist Nimodipin gegeben.

Konservative Therapie: Ziele der konservativen Therapie sind die Aufrechterhaltung der vegetativen Funktionen und die **Vasospasmusprophylaxe.** Bereits vor der Operation wird Nimodipin intravenös über einen zentralen Zugang (initial 5 ml/h, unter Blutdruckkontrolle frühestens nach 6 Stunden Steigerung auf 10 ml/h) und nach zwei Wochen oral weiter gegeben. Beim wachen Patienten kann die Medikation auch von Anfang an oral erfolgen (60 mg Nimodipin alle 6 Stunden). Der Kalziumantagonist vermindert das Risiko eines Vasospasmus-induzierten Hirninfarkts. Der Blutdruck soll nicht < 140 mmHg systolisch gesenkt werden.

Bei sekundärem Hirninfarkt ist die – risikoreiche – hypertensive hypervolämische Hämodilution (triple H-Therapie) indiziert.

Bei postoperativer Verschlechterung der Vigilanz oder hinzukommenden neurologischen Symptomen muss mit einer sekundären zerebralen Ischämie gerechnet werden (Letalität von 10%). Dann ist eine, wenn auch risikoreiche, hypertensive hypervolämische Hämodilution (triple H-Therapie) indiziert.

Die konservative Therapie auf der Intensivstation schließt die Hirnödemtherapie, die Gabe von Analgetika, Sedativa und Laxanzien, die Flüssigkeits- und Elektrolytbilanzierung, die Low-dose-Heparinisierung immobilisierter Patienten und die Physiotherapie ein.

Die prä- und postoperative oder, wenn keine Blutungsquelle nachweisbar ist, rein konservative Therapie auf der Intensivstation umfasst die Hirnödemtherapie (S. 372) und neben der Gabe von Nimodipin zusätzlich Analgetika, Sedativa und Laxanzien sowie die Flüssigkeits- und Elektrolytbilanzierung. Eine Hyponatriämie, die sich bei einem Drittel der Patienten meist infolge einer überschießenden renalen Natriurese mit Hypovolämie entwickelt, wird mit Fludrocortison behandelt. Die Low-dose-Heparinisierung zur Thromboseprophylaxe ist bei Immobilisierung des Patienten ebenso indiziert wie die krankengymnastische Behandlung mit zunächst passiver Bewegung.

Verlauf: Die hohe Letalität von insgesamt ca. 50% ist durch Rezidivblutungen noch vor einer möglichen Operation und eine sekundäre zerebrale Ischämie bedingt. Während die Letalität der ersten Aneurysmablutung 20–30% beträgt, ist die der Rezidivblutung doppelt so hoch.

Verlauf: Die hohe Letalität von insgesamt ca. 50% ist durch die große Zahl von Rezidivblutungen noch vor einer möglichen Operation und durch eine sekundäre zerebrale Ischämie bedingt, die auch durch die Operation nicht verhindert werden kann. Etwa 10% der Kranken mit Aneurysmablutung sterben bereits vor der Krankenhausaufnahme, weitere 10% innerhalb von 24 Stunden. Bis zu 40% der nicht operierten Patienten erleiden innerhalb von zwei Wochen eine Rezidivblutung. Während die Letalität der ersten Aneurysmablutung 20–30% beträgt, ist die der zweiten doppelt so hoch. Eine dritte Nachblutung wird meist nicht überlebt. Oft wird die Diagnose zu spät gestellt. Eine „Warnblutung" muss als erste SAB (Grad I) angesehen werden.

Patienten mit SAB Grad I und II, die die Operation komplikationslos überleben, haben eine günstige Prognose. Ab Grad III ist mit bleibenden neurologischen und psychopathologischen Symptomen zu rechnen. Monate nach SAB kann sich ein **Hydrocephalus aresorptivus** entwickeln.

Die Mehrzahl der Patienten mit initial geringer Symptomatik (Grad I und II), die die frühzeitige Operation ohne Komplikationen überleben, werden weitgehend beschwerdefrei. Antriebsmangel, Affektlabilität und mnestische Störungen bestehen aber noch über Wochen bis Monate. Ab einer SAB Grad III ist mit irreversiblen neurologischen und psychopathologischen Symptomen zu rechnen. Als prognostisch ungünstig gelten ein Erkrankungsalter über 60 Jahre und eine arterielle Hypertonie. Entwickeln sich Monate nach einer SAB Antriebsmangel, evtl. Gangstörung und Harninkontinenz, ist ein **Hydrocephalus aresorptivus** anzunehmen, der die Liquorableitung über einen Shunt erfordert (vgl. S. 182).

Bei anderen Blutungsursachen, v. a. bei der SAB ohne nachweisbare Gefäßläsion, ist die Letalität geringer.

Eine SAB aufgrund anderer Blutungsursachen (Hypertonie, Blutgerinnungsstörungen) weist eine Letalität von ca. 40%, die angiombedingte SAB eine Letalität von 20% auf. Die beste Prognose haben SAB ohne nachweisbare Gefäßläsion. Bei der spontanen, nicht aneurysmatisch verursachten perimesenzephalen SAB sind die Kopfschmerzen nicht von der maximalen Intensität der Aneurysmablutung; es kommt nie zur intrazerebralen Einblutung, auch eine sekundäre Ischämie entwickelt sich bei der perimesenzephalen SAB nicht.

▶ **Klinisches Beispiel:** Eine 35-jährige Bürokauffrau wurde zwei Tage nach Einsetzen heftiger Nacken-Kopfschmerzen stationär aufgenommen. Es bestand Meningismus. Das Computertomogramm zeigte eine SAB und ein bifrontales intrazerebrales Hämatom, die Angiographie ein Aneurysma der A. communicans anterior. Nach operativer Aneurysma-Klippung stellte sich computertomographisch ein ausgedehnter bifrontaler Infarkt dar. Postoperativ bestanden eine spastische Paraparese, eine frontale Akinese mit psychomotorischer Hemmung und eine Harninkontinenz. Nach zweijähriger neurologischer Rehabilitation war die Patientin gehfähig, zwar psychomotorisch verlangsamt, aber besonnen und orientiert.

◀ **Klinisches Beispiel**

1.8.6 Rückenmarkinfarkte

1.8.6 Rückenmarkinfarkte

▶ **Synonyme:** Rückenmarkischämie, Myelomalazie.

◀ **Synonym**

▶ **Definition:** Ischämie des Rückenmarks mit inkomplettem oder komplettem Querschnittsyndrom.

◀ **Definition**

Epidemiologie: Rückenmarkischämien machen weniger als 5% der Durchblutungsstörungen des ZNS aus.

Epidemiologie: Sie stellen < 5% der Ischämien des ZNS.

Symptomatologie: Rückenmarkinfarkte treten akut oder subakut mit **Rückenschmerzen** auf, die meist zwischen den Schulterblättern lokalisiert sind und gürtelförmig nach vorne über die Brust ziehen. Unmittelbar setzen eine Schwäche und eine Gefühlsstörung der Beine für Schmerz und Temperatur ein. Es kommt zum Harnverhalt. Die Ausprägung der Querschnittlähmung ist variabel. Sie kann sich als spinaler Schock manifestieren (s. S. 116) oder flüchtig im Sinne einer TIA sein. Man spricht von einer **Claudicatio spinalis intermittens**, wenn ein Gefühl der Beinschwere mit Parästhesien und passagerer Paraparese bei Bewegung der Beine wiederholt auftritt und in Ruhe sistiert.

Symptomatologie: Der Beginn ist akut oder subakut mit **Rückenschmerzen** auf Höhe der Schulterblätter, die gürtelförmig ausstrahlen, sowie Schwäche und Gefühlsstörung der Beine, die auch passager nur bei Bewegung auftreten können (**Claudicatio spinalis intermittens**).

Ätiopathogenese: Zur Blutversorgung des Rückenmarks s. Abb. B-**1.160**. In Höhe der oberen Thorakalsegmente, d. h. im Grenzbereich der von den Aa. vertebrales und den von der Aorta descendens gespeisten Vorderwurzelarterien werden Rückenmarkinfarkte v. a. durch eine **hämodynamische Insuffizienz** verursacht (Grenzzoneninfarkt), z. B. als Folge einer Hypoxie bei Herzstillstand oder reduzierter Auswurfleistung des Herzens (Arrhythmie, Kardiomyopathie). Ein thrombotischer **Verschluss der A. spinalis anterior** oder der von ihr abgehenden Äste ist meist arteriosklerotisch oder entzündlich bedingt (Vaskulitis auf immunologischer Grundlage oder auch bei Lues oder Tuberkulose). Auch der Abgang einer A. radicularis kann bei schwerer Arteriosklerose der Aorta oder seltener durch kardiale Embolien (Endokarditis, Herzinfarkt) thrombotisch bzw. thromboembolisch verschlossen werden. Bei **Verschluss der A. radicularis magna** ist das Rückenmark über mehrere Segmente infarziert mit maximaler Ischämie auf Höhe von Th10 bis L1. Dies ist häufig der Fall bei Dissektion der Aorta. Auch bei der Katheter-Angiographie und im Verlauf gefäßchirurgischer Eingriffe an der Aorta besteht die Gefahr iatrogener Gefäßläsionen mit nachfolgenden Rückenmarkinfarkten. Eine Rückenmarkischämie kann auch sekundär durch Kompression der A. spinalis anterior auftreten (intraspinaler Tumor, enger Spinalkanal, selten thorakaler Bandscheibenvorfall). Durchblutungsstörungen der A. radicularis magna rufen oft komplette Querschnittlähmungen hervor. Bei Ischämie im Bereich der vorderen Spinalarterie entsteht eine bilaterale Schädigung der vorderen Rückenmarkanteile, die von den Verzweigungen der A. spinalis anterior versorgt werden (A.-spinalis-anterior-Syndrom, vgl. Abb. A-A-**2.66**, S. 120).

Ätiopathogenese: Zur Gefäßversorgung des Rückenmarks s. Abb. B-**1.160**. Rückenmarkischämien kommen besonders im Grenzbereich der Versorgungsgebiete von Aa. vertebrales und Aorta descendens (infolge **hämodynamischer Insuffizienz**) sowie auf Höhe des unteren Thorakalmarks im Versorgungsgebiet der A. radicularis magna (z. B. bei Aortendissektion) vor. Ein **Verschluss der A. radicularis magna** führt zu einem kompletten, ein **Verschluss der vorderen Spinalarterie** zu einem inkompletten Querschnittsyndrom (A.-spinalis-anterior-Syndrom).

Als Folge einer Arteriosklerose der kleinen spinalen Gefäße oder seltener auch einer venösen Stauung bei Thrombosen oder Thrombophlebitiden der intraspinalen Venen kann sich eine chronische Durchblutungsstörung entwickeln (vaskuläre Myelopathie).

Eine chronische Ischämie ist durch Arteriosklerose oder eine Abflussstörung der intraspinalen Venen bedingt.

B-1.160 Arterielle Blutversorgung des Rückenmarks

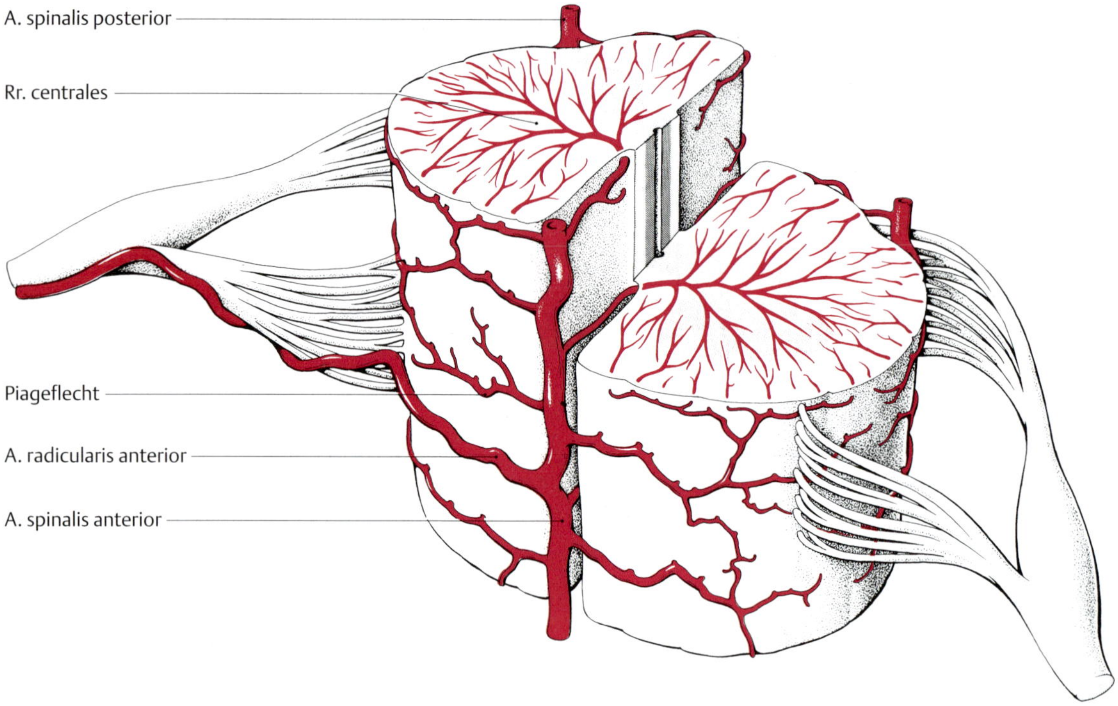

Hauptversorgungsgefäß des Rückenmarks ist die über die gesamte Länge des Rückenmarks in der vorderen Rückenmarkfissur verlaufende A. spinalis anterior. Im oberen Halsbereich wird sie von kleinen Nebenästen der Aa. vertebrales, im Thorakalbereich von den Aa. radiculares anteriores (aus A. subclavia und Aorta descendens) gespeist. Die stärkste Vorderwurzelarterie ist die A. radicularis magna, die aus der Aorta descendens abgeht und das Rückenmark etwa auf Höhe des Segments Th10 erreicht. Über diese die A. spinalis anterior speisende Arterie wird der größte Teil des Rückenmarks versorgt: Ihr Versorgungsbereich reicht nach rostral bis etwa Th2 und nach distal bis L2. Die Aa. spinales posteriores sind im Verlauf variabel und versorgen einen deutlich geringeren Anteil des Rückenmarkquerschnitts als die kaliberstärkere A. spinalis anterior.

Diagnostik: Nach der Phase des **spinalen Schocks** entwickelt sich eine Spastik; oft zeigt sich dann eine dissoziierte Empfindungsstörung.

Eine Paraparese mit beiderseitiger dissoziierter Empfindungsstörung weist auf ein **A.-spinalis-anterior-Syndrom** hin.

Bei chronischer Durchblutungsstörung des Rückenmarks finden sich nur milde Zeichen einer Pyramidenbahnläsion. Paraparesen sind häufiger als Tetraparesen. Die Höhe der Läsion gibt erste Hinweise auf die Ätiologie.

Diagnostik: Im **spinalen Schock** bestehen eine schlaffe senso-motorische Para- oder Tetraparese und Harnverhalt (S. 116). Dann entwickelt sich nach Tagen bis Wochen eine Spastik; mit Besserung der sensiblen Qualität wird oft eine dissoziierte Empfindungsstörung erkennbar.
Ein Brown-Séquard-Syndrom (S. 119) mit halbseitiger ischämischer Rückenmarkläsion ist sehr viel seltener als das **A.-spinalis-anterior-Syndrom**, das durch eine Paraparese und eine beiderseitige dissoziierte Empfindungsstörung mit Analgesie und Thermanästhesie bei erhaltener Berührungs- und Vibrationsempfindung sowie Miktionsstörung gekennzeichnet ist (s. S. 120). In der Akutsituation sind die Eigenreflexe abgeschwächt oder erloschen. Nach Tagen bis Wochen entwickelt sich eine Spastik mit positiven Pyramidenbahn-Zeichen (s. auch S. 55). Ein komplettes Querschnittsyndrom auf Höhe der unteren Thorakalsegmente ist verdächtig auf einen Verschluss der A. radicularis magna.
Bei einer chronischen (vaskuläre Myelopathie) oder rezidivierenden Durchblutungsstörung des Rückenmarks (Claudicatio spinalis intermittens) findet man milde Zeichen einer Pyramidenbahnschädigung (spastische Tonuserhöhung an den Beinen, Reflexsteigerung, Pyramidenbahn-Zeichen). Der Beginn ist subakut mit Rücken- oder in die Beine ausstrahlenden Schmerzen und allmählich zunehmender Schwäche der Beine mit Blasen- und Mastdarmlähmung. Sehr viel seltener ist ein Infarkt im Versorgungsgebiet einer A. spinalis posterior, der die Hinterstränge betrifft und Parästhesien sowie eine Störung des Vibrations- und Lageempfindens verursacht. Das komplette oder inkomplette Querschnittsyndrom entspricht der Höhe des Infarkts. Paraparesen als Folge thorakaler oder auch lumbaler Ischämien des Rückenmarks sind häufiger als Tetraparesen bei zervikalen Infarkten. Wenn das obere Thorakalmark betroffen ist, ist ein Infarkt

im Grenzzonenbereich und damit eine hämodynamische Genese wahrscheinlich.

Die Darstellung des infarzierten Rückenmarks gelingt gelegentlich im spinalen **MRT**. In der Akutsituation sind aber Untersuchungsverfahren zum Ausschluss einer unmittelbar behandlungsbedürftigen Rückenmarkkompression erforderlich, d.h. konventionelle Röntgenaufnahme der Wirbelsäule zum Ausschluss einer pathologischen Fraktur oder Wirbelkörpermetastase und ein CT auf Höhe der vermuteten Läsion. Da ein CT im Thorakalbereich meist aufgrund von Artefakten nicht sicher beurteilbar ist, sind in den meisten Fällen – wenn in der Notfallsituation keine MRT zur Verfügung steht – eine Myelographie und im Zweifelsfall Myelo-CT in entsprechender Höhe erforderlich. Nur wenn sich Hinweise auf eine arteriovenöse Malformation im Wirbelkanal ergeben, ist eine selektive spinale Angiographie indiziert (s. S. 364). Die Lumbalpunktion, die ebenfalls zum Ausschluss einer anderen Ursache in der Akutsituation durchgeführt wird, ergibt, abgesehen von einer leichten Liquor-Eiweißerhöhung, keinen pathologischen Befund. Wird nach Ausschluss einer Myelonkompression oder -entzündung die Diagnose eines Rückenmarkinfarkts gestellt, muss sorgfältig nach der Ursache geforscht werden. In jedem Fall muss eine Aortendissektion oder ein Aortenaneurysma mittels **Thorax-CT** ausgeschlossen werden.

Gelegentlich lässt sich der Rückenmarkinfarkt im **MRT** darstellen. Zum Ausschluss einer Myelonkompression sind in der Akutsituation Röntgen-Nativaufnahmen der WS, CT (evtl. auch Myelo-CT) und eine Liquoruntersuchung erforderlich. Zum Ausschluss einer Aortendissektion ist ein **Thorax-CT** nötig.

Differenzialdiagnose: Die Symptomatik extra- oder intramedullärer **Tumoren** ist meist progredient. Ein extramedullärer Tumor kann aber die A. spinalis anterior komprimieren und akut ein A.-spinalis-anterior-Syndrom verursachen (s. S. 354). V. a. bei jüngeren Patienten mit rezidivierenden Symptomen einer spinalen Ischämie muss angiographisch nach einer **Gefäßfehlbildung** gesucht werden (s. S. 363). Bandscheibenvorfälle, die wie andere spinale raumfordernde Prozesse infolge einer Rückenmarkkompression ihrerseits ein A.-spinalis-anterior-Syndrom hervorrufen können, sind selten thorakal lokalisiert. Eine Querschnittmyelitis oder spinale Herde bei Multipler Sklerose haben meist einen subakuten Symptombeginn und gehen nicht mit radikulären Schmerzen einher.

Differenzialdiagnose: Die Abgrenzung gegenüber **Tumoren** und **Gefäßfehlbildungen**, die ihrerseits ein A.-spinalis-anterior-Syndrom verursachen können, ist hinsichtlich der therapeutischen Konsequenz wesentlich. Eine Myelitis oder spinale MS beginnt meist subakut und ohne Schmerzen.

Therapie: Die Behandlung der Rückenmarkischämien richtet sich nach der Ursache des Gefäßverschlusses. Bei Blutdruckabfall und Herzinsuffizienz sind die Anhebung des Systemblutdrucks und Digitalisierung, ggf. auch die Gabe von Antiarrhythmika notwendig (vgl. S. 403).

Therapie: Bei hämodynamischer Insuffizienz ist die Anhebung des systemischen Blutdrucks, ggf. Digitalisierung erforderlich.

Ist ein arteriosklerotischer oder thromboembolischer Verschluss der A. spinalis anterior oder einer ihrer Äste anzunehmen, ist wie bei zerebralen Ischämien die Behandlung mit einem Thrombozytenaggregationshemmer (z. B. ASS) indiziert. Bei Nachweis eines Aortenaneurysmas oder einer Aortendissektion ist die unmittelbare gefäßchirurgische Intervention erforderlich.

Bei Arteriosklerose ist ein Thrombozytenaggregationshemmer indiziert.

Verlauf: Rückenmarkinfarkte aufgrund von Durchblutungsstörungen der A. radicularis magna, bei denen meist der gesamte Rückenmarkquerschnitt betroffen ist, haben eine deutlich ungünstigere Prognose als das A. spinalis-anterior-Syndrom.

Verlauf: Ein ischämisch bedingtes Querschnittsyndrom bildet sich nur partiell zurück.

◀ **Klinisches Beispiel**

▶ **Klinisches Beispiel:** Ein 54-jähriger Kraftfahrer, der ein Jahr zuvor einen Herzinfarkt erlitten hatte, entwickelte innerhalb von 24 Stunden unter heftigen gürtelförmigen Schmerzen auf Brusthöhe eine linksbetonte Paraparese mit dissoziierter Empfindungsstörung ab Th5 und eine Blasenentleerungsstörung. Der Liquor und das Computertomogramm ergaben keinen Hinweis auf ein spinales Neoplasma, Hämatom oder eine Diskushernie. Auch die Myelographie war regelrecht. Diagnose: A.-spinalis-anterior-Syndrom. Mittels thorakaler CT wurde ein Aneurysma oder Dissekat der Aorta ausgeschlossen. Unter täglichen krankengymnastischen Übungen bildeten sich die Paresen zurück, auch die Blasenstörung besserte sich; es blieb jedoch eine Paraspastik bestehen.

1.8.7 Vaskuläre spinale Blutungen

▶ Synonym

▶ Definition

Epidemiologie: 10 % aller spinalen Blutungen sind nichttraumatisch bedingt. Das männliche Geschlecht überwiegt.

Symptomatologie: Rückenmarkblutungen verursachen akut lokale und **radikuläre Schmerzen** in Läsionshöhe.

Ätiopathogenese: Die häufigsten Ursachen sind Gefäßfehlbildungen und Gerinnungsstörungen. Angiome rufen eine spinale **SAB** oder **Hämatomyelie** hervor.

Eine erhöhte Blutungsneigung kann zum **epiduralen Hämatom** führen.

▶ Merke

Diagnostik: Bei Hämatomyelie oder epiduralem Hämatom ergibt die neurologische Untersuchung ein inkomplettes oder komplettes **Querschnittsyndrom** (spinaler Schock). Bei spinaler SAB besteht **Meningismus**.

Bei SAB ist der **Liquor** blutig. Die **MRT** dient dem sicheren Nachweis einer intramedullären oder epiduralen Blutung (Abb. B-**1.161**). Liegt keine Rückenmarkkompression vor, wird präoperativ eine selektive **spinale Angiographie** vorgenommen.

Differenzialdiagnose: In Betracht kommen ischämische, tumoröse und traumatische Prozesse des Rückenmarks.

1.8.7 Vaskuläre spinale Blutungen

▶ **Synonym:** Nichttraumatische Rückenmarkblutungen.

▶ **Definition:** Ohne erkennbare Auslösefaktoren auftretende spinale Blutungen als Folge extra- oder intramedullärer Gefäßfehlbildungen, Tumoren oder von Gerinnungsstörungen.

Epidemiologie: Spontane Rückenmarkblutungen machen 10 % aller spinalen Blutungen aus. 1 % der SAB entfällt auf den Spinalkanal. Das männliche Geschlecht überwiegt. Der Altersgipfel der spinalen Angiomblutungen liegt im dritten Lebensjahrzehnt; Blutungen anderer Ursache, v. a. als Komplikation einer Antikoagulanzientherapie, treten auch im höheren Lebensalter auf.

Symptomatologie: Spinale Blutungen verursachen meist akute lokale und **radikuläre Schmerzen** in Läsionshöhe. Bei spinaler SAB können Nacken-Kopfschmerzen, Nausea und Vomitus hinzukommen. Eine akut oder innerhalb von Minuten bis Stunden einsetzende Schwäche der Beine spricht für eine Einblutung in das Rückenmark bzw. spinale Kompression.

Ätiopathogenese: Während Hypertonie und Arteriosklerose nur ausnahmsweise eine spinale Blutung hervorrufen, sind Gefäßfehlbildungen und erhöhte Blutungsneigung deren häufigste Ursachen. Arteriovenöse Angiome führen je nach Lokalisation zur spinalen **SAB** oder **Hämatomyelie** (Einblutung in das Rückenmark). Letztere erstreckt sich in der Regel über mehrere Segmente des Myelons.
Zwischenfälle bei Antikoagulanzientherapie und hämorrhagische Diathesen sind die häufigsten Ursachen eines **epiduralen Hämatoms**. Dieses ist meist dorsal am zervikothorakalen oder thorakolumbalen Übergang lokalisiert und komprimiert das Rückenmark. Bei erhöhter Blutungsneigung kann durch Lumbalpunktion ein epidurales oder sonst sehr seltenes subdurales Hämatom hervorgerufen werden.

▶ **Merke:** Bei erhöhter Blutungsneigung, d. h. bei einem Quickwert < 40 % (INR > 1,5) oder Thrombozytenzahlen < 20 000/ml bzw. raschem Thrombozytenabfall, ist die Lumbalpunktion kontraindiziert.

Diagnostik: Eine Hämatomyelie führt akut, eine Kompression infolge eines epiduralen Hämatoms subakut zu einem inkompletten oder kompletten **Querschnittsyndrom** mit schlaffer Para- oder Tetraparese, Harnverhalt und vegetativen Störungen (spinaler Schock, s. S. 116). Eine spinale SAB ruft meist keine Paresen hervor, geht aber mit **Meningismus** einher. Gelegentlich fehlen radikuläre Schmerzen, sodass die Symptomatik einer spinalen nicht von der einer intrakraniellen SAB zu unterscheiden ist. Bei zervikaler Angiomlokalisation kann sich die Blutung in den intrakraniellen Subarachnoidalraum und den IV. Ventrikel ausbreiten (s. S. 419).
Der **Liquor** ist bei spinaler SAB immer blutig, bei Hämatomyelie oft xanthochrom. Während eine Myelographie ebenso wie eine Lumbalpunktion bei erhöhter Blutungsneigung erst nach Anheben der Gerinnungsparameter bzw. der Thrombozytenzahl möglich ist, erlaubt die **MRT** als Methode der Wahl den Nachweis einer intramedullären ebenso wie einer epiduralen Blutung (Abb. B-**1.161**). Liegt keine Rückenmarkkompression vor, die der sofortigen operativen Dekompression bedarf, muss die Blutungsquelle mittels selektiver **spinaler Angiographie** gesucht werden (vgl. S. 364).

Differenzialdiagnose: Abgesehen von Rückenmarkischämien, die häufig als Syndrom der vorderen Spinalarterie in Erscheinung treten, und Rückenmarktraumen (S. 382) kommt differenzialdiagnostisch auch ein zwar meist langsam wachsender, aber gelegentlich einblutender spinaler Tumor in Betracht (S. 354).

B-1.161 Epidurales spinales Hämatom

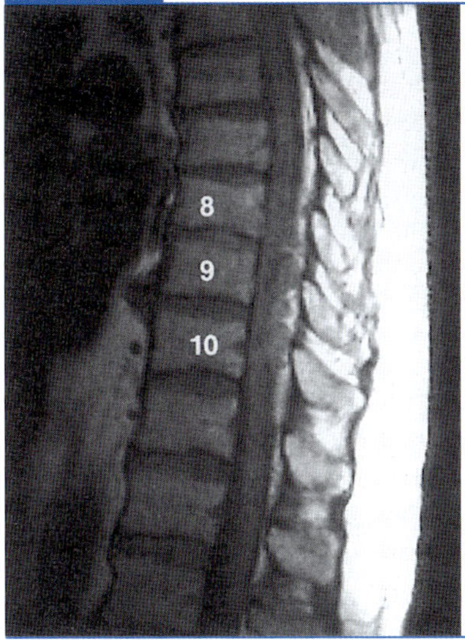

Spinales MRT eines 72-jährigen Patienten (vergl. klinisches Beispiel): Das spinale MRT (T1-Wichtung, sagittale Ebene) lässt eine inhomogene signalintense Struktur im Spinalkanal erkennen. Das Hämatom erstreckt sich von BWK 9 bis BWK 10 und komprimiert das Myelon von dorsal her.

B-1.161

Therapie: Spinale epidurale Hämatome und zur Rückenmarkskompression führende Angiomblutungen müssen unverzüglich operativ ausgeräumt werden. Bei reiner SAB ist eine Angiomausschaltung mittels Embolisation möglich (s. S. 354). Zur Therapie von Gerinnungsstörungen s. S. 418.

Therapie: Die Rückenmarkkompression durch spinale Blutung muss unverzüglich operativ entlastet werden.

Verlauf: Bei frühzeitiger Entlastung ist die Prognose des epiduralen Hämatoms günstig. Die Hämatomyelie führt meist zum irreversiblen Querschnittsyndrom. Als Spätfolge einer spinalen SAB kann sich eine adhäsive Arachnoiditis entwickeln, die das Rückenmark abschnürt und als spinale Raumforderung imponiert.

Verlauf: Die Prognose der Hämatomyelie ist infaust. Als Spätfolge einer SAB kann eine adhäsive Arachnoiditis entstehen.

▶ **Klinisches Beispiel:** Ein 72-jähriger Patient, der wegen absoluter Arrhythmie bei Vorhofflimmern antikoaguliert war, entwickelte akut heftige Rückenschmerzen. Innerhalb von einer Stunde wurden die Beine taub und er konnte nicht mehr aufstehen. Bei der stationären Aufnahme lag ein inkomplettes Querschnittsyndrom mit einer Sensibilitätsstörung für alle Qualitäten ab Th10 und einer Paraparese der Beine von Kraftgrad 2–3 vor. Zudem bestand ein Harnverhalt. Der Quick-Wert betrug 17%. Das spinale MRT zeigte ein Hämatom in Höhe BWK 9/10 mit dorsaler Myelonkompression (Abb. B-**1.161**). Die operative Ausräumung des Hämatoms konnte erst nach Anheben der Gerinnung am nächsten Tag erfolgen. Bei Verlegung in die Rehabilitationsklinik bestand noch eine – dann spastische – Paraparese von Kraftgrad 3–4 und eine Blasenfunktionsstörung.

◀ **Klinisches Beispiel**

2 Schädigungen des peripheren Nervensystems

2 Schädigungen des peripheren Nervensystems

▶ Definition

▶ **Definition:** Läsionen des peripheren Nervensystems (PNS) mit Störungen der Sensibilität, Motilität und Trophik treten je nach Schädigung rein sensibler bzw. gemischter Nerven, ihrer Wurzeln, des Grenzstrangs oder des Arm- und Beinplexus auf. Angefangen von der isolierten Läsion eines peripheren Nervs bis zur Polyneuropathie oder Polyradikulitis werden vielfältige Schädigungsmuster beobachtet. Häufige Ursachen sind Druck- und Schnittverletzungen, toxische, neoplastische und entzündliche Prozesse.

2.1 Läsionen peripherer Nerven

2.1 Läsionen peripherer Nerven

Epidemiologie: Die Prävalenz der peripheren Nervenläsionen beträgt 30/100 000 Einwohner (vgl. Abb. B-**2.1**). Am häufigsten kommen Ulnaris- und Peronäusverletzungen vor. Das männliche Geschlecht überwiegt.

Epidemiologie: Die Prävalenz der peripheren Nervenläsionen beträgt 30, die Inzidenz 15/100 000 Einwohner (vgl. Abb. B-**2.1**). Zu den häufigsten Nervenschädigungen gehören die unfallbedingten Ulnaris- und Peronäusparesen. Insgesamt überwiegt das männliche Geschlecht. Frauen leiden aber wesentlich häufiger an einer Druckschädigung des N. medianus (Karpaltunnelsyndrom, s. S. 439). Die meist idiopathische periphere Fazialisparese betrifft bei einer Prävalenz von 5/100 000 Einwohner gleichmäßig beide Geschlechter.

Symptomatologie: Die Durchtrennung eines gemischten Nervs hinterlässt distal der Läsion eine schlaffe Parese, Analgesie und Anästhesie sowie **vegetativ-trophische Störungen**. Im weiteren Verlauf kommt es zu **Neuromschmerzen** und bei partieller Nervenläsion zur **Kausalgie**.

Symptomatologie: Die Durchtrennung eines peripheren Nervs führt zum schmerzlosen Ausfall sämtlicher Funktionen seines distalen Abschnitts und ein bis zwei Wochen nach der Verletzung zu **Neuromschmerzen**. Bei Läsion gemischter Nerven beobachtet man neben Sensibilitätsstörungen und Paresen **trophische Störungen** der Haut, Nägel und Muskulatur (umschriebene Atrophien) sowie zusätzlich **vegetative Symptome** mit Störung der Schweißsekretion, Piloarrektion und Vasomotorik (vgl. Abb. A-**2.46**, S. 80). Eine partielle Nervenläsion ruft eine **Kausalgie** mit Hyperpathie und Allodynie (s. S. 4) hervor. Der brennende Schmerz neigt zur Ausbreitung.

Ätiopathogenese: Am häufigsten sind Schnittverletzungen, Quetschungen, Zug- und **Druckschädigungen** (Kompressionssyndrome, Tab. B-**2.1** und **2.2**) und in Kriegszeiten Schussverletzungen. Primäre Tumoren sind seltener als metastatische Infiltrationen peripherer Nerven.

Ätiopathogenese: Am häufigsten sind Schnitt- und Stichverletzungen, Quetschungen, Zerrungen und v.a. **Druckschädigungen** der Nerven (Kompressionssyndrome, Tab. B-**2.1** und **2.2**), in Kriegszeiten Schussverletzungen. Selten werden auch einzelne periphere Nerven durch Elektrizität geschädigt. Von den primären **Nerventumoren** sind die epineuralen Ganglien und die Glomustumoren, das Neurinom, Neurofibrom und das seltenere Neurofibrosarkom (vgl. S. 183) zu erwähnen.

B-2.1

B-2.1 Vorkommen von Läsionen peripherer Nerven und Polyneuropathien im Vergleich mit radikulären Syndromen, jeweils bezogen auf 100 000 Einwohner

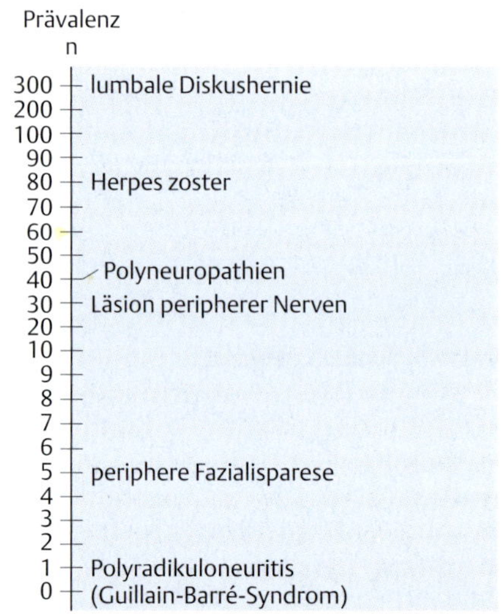

B-2.1 Kompressionssyndrome peripherer Nerven der oberen Extremität

Syndrom	*Nerv*	*Region*	*Tunnel*
Supinatorlogen-Syndrom (S. 437)	N. radialis	Unterarm	M. supinator („Supinatorloge“)
Pronator-teres-Syndrom (S. 439)	N. medianus	Unterarm	M. pronator teres
Karpaltunnel-Syndrom (CTS, S. 439)	***N. medianus***	***Handgelenk*** Retinaculum flexorum	***Canalis carpi*** („Karpaltunnel“)
Sulcus-ulnaris-Syndrom (SUS, S. 442)	***N. ulnaris***	Ellenbogengelenk	Sulcus nervi ulnaris
Guyon-Syndrom (S. 442)	N. ulnaris	Ligamentum carpi palmare	„Loge de Guyon“

B-2.1

B-2.2 Kompressionssyndrome peripherer Nerven der unteren Extremität

Syndrom	*Nerv*	*Region*	*Tunnel*
Meralgia paraesthetica	N. cutaneus femoris lat.	Oberschenkel lateral	Ligamentum inguinale
Vorderes Tarsaltunnelsyndrom	N. peronaeus profundus	Sprunggelenk lateral	Ligamentum cruciatum cruris
Hinteres Tarsaltunnelsyndrom	N. tibialis	Sprunggelenk medial	Ligamentum laciniatum
Morton-Metatarsalgie	Nn. digitales plantares	Vorfuß	Metatarsalköpfchen

B-2.2

Häufiger sind metastatische Infiltrationen bei Karzinomen, lymphatischer Leukämie, Morbus Hodgkin und Myelom (vgl. S. 359).
Bei vollständiger Durchtrennung mit Dehiszenz der Nervenenden kommt es zur Degeneration des distalen Abschnitts, der **Waller-Degeneration**, und zur Entwicklung eines **Narbenneuroms** am proximalen Stumpf. Die aussprossenden Axone verwachsen mit dem Nervenbindegewebe. Bei unvollständiger Nervendurchtrennung entstehen „Kontinuitätsneurome“. Durch stumpfe Traumen oder chronische Kompression kommt es zur segmentalen **Demyelinisierung** (Markscheidenschädigung). Die Tabelle B-**2.3** informiert über die Einteilung der Nervenverletzungen nach Seddon.

Die komplette Nervendurchtrennung verursacht eine **Waller-Degeneration** am distalen und ein **Narbenneurom** am proximalen Nervenende. Stumpfes Trauma oder chronische Kompression führt zur segmentalen **Demyelinisierung**. Zur Einteilung der Nervenverletzungen nach Seddon s. Tab. B-**2.3**.

Diagnostik: Wesentlich sind **anamnestische Hinweise** auf den Zeitpunkt der Nervenverletzung. Eine sofort nach Schnitt- oder Stichverletzung einsetzende schlaffe Lähmung lässt den Rückschluss auf eine vollständige Nervendurchtrennung zu. Mechanisch ausgelöste **stechende Schmerzen** im Versorgungsgebiet des geschädigten Nervs distal der Läsion (Neuromschmerzen) weisen auf eine um Wochen zurückliegende Kontinuitätsunterbrechung, **Parästhesien** eher auf ein Kompressionssyndrom mit chronischer Druckschädigung des Nervs hin.
Bei der **Untersuchung** ist auf den Tonus und den Schweregrad der Paresen einzelner Muskeln und Muskelgruppen, isolierte Reflexausfälle, trophische Störungen, v. a. **Muskelatrophien**, und Areale herabgesetzter Sensibilität zu achten. Diagnostisch wichtig sind auch Störungen der Schweißsekretion, die durch den

Diagnostik: Wichtig ist die **Anamnese**: Eine akute Parese nach Verletzung weist auf eine Nervendurchtrennung, später einsetzende **stechende Schmerzen** weisen auf ein Neurom, **Parästhesien** auf ein Kompressionssyndrom hin.

Bei der **Untersuchung** ist auf Tonus, Paresen, trophische Störungen, v. a. **Muskelatrophien** und sensible Ausfälle zu achten.

B-2.3 Einteilung der Nervenverletzungen nach Seddon

Neurapraxie	*Axonotmesis*	*Neurotmesis*
Nervenstörung ohne Strukturveränderung als Folge kurz dauernder Leitungsunterbrechung mit erhaltener elektrischer Erregbarkeit distal der Läsion.	Unterbrechung der Axone bei erhaltener äußerer Nervenstruktur. Waller-Degeneration im distalen Nervenfaserabschnitt.	komplette Kontinuitatsunterbrechung mit Dehiszenz der Nervenenden, Waller-Degeneration ohne Muskelantworten nach elektrischer Reizung distal der Läsion.

Ändert sich der Schmerzcharakter im Sinne einer **Kausalgie** und fallen ausgeprägte vegetativ-trophische Störungen im betroffenen distalen Extremitätenabschnitt auf, ist an ein **Komplexes regionales Schmerzsyndrom**, die sympathische Reflexdystrophie, als Komplikation einer partiellen Nervenverletzung zu denken. Siehe auch complex regional pain syndrome (CRPS, S. 562).

Minor- oder den Ninhydrin-Test (S. 79) dargestellt werden können. Jede **Kausalgie** weist auf ein **Komplexes regionales Schmerzsyndrom**, die sympathische Reflexdystrophie, hin, die als Komplikation bei partieller Verletzung insbesondere von N. medianus, Plexus brachialis und N. tibialis am Unfalltag oder noch Tage bis Wochen später auftreten kann. Richtungweisend ist die Veränderung des Schmerzes von einem lokalisierbaren in einen diffusen, distal in der Tiefe der betroffenen Extremität empfundenen brennenden Dauerschmerz. Man spricht auch von complex regional pain syndrom (CPRS, vgl. S. 562). Die vegetativ-trophische Störung geht ebenso wie die Sensibilitätsstörung und die Parese über den Innervationsbereich des geschädigten Nervs hinaus (vgl. S. 82). Der Nachweis einer diffusen periartikulären Osteoporose der Hand- bzw. Fußknochen (Sudeck-Syndrom) gelingt szintigraphisch nach Tagen, radiologisch erst nach Wochen bis Monaten, d. h. wenn es meist schon zu Spätschäden mit Muskelatrophie und Gelenkkontraktur, nicht selten bis zum irreversiblen Funktionsverlust gekommen ist.

Elektromyographisch und elektroneurographisch lässt sich die periphere Nervenlähmung anhand von **Denervierungspotenzialen** bzw. **reduzierter NLG** nachweisen.

Das **Elektromyogramm** (**EMG**) zeigt innerhalb der dritten Woche nach einer Nervenschädigung **Denervierungspotenziale** (Fibrillationspotenziale und positive scharfe Wellen) neben normalen motorischen Einheiten. Reinnervationsvorgänge sind durch polyphasisch aufgesplitterte Potenziale gekennzeichnet (S. 136). Die motorische und sensible **Nervenleitgeschwindigkeit** (**NLG**) ist herabgesetzt (S. 137).

Durch **Muskelbiopsie** sind neurogene und myogene Atrophien zu differenzieren.

Die **Muskelbiopsie** (S. 157) ergibt bei der lichtmikroskopischen Untersuchung den Untergang von Muskelfasern. Enzymhistochemisch und elektronenoptisch lassen sich neurogene von myogenen Atrophien zuverlässig unterscheiden.

Differenzialdiagnose: Schwierig ist die Abgrenzung gegenüber einem **Kompartment-Syndrom** (S. 446), das durch Schmerzen, Rötung und Ödem charakterisiert ist.

Differenzialdiagnose: Schwierig ist die Abgrenzung gegenüber ischämischen Kontrakturen bei den sog. **Kompartment-Syndromen**, die einerseits mit Schmerzen, lokalen Entzündungszeichen (Rötung, Ödem) und Muskelnekrosen, andererseits mit neurogenen Paresen einhergehen (z. B. Tibialis-anterior-Syndrom, S. 446).

Radikuläre Syndrome bei zervikalen oder lumbosakralen Diskushernien weisen keine Störung der Schweißsekretion auf, da die sudorisekretorischen Fasern sich hier erst nach Austritt der Nervenwurzel dem Spinalnerv anlegen.

Auch wenn bei **radikulären Syndromen**, die meist auf untere lumbosakrale oder zervikale Diskushernien mit Wurzelkompression zurückzuführen sind, ein Segment nicht im ganzen Verlauf betroffen ist, ist die Abgrenzung gegenüber einer peripheren Nervenläsion mit dem Schweißtest möglich, da die sudorisekretorischen Fasern sich oberhalb von Th 2/Th 3 und unterhalb von L 2 erst nach Austritt der Nervenwurzel an den Spinalnerv anlegen (S. 80). Die sensible NLG ist normal.

Nukleäre Atrophien (z. B. bei ALS) weisen schlaffe Paresen ohne Sensibilitätsstörung auf.

Nukleäre Atrophien bei der progressiven spinalen Muskelatrophie, amyotrophischen Lateralsklerose (ALS) oder Poliomyelitis weisen schlaffe Paresen ohne Sensibilitätsstörung auf.

Therapie: Die Durchtrennung des Nervs erfordert eine End-zu-End-Anastomose unter geringer Spannung. Meist erfolgt die **Sekundärnaht** in der vierten bis sechsten Woche. Eine Dehiszenz wird mittels **Autotransplantat** überbrückt. Die Faszikel werden mikrochirurgisch vernäht.

Therapie: Bei vollständiger Nervendurchtrennung empfiehlt sich die **Sekundärnaht** in der vierten bis sechsten Woche nach der Verletzung. Eine Primärnaht ist nur bei sauberen Wundverhältnissen indiziert. Ist die Dehiszenz nicht allzugroß, versucht man unter möglichst geringer Spannung eine End-zu-End-Anastomose, andernfalls eine Überbrückung (mittels Transplantat), die auch bei unvollständiger Nervendurchtrennung angezeigt ist. Als **autologes Transplantat** werden z. B. Stücke des N. suralis verwendet. Unter dem Operationsmikroskop werden die einzelnen Faszikel miteinander vernäht.

Bei einer Nervenkompression ist die Exzision perineuralen Bindegewebes (**Neurolyse**) angezeigt. Oft genügt die Spaltung einer beengenden benachbarten Struktur (**Dekompression**).

Bei Nervenkompression durch Wucherung des perineuralen Bindegewebes wird eine **Neurolyse** (Exzision des Narbengewebes) vorgenommen. Ein Rezidivneurom nach Resektion kann durch Einpflanzen des Stumpfs in Muskel oder Knochen verhindert werden. Im Übrigen genügt bei subakuter Druckschädigung meist die **Dekompression** durch Spaltung eines beengenden Ligaments bzw. einer Muskelfaszie oder eine Nervenverlagerung.

Durch **Bewegungsübungen** soll Kontrakturen vorgebeugt werden. Wird der Verlauf durch eine sympathische Reflexdystrophie kompliziert, ist eine medikamentöse Sympathikolyse indiziert.

Die konservative Behandlung sieht neben Hochlagern und Schienen der Extremität tägliche krankengymnastische **Bewegungsübungen** vor, die eine Überdehnung der gelähmten Muskulatur und Kontrakturen vermeiden und den Einsatz funktionsfähig gebliebener Antagonisten fördern soll. Hat sich eine sympathische Reflexdystrophie entwickelt, ist eine frühzeitig und wiederholt durchgeführte medikamentöse Sympathikolyse mittels lokaler intravenöser Gabe von Guanethidin – oder Grenzstrang- bzw. Ganglion-stellatum-Blockade wirksam.

Verlauf: Die Prognose der Nervenverletzungen ist bei Kindern besser als bei Erwachsenen. Distale Läsionen haben in der Regel eine günstigere Prognose als proximale. Eine vollständige Wiederherstellung mit Restitution der taktilen Wahrnehmung ist allerdings insbesondere bei Verletzungen der Fingernerven nicht zu erwarten. Weitere Ausnahmen sind die Peronäusparese mit schlechter postoperativer Heilungstendenz und die Radialisparese bei proximaler Läsion mit besonders günstiger Prognose.
Nach Amputation einer Gliedmaße stellt sich fast regelmäßig ein **Phantomerlebnis** ein. Der Patient meint anfangs, das Glied sei unversehrt, sodass er sich beispielsweise darauf stützt und zu Fall kommt. Im weiteren Verlauf scheint sich das Phantomglied zu verkürzen. Ein Teil der Patienten leidet unter intensiven Phantomschmerzen.

Verlauf: Die Prognose ist bei Kindern günstiger als bei Erwachsenen, bei distaler Läsion in der Regel günstiger als bei proximaler.

Ein **Phantomerlebnis**, das nach Amputation einer Gliedmaße auftritt, kann mit Schmerzen verbunden sein.

2.1.1 Periphere Fazialisparese

Symptomatologie: Eine periphere Läsion des N. facialis ist durch eine homolaterale Lähmung der mimischen Muskulatur und ein positives **Bell-Phänomen** (Abb. B-**2.2a**) charakterisiert. Die komplette Parese ist häufig mit einer Störung des Geschmacks sowie der Tränen- und Speichelsekretion verbunden (s. S. 39). Die Gesichtslähmung entwickelt sich meist innerhalb von ein bis zwei Tagen; ihr können retroaurikuläre Schmerzen vorausgehen. Bei isolierter Läsion der Rr. temporales (Abb. B-**2.2b**) fallen die Mm. frontalis, corrugator supercilii und orbicularis oculi aus, d. h., das Stirnrunzeln ist aufgehoben, die Augenbraue sinkt ab und der Lidschluss ist beeinträchtigt. Die übrige Gesichtsmuskulatur ist intakt.
Beim **Melkersson-Rosenthal-Syndrom** findet sich zusätzlich neben einer Lingua plicata (Faltenzunge), die oft eine baumrindenartige Furchung aufweist, eine Gesichtsschwellung, vorwiegend der Lippen.

Ätiopathogenese: Die Patienten geben häufig kalte Zugluft als unmittelbare Ursache an. Trotz zahlreicher Erklärungsversuche (Virus, Immunprozess, Ischämie), bleibt die Ursache der meisten peripheren Läsionen des VII. Hirnnervs ungeklärt. Man spricht daher von **idiopathischer Fazialisparese**.

2.1.1 Periphere Fazialisparese

Symptomatologie: Charakteristisch für eine periphere Läsion des VII. Hirnnervs ist eine homolaterale Parese der mimischen Muskulatur mit positivem **Bell-Phänomen** (Abb. B-**2.2a**). Zur isolierten Läsion der Rr. temporales s. Abb. B-**2.2b**.

Das **Melkersson-Rosenthal-Syndrom** weist zusätzlich eine Lingua plicata und Gesichtsschwellung auf.

Ätiopathogenese: Meist bleibt die Ätiologie der peripheren Gesichtslähmung ungeklärt. Man spricht von **idiopathischer Fazialisparese**.

B-2.2 Beispiele für periphere Paresen des N. facialis (zur zentralen Lähmung der Gesichtsmuskulatur s. S. 41

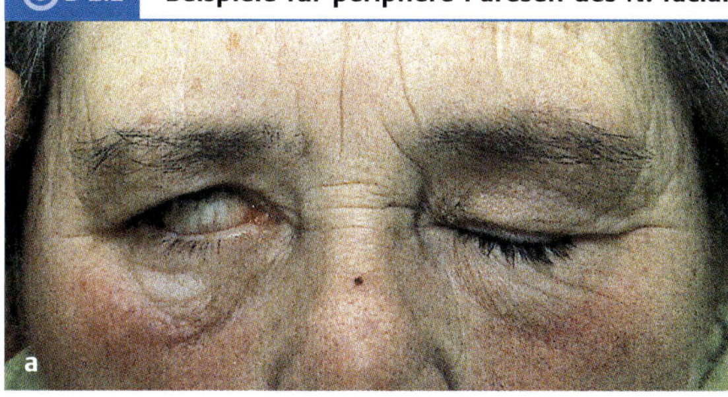

a Bell-Phänomen rechts bei idiopathischer Fazialisparese. Das Phänomen ist typisch für eine periphere Gesichtslähmung. Fordert man den Patienten auf, die Augen zu schließen, so gelingt dies auf der Seite der Lähmung nicht oder nur unvollständig. Auf diese Weise wird die physiologische Aufwärtsbewegung des Bulbus oculi sichtbar.

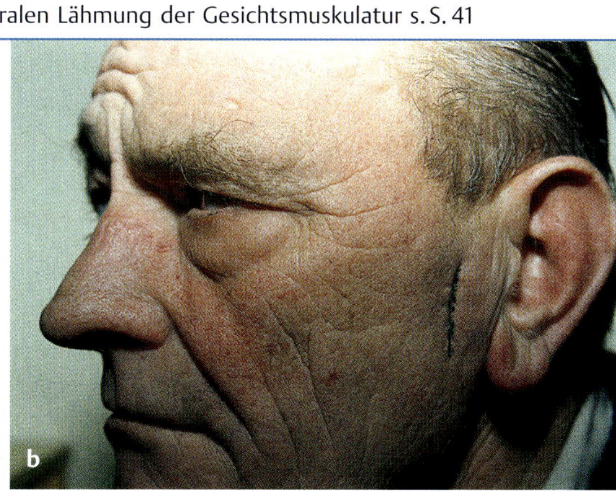

b Isolierte Läsion des linken Fazialis-Stirnastes nach Eingriff an der Parotis. Beim Runzeln der Stirn fällt auf, dass die Falten links verstrichen sind und die Augenbraue tiefer steht, während die Nasolabialfalte erhalten ist. Präaurikulär sieht man eine frische Narbe über dem Plexus parotideus, dessen Rr. temporales bei der Operation durchtrennt wurden.

Man vermutet, dass ein Ödem den Nerv im Kanal komprimiert.

Pathogenetisch ist eine ödematöse Schwellung mit Kompression des Nervs im Canalis Falloppii anzunehmen.

Zu den häufigsten Ursachen (Tab. B-**2.4**) gehören
Felsenbeinfrakturen,
Tumoren, z. B. ein Akustikusneurinom,
Herpes zoster.

Die Tabelle B-**2.4** informiert über die verschiedenen ätiologischen Faktoren. Bei Felsenbein-Querbrüchen wird der Fazialisnerv häufig komplett durchtrennt. Wenn sich eine Fazialisparese langsam entwickelt und weitere Hirnnervensymptome hinzukommen, ist an einen **Hirntumor**, bei Kindern v. a. an ein Ponsgliom (S. 321), bei Erwachsenen eher an ein Akustikusneurinom (S. 330), zu denken. Mehr als 50% der Patienten mit **Herpes zoster oticus** (s. S. 460) entwickeln eine homolaterale Gesichtslähmung.

Selten sind Durchtrennungen nach operativen Eingriffen (s. Abb. B-**2.2b**).

Demgegenüber gehören die Otitis media und iatrogene Schäden nach Ohr- und Parotisoperation (s. Abb. B-**2.2b**) zu den selteneren Ursachen. Im Übrigen ist vor der Annahme einer idiopathischen Lähmung immer ein Diabetes mellitus auszuschließen.

Eine **Diplegia facialis** kommt u. a. bei **Borreliose** und **Guillain-Barré-Syndrom** vor.

Bei der **Borreliose** (S. 281) und der akuten idiopathischen Polyradikuloneuritis (**Guillain-Barré-Syndrom**, s. S. 464) kommt es nicht selten zu einer **Diplegia facialis** (bilaterale Gesichtslähmung).

Diagnostik: In jedem dritten Fall besteht eine **Hyperakusis**, ebenso oft eine **Ageusie** der vorderen homolateralen Zungenanteile. Der **Schirmer-Test** weist die verminderte Tränensekretion nach. Der evozierte **Orbicularis-oculi-Reflex** hat prognostische Bedeutung.

Diagnostik: In einem Drittel der Fälle findet sich eine **Hyperakusis** bei Ausfall des Stapediusreflexes, ebenso häufig eine **Ageusie** (Geschmacksstörung) der vorderen homolateralen Zungenanteile. Der **Schirmer-Test** dient der Messung der reduzierten Tränensekretion. Zur Diagnostik und Abgrenzung gegenüber einer zentralen Gesichtslähmung siehe S. 39. Mithilfe der Magnetstimulation lässt sich innerhalb der ersten acht Stunden nach Manifestation der Lähmung eine Differenzierung vornehmen. Die Messung des elektrisch evozierten **Orbicularis-oculi-Reflexes** (Blink-Reflex, Tab. A-3.2, S. 139) in der ersten Woche hat prognostische Bedeutung.

Zur Abklärung der Ursachen sind im Zweifelsfall die Bestimmung des Zoster- und Borrelien-Antikörper-Titers und die **Lumbalpunktion** indiziert.

Heftige Schmerzen im äußeren Gehörgang und postaurikulär können Vorboten einer Schädigung des N. intermediofacialis bei viraler Infektion sein. In jedem Fall ist eine Inspektion des äußeren Gehörgangs notwendig, um Zoster-Eruptionen nicht zu übersehen, im Zweifelsfall empfiehlt sich die Bestimmung des Varicella-Zoster- oder, bei Verdacht auf eine Infektion nach Zeckenstich, des Borrelien-Antikörper-Titers. Die **Lumbalpunktion** ergibt bei idiopathischer Fazialisparese einen normalen Liquorbefund, bei Akustikusneurinom und Polyradikuloneuritis findet man hingegen eine Eiweißvermehrung.

Röntgenspezialaufnahmen nach Stenvers, **CT** und **MRT** dienen dem Nachweis eines Akustikusneurinoms. Auch bei Verdacht auf Felsenbeinfraktur ist ein CT anzufertigen.

Röntgenspezialaufnahmen des Schädels nach Stenvers, die **CT** und besonders die **MRT** mit Darstellung des Meatus acusticus internus dienen dem Ausschluss eines Kleinhirnbrückenwinkeltumors, v. a. des Akustikusneurinoms (S. 330). Schädelbasisfrakturen und unter diesen besonders die Felsenbeinbrüche, die gelegentlich dem röntgenologischen Nachweis entgehen, sind mithilfe der CT sicher zu erfassen, da sich zugleich indirekte Frakturzeichen darstellen, wie z. B. eine Einblutung in die Paukenhöhle oder intrakranielle Luftansammlungen.

B-2.4 Ätiologie peripherer Fazialisparesen

Ursachen	*Schädigungen/Erkrankungen*
1. idiopathisch (in 75% der Fälle)	
2. traumatisch	Felsenbeinfraktur, Unterkieferfraktur, auch geburtstraumatisch
3. entzündlich	
▪ Infektionskrankheiten	lymphozytäre und bakterielle (auch tuberkulöse) Meningitis, Meningopolyneuritis bei Borreliose (Diplegie), Diphtherie (Diplegie), Lues cerebri, Lepra, Herpes zoster, AIDS
▪ parainfektiös	akute idiopathische Polyradikuloneuritis (Diplegie)
▪ otogen	Mastoiditis, Otitis media, Cholesteatom
4. neoplastisch	Tumoren des Pons und des Kleinhirnbrückenwinkels, der Schädelbasis, Meningeosis carcinomatosa und Parotistumoren
5. iatrogen	Ohr- und Gesichtsoperationen
6. endokrin-metabolisch	Diabetes mellitus, Schwangerschaft
7. kongenital	Möbius-Syndrom (Diplegie)
8. andere Ursachen	Melkersson-Rosenthal-Syndrom, Heerfordt-Syndrom (Diplegie), Amyloidose, Porphyrie, toxische Polyneuropathien, maligne Hypertonie; Syringobulbie, ALS (nukleär), Multiple Sklerose

Differenzialdiagnose: Eine **zentrale Gesichtslähmung** betrifft vorwiegend die orale mimische Muskulatur und tritt im Rahmen einer brachiofazial betonten Hemiparese bei kontralateraler supranukleärer Läsion auf. Ursachen sind v.a. Hirninfarkte, -blutungen und -tumoren. Meist ist eine mimische Fazialis-Mundast-Schwäche jedoch Ausdruck einer physiologischen Gesichtsasymmetrie.

Differenzialdiagnose: Eine **zentrale Gesichtslähmung** bei kontralateraler supranukleärer Läsion betrifft v.a. die orale mimische Muskulatur.

Die Abgrenzung vom **Spasmus bzw. Hemispasmus facialis** ist in der Regel nicht schwer. Es handelt sich um eine intermittierende, schmerzlose tonische Kontraktion des M. orbicularis oculi, meist beginnend im Unterlid, die im Verlauf von Jahren auf die mimische Muskulatur einschließlich Platysma einer Seite übergreifen und mit einer leichten Fazialisparese (positives „Signe des cils" [S. 40], Asymmetrie der Nasolabialfalten) einhergehen kann. Ätiologisch wird eine in ihrem Pathomechanismus noch umstrittene Übererregbarkeit des Nervs durch Läsion nahe der Austrittszone aus dem Hirnstamm, z.B. aufgrund vaskulärer Kompression, angenommen. Ein Kleinhirnbrückenwinkeltumor ist eine seltene Ursache. Bei nachgewiesener Gefäßanomalie kann die operative vaskuläre Dekompression in der hinteren Schädelgrube indiziert sein; wegen des wesentlich geringeren Risikos gilt jedoch die lokale Behandlung mit Botulinumtoxin A (s. S. 217) als Therapie der Wahl.

Beim **Spasmus bzw. Hemispasmus facialis** handelt es sich um eine intermittierende, schmerzlose tonische Kontraktion des M. orbicularis oculi bzw. der mimischen Muskulatur, die mit einer leichten Fazialisparese einhergehen kann. Ursächlich wird eine vaskuläre Kompression des Nervs angenommen.

Zum Fazialis-Tic s. S. 63.

Zum Fazialis-Tic s. S. 63

Therapie: Wegen der Gefahr einer Keratitis e lagophthalmo bei mangelndem Lidschluss und herabgesetzter Tränensekretion ist regelmäßig eine **Augensalbe** anzuwenden und eine Schutzklappe zu tragen. Frühzeitig ist mit Gesichtsmassagen und unter krankengymnastischer Anleitung mit **mimischen Übungen** zu beginnen, die der Patient täglich vor dem Spiegel wiederholt.

Therapie: Neben einer **Augensalbe** und Schutzklappe, die einer Keratitis vorbeugen, sind frühzeitig Gesichtsmassagen und **mimische Übungen** vor dem Spiegel angezeigt.

Die Elektrotherapie ist umstritten, da deren Wirksamkeit nicht erwiesen ist. Nach Elektrostimulation im Gesicht soll es sogar zu Kontrakturen kommen. Trotz häufiger Spontanremissionen wird wegen der antiödematösen Wirkung ein **Kortikosteroid** gegeben (z.B. Methylprednisolon 60–100 mg/die über eine Woche und in absteigender Dosierung für maximal 3 Wochen).

Eine Elektrotherapie im Gesicht ist nicht angezeigt. Wegen der antiödematösen Wirkung wird ein **Kortikosteroid** gegeben.

Eine operative Dekompression des Nervs kommt bei idiopathischer Fazialisparese nicht in Frage, da sie keine besseren Resultate als die konservative Behandlung erzielt. Im Fall einer Frühlähmung des N. facialis nach Felsenbein-Querfraktur kann eine transmastoidale Dekompression oder End-zu-End-Anastomose zur Remission führen. Mit der rekonstruktiven Operation einer Spätlähmung kann ca. sechs Monate gewartet werden.

Eine operative Dekompression kommt nur bei traumatischer Frühlähmung in Betracht.

Verlauf: In 80% der Fälle kommt es bei idiopathischer Fazialislähmung zur Spontanremission innerhalb von sechs Wochen bis sechs Monaten. Auch die Prognose der traumatischen Fazialisparesen ist günstig. Die Nachuntersuchung ergibt jedoch häufig diskrete, vom Patienten selbst manchmal nicht bemerkte **Mitbewegungen der mimischen Muskulatur** (Synkinesien). Weniger als 10% der Fälle sind mit kosmetisch entstellenden **Kontrakturen** (Gesichtsasymmetrie) verbunden, die eine plastische Operation erfordern.

Verlauf: 80% der idiopathischen Fazialisparesen bilden sich zurück. Häufiges Residuum sind **pathologische Mitbewegungen**. In < 10% ist eine **Kontraktur** zu beobachten.

Eine vermehrte Tränensekretion beim Essen, das sog. **Krokodilstränen-Phänomen**, entsteht nach peripherer Fazialisparese bei fehlerhafter Reinnervation und Einsprossung gustatorischer Fasern des N. intermedius bis in die Glandula lacrimalis. Ein Rezidiv bzw. eine spätere kontralaterale Lähmung kommt bei 10% der Patienten mit idiopathischer Fazialisparese vor.

Als Folgeerscheinung kann das **„Krokodilstränen"-Phänomen** auftreten. Mit einem Rezidiv ist in 10% der idiopathischen Lähmungen zu rechnen.

▶ **Klinisches Beispiel:** Bei einer 31-jährigen Erzieherin traten während der Schwangerschaft plötzlich Schmerzen hinter dem rechten Ohr auf. Sie konnte das rechte Auge nicht mehr schließen. Die Untersuchung ergab ein Bell-Phänomen bei kompletter Gesichtslähmung rechts. Süße, salzige und saure Qualitäten wurden auf den vorderen zwei Dritteln der Zunge rechts nicht differenziert. Der übrige neurologische Befund und sämtliche Laboruntersuchungen, einschließlich des Borrelien-Antikörper-Titers, waren unauffällig. Auch die HNO-ärztliche Untersuchung ergab, abgesehen von einer Hyperakusis bei rechts fehlendem Stapediusreflex, keinen krankhaften Befund. Auf Röntgenuntersuchungen und jegliche Gabe von Medikamenten wurde wegen der Gravidität verzichtet. Unter Anwendung von Gesichtsmassagen und täglichen mimischen Übungen bildete sich die idiopathische periphere Fazialislähmung innerhalb von sechs Wochen vollständig zurück.

◀ **Klinisches Beispiel**

2.1.2 Nervenschäden des Schultergürtels

Überblick

Isolierte Nervenschäden am Schultergürtel betreffen v. a. den N. suprascapularis (Atrophie der Mm. supra- und infraspinatus mit eingeschränkter Außenrotation und Abduktion) und den N. axillaris (Atrophie des M. deltoideus, Sensibilitätsstörung am lateralen Oberarm), aber auch den XI. Hirnnerv.

2.1.2 Nervenschäden des Schultergürtels

Überblick

Meist sind die Nervenschäden der Schulter-Oberarm-Region auf eine Plexusläsion (s. S. 447) zurückzuführen. Die Nn. suprascapularis und axillaris sind häufiger auch isoliert betroffen: Verletzungen des N. suprascapularis (C 4/C 6) führen zur Atrophie der Skapula-Muskulatur (Mm. supra- und infraspinatus) mit Kraftminderung bei Abduktion und Außenrotation des Arms. Eine Läsion des N. axillaris (C 5/C 6) als Folge einer Kompression oder Schultergelenkluxation ist an der Abflachung der Schulterrundung (M. deltoideus) und einer Sensibilitätsstörung am lateralen Oberarm zu erkennen. Eine Sonderstellung nimmt der N. accessorius ein, der als XI. Hirnnerv an der Innervation der Schulter beteiligt ist.

Schädigungen des N. accessorius (XI. Hirnnerv)

Symptomatologie und Ätiopathogenese: Eine atrophische Parese des oberen Trapeziusanteils weist auf eine distale Akzessorius-Läsion hin, die meist Folge einer Operation im seitlichen Halsdreieck ist. Bei proximaler Läsion (Tumor, Schädelbasisbruch) ist außerdem der M. sternocleidomastoideus gelähmt.

Schädigungen des N. accessorius (XI. Hirnnerv)

Symptomatologie und Ätiopathogenese: Eine Verletzung des distalen Abschnitts des N. accessorius verursacht Schulterschmerzen und eine Atrophie des oberen Trapeziusanteils und eine Abduktionsschwäche des Arms. Es handelt sich meist um eine iatrogene Nervenschädigung nach Lymphknoten-Exstirpation im seitlichen Halsdreieck am Hinterrand des M. sternocleidomastoideus. Eine Läsion des proximalen Abschnitts ist durch einen Tumor oder eine Fraktur der Schädelbasis bedingt und führt zusätzlich zu einer Lähmung des M. sternocleidomastoideus mit Kraftminderung bei Drehung des Kopfes zur Gegenseite und Neigung des Kopfes zur betroffenen Seite.

Diagnostik: Auffällig sind der homolaterale Schultertiefstand und die Lateralabweichung der Skapula (**Scapula alata**, Abb. B-**2.3**, zu weiteren Ursachen s. Tab. B-**2.5**), bei proximaler Läsion auch eine Parese des M. sternocleidomastoideus. Das EMG der Pars superior des M. trapezius zeigt Denervierungsaktivität.

Diagnostik: Vom Aspekt her fallen die einseitige Atrophie der Pars superior des M. trapezius, der homolaterale Schultertiefstand und die Lateralabweichung des Schulterblatts (**Scapula alata**) auf (vgl. Abb. B-**2.3** und klin. Beispiel, zu weiteren Ursachen s. Tab. B-**2.5**). Die betroffene Schulter und der Arm können nicht vollständig angehoben werden. Liegt zusätzlich eine Parese des M. sternocleidomastoideus vor, so ist an eine proximale Läsion des N. accessorius zu denken. Sensibilitätsstörungen kommen nicht vor. Im EMG findet sich eine Denervierungsaktivität im oberen Anteil des M. trapezius als Ausdruck einer Schädigung des N. accessorius distal nach Abgang des Astes zum M. sternocleidomastoideus.

Therapie und Verlauf: Bei Nervendurchtrennung ist meist eine Transplantation indiziert. Dann ist die Prognose günstig.

Therapie und Verlauf: Meist ist wegen größerer Dehiszenz der Nervenenden eine mikrochirurgische Transplantation erforderlich. Unbehandelt ist die Prognose schlecht, nach Spät-Transplantation (Monate nach der Läsion) kommt es noch zur Remission.

▶ Klinisches Beispiel

▶ **Klinisches Beispiel:** Der 31-jährige Kraftfahrzeugmechaniker klagte über rechtsseitige Schulterschmerzen nach Lymphknotenexstirpation im seitlichen Halsdreieck am Hinterrand des M. sternocleidomastoideus (Abb. B-**2.3**). Diagnose: Iatrogene Akzessoriusparese mit Ausfall der Pars superior des M. trapezius rechts, die eine Transplantationsoperation erforderlich machte.

B-2.5

B-2.5 Neurogene Ursachen der Scapula alata

paretische bzw. atrophische Muskulatur	***Ursache***
Pars superior des M. trapezius	Läsion des N. accessorius (XI. Hirnnerv)
Mm. rhomboidei	Läsion des N. dorsalis scapulae (C 4–C 5)
M. serratus anterior	Läsion des N. thoracicus longus (C 5–C 7)
M. deltoideus, evtl. auch Mm. supra- und infraspinatus, serratus anterior, trapecius	neuralgische Schulteramyotrophie („Armplexusneuritis“, entzündliche Läsion des oberen Armplexus, v. a. Fasern C 5–C 7 betroffen)
DD: Schultergürtelform der progressiven Muskeldystrophie (s. S. 491)	

B-2.3 **Traumatische Akzessoriusparese nach Entfernung eines Halslymphknotens**

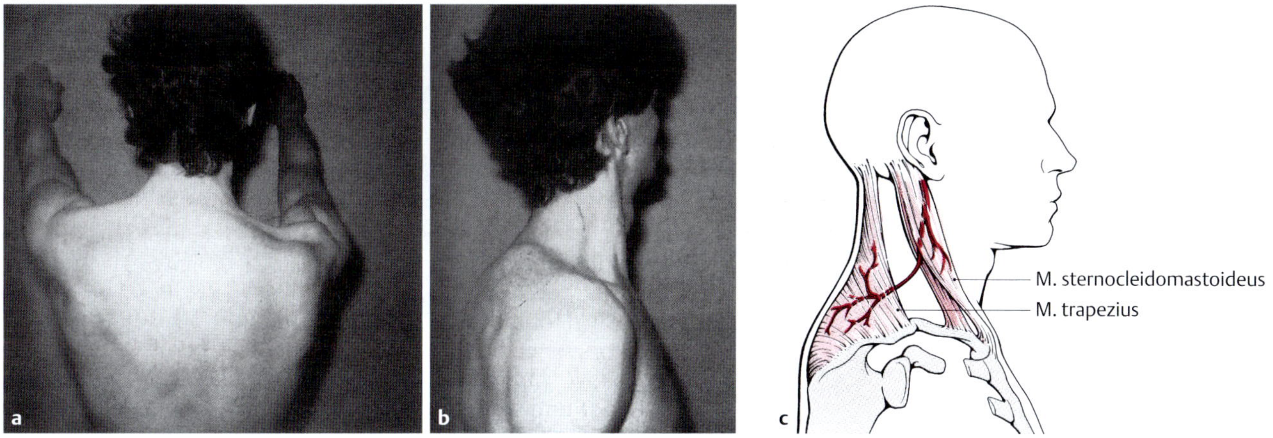

a Atrophie der Pars superior des M. trapezius rechts, homolateraler Schultertiefstand und Abweichung der Skapula nach lateral.

b Im seitlichen Halsdreieck erkennt man die Narbe nach Lymphknotenexstirpation.

c Verlauf des N. accessorius im extrakraniellen Abschnitt.

2.1.3 Nervenschäden der oberen Extremität

Schädigungen des N. musculocutaneus (C 5 – C 7)

Bei der selten isoliert vorkommenden Schädigung des N. musculocutaneus ist eine Parese der Ellenbeuger und Supinatoren des Unterarms (Mm. brachialis und biceps) zu beobachten. Die Beugung im Ellenbogengelenk muss in Supination getestet werden, um den Einsatz des M. brachioradialis auszuschließen. Der Bizepssehnenreflex (BSR) ist abgeschwächt, die Sensibilität am radialen Unterarm herabgesetzt. Häufigste Ursachen sind Stich-, Schnitt- oder Schussverletzungen und operative Eingriffe am Schultergelenk.

2.1.3 Nervenschäden der oberen Extremität
Schädigungen des N. musculocutaneus (C 5 – C 7)

Die seltene Läsion des N. musculocutaneus verursacht eine Parese der Ellenbeuger und der Supinatoren des Unterarms mit radialer Sensibilitatsstörung als Folge von Verletzungen des Schultergelenks.

Schädigungen des N. radialis (C 5 – C 8)

Symptomatologie: Eine Läsion des N. radialis am **Oberarm** führt infolge Lähmung der Mm. extensores carpi radialis longus et brevis zur sog. **Fallhand** (Abb. B-**2.4**). Alle Hand- und Fingerstrecker, aber auch die Mm. brachioradialis und supinator sind paretisch. Der Faustschluss ist trotz erhaltener Beugerfunktion unvollständig. Ein Ödem am Handrücken wird als Gubler-Schwellung bezeichnet. Zum Sensibilitätsausfall an der Hand s. Abb. B-**2.5a**. Nach Läsion des **R. superficialis** n. radialis ist die Sensibilität am radialen Handrücken und Daumen (mit Ausnahme des Endgliedes) sowie am Grundglied des Zeigefingers und halben Mittelfingers herabgesetzt. Ein kleines autonomes Sensibilitätsareal liegt dorsal über dem ersten Spatium interosseum.

Schädigungen des N. radialis (C 5 – C 8)

Symptomatologie: Eine Läsion des N. radialis am Oberarm führt infolge Parese der Handstrecker zur sog. **Fallhand** (Abb. B-**2.4**). Zum Sensibilitätsausfall s. Abb. B-**2.5a.**

Je weiter proximal eine Läsion lokalisiert ist, desto mehr Streckermuskeln sind gelähmt. Bei einer Schädigung des N. radialis in der **Axilla** ist auch der M. triceps und damit die Streckung des Ellenbogens betroffen. Der TSR ist abgeschwächt oder erloschen. Es findet sich meist ein Sensibilitätsausfall an der Dorsalseite des Oberarms.

Bei einer Schädigung des Nervs in der **Axilla** ist auch der M. triceps und damit die Ellenbogenstreckung betroffen.

Bei dem sog. **Supinatorlogen-Syndrom** handelt es sich um eine rein motorische Lähmung infolge einer Läsion der vom **R. profundus** n. radialis versorgten Muskeln, des M. supinator und v. a. der Finger- und Handstrecker.

Das **Supinatorlogen-Syndrom** ist durch eine rein motorische Lähmung der Finger- und Handstrecker charakterisiert.

Ätiopathogenese: Die häufigsten Ursachen einer Radialisläsion sind Humerus- oder Radiusfrakturen, seltener kommt es zur Druckschädigung des Nervs (mittlere Radialisläsion: „Parkbanklähmung"). Das Supinatorlogen-Syndrom kann traumatisch – durch Schnitt- oder Stichverletzungen, nach Luxation bzw. Fraktur des Radiusköpfchens – oder iatrogen durch paravenöse Injektion entstehen.

Ätiopathogenese: Die Radialisläsion ist durch Humerus- oder Radiusfrakturen oder Kompression, ein Supinatorlogen-Syndrom ist traumatisch bedingt oder iatrogen.

B-2.4

B-2.4 **Fallhand rechts (Radialisparese)**

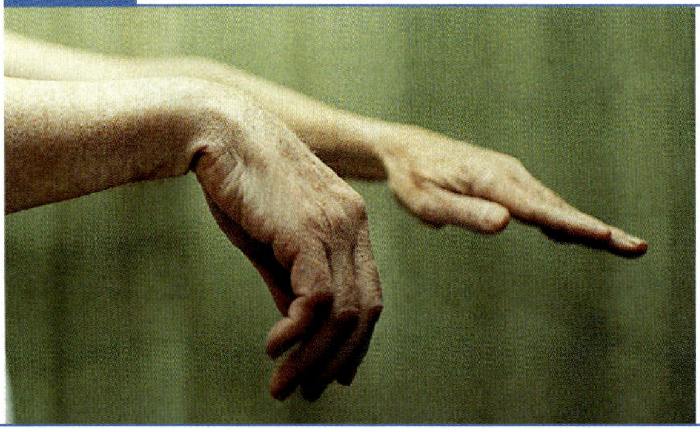

B-2.5

B-2.5 **Befunde bei proximaler Läsion des N. radialis, N. medianus und N. ulnaris**

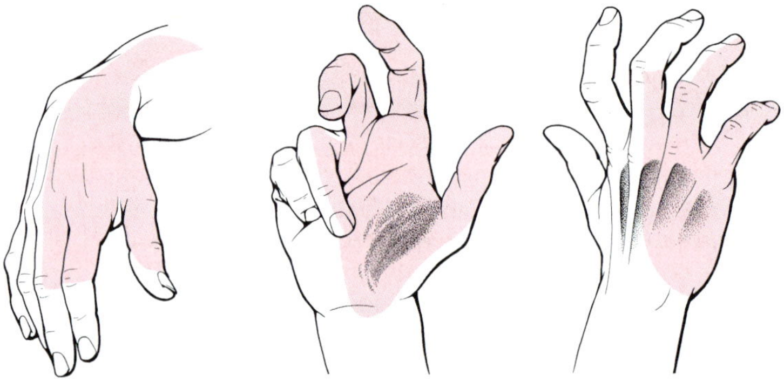

a Proximale Radialisläsion: Neben der Fallhand findet man einen sensiblen Ausfall an der Radialseite des Handrückens, der Streckseite des Daumens, des Zeige- und des radialseitigen Mittelfingers bis zum Mittelgelenk.

b Proximale Medianusläsion: Schwurhand, Thenaratrophie und sensibler Ausfall an der radialen Palma manus sowie den Beugeseiten der radialen $3^1/_2$ Finger einschließlich der Streckseite der Mittel- und Endphalanx dieser Finger.

c Proximale Ulnarisläsion: Krallenhand mit Atrophie der Mm. interossei und des M. adductor pollicis. Am Kleinfinger, an der volaren und dorsalen ulnaren Ringfingerhälfte und streckseitig bis einschließlich der ulnaren Hälfte der Mittelfingergrundphalanx ist die Sensibilität herabgesetzt.

Diagnostik: Bei Verdacht auf Radialisparese sind gezielt die Funktion der Unterarm-, Hand- und Fingerstrecker und die Sensibilität zu prüfen.

Diagnostik: Bei Verdacht auf eine Radialisparese ist die Funktion des M. triceps brachii und brachioradialis (Streckung bzw. Beugung des Unterarms in Mittelstellung) ebenso zu prüfen wie die Kraft der Hand- und Fingerstrecker und die Sensibilität. Das EMG dient der präoperativen Diagnostik und der Verlaufsbeobachtung.

Differenzialdiagnose: Neben einer Mononeuropathie bei **Bleiintoxikation** ist eine **zentrale Monoparese** abzugrenzen.

Differenzialdiagnose: Differenzialdiagnostisch ist an eine Mononeuropathie bei **Bleiintoxikation** (S. 470) zu denken, die ebenfalls eine Fallhand hervorrufen kann. Die **zentrale Monoparese** des Arms nach zerebraler Ischämie ist initial durch eine Abschwächung der Eigenreflexe der oberen Extremität charakterisiert. Bei festem Faustschluss kommt es als Mitinnervation zur leichten Streckung im Handgelenk.

Therapie: Abgesehen von **physikalischer Therapie** kommt eine operative Revision mit **Neurolyse** und **Nervennaht**, bei ungünstigem Verlauf auch eine Ersatzoperation infrage.

Therapie: Wenn die **physikalische Therapie** einschließlich Elektrostimulation keine Besserung verspricht, kommt bei einer Druckschädigung des N. radialis, z. B. beim Supinatorlogen-Syndrom, eine operative Revision infrage. Eine Quetschung oder Zerreißung des Nervs erfordert entweder eine **Neurolyse oder Naht**. Bei ungünstigem Verlauf ist eine Ersatzoperation mit Verlagerung des M. flexor carpi ulnaris auf die Streckseite der Hand indiziert.

Verlauf: Die meisten Radialisparesen am Oberarm zeigen einen günstigen Verlauf mit vollständiger Wiederherstellung der Funktion. Demgegenüber hat die distale Radialisläsion auch nach mikrochirurgischer Naht eine schlechtere Prognose.

Verlauf: Mittlere Radialisläsionen haben eine günstige Prognose.

▶ **Klinisches Beispiel:** Die 24-jährige ambitionierte Skiläuferin zog sich bei einem Sturz einen distalen Oberarmbruch rechts mit Quetschung des N. radialis zu. Die Fraktur wurde osteosynthetisch mit einer Lochplatte versorgt. Bei der neurologischen Untersuchung war die Streckung der rechten Hand nicht möglich (Fallhand), die Supination abgeschwächt. Es fand sich eine hypästhetisch-hypalgetische Zone im Bereich des rechten Handrückens und der radialen Finger. Unter Bewegungsübungen bildete sich die Radialisparese im Laufe eines Jahres fast vollständig zurück. Der elektromyographische Befund sprach für einen chronisch neurogenen Umbau; das EMG aus dem M. extensor digitorum ergab eine rasche Rekrutierung amplitudenhoher und verlängerter Willküreinheiten, das maximale Innervationsmuster hatte sich noch nicht ganz normalisiert.

◀ **Klinisches Beispiel**

Schädigungen des N. medianus (C 5 –Th 1)

Symptomatologie: Bei **proximaler Medianusläsion** fällt die sog. **Schwurhand** auf, die durch Parese der Flexoren der Finger I bis III bedingt ist (vgl. Abb. B-**2.5b**). Die Pronation ist eingeschränkt.
Selten wird der Nerv am Unterarm bei seinem Durchtritt durch den M. pronator teres komprimiert (**Pronator-teres-Syndrom**). Hierbei treten Parästhesien der radialen $3^1/_2$ Finger, gelegentlich auch Paresen der Mm. abductor pollicis brevis und flexor pollicis longus, sowie Schmerzen an Druckpunkten über dem M. pronator teres und am Daumenballen auf.
Die – ebenfalls seltene – Läsion des N. interosseus anterior ist durch eine Parese des M. flexor digitorum profundus mit Kraftminderung v.a. bei der Beugung der Endglieder von Daumen und Zeigefinger – ohne Sensibilitätsstörung – gekennzeichnet (**Interosseus-anterior-Syndrom**).
Die wesentlich häufigere Druckschädigung des N. medianus durch das Retinaculum flexorum am Handgelenk („Karpaltunnel") führt zum **Karpaltunnelsyndrom (CTS)**: Erstsymptom ist nächtliches Kribbeln der Finger, das sich mit der Zeit auf die Hand und den gesamten Arm ausbreiten kann (**Brachialgia paraesthetica nocturna**). Die Patienten klagen über morgendliche Steifigkeit und Schwellung der Finger; sie kühlen, massieren und schütteln die Hand. Typisch ist ein schmerzhafter Druckpunkt über dem Retinaculum flexorum. Im Verlauf treten die Parästhesien auch tagsüber auf. Es kommt zu **Sensibilitätsausfällen** an den radialen 3 1/2 Fingern, die von trophischen Störungen der Haut und Nägel begleitet sind, zur Parese des M. abductor pollicis brevis und M. opponens pollicis mit **Thenaratrophie** (vgl. Abb. B-**2.6a**) und zur Parese der Mm. lumbricales I und II.
Bei partieller Medianusläsion entwickelt sich eine **Kausalgie** (Tab. A-1.1, S. 5).

Schädigungen des N. medianus (C 5 –Th 1)

Symptomatologie: Bei **oberer Medianusläsion** bestehen **Schwurhand** (s. Abb. B-**2.5b**) und Pronationsschwäche.

Beim **Pronator-teres-Syndrom** treten regelhaft Parästhesien der radialen $3^1/_2$ Finger und Schmerzen über dem Muskel und dem Daumenballen auf.

Beim **Interosseus-anterior-Syndrom** ist der M. flexor digitorum profundus paretisch; eine Sensibilitätsstörung fehlt.

Das **Karpaltunnelsyndrom (CTS)** beginnt mit **Brachialgia paraesthetica nocturna**. Im Verlauf kommt es zu **Sensibilitätsausfällen** der radialen $3^1/_2$ Finger, einer Kraftminderung bei Daumenabduktion und -opposition mit **Thenaratrophie** (vgl. Abb. B-**2.6a**) und Parese der Mm. lumbricales I und II.

Bei partieller Medianusläsion kommt es zur **Kausalgie**.

Ätiopathogenese: Läsionen des N. medianus **am Ober- und Unterarm** treten v.a. bei **Schnitt- und Stichverletzungen**, seltener infolge Kompression auf: Beispiele für Druckschädigung sind die „paralysie des amants" (Schlaflähmung, am Oberarm), Quetschungen des Nervs bei Humerus- oder Unterarmfraktur, das Pronator-teres-Syndrom und das Interosseus-anterior-Syndrom. Ein Risikofaktor beim Pronator-teres-Syndrom ist die wiederholte Pro- und Supination des Unterarms, z.B. beim Schraubendrehen, ein Risikofaktor beim Interosseus-anterior-Syndrom die Unterarmfraktur.
Am Handgelenk wird der Nerv v.a. durch **Kompression**, seltener durch Schnittverletzungen geschädigt.

Ätiopathogenese: Am Ober- und Unterarm wird der Nerv v.a. durch **Schnitt- und Stichverletzung**, seltener durch Kompression (u.a. Pronator-teres- und Interosseus-anterior-Syndrom) geschädigt.

Am Handgelenk kommen v.a. **Druckläsionen** vor.

▶ **Merke:** Die häufigste Druckläsion eines peripheren Nervs ist die Kompression des N. medianus im Canalis carpi unter dem Retinaculum flexorum (Ligamentum carpi transversum). Sie führt zum CTS, dem häufigsten Engpasssyndrom.

◀ **Merke**

Zu den Ursachen des CTS s. Tab. B-**2.6**. Bei Diabetes mellitus kommt das CTS viermal häufiger vor als in der Normalbevölkerung. Die Hälfte der Patienten

Zu den Ursachen des CTS s. Tab. B-**2.6**.

leidet zusätzlich unter einer Polyneuropathie. Meist im 1. Trimenon der Gravidität berichten fast 25 % der Frauen über typische CTS-Beschwerden. Ein CTS bei Kindern ist eine Seltenheit.

Diagnostik: Zu prüfen sind die Pronation bei gebeugtem Unterarm, die Fingerbeugung und die Daumen-Kleinfinger-Opposition. Das **„Flaschenzeichen"** ist infolge Schwäche des M. abductor pollicis positiv (vgl. Abb. B-**2.6b**). Abgesehen vom Interosseus-anterior-Syndrom besteht eine Sensibilitätsstörung der radialen 3 1/2 Finger.

Diagnostik: Bei der Untersuchung wird die Pronation am gebeugten Unterarm, die Fingerbeugung und die Daumen-Kleinfinger-Opposition geprüft. Bei Letzterer soll der Patient die entsprechenden Fingerkuppen aufeinanderpressen, während der Untersucher versucht, den Patienten daran zu hindern. Das sog. **Flaschenzeichen** ist positiv, wenn die Hand aufgrund einer Schwäche des M. abductor pollicis brevis eine Flasche nicht umschließen kann (vgl. Abb. B-**2.6b**). Die taktile Wahrnehmung ist – außer beim Interosseus-anterior-Syndrom – durch eine Sensibilitätsstörung an den Fingern I bis III und der radialen Hälfte des IV. Fingers volar eingeschränkt, dorsal nur im Bereich der End- und Mittelglieder. Häufig findet sich eine Störung der Schweißsekretion (Hypo- oder Anhidrosis).

Hinweise auf ein CTS sind das **Hoffmann-Tinel-** und das **Phalen-Zeichen**.

Als Hinweis auf ein CTS gilt das **Hoffmann-Tinel-Zeichen**: Das Beklopfen des Retinaculum flexorum löst einen in die Hand ausstrahlenden elektrisierenden Schmerz aus (Dysästhesie). Oft ist auch das **Phalen-Zeichen** positiv: Nach Volarflexion der Hand, deren Finger gestreckt sind, für 30 – 40 s stellen sich Dysästhesien ein.

Elektroneurographisch ist bei einem CTS die distale motorische Latenz des N. medianus verlängert und die sensible NLG einschließlich der Amplituden reduziert. Neben mechanischen sollten internistische Ursachen ausgeschlossen werden (s. Tab. B-**2.6**).

Elektroneurographisch ist bei einem CTS die distale motorische Latenz des N. medianus verlängert. Auch die sensible NLG und die Amplituden der Potenziale sind reduziert (vgl. S. 137). Die Enge des Karpalkanals kann computertomographisch ausgemessen werden. Kernspintomographisch lassen sich morphologische Veränderungen am Nerv exakt nachweisen. Obwohl dem CTS meist eine mechanische Ursache zugrunde liegt, sollte eine internistische Erkrankung mithilfe von Laboruntersuchungen ausgeschlossen werden (vgl. Tab. B-**2.6**).

Differenzialdiagnose: In erster Linie kommt ein **zervikales Wurzelkompressionssyndrom** (C 7) in Betracht, außerdem eine ischämische Medianusläsion bei **Ergotismus**.

Differenzialdiagnose: Häufig werden die Parästhesien mit radikulären Beschwerden beim **Zervikalsyndrom** verwechselt, zumal eine Daumenballenatrophie auch bei einem Wurzelkompressionssyndrom in Höhe C 7 oder einer Plexusläsion C 7/C 8 zu beobachten ist, die jedoch mit einer Abschwächung des TSR und Sensibilitätsstörungen auch am Unterarm einhergehen. Eine Thenaratrophie als isolierte kongenitale Fehlbildung ist selten. Bei Parästhesien der Finger ist u. a. auch an eine Durchblutungsstörung der A. brachialis bei **Ergotismus** (Mutterkornalkaloid-Abusus) zu denken, die ihrerseits eine ischämische Medianusläsion hervorrufen kann.

B-2.6 Karpaltunnelsyndrom (Medianusläsion am Handgelenk)

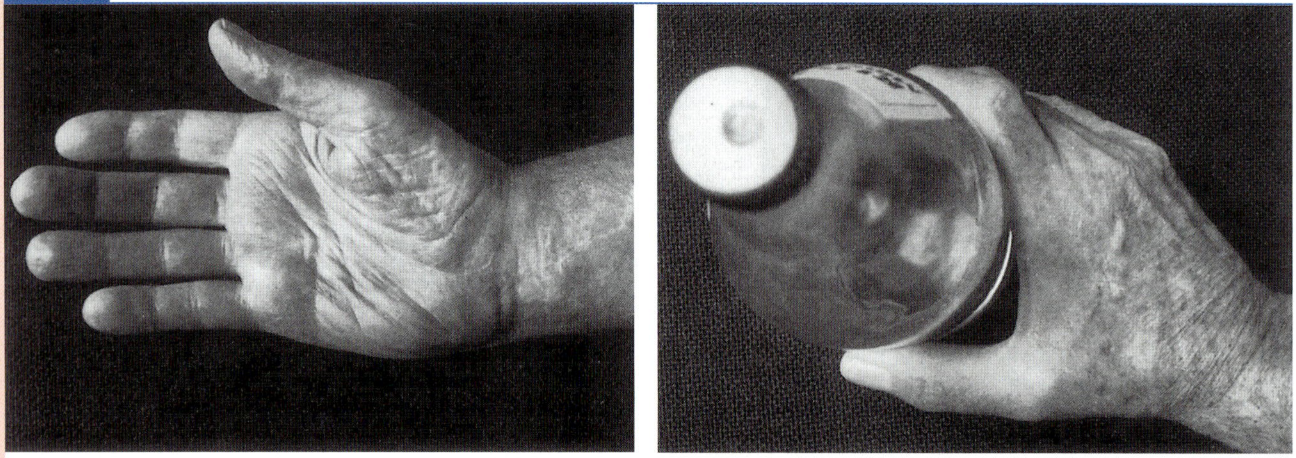

a Thenaratrophie: Parese der Mm. abductor pollicis brevis et opponens pollicis. Am Handgelenk erkennt man eine Narbe nach Spaltung des Retinaculum flexorum.

b Positives Flaschenzeichen: Infolge Parese des M. abductor pollicis brevis kann eine Flasche nicht umfasst werden.

B-2.6 Ätiologische Faktoren des Karpaltunnelsyndroms

mechanisch	Kompression, konstitutionelle Enge des Karpalkanals, Frakturen und Luxationen des Handgelenks
endokrin-metabolisch	Diabetes mellitus, Urämie, Urikämie, ***Akromegalie***, Myxödem, ***Gravidität***, Ovulationshemmer, Klimakterium, primäre Amyloidose, Mukopolysaccharidosen
exogen-toxisch	Alkohol
entzündlich	Tendovaginitis (der Canalis carpi enthält außer dem N. medianus die Sehnen und Sehnenscheiden der langen Fingerbeuger!), ***Borreliose***, Tuberkulose, Lepra
rheumatisch	Polyarthritis, Sklerodermie, Dermatomyositis
vaskulär	Thrombose, Ischämie, Hämatom (Antikoagulanzientherapie), AV-Fistel (Hämodialyse)
paraproteinämisch	Myelom u. a.

Therapie: Verletzungen des N. medianus werden mikrochirurgisch versorgt, um eine möglichst gute Wiederherstellung der Tastwahrnehmung und Greiffunktion der Hand zu erzielen.
Beim **CTS** ist zunächst eine konservative Behandlung angezeigt. Die nächtliche Ruhigstellung des Handgelenks mittels Unterarmschiene, die nicht zu fest angewickelt werden soll, ist die erste und einfachste Maßnahme. Die Injektion von Prednisolon in den Karpaltunnel ist auf Dauer nicht Erfolg versprechend. Therapie der Wahl ist eine frühzeitige operative **Dekompression** des N. medianus durch Spaltung des Ligamentum carpi transversum (Abb. B-**2.7**).

Therapie: Medianusverletzungen werden mikrochirurgisch versorgt.

Die Behandlung des **CTS** beginnt mit der Schienung des Handgelenks. Therapie der Wahl ist die **Dekompression** des Nervs (Abb. B-**2.7**).

Verlauf: Bei drei Viertel aller operativ versorgten Medianusdurchtrennungen wird eine vollständige Funktion der Hand nicht wieder erreicht. Die Prognose des CTS ist wesentlich günstiger. Gelegentlich klingen die nächtlichen Parästhesien schon nach Ruhigstellung des Handgelenks ab. Nach frühzeitiger Operation ist mit einer vollständigen Rückbildung der Sensibilitätsstörungen und Paresen zu rechnen. Nicht selten kommt es jedoch zu Rezidiven oder Ausbildung eines CTS an der anderen Hand.

Verlauf: Die Prognose operativ versorgter Medianusdurchtrennungen ist schlecht. Demgegenüber ist bei CTS postoperativ meist mit einer Remission zu rechnen. Rezidive kommen jedoch (auch kontralateral) vor.

B-2.7 Operative Dekompression des N. medianus bei Karpaltunnelsyndrom

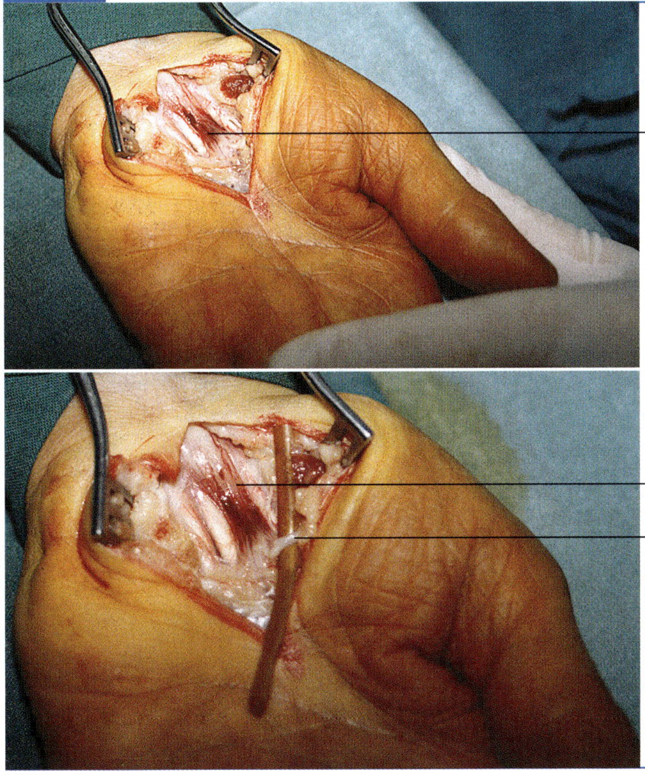

a Nach vollständiger Spaltung des Ligamentum carpi transversum wird der N. medianus freipräpariert. An der Kompressionsstelle des Nervs erkennt man eine Gefäßinjektion.

b Vergrößerter Bildausschnitt und zusätzliche Darstellung des tiefen Abgangs des sensiblen Ramus palmaris des N. medianus (Variation).

▶ Klinisches Beispiel

▶ **Klinisches Beispiel** Die 52-jährige Schneiderin litt seit 16 Monaten unter schmerzhaften, nächtlich paroxysmal auftretenden Kribbelparästhesien der rechten Hand, die bis in den Oberarm ausstrahlten (Brachialgia paraesthetica nocturna). Die Patientin konnte wegen Empfindungslosigkeit des rechten Daumens, Zeige- und Mittelfingers nicht mehr nähen. Der atrophische Daumenballen war druckdolent, die Daumen-Kleinfinger-Opposition eingeschränkt, Hoffmann-Tinel- und Flaschenzeichen waren positiv. Die distale motorische Latenz des N. medianus war rechts mit 5,1 ms verlängert, links mit 3,6 ms normal; rechts fand sich kein sensibles Aktionspotenzial. Nach Spaltung des Ligamentum carpi transversum bildeten sich die Beschwerden allmählich zurück.

Schädigungen des N. ulnaris (C 8 –Th 1)

Symptomatologie: Bei Ulnarisparese entwickelt sich eine sog. **Krallenhand** (vgl. Abb. B-**2.5c**).

Die **proximale Ulnarisläsion** führt außerdem zu Sensibilitätsstörungen (s. Abb. B-**2.5c**), **Hypothenaratrophie** und Atrophie der Mm. interossei. Auffällig ist das Jeanne-Zeichen.

Ätiopathogenese: Neben Verletzungen des Ellenbogen- oder Handgelenks kommen u. a. degenerative oder entzündliche Veränderungen des Sulcus ulnaris infrage.

Beim **Guyon-Syndrom** wird der Nerv durch das Lig. carpi palmare komprimiert.

Diagnostik: Auffällig sind Paresen des M. adductor pollicis und der Mm. lumbricales III und IV sowie der Mm. interossei. Das **Froment-Zeichen** ist positiv (vgl. Abb. B-**2.8**). Bei isolierter Läsion des R. profundus n. ulnaris findet sich keine Atrophie des Hypothenars.

Schädigungen des N. ulnaris (C 8 –Th 1)

Symptomatologie: Die Ulnarisparese, die häufigste periphere Nervenläsion, ist durch die sog. **Krallenhand** gekennzeichnet: Die leicht abduzierten Finger IV und V sind im Grundgelenk überstreckt, während Mittel- und Endglieder gebeugt sind (vgl. Abb. B-**2.5c**). Ursache ist die Parese der Mm. lumbricales III und IV.
Bei **proximaler Läsion des N. ulnaris** (Sulcus-ulnaris-Syndrom, SUS) findet man außerdem eine Sensibilitätsstörung der Handkante und der ulnaren Finger (vgl. Abb. B-**2.5c**), eine **Hypothenaratrophie** und eine Atrophie der Mm. interossei. Auffällig sind v. a. eine Verschmächtigung des Spatium interosseum I und eine Hyperextension im Daumengrundgelenk (Jeanne-Zeichen).

Ätiopathogenese: Meist handelt es sich um eine Druckschädigung in Höhe des Ellenbogen- oder Handgelenks (Fraktur, Narkoselähmung). Gelegentlich ist eine Luxation des N. ulnaris aus seinem Knochenkanal am Ellenbogen (Sulcus ulnaris) Ursache der Lähmung. Andere Ursachen des **Sulcus ulnaris-Syndroms (SUS)** sind degenerative oder entzündliche Veränderungen oder chronischer Zug am Nerv bei hebelartigen Tätigkeiten mit kontinuierlicher Beugung und Streckung des Ellenbogengelenks.
Das **Guyon-Syndrom** ist durch Kompression des N. ulnaris am Handgelenk unter dem Ligamentum carpi palmare („Loge de Guyon") bedingt.

Diagnostik: Bei der Untersuchung fällt eine Parese des M. adductor pollicis auf. Fordert man den Patienten auf, einen Papierstreifen zwischen Daumen und Zeigefinger beider Hände zu zerreißen, so kommt es zur Beugung des Daumenendglieds als Ersatz für die fehlende Adduktionsfunktion (**Froment-Zeichen** positiv, vgl. Abb. B-**2.8**). Darüber hinaus sind Atrophien und Paresen der Mm. lumbricales III und IV und der Mm. interossei zu beobachten.
Sowohl die Ulnarflexion als auch die Beugung der Hand und die Adduktion des V. Fingers sind eingeschränkt, ebenso die Streckung der Endphalangen IV und V. Bei isolierter Läsion des R. profundus n. ulnaris ist keine Hypothenaratrophie zu erwarten, da der Hypothenar von einem eigenen Ast versorgt wird. Die Röntgenzielaufnahme des Sulcus ulnaris deckt gelegentlich einen Osteophyten als Ursache der Kompression auf.

B-2.8

B-2.8 Positives Froment-Zeichen bei Ulnarisläsion links

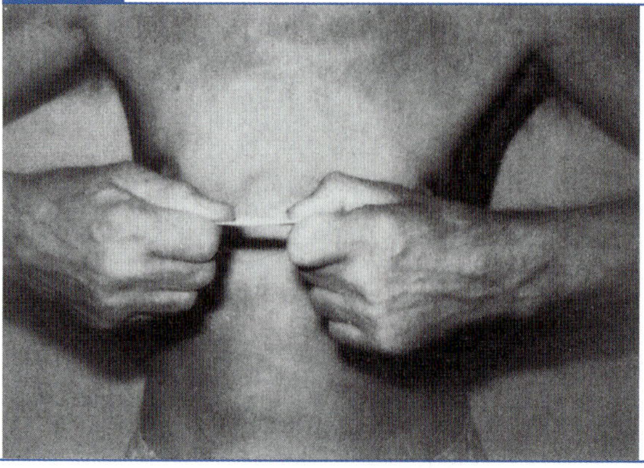

Bei dem Versuch, einen Papierstreifen zu zerreißen, wird das Daumenendglied gebeugt, um die fehlende Adduktionsfunktion (Parese des M. adductor pollicis) zu kompensieren.

Differenzialdiagnose: Die Symptomatik ist von dem klinischen Bild eines **C8-Syndroms** bei zervikalem Bandscheibenvorfall abzugrenzen, das durch ein radikuläres Schmerzband mit Sensibilitätsstörung am ulnaren Unterarm und vierten und fünften Finger charakterisiert ist. Der Trömner-Reflex, seltener auch der TSR, ist abgeschwächt. Die Unterscheidung von der meist doppelseitigen **Dupuytren-Kontraktur** mit Schrumpfung der Palmarfaszie und Fehlstellung v.a. der ulnaren Finger bereitet keine Schwierigkeiten, im Gegensatz zur **Volkmann-Kontraktur**: Diese ischämische Muskelkontraktur durch Quetschung bzw. Kompression der Muskulatur nach Humerusfraktur, Hämatom oder auch durch zirkulären Gipsverband betrifft v.a. die Handbeuger und kleinen Handmuskeln. Atrophische Paresen der kleinen Handmuskeln bei amyotrophischer Lateralsklerose (ALS) gehen nicht mit Sensibilitätsstörungen einher.

Differenzialdiagnose: Auch bei einem radikulären **C8-Syndrom** (zervikaler Bandscheibenvorfall) findet sich eine Sensibilitätsstörung des Ring- und Kleinfingers. Der Trömner-Reflex ist abgeschwächt. Einer Fehlstellung der ulnaren Finger liegt häufig eine **Dupuytren-Kontraktur** zugrunde. Schwierig ist die Abgrenzung von einer **Volkmann-Kontraktur** (Anamnese: Trauma?).

Therapie und Verlauf: In jedem Fall ist eine Schonung des Arms, d.h. eine Vermeidung von chronischer Druck- und Zugschädigung des N. ulnaris erforderlich. Im Übrigen kann eine operative Dekompression des Nervs am Ellenbogen oder am Handgelenk erforderlich werden. Bei SUS ist eine Verlagerung des Nervs unter die Weichteile Erfolg versprechend. Die operative Korrektur kann eine Wiederherstellung der Funktion herbeiführen (s.a. klin. Beispiel).

Therapie und Verlauf: Stets muss der Arm geschont werden. Bei SUS ist eine operative Verlagerung des Nervs indiziert.

▶ **Klinisches Beispiel:** Der 45-jährige Platzwart eines Sportvereins klagte über eine seit einem Jahr zunehmende Kraftlosigkeit mit Muskelschwund der rechten Hand. Bei der neurologischen Untersuchung fand sich eine Atrophie der Spatii interossei, v.a. I, und des Hypothenars rechts bei Hypästhesie des Kleinfingers und der ulnaren Hälfte des Ringfingers. Das Froment-Zeichen war rechts positiv. Die motorische NLG des N. ulnaris bei Reizung im Sulcus ulnaris war rechts deutlich herabgesetzt. Röntgenspezialaufnahmen ergaben eine Einengung des Sulcus bei ausgeprägter Arthrose des Ellenbogengelenks. Nach operativer Verlagerung des N. ulnaris kam es innerhalb von acht Monaten zu einer deutlichen Rückbildung der Parese.

◀ **Klinisches Beispiel**

2.1.4 Nervenschäden des Beckengürtels

2.1.4 Nervenschäden des Beckengürtels

Symptomatologie und Ätiopathogenese: Isolierte Schädigungen der Nerven des Plexus lumbosacralis sind durch Tumorkompression oder Verletzungen bedingt (z.B. Beckenfraktur und abdominelle Eingriffe).
Bei einer Läsion des **N. iliohypogastricus** treten sensible Reizerscheinungen an der Darmbeinschaufel auf. Wie beim **Ilioinguinalis-Syndrom**, das durch Schmerzen an der Symphyse charakterisiert ist, entwickelt sich eine umschriebene Parese der unteren Bauchmuskulatur. Eine Läsion des **N. genitofemoralis**, z.B. nach Herniotomie, führt zu Schmerzen und Sensibilitätsstörung unterhalb des Leistenbandes und am äußeren Genitale.

Symptomatologie und Ätiopathogenese: Isolierte Nervenläsionen sind durch Tumorkompression oder Trauma bedingt.

Schmerzen am Beckenkamm kennzeichnen die Läsion des **N. iliohypogastricus**, Schmerzen an der Symphyse die des **N. ilioinguinalis** und Schmerzen am äußeren Genitale die des **N. genitofemoralis**.

▶ **Merke:** Bei der sog. **Meralgia paraesthetica** handelt es sich um Schmerzen und Missempfindungen infolge Kompression mit Reizung des N. cutaneus femoris lateralis am Ligamentum inguinale, v.a. durch zu enge Gürtel und Hosen („Jeans-Krankheit“). Charakteristisch ist eine hypästhetische Zone am lateralen Oberschenkel.

◀ **Merke**

Eine Schädigung des N. obturatorius mit Parese der Adduktoren, abgeschwächtem Adduktorenreflex und Sensibilitätsstörung an der Innenseite des Oberschenkels wird durch Beckenfrakturen, Hüftgelenkerkrankungen und Hernia obturatoria verursacht. Gelegentlich entwickelt sich eine postoperative Obturatorius-Neuralgie.
Nach unsachgemäßer intramuskulärer Injektion kann es durch Schädigung des **N. glutaeus superior** zur atrophischen Parese des M. glutaeus medius mit positivem Trendelenburg-Zeichen kommen: Beim Einbeinstand auf dem betroffenen Bein sinkt das Becken auf der Seite des Standbeins zur gesunden Seite ab. Sehr viel seltener ist eine tumorbedingte Kompression des N. glutaeus inferior mit Atrophie des M. glutaeus maximus und Parese der Hüftextensoren.

Die **Obturatoriusläsion** geht mit einer Parese der Adduktoren und Sensibilitätsstörung am medialen Oberschenkel einher.

Eine Glutaeus-medius-Parese durch Schädigung des **N. glutaeus superior**, z.B. nach unsachgemäßer i.m.-Injektion, führt zu einem positiven Trendelenburg-Zeichen.

Therapie: Es kommt eine Infiltration oder operative Revision infrage.

Therapie: Wenn die Infiltration mit einem Lokalanästhetikum keine anhaltende Besserung ergibt, empfiehlt sich eine operative Revision des komprimierten Nervs.

2.1.5 Nervenschäden der unteren Extremität

2.1.5 Nervenschäden der unteren Extremität

Schädigungen des N. femoralis (L 1 –L 4)

Symptomatologie: Bei distaler Femoralisläsion findet sich eine **Quadrizepsparese und -atrophie**, bei proximaler Läsion auch eine Iliopsoasparese.

Ätiopathogenese: Infrage kommen Verletzungen, intrapelvine Hämatome, Abszesse und Tumoren.

Diagnostik: Charakteristisch sind Paresen der Hüftbeuger oder Kniestrecker.

Differenzialdiagnose: Ein L3- oder L4-Syndrom bei **Bandscheibenvorfall** ist ebenso auszuschließen wie eine Affektion des Hüft- oder Kniegelenks.

Therapie und Verlauf: In der Regel ist eine chirurgische Therapie erforderlich. Die Prognose ist meist günstig. Gelegentlich kommt es zur Kausalgie.

Schädigungen des N. ischiadicus (L 4 –S 3)

Symptomatologie: Bei Läsion des Ischiadikusstamms entwickelt sich eine Parese der ischiokruralen Muskulatur (Kniebeuger, Dorsal- und Plantarflexoren des Fußes, Abb. B-**2.9a** und **b**).

Ätiopathogenese: Meist handelt es sich um traumatische bzw. iatrogene Läsionen.

Diagnostik: Ein Injektionsschaden ist durch meist akute heftige Schmerzen, eine peronäusbetonte Parese und **Anhidrose der Fußsohle** charakterisiert.

Differenzialdiagnose: Ein lumbales radikuläres Syndrom lässt sich durch den Schweißtest abgrenzen.

Schädigungen des N. femoralis (L 1 –L 4)

Symptomatologie: Bei distaler Femoralisläsion kommt es zur **Parese und Atrophie des M. quadriceps**. Die Sensibilität ist an der Vorderseite des Oberschenkels und Innenseite des Unterschenkels (N. saphenus) herabgesetzt. Seltener ist die proximale Femoralisläsion, bei der der M. iliopsoas paretisch und damit die Hüftbeugung erschwert ist.

Ätiopathogenese: Neben iatrogenen Schädigungen (Arteriographie, Appendektomie, seltener Herniotomie) oder Kompression durch ein Bruchband und Schnittverletzungen führen gelegentlich intrapelvine Tumoren, Hämatome (Blutgerinnungsstörungen) oder Abszesse zur Femoralisparese.

Diagnostik: Eine Parese der Hüftbeuger oder Unterschenkelstrecker bei abgeschwächtem Patellarsehnenreflex (PSR) muss den Verdacht auf eine Femoralisparese lenken, zumal wenn eine Sensibilitätsstörung an der Oberschenkelstreckseite und Innenseite des Unterschenkels (s. Abb. A-2.43) besteht.

Differenzialdiagnose: Abzugrenzen ist ein radikuläres L3- oder L4-Syndrom bei **Bandscheibenvorfall** mit Quadrizepsparese, abgeschwächtem PSR und Sensibilitätsstörungen in diesen Dermatomen an der Streckseite des Oberschenkels (vgl. Abb. B-**2.15**). Eine nicht neurogene Oberschenkelatrophie findet sich auch bei Fehlstellungen, Verletzungen und Operationen des Hüft- oder Kniegelenks.

Therapie und Verlauf: Die Behandlung richtet sich nach der Grundkrankheit (Entfernung der Kompressionsursache, z. B. eines Tumors oder Hämatoms). Darüber hinaus kommt eine Nervennaht in Betracht. Neben Spontanremissionen und günstigen chirurgischen Ergebnissen gibt es auch langwierige, mit Kausalgie verbundene Verläufe.

Schädigungen des N. ischiadicus (L 4 –S 3)

Symptomatologie: Eine Läsion des Ischiadikusstammes verursacht den Ausfall der ischiokruralen Muskulatur, d. h. eine Parese der Kniebeuger sowie eine kombinierte Peronäus- und Tibialislähmung mit Parese der Unterschenkel- und Fußmuskeln (Dorsal- und Plantarflexion, Abb. B-**2.9a** und **b**). Die Sensibilität ist an Unterschenkel und Fuß, abgesehen von der Haut über dem Malleolus medialis und medialen Fußrand (Versorgungsbereich des N. saphenus), herabgesetzt.

Ätiopathogenese: Der Ischiadikusläsion liegen iatrogene Schäden („Spritzenlähmung", Hüftgelenkoperation), Luxationen und Frakturen im Bereich des Hüftgelenks und Oberschenkels, Hämatome, Schussverletzungen oder Tumoren zugrunde.

Diagnostik: Bei der „Spritzenlähmung" kommt es fast immer unmittelbar nach der Injektion zu heftigen Schmerzen und einer peronäusbetonten Lähmung. Der Achillessehnenreflex (ASR) ist erloschen, eine **Anhidrose der Fußsohle** (Ninhydrin-Test) erhärtet die Diagnose. Elektromyographisch findet man eine Denervierung der Kniebeuger sowie der Unterschenkel- und Fußmuskulatur. Bei allmählich progredienter Ischiadikusparese ist ein Neoplasma radiologisch auszuschließen (zur Plexusparese s. S. 447).

Differenzialdiagnose: Ein Bandscheibenvorfall, der mit Lumboischialgie, einer Sensibilitätsstörung im betroffenen Dermatom und Paresen verbunden ist, weist keine Störung der Schweißsekretion auf, da bei einem radikulären Syndrom die sudorisekretorischen Fasern, die aus dem Grenzstrang stammen, nicht betroffen sind (S. 81).

Therapie: Bei einer „Spritzenlähmung" ist die Injektionsstelle zur Verdünnung des Medikaments mit Kochsalz zu umspritzen und frühzeitig eine Neurolyse des N. ischiadicus vorzunehmen. Wesentlich ist die Prävention solcher Schäden durch korrekte Technik, d.h. Injektion in das vordere (ventrale) Drittel der Mm. glutaei medius et minimus. Bei Quetschungen und Zerreißungen des Nervs ist eine Naht, ggf. mit Überbrückung durch ein Transplantat, Erfolg versprechend.

Therapie: Bei „Spritzenlähmung" ist nach lokaler Kochsalzinjektion eine Neurolyse durchzuführen, bei Quetschung oder Zerreißung des Nervs eine Naht (Transplantat).

Verlauf: Unbehandelte Ischiadikusläsionen sind prognostisch ungünstig. Es kommt häufig zu Ulzerationen des Fußes, die eine Unterschenkelamputation erfordern können.

Verlauf: Die Prognose unbehandelter Fälle ist ungünstig.

Schädigungen des N. peronaeus (L 4 –S 2)

Symptomatologie: Die Läsion des **N. peronaeus communis** ist durch eine Fuß- und Zehenheberparese gekennzeichnet (Abb. B-**2.9c** und **d**). Wegen der eingeschränkten Dorsalextension und Abduktion (Equinovarus) muss der Patient das Bein im Knie gebeugt anheben, um den Fuß aufzusetzen (**„Steppergang"**). Es besteht eine Sensibilitätsstörung am lateralen Unterschenkel und am Fußrücken.
Eine **isolierte Schädigung** des **N. peronaeus superficialis** führt zur Parese der Mm. peronaei und Sensibilitätsstörung am lateralen Unterschenkel und am Fußrücken, eine isolierte Läsion des **N. peronaeus profundus** zu Paresen der Mm. tibialis anterior, extensor hallucis longus und brevis, extensor digitorum longus und extensor digitorum brevis mit einer umschriebenen Sensibilitätsstörung (dreieckiger Bezirk zwischen erster und zweiter Zehe dorsal, s. Abb. A-**2.43**, S. 76).

Schädigungen des N. peronaeus (L 4 –S 2)

Symptomatologie: Bei Läsion des **N. peronaeus communis** besteht eine Fuß- und Zehenheberparese (Abb. B-**2.9c** u. **d**) mit **„Steppergang"**. Die Sensibilität ist am Unterschenkel (lateral) und Fußrücken gestört.

Bei Läsion des N. peronaeus superficialis sind die Mm. peronaei gelähmt, bei der des **N. peronaeus profundus** die übrigen Fuß- und Zehenheber mit Sensibilitätsstörung zwischen Zehe I und II.

Ätiopathogenese: Abgesehen von iatrogenen Schädigungen (Meniskektomie, Lagerung auf dem Operationstisch) ist eine Peronäusparese auf **Frakturen** und Luxationen in Höhe des Kniegelenks, v. a. des Fibulaköpfchens, oder des Sprunggelenks zurückzuführen, nicht selten als Folge von Sportverletzungen und chronischer Druckschädigung des Nervs, z. B. als **„crossed legs palsy"** bei häufigem Übereinanderschlagen der Beine oder langem Knien.
Gelegentlich kommt es auch zum sog. **vorderen Tarsaltunnelsyndrom** durch Kompression des N. peronaeus profundus unter dem Ligamentum cruciatum cruris (s. Tab. B-**2.2**, S. 431).

Ätiopathogenese: Als Ursachen kommen v. a. **Frakturen** und Luxationen in Höhe des Knie- und Sprunggelenks infrage. Auch chronische Druckschädigung am Fibulaköpfchen kann zur Peronäusläsion führen (z. B. **„crossed legs palsy"**).

Zum **Tarsaltunnelsyndrom** s. Tab. B-**2.2**, S. 431

B-2.9 Nervenschäden der unteren Extremität

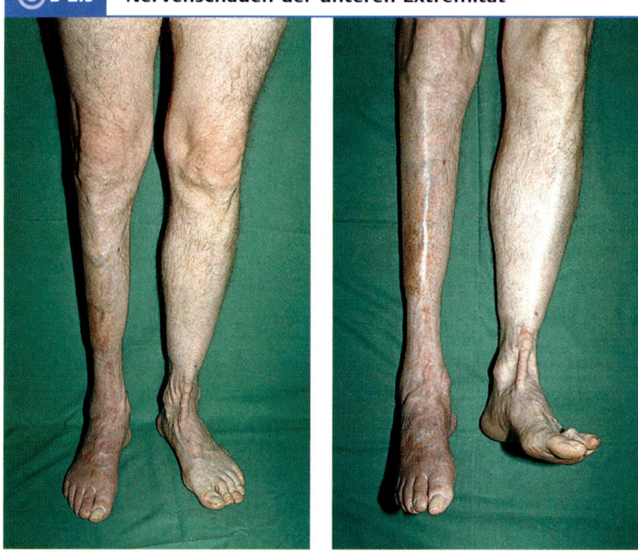

a b

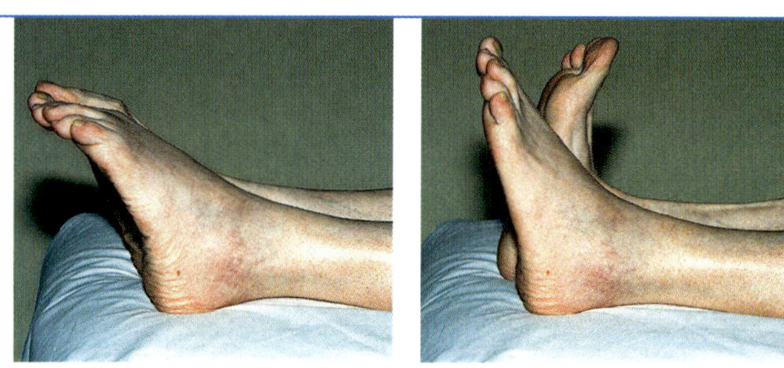

c d

a,b Ischiadikusparese: 71-jähriger Patient mit atrophischer Lähmung des rechten Beins infolge Läsion des N. ischiadicus nach Oberschenkeldurchschuss (Kriegsverletzung). Besonders die Unterschenkelmuskulatur ist atrophisch **(a)**. Der rechte Fuß hängt schlaff herab, es besteht eine Fußheber- und -senkerparese **(b)**.
c,d Peronäusparese: 44-jährige Patientin mit Druckläsion des linken N. peronaeus am Fibulaköpfchen. Während die Plantarflexion beiderseits intakt ist **(c)**, besteht links eine Fuß- und Zehenheberparese **(d)**.

Diagnostik: Der Hackengang ist nicht möglich. Eine Pronationsschwäche (N. peronaeus superficialis) oder Fußheberschwäche (N. peronaeus profundus) bei erhaltenem ASR stützt die Diagnose. Die NLG ist reduziert.

Diagnostik: Der Hackengang ist wegen der Fußheberparese nicht durchführbar. Bei Läsion des N. peronaeus superficialis ist die Eversion (Pronation und Abduktion) des Fußes beeinträchtigt, bei Schädigung des N. peronaeus profundus findet sich eine Atrophie des M. tibialis anterior mit Schwäche der Fußhebung („Spitzfuß"). Der ASR ist erhalten. Die NLG ist herabgesetzt.
So ist z. B. bei Läsion des N. peronaeus communis in Höhe des Fibulaköpfchens das Muskelaktionspotenzial des M. extensor digitorum brevis erniedrigt oder ausgefallen.

Differenzialdiagnose: Zur peronäusbetonten Ischiadikusläsion s. S. 444, zum **radikulären L5-Syndrom** s. Abb. B-**2.15**, zur **zentralen Parese** s. Abb. A-2.22.

Abzugrenzen sind auch die **Mononeuropathia multiplex diabetica** (strumpfförmige Sensibilitätsstörung!) und die ALS (rein motorische Ausfälle!).

Differenzialdiagnose: Differenzialdiagnostisch ist auch an eine peronäusbetonte Ischiadikusläsion nach Injektionsschaden (s. S. 444) zu denken. Zum **radikulären L5-Syndrom** nach Bandscheibenvorfall s. Abb. B-**2.15**. Eine **zentrale Parese** mit Spitzfußstellung und Zirkumduktion des Fußes (Wernicke-Mann-Gangbild, s. Abb. A-2.22) ist durch spastischen Muskeltonus charakterisiert.
Die **Mononeuropathia multiplex diabetica** (s. S. 471) und die amyotrophische Lateralsklerose (ALS, S. 230) manifestieren sich nicht selten mit einer Fußheberschwäche. Die diabetische Neuropathie weist jedoch eine strumpfförmige Sensibilitätsstörung auf, die ALS ist durch rein motorische Ausfälle gekennzeichnet.

▶ **Merke**

▶ **Merke:** Das **Tibialis-anterior-Syndrom** infolge ischämischer Muskelkontraktur (Kompartment-Syndrom) ist durch heftige prätibiale Schmerzen, Schwellung und Rötung gekennzeichnet. Nach sportlicher Überanstrengung (Fußballspiel!) kann sich innerhalb weniger Stunden eine Kontraktur der Fußheber (ohne „Spitzfuß"-Stellung bzw. „Steppergang") entwickeln. Häufig ist der Puls der A. dorsalis pedis abgeschwächt und deren Strömungssignal (Dopplersonographie) reduziert. Elektromyographisch findet sich ein sog. „silent EMG" (stummes EMG). Wird eine Spaltung der Fascia cruris anterior nicht frühzeitig vorgenommen, ist eine irreversible Schädigung zu befürchten.

Therapie: Neben physikalischer Therapie kommt je nach Ursache eine Dekompression oder Nervennaht infrage.

Therapie: In jedem Fall ist die physikalische Therapie notwendig. Als operative Maßnahme kommt je nach Ursache der Läsion die Dekompression oder die Naht des N. peronaeus infrage. Als orthopädisches Hilfsmittel dient der Peronäusschuh (Schiene).

Verlauf: Die Prognose ist relativ schlecht.

Verlauf: Die Prognose der unbehandelten, aber auch der durch Nervennaht operativ versorgten Peronäusparese ist eher ungünstig.

▶ **Klinisches Beispiel**

▶ **Klinisches Beispiel:** Der 7-jährige Junge zog sich bei einem Fahrradunfall eine Oberschenkelfraktur links zu, die mit einer beiderseitigen Extension behandelt wurde. Während die Schmerzen im linken Bein nachließen, entwickelte sich rechtsseitig unter heftigen Schmerzen eine Fuß- und Zehenheberparese, die durch Kompression des N. peronaeus in Höhe des Fibulaköpfchens (Extensionsverband) bedingt war. Trotz rascher Entfernung der Extension und intensiver physikalischer Therapie kam es zu einer nur unvollständigen Remission.

Schädigungen des N. tibialis (L 4 – S 3)

Symptomatologie: Charakteristisch sind eine Wadenatrophie und Krallenstellung der Zehen.

Symptomatologie: Bei einer Schädigung des N. tibialis fällt eine Wadenatrophie und Krallenstellung der Zehen auf. Die Plantarflexion ist eingeschränkt. Der Patient berichtet über ein Taubheitsgefühl der Fußsohle.

Ätiopathogenese: Ursachen sind Frakturen der Tibia oder des Malleolus medialis oder ein **hinteres Tarsaltunnelsyndrom** (s. Tab. B-**2.2**).

Ätiopathogenese: Neben Knie- und Sprunggelenkverletzungen, v. a. Frakturen des Tibiaschaftes und des Malleolus medialis, kann eine Tibialisparese durch ein **hinteres Tarsaltunnelsyndrom** (s. Tab. B-**2.2**) hervorgerufen werden, das wesentlich häufiger als das vordere Tarsaltunnelsyndrom (Peronäusläsion, s. o.) vorkommt. Eine Läsion der Nn. digitales plantares am Vorfuß (Morton-Metatarsalgie, s. Tab. B-**2.2**) ist meist durch enges Schuhwerk bedingt. Die Nervenfasern werden an den Metatarsalköpfchen komprimiert.

Diagnostik: Man findet eine atrophische Parese des M. triceps surae bei fehlendem Tibialis-posterior-Reflex (TPR) und ASR sowie

Diagnostik: Bei vollständiger Tibialisparese ist der Zehengang undurchführbar, der Tibialis-posterior-Reflex (TPR) und der ASR sind erloschen. Der M. triceps surae ist paretisch, die Wadenmuskulatur atrophisch und die Sensibilität an der Wade, Fußsohle und am lateralen Fußrand herabgesetzt. Oft findet sich ein

Druckschmerz unterhalb des Malleolus medialis. Der Ninhydrin-Test ergibt eine Hyp- oder Anhidrose der Fußsohle. Elektroneurographisch ist die motorische und sensible NLG des N. tibialis reduziert.

eine Sensibilitäts- und Schweißsekretionsstörung der Fußsohle. Die NLG ist herabgesetzt.

Differenzialdiagnose: Wie bei der peripheren Ischiadikusläsion ist differenzialdiagnostisch in erster Linie an einen Bandscheibenvorfall mit **radikulärem S1-Syndrom** (s. Abb. B-**2.15**) zu denken, das jedoch keine Störung der Schweißsekretion aufweist.

Differenzialdiagnose: In erster Linie kommt ein **radikuläres S1-Syndrom** infrage.

Therapie: Bei Kompression, insbesondere im hinteren Tarsaltunnel, ist eine operative Revision mit Spaltung des Ligaments und Neurolyse, bei Zerreißung oder Quetschung des Nervs eine Naht (Transplantat) indiziert.

Therapie: Je nach Ursache ist eine Neurolyse oder Nervennaht indiziert.

Verlauf: Die Prognose der operierten Fälle ist günstiger als bei einer Peronäuslähmung.

Verlauf: Die Prognose ist relativ günstig.

◀ **Klinisches Beispiel**

▶ **Klinisches Beispiel:** Der 21-jährige Polizist zog sich bei einem Motorradunfall eine Unterschenkelfraktur links zu, als er in einer Kurve auf einen PKW auffuhr. Er klagte über ein Taubheitsgefühl der Fußsohle und konnte auch nach Konsolidierung der Fraktur linksseitig nicht auf den Zehen gehen. Es fand sich eine Anhidrosis der Fußsohle, eine Atrophie des M. triceps surae und eine Krallenzehenstellung, die eine orthopädische Korrekturoperation erforderlich machte.

2.2 Plexusparesen

2.2 Plexusparesen

◀ **Synonym**

▶ **Synonym:** Läsionen des Plexus cervicobrachialis oder lumbosacralis.

◀ **Definition**

▶ **Definition:** Periphere Paresen einzelner Gliedmaßen oder Gliedmaßenabschnitte als Folge von Schädigungen des zugehörigen Nervengeflechts (Arm- oder Beinplexus). Armplexusläsionen sind meist traumatisch, Beinplexusläsionen häufiger tumorös bedingt.

Epidemiologie: Läsionen des Plexus brachialis kommen wesentlich häufiger vor als die des Plexus cervicalis oder Plexus lumbosacralis, da letztere durch Weichteile und Knochen besser vor Verletzungen geschützt sind. In 90% der traumatischen Armplexusläsionen sind Männer mit einem Altersgipfel zwischen dem 20. und 25. Lebensjahr betroffen. Die häufigsten Ursachen sind **Verkehrs- und Arbeitsunfälle**. Im mittleren und höheren Lebensalter überwiegen neoplastische Läsionen v.a. des Plexus lumbosacralis.

Epidemiologie: Armplexusläsionen sind haufiger als Beinplexusläsionen. Das männliche Geschlecht überwiegt. Häufigste Ursachen sind **Verkehrs-** und **Arbeitsunfälle**.

2.2.1 Plexus cervicobrachialis

2.2.1 Plexus cervicobrachialis

Symptomatologie: Je nach Ausmaß der Plexusläsion finden sich komplette oder partielle schlaffe Paresen der Schulter-Arm-Muskulatur, die z.T. mit heftigen intermittierenden oder persistierenden **Schmerzen** verbunden sind. Frühzeitig treten **Atrophien** auf, gelegentlich sind Faszikulationen zu beobachten. Sensibilitätsstörungen stehen im Hintergrund.

Symptomatologie: Plexusparesen gehen mit heftigen **Schmerzen** einher und weisen frühzeitig **Atrophien** auf.

Bei **Läsionen des oberen Armplexus** sind die von den C 5- und C 6-Wurzelfasern innervierten Muskeln betroffen (Abb. B-**2.10**). Dabei kommt es zu einer schlaff-atrophischen Lähmung der Mm. deltoideus, biceps, brachioradialis, supinator, supra- und intraspinatus (**obere Armplexus- oder Erb-Lähmung**).

Bei der **oberen Armplexusläsion** sind die von C 5 und C 6 versorgten Muskeln paretisch (**obere Armplexus- = Erb-Lähmung**, s. Abb. B-**2.10**).

Der M. pectoralis und die Extensoren der Hand können involviert sein. Der Arm hängt in Innenrotationsstellung mit nach hinten gedrehter Handfläche.

Sensibilitätsstörungen im C 5- und C 6-Dermatom sind selten ausgeprägt. Der BSR ist abgeschwächt oder fehlt. Man spricht von einer erweiterten oberen oder einer mittleren Plexusläsion, wenn C 7-Wurzelfasern betroffen sind und dadurch neben dem M. triceps die Hand- und Fingerextensoren, die Mm. pronator

Der Arm hängt schlaff mit nach hinten gedrehter Handfläche. Der BSR fehlt. Bei Mitbeteiligung von C 7-Wurzelfasern (Trizepsschwäche) spricht man von erweiterter oberer oder mittlerer Plexusläsion.

B-2.10 **Plexus cervicobrachialis**

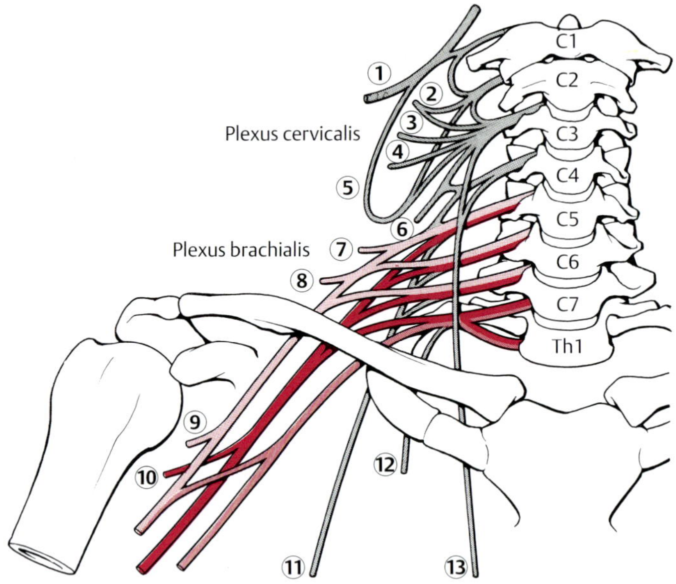

Fasciculus lateralis (C5 – C7), mittleres Rot
Fasciculus posterior (C5 – Th1), dunkles Rot
Fasciculus medialis (C8 – C7), helles Rot
1 N. hypoglossus
2 N. occipitalis minor
3 N. auricularis magnus
4 N. transversus colli
5 Ansa cervicalis (C1 – C3)
6 Nn. supraclaviculares
7 N. dorsalis scapulae
8 N. suprascapularis
9 N. musculocutaneus
10 N. axillaris
11 N. thoracicus longus
12 N. pectoralis medialis
13 N. phrenicus

teres und flexor carpi radialis paretisch sind. Dann ist auch die Flexion des Daumens und Zeigefingers eingeschränkt.

Bei der **unteren Armplexusläsion** (C 8 – Th 1) fallen eine Krallenstellung der Hand (**Déjerine-Klumpke-Lähmung**) mit ulnarer Sensibilitätsstörung und ein Horner-Syndrom auf.

Bei **Läsion des unteren Armplexus** (C 8 –Th 1) entwickeln sich motorische und sensible Ausfälle der Hand, gelegentlich begleitet von Trizepsschwäche und -atrophie. Man findet Paresen der langen Fingerbeuger und kleinen Handmuskeln mit Krallenstellung der Hand (**Déjerine-Klumpke-Lähmung**), eine ulnar betonte Sensibilitätsstörung und häufig ein Horner-Syndrom.

Traumatische Läsion

Ätiopathogenese: Infrage kommen v. a. Zerrung, Zerreißung, Quetschung und Prellung.

Ätiopathogenese: Man unterscheidet Läsionen durch Zerrung (Dehnung), Zerreißung, Quetschung und Prellung des Plexus brachialis von den selteneren Schnitt-, Stich- und Schussverletzungen.

Zerrungsverletzungen sind durch Verkehrsunfälle, Arbeits- und Sportunfälle, seltener durch Geburtstrauma oder Lagerung während der Narkose bedingt.

Die häufigsten Ursachen einer **Zerrungsverletzung** des Armplexus mit oder ohne Wurzelausriss sind Verkehrsunfälle (Motorradunfälle), gefolgt von Arbeitsunfällen (z.B. an rotierenden Maschinen) und Verletzungen beim Ski-, Reit-, Golf- und Wassersport. Frakturen eines zervikalen Wirbelkörpers oder seines Querfortsatzes sind häufig von proximalen Zerrungen des Plexus begleitet. Darüber hinaus werden geburtstraumatische und narkosebedingte Dehnungslähmungen beobachtet.

Bei drei Vierteln aller schweren traumatischen Armplexusläsionen kommt es zu **Wurzelausrissen**.

Bei geschlossenen Plexuslähmungen sind alle Schweregrade peripherer Nervenläsionen anzutreffen (s. Tab. B-**2.3**, S. 431), d. h. eine kurz dauernde Leitungsunterbrechung, eine Axonschädigung bei erhaltener äußerer Nervenstruktur oder eine komplette Kontinuitätsunterbrechung. Bei drei Vierteln aller schweren traumatischen Armplexusschädigungen kommt es zu **Wurzelausrissen**. Als Folge der Duraverletzung können sich Arachnoidalzysten entwickeln.

Diagnostik: Die untere Armplexusläsion ist mit einem **Horner-Syndrom** einschließlich Hyp- oder Anhidrose des oberen Körperquadranten verbunden.

Diagnostik: Die schlaff-atrophische Lähmung nach traumatischer Läsion des unteren Armplexus (C 8 –Th 1) ist von einem **Horner-Syndrom** einschließlich quadrantenförmiger Schweißsekretionsstörung begleitet, da die sudorisekretorischen Fasern zum Kopf, Hals und Arm zwar erst bei Th 3 –Th 7 das Rückenmark verlassen, jedoch in Höhe des Ganglion stellatum umgeschaltet werden (vgl. Abb. A-2.44, S. 78, und Abb. A-2.47, S. 81).

Bei Läsion im Bereich der Faszikel ist die Schweißsekretion stets gestört.

Eine distale Plexusläsion im Bereich der Faszikel ist immer mit einer Hyp- oder Anhidrosis in den Arealen gestörter Sensibilität verbunden.

Auf einen Ausriss der Wurzeln C 8 –Th 2 weist ein Horner-Syndrom bei intakter Schweißsekretion hin, da die sudorisekretorischen Fasern den Segmenten unterhalb von Th 2 entstammen.

Bei Wurzelausrissen von C 8 –Th 2 ist die Schweißsekretion intakt.

Weitere Hinweise auf einen Wurzelausriss sind **sanguinolenter Liquor** und trotz Sensibilitätsstörung erhaltene sensible Nervenaktionspotenziale, da bei Läsion proximal des Spinalganglions der periphere Anteil des sensiblen Neurons intakt bleibt. Blut im Liquor tritt aber auch bei gleichzeitig vorkommenden Rückenmarkverletzungen auf, und ein fehlendes sensibles Aktionspotenzial als Hinweis auf eine distale Plexusläsion schließt einen zusätzlichen Wurzelausriss nicht aus. Die Myelographie dient dem Nachweis leerer Wurzeltaschen oder Arachnoidalzysten, ist aber nicht immer treffsicher. Mithilfe der **CT-Myelographie** ist der Kontrastmittelaustritt aus dem Subarachnoidalraum darzustellen.

Blutiger Liquor und erhaltene sensible Aktionspotenziale bei Hypästhesie und Hypalgesie sprechen ebenfalls für einen Wurzelausriss. Leere Wurzeltaschen und Arachnoidalzysten sind myelographisch, der Austritt von Kontrastmittel aus dem Subarachnoidalraum ist auch **CT-myelographisch** nachweisbar.

Im Computertomogramm zeigen sich ggf. intra- und paraspinale Hämatome. Bei Schussverletzungen des Plexus ist eine Angiographie erforderlich, da häufig gleichzeitig Arterienverletzungen vorkommen.

Bei Schussverletzung des Plexus ist eine Arteriographie indiziert.

Zwei bis drei Wochen nach einer Plexusverletzung dokumentiert eine sorgfältige **elektromyographische Untersuchung** die Denervation entsprechend dem Verteilungsmuster der Paresen.

Die Paresen werden 2 – 3 Wochen nach der Läsion mittels **EMG** dokumentiert.

Neoplastische Infiltration

Ätiopathogenese: Der Plexus cervicalis wird seltener traumatisch als durch neoplastische Infiltration (lymphogene Metastasen des Bronchial- oder Mammakarzinoms und maligne Lymphome) geschädigt. Dabei kann es ebenso wie bei einem Mediastinaltumor zu einer Zwerchfellparese durch Läsion des N. phrenicus kommen, dessen Fasern aus C 4, in geringerem Umfang aus C 3 oder auch C5 stammen. Bei Armplexusparesen ist häufig der zervikale Grenzstrang, v. a. das Ganglion stellatum, beteiligt.

Neoplastische Infiltration

Ätiopathogenese: Der Plexus cervicalis wird häufiger tumorös als traumatisch geschädigt. Bei karzinomatöser Infiltration des Armplexus ist oft auch der Grenzstrang involviert.

Diagnostik: Ein **Horner-Syndrom** mit Hypohidrose und vasomotorische Störungen der Gesichts-Hals-Region sind erste Hinweise auf eine neoplastische Infiltration des Plexus cervicalis. Ein Horner-Syndrom mit quadrantenförmiger Anhidrose und eine **Brachialgie** bei rasch fortschreitender unterer Plexusparese muss den Verdacht auf ein Lungenspitzen-Karzinom, den **Pancoast-Tumor**, erwecken, das bis zum Ganglion stellatum durchgebrochen ist. Das Röntgenbild der oberen Thoraxapertur zeigt eine Verschattung der Lungenspitze, gelegentlich auch eine Arrosion von Rippen und Wirbeln.

Diagnostik: Zeichen einer neoplastischen Infiltration des unteren Armplexus und des Grenzstrangs (z. B. durch **Pancoast-Tumor**) sind **Brachialgien** und ein **Horner-Syndrom** mit quadrantenförmiger Schweißsekretionsstörung.

Das **Computertomogramm** kann zwar Tumoren aufdecken, die den Plexus infiltrieren; aber ein normales CT schließt einen Tumor nicht aus. Wenn dieser in den Spinalkanal durchbricht, ist er computertomographisch und myelographisch exakt zu lokalisieren.

CT und Myelographie weisen einen Tumor im Plexusbereich nicht immer frühzeitig nach.

Die Unterscheidung zwischen karzinom- und strahlenbedingten Plexusläsionen nach Radiatio eines Mammakarzinoms ist schwierig. **Metastasen** verursachen fast immer heftige Schmerzen, eine untere Plexusläsion mit Parese der Hand und des M. trizeps sowie ein Horner-Syndrom. Bei einem iatrogenen **Strahlenschaden** sind die Schmerzen geringer, meist besteht eine Läsion des oberen Plexus mit Schwäche des Delta- und Bizepsmuskels ohne ausgeprägte Sensibilitätsstörung.

Die Infiltration des Armplexus durch **Metastasen** verursacht Schmerzen bei unterer Plexusläsion, ein **Strahlenschaden** geringere Schmerzen bei oberer Plexusläsion.

Druckläsion

Ätiopathogenese: Druckläsionen des Armplexus kommen v. a. bei Engpasssyndromen der oberen Thoraxapertur (Thoracic-outlet-Syndrom) vor:

- Das **Skalenussyndrom** ist durch eine muskuläre Enge der Skalenuslücke oder eine Halsrippe bedingt, die zur Kompression des Armplexus führen.
- Beim **Kostoklavikularsyndrom** handelt es sich um eine Kompression des Armplexus und der begleitenden großen Gefäße (A. und V. subclavia) zwischen der ersten Rippe und der Klavikula.
- Das **Hyperabduktionssyndrom** wird durch maximale Elevation des Arms (z. B. im Schlaf) verursacht, die zu Kompression des Armplexus sowie der A. und V. axillaris unter dem M. pectoralis minor führt.

Druckläsion

Ätiopathogenese: Vorrangig sind die Formen des Thoracic-outlet-Syndroms:

Skalenussyndrom
Kostoklavikularsyndrom
Hyperabduktionssyndrom.

Diagnostik: Für ein Thoracic-outlet-Syndrom charakteristisch sind Brachialgien, evtl. auch eine Ischämie der Finger oder venöse Stauung des Arms.

Diagnostik: Für ein Kompressionssyndrom der oberen Thoraxapertur sind Schmerzen und Parästhesien am Oberarm typisch, die sich z.B. beim Tragen eines schweren Koffers einstellen. Es kann zu einer Déjerine-Klumpke-Lähmung und bei Kompression der A. und V. subclavia bzw. axillaris zu einer ischämischen Schädigung mit Schmerzen und Blässe der Finger bzw. venösen Stauung des Arms kommen.

Ein Thoracic-outlet-Syndrom lässt sich durch Provokationsmethoden nachweisen, z.B. das Skalenussyndrom durch das **Adson-Manöver**: Bei Seitwärtsdrehung des reklinierten Kopfes und tiefer Inspiration verschwindet der Radialispuls.

Daher sollte bei der Abklärung chronischer und therapieresistenter Brachialgien immer ein Engpasssyndrom in die diagnostischen Überlegungen einbezogen werden. Dabei ist auf die Zeichen einer Gefäßkompression zu achten. Verschwindet der Radialispuls bei Reklination und Drehung des Kopfes zur Seite der Läsion, während der Patient tief inspiriert und so die Mm. scaleni anspannt (**Adson-Manöver**), so ist im Fall einer unteren Plexusläsion eine enge Skalenuslücke anzunehmen. Beim Kostoklavikularsyndrom ist der Puls nach Herunterziehen der Schulter, beim Hyperabduktionssyndrom nach Elevation des Arms nicht mehr tastbar. In der Fossa supraclavicularis kann ein Stenosegeräusch auskultiert werden.

Die Röntgenaufnahme der oberen Thoraxapertur dient dem Nachweis einer Halsrippe, die Angiographie dem Nachweis einer Gefäßkompression (Abb. B-**2.11**).

Röntgenologisch lässt sich gelegentlich beim Skalenussyndrom eine Halsrippe, beim Kostoklavikularsyndrom eine Deformierung der ersten Rippe oder der Klavikula (Frakturfolgen) nachweisen. Mithilfe der Dopplersonographie sind die Gefäßstenosen zu orten. Die angiographische Darstellung des Aortenbogens kann dann eine Kompression der A. subclavia ergeben (Abb. B-**2.11**).

Die sensiblen Nervenaktionspotenziale und die SSEP sind pathologisch verändert.

Neurographisch finden sich neben Denervationszeichen v.a. herabgesetzte sensible Aktionspotenziale, während die motorische Leitgeschwindigkeit häufig nur gering reduziert ist. Die somatosensorisch evozierten Potenziale (SSEP) sind pathologisch verändert.

Neuralgische Schulteramyotrophie

Ätiopathogenese: Ein Teil der Fälle beruht auf **Infektionen** oder immunologischen Erkrankungen.

Ätiopathogenese: Die neuralgische Schulteramyotrophie tritt ohne erkennbare Ursache, bei immunologischen Erkrankungen (z.B. Kollagenosen) oder **viralen bzw. bakteriellen Infektionen** auf (z.B. Borreliose, S. 281). In 25% der Fälle ist sie bilateral ausgeprägt.

Diagnostik: Heftige Schmerzen und atrophische Paresen der Schultermuskeln mit **Scapula alata** sind charakteristisch.

Diagnostik: Charakteristisch sind heftige Schulterschmerzen und nach wenigen Tagen auftretende atrophische Paresen besonders der von den Fasern aus C5, C6 und C7 innervierten Muskeln, oft mit **Scapula alata**. Ein Horner-Syndrom und Sensibilitätsstörungen fehlen meist.

Differenzialdiagnose

Abzugrenzen sind ein **Karpaltunnelsyndrom**, eine **Periarthritis humeroscapularis** und zervikale Bandscheibenschäden.

Eine Brachialgia paraesthetica nocturna weist auf das **Karpaltunnelsyndrom** bei Medianuskompression hin (s. S. 439). Bei schmerzhafter Bewegungseinschränkung des Schultergelenks ist in erster Linie an eine **Periarthritis humeroscapularis zu denken**; röntgenologisch finden sich Kalkablagerungen im Bereich der

B-2.11

B-2.11 Kompression der A. subclavia

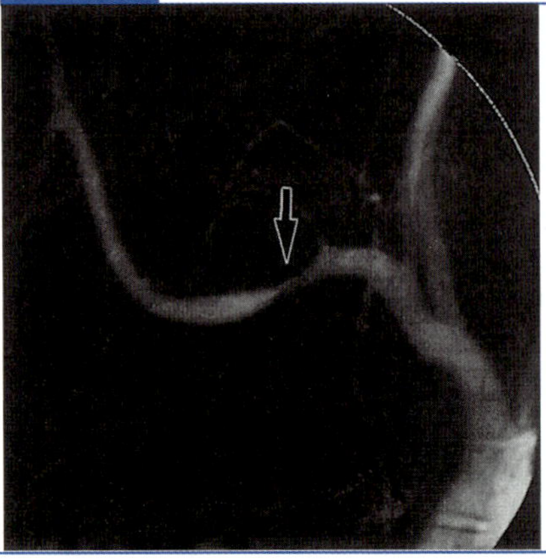

Patientin mit Brachialgie rechts. Digitale Subtraktionsangiographie (DSA). Beim Adson-Manöver während der DSA zeigt sich ein Kompressionseffekt durch eine Halsrippe mit deutlicher Einengung der A. subclavia (Pfeil).

Rotatorenmanschette. Zervikale Bandscheibenschäden mit radikulären Schmerzen und umschriebenen segmentalen Ausfällen, insbesondere Läsionen der Wurzeln C 5 –C 8, sind sorgfältig abzugrenzen (s. S. 455).
Brachialgien und ein Horner-Syndrom kommen auch bei der **Syringomyelie** vor, die jedoch durch eine dissoziierte Empfindungsstörung gekennzeichnet ist (S. 172).
Ein Verschluss der A. axillaris mit ischämischen Schmerzen ist sehr viel seltener als die **Thrombose** der **V. axillaris** nach Kompression oder Überanstrengung (Effort-Thrombose) mit Schmerzen und Schwäche des Arms sowie Schwellung der Hand (Paget-von-Schroetter-Syndrom). In der Axilla lässt sich gelegentlich die druckdolente thrombosierte Vene tasten. Die Angiographie (Venographie) sichert die Diagnose.

Brachialgien bei **Syringomyelie** sind mit einer dissoziierten Empfindungsstörung verbunden.

Eine schmerzhafte Schwellung des Arms kommt auch bei **Thrombose** der **V. axillaris** (Paget-von-Schroetter-Syndrom) vor.

Therapie

Nach einer Plexusverletzung wird der Arm in Abduktionsstellung gelagert. Bewegungsübungen beschränken sich anfangs auf das Ellenbogen-, das Handgelenk und die Fingergelenke. Frühzeitig empfiehlt sich die Elektrotherapie, um Atrophien vorzubeugen. Ab der sechsten Behandlungswoche wird auch das Schultergelenk durchbewegt.
Bei offenen Plexusläsionen ist die Wundheilung abzuwarten, nur bei glatten Schnittverletzungen ist eine Primärnaht angezeigt. Durch Neurolyse oder Nerventransplantation kann die Funktion verbessert werden. Mit der Operation soll nicht länger als sechs Monate gewartet werden.
Bei einem ausgeprägten Skalenussyndrom empfiehlt sich die **Skalenotomie**, ggf. mit Resektion einer komprimierenden Halsrippe. Im Fall eines Kostoklavikularsyndroms kommt eine Resektion der ersten Rippe in Betracht, das Hyperabduktionssyndrom wird ausschließlich konservativ behandelt.
Tumoren und Metastasen, die den Armplexus infiltrieren, können meist nur palliativ behandelt werden. Auch der Pancoast-Tumor ist oft inoperabel. In jedem Fall ist ausreichende Schmerztherapie erforderlich. Bei neuralgischer Schulteramyotrophie ist die Behandlung mit **Salicylaten** und **Kortikosteroiden** Erfolg versprechend.

Therapie

Nach anfänglicher Ruhigstellung des Arms in Abduktion sind Bewegungsübungen und Elektrotherapie angezeigt.

Noch sechs Monate nach Plexusverletzung kann die Funktion operativ verbessert werden (Neurolyse oder Nerventransplantation).

Bei einem Thoracic-outlet-Syndrom kommt eine operative Revision mit Rippenresektion in Betracht.

Bei Tumoren sind meist nur Palliativmaßnahmen möglich. Die neuralgische Schulteramyotrophie spricht auf **Salicylate** und **Kortikosteroide** an.

Verlauf

Mit beginnender **Reinnervation** wird das **Hoffmann-Tinel-Zeichen** (s. S. 440) **positiv**. Kommt es drei Monate nach der Plexusschädigung bei Beklopfen der Nerven unterhalb der Läsion noch nicht zu einer Schmerzreaktion bzw. zum Ausstrahlen von Parästhesien in das anästhetische Areal, so ist keine Reinnervation mehr zu erwarten. Im Allgemeinen entspricht die Prognose dem Ergebnis der EMG-Untersuchung; ein frühes Auftreten von Reinnervationszeichen beweist aber nicht, dass sich eine volle Funktion einstellen wird. Untere Plexusläsionen haben eine schlechtere Prognose als obere Plexusläsionen. Sofern sich überhaupt Zeichen der Reinnervation nachweisen lassen, ist auch bei konservativer Behandlung noch nach zwei bis drei Jahren eine Besserung zu erwarten.

Verlauf

Das **Hoffmann-Tinel-Zeichen** dient als **Reinnervationszeichen**: Bei Reinnervation setzt spätestens drei Monate nach der Verletzung bei Beklopfen der Nerven unterhalb der Läsion eine Schmerzreaktion mit ausstrahlenden Parästhesien ein. Unter dieser Voraussetzung kann noch nach zwei bis drei Jahren eine Besserung eintreten.

▶ **Klinisches Beispiel:** Der 21-jährige Patient stürzte beim Mistabladen und zog sich eine Schultergelenkluxation links zu. Nach der Reposition klagte er noch bei passiver Abduktion des Arms um mehr als 30° über starke Schmerzen. Es fand sich je eine hypalgetisch-hypästhetische Zone an der Außenseite des linken Oberarms und an der radialen Partie des Handrückens. Es bestand eine leichte Schwäche der Mm. deltoideus und triceps links. Das EMG ergab pathologische Spontanaktivität, vermehrt polyphasische Potenziale und ein deutlich gelichtetes Willkürmuster der Mm. deltoideus und brachioradialis. Unter krankengymnastischen Bewegungsübungen und Schwimmen bildete sich die Plexusparese innerhalb von sechs Monaten zurück.

◀ **Klinisches Beispiel**

2.2.2 Plexus lumbosacralis

Symptomatologie: Läsionen des Plexus lumbalis (L 1 bis L 4) und Plexus sacralis (L 4 –S 3) sind meist kombiniert, sodass eine Parese der gesamten Beinmuskulatur mit sensiblen, vegetativen und trophischen Störungen auftritt.

▶ Merke

Ätiopathogenese: Beinplexusparesen sind meist durch **Tumoren** oder **Hämatome**, seltener durch Verletzungen bedingt. Zum Faserverlauf des Plexus lumbosacralis s. Abb. B-**2.12**.

Diagnostik: Radiologisch sind retroperitoneale Prozesse (Psoashämatom oder -abs-

B-2.12

2.2.2 Plexus lumbosacralis

Symptomatologie: Beinplexusparesen (L 1 –S 3) sind durch inguinale Schmerzen und Parästhesien gekennzeichnet, die über den Oberschenkel bis zum Fuß ausstrahlen.

- Bei Läsion des **Plexus lumbalis** (L l–L 4) ist die Sensibilität an der Vorderseite des Oberschenkels gestört. Es finden sich Paresen der Hüftbeuger, Kniestrecker sowie der Außenrotatoren und Adduktoren des Oberschenkels.
- Eine Läsion des **Plexus sacralis** (L 4 –S 3) führt zu Sensibilitätsstörungen am dorsalen Oberschenkel und Paresen der Hüftstrecker, Kniebeuger sowie der gesamten Unterschenkel- und Fußmuskulatur.

Meist sind beide Plexus geschädigt; da auch autonome Fasern betroffen sind, bestehen vegetative und trophische Störungen.

▶ **Merke:** Eine Läsion des lumbalen Grenzstrangs ist an einer Überwärmung des Fußes mit Anhidrose der Fußsohle zu erkennen.

Ätiopathogenese: Ursachen von Beinplexusparesen sind **Tumoren**, v. a. maligne Lymphome und Uterus- bzw. Zervixkarzinome, Gerinnungsstörungen mit ausgedehnten retroperitonealen **Hämatomen** (Psoashämatom), seltener eine Wirbel- oder Beckenringfraktur sowie Komplikationen während Schwangerschaft und Geburt („Entbindungslähmung"). Zum Faserverlauf des Plexus lumbosacralis retroperitoneal und im kleinen Becken s. Abb. B-**2.12**.

Diagnostik: Die rektale Untersuchung kann ein retroperitoneales Hämatom aufdecken, das Röntgenbild Abbrüche von Processus costarii der Lendenwirbelkör-

B-2.12 **Plexus lumbosacralis**

N. femoralis (L1 – L4), helles Rot
Peronäus-Anteil des N. ischiadicus (L4 – S2), mittleres Rot
Tibialis-Anteil des N. ischiadicus (L4 – S3), dunkles Rot
1 N. iliohypogastricus
2 N. ilioinguinalis
3 N. genitofemoralis
4 N. cutaneus femoris lateralis
5 N. pudendus
6 N. coccygeus
7 N. cutaneus femoris posterior
8 N. obturatorius

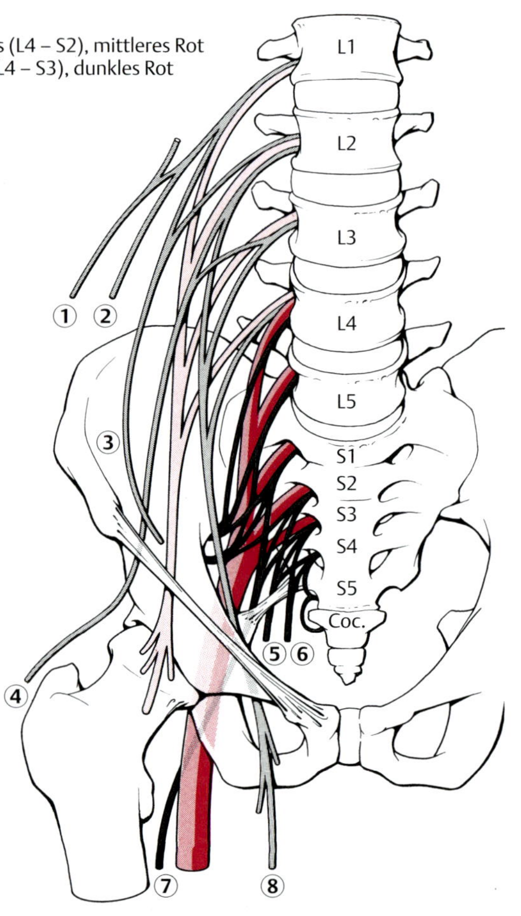

per, Becken- oder Sakrumfrakturen. Computertomographisch lassen sich retroperitoneale Prozesse (Psoashämatom bzw. -abszess) nachweisen.

zess) und Wirbel- bzw. Beckenfrakturen nachzuweisen.

Differenzialdiagnose: Nicht selten werden Plexusschmerzen bei Zervixkarzinom zunächst als Lumbago-Ischias-Syndrom verkannt. Lumbosakrale Diskushernien mit Wurzelkompression oder Kauda-Syndrom sind im Zweifelsfall durch den Schweißtest (S. 79) und computertomographisch bzw. myelographisch abzugrenzen. Belastungsabhängige Schmerzen und Parästhesien der Oberschenkel lassen auch an eine arterielle Verschlusskrankheit des Beckens denken, die eine angiographische Abklärung erfordert.

Differenzialdiagnose: Eine neoplastische Plexusläsion ist von monoradikulären Ausfällen und einem Kauda-Syndrom nach Bandscheibenvorfall abzugrenzen.

Therapie und Verlauf: Je nach Grundkrankheit sind operative, chemo- und radiotherapeutische Behandlungsverfahren angezeigt, im Übrigen physikalische Therapie, insbesondere krankengymnastische Bewegungsübungen. Die Prognose der Beinplexuslähmungen ist insgesamt ungünstig.

Therapie und Verlauf: Je nach Grundkrankheit sind operative, chemo- und radiotherapeutische Maßnahmen indiziert. Die Prognose ist insgesamt ungünstig.

2.3 Spinale Wurzelkompression

2.3 Spinale Wurzelkompression

▶ **Synonym:** Radikuläres Syndrom, Radikulopathie.

◀ **Synonym**

▶ **Definition:** Wurzelkompressionssyndrome sind durch Schmerzen und Sensibilitätsstörungen charakterisiert, die an Dermatome gebunden sind. Je nach Ausmaß der Kompression kommt es auch zu Paresen und bei Rückenmark- bzw. Kaudaläsion zusätzlich zu Miktionsstörungen. Die häufigsten Ursachen radikulärer Syndrome sind lumbosakrale oder zervikale **Bandscheibenschäden**. Daneben kommen spinale Abszesse, Tumoren und Fehlbildungen in Betracht.

◀ **Definition**

Epidemiologie: Schmerzen bei Zervikal- oder Lumbal-Syndromen gehören zu den häufigsten Beschwerden überhaupt. Die Inzidenz der Lumbo-Ischialgien bei Bandscheibenvorfällen beträgt 150/100 000 Einwohner, die der zervikalen Bandscheibenläsionen ist um ein Zehnfaches geringer. Thorakale Bandscheibenvorfälle sind sehr selten. Spinale raumfordernde Prozesse (Tumoren, Abszesse), die ebenfalls zur Wurzelkompression fuhren können, haben eine Inzidenz von 5/100 000 Einwohner. Bandscheibenvorfälle kommen meist zwischen dem 20. und 65. Lebensjahr, besonders in der Zeit beruflich hoher Aktivität, vor und weisen einen Altersgipfel in der vierten Dekade auf. Das männliche Geschlecht überwiegt. Prädisponierende Faktoren sind sitzende Beschäftigungen (z. B. als Lkw-Fahrer, Sekretärin), aber auch vorausgegangene Schwangerschaften.

Epidemiologie: Die Inzidenz der lumbalen Bandscheibenvorfälle, die zehnmal häufiger als zervikale vorkommen, beträgt 150/100 000 Einwohner. Das männliche Geschlecht überwiegt. Der Altersgipfel liegt in der vierten Lebensdekade. Prädisponierende Faktoren sind sitzende Tätigkeiten.

Symptomatologie: Prodromi eines Wurzelkompressionssyndroms sind morgendliche Steifigkeit der Nacken- bzw. Rückenmuskulatur, ein nicht segmentaler Ermüdungsschmerz und Wadenkrämpfe. Die Anamnese ergibt **Zerviko-Brachialgien** oder **Lumbo-Ischialgien**, d. h. Nacken- bzw. Kreuzschmerzen, die in die Extremitäten ausstrahlen und durch Husten und Pressen verstärkt werden. Diese Schmerzen sind ebenso wie Sensibilitätsstörungen auf bestimmte Dermatome (s. S. 79) beschränkt. Oft lässt sich ein Auslösemechanismus erfragen, z. B. eine abrupte Kopf- oder Körperdrehung, Bücken und Wiederaufrichten, Heben einer Last oder ein Sportunfall. Ein situativer Zusammenhang der Kreuzschmerzen („low back pain") mit einem psychischen Konflikt ist oft ganz unverkennbar.

Symptomatologie: Prodromi sind Steifigkeit und Ermüdungsschmerzen der Nacken- oder Rückenmuskulatur und Wadenkrämpfe. Die Patienten klagen über **Zerviko-Brachialgien** oder **Lumbo-Ischialgien**, die an Dermatome gebunden sind und durch Husten und Pressen verstärkt werden. Auslösende Faktoren sind physische und psychische Belastungen.

Ätiopathogenese: Die **Bandscheibendegeneration** beginnt, wie histologische Studien belegen, in der dritten Lebensdekade, selten auch schon in der Adoleszenz. Mit einer Abnahme des Wassergehalts in den Zwischenwirbelscheiben, die aus einem Gallertkern hydrophiler Glykoproteide (Nucleus pulposus) und einem lamellär geordneten kollagenen Fibrillenring (Anulus fibrosus) bestehen, tritt Elastizitätsverlust ein. Der Faserring wird rissig. Der Nucleus pulposus wölbt sich in den Spinalkanal vor (**Protrusio**) oder durchbricht das Ligamentum

Ätiopathogenese: Pathogenetisch handelt es sich bei der **Bandscheibendegeneration** um einen zunehmenden Elastizitätsverlust des Nucleus pulposus, der sich vorwölbt (**Protrusio**) oder infolge einer Zerreißung des Faserrings prolabiert und das Ligamentum longitudinale posterius durchbricht (**Prolaps**; vgl. Abb. B-**2.13**).

longitudinale posterius, wenn der Faserring komplett einreißt (**Prolaps**, Vorfall). Dabei können sich nekrotische Teile des Bandscheibengewebes (Sequester) ablösen. Während ventrale Bandscheibenvorfälle keine neurologische Symptomatik hervorrufen, führt eine dorsolaterale Protrusion zum Wurzelkontakt und ein dorsolateraler Prolaps zur Kompression einer oder mehrerer Wurzeln. Mediale Vorfälle verursachen ein Rückenmark- oder Kauda-Syndrom (Abb. B-**2.13**).

▶ **Merke**

▶ **Merke:** Zervikale Bandscheibenvorfälle kommen am häufigsten in Höhe HWK 5/6 und HWK 6/7, lumbale meist bei LWK 4/5 und LWK 5/SWK 1 vor.

Weitere Ursachen der Wurzelkompression sind Spondylosen und Spondylarthrosen. Eine **Spondylolisthesis** und eine **Enge des Spinalkanals** wirken prädisponierend.

Weitere Ursachen der Wurzelkompression sind Spondylosen und Spondylarthrosen, unter denen 5% der Bevölkerung leiden. In der Hälfte dieser Fälle besteht eine **Spondylolisthesis**, d.h. ein Gleiten des Wirbelkörpers nach ventral bei Unterbrechung im interartikulären Abschnitt des Bogenteils (Spondylolyse). Ist die Interartikularportion erhalten, so spricht man von Pseudospondylolisthesis. Eine konnatale **Enge des Spinalkanals** kann zu einer Kauda-Kompression führen, sobald degenerative Veränderungen, v.a. ein Bandscheibenvorfall oder Wirbelgleiten, hinzukommen. Zur zervikalen Myelopathie s. S. 384.

Seltenere Ursachen einer Wurzelkompression sind **spinale Abszesse**, **Tumoren** und Fehlbildungen.

Wesentlich seltener als Bandscheibenvorfälle führen **spinale Abszesse**, **Tumoren** (Neurinom, Meningeom, spinale und Wirbelkörpermetastasen) (vgl. Abb. B-**1.116**, S. 355) und Fehlbildungen zu Kompressionssyndromen.

Diagnostik: Bei akutem Bandscheibenvorfall ist die HWS- oder LWS-Beweglichkeit eingeschränkt und es bestehen eine **Schonhaltung** und paravertebrale Myogelosen.

Diagnostik: Bei akutem Bandscheibenvorfall ist die Beweglichkeit der Wirbelsäule schmerzhaft eingeschränkt. Charakteristisch ist eine **Schonhaltung** wie Caput obstipum („Schiefhals") oder „Ischias-Skoliose". Es finden sich paravertebrale Myogelosen (schmerzhafte Muskelverspannungen), ein Klopfschmerz der betroffenen Wirbelsäulenregion und ein vergrößerter Kinn-Jugulum-Abstand (bei Kopfbeugung) bzw. Finger-Boden-Abstand (bei Rumpfbeugung).

B-2.13 Lumbale Bandscheibenvorfälle

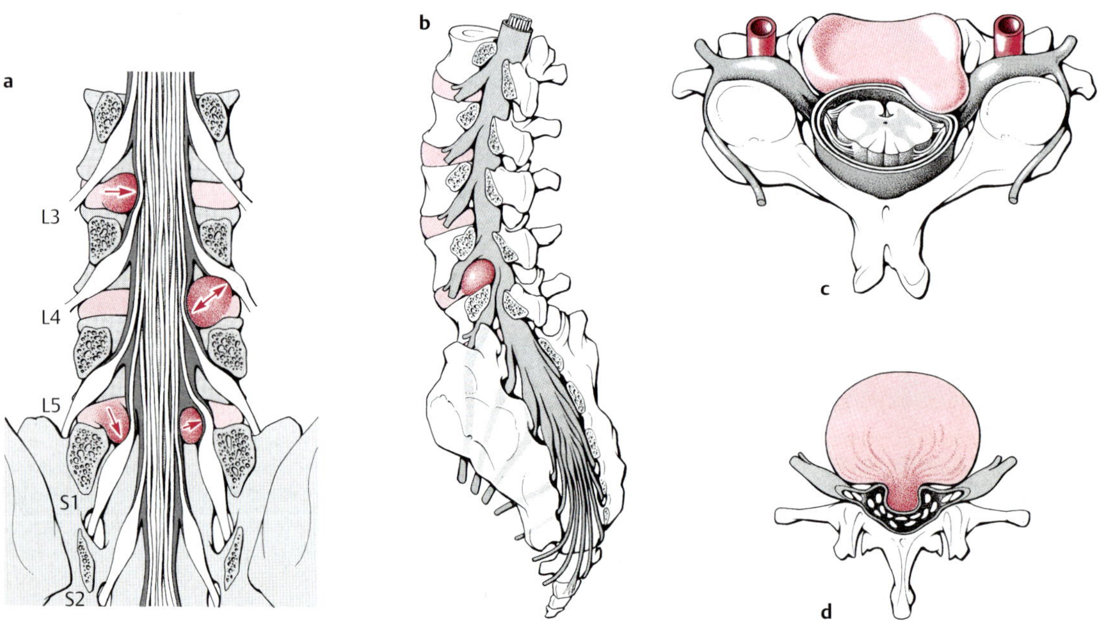

a Topographische Varianten radikulärer Syndrome (modifiziert nach Langlotz). Laterale Bandscheibenvorfälle mit Wurzelkontakt L 4, L 5 und S 1. Eine Diskushernie kann zwei Wurzeln gleichzeitig komprimieren, z.B. L 4 und L 5.
b Medio-lateraler Bandscheibenvorfall LWK 4/5.
c Lateraler Bandscheibenvorfall HWK 5/6 rechts.
d Medialer Bandscheibenvorfall mit Kauda-Kompression.

Bei **zervikalem Bandscheibenvorfall** klagen die Patienten in der Regel über radikuläre **Brachialgien.** Die Schmerzen werden durch Kopfbewegungen und Zug am Arm verstärkt. Selten kommt es auch zu einem akuten medullären Syndrom mit dem klinischen Bild eines A.-spinalis-anterior-Syndroms (S. 120).

Der **zervikale Bandscheibenvorfall** ist von **Brachialgien** begleitet, die bei Kopfbewegungen und Zug am Arm zunehmen.

Schon bei geringster Bewegung klagt der Patient mit **lumbalem Bandscheibenvorfall** über heftige Kreuzschmerzen, die über das Gesäß ins Bein ausstrahlen (**Lumbo-Ischialgie**). Das **Lasègue-Zeichen** ist bei radikulären L 5- und S 1-Syndromen, gelegentlich auch beim L 4-Syndrom **positiv** (Ischiadikus-Dehnungsschmerz). Ein umgekehrtes Lasègue-Zeichen (Femoralis-Dehnung), das in Bauchlage durch Anhebung des gestreckten Beins ausgelöst wird, findet man bei höher gelegenen Wurzelkontakten, ein gekreuztes Lasègue-Zeichen vorwiegend bei medialen Diskushernien. Der N. ischiadicus ist in seinem Verlauf, v. a. in der Glutäal- und Oberschenkelregion, druckdolent (Valleix-Druckpunkte).

Der **lumbale Bandscheibenvorfall** verursacht Kreuzschmerzen, die über das Gesäß ins Bein ausstrahlen **(Lumbo-Ischialgie)**. Meist ist das **Lasègue-Zeichen positiv** und der N. ischiadicus in seinem Verlauf druckschmerzhaft (Valleix-Druckpunkte).

Eine **Claudicatio spinalis intermittens** mit Parästhesien, Schmerzen und Schwäche der Beine bei längerer Gehstrecke weist auf eine **Enge des Spinalkanals** bzw. **Spondylolisthesis** hin.

Claudicatio spinalis intermittens tritt bei **engem Spinalkanal** und **Spondylolisthesis** auf.

Aufgrund der neurologischen Untersuchung lässt sich eine exakte **Höhendiagnose der Wurzelkompression** stellen (Abb. B-**2.14** und Abb. B-**2.15**). So weist z. B. ein einseitig fehlender Trömner-Reflex häufig auf ein C 8-Syndrom, ein abgeschwächter ASR auf ein S 1-Syndrom und die Parese der Großzehe (Kennmuskel Extensor hallucis longus) auf ein L 5-Syndrom hin.

Die Abb. B-**2.14** und Abb. B-**2.15** zeigen die für eine **Höhendiagnose der Wurzelkompression** charakteristischen radikulären Syndrome.

Diagnostische Schwierigkeiten entstehen, wenn z. B. ein großer Sequester der vierten Lendenwirbelbandscheibe die Wurzeln L 4 **und** L5 komprimiert (s. Abb. B-**2.13**) oder mehrere Bandscheibenhernien vorliegen (polyradikuläre Syndrome). Radikuläre Ausfälle ohne diagnostisch oder operativ nachweisbaren Prolaps bzw. Protrusio kommen ebenso vor wie asymptomatische Diskushernien.

Zu polyradikulären Syndromen s. Abb. B-**2.13**.

Die Röntgennativaufnahme der Wirbelsäule zeigt häufig osteochondrotische und spondylotische Veränderungen; sie kann aber einen Prolaps weder beweisen noch ausschließen. Das meist symptomlose Wirbelgleiten lässt sich in der seitlichen Aufnahme der LWS an der Hinterkantenversetzung erkennen. Eine Spaltbildung im Zwischengelenkstück des Wirbelbogens ist in der Schrägaufnahme nachzuweisen.

Die Röntgennativaufnahme kann einen Bandscheibenvorfall weder beweisen noch ausschließen.

CT und Myelographie dienen wesentlich der Diagnostik und Höhenlokalisation des Bandscheibenvorfalls (Abb. B-**2.16**–**2.18**). Die Treffsicherheit dieser Methoden liegt bei 90 % und kann durch die CT-Myelographie und **MRT** noch erhöht werden. Wurzelkompressionssyndrome durch raumfordernde spinale Prozesse sind ebenfalls computertomographisch, kernspintomographisch oder myelographisch abzuklären. Die Knochenszintigraphie dient dem Nachweis von Wirbelmetastasen.

Demgegenüber ist die Treffsicherheit von **CT** und **MRT** ebenso wie die der Myelographie (Myelo-CT) hoch (Abb. B-**2.16**–**2.18**).

Differenzialdiagnose: Ein **Caput obstipum** kann durch eine Wirbelfraktur mit Dislokation der Fragmente bedingt sein. Ferner sind ein konnataler muskulärer Schiefhals und der idiopathische bzw. pharmakogene **Torticollis spasmodicus** abzugrenzen. Als entzündliche Ursachen kommen eine unspezifische Lymphadenitis, die Tuberkulose und der Morbus Bechterew infrage. Akute Nackensteifigkeit muss an eine Meningitis oder Subarachnoidalblutung denken lassen. Ein akutes Schmerzsyndrom des linken Arms kann auch durch einen Herzinfarkt bedingt sein. **Thorakale radikuläre Schmerzsyndrome** sind kaum jemals durch eine Diskushernie, sondern eher durch **Herpes zoster** bedingt, der ebenso wie die **Borreliose** mit charakteristischen Hautveränderungen einhergeht. Während die Zostereruptionen selten übersehen werden, kann bei einer Borreliose das Erythema migrans ebenso wie der Zeckenstich unbemerkt bleiben, zumal sich die radikulären Symptome **häufig** erst wesentlich später einstellen (S. 281).

Differenzialdiagnose: Ein **Caput obstipum** kann traumatisch oder entzündlich bedingt sein. Auch an den **Torticollis spasmodicus** ist zu denken. **Radikuläre thorakale Schmerzen** sind eher auf **Herpes zoster** oder **Borreliose** zu beziehen.

B-2.14

B-2.14 Radikuläre Syndrome mit Sensibilitäts-, Motilitätsstörungen und Reflexdifferenzen an den oberen Extremitäten (C 5 –C 8)

Syndrom	Neurologische Ausfälle			
	Parese	Reflexverlust	Dermatom	
C 5	Mm. deltoideus und biceps	BSR	Schulter und Oberarm lateral	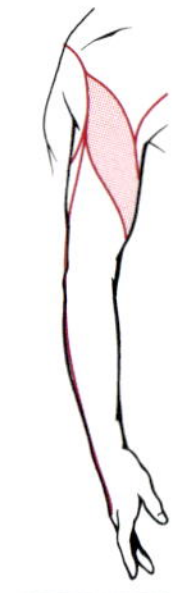
C 6	Mm. biceps und brachioradialis	BSR	oberhalb des Ellenbogens lateral, Unterarm radial, Daumen und Zeigefinger radial	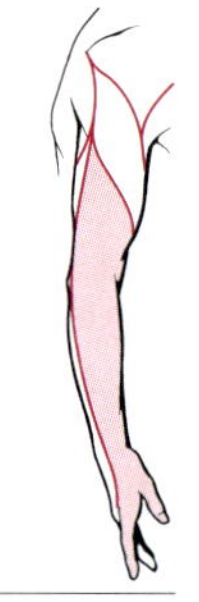
C 7	Mm. triceps, pronator teres, pectorialis major	TSR	Unterarm dorsal, mittlere drei Finger	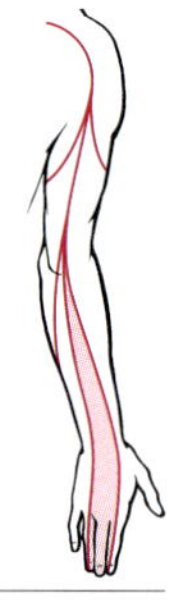
C 8	kleine Handmuskeln	Trömner TSR	Unterarm dorsal, Ring- und Kleinfinger	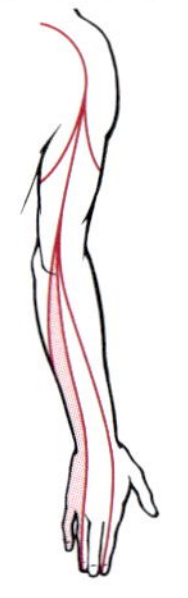

▶ Merke

▶ **Merke:** Bei radikulären Syndromen ist die Schweißsekretion (die sudorisekretorischen Fasern kommen aus dem Grenzstrang!) im Gegensatz zu Plexus- oder Nervenläsionen ungestört.

Bei persistierenden Schmerzen und radikulären Ausfällen ist an einen spinalen **Tumor** zu denken. Zur Differenzialdiagnose spinaler Prozesse s. S. S. 357. Bei Claudicatio spinalis ist eine pAVK abzugrenzen.

Bei persistierenden Kreuzschmerzen und progredienten radikulären Ausfällen ist immer auch an einen spinalen **Tumor** zu denken. Zur Differenzialdiagnose der spinalen raumfordernden Prozesse und Fehlbildungen s. S. 357, zur Syringomyelie s. S. 172. Anders als bei Claudicatio intermittens (arterielle Verschlusskrankheit) persistieren die Parästhesien und Schmerzen bei einer Claudicatio spinalis, wenn der Patient stehen bleibt.

B-2.15 Radikuläre Syndrome (L 3 – S 1) mit neurologischen Ausfällen an den unteren Extremitäten

B-2.15

Syndrom	Neurologische Ausfälle			
	Parese	**Reflexverlust**	**Dermatom**	
L 3	M. quadriceps femoris, auch M. iliopsoas	PSR	vom Trochanter major über den Oberschenkel nach medial bis zum Knie	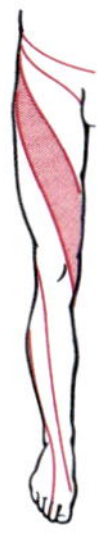
L 4	Mm. quadriceps und tibialis anterior	PSR	über die Hüfte und den lateralen Oberschenkel auf den medialen Knöchel zu	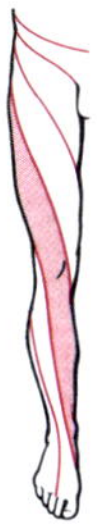
L 5	Mm. extensor hallucis longus und extensor digitorum brevis	TPR	vom Oberschenkel zum Kniegelenk lateral, entlang der Schienbeinkante über die Dorsalseite des Fußes bis zur Großzehe und folgenden Zehe	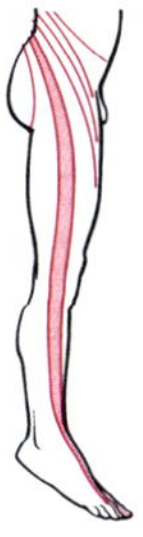
S 1	Mm. peronaei triceps surae glutaeus maximus	ASR	Hinterseite von Ober- und Unterschenkel zum äußeren Knöchel und Fußrand, Kleinzehenbereich und Fußsohle lateral	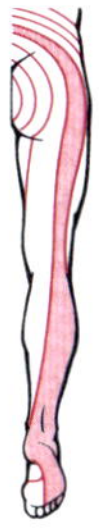

Therapie: Die konservative Behandlung umfasst ein dreiphasiges Therapieprogramm, das in Abb. B-**2.19** für die Lumbo-Ischialgie dargestellt ist. Während der ersten Behandlungswoche soll der Patient **Bettruhe** einhalten (Stufenbett), um sich unter **Wärmeanwendung** (Bäder, Schwitzpackung) und Gabe eines nichtsteroidalen Antirheumatikums bzw. Analgetikums wie Acetylsalicylsäure (ASS) oder Paracetamol zu entspannen und schmerzfrei zu werden. Im akuten Stadium ist von schmerzhaften Prozeduren wie Unterwassermassagen ebenso abzuraten wie von chiropraktischen Manipulationen, die zu einer Verschlimmerung und zu schweren Komplikationen (Karotis- und Vertebralisdissektion, Rückenmarkkompression oder Kauda-Syndrom) führen können. Erst in der zweiten Woche sind **physiotherapeutische Maßnahmen** – Fangopackungen im Wechsel

Therapie: Zur konservativen Behandlung empfiehlt sich ein dreiphasiges Therapieprogramm, das mit **Bettruhe** (Stufenbett) und **Wärmeanwendung** beginnt und mit **physiotherapeutischen Maßnahmen** fortgesetzt wird (Abb. B-**2.19**). Unterstützend werden nicht-steroidale Antiphlogistika gegeben.

B-2.16

B-2.16 **Lumbale Myelographie bei Bandscheibenvorfall**

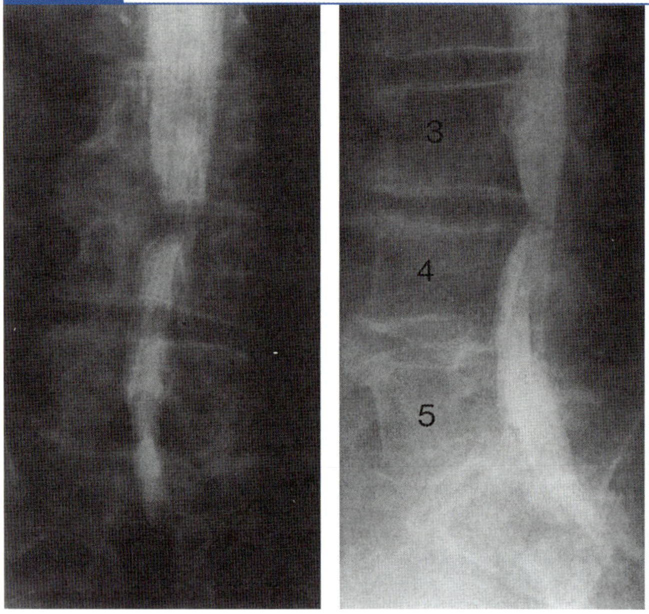

a b

Ausgeprägte Impression des Duralsacks links in Höhe LWK 3/4 und LWK 5/SWK 1.
a sagittal
b seitlich

B-2.17

B-2.17 **Medialer Bandscheibenvorfall**

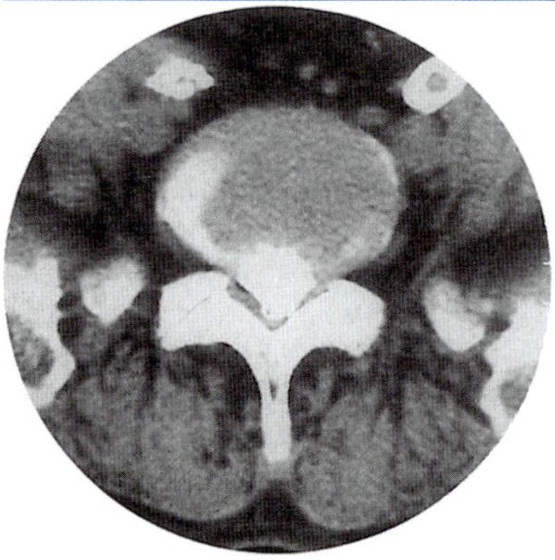

Das spinale Computertomogramm zeigt einen verkalkten medialen Prolaps mit erheblicher Kompression des Duralsacks in Höhe LWK 3/4.

B-2.18

B-2.18 **Computertomographischer Nachweis eines mediolateralen Bandscheibenvorfalls LWK 5/SWK 1 rechts**

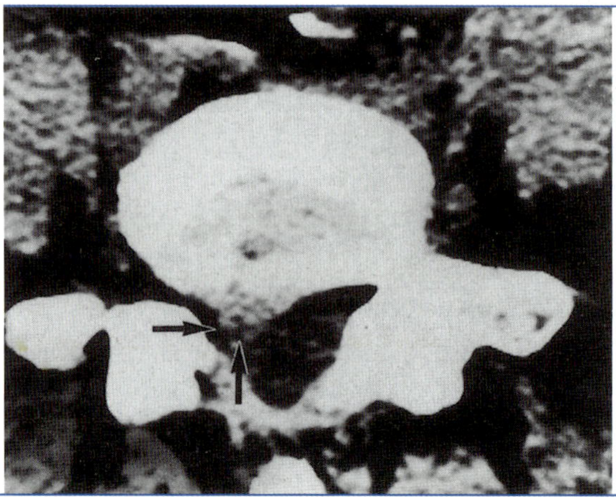

B-2.19 **Dreistufiger Therapieplan zur konservativen Behandlung des Lumbago-Ischias-Syndroms**

B-2.19

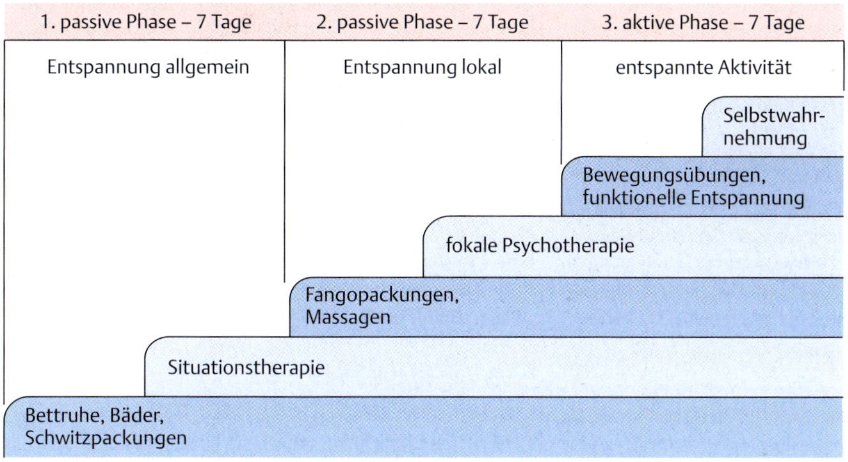

mit Massagen – indiziert, in der dritten Woche isometrische Übungen und Schwimmen.

Da sich ein Teil der Kranken mit „low back pain" selbst dann nicht wesentlich beeinträchtigt oder krank fühlt, wenn akut eine Parese einsetzt und viele andere Lumbago-Patienten unter konfliktbedingten chronifizierten Muskelverspannungen leiden, ist eine präventiv orientierte Situationstherapie zur Reflexion der Lebensgewohnheiten, eine funktionelle Entspannung oder auch eine begleitende fokale Psychotherapie erforderlich.

Darüber hinaus sind eine Situationstherapie und funktionelle Entspannungstherapie indiziert.

Wenn sich das Wurzelkompressionssyndrom mit Sensibilitätsstörungen und Paresen unter konservativer Therapie nicht gebessert hat oder die Parese progredient ist, während der radikuläre Schmerz nachlässt („Wurzeltod"), ist eine operative Entlastung erforderlich. Eine **akute Operationsindikation** stellt das **Kauda-Syndrom** dar, da sonst mit irreversiblen Ausfällen, v. a. Paresen und Retentio urinae, zu rechnen ist (vgl. S. 121).

Bei Therapieresistenz der Sensibilitätsstörungen und Paresen ist eine Operation indiziert. Das **Kauda-Syndrom** stellt eine **akute Operationsindikation** dar.

Bei gesicherter Höhenlokalisation des Vorfalls wird eine **Diskektomie** vorgenommen. Das Bandscheibenmaterial kann durch Mikrozugang (interlaminäre Fensterung) entfernt werden. Bei zervikalem Bandscheibenvorfall und bei zervikaler spondylotischer Myelopathie wird die **Fusionsoperation** nach Cloward durch Einbringen eines knöchernen Runddübels oder Knochenspans (Beckenkammtransplantat) nach Entfernen der Bandscheibe bzw. Dekompression des Myelons angewandt. Zur Spinalkanalstenose s. S. 454.

Das sequestrierte Bandscheibenmaterial kann durch Mikrozugang (Fensterung) entfernt werden **(Diskektomie)**. Bei zervikalem Prolaps und zervikaler Myelopathie ist eine **Fusionsoperation** angezeigt.

Eine Chemonukleolyse ist nur bei nicht sequestrierten Bandscheibenvorfällen indiziert. Dabei wird der Nucleus pulposus durch Injektion von Chymopapain enzymatisch aufgelöst. V. a. wegen der Gefahr eines anaphylaktischen Schocks und intraspinaler Blutungen hat sich das Verfahren nicht allgemein durchsetzen können.

Die komplikationsreiche Chemonukleolyse kommt nur bei nicht sequestrierten Bandscheibenvorfällen infrage.

Zur Therapie spinaler Fehlbildungen s. Kap. B-1.1, zur Therapie des spinalen Epiduralabszesses s. S. 300 und zu spinalen Tumoren s. S. 358.

Zur Therapie spinaler Prozesse s. S 300 und S. 358.

Verlauf: Spontanremissionen bei Bandscheibenschäden sind nicht selten, in der Regel ist aber mit Rezidiven zu rechnen. Bei konservativ behandelten akuten lumbalen Wurzelkompressionssyndromen lässt sich in einzelnen Fällen im CT eine Rückbildung des Bandscheibenvorfalls nachweisen. Dies spricht für die Möglichkeit der Remission auch ausgedehnter Kompressionssyndrome ohne jeden operativen Eingriff. Die Bandscheibenoperation führt zwar in der Regel zu Schmerzfreiheit und Rückbildung der Ausfälle, **postoperative Rezidive** sind jedoch häufig. Mit der Chronifizierung der Wirbelsäulenbeschwerden entsteht ein gravierendes sozialmedizinisches Problem (Arbeits-, Berufs- und Erwerbsunfähigkeit), oft mit frühzeitiger Berentung.

Verlauf: Spontanremissionen bei Bandscheibenschäden kommen vor. Trotz insgesamt guter Ergebnisse der konservativen wie operativen Therapie sind **Rezidive** häufig.

▶ Klinisches Beispiel

▶ **Klinisches Beispiel:** Die 25-jährige Kontoristin verspürte einen heftigen Kreuzschmerz mit Ausstrahlung in das linke Bein bis zur Fußsohle, als sie am letzten Tag ihres Mutterschutzes morgens aus dem Bett sprang. Diesem Ereignis war kurz nach der Geburt ihres Sohns ein „Hexenschuss" vorausgegangen. Die Untersuchung ergab neben einer „Ischias-Skoliose" eine Hypalgesie im S1-Dermatom bei fehlendem ASR und positivem Lasègue-Zeichen und eine Fußsenker-Parese links. Im lumbalen CT stellte sich ein mediolateraler Bandscheiben-Sequester in Höhe LWK 5/SWK 1 links dar. Nachdem die dreiwöchige konservative Behandlung keine Besserung gezeigt hatte, wurde eine Fensterungsoperation zur Entfernung der sequestrierten Diskushernie vorgenommen. Postoperativ war die Patientin schmerzfrei, die Parese und die Sensibilitätsstörung bildeten sich allmählich zurück.
Die Katamnese eines weiteren Falls belegt die häufige Therapieresistenz und eine allseitige Hilflosigkeit bei „low back pain". Eine 43-jährige medikamentenabhängige Krankenschwester unterzog sich wegen chronischer, therapieresistenter Lumbo-Ischialgien bei unauffälligem neurologischem und negativem myelographischem Befund einer Hemilaminektomie von LWK 5 und ein Jahr später erneut einer operativen Revision der beiden letzten Bandscheiben. Zwei Jahre später erfolgte eine ventrale Spondylodese des lumbosakralen Übergangs, postoperativ eine Radiatio der unteren LWS und schließlich eine zervikale perkutane Chordotomie, die eine Hinterstrangataxie zur Folge hatte. Als die Patientin während der Anschlussheilbehandlung bei einem Sturz eine Schenkelhalsfraktur erlitt, wurde sie berufsunfähig.

2.4 Herpes Zoster

2.4 Herpes zoster

▶ Synonym

▶ **Synonym:** Zoster, „Gürtelrose", „Kopfrose".

▶ Definition

▶ **Definition:** Herpes zoster ist eine reaktivierte Varicella-Zoster-Virus(VZV)-Infektion mit neuralgischen Beschwerden, Sensibilitätsstörungen und vesikulären Effloreszenzen, die halbseitig auftreten und an thorakale, seltener lumbosakrale oder zervikale Dermatome gebunden sind. Meist sind einzelne Spinalganglien und -wurzeln befallen, nicht selten auch Hirnnerven beteiligt (Zoster ophthalmicus, Zoster oticus und Fazialisparese).

Epidemiologie: Mit einer Inzidenz von 400/100 000 Einwohner treten Varicella-Zoster-Infektionen meist jenseits des 50. Lebensjahres auf. Kinder können sich beim Zoster Erwachsener infizieren und Varizellen (Windpocken) bekommen.

Epidemiologie: Die Inzidenz des Herpes zoster beträgt 400/100 000, die Prävalenz 80/100 000 Einwohner. Es handelt sich um eine wenig kontagiöse Infektionskrankheit, die aufgrund eines Immundefizits bei endogener Reaktivierung des neurotropen Varicella-Zoster-Virus sporadisch auftritt. Kinder können sich beim Zoster Erwachsener infizieren und Varizellen (Windpocken) bekommen, andererseits begünstigt die Varizellen-Exposition die Entwicklung eines Zoster, denn der Erreger beider Erkrankungen ist identisch. Während aber Varizellen-Infektionen in 90% der Fälle vor dem 20. Lebensjahr auftreten und stets eine Immunität gegeüber Windpocken bewirken, kommt bei den meist über 5-jährigen Patienten mit Herpes zoster aufgrund einer Abwehrschwäche gelegentlich ein Rezidiv vor. Es gibt keine signifikanten Geschlechtsunterschiede.

Symptomatologie: Unspezifischen Allgemeinsymptomen folgen heftige **segmentale (radikuläre) Schmerzen**, Parästhesien und meist auch halbseitig segmental begrenzte **vesikuläre Effloreszenzen** (Abb. B-**2.20**). Zur topographischen Verteilung der Dermatome und Paresen s. Tab. B-**2.7**.

Symptomatologie: Die Erkrankung setzt mit Abgeschlagenheit und leichtem Fieber ein. Meist folgen heftige **segmentale** (**radikuläre**) **Schmerzen** und Parästhesien. Etwa vier Tage nach den ersten Prodromalerscheinungen treten stecknadelkopf- bis erbsgroß, **vesikuläre Effloreszenzen** auf, die halbseitig auf ein bis drei benachbarte Dermatome begrenzt sind (Abb. B-**2.20**). Diese Hautveränderungen können nekrotisch zerfallen („Zoster gangraenosus"), sich ausbreiten („Zoster generalisatus") oder aber völlig fehlen („Zoster sine herpete"). In der Regel finden sich segmentale Sensibilitätsstörungen, jedoch nur in 5% der Fälle periphere Lähmungen. Zur Verteilung der Zoster-Dermatome und zugehörigen Paresen s. Tabelle B-**2.7**.

Zoster ophthalmicus (Abb. B-**2.21**) kann zu persistierenden Sehstörungen führen. **Zoster oticus** ist in zwei Dritteln der Fälle von einer **Fazialisparese** begleitet. Aber auch bei zer-

Bei Befall des 1. Trigeminusastes (**Zoster ophthalmicus**, Abb. B-**2.21**) kommt es durch Läsion der Kornea, Iris oder auch des N. opticus zu Sehstörungen mit der Gefahr des Visusverlustes (Sekundärglaukom oder Optikusneuritis und -atrophie). Bei **Zoster oticus** klagen die Patienten über stechende oder brennende

B-2.7 Topographische Verteilung von Schmerzen bzw. Effloreszenzen und Paresen bei Herpes zoster

Region	befallenes Dermatom	Häufigkeit (%)	zugehörige Paresen (Häufigkeit 5%)	anteilige Häufigkeit (%)
kranial	1. Trigeminusast (Zoster ophthalmicus), 3. Trigeminusast (Zoster oticus)	20	Fazialisparese	> 45
zervikal	C3 (Zoster colli)	10	Fazialisparese, Zwerchfellparese	25
thorakal	Prädilektionsstelle Th5 – Th10	> 50	Paresen der Interkostalmuskeln	< 5
lumbosakral	S2 (auch genitaler Zoster)	< 20	Blasenlähmung (Retentio urinae)	25

In 5% der Fälle werden neben den Zoster-Effloreszenzen Lähmungen beobachtet, meist eine periphere Fazialisparese. Bei der häufigsten Zoster-Lokalisation (thorakal) finden sich nur selten Paresen.

Schmerzen im Bereich des Ohrs. Die Zoster-Bläschen sind an der Ohrmuschel und im äußeren Gehörgang, seltener auch an der Zunge sichtbar. In zwei Dritteln der Fälle entwickelt sich eine periphere **Fazialisparese**. Gelegentlich sind weitere Hirnnerven (Nn. V, VIII, seltener auch VI und kaudale Hirnnerven) beteiligt (Ramsay-Hunt-Syndrom). Eine Fazialisparese kommt auch bei Zoster colli vor.

vikaler Lokalisation der Effloreszenzen werden Gesichtslähmungen beobachtet.

Seltener sind eine Zwerchfelllähmung oder Blasenfunktionsstörung, Komplikationen wie eine Polyradikuloneuritis (s. S. 464) bzw. Polyneuropathie (s. S. 466) sowie zentrale Symptome einer Zoster-Enzephalitis, -Meningitis oder -Myelitis.

Selten sind Komplikationen (z. B. Guillain-Barré-Syndrom) und Symptome einer Zoster-Infektion des ZNS.

B-2.20 Herpes zoster

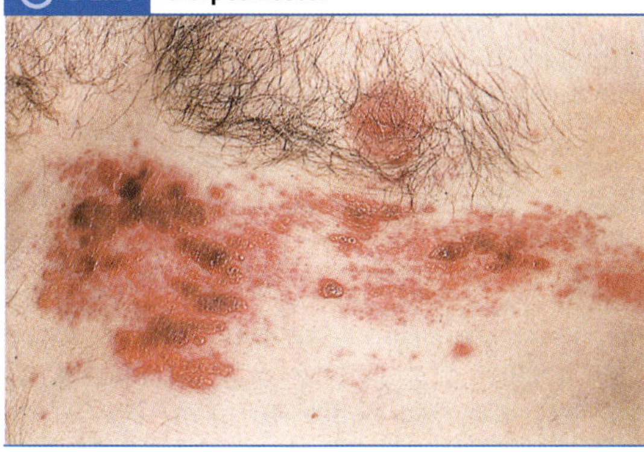

Im fünften Thorakalsegment links finden sich hämorrhagische vesikuläre Effloreszenzen. (Aus: Korting, Praxis der Dermatologie, Thieme Verlag 1982, Stuttgart.)

B-2.20

B-2.21 Zoster ophthalmicus

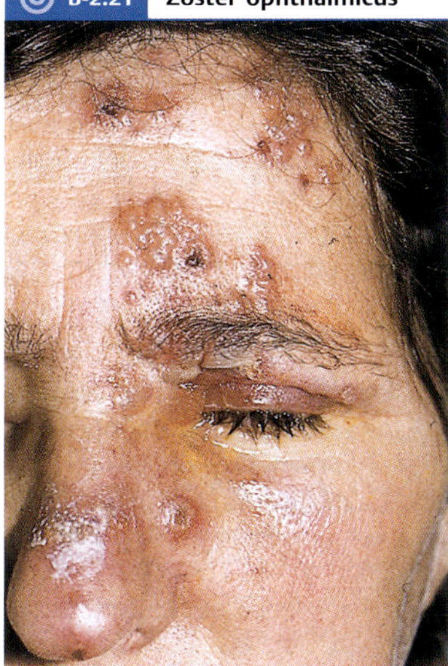

Frische stecknadel- bis erbsgroße Effloreszenzen im Versorgungsgebiet des 1. Trigeminusastes links. Es besteht die Gefahr einer Keratitis. (Aus: Korting, Praxis der Dermatologie, Thieme Verlag 1982, Stuttgart.)

B-2.21

Ätiopathogenese: Die **Reaktivierung des Varicella-Zoster-Virus** führt zu entzündlich-nekrotisierenden Veränderungen einzelner Ganglien und Nervenwurzeln.

Ätiopathogenese: Durch **Reaktivierung** der latent intranukleär persistierenden neurotropen **Varicella-Zoster-Viren** (VZV) kommt es zu einer Zweitmanifestation der VZV-Infektion in Form eines Lokalrezidivs. Das pathomorphologische Korrelat der segmentalen Zoster-Eruptionen sind entzündliche Veränderungen (mit hämorrhagischen Nekrosen) einzelner sensibler **Spinal-** oder **Hirnnerven-Ganglien** und der zugehörigen Nervenwurzeln. Auch Grenzstrangganglien können geschädigt sein. Histologisch werden in betroffenen Ganglien lympho- und plasmazelluläre Infiltrate, Zellnekrosen und virale intranukleäre Einschlusskörperchen beobachtet, darüber hinaus eine Demyelinisierung sensibler, z. T. auch motorischer Nervenwurzeln mit Wucherungen der Schwann-Zellen und petechialen Blutungen.

▶ **Merke**

▶ **Merke:** Herpes zoster kommt auffällig häufig bei Störungen des Immunsystems vor, so bei AIDS, Morbus Hodgkin, Leukosen, Karzinomen, Sarkomen und anderen Neoplasien oder auch unter immunsuppressiver Therapie.

Diagnostik: Da sich die Diagnose des akuten Zosters meist klinisch stellen lässt, ist die Liquorpunktion (Befund: mäßige Pleozytose und Eiweißerhöhung) nur bei Komplikationen erforderlich (Zoster-Enzephalitis bzw. -Myelitis). Wesentlich ist eine sorgfältige internistische Untersuchung, damit ein entzündlicher oder neoplastischer Prozess nicht übersehen wird.

Diagnostik: Parästhesien und heftige radikuläre Schmerzen geben einen ersten lokalisatorischen Hinweis auf das befallene Ganglion und die zugehörige Nervenwurzel. Häufig sind die regionalen Lymphknoten vergrößert. Wenn kleine Vesiculae auf geröteter Haut segmental und halbseitig begrenzt erscheinen, ist die Diagnose leicht. Die Patienten suchen aber meist erst nach dem massiven Auftreten der Zoster-Eruptionen einen Arzt auf. Nicht selten lassen sich nach narbiger Abheilung der Eruptionen hyper- oder depigmentierte Areale nachweisen. Wesentlich häufiger als begleitende periphere Paresen finden sich Reflexabschwächungen. Der Zoster-Titer im Serum ist erhöht. Im Liquor beobachtet man in aller Regel eine mäßige Pleozytose bis 200 Zellen (vorwiegend Lympho- und Monozyten) und eine leichte Eiweißvermehrung. In jedem unkomplizierten Fall erübrigt sich die Lumbalpunktion. Bei zentralen Komplikationen, z. B. einer Zoster-Enzephalitis mit Herdsymptomen und Vigilanzstörung oder einer Zoster-Myelitis mit aufsteigenden schlaffen Paresen sind wiederholte Lumbalpunktionen zur Verlaufskontrolle notwendig. Wesentlich ist eine sorgfältige internistische Untersuchung, damit ein entzündlicher oder neoplastischer Prozess nicht übersehen wird.

Differenzialdiagnose: Vor dem Auftreten der Effloreszenzen können Zosterschmerzen mit andersartigen Neuralgien und **radikulären Syndromen** verwechselt werden.

Differenzialdiagnose: Bevor die charakteristischen Hautveränderungen auftreten bzw. bei einem „Zoster sine herpete" liegt der Verdacht auf andersartige Gesichts- bzw. Interkostalneuralgien nahe. Bei radikulären Schmerzen im zervikalen oder lumbosakralen Bereich kommt differenzialdiagnostisch in erster Linie ein **Wurzelkompressionssyndrom** aufgrund eines Bandscheibenschadens infrage, während thorakale Bandscheibenvorfälle selten sind.

Ein Herpes labialis oder genitalis und das **Erythema migrans (Borreliose)** breiten sich nicht segmental aus. In Zweifelsfällen ist die Antikörper-Titer-Bestimmung hilfreich.

Eine Verwechslung mit dem häufig rezidivierenden Herpes labialis oder genitalis kommt wegen der nicht segmental angeordneten Effloreszenzen kaum vor. Das nach Zeckenstich mit Schmerzen und Parästhesien auftretende **Erythema migrans (Borreliose)** kann wie der Herpes zoster eine Fazialisparese und lymphozytäre Pleozytose verursachen, lässt sich aber vom Zoster abgrenzen: Abgesehen von der nicht segmentalen Ausbreitung des Erythema migrans tritt die Fazialisparese im Rahmen der Meningopolyneuritis nach Zeckenstich mit einer Latenz von einigen Wochen auf, sodass das Erythem oft nicht mehr nachweisbar ist. In Zweifelsfällen ist die Bestimmung der Borrelien- und Zoster-Antikörper-Titer in Serum und Liquor diagnostisch entscheidend (S. 281).

Therapie: Man behandelt virostatisch über eine Woche mit **Aciclovir**. Die häufig hartnäckige und sehr schmerzhafte Zoster-Neuralgie ist durch Amitriptylin günstig zu beeinflussen. Von Kortikosteroiden ist abzuraten, da sie eine Zoster-Generalisierung hervorrufen können.

Therapie: Frühzeitig sind Infusionen mit dem Virostatikum **Aciclovir** (Zovirax) angezeigt. Man verabreicht dreimal täglich 5 mg/kg Körpergewicht über eine Woche. Die antivirale Therapie führt oft schon innerhalb von Stunden zu Schmerzfreiheit und Abblassen des Exanthems. Lokal anästhesierende Puder und Lösungen können zusätzlich helfen. Von einer systemischen Kortikosteroidbehandlung ist abzuraten, da sie eine Generalisierung des Zoster hervorrufen kann. Bei der oft sehr hartnäckigen postherpetischen Neuralgie (Zoster-Neuralgie, s. u.) ist die Anwendung von trizyklischen Antidepressiva, insbesondere

Amitriptylin in niedriger Dosierung, erfolgversprechender als die Gabe von Antikonvulsiva (Carbamazepin, Diphenylhydantoin) oder von peripheren Analgetika.

Verlauf: Die Prognose des Zoster ist im Allgemeinen günstig, die seiner Komplikationen schlecht. Zwei Drittel aller Infektionen heilen folgenlos ab. Rezidive sind selten. Das Auftreten und die Dauer einer **postherpetischen Neuralgie** („Zoster-Neuralgie") ist direkt vom Lebensalter abhängig. Sie kommt in 10 bis 15 % aller Fälle – bei über 60-Jährigen sogar in jedem zweiten Fall – vor, und hält monate- oder auch jahrelang an. Periphere motorische Ausfallserscheinungen, besonders Fazialisparesen, bilden sich gelegentlich unvollständig zurück, die seltenen zentralen Komplikationen mit Halbseiten- oder Querschnittsyndrom haben eine infauste Prognose.

Verlauf: Die Prognose ist generell günstig. In über 10 % der Fälle ist aber mit einer hartnäckigen **postherpetischen Neuralgie** zu rechnen. Begleitende Fazialisparesen zeigen eine schlechte Remissionstendenz. Zentrale Komplikationen sind prognostisch infaust.

▶ **Klinisches Beispiel:** Eine 74-jährige Patientin war wegen heftiger neuralgischer Schmerzen in der rechten Regio colli schlaflos. Die Untersuchung ergab ein Erythem mit kleinen Bläschen im Bereich der Dermatome C 2 und C 3 rechts und eine homolaterale periphere Fazialisparese. Unter täglichen Aciclovir-Infusionen klangen die Schmerzen, die Effloreszenzen und die Fazialislähmung innerhalb von einer Woche ab.

◀ **Klinisches Beispiel**

2.5 Idiopathische Polyradikuloneuritis (Guillain-Barré-Syndrom)

2.5 Idiopathische Polyradikuloneuritis (Guillain-Barré-Syndrom)

▶ **Synonym:** Idiopathische Polyneuritis, Guillain-Barré-Syndrom (GBS), Landry-Guillain-Barré-Strohl-Syndrom, akute inflammatorische demyelinisierende Polyneuropathie (AIDP).

◀ **Synonym**

▶ **Definition:** J.B.O. Landry und A. Kussmaul berichteten 1859 erstmals über akut aufsteigende Lähmungen unbekannter Ätiologie. G. Guillain, J.A. Barré und A. Strohl beschrieben 1916 ein entsprechendes Krankheitsbild mit dem Liquorsyndrom der zytoalbuminären Dissoziation. Man nimmt eine Immunreaktion gegen periphere Nerven und deren Wurzeln an. Die akute Verlaufsform wird auch als **akute inflammatorische demyelinierenden Polyneuropathie (AIDP)** bezeichnet und ist von der selteneren chronischen inflammatorischen demyelinisierenden Polyneuropathie (CIDP) zu unterscheiden.

◀ **Definition**

Epidemiologie: Die Inzidenz der idiopathischen Polyradikuloneuritis liegt bei 0,5 – 2/100 000 Einwohner. Die Krankheit kann in jedem Lebensalter auftreten. Es gibt zwei Erkrankungsgipfel: zwischen dem 20. und 30. und zwischen dem 50. und 60. Lebensjahr. Das männliche Geschlecht überwiegt.

Epidemiologie: Die Inzidenz liegt bei 0,5 – 2/100 000 Einwohner.

Symptomatologie: Die akute Verlaufsform der Erkrankung (AIDP, GBS) beginnt meist mit Rücken- und Gliederschmerzen, akrodistalen Parästhesien und proximal betonten Paresen vorwiegend der unteren Extremitäten. Sensibilitätsausfälle sind relativ gering ausgeprägt. Innerhalb von Tagen und Stunden folgen symmetrisch nach kranial **aufsteigende Lähmungen** mit Übergreifen vom Beckengürtel auf die Rumpf- und Atemmuskulatur (Landry-Paralyse), häufig mit Diplegia facialis und weiteren **Hirnnervenausfällen** (N. IX, X), seltener mit Augenmuskelparesen. Vegetative Begleitsymptome der akuten Polyradikuloneuritis sind Störungen der Herz-, Kreislauf-, Atem- und Temperaturregulation sowie Miktionsstörungen. Bei der chronisch inflammatorischen demyelinisierenden Polyneuropathie (CIDP) ist ein allmählicher Beginn und fluktuierender Verlauf typisch. Hirnnervensymptome bei der CIDP sind selten. Zur Symptomatik der CIDP und weiterer Verlaufsformen bzw. Varianten der akuten idiopathischen Polyradikuloneuritis s. Tab. B-**2.8**.

Symptomatologie: Die AIDP ist durch **aufsteigende Paresen** (Landry-Paralyse) mit Hirnnervenbeteiligung charakterisiert. Zur Symptomatik der CIDP und weiterer Verlaufsformen bzw. Varianten der akuten idiopathischen Polyradikuloneuritis s. Tab. B-**2.8**.

Ätiopathogenese: Als Ursache werden **postinfektiöse und postvakzinale Immunvorgänge** diskutiert. Man beobachtet interstitielle lymphozytäre Infiltrate und eine segmentale **Demyelinisation**, im weiteren Verlauf auch axonale Degeneration.

Ätiopathogenese: Die Ursache ist unbekannt („idiopathische Polyradikuloneuritis"). Man vermutet eine **Immunreaktion** gegen periphere Nerven („Polyneuritis"), einschließlich Vorder- und Hinterwurzeln („Polyradikulitis") nach **Infektionskrankheiten** und **Schutzimpfungen**. Daher spricht man auch von AIDP (akute „inflammatorische" Polyneuropathie). Eine AIDP kann z.B. nach Infektion mit HIV, Zytomegalie-Virus, Mykoplasmen, Campylobacter jejuni, Herpes zoster und bei Multipler Sklerose vorkommen, wird aber auch in besonderen Stresssituationen, wie nach Operationen und in der Schwangerschaft, beobachtet. Neuropathologisch finden sich meist interstitielle lymphozytäre Infiltrate und eine segmentale **Demyelinisation**, im weiteren Verlauf auch axonale Degeneration. Tierexperimentell lässt sich eine allergische Neuritis (EAN) erzeugen, die der Klinik und dem Liquorsyndrom des Guillain-Barré-Syndroms (GBS) gleicht.

Diagnostik: Die Untersuchung ergibt **symmetrische schlaffe Paresen** der Extremitäten, oft eine Deplegia facialis und geringe Sensibilitätsstörungen.

Im Blutbild besteht eine **Lymphozytose**.

In 90% der Fälle findet sich das **Liquorsyndrom** der zytoalbuminären Dissoziation: **Eiweißvermehrung** bei geringer oder fehlender Pleozytose.

Die **NLG** ist deutlich **herabgesetzt**. Im **EMG** findet sich häufig **Spontanaktivität**.

Diagnostik: Progredient aufsteigende, **symmetrische schlaffe Paresen**, eine Areflexie bei diskreter Sensibilitätsstörung, auch eine Beteiligung der Hirnnerven, meist eine Diplegia facialis, sprechen für die AIDP. Wenn die Sensibilität stärker gestört ist, fällt frühzeitig auch eine Stand- und Gangataxie auf.
Im Blutbild besteht eine **Lymphozytose**, in der Immunelektrophorese sind meist IgG, IgA und IgM erhöht.
In 90% der Fälle findet man im **Liquor** eine Eiweißvermehrung, die im Verlauf der ersten drei Erkrankungswochen Werte zwischen 100 und 300 oder sogar über 1000 mg/dl erreichen kann (vgl. Abb. A-**3.2**, S. 125), jedoch keine ausgeprägte Pleozytose (**zytoalbuminäre Dissoziation**). In der ersten Woche ist der Liquor in jedem zweiten Fall eines GBS-Syndroms normal. Eine Pleozytose > 50 Zellen und Granulozyten im zytologischen Befund lassen an der Diagnose zweifeln.
Elektroneurographisch ist als Hinweis auf die Demyelinisierung eine **Verlangsamung** insbesondere der motorischen Nervenleitgeschwindigkeit (**NLG**) und

B-2.8 Verlaufsformen und Varianten der idiopathischen Polyradikuloneuritis. Die häufigste Manifestation des GBS-Syndroms ist die AIDP. Als AIDP-Varianten kommen eine akute motorische axonale (AMAN) sowie eine akute motorische und sensible axonale Neuropathie (AMSAN) in 10% der Fälle vor.

Formen	*Symptomatik und Verlauf*	*Zusatzbefunde*
Akute inflammatorische demyelinisierende Polyneuropathie (AIDP)	s. Text	s. Text
Chronisch inflammatorische demyelinisierende Polyneuropathie (CIDP)	Allmählicher Beginn mit primär chronischem und fluktuierendem Verlauf: akrodistale oder auch proximale Sensibilitätsstörungen und Paresen, selten Hirnnervensymptome; Therapie mit Kortikosteroiden, bei Nichtansprechen zusätzlich hochdosierte Immunglobuline oder Plasmapherese	Antikörper gegen myelinassoziiertes Glykoprotein (MAG), Eiweißvermehrung im Liquor. ENG: verlängerte distale Latenzen, verzögerte F-Wellen
Multifokale motorische Neuropathie mit Leitungsblock (MMN)	CIDP-Variante: chronisch progrediente, asymmetrische atrophische Paresen, Krampi und Faszikulationen; gutes Ansprechen auf hochdosierte Immunglobuline und Cyclophosphamid	Antikörper gegen GM1-Ganglioside, ENG: multifokaler Leitungsblock
Miller-Fisher-Syndrom	Augenmuskelparesen (N. VI) bis zur Ophthalmoplegie, Ataxie, Nystagmus, Dysphagie, später Areflexie, akrodistale Parästhesien, auch Diplegia facialis; meist günstige Prognose, Übergang zum GBS möglich	im Serum Antikörper gegen das Gangliosid GQ1 b, Liquor-Eiweiß-Erhöhung im Verlauf, ENG: vorwiegend axonale Degeneration
Pandysautonomie	vegetative Funktionsstörungen: Mydriasis, Störungen der Tränensekretion, Ophthalmoplegia interna, Hypersalivation, Hyperhidrosis, orthostatische Hypotonie, Retentio urinae et alvi; Parästhesien und Areflexie	Liquor-Eiweißerhöhung
Radiculitis sacralis (Elsberg-Syndrom) = Radikulomyelitis der Cauda equina	Dysästhesien im Versorgungsgebiet sakraler Nervenwurzeln, Miktionsstörung, Sensibilitätsstörungen und Paresen (s. Cauda-Syndrom, S. 121)	Zellvermehrung im Liquor

der distal motorischen Latenz schon nach wenigen Tagen zu registrieren. Die F-Wellen-Latenzen sind verzögert. Auch der Befund eines proximalen Leitungsblocks führt zur Frühdiagnose. Elektromyographisch findet sich im Verlauf als Zeichen einer axonalen Schädigung häufig **Spontanaktivität** (Fibrillieren und positive scharfe Wellen).

Differenzialdiagnose: Wenn anfangs Rückenschmerzen und radikuläre Parästhesien bestehen, kann der Verdacht auf ein **Lumbago-Ischias-Syndrom** bei Bandscheibenprolaps aufkommen. Im weiteren Verlauf umfasst die Differenzialdiagnose eine Reihe von **Polyneuropathien** mit akuter oder subakuter Ausbreitung der Paresen nach proximal, wie z.B. die postdiphtherische und die Myelom- oder die Arsen-Polyneuropathie, die allerdings im Gegensatz zur AIDP immer ausgeprägte Sensibilitätsstörungen aufweisen. Auch die **Borreliose** nach Zeckenstich tritt häufig unter dem Bild einer Polyradikulitis auf. Zur Polyradikulitis bei HIV-Infektion s. S. 291. Daher sind entsprechende Serum- und Liquoruntersuchungen notwendig. Die für das Guillain-Barré-Syndrom charakteristische zytoalbuminäre Dissoziation findet sich auch bei der postdiphterischen Polyneuropathie und bei einigen hereditären Polyneuropathien. Zur Landry-Paralyse bei Porphyrie s. S. 255.
Die Abgrenzung gegenüber der **Poliomyelitis** ist nur dann schwierig, wenn in deren Verlauf die initiale Pleozytose zugunsten einer Eiweißerhöhung im Liquor abnimmt und Hirnnervensymptome oder eine Ateminsuffizienz hinzukommen. Differenzialdiagnostisch entscheidend ist das asymmetrische Verteilungsmuster rein motorischer Paresen bei der Poliomyelitis (vgl. S. 293).

Differenzialdiagnose: Anfangs kann die Symptomatik mit einer **Lumbo-Ischialgie** verwechselt werden. Auch an eine **Borreliose** und eine HIV-Infektion ist zu denken.

Bei **Poliomyelitis** ist das Verteilungsmuster rein motorischer Paresen asymmetrisch.

Therapie: Wegen der Gefahr einer Atemlähmung und akuter Störungen der Herz-Kreislauf-Funktion muss der Patient auf einer neurologischen **Intensivstation** behandelt werden. Von großer Bedeutung sind die kontinuierliche spirometrische Kontrolle der Vitalkapazität, rechtzeitige Intubation, Blasenkatheterisierung, Krankengymnastik sowie die Thrombose- und Dekubitusprophylaxe. Durch die Gabe von hochdosierten **Immunglobulinen** und durch **Plasmapherese** kann die akute idiopathische Polyradikuloneuritis günstig beeinflusst werden. Die Behandlung mit Kortikosteroiden ist wirkungslos, kann aber bei **CIDP** – ebenso wie Plasmapherese und Gabe hochdosierter Immunglobuline – erfolgreich eingesetzt werden.

Therapie: Wesentlich sind die **intensivmedizinische** Überwachung der Herz-Kreislauf-Funktion und der Vitalkapazität, Thrombose- und Dekubitusprophylaxe, ggf. Intubation. Bei der akuten Polyneuropathie sind **Plasmapherese** und **Immunglobuline** indiziert, bei der CIDP auch besonders Kortikosteroide.

Verlauf: Schwere Verläufe führen zu einer **Panparalyse** mit hoher Tetraplegie und Hirnnervenlähmung. Bei 5% der Patienten kommt es zu plötzlichen Todesfällen durch **Atemlähmung**, kardiale Komplikationen **(Arrhythmien)** oder infolge langer Liegedauer zu einer **Lungenembolie**. In 70% der Fälle bilden sich die neurologischen Symptome in der umgekehrten Reihenfolge ihres Auftretens langsam und vollständig zurück. Rezidive sind bei der AIDP selten. Demgegenüber neigt die CIDP zu schubförmigem Verlauf.

Verlauf: 5% der Patienten sterben an **Atemlähmung**, **Arrhythmien** oder **Lungenembolie**. Die meisten Polyradikuloneuritiden bilden sich vollständig zurück.

▶ **Klinisches Beispiel:** Die 56-jährige Patientin klagte nach fieberhaftem Infekt über Rückenschmerzen mit Schwäche beider Beine und Parästhesien der Fingerspitzen. Innerhalb von zehn Tagen entwickelten sich eine schlaffe Tetraplegie mit akrodistaler Sensibilitätsstörung, eine Retentio urinae und eine Diplegia facialis. Die Vitalkapazität war auf 2000 ml reduziert. Der Liquor enthielt anfangs 58 mg/dl Eiweiß und 6 Zellen, zwei Wochen später 235 mg/dl Eiweiß und 3 Zellen. Die motorische und sensible NLG waren v. a. an den unteren Extremitäten herabgesetzt. Die Patientin wurde auf der Intensivstation mit Plasmapherese behandelt. Nach vier Wochen bildete sich die Gesichtslähmung und innerhalb von vier Monaten unter krankengymnastischen Bewegungsübungen auch die Tetraplegie vollständig zurück.

◀ **Klinisches Beispiel**

2.6 Polyneuropathien

2.6 Polyneuropathien

▶ Synonym

▶ **Synonym:** Neuropathien, Polyneuritiden.

▶ Definition

▶ **Definition:** Eine Polyneuropathie ist eine Erkrankung mehrerer peripherer Nerven mit systemischer Ursache (z. B. toxische, infektiöse, metabolische, genetische Faktoren) und meist distal betonter, symmetrisch ausgeprägter, langsam progredienter Symptomatik.

Epidemiologie: Die Prävalenz der Polyneuropathien wird auf 40/100 000 Einwohner geschätzt.

Epidemiologie: Exakte epidemiologische Angaben zur weltweiten Verbreitung der Polyneuropathien, deren Prävalenz auf 40/100 000 Einwohner geschätzt wird, liegen nicht vor, zumal bei regionalen Unterschieden immer neue Schädigungsursachen, v. a. Umweltgifte, darunter Insektizide, toxische Pharmaka und Drogen bekannt werden, während die traditionellen Noxen Thallium und Arsenik (z. B. als Mord- und Selbstmordmittel) heute relativ selten in Betracht kommen.

Von Zeit zu Zeit treten gehäuft Polyneuropathien auf, so z. B. bei Massenvergiftungen.

Von Zeit zu Zeit treten gehäuft Polyneuropathien auf, so z. B. infolge Triorthokresylphosphat-Intoxikation in Marokko aufgrund einer Vermischung von Speiseöl mit einem Waffenschmiermittel. In Japan wurde bei Massenvergiftungen mit dem Antidiarrhoikum Clioquinol (Entero-Vioform) die subakute Myelooptiko-Neuropathie (SMON) beschrieben. Während die postdiphtherische Polyneuropathie selten geworden ist, wird in letzter Zeit zunehmend häufiger die Meningopolyneuritis nach Zeckenstich (Borreliose) beobachtet.

▶ Merke

▶ **Merke:** Diabetes mellitus und Alkoholkrankheit sind in Europa mit Abstand die häufigsten Polyneuropathie-Ursachen, in tropischen und subtropischen Regionen sind es Malnutrition (Mangelernährung) und Lepra.

Die Alkohol-Polyneuropathie betrifft im Gegensatz zur diabetischen Polyneuropathie häufiger Männer; ihr Altersgipfel liegt in der fünften, der der diabetischen in der siebten Dekade.

Diabetische Polyneuropathien kommen mit einem Anteil von 30–40% zehnmal häufiger vor als z. B. Polyneuropathien bei Kollagenosen oder Neoplasien.
Bei der Alkohol-Polyneuropathie und zahlreichen anderen Formen überwiegt das männliche, bei Diabetes mellitus und akuter intermittierender Porphyrie das weibliche Geschlecht. Die hereditären Polyneuropathien manifestieren sich im frühen bis mittleren Lebensalter. Der Altersgipfel der alkoholischen Polyneuropathie liegt in der fünften, der der diabetischen Polyneuropathie in der siebten Dekade. Beide Erkrankungen kommen aber auch schon bei Jugendlichen vor. Die Polyneuropathie bei Makroglobulinämie Waldenström betrifft bevorzugt Männer im höheren Lebensalter.

Symptomatologie: Polyneuropathien beginnen mit **Schmerzen** (z. B. „burning feet“, Ursachen s. Tab. B-**2.9**) und **Sensibilitätsstörungen**, die meist distal akzentuiert und symmetrisch ausgeprägt sind, und vegetativ-trophischen Symptomen. Paresen (nicht selten von **Hirnnerven**) können hinzukommen.

Symptomatologie: Polyneuropathien beginnen mit **Schmerzen, Parästhesien** und Dysästhesien, die meist distal akzentuiert und symmetrisch ausgeprägt sind, strumpf- bzw. handschuhförmigen **Sensibilitätsausfällen** (Hypästhesie, Hypalgesie, Pallhypästhesie) meist der unteren Extremitäten und vegetativ-trophischen Symptomen, darunter auch Synkopen und Blasenstörungen. Die Patienten klagen über unangenehme Temperaturempfindungen, ein quälendes Kribbeln bzw. Ameisenlaufen oder ein Brennen der Füße, v. a. der Fußsohlen („burning feet“, Ursachen s. Tab. B-**2.9**), Schwindel und Gangunsicherheit. Wenn **Lähmungen** hinzukommen, sind es überwiegend distal betonte Tetrapa-

B-2.9

B-2.9 Ursachen von Polyneuropathien mit „burning feet“

- Vitaminmangel (470)
- Medikamente (INH, Nitrofurantoin)
- Alkohol
- Kollagenosen
- Paraproteinämien
- Neoplasien
- Urämie
- Diabetes mellitus

B-2.22 Verteilungsmuster sensomotorischer Ausfälle bei Polyneuropathien

Die Kenntnis der drei wichtigsten Manifestationstypen gestattet ätiologische Rückschlüsse: **a)** Der Multiplex-Typ findet sich bei vaskulär und entzündlich bedingten Polyneuropathien. **b)** Am häufigsten ist der distal symmetrische Typ mit handschuh- bzw. strumpfförmigen Sensibilitätsstörungen, vorzugsweise bei toxischen Neuropathien. **c)** Bei Diabetes mellitus kommt neben a und b auch eine proximale Amyotrophie vor.

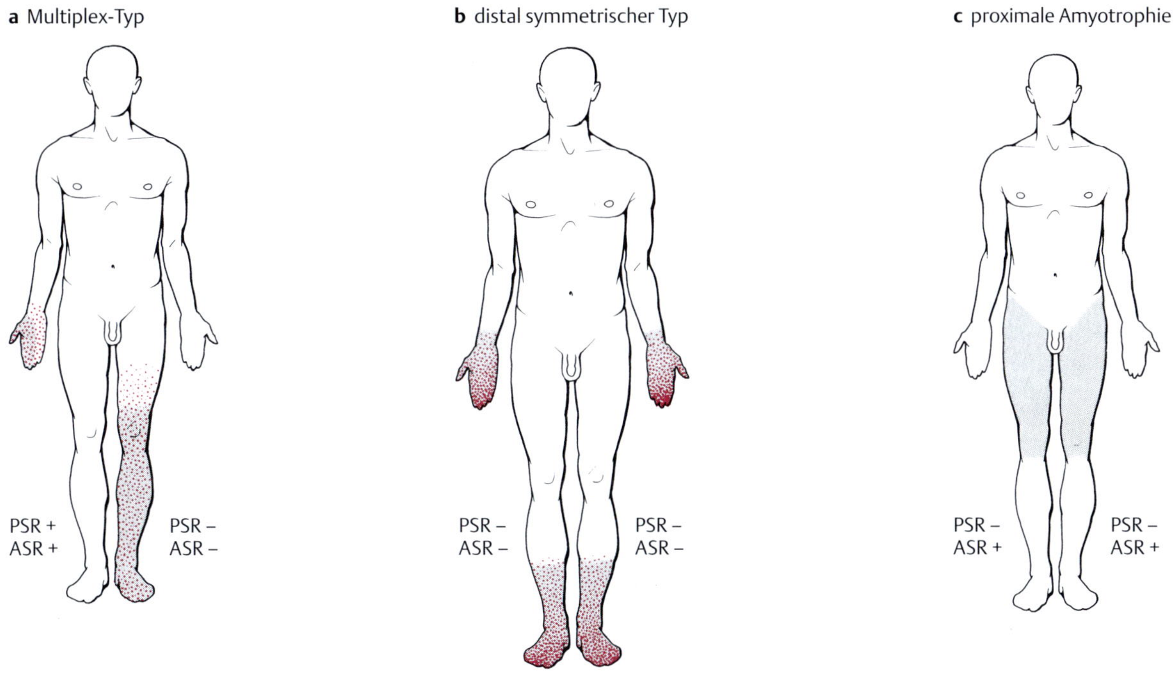

resen, die nur ausnahmsweise isoliert auftreten. **Hirnnerven** können beteiligt sein; bei ausschließlichem Hirnnervenbefall spricht man von einer kranialen Polyneuropathie.

Vom o.g. **distal symmetrischen Typ** der Polyneuropathie mit handschuh- und strumpfförmigen Sensibilitätsstörungen und distal betonten Reflexabschwächungen und/oder Paresen (Abb. B-**2.22b**) lassen sich mehrere **asymmetrische Verteilungsmuster** abgrenzen:

- die **Mononeuropathie**, bei der zum Zeitpunkt der Untersuchung Ausfälle lediglich im Versorgungsgebiet eines peripheren Nervs nachzuweisen sind,
- die **Mononeuropathia (Mononeuritis) multiplex (Multiplex-Typ)**, bei der die Ausfälle auf das Versorgungsgebiet mehrerer einzelner peripherer Nerven beschränkt sind (Abb. B-**2.22a**), die benachbarten Nerven jedoch nicht oder kaum beeinträchtigt werden,
- die **Schwerpunktneuropathie**, eine Kombination aus Mononeuropathia multiplex und distal symmetrischer Polyneuropathie.

Neben dem **distal symmetrischen Typ** der Polyneuropathie (Abb. B-**2.22b**) gibt es **asymmetrische Verteilungsmuster**:
- **Mononeuropathie**
- **Mononeuropathia (Mononeuritis) multiplex (Multiplex-Typ**, Abb. B-**2.22a**)
- **Schwerpunktneuropathie**

Die Kenntnis dieser Manifestationstypen gestattet Rückschlüsse auf die Ätiologie: So findet sich der distal symmetrische Typ vorzugsweise bei toxischen Neuropathien, die Mononeuropathie bei diabetischer und bei vaskulär bedingten Polyneuropathien. Der Multiplex-Typ und die Schwerpunktneuropathie werden häufig bei diabetischer und bei vaskulär und entzündlich bedingten Polyneuropathien beobachtet.

Die Kenntnis dieser Manifestationstypen gestattet Rückschlüsse auf die Ätiologie.

Ätiopathogenese: Polyneuropathien lassen sich klassifizieren nach
- dem **Verteilungsmuster der Symptome** (Abb. B-**2.22**)
- der **Ätiologie** (s. Tab. B-**2.10** und s.u.)
- dem **pathologisch-anatomischen Bild** (Tab. B-**2.12**). Außerdem lassen sich histologisch und elektroneurographisch die meisten Polyneuropathien mit

Ätiopathogenese: Polyneuropathien lassen sich einteilen nach
- dem **Verteilungsmuster der Symptome** (Abb. B-**2.22**)
- der **Ätiologie** (s. Tab. B-**2.10** und s.u.)

B-2.10 Ätiologische Klassifikation der Polyneuropathien

entzündlich-hyperergisch-toxisch	*exogen- bzw. nutritiv-toxisch*	*endogen-toxisch*		*vaskulär bedingt (einschließlich Kollagenosen)*	*paraneoplastisch paraproteinämisch*
		endokrin-metabolisch	*hereditär*		
Borreliose, Diphtherie, Botulismus, Lepra, virale Infektionen (Tab. B-**2.11**)	Umweltgifte, Medikamente, Alkohol, Malnutrition, Malabsorption (Tab. B-**2.13**–**2.14**)	Akromegalie, Hypothyreose, Gravidität, Urämie, Diabetes mellitus (Tab. B-**2.16**)	Porphyrie, primäre Amyloidose, HMSN, HSN (Tab. B-**2.17**)	obliterierende Gefäßerkrankungen, rheumatoide Arthritis, Panarteriitis, Churg-Strauss-Syndrom, Wegener-Granulomatose, Lupus erythematodes, Sjögren-Syndrom, Sklerodermie, Immunvaskulitis des PNS (S. 474)	Karzinome, Sarkome, maligne Lymphome, Leukosen, multiples Myelom, Morbus Waldenström u. a. (Tab. B-**2.18**)

B-2.11 Polyneuropathien bei Infektionskrankheiten

bakterielle Infektionskrankheiten und Zoonosen	*virale Infektionskrankheiten*
Borreliose, Diphtherie, Botulismus, Lepra, Lues, Malaria, Paratyphus, Scharlach, Toxoplasmose, Typhus, Brucellose, Rickettsiosen, Leptospirosen	AIDS, Zytomegalie, Masern, Influenza, Varizellen, Rubeolen, Mononukleose, Herpes zoster, Hepatitis epidemica, Parotitis epidemica, Encephalitis epidemica u. a.

B-2.12 Pathologisch-anatomische Veränderungen bei Polyneuropathien

Lokalisation	*Axonopathie*	*Myelinopathie*	*Neuronopathie*	*Vaskulopathie*
Neuroanatomische Veränderungen	„Dying-back-Mechanismus" mit Degeneration des Zellkörpers oder des gesamten Axons von distal nach zentral	primär segmentale oder diffuse Markscheidenläsion	primäre Schädigung der Zellkörper mit Degeneration von zentral nach peripher	entzündliche Gefäßwandschädigung und Läsion der Vasa nervorum mit der Folge einer ischämischen Degeneration der Nervenfaszikel
Ursachen	metabolisch-toxische Schädigung, Diabetes mellitus, Urämie, Alkoholismus	GBS, Diphtherie, HSMN I, metachromatische Leukodystrophie	paraneoplastische sensorische PNP, Herpes zoster, Sjögren-Syndrom	Vaskulitis, Mikroangiopathie bei Diabetes mellitus

- dem **pathologisch-anatomischen Bild** (Tab. B-**2.12**), nach dem man auch solche mit **Parenchymschädigung** von **interstitiellen Polyneuropathien** unterscheidet.

Parenchymschädigung (axonale Degeneration und segmentale Demyelinisation) von solchen mit **Erkrankungen des Interstitiums** unterscheiden. Meist findet man Mischtypen, d. h. entweder Axondegeneration mit sekundärem Befall der Schwann-Zellen (Markscheiden) oder primäre Demyelinisation mit späterer axonaler Beteiligung. Interstitielle Polyneuropathien werden v. a. durch Amyloidablagerung, Immunvaskulitis und Infektionskrankheiten verursacht.

2.6.1 Polyneuropathien bei Infektionskrankheiten

Diese sind durch direkte Einwirkung des Erregers (s. Tab. B-**2.11**), seines Toxins oder einen sekundären Immunvorgang bedingt.

2.6.1 Polyneuropathien bei Infektionskrankheiten

5 % der Polyneuropathien kommen bei Infektionskrankheiten vor und werden ebenso wie die idiopathische Polyradikuloneuritis (Guillain-Barré-Syndrom), die häufig nach unspezifischen Infekten oder Schutzimpfungen auftritt (S. 463), den Polyneuritiden zugeordnet. Die „entzündlichen" (erregerbedingten) Polyneuropathien (s. Tab. B-**2.11**) werden durch drei Mechanismen verursacht:

- direkte Einwirkung des Erregers.
- Schädigung durch dessen Toxin.
- sekundärer Immunprozess.

Polyneuropathien sind häufiger bakteriell als viral bedingt; hervorzuheben sind folgende bakterielle Infektionen:

Viral bedingte Polyneuritiden bei Herpes zoster (S. 460), Influenza, Masern, Mononukleose, AIDS u. a. sind selten. Von den häufigeren bakteriellen Formen sind die **Borreliose**, **Diphtherie**, der **Botulismus** und die **Lepra** wegen ihrer besonderen Pathogenese und Therapiemöglichkeiten hervorzuheben:

Borreliose: Bei Neuroborreliose tritt häufig eine Neuropathie und Polyradikulitis auf, oft

Borreliose: Bei der durch Zeckenstich verursachten Borrelien-Infektion (s. S. 281) kommt es in mehr als der Hälfte der Fälle zu heftigen radikulären Schmerzen sowie asymmetrisch ausgeprägten Sensibilitätsstörungen und Paresen als Ausdruck einer Meningopolyneuritis, oft mit Hirnnervenbeteiligung. Die peripheren Nerven weisen vaskulitische Veränderungen mit Waller-Degeneration auf.

mit Hirnnervenbeteiligung als Ausdruck einer Meningopolyneuritis.

Diphtherie: Bei der Rachendiphtherie verursacht das Toxin des Corynebacterium diphtheriae eine Myelinschädigung mit **Paresen kaudaler Hirnnerven**, v.a. des Gaumensegels und der Pharynxmuskulatur, die durch eine nasale Phonation und Schluckstörung auffallen. Gleichzeitig kann neben einer Störung der Pupillomotorik mit Akkommodationslähmung und perioralen Sensibilitätsstörung eine Diplegia facialis auftreten. Dem Hirnnervensyndrom folgt innerhalb von ein bis zwei Monaten eine Atemmuskellähmung, bevor sich eine **sensomotorische Tetraparese** entwickelt.
Nach Injektion von Diphtherieserum (u.a. Impfstoffen) können gelegentlich asymmetrische atrophische **Paresen des Schultergürtels** (serogenetische Polyneuritis) oder eine einseitige Plexuslähmung in Form einer neuralgischen Schulteramyotrophie (s. S. 450) auftreten.

Diphtherie: Die postdiphtherische Polyneuropathie ist anfangs durch **Paresen kaudaler Hirnnerven**, im weiteren Verlauf durch eine Lähmung der Atemmuskulatur und **sensomotorische Tetraparese** charakterisiert.

Nach Impfung mit Diphtherie-Serum tritt (selten) eine **Schultergürtelparese** auf (serogenetische Polyneuritis).

Botulismus: Durch das Botulinustoxin (Toxin von Clostridium botulinum) wird die Acetylcholinausschüttung an der neuromuskulären Endplatte blockiert. Nach Verzehr von Konservennahrung (anaerober Keim!) klagt der Patient über eine Schluckstörung und abdominelle Beschwerden. Neben **Augenmuskelparesen** (Diplopie) treten als Komplikationen Ateminsuffizienz, Retentio urinae, jedoch keine Sensibilitätsstörungen auf.

Botulismus: Das Botulinustoxin blockiert die Ausschüttung von Acetylcholin an der neuromuskulären Endplatte. Typisch sind **Augenmuskelparesen**.

Lepra: Das Mycobacterium leprae gelangt über die Vasa nervorum in die Schwann-Zellen der Hautnerven. Je nach Abwehrlage unterscheidet man eine tuberkuloide, eine lepromatöse und eine dimorphe Verlaufsform der Lepra:

- **tuberkuloide Lepra:** Bei noch intakter zellulärer Abwehr finden sich makroskopisch tuberkuloide Herde v.a. an den Streckseiten der Gliedmaßen, histologisch epitheloidzellige Granulome in den befallenen peripheren Nerven und bei der neurologischen Untersuchung entsprechende hypästhetische Areale sowie eine dissoziierte Empfindungsstörung mit asymmetrischem Verteilungsmuster, verdickt tastbare Nervenstränge, im weiteren Verlauf atrophische Paresen.
- **lepromatöse Lepra:** Bei herabgesetzter zellulärer Abwehr breiten sich die primär v.a. im Gesicht auftretenden rötlichen Lepraknoten über den Körper aus. Neben Hirnnervensymptomen (Trigeminusneuralgie, Fazialisparese) finden sich Störungen der Trophik und Sensibilität.
- **dimorphe Lepra:** Mischform von tuberkuloider und lepromatöser Lepra („Borderline-Lepra“).

Lepra: Die **tuberkuloide Lepra** ruft dissoziierte Empfindungsstörungen und atrophische Paresen, die **lepromatöse Lepra** Hirnnervensymptome hervor. Die **dimorphe Lepra** ist eine Mischform.

2.6.2 Exogen-toxische bzw. nutritiv-toxische Polyneuropathien

2.6.2 Exogen-toxische bzw. nutritiv-toxische Polyneuropathien

Die Tabelle B-**2.13** gibt einen Überblick über neurotoxische Substanzen wie Alkohol, Gewerbegifte und Schädlingsbekämpfungsmittel, die Tabelle B-**2.14** enthält eine Aufstellung über nutritiv-toxische Polyneuropathien, die Tabelle B-**2.15** eine Liste der Auslöser pharmakogener Polyneuropathien. In der Regel findet man bei den toxischen Polyneuropathien ein distal symmetrisches Verteilungsmuster sensomotorischer Ausfälle:

Einen Überblick geben die Tabellen B-**2.13** – **2.15**. In der Regel zeigen die Symptome ein distal symmetrisches Verteilungsmuster.

Thallium-Polyneuropathie: Diese seltene Polyneuropathie, meist Folge einer Intoxikation mit Rattengift, ist durch Schmerzen, psychomotorische Unruhe, Haarausfall sowie Mees-Querstreifen an den Finger- und Zehennägeln charakterisiert. Die distal symmetrische Polyneuropathie kann von Hirnnervensymptomen und epileptischen Anfällen begleitet sein.

Thallium-Polyneuropathie: Neben Schmerzen bestehen Haarausfall und die sog. Mees-Streifen an den Nägeln.

Arsen-Polyneuropathie:: Chronische Arsenvergiftungen gehen mit Hyperkeratose, Pigmentierung der Haut (Arsen-Melanose) sowie Mees-Streifen an den Fingernägeln und einer distal symmetrischen Polyneuropathie einher. Die Tiefen-

Arsen-Polyneuropathie: Diese Neuropathie geht mit gestörter Tiefensensibilität, Mees-Streifen und Hautveränderungen einher.

B-2.13

B-2.13 Ursachen exogen-toxischer Polyneuropathien

Alkohol und Umweltgifte gehören zu den häufigsten Polyneuropathie-Ursachen.

1. Suchtmittel	Alkohol, Heroin, Hexacarbon („Schnüffler")
2. Gewerbegifte	Acrylamid (Kunststoff), Benzin (auch „Schnüffler"), Blei (Mennige, Akkumulatoren, Glasuren), Methylquecksilber (Spiegel, Fisch), CO, Hexacarbon (Lösungsmittel, auch „Schnüffler"), Schwefelkohlenstoff (Zündhölzer, Viskose), Triorthokresylphosphat (Lösungs- und Schmiermittel), Trichloräthylen (Lösungsmittel)
3. Schädlingsbekämpfungsmittel	DDT, Arsen, Thallium (Insektizide, Rattengift)

sensibilität ist erheblich beeinträchtigt. Histologisch handelt es sich um eine distale Axonopathie.

Blei-Polyneuropathie: Die Blei-Polyneuropathie ist durch Paresen der Hand- und Fingerstrecker charakterisiert (Fallhand).

Blei-Polyneuropathie: Diese Polyneuropathie kommt v.a. bei Arbeitern in Akkumulatoren-Fabriken und Töpfereien vor; sie weist fast ausschließlich motorische Ausfälle vom Multiplex-Typ an den Armen, insbesondere mit Hand- und Fingerstreckerparesen auf (Fallhand).

Alkohol-Polyneuropathie: Sie weist meist symmetrische, distal betonte Sensibilitätsstörungen, im Verlauf Unterschenkelparesen auf.

Alkohol-Polyneuropathie: Das Verteilungsmuster der meist sensiblen Polyneuropathie ist distal symmetrisch. Im weiteren Verlauf kommen atrophische Unterschenkelparesen hinzu. Seltener sind isolierte alkoholtoxische Druckläsionen („Parkbanklähmung") und eine Myopathie. Die Nervenleitgeschwindigkeit ist meist normal oder nur leicht reduziert.

▶ Merke

▶ **Merke:** Als kritischer Tagesgrenzwert der Alkohol-Polyneuropathie gelten 80 – 100 g Alkohol.

Man nimmt an, dass der neurotoxischen Wirkung eine Mangelernährung zugrunde liegt.

Vitaminmangel-Polyneuropathien: Bei Alkoholkranken liegt oft **Vitamin-B_1**-(Thimin)-**Mangel** vor.

Vitaminmangel-Polyneuropathien: Die **Vitamin-B_1-(Thiamin)-Mangel-Polyneuropathie** trat früher in Asien nach ausschließlicher Ernährung mit geschältem und poliertem Reis auf. Heute wird sie häufig durch chronischen Alkoholismus verursacht.

▶ Merke

▶ **Merke:** Augenmuskellähmungen und gleichzeitig auftretende Vigilanzschwankungen sind immer verdächtig auf einen Vitamin-B_1-Mangel bei chronischem Alkoholismus (Wernicke-Korsakow-Syndrom, s. S. 259).

Die **Pellagra-Polyneuropathie** wird durch **Vitamin-B_2**-(Riboflavin-) und **Nicotinsäureamid-Mangel** verursacht.

Zum **Vitamin-B_{12}-Mangel** s. S. 248.

Die Pellagra-Polyneuropathie mit der Trias Dermatitis, Diarrhö, Demenz tritt als Folge vorwiegender Maisernährung und anderer Mangelzustände in Ländern der dritten Welt auf, wird aber auch bei einem alkoholtoxisch bedingten **Vitamin-B_2**-(Riboflavin-) und **Nicotinsäureamid-Mangel** beobachtet.
Zur funikulären Myelose (**Vitamin-B_{12}-Mangel**) s. S. 248.

B-2.14

B-2.14 Nutritiv-toxische Polyneuropathien (* In den Industrieländern ist der Vitaminmangel meist auf Alkoholismus zurückzuführen)

Polyneuropathien bei Vitaminmangel		*Erkrankungen/Noxen**
B_1	Thiamin	Beriberi
B_2	Riboflavin	Pellagra
B_6	Pyridoxin	INH (pharmakogen)
	Folsäure	
B_{12}	Cyanocobalamin	Intrinsic-Faktor-Mangel
	Pantothensäure	
	Nicotinsäureamid	Pellagra
E	Tocopherol	

A L K O H O L

Ein **Vitamin-B_6**-(Pyridoxin-) oder ein **Folsäuremangel** führt ebenfalls zu einer Polyneuropathie. Er ist ebenfalls häufig auf schweren Alkoholismus zurückzuführen und findet sich darüber hinaus bei der Isoniazid-(INH-)Polyneuropathie.

Vitamin-B_6-(Pyridoxin-)**Mangel-Polyneuropathien** bestehen bei Alkoholismus und INH-Medikation.

Pharmakogene Polyneuropathien: Bei Überdosierung von Vitamin B_6 kann eine Polyneuropathie auftreten, daher ist bei der Verordnung von Vitamin B_6 (z. B. mit INH in der Tbc-Behandlung) Vorsicht geboten. Dasselbe gilt für die Gabe von Cimetidin zur Hemmung der Magensäureproduktion, von Chlorprothixen als Schlafmittel und Mutterkornalkaloiden gegen Kopfschmerzen, da die Langzeittherapie mit diesen gebräuchlichen Pharmaka toxische Polyneuropathien verursachen kann. Zu weiteren Polyneuropathie-induzierenden Medikamenten s. Tab. B-**2.15**.

Pharmakogene Polyneuropathien: Häufige Auslöser sind Cimetidin und Mutterkornalkaloide, zu weiteren Substanzen s. Tab. B-**2.15**.

2.6.3 Endogen-toxische Polyneuropathien

Endokrin-metabolisch bedingte Polyneuropathien

Diabetische Polyneuropathie: Für die diabetische Polyneuropathie ist eine Vielfalt der Symptome mit unterschiedlichem Verteilungsmuster charakteristisch. Abgesehen von Schmerzen und meist distal symmetrischen Sensibilitätsstörungen finden sich auch **symmetrisch ausgeprägte, distal betonte Paresen** (s. Abb. B-**2.22b**). Außerdem findet sich häufig eine **Mononeuropathia multiplex**: Die Ausfälle sind wahllos auf einzelne periphere Nerven verteilt oder proximal betont (diabetische Amyotrophie, s. Abb. B-**2.22c**), z. B. im Bereich der Oberschenkelmuskulatur. In 10 % findet man **Hirnnervenparesen**, v. a. der Nn. III, IV und VI und VII.
In fast der Hälfte der Fälle treten **vegetativ-trophische Störungen** hinzu, darunter Anhidrose, Ödeme und Ulzera (Abb. B-**2.23**), Arthropathien der Fußgelenke, ferner **autonom-viszerale Störungen** wie Schluckbeschwerden und postprandiale Diarrhöen. Blasenatonie und Impotenz kommen bei bis zu 80 % der Patienten mit diabetischer Polyneuropathie vor. Bei jedem zweiten Diabetiker stellen sich kardiale Ischämien mit der Gefahr eines Herzinfarkts ein, der häufig infolge der autonomen kardialen Neuropathie schmerzlos abläuft. Die Tabelle B-**2.16** enthält eine Liste der für die Diagnose diabetischer Polyneuropathien relevanten Fragen und Untersuchungsbefunde.
In der Pathogenese spielen zwei Faktoren eine wichtige Rolle: die **metabolische Schädigung** des peripheren Nervensystems, u. a. in Form einer Störung des Sorbitstoffwechsels bei erhöhter Glukosekonzentration, und eine vaskuläre Komponente auf dem Boden der diabetischen **Mikroangiopathie**.

2.6.3 Endogen-toxische Polyneuropathien

Endokrin-metabolisch bedingte Polyneuropathien

Diabetische Polyneuropathie: Neben dem häufigen **distal symmetrischen Typ** sind eine **Mononeuropathia multiplex** (wahllose Verteilung der Ausfälle oder Amyotrophie, Abb. B-**2.22c**) und **Hirnnervenparesen** zu beobachten.

Häufig sind **vegetativ-trophische Störungen** (Abb. B-**2.23** und Tab. B-**2.16**) und **viszerale Störungen** (Schluckbeschwerden, Diarrhöen, s. a. Tab. B-**2.16**). In 50 % der Fälle besteht die Gefahr eines schmerzlosen Herzinfarkts (autonome kardiale Neuropathie).

Pathogenetisch bedeutsam sind eine **metabolische Schädigung** peripherer Nerven bei Störung des Sorbitstoffwechsels und die **Mikroangiopathie**.

Polyneuropathien bei anderen endokrinen Erkrankungen: Polyneuropathien kommen auch bei Akromegalie, Hyper- und Hypoparathyreoidismus, Hypothyreose (Myxödem) und Morbus Addison vor.

Polyneuropathien bei anderen endokrinen Erkrankungen: Beispiele sind Hypothyreose und Akromegalie.

B-2.15 Ursachen medikamentös-toxischer Polyneuropathien

Arzneistoffgruppe	*Wirkstoff*
Antiallergika	Cromoglicinsäure
Antiarrhythmika	Amiodaron
Antibiotika/Antiinfektiva/ Chemotherapeutika	Amphotericin B, Chloramphenicol, Chloroquin, Dapson, Ethambutol, Ethianamid, Gentamycin, halogenierte Hydroxychinoline, INH, Metronidazol, Neosalvarsan, Nucleosid-Analoga, Nitrofurane, Nitroimidazol, Penicillin, Salvarsan, Streptomycin, Suramin
Antidepressiva	Amitriptylin; Doxepin, Imipramin, Lithium
Antiepileptika	Sultiam
Antihypertonika	Enalapril, Hydralazin
Antirheumatika	Chloroquin, Gold, Indometacin, Methaqualon, früher Thalidomid
Thyreostatika	Carbimazol, Methylthiouracil
Zytostatika	Cisplatin, Cytarabin, Procarbazin, Propylthiouracil, Vinblastin

B-2.23

B-2.23 Trophisches Ulcus bei diabetischer Polyneuropathie

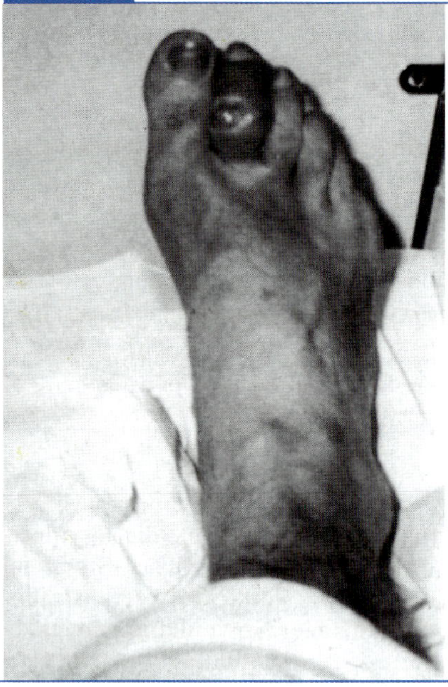

B-2.16

B-2.16 Fragen zur Symptomatologie der diabetischen Polyneuropathie

- Schmerzen?
- Parästhesien?
- Anhidrose?
- trophische Ödeme?
- trophische Ulzera?
- Arthropathien?
- Blasenatonie?
- Impotenz?
- Mononeuropathie?
- Hirnnervensymptome?
- Multiplex-Typ?
- distal symmetrische oder proximal betonte Paresen?

Nephrogene (urämische) Polyneuropathie: Sie ist vom distal symmetrischen Typ. Typische Symptome bei Dialysepatienten sind Wadenkrämpfe und „burning feet".

Nephrogene (urämische) Polyneuropathie: V.a. Dialysepatienten klagen über nächtliche Wadenkrämpfe und brennende Schmerzen der Füße („burning feet"). Die sensomotorischen Paresen sind distal betont und symmetrisch angeordnet. Man nimmt eine toxische, primär axonale Schädigung peripherer Nerven durch retinierte harnpflichtige Substanzen mittleren Molekulargewichts an.

Hepatische Polyneuropathie: Sie tritt bei Leberinsuffizienz und Morbus Wilson auf.

Hepatische Polyneuropathie: Gelegentlich werden bei chronischer Leberinsuffizienz, auch bei hepatolentikulärer Degeneration (Wilson-Krankheit, S. 242) Polyneuropathien beobachtet.

Hereditäre Polyneuropathien

Polyneuropathie bei Porphyrie, Amyloidose und HNPP: Die akute intermittierende Porphyrie wird autosomal dominant vererbt. Sie ist durch kolikartige abdominelle **Schmerzen,** psychopathologische Symptome und eine vorwiegend motorische **Mononeuropathia multiplex** oder eine Landry-Paralyse gekennzeichnet.

Hereditäre Polyneuropathien

Polyneuropathie bei Porphyrie, Amyloidose und HNPP: Die **akute intermittierende Porphyrie** ist eine gehäuft in Nordeuropa vorkommende, autosomal dominant vererbte Störung der Hämsynthese (Porphyrinstoffwechsel). Ein Erkrankungsschub kann durch eine Reihe von Medikamenten (Barbiturate, Neuroleptika, Benzodiazepine, Antikonvulsiva), Alkoholgenuss und physische Belastungen (Schwangerschaft) ausgelöst werden. Neben einer Tachykardie und arteriellen Hypertonie kommt es zu abdominellen **Koliken,** die nicht selten zur Laparotomie führen. Psychopathologische Begleitsymptome können zur Fehldiagnose „Hysterie" verleiten. Neurologisch findet sich entweder eine vorwiegend motorische **Mononeuropathia multiplex** oder eine symmetrische, an den unteren

Extremitäten proximal betonte, rasch aufsteigende, schlaffe Tetraparese (**Landry-Paralyse**).

Für die Polyneuropathie bei der primären (hereditären) **Amyloidose**, aber auch bei der sekundären Form (bei chronisch-entzündlichen Prozessen, s. klin. Beispiel) sind sensomotorische Paresen sowie ausgeprägte trophische und autonom-viszerale Störungen typisch.

Die Polyneuropathie bei **Amyloidose** weist sensomotorische Paresen mit ausgeprägten vegetativ-trophischen Störungen auf.

Die **hereditäre Neuropathie mit Neigung zu Druckparesen** (**HNPP**) ist durch verdickte Markscheiden gekennzeichnet und wird daher auch als tomakulöse („wurstförmige“) Neuropathie bezeichnet.

Die **HNPP** mit verdickten Markscheiden wird auch tomakulöse („wurstförmige“) Neuropathie genannt.

Hereditäre motorisch-sensible Neuropathien (HMSN I–IV): Nach internationaler Klassifikation unterscheidet man hereditäre motorisch-sensible Neuropathien (HMSN, s. Tab. B-**2.17**) von hereditären sensiblen Neuropathien (HSN, s. u.).

Hereditäre motorisch-sensible Neuropathien (HMSN I–IV): s. Tab. B-**2.17**.

Die **HMSN Typ I**, die **hypertrophische Form der** meist autosomal dominant vererbten **neuralen Muskelatrophie Charcot-Marie-Tooth**, ist durch eine distal symmetrische sensomotorische Polyneuropathie mit Wadenatrophie („Storchenbeine“), Hohlfuß- und Hammerzehenbildung sowie verdickte Nervenstränge mit frühzeitig herabgesetzter motorischer und sensibler NLG charakterisiert. Die HMSN Typ I ist die häufigste hereditäre Neuropathie. Sie manifestiert sich in der ersten oder zweiten Dekade. Der Gendefekt ist auf Chromosom 17 und 1 oder auch auf dem X-Chromosom lokalisiert (diese Form wird rezessiv vererbt).

Die **HMSN Typ I**, die **hypertrophische Form der neuralen Muskelatrophie**, ist durch eine Wadenatrophie („Storchenbeine“), Hohlfüße, Hammerzehen und verdickte Nerven charakterisiert. Die NLG ist reduziert.

Die **HMSN Typ II**, die **neuronale Form der neuralen Muskelatrophie**, unterscheidet sich von der hypertrophischen Form durch eine normale oder nur gering reduzierte NLG. Im Gegensatz zur HMSN I kommt auch ein asymmetrisches Verteilungsmuster der atrophischen Paresen vor.

Bei der **HMSN Typ II**, der **neuronalen Form der neuralen Muskelatrophie**, ist die NLG meist normal, das Verteilungsmuster evtl. asymmetrisch.

Der Erbgang der **HMSN Typ III** ist autosomal rezessiv. Auffällig ist die stärker als bei der HMSN I ausgeprägte, sicht- und tastbare **Verdickung peripherer Nerven** bei hochgradiger Reduktion der NLG.

Für die **HMSN Typ III** sind stark **verdickte Nervenstränge** und eine hochgradig reduzierte NLG typisch.

Die **HMSN Typ IV**, das **Refsum-Syndrom**, beruht auf einer autosomal rezessiv vererbten Störung des Phytansäurestoffwechsels. Die distal symmetrische Polyneuropathie breitet sich nach proximal aus und geht mit zerebellarer Ataxie, Hemeralopie, pigmentärer Retinadegeneration, Ertaubung, Ichthyosis und Gelenkdeformitäten einher (s. a. S. 235). Die NLG ist z. T. erheblich verzögert.

Die **HMSN Typ IV** (**Refsum-Syndrom**) ist eine distal symmetrische, sich nach proximal ausbreitende Polyneuropathie. Zur Ataxie und Begleitsymptomen s. a. S. 235.

Die **HMSN Typ V, VI und VII** sind seltenere Formen, die mit spastischer Spinalparalyse (Typ V) oder okulären Symptomen (Typ VI, VII) kombiniert sind.

Zu den selteneren **HMSN Typ V–VII** s. Tab. B-**2.17**.

Hereditäre sensible Neuropathien (HSN I–IV): Diese sind von neurotrophischen und dysrhaphischen Störungen begleitet. Häufig kommt es aufgrund einer konnatalen Analgesie zu Frakturen, Deformitäten und Verstümmelungen. Neurographisch sind sensible Potenziale meist nicht erhältlich. Diesen Neuropathien verwandt sind periphere Nervenschädigungen bei Morbus Friedreich, einer Heredoataxie (s. S. 233).

Hereditäre sensible Neuropathien (HSN I–IV): Die Patienten weisen trophische Störungen, Deformitäten und Verletzungen oder Verstümmelungen aufgrund einer Analgesie auf.

B-2.17 Hereditäre motorisch-sensible Neuropathien (HMSN)

Typ	*Verlaufsform*	*Erstbeschreiber*
I	hypertrophische Form (neurale Muskelatrophie)	Charcot-Marie-Tooth
II	neuronale Form (neurale Muskelatrophie)	
III	progressive hypertrophische Neuropathie (Neuritis)	Déjerine-Sottas
IV	Heredopathia atactica polyneuritiformis	Refsum
V	mit Paraspastik	Dyck
VI	mit Optikusatrophie	Dyck
VII	mit Retinitis pigmentosa	Dyck

B-2.17

2.6.4 Vaskulär bedingte Polyneuropathien (einschließlich Kollagenosen)

Bei Arteriosklerose und Kollagenosen kommen **ischämische Nervenläsionen** vor.

2.6.4 Vaskulär bedingte Polyneuropathien (einschließlich Kollagenosen)

Bei Arteriosklerose und Kollagenosen, die mit einer Vaskulitis verbunden sind, können **ischämische Nervenläsionen** vom Multiplex-Typ oder symmetrische sensomotorische Paresen auftreten. Häufig kommen trophische Störungen hinzu. Akute Arterienverschlüsse an den Extremitäten bei Arteriosklerose und Thrombangiitis obliterans führen zur Ernährungsstörung peripherer Nerven.

▶ Merke

▶ **Merke:** Die **Critical-illness-Polyneuropathie (CIP)**, auch Koma-Polyneuropathie genannt, entwickelt sich unter der Langzeitbeatmung von Intensivpatienten mit Sepsis und Multiorganversagen. Die CIP wird häufig erst bei der Entwöhnung von der maschinellen Beatmung erkannt, wenn auffällt, dass die Atemmuskulatur beteiligt ist. Die akute axonale Degeneration führt zu schweren atrophischen Paresen, die sich aber spontan zurückbilden.

Polyneuropathien vom Multiplex- oder distal symmetrischen Typ kommen vor bei:
- rheumatoider Arthritis
- Panarteriitis nodosa
- Churg-Strauss-Syndrom
- Wegener-Granulomatose
- Lupus erythematodes
- Sjögren-Syndrom
- Sklerodermie (sehr selten)
- Immunvaskulitis des peripheren Nervensystems.

„Disseminierte" Neuropathien vom Multiplex-Typ kommen nach ischämischen Nervenschädigungen im Koma vor. Bei der **rheumatoiden Arthritis** findet sich neben entzündlichen Gelenkveränderungen in 10% auch eine Mononeuropathia multiplex bzw. eine entweder an den Händen oder Beinen einsetzende symmetrische Polyneuropathie. Eine **Panarteriitis nodosa**, die vorwiegend Gelenke, Muskulatur und innere Organe befällt, kann sich auch primär mit einer Mononeuropathia multiplex oder distal symmetrischen Polyneuropathie manifestieren. 70% der Patienten mit **Churg-Strauss-Syndrom** (allergische Granulomatose) und 25% der Patienten mit **Wegener-Granulomatose** haben eine Mononeuropathia multiplex. Bei je 10% der Patienten mit **Lupus erythematodes** und **Sjögren-Syndrom** ist das periphere Nervensystem beteiligt. Die Sklerodermie geht extrem selten mit einer Polyneuropathie einher. Schließlich ist noch die **Immunvaskulitis des peripheren Nervensystems** zu erwähnen, die auf einer Läsion der Vasa nervorum beruht und zu einer Mononeuropathia multiplex führt.

2.6.5 Paraneoplastische Polyneuropathien

In je einem Drittel der Fälle von **Bronchialkarzinom** bzw. **malignem Lymphom** finden sich Anzeichen einer paraneoplastischen Polyneuropathie. Man unterscheidet die **sensomotorische** und die **sensorische Polyneuropathie**.

2.6.5 Paraneoplastische Polyneuropathien

Nach prospektiven Studien entwickeln sich bei kleinzelligem **Bronchialkarzinom** und **malignen Lymphomen** in je einem Drittel der Fälle paraneoplastische Syndrome mit Schädigung peripherer Nerven, die bei anderen Neoplasien weit seltener vorkommt. Man unterscheidet
- eine **sensomotorische Polyneuropathie** vom primär axonalen Typ, die dem Verlauf der Landry-Paralyse entsprechen kann (S. 473),
- eine **sensorische Polyneuropathie** (Denny-Brown) mit Degeneration spinaler und autonomer Ganglien (wesentlich häufiger bei Bronchialkarzinomen als bei malignen Lymphomen).

Gangunsicherheit, Schmerzen und Parästhesien können der Karzinom-Diagnose um Monate vorausgehen.

Die paraneoplastischen Neuropathien werden auf eine toxische, metabolische oder immunologische Fernwirkung maligner Tumoren zurückgeführt. Oft schon Wochen und Monate vor der Diagnose eines Bronchialkarzinoms klagen die Patienten über Gangunsicherheit, Schmerzen und Parästhesien. Häufig sind Schmerzen von Lymphom- und Leukämiekranken auch durch Kompression bzw. Infiltration peripherer Nerven bedingt (S. 447).

2.6.6 Paraproteinämien

Ihre häufigsten neurologischen Komplikationen sind Polyneuropathien (s. Tab. B-**2.18**).

2.6.6 Paraproteinämien

Polyneuropathien sind die häufigsten neurologischen Komplikationen der Paraproteinämien. Zum Verteilungsmuster der sensomotorischen Paresen s. Tabelle B-**2.18**.

B-2.18 Polyneuropathien bei Paraproteinämien

Paraproteinämie	*Verteilungsmuster der sensomotorischen Paresen*
Myelom (Proliferation des Plasmazellsystems)	Tetraplegietyp, anfangs asymmetrisch
benigne monoklonale Gammopathie	symmetrisch, dissoziierte Empfindungsstörung, Ataxie
Kryoglobulinämie	asymmetrisch
Morbus Waldenström (Makroglobulinämie)	symmetrisch oder Multiplex-Typ

2.6.7 Diagnostik der Polyneuropathien

Anamnese und Untersuchung: Die Anamnese berücksichtigt familiäre Nervenleiden, internistische Vorerkrankungen, Hinweise auf Alkohol-, Drogen- und Medikamentenabusus und eine besondere Exposition am Arbeitsplatz. In der Regel werden Schmerzen und symmetrische **Missempfindungen** der Füße und Hände, u.a. auch brennende Sensationen („burning feet"), sowie Schwankschwindel und nächtliche Muskelkrämpfe angegeben. Der Untersuchungsgang beginnt mit der Prüfung der **Sensibilität**, die in allen Qualitäten beeinträchtigt sein kann; auch dissoziierte Empfindungsstörungen kommen vor. Die **Eigenreflexe** sind meist an den unteren Extremitäten herabgesetzt oder erloschen. Der ASR fehlt oft schon, bevor Sensibilitäts- oder Motilitätsstörungen nachweisbar sind.

2.6.7 Diagnostik der Polyneuropathien

Anamnese und Untersuchung: Anamnestisch ergeben sich Hinweise auf sensible Reizerscheinungen („burning feet"). Die Untersuchung beginnt mit der Prüfung der **Sensibilität**. Die **Eigenreflexe** sind meist an den unteren Extremitäten herabgesetzt oder erloschen.

▶ **Merke:** Der Nachweis handschuh- oder strumpfförmiger Sensibilitätsstörungen, v.a. einer herabgesetzten Vibrationsempfindung an den Unterschenkeln bei Areflexie, führt fast immer zur Diagnose Polyneuropathie.

◀ Merke

In jedem Fall ist eine eingehende Prüfung der Koordination notwendig, die je nach Ursachen unterschiedlich betroffen ist: Quecksilbervergiftungen rufen neben Gesichtsfeldeinschränkungen eine **Ataxie** hervor, die auch bei Intoxikationen mit Acrylamid oder Disulfiram (Antabus) beobachtet wird. Ein positiver Romberg-Versuch und Unsicherheit beim Blindgang sind auch im Verlauf der nephrogenen und paraneoplastischen Polyneuropathie zu beobachten, die Ataxie bei diabetischer oder alkoholischer Polyneuropathien wird gelegentlich als „Pseudotabes diabetica" bzw. „Pseudotabes alcoholica" bezeichnet.

Auch die Koordination ist zu prüfen. Eine ausgeprägte **Ataxie** beobachtet man bei Intoxikation mit Quecksilber, Acrylamid, Disulfiram, ferner bei nephrogener, paraneoplastischer, diabetischer und alkoholischer Polyneuropathie („Pseudotabes diabetica bzw. alcoholica").

Diabetische, vaskulär bedingte und paraproteinämische Polyneuropathien sind oft **asymmetrisch** ausgeprägt (**Multiplex-Typ**), ebenso die Blei-Polyneuropathie sowie Polyneuropathien nach Zeckenstich (Borreliose), Lues- und Leprainfektion. Liegt eine **Mononeuropathie** vor oder sind **Hirnnerven** beteiligt (Okulomotorius-, Abduzens- oder Fazialisparese u.a.), muss wiederum v.a. an eine diabetische Stoffwechselstörung gedacht werden.

Asymmetrische Verteilungsmuster vom Multiplex-Typ sind bei Diabetes mellitus, Kollagenosen und Paraproteinämien häufig, **Mononeuropathie** und **Hirnnervenbeteiligung** bei Diabetes mellitus.

Ein- oder doppelseitige **Radialisparesen** (Fallhand) kommen bei der Bleivergiftung und im Verlauf einer akut-intermittierenden Porphyrie vor. Auf **atrophische Paresen der kleinen Handmuskeln**, der Wadenmuskulatur sowie trophische Störungen der Haut und Nägel ist besonders zu achten. Die Hexakarbon-Polyneuropathie nach Intoxikation mit Lacken, Klebemitteln und Verdünnern führt v.a. bei den „Pattex-Schnüfflern" zu Atrophien der kleinen Handmuskeln und Fußstrecker. Eine Atrophie der Mm. interossei wird auch bei HMSN-Typ I beobachtet. Diese Neuropathie fällt durch Wadenatrophie („Storchenbeine") auf. Psychische Auffälligkeiten sind v.a. bei Alkoholismus, Porphyrie und Thalliumvergiftung zu beobachten.

Radialisparesen kommen bei der Bleivergiftung und Porphyrie vor, **atrophische Paresen der kleinen Handmuskeln** gibt es bei Intoxikation mit Hexakarbon, eine Wadenatrophie („Storchenbeine") bei der HMSN Typ I.

Laborbefunde: Zur Labordiagnostik gehören BSG, Blutbild, Urinstatus und Rheumafaktor, Elektrophorese und Immunelektrophorese, die B_{12}- und Folsäure-Bestimmung, der Schilling-Test und der Glukosetoleranztest.
Bei der **Blei-Polyneuropathie** findet sich eine basophile Tüpfelung der Erythrozyten. Der Bleispiegel im Blut und Urin ist erhöht.
Arsen lässt sich im Urin, in Haaren und Nägeln nachweisen, **Thallium** in Blut und Urin.

Laborbefunde: Wichtig sind Elektrophorese, Vitamin-B_{12}-Bestimmung, Schilling- und Glukosetoleranztest.

Bei **Blei-Polyneuropathie** ist der Bleispiegel erhöht.

Arsen ist in Urin und Haar, **Thallium** in Blut und Urin nachweisbar.

Bei akuter **Porphyrie** ist der Urin rot verfärbt, der Schwartz-Watson-Test positiv.

Bei der akuten intermittierenden **Porphyrie** ist der Urin dunkelrot (Urobilinogen) und der Schwartz-Watson-Test positiv (Porphobilinogen). Die δ-Aminolaevulinsäure ist vermehrt.

Beim **Myelom** finden sich Sturzsenkung, M-Gradient und oft Bence-Jones-Protein im Urin.

Beim **Myelom** finden sich neben einer stark beschleunigten BSG ein schmalbasiger γ-Globulin-Peak in der Serum-Elektrophorese (M-Gradient) und in etwa 60% der Fälle Bence-Jones-Eiweißkörper im Urin.

Die **Borrelien**-Antikörper sind vier bis acht Wochen nach Zeckenstich positiv.

Bei der **Borreliose** entwickeln sich innerhalb von vier bis acht Wochen in Serum und Liquor Antikörper gegen Borrelia burgdorferi, die mithilfe des Immunfluoreszenz- oder des ELISA-Tests nachweisbar sind.

Eine **Eiweißerhöhung im Liquor** kommt bei zahlreichen Polyneuropathien vor, gelegentlich auch eine zytoalbuminäre Dissoziation.

Die Lumbalpunktion ergibt häufig ein leicht bis mäßig **erhöhtes Liquoreiweiß** und bei entzündlichen Polyneuropathien eine lymphozytäre Pleozytose. Bei der postdiphtherischen Polyneuropathie, der akut intermittierenden Porphyrie und beim Refsum-Syndrom wird die für die idiopathische Polyneuritis Guillain-Barré typische zytoalbuminäre Dissoziation (S. 464) beobachtet.

Wichtig ist die Bestimmung der sensiblen und motorischen **NLG**. Häufig lässt sich eine Läsion des sensiblen N. suralis nachweisen.

Diagnostische Entscheidungen verlangen oft die Bestimmung der sensiblen und motorischen **NLG**. Eine einfache Methode zur Ableitung der sensiblen NLG mittels Oberflächenelektroden ist die N. suralis-Neurographie. Der N. suralis ist der einzige gut zugängliche Nerv der unteren Extremität und darüber hinaus frühzeitig geschädigt.

Eine Polyneuropathie mit vorwiegender **Markscheidendegeneration** ist mittels NLG und **EMG** von einer Polyneuropathie mit primär **axonaler Degeneration** (hauptsächlich reduzierte Amplituden und pathologische Spontanaktivität) zu unterscheiden.

Man unterscheidet Polyneuropathien mit vorwiegender **Demyelinisierung** (deutlich reduzierte NLG bei normaler oder nur gering reduzierter Amplitude) von einer PNP mit primär **axonaler Degeneration** (normale oder nur gering reduzierte NLG bei reduzierter Amplitude). Bei vorwiegender Axondegeneration findet man im **EMG** pathologische Spontanaktivität mit Fibrillationspotenzialen und positiven scharfen Wellen. Die Potenziale motorischer Einheiten sind bei der axonalen Form hinsichtlich Amplitude und Dauer meist vergrößert. Elektromyographisch lassen sich bereits Läsionen motorischer Fasern registrieren, wenn Paresen klinisch noch nicht auffallen. Mit der Bestimmung der F-Welle und des H-Reflexes werden proximale Nervenabschnitte und die Wurzeln erfasst.

Zu Tests des **autonomen Nervensystems** s. Tab. B-**2.19**. In ungeklärten Fällen ist eine molekulargenetische Untersuchung oder eine kombinierte **Nerven-Muskel-Biopsie** zu empfehlen (Abb. B-**2.24**).

Zu den Funktionstests des **autonomen Nervensystems** s. Tab. B-**2.19**.
In ungeklärten Fällen, insbesondere bei progredienten schweren sensomotorischen Polyneuropathien mit asymmetrischem Verteilungsmuster und serologischen Hinweisen auf eine Immunopathie, empfiehlt sich eine kombinierte **Nerven-Muskel-Biopsie** (Abb. B-**2.24**) oder eine molekulargenetische Untersuchung.

Differenzialdiagnose: Parästhesien und Schmerzen werden häufig als arterielle Durchblutungsstörungen verkannt. Eine Mononeuropathie kann mit einem radikulären Syndrom verwechselt werden. Zur funikulären Myelose s. S. 248, zur Tabes dorsalis s. S. 277, zu psychogenen Schmerzen s. S. 546.

Differenzialdiagnose: Parästhesien und Schmerzen bei Polyneuropathien werden häufig mit arteriellen Durchblutungsstörungen verwechselt. Eine diabetische Mononeuropathie ist gelegentlich schwer von radikulären Syndromen (s. S. 453) oder pseudoradikulären Beschwerden zu differenzieren. Zu den Engpasssyndromen und Plexusparesen s. S. 447. Zur funikulären Myelose, die neben abgeschwächten Eigenreflexen Pyramidenbahnzeichen aufweist, s. S. 248. Die Tabes dorsalis (S. 277) ist durch eine Lues-Serologie auszuschließen. Multilokuläre, wandernde und chronische Schmerzen sind häufig psychogen (S. 546).

B-2.19

B-2.19 Funktionstests des autonomen Nervensystems

Funktion		*Test*
Herzfrequenz	Parasympathikus	Messung ▪ bei Valsava-Manöver ▪ bei tiefer Atmung ▪ nach dem Aufstehen
Blutdruck	Sympathikus	Messung ▪ nach dem Aufstehen ▪ bei anhaltendem Händedruck
Haut	Sympathikus	sympathische Hautantwort (SSR) = EMG-Test
Schweißsekretion	Sudomotoren	Prüfung des temperaturregulatorischen Schwitzens und des durch Acetylcholin oder Pilocarpin induzierten Schwitzens

B-2.24 Muskel- und Nervenbiopsie. Vaskulär bedingte Polyneuropathie.

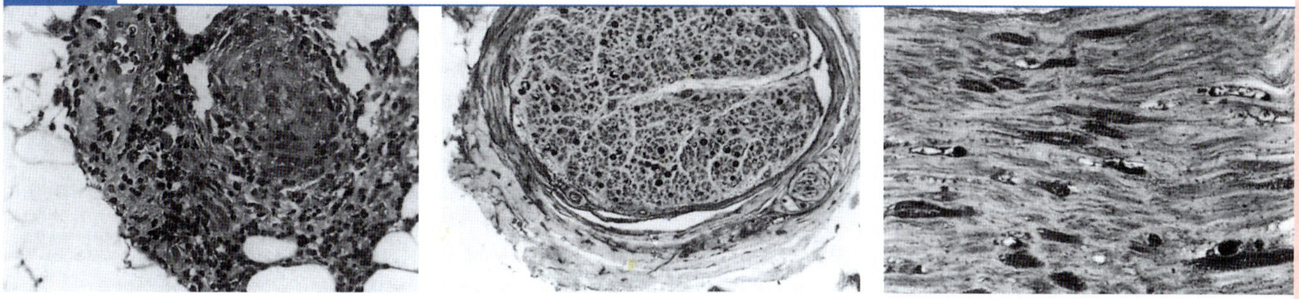

a b c

a Muskelbiopsie: Fibrinoide Nekrose einer Arterie und vakuolige Degeneration des umgebenden Muskelgewebes.

b, c Nervenbiopsie: Das Präparat des N. suralis im Querschnitt **(b)** und Längsschnitt **(c)** zeigt eine Reduktion der Myelinscheiden und Abbauprodukte (schwarz). Die Befunde sprechen für eine Panarteriitis nodosa.

Therapie: Bei Schmerzen und Parästhesien empfiehlt sich die Gabe von **Thioctsäure**, deren Wirkung bei diabetischer Polyneuropathie belegt ist. Als **Analgetika** kommen Acetylsalicylsäure und Paracetamol infrage. Hartnäckige Schmerzen erfordern die Behandlung mit Thymo- und Neuroleptika, Pregabalin oder Carbamazepin. Orthopädische Hilfsmittel wie eine Peronäusschiene sind bei ausgeprägter Gehbehinderung notwendig. Die jeweiligen Grundkrankheiten erfordern spezielle Behandlungsmaßnahmen, die aus der Tabelle B-**2.20** hervorgehen. Im Übrigen sind immer krankengymnastische **Bewegungsübungen** und häufig ein ergotherapeutisches Training notwendig. Bei bekannten Noxen sind **Präventivmaßnahmen** (z. B. Alkoholkarenz) wesentlich.

Therapie: Thioctsäure wird gegen Schmerzen und Parästhesien gegeben. Hartnäckige Beschwerden erfordern die Gabe von **Analgetika**, Thymo- und Neuroleptika, Pregabalin oder Carbamazepin. Zur speziellen Therapie der Polyneuropathien s. Tab. B-**2.20**. Wesentlich sind **Bewegungsübungen**. Bei bekannten Noxen sind **Präventivmaßnahmen** wichtig.

B-2.20 Spezielle Therapie der Polyneuropathien

B-2.20

Grundkrankheit	***Therapie der Polyneuropathie***
Borreliose	Ceftriaxon 1 × 2 g/d i. v. bzw. Cefotaxim 2 × 2 g/d i. v. über 14 Tage
Diphtherie	antitoxisches Serum, Penicillin 20 Mega IE/d oder Erythromycin 4 × 500 mg
Botulismus	Prostigmin, in schweren Fällen Antitoxin
Lepra	Langzeittherapie mit Dapson; Rifampicin
Bleivergiftung	Penicillamin, Kalzium-Natrium-EDTA
Thalliumvergiftung	Magenspülung, Thallium-Antidot, 1 % Natriumjodlösung, stabil. Schwefelkohlenstoff
Arsenvergiftung	BAL (Dimercaprol) und Penicillamin
Alkohol- und nutritiv-toxische Polyneuropathien bei gleichzeitig bestehender	Vitamin-B-Komplex
Wernicke-Enzephalopathie	Vitamin B_1 (Thiamin), hochdosiert
INH-Polyneuropathie	Vitamin B_6 (Pyridoxin)
Diabetes mellitus	Insulin-Einstellung; Thioctsäure, Pregabalin
Vaskuläre Polyneuropathien	Kortikosteroide, Azathioprin, Immunglobuline
HMSN IV (Refsum-Syndrom)	phytansäurearme Diät (Pflanzenfette), Plasmapherese
Paraproteinämien	Plasmapherese
Porphyrie	Glukose bis 500 g/d p. o. zur Unterdrückung der δ-Aminolaevulinsäure; ***kontraindiziert sind*** Pyrazolone, Barbiturate, Sulfonamide, Tranquilizer und Östrogene wegen Gefahr der Provokation eines Erkrankungsschubs

Verlauf: Für die meisten Polyneuropathien ist ein subakuter bis chronischer Verlauf mit langsamer Progredienz ebenso typisch wie die Remissionstendenz.

Verlauf: Polyneuropathien sind in der Regel langsam progredient und bilden sich meist auch wieder allmählich zurück. Eine Restsymptomatik, v.a. ein Reflexverlust, kann noch nach Jahren nachweisbar sein. Die Prognose hängt von der zugrunde liegenden Noxe bzw. Krankheit ab; so sind z.B. die Symptomatik und die Remissionstendenz der Alkohol- wie der Vincristin-Polyneuropathie dosisabhängig. Die lepromatöse Lepra, die hereditären Formen der endogen-metabolischen Neuropathien und die paraneoplastischen Syndrome schreiten mit der Grundkrankheit fort, können jedoch z.T. therapeutisch beeinflusst werden. Zu Rezidiven neigt die akute Porphyrie. Die Polyneuropathie nach Diphtherie zeigt unter der Behandlung eine gute Remission, die Grundkrankheit kann aber bei Myokardbeteiligung zum Tod führen.

▶ **Klinisches Beispiel**

▶ **Klinisches Beispiel:** Der 61-jährige Architekt klagte über Schmerzen und nächtliche Parästhesien der Hände und Füße. Er könne weder den Zeichenstift halten noch auf Leitern steigen. Sein Großvater mütterlicherseits habe ebenfalls unter Lähmungen der Hände und einer Gangstörung gelitten. Es bestand kein Alkohol- oder Medikamentenabusus. Die neurologische Untersuchung ergab ein Karpaltunnelsyndrom beiderseits, eine symmetrische strumpfförmige Hypalgesie, Hypästhesie und Pallanästhesie, ein positives Romberg-Phänomen und distal betonte atrophische Paresen bei Areflexie. Der Glukosetoleranz- und der Schilling-Test waren ebenso wie die Liquoruntersuchung unauffällig. Im EMG (Mm. abductor hallucis und tibialis anterior rechts) fand sich eine hochgradige neurogene Lichtung mit Zeichen kollateraler Aussprossung und bindegewebigem Umbau der Muskulatur. Elektroneurographisch war an den Armen die motorische NLG verlangsamt, sensible Potenziale fehlten, an den Unterschenkeln waren weder motorische noch sensible Potenziale erhältlich. Der histologische Befund nach Rektum-Biopsie ergab ebenso wie die N.-suralis-Biopsie deutliche Hinweise auf eine Amyloidablagerung. Unter der Behandlung mit Carbamazepin und krankengymnastischen Bewegungsübungen war nur vorübergehend eine subjektive Besserung der Beschwerden zu erzielen. Diagnose: Primäre hereditäre Amyloidose mit Polyneuropathie.

3 Muskelerkrankungen

3 Muskelerkrankungen

◀ Definition

▶ **Definition:** Das Kardinalsymptom der Muskelerkrankungen (Myopathien) ist die Muskelschwäche. Hinzu kommen fakultativ Schmerzen (Myalgien) und Muskelschwund. Man unterscheidet entzündlich-autoimmunologisch, endokrin-metabolisch, paraneoplastisch, exogen-toxisch und genetisch bedingte Myopathien. Eine Sonderstellung nimmt die Myasthenia gravis ein, die auf einer Störung der neuromuskulären Übertragung beruht.

3.1 Myositis

3.1 Myositis

◀ Definition

▶ **Definition:** Zu den entzündlichen Muskelerkrankungen zählen idiopathische Myositiden (Polymyositis, Dermatomyositis, Einschlusskörpermyositis, okuläre Myositis), Myositiden bei Systemerkrankungen und erregerbedingte Myositiden.

Epidemiologie: s. Abb. B-**3.1**.

Epidemiologie: Die Inzidenz der Myositiden beträgt 1/100 000, die Prävalenz 6/100 000 Einwohner (s. Abb. B-**3.1**).

3.1.1 Idiopathische Myositiden

3.1.1 Idiopathische Myositiden

◀ Definition

▶ **Definition:** Unter diesem Begriff fasst man Muskelentzündungen unklarer Ätiologie zusammen: die Polymyositis, die Dermatomyositis und die Einschlusskörpermyositis. Die Polymyositis manifestiert sich vorwiegend proximal und neigt zur Generalisierung. Die Dermatomyositis unterscheidet sich von der Polymyositis durch Hautveränderungen und häufigere Assoziation mit Malignomen. Die Einschlusskörpermyositis ist besonders durch Vakuolen in den Muskelfasern gekennzeichnet. Bei der seltenen okulären Myositis sind die Augenmuskeln ödematös geschwollen und hypertrophiert.

Epidemiologie: Poly- und Dermatomyositis treten häufig im Erwachsenen-, aber auch schon im Kindesalter auf und betreffen häufiger Frauen.

Epidemiologie: Polymyositis und Dermatomyositis kommen häufig zwischen dem 40. und 60. Lebensjahr, aber auch schon im Kindesalter vor und betreffen Frauen zweimal häufiger als Männer. Die seltene Einschlusskörpermyositis beginnt in der 5. oder 6. Dekade, vorwiegend bei Männern.

Symptomatologie: Patienten mit **Polymyositis** klagen über Muskelschwäche, initial des Becken-, später auch des Schultergürtels.

Symptomatologie: Fast alle Patienten mit **Polymyositis** klagen über Muskelschwäche, zwei Drittel der Patienten über Myalgien, fast die Hälfte auch über Arthralgien. Im weiteren Verlauf kann es zu Muskelschwund und v.a. bei den

B-3.1 Vorkommen von Myositiden, Myotonien, Myasthenia gravis und progressiver Muskeldystrophie, bezogen auf 100 000 Einwohner

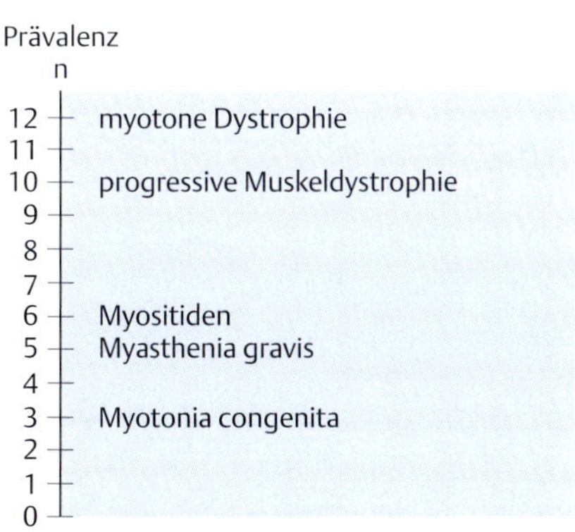

Die myotone Dystrophie (s. S. 488) ist die häufigste Muskelerkrankung im Erwachsenenalter, die Duchenne-Muskeldystrophie (s. S. 492) die häufigste Muskelerkrankung im Kindesalter.

B-3.1

Häufig sind Myalgien und Arthralgien. Weitere, fakultative Symptome s. Abb. B-**3.2**.

kindlichen Formen auch zu Muskelkontrakturen kommen. Das Syndrom ist initial durch eine symmetrisch ausgeprägte Schwäche der Becken- und Oberschenkelmuskulatur gekennzeichnet, die sich später auch auf die Schulter-Oberarmregion erstreckt. Fakultativ sind eine Schwäche der Halsmuskulatur, Dysphagie und Dysarthrophonie (Abb. B-**3.2**).

Die **Dermatomyositis** kennzeichnet zusätzlich ein Ödem und leicht violettes Erythem des Gesichts („Lilakrankheit").

Ein zusätzliches leicht violettes Erythem („Lilakrankheit") bei ödematöser Schwellung der Augenlider, Wangen, Thoraxregion und Streckseiten der Extremitäten, fokale Hautatrophien und Teleangiektasien charakterisieren das Bild der **Dermatomyositis**.

Die **Einschlusskörpermyositis** zeigt eine initial oft asymmetrisch ausgeprägte Schwäche auch distaler Muskelgruppen.

Typisch für die **Einschlusskörpermyositis** ist eine initial oft asymmetrisch ausgeprägte Schwäche und Atrophie auch distaler Muskelgruppen, z. B. der Fußheber oder Fingerstrecker. Myalgien stehen nicht im Vordergrund.

Eine **okuläre Myositis** ist durch Diplopie, Schmerzen und Lidödem charakterisiert.

Die **okuläre Myositis** ist durch Doppelsehen bei Augenmuskelparesen, lokale Schmerzen und ein Lidödem gekennzeichnet.

Ätiopathogenese: Die idiopathischen Myositiden werden als Autoimmunerkrankungen aufgefasst. Auffallend häufig ist eine Assoziation der Dermatomyositis mit Kollagenosen.

Ätiopathogenese: Aufgrund der häufigen Assoziation mit Autoimmunerkrankungen – Dermatomyositiden kommen bei Kollagenosen, v. a. Sklerodermie und Sharp-Syndrom, vor –, des Nachweises verschiedener Autoantikörper und des Ansprechens der meisten idiopathischen Myositiden auf Immunsuppressiva wird eine **Autoimmungenese** angenommen. Bei Polymyositis finden sich Hinweise auf einen von zytotoxischen T-Zellen ausgehenden immunpathogenetischen Mechanismus, während der Dermatomyositis wahrscheinlich eine humoral vermittelte Mikroangiopathie mit umschriebenen Muskelischämien zugrunde liegt.

▶ **Merke**

▶ **Merke:** Häufiger als die Polymyositis ist die Dermatomyositis mit einem Malignom vergesellschaftet.

Für das Zusammentreffen mit den Neoplasien könnte ein Immundefekt verantwortlich sein.

Diagnostik: Persistierende Myalgien bei rasch progredienter, (meist) symmetrischer und proximal betonter Muskelschwäche sollten an eine idiopathische Myositis denken lassen. Die BSG und die **Muskelenzyme** im Serum sind **erhöht**. Das **EMG** zeigt eine Kombination von myopathischen Zeichen mit pathologischer Spontanaktivität, die **Biopsie** ein myositisches Syndrom (s. Tab. A-**3.4** und Abb. A-**3.37 b**, S. 157).

Diagnostik: Jede Muskelschwäche bei **persistierenden Myalgien** ist verdächtig auf eine Myositis. Für die Poly- und die Dermatomyositis charakteristisch sind eine über Wochen und Monate fortschreitende, symmetrische und vorwiegend proximale Muskelschwäche und -atrophie bei anfangs erhaltenen Eigenreflexen. Frühzeitig ist das Treppensteigen erschwert. Für alle idiopathischen Myositiden typisch sind eine beschleunigte BSG, **erhöhte Konzentrationen von Muskelenzymen** (CK, LDH, Aldolase) im Serum und **elektromyographische Veränderungen** mit gesteigerter Polyphasie, kleinen Aktionspotenzialen, Fibrillationspotenzialen und positiven scharfen Wellen (S. 136). Der Nachweis von Antikörpern im Serum gegen nukleäre und zytoplasmatische Zellstrukturen gelingt bei 30 % der Patienten, ist jedoch nicht spezifisch. Die **Muskelbiopsie** zeigt ein myositisches

B-3.2

B-3.2 Häufigkeit klinischer Symptome bei Polymyositis und Dermatomyositis*

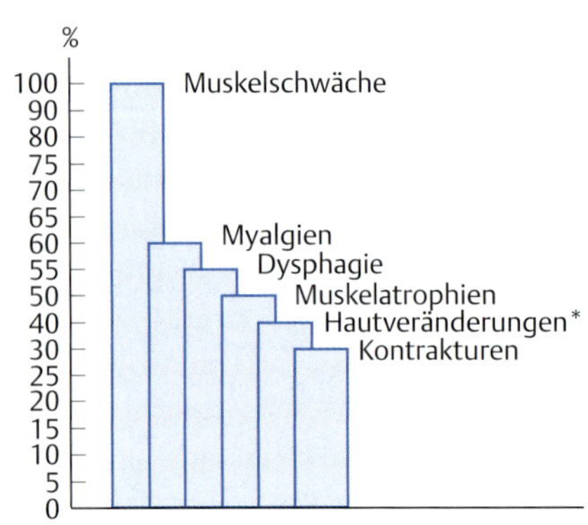

Syndrom (s. Tab. A-**3.4** und Abb. A-**3.37 b**, S. 157). Bei Polymyositis sieht man eine endomysiale Zellinfiltration (vorwiegend CD8-positive Zellen) und degenerative Veränderungen der Myofibrillen, Nekrose und Phagozytose. Für die Dermatomyositis sind perivaskuläre und perifaszikuläre Infiltrate typisch (v. a. CD4-positive Zellen); häufiger als bei anderen Myositiden findet sich eine perifaszikuläre Muskelfaseratrophie. Die Einschlusskörpermyositis weist in den Muskelfasern Vakuolen mit basophilem Randsaum auf. Elektronenmikroskopisch beobachtet man intrazytoplasmatische und intranukleäre filamentäre Einschlüsse mit abgelagertem Amyloidprotein wie bei Trisomie und DAT (S. 192). Die technischen Befunde erlauben nur gemeinsam mit dem klinischen Syndrom eine sichere Diagnose.

Differenzialdiagnose: Abzugrenzen ist die **diabetische Amyotrophie**, die ebenfalls die proximale Muskulatur betrifft (S. 471). Seltener kommen eine chronische **Sarkoidose** der proximalen Muskulatur (s. S. 482), **Trichinose**, **Zystizerkose** oder andere erregerbedingte Myositiden (s. S. 482) in Betracht.
Während die meisten toxischen Myopathien nicht entzündlich sind, werden unter der Behandlung mit Penicillamin und Zidovudin entzündliche Veränderungen der Muskulatur beobachtet. Die Abgrenzung gegenüber einer **Steroid-Myopathie** (s. S. 497) kann insbesondere im Verlauf der Therapie einer Polymyositis oder Dermatomyositis schwierig sein. Eine wichtige Differenzialdiagnose ist auch die **Polymyalgia rheumatica** (arteriitica), die akut bei älteren Patienten (> 60 Jahre) mit Morgensteifigkeit und Schmerzen der Muskulatur im Bereich des Schulter- oder Beckengürtels einsetzt. Im Gegensatz zu den Laborbefunden bei Polymyositis sind Muskelenzyme, Biopsie und EMG unauffällig. BSG und CRP sind signifikant erhöht. Häufig ergibt die Probeexzision aus der A. temporalis den histologischen Befund einer Riesenzellarteriitis (s. Arteriitis cranialis S. 406). Bei der **Myositis ossificans** handelt es sich um eine umschriebene, meist gelenknahe Muskelverknöcherung (Abb. B-**3.3**), die häufig bei stationärer Langzeittherapie plegischer Patienten (z. B. bei apallischem Syndrom, s. S. 114) vorkommt, aber auch Folge einer Dermatomyositis sein kann. Die **progressive Muskeldystrophie** und die **spinale Muskelatrophie** (mit auffälligen Faszikulationen) gehen wie die Myositiden mit CK-Erhöhung einher, verlaufen aber nicht schubförmig, sondern immer protrahiert.

Differenzialdiagnose: Abzugrenzen sind die **diabetische Amyotrophie**, **Sarkoidose**, **Trichinose**, **Zystizerkose** u. a. erregerbedingte Myositiden.

Auszuschließen sind auch medikamentöse Myositiden, die **Steroid-Myopathie** (s. S. 497) und die **Myositis ossificans**, die v. a. bei lange immobilisierten Patienten zu gelenknahen Muskelverknöcherungen (Abb. B-**3.3**) führt. Die **Polymyalgia rheumatica** (arteriitica) manifestiert sich akut bei älteren Patienten mit Steifigkeit und Muskelschmerzen. BSG und CRP sind deutlich erhöht (s. Arteriitis cranialis S. 406).

B-3.3 **Myositis ossificans**

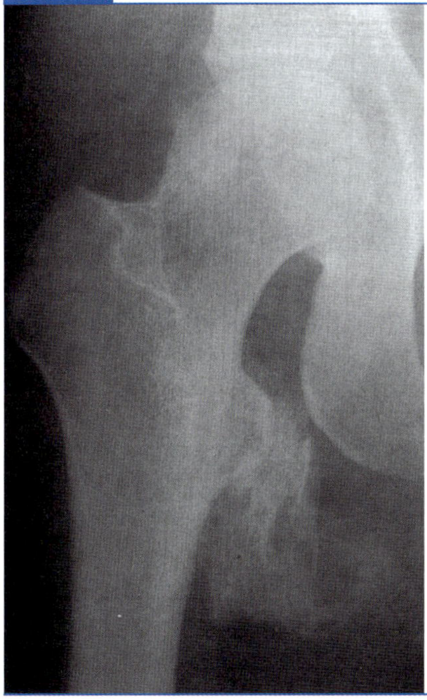

Muskelverknöcherung im Bereich des Hüftgelenks bei einem Patienten mit apallischem Syndrom.

B-3.3

Therapie: Therapeutisch wirksam sind **Kortikosteroide**, Azathioprin und Immunglobuline. Wichtig sind Bewegungsübungen, bei Dysphagie und Dysarthrophonie auch Atemgymnastik und Logopädie.

Therapie: Als Immunsuppressiva gibt man **Kortikosteroide** (1–2 mg/kg/Tag Prednison p.o.) oder hochdosierte i.v.-Immunglobuline, die bei Kindern Mittel der 1. Wahl sind. Die Einschlusskörpermyositis ist aber meist therapieresistent. In schweren Fällen ist die Gabe von Azathioprin angezeigt. Wesentlich sind Bewegungsübungen, bei Dysphagie und Dysarthrophonie auch Atemgymnastik und logopädische Behandlung mit Artikulationstraining der Lippen-, Wangen-, Kiefer- und Zungenmuskulatur.

Verlauf: Der Verlauf ist subakut schubförmig oder chronisch. Bei Erwachsenen sind Remissionen unter Kortikosteroidtherapie häufig.

Verlauf: Idiopathische Myositiden verlaufen meist subakut schubförmig oder chronisch. Bei Erwachsenen kommt es unter zweijähriger Kortikosteroidtherapie in zwei Dritteln der Fälle zur Remission. Im Übrigen wird der Verlauf von den Begleiterkrankungen, pulmonalen und kardialen Komplikationen bestimmt (s.o.).

Bei Kindern verläuft eine Dermatomyositis häufig letal.

Bei Kindern endet eine Dermatomyositis in 50% der Fälle nach einjährigem Verlauf letal.

3.1.2 Myositiden bei Systemerkrankungen

3.1.2 Myositiden bei Systemerkrankungen

Ätiopathogenese: Myositiden treten oft im Rahmen granulomatöser Entzündungen – z.B. **Sarkoidose** – und von **Kollagenosen** (Overlap-Syndrome) auf.

Ätiopathogenese: Myositiden treten häufig im Rahmen granulomatöser Entzündungen auf, wie z.B. Sarkoidose, Tuberkulose, Morbus Crohn. Die Myositis bei **Sarkoidose** manifestiert sich akut mit proximaler Muskelschwäche, chronisch mit progredienten, proximal betonten Paresen. Ferner treten Myositiden häufig im Rahmen von **Kollagenosen** (z.B. Panarteriitis nodosa, systemischem Lupus erythematodes, Sklerodermie) auf (Overlap-Syndrome).

Diagnostik: Wichtig ist die Biopsie bzw. die Bestimmung der Antikörpertiter.

Diagnostik: Bei Sarkoidose, die mit Myalgien und Krampi einhergeht, wird die Diagnose anhand der Muskelbiopsie gestellt, bei Kollagenosen anhand ihrer spezifischen Symptomatik und der Antikörpertiter im Serum.

Therapie: Gabe von Kortikosteroiden.

Therapie: Man verabreicht Kortikosteroide (s.o.).

3.1.3 Erregerbedingte Myositiden

3.1.3 Erregerbedingte Myositiden

Symptomatologie: Die häufigsten Symptome sind Myalgien.

Symptomatologie: Erregerbedingte Myositiden rufen meist Myalgien hervor. Eine Muskelschwäche ist nicht obligat. Hinsichtlich der Ätiologie unterscheidet man – nach der Häufigkeit geordnet – parasitäre, bakterielle und virale Infektionen.

Ätiopathogenese: Bei **Trichinose** treten zunächst abdominelle Beschwerden, dann neben Myalgien u.a. ein Exanthem und Fieber auf; es besteht eine Eosinophilie. Die **Zystizerkose** betrifft die Skelett-, evtl. auch Zungen- und Herzmuskulatur.

Ätiopathogenese: Die weltweit verbreitete **Trichinose** (Erreger: Trichinella spiralis), die nach Genuss von rohem Fleisch auftritt, beginnt mit abdominellen Beschwerden, ist von Muskelschmerzen und einem juckendem Exanthem gefolgt sowie von Fieber und Eosinophilie begleitet. Hinzu kommen petechiale Blutungen, Gelenkschwellungen und selten eine Meningoenzephalitis oder Polyradikuloneuritis. Auch die **Zystizerkose** (S. 297) befällt die Skelettmuskulatur. Die Zungen- und Herzmuskulatur kann mitbetroffen sein. Auffällig ist eine Pseudohypertrophie der Muskulatur und das Fehlen einer Muskelschwäche bei Myalgien.

Bakterielle und virale (Coxsackie B, HIV) Myositiden sind selten. Nach grippalen Infekten tritt das Myalgie-Adynamie-Syndrom auf.

Bakterielle Muskelabszesse und die epidemische Myalgie (Bornholmer Krankheit bei Coxsackie-B-Virusinfektion, s.a. S. 286) sind selten. Zur HIV-Myopathie s. Abb. B-**1.67**, S. 291. Das postinfektiöse Myalgie-Adynamie-Syndrom manifestiert sich nach grippalen Infekten mit Krampi und rascher muskulärer Ermüdbarkeit.

Diagnostik: Wegweisend ist die Serologie.

Diagnostik: Entscheidend sind die Antikörperbefunde im Serum bzw. der Titerverlauf.

Therapie: Bei Trichinose gibt man Thiabendazol, bei Zystizerkose meist Praziquantel.

Therapie: Eine Trichinose wird mit Thiabendazol behandelt. Bei Zystizerkose gibt man Praziquantel oder Albendazol.

3.2 Myasthenia gravis

3.2 Myasthenia gravis

▶ **Synonym:** Myastenia gravis pseudoparalytica (Erb-Goldflamm).

◀ Synonym

▶ **Definition:** Die Myasthenie ist eine Autoimmunkrankheit mit Störung der neuromuskulären Übertragung. Zirkulierende polyklonale Antikörper führen zur Blockierung und Abnahme der postsynaptischen Acetylcholin-Rezeptoren an der motorischen Endplatte. Die Folge ist eine belastungsabhängige Muskelschwäche.

◀ Definition

Epidemiologie: Die Myasthenia gravis kommt mit einer Inzidenz von 0,25 – 2,0/100 000 und einer Prävalenz von 3 – 10/100 000 Einwohner vor. Nur in ca. 3% der Fälle liegt eine familiäre Häufung vor. Man unterscheidet eine juvenile von einer adulten Form. Mehr als 10% sind Kinder unter 16 Jahren. Der Erkrankungsgipfel liegt in der dritten Dekade, es gibt aber auch noch Manifestationen im hohen Alter (Altersmyasthenie). Bei Erkrankung vor dem 40. Lebensjahr überwiegt das weibliche Geschlecht.

Epidemiologie: Die Prävalenz beträgt 3 – 10/100 000 Einwohner. Das weibliche Geschlecht überwiegt. Der Erkrankungsgipfel liegt in der dritten Dekade.

Symptomatologie: Die Patienten klagen frühzeitig über **Doppelsehen**. In diesem Stadium fällt eine ein- oder doppelseitige Ptosis (Abb. B-**3.5**) auf. Diese rein okuläre Myasthenie kommt in 20% der Fälle vor (Tab. B-**3.1**). Später kommt eine bulbäre Symptomatik mit Sprech-, Kau- und Schluckstörung hinzu. Die Gesichtsmuskulatur ist schlaff, die Mimik dadurch gestört (Facies myopathica, Abb. B-**3.4**). Wenn sich der Prozess weiter ausbreitet, stellt sich eine Schwäche vorwiegend der proximalen Extremitäten-, der Rumpf- und Atemmuskulatur ein. Die Symptomatik nimmt im Tagesverlauf zu. Bei akuter Verschlechterung, die sich bis zur lebensbedrohlichen Ateminsuffizienz steigert, spricht man von einer **myasthenen Krise**.

Symptomatologie: Frühzeitig fallen **okuläre Symptome** (z. B. **Diplopie**, Ptosis [Abb. B-**3.4**]) auf, gefolgt von einer Sprech-, Kau- und Schluckstörung. Die **Muskelschwäche** betrifft auch die Mimik (Facies myopathica, **3.5**) und neigt zur Generalisierung (Tab. B-**3.1**). Bei akuter Verschlechterung kann eine wegen Ateminsuffizienz lebensbedrohliche **myasthene Krise** auftreten.

Ätiopathogenese: Es handelt sich um eine **Autoimmunerkrankung**. Bei mehr als 90% der Myastheniekranken lassen sich im Serum **Antikörper** gegen den nikotinergen **Acetylcholin-Rezeptor** (ACh-R) der muskulären Endplatte nachweisen.

Ätiopathogenese: Es handelt sich um eine **Autoimmunerkrankung mit Antikörpern gegen Acetylcholin-Rezeptoren** (ACh-R).

B-3.1 Schweregrade der Myasthenie (modifiziert nach Ossermann)

Schweregrad	*Typ*	*Charakteristika*
I	okuläre Myasthenie	Ptosis, Diplopie
IIa	leichte Generalisierung	Schwäche der Augen-, Nacken- und Extremitätenmuskulatur
IIb	mittelschwere Generalisierung	Befall der Augen-, Nacken- und Extremitätenmuskulatur, leichte bulbäre Symptome
III	schwere akute Generalisierung	zusätzlich Schwäche der Atemmuskulatur und ausgeprägte bulbäre Symptome
IV	schwere chronische Generalisierung	Verteilung wie IIb, allmähliche Progredienz und stärkere Ausprägung

B-3.1

B-3.4 Facies myopathica bei Myasthenie

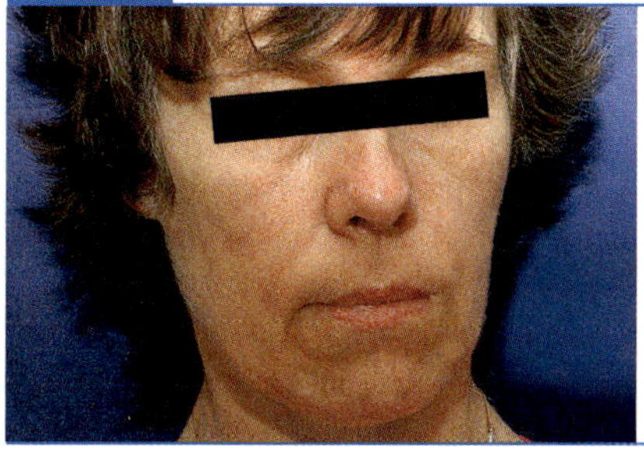

B-3.4

B-3.5 Okuläre Myasthenie mit Ptosis beiderseits

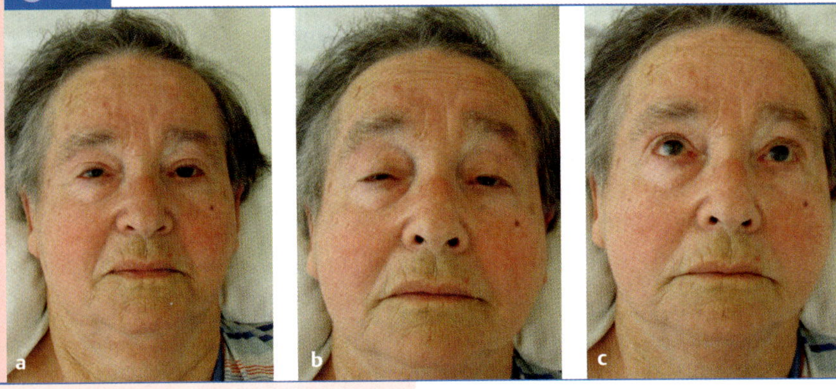

a Kleinere Lidspalte rechts.
b Positiver Simpson-Test mit ausgeprägter Ptosis rechts > links bei anhaltendem Aufwärtsblick.
c Positiver Tensilontest. Nach Injektion von Edrophoniumchlorid seitengleich weite Lidspalten.

Die ACh-Bindung am Rezeptor wird blockiert, die postsynaptische Membran zerstört und die ACh-R werden vermehrt abgebaut. Häufig sind **Veränderungen des Thymus**. Die Myasthenie kommt auch zusammen mit SLE, rheumatoider Arthritis und Thyreoiditis vor.

Histologisch findet man auf der postsynaptischen Membran der Endplatte gebundenes Immunglobulin und Komplement. Bei 85% aller Patienten sind **Veränderungen des Thymus** zu beobachten: bei 70% dieser Patienten eine Thymitis mit Thymushyperplasie, bei 15% ein Thymom, das maligne entarten kann. Wahrscheinlich kommt der Autoimmunprozess in der Thymusdrüse in Gang. Sie enthält myogene Zellen, die ACh-R exprimieren. Die Antikörperbildung erfolgt durch immunkompetente B-Lymphozyten des Thymus und wird durch T-Helfer-Zellen stimuliert. Die Antikörperreaktion hat eine Blockade der ACh-Bindung am Rezeptor, Zerstörung der postsynaptischen Membran und den beschleunigten Abbau der ACh-R zur Folge. Häufig kommt die Myasthenia gravis gemeinsam mit Autoimmunkrankheiten wie SLE, rheumatoider Arthritis oder Thyreoiditis vor.

In zwei Dritteln der Fälle manifestiert sich die Myasthenie nach **psychischer Belastung**. Auch eine **Schwangerschaft** kann den Ausbruch der Erkrankung begünstigen.

In zwei Dritteln der Fälle manifestiert sich eine Myasthenia gravis nach **psychischer Belastung**: Gelegentlich setzt sie während einer Hochzeitsreise oder beim Tod von Angehörigen ein. Auch während einer **Schwangerschaft** kann sie sich manifestieren. 12% der Neugeborenen von Müttern mit Myasthenie weisen eine Myasthenie auf, die innerhalb weniger Wochen spontan sistiert.

Diagnostik: Anhaltender Aufwärtsblick führt zu einer Zunahme der Ptosis **(Simpson-Test)**. Nach Injektion eines Acetylcholinesterase-Hemmers bessert sich die Muskelschwäche (**Tensilon-Test** und **Prostigmin-Test** positiv). Im Zweifelsfall sichert der **EMG-Ermüdungstest** (Abb. B-**3.6**) mit Tensilon-Injektion die Diagnose.

Diagnostik: Bei repetitiver Innervation wie Schließen und Öffnen der Hand oder Reklination und Neigung des Kopfes tritt rasche Ermüdung ein. Anhaltender Aufwärtsblick führt zu einer Zunahme der Ptosis (**Simpson-Test**, Abb. B-**3.5 b**). Nach Gabe eines kurzfristig wirkenden Acetylcholinesterase-Hemmers wie Edrophoniumchlorid (Tensilon) kommt es zur vorübergehenden Besserung der Muskelschwäche (**Tensilon-Test**, Abb. B-**3.5 c**). Auch nach Injektion von Neostigmin (Prostigmin) lässt die Muskelschwäche nach (**Prostigmin-Test**). Im Zweifelsfall sichert der **EMG-Ermüdungstest** (Abb. B-**3.6**) die Diagnose: Bei repetitiver elektrischer Stimulation eines peripheren Nervs nimmt die Amplitude der Aktionspotenziale in dem Erfolgsmuskel kontinuierlich ab, nach Tensilon-Injektion jedoch wieder zu.

Im Serum sind – v. a. bei generalisierter Myasthenie – **Antikörper gegen ACh-R** nachzuweisen.

Bei 90% der Patienten mit generalisierter Myasthenie sind im Serum **Antikörper gegen ACh-R** nachzuweisen, jedoch nur in 50% bei der okulären Form. Die Höhe des Antikörper-Titers korreliert intraindividuell mit dem Krankheitsverlauf.

▶ **Merke**

▶ **Merke:** Bei Myasthenie ist computertomographisch nach einer persistierenden Thymusdrüse, einer Thymushyperplasie oder einem Thymom zu suchen.

Differenzialdiagnose: Die okuläre Myositis, die Polyneuritis cranialis und die **chronische progressive Ophthalmoplegie** (von Graefe) sind durch Tensilon-Gabe nicht zu beeinflussen.

Differenzialdiagnose: Augenmuskellähmungen bei okulärer Myositis oder Polyneuritis cranialis sind im Gegensatz zur okulären Myasthenie nicht belastungsabhängig und sprechen auch nicht auf die Gabe von Tensilon an. Ebenfalls durch den Tensilon-Test ist die **chronische progressive Ophthalmoplegie** (von Graefe) abzugrenzen, die durch eine beiderseitige Ptosis und fortschreitende äußere Augenmuskelparesen charakterisiert ist und mit weiteren neurologischen Ausfällen kombiniert sein kann („Ophthalmoplegie-plus-Krankheiten").

B-3.6 Repetitive Reizung eines peripheren Nervs bei myasthenischen Syndromen

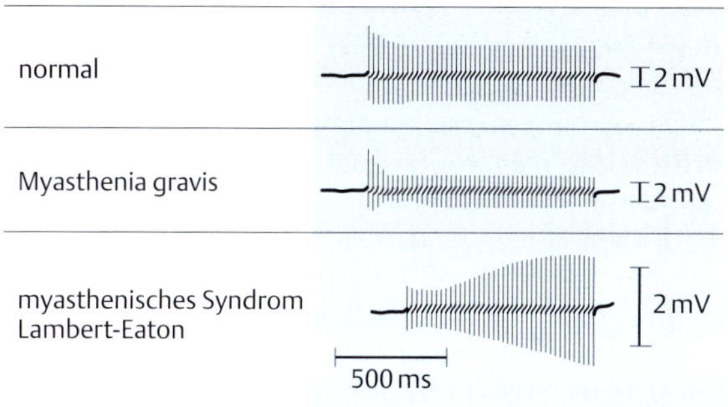

Nach supramaximaler Reizung des N. ulnaris mit hoher Frequenz und Ableitung vom M. abductor digiti minimi fällt bei Myasthenia gravis ein Amplitudenabfall des Muskelsummenpotenzials auf. Im Gegensatz dazu nehmen bei einem Lambert-Eaton-Syndrom die Amplituden der Muskelaktionspotenziale unter repetitiver Reizung zu. (Aus: Ludin, H.P., Praktische Elektromyographie. 2 Aufl. Enke, Stuttgart 1988).

B-3.6

Zum **Kearns-Sayre-Syndrom** s. S. 241, zur Myotonia dystrophica s. S. 488, zur progressiven Muskeldystrophie s. S. 491. Darüber hinaus kommen hypo- und hyperkaliämische sowie endokrinologische Störungen als Ursache myasthenie-ähnlicher Krankheitsbilder infrage. Zum Lambert-Eaton-Syndrom s. S. 486.

Abzugrenzen sind das **Kearns-Sayre-Syndrom**, Muskeldystrophien, Dyskaliämie, endokrine Störungen und das Lambert-Eaton-Syndrom.

Therapie: Wenn innerhalb des ersten Jahres nach Manifestation der Erkrankung keine Spontanremission eintritt, sollte eine **Thymektomie** vorgenommen werden, die in 75% der Fälle gute Ergebnisse erzielt. Ein Thymom stellt auch unabhängig vom Schweregrad der Myasthenie eine absolute Operationsindikation dar. Bei Patienten jenseits des 60. Lebensjahres wird der Eingriff wegen der Thymusinvolution nur bei Thymomnachweis vorgenommen. Als palliative Maßnahme kommt Strahlentherapie infrage.

Therapie: Die **Thymektomie** zeigt in 75% der Fälle ein gutes Resultat.

Die kombinierte Gabe von **Immunsuppressiva**, insbesondere Azathioprin und Kortikosteroiden, ist als Langzeittherapie wirksam. Kortikosteroide können die Muskelschwäche initial verstärken. Bei schweren Verläufen, auch präoperativ, führen Behandlungszyklen mit hochdosierten intravenösen Gaben von Immunglobulinen zu monatelang anhaltender Besserung.

Es empfiehlt sich eine **immunsuppressive Langzeittherapie** mit Azathioprin und Kortikosteroiden, in schweren Fällen eine hochdosierte i. v.-Gabe von Immunglobulinen.

Bei Versagen der immunsuppressiven Behandlung und bei myasthener Krise besteht die Indikation zur **Plasmapherese** oder Immunadsorption.

Bei myasthener Krise ist **Plasmapherese** angezeigt.

Während der Erfolg der Thymektomie und der immunsuppressiven Therapie oft erst nach größerer Latenz eintritt, lässt sich durch eine symptomatische Behandlung mit dem **Acetylcholinesterase-Hemmer Pyridostigmin** (Mestinon) meist eine rasche Besserung des Krankheitsbildes erzielen. Dieses Medikament eignet sich auch zur Langzeittherapie.

Der **Acetylcholinesterase-Hemmer Pyridostigmin** (Mestinon) ist gut wirksam und als Langzeittherapeutikum geeignet.

Zu den Therapiezielen s. Tab. B-**3.2**.

Therapieziele s. Tab. B-**3.2**.

Eine **Reihe von Pharmaka** kann die Myasthenie-Symptomatik verstärken oder eine myasthene Krise auslösen und ist daher bei Myasthenia gravis **kontraindiziert,** u. a. Aminoglykosid-Antibiotika, D-Penicillamin, Antiarrhythmika, Beta-Blocker, Chinin (Grippemittel, Tonic water), Muskelrelaxanzien, Hypnotika (Barbiturate), Tranquilizer (Benzodiazepine), Neuroleptika, Antiepileptika (außer Carbamazepin), Magnesium-Präparate, orale Kontrazeptiva.

Zahlreiche Pharmaka können die Muskelschwäche verstärken, z. B. Aminoglykosid-Antibiotika, Beta-Blocker, Chinin und Benzodiazepine.

B-3.2 Therapie der Myasthenia gravis

Maßnahme/Medikation	***Ziel***
1. Thymektomie	Ausschaltung der Antikörperbildung
2. Azathioprin/Kortikosteroide	Immunsuppression
3. Immunglobuline	immunregulatorische Wirkung
4. Plasmapherese/Immunadsorption	Elimination zirkulierender Antikörper
5. Acetylcholinesterase-Hemmer	Steigerung der Acetylcholinwirkung

B-3.2

▶ Merke

Mydriasis
trockener
Mund

Miosis
Hypersalivation

▶ **Merke:** Als **Therapie der myasthenen Krise**, die durch Muskelschwäche mit schwerer Ateminsuffizienz charakterisiert ist, muss zum Ausgleich des akuten Acetylcholinmangels an der motorischen Endplatte sofort Neostigmin (0,25 mg) oder Pyridostigmin (1,0 mg) intravenös gegeben und bei Nichterfolg intubiert werden.
Bei Überdosierung von Acetylcholinesterase-Hemmern (Pyridostigmin) kommt es zur **cholinergen Krise** mit Miosis, vermehrter Tränensekretion, Hypersalivation, Diarrhöen, schmerzhaften Muskelkrämpfen, Faszikulationen und Muskelschwäche bis zur Ateminsuffizienz. Die parasympathischen Symptome ermöglichen die Abgrenzung von einer myasthenen Krise. Als Antidot wird Atropin gegeben, die Patienten müssen meist beatmet werden.

Wichtig sind spirometrische Kontrolluntersuchungen. Die Teilnahme an einer **Selbsthilfegruppe** empfiehlt sich.

Auch bei geringer Ateminsuffizienz sind regelmäßige spirometrische Kontrollen erforderlich. In jedem Fall empfiehlt sich eine regelmäßige ambulante Betreuung mit psychotherapeutischen Hilfen. Für viele Patienten ist die Teilnahme an einer **Selbsthilfegruppe** sinnvoll, die dem Erfahrungsaustausch dient.

Verlauf: Meist ist der Verlauf chronisch progredient.

Verlauf: Abgesehen von seltenen foudroyanten Verläufen ist die Erkrankung unter der Behandlung langsam progredient. Generalisierung ist häufig. Die rein okuläre Myasthenie hat eine gute Prognose. Die Letalität liegt bei 5%, die Operationsletalität bei 0,5%.

▶ Klinisches Beispiel

▶ **Klinisches Beispiel:** Bei der 61-jährigen Patientin, die seit zehn Jahren unter einer Sprech-, Schluck- und Kaustörung litt und abends nicht mehr Treppen steigen konnte, fielen eine Facies myopathica und eine Ptosis beiderseits auf. Bei wiederholter Muskelanspannung bestanden eine rasche Ermüdbarkeit und eine generalisierte Muskelschwäche vom Kraftgrad 4, an den oberen Extremitäten distal, an den unteren proximal betont. Im Serum fanden sich hohe Titer von anti-ACh-R-Antikörpern. Das Thorax-CT ergab einen Thymusrest im oberen vorderen Mediastinum, jedoch keinen Anhalt für ein Thymom oder eine Thymushyperplasie. Da keine Indikation für eine Thymektomie bestand, wurde die Patientin auf Azathioprin eingestellt und nach vier Wochen leicht gebessert entlassen.

3.3 Lambert-Eaton-Syndrom

3.3 Lambert-Eaton-Syndrom

▶ Synonym

▶ **Synonym:** Pseudomyasthenie Lambert-Eaton-Rooke.

▶ Definition

▶ **Definition:** Von E.H. Lambert, L.M. Eaton und E.D. Rooke (1956) beschriebenes Krankheitsbild mit myasthenieartiger Muskelschwäche, das als paraneoplastisches Syndrom und bei Autoimmunkrankheiten vorkommt.

Symptomatologie und Diagnostik: Neben einer proximal betonten Muskelschwäche und -schmerzen klagen die Patienten über Mundtrockenheit und Gewichtsverlust.

Im Gegensatz zur Myasthenia gravis nehmen die Amplituden der Muskelaktionspotenziale bei repetitiver Reizung zu. Eingehende **Tumorsuche** ist nötig.

Symptomatologie und Diagnostik: Das Syndrom wird vorwiegend bei Männern im mittleren und höheren Lebensalter beobachtet. Die Patienten klagen über Schwäche und Schmerzen der proximalen Muskulatur, v. a. des Beckengürtels, die sich bei wiederholter Anstrengung vorübergehend zurückbilden, bei längerer Belastung jedoch wieder zunehmen, darüber hinaus über Mundtrockenheit und Gewichtsabnahme. Die Eigenreflexe sind abgeschwächt.
Im EMG sind die Amplituden der Muskelaktionspotenziale reduziert, nehmen aber im Gegensatz zur Myasthenia gravis bei repetitiver Reizung zu (s. Abb. B-**3.6**). Im Vergleich zur Myasthenia gravis ist der Tensilon-Test nur schwach positiv. Das Syndrom erfordert in jedem Fall eine **eingehende Tumorsuche**.

Ätiopathogenese: Meist liegt dem Lambert-Eaton-Syndrom ein kleinzelliges Bronchialkarzinom zugrunde (paraneoplastisches Syndrom). Es gibt jedoch auch eine autoimmune Form u. a. bei Thyreoiditis, Sjögren-Syndrom und rheumatoider Arthritis.

Ätiopathogenese: Das Lambert-Eaton-Syndrom ist meist auf ein kleinzelliges Bronchialkarzinom (paraneoplastisches Syndrom) zurückzuführen und kommt überwiegend bei Männern vor (70%). Das Syndrom manifestiert sich aber auch gemeinsam z. B. mit Autoimmun-Thyreoiditis, Sjögren-Syndrom und rheumatoider Arthritis (autoimmune Form). Im Gegensatz zur Myasthenia gravis handelt es sich um eine präsynaptische Störung der motorischen Endplatte. Aufgrund einer Antikörperreaktion gegen Kalzium-Kanäle ist die ACh-Freisetzung gestört.

Therapie und Verlauf: Unter der Behandlung mit Guanethidin ist vorübergehend eine Besserung der Muskelschwäche zu erzielen. Die Prognose ist ungünstig und wird von der Grunderkrankung bestimmt. Bei der autoimmunen Form wird alternativ immunsuppressiv mit Kortikosteroiden und Azathioprin behandelt.

Therapie und Verlauf: Man behandelt mit Guanethidin, Kortikosteroiden und Azathioprin. Die Prognose ist ungünstig.

▶ **Klinisches Beispiel:** Der 60-jährige Patient klagte über Mundtrockenheit, rasche Ermüdbarkeit beim Gehen und Gewichtsabnahme um 9 kg. Bei der neurologischen Untersuchung waren die Muskeleigenreflexe abgeschwächt. Röntgenologisch fand sich ein kleinzelliges Bronchialkarzinom.

◀ **Klinisches Beispiel**

3.4 Myotone Syndrome

Myotone Syndrome sind durch eine **verzögerte Erschlaffung der Muskelfasern** (**myotone Reaktion, Dekontraktionshemmung**) gekennzeichnet. Die Muskelkontraktion überdauert die Innervation. Die myotone Reaktion ist daran zu erkennen, dass der Patient die Faust oder die geschlossenen Augen nach einer Ruhephase nicht rasch öffnen kann. Auffällig ist das „lid-lag"-Phänomen, d. h. die Oberlider bleiben bei Blicksenkung zurück (Pseudo-Graefe-Zeichen). Die Patienten kommen schlecht in Gang. Sie leiden unter einem Gefühl der Steifigkeit. Die myotone Reaktion lässt häufig bei mehrfachen Bewegungen für kurze Zeit nach (Übungseffekt oder „warm-up"-Phänomen). Bei manchen Patienten führt eine kurzfristige Schwäche beim Start zu Stürzen mit Verletzungsgefahr.
Man unterscheidet **myotone Dystrophien** (DM1 und DM2) von den **nichtdystrophen Myotonien** (Myotonia congenita, s. Tab. B-**3.3**). Alle myotonen Syndrome sind Erbkrankheiten. Die autosomal dominant vererbte Myotonia congenita Thomsen beschrieb A.J.T. Thomsen 1876, nachdem er sie an sich selbst und bei seinen Verwandten beobachtet hatte. Hiervon grenzte P.E. Becker 1964 die autosomal rezessive Form der Myotonia congenita ab. Die autosomal dominant vererbte Paramyotonia congenita wurde 1886 von A. Eulenburg beschrieben.

3.4 Myotone Syndrome

Myotone Syndrome sind durch eine **verzögerte Erschlaffung der Muskelfasern** (**myotone Reaktion, Dekontraktionshemmung**) gekennzeichnet. Die Muskelkontraktion überdauert die Innervation. Typisch sind eine Verzögerung bei Augenöffnen und Blicksenkung, Schwierigkeiten beim Faustöffnen und ein Gefühl der Steifigkeit mit Startschwierigkeiten.

Man unterscheidet **myotone Dystrophien** (DM1 und DM2) von den **nichtdystrophen Myotonien** (s. Tab. B-**3.3**). Alle myotonen Syndrome sind Erbkrankheiten.

B-3.3 Myotone Syndrome

	Myotone Dystrophie (DM1)	*Myotone Dystrophie (DM2)*	*Myotonia congenita (Thomsen)*	*Myotonia congenita (Becker)*	*Paramyotonia congenita (Eulenburg)*
bevorzugte Manifestation	Muskelschwäche: Gesicht, Halsmuskeln, distale Extremitätenmyotone Reaktion: v. a. distale Extremitäten	proximal betonte Muskelschwäche: Kopf- und Hüftbeuger; Myalgien, gering ausgeprägte myotone Symptome der Hände und Beine	myotone Reaktion der Extremitäten-, äußere Augenmuskeln, Kaumuskeln	myotone Reaktion der Extremitäten-, Nackenmuskeln, Kaumuskeln, äußere Augenmuskeln; eher generalisiert	Hände, Gesicht, Zunge
weitere Befunde	Gonadenatrophie, Glatze, Katarakt, Herzbeteiligung, Innenohrschwerhörigkeit. Gastrointestinale und zerebrale Beteiligung (Demenz)	Selten Gonadenatrophie und Kardiomyopathie, keine Demenz	Muskulatur normal oder gering bis mittelgradig hypertrophisch	Hypertrophie der Oberschenkel, Waden und des Schultergürtels, nahezu regelmäßig, besonders bei Männern stark ausgeprägt	Kältelähmungen, die durch Muskelarbeit verstärkt werden, und paradoxe myotone Reaktion
Vererbung	autosomal dominant	autosomal dominant	autosomal dominant	autosomal rezessiv	autosomal dominant
häufigstes Manifestationsalter	15.–30. Lebensjahr, auch kongenital	15.–30. Lebensjahr	1.–3. Lebensjahr	10.–14. Lebensjahr	von Geburt an

3.4.1 Myotone Dystrophien

Myotone Dystrophie (DM1)

▶ Synonym

▶ Definition

Epidemiologie: Die DM1 ist das häufigste myotone Syndrom.

Symptomatologie: Bei der **kongenitalen Form** steht eine Hypotonie der Muskulatur („**floppy infant**") im Vordergrund, bei der **adulten Form** die myotone Reaktion und eine Schwäche der Gesichts-, Hals- und distalen Extremitätenmuskulatur. Zu den Begleitsymptomen s. Tab. B-**3.3**.

Ätiopathogenese: Der Erbmodus ist autosomal dominant.

Die variable phänotypische Ausprägung und die unvollständige Penetranz der Erkrankung erklären sich ebenso wie die Abnahme des Manifestationsalters und die Zunahme des Schweregrads in der Generationenfolge (Antizipation) aus der unterschiedlich hohen, mit der Vererbung zunehmenden Anzahl von Wiederholungen (**Amplifikation**) **des CTG-Triplets** im defekten Gen.

Diagnostik: Charakteristisch sind **Stirnglatze**, **Katarakt**, eine **myotone Reaktion** v. a. im Bereich der Hände und Füße und eine **Muskelschwäche** v. a. des Gesichts, der Hals- und distalen Extremitätenmuskeln. Oft besteht **Hodenatrophie** bzw. **Ovarialinsuffizienz**.

Das EMG zeigt hochfrequente Entladungen verkürzter Potenziale, das EKG Herzrhythmusstörungen.

Das **MRT** zeigt bei Patienten mit Demenz-Symptomen eine globale Hirnatrophie und Läsionen der weißen Substanz.

3.4.1 Myotone Dystrophien

Myotone Dystrophie (DM1)

▶ **Synonym:** Myotonia dystrophica Curschmann-Steinert, Dystrophia myotonica, Morbus Steinert, Curschmann-Batten-Steinert-Syndrom.

▶ **Definition:** Die myotone Dystrophie ist eine von H. Steinert (1909) erstmals beschriebene autosomal dominant vererbte Myopathie mit umschriebener Muskeldystrophie (Muskelschwäche), myotoner Reaktion und vielfältigen Begleitsymptomen wie Katarakt und Gonadenatrophie. Man unterscheidet eine kongenitale und eine adulte Form.

Epidemiologie: Die Prävalenz der myotonen Dystrophie (DM1) beträgt 5 – 12/100 000 Einwohner. Sie ist damit das häufigste myotone Syndrom. Die adulte Form weist einen Erkrankungsgipfel in der zweiten und dritten Dekade auf.

Symptomatologie: Die **kongenitale Form** ist durch Hypotonie der Muskulatur („**floppy infant**"), besonders im Bereich des Gesichts mit Schwierigkeiten beim Saugen, und fehlende myotone Reaktion charakterisiert. Sie wird praktisch immer von der Mutter vererbt. Besteht Verdacht auf DM1, ist die Diagnose bei der Mutter entscheidend. Bei der **adulten Form** steht die myotone Reaktion im Vordergrund. Sie ist begleitet von Muskelschwäche im Bereich der Gesichts-, Hals- und **distalen** Extremitätenmuskulatur. Frühzeitig fällt eine Dysarthrie auf. Nicht selten besteht eine Intelligenzminderung. Die DM1 kann in Kombination mit einer hereditären motorischen und sensiblen Neuropathie (HMSN, s. S. 473) auftreten. Weitere Begleitsymptome s. Tab. B-**3.3**.

Ätiopathogenese: Es handelt sich um eine autosomal dominant vererbte Myopathie mit variabler phänotypischer Ausprägung und unvollständiger Penetranz.
Das für die Erkrankung verantwortliche Gen ist auf dem langen Arm von Chromosom 19 1okalisiert (19q 13.2 – 13.3). Der Gendefekt besteht in einer bis tausendfachen (normalerweise 5 – 30fachen) Wiederholung (**Amplifikation**) **der Trinukleotidsequenz** Cytosin-Thymidin-Guanin (**CTG**). Die Anzahl der Wiederholungen des CTG-Triplets nimmt bei der Vererbung an die nächste Generation zu und mit ihr der Erkrankungsbeginn und der Schweregrad der Erkrankung (**Antizipation**). Als Genprodukt gilt eine Myotonin-Proteinkinase, die in verschiedenen Isoformen außer im Skelett- und Herzmuskel auch in anderen Organen (z. B. Gehirn, Gonaden) exprimiert wird. Bei Erkrankten findet man eine Verringerung der mRNA in Zellen verschiedener Organe, was die Myotonia dystrophica als Multisystemerkrankung erklären kann (im Gegensatz zu den anderen Myotonien, die ausschließlich die Muskulatur betreffen).

Diagnostik: Vom Aspekt her fällt bei den männlichen Patienten eine Stirnglatze auf. Häufig besteht eine **Hodenatrophie** bzw. **Ovarialinsuffizienz**, in 80 – 90 % der Fälle eine **Katarakt**. Die **myotone Reaktion** findet sich v. a. an den distalen Extremitätenmuskeln. Die **Muskelschwäche** betrifft auch das Gesicht, so dass eine Facies myopathica mit doppelseitiger Ptose, Amimie und Atrophie der Mm. temporales besteht. Der Kiefer hängt herab. Auffällig ist auch die Lähmung der Mm. peronaei (Steppergang).
Elektromyographisch zeigen sich oft Entladungsserien verkürzter Potenziale mit zu- und abnehmender Frequenz und Amplitude, die akustisch von einem typischen Crescendo-Decrescendo-Geräusch begleitet sind. Das EKG ergibt Herzrhythmusstörungen. Im Serum sind oft CK und γGT erhöht.
Das **MRT** zeigt bei Patienten mit Demenz-Symptomen neben einer globalen Hirnatrophie multilokuläre Läsionen der weißen Substanz. Mittels MRT lassen sich auch frühzeitig strukturelle Veränderungen einschließlich lipoider Um-

wandlung der distalen Muskulatur, v.a. im M. gastrocnemius medialis, nachweisen.
Die sichere Diagnose und Abgrenzung gegenüber anderen myotonen Syndromen ist mittels direkter Genanalyse aus Leukozyten möglich.

Die Diagnosesicherung gelingt durch direkte Genanalyse.

Therapie und Verlauf: Der dystrophische Prozess kann medikamentös nicht beeinflusst werden. Wichtig ist Physiotherapie. Die Erkrankung verläuft chronisch progredient, die Lebenserwartung ist meist verkürzt. Wesentlich ist die **genetische Beratung**. Da die Anzahl der Trinukleotid-Wiederholungen in den Zellen verschiedener Organe variiert, kann jedoch von der direkten Genanalyse aus Leukozyten präsymptomatisch nicht sicher auf den zu erwartenden Schweregrad der Erkrankung geschlossen werden. Dies gilt auch für die pränatale Diagnostik aus Chorionzotten.

Therapie und Verlauf: Die Muskeldystrophie ist medikamentös nicht zu beeinflussen. Die Lebenserwartung ist verkürzt. Wesentlich ist die **genetische Beratung**.

◀ **Klinisches Beispiel**

▶ **Klinisches Beispiel:** Der 35-jährige Patient klagte über Impotenz. Auffällig waren eine Stirnglatze und Facies myopathica mit Amimie, Ptosis beiderseits und ständig geöffnetem Mund. Anamnestisch war zu erfahren, dass er schon als Säugling trinkschwach und hypoton gewesen war. Frühzeitig stellte sich eine Gangstörung ein. Wegen mangelnder Schulleistungen wurde er dreimal nicht versetzt und zudem wegen undeutlicher Artikulation gehänselt. Die augenärztliche Untersuchung ergab eine Katarakt, das EKG Herzrhythmusstörungen, das EMG hochfrequente myotone Entladungsserien und Heulgeräusche. Diagnose: Myotone Dystrophie.

Myotone Dystrophie (DM2)

Myotone Dystrophie (DM2)

◀ **Synonym**

▶ **Synonym:** Dystrophische Myotonie, proximale myotone Myopathie (PROMM).

◀ **Definition**

▶ **Definition:** Wie bei der dystrophischen Myotonie Typ 1 (DM1) handelt es sich um ein Krankheitsbild mit Muskelschwäche und -atrophie, Myotonie und Katarakt. Aufgrund des proximalen Verteilungsmusters der Symptome wurde das Krankheitsbild auch als proximale myotone Myopathie (PROMM) bezeichnet (K. Ricker 1994). Der Krankheitsverlauf ist in der Regel milder als bei der DM1. Eine kongenitale Form wurde bisher nicht beschrieben.

Symptomatologie: Die meist **proximal** betonte Muskelschwäche und -atrophie beginnt im Bereich der Kopf- und Hüftbeuger. Die myotonen Symptome, v.a. im Bereich der Hände und Beine, sind nur gering ausgeprägt. Häufig kommen **Myalgien**, gelegentlich auch Krampi und körperliche Erschöpfungszustände vor.

Symptomatologie: Typisch ist die **proximal** betonte Muskelschwäche und -atrophie. Myotone Symptome sind nicht sehr ausgeprägt. Häufig sind **Myalgien**.

Ätiopathogenese: Vermutlich liegt bei der autosomal dominant vererbten DM2 ein gestörtes Splicing der RNA mit dadurch bedingter Beeinträchtigung der zellulären Proteinsynthese vor. Die CCTG-Repeat Expansion ist auf Chromosom 3q21.3 im 1. Intron des Zinkfingerprotein 9 (ZNF9) Gens lokalisiert.

Ätiopathogenese: Man vermutet ein gestörtes Splicing der RNA. Die CCTG-Repeat Expansion ist auf Chromosom 3q21.3 lokalisiert.

Diagnostik: Bei den meisten Patienten ergibt die Anamnese eine proximale Muskelschwäche und Myalgien, bei einem Drittel besteht ein Aktionstremor. V.a. bei Männern findet sich gelegentlich (5%) ein primärer Hypogonadismus mit Gonadenatrophie, selten eine Kardiomyopathie. Das EMG weist **myotone Salven** auf, das MRT subkortikale Signalveränderungen.

Diagnostik: Neben der proximalen Muskelschwäche besteht bei einem Drittel der Patienten ein Aktionstremor und bei 5% eine Gonadenatrophie. Das EMG weist **myotone Salven** auf.

Differenzialdiagnose: Eine distale Manifestation der Dystrophie wie bei DM1 ist bei DM2 (PROMM) eher ungewöhnlich. Daher gestattet der Befund einer Muskelschwäche im Bereich des Becken- und Schultergürtels die klinisch sicherste Unterscheidung von DM1. Auch eine Facies myopathica oder Stirnglatze ist bei DM2 wesentlich seltener als bei DM1 zu beobachten. Kognitive Einschränkungen sind bei DM2 – unabhängig von MRT-Befunden – extrem selten. Zu den progressiven Muskeldystrophien s. S. 491.

Differenzialdiagnose: Eine distale Manifestation, Facies myopathica oder Stirnglatze und v.a. kognitive Einschränkungen wie bei DM1 sind bei DM2 selten. Zu den progressiven Muskeldystrophien s. S. 491.

Therapie: Eine kausale Therapie ist nicht bekannt. Krankengymnastik und Ergotherapie sind hilfreich. Die oft hartnäckigen Myalgien können mit Gabapentin oder Diclofenac behandelt werden. Der Verlauf ist eher gutartig.

Therapie: Ene kausale Therapie gibt es nicht. Myalgien sind mit Gabapentin oder Diclofenac zu behandeln. Der Verlauf ist benigne.

3.4.2 Myotonia congenita

Epidemiologie: Die nichtdystrophen Myotonien sind selten und manifestieren sich in der 1. Dekade (s. Tab. B-**3.3**).

Symptomatologie: Initialsymptom der **Myotonia congenita Thomsen** ist eine Steifigkeit der Beinmuskulatur, hinzu kommen Augenmotilitätsstörungen. Es besteht eine Muskelhypertrophie.

Die **Myotonia congenita Becker** manifestiert sich im Schulalter und betrifft im Verlauf zahlreiche Muskeln. In 75% der Fälle findet man eine ausgeprägte Muskelhypertrophie.

Bei der **Paramyotonia congenita Eulenburg** entwickeln sich nach Kälteexposition paroxysmale schlaffe Lähmungen.

Ätiopathogenese: Pathogenetisch handelt es sich um Veränderungen im Bereich von Ionenkanälen der Muskelzellmembran für Chlorid, Natrium und Kalium.

Diagnostik: Erste diagnostische Hinweise sind Schwierigkeiten beim Start und eine verzögerte Relaxation nach kräftigem Händedruck. Durch **Beklopfen des Thenars** kommt es zu einer sekundenlang anhaltenden unwillkürlichen Muskelkontraktion. Das **EMG** zeigt myotone **Salven**.

Differenzialdiagnose: Ein **pseudomyotones Syndrom** findet sich bei McArdle-Krankheit (S. 498) und Myxödem. Die **Neuromyotonie** ist eine Erkrankung des peripheren Nervs, die durch **Myokymien** gekennzeichnet ist.

Das **Stiff-person- (Stiff-man-) Syndrom** kennzeichnen schmerzhafte Spasmen, Steifigkeit der Hals-, Rücken- und proximalen Extremitätenmuskulatur sowie eine Daueraktivität im EMG.

3.4.2 Myotonia congenita

Epidemiologie: Die nichtdystrophen Myotonien sind selten, am seltensten ist die Paramyotonia congenita. Alle nichtdystrophen Myotonien manifestieren sich regelmäßig in der ersten Lebensdekade (s. Tab. B-**3.3**).

Symptomatologie: Bei der **Myotonia congenita Thomsen** zeigt sich oft eine Steifigkeit der Beinmuskulatur, wenn die Kinder gehen lernen und häufig hinfallen. Hinzu kommen Augenmotilitätsstörungen und eine myotone Reaktion der Zungen- und Kaumuskulatur. Atrophien gehören nicht zum typischen Bild, sondern das Gegenteil: Man beobachtet eine Hypertrophie der Rumpf- und Wadenmuskulatur bei athletischem Körperbau.
Bei der **Myotonia congenita Becker** manifestieren sich die Symptome zwischen dem fünften und elften Lebensjahr, bei mehr als der Hälfte der Patienten zuerst an den Beinen, im weiteren Verlauf an den Händen und der Kaumuskulatur. Man spricht auch von rezessiv generalisierter Myotonie. In jedem zweiten Fall besteht eine Myotonie der Zunge. Bei 75% der Patienten findet man eine Muskelhypertrophie. Hinzu kommt eine periodische Muskelschwäche, die unter Muskelaktivität wieder nachlässt.
Bei **Paramyotonia congenita Eulenburg** kommt es charakteristischerweise nach Kälteexposition zur paroxysmalen, schlaffen Lähmung. Schon bei der Geburt fällt auf, dass die Augen nach dem Waschen des Gesichts nicht sofort wieder geöffnet werden können und die Mimik vorübergehend erstarrt.

Ätiopathogenese: Die nichtdystrophen Myotonien beruhen auf einer Instabilität der Muskelzellmembran, die durch Veränderungen im Bereich der Ionenkanäle bedingt ist. Die Veränderungen sind bei den einzelnen Syndromen verschieden. Sie betreffen die Ionenkanäle für Chlorid, Natrium und Kalium entweder isoliert oder kombiniert. Genetisch zusammengefasst werden die Myotonia congenita (Chloridionenkanal-Defekt auf Chromosom 7q), die Paramyotonia congenita (17q) und diejenigen periodischen hyperkaliämischen Lähmungen, die mit einem myotonen Syndrom einhergehen (17q), da bei diesen Formen zugleich ein genetischer Defekt für einen Natriumionenkanal (SCN4 A) nachweisbar ist.

Diagnostik: Meistens sind Schwierigkeiten beim Start und die verzögerte Relaxation (Dekontraktionshemmung) nach kräftigem Händedruck die ersten diagnostischen Hinweise. Durch **Beklopfen des Thenars** lässt sich die myotone Reaktion auslösen: Es kommt zur sekundenlangen unwillkürlichen Kontraktion der Mm. adductor und opponens pollicis mit Ausbildung einer Muskelfurche (Perkussionsmyotonie). **Elektromyographisch** stellen sich schon bei Nadeleinstich **Salvenentladungen** dar. Die Mm. abductor pollicis brevis und flexor pollicis longus sind für die elektromyographische Untersuchung am besten geeignet.

Differenzialdiagnose: Von den nichtdystrophen Myotonien sind **pseudomyotone Syndrome** zu unterscheiden. So beobachtet man z. B. bei der McArdle-Krankheit (S. 498) eine metabolisch bedingte Muskelschwäche mit Schmerzen und Kontrakturen. Auch bei kongenitalem Myxödem (Hypothyreose) findet sich eine Pseudomyotonie mit Muskelhypertrophie. Die **Neuromyotonie** ist eine nicht erbliche Erkrankung des peripheren Nervs ohne Perkussionsmyotonie, bei der aufsteigende **Myokymien** (Muskelwogen) und eine Daueraktivität im EMG auffallen.
Abzugrenzen ist auch das **Stiff-person- (Stiff-man-)Syndrom**. Charakteristisch ist eine von einschießenden schmerzhaften Spasmen überlagerte Steifigkeit der Hals-, Rumpf- und proximalen Extremitätenmuskulatur; Gesicht, Hände und Füße sind ausgespart. Auffällig ist eine Lendenhyperlordose. Die Symptomatik nimmt unter Willkürbewegungen, psychischer Belastung und akustischer Überreizung zu. Häufig sind Dyspnoe, Tachykardie, Hyperhidrosis und Angst. Das EMG zeigt eine Daueraktivität bei normaler Amplitude ohne myotone Salven. In etwa 60% der Erkrankungsfälle ist eine autoimmunologische Genese wahrscheinlich; auf paraneoplastisches Vorkommen wird beobachtet; pathogenetisch wird eine Assoziation zum GABAergen System diskutiert. Es können Anti-

körper gegen Glutamat-Decarboxylase nachgewiesen werden. Als Mittel der Wahl gilt Diazepam, das jedoch zur Gewöhnung und nach akutem Entzug zu gefährlichen vegetativen Krisen führen kann. Alternativ wird Baclofen oder Valproat gegeben.

Therapie: Als Behandlung kommen Mexiletin und Carbamazepin infrage. **Kontraindiziert** sind **depolarisierende Pharmaka** wie Succinylcholin (curareähnliche Muskelrelaxanzien) und Cholinesterasehemmer (Pro- und Neostigmin), weil diese eine **maligne Hyperthermie** (s. S. 499) auslösen können.
Bei den meisten Patienten mit myotonischen Syndromen kommt man aber ohne Behandlung der Myotonie aus. Dies ist zu beachten, da die Medikamente gravierende Nebenwirkungen haben können. Die Patienten lernen, mit der Myotonie umzugehen.

Therapie: Mittel der Wahl sind Mexiletin und Carbamazepin. **Cave maligne Hyperthermie durch depolarisierende Pharmaka** (Succinylcholin, Cholinesterasehemmer)!

Meist ist eine Behandlung der Myotonie jedoch nicht erforderlich.

Verlauf: Nur die Becker-Myotonie kann allmählich fortschreiten. Nicht selten ist die Symptomatik der Thomsen-Myotonie und der Paramyotonie, die niemals progredient sind, gering ausgeprägt und bleibt deshalb unentdeckt. Die rezessive Form der kongenitalen Myotonie kann im Lauf des Lebens fortschreiten. Die Lebenserwartung ist nicht verkürzt.

Verlauf: Nur die Becker-Myotonie kann allmählich fortschreiten.

3.5 Progressive Muskeldystrophien

3.5 Progressive Muskeldystrophien

▶ **Definition:** Heterogene Gruppe erblicher, meist im Kindesalter beginnender, langsam fortschreitender Myopathien mit Schwäche und Atrophie der Muskeln an Gliedmaßen, Rumpf und im Gesicht.

◀ **Definition**

Epidemiologie: Die Inzidenz wird auf 0,7/100 000, die Prävalenz auf 5 – 10/100 000 Einwohner geschätzt. Am häufigsten ist der Typ Duchenne.

Epidemiologie: Die Prävalenz liegt bei 5 – 10/100 000 Einwohner.

Ätiopathogenese: Die progressiven Muskeldystrophien sind durch eine primäre Muskelfaserdegeneration charakterisiert. Die degenerierten Muskelfasern werden vielfach durch Bindegewebe und Fett ersetzt (Pseudohypertrophie). Daneben ist auch eine echte Muskelfaserhypertrophie zu beobachten.
Von den X-chromosomalen Muskeldystrophien sind rezessiv autosomale und dominant autosomale Formen abzugrenzen (Tab. B-**3.4**).

Ätiopathogenese: Charakteristisch ist eine primäre Degeneration von Muskelfasern, die z. T. durch Binde- und Fettgewebe ersetzt werden (Pseudohypertrophie).

Zu den Erbmodi s. Tab. B-**3.4**.

B-3.4 Erbmodus und andere Charakteristika der progressiven Muskeldystrophien

Erbmodus	*Muskeldystrophie-Typ*	*Manifestationsort*	*Manifestationsalter*	*Lebenserwartung*
X-chromosomal rezessiv	Duchenne (maligne)	Beckengürtel	1. – 5. Lj.	ca. 20 Jahre
	Becker-Kiener	Beckengürtel	5. – 15. Lj.	leicht herabgesetzt
	Emery-Dreifuss	skapulo-humero-peroneal	5. – 15. Lj	evtl. verkürzt
autosomal rezessiv	Gliedergürtel-Typ (limb girdle muscular dystrophies, LMGD; umfasst zahlreiche Varianten; 90 % davon werden autosomal rezessiv vererbt)	Becken- oder Schultergürtel	Kindheit bis Erwachsenenalter	je nach Variante und innerhalb einer Variante unterschiedlich: stark bis nicht verkürzt
	distaler Typ (umfasst den Typ Nonaka und den Typ Miyoshi)	distal (untere Extremität)	15. – 30. Lj.	normal
	kongenitaler Typ (mehrere Varianten)	generalisiert	kongenital	in 1/3 der Fälle < 1 Jahr
autosomal dominant	Gliedergürtel-Typ (10 % der Varianten)	Beckengürtel	Kindheit bis Erwachsenenalter.	variabel (s. o.)
	Landouzy-Déjerine (fazio-skapulo-humeraler Typ)	fazio-skapulo-humeral	10. – 20. Lj.	normal
	Erb (skapulo-humeraler Typ)	skapulo-humeral	10. – 20. Lj.	normal
	okulärer Typ	okulär	jedes Alter	meist normal
	okulopharyngealer Typ	okulo-pharyngeal	40. – 60. Lj.	meist normal
	Myopathia tarda hereditaria (Welander)	distal (erst obere, dann untere Extremität, jeweils distal)	10. – 60. Lj	normal

Beim Duchenne-Typ fehlt **Dystrophin**. Beim Becker-Kiener-Typ ist es vermindert oder verändert (Dysfunktion). Man bezeichnet die beiden Typen daher auch als **Dystrophinopathien**.

Beim Typ Duchenne und beim Typ Becker-Kiener der X-chromosomal rezessiven Muskeldystrophien ist der Gendefekt auf Chromosom Xp21 lokalisiert. Es fehlt das Genprodukt **Dystrophin** bzw. ist stark vermindert, beim Typ Becker-Kiener ist Dystrophin verändert oder vermindert. Man bezeichnet die beiden Typen daher auch als **Dystrophinopathien**. Das Genprodukt ist ein für die Membranfunktion v. a. von Muskelzellen wichtiges Protein. Die Spontanmutationsrate des Dystrophin-Gens ist sehr hoch.
Beim ebenfalls X-chromosomal rezessiven Typ Emery-Dreifuss ist das defekte Gen auf Chromosom Xq27.3 – 28, bei der Variante LGMD 2 F (autosomal rezessive Variante des Gliedergürtel-Typs) auf Chromosom 5 q33 – 34 und bei der autosomal dominanten fazio-skapulo-humeralen Muskeldystrophie auf Chromosom 4 q35 lokalisiert.

3.5.1 X-chromosomal rezessive Muskeldystrophien

Sie kommen fast nur bei Knaben vor.

3.5.1 X-chromosomal rezessive Muskeldystrophien

Diese Muskeldystrophien treten fast ausschließlich bei Knaben auf. Sehr selten sind Frauen betroffen (Defekt auf einem oder beiden X-Chromosomen; sog. manifeste Konduktorinnen), der Verlauf ist dann jedoch meist blande.

Der **Typ Duchenne** manifestiert sich vor dem 3. Lebensjahr und schreitet rasch fort (maligne Form des Beckengürtel-Typs). In einem Drittel der Fälle ist die Intelligenz herabgesetzt, oft besteht eine Kardiomyopathie. Die Lebenserwartung liegt bei 20 Jahren.

Der **Typ Duchenne** (maligne Form des Beckengürtel-Typs) manifestiert sich vor dem dritten Lebensjahr mit Paresen und Atrophien des Beckengürtels, die beim Kleinkind zu verspätetem Laufenlernen, bei älteren Kindern zu Schwierigkeiten beim Treppensteigen führen (s. auch „Diagnostik"). In den folgenden Lebensjahren steigen die Paresen zum Schultergürtel auf und es kommt häufig zu Kontrakturen. Vor dem 13. Lebensjahr sind die Betroffenen gehunfähig. In einem Drittel der Fälle ist die intellektuelle Entwicklung gestört. In mehr als drei Viertel der Fälle sind EKG-Veränderungen zu beobachten (meist asymptomatische Kardiomyopathie). Die Lebenserwartung liegt etwa bei 20 Jahren. Als Todesursachen stehen pulmonale und kardiale Insuffizienz im Vordergrund.

Der **Typ Becker-Kiener** manifestiert sich später und verläuft langsam progredient (benigne Form des Beckengürtel-Typs). Es besteht eine Kardiomyopathie.

Der **Typ Becker-Kiener** setzt meist im Schulalter mit Paresen und Atrophien des Beckengürtels ein, die ebenfalls aszendieren. Der Verlauf ist langsam progredient (benigne Form des Beckengürtel-Typs). Die Lebenserwartung ist jedoch wegen Herzrhythmusstörungen bei dilatativer Kardiomyopathie herabgesetzt. Die Intelligenz ist meist normal.

Der **Typ Emery-Dreifuss** betrifft die skapulo-humero-peroneale Muskulatur.

Der **Typ Emery-Dreifuss** zeigt einen skapulo-humero-peronealen Befall mit Frühkontrakturen und trotz kardialer Beteiligung (Kardiomyopathie) einen relativ gutartigen Verlauf.

3.5.2 Autosomal rezessive Muskeldystrophien

Sind primär nur Becken- oder Schultergürtel betroffen (**Gliedergürtel-Typ**), ist mit einem relativ benignen Verlauf zu rechnen.

3.5.2 Autosomal rezessive Muskeldystrophien

Der meist autosomal rezessiv vererbte **Gliedergürtel-Typ** (s. Tab. B-**3.4**) manifestiert sich oft erst im Erwachsenenalter, kann aber auch schon in früher Kindheit mit Paresen und Atrophie meist der Becken- und Oberschenkelmuskulatur beginnen, um langsam progredient aufzusteigen. Es kann auch primär der Schultergürtel betroffen sein.

Die **distale Form** manifestiert sich in der Adoleszenz an den Beinen.

Der **distale Typ** umfasst die Typen Nonaka und Miyoshi. Sie manifestieren sich meist in der Adoleszenz an den distalen Abschnitten der unteren Extremitäten (Fuß- und Zehenheberparese bzw. belastungsabhängige Myalgien der Wadenmuskulatur).

Der **kongenitale Typ** mit primär generalisierter Muskelschwäche führt oft schon im ersten Lebensjahr zum Tod.

Der **kongenitale Typ**, der mehrere Varianten umfasst, ist durch eine primär generalisierte Muskelschwäche charakterisiert. Die Kindsbewegungen in utero sind schwach, bei der Geburt fällt eine allgemeine Muskelhypotonie („floppy infant") mit Abschwächung der Eigenreflexe auf. Jedes dritte Kind stirbt vor Ablauf des ersten Lebensjahres.

3.5.3 Autosomal dominante Muskeldystrophien

Die autosomal dominant vererbten Varianten des **Gliedergürtel-Typs** manifestieren sich im Kindes- oder Erwachsenenalter, meist mit Paresen und Atrophien im Beckengürtel und schreiten unterschiedlich schnell voran. Manchmal besteht eine Kardiomyopathie.

Bei den übrigen – benignen – autosomal dominanten Muskeldystrophien ist die Symptomatik meist beschränkt auf Gesicht und Schultergürtel, die Augen- und Pharynxmuskulatur oder – in seltenen Fällen – auf Unterarm- und Unterschenkelmuskulatur.

- Der **Typ Landouzy-Déjerine** (**fazio-skapulo-humerale Muskeldystrophie**) manifestiert sich in der zweiten Lebensdekade häufig mit einer Facies myopathica, Ptosis, Dysarthrophonie und Scapula alata. Die Paresen und Atrophien können sich auf die Arme ausbreiten.
- Der **Typ Erb** (**skapulo-humerale Muskeldystrophie**) unterscheidet sich vom Typ Landouzy-Déjerine dadurch, dass keine Beteiligung der Gesichtsmuskulatur vorliegt.
- Der **okuläre Typ** der Muskeldystrophie beginnt mit einer Ptosis und Schwäche weiterer Augenmuskeln. Evtl. generalisieren die Paresen.
- Beim **okulo-pharyngealen Typ** werden neben Augenmuskellähmungen Paresen der Schlundmuskulatur beobachtet.
- Die **Myopathia tarda hereditaria** (Welander) weist ein distales Verteilungsmuster der Symptome auf: Erst ist die Unterarm-, dann die Unterschenkelmuskulatur betroffen.

3.5.3 Autosomal dominante Muskeldystrophien

Die Varianten des **Gliedergürtel-Typs** manifestieren sich meist im Beckengürtel. Die Progression ist variabel; evtl. besteht eine Kardiomyopathie.

Bei den übrigen autosomal dominanten Muskeldystrophien bleibt die Muskelschwäche im Verlauf oft lokal begrenzt.

- Der **fazio-skapulo-humerale Typ** (**Landuzy-Déjerine**) betrifft Gesichts- und Schulter-, evtl. auch Armmuskeln.
- Im Unterschied hierzu ist beim **skapulohumeralen Typ** (**Erb**) das Gesicht frei.
- Der **okuläre Typ** betrifft die äußeren Augenmuskeln und generalisiert evtl.
- Der **okulo-pharyngeale Typ** betrifft zudem die Schlundmuskeln.
- Die **Myopathia tarda hereditaria** betrifft die distale Extremitätenmuskulatur.

Diagnostik der progressiven Muskeldystrophien

Bei Beginn der Muskeldystrophie im Bereich des Beckengürtels, v. a. beim Typ Duchenne, ist das Gehen frühzeitig erschwert. Auffällig sind eine lumbale Hyperlordose und ein beiderseits positives **Trendelenburg-Zeichen** mit „Watschelgang". Will der Patient sich aus dem Sitzen oder der Hocke aufrichten, stützt er sich an den Oberschenkeln ab, um „an sich hochzuklettern" (**Gowers-Zeichen**, Abb. B-**3.7**). Im späteren Verlauf beobachtet man eine Scapula alata (s. Abb. B-2.3). Oft findet sich eine Pseudohypertrophie der Muskulatur, v. a. der Waden.

Die **Creatinkinase** (**CK**) **im Serum** ist bei fast allen Muskeldystrophien stark erhöht. Lediglich bei der kongenitalen, der fazio-skapulo-humeralen, der okulären und der okulo-pharygealen Muskeldystrophie ist die CK nur gering erhöht oder normal. Das **EMG** zeigt häufig eine verkürzte mittlere Potenzialdauer, vermehrte Polyphasie, eine verringerte Amplitude und Fibrillationen, seltener auch positive Wellen. Die **Muskelbiopsie** ergibt Kaliberschwankungen der Muskelfasern, Nekrosen und einen mesenchymal-lipomatösen Umbau.

Diagnostik der progressiven Muskeldystrophien

Bei den Muskeldystrophien mit Beginn im Beckengürtel ist das **Trendelenburg-Zeichen** beiderseits positiv („Watschelgang"). Beim Aufstehen aus dem Sitzen „klettert" der Patient „an sich hoch" (**Gowers-Zeichen**, Abb. B-**3.7**).

Die **CK im Serum** ist bei fast allen Muskeldystrophien stark erhöht. Das **EMG** zeigt ein myopathisches Muster, die **Biopsie** ergibt Kaliberschwankungen der Muskelfasern, Nekrosen und einen mesenchymal-lipomatösen Umbau.

Differenzialdiagnose

Eine **Polymyositis**, die ebenfalls mit einer CK-Erhöhung einhergeht, zeigt histologisch eine stärker ausgeprägte entzündliche Reaktion und verläuft rascher progredient. Bei den **spinalen Muskelatrophien** (S. 228), die **Faszikulationen** aufweisen, ist die CK im Serum allenfalls leicht erhöht; EMG und Muskelbiopsie ergeben ein überwiegend neurogenes Muster. Ist dies nicht eindeutig, wird die Differenzialdiagnose spinale Muskelatrophie oder Myopathie unmöglich, wenn neben den neurogenen auch ausgeprägte myopathische Muster erkennbar sind. Die Entscheidung bringt dann die Genanalyse. Die myotonischen Dystrophien (DM1 und DM2) mit distal betonten Muskelatrophien sind durch die myotone Reaktion und charakteristische Begleitsymptome (Katarakt, Gonadenatrophie) abzugrenzen (s. S. 488).

Differenzialdiagnose

Eine **Polymyositis** ist histologisch und durch Verlaufsbeobachtung abzugrenzen. Eine **spinale Muskelatrophie** (neurogene Schädigung) ist in der Regel an **Faszikulationen** zu erkennen. Zur myotonischen Muskeldystrophie s. S. 488.

B-3.7 Progressive Muskeldystrophie mit Gowers-Zeichen

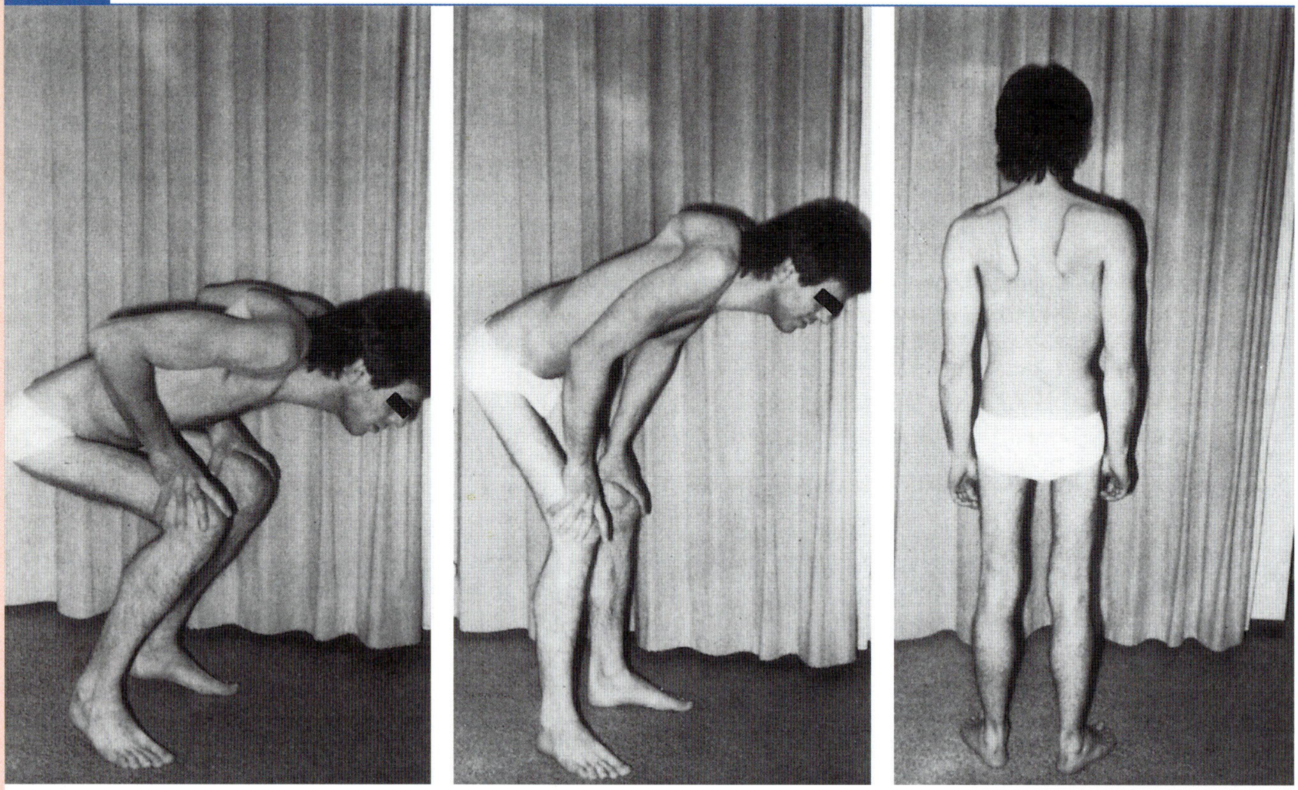

a b c

Der Patient stützt sich beim Aufstehen aus der Hocke an den Oberschenkeln ab (s. klinisches Beispiel).

Therapie und Verlauf

Therapie: Wegen der Entwicklung von Kontrakturen und Skelettdeformitäten sind frühzeitig physikalische Maßnahmen erforderlich. In jedem Fall sollte eine **genetische Beratung** auch der gesunden Angehörigen erfolgen.

Verlauf: Die meisten Dystrophien sind chronisch progredient.

Therapie und Verlauf

Therapie: Im Vordergrund stehen Bewegungsübungen, Atemgymnastik und Schwimmen. Eine kausale Therapie ist nicht bekannt. Wesentlich ist die **genetische Beratung**: Das Risiko einer Mutter, ein zweites krankes Kind zu bekommen, beträgt für X-chromosomal rezessive Muskeldystrophien bei jedem Jungen 50%. Für die Schwester des Erkrankten liegt das Risiko, Konduktorin zu sein, ebenfalls bei 50%. Die Untersuchung klinisch gesunder Konduktorinnen sollte mittels direkter Genanalyse erfolgen, zumal 30% der Konduktorinnen keine CK-Erhöhung aufweisen. Eine CK-Erhöhung bei einer weiblichen, klinisch gesunden Blutsverwandten spricht dafür, dass es sich um eine Konduktorin handelt. Bei autosomal rezessiven Muskeldystrophien ist die Erkrankungswahrscheinlichkeit für die Kinder gering, wenn eine Verwandtschaftsehe vermieden wird. Für Geschwister beträgt sie 5%. Demgegenüber liegt das Erkrankungsrisiko von Geschwistern und Kindern für autosomal dominante Muskeldystrophien bei 50%.

Verlauf: Beim Typ Duchenne kommt es während des Schulalters zu Gehunfähigkeit. Der Verlauf ist foudroyant. Die übrigen Formen sind chronisch progredient.

▶ **Klinisches Beispiel**

▶ **Klinisches Beispiel:** Bei dem 24-jährigen Fabrikarbeiter war im 13. Lebensjahr eine Gangstörung aufgetreten, die mit zunehmender Muskelverschmächtigung des Beckengürtels allmählich zunahm. V.a. im Bereich des Beckengürtels fanden sich ausgeprägte Atrophien (Abb. B-**3.7**). Auffällig waren ferner eine Scapula alata, eine Pektoralisatrophie bei kräftiger Oberarmmuskulatur und eine Schwäche des Erector trunci. Die CK betrug 562 U/l. Das EMG ergab deutlich verkürzte, amplitudenniedrige, z.T. aufgesplitterte Potenziale. Nach Untersuchung der (gesunden) Eltern erhob sich der Verdacht auf eine progressive Muskeldystrophie vom Beckengürtel-Typ (Becker-Kiener). Der Patient wurde regelmäßig krankengymnastisch behandelt, ohne die Arbeit für längere Zeit zu unterbrechen.

3.6 Periodische (dyskaliämische) Lähmungen

3.6 Periodische (dyskaliämische) Lähmungen

▶ **Synonym:** Paroxysmale familiäre Lähmungen.

◀ Synonym

▶ **Definition:** Genetisch bedingte periodische Lähmungen mit Hypokaliämie, Hyperkaliämie oder – extrem selten – Normokaliämie, die auf einer Störung der Membranpermeabilität der Muskelzelle beruhen und daher von symptomatischen Formen zu unterscheiden sind.

◀ Definition

Epidemiologie: Die Prävalenz der hypokaliämischen periodischen Lähmung liegt bei 1/100 000 Einwohner. Hyperkaliämische und normokaliämische periodische Lähmungen sind noch viel seltener. Alle periodischen dyskaliämischen Lähmungen manifestieren sich im Kindes- oder Jugendalter (vgl. Tab. B-**3.5**).

Epidemiologie: Die periodischen dyskaliämischen Lähmungen manifestieren sich im Kindes- und Jugendalter (Tab. B-**3.5**).

3.6.1 Periodische hypokaliämische Lähmung

3.6.1 Periodische hypokaliämische Lähmung

Symptomatologie: Allmählich entwickeln sich proximal betonte, symmetrische schlaffe Lähmungen, die sich auf die Rumpf- und Halsmuskulatur ausdehnen und stunden- oder tagelang anhalten. Die Vigilanz ist ungestört. Meist treten die Paresen nachts oder frühmorgens auf.

Symptomatologie: Über Nacht oder frühmorgens setzen proximal betonte symmetrische Lähmungen ein.

Ätiopathogenese: Die Erkrankung wird autosomal dominant vererbt (Gendefekt auf Chromosom 1q). Ursache ist eine gestörte Membranfunktion der Muskelzelle. Im Anfall kommt es zu einer intrazellulären Ansammlung von Wasser und Natrium bei extrazellulärem Kaliummangel. Daraus resultiert eine elektrische Unerregbarkeit der Muskelzelle infolge erhöhter Leitfähigkeit für Natrium. Kohlenhydrate und Insulin beeinflussen offensichtlich diese Störung und können die Anfälle auslösen.

Ätiopathogenese: Bei der autosomal vererbten Erkrankung liegt eine gestörte Membranfunktion vor. Die Muskelzelle wird unerregbar.

Diagnostik: Auf dem Höhepunkt des Anfalls sind die Eigenreflexe abgeschwächt oder fehlen, die Sensibilität ist intakt. Im EMG zeigt sich ein Abfall der Muskelaktionspotenziale bis zur Nulllinie, im EKG finden sich typische Hinweise auf eine Hypokaliämie (verlängerte QT-Zeit, Senkung der ST-Strecke und U-Wellen). Das Kalium im Serum ist im Anfall auf Werte um 2 – 3 mmol/l erniedrigt, im Intervall normal.

Diagnostik: Im Anfall bestehen Areflexie und ein Abfall der Muskelaktionspotenziale im EMG. Das Kalium ist auf 2 – 3 mmol/1 erniedrigt, im Intervall normal.

Differenzialdiagnose: Die wesentlich häufigeren **symptomatischen Hypokaliämien** müssen laborchemisch und anamnestisch ausgeschlossen werden. Zahlreiche Kaliummangelsyndrome (Vomitus, Diarrhöen, Thyreotoxikose, Leberzirrhose, Nieren- und Nebennierenrindeninsuffizienz, Aldosteronismus u. a.) führen zur Adynamie, jedoch nicht zu periodischen Lähmungen. Dasselbe klinische Bild wird unter der Therapie mit Diuretika hervorgerufen. Zur Steroidmyopathie s. S. 497. Schließlich ist auch bei Anorexia nervosa an ein Kaliummangelsyndrom zu denken.

Differenzialdiagnose: Auszuschließen sind **symptomatische Hypokaliämien**, z. B. bei Erbrechen, Diarrhöen, Leber- und Niereninsuffizienz, Aldosteronismus, Diuretikatherapie, Steroidmyopathie und Anorexia nervosa.

B-3.5 Periodische dyskaliämische Lähmungen

Lähmung	*hypokaliämisch*	*hyperkaliämisch*
Manifestation	1. und 2. Dekade aus dem Schlaf heraus, frühmorgens	1. Dekade tagsüber nach Aktivität oder Nahrungskarenz
Symptome	Gangstörung, aufsteigende Lähmung selten auch der Atemmuskulatur	Gangstörung, Parese der Gesichts- und Pharynxmuskulatur
Dauer	Stunden bis Tage	Minuten bis Stunden
Frequenz	1/Monat	1/Woche oder häufiger
Serumkalium	2 – 3 mmol/l	> 6 mmol/l
Therapie	Kaliumchlorid, Azetazolamid	Kalziumglukonat

B-3.5

Abzugrenzen sind auch psychogene Paresen und die **Myasthenia gravis**.

Die Abgrenzung gegenüber den oft lang anhaltenden psychogenen Lähmungen und Anfällen kann besonders bei sekundärem Aldosteronismus schwierig sein, wenn dieser durch Arzneimittel (Laxanzien-Abusus) bedingt ist.
Im Gegensatz zur **Myasthenia gravis** kommt es bei dyskaliämischen Lähmungen nicht zu Augenmuskelparesen.

Therapie und Verlauf: Man gibt im Anfall Kaliumchlorid oral. Meist nimmt die Erkrankung einen günstigen Verlauf. Es gibt jedoch **Todesfälle** durch kardiorespiratorische Insuffizienz.

Therapie und Verlauf: Zur Anfallsunterbrechung gibt man Kaliumchlorid oral. Eine Dauertherapie ist nicht sinnvoll. Kohlenhydratreiche Mahlzeiten sollen besonders am Abend vermieden werden, auch die Kochsalzzufuhr ist einzuschränken. Im mittleren Lebensalter nehmen die Anfälle eher ab, um nach dem 50. Lebensjahr abzuklingen. Ein schwerer Anfall kann infolge Ateminsuffizienz oder Herzrhythmusstörungen **letal** verlaufen.

3.6.2 Periodische hyperkaliämische Lähmung

3.6.2 Periodische hyperkaliämische Lähmung

▶ **Synonym**

▶ **Synonym:** Adynamia episodica hereditaria Gamstorp.

Symptomatologie: Die Anfälle treten in Ruhe nach körperlicher Belastung, oft täglich und an Gesicht- und Schlundmuskeln, auf. Die Atemmuskulatur bleibt verschont.

Symptomatologie: In Ruhe nach körperlicher Belastung oder Diät (Fasten) treten die paroxysmalen Lähmungen nicht selten täglich für die Dauer von Minuten bis Stunden auf. Die Patienten klagen über vermehrten Durst. Das Ausmaß der Paresen ist leichter als bei der hypokaliämischen Form. Die Atemmuskulatur bleibt verschont. Oft ist die Gesichts- und Pharynxmuskulatur beteiligt.

Ätiopathogenese: Bei der autosomal dominanten Erkrankung liegt eine Veränderung der Muskelmembranleitfähigkeit für Natrium vor.

Ätiopathogenese: Der Erbmodus der periodischen hyperkaliämischen Lähmung ist autosomal dominant. Pathogenetisch besteht eine Veränderung der Natriumkanäle der Muskelmembran; die Kanäle bleiben zu lange geöffnet (fehlende Aktivierung), sodass sich kein Membranpotenzial aufbaut.

Diagnostik: Im Anfall besteht Areflexie. Das Kalium beträgt >6 mmol/l. Im EKG finden sich Zeichen der Hyperkaliämie und im EMG reduzierte Potenziale und Amplituden, im Intervall gelegentlich eine myotone Reaktion.

Diagnostik: Schon durch kleine Kaliummengen, körperliche Belastung oder Kälteexposition können Lähmungen hervorgerufen werden. Die Muskeleigenreflexe sind im Anfall erloschen, das Serumkalium steigt auf Werte > 6 mmol/1 an. Im EKG sind die T-Zacke erhöht und der QRS-Komplex verbreitert. Im EMG sind die Potenziale reduziert und die Amplituden deutlich erniedrigt. Im Intervall ist das EMG unauffällig; allerdings kann sich eine myotone Reaktion (s. S. 488) zeigen. Im Gegensatz zu den hypokaliämischen Lähmungen treten die hyperkaliämischen meist tagsüber auf. Zur Differenzialdiagnose s. a. Tab. B-**3.5**.

Therapie und Verlauf: Im Anfall gibt man Kalziumglukonat. Der Verlauf ist günstig.

Therapie und Verlauf: Obst und Fruchtsäfte (kaliumhaltig) sind zu vermeiden, kohlenhydrat- und kochsalzreiche Mahlzeiten zu empfehlen. Im Anfall wird Kalziumglukonat infundiert. Der Verlauf ist meistens gutartig. Die Anfälle werden im späteren Erwachsenenalter seltener.

3.6.3 Periodische normokaliämische Lähmung

Diese ebenfalls autosomal dominant vererbte Erkrankung ist sehr selten. Zur Unterbrechung der Anfälle gibt man NaCl.

3.6.3 Periodische normokaliämische Lähmung

Die ebenfalls autosomal dominant vererbte normokaliämische Lähmung ist extrem selten. Es wird angenommen, dass es sich nicht um eine eigenständige Form der periodischen Lähmungen handelt, sondern nur um eine Variante der hyperkaliämischen periodischen Lähmung. Erste Anfälle treten schon in früher Kindheit auf. Zur Anfallsunterbrechung infundiert man NaCl.

3.7 Endokrin-metabolische und toxische Myopathien

3.7.1 Myopathien bei Endokrinopathien

Myopathische Syndrome – meist mit proximal betonter Muskelschwäche – finden sich bei folgenden Endokrinopathien:

- Morbus Cushing/Cushing-Syndrom.
- Morbus Addison.
- Akromegalie.
- Hypothyreose.
- Hyperthyreose.
- Hyperparathyreoidismus.

Das **Cushing-Syndrom** als primäre Erkrankung mit Nebennierenrinden-Hyperplasie oder als Folge einer Kortikosteroid-Langzeittherapie weist eine Muskelschwäche vorwiegend im Bereich des Beckengürtels auf **(Steroid-Myopathie)**. Die Muskelschwäche bei **Morbus Addison** neigt zur Generalisierung und ist weitgehend durch Elektrolytstörungen bedingt. Bei Akromegalie entwickelt sich nur ein leichtes myopathisches Syndrom.

Hervorzuheben sind Myopathien im Verlauf einer **Hypo**- oder **Hyperthyreose**. Bei der Hyperthyreose ist eine Myopathie im Verlauf der Erkrankung fast immer nachweisbar. Davon unabhängig können gleichzeitig eine endokrine Ophthalmopathie, eine Myasthenie und eine periodische Lähmung bestehen. Bei der Hypothyreose sind die Symptome einer Myopathie weitgehend durch Störungen des Kontraktionsmechanismus (verzögerte Relaxation) bedingt. Sehr eindrücklich sind Muskelsteifigkeit und Myalgien. CK-Erhöhungen im Serum sind nahezu die Regel. Histologisch steht der Befund fokaler Fasernekrosen im Vordergrund. Dadurch sind die Muskelschmerzen erklärbar.

Der **Hyperparathyreoidismus** ist häufig von einer proximalen Muskelschwäche begleitet, die manchmal so stark ausgeprägt ist, dass sie das Krankheitsbild bestimmt. Muskelschmerzen und -atrophien können gleichzeitig bestehen.

3.7.2 Myopathien bei Stoffwechselstörungen

Zu den metabolischen Myopathien zählen **Störungen des Kohlenhydrat**- und **Mitochondrien-Stoffwechsels**. Leitsymptome infolge der gestörten muskulären Energiegewinnung sind Muskelschwäche, Myalgien, Krampi und Rhabdomyolyse.

Myopathien bei Kohlenhydratstoffwechselstörungen

Zu den Störungen des Kohlenhydratstoffwechsels gehört eine Reihe von Glykogenosen, die entsprechend dem zugrunde liegenden Enzymdefekt eingeteilt werden. Charakteristisch ist die Glykogenspeicherung in der Muskulatur.

Die autosomal rezessiv vererbte **Glykogenose Typ 2 (Morbus Pompe)** bei Saure-Maltase-Mangel lässt drei Verlaufsformen erkennen:

- Die **infantile Form** manifestiert sich in den ersten Lebensmonaten mit generalisierter Muskelschwäche, Hepatomegalie und Makroglossie. Die Kinder sterben im Lauf der ersten beiden Lebensjahre an respiratorischer Insuffizienz.
- Für die **juvenile Form** ist eine langsam progrediente, proximal betonte Muskelschwäche charakteristisch. Eine Sonderform geht mit Kardiomyopathie einher.
- Die **adulte Form** ähnelt dem Gliedergürtel-Typ der progressiven Muskeldystrophie (s. S. 492).

3.7 Endokrin-metabolische und toxische Myopathien

3.7.1 Myopathien bei Endokrinopathien

Meist proximal betonte Muskelschwäche findet sich bei:

- Cushing-Syndrom.
- Morbus Addison.
- Akromegalie.
- Hypothyreose.
- Hyperthyreose.
- Hyperparathyreoidismus.

Die **Steroid-Myopathie** bei **Morbus Cushing/Cushing-Syndrom** ist vorwiegend im Beckengürtelbereich lokalisiert. Die Muskelschwäche bei **M. Addison** neigt zur Generalisierung. Die Myopathie bei Akromegalie ist gering ausgeprägt.

Bei **Hyperthyreose** ist Muskelschwäche sehr häufig, bei **Hypothyreose** stehen Muskelsteifigkeit und Muskelschmerzen als Symptome der Myopathie im Vordergrund. Sehr häufig findet sich eine CK-Erhöhung im Serum.

Bei **Hyperparathyreoidismus** besteht oft eine proximale Muskelschwäche.

3.7.2 Myopathien bei Stoffwechselstörungen

Kohlenhydrat- und **Mitochondrienstoffwechselstörungen** induzieren Muskelschwäche, -schmerzen und Rhabdomyolyse.

Myopathien bei Kohlenhydratstoffwechselstörungen

Charakteristisch für Glykogenosen ist die Glykogenspeicherung in der Muskulatur.

Die autosomal rezessive **Glykogenose Typ 2 (Morbus Pompe)** zeigt drei Formen:

- Die **infantile Form** mit generalisierter Muskelschwäche verläuft letal.
- Die **juvenile Form** verläuft langsam progredient.
- Die **adulte Form** ähnelt einer Muskeldystrophie.

Häufig ist die Atemmuskulatur frühzeitig betroffen. Der Enzymmangel wird in Fibroblasten nachgewiesen.

Die meist autosomal rezessiv vererbte **Glykogenose Typ 5** (**Morbus McArdle**) beruht auf Phosphorylasemangel. Es bestehen eine belastungsabhängige Muskelschwäche und Wadenkrämpfe. Der Ischämie-Test ist positiv. Die Therapie besteht in Gabe von Glukose und Vermeidung körperlicher Überanstrengung.

Allen drei Formen gemeinsam ist eine frühzeitige Beeinträchtigung der Atemmuskulatur, jedoch nicht bei allen Patienten. Die Diagnose wird letztlich durch den Nachweis des Enzymmangels in Fibroblastenkulturen gestellt.
Bei der von B. McArdle (1951) beschriebenen, meist autosomal rezessiv vererbten **Glykogenose Typ 5** (**Morbus McArdle**) mit belastungsabhängiger Muskelschwäche und Schmerzen, v. a. Wadenkrämpfen, besteht ein Phosphorylasemangel, gelegentlich mit Myoglobinurie. Der Ischämie-Test ist positiv: Nach Aufpumpen einer Blutdruckmanschette am Oberarm (deutlich oberhalb des systolischen Drucks) und rhythmischem Zusammendrücken eines Dynamometers mit der Hand fehlt der bei Gesunden vorhandene 3–5fache Anstieg des Laktatspiegels im Blut. Der Test ist nicht nur bei Phosphorylasemangel positiv, sondern auch bei anderen Glykogenosen und bei mitochondrialen Myopathien. Der spezifische Enzymmangel ist histochemisch und biochemisch nachzuweisen. Therapeutisch ist die Gabe von Glukose bei Vermeidung körperlicher Überanstrengung indiziert.

Mitochondriale Myopathien

Die mitochondrialen Myopathien sind durch „ragged red fibers" bei gestörter Mitochondrienfunktion charakterisiert. Biochemisch liegen u. a. Defekte des **Lipidstoffwechsels** (z. B. Carnitinmangel) und der **Atmungskette** (z. B. bei Kearns-Sayre-, MELAS-, MERRF-Syndrom) zugrunde.

Bei **Carnitinmangel-Myopathie** ist eine **generalisierte Muskelschwäche** zu beobachten. Zum **Kearns-Sayre-**, **MELAS-** und **MERRF-Syndrom** s. S. 241.

Mitochondriale Myopathien

Mitochondrialen Myopathien liegen Störungen der Mitochondrienfunktion in der Skelettmuskulatur zugrunde. Die vermehrten, funktionell veränderten Mitochondrien erscheinen im Muskelbiopsat als „ragged red fibers". Sind zusätzlich die Mitochondrien im ZNS betroffen, spricht man von mitochondrialen Enzephalomyopathien, bei Befall weiterer Organsysteme von mitochondrialen Zytopathien. Biochemisch liegen Defekte des **Lipidstoffwechsels** (z. B. Carnitinmangel), der **Atmungskette** (z. B. bei Kearns-Sayre-, MELAS-, MERRF-Syndrom), der oxidativen Phosphorylierung, des Pyruvatstoffwechsels oder des Zitronensäurezyklus zugrunde. Unter den zahlreichen genetisch heterogenen mitochondrialen Störungen lassen sich einige Syndrome neurologisch abgrenzen:
Von den Lipidstoffwechselstörungen ist die **Carnitinmangel-Myopathie** zu erwähnen. Der Carnitinmangel verhindert die β-Oxidation langkettiger Fettsäuren. Infolge rascher Entleerung der Glykogenreserven kommt es zur progredienten, **generalisierten Muskelschwäche**. Zum **Kearns-Sayre-**, **MELAS-** und **MERRF-Syndrom** s. S. 241.

3.7.3 Exogen-toxische Myopathien

Die **Alkohol-Myopathie**, die mit Rhabdomyolyse und Kardiomyopathie einhergehen kann, führt früh zu Wadendruckschmerz.

Pharmaka wie Clofibrat und Resochin können ebenfalls eine Muskelschwäche hervorrufen.

Eine seltene Komplikation unter der Behandlung mit Neuroleptika stellt das **maligne neuroleptische Syndrom** dar. Es ist durch die Trias **Muskelsteifigkeit**, **Hyperthermie** und **CK-Erhöhung** gekennzeichnet.

3.7.3 Exogen-toxische Myopathien

Nach **Alkoholabusus** kann es akut zur Rhabdomyolyse (Muskelfasernekrose), im chronischen Verlauf auch zur Kardiomyopathie kommen. Die Muskelschwäche betrifft vorwiegend die unteren Extremitäten. Ein Frühsymptom ist der Wadendruckschmerz. Der Ischämie-Test (s. S. 497) ist positiv.
Darüber hinaus können **Pharmaka** eine Myopathie verursachen, so z. B. Clofibrat, das gegen Hyperlipidämie wirksam ist, das Antimalaria-Mittel Resochin, eine Vitamin-A-Überdosierung u. a. Zur Steroidmyopathie s. S. 497.
Eine seltene, aber schwere Komplikation unter der Behandlung mit Neuroleptika stellt das **maligne neuroleptische Syndrom** dar. Meist innerhalb von 5–10 Tagen nach Beginn der Therapie oder rascher Dosissteigerung entwickeln sich inolge einer Blockade der Dopamin-Rezeptoren eine **dauerhafte rigide Muskelanspannung, Hyperthermie** und **CK-Erhöhung** (bis zur Rhabdomyolyse und Myoglobinurie). Gleichzeitig bestehen dystone Hyperkinesen. Hyperhidrosis und Hypersalivation können hinzukommen. Oft ist die Vigilanz gestört. Therapeutisch wesentlich sind das Absetzen der Neuroleptika, physikalische Temperatursenkung und reichlich Flüssigkeitszufuhr. Die intravenöse Gabe von Amantadin kann zusätzlich wirksam sein.

3.7.4 Maligne Hyperthermie

3.7.4 Maligne Hyperthermie

▶ **Synonym:** Maligne Hyperpyrexie.

◀ **Synonym**

▶ **Definition:** Maligne Hyperthermie ist die Folge einer vorwiegend dominant vererbten Myopathie. Es handelt sich um eine hypermetabolische Krise, die sich akut mit einem Temperaturanstieg bis 44 °C, Tachykardie und Muskelsteifigkeit als Narkosezwischenfall (Halothan, Suxamethonium u. a.) manifestiert.

◀ **Definition**

Epidemiologie: Die Erkrankung tritt mit einer Inzidenz von 1 : 12 000 Narkosen im Kindesalter und mit 1 : 50 000 Narkosen im Erwachsenenalter auf.

Epidemiologie: Die Inzidenz liegt bei 1 : 12 000 bis 1 : 50 000 Narkosen.

Symptomatologie und Diagnostik: V. a. unter der kombinierten Anwendung von Halothan und Suxamethonium kann sich neben einem lebensbedrohlichen Temperaturanstieg Muskelsteifigkeit einstellen. Das erste klinische Symptom ist meist eine Tachykardie. Diese kann schon von Anfang an mit generalisierter Tonuserhöhung der Muskulatur (**Muskelsteifigkeit**) oder isoliertem Masseterspasmus gepaart sein. Die Körpertemperatur steigt rasch bis 44 °C an; es kommt zur metabolischen und respiratorischen Azidose. Kalium und Natrium im Serum sind oft erhöht. Der massive CK-Anstieg auf Werte von mehr als 100 000 U/l ist Ausdruck der Rhabdomyolyse. Diese kann zu Myoglobinurie und Nierenversagen führen.

Symptomatologie und Diagnostik: Die maligne Hyperthermie setzt unter den gebräuchlichen Inhalationsnarkosen und der Gabe von depolarisierenden Muskelrelaxanzien ein und ist durch Tachykardie, lebensbedrohlichen Temperaturanstieg und **Muskelsteifigkeit** charakterisiert.

Ätiopathogenese: Die Störung, die zu maligner Hyperthermie führt, wird vorwiegend autosomal dominant vererbt. Verantwortlich ist ein Defekt im Bereich des Gens auf Chromosom 19, das für den Ryanodin-Rezeptor (Kalziumkanal im sarkoplasmatischen Retikulum) kodiert. Bei Defekt des Kalziumkanals lösen Inhalationsnarkotika und depolarisierende Muskelrelaxanzien eine pathologisch erhöhte Kalziumfreisetzung aus dem sarkoplasmatischen Retikulum aus, die eine Aktivierung der kontraktilen Proteine der Muskelzelle mit Dauerkontraktur und starker Wärmeproduktion bewirkt.

Ätiopathogenese: Für die Krankheitsentstehung ist ein Gendefekt auf Chromosom 19 (defekter Ryanodin-Rezeptor) verantwortlich.

Therapie und Prophylaxe: Die Behandlung besteht aus folgenden Sofortmaßnahmen: Unterbrechung der Narkose, intensive Kühlung mit Eiswasser und Infusion von **Dantrolen**. Prophylaktisch sollte vor jeder Narkose gefragt werden, ob bei Angehörigen Narkosezwischenfälle nach Art der malignen Hyperthermie bekannt sind. Eine idiopathische chronische CK-Erhöhung und hereditäre Muskelerkrankungen wie die myotonen Dystrophien und die progressive Muskeldystrophie Typ Duchenne müssen als Risiko angesehen werden. Bei Verdacht sollten in vitro Studien mit einer Muskelbiopsie in einem entsprechend ausgerüsteten Labor vorgenommen werden, da der Muskel von Disponierten in Halothan-Lösung eine Kontraktur erkennen lässt.

Therapie und Prophylaxe: Die Narkose ist abzubrechen. Man kühlt den Patienten mit Eiswasser und infundiert **Dantrolen**. Vor jeder Narkose ist nach Narkosezwischenfällen in Form der malignen Hyperthermie bei Angehörigen zu fragen; bei Verdacht kann eine Muskelbiopsie die Diagnose sichern.

Verlauf: Unbehandelt verläuft die maligne Hyperthermie in mehr als zwei Dritteln der Fälle letal. Todesursachen sind Herzstillstand, Lungenödem und Verbrauchskoagulopathie. Bei sofortiger Narkoseunterbrechung und Behandlung mit Dantrolen ist die Letalität < 10 %.

Verlauf: Der Verlauf ist unbehandelt foudroyant und häufig letal.

4 Anfallskrankheiten

4.1 Überblick

Charakteristikum der Anfallskrankheiten ist das Wiederkehren des Anfalls bei Beschwerde- und meist auch Symptomfreiheit im Intervall. Wichtigstes diagnostisches Instrument ist die Anamnese.

Man unterscheidet Krankheiten mit
- **paroxysmalen Schmerzen** (Migräne, Cluster-Kopfschmerz, Trigeminusneuralgie)
- **paroxysmalem Schwindel** (Morbus Menière, Lagerungsschwindel)
- **Vigilanzstörung** (Synkope, Epilepsie, Narkolepsie).

4.2 Kopfschmerzen und Gesichtsneuralgien

4.2.1 Migräne

▶ Synonym

▶ Definition

Epidemiologie: Die Prävalenz liegt bei 10–30%. Das weibliche Geschlecht überwiegt. Die Erkrankung manifestiert sich meist bei jungen Erwachsenen.

Symptomatologie: Die **Migräne ohne Aura** ist durch meist einseitigen pulsierenden oder bohrenden Kopfschmerz, Nausea, Photo- und Phonophobie gekennzeichnet.

4 Anfallskrankheiten

4.1 Überblick

Verschiedenartigste Erkrankungen gehen mit anfallsartig auftretenden Beschwerden oder Symptomen einher. Charakteristikum dieser Erkrankungen ist das Wiederkehren des Anfalls bei Beschwerdefreiheit und meist auch Symptomfreiheit im Intervall. Anfallskrankheiten werden demnach in erster Linie anhand der Anamnese diagnostiziert. Sie ist das wichtigste diagnostische Instrument (s. auch S. 6). Die Betroffenen sprechen oft allein von „Anfall" und meinen die Migräne, die Schmerzattacken, den Schwindelanfall, den epileptischen Anfall oder das imperative Einschlafen. Daher gilt es, die Symptome genau zu erfassen.

Man unterscheidet Anfallskrankheiten
- **mit paroxysmalen Schmerzen:**
  - Migräne,
  - Cluster-Kopfschmerz,
  - Trigeminusneuralgie u. a.
- **mit paroxysmalem Schwindel:**
  - Morbus Menière,
  - benigner paroxysmaler Lagerungsschwindel u. a.
- **mit Vigilanzstörung:**
  - Synkopen,
  - die meisten Epilepsien,
  - Narkolepsie.

4.2 Kopfschmerzen und Gesichtsneuralgien

4.2.1 Migräne

▶ **Synonym:** Hemikranie.

▶ **Definition:** Periodisch rezidivierende, überwiegend einseitige Kopfschmerzen, die mit Nausea und Erbrechen, oft auch mit fokalen neurologischen Symptomen (Aura) einhergehen.

Epidemiologie: Die Inzidenz liegt bei 250/100 000, die Prävalenz bei 10–30%. In 10% der Fälle kommt es bereits im Kindesalter zum ersten Anfall. In der Mehrzahl der Fälle manifestiert sich die Erkrankung im frühen Erwachsenenalter. Nach der Pubertät sind Frauen häufiger als Männer betroffen (3 : 1).

Symptomatologie: Am häufigsten ist die **Migräne ohne Aura** (früher: „einfache Migräne"). Der Migräneschmerz baut sich allmählich über 1–2 Stunden als pulsierender, bohrender oder hämmernder Schmerz auf, der einen unruhig-quälenden Charakter hat (vgl. S. 6). Die meist einseitigen, frontotemporal und retroorbital betonten Kopfschmerzen halten einige Stunden, nicht selten den ganzen Tag, mitunter auch bis zu drei Tage an und sind mit Übelkeit, z. T. Erbrechen sowie Licht- und Lärmempfindlichkeit (Photo- und Phonophobie) verbunden. Meist handelt es sich um eine Hemikranie, die, wenn auch eine Seite bevorzugt betroffen ist, bei der nächsten Attacke die Seite wechselt. Der Schmerz kann aber auch beiderseits frontal und temporal lokalisiert oder holozephal sein. Die meisten Patienten sind während der Migräneattacke in ihrer Leistungsfähigkeit beeinträchtigt, können aber ihrer Arbeit nachgehen. Bei zunehmender Schmerzintensität suchen sie Ruhe und Rückzug in einem abgedunkelten Raum. Nach einigen Stunden Schlaf, spätestens nach dem Nachtschlaf ist die Migräne für die meisten Patienten vorbei.

Gehen fokale neurologische Symptome der Hemikranie voraus, spricht man von einer **Migräne mit Aura** (früher: „klassische Migräne“ bzw. „Migraine accompagnée“, s. Tab. B-**4.1**. Am häufigsten ist eine visuelle Aura mit Photopsien, meist einem hellen, leicht oszillierenden Zackenkranz, der von der Mitte zur Peripherie des Gesichtsfeldes wandert und ein Skotom nach sich zieht (vgl. Abb. A-1.5, S. 7). Gelegentlich bleibt auch nach Verschwinden des Flimmerns noch bis zu 30 Minuten eine Hemianopsie zurück. Eine einseitige Sensibilitätsstörung oder auch Parese kann sich ebenso entwickeln wie eine Aphasie oder Schwindel. Charakteristisch ist die Entwicklung der Aurasymptome: Sie beginnen, breiten sich aus, intensivieren sich und klingen wieder ab; die Gesamtdauer beträgt < 1 Stunde. Nicht selten geht ein Aurasymptom in ein anderes über: Wenn das Flimmerskotom nach 5 – 20 Minuten den Höhepunkt erreicht hat, setzen Parästhesien ein, die sich über Arm und Gesicht ausbreiten. Bevor sie in eine Taubheit übergehen, ist das Flimmerskotom verschwunden. Dann erst setzt der Kopfschmerz, in der Regel kontralateral zum neurologischen Symptom, ein. Er kann auch ausbleiben: Migräne-Aura ohne Kopfschmerz („Migraine sans migraine“). Eine seltene Form der Migräne mit Aura ist die Basilarismigräne, die v. a. junge Frauen befällt. Neben visuellen Symptomen finden sich Drehschwindel, Gangataxie, Dysarthrophonie, Tinnitus, Hypakusis, periorale und akrodistale Parästhesien als Aurasymptome. Der Kopfschmerz ist okzipital betont.

Man spricht von einer **Migräne mit Aura**, wenn reversible fokale Symptome (s. Tab. B-**4.1**) den Kopfschmerzen vorausgehen. Am häufigsten ist eine visuelle Aura mit Flimmerskotom. Selten bleibt der Kopfschmerz aus: Migräne-Aura ohne Kopfschmerz („Migraine sans migraine“). Eine seltene Form der Migräne mit Aura ist die Basilarismigräne, bei der Hirnstammsymptome (z. B. Drehschwindel, Ataxie) als Aurasymptome auftreten.

Sonderformen der Migräne (s. Tab. B-**4.1**) sind die bei Kindern häufiger als bei Erwachsenen vorkommende ophthalmoplegische Migräne und die retinale Migräne, die durch retinale Gefäßspasmen verursacht wird. Als Migränevarianten bei Kindern werden die familiäre hemiplegische Migräne (alternierende Hemiplegie), bei der die transiente Hemiplegie die Kopfschmerzen überdauern oder auch ohne Kopfschmerz auftreten kann, und die abdominelle Migräne mit Attacken heftigen Erbrechens angesehen.

Sonderformen der Migräne (s. Tab. B-**4.1**) sind die ophthalmoplegische und die retinale Migräne sowie Migränevarianten in der Kindheit.

Zu den **Migränekomplikationen** gehören der Status migraenosus und der migränose Infarkt:

- Ein **Status migraenosus** liegt vor, wenn trotz Behandlung eine Attacke in die andere übergeht oder länger als 72 Stunden anhält.
- Unter einem **migränösen Infarkt** (früher: „komplizierte Migräne“) versteht man fokale Aurasymptome, die nicht innerhalb von sieben Tagen vollständig reversibel sind und/oder mit einer zerebralen Ischämie einhergehen.

Zu den **Migränekomplikationen** werden der **Status migraenosus** (Kopfschmerzattacken von > 72 Stunden Dauer) und der **migränöse Infarkt** mit länger als 7 Tagen anhaltenden fokalen Symptomen bzw. Nachweis einer zerebralen Ischämie gerechnet.

Auslösefaktoren für Migräneanfälle sind neben psychischem Stress und Störungen des Schlaf-Wach-Rhythmus u. a. der Genuss von Alkohol, Schokolade, Käse oder Nikotin. Unter der Einnahme oraler Kontrazeptiva kann sich die Migräne verstärken. Für einen hormonellen Einfluss sprechen auch die Abhängigkeit der Attacken vom Menstruationszyklus, ein Sistieren der Migräne während der Schwangerschaft und die Abnahme der Anfallsfrequenz in der Menopause. Viele Migränekranke fallen durch „Perfektionismus“ auf, dies kommt der Anfallsschilderung zugute. Die Kehrseite ihrer Ordentlichkeit ist die Störanfälligkeit gewohnter Abläufe. So kann z. B. schon ein unterbrochener Arbeitsrhythmus Attacken auslösen („Wochenend-Migräne“).

Auslösefaktoren für Migräneanfälle sind psychischer Stress, Störungen des Schlaf-Wach-Rhythmus, verschiedene Nahrungsmittel, Alkohol oder Nikotin.

B-4.1 Migräneklassifikation

Migräne ohne Aura	idiopathischer Kopfschmerz mit rezidivierenden Attacken von 4 – 72 Stunden Dauer, häufig einseitig pulsierend, mit Nausea, Photo- und Phonophobie
Migräne mit Aura	homonyme Sehstörung, halbseitige Sensibilitätsstörung, aphasische Symptome, Schwindel, jeweils < 1 Stunde Dauer, selten auch prolongiert > 1 Stunde bis 1 Woche. Anschließend Migränekopfschmerz. Selten Aura ohne Kopfschmerz. Selten Hirnstammsymptome als Aura.
seltene Sonderformen:	
▪ ophthalmoplegische Migräne	Paresen okulomotorischer Hirnnerven, die den Kopfschmerzen nachfolgen
▪ retinale Migräne	monokuläres Skotom oder Erblindung (< 1 Stunde Dauer), Kopfschmerz erst nach einem freien Intervall von < 1 Stunde
▪ periodische Syndrome in der Kindheit als Vorläufer	alternierende Hemiplegie, abdominelle Migräne

Ätiopathogenese: Der Migräne liegt eine genetische Disposition zugrunde. Man nimmt eine **neurogene Störung** mit **serotoninvermittelter Gefäßreaktion** (Vasodilatation, Ödem, Mastzelldegranulation im Bereich der Duragefäße) an. Der biphasische Ablauf der visuellen Migräne-Aura (Augenflimmern und nachfolgend Skotom) entsteht wahrscheinlich durch Erregung kortikaler Neurone. Zerebrale Herdsymptome sind durch Minderperfusion bedingt.

Ätiopathogenese: Der Migräne liegt eine genetische Disposition zugrunde; der Erbgang ist wahrscheinlich dominant, aber im Einzelnen nicht geklärt. Man nimmt eine primär **neurogene Störung** mit Veränderungen des Transmitter-Gleichgewichts und sekundärer **serotoninvermittelter Gefäßreaktion** an. Wahrscheinlich ist ein pathologischer trigemino-vaskulärer Effekt für die Entstehung der Migräne verantwortlich: Nach tierexperimenteller Reizung der Trigeminuskerne werden vasoaktive Substanzen ausgeschüttet, die zu einer perivaskulären Entzündung mit Ödem, Vasodilatation, Plasmaextravasation und Degranulation der Mastzellen im Bereich der Duragefäße führen. Der biphasische Anfallsablauf der visuellen Migräne-Aura, das Augenflimmern und nachfolgende Skotom, entsteht wahrscheinlich durch Erregung kortikaler Neurone mit einer Depolarisationswelle, die vom visuellen Kortex ausgeht („spreading depression"). Dementsprechend zeigen Untersuchungen des zerebralen Blutflusses nach Xenon-Inhalation, dass sich eine Oligämie entwickelt, die sich mit einer Geschwindigkeit von 2 bis 3 mm/min vom okzipitalen bis zum frontalen Kortex ausdehnt und nicht an die vaskulären Versorgungsgebiete gebunden ist. Die zerebralen Herdsymptome sind durch die regionale, frontale und temporo-parietale Minderperfusion bedingt.

Diagnostik: Die Diagnose wird anhand der **Anamnese** gestellt.

Im Migräneintervall ist der neurologische Befund immer regelrecht. Die Untersuchungsbefunde in der Migräne-Aura bilden sich in der Regel innerhalb einer Stunde zurück. Bei prolongierter Migräne-Aura sollte unter dem Verdacht auf einen migränösen Infarkt eine **Kernspintomographie** durchgeführt werden. Die Sonderformen der Migräne sind Ausschlussdiagnosen.

Das **EEG** zeigt gelegentlich herdförmige Veränderungen und Dysrhythmien.

Diagnostik: Die Diagnose wird anhand der **Anamnese** gestellt. Neben der Symptomatologie sind der Verlauf, das Manifestationsalter und eine familiäre Häufung wichtige Diagnosekriterien.
Im Migräneintervall ist der neurologische Befund immer regelrecht. Manifestiert sich eine Migräne erst im mittlerem Lebensalter (> 40 Jahre) oder gleich zu Beginn mit neurologischen Symptomen, fehlt die familiäre Belastung, betrifft die Hemikranie immer dieselbe Seite, ist der Kopfschmerzcharakter untypisch oder ändert sich im Krankheitsverlauf, muss eine **kraniale Kernspintomographie** durchgeführt werden. Sie dient dem Ausschluss einer anderen möglichen Kopfschmerzursache. Die neurologischen Untersuchungsbefunde in der Migräne-Aura (homonyme Hemianopsie, Hemihypästhesie, -parese, Aphasie oder bei der Basilarismigräne Nystagmus, Dysarthrie, Ataxie) bilden sich in der Regel innerhalb einer Stunde zurück. Bei prolongierter Migräne-Aura (Symptome bis zu einer Woche) sollte unter dem Verdacht auf einen migränösen Infarkt eine Kernspintomographie durchgeführt werden. Die Sonderformen der Migräne können nur nach Ausschluss anderer möglicher Ursachen diagnostiziert werden.
Das **EEG** zeigt im Migräneintervall, häufiger bei Migräne mit Aura Auffälligkeiten: instabiler Grundrhythmus, Theta-Dysrhythmie, höherer Anteil abnormer Ankopplungen unter Photostimulation („photic driving" auch im oberen Beta-Frequenzbereich) und abnorme Hyperventilationsreaktionen. Während im einfachen Migräneanfall lediglich eine okzipitale Alpha-Reduktion vorherrscht, kann in der Migräne-Aura und z. T. nach ihrem Abklingen eine Herdstörung nachweisbar sein.

Differenzialdiagnose: Bei Kindern verbirgt sich hinter der Verdachtsdiagnose „Appendizitis" nicht selten eine Migräne. Bei Persistenz fokaler Symptome oder Migräne-atypischen Kopfschmerzen müssen eine arteriovenöse Malformation, Karotisdissektion und Arteriitis cranialis ausgeschlossen werden.

Differenzialdiagnose: Hinter jeder fünften (Fehl-)Diagnose „Appendizitis" bei Kindern verbirgt sich eine Migräne. Besonders wenn fokale Symptome persistieren (Migränekomplikation) oder wenn die Hemikranie zwar periodisch auftritt, aber immer dieselbe Seite betrifft, ist zum Ausschluss einer arteriovenösen Malformation (s. S. 351) eine kraniale Kernspintomographie erforderlich. Eine Karotisdissektion (S. 379) verursacht ebenso wie eine Arteriitis cranialis (S. 406) einseitige, temporal und retroorbital betonte Kopfschmerzen, die mit flüchtigen neurologischen Symptomen einhergehen können. Zur Abgrenzung der idiopathischen Kopfschmerz-Syndrome s. S. 6.

Therapie: Zur Anfallstherapie s. Tab. B-**4.2**. Medikament der 1. Wahl bei einem Migräneanfall ist **Acetylsalicylsäure**. Wichtig ist die regelmäßige Therapiekontrolle, denn der Abusus von nichtsteroidalen Analgetika, **Ergotaminen** und **Triptanen** führt zum Dauerkopfschmerz. Keine Anwendung von Mischpräparaten! Die Akutbehandlung der Migräne

Therapie: Im Migräneanfall ist **Acetylsalicylsäure** (500 – 1000 mg) als Brausetablette bzw. Paracetamol als Suppositorium zusammen mit einem Antiemetikum Therapie der Wahl. Wenn keine Besserung eintritt, kann entweder ein **Ergotamin** oder ein **Triptan** (Serotoninrezeptoragonist) angewendet werden (Tab. B-**4.2**). Die Therapie muss regelmäßig kontrolliert werden, denn der Abusus von nichtsteroidalen Analgetika, Ergotaminen und Triptanen führt zum Dauerkopfschmerz. Die Anwendung von Mischpräparaten soll unbedingt vermieden werden. Wegen der Gefahr des Ergotismus mit peripheren Durchblutungsstörungen bis zum Gefäßverschluss ist eine Langzeittherapie mit Ergotaminen kontraindiziert (maximale Dosis pro Monat 16 mg). Sprechen Patienten mit schweren Migräneattacken nicht auf Ergotamine an oder sind diese kontraindiziert, kommt die Anwendung eines Triptans in Betracht. Bei Versagen eines Ergotamins sollen 24 Stunden bis zur Einnahme des Triptans abgewartet werden. Sowohl die Tagesdosis als auch die Wiederholungsintervalle müssen bei der Anwendung eines Triptans genau beachtet werden (mindestens zwei Stunden nach der ersten Einnahme abwarten, i.d.R. nicht mehr als zweimalige Anwendung innerhalb von 24 Stunden). Es kann zu kardialen Nebenwirkungen, Blutdruckabfall und Engegefühl in der Brust kommen. Da die Patienten die Akutbehandlung in der Migräneattacke selbst durchführen (z.T. auch Subkutan-Injektionen), ist die Aufklärung über Dosierung und Handhabung der Medikamente unabdingbar. Kommt ein Patient in einer Migräneattacke oder einem Status migraenosus in die Klinik, hilft fast immer die Gabe von 1 g Acetylsalicylsäure per infusionem, evtl. zusätzlich ein Antiemetikum und eine leichte Sedierung, die es dem Patienten ermöglichen soll zu schlafen.

ist in der Regel eine Selbstbehandlung der Patienten. Sie muss demnach regelmäßig kontrolliert werden. Ergotamin und Triptane dürfen nur alternativ angewendet werden; die kardialen Nebenwirkungen müssen unbedingt beachtet werden.

Prophylaxe: Die Indikation zur Intervall-Prophylaxe ist gegeben, wenn > 3 Attacken/Monat auftreten, die Attacken regelmäßig länger als 48 Stunden dauern oder wenn wiederholt prolongierte Migräne-Auren aufgetreten sind. Es eignen sich v.a. β-Rezeptorenblocker wie Metoprolol oder Propranolol (vgl. Tab. B-**4.2**). Wesentlich sind das Führen eines Anfallkalenders mit Dokumentation von Auslösefaktoren, die Vermeidung von Diätfehlern und Abusus (Alkohol, Nikotin) und eine Regelung des Schlaf-Wach-Rhythmus (ohne Tranquilizer). Im Intervall sind Entspannungsübungen nach Jakobson und Biofeedback-Verfahren hilfreich.

Prophylaxe: Zur Intervall-Prophylaxe s. Tab. B-**4.2**. Auslösefaktoren sind zu vermeiden, ein regelmäßiger Schlaf-Wach-Rhythmus und entspannende Verfahren sind zu empfehlen.

B-4.2 Therapie der Migräne

Substanzgruppe	*Wirkstoff*	*Dosierung*	*Nebenwirkungen*	*Kontraindikationen*
Antiemetikum	Domperidon	20–30 mg p.o.	selten extrapyramidal-motorische Symptome	Kinder < 14 Jahre
	Metoclopramid	10–20 mg p.o. 20 mg Supp.	extrapyramidal-motorische Symptome	Kinder < 14 Jahre
Analgetikum				
1. Wahl	Acetylsalicylsäure	500–1000 mg p.o. 1000 mg per inf.	gastrointestinale Beschwerden, Allergie	Ulkus, Asthma, Blutungsneigung
	Paracetamol	500–1000 mg p.o. 500–1000 mg Supp.	selten Übelkeit, allergische Reaktionen	Leberfunktionsstörung, Nierenfunktionsstörung
2. Wahl	Ergotamintartrat	2–4 mg p.o. 2 mg Supp.	Erbrechen, Übelkeit, Kältegefühl, Muskelkrämpfe	koronare Herzkrankheit, arterielle Verschlusskrankheit, arterielle Hypertonie
	Dihydroergotamin	1–2 mg i.m. 1–2 mg i.v.	wie Ergotamintartrat, geringer ausgeprägt	wie Ergotamintartrat
alternative 2. Wahl	Sumatriptan	25–100 mg p.o. 6 mg s.c. 25 mg Supp.	Parästhesien, Engegefühl Brust/Hals, Blutdrucksenkung, Brady-/Tachykardie	arterielle Hypertonie, koronare Herzkrankheit, Herzinfarkt, Hirninfarkt/TIA, Raynaud-Syndrom, > 65 Jahre
	Zolmitriptan	2,5 mg p.o.	wie Sumatriptan	wie Sumatriptan
	Naratriptan	2,5 mg p.o.	wie Sumatriptan, geringer	wie Sumatriptan
	Rizatriptan	5–10 mg p.o.	wie Sumatriptan	wie Sumatriptan
	Almotriptan	12,5 mg p.o.	wie Sumatriptan	wie Sumatriptan
	Eletriptan	40 mg p.o.	wie Sumatriptan	wie Sumatriptan
Prophylaxe				
1. Wahl	Metoprolol	50 (– 200) mg p.o.	Müdigkeit, Hypotonie, Bradykardie	AV-Block, Bradykardie, Herzinsuffizienz, Asthma bronchiale
	Propranolol	40 (– 200) mg p.o.	wie Metoprolol	wie Metoprolol
	Flunarizin	5–10 mg p.o.	Müdigkeit, Gewichtszunahme, Depression, Parkinson-Syndrom	Depression, Dystonie, Morbus Parkinson in der Familie
2. Wahl	Valproinsäure	600 mg p.o.	Magenbeschwerden, Tremor, Haarausfall, Gewichtszunahme	Leberfunktionsstörung
	Pizotifen	1–3 mg p.o.	Müdigkeit, Gewichtszunahme	Glaukom, Prostatahyperplasie

Verlauf: Die Anfallsfrequenz nimmt im höheren Alter ab.

Verlauf: Meist nimmt die Anfallsfrequenz im höheren Alter ab. Dann können eher Migräne-Auren ohne Kopfschmerz auftreten. Bei einigen Patienten kommt es nach jahrelanger Migränevorgeschichte in der 5. bis 6. Lebensdekade zu einer oder mehreren Episoden einer transienten globalen Amnesie (s. S. 101).

▶ Klinisches Beispiel

▶ **Klinisches Beispiel:** Die 16-jährige Schülerin klagte über anfallsweise auftretende Seh- und Wortfindungsstörungen, denen heftige linksseitige Kopfschmerzen folgten. Sie gab an, dass die rechte Hand mehrfach für die Dauer einer halben Stunde taub und schwer gewesen sei. Während eines Anfalls fand sich eine homonyme Hemianopsie nach rechts und eine Absinktendenz des rechten Arms. Das EEG zeigte einen Verlangsamungsherd mit dysrhythmischen Thetawellen über der linken Hemisphäre mit Maximum okzipital. Das CT war unauffällig. Unter der Intervall-Behandlung mit Flunarizin sistierten die Anfälle; es kam jedoch zur Gewichtszunahme. Als die Patientin wenig später einen oralen Ovulationshemmer einnahm, kam es zu einem Status migraenosus, der mit i. v.-Gabe von Acetylsalicylsäure behandelt wurde. Nach Absetzen der Pille und Umstellung der Migräneprophylaxe auf Propranolol blieb die Patientin für die nächsten zwei Jahre ohne Migräneanfall.

4.2.2 Cluster-Kopfschmerz

4.2.2 Cluster-Kopfschmerz

▶ Synonym

▶ **Synonym:** Horton-Syndrom, Bing-Horton-Syndrom, Erythroprosopalgie, Hemicrania angioparalytica.

▶ Definition

▶ **Definition:** Auf R. Bing (1913) geht der Begriff der Erythroprosopalgie (schmerzhafte neurogene Gesichtsrötung) zurück. B. T. Horton (1939) beschrieb die seitenkonstante Hemikranie mit kurz dauernden gehäuften Kopfschmerzattacken („cluster headache").

Epidemiologie: Das Syndrom ist wesentlich seltener als Migräne. Das männliche Geschlecht überwiegt.

Epidemiologie: Der Cluster-Kopfschmerz ist wesentlich seltener als die Migräne und betrifft bevorzugt das männliche Geschlecht (Männer:Frauen = 8 : 1), meist in der dritten und vierten Dekade, kommt aber auch in Kindheit und Senium vor.

Symptomatologie: Die seitenkonstanten heftigsten fronto-temporalen Kopfschmerzen treten aus dem Schlaf heraus und in Serien auf, dauern 0,5 – 1 Stunde an und sind verbunden mit
- vermehrtem Tränenfluss,
- konjunktivaler Injektion,
- Rhinorrhö,
- Rötung des Gesichts,
- Lidödem,
- Horner-Syndrom.

Symptomatologie: Meist aus dem Schlaf heraus und jeweils zur gleichen Stunde (ein bis zwei Stunden nach dem Einschlafen oder gegen Morgen) setzen heftigste fronto-temporale, besonders orbital lokalisierte Schmerzen von bohrend-stechendem Charakter ein. Die Attacken dauern eine halbe bis zwei Stunden, wiederholen sich auch tagsüber zwei bis sieben Mal, sind fast immer seitenkonstant und extrem quälend, sodass die Patienten das Bett verlassen, unruhig umhergehen, sich den Kopf halten oder sogar gegen die Wand schlagen. Die Schmerzen sind mit homolateralen vegetativen Symptomen verbunden:
- vermehrter Tränenfluss,
- konjunktivale Injektion,
- Rhinorrhö und Schleimhautschwellung der Nase,
- Schwitzen oder Rötung im Bereich der Stirn,
- Lidödem,
- Horner-Syndrom.

Auslöser sind Nikotin und Alkohol.
Bei der häufigeren **episodischen Form** wechseln sich Schmerzperioden (Cluster) von Wochen bis Monaten mit schmerzfreien Intervallen ab. Bei Cluster-Dauer > 1 Jahr besteht ein **chronischer Cluster-Kopfschmerz**.

Auslösefaktoren sind Nikotin- und Alkoholgenuss.
Bei der überwiegend vorkommenden **episodischen Form** (80%) wechseln sich Perioden (Cluster) von wenigen Wochen bis zu zwei Monaten, in denen täglich bzw. jede Nacht Schmerzen auftreten, mit vollständig beschwerdefreien Intervallen (Monate bis Jahre) ab. Dauern die Cluster über ein Jahr ohne spontane Remission oder sind die Remissionsphasen kürzer als zwei Wochen, spricht man von **chronischem Cluster-Kopfschmerz**.

Ätiopathogenese: Die Ursache ist unbekannt.

Ätiopathogenese: Die Ursache ist unbekannt. Es besteht keine familiäre Prädisposition. Die Kopfschmerzanfälle unterliegen einem zirkadianen und jahreszeitlichen (Frühjahr, Herbst) Rhythmus. Man nimmt eine zentrale Dysregulation im Hypothalamus an.

Diagnostik: Die Diagnose ist anhand der Anamnese, im Zweifelsfall durch direkte Beobachtung des Verhaltens und der vegetativen Begleitsymptome in der Schmerzattacke zu stellen. Die Provozierbarkeit der Schmerzattacke durch Alkoholgenuss oder Nitroglyzerin (sublinguale Gabe von Nitrolingual®) kann diagnostisch genutzt werden. Im Anfangsstadium der Erkrankung ist der Nitroglyzerintest bei etwas mehr als der Hälfte der Patienten positiv, unter der Therapie ist der Test negativ.

Diagnostik: Die Diagnose wird anhand der Anamnese, evtl. durch Provokation einer Schmerzattacke mittels Nitroglyzerin gestellt.

Differenzialdiagnose: Die **chronisch paroxysmale Hemikranie** ist ebenfalls streng einseitig seitenkonstant mit orbitaler oder temporaler Lokalisation und ipsilateralen autonomen Symptomen (Lakrimation, konjunktivale Injektion, Ptosis, Rhinorrhö oder nasale Kongestion). Die Schmerzattacken sind kürzer (2–45 Minuten) und deutlich häufiger (täglich bis zu 30 Attacken) als beim Cluster-Kopfschmerz. Das Syndrom ist wesentlich seltener und betrifft häufiger Frauen in der 4. Lebensdekade (Frauen:Männer = 2 : 1); charakteristisch und diagnostisch wegweisend ist das rasche Ansprechen auf Indometacin.

Differenzialdiagnose: Die **chronische paroxysmale Hemikranie** ist durch eine höhere Anfallsfrequenz und ein Überwiegen des weiblichen Geschlechts gekennzeichnet.

Bei der **Hemicrania continua** handelt es sich um einen streng einseitigen Dauerkopfschmerz, der sich immer wieder, bei der Hälfte der Patienten ausschließlich nachts, anfallsartig verstärkt und dann auch von autonomen Symptomen begleitet ist. Dieses sehr seltene Kopfschmerzsyndrom ist ebenfalls Indometacinsensibel; Männer sind häufiger als Frauen betroffen.

Bei der **Hemicrania continua** handelt es sich um einen Dauerkopfschmerz mit anfallsartiger Verstärkung.

Zur Migräne s. S. 500, zu den Gesichtsneuralgien s. S. 506. Bei einseitigem anhaltenden Kopfschmerz, der mit einem Horner-Syndrom einhergeht, muss eine Dissektion oder ein Aneurysma der A. carotis (S. 379 bzw. S. 347) ausgeschlossen werden. Auch ein parasellärer Tumor, eine Thrombose oder Entzündung des Sinus cavernosus müssen bei nicht ganz typischem Charakter oder Verlauf der Kopfschmerzen kernspintomographisch ausgeschlossen werden.

Auszuschließen sind Migräne, Gesichtsneuralgie, bei Cluster-atypischem Kopfschmerz mit Horner-Syndrom eine Karotisdissektion oder -aneurysma, ohne Horner-Syndrom eine Sinus-cavernosus-Thrombose.

Dem **Reader-Syndrom** (paratrigeminale Neuralgie) liegt ein parasellärer Tumor zugrunde.

Dem **Reader-Syndrom** liegt ein parasellärer Tumor zugrunde.

Auch im **Glaukomanfall** kommen heftige orbitale oder retroorbital bis temporal betonte Kopfschmerzen mit konjunktivaler Injektion vor, die Pupille ist aber mydriatisch und lichtstarr.

Auch im **Glaukomanfall** findet sich eine konjunktivale Injektion, die Pupille ist jedoch weit.

Beim **Phäochromozytom** sind die beiderseits okzipital lokalisierten, pulsierenden Kopfschmerzen von Gesichtsblässe und Hyperhidrosis begleitet. Im Anfall ist die Vanillinmandelsäure im Urin erhöht.

Phäochromozytom-Kopfschmerzen sind beidseitig und okzipital lokalisiert.

Das metastasierende **Dünndarmkarzinoid** verursacht Schmerzen mit einer Rötung und Überwärmung des Gesichts (flush syndrome) sowie einen Anstieg der 5-Hydroxyindolessigsäure im Urin.

Das metastasierte **Dünndarmkarzinoid** verursacht eine Rötung des Gesichts (flush).

Therapie und Prophylaxe: Die **Akuttherapie** der Schmerzattacke besteht aus Inhalation von 100 %igem **Sauerstoff** (7 l/min über 15 Minuten) oder topischer Applikation von Lidocain-Spray in die Nase. Alternativ wird Sumatriptan 6 mg s. c. gegeben. Die orale Gabe ist wegen der Kürze der Attacken ebenso wirkungslos wie die Anwendung anderer Analgetika. Die Prophylaxe der Schmerzattacken im Cluster und damit die **Beendigung des Clusters** erfolgt durch kontinuierliche Therapie mit Verapamil oder Methysergid. Verapamil wird über 7 Tage eindosiert (bis 240 mg/die) und unter EKG- und Blutdruckkontrolle mindestens über einige Monate gegeben. Methysergid darf wegen der Gefahr retroperitonealer, kardialer und pulmonaler Fibrosen nicht länger als drei Monate angewandt werden. Kortikosteroide können, wenn der Cluster unter der o. g. Therapie nicht rasch zu beenden ist, zusätzlich vorübergehend gegeben werden. Selten wird bei Versagen von oder Kontraindikation gegen Verapamil Lithium oder Valproinsäure zur Langzeitprophylaxe eingesetzt.

Therapie und Prophylaxe: Die **Akuttherapie** der Schmerzattacke besteht in **Sauerstoffinhalation**, topischer Lidocain-Applikation oder Sumatriptan s. c. Übliche Analgetika sind wirkungslos. Zur **Prophylaxe im Cluster** wird Verapamil oder Methysergid, selten auch ein Kortikosteroid gegeben.

Verlauf: Typisch sind monatelange Intervalle und eine Rezidivneigung bei insgesamt chronischem Verlauf.

Verlauf: Er ist chronisch mit monatelangen Intervallen.

▶ Klinisches Beispiel

▶ **Klinisches Beispiel:** Der 64-jährige Baumaschinenfahrer, starker Raucher, klagte über anfallsweise auftretende rechtsseitige Stirnkopfschmerzen, die erstmals 15 Jahre zuvor und seither wiederholt jeweils für die Dauer von etwa 8 Wochen immer um dieselbe Uhrzeit aus dem Schlaf heraus attackenförmig aufgetreten seien. Im Anfall waren eine Hyperämie der rechten Gesichtshälfte, ein vermehrter Tränenfluss sowie eine Ptosis und Miosis rechts zu beobachten. Das Elektroenzephalogramm und die Kernspintomographie des Kopfes waren unauffällig. Unter der Behandlung mit 3 × 1 Tbl. Methysergid über vier Wochen sistierten die Kopfschmerzattacken. Daraufhin wurde die Therapie auf Verapamil umgestellt.

4.2.3 Trigeminusneuralgie

4.2.3 Trigeminusneuralgie

▶ Synonym

▶ **Synonym:** Tic douloureux, Quintusneuralgie.

▶ Definition

▶ **Definition:** Heftiger attackenförmiger, meist einseitiger Gesichtsschmerz. Man unterscheidet den idiopathischen Tic douloureux von symptomatischen Formen.

Epidemiologie: Die Prävalenz der Trigeminusneuralgie beträgt 40/100 000 Einwohner.

Epidemiologie: Die Inzidenz der Trigeminusneuralgie beträgt 4/100 000, die Prävalenz 40/100 000 Einwohner. Die Erkrankung beginnt meist jenseits des 50. Lebensjahrs; der Erkrankungsgipfel liegt in der 7. bis 8. Dekade. Das weibliche Geschlecht überwiegt.

Symptomatologie: Die **blitzartigen, heftigen Schmerzattacken** betreffen meist den 2. Trigeminusast. Trigger sind Berührung, Kälte, Sprechen und Kauen.

Symptomatologie: Blitzartige, heftige Schmerzattacken, die meist den 2., seltener den 3. oder 1. Trigeminusast betreffen, treten in Serie und täglich bis hundert Mal auf. Die Patienten sind reaktiv depressiv verstimmt, bis zur Suizidalität. Die stechenden Schmerzen werden durch Berührung, Kältereiz, Sprechen oder Kauen getriggert.

Ätiopathogenese: Die Ursache des Tic douloureux ist ungeklärt. Man diskutiert neurale Kurzschlüsse zwischen taktilen und Schmerz leitenden Fasern. In einem Teil der Fälle findet sich eine **vaskuläre Kompression** der Trigeminuswurzel, selten ein Tumor oder Aneurysma.

Ätiopathogenese: Die Pathophysiologie des Tic douloureux ist ungeklärt. Man nimmt „Ephapsen" (neurale Kurzschlüsse) zwischen taktilen und Schmerz leitenden Fasern an. In manchen Fällen findet man eine **mechanische Irritation** des V. Hirnnervs durch ektatische, elongierte oder aberrierende Gefäße in der Eintrittszone der sensiblen Wurzel am Kleinhirnbrückenwinkel (Äste der A. cerebelli superior oder A. carotis interna). In 2 % ist ein Tumor (Neurinom, Meningeom, Epidermoid) im Cavum trigeminale Meckeli oder ein Aneurysma im Kleinhirnbrückenwinkel die Ursache der Schmerzattacken.

Diagnostik: Der neurologische Befund bei idiopathischer Trigeminusneuralgie ist unauffällig. Bei Hypästhesie im Versorgungsbereich des 1. Trigeminusastes sind bildgebende Verfahren (MRT, CT) und Liquordiagnostik indiziert.

Diagnostik: Der neurologische Befund bei idiopathischer Trigeminusneuralgie ist regelmäßig unauffällig. Bei der symptomatischen Trigeminusneuralgie finden sich gelegentlich eine Hypästhesie im Bereich des ersten Trigeminusastes und eine Abschwächung des Kornealreflexes. In diesen Fällen sind eine neuroradiologische Abklärung mittels MRT zur Darstellung des Kleinhirnbrückenwinkels und des Sinus cavernosus, ggf. ein CT im Knochenfenster zur Beurteilung der Schädelbasis sowie die Liquordiagnostik erforderlich.

Differenzialdiagnose: Dauerschmerzen einer Gesichtshälfte oder eine Sensibilitätsstörung im Versorgungsbereich des N. ophthalmicus sind symptomatisch (Zoster, Sinusitis, Sinusthrombose, Tumoren und Syringobulbie). Bilaterale Gesichtsneuralgien kommen bei **Multipler Sklerose** vor.

Differenzialdiagnose: Wenn neben Schmerzen eine Sensibilitätsstörung im Bereich des ersten Trigeminusastes (N. ophthalmicus) besteht, ist differenzialdiagnostisch an eine Sinusitis, Sinusthrombose, ein Glaukom, und – auch wenn Effloreszenzen nicht sofort auffallen – einen Zoster ophthalmicus (s. S. 460) zu denken. Als Ursachen chronischer Gesichtsschmerzen (Dauerschmerz) kommen v. a. eine Sinusitis und Tumoren (Akustikusneurinom, Ponsgliom und Karzinome der Schädelbasis bzw. Meningiosis carcinomatosa), eine Gesichtsschädelfraktur und die Syringobulbie infrage. Bei Manifestation einer Trigeminusneuralgie im Alter unter 40 Jahren, insbesondere bei auffälligem neurologischem Befund, und doppelseitigen Gesichtsschmerzen ist an eine **Multiple Sklerose** zu denken (S. 302).

Einseitige Schmerzen in der Tonsille und am Zungengrund, die bis zum Ohr ausstrahlen, kennzeichnen die **Glossopharyngeusneural-**

Seltener als der Tic douloureux ist die **Glossopharyngeusneuralgie**. Die Attacken werden durch Sprechen, Gähnen oder Essen kalter Speisen ausgelöst. Die Patienten klagen über heftige einseitige Schmerzen in der Tonsille, am Zungengrund und seitlichen Rachenring mit Ausstrahlung bis zum Ohr. Gelegentlich ist die Neuralgie von synkopalen Anfällen begleitet. Neben der idiopathischen Form gibt es karzinomatös bedingte Glossopharyngeusschmerzen. Wesentlich seltener sind die in Tabelle B-**4.3** aufgeführten meist ebenfalls einseitig auftretenden Gesichtsneuralgien.

gie. Zu den seltenen Gesichtsneuralgien s. Tab. B-**4.3**.

Um ein idiopathisches Kopfschmerz-Syndrom handelt es sich bei dem seltenen sog. **SUNCT-Syndrom** (Short-lasting unilateral neuralgifom headache with conjunctival injection and tearing). Dabei kommt es zu sehr kurzen Schmerzattacken (5–250 Sekunden) im Versorgungsgebiet des ersten Trigeminusastes, die streng einseitig über Tage bis Monate in einer sehr variablen Frequenz von einer Attacke pro Tag bis zu 30 Attacken pro Stunde auftreten. Unmittelbar nach dem Schmerz tränt das Auge oder es kommt zu einer konjunktivalen Injektion.

Das seltene **SUNCT-Syndrom** geht mit sehr kurzen Schmerzattacken im 1. Trigeminusast, Lakrimation und konjunktivaler Injektion einher.

Überwiegend bei Frauen beobachtet man das durch Luxation des Kiefergelenks oder fehlerhafte Okklusion nach Zahnverlust verursachte **Mandibulargelenk-Syndrom** (Costen-Syndrom). Die Patienten klagen über anhaltende präaurikuläre Schmerzen, die mit Tinnitus, Hypakusis, Schwindel und Zungenbrennen verbunden sind (Irritation des N. auriculotemporalis und der Chorda tympani). Man spricht auch vom **myofazialen Syndrom**, da es infolge der Malokklusion bzw. schmerzhaften Arthrose der Kiefergelenke zu einer Fehlinnervation der Kaumuskulatur kommt.

Präaurikuläre Schmerzen mit Tinnitus, Hypakusis, Schwindel und Zungenbrennen sind auf eine Fehlstellung der Kiefergelenke zurückzuführen (**Mandibulargelenk- oder myofaziales Syndrom,** Costen-Syndrom).

Der so genannte **atypische Gesichtsschmerz** ist ein meist einseitiger Dauerschmerz von dumpfem Charakter, der häufiger Frauen betrifft. Oft lässt sich ein vorangegangener zahn- oder HNO-ärztlicher Eingriff erfragen und eine depressive Verstimmung feststellen. Behandlung der Wahl ist Amitriptylin.

Der **atypische Gesichtsschmerz** ist ein einseitiger Dauerschmerz und betrifft häufiger Frauen.

Therapie: Mittel der Wahl zur Behandlung der Trigeminusneuralgie ist **Carbamazepin**. Man gibt ansteigende Dosen beginnend mit 200–600 mg am ersten Tag und Steigerung bis zu 1200 mg/die in den nächsten Tagen bis zur Unterbrechung der Schmerzattacken. Darunter müssen das EKG (*cave* AV-Block I°) und die Serumkonzentration des Medikaments kontrolliert werden. Nebenwirkungen wie Schwindel und Müdigkeit werden bei stationärer Therapie in Kauf genommen, wenn der Schmerz rasch nachlässt. Alternativen sind Oxcarbacepin, Phenytoin und Baclofen, bei Versagen oder bei Kontraindikation können Gabapentin oder Lamotrigin versucht werden.

Therapie: Mittel der Wahl ist **Carbamazepin**, das bis zur Unterbrechung der Schmerzattacken aufdosiert wird. Alternativ werden Oxcarbacepin, Phenytoin und Baclofen verwendet.

Nur bei Pharmakoresistenz kommt eine Operation infrage. Bei der mikrochirurgischen vaskulären **Dekompression nach Janetta** wird der N. trigeminus von aberrant verlaufenden Gefäßen (A. cerebelli superior oder zerebellare Venen) befreit. Die Dekompression ist als nicht destruktive Methode den herkömmlichen Verfahren (Exhärese, Alkohol- und Phenol-Injektion, Resektion des Ganglion Gasseri, retroganglionäre Durchschneidung der sensiblen Trigeminusäste) überlegen, jedoch ebenfalls mit Komplikationen verbunden. In 10% der Fälle ist mit meist reversiblen Hirnnervenläsionen (N. IV, VI, VII, VIII) und zerebellaren Funktionsstörungen zu rechnen, die Operationsletalität liegt zwischen 0,2 und 2%. Die perkutane Thermokoagulation des Ganglion Gasseri führt gelegentlich zur Anaesthesia dolorosa, Keratitis mit Kornealulkus und zu Kaumuskelparesen.

Bei Pharmakoresistenz kommt die mikrochirurgische **vaskuläre Dekompression nach Janetta** in Betracht.

B-4.3 Seltene Gesichtsneuralgien

Nasoziliaris-Neuralgie (Charlin-Syndrom)	okuloorbitale Schmerzen bis zum Nasenrücken, Konjunktivitis, Tränenfluss und Rhinitis
Nervus-intermedius-Neuralgie (Ganglion-geniculi-Neuralgie)	Schmerzattacken im Bereich des Ohres
Pterygopalatinum-Neuralgie (Sluder-Syndrom)	Schmerzen im Bereich von Orbita, Nase, Gaumen und Ohr, Stirnrötung, Konjunktivitis, Tränenfluss, Rhinorrhö
Aurikulotemporalis-Neuralgie (Frey-Syndrom)	präaurikuläre und temporale Dysästhesie, Hypästhesie, Hautrötung, Tränenfluss, „Geschmacksschwitzen“
Nervus-petrosus-major-Neuralgie (Vidianus-Neuralgie)	Schmerzen am inneren Augenwinkel, im Bulbus oculi, an Nasenwurzel und Gaumen, Tränenfluss und Niesreiz
Laryngeus-superior-Neuralgie	Schmerzen im Kehlkopfbereich und unterhalb des Ohres, durch Sprechen, Kauen und Gähnen getriggert

Schonender ist die perkulane retroganglionäre Glyzerol-Injektion in das Cavum Meckeli.

Verlauf: Häufig sind Spontanremissionen. In 80 % der Fälle tritt unter konservativer Behandlung Schmerzfreiheit ein.

Verlauf: Häufig sind Spontanremissionen mit monate- und jahrelangen Intervallen. 80 % der Patienten werden unter der Behandlung mit Carbamazepin schmerzfrei. Die Rezidivquote der mikrochirurgischen Dekompression liegt bei 10 %, die der übrigen Operationsverfahren bei 20 – 30 %.

▶ **Klinisches Beispiel**

▶ **Klinisches Beispiel:** Die 74-jährige Patientin hatte vor 20 Jahren erstmals unter Schmerzattacken im Bereich des rechten Ober- und Unterkiefers gelitten. Die Behandlung mit Carbamazepin führte damals zum Abklingen der Neuralgie. Als es zum Rezidiv kam, unterzog sich die Patientin zweimal im Abstand von drei Jahren einer perkutanen Thermokoagulation des Ganglion Gasseri, die eine Anaesthesia dolorosa hinterließ. Etwa zehn Jahre später setzte die Neuralgie erneut mit heftigen Attacken ein. Daraufhin wurde eine Dekompression des N. trigeminus im Kleinhirnbrückenwinkel vorgenommen. Zwei kleine Gefäße, eine Arterie, die den Nerv durch Pulsation mechanisch geschädigt und eine zweite, die ihn umschlungen hatte, wurden koaguliert. Postoperativ entwickelten sich unter zunehmender Somnolenz ein Kleinhirnödem, ein Verschlusshydrozephalus, eine zerebellare Ataxie und eine rechtsseitige Abduzenslähmung. Nach Anlegen eines Shunts bildeten sich die Symptome unvollständig zurück.

4.3 Paroxysmaler Schwindel

4.3.1 Morbus Menière

4.3 Paroxysmaler Schwindel

4.3.1 Morbus Menière

▶ **Definition**

▶ **Definition:** Erstmals von P. Menière (1861) beschriebene peripher vestibuläre (labyrinthäre) Erkrankung mit der Symptomentrias Tinnitus, Hörverlust und akute Drehschwindelanfälle.

Epidemiologie: Die Prävalenz beträgt 300/100 000 Einwohner.

Epidemiologie: Die Krankheit manifestiert sich zwischen dem 30. und 50. Lebensjahr mit einer Inzidenz von 50/100 000 und einer Prävalenz von 300/100 000 Einwohner.

Symptomatologie: Drehschwindelanfälle mit Nausea, Hyperhidrosis, Tinnitus und Hypakusis kennzeichnen den Morbus Menière.

Symptomatologie: Initial kommt es zu einem Druckgefühl auf dem Ohr, Tinnitus und Hörminderung, bevor akut ein heftiger **Drehschwindel** einsetzt mit Fallneigung, Nausea, Vomitus (vgl. Abb. A-**1.6**, S. 8), Hyperhidrosis, Diarrhö und Bradykardie. Die Patienten werden von Angst ergriffen. Die Attacke klingt innerhalb von Stunden allmählich spontan ab. „Oft sogar fühlt sich der Kranke schwankend und betäubt und stürzt dann zu Boden, ohne sich wieder erheben zu können. Auf dem Rücken liegend, kann er dann nicht mehr die Augen öffnen, ohne die Dinge seiner Umgebung im Raum umherwirbeln zu sehen" (P. Menière).

Mit zunehmender Frequenz der Menière-Anfälle bleiben auch **im Intervall Hypakusis** und **Tinnitus** bestehen.

Tinnitus oder eine fluktuierende Hörstörung gehen der ersten Drehschwindel-Attacke gelegentlich um Jahre voraus. Die Patienten werden von den Schwindelattacken plötzlich, auch aus dem Schlaf heraus, überfallen. Mit zunehmender Anfallsfrequenz persistieren **Hypakusis** und **Tinnitus im Intervall**, um während der Menière-Attacke weiter zuzunehmen. Ausnahmsweise kann das Hörvermögen während der Attacke vorübergehend besser als im Intervall sein (Lermoyez-Syndrom). Die Attacken bleiben zunächst auf ein Ohr beschränkt; die Frequenz nimmt nach einigen Jahren ab.

Ätiopathogenese: Der Labyrintherkrankung liegt ein **endolymphatischer Hydrops** zugrunde. Gelegentlich ist eine vorausgegangene Labyrinthitis oder Felsenbeinfraktur Ursache der Endolymphresorptionsstörung; meist bleibt die Ätiologie jedoch unklar.

Ätiopathogenese: Es handelt sich um eine Labyrintherkrankung ungeklärter Ätiologie. Pathogenetisch besteht ein **Hydrops des endolymphatischen Systems des Labyrinths**, der durch Resorptionsstörung der Endolymphe im Saccus endolymphaticus infolge perisakkulärer Fibrose oder Verlegung des Ductus endolymphaticus bedingt ist. Bei einigen Patienten findet sich anamnestisch eine um Jahre vorausgegangene Labyrinthitis oder eine Felsenbeinfraktur, die die Resorptionsstörung erklären kann. Nicht selten manifestiert sich die Erkrankung in einer biographischen Krise (vgl. klin. Beispiel).

Die Drehschwindel-Anfälle werden durch wiederholte Ruptur der Membran erklärt, die den endo- vom perilymphatischen Raum trennt. Sobald die Membran reißt, ergießt sich die kaliumreiche Endolymphe in die Perilymphe und verursacht eine passagere Kaliumintoxikation mit Depolarisation eines Bogengangnervs. Die progrediente Hypakusis wird auf eine Druckatrophie kochleärer Neurone zurückgeführt.

Die akuten Schwindel-Attacken werden durch Ruptur der Membran zwischen endo- und perilymphatischem Raum mit passagerer Depolarisation eines Bogengangnervs erklärt.

Diagnostik: Im Anfall beobachtet man einen **horizontal rotierenden Spontannystagmus** zur gesunden Seite, der mit dem Schwindel wieder abklingt. Schwindel und Nystagmus werden durch Lageänderung verstärkt, während die Richtung des Nystagmus konstant bleibt. Zu Beginn der Erkrankung sind die Patienten im Intervall beschwerdefrei, sodass sich die Diagnose allein auf die Anamnese stützen muss. Mit zunehmender Attackenfrequenz ist der zunächst fluktuierende, später progrediente Hörverlust richtungweisend. Im Audiogramm findet sich eine Hypakusis für tiefe Frequenzen, ein positives Recruitment (S. 43) und bei kalorischer Nystagmusprüfung eine thermische Untererregbarkeit des Labyrinths (S. 45).

Diagnostik: Im Menière-Anfall besteht ein **horizontal rotierender Spontannystagmus**, der mit dem Schwindel abklingt. Im Verlauf entwickeln sich eine progrediente Hypakusis (Tieftonverlust) mit positivem Recruitment und eine thermische Untererregbarkeit des Labyrinths.

Differenzialdiagnose: Häufiger als der Morbus Menière sind andere peripher vestibuläre Störungen: Der akut mit Nausea und Vomitus einsetzende heftige Drehschwindel bei **Neuritis vestibularis** ist ein Dauerschwindel zur gesunden mit Fallneigung zur kranken Seite, begleitet von einem horizontalen rotierenden Spontannystagmus zur gesunden Seite. Die Reaktion bei thermischer Prüfung fehlt oder ist auf der betroffenen Seite abgeschwächt; eine Hörstörung besteht jedoch nicht. Ursächlich wird eine Virusinfektion angenommen; auch eine ischämische Läsion von Nerv oder Labyrinth wird diskutiert. Unter physikalischer Therapie klingen Schwindel und Nystagmus innerhalb von einigen Tagen vollständig ab. Der Sekunden andauernde Attacken-Drehschwindel des **benignen paroxysmalen Lagerungsschwindels** ist durch den charakteristischen Lagerungsnystagmus zu unterscheiden (s. S. 510). Der **Herpes zoster oticus** geht mit Schwindel, Tinnitus, Hypakusis und zusätzlich mit heftigen Schmerzen und Effloreszenzen im äußeren Gehörgang einher (S. 460).

Differenzialdiagnose: Bei **Neuritis vestibularis** hält der Drehschwindel Tage an, das Hörvermögen bleibt intakt. Zum **benignen paroxysmalen Lagerungsschwindel** s. S. 510. Bei **Herpes zoster oticus** treten Schmerzen und Effloreszenzen im äußeren Gehörgang auf.

Die Symptomatik des **Kleinhirnbrückenwinkeltumors** entwickelt sich langsam progredient ohne charakteristischen anfallsartigen Schwindel zunächst mit Hörminderung für hohe Frequenzen und Tinnitus. Das Recruitment ist negativ (Akustikusneurinom, S. 43 u. S. 330). Ein akuter **Hörsturz**, der auf Durchblutungsstörungen der A. labyrinthi zurückgeführt wird, kündigt sich mit einem Druckgefühl auf dem Ohr und Tinnitus an, verläuft aber ohne vestibuläre Symptome. Schwindel bei Migräne ist anamnestisch und aufgrund der fehlenden Hörstörung abzugrenzen (Basilaris-Migräne oder benigner rezidivierender Schwindel ohne Kopfschmerzen, S. 501). **Durchblutungsstörungen** des Hirnstamms manifestieren sich nicht selten mit Schwindel und zentralem Lagenystagmus (S. 45 u. S. 393). Auch ein akuter Schub bei **Multipler Sklerose** kann sich mit heftigem Drehschwindel, Nausea und Vomitus äußern; es sind jedoch meist jüngere Patienten betroffen.

Ein **Kleinhirnbrückenwinkeltumor** entwickelt sich langsam progredient zunächst mit Hypakusis und Tinnitus. Der **Hörsturz** wird nicht von Schwindel begleitet. Zentral vestibulär bedingter Schwindel, z. B. bei Migräne und bei **Durchblutungsstörungen des Hirnstamms**, geht nicht mit Hypakusis einher. Auch ein akuter **MS-Schub** kann sich mit heftigem Schwindel äußern.

Therapie: Bei ausgeprägter Nausea wird in der Menière-Attacke ein Antiemetikum oder Sedativum gegeben. Die Intervallbehandlung mit Betahistin (Aequamen®, Vasomotal®) kann den Verlauf günstig beeinflussen. Die chirurgische Behandlung mit einem kochleären endolymphatischen Shunt ist in weniger als 5 % der Fälle erforderlich und kann ebenso wie die intratympanale Instillation ototoxischer Substanzen die Hypakusis verstärken.

Therapie: Im Menière-Anfall wird symptomatisch antiemetisch behandelt. Eine antivertiginöse Behandlung im Intervall kann den Verlauf günstig beeinflussen.

Da die Patienten jahrelang den rezidivierenden Schwindelattacken hilflos ausgeliefert sind, können Angst und Rückzugstendenzen den Krankheitsverlauf begleiten. Eine psychotherapeutische Behandlung ist oft erforderlich.

Oft ist eine psychotherapeutische Behandlung erforderlich.

Verlauf: Bei 80–90 % der Patienten sistiert die Erkrankung spontan innerhalb von 5–10 Jahren mit bleibendem Hörverlust. In fast der Hälfte der Fälle kommt es innerhalb von 10–20 Jahren kontralateral zur gleichen Symptomatik. Selten können nach langem Krankheitsverlauf vestibuläre drop attacks auftreten, die ohne Schwindel einhergehen und durch einen reflexartigen Verlust des vestibulo-spinalen Haltetonus erklärt werden.

Verlauf: Die Erkrankung sistiert spontan nach 5- bis 10-jährigem Verlauf, kann dann aber auf die Gegenseite übergreifen.

▶ Klinisches Beispiel

▶ **Klinisches Beispiel:** Ein Obersteiger erfuhr bei seinem Rundgang unter Tage, dass drei Bergleute ihren soeben an einem Herzschlag gestorbenen Kollegen in den Schacht geworfen hatten, um einen Arbeitsunfall vorzutäuschen. Als er später erneut an dem Schacht vorbeikam, erlitt er seinen ersten Menière-Anfall (nach Hallgrimsson und Janz, 1966).

4.3.2 Benigner paroxysmaler Lagerungsschwindel

4.3.2 Benigner paroxysmaler Lagerungsschwindel

▶ Definition

▶ **Definition:** Peripher vestibuläre (labyrinthäre) Erkrankung mit sekundenlangen Drehschwindelattacken und Lagerungsnystagmus. Ursache ist eine Ablösung von Otholithenpartikeln, die in den hinteren Bogengang gelangen.

Epidemiologie: Es handelt sich um den häufigsten peripher vestibulären Schwindel. 50% der Fälle sind idiopathisch.

Epidemiologie: Der benigne paroxysmale Lagerungsschwindel ist der häufigste peripher vestibuläre Schwindel. Die Hälfte der Fälle ist idiopathisch mit einem Altersgipfel in der sechsten und siebten Dekade; Frauen erkranken doppelt so häufig wie Männer. Symptomatische Formen betreffen ohne Geschlechtsbevorzugung jedes Alter.

Symptomatologie: Drehbewegungen im Liegen oder Kopfreklination lösen **anfallsartig** einige Sekunden andauernden **Drehschwindel** mit Fallsensation nach hinten aus.

Symptomatologie: Die meisten Patienten erleben den **anfallsartigen Drehschwindel** von einigen Sekunden Dauer erstmals morgens beim Aufrichten. Im Liegen wird der Schwindel durch Drehbewegungen um die Körperachse, in aufrechter Position durch seitliche Kopfneigung oder -reklination ausgelöst. Die den Schwindel begleitende Fallsensation nach hinten bewirkt eine reflektorische Fallneigung nach vorn. Der typischerweise Sekunden andauernde Schwindel geht häufig mit heftiger Nausea, Schweißausbruch, gelegentlich auch Vomitus einher.

Ätiopathogenese: Spontan oder traumatisch abgelöstes Otolithen-Material, das in den hinteren Bogengang gelangt, verursacht eine Endolymphbewegung und Kupula-Auslenkung.

Ätiopathogenese: Von Otolithen des Utrikulus abgelöste Partikel gelangen in den Endolymphschlauch des hinteren Bogengangs und bewirken jeweils bei Lageänderung eine unphysiologische Endolymphbewegung und Kupula-Auslenkung. In der Hälfte der Fälle wird eine altersbedingte degenerative Ablösung des Otolithen-Materials angenommen (idiopathisch). Symptomatische Ursachen – dann auch bei jüngeren Patienten – sind Schädeltraumen und vorausgegangene Labyrintherkrankungen.

Diagnostik: Die Diagnose wird durch ein **Lagerungsmanöver** gesichert (Abb. B-**4.1**). Bei Lagerung auf die betroffene Seite setzen mit kurzer Latenz Schwindel und ein **rotierender, zum unten liegenden Ohr schlagender Nystagmus** ein.

Diagnostik: Die Drehrichtung im Liegen, bei der Schwindel auftritt, entspricht der Seite der Läsion. Die Diagnose lässt sich im **Lagerungsmanöver** durch Provokation des Lagerungsnystagmus und -schwindels sichern (Abb. B-**4.1**): Der Patient wird aus sitzender Position bei Kopfdrehung um 45° zu einer Seite rasch zur entgegengesetzten Seite gelagert, sodass Schulter und Hinterkopf auf-

B-4.1

B-4.1 Manöver zur Untersuchung (Provokation) des benignen paroxysmalen Lagerungsschwindels nach Brand und Daroff

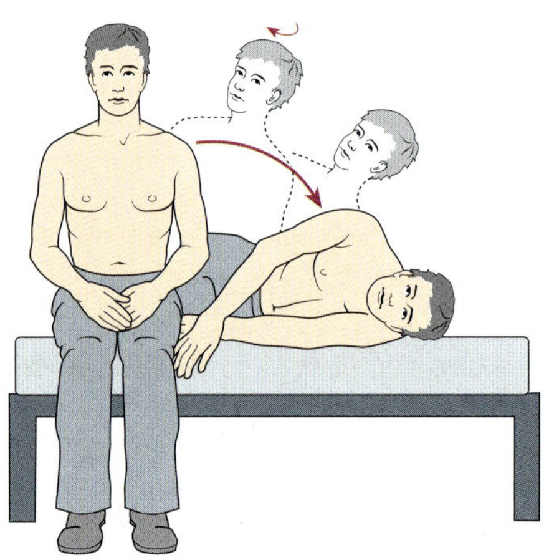

Lagerung nach links zur **Untersuchung des linken horizontalen Bogengangs**. Der Patient sitzt aufrecht. Der Untersucher hält den Kopf des Patienten in einer 45°-Drehung nach rechts. Dann lagert er den Patienten rasch zur linken Seite, so dass der Patient auf der linken Schulter und dem linken Mastoid aufliegt. In dieser Position verharrt der Patient für 30-60 Sekunden, während der Untersucher die Augen betrachtet. Das Lagerungsmanöver ist positiv, wenn mit einer Latenz von 20-30 Sekunden ein horizontaler Nystagmus auftritt, der zum unten liegenden Ohr schlägt (häufig mit rotatorischer Komponente). Der Patient empfindet dabei den heftigen Drehschwindel in einem Crescendo/Decrescendo-Ablauf entsprechend dem Nystagmuss meist verbunden mit Übelkeit.

(Analog wird die Lagerung nach rechts zur Untersuchung des rechten horizontalen Bogengangs durchgeführt.)

liegen. In dieser Position ist der hintere Bogengang vertikal ausgerichtet. Mit einer Latenz von einigen Sekunden setzt ein Drehschwindel gleichzeitig mit einem **rotierenden, zum unteren (betroffenen) Ohr schlagenden Nystagmus** ein und klingt in Form einer Crescendo-Decrescendo-Entwicklung innerhalb einer Minute wieder ab. Nach dem Aufrichten kann es erneut zu Schwindel mit Nystagmus zur Gegenseite kommen. Schwindel und Nystagmus (am besten unter der Frenzel-Brille zu beobachten) erschöpfen sich nach wiederholter Prüfung. Bei typischem Befund in diesem diagnostischen Lagerungsmanöver (nach Brand und Daroff) und sonst regelrechtem neurologischem Befund erübrigen sich weitere, insbesondere radiologische Untersuchungen.

Differenzialdiagnose: Drehschwindelattacken bei Morbus Menière sind von Tinnitus und Hörminderung begleitet (s. S. 508). **Zentraler Lageschwindel** und -nystagmus (bei zentral vestibulären Läsionen) treten mit der Positionsänderung ohne Latenz auf, klingen nicht spontan ab und erschöpfen sich bei wiederholter Prüfung nicht (vgl. S. 45).
Psychogener Schwindel, wie der **phobische Attacken-Schwankschwindel**, ist nicht lage- sondern situationsabhängig; bei der Untersuchung ist kein Nystagmus auslösbar.
Bei der seltenen **Vestibularis-Paroxysmie** können Sekunden bis Minuten andauernde Dreh- und Schwankschwindelattacken ebenfalls durch bestimmte Kopfbewegungen ausgelöst werden; es findet sich jedoch nicht der für den benignen paroxysmalen Lagerungsschwindel typische Lagerungsnystagmus. Zusätzlich kommen Hypakusis und Tinnitus oder auch Oszillopsien oder Doppelbilder vor. Die Symptome dieses durch mikrovaskuläre Kompression des N. vestibulochochlearis verursachten Syndroms sprechen meist gut auf Carbamazepin an.

Differenzialdiagnose: Bei Morbus Menière bestehen im Anfall Hörstörungen. Der **zentrale Lageschwindel** bzw. -nystagmus tritt sofort bei und während der Lageänderung auf.

Der **phobische Attacken-Schwankschwindel** ist nicht lageabhängig.

Bei der **Vestibularis-Paroxysmie** kommt es zu sekundenlangen Schwindelattacken; ein typischer Lagerungsnystagmus lässt sich nicht auslösen.

Therapie: Zur Behandlung werden Lagerungsmanöver eingesetzt, die zum Ziel haben, die gelösten Otolithen-Partikel in den Utrikulus zurückzuschwemmen. Bei den spezifischen Lagerungsmanövern („Befreiungsmanöver") nach Epley (Abb. B-**4.2**) sowie nach Semont wird der Kopf des Patienten in der Ebene des betroffenen Bogengangs rotiert. 50–80% der Patienten werden bereits nach einmaliger (korrekter) Durchführung des Manövers beschwerdefrei und nach wiederholter Lagerung fast alle. Für einige Patienten ist es hilfreich, selbstständig oder zunächst unter krankengymnastischer Anleitung wiederholt das Lagerungsmanöver durchzuführen, um die Angst vor bewegungsinduzierten Schwindelattacken abzubauen. Nur in ganz seltenen therapieresistenten Ausnahmefällen ist ein chirurgischer Eingriff mit Durchtrennung der Fasern des N. vestibularis zum hinteren Bogengang notwendig.

Therapie: Die Durchführung eines therapeutischen Lagerungsmanövers (Abb. B-**4.2**) führt bei fast allen Patienten zur Beschwerdefreiheit.

Verlauf: Rezidive sind insbesondere bei idiopathischer Genese häufig. Die Kenntnis um die Harmlosigkeit der Erkrankung hilft den Patienten dann auch, selbstständig das erlernte „Befreiungsmanöver" durchzuführen. Wird die Diagnose nicht gestellt, hat dies erhebliche sozialmedizinische (Kosten durch unnötige Untersuchungen und Arbeitsunfähigkeit) und für den Patienten psychische Folgen. Aus Furcht vor Schwindelattacken vermeiden die Patienten Bewegungen, entwickeln Angst und Depression (s. klin. Beispiel).

Verlauf: Rezidive sind häufig.

◀ **Klinisches Beispiel**

▶ **Klinisches Beispiel:** Die 79-jährige Patientin erlitt morgens beim Aufstehen erstmals einen kurzen heftigen Drehschwindel. Wiederholte Schwindelattacken führten zur stationären internistischen Diagnostik; nach sechs Wochen wurde die Patientin mit der Verdachtsdiagnose „hypertensive Krise" entlassen. Zu Hause traten weiter Schwindelattacken überwiegend beim Aufstehen, Hinlegen und Drehen im Bett auf. Der Blutdruck war medikamentös gut eingestellt; die erneute stationäre internistische Behandlung brachte keine Änderung. Die Patientin war verzweifelt, klagte über Angst, innere Unruhe und Schlafstörungen. Unter dem Verdacht auf eine Depression erfolgte die Verlegung in eine psychiatrische Abteilung. Dort wurde bei der neurologischen Untersuchung erstmals die Lagerungsprobe durchgeführt und die Diagnose eines benignen paroxysmalen Lagerungsschwindels gestellt. Nach zweimal durchgeführtem therapeutischen Lagerungsmanöver waren Schwindel und Nystagmus nicht mehr auslösbar. Nach dreiwöchiger Behandlung mit mehrmals täglich von der Patientin selbst unter krankengymnastischer Anleitung durchgeführtem Lagerungsmanöver wurde sie auch angstfrei; innere Unruhe und Schlafstörungen klangen allmählich unter niedrig dosierter antidepressiver Medikation ab.

B-4.2 Therapeutisches Lagerungsmanöver (Befreiungsmanöver) nach Epley zur Behandlung des benignen paroxysmalen Lagerungsschwindel am Beispiel des linken horizontalen Bogengangs.

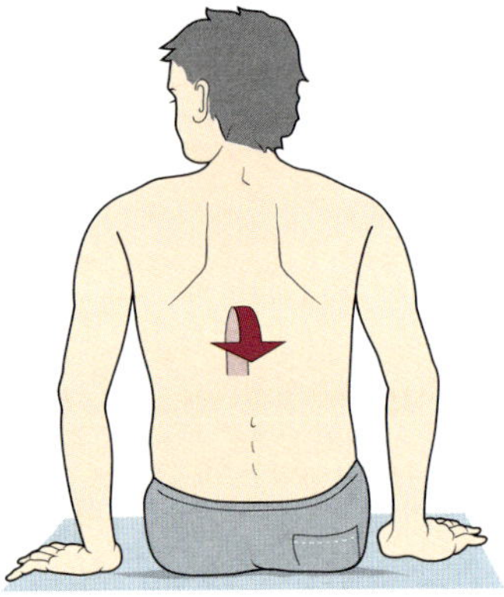

a Der Patient sitzt längs auf einer Liege (so dass im Liegen eine Kopfhängeposition erreicht werden kann). Der Kopf wird in einer 45°-Drehung nach links (zur betroffenen Seite) vom hinter dem Patienten stehenden Untersucher gehalten.

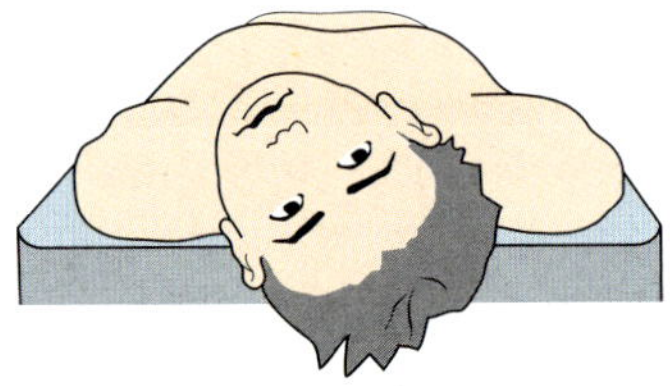

b Dann zieht der Untersucher den Patienten rasch nach hinten in eine leicht überhängende Kopfposition. In dieser Position bleibt der Patient für 2 Minuten, während der Untersucher den Kopf hält und die Augen beobachtet.

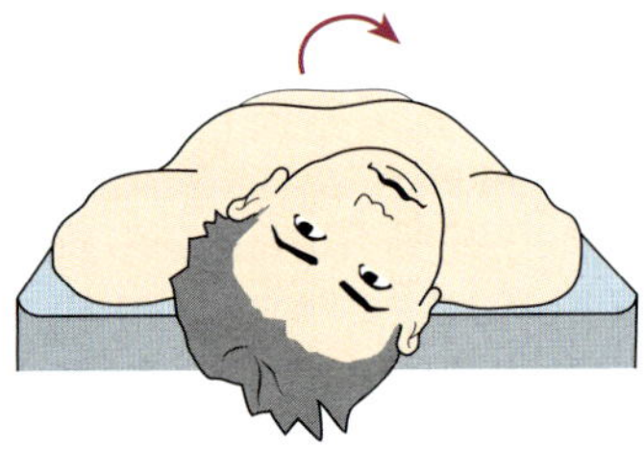

c Dann dreht der Untersucher den Kopf rasch um 90° zum rechten (nicht betroffenen) Ohr und hält ihn in dieser Position wieder für 2 Minuten.

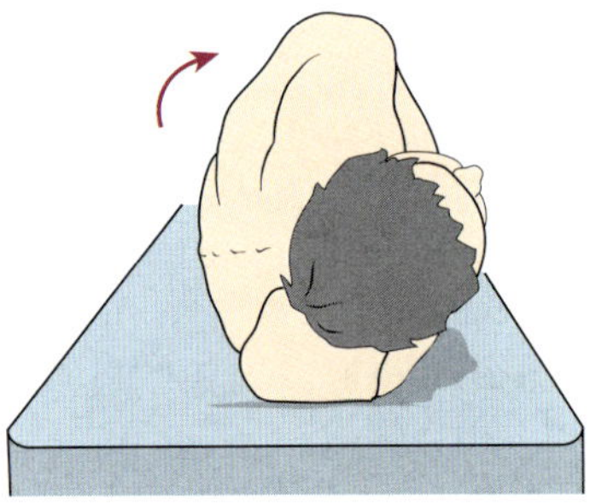

d Während der Untersucher den Kopf des Patienten in unveränderter Position hält, dreht sich der Patient auf die rechte Schulter.

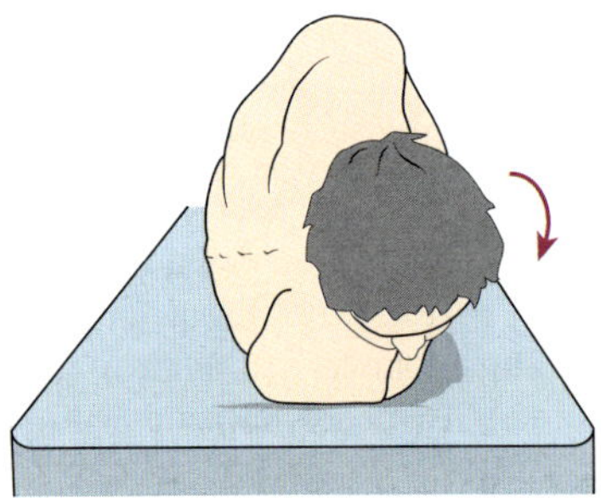

e Dann dreht der Untersucher den Kopf des Patienten noch einmal um 90° nach rechts, so dass der Patient zum Boden schaut. In dieser Position wird wieder 2 Minuten gewartet.

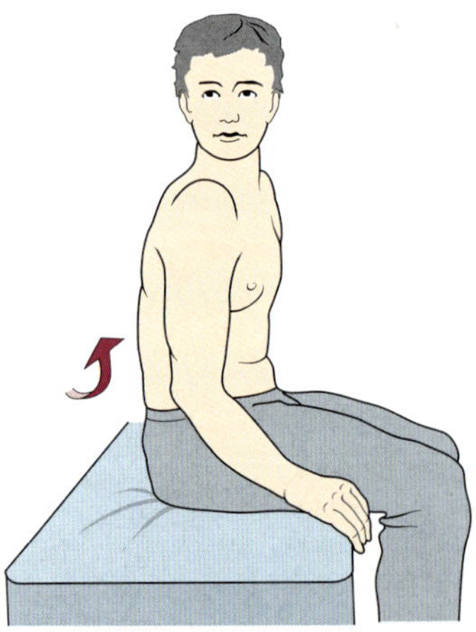

f Bei in der letzten Position gehaltenen Kopf wird der Patient in einer raschen Bewegung zum Sitzen aufgerichtet.

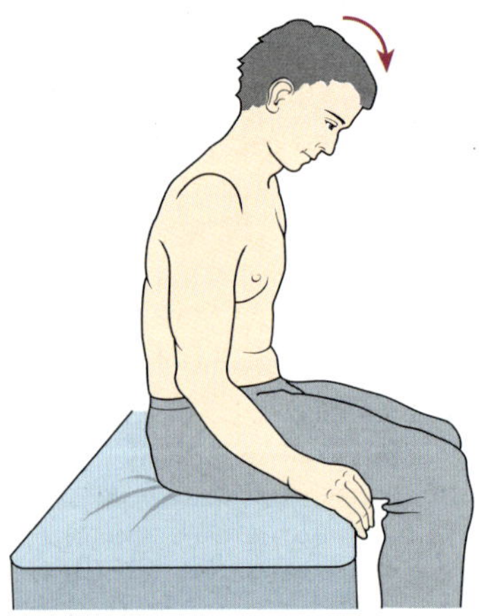

g Zuletzt wird im Sitzen der Kopf in einer raschen Bewegung nach vorne gedreht und zugleich nach vorne geneigt. Bei erfolgreichem Manöver ist zu erwarten, dass nach jeder Lageänderung ein Drehschwindel einsetzt.

4.4 Synkope

4.4 Synkope

▶ **Synonym:** Ohnmacht, Kollaps.

◀ **Synonym**

▶ **Definition:** Eine Synkope ist eine kurz dauernde, mit Verlust des Haltetonus der Muskulatur verbundene Vigilanzstörung bei passagerer zerebraler Minderperfusion. Häufigste Ursache ist eine neural oder kardial vermittelte Reduktion des Herzminutenvolumens.

◀ **Definition**

Epidemiologie: Die Prävalenz liegt bei 700/100 000 Einwohner. Für 3–6% der Krankenhauseinweisungen bzw. Vorstellungen in einer Notfallambulanz ist eine Synkope der Anlass. Für Kinder und Jugendliche wird die Inzidenz mit bis zu 50% angegeben, fast immer handelt es sich um vasovagale Synkopen. Im höheren Lebensalter beträgt die Inzidenz 7%, dann sind kardiale Synkopen häufig.

Epidemiologie: Die Prävalenz liegt bei 700/100 000 Einwohner. Im Kindes- und Jugendalter sind vasovagale Synkopen, im höheren Lebensalter kardiale Synkopen häufig.

Symptomatologie: Charakteristische **Prodromi vasovagaler Synkopen** sind ungerichteter Schwindel, Flimmern und „Schwarzwerden vor Augen", Nausea, Wärmegefühl, Hyperhidrosis und Palpitationen (vasomotorische Aura). Der Patient ist blass, der Puls schwach und langsam. Der Verlust des Bewusstseins erfolgt zeitgleich mit dem **Verlust des Haltetonus** der Muskulatur. Mit dem Tonusverlust der äußeren Augenmuskeln kommt es zu einer Bulbuswendung nach oben (die Augen „kippen weg"). Die Patienten sinken bei schlaffem Muskeltonus zu Boden, meist in sich zusammen, gelegentlich aber auch mit gestreckten Beinen. Häufig kommt es zu einigen asynchronen, arrhythmischen Myoklonien der mimischen Muskulatur und der Extremitäten, auch Automatismen sind nicht selten. Sobald der Körper in der Horizontale ist, wird der Puls wieder palpabel und der Patient kommt zu Bewusstsein. Manche Patienten erinnern anschließend den Verlust der Haltungskontrolle und visuelle (meist Lichter, Farben), seltener auditive (Geräusche, Stimmengewirr) Halluzinationen. Nach 10–20 Sekunden sind die Patienten wieder wach, noch matt und müde, aber rasch orientiert. Spontaner Urinabgang und Zungenbiss sind sehr selten, aber vereinzelt beschrieben. Gelegentlich folgt den Prodromi nur ein Schwächegefühl, und die Synkope wird durch rasches Hinlegen verhindert (Präsynkope).

Symptomatologie: Charakteristische **Prodromi vasovagaler Synkopen** sind „Schwarzwerden vor Augen", ungerichteter Schwindel, Nausea und Hyperhidrosis. Bewusstseins- und **Tonusverlust** erfolgen gleichzeitig, Die Patienten sinken zu Boden. Einige asynchrone, arrhythmische Myoklonien der Gesichts- und Extremitätenmuskeln können auftreten. Nach einigen Sekunden in der Horizontalen sind die Patienten wach und rasch reorientiert.

Kardiale Synkopen ereignen sich meist **ohne Prodromi**. Die Patienten sind anschließend sofort wach; Müdigkeit besteht nicht. Bei dem für bradykarde Herzrhythmusstörungen charakteristischen **Morgagni-Adams-Stokes-Anfall** kommt es mit der Vigilanzstörung ebenfalls zum Verlust des Haltetonus der Muskulatur. Der Patient ist pulslos; innerhalb weniger Sekunden sistiert die Atmung. Es folgt eine tonische Streckung, die initiale Blässe geht in eine Zyanose über, die Pupillen werden weit und lichtstarr. Setzt die Herzaktivität spontan wieder ein, endet der Anfall mit Myoklonien der Extremitäten. Anschließend ist der Patient wach und sofort orientiert. Eine Asystolie von mehr als drei Minuten Dauer führt zu schwerer zerebraler Hypoxie bzw. zum Tod.

Kardiale Synkopen haben meist **keine Prodromi**. Im **Morgagni-Adams-Stokes-Anfall** kann es aufgrund der Dauer der Asystolie auch zu einer tonischen Streckung des Körpers kommen.

Ätiopathogenese: Pathophysiologisch liegt der Synkope eine akute, **kurz dauernde zerebrale Minderperfusion** zugrunde (zur Ätiologie s. Tab. B-**4.4**). Selten werden Synkopen durch direkte Hirnstammirritation, z. B. bei basilärer Impression oder Syringobulbie, ausgelöst.

Am häufigsten sind **vasovagale Synkopen**, die reflektorisch über Afferenzen aus viszeralen oder vaskulären Mechanorezeptoren ausgelöst werden (neurokardiogene oder neurovaskuläre Synkopen). Bei intakter autonomer Funktion hat ein verminderter venöser Rückfluss zum Herzen (venöses „pooling" in den Beinen) eine reflektorische Sympathikusaktivierung mit peripherer Vasokonstriktion, Herzfrequenzbeschleunigung und vermehrter Kontraktilität des Herzens mit dem Ziel der Aufrechterhaltung von Blutdruck und Herzminutenvolumen zur Folge. In Situationen gesteigerter sympathischer Aktivität (Schreck, Angst) bei gleichzeitig vermindertem venösem Rückfluss (längeres Stehen, Blutspende) können die kräftigen Kontraktionen des nur mäßig gefüllten linken Ventrikels aber über eine Stimulation kardialer Mechanorezeptoren und Afferenzen zum

Ätiopathogenese: Der Synkope liegt eine akute, **kurz dauernde zerebrale Minderperfusion** zugrunde (Ursachen s. Tab. B-**4.4**).

Vasovagale Synkopen werden reflektorisch über Afferenzen aus viszeralen oder vaskulären Mechanorezeptoren ausgelöst (neurokardiale oder neurovaskuläre Synkopen). Bei vermindertem venösem Rückfluss zum Herzen und heftigen Kontraktionen des nur mäßig gefüllten linken Ventrikels wird ein übermäßiger vagaler Reflex ausgelöst, der eine **Bradykardie** und Vasodilatation mit **plötzlichem Blutdruckabfall** zur Folge hat. Vasovagale Synkopen ereignen sich meist in Situationen gesteigerter sympathischer Akti-

B-4.4

B-4.4 Ätiopathogenese synkopaler Anfälle

reflektorische Synkopen	▪ vasovagale Synkopen (paradoxer vagaler Reflex → Bradykardie, Vasodilatation und plötzlicher Blutdruckabfall) ▪ Karotissinus-Syndrom (überschießende vagale Reaktion) ▪ Schlucksynkopen (Vagusreiz) ▪ Miktionssynkopen (Reizung viszeraler Mechanorezeptoren) ▪ Husten-/Lach-Synkopen (verminderter venöser Rückstrom bei Anstieg des intrathorakalen oder intraabdominellen Drucks)
orthostatische Synkopen	▪ arterielle Hypotension ▪ autonome Neuropathie ▪ Multisystematrophien
kardiale Synkopen	▪ Herzrhythmusstörungen ▪ Herzvitien ▪ obstruktive Kardiomyopathie

vität (Schreck, Angst) bei gleichzeitig vermindertem venösem Rückfluss (längeres Stehen, Blutspende).

Kreislaufzentrum im Hirnstamm einen paradoxen vagalen Reflex auslösen. Folge ist eine **Bradykardie** und Hemmung der peripheren Sympathikusaktivität mit Erweiterung von Arterien bzw. Arteriolen und **plötzlichem Blutdruckabfall**. Die Bedeutung weiterer pathophysiologischer Faktoren, insbesondere eine veränderte Katecholaminfreisetzung aus dem Nebennierenmark, die die periphere sympathische Aktivität beeinflussen und die Auslösung von Synkopen begünstigen, ist nicht vollständig geklärt.

Bei 25% der Patienten mit rezidivierenden Synkopen liegt eine psychische Störung, insbesondere eine **Angsterkrankung** oder depressive Störung zugrunde. Bei Schulkindern werden **selbst induzierte Synkopen** beobachtet.

25% der Patienten mit rezidivierenden Synkopen und Präsynkopen leiden an einer psychischen Störung, insbesondere einer **Angsterkrankung** oder depressiven Störung. Hyperventilation mit zerebraler Hypokapnie begünstigt die Auslösung von Synkopen (vgl. S. 14). Auch in einer kritischen biographischen Situation, die es dem Betroffenen weder ermöglicht, einen Konflikt zu lösen noch einer Entscheidung auszuweichen oder Angst zu zeigen („gehemmte Fluchttendenz"), kann eine Synkope als Vermeidungsreaktion auftreten, sodass er zu seinem Vorsatz nicht mehr steht und „umfällt". Bei Schulkindern sind **selbst induzierte Synkopen**, die durch Bauchpresse bei tiefer Inspiration hervorgerufen werden, nicht selten.

Kleinkinder reagieren in Wut- oder Angstsituationen nicht selten mit **respiratorischen Affektkrämpfen**.

Etwa 3% der Kinder imVorschulalter führen in einer Wut-, Angst- oder Trotzreaktion durch anhaltendes Schreien **respiratorische Affektkrämpfe** herbei, die durch Apnoe mit Zyanose und Tonusverlust oder Opisthotonus charakterisiert sind.

Bei **hypersensitivem Karotissinus** löst ein mechanischer Reiz auf die Barorezeptoren im Bereich der Karotisgabel eine überschießende vagale Reaktion aus.

Bei **hypersensitivem Karotissinus** wird schon durch leichten mechanischen Druck auf die Barorezeptoren im Bereich der Karotisgabel eine überschießende vagale Reaktion ausgelöst, die eine Asystolie oder/und einen Abfall des systolischen Blutdrucks zur Folge hat. Die Synkope tritt z. B. beim Rasieren, bei rascher Kopfwendung (enger Hemdkragen), Manipulation am Hals (Anwendung der Glissonschlinge) oder Blutdrucksteigerung auf. Betroffen sind überwiegend ältere Männer.

Schlucksynkopen werden beim Schlucken kalter Flüssigkeiten oder großer Bissen ausgelöst. **Pressorische Synkopen** werden durch plötzlichen Anstieg des intrathorakalen oder intraabdominellen Drucks (Husten, Lachen), **Miktionssynkopen** durch Entleeren der übervollen Blase im Stehen ausgelöst.

Schlucksynkopen werden reflektorisch durch Vagusreiz beim Schlucken kalter Flüssigkeiten oder großer Bissen ausgelöst. Sie kommen auch bei Glossopharyngeusneuralgie vor (S. 506). Eine okulovagale Synkope kann durch Druck auf den Bulbus oculi hervorgerufen werden. **Pressorischen Synkopen** liegt ein verminderter venöser Rückfluss zum Herzen infolge erhöhten intrathorakalen (Husten, Lachen) oder intraabdominellen Drucks (Valsalva-Mechanismus) zugrunde. Bei **Miktionssynkopen**, die ausschließlich Männer betreffen und meist nachts beim Entleeren der übervollen Blase im Stehen auftreten, spielt zudem die Reizung viszeraler Mechanorezeptoren eine Rolle.

Orthostatische Synkopen kommen bei autonomen Neuropathien und Multisystematrophien, insbesondere dem Shy-Drager-Syndom, vor. Häufig sind Synkopen durch den Blutdruck senkende Medikamente verursacht.

Orthostatische Synkopen treten unmittelbar nach raschem Aufrichten auf. Infolge gestörter efferenter Sympathikusaktivität bleibt die reflektorische periphere Vasokonstriktion und damit Blutdruckanpassung an die Orthostasesituation aus. Ursachen sind autonome Neuropathien (z. B. bei diabetischer Polyneuropathie, akuter Polyradikulitis), Rückenmarkläsionen (Querschnittläsion, Syringomyelie) und degenerative ZNS-Erkrankungen wie Morbus Parkinson und Mul-

tisystematrophien. Beim Shy-Drager-Syndrom stellt die orthostatische Hypotension das Leitsymptom dar (vgl. S. 237). Abgesehen von der essenziellen arteriellen Hypotension sind auch unerwünschte Wirkungen von Medikamenten (z. B. L-Dopa, trizyklische Antidepressiva, Clonidin) insbesondere bei älteren Menschen häufig Ursache orthostatischer Synkopen.
Häufigste Ursachen **kardialer Synkopen** sind Herzrhythmusstörungen, meist paroxysmale Bradykardien oder Bradyarrhythmien bei älteren Menschen. Sie können zu jeder Zeit ohne situativen Auslöser auftreten. Ein **Morgagni-Adams-Stokes-Anfall** tritt spontan, meist beim Übergang eines partiellen in einen totalen atrioventrikulären Block (AV-Block 3. Grades) auf. Bei jungen Menschen kann das **Romano-Ward-Syndrom** Ursache wiederholter Synkopen sein. Aufgrund einer Repolarisationsstörung kommt es zu paroxysmalen ventrikulären Tachykardien, die zu Palpitationen, Synkope und auch zum plötzlichen Herztod führen können. Bei diesem autosomal dominant vererbten Syndrom findet sich im EKG ein langes QT-Intervall. Synkopen infolge einer Herzinsuffizienz, eines Herzklappenfehlers oder einer obstruktiven Kardiomyopathie kommen unter körperlicher Belastung vor.

Kardiale Synkopen sind Folge einer akuten Herzrhythmusstörung, Repolarisationsstörung, Herzinsuffizienz, obstruktiven Kardiomyopathie oder eines Herzklappenfehlers.

Diagnostik: Diagnostisch richtungweisend ist die (Fremd-) Anamnese und die Situation, in der die Synkope aufgetreten ist (s. o.). Durch vagalen Reflex oder Orthostase ausgelöste Synkopen enden mit dem Sturz bzw. horizontaler Lagerung. Demgegenüber sind kardiale Synkopen mit Asystolie nicht immer spontan reversibel. Bei dem für bradykarde Herzrhythmusstörungen charakteristischen Morgagni-Adams-Stokes-Anfall kann die Herzaktivität spontan wieder einsetzen. Eine Asystolie von mehr als drei Minuten Dauer führt zu schwerer zerebraler Hypoxie bzw. zum Tod.

Diagnostik: Richtungweisend ist die (Fremd-)Anamnese, v. a. die Situation bei Auftreten der Synkope. Vasovagale und orthostatische Synkopen enden bei horizontaler Lagerung, kardiale Synkopen nicht immer.

Erste diagnostische Maßnahmen sind neben Blutdruckmessung und EKG die Bestimmung von Blutzucker und Creatinkinase (CK) zur differenzialdiagnostischen Abgrenzung (Hypoglykämie, Grand-mal-Anfall). Im Gegensatz zum Grand-mal-Anfall (CK-Anstieg in den ersten Stunden nach dem Anfall; Maximum nach 6 Stunden erreicht) ist die CK auch nach 6 Stunden im Normbereich, sofern der Patient sich durch den Sturz kein größeres Hämatom zugezogen hat. Eine orthostatische Dysregulation ist mittels **Schellong-Test** zu erfassen (Abfall des systolischen Blutdrucks um > 20 mmHg beim Aufstehen). Bei Verdacht auf kardiale Synkopen ist eine eingehende **kardiologische Diagnostik** (Langzeit-EKG, Echokardiographie) erforderlich. Die Analyse der Herzfrequenzvariabilität bei tiefer In- und Exspiration kann eine autonome Neuropathie als Ursache aufdecken.

Neben diagnostischen Akutmaßnahmen (RR, EKG, BZ, CK) sind ein **Schellong-Test**, eine **kardiologische Untersuchung** und ggf. die Analyse der Herzfrequenzvariabilität erforderlich.

Ein **Karotissinus-Druckversuch** darf nur unter EKG-Kontrolle und Reanimationsbereitschaft durchgeführt werden. Eine Asystolie von > 3 Sekunden nach Druck auf den Karotissinus beweist den kardioinhibitorischen Typ, ein Abfall des systolischen Blutdrucks um mehr als 50 mmHg den vasodepressorischen Typ des hypersensitiven Karotissinus.

Ein **Karotissinus-Druckversuch** (EKG-Kontrolle, Reanimationsbereitschaft!) ist bei Verdacht auf Karotissinus-Syndrom indiziert.

Die Neigung zu vasovagalen Synkopen kann mittels **Kipptisch-Untersuchung** erfasst werden. Der Patient wird unter EKG- und Blutdruck-Monitoring auf einem Kipptisch horizontal gelagert und nach zehn Minuten rasch in eine Kippung von 60–70° gebracht. Während dieser 30–45 Minuten dauernden Stehphase ist der venöse Rückstrom aufgrund der fehlenden Muskelaktivität der Beine reduziert. Bei disponierten Patienten kommt es mit einer Latenz von mindestens 10–20 Minuten zu einer vasovagalen Synkope bzw. Präsynkope mit Abfall des systolischen Blutdrucks um mindestens 40 mmHg und Bradykardie bis zur Asystolie innerhalb weniger Sekunden.

Mittels **Kipptisch-Untersuchung** kann die Neigung zu vasovagalen Synkopen erfasst werden.

Differenzialdiagnose: Der Differenzialdiagnose zum **tonisch-klonischen Anfall** dienen die anamnestischen Angaben zur Situation und zur Aura (s. Tab. A-**1.2**, S. 9). Die Amnesie ist bei der Synkope immer deutlich kürzer als beim tonisch-klonischen Anfall, sie geht nicht über die Dauer der eigentlichen Bewusstlosigkeit hinaus. Eine Ausnahme kann dann vorliegen, wenn der Patient so heftig gestürzt ist, dass er sich eine Commotio cerebri zugezogen hat. Bei den im höheren Lebensalter auftretenden drop attacks (Hirnstamm-TIA, selten vestibu-

Differenzialdiagnose: Häufig ergibt sich die Differenzialdiagnose zu einem **epileptischen Anfall** (vgl. Tab. A-**1.2**, S. 9). Während eine **hydrozephale Krise** ebenfalls mit einer Vigilanzstörung einhergeht (S. 109), bleibt die Vigilanz bei **Sturzanfällen** (s. Tab. B-**4.14**, S. 543) erhalten.

lär, s. S. 390) ist die Vigilanz ungestört. Auch bei den sog. idiopathischen Stürzen älterer Frauen („syndrome des genoux bleus", Syndrom der blauen Knie) bleibt das Bewusstsein erhalten. Zu anderen Ursachen von **Sturzanfällen** s. Tab. B-**4.14**, S. 543. Länger anhaltende Durchblutungsstörungen des Hirnstamms bei Arteriosklerose oder Subclavian-Steal-Syndrom können mit einer Vigilanzstörung einhergehen, sind dann aber meist mit Hirnstammsymptomen verbunden (Nystagmus, Diplopie u. a.). Bei Morbus Parkinson, Multisystematrophie oder supranukleärer Blickparese (S. 203) treten Stürze häufiger infolge von Pulsionsphänomenen und einer Störung der Haltungsreflexe auf als infolge einer autonomen Dysregulation. Bei Kopfschmerzen und akuter Vigilanzstörung mit Sturz ist an eine **hydrozephale Krise** zu denken (S. 109). Im Zweifelsfall muss ein Tumor des dritten Ventrikels kernspintomographisch ausgeschlossen werden.

Therapie: Als Akutmaßnahme bei reflektorischen und orthostatischen Synkopen ist die **Tieflagerung des Kopfes mit Hochlagerung der Beine** wirksam. Zur Prophylaxe sind Vermeiden langen Stehens, Betätigen der Wadenmuskulatur und bei orthostatischer Dysregulation physikalische Maßnahmen meist ausreichend. Kardiale Synkopen und ein Karotissinus-Syndrom erfordern ggf. die Implantation eines Herzschrittmachers.

Therapie: Akutbehandlung der Wahl bei reflektorischen und orthostatischen Synkopen ist die **Tieflagerung des Kopfes mit Hochlagerung der Beine**. Vermeiden langen Stehens, Betätigen der Wadenmuskulatur („Muskelpumpe") und reichlich Flüssigkeitszufuhr sind meist ausreichend, um weitere Synkopen zu verhindern. Sind bei häufig rezidivierenden vasovagalen Synkopen jeweils emotionale Stimuli auslösend, ist ebenso wie bei zugrunde liegender Angststörung eine Psychotherapie indiziert (vgl. klin. Beispiel). Selten ist eine medikamentöse Behandlung mit β-Rezeptorblockern oder Theophyllin nötig. Eine orthostatische Dysregulation ist mit physikalischen Maßnahmen zu behandeln. Bei schwerer autonomer Funktionsstörung kann die zusätzliche Gabe von Fludrocortison oder Midodrin die Symptomatik bessern. Kardiale Synkopen infolge von Herzrhythmusstörungen und ein Karotissinus-Syndrom vom kardioinhibitorischen Typ erfordern ggf. die Implantation eines Herzschrittmachers.

Verlauf: Die Prognose vasovagaler Synkopen ist günstig. Bei kardialen Synkopen muss mit einer Letalität von 20–30% innerhalb eines Jahres gerechnet werden.

Verlauf: Die Prognose vasovagaler Synkopen ist günstig, die Rezidivrate hoch. Ca. ein Viertel der Patienten erleidet innerhalb von 5 Jahren eine weitere Synkope. Patienten mit kardialen Synkopen haben ein hohes Risiko, einen plötzlichen Herztod zu erleiden. Die Letalität liegt bei 20–30% innerhalb eines Jahres. Bei Karotissinus-Syndrom, das meist mit einer zerebralen Arteriosklerose und ischämischer Herzerkrankung einhergeht, beträgt die 5-Jahres-Überlebensrate 65%.

▶ **Klinisches Beispiel**

▶ **Klinisches Beispiel:** Die 37-jährige Schneiderin, die erstmals bei einem Opernbesuch von panischer Angst überfallen und nach Hitzegefühl, Schweißausbruch und Schwarzwerden vor den Augen ohnmächtig wurde, zog sich eine Woche später eine Schädelprellung mit Commotio cerebri zu, als sie in einer Umkleidekabine beim Arzt wiederum einen klaustrophoben Zustand erlitt, kollabierte und mit dem Hinterkopf aufschlug. Die Eigen- und Familienanamnese und die neurologische und internistische Untersuchung einschließlich EEG und EKG waren unauffällig. Mit der Patientin wurde ein verhaltenstherapeutisches Konzept erarbeitet und die Teilnahme am autogenen Training vereinbart.

4.5 Epilepsien

4.5 Epilepsien

▶ **Synonyme**

▶ **Synonyme:** Epilepsie-Syndrome, zerebrale Anfallsleiden, Morbus sacer, Fallsucht.

▶ **Definition**

▶ **Definition:** Wiederholtes spontanes Auftreten epileptischer Anfälle als Folge einer chronischen neuronalen kortikalen Funktionsstörung. Epileptische Anfälle sind Folge paroxysmaler synchroner Entladungen von Neuronengruppen des Gehirns, die zu einer plötzlichen unwillkürlichen stereotypen Verhaltens- oder Befindensstörung führen.

Epidemiologie: Die Prävalenz der Epilepsien, d. h. der Anteil der Bevölkerung mit aktiver Epilepsie, beträgt 0,5 – 1 %. Die Inzidenz, d. h. die Zahl der jährlichen Neuerkrankungen beträgt 50/100 000. Sie ist am größten im ersten und jenseits des 60. Lebensjahres. Die kumulative Inzidenz, d. h. die Wahrscheinlichkeit, irgendwann im Leben an einer Epilepsie zu erkranken, wird mit 2 – 5 % angegeben.

Epidemiologie: Die Prävalenz der Epilepsien beträgt 0,5 – 1 %. Die Inzidenz beträgt 50/100 000.

Symptomatologie: Hauptsymptom einer Epilepsie ist das wiederholte Auftreten epileptischer Anfälle. Die verschiedenen Epilepsie-Syndrome sind charakterisiert durch den Anfallstyp bzw. die Kombination mehrerer Anfallstypen. Zusätzlich können neurologische, neuropsychologische, psychische und hormonelle Störungen bestehen. Die Unterscheidung und Benennung der Anfallsarten erfolgt nach der international gültigen Klassifikation epileptischer Anfälle (Tab. B-**4.5**). Zur Anfallsbeschreibung s. S. 9.

Symptomatologie: Hauptsymptom einer Epilepsie ist das wiederholte Auftreten epileptischer Anfälle. Deren Klassifikation zeigt Tab. B-**4.5**. Zur Anfallsbeschreibung s. S. 9.

Ätiopathogenese: Die Pathogenese der Epilepsie ist nicht in allen Facetten geklärt. Wesentliche Faktoren sind eine abnorme zelluläre Exzitabilität infolge Veränderungen der Membrandepolarisation und -repolarisation sowie eine abnorme Synchronisation von Neuronenverbänden.
Während ein epileptischer Anfall Symptom einer Vielzahl auf das Gehirn einwirkender Störungen sein kann, spricht man von einer Epilepsie nur dann, wenn epileptische Anfälle wiederholt spontan auftreten. Ursache kann eine Störung der Morphologie und/oder der Funktion einzelner Neuronenverbände oder in etwa einem Viertel der Epilepsien eine genetische Disposition sein. Nicht für alle Epilepsien ist die Ätiologie abschließend geklärt, sodass vom Epilepsie-Syndrom gesprochen wird. Die Syndrombenennung und -beschreibung erfolgt nach der internationalen Klassifikation der Epilepsien und epileptischen Syndrome (Tab. B-**4.6**). Sofern möglich, wird die folgende ätiologische Einteilung vorgenommen:

- **symptomatisch**: Bekannte, nicht genetische Ursache, z. B. erworbene Hirnläsion (infolge z. B. Trauma, Tumor, Ischämie), Fehlbildung oder Entwicklungsstörung (Hippokampussklerose/-atrophie, Migrationsstörung).
- **kryptogen**: Nicht nachweisbare, aber aufgrund z. B. einer verzögerten motorischen Entwicklung, einer geistigen Retardierung, einer bekannten Geburtskomplikation oder einer im frühen Entwicklungsalter durchgemachten Hirnerkrankung bzw. aufgrund des Anfallstyps anzunehmende symptomatische Ursache.
- **idiopathisch**: Genetische Disposition. Für einige Epilepsien wurde ein Gendefekt identifiziert; polygene Vererbung und eine multifaktorielle Genese sind jedoch für die meisten Syndrome anzunehmen.

Ätiopathogenese: Wesentliche Faktoren sind eine abnorme zelluläre Exzitabilität und eine abnorme Synchronisation von Neuronenverbänden.

Ursache einer Epilepsie, d. h. des wiederholten spontanen Auftretens epileptischer Anfälle ist eine Funktionsstörung einzelner Neuronenverbände oder eine genetische Disposition. Sofern möglich, wird die folgende ätiologische Einteilung vorgenommen (s. a. Tab. B-**4.6**):

- **symptomatisch**: bekannte, nicht genetische Ursache (z. B. Hirnläsion, Entwicklungsstörung)
- **kryptogen**: nicht nachweisbare, aber aufgrund der Vorgeschichte und des Anfallstyps anzunehmende symptomatische Ursache
- **idiopathisch**: genetische Disposition.

Diagnostik: Die Diagnose begründet sich auf die Eigen- und Fremdanamnese, d. h. das subjektive Erleben und die Beschreibung der aufgetretenen epileptischen Anfälle (s. Tab. B-**4.5** und S. 9). Der ätiologischen Einordnung dienen weitere anamnestische Angaben: Erstmanifestation, tageszeitliche Bindung, Pro-

Diagnostik: Die Diagnose begründet sich auf die Eigen- und Fremdanamnese.

B-4.5 Klassifikation epileptischer Anfälle

fokale (partielle) Anfälle	***generalisierte Anfälle***
einfache fokale Anfälle ▪ mit motorischen Symptomen (z. B. Jackson-Anfälle) ▪ mit sensiblen oder sensorischen Symptomen ▪ mit vegetativen Symptomen ▪ mit psychischen Symptomen	*Absencen* ▪ nur mit Bewusstseinsstörung ▪ mit milden klonischen Komponenten ▪ mit atonischen Komponenten ▪ mit tonischen Komponenten ▪ mit Automatismen ▪ mit vegetativen Komponenten
komplexe fokale Anfälle ▪ mit einfach fokalem Beginn ▪ mit Bewusstseinsstörung von Anfang an (z. B. psychomotorische Anfälle)	*atypische Absencen*
fokale Anfälle mit Entwicklung zu sekundär generalisierten tonisch-klonisch Anfällen ▪ einfach fokaler oder komplex fokaler Beginn ▪ einfach fokaler Anfall, der sich über einen komplex fokalen in einen generalisierten Anfall entwickelt	*myoklonische Anfälle (Impulsiv petit mal)* *klonische Anfälle* *tonische Anfälle* *tonisch-klonische Anfälle* *atonische (astatische) Anfälle*

B-4.6

B-4.6 Klassifikation der Epilepsien und epileptischen Syndrome

1. lokalisationsbezogene (fokale) Epilepsien und epileptische Syndrome

1.1 idiopathische Epilepsien mit altersgebundenem Beginn:
- benigne Epilepsie des Kindesalters mit zentrotemporalen Spikes (Rolando)
- Epilepsie des Kindesalters mit okzipitalen Paroxysmen
- autosomal dominante nächtliche Frontallappenepilepsie
- familiäre Temporallappenepilepsie

1.2 symptomatische lokalisationsbezogene Epilepsien:
- Temporallappenepilepsien
- Frontallappenepilepsien
- Parietallappenepilepsien
- Okzipitallappenepilepsien

1.3 kryptogene lokalisationsbezogene Epilepsien

2. generalisierte Epilepsien und epileptische Syndrome

2.1 idiopathische generalisierte Epilepsien mit altersgebundenem Beginn:
- benigne familiäre Neugeborenenkrämpfe
- benigne Neugeborenenkrämpfe
- benigne Myoklonusepilepsie des Kindesalters
- Absence-Epilepsie des Kindesalters (Pyknolepsie)
- juvenile Absence-Epilepsie
- juvenile myoklonische Epilepsie (Impulsiv-Petit-mal-Epilepsie, Janz-Syndrom)
- Epilepsie mit Aufwach-Grand-mal
- Epilepsien mit spezifischen Anfallsauslösern

2.2 kryptogene und/oder symptomatische generalisierte Epilepsien:
- West-Syndrom (Epilepsie mit BNS-Krämpfen)
- Lennox-Gastaut-Syndrom
- Epilepsie mit myoklonisch-astatischen Anfällen

3. Epilepsien und Syndrome, die nicht als fokal oder generalisiert bestimmbar sind

3.1 Epilepsien mit fokalen und generalisierten Anfällen:
- Epilepsie mit kontinuierlichen Spike-wave-Komplexen im langsamwelligen Schlaf (ESES)
- Aphasie-Epilepsie-Syndrom (Landau-Kleffner-Syndrom)

3.2 Epilepsien ohne eindeutig als generalisiert oder fokal klassifizierbare Anfälle (z. B. Schlaf-Grand-mal)

4. spezielle Syndrome

4.1 Gelegenheitsanfälle:
- Fieberkrämpfe
- Anfälle ausschließlich im Zusammenhang mit akuten metabolischen oder toxischen Störungen

4.2 isolierte epileptische Anfälle oder isolierter Status epilepticus

Zur Klassifikation der Epilepsie-Syndrome s. Tab. B-**4.6**.

vokation der epileptischen Anfälle; Geburtsverlauf, frühkindliche Entwicklung, Fieberkrämpfe, frühere Erkrankungen, Familienanamnese. Einen Überblick über die verschiedenen Epilepsie-Syndrome und ihre Klassifikation gibt Tab. B-**4.6**.

Hinweise auf die **Manifestation einer Epilepsie** geben Anfallstyp, evtl. Provokationsfaktoren, Manifestationszeitpunkt und Zusatzuntersuchungen:

- **Kleine generalisierte Anfälle** zeigen immer den Beginn einer Epilepsie an.
- Für einen **primär generalisierten Grand mal** idiopathischer Genese sprechen das Auftreten in der Aufwachphase infolge Schlafentzugs oder Flickerlicht im Jugend- oder Adoleszentenalter und SW-Paroxysmen im EEG.

Bei erstmaligem Auftreten eines epileptischen Anfalls stellt sich die Frage, ob es sich um die **Manifestation einer Epilepsie** handelt. Nicht selten ist der erste Anfall, der zur ärztlichen Untersuchung führt, nicht der erste aufgetretene Anfall. Die sorgfältige Exploration muss darauf abzielen, vorausgegangene Anfälle auch anderen Typs (als z. B. des ersten Grand mal) aufzudecken:

- **Kleine generalisierte Anfälle** zeigen immer den Beginn einer Epilepsie an. Wenn also Absencen oder Impulsiv-Petit-mal diagnostiziert werden bzw. in der sorgfältigen Anamneseerhebung zu erfahren ist, dass diese einem Grand mal vorausgegangen sind, kann der Beginn einer idiopathisch generalisierten Epilepsie diagnostiziert werden.
- Für einen **primär generalisierten Grand mal** idiopathischer Genese sprechen das Auftreten in der Aufwachphase, die Provokation durch Schlafentzug oder Flickerlicht bei Manifestation im Jugend- oder Adoleszentenalter. Der Nachweis von Spike-wave-Paroxysmen im EEG spricht in einem solchen Fall für eine genetische Disposition, erlaubt aber ebenso wenig wie die Kenntnis um eine familiäre Belastung bereits nach dem ersten Grand mal die Diagnose Epilepsie.

- Einfach **fokale Anfälle** werden vom Patienten selbst meist charakteristisch geschildert; komplex fokale Anfälle lassen sich oft nur mit Hilfe der Fremdanamnese diagnostizieren. Sie sprechen immer für eine fokale Ätiologie. Für die **fokale Einleitung eines Grand mal** sprechen: Aura, fokale Initialsymptomatik (z. B. Fechterstellung, unilaterale Kloni), postiktales neurologisches Defizit (Todd-Parese, Aphasie), Manifestation aus dem Schlaf.

- Einfach **fokale Anfälle** und komplex-fokale Anfälle sprechen für eine fokale Ätiologie. Für die fokale Einleitung eines Grand mal sprechen Aura, fokale Initialsymptomatik, postiktales neurologisches Defizit, Manifestation aus dem Schlaf.

Während sich **idiopathische Epilepsien** meist in den ersten beiden Lebensdekaden manifestieren, überwiegen im mittleren bis höheren Lebensalter **symptomatische Epilepsien**. Dabei ist jedoch zu berücksichtigen, dass fokale Epilepsien aufgrund von Entwicklungsstörungen des Gehirns, wie die häufige Temporallappenepilepsie, sich meist auch im Jugendalter manifestieren und Epilepsien bei genetischer Disposition über Jahrzehnte still sein und sich gelegentlich erst im höheren Lebensalter manifestieren können.

Während sich **idiopathische Epilepsien** meist in den ersten beiden Lebensdekaden manifestieren, überwiegen im mittleren bis höheren Lebensalter **symptomatische Epilepsien**.

Elektroenzephalographische Diagnostik: Das EEG ist die wichtigste Zusatzuntersuchung. Der Nachweis epilepsietypischer Potenziale oder einer Funktionsstörung im EEG stützt die Diagnose Epilepsie und dient der Einordnung in ein spezifisches Epilepsie-Syndrom. Die für eine epileptische Funktionsstörung typischen Potenziale sind in Abb. B-**4.3** dargestellt.

Generalisierte tonisch-klonische Anfälle („Grand mal") beginnen mit hochfrequenten, hochamplitudigen Spikes, die von Muskelpotenzialen überlagert sind (tonische Phase). Es folgen Gruppen mit Spitzen und eingelagerten langsamen

Elektroenzephalographische Diagnostik: Das EEG ist die wichtigste Zusatzuntersuchung. Mit dem Nachweis epilepsiespezifischer Potenziale (Abb. B-**4.3**) kann bereits die Einordnung in ein Epilepsie-Syndrom gelingen.

B-4.3 Epileptische Potenziale

Spikes (Spitzen > 100 µV, > 15 s) Entladung von Grand-mal-Typ	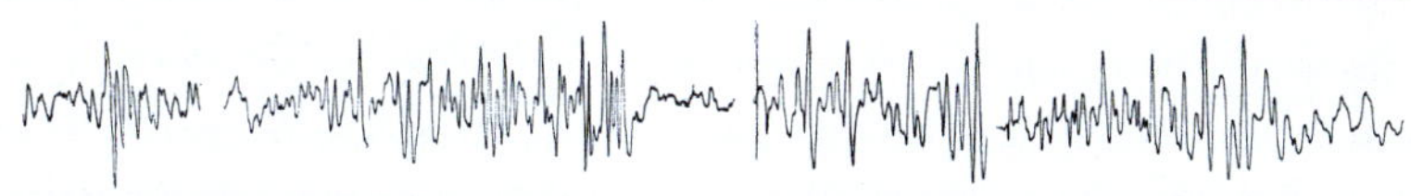
Sharp waves (scharfe oder steile Wellen) z. B. bei Temporallappenepilepsie (fokaler Anfall)	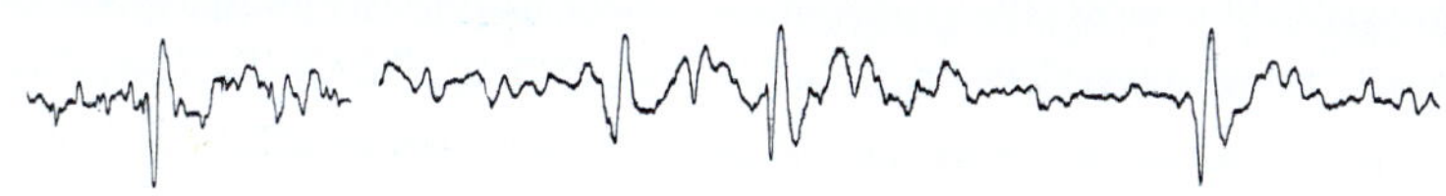
Hypsarrhythmie: Gemisch langsamer Wellen mit spitzen und steilen Wellen bei Blitz-Nick-Salaam-(BNS-) Krämpfen im Säuglingsalter (West-Syndrom)	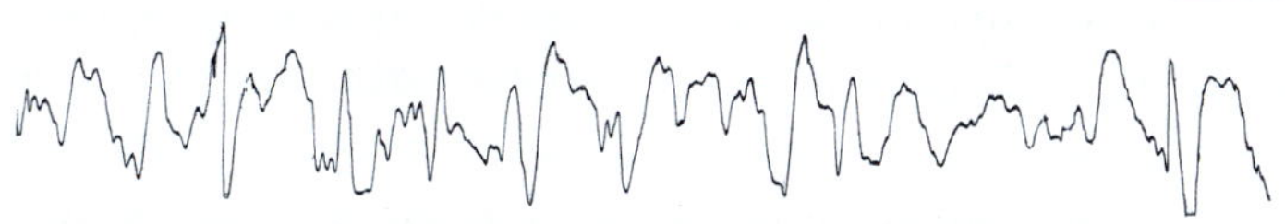
Sharp and slow waves: biphasische scharfe Wellen mit allmählich abfallender langsamer Welle bei myoklonisch-astatischem Petit mal (Lennox-Gastaut-Syndrom)	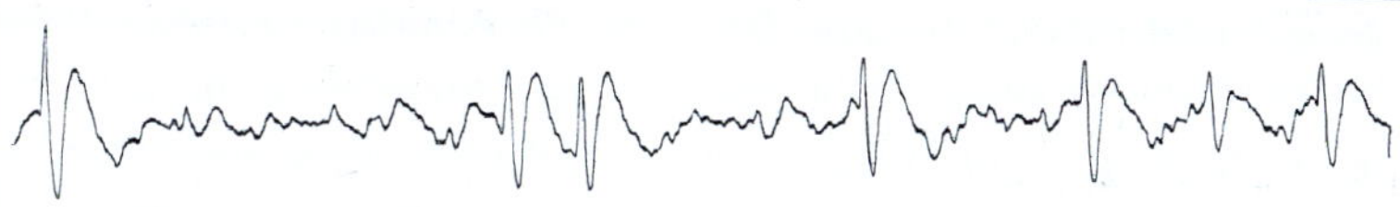
Spikes and waves (3/s-Spitze-Welle-Komplexe) typisch für Absencen des Schulalters (Pyknolepsie)	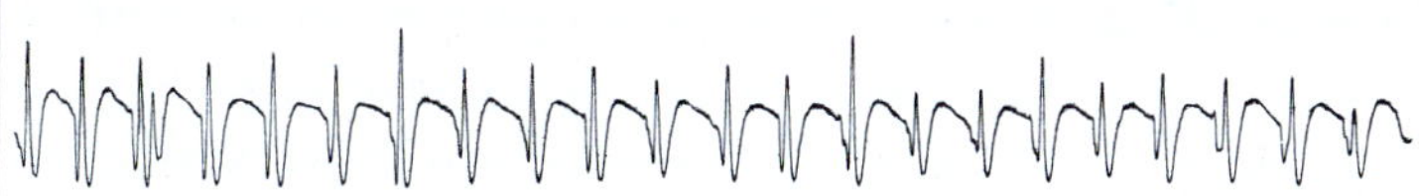
Polyspikes and waves (Salven initialer Spitzen mit nachfolgenden langsamen Wellen) bei Impulsiv-Petit-mal in der Adoleszenz (Janz-Syndrom)	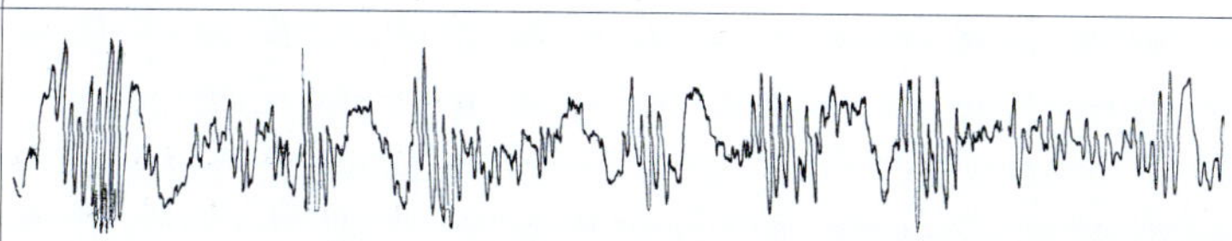

Wellen, bis für die Dauer einer halben Minute elektrische Stille auftritt. Postiktal ist das Kurvenbild noch verlangsamt. Die generalisierten Epilepsien gehen mit einem für das Epilepsie-Syndrom jeweils charakteristischen EEG-Muster einher (3/s Spikes and waves oder Polyspikes and waves). Bei fokalen Epilepsien ist je nach Ursache interiktal eine herdförmige Störung, iktal ein Sharp- oder Sharp-and-slow-wave-Fokus nachweisbar.

Da das EEG interiktal häufig unauffällig ist, werden **Provokationsmethoden** angewendet. Mittels **Video-Elektroenzephalographie** lassen sich die einzelnen Anfallssequenzen in Korrelation mit den EEG-Veränderungen genauer analysieren (Abb. B-**4.4** und **4.12**).

Da das EEG im Intervall oft unauffällig ist, sind Provokationsmethoden, wie z. B. Hyperventilation (HV), intermittierende Photostimulation (Flickerlicht, FS) und Schlafentzug indiziert (s. S. 129). Gelegentlich zeigen sich epileptische Potenziale und Foci erst im Schlaf-EEG oder während einer telemetrischen Langzeitableitung. Wenn die Epilepsie noch nicht klassifiziert ist oder ein erstmalig aufgetretener epileptischer Anfall diagnostisch eingeordnet werden muss, sollte versucht werden, das erste EEG möglichst frühzeitig (innerhalb von 24 Stunden) postiktal abzuleiten und die Ableitung in den nächsten Tagen zu wiederholen. Die Ausbeute abnormer Befunde ist bei folgenden Provokationsmethoden am höchsten:

- bei Verdacht auf generalisierte Anfälle idiopathischer Genese: 5 Minuten HV und FS, Ableitung unmittelbar nach dem Erwachen, Schlaf-EEG, ggf. Schlafentzugs-EEG
- bei fokalen Anfällen und sekundär generalisierten Grand-mal-Anfällen: Schlaf-EEG.

Bei hoher Anfallsfrequenz lassen sich mit Hilfe der **Video-Elektroenzephalographie** die einzelnen Anfallssequenzen in Korrelation mit den EEG-Veränderungen genauer analysieren (s. S. 130 und Abb. B-**4.4** und B-**4.12**).

Bildgebende Diagnostik: Die kraniale **Kernspintomographie** dient dem Nachweis zugrunde liegender morphologischer Läsionen. Insbesondere Entwicklungsstörungen des Gehirns (Hamartome, Migrationsstörungen Hippokampusatrophie/-sklerose) lassen sich nur mittels MRT erkennen (Abb. B-**4.5** und B-**4.6**).

Bildgebende Diagnostik: Zum Nachweis einer der Epilepsie zugrunde liegenden morphologischen Läsion ist die kraniale **Kernspintomographie** unerlässlich. Akute Ursachen wie ein Hirntumor sind ebenso zuverlässig nachweisbar wie zurückliegende Schädigungen des Gehirns (zystische Defekte nach Hirnkontusion bzw. Hirninfarkt oder -blutung, Porenzephalie). Entwicklungsstörungen des Gehirns wie kleine Hamartome, Migrationsstörungen oder umschriebene Atrophien insbesondere des Hippokampus sind nur mit dieser Methode (bei differenzierter Wahl der Schichten und Relaxationszeiten) ausreichend sicher zu erkennen (Abb. B-**4.5** und B-**4.6**). Das Computertomogramm ist dabei lediglich zur Differenzierung verkalkter Läsionen von Bedeutung. Weitere bildgebende Untersuchungsmethoden (SPECT, PET, funktionelle MRT) werden nur bei spezieller Fragestellung ergänzend eingesetzt.

Bei einem erstmals im Erwachsenenalter auftretenden fokalen Anfall oder sekundär generalisierten Grand mal ist die Annahme einer **akuten Ursache** zwingend. Die Akutdiagnostik umfasst Anamnese, neurologische und internistische Untersuchung, Labor- und Liquoruntersuchung, meist auch EEG, CT und MRT.

Umfangreichere Diagnostik ist bei dem **erstmaligen Auftreten eines epileptischen Anfalls** erforderlich. Handelt es sich bei einem erstmals im Erwachsenenalter auftretenden Anfall um einen fokalen Anfall oder einen sekundär generalisierten Grand-mal-Anfall, ist die Annahme einer **akuten Ursache** zwingend. Die diagnostischen Schritte in der Akutsituation ergeben sich aus der Anamnese – vorbestehende Erkrankungen/Beschwerden, Alter des Patienten – und den Befunden der neurologischen und internistischen Untersuchung. Zur Akutdiagnostik gehören immer Laboruntersuchungen (Blutzucker!), meist auch Liquoruntersuchung und EEG, CT nativ und mit Kontrastmittel, in den meisten Fällen auch MRT. Im Zweifelsfall muss auch nach Zeichen eines chronischen Alkoholabusus gefahndet (Leberwerte, MCV, Gerinnungsstörung) oder ein Medikamenten- und Drogenscreening durchgeführt werden. Ist eine akute symptomatische Ursache ausgeschlossen, gilt es die Frage zu klären, ob dieser erste epileptische Anfall den Beginn einer Epilepsie markiert (s. o.).

Differenzialdiagnose: Abzugrenzen sind andere Erkrankungen mit anfallsartig und wiederholt auftretenden Verhaltensänderungen, Myoklonien, Stürzen oder Bewusstseinsstörungen.

Differenzialdiagnose: Abzugrenzen sind andere Erkrankungen mit anfallsartig und wiederholt auftretenden Verhaltensänderungen, Stürzen oder Bewusstseinsstörungen. Dazu gehören Migräne (s. S. 500), transiente globale Amnesie (S. 101), Narkolepsie (s. S. 540), rezidivierende TIA (S. 389), paroxysmale extrapyramidale Störungen (S. 58) und das Lance-Adams-Syndrom (s. S. 64). Manche psychogene Verhaltensweisen wie eine Hyperventilationstetanie können bereits

B-4.4 Generalisierter tonisch-klonischer Anfall

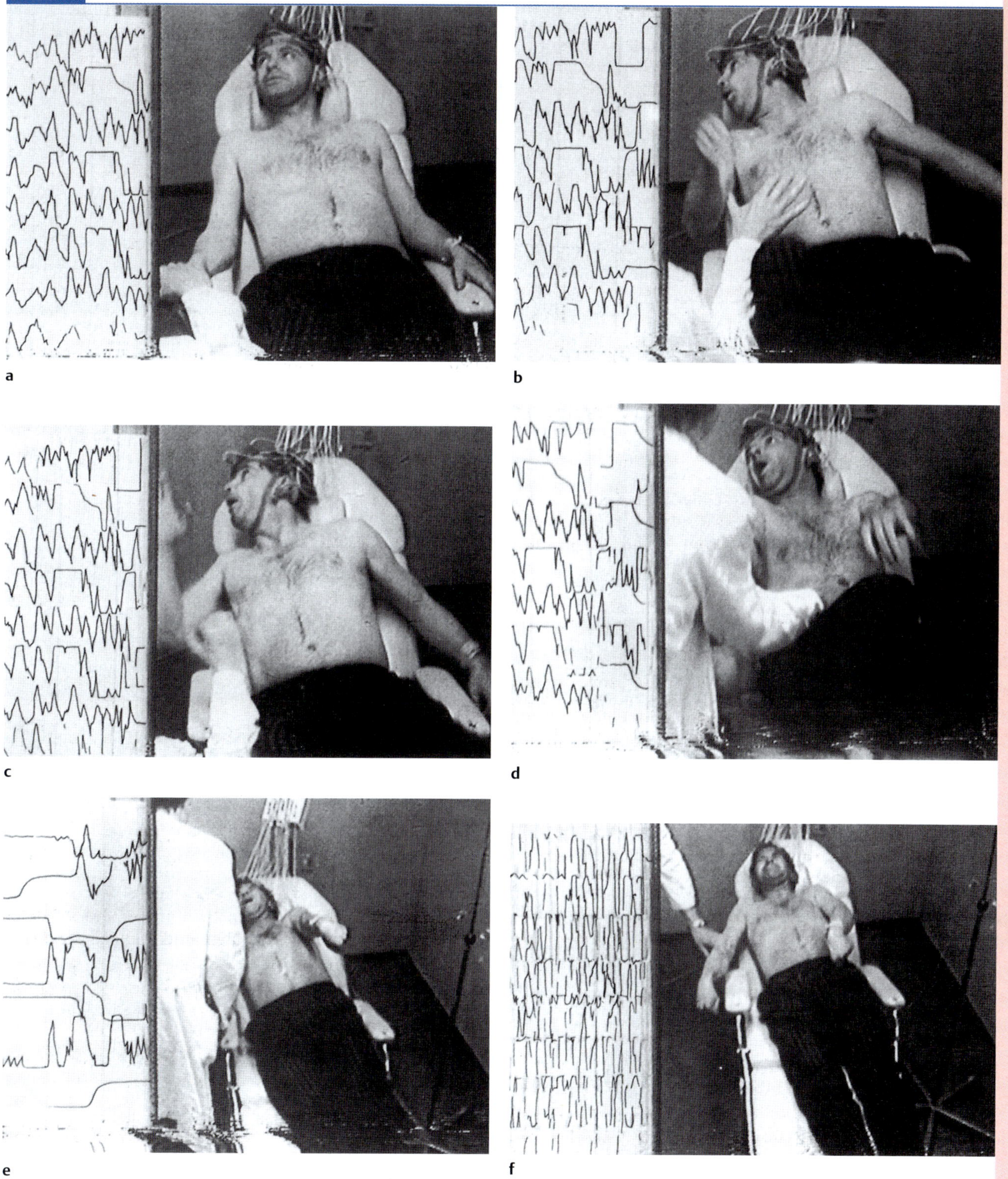

EEG-Simultanaufzeichnung – videographische Bildsequenz.
43-jähriger Mann mit generalisierter Epilepsie seit dem 13. Lebensjahr. Initial kommt es zu einer Blick- und Kopfbewegung nach rechts (**a – c**). Der Patient reagiert nicht auf Ansprechen. Innerhalb von 30 s erfolgt eine tonische Streckung und Anhebung der Arme bei gleichzeitiger Beugung der Beine in Hüft- und Kniegelenk (Embrosthotonus, [**d**]). Dann strecken sich auch die unteren Extremitäten, es setzen symmetrische rhythmische Kloni ein (**e**); das EEG ist von Muskelpotenzialartefakten überlagert (**f**).

B-4.5

B-4.5 Noduläre Heterotopie im links frontalen Marklager

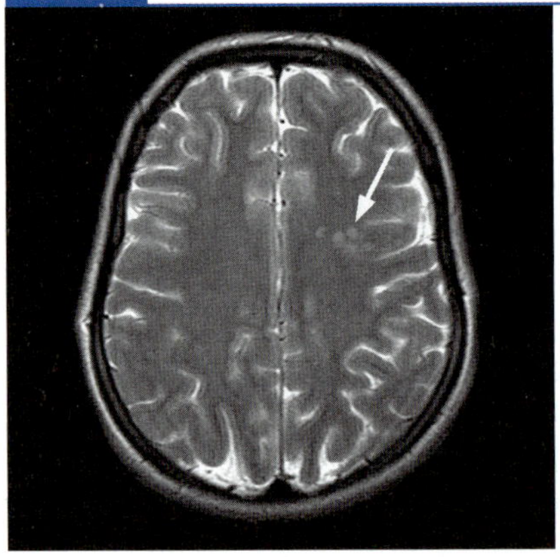

a

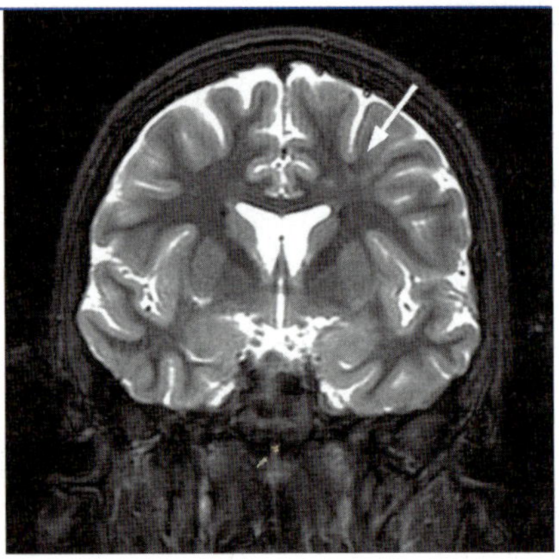

b

MRT einer 20-jährigen Patientin, die seit dem 13. Lebensjahr an einer Epilepsie mit fokalen Anfällen leidet.

a Im hochfrontalen Marklager finden sich Inseln grauer Substanz, d. h. Heterotopien (Pfeil). Axiales T2-Bild.

b Die Heterotopien stellen sich im frontalen Marklager oberhalb des linken Seitenventrikels dar (Pfeil). Koronares T2-Bild.

anhand der Anamnese abgegrenzt werden. Schwieriger kann die Abgrenzung dissoziativer Anfälle sein, für die eine Amnesie besteht. Fremdanamnestisch oder in der direkten Beobachtung gelingt die Abgrenzung, wenn z. B. ein „arc de cercle" oder Totstellreflex besteht (S. 552). Isolierte Zuckungen der Extremitäten können physiologisch (Einschlafzuckungen), psychogen oder Symptom verschiedenartiger Erkrankungen (s. Tab. A-**2.13**, S. 63) sein. Myoklonische Anfälle wie das Impulsiv-Petit-mal werden gelegentlich als „nervöse" Zuckungen verkannt.

Eine (konvulsive) **Synkope** ist von einem epileptischen Anfall anhand der Situation, eventuellen Prodromi, der Dauer der Amnesie und des CK-Konzentrationsverlaufs im Serum abzugrenzen.

Bei einem ersten Ereignis mit Bewusstlosigkeit und Sturz stellt sich häufig die Differenzialdiagnose zu einer (konvulsiven) **Synkope**. Situation, eventuelle Prodromi und Dauer der Amnesie sind die wichtigsten Unterscheidungskriterien (s. Tab. A-1.2, S. 9). Hilfreich kann die Bestimmung der Creatinkinase (CK) im Serum sein: Im Gegensatz zur Synkope steigt die CK in den ersten Stunden nach einem tonisch-klonischen Anfall an (Maximum nach 6 Stunden).

B-4.6

B-4.6 Hamartom im linken Hippocampus

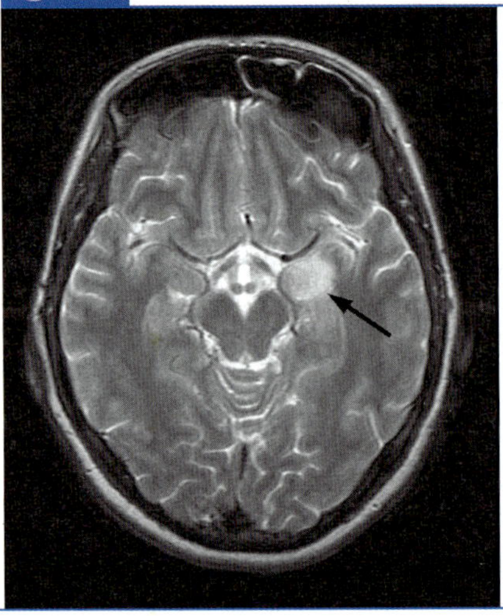

MRT einer 32-jährigen Patientin, die seit dem 12. Lebensjahr an einer Epilepsie mit komplex-fokalen Anfällen leidet, die von epigastrischen Auren eingeleitet werden. Im linken Hippocampus findet sich eine ovaläre, glatt begrenzte leicht raumfordernd wirkende Struktur, die sich in der T2-Wichtung hyperintens (in der T1-Wichtung isointens und ohne Kontrastmittelaufnahme) darstellt (Pfeil). Der kernspintomographische Befund spricht am ehesten für ein Hamartom.
Axiales T2-Bild.

Von einer manifesten Epilepsie abzugrenzen sind einzelne epileptische Anfälle, die jeden Menschen unter bestimmten Bedingungen treffen können. Als **Gelegenheitsanfall** bezeichnet man einen epileptischen Anfall, der durch äußere oder innere, auf das Gehirn einwirkende Faktoren provoziert wurde, ohne dass eine Epilepsie besteht. Die Diagnose „Gelegenheitsanfall" darf man nur stellen, wenn sich anfallsauslösende Faktoren nachweisen lassen und es keinen Hinweis auf eine persistierende Funktionsstörung des Gehirns gibt. Die häufigste Anfallsform ist der tonisch-klonische Anfall ohne oder mit fokaler Einleitung. Folgende anfallsauslösende Faktoren lassen sich unterscheiden:

- **allgemeine anfallsauslösende Faktoren**: erheblicher Schlafentzug oder/und Alkoholkonsum, Absetzen antikonvulsiv (z. B. Benodiazepine) oder Einnahme prokonvulsiv wirksamer Substanzen (z. B. Penizilline, Theophyllin, trizyklische Antidepressiva, Neuroleptika), Fieber(anstieg).
- **Entzugssituationen** bei Abhängigkeit von zentral wirksamen Substanzen (z. B. Alkohol, Benzodiazepine).
- **akute Hirnerkrankungen**, z. B. zerebrale Ischämie oder Blutung, Sinus- oder Hirnvenenthrombose, embolische Herdenzephalitis, virale Enzephalitis, Hirnabszess, Hirntrauma.
- **metabolische Störung**, z. B. Hypoglykämie, nicht ketotische Hyperglykämie, akute Hyponatriämie, urämische Enzephalopathie, hepatische Enzephalopathie, Eklampsie.

Dann ist immer die Akutdiagnostik (s. o.) und ggf. auch weitere umfangreiche internistische Untersuchungen erforderlich.

Ein **Gelegenheitsanfall** ist immer provoziert durch auf das Gehirn einwirkende Faktoren:

- **allgemeine anfallsauslösende Faktoren** (erheblicher Schlafentzug, Alkoholkonsum, Fieber)
- **Entzugssituationen** (Alkohol, Benzodiazepine)
- **akute Hirnerkrankungen** (Ischämie, Blutung, Trauma, Enzephalitis)
- **metabolische Störung** (z. B. Hypoglykämie, akute Hyponatriämie).

Therapie: In der Therapie einer **chronischen Epilepsie** sind einige **Therapieprinzipien** zu beachten. Die Behandlung erfolgt zunächst als **Monotherapie** mit einem für den Anfallstyp geeigneten Medikament (s. Tab. B-**4.7**), das mit einer bewährten Dosis begonnen und bei Anfallsrezidiven individuell (ggf. unter Kontrolle der Serumkonzentration) gesteigert wird (s. Tab. B-**4.8**). Kriterien zur Auswahl des Medikamentes sind neben dem Wirkspektrum (Tab. B-**4.7**) die antikonvulsive Potenz, die Verträglichkeit (Tab. B-**4.9**), das Interaktionsprofil (Tab. B-**4.9**) und die Halbwertzeit. Zugunsten der Compliance sollte die Dosis zur Vermeidung von Nebenwirkungen langsam gesteigert werden (s. Tab. B-**4.8**). Behandlungsziel ist Anfallsfreiheit bei gut vertragener Medikation.

Ein **Monotherapiewechsel** hat gegenüber einer Kombinationstherapie den Vorteil einer besseren Verträglichkeit und ist sinnvoll, wenn es wegen Unverträglichkeit nicht gelang, das Antiepileptikum der 1. Wahl ausreichend hoch zu dosieren, sodass das Medikament der 2. Wahl in höherer Dosierung effizienter sein kann. Bei Versagen der ausdosierten Monotherapie wird eine **Kombinationstherapie** erforderlich. Einzelne Medikamentenkombinationen sind wegen des Interaktionspotenzials günstiger als andere; stark enzyminduzierende Medikamente sollten z. B. nicht miteinander kombiniert werden (s. Tab. B-**4.9**). Auch die Kombination von Valproinsäure mit Carbamazepin ist ungünstig.

Therapie: Bei **chronischer Epilepsie** sind folgende **Therapieprinzipien** zu beachten: Zunächst erfolgt **Monotherapie**. Kriterien zur Auswahl des Medikaments sind neben dem Wirkspektrum (s. Tab. B-**4.7**) die antikonvulsive Potenz, die Verträglichkeit (Tab. B-**4.9**), das Interaktionsprofil (Tab. B-**4.9**) und die Halbwertzeit. Behandlungsziel ist Anfallsfreiheit bei gut vertragener Medikation.

Ein **Monotherapiewechsel** ist sinnvoll, wenn das Medikament der 1. Wahl wegen Unverträglichkeit nicht ausreichend hoch dosiert werden konnte. Eine **Kombinationstherapie** (Tab. B-**4.9**) ist bei Versagen der ausdosierten Monotherapie erforderlich. Ist Anfallsfreiheit nicht zu erreichen, ist das Therapieziel Senkung der Anfallsfrequenz bei guter Verträglichkeit.

B-4.7 Wirksamkeit der am häufigsten angewendeten Antiepileptika

Antiepileptikum	*kleine generalisierte Anfälle*	*Grand mal*	*fokale Anfälle*
Carbamazepin (CBZ)	keine (evtl. Provokation)	gut	gut
Ethosuximid (ESM)	gut nur gegen Absencen	keine	keine
Gabapentin (GPT)	keine (evtl. Provokation)	mäßig	gut
Lamotrigin (LTG)	gut	gut	gut
Levetiracetam (LEV)	gut	gut	gut
Oxcarbazepin (OXC)	keine	gut	gut
Phenobarbital (PB)	gut	gut	gering
Phenytoin (PHT)	keine (evtl. Provokation)	gut	gut
Primidon (PRM)	gut	gut	gering
Tiagabin (TGB)	keine	mäßig	gut
Topiramat (TPM)	gut	gut	gut
Valproinsäure (VPA)	gut	gut	gut

B-4.7

B-4.8 Eindosierung und Dosierung der Antiepileptika

Antiepileptikum	*Zeitraum der Eindosierung*	*Dosisverteilung/24 h*	*Minimaldosis*	*Maximaldosis*	*Serumkonzentration (mg/l)*
Carbamazepin	2–3 Wochen	2× täglich	600 mg	2400 mg	4–11
Ethosuximid	3 Wochen	2× täglich	500 mg	1500 mg	40–100
Gabapentin	1–2 Wochen	3× täglich	1600 mg	3600 mg	–+
Lamotrigin*	8 Wochen	2× täglich	200 mg	600 mg	5–15
Levetiracetam	1–6 Wochen	2× täglich	1000 mg	3000 mg	–+
Oxcarbacepin	1–2 Wochen	2× täglich	900 mg	2400 mg	–+
Phenobarbital	1–3 Wochen	1–2× täglich	100 mg	400 mg	10–40
Phenytoin	Tage–2 Wochen	1–2× täglich	300 mg	500 mg	10–20
Primidon	3 Wochen	2× täglich	375 mg	750 mg	5–15
Tiagabin	5 Wochen	3× täglich	30 mg	80 mg	–+
Topiramat	8 Wochen	2× täglich	200 mg	800 mg	–+
Valproat	2–3 Wochen	2× täglich	900 mg	3000 mg	40–100

* Angaben für die Monotherapie; in der Komedikation mit einem enzyminduzierenden Antiepileptikum Minimaldosis 400 mg/d, Maximaldosis 800 mg; in der Komedikation mit Valproat Eindosierung mit Dosissteigerung um 12,5 mg 14-tägig, Maximaldosis 200 mg/d

+ Die Bestimmung der Serumkonzentration ist entweder nicht möglich oder nicht aussagekräftig.

Wenn Anfallsfreiheit nicht zu erreichen ist, wechselt das Behandlungsziel. Dann gilt es, eine gut vertragene, nebenwirkungsarme, die Anfallsfrequenz vermindernde und Problemanfälle vermeidende Therapie zu etablieren.

In der **individuellen Therapieplanung** spielen weitere Aspekte eine Rolle. Eine eventuelle Interaktion mit oralen Kontrazeptiva muss ebenso berücksichtigt werden wie das Lebensalter und Begleiterkrankungen.

In der **individuellen Therapieplanung** spielen weitere Aspekte eine Rolle. In der Behandlung von Frauen, die orale Kontrazeptiva einnehmen, sollte ein nicht leberenzyminduzierendes Antiepileptikum gewählt werden (s. Tab. B-**4.9**), da leberenzyminduzierende Antiepileptika die Wirksamkeit der Pille reduzieren. In der Planung einer Schwangerschaft sollte – wenn möglich – ein Antiepileptikum mit geringem teratogenem Risiko in Monotherapie gewählt werden. Bei der Behandlung älterer Patienten müssen das Interaktionspotenzial mit anderen Medikamenten und der Metabolisierungsweg des Antiepileptikums besonders berücksichtigt werden (s. Tab. B-**4.9**). Die Eindosierung muss noch langsamer und in kleineren Schritten bei insgesamt niedrigerer Dosis erfolgen.

Als **nicht medikamentöse Behandlungsverfahren** stehen zur Verfügung:
- Psychotherapie

Der Schwerpunkt der Epilepsiebehandlung liegt im Bereich der Pharmakotherapie. **Nicht medikamentöse Behandlungsverfahren** werden aber von vielen Patienten gewünscht und sind für einen Teil der Patienten sinnvoll. Eine beglei-

B-4.9 Für die Therapieauswahl relevante Charakteristika der Antiepileptika

Antiepileptikum	*Enzyminduktion in der Leber (Cytochrom P450)*	*Interaktionspotenzial mit anderen Medikamenten*	*wichtigste Nebenwirkungen*
Carbamazepin	ja	hoch	Allergie, immunologische Reaktion (z. B. Lupus erythematodes)
Ethosuximid	nein	gering	Schlafstörung, Appetitlosigkeit
Gabapentin	nein	gering	Konzentrationsstörung (ältere Pat.)
Lamotrigin	nein	gering	toxisch-allergische Hautreaktion
Levetiracetam	nein	gering	Müdigkeit, Schwindel
Oxcarbacepin	gering	mäßig	Allergie, Hyponatriämie
Phenobarbital	ja	hoch	Sedierung, Dupuytren-Kontraktur
Phenytoin	ja	hoch	Gingivahyperplasie, Akne, Hirsutismus
Primidon	ja	hoch	Sedierung
Tiagabin	nein	mäßig	nonkonvulsiver Status epilepticus
Topiramat	nein (Monotherapie) gering (Kombinationstherapie)	gering	Denkstörung, Sprachstörung, Paraesthesien, Nierensteine, Gewichtsabnahme
Valproat	nein (Inhibition)	mäßig	Gewichtszunahme, Tremor, Haarausfall

tende Psychotherapie hilft, Angst vor Anfällen abzubauen und eine begleitende depressive Störung zu beeinflussen. Eine deutliche depressive Störung sollte jedoch auch medikamentös antidepressiv behandelt werden. Manche Patienten mit fokaler Epilepsie entwickeln Mechanismen, einen Anfall, der sich mit einer Aura ankündigt, zu unterbrechen, „nicht durchkommen“ zu lassen. Dieses Prinzip wird auch in z.T. modifizierten Biofeedback-Methoden genutzt. Für einige lokalisationsbezogene, insbesondere läsionell bedingte Epilepsien kommt ein epilepsiechirurgischer Eingriff in Betracht (z.B. Temporallappenepilepsie, s. S. 526). Wenn diese Option nicht gegeben ist, wird gelegentlich ein Vagusnerv-Stimulator implantiert. Für viele Patienten ist der Besuch einer Selbsthilfegruppe hilfreich (es existiert ein gut organisierter Selbsthilfeverband).

- Anfallsunterbrechung (Selbstkontrolle)
- Biofeedback
- Epilepsiechirurgie
- Vagusnerv-Stimulation
- Selbsthilfegruppe.

Nach erstmalig aufgetretenem epileptischem Anfall helfen folgende Richtlinien bei der Entscheidung für oder gegen eine medikamentöse Therapie: Basis dieser Entscheidung ist das Risiko der Manifestation weiterer epileptischer Anfälle. Während das **Rezidivrisiko** nach einem ersten tonisch-klonischen Anfall (ungeachtet der Ursache) 38% beträgt, ist das Risiko nach einem zweiten Anfall mit 79–96% deutlich größer. Somit ist eine medikamentöse Therapie nach dem ersten Anfall generell nicht begründet. Die Prognose hängt aber von weiteren Faktoren ab. Bleibt bei sorgfältiger Diagnostik die Ursache eines ersten tonisch-klonischen Anfalls unbekannt, liegt das Rezidivrisiko innerhalb von 2 Jahren bei 24%. Ein abnormer EEG-Befund erhöht das Wiederholungsrisiko um das 1,5–3fache. Ist aufgrund der Anamnese, dem neurologischen Untersuchungsbefund und der bildgebenden Diagnostik eine symptomatische Ursache wahrscheinlich und findet sich zudem ein abnormes EEG, beträgt das Rezidivrisiko 65%. Grundsätzlich gilt: Je länger die anfallsfreie Zeit, umso geringer ist das Risiko, dass noch ein Anfall folgt.

Nach erstmalig aufgetretenem epileptischem Anfall basiert die Entscheidung zur medikamentösen Therapie auf dem **Rezidivrisiko**. Das Rezidivrisiko nach einem ersten tonisch-klonischen Anfall beträgt innerhalb von 2 Jahren 24%, bei Nachweis von EEG-Veränderungen steigt es um das 1,5–3fache. Bei Hinweisen auf eine symptomatische Ursache liegt das Rezidivrisiko bei 68%. Somit ist eine medikamentöse Therapie nach dem ersten Anfall generell nicht begründet. Je länger die anfallsfreie Zeit, umso geringer das Risiko eines weiteren Anfalls.

Die Therapieentscheidung berücksichtigt neben dem statistischen Risiko immer auch individuelle Aspekte (Wunsch des Patienten nach Sicherheit, seine berufliche Situation und die Erfordernis der Fahrerlaubnis). Die **Beratung** nach einem ersten Grand mal sollte berücksichtigen: Meiden provozierender Faktoren, Fahrverbot für KFZ für 6 Monate oder zwei Jahre (je nach Ergebnis der Zusatzuntersuchungen), Beratung hinsichtlich der Ausbildungs- und Berufsplanung, Einschränkung bei Arbeiten in großen Höhen und an rotierenden Maschinen, Meiden von Risikosportarten.

Die Therapieentscheidung muss immer auch individuelle und die **Beratung** auch sozialmedizinische Aspekte berücksichtigen.

Nach einem **Gelegenheitsanfall**, der nach Ausschluss einer anderen Ursache auf einen der o.g. allgemeinen Auslösefaktoren zurückzuführen ist, ist eine medikamentöse Akut- oder prophylaktische Therapie nicht indiziert. Prokonvulsiv wirksame Medikamente sollten möglichst abgesetzt werden. Liegt dem Gelegenheitsanfall eine akute Hirnerkrankung zugrunde, wird zunächst die Grunderkrankung behandelt. Solange das durch die Grunderkrankung bedingte Risiko, einen weiteren epileptischen Anfall zu erleiden, fortbesteht, ist eine antiepileptische Akuttherapie erforderlich: Gegebenenfalls zunächst 10 mg Diazepam i.v. und anschließend für einige Tage Clobazam 5–20 mg/Tag. Je nach Ursache des Gelegenheitsanfalls (sofern die auslösende Erkrankung noch nicht beherrscht ist) Prophylaxe mit Carbamazepin oder, wenn die orale Gabe nicht möglich ist, Valproinsäure oder Phenytoin i.v. (s. Tab. B-**4.8**, S. 524).

Ist der **Gelegenheitsanfall** nach Ausschluss anderer Ursachen auf einen allgemeinen Auslösefaktor zurückzuführen, ist eine medikamentöse Therapie nicht indiziert. Liegt dem Gelegenheitsanfall eine akute Hirnerkrankung zugrunde, wird zunächst die Grunderkrankung behandelt.

Verlauf: Die Prognose ist abhängig vom Epilepsie-Syndrom (S. 526ff) bzw. der Ätiologie der Epilepsie und vom Manifestationsalter. Die Behandlungsprognose ist bei idiopathischen Epilepsien mit in 80–90% zu erreichender Anfallsfreiheit günstiger als bei symptomatischen bzw. kryptogenen Epilepsien mit Anfallsfreiheit bei 40–70% der Patienten. 15 Jahre nach Beginn einer Epilepsie im Kindes- und Jugendalter haben noch ca. 20% der Betroffenen epileptische Anfälle. Epileptische Anfälle führen selten unmittelbar zum Tod (z.B. durch Ertrinken). Suizide und Suizidversuche sind bei Epilepsiekranken häufiger als in der Gesamtbevölkerung.

Verlauf: Die Prognose ist abhängig vom Epilepsie-Syndrom. Die Behandlungsprognose ist bei idiopathischen Epilepsien mit in 80–90% zu erreichender Anfallsfreiheit günstiger als bei symptomatischen bzw. kryptogenen Epilepsien mit Anfallsfreiheit bei 40–70% der Patienten.

4.5.1 Epilepsie-Syndrome

Überblick

Die international gültige Klassifikation der Epilepsien und epileptischen Syndrome unterscheidet Epilepsien nach der Art der auftretenden Anfälle (fokal vs. generalisiert) und der Ätiologie (Ursache unbekannt [idiopathisch] vs. Ursache bekannt [symptomatisch] oder Ursache wahrscheinlich symptomatisch [kryptogen]) (s. Tab. B-**4.6**). Im Folgenden finden die häufigsten noch oder erstmals im Erwachsenenalter auftretenden Epilepsien die größte Berücksichtigung: fokale (lokalisationsbezogene) Epilepsien symptomatischer oder kryptogener Genese, generalisierte Epilepsien idiopathischer Genese.

Die international gültige Klassifikation der Epilepsien und epileptischen Syndrome (s. Tab. B-**4.6**) stützt sich auf zwei Dichotomien: Die erste beruht auf der Art der auftretenden Anfälle und unterscheidet Epilepsien mit fokalen (partiellen) Anfällen (lokalisationsbezogene = fokale = partielle Epilepsien) von Epilepsien mit generalisierten Anfällen (generalisierte Epilepsien). Die andere beruht auf der Ätiologie und unterscheidet Epilepsien unbekannter Ursache (idiopathische Epilepsien) von Epilepsien bekannter oder zu vermutender Ursache (symptomatische bzw. kryptogene Epilepsien). In der folgenden Darstellung finden die häufigsten Epilepsien die größte Berücksichtigung: fokale (lokalisationsbezogene) Epilepsien symptomatischer oder kryptogener Genese, generalisierte Epilepsien idiopathischer Genese. Darüber hinaus liegt die Betonung der Darstellung auf den Epilepsien und Epilepsie-Syndromen, die bis ins Erwachsenenalter fortbestehen oder sich dann erst manifestieren. Epilepsien, die ausschließlich oder überwiegend im Kindesalter auftreten (s. Tab. B-**4.6**), werden demgegenüber nur am Rande erwähnt.

Fokale (lokalisationsbezogene) Epilepsien

Idiopathische fokale Epilepsien

Von diesen Epilepsie-Syndromen (s. Tab. B-**4.6**) finden sich bei Erwachsenen die autosomal dominante nächtliche Frontallappen- und die familiäre Temporallappenepilepsie. Mittel der Wahl ist Carbamazepin.

Bei diesen handelt sich überwiegend um Epilepsien des Kindesalters (s. Tab. B-**4.6**). Ausnahmen sind die autosomal dominante nächtliche Frontallappenepilepsie und die ebenfalls sehr seltene familiäre Temporallappenepilepsie, die in der Adoleszenz beginnen und in den meisten Fällen auch im Erwachsenenalter behandlungsbedürftig bleiben. Medikament der 1. Wahl ist wie bei den symptomatischen fokalen Epilepsien Carbamazepin.

Symptomatische und kryptogene fokale Epilepsien

Überblick: Fokale Epilepsien machen ca. $^2/_3$ aller Epilepsien aus. Sie können sich in jedem Lebensalter manifestieren. Häufigste Ursachen im Kindesalter sind perinatale Hirnschädigungen, metabolische Erkrankungen und Fehlbildungen, in der Jugend und Adoleszenz Enzephalitis und Hirntrauma, im mittleren Lebensalter Hirntumoren, im höheren Alter vaskuläre Hirnerkrankungen.

Bei fehlendem Nachweis einer Hirnläsion, aber fokalem Anfallstyp und Auffälligkeiten in der frühkindlichen Anamnese wird die Epilepsie als kryptogen eingeordnet.

Der Ort der Schädigung bzw. der Funktionsstörung im Gehirn bestimmt den Anfallstyp (Tab. B-**4.5**) und die Benennung der Epilepsie (Tab. B-**4.6**). Carbamazepin ist Mittel der 1. Wahl (Tab. B-**4.10**).

Temporallappenepilepsie: Sie ist die häufigste fokale Epilepsie.

Überblick: Symptomatische und kryptogene fokale Epilepsien machen etwa zwei Drittel aller Epilepsien aus. Sie können sich in jedem Lebensalter manifestieren. Bei Manifestation im Kindesalter sind perinatale Hirnschädigungen, metabolische Erkrankungen (S. 238) und Fehlbildungen (S. 160) die häufigste Ursache. Im Jugendalter und der Adoleszenz sind Enzephalitis und Hirntrauma häufige Ursachen, im mittleren Lebensalter Hirntumoren und im höheren Lebensalter vaskuläre Hirnerkrankungen und Demenz. Eine sorgfältige bildgebende Untersuchung ist unerlässlich. Auch wenn eine gröbere Läsion mittels CT ausgeschlossen ist, muss mittels MRT immer nach Entwicklungsstörungen des Gehirns (Migrationsstörungen, kortikale Dysplasie, Heterotopien der grauen Substanz, Hamartome, Abb. B-**4.5** und B-**4.6**) gesucht werden.
Oftmals kann aber die sorgfältige bildgebende Untersuchung keine Hirnläsion als Ursache aufdecken. Das EEG dokumentiert dann eine regionale Funktionsstörung, kann aber interiktal ebenfalls normal sein. Dann weisen allein der Anfallstyp und die Anamnese (Geburtskomplikation, Frühgeburt, Fieberkrämpfe, Enzephalitis oder Trauma in der frühen Kindheit) auf eine wahrscheinliche, aber nicht durch Untersuchungsergebnisse belegbare symptomatische Ursache hin: Man spricht von einer kryptogenen Epilepsie.
Der Ort der Schädigung bzw. der Funktionsstörung im Gehirn bestimmt den Anfallstyp (Tab. B-**4.5**) und entsprechend der Erregungsausbreitung die Anfallssemiologie. Die somatotope Einteilung fokaler Epilepsien folgt den Hirnregionen bzw. Hirnlappen (Tab. B-**4.6**). Bei allen fokalen Epilepsien ist Carbamazepin das Medikament der 1. Wahl; um Anfallsfreiheit zu erzielen ist oft eine Kombinationstherapie erforderlich (Tab. B-**4.10**).

Temporallappenepilepsie: Sie macht 60 – 70% der fokalen Epilepsien aus und ist mit einem Anteil von ca. 40% an der Gesamtzahl der Epilepsien das häufigste Epilepsie-Syndrom.

B-4.10 Therapiestrategien bei fokalen Epilepsien

Therapieschritt	*Antiepileptika**	*Indikation*	*Nebenwirkungen (NW) bei hoher Dosis*
Monotherapie 1. Wahl	CBZ	fokale Anfälle mit/ohne Grand mal; bei komplex fokalen Anfällen unbedingt einsetzen	Sedation, Schwindel, Ataxie, Diplopie
alternative Monotherapie	OXC	wenn CBZ wegen NW nicht ausdosiert wurde	Schwindel, Ataxie (geringer als CBZ)
	VPA	wenn CBZ nicht vertragen (Allergie) oder wegen NW nicht ausdosiert wurde; bei extratemporalem Anfallsbeginn	Nausea, Tremor
	LTG	wie VPA gut kombinierbar mit oralen Kontrazeptiva	Schwindel, Ataxie
	TPM		kognitive Störungen
Kombinationstherapie*	CBZ + LEV	besonders komplex fokale Anfälle temporalen Ursprungs	Sedation, Gereiztheit
	CBZ + TPM		Apathie, Gewichtsverlust
	CBZ + TGB		Status nonconvulsivus
	CBZ oder VPA + LTG	fokale Anfälle extratemporalen Ursprungs	Schwindel, Ataxie, Tremor
	CBZ + GBP	nebenwirkungsarme Therapie mit geringer Interaktion	Sedation

* zu Abkürzungen s. Tab. B-**4.7** ff.
** Andere Kombinationen der genannten Antiepileptika sind ebenfalls möglich; statt CBZ kann auch OXC oder VPA als „Basismedikament" gegeben werden.

90% dieser Epilepsien gehen von **medialen Temporallappenstrukturen** (Amygdalum, Hippokampus, Parahippokampus) aus. Daher wird diese Epilepsie auch als mesiobasal-limbische, rhinenzephale oder wegen des charakteristischen Anfalltyps psychomotorische Epilepsie bezeichnet. Um das 10. Lebensjahr kommt es zu ersten Anfällen: meist von einer epigastrischen, seltener auch dysmnestischen oder olfaktorischen Aura (s. Tab. A-1.5, S. 13) eingeleitete komplex fokale, genauer **psychomotorische Anfälle**, deren Hauptcharakteristikum oroalimentäre Automatismen sind (s. S. 13). Die Anfälle treten oft in Clustern (z. B. 3–10 Anfälle) an wenigen aufeinanderfolgenden Tagen auf. Die komplex fokalen Anfälle können gelegentlich in einen generalisierten tonisch-klonischen Anfall übergehen. Häufiger als bei anderen fokalen Epilepsien leiden die Patienten unter weiteren Störungen: Infolge der auch interiktalen epileptischen Aktivität in Strukturen des limbischen Systems kann es zur Störung des hypothalamisch-hypophysären Regelkreises (Zyklusstörungen bei Frauen, Beeinträchtigung von Libido und Fertilität bei beiden Geschlechtern) kommen. Neuropsychologische Auffälligkeiten sind Beeinträchtigungen des verbalen und/oder bildhaften Gedächtnisses, visuospatialer Funktionen und der Sprache. Die Inzidenz depressiver Störungen ist bei diesen Patienten deutlich erhöht. Die Anamnese deckt nicht selten komplizierte Fieberkrämpfe im Säuglings- oder Kleinkindalter und eine familiäre Belastung auf. Der Funktionsstörung im mesialen Temporallappen liegt eine bei 70% der Patienten im MRT nachweisbare Hippokampussklerose oder -atrophie oder kleine benigne Tumoren (Abb. B-**4.6**) zugrunde. Iktal lassen sich im EEG temporal anterior Spikes oder Sharp Waves und rhythmische 5- bis 7/s-Theta-Aktivität ableiten (Abb. B-**4.7**). Die Behandlungsprognose ist unter Ausschöpfung aller medikamentöser Strategien (s. Tab. B-**4.10**) mit 40–50% Anfallsfreiheit ungünstiger als bei anderen Epilepsien. Bei erwiesener Pharmakoresistenz sollte die Möglichkeit eines epilepsiechirurgischen Eingriffs überprüft werden (in spezialisierten Epilepsie-Zentren). Eine Operation ist dann möglich, wenn sich der Anfallsursprung eindeutig lateralisieren und lokalisieren lässt (Video-EEG-Langzeitableitung ggf. mit intrakraniellen Elektroden) und das zu

Meist geht die epileptische Aktivität von den **medialen Temporallappenstrukturen** (Hippokampus) aus. Die ersten Anfälle treten um das 10. Lebensjahr auf: Auf eine Aura folgt ein komplex fokaler, **psychomotorischer Anfall** (oroalimentäre Automatismen), der evtl. sekundär generalisiert. Die Anfälle treten oft gehäuft auf. Außerdem können endokrine Störungen, neuropsychologische Auffälligkeiten und eine depressive Störung bestehen. Das MRT zeigt bei 70% der Patienten eine Hippokampussklerose oder -atrophie. Das EEG zeigt im Anfall Spikes oder Sharp Waves und rhythmische 5- bis 7/s-Theta-Aktivität (Abb. B-**4.7**). Unter medikamentöser Therapie (s. Tab. B-**4.10**) wird in 40–50% der Fälle Anfallsfreiheit erreicht. Bei Pharmakoresistenz sollte die Möglichkeit eines epilepsiechirurgischen Engriffs geprüft werden.

B-4.7 Temporallappenepilepsie (EEG)

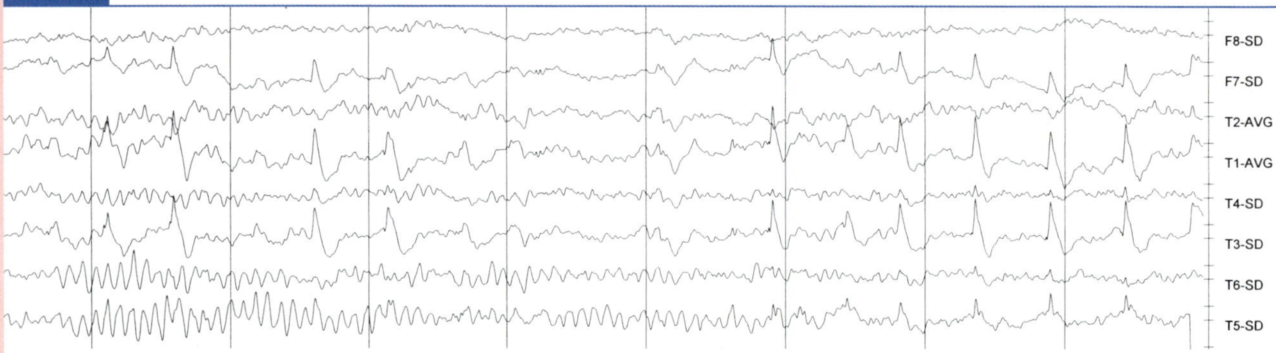

22-jährige Patientin mit fokaler Epilepsie, bisher unbehandelt. Häufige einfach und komplex fokale Anfälle beginnend mit einem immer identisch ablaufenden aber schwer beschreibbaren Gefühl „dass gleich etwas kommt". Dann folge eine unangenehme Empfindung im Bauch und sie könne nicht sprechen. Auf dieses Gefühl folge gelegentlich eine kurze Erinnerungslücke. Sie habe die Zustände nicht für krankhaft gehalten bis eine Freundin sie darauf aufmerksam gemacht habe, dass sie im Gespräch nicht geantwortet und unsinnige Bewegungen mit den Händen ausgeführt habe. Im interiktalen EEG Nachweis eines sharp-wave-Fokus links temporal mitte bis temporal anterior. (Quellenableitung mit Zusatzelektroden T1 und T2. Darstellung nur der temporalen Ableitungen)

resezierende Areal weder hinsichtlich der Sprachfunktion noch der Gedächtnisfunktion eloquent ist. Bei 60–70% der operierten Patienten wird Anfallsfreiheit erreicht.

Auf einen Anfallsursprung im **lateralen Temporallappen** weisen der Aura-Typ und frühe motorische Symptome im Anfall hin.

Auf einen Anfallsursprung im **lateralen Temporallappen** weisen der Typ der Aura (eher Depersonalisationserleben oder déjà vu, s. Tab. A-**1.5**, S. 13) und im Anfallsablauf weniger orale Automatismen als frühe motorische Symptome, die auf die kontralaterale Hemisphäre hinweisen.

Frontallappenepilepsie: Folgende Anfallstypen kommen vor: einfache fokale motorische Anfälle ohne oder mit march (Jackson-Anfälle), tonische Anfälle, Versiv- und Haltungsanfälle, komplexe fokale (kurz, in Serien, oft aus dem Schlaf, hypermotorisch). In der Regel ist das Bewusstsein erhalten, jedoch ist der Übergang zum tonisch-klonischen Anfall häufig. Versagt die medikamentöse Therapie (s. Tab. B-**4.10**), sollte nach einer Entwicklungsanomalie des frontalen Kortex oder einer Heterotopie gesucht werden (Abb. B-**4.5**).

Frontallappenepilepsie: Es kommen sowohl einfache fokale motorische Anfälle ohne oder mit march (Jackson-Anfälle), die im motorischen Kortex ihren Ursprung haben, als auch asymmetrische tonische Anfälle, Versiv- und Haltungsanfälle (s. Anamnese epileptischer Anfälle, S. 9), die ihren Ausgang von der supplementär-motorischen Region nehmen, vor. Bei diesen wie auch bei komplexen fokalen Anfällen des so genannten frontalen Typs ist das Bewusstsein i.d.R. erhalten. Häufig ist jedoch der Übergang in einen tonisch-klonischen Anfall; die fokale Einleitung wird vom Patienten nicht immer erinnert. Komplexe fokale Anfälle des Frontallappens sind sehr kurz (30 Sekunden), treten meist in Serien von 10–20/Tag und besonders aus dem Schlaf heraus auf, sind hypermotorisch mit überwiegender Beteiligung der axialen Muskulatur; es kommt zu einem rhythmischen Wiegen des Beckens, ausfahrenden Bewegungen der Beine, Drehung um die eigene Achse und Vokalisationen. Wenn die medikamentöse Therapie versagt (Tab. B-**4.10**), sollte sorgfältig nach einer Entwicklungsanomalie des frontalen Kortex oder einer Heterotopie gesucht werden (Abb. B-**4.5**). Die Prognose nach epilepsiechirurgischem Eingriff ist allerdings weniger günstig als bei den Temporallappenepilepsien.

Parietallappenepilepsie: Am häufigsten treten einfach fokale sensible Anfälle ohne oder mit march, selten somatognostische Auren oder eine iktale Sprachstörung auf.

Parietallappenepilepsie: Es kommt hauptsächlich zu einfach fokalen sensiblen Anfällen ohne oder mit march. Selten sind somatognostische Auren (s. Tab. A **1.5**, S. 13) oder eine iktale Sprachstörung. Gelegentlich weist ein postiktales neurologisches Defizit nach tonisch-klonischem Anfall, eine Todd-Parese oder Aphasie, auf die beteiligte Hirnregion hin. Zur Therapie s. Tab. B-**4.10**.

Okzipitallappenepilepsie: Charakteristisch sind einfache fokale Anfälle mit visuellen Halluzinationen. Oft geht der einfache fokale in einen komplex fokalen temporalen oder parietalen Anfall über.

Okzipitallappenepilepsie: Einfache fokale Anfälle mit visuellen Halluzinationen (farbige Lichter, grell bunte, sich bewegende Muster) sind der charakteristische Anfallstyp. Mit Ausbreitung der epileptischen Erregung insbesondere in den Temporallappen entwickeln sich aus dieser fokalen Einleitung auch andere Anfallstypen (komplex fokale temporale Anfälle, seltener parietale Anfälle). Bei der neurologischen Untersuchung ist besonders auf einen Gesichtsfelddefekt als Folge eines Tumors oder einer Gliose zu achten. Die bei MELAS und MERFF (s. S. 64 und S. 241) vorkommenden Anfälle sind nicht selten okzipitalen Ursprungs. Zur Therapie s. Tab. B-**4.10**.

▶ **Klinisches Beispiel:** Eine 46-jährige Patientin klagte über wiederholt plötzlich auftretende unangenehme Geruchsmissempfindungen. Nicht regelhaft, aber zunehmend häufig sehe sie dann vier schwarze Männergestalten auf sich zukommen. Unter dem Verdacht auf eine Aura epileptica mit olfaktorischen und visuellen Halluzinationen wurde ein EEG abgeleitet, das einen rechtstemporalen Theta-Delta-Fokus aufwies. Das CT ergab einen vier Zentimeter großen, hyperdensen, raumfordernden, stark Kontrastmittel aufnehmenden Tumor rechts in der mittleren Schädelgrube. Bei der Operation wurde ein vom lateralen Keilbeinflügel rechts ausgehendes Meningeom exstirpiert. Die Patientin war postoperativ unter antiepileptischer Therapie anfallsfrei.

◀ **Klinisches Beispiel**

Generalisierte Epilepsien

Idiopathische generalisierte Epilepsien

Überblick: Hauptcharakteristikum der idiopathischen generalisierten Epilepsien ist die **altersgebundene Manifestation**. Diese genetisch determinierten Epilepsien sind die häufigsten Epilepsien des Kindesalters. Insgesamt machen sie 23% aller Epilepsien aus. Für einige dieser Epilepsien ist ein Genlocus gefunden worden, der Vererbungsmodus ist jedoch polygen, evtl. spielen auch weitere Faktoren für das Manifestwerden der Erkrankung eine Rolle. Das statistische Erkrankungsrisiko für Kinder von Eltern mit Epilepsie ist bei den idiopathischen Epilepsien insgesamt mit 6,5% erhöht (gegenüber einem Risiko von 1% für Kinder gesunder Eltern). Bei den Absence-Epilepsien ist das Risiko mit 9% am höchsten. Prinzipiell können bei den generalisierten Epilepsie-Syndromen alle generalisierten Anfallstypen (s. Tab. B-**4.5**) vorkommen. Der altersgebundene Beginn und die Kombination sowie das Überwiegen einzelner Anfallstypen charakterisieren das Epilepsie-Syndrom. Charakteristische EEG-Muster sind Paroxysmen generalisierter Spike Waves (SW) oder Poly-Spike Waves (Poly-SW) (s. Abb. B-**4.3**, S. 519), die auch interiktal insbesondere unter Hyperventilation und Photostimulation nachgewiesen werden können. Die Behandlung zielt primär auf den hauptsächlich auftretenden Anfallstyp ab; als Medikament der 1. Wahl gilt Valproinsäure, die gleich gut wirksam gegen generalisierte tonisch-klonische (Grand-mal-) Anfälle idiopathischer Genese wie gegen kleine generalisierte Anfälle (Petit mal, d. h. Absencen, Impulsiv Petit mal, astatische Anfälle) ist (Tab. B-**4.7**). Selten ist eine Kombinationstherapie (Tab. B-**4.11**) erforderlich.

Überblick: Die idiopathischen generalisierten Epilepsien machen 23% aller Epilepsien aus. Sie sind genetisch determiniert. Hauptcharakteristikum ist die **altersgebundene Manifestation**. Der altersgebundene Beginn und die Kombination sowie das Überwiegen einzelner generalisierter Anfallstypen (s. Tab. B-**4.5**) charakterisieren das jeweilige Epilepsie-Syndrom. Sowohl die meisten kleinen generalisierten Anfälle als auch generalisierte tonisch-klonische Anfälle (Grand mal) sind mit Valproinsäure gut zu behandeln; selten ist eine Kombinationstherapie (Tab. B-**4.11**) erforderlich.

Absence-Epilepsie des Kindesalters (Pyknolepsie): Die Erkrankung beginnt im Kindesalter (5–8 Jahre) mit täglich gehäuft (pyknoleptisch) auftretenden Ab-

Absence-Epilepsie des Kindesalters (Pyknolepsie):

B-4.11 Therapiestrategien bei idiopathisch generalisierten Epilepsien.

Therapieschritt	*Antiepileptika**	*Indikation*	*Nebenwirkungen bei hoher Dosis*
Monotherapie 1. Wahl	VPA	kleine generalisierte Anfälle und/oder Grand-mal-Anfälle	Nausea, Tremor
	LTG	wenn VPA ineffektiv oder wegen schlechter Verträglichkeit nicht auszudosieren ist	Ataxie, Schwindel
	ESM	nur Absencen	Schlafstörungen
alternative Monotherapie	TPM	bei nicht ausreichender Wirksamkeit insbesondere gegen Grand mal oder bei Unverträglichkeit der anderen AE	kongnitive Störung, Gewichtsabnahme
	PRM oder PB		Sedierung
Kombinationstherapie**	VPA + LTG	therapieresistente kleine generalisierte Anfälle und/oder Grand-mal-Anfälle	Allergie, Zunahme eines VPA-induzierten Tremors
	VPA + ESM	therapieresistente Absencen	Schlafstörungen
	VPA + TPM	therapieresistente Grand-mal-Anfälle	kognitive Störung
	VPA + LEV		Antriebssteigerung, Gereiztheit

* zu Abkürzungen s. Tab. B-**4.7** ff.
** Andere Kombinationen unter den genannten AE sind ebenfalls möglich.

- Beginn: 5 – 8 Jahre
- Mädchen > Jungen
- Anfallstyp:
  - Absencen (s. S. 517; bis zu 100/Tag)
  - selten im Verlauf Grand mal
- EEG: 3/s-Spike-wave (SW)-Muster
- Prognose: günstig.

sencen (s. S. 517). Mädchen sind häufiger betroffen als Jungen. Die Kinder sind ansonsten gesund, können aber mit Beginn der Epilepsie aufgrund der zahlreichen (täglich 20 – 100) Absencen in ihren Schulleistungen abfallen. Im EEG finden sich während der Absence und auch interiktal als kurze Paroxysmen generalisierte 3/s-Spike-wave (SW)-Muster (s. Abb. B-**4.3**) bei normaler Grundaktivität. Im Jugendalter (9 – 15 Jahre) können Grand-mal-Anfälle, meist als Aufwach-Grand-mal und durch Schlafunregelmäßigkeiten provoziert, hinzukommen. Absencen werden dann seltener oder verschwinden ganz. Die Behandlungsprognose ist mit 80 – 95 % Anfallsfreiheit günstig. Nach Beendigung der antiepileptischen Therapie besteht ein Rezidivrisiko von 20 %.

Juvenile Absence-Epilepsie:
- Beginn: 9 – 12 Jahre
- Mädchen = Jungen
- Anfallstyp:
  - Absencen
  - selten Myoklonien
  - in 80 % der Fälle im Verlauf Grand mal
- EEG: unregelmäßige 3 – 4/s-Spikes and waves (SW) (Abb. B-**4.8**).
- Prognose: 40 % der Patienten werden nicht dauerhaft anfallsfrei (s. auch Abb. B-**4.12**).

Juvenile Absence-Epilepsie: Dieses Epilepsie-Syndrom unterscheidet sich nicht nur durch den späteren Beginn (9 – 12 Jahre) und die geringere Frequenz der Absencen, sondern v. a. durch die ungünstigere Prognose von der Absence-Epilepsie des Kindesalters. Mädchen und Jungen sind gleich häufig betroffen. Zu den z. T. myoklonischen Absencen können im Verlauf auch myoklonische Anfälle (Impulsiv-Petit-mal) hinzukommen. Grand-mal-Anfälle können bereits mit Beginn der Epilepsie auftreten, im Verlauf sind sie sehr häufig (bei 80 % der Patienten), meist als Aufwach-Grand-mal. Gelegentlich besteht ein fließender Übergang zur juvenilen myoklonischen Epilepsie. Das SW-Muster im EEG ist rascher (3 – 4/s) und unregelmäßiger (Abb. B-**4.8**); Photosensibilität ist häufig. Die Behandlungsprognose ist zwar ebenfalls günstig, 40 % der Patienten werden jedoch nicht dauerhaft anfallsfrei. Auch in höherem Lebensalter sind Rezidive möglich (s. auch Abb. B-**4.12**).

Juvenile myoklonische Epilepsie (Impulsiv-Petit-mal-Epilepsie, Janz-Syndrom):
- Beginn: 12 – 20 Jahre
- Anfallstyp:
  - Impulsiv-Petit-mal
  - häufig im Verlauf oder bereits zu Beginn Grand mal
  - Bindung der Anfälle an die Aufwachphase
- EEG: 3 – 5/s-SW- und Poly-SW, Photosensibilität
- Prognose: unter Behandlung günstig, Rezidive oft infolge Schlafunregelmäßigkeiten.

Juvenile myoklonische Epilepsie (Impulsiv-Petit-mal-Epilepsie, Janz-Syndrom): Die Epilepsie manifestiert sich im Jugend- oder Adoleszentenalter (12 – 20 Jahre) mit charakteristischen Myoklonien, den Impulsiv-Petit mal: bilateral symmetrische Myoklonien, bei denen die Arme plötzlich heftig aus dem Schultergürtel hoch und vom Körper weggeschleudert werden. Die Betroffenen erleben dies oft wie „einen elektrischen Schlag". In der Hand gehaltene Gegenstände werden weggeschleudert (s. klinisches Beispiel). Auch die Beine können von den Myoklonien erfasst werden, sodass der Betroffene stürzt. Das Bewusstsein ist dabei immer erhalten. Diese Myoklonien können in Serie auftreten und in einen Grand-mal-Anfall münden. Charakteristisch ist das Auftreten in den ersten Stunden nach Erwachen, insbesondere nach abruptem Wecken und reduziertem oder verschobenem Schlaf. Im EEG finden sich iktal und interiktal SW und Poly-SW um 3 – 5/s, Photosensibilität ist häufig. Obwohl die Behandlungsprognose günstig ist, können immer wieder auch in großen zeitlichen Intervallen sowohl Impulsiv-Petit-mal als auch Grand-mal-Anfälle meist in der Folge von Schlafunregelmäßigkeiten auftreten. Da das Rezidivrisiko nach Absetzen der Medikamente hoch ist, muss oft lebenslang behandelt werden.

▶ **Klinisches Beispiel**

▶ **Klinisches Beispiel:** Selbstschilderung einer Patientin mit juveniler myoklonischer Epilepsie (Impulsiv-Petit-mal-Epilepsie): „Als ich 3 Tage alt war, bekam meine Mutter Anfälle. Meine Mutter ist jetzt 64 Jahre alt, und die Anfälle kommen immer noch. 1939 bekam ich eine Schwester, welche aber mit 15 Monaten an Lungenentzündung und Krämpfen starb. Ich war immer ein vergnügtes Kind und bin außer einigen Kinderkrankheiten eigentlich gesund gewesen bis zu den Entwicklungsjahren. Meine Periode bekam ich so mit 13, 14 Jahren, und so mit 15 Jahren begann es. Jeden Morgen, wenn ich aufstehen musste, fiel mir alles aus den Händen. Ich habe eine Unmenge Zahnputzgläser, Tassen usw. entzweigeschmissen. Damals hat mein Vater mich auf die Finger geschlagen, weil er meinte, es sei meine Schuld, aber es war nicht meine Schuld; die Arme und Hände zuckten, und ich ließ alles fallen."

Epilepsie mit Aufwach-Grand-mal (Aufwach-Epilepsie):
- Beginn 14 – 20 Jahre
- Anfallstyp:
  - Grand mal in der Aufwachphase
  - selten Absencen oder Impulsiv-Petit-mal
- EEG: irreguläre SW- und Poly-SW
- Prognose: günstige Verläufe auch ohne Therapie (Oligoepilepsie), Rezidive auch

Epilepsie mit Aufwach-Grand-mal (Aufwach-Epilepsie): Bei diesem im 14.– 20. Lebensjahr beginnenden Epilepsie-Syndrom sind generalisierte tonisch-klonische Anfälle (Grand mal) der vorherrschende Anfallstyp. Bei über 90 % der Patienten treten sie in den ersten Stunden nach dem Erwachen auf, seltener auch im Anschluss an die aktive Tagesphase bei Entspannung als sog. „Feierabend-Grand-mal"-Anfälle. Die Anfälle können durch Schlafentzug provoziert werden (s. klin. Beispiel). Sowohl Absencen als auch Impulsiv-Petit-mal können

B-4.8 Juvenile Absence-Epilepsie

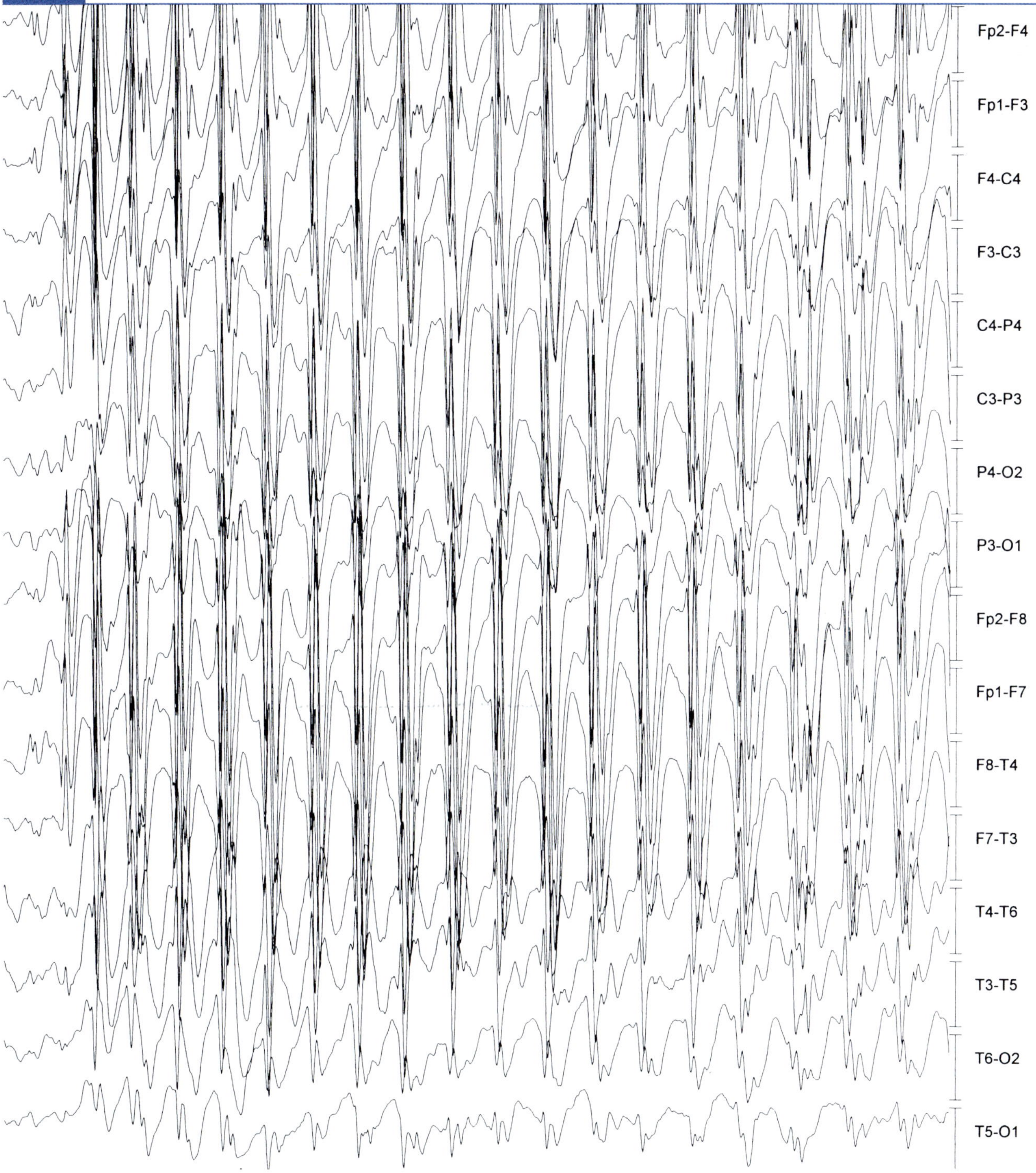

EEG eines 16-jährigen Schülers, der innerhalb eines Jahres einen zweiten Grand mal nach Schlafentzug erlitten hat. Die Fremdanamnese mit den Eltern ergab Hinweise darauf, dass seit ca. zwei Jahren gelegentlich blande Absencen auftreten. Während der EEG-Ableitung am Morgen nach Schlafentzug kommt es zu einem Paroxysmus generalisierter hochamplitudiger 3,5–4/s spike-wave (bipolare Reihenschaltung). In der Videoaufzeichnung sind synchrone Lidmyoklonien erkennbar.

vereinzelt auftreten. Im EEG finden sich generalisierte irreguläre SW- und Poly-SW-Paroxysmen. Ein Teil der Patienten erleidet auch ohne medikamentöse Behandlung nur wenige Anfälle (Oligoepilepsie), ein anderer Teil wird jedoch auch unter Therapie nicht dauerhaft anfallsfrei. In diesem Fall sollte immer die Compliance (Schlaf, Medikamenteneinnahme) hinterfragt werden.

unter Therapie besonders infolge von Noncompliance.

▶ Klinisches Beispiel

▶ **Klinisches Beispiel:** Unmittelbar vor Unterrichtsbeginn wurde ein 16-jähriger Schüler im Beisein der Klassenkameraden bewusstlos und stürzte heftig. Er erinnerte sich weder an den Sturz noch an den Transport ins Krankenhaus. Die körperliche Untersuchung des noch leicht benommenen Jungen ergab abgesehen von einer Kopfplatzwunde und einem frischen Zungenbiss einen normalen Befund. Der Klassenkamerad schilderte einen tonisch-klonischen Anfall und berichtete zudem, dass der Patient die vorangegangene Nacht bei ihm war und die beiden bis fast zwei Uhr morgens mit Videospielen vor dem Computer verbracht hatten. Die Fremdanamnese mit der Mutter ergab, dass der Sohn drei Monate zuvor auf dem Weg zur Schule ohne nachvollziehbaren Grund stürzte und sich eine Knieverletzung zugezogen hatte. Auf Nachfragen berichtete sie, dass ihr insgesamt zweimal morgens beim Frühstück ein starres Geradeausschauen des Sohnes aufgefallen sei. Er „höre oft nicht", sodass sie die in der Situation nicht prompte Reaktion nicht als ungewöhnlich empfunden habe. Das EEG noch am Aufnahmetag ergab unter der Hyperventilation einen 4 Sekunden andauernden SW-Paroxysmus. Die Behandlung mit Valproinsäure wurde initiiert.

Kryptogene und symptomatische generalisierte Epilepsien

Überblick: Die kryptogenen und die symptomatischen generalisierten Epilepsien haben eine deutlich ungünstigere Prognose als die idiopathischen. Sie treten oft frühzeitig auf und sind häufig pharmakoresistent. Die Kinder weisen meist eine psychomotorische Retardierung auf.

West-Syndrom:
- Beginn: 3.–8. Lebensmonat
- Jungen > Mädchen
- Anfallstyp: BNS-Krämpfe
- EEG: Hypsarrhythmie, generalisierte irreguläre, oft multifokale Sharp and slow waves (SSW, s. Abb. B-**4.3**)
- Prognose: Übergang in ein Lennox-Gastaut-Syndrom oder eine Epilepsie mit fo-

Kryptogene und symptomatische generalisierte Epilepsien

Überblick: Die kryptogenen und die symptomatischen generalisierten Epilepsien haben eine deutlich ungünstigere Prognose als die idiopathischen. Meist im frühen Kindesalter beginnend entwickelt sich in den meisten Fällen eine chronische bis ins Erwachsenenalter nicht selten pharmakoresistente Epilepsie. Abhängig von der Ursache ist eine Entwicklungsverzögerung mit der Folge einer geistigen Behinderung nicht selten. Die Therapieempfehlung weicht im frühen Kindesalter von der im Erwachsenenalter ab; es kommen auch seltener angewendete Antiepileptika zum Einsatz.

West-Syndrom: Es manifestiert sich im 3.–8. Lebensmonat, Jungen sind häufiger betroffen als Mädchen. Charakteristisch sind Serien von blitzartigen Myoklonien (Abb. B-**4.9**) oder generalisierten tonischen Beugekrämpfen, bei denen die Kinder gelegentlich die Hände wie zum orientalischen Gruß vor der Brust kreuzen: sog. Blitz-Nick-Salaam (BNS)-Krämpfe. Der EEG-Befund ist charakteristisch: Hypsarrhythmie und generalisierte irreguläre, oft multifokale Sharp and slow waves (SSW, s. Abb. B-**4.3**). In den meisten Fällen liegt eine Hirnschädigung (tuberöse Sklerose, S. 185; metabolische Erkrankung, S. 238) zugrunde.

B-4.9

B-4.9 Blitz-Krampf

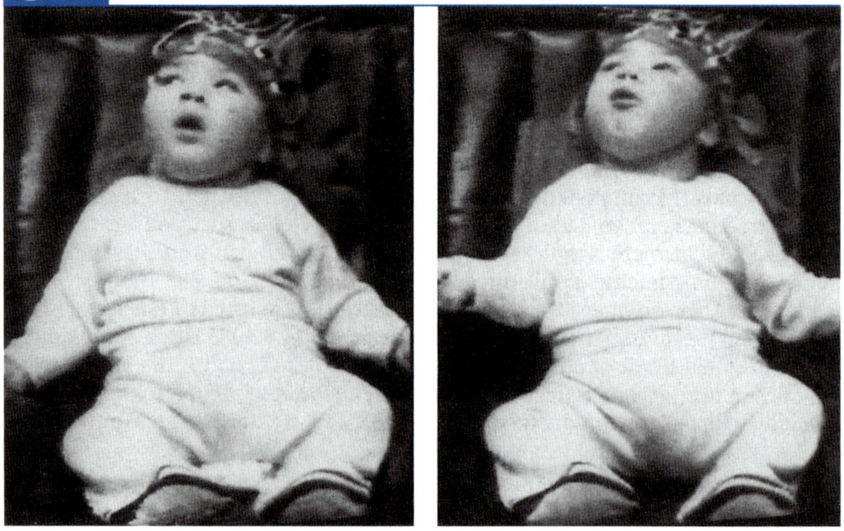

a b

Video-Aufnahme eines Säuglings mit West-Syndrom.

a Der Säugling schaut aufmerksam nach rechts oben. Sein Mund ist geöffnet, der Körper entspannt.

b Blitzartig treten generalisierte Myoklonien mit Verkrampfung der Kieferregion und Beugung der Arme auf.

Die psychomotorische Entwicklung ist retardiert. Die Prognose hängt von der zugrunde liegenden Hirnschädigung ab. In ca. 50% der Fälle entwickelt sich ein Lennox-Gastaut-Syndrom oder es erfolgt ein Übergang in eine Epilepsie mit einfach oder komplex fokalen Anfällen oft frontalen Ursprungs und tonisch-klonischen Anfällen. 90% der Kinder bleiben geistig behindert. Die Behandlung ist oft schwierig, es kommen auch selten eingesetzte Antiepileptika (z.B. Vigabatrin) oder die Therapie mit ACTH in Betracht.

kalen und tonisch-klonischen Anfällen, geistige Behinderung in 90% der Fälle.

Lennox-Gastaut-Syndrom: Dieses Epilepsie-Syndrom manifestiert sich zwischen dem 2. und 6. Lebensjahr, überwiegend bei Knaben. Es zeigt folgende Charakteristika:

- Nebeneinander zahlreicher Anfallsformen: axiale tonische Anfälle aus dem Schlaf heraus, atonische Anfälle, atypische Absencen, myoklonische, myoklonisch-astatische, tonisch-klonische und seltener fokale Anfälle
- SSW im Wach-EEG, generalisierte rhythmische Aktivität von 10/s im Schlaf-EEG (Abb. B-**4.10**)
- psychomotorische Entwicklungsverzögerung.

Bei etwa der Hälfte der Patienten liegt eine strukturelle Hirnveränderung zugrunde (perinatale Schädigung, Enzephalitis, neurometabolische Erkrankung, tuberöse Sklerose). Eine genetische Disposition wird für die Patienten angenommen, die keine Hirnschädigung aufweisen und bis zum Beginn der Epilepsie eine normale psychomotorische Entwicklung durchgemacht haben. Bei ca. 20% der Patienten entwickelt sich das Lennox-Gastaut-Syndrom aus einem West-Syndrom heraus. Der Verlauf ist chronisch mit rezidivierenden Status epileptici und damit einhergehender Zunahme der psychomotorischen Retardierung. Nach mehrjährigem Epilepsieverlauf kann die Anfallsfrequenz abnehmen, der Entwicklungsrückstand wird jedoch meist nicht aufgeholt. Weniger als 50% der Patienten weisen im Erwachsenenalter noch die klassische Anfallskombination auf (Abb. B-**4.11**). Das Schlaf-EEG weist aber oft noch die typischen Charakteristika auf (Abb. B-**4.10**). Die Mehrzahl der Patienten ist geistig behindert. Weniger als 10% der Patienten werden anfallsfrei. Meist ist eine Kombinationstherapie erforderlich, z.T. auch mit seltener eingesetzten Antiepileptika (Felbamat).

Lennox-Gastaut-Syndrom:

- Beginn 2.–6. Lebensjahr
- Jungen > Mädchen
- Anfallstyp:
  - axiale tonische Anfälle aus dem Schlaf heraus
  - atonische Anfälle
  - atypische Absencen
  - myoklonische, myoklonisch-astatische, tonisch-klonische und seltener fokale Anfälle
  - Weniger als 50% der Patienten weisen im Erwachsenenalter noch die klassische Anfallskombination auf (Abb. B-**4.11**).
- EEG: SSW im Wach-EEG, generalisierte rhythmische Aktivität von 10/s im Schlaf-EEG (Abb. B-**4.10**)
- Prognose: regelhaft psychomotorische Entwicklungsverzögerung und geistige Behinderung, nur 10% anfallsfrei.

B-4.10 → S. 534/535

B-4.11 Generalisierter tonischer Anfall

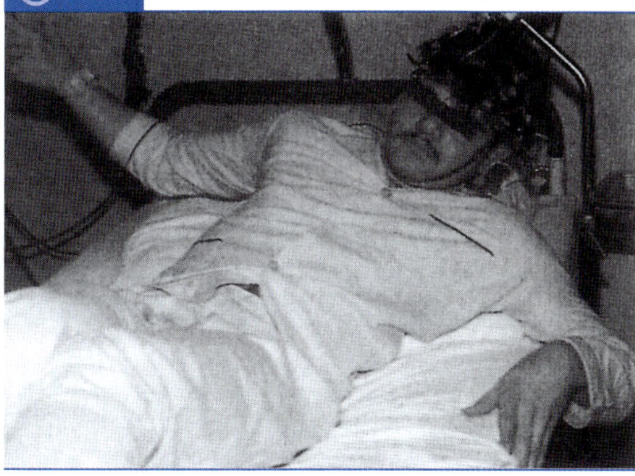

Videoaufnahmen eines 20-jährigen Patienten, der während der EEG-Ableitung einen Anfall erleidet. Es kommt zu einer tonischen Elevation der Arme und Anheben des Kopfes.

B-4.11

Epilepsie mit myoklonisch-astatischen Anfällen: Das Syndrom beginnt zwischen dem 2. und 6. Lebensjahr; Jungen sind häufiger betroffen als Mädchen. Bei den das Syndrom charakterisierenden myoklonisch-astatischen Anfällen werden die Arme plötzlich heftig hochgerissen, meist kommt es unmittelbar darauf zum Verlust der Haltungskontrolle mit der Folge eines plötzlichen atonen Sturzes, meist nach vorne. Das Verletzungsrisiko ist sehr hoch. Die Anfälle können sich aber auch in nur diskreten Gesichtsmyoklonien und einem leichten atonischen Kopfnicken oder Einknicken in den Knien äußern. Zusätzlich können rein atone Anfälle, atypische Absencen und tonisch-klonische Anfälle auftreten. Im EEG

Epilepsie mit myoklonisch-astatischen Anfällen:

- Beginn 2.–6. Lebensjahr
- Jungen > Mädchen
- Anfallstyp:
  - myoklonisch-astatische Anfälle
  - auch rein atone Anfälle, atypische Absencen und tonisch-klonische Anfälle
- EEG: bilateral synchrone 2–3/s-SW, Theta-Rhythmen

B-4.10 Lennox-Gastaut-Syndrom

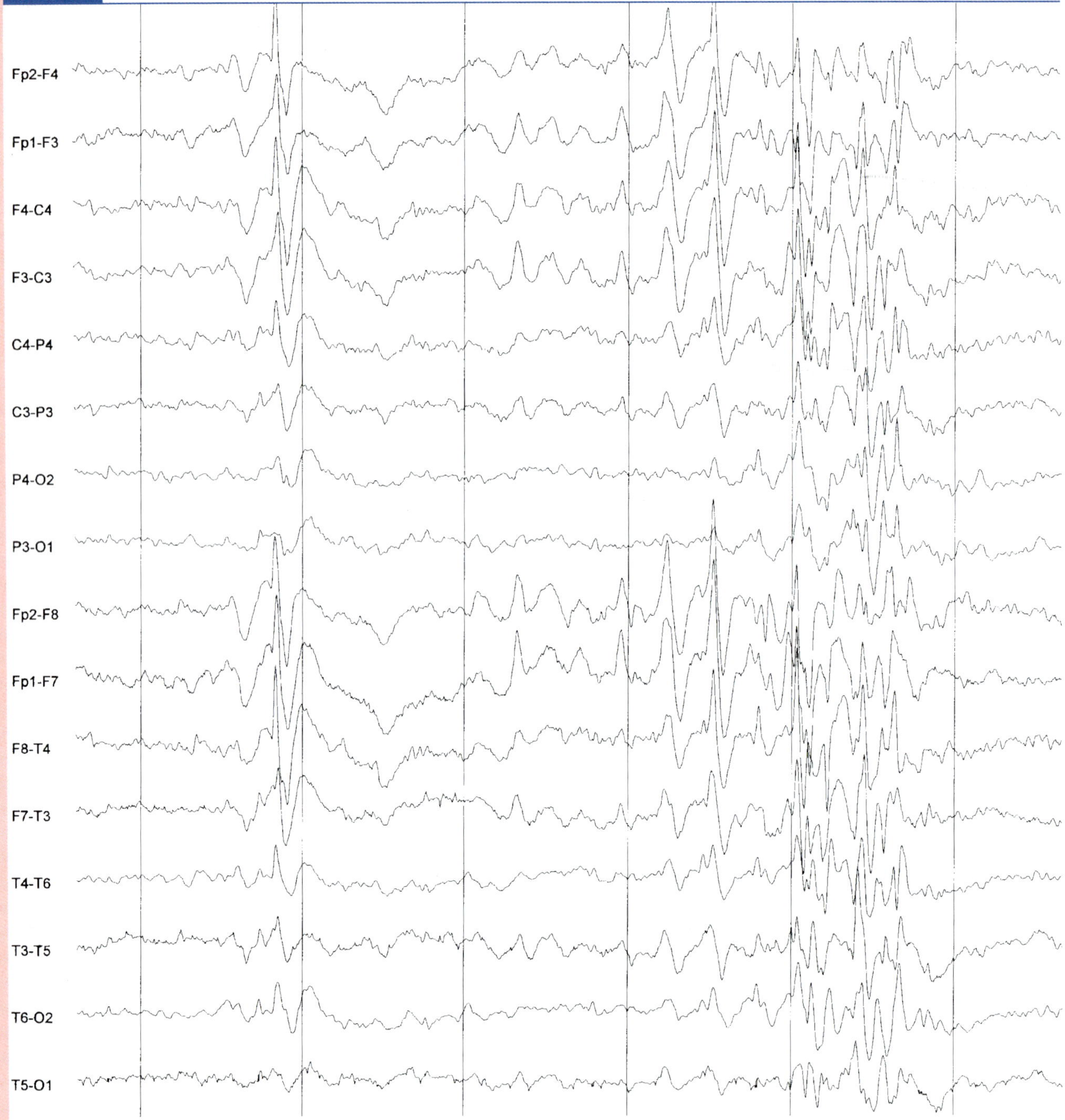

EEG eines 29-jährigen Mannes. Manifestation eines West-Syndroms im 8. Lebensmonat, im Verlauf Übergang in ein Lennox-Gastaut-Syndrom. Es persistieren in hoher Frequenz tonische Anfälle aus dem Schlaf sowie tonische Haltungsanfälle im Wachen und seltene Grand mal. Der Patient arbeitet in einer Behindertenwerkstatt.

a In der Ruhe-Wach-Ableitung (bipolare Reihenschaltung) generalisierte hochamplitudige slow-spike-waves mit frontalem Maximum.

Fortsetzung Abb. B-4.10 ▶

B-4.10 Lennox-Gastaut-Syndrom (Fortsetzung)

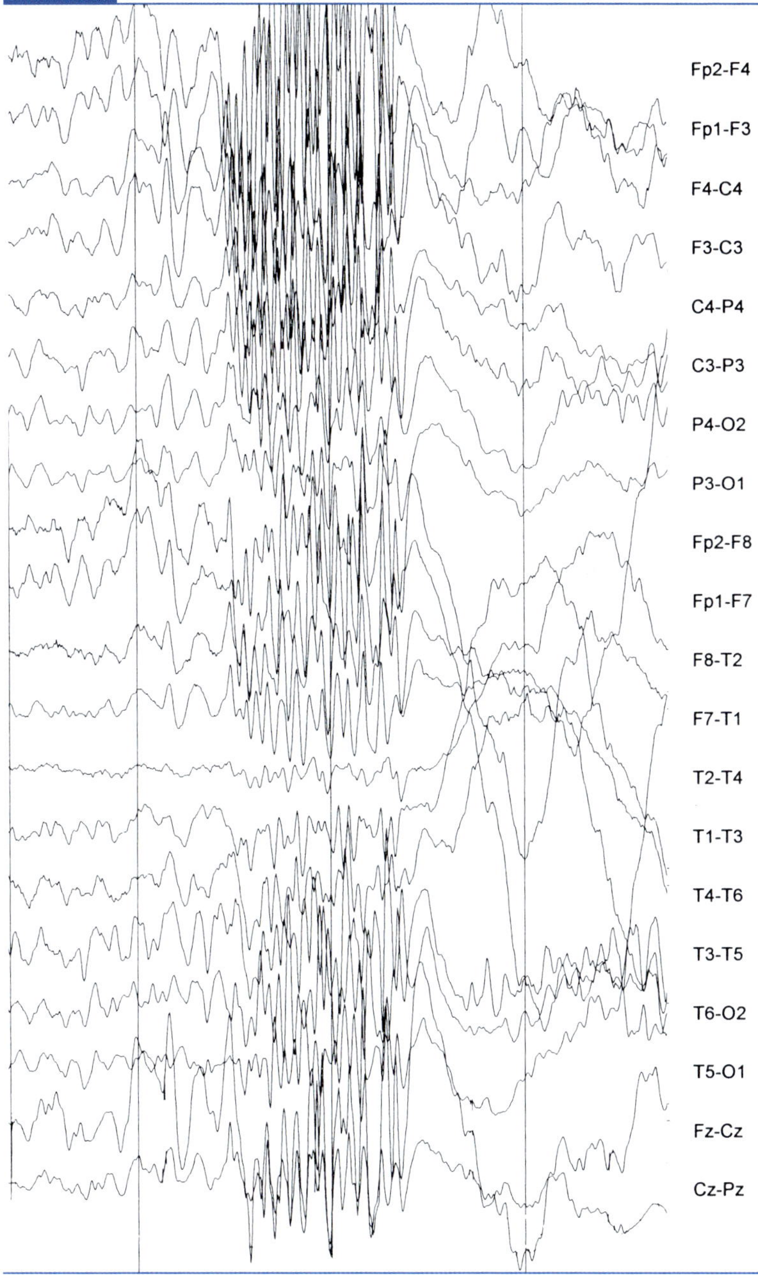

b In der Videometrie während der Einschlafphase ein Paroxysmus generalisierter hochamplitudiger hochfrequenter Spitzenpotenziale (bipolare Reihenschaltung, Zusatzelektroden T1/T2). Dabei handelt es sich um iktale Aktivität: Während der eine Sekunde andauernden Multispike-Aktivität öffnet der Patient die Augen, die Bulbi sind nach oben gewendet und es kommt zu einer kurzen tonischen Streckung im Nacken.

finden sich bilateral synchrone 2 – 3/s-SW sowie Sharp Waves und Theta-Rhythmen. Die meisten Kinder haben bis zum Beginn der Epilepsie eine normale psychomotorische Entwicklung durchgemacht. Der Verlauf ist ebenso variabel wie die Ätiologie. Prognostisch ungünstig sind Status myoklonisch-astatischer Anfälle, in denen die Kinder trotz weitgehend erhaltenen Bewusstseins nicht in der Lage sind, die aufrechte Körperhaltung zu bewahren. Wenn die Anfälle medikamentös nicht zu beherrschen sind, ist der Übergang in eine chronische Epilepsie und psychomotorische Retardierung wahrscheinlich.

- Prognose: bei häufigen Status epileptici ungünstig mit Entwicklung einer chronischen Epilepsie und psychomotorischen Retardierung.

4.5.2 Status epilepticus

4.5.2 Status epilepticus

▶ Definition

▶ **Definition:** Lang anhaltender oder rasch rezidivierender epileptischer Anfall (unabhängig vom Anfallstyp). Wegen der besonderen therapeutischen Relevanz sieht man einen Grand-mal-Status als gegeben an, wenn tonisch-klonische Entäußerungen über fünf Minuten kontinuierlich bestehen oder wenn zwei oder mehr Anfälle aufeinander folgen, ohne dass das Bewusstsein wiedererlangt wurde.

Epidemiologie: Die Inzidenz des Grand-mal-Status beträgt 18–28/100 000 Personen/Jahr.

Epidemiologie: Die Inzidenz des Grand-mal-Status beträgt 18–28/100 000 Personen/Jahr. Der Altersgipfel liegt im ersten Lebensjahr und im höheren Lebensalter (> 60 Jahre). Zu den nonkonvulsiven Status existieren keine verlässlichen Zahlen.

Symptomatologie: Alle epileptischen Anfälle können sich statusartig häufen:
- Status generalisierter tonisch-klonischer Anfälle = Grand-mal-Status
- Status komplex fokaler Anfälle = fokaler nonkonvulsiver Status epilepticus
- Status einfach fokaler Anfälle
- Petit-mal-Status, meist Absencen-Status (Abb. B-**4.12**).

Im **Grand mal-Status** ist der Patient im Unterschied zur Anfallsserie zwischen den Anfällen nicht vollständig reorientiert. Der **Status komplex fokaler Anfälle** ist durch eine fluktuierende Vigilanzstörung mit Automatismen charakterisiert. Beim **Status einfach fokaler Anfälle** ist die Vigilanz ungestört. Im Petit-mal-Status besteht eine Bewusstseinsstörung; der Patient wirkt „verwirrt“.

Symptomatologie: Alle epileptischen Anfälle können sich statusartig häufen.
- Status generalisierter tonisch-klonischer Anfälle = Grand-mal-Status
- Status komplex fokaler Anfälle = fokaler nonkonvulsiver Status epilepticus
- Status einfach fokaler Anfälle, auch Epilepsia partialis continua
- Petit-mal-Status, meist Absencen-Status (Abb. B-**4.12**).

Im **Grand mal-Status** ist der Patient im Unterschied zur Anfallsserie zwischen den Anfällen nicht vollständig reorientiert. Mit zunehmender Dauer des Status werden die Anfallsintervalle kürzer und der klassische tonisch-klonische Ablauf abortiv; die klonische Phase wird kürzer oder reduziert sich auf leichte Myoklonien im Gesicht, die tonische Phase wird akzentuiert. Der **Status komplex fokaler Anfälle** ist durch eine fluktuierende Vigilanzstörung mit Automatismen charakterisiert. Meist ist er nur mit Hilfe des EEG zu diagnostizieren. Bei der **Epilepsia partialis continua** (Kozevnikov), die sich auf distale Gliedmaßenabschnitte beschränkt und stunden- bis jahrelang anhalten kann, und dem **Status einfacher fokaler Anfälle** (Jackson-Status) ist die Vigilanz ungestört. Ein **Petit-mal-Status** ist meist ein Absencen-Status, der stunden- oder tagelang anhalten und als „Verwirrtheitszustand“ verkannt werden kann (Abb. B-**4.12**). Ein Impulsiv Petit mal-Status mit bei freiem Bewusstsein über Stunden sich wiederholenden Myoklonien der Arme ist selten.

Ätiopathogenese: Die häufigsten Ursachen eines Status epilepticus bei chronischer Epilepsie sind Absinken der Antiepileptika-Serumkonzentration, Schlafdefizit und Alkoholkonsum. Ohne vorbestehende Epilepsie sind akute schwere Hirnerkrankungen, metabolische Störungen und das Alkoholentzugssyndrom häufige Ursachen.

Ätiopathogenese: Die häufigsten Ursachen eines Status epilepticus im Verlauf einer chronischen Epilepsie sind das Absinken der Antiepileptika-Serumkonzentration (Noncompliance), ein Schlafdefizit und Alkoholkonsum. Ohne vorbestehende Epilepsie ist ein Grand mal-Status oder fokaler nonkonvulsiver Status epilepticus im Erwachsenenalter meist Folge einer akuten schweren Hirnerkrankung, z. B. Hirnblutung, zerebrale Hypoxie, Hirntrauma oder Enzephalitis. Auch metabolische Störungen, insbesondere die Hypoglykämie, können sowohl einen Grand mal-Status als auch einen fokalen Status epilepticus auslösen. Eine häufige Ursache ist zudem das Alkoholentzugssyndrom bzw. -delir (s. S. 101 und S. 256).

Diagnostik: Die Diagnose wird durch Anfallsbeobachtung und EEG gestellt. Bei **Grand mal-Status** ist wegen der Dringlichkeit der Therapie ein EEG nur im Zweifelsfall anzufertigen, aber sofort der Blutzucker zu bestimmen. Blutentnahme, Liquor- und bildgebende Diagnostik sind zügig zur weiteren Klärung der Ätiologie erforderlich. Bei **fokalem Status** ist die Ursachenklärung vordringlich. Ein Absencen-Status und ein Status komplex fokaler Anfälle müssen mittels EEG gesichert werden.

Diagnostik: Die Diagnose eines Status epilepticus ist durch die Anfallsbeobachtung zu stellen, im Zweifelsfall elektroenzephalographisch. Da die Therapie des **Grand-mal-Status** sofort eingeleitet werden muss, ist die EEG-Diagnostik nur im Zweifelsfall vor Beginn der Therapie durchzuführen. Unerlässlich ist die Diagnostik zur Klärung der Ätiologie: Blutzucker (BZ)-Stix sofort, Blutentnahme (auch Antiepileptika-Serumkonzentration), Liquor- und bildgebende Diagnostik im Verlauf bzw. wenn der Status durchbrochen ist. Zu beachten ist, dass eine Hyperthermie und eine Leukozytose, leichte Pleozytose und Laktaterhöhung im Liquor durch den Grand-mal-Status bedingt sein können. Da der Mehrzahl der **fokalen Status** und häufig dem Grand-mal-Status eine (meist akute) symptomatische Ursache zugrunde liegt, ist die Diagnostik vordringlich. Ein **Absencen-Status** muss immer elektroenzephalographisch gesichert werden – ebenso wie ein Status komplex fokaler Anfälle.

B-4.12 Absencen-Status

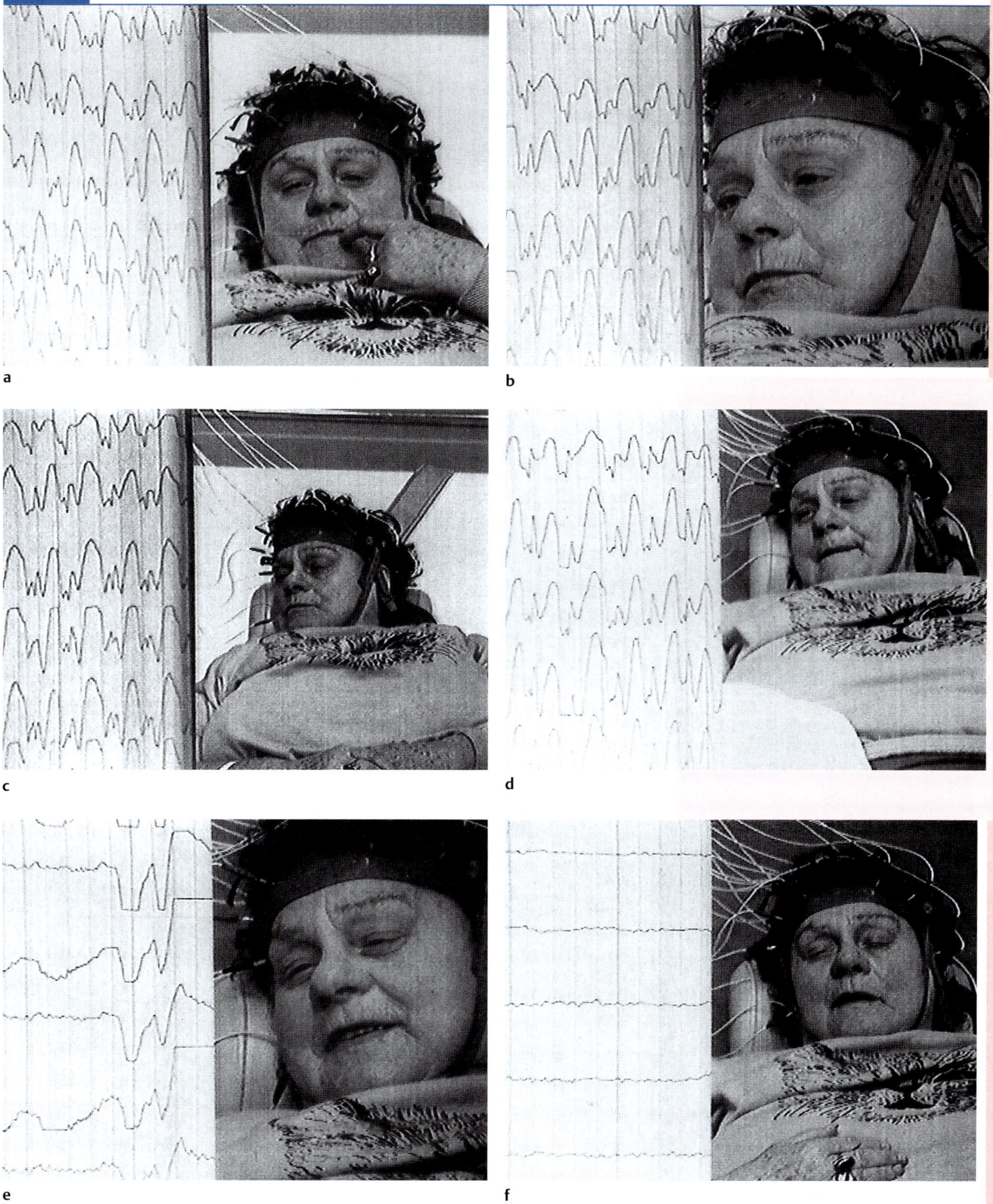

Video-EEG-Simultanaufzeichnung (videographische Bildsequenz) des Petit-mal-Status bei einer 69-jährigen Patientin mit Absencen-Epilepsie seit der Adoleszenz. Nachdem sie zu Hause einige Tage lang ungewöhnlich inaktiv gewesen und für „verwirrt" gehalten worden war, wurde sie zur EEG-Ableitung überwiesen. Die Patientin wirkt ratlos und reagiert auf Ansprechen nur mit Verlegenheitsgesten. Der Blick ist „leer". Das EEG zeigt eine kontinuierliche, generalisierte 3/s-Spike- und Bispike-wave-Aktivität **(a–c)**. Mit i. v.-Injektion von 10 mg Diazepam wird die rhythmische Aktivität langsamer und klingt innerhalb von 10 Minuten ab **(d)**. Die Patientin reagiert wieder adäquat **(e)** und schläft dann ein **(f)**.

Differenzialdiagnose: Abzugrenzen sind ein Status psychogener Anfälle, metabolische und hypoxische Hirnschädigung.

Differenzialdiagnose: Abzugrenzen ist ein Status psychogener (meist dissoziativer) Anfälle, bei primärer Bewusstseinsstörung eine metabolische Enzephalopathie (z. B. diabetisch, renal) und eine zerebrale Hypoxie (Lance-Adams-Syndrom).

Therapie: Der **Grand-mal-Status** erfordert wegen der hohen Morbidität und Mortalität ein rasches und stringentes Vorgehen (Tab. B-**4.12**). Der Status soll möglichst mit dem ersten eingesetzten Medikament und innerhalb von maximal 30 Minuten durchbrochen werden. Spätestens nach einer Statusdauer von 60 Minuten muss die Weiterbehandlung auf einer Intensivstation erfolgen. Neben der Narkoseeinleitung ist dann die Behandlung der zu erwartenden systemischen Komplikationen und eventueller Nebenwirkungen der in hoher Dosierung verabreichten Medikamente (Tab. B-**4.13**) zu überwachen und zu behandeln.

Therapie: Der **Grand-mal-Status** erfordert wegen der hohen Morbidität und Mortalität ein rasches und stringentes Vorgehen (Tab. B-**4.12**). Der Status soll möglichst mit dem ersten eingesetzten Medikament und innerhalb von maximal 30 Minuten durchbrochen werden. Zur Initialbehandlung wird immer ein Benzodiazepin eingesetzt, gefolgt von Phenytoin. Bei nachgewiesener Hypoglykämie (sofort BZ-Stix) muss zusätzlich Glukose 50% i. v. und bei offensichtlicher Mangelernährung oder Substanzabusus Thiamin (Vitamin B_1) zur Prophylaxe einer Wernicke-Enzephalopathie gegeben werden. Sistiert der Status unter Phenytoin, wird Phenytoin unter Kontrolle der Serumkonzentration weitergegeben (i. v. in den nächsten 24 Stunden, dann oral). Ist der Grand mal-Status mit Phenytoin nicht zu durchbrechen, kann im nächsten Schritt auf Phenobarbital übergegangen werden. Spätestens nach einer Statusdauer von 60 Minuten muss die Weiterbehandlung auf einer Intensivstation erfolgen (Beatmung, hoch dosierte Phenobarbitalbehandlung, evtl. Narkose mit Thiopental, Pentobarbital, Propofol oder Lidocain, ggf. auch Midazolam und Behandlung der zu erwarten-

B-4.12 Vorgehen bei Grand-mal-Status

Stufe	*diagnostische Maßnahmen*	*allgemeine Maßnahmen*	*antiepileptische medikamentöse Therapie*	*Maßnahme durchführen innerhalb von*
Stufe 1	Anfallsbeobachtung Fremdanamnese: bekannte Epilepsie? Trauma?	verletzungssichere Lagerung		sofort
	Untersuchung (Verletzungszeichen, fokale Symptomatik, Zeichen anderer Erkrankungen?)	Freihalten der Atemwege; Sauerstoffgabe, wenn nötig		
	Blutentnahme: BB, Elektrolyte, Leber-/Nierenwerte, CK, Myoglobin, Antiepileptika-Serumkonzentration, Toxikologie, BZ-Stix!	i. v.-Zugang; bei Hypoglykämie Glukose 50% 50 ml i. v.	10 mg Diazepam i. v. (max. 5 mg/min) *oder* 2 mg Lorazepam i. v. (max. 2 mg/min)	5 Minuten
	Zeichen der Mangelernährung, des Alkoholabusus?	Monitoring der Vitalfunktionen (RR, EKG, Pulsoxymetrie) Thiamin 100 mg i. v.	10 mg Diazepam i. v. (max. 5 mg/min) *oder* 2 mg Lorazepam i. v. (max. 2 mg/min)	10 Minuten
Stufe 2		separater zweiter i. v.-Zugang und Infusomat zur Phenytoin-Infusion; keine Applikation anderer Substanzen zusammen mit Phenytoin über den selben Zugang!	Phenytoin 750 mg Infusionskonzentrat in 500 ml 0,9% NaCl i. v. (max. 50 mg/min)	15 Minuten
	Bestimmung der Phenytoin-Serumkonzentration vor 2. Infusion (Ergebnis jedoch nicht abwarten vor Weitergabe) Blutgasanalyse		Phenytoin 750 mg Infusionskonzentrat in 500 ml 0,9% NaCl i. v. (max. 50 mg/min)	30 Minuten
Stufe 3	Bestimmung der Phenytoin-Serumkonzentration	Intensivstation, assistierte Beatmung, evtl. Narkose	Phenobarbital 600 mg i. v. (max. 100 mg/min) Erhaltungsdosis 1 – 4 mg/kg/d	60 Minuten

Ist der Status epilepticus mit der ersten Behandlungsmaßnahme (zweimalige Gabe eines Benzodiazepins) zu durchbrechen, ist die weitere intravenöse Antiepileptikagabe nicht bzw. nicht in der angegebenen maximalen Dosis und Geschwindigkeit erforderlich. Hält der Status an, muss die Therapie konsequent und in der vorgegebenen zeitlichen Stringenz erfolgen. Der Status sollte innerhalb eines Zeitraumes von maximal 30 Minuten beendet sein. Die Dosisangaben sind berechnet für einen ca. 75 kg schweren Erwachsenen.

den systemischen Komplikationen). Die Mortalität ist in den ersten Tagen nach Beendigung des Grand-mal-Status infolge kardialer und pulmonaler Komplikationen am höchsten. Auch die Nebenwirkungen der Medikamente in hoher Dosierung (Tab. B-**4.13**) tragen zur Komplikationsrate bei.

Die Behandlung des **fokalen nonkonvulsiven Status epilepticus** folgt in der Regel dem Behandlungsalgorithmus des Grand-mal-Status (s. Tab. B-**4.12**). Bei bekannter Epilepsie ist die zeitliche Stringenz nicht in gleichem Maße und eine intensivmedizinische Behandlung meist nicht erforderlich. Bei symptomatischen fokalen Status insbesondere im höheren Lebensalter muss das Behandlungsziel unter Berücksichtigung des Allgemeinzustandes und der Prognose der Grunderkrankung gegen das Therapierisiko (Tab. B-**4.13**) abgewogen werden.

Die Behandlung des **fokalen nonkonvulsiven Status epilepticus** erfolgt wie in Tab. B-**4.12** dargestellt. Die Geschwindigkeit der intravenösen Phenytoin-Gabe und eine intensivmedizinische Behandlung sind jedoch meist nicht erforderlich.

Bei einem Grand-mal- oder **Petit-mal-Status** im Verlauf einer bekannten idiopathischen generalisierten Epilepsie kann die Behandlung nach Gabe eines Benzodiazepins auch mit Valproinsäure i. v. weitergeführt werden. Phenytoin und Phenobarbital können den Absencenstatus unterhalten oder verschlechtern.

Der **Petit-mal-Status** lässt sich meist durch einmalige oder wiederholte Gabe eines Benzodiazepins beenden, ggf. kann anschließend Valpoinsäure i. v. gegeben werden.

Bei Pharmakoresistenz des Status epilepticus müssen die Diagnose (Fehldiagnose eines psychogenen Status), die Dosierung der Antiepileptika (insbesondere zu niedrige Phenytoin-Startdosis) und die Wahl des Antiepileptikums hinterfragt werden. Die Progredienz der Grunderkrankung, aber auch eine nicht erkannte Grunderkrankung kann den Status epilepticus unterhalten.

Ursachen für eine Pharmakoresistenz des Status epilepticus sind Fehldiagnose, Unterdosierung oder ungünstige Wahl des Antiepileptikums und Progredienz der Grunderkrankung.

B-4.13 Vorteile und Nachteile der für den Einsatz in der Status epilepticus-Behandlung relevanten Antiepileptika

Antiepileptikum	*Applikationsform zur Statusbehandlung*	*Vorteile*	*Nachteile*
Diazepam (DZP)	i. v. Rectiole (fast gleich rascher Wirkeintritt wie bei i. v.-Gabe)	Effizienz erwiesen rascher Wirkeintritt	kurze Wirkdauer, deshalb nach 10–15 Minuten erneute Gabe erforderlich; Akkumulation bei mehrmaliger Gabe, Sedation und Beeinträchtigung der Bewusstseinslage über 10–30 Minuten
Clonazepam (CZP)	i. v.	rascher Wirkeintritt	Akkumulation, Sedation (länger als bei DZP)
Lorazepam (LZP)	i. v. bukkal/sublingual (Expidet)	Effizienz erwiesen Wirkdauer länger als bei DZP und CZP	Wirkeintritt nach 6–10 min etwas später als bei DZP), Sedation und Beeinträchtigung der Bewusstseinslage über Stunden möglich
Midazolam (MDL)	i. v. intranasal bukkal/sublingual	rascher Wirkeintritt keine Akkumulation, gut steuerbar, geeignet nur zur kontinuierlichen Infusion	sehr kurze Wirkdauer, daher zur Einmalgabe nicht geeignet. Bei kontinuierlicher Infusion Behandlung auf der Intensivstation erforderlich.
Phenytoin (PHT)	i. v. (Injektionslösung à 250 mg, Infusionskonzentrat à 750 mg)	Effizienz erwiesen anhaltende Wirkung keine Sedation orale Weitergabe nach Beendigung der i. v.-Behandlung möglich	Wirkeintritt verzögert, deshalb zunächst Gabe eines BZP erforderlich. Haut- und Weichteilnekrosen bei paravenöser Applikation! Kombination mit anderen Substanzen verboten, separater i. v.-Zugang erforderlich! NW: arterielle Hypotonie, Bradykardie und AV-Block
Phenobarbital (PB)	i. v.	Effizienz erwiesen anhaltende Wirkung orale Weitergabe möglich	Wirkeintritt verzögert, deshalb zunächst Gabe eines BZP erforderlich. Sedation und Beeinträchtigung der Bewusstseinslage über Tage. In hoher Dosierung Atemdepression, arterielle Hypotonie
Valproinsäure (VPA)	i. v.	keine Sedation keine kardialen NW orale Weitergabe möglich	keine kontrollierten Studien zu Wirksamkeit und Dosierung bei Status epilepticus. NW: arterielle Hypotonie, Vomitus, Leberschädigung

Es sind ausschließlich diejenigen Applikationsformen genannt, die zur Behandlung des Status epilepticus eingesetzt werden. Sowohl die orale als auch die intramuskuläre Verabreichung ist aufgrund der zu langsamen Resorption nicht geeignet.
NW = Nebenwirkungen

Verlauf: Je länger die Dauer eines Status epilepticus, umso schwieriger wird die Behandlung und umso wahrscheinlicher sind (ab einer Statusdauer von 30 Minuten) bleibende neuronale Schäden.

Verlauf: Je länger die Dauer eines Status epilepticus, umso schwieriger wird die Behandlung und umso wahrscheinlicher sind (ab einer Statusdauer von 30 Minuten) bleibende neuronale Schäden. Im Grand-mal-Status sind zusätzlich schwere systemische Komplikationen zu erwarten, die die ischämische und metabolische Schädigung des Gehirns mit der Folge eines Hirnödems verstärken und unterhalten. Bei nonkonvulsiven Status epileptici sind schwere systemische Komplikationen als Folge der anhaltenden regionalen epileptischen Aktivität nicht zu erwarten. Fokale Status temporalen Ursprungs können jedoch bleibende kognitive Störungen zur Folge haben.

Prognose: Die Mortalität des Grand-mal-Status ist abhängig von der Ursache: im Rahmen einer chronischen Epilepsie 4%, als Folge einer akuten Erkrankung 20% (im höheren Lebensalter 50%). Die Prognose nonkonvulsiver Status epileptici wird meist durch die zu Grunde liegende Erkrankung bestimmt.

Prognose: Die Mortalität des Grand-mal-Status ist abhängig von der Ursache. Tritt der Grand-mal-Status im Verlauf einer chronischen Epilepsie auf, beträgt die Mortalität 4%. Handelt es sich um einen symptomatischen Grand-mal-Status als Folge einer meist akuten Ursache (z. B. Enzephalitis, metabolische Entgleisung) ist mit einer Mortalität von 20% zu rechnen. Bei älteren Menschen und bei Komorbidität (z. B. pulmonale oder kardiale Erkrankung) ist die Mortalität mit 50% sehr hoch. Nonkonvulsive Status epileptici bei älteren Menschen, oft als Folge zerebraler Ischämien, sind meist schwer medikamentös beeinflussbar; die Mortalität ist hoch und wird meist von der zu Grunde liegenden Erkrankung bestimmt.

▶ Klinisches Beispiel

▶ **Klinisches Beispiel:** Der 15-jährige Schüler bemerkte im Schwimmbad ein Schweregefühl im linken Bein, rutschte aus, als er sich mit der linken, plötzlich empfindungslosen Hand abstützen wollte und verlor das Bewusstsein. Seine Mutter beobachtete linksseitige rhythmische Zuckungen des Gesichts, die sich über den gesamten Körper ausbreiteten. Zu einem zweiten Anfall kam es im Notarztwagen, ohne dass der Patient das Bewusstsein zuvor wiedererlangt hatte. Nach Injektion von 10 mg Diazepam i. v. war noch ein epileptischer Nystagmus zu beobachten. Als der dritte Anfall auftrat, wurde Phenytoin i. v. gegeben und damit der Status durchbrochen. Das EEG ergab eine mäßige Allgemeinveränderung und einen epileptogenen Fokus rechts frontal, das CT und MRT zeigten einen kleinen Stirnhirntumor, der sich bei der wenig später erfolgenden Operation als Astrozytom I herausstellte. Postoperativ traten unter der Behandlung mit Carbamazepin bei Serumkonzentration im unteren als therapeutisch wirksam geltenden Bereich keine weiteren Anfälle auf.

4.6 Narkolepsie

4.6 Narkolepsie

▶ Synonym

▶ **Synonym:** Narkolepsie-Kataplexie-Syndrom.

▶ Definition

▶ **Definition:** Narkolepsie ist charakterisiert durch imperative Schlafattacken und kataplektische Sturzanfälle.

Epidemiologie: Die Inzidenz beträgt etwa 10 – 15/100 000 Einwohner.

Epidemiologie: Die Inzidenz liegt bei 10 – 15/100 000 Einwohner. Meist manifestiert sich die Erkrankung in der zweiten und dritten Lebensdekade. Das männliche Geschlecht überwiegt.

Symptomatologie: Zu einer abnorm erhöhten Tagesmüdigkeit (Hypersomnie) kommen **Schlafattacken** hinzu, die zu imperativem Einschlafen auch außerhalb monotoner Situationen führen. Daneben sind Phasen automatischen Handelns möglich.

Symptomatologie: Die Erkrankung beginnt meist mit abnorm erhöhter Tagesschläfrigkeit (Hypersomnie). Es kommt zu **Schlafattacken**, d. h. einem unwiderstehlichen Schlafbedürfnis auch bei Tage. Die Schlafattacken überfallen den Patienten nicht nur in monotonen Situationen, sondern auch in Situationen, die sich nicht mit Schlaf vereinbaren lassen, wie z. B. Fahrrad fahren und Schwimmen. Nicht selten wird automatisches Verhalten beobachtet, bei dem die leicht benommenen Patienten eine begonnene Handlung stereotyp, aber fragmentarisch fortsetzen, sodass z. B. ihre Schrift unleserlich wird. In dieser Zeit ist die Reaktionsfähigkeit auf die Umgebung beeinträchtigt bis aufgehoben; anschließend besteht eine Amnesie.

Kataplektische Attacken mit affektivem Tonusverlust (ausgelöst z. B. durch Lachen, Erschrecken) führen zum Sturz. Die Vigilanz ist intakt.

Ein weiteres für die Erkrankung charakteristisches Anfallssymptom sind **kataplektische Attacken** mit affektivem Tonusverlust. Auslöser ist häufig spontanes Lachen, ein Überraschungsmoment (Schreckreaktion) oder eine unangenehme Gemütsbewegung. Der Patient fällt zu Boden, kann nur mühsam sprechen, ist

aber nicht in seiner Vigilanz gestört. Der Tonusverlust kann auch einseitig sein oder nur die Gesichts- oder Nackenmuskulatur betreffen, sodass der Kopf herabfällt oder es nur zu einem Einknicken in den Knien kommt. Selten wird ein Status cataplecticus beobachtet, der tagelang anhalten kann.
Neben einem gestörtem Nachtschlaf können **Schlaflähmungen** („Wachanfälle") auftreten. Sie sind durch Immobilität infolge einer vollständigen Muskelatonie in der Aufwach- oder Einschlafphase charakterisiert. Die Patienten sind in diesem Zustand eigentümlich in ihrer Zeit- und Raumwahrnehmung gestört und erleben den Zustand meist als außerordentlich quälend, da sie ihn willentlich nicht durchbrechen können, sondern auf externe Stimuli („Wachrütteln") angewiesen sind. Während der Schlaflähmungen und auch in Phasen von Tagesschläfrigkeit kann es zu **hypnagogen Halluzinationen**, d. h. im Halbschlaf auftretenden Sinnestäuschungen kommen. Die Patienten halluzinieren z. B. blutige Gewaltszenen, denen sie wehrlos ausgeliefert sind.

In der Aufwach- oder Einschlafphase kommt es zu **Schlaflähmungen** („Wachanfällen"), in denen der Patient bewegungsunfähig ist. Diese können mit **hypnagogen Halluzinationen** verbunden sein.

Ätiopathogenese: Pathophysiologisch liegt eine ungenügende Suppression des REM-Schlafes zugrunde. Der Tonusverlust in den kataplektischen Anfällen und in den Schlaflähmungen entspricht der Muskelatonie im REM-Schlaf, die bei Narkolepsie jedoch im Wachen auftritt (REM-Dissoziation). Hypnagoge Halluzinationen sind ebenfalls Zustände von **dissoziiertem REM-Schlaf**, in denen Traumaktivität im Wachen erlebt wird. Die Ätiologie ist unbekannt. Familiäre Häufung und der Nachweis bestimmter HLA-Antigene legen eine genetische und immunologische Grundlage nahe (s. u.). Gelegentlich ruft ein Hirntumor oder -trauma, eine Enzephalitis oder eine degenerative Erkrankung eine sekundäre Narkolepsie hervor.

Ätiopathogenese: Pathophysiologisch liegt eine ungenügende Suppression des REM-Schlafes mit der Folge einer **REM-Schlaf-Dissoziation** zugrunde. Ätiologisch wird eine genetische und immunologische Komponente angenommen.

Diagnostik: Neben Tagesschläfrigkeit und imperativen Schlafattacken ist der Nachweis einer Kataplexie für die Diagnose zwingend. Mindestens eine eindeutige Kataplexie sollte anamnestisch oder fremdanamnestisch zu erfahren sein. Die Diagnose wird durch charakteristische Befunde in der Ganznacht-Schlafanalyse im Schlaflabor und den Nachweis von HLA-DR15 (vormals DR2 genannt) im Blut (bei 98 % der Erkrankten vorhanden) gestützt. Der Nachweis von mindestens zwei vorzeitigen REM-Perioden innerhalb von 10 Minuten nach Beginn von Schlafstadium 1 („sleep-onset-REM") in der **Polysomnographie** wird für die Diagnose gefordert (Abb. B-**4.13**). Mit Hilfe des **multiplen Schlaflatenz-Tests** (MSLT) wird die erhöhte Tagesschläfrigkeit gemessen. Der Patient wird unter Schlaflabor-Bedingungen aufgefordert, sich in definierten Zeitabständen 4 – 5mal über den Tag hinweg hinzulegen, aber nicht einzuschlafen. Narkolepsie-Patienten schlafen meist innerhalb von 8 Minuten ein und fallen dann rasch in einen REM-Schlaf („sleep-onset-REM").

Diagnostik: Polysomnographische Ableitungen zeigen frühe REM-Perioden in der Einschlafsituation (Abb. B-**4.13**) und eine erhöhte Tagesschläfrigkeit mit Sleep-onset-REM im multiplen Schlaflatenz-Test. 98 % der Patienten sind HLA-DR15-positiv.

Differenzialdiagnose: Differenzialdiagnostisch kommen Erkrankungen in Betracht, die mit einer abnormen Tagesschläfrigkeit einhergehen. Abnorme Tagesschläfrigkeit unterscheidet sich einerseits von Müdigkeit und Abgeschlagenheit dadurch, dass die Patienten tatsächlich mehrmals am Tage einschlafen und

Differenzialdiagnose: Abzugrenzen ist das **Schlafapnoe-Syndrom** mit häufigen nächtlichen Atempausen, mangelnder Oxygenierung des Blutes und zerebraler Minderper-

B-4.13 Schlafprofil bei Narkolepsie

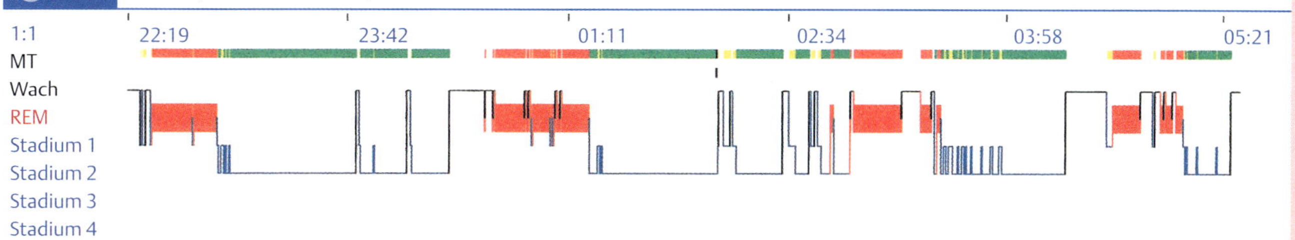

Das bei einem Patienten mit Narkolepsie während einer Polysomnographie im Schlaflabor aufgezeichnete Schlafprofil zeigt charakteristische frühe REM-Phasen an. Die REM-Phasen (rote Balken) schließen sich unmittelbar an Wachphasen, nur einmal (letzte REM-Phase) an Schlafstadium 1 an. Insgesamt ist der Schlaf des Patienten leicht; er erreicht nur Schlafstadium 2.

fusion. Meist sind ältere, adipöse Männer betroffen, die tagsüber häufig einschlafen. Weitere häufige Ursachen einer abnormen Tagesschläfrigkeit infolge eines gestörten Nachtschlafes sind eine chronische Insomnie und das Restless-legs-Syndrom.

andererseits von den Schlafattacken (imperatives Einschlafen) bei Narkolepsie dadurch, dass das Einschlafen an monotone Situationen (z.B. Straßenbahn, Wartezimmer) gebunden ist. Eine der häufigsten Ursachen abnormer Tagesschläfrigkeit ist das **Schlafapnoe-Syndrom**, an dem 1% der Bevölkerung leidet. Es ist gekennzeichnet durch Apnoe-Phasen, Schnarchen und motorische Unruhe während des Schlafs. Neben der abnormen Tagesschläfrigkeit kann es zu Insomnie, chronischen Kopfschmerzen, Depression und intellektuellem Abbau kommen. Die nächtliche Hypoxie kann nach Jahren der Erkrankung zu pulmonaler Hypertension, Herzrhythmusstörungen und arterieller Hypertonie führen. Die Diagnose wird durch eine Schlaf-Polysomnographie gestellt: Ein Schlafapnoe-Syndrom, liegt vor, wenn durchschnittlich mehr als 10 Atempausen pro Stunde mit einer Dauer > 10 Sekunden auftreten. Das obstruktive Schlafapnoe-Syndrom ist durch einen Kollaps der oberen Atemwege während der Inspiration bei Atonie der Zungen- und Pharynxmuster (z.B. bei Adipositas) oder anatomischer Einengung der oberen Atemwege (z.B. Nasenseptumdeviation, Makroglossie) bedingt. Laute Schnarch- und Atemgeräusche zeigen jeweils an, dass die Atemwege wieder frei sind. Das nicht-obstruktive oder zentrale Schlafapnoe-Syndrom, das nur 10% ausmacht, ist durch eine Störung der zentralen Atemregulation mit Verlust des Atemantriebes bzw. Schwäche der Atemmuskulatur (z.B. bei Medulla-oblongata-Läsion, Multisystematrophie, Myasthenia gravis) bedingt. In beiden Fällen ist neben vollständigem Verzicht auf Schlafmittel und Alkohol eine Maskenbeatmung mit einem CPAP-Gerät (continuous positive airway pressure) in der Nacht Therapie der Wahl. Weitere häufige Ursachen einer abnormen Tagesschläfrigkeit infolge eines gestörten Nachtschlafes sind eine chronische Insomnie und das Restless-legs-Syndrom (S. 236).

Episodische **Hypersomnien** kommen auch bei Alkohol- und Drogenabusus, Demenz-Syndromen und depressiven Psychosen vor. Das **Kleine-Levin-Syndrom** ist durch eine periodische Hypersomnie und Bulimie gekennzeichnet.

Hypersomnie, d.h. abnorm vermehrtes Schlafbedürfnis trotz normalem Nachtschlaf kann als Folge von Drogen- und Alkoholabusus oder im Verlauf degenerativ-atrophischer Hirnprozesse mit Demenz, depressiver und psychogener Störungen des Schlaf-Wach-Rhythmus vorkommen. Die idiopathische, genetischdeterminierte Hypersomnie manifestiert sich in der Adoleszenz, ebenso das überwiegend bei männlichen Jugendlichen vorkommende **Kleine-Levin-Syndrom** (Hypersomnia periodica), das mit Tage bis Wochen andauernden Episoden exzessiver Schläfrigkeit, Heißhunger, Polydipsie, sexueller Enthemmung und erhöhter Reizbarkeit einhergeht.

Parasomnien können infolge eines stark gestörten Nachtschlafes zur Tagesmüdigkeit führen.

Vermehrte Tagesmüdigkeit und lebhaftes Traumerleben wird auch von Patienten mit REM-Schlaf-bezogener Verhaltensstörung berichtet. Dabei handelt es sich um eine **Parasomnie**, die mit komplexen motorischen Entäußerungen im REM-Schlaf einhergeht. Die physiologische muskuläre Atonie im REM-Schlaf ist intermittierend aufgehoben, sodass Trauminhalte fragmentarisch ausagiert werden.

Isolierte Schlaflähmungen können auch unabhängig von einer Narkolepsie auftreten.

Isolierte Schlaflähmungen (Bewegungsunfähigkeit im Wachzustand) sind ein seltenes Phänomen, können aber auch unabhängig von einer Narkolepsie auftreten.

Auch Epilepsien sind abzugrenzen. Zur Differenzialdiagnose kataplektischer Sturzanfälle s. Tab. B-**4.14**.

Sowohl wegen der kataplektischen Stürze als auch des automatischen Handelns ergibt sich bei Narkolepsie die Differenzialdiagnose zur Epilepsie (S. 516). Zur Differenzialdiagnose von Stürzen ohne Verlust des Bewusstseins s. Tab. B-**4.14**.

Therapie: Vorrangig ist das Einrichten gezielter Schlafpausen. Daneben werden Stimulanzien gegen die Tagesschläfrigkeit und trizyklische Antidepressiva gegen die Kataplexien eingesetzt. Den Patienten ist die Teilnahme an einer **Selbsthilfegruppe** zu empfehlen

Therapie: In erster Linie ist der Tagesablauf so einzurichten, dass kleine gezielte Schlafpausen möglich sind (nach einem festen Schlafprotokoll). Die medikamentöse Therapie der Tagesschläfrigkeit und der Schlafattacken erfolgt je nach Erfordernis und Lebenssituation als Dauer- und situationsbezogene Therapie mit Stimulanzien. Erwiesen ist die Wirksamkeit von Methylphenidat und Modafinil; beide Substanzen fallen unter das Betäubungsmittelgesetz. Gelegentlich wirken auch Koffein oder MAO-Hemmer (Selegilin, Moclobemid). Gegen die REM-assoziierten Symptome (Kataplexien, Schlaflähmungen, hypnagoge Halluzinationen) haben sich trizyklische Antidepressiva als wirksam erwiesen, v.a. Clomipramin und Imipramin. Etwas geringer wirksam sind selektive Serotoninwiederaufnahmehemmer (Fluoxetin). Den Patienten ist die Teilnahme an einer **Selbsthilfegruppe** zu empfehlen, die u.a. dem Erfahrungsaustausch über Diäte-

B-4.14 Differenzialdiagnose von Stürzen bei erhaltenem Bewusstsein

Sturzform	***Auslöser***	***Erkrankung***
kataplektische Attacke	Affekt, Erschrecken	Narkolepsie
drop attack	keiner	TIA im vertebrobasilären Stromgebiet
Stürze bei älteren Frauen („Syndrome des genoux bleus", Syndrom der blauen Knie)	evtl. Unebenheit des Bodens, Unaufmerksamkeit, Hektik	idiopathisch
Pro- oder Retropulsion	Stoß, Unebenheit des Bodens	Morbus Parkinson, Multisystematrophie
Impulsiv-Petit-mal	keiner, Schlafdefizit oder frühes Wecken vorangegangen	juvenile myoklonische Epilepsie
myoklonisch-astatischer oder atoner Anfall	keiner	Epilepsie mit myoklonisch-astatischen Anfällen
Startle-Anfall (axial tonisch, selten aton oder myoklonisch)	Erschrecken, plötzlicher externer Stimulus	Startle-Epilepsie (Reflexepilepsie)
Startle-Reaktion	Erschrecken	Startle disease (Hyperekplexie)

tik (Verzicht auf schwere Mahlzeiten und Stabilisierung des Schlaf-Wach-Rhythmus) dient. Nicht selten ist aber auch eine begleitende Psychotherapie erforderlich, da die Erkrankung sowohl in das private als auch in das soziale Leben erheblich eingreift. Viele Patienten werden vorzeitig berufsunfähig. Für die meisten muss ein Fahrverbot ausgesprochen werden.

Verlauf: Der Verlauf ist chronisch mit leichter Rückbildung der Anfallsfrequenz.

Verlauf: Die Erkrankung beginnt bei den meisten Patienten mit einer abnormen Tagesschläfrigkeit, kataplektische Attacken kommen meist innerhalb von 2 Jahren hinzu. Die zeitlebens bestehende Erkrankung lässt im fortgeschrittenen Stadium eine Reduktion insbesondere der Kataplexien und Schlaflähmungen erkennen. Im Alter nehmen aber Störungen des Nachtschlafs zu.

◀ **Klinisches Beispiel**

▶ **Klinisches Beispiel:** Ein 24-jähriger Laborant berichtete über stark vermehrtes Schlafbedürfnis bei Tage und einen wiederholt vorkommenden Alptraum, in dem er zwischen zwei verschlossenen Glastüren eingesperrt, von einem Leoparden angefallen und gefressen werde. Oft liege er frühmorgens etwa 30 Minuten lang im Bett, ohne sich regen zu können; er versuche mit größter Anstrengung, wenigstens einen Finger zu rühren, um sich aus diesem Zustand zu befreien, was aber meist misslinge. Die weitere Anamnese ergab, dass er zwei Monate zuvor im Labor einen Unfall verursacht habe, als er plötzlich in den Beinen eingeknickt und ihm dabei ein Glaskolben aus der Hand gefallen sei. Der neurologische Befund und das EEG waren unauffällig. Die polysomnographische Untersuchung bestätigte die Diagnose Narkolepsie. Unter der Behandlung mit Clomipramin und Regelung des Schlaf-Wach-Rhythmus (Mittagsschlaf) ließ sich die Frequenz der Schlafanfälle und Schlaflähmungen reduzieren.

5 Psychosomatik in der Neurologie

Überblick: Die Psychosomatik in der Neurologie erforscht die Entstehung seelischer und körperlicher Krankheitsmerkmale im biographischen Kontext. Sie befasst sich mit der **Phänomenologie** und **Psychodynamik** gestörter Wahrnehmungs- und Bewegungsfunktionen. Exemplarisch lassen sich fünf Symptomkonstellationen unterscheiden:

Schwindel und **Schmerzen** können Ausdruck von **Affekten** (Angst) sein. Die Ich-Umwelt-Relation ist subjektiv verzerrt.

Tremor und **Ataxie** in einer **Krisensituation** können Ausdruck einer uneingestandenen Angst oder Wut sein. Die Ich-Umwelt-Relation ist unkoordiniert.

Schwindel, **Schmerzen** und **Koordinationsstörungen** können Ausdruck eines psychischen Konflikts sein (**Somatisierung**). Die Ich-Umwelt-Relation gerät aus dem Gleichgewicht.

Bei psychogenen Sensibilitäts- und Motilitätsstörungen ist der Patient häufig affektiv unbeteiligt (indifferent). Erregende Triebimpulse werden verdrängt, neutralisiert und in körperliche Symptome umgewandelt (konvertiert.; daher **Konversions-** oder **dissoziative Störungen**). Die Ich-Umwelt-Relation ist dissoziiert.

Wie die o.g. Symptome können sich neurologische Krankheiten in Krisensituationen manifestieren und im Verlauf einem situativ bedingten **Symptomwandel** unterliegen.

In jedem Fall (1 – 5) sind **Funktionsstörungen** zu beobachten, die das Muster neurologischer Syndrome aufweisen bzw. annehmen. Der Affekt greift unmittelbar an einem körperlichen Symptom an oder das körper-

5 Psychosomatik in der Neurologie

Überblick: Die Psychosomatik in der Neurologie erforscht die Entstehung seelischer und körperlicher Krankheitsmerkmale im biographischen Kontext. Die Kenntnis der **Phänomenologie** und **Psychodynamik** gestörter Wahrnehmungs- und Bewegungsfunktionen ist eine wesentliche Voraussetzung des Dialogs mit dem Kranken. Das affektive Erleben des Kranken ist verändert, die Stimmung ängstlich, depressiv, dysphorisch, euphorisch oder indifferent. Es finden sich vegetative Begleitsymptome der Affekte. Der Patient ist nicht als Objekt der neurologischen Untersuchung, sondern immer als Subjekt, d.h. als Ich in seiner Umwelt zu verstehen. Unter psychosomatischem Aspekt lassen sich exemplarisch fünf Symptomkonstellationen unterscheiden:

1. **Schwindel** und **Schmerzen** sind subjektive Phänomene, die häufig mit **Affekten** assoziiert sind. Ein Schwankschwindel oder ein Spannungskopfschmerz manifestiert sich z.B. als unmittelbarer Ausdruck von Angst bzw. anstelle einer latenten Angst. Schwindel, Schmerzen und Angst können sich gegenseitig vertreten. Bei phobischem Schwindel wird die Umwelt oder der Körper als schwankend erlebt, bei angstbedingten, wandernden Schmerzen wirkt der Kranke unsicher und psychomotorisch unruhig. Angst kann in die Umwelt projiziert werden. Die Ich-Umwelt-Relation ist subjektiv verzerrt.
2. **Tremor** und **Ataxie** (Dysmetrie, Stand- und Gangunsicherheit) sind als objektive Symptome mit subjektiven Empfindungen verbunden. Jede Koordinationsstörung wird situativ verstärkt. Der Körper drückt auf diese Weise unwillkürlich aus, was der Kranke affektiv erlebt. So können z.B. Zitteranfälle ebenso wie ein schwankender Stand und Gang in einer **Krisensituation** sichtbarer Ausdruck einer uneingestandenen Angst oder Wut sein. Diese psychosomatischen Symptome verselbstständigen sich, wenn der Affekt abgewehrt wird. Die Ich-Umwelt-Relation ist unkoordiniert.
3. Wenn **Schwindel**, **Schmerzen** und **Koordinationsstörungen** situativ ausgestaltet werden, beklagt der Patient weitere, v.a. vegetative Beschwerden nicht ohne Affekt und eine ängstliche Unruhe oder depressive Stimmung als körperliche Schwäche, die mit einem „Lähmungsgefühl" assoziiert ist. Die Erschöpfung beruht auf der **Somatisierung** eines psychischen Konflikts (Somatisierungsstörung). Die Ich-Umwelt-Relation gerät aus dem Gleichgewicht.
4. Bei psychogenen **Sensibilitäts- und Motilitätsstörungen** ist der Patient häufig affektiv unbeteiligt (indifferent). Es besteht eine „Gefühlslähmung" bis zur Anästhesie. Erregende Triebimpulse werden verdrängt, neutralisiert und in körperliche Symptome umgewandelt (konvertiert). Konfliktbedingte, funktionelle Wahrnehmungsstörungen wie eine psychogene Amnesie, Blindheit oder Aphonie treten auf, wenn sich die Innen-Außen-Beziehung des Kranken umkehrt. Man spricht von **Konversionsstörungen** bzw. **dissoziativen Störungen**. Der eigene Körper kann zum Fremdkörper werden, die Außenwelt eigenartig fremd erscheinen. Die Selbstwahrnehmung spaltet sich von der Willkürbewegung ab. Die Ich-Umwelt-Relation ist dissoziiert.
5. Alle o.g. Symptome (1 – 4) sind unter dem Aspekt der situativen Auslösung zu betrachten, da sich auch **neurologische Krankheiten**, wie z.B. eine multiple Sklerose, mit Schwindel, Schmerzen, Koordinations-, Sensibilitäts- und Motilitätsstörungen in einer lebensgeschichtlich kritischen Situation manifestieren bzw. im weiteren Verlauf einem situativ bedingten **Symptomwandel** unterliegen können. Das affektive Erleben des Patienten ist verändert, und die Symptome werden situativ verstärkt.

In jedem Fall (1 – 5) sind **Funktionsstörungen** zu beobachten, die das Muster neurologischer Syndrome aufweisen bzw. annehmen. Entweder greift der Affekt unmittelbar an einem körperlichen Symptom an oder das körperliche Symptom greift einen latenten Affekt auf. Man spricht allgemein von **somatoformen Störungen**, um zu verdeutlichen, dass die organischen Befunde nicht ausreichen, um die körperlichen Symptome zu erklären. Wesentlich ist der zeitliche Zusammenhang der Symptome mit einem ungelösten, verdrängten und aktualisierten psychischen Konflikt. Man kann zwar nicht von der Symptomatik unmittelbar auf den Konflikt schließen, der einer Störung zugrunde liegt, aber verstehen lernen, dass die Krankheitsmerkmale der Kompensation struktureller Mängel und der Konfliktabwehr dienen. In der Anamnese, die sich **am subjektiven biographischen Kalender des Patienten orientiert**, finden sich Erinnerungsspuren, die die Erstmanifestation körperlicher und psychischer Symptome aufzeigen. Unter psychosomatischem Aspekt lässt sich häufig auch der fluktuierende Verlauf psychogener und neurologischer Krankheiten, das Krank- und Gesundwerden, besser verstehen.

liche Symptom greift einen latenten Affekt auf. Man spricht von **somatoformen Störungen**, um zu verdeutlichen, dass die organischen Befunde nicht ausreichen, um die körperlichen Symptome zu erklären.

5.1 Psychosomatische Störungen

5.1 Psychosomatische Störungen

▶ **Definition:** Die Entwicklung psychosomatischer Störungen beruht immer auf einer lebensgeschichtlichen Konfliktsituation, in der die psychischen und körperlichen Krankheitsmerkmale entstehen oder sich wandeln. Diese werden daher psychosomatisch genannt.

◀ **Definition**

Epidemiologie: Die Prävalenz psychogener und psychosomatischer Störungen liegt bei 25–35%. Aus neurologischer Sicht sind 10% aller Schwindelsensationen und Anfallsereignisse psychogen (s. Abb. B-**5.1** und **5.2**). Psychosomatische Störungen der visuellen Wahrnehmung finden sich bei 5% aller Patienten, die einen Arzt aufsuchen. Die früher häufigen Konversionsstörungen, wie epidemisches „Kriegszittern“ und Tremor-Epidemien in Friedenszeiten, werden heute selten beobachtet. Nach katamnestischen Untersuchungen ist jedoch die lebenslange Prävalenz dieser Störungen, besonders unter transkulturellem Aspekt, hoch einzuschätzen, da sie jahrzehntelang anhalten können, einen Symptomwandel zeigen, mit neurologischen Krankheitsmerkmalen alternieren und daher häufig verkannt werden. Insgesamt finden sich keine signifikanten Geschlechtsunterschiede.

Epidemiologie: Die Prävalenz psychogener und psychosomatischer Störungen liegt ohne signifikante Geschlechtsunterschiede bei 25–35%. Aus neurologischer Sicht sind 10% aller Schwindelsensationen und Anfallsereignisse psychogen (s. Abb. B-**5.1** und **5.2**).

Symptomatologie: Akuter Schwindel und chronische Schmerzen gehören zu den häufigsten psychosomatischen Beschwerden in der Neurologie. Zunächst fallen vegetative Begleitsymptome auf: Gesichtsröte oder -blässe, Dyspnoe, Hyperhidrosis und Tachykardie. Zusätzlich werden Übelkeit, Erbrechen, Diarrhöen, Obstipation usw. berichtet. Die naturgemäß eher unmerklich ablaufenden autonomen Funktionen (Atmung, Pulsschlag usw.) rücken in den Vordergrund der Beschwerdebildes und der Krankheitsvorstellung. Da aber jeder Affekt mit vegetativen Symptomen einhergeht, können diese Symptome auf eine Angststörung verweisen, die der Schwindel- oder Schmerzsymptomatik zugrunde liegt.

- **Schwindel** ist mehrdeutig. Jede Benommenheit bis zum „Taumeln“ und vielfältige Phänomene, die im Kopf oder im gesamten Körper wahrgenommen

Symptomatologie: Akuter Schwindel und chronische Schmerzen sind häufig mit Affekten, v. a. mit Angst, verbunden. Vegetative Störungen stehen aber im Vordergrund der Krankheitsvorstellung.

- **Schwindel** ist vieldeutig, aber nicht „alles“ ist Schwindel. Das Phänomen „Schwindel“

B-5.1 Psychogener Anfall unter transkulturellem Aspekt

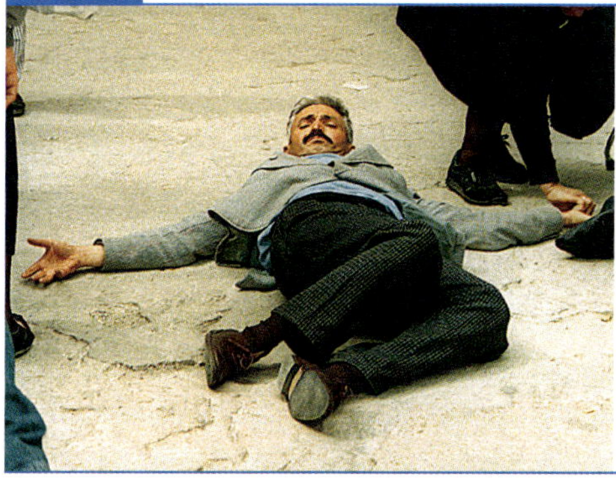

Während einer Osterprozession vor der Grabeskirche in Jerusalem sinkt ein Pilger zu Boden und verharrt reglos mit ausgebreiteten Armen und geschlossenen Augen. Anlass und Ursache des Anfalls sind unbekannt, eine Epilepsie („Morbus sacer“) ist schon vom Aspekt her unwahrscheinlich (vgl. Differenzialdiagnose epileptischer und nicht epileptischer Anfälle, S. 522).

B-5.1

bedeutet Wahrnehmung einer **Scheinbewegung** von Ich oder Umwelt.

werden, gelten als Schwindel. Nur wenige Menschen sind vollkommen schwindelfrei, für einige ist „alles" Schwindel. Schwindel bedeutet die Wahrnehmung einer **Scheinbewegung** von Ich oder Umwelt. Schwindelgefühle gehen mit veränderter Selbstwahrnehmung einher und können anhalten, „bis die Sinne schwinden". Dass Kinder schwindelerregende Körperdrehungen nicht lästig, sondern lustig finden, ist ein Hinweis darauf, dass die Rotation eine affektiv erregende Scheinbewegung der Umwelt hervorrufen und deren Wahrnehmung wiederum die Lust zu fortgesetzter Drehung steigern kann. Für die Symptombildung ist der Umschlageffekt wesentlich, d.h. der kritische Zeitpunkt, an dem sich entscheidet, ob der Schwindel schon in der Erinnerung an ein Schwindel erregendes Erlebnis mit Lust oder Unlust assoziiert wird und sich zu einem psychosomatischen Symptom entwickelt.

- **Schmerzen** durchwandern den Körper als Ausdruck von Angst. Der chronisch Schmerzkranke personifiziert die Beschwerden („meine" Schmerzen).

- **Schmerzen** als Ausdruck von Angst durchwandern Kopf und Rumpf und können dazu führen, dass der Schmerzkranke von Arzt zu Arzt wandert. Chronifizierte Nacken-Kopf- und Rückenschmerzen („tension-type headache", „low back pain") werden Besitz anzeigend als „mein" Schmerz, ebenso wie ein langjährig eingenommenes Analgetikum als „mein" Schmerzmittel bezeichnet, d.h. mangels persönlicher Bindungen und Gesprächspartner gleichsam als Angehörige und ständige Begleiter personifiziert. Dann entwickelt sich auch eine Abhängigkeit von „meinen" Ärzten und „meinen" Patienten in einem Zweckbündnis (s.a. S. 560ff.).

- **Tremor** tritt unwillkürlich auf und wird ausgestaltet, wenn ein uneingestandener Affekt nicht anders gezeigt werden kann.

- **Tremor** ist selten psychogen, aber häufig mit affektivem Erleben eng verbunden, wie dies schon die sprachliche Wendung „mit Zittern und Zagen" ausdrückt. Kinder neigen dazu, ein Kältezittern zu einem „Schüttelfrost" auszugestalten; kranke Kinder und Erwachsene greifen das Symptom unwillkürlich immer dann auf, wenn sie einen uneingestandenen Affekt wie Angst, Scham, Trauer oder Wut nicht zeigen können. Zur „Sprache des Organs" s. S. 547.

B-5.2

B-5.2 „Arc de cercle" als Konversionsstörung bei einem 30-jährigen Mann,

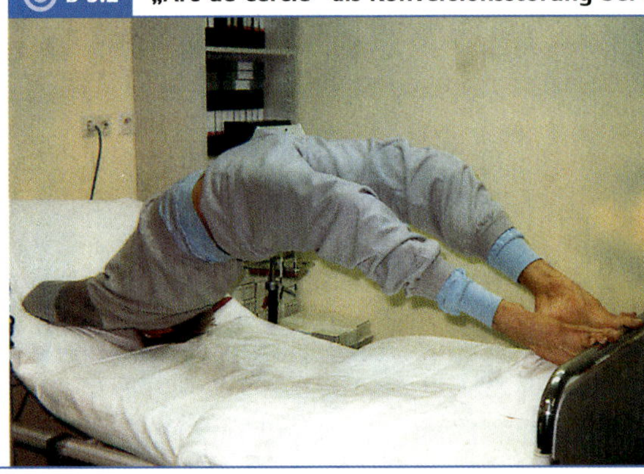

Der Elektroinstallateur litt nach einem PKW-Unfall unter häufigen nicht epileptischen Anfällen. Im Video-EEG-Labor wurde einer dieser Anfälle aufgezeichnet. Der Patient stützte sich mit Hinterkopf, Armen und Füßen ab, während er mit seinem Körper eine kreisbogenförmige „Brücke" baute. Zum „Arc de cercle" s.a. Abb. B-**5.3**.

- **Ataxie** wird situativ verstärkt. Zielbewegungen, Stand und Gang wirken unsicher. Zu den psychogenen **Anfällen** („Bewegungssturm" und „Totstellreflex" s. Abb. B-**5.2–5.4**).

- **Ataxie** wird immer situativ (affektiv) verstärkt. Meist treten psychogene (funktionelle) Koordinationsstörungen in der Neurologie paroxysmal („anfalls"-, „blitz"- oder „schlagartig") auf. Zielbewegungen, Stand und Gang werden plötzlich unsicher, ataktisch. Unter unwillkürlicher Hyperventilation können **Zitteranfälle**, Zuckungen oder Krämpfe der Extremitäten einsetzen („Bewegungssturm"), die in einem Opisthotonus kulminieren (s. Abb. B-**5.2** und **5.3**). Unter Hypoventilation fällt der Kopf plötzlich zur Seite und der Patient regt sich nicht mehr („Totstellreflex", s. Abb. B-**5.4**).

▶ Merke

▶ **Merke:** Unter psychosomatischem Aspekt lassen sich die Phänomene sprachlich und körpersprachlich differenzieren. Sie drücken sich in bestimmten Redewendungen, in Mimik, Gestik und Haltung, in Stimmungen oder in Stummheit aus.

Ätiopathogenese: Bleibt der Dialog von Patient und Arzt bei den vegetativen Symptomen stehen, werden sich beide auf die Verlegenheitsdiagnosen „psychovegetativer Erschöpfungszustand" oder „chronic fatigue syndrome" beschränken müssen. In diesem Fall stimmt die Krankheitsvorstellung des Patienten mit der vereinfachten **„Stress"**-Theorie überein.

- Im lebensgeschichtlichen Kontext („Warum gerade jetzt?") erscheinen die Phänomene vor dem Hintergrund des **biographischen Kalenders**. Vage erinnerte bzw. „vergessene", verdrängte Jahres-, Geburts- oder Hochzeitstage sind in einer akuten, affektgeladenen Konfliktsituation wichtige lebensgeschichtliche Daten, die die Beziehungsstruktur des Patienten erhellen, aber von ihm selbst, wenn überhaupt, nur im Nebensatz erwähnt werden.
- Psychodynamisch lassen sich nun die Symptome als Folge einer situativen Ausgestaltung der Beschwerden im Sinne einer **Somatisierungsstörung** erklären. Zum Beispiel werden Restbeschwerden nach Unfallereignissen, v.a. angesichts einer beruflichen oder familiären Krise, psychosomatisch ausgestaltet und dann nicht ohne Affekt („Erschütterung") geschildert.
- Demgegenüber werden **Konversionsstörungen**, die den dringenden Verdacht auf eine Hirn- und Rückenmarkkrankheit erwecken könnten, meist mit einer „belle indifférence" dargestellt, als betreffe eine psychogene Blindheit oder Gangstörung nur die Außenwelt. Vordergründig wirken die Patienten „unerschütterlich". Der psychodynamische Vorgang der Konversion (lat. convertere = umdrehen, umwenden, umkehren) besagt, dass verdrängte Konflikte und Affekte symbolisch verschlüsselt in körperliche Störungen umgewandelt werden und sich in der Körpersprache ausdrücken (s.a. S. 551).
- Dies können psychische Konflikte zwischen widersprüchlichen Affekten bzw. Triebimpulsen sein, die den Forderungen der Über-Ich-Instanz („Zensur") entgegenstehen (S. Freud). Da der psychosomatisch Kranke nicht als Objekt, sondern als Subjekt im Verhältnis von Ich und Umwelt zu verstehen ist (V. v. Weizsäcker), kann man die Konversion unter dem Aspekt einer Spaltung der Ich-Umwelt-Relation, die bis zum Verlust der Identität führt, auch als Dissoziation (Auseinanderfallen) von Wahrnehmung und Bewegung bezeichnen. Zu den **dissoziativen Störungen** der Wahrnehmung gehört z.B. der Verlust der Erinnerung (psychogene Amnesie). Bei dissoziativen Bewegungsstörungen kommt es zu Anfällen mit tranceähnlichen Zuständen oder zu einem vollständigen, aber vorübergehenden Verlust der Willkürbewegungen (dissoziativer Stupor, s. Abb. B-**5.4**).

Ätiopathogenese: Der sog. psychovegetative Erschöpfungszustand ist eine Verlegenheitsdiagnose (**„Stress"**-Theorie).

- Die Frage „Warum gerade jetzt?" orientiert sich an dem **biographischen Kalender** des Patienten.
- Bei einer **Somatisierungsstörung** werden die Beschwerden z.B. nach einem Unfallereignis situativ ausgestaltet.
- Bei einer **Konversionsstörung** werden verdrängte psychische Konflikte und Affekte symbolisch verschlüsselt in körperliche Störungen konvertiert (umgewandelt).
- Eine Konversion kann auch als Dissoziation der Ich-Umwelt-Relation interpretiert werden. Zu den **dissoziativen Störungen** rechnet man z.B. einen Verlust der Erinnerung (dissoziative Amnesie) oder der Bewegung (dissoziativer Stupor, s. Abb. B-**5.4**).

Bei einer **Depersonalisationsstörung** ist der Patient in seiner Selbstwahrnehmung derart verändert, dass er sich wie im Traum fühlt und seinen eigenen Körper wie einen **Fremdkörper** von außen her betrachtet. Angesichts eines lebensbedrohlichen Ereignisses (Unfall, Gewalttat) spaltet sich das Subjekt in einen erlebenden und in einen beobachtenden Ich-Anteil. Häufig ist nicht nur die Wahrnehmung für die eigene Wirklichkeit, sondern auch für die Umgebung dissoziiert, sodass das Gefühl für die Wirklichkeit der Außenwelt fehlt und vertraute Personen dem Patienten fremd erscheinen (Derealisation).

Bei einer **Depersonalisationsstörung** betrachtet der Patient seinen Körper wie einen **Fremdkörper**. Häufig ist auch die Wahrnehmung für die Wirklichkeit der Umwelt dissoziiert (Derealisation).

Attackenförmig einsetzende Symptome, wie paroxysmaler psychogener Schwindel und Tremor, treten meist mit Angst oder stellvertretend für Angst in ambivalenten Lebenssituationen auf und können nach einem „Schwanken" zwischen zwei Möglichkeiten einen Rückzug aus dem Konflikt signalisieren. Libidinös-aggressive und zugleich beängstigende Triebimpulse werden abgewehrt, dissoziiert und konvertiert. Unsicherheiten der Geschlechtsrolle verstärken die Konversion.

Ein „Schwanken" zwischen zwei Möglichkeiten (Ambivalenz) und Unsicherheiten der Geschlechtsrolle verstärken die Konversion.

▶ **Klinisches Beispiel** Eine 32-jährige Diplompsychologin wurde acht Tage vor ihrer Hochzeit von einer Schwindelattacke überfallen, als sie sich mit zwei Partnern, ihrem Verlobten und ihrer Freundin, zur standesamtlichen Trauung verabredet hatte, um beiden – d.h. symbolisch auch ihr – das Ja-Wort zu geben (nach Schweikert, 1994).

◀ **Klinisches Beispiel**

Diagnostik und Differenzialdiagnose

Diagnostik: Wird der Erkrankungsbeginn von dem Kranken spontan erinnert, z.B. auf den Todestag eines Angehörigen datiert, so sind **Sprache** und **Affekt** häufig qualitativ verändert. In diesem Fall stimmen die biographischen Daten,

Diagnostik und Differenzialdiagnose

Diagnostik: Sprache und **Affekt**, Sprechweise und Wortklang sind qualitativ verändert, z.B. durch operatives Denken und **Indifferenz** gekennzeichnet. Seelischer

Schmerz verwandelt sich in körperlichen Schmerz (vgl. klin. Beispiel).

aber die Sprechweise und der Wortklang sind monoton. Der Patient wirkt nicht traurig verstimmt, sondern gleichgültig. Nach Freud wird seelischer Schmerz in körperlichen Schmerz verwandelt. Dann ist die Sprache durch operatives Denken (pensée operatoire) und **Indifferenz** (belle indifférence) gekennzeichnet. Was der Kranke nicht gefühlsmäßig ausdrücken kann, formuliert er numerisch exakt (vgl. klin. Beispiel). (Man spricht auch von „Alexithymie", der Unfähigkeit, Gefühle bei sich selbst und anderen „herauszulesen".) Diese Indifferenz kann durch die notwendig sachliche Gesprächsführung auf der Seite des Arztes noch unbewusst verstärkt werden, sofern er die Affektarmut des Dialogs nicht bemerkt und sich nicht vor geschlossenen, objektivierenden Fragen und Antworten (Deutungen) hütet.

▶ **Klinisches Beispiel**

▶ **Klinisches Beispiel:** Ein Feinmechaniker, der seit einigen Jahren unter einem Ganzkörperschmerz leidet, ist außerstande, Gefühle bei sich selbst oder anderen wahrzunehmen und in Worte zu fassen, als er zur biographischen Anamnese berichtet, dass sein drittältester Sohn, der bei der Geburt knapp 2500 g gewogen habe, mit sieben Jahren eingeschult und, noch nicht 25 Jahre alt, am 12. Oktober vor vier Jahren (biographischer Kalender) von einem Zweieinhalbtonner im Bruchteil einer Sekunde überfahren worden sei, und dass er selbst gegenüber seiner 51-jährigen Frau aus zweiter Ehe seit dem Tag der Beerdigung kaum drei Worte darüber verloren habe. Die Schmerzen nehmen zu, als er den Analgetikaverbrauch reduziert, klingen aber ab, nachdem er in einem tranceähnlichen Zustand aus seiner eigenen Kindheit berichtet und sein „Vatergefühl" wiederbelebt. Dies geschieht in der Erinnerung an die Gefühle seines noch lebenden Vaters für ihn selbst.

▶ **Merke**

▶ **Merke:** Stummheit ist ein Kardinalsymptom psychosomatischer Krankheiten und kann deren Initialsymptom sein. Der psychosomatisch Kranke verdrängt und verschweigt einen lebensgeschichtlichen Konflikt, deutet aber mit seinem Körper unwillkürlich das an, was er nicht sprachlich mitteilt. Selbst wenn der Patient indifferent wirkt, gilt die psychosomatische Regel: „Kein Effekt ohne Affekt".

Die **Wortwahl** des psychosomatisch Kranken gibt entwicklungs- und konfliktspezifische Hinweise: Aus der Symbolik von Vorstellung und Erinnerung entstehen plastische Bilder der „Seelen- und Körpersprache".

Die Wortwahl des psychosomatisch Kranken in bestimmten sprachlichen Wendungen zeigt, „wie ihm der Schnabel gewachsen ist" und gibt entwicklungs- und konfliktspezifische Hinweise. Selbst ältere Menschen bedienen sich nicht selten der metaphorisch-eidetischen Bildersprache ihrer Kindheit. Aus dieser Symbolik von Vorstellung und Erinnerung entwickeln sich plastische Bilder der „Seelen- und Körpersprache".

▶ **Klinisches Beispiel**

▶ **Klinisches Beispiel:** Eine 63-jährige ehemalige Diakonisse, die seit Anfang des Jahres 1945 unter heftigen Tremor-Anfällen litt, erinnert, dass damals ihr Vater in Kriegsgefangenschaft geraten und die ältere Schwester auf der Flucht über die Oder eingeholt und vergewaltigt worden sei, woraufhin die Mutter verzweifelt versucht habe, sich mit beiden Kindern zu ertränken. Die Patientin erlebt ihre Anfälle, die durch flatternde Bewegungen der Extremitäten charakterisiert sind, als Flüge eines kopflosen Huhns. Bei der neurologischen Untersuchung ist das Zittern gering ausgeprägt, während des ersten psychotherapeutischen Gesprächs („Ich habe noch nie darüber gesprochen") steigert es sich bis zum heftigen Flatter-Tremor, um nach einem Affektausbruch zu sistieren.

Anstelle affektiver Äußerungen werden oft **Tiersymbole** sprachlich eingesetzt und psychogene Schmerzen als „ungeheuerlich" bezeichnet.

Tiersymbole werden oft spontan anstelle affektiver Äußerungen sprachlich eingesetzt, wenn „kribbelnde und krabbelnde" Dysästhesien als „Ameisenlaufen" oder starke Schmerzen als „ungeheuerlich" bezeichnet werden. Jede Regung wird kleinen Erregern im Körper zugeschrieben, während der Konflikt verdrängt und der Affekt verleugnet wird: „Angst kenne ich nicht". Typisch ist ein phobisches Vermeidungsverhalten. Zu den Zoophobien bei Infektionskrankheiten s. S. 570.

Das Gespräch folgt der Erinnerung. Alles Denken war schon einmal im **Gedächtnis**. Man merkt sich nur das, was man merkt.

Gesunde beziehen persönlich wichtige Daten und Zeitspannen unmittelbar auf ihre Wahrnehmungs- und Bewegungsfunktionen: „In diesem Augenblick, im Handumdrehen, bis zum letzten Atemzug" usw. Das Gespräch folgt der Erinnerung: Alles Denken, das jemals und das soeben Gedachte, war schon einmal in dieser oder in analoger Form im **Gedächtnis**. Ursprünglich sah die Sprache eine Trennung des Affekts von Denken, Merken und Lernen nicht vor (lat.: cogitare = mit dem Herzen wahrnehmend denken und re-cor-dari erinnern; das In-

und Auswendiglernen leitet sich von „nach-spüren" ab (franz.: apprendre par coeur, engl.: learning by heart). Man merkt sich nur das, was man merkt. Es liegt also eine Abspaltung der Affekte im Dialog von Patient und Arzt vor, wenn Lebensdaten und Ereignisse („Life events") des biographischen Kalenders numerisch exakt aneinandergereiht und unpersönlich formuliert werden, während der affektive Gehalt der Wörter und Sätze erloschen ist.

Eine psychogene (funktionelle) Koordinationsstörung mit Dysmetrie der Zeigeversuche ist durch Konstanz gekennzeichnet; der Patient trifft wiederholt exakt neben ein angegebenes Ziel. Es handelt sich nicht um eine Organläsion, sondern um eine Funktionsstörung. Sensorische, sensible und motorische Funktionen können bis zur psychogenen Blind- und Taubheit, Anästhesie und Tetraplegie verändert sein. Diese **Funktionsverluste** werden nach dem individuellen Körperschema, nicht jedoch nach der Topik neurologischer Funktionen angegeben. Eine psychogene Sensibilitätsstörung wird z. B. genau auf die Mittellinie des Körpers oder auf den Ansatz des Ärmels begrenzt („Kleiderordnung"); eine komplette psychogene Beinlähmung hindert den Betroffenen nicht, Treppen zu steigen und die geschonte Extremität unwillkürlich mitzubewegen.

Bei psychogenen Störungen handelt es sich nicht um eine Organläsion, sondern um eine Funktionsstörung. Sensorische und sensomotorische **Funktionsverluste** werden nach dem individuellen Körperschema, jedoch nicht nach der Topik neurologischer Syndrome angegeben.

▶ **Klinisches Beispiel:** Die 14-jährige adipöse Schülerin wird vom Notarzt in eine chirurgische Ambulanz gebracht. Dort fällt eine schlaffe Lähmung der unteren Extremitäten auf. Die neurologische Untersuchung ergibt eine Paraplegie und Anästhesie der Beine. Im Halteversuch zeigt sich eine unwillkürliche Anspannung der Streckmuskulatur. Die Eigenreflexe sind seitengleich lebhaft, das Babinski-Zeichen ist beidseits negativ. Es besteht keine Miktionsstörung. Auffällig ist die affektive Indifferenz. Die Eltern berichten von einer Neurodermitis und einer Enuresis nocturna bis zum 12. Lebensjahr. Sie beklagen schwerwiegende aktuelle „Erziehungsprobleme". Die Paraplegie bildet sich plötzlich vollständig zurück, als sich in der biographischen Anamnese ein gravierender Vaterkonflikt andeutet und die Indikation zu einer Familientherapie gestellt wird.

◀ **Klinisches Beispiel**

Differenzialdiagnose: Die psychopathologischen Begleitsymptome neurologischer Krankheiten werfen differenzialdiagnostische Probleme auf (vgl. S. 99), wenn psychische und körperliche Beschwerden als „hysterisch" verkannt werden, z. B. bei frontaler Akinese und bei Einklemmungssyndromen (cave Hirntumor!). Umgekehrt können psychosomatische Störungen immer wieder als rein organisch fehlgedeutet werden, besonders wenn der Arzt sich für Laien und Kollegen unverständlich ausdrückt, z. B. einen „Verwirrtheitszustand" oder „nichts Organisches" feststellt und wenn ein professioneller Patient selbst Fehldiagnosen stellt (s. Münchhausen-Syndrom, S. 560). Neurologische und neuropsychologische Syndrome sind aber kaum mit psychogenen Störungen zu verwechseln, da bei der eingehenden neurologischen Untersuchung ein kausaler Zusammenhang zwischen den gestörten Funktionen und topographisch lokalisierbaren Läsionen nachweisbar ist.

Differenzialdiagnose: Psychopathologische Begleitsymptome neurologischer Krankheiten können als „hysterisch" verkannt werden (cave Hirntumor!), während neurologische Symptome bei eingehender Untersuchung kaum mit psychogenen Phänomenen zu verwechseln sind.

Die Frage, ob eine Störung psychogen sei, wird nicht mit dem Ausschluss organneurologischer Befunde und durch wiederholte Anwendung technischer Hilfsmittel beantwortet, sondern immer nur anhand **positiver Kriterien** entschieden. Wesentlich sind der Nachweis von Symptomen, die keinem neurologischen Verteilungsmuster entsprechen, und der Nachweis eines psychodynamischen Vorgangs (Konversion); dasselbe gilt für Somatisierungsstörungen bei objektiv unerheblichen, aber subjektiv überbewerteten Organbefunden. Für diese Funktionsstörungen ist das Attribut „hysterisch" unangemessen. Die sog. Hysterie (gr.: hystéra = Gebärmutter) wird überdies seit der Antike als typisches Frauenleiden missverstanden (vgl. aber Epidemiologie).

Eine psychogene Störung ist keine Ausschlussdiagnose, sondern erfordert den **positiven Nachweis** von Symptomen, die keinem neurologischen Verteilungsmuster entsprechen, und den Nachweis eines psychodynamischen Vorgangs.

Um eine Verwechslung psychosomatischer Funktionsstörungen mit den Merkmalen „hysterischer" Persönlichkeiten zu vermeiden, ist es differenzialdiagnostisch sinnvoll, von einer **histrionischen Persönlichkeitsstörung** zu sprechen, wenn die Selbstdarstellung eines Menschen im szenischen Vordergrund steht: histrionisch (gr.: schauspielerisch, dramatisch) agierende Laien, v. a. professionelle Patienten wirken „echt-unecht", suggestiv und sind zugleich suggestibel. Hinter ihrer „attitude passionelle", ihrem Klagen und Lächeln, v. a. aber in ihrer Tendenz zur Dramatisierung, verbirgt sich ein starkes Bedürfnis nach passiver

Histrionische Persönlichkeiten sind schauspielerisch begabte Laien, die besonders als professionelle Patienten agieren. Fiktionen werden als wahr hingestellt und selbst geglaubt (**Pseudologia phantastica**).

Aufmerksamkeit, eine innere Leere und ein Mangel an Empathie. Trivialitäten werden als „phantastisch“, wichtige Lebensereignisse, selbst Todesfälle in der Familie, als „vollkommen nebensächlich“ bezeichnet. Sie verlassen sich auf Fiktionen und sind davon überzeugt, dass auch das „absolut“ stimmt, was sie wider bessere Erkenntnis mitteilen und ausgestalten (**Pseudologia phantastica**). Sie lassen sich in ihrem Selbstwertgefühl von der meist mitagierenden Umwelt immer wieder bestätigen oder kränken und trösten, aber nicht leicht behandeln. Für die Entstehung histrionischer Phänomene sind v.a. Identifikationsvorgänge verantwortlich.

Wenn es einem Patienten die „Sprache verschlägt“, liegt eine psychogene Störung vor. Patienten mit Schlaganfällen neigen demgegenüber zur Verleugnung.

Redewendungen wie „es trifft mich oder es rührt mich der Schlag“ bzw. „es verschlug ihm die Sprache“ verweisen nicht auf die Psychosomatik der Schlaganfälle, sondern auf Konversionsstörungen, wie z.B. eine psychogene Aphonie (s. S. 556). Denn Patienten mit arteriellem Hochdruck und Durchblutungsstörungen des Gehirns neigen eher zum Bagatellisieren bis zur **Verleugnung** der Schlaganfallgefahren und manifester neurologischer Krankheitssymptome, wie z.B. einer Lähmung oder Aphasie (s. Anosognosie, S. 98).

Therapie und Verlauf

Therapie: Der Dialog nimmt **Erinnerungsspuren** auf. Gelegentlich wird mit einer assoziierten Erinnerung ein „Aha-Erlebnis“ ausgelöst.

Therapie und Verlauf

Therapie: Mit der Anamnese beginnt das psychotherapeutische Gespräch (Erstgespräch). Der Dialog nimmt **Erinnerungsspuren** auf. Der Therapeut geht mit Empathie auf die Beschwerden, Assoziationen, Vorstellungen und den inneren Bezugspunkt des Kranken ein; er vermittelt ihm, dass er ihn verstanden hat. Denn der Patient erwartet, dass der Therapeut mit einfühlendem Verstehen genau das ausdrückt, was er denkt, ihn als Gesprächspartner akzeptiert und respektiert, besonders wenn er sich selbst als wertlos empfinden sollte. Gelegentlich wird mit einer assoziierten Erinnerung ein „Aha-Erlebnis“, eine „blitzartige Erkenntnis“ („flash“) ausgelöst. Dies setzt voraus, dass der Arzt sich Zeit nimmt und Gesprächspausen zulässt, ob der Kranke nun wortreich oder einsilbig spricht. Selbst das Schweigen ist „beredt“ und daher auch zu verstehen: Mimik und Gestik drücken aus, was er in der Therapie (noch) nicht sagen kann.

Während der neurologischen Untersuchung gibt der Patient **körperbezogene Fingerzeige** auf das Grundthema seines Konflikts. Der Kranke kommentiert unwillkürlich, was sein Körper symbolisch ausdrückt.

Während oder unmittelbar nach der neurologischen Untersuchung teilt sich der Patient meist eindeutiger mit als zuvor. Er gibt nun **körperbezogene Fingerzeige** und Stichworte, wie „es geht nicht mehr“ (z.B. bei einer funktionellen Lähmung und Libidostörung), oder es fallen Versprecher auf, bei denen es auf jede Silbe und jeden Laut ankommt. Denn die fast unmerklichen Versprecher wie z.B. „Muttagsschlaf“ oder die korrigierten Versprecher „Orgasminus, nein Organismus“ deuten nicht selten einen verdrängten Konflikt an. Der Kranke kommentiert unwillkürlich das Grundthema seines Konflikts, den sein Körper symbolisch ausdrückt.

Wesentlich ist das Verständnis **szenischer Informationen**, wie z.B. des kindlich-hilflosen Verhaltens, das sich in der **Übertragungsbeziehung** widerspiegelt.

Ein wichtiges Element der Therapie ist die Interpretation **szenischer Vorgänge**, die Patient und Therapeut gemeinsam analysieren und verstehen können. Lebensgeschichtlich bedingte, positive (freundlich-vertrauensvolle) oder negative (misstrauisch-feindselige) Affekte des Patienten gegenüber seinen Eltern und Geschwistern werden unbewusst auf den Therapeuten projiziert (Übertragung), der seinerseits väterliche, mütterliche oder kindlich-geschwisterliche Gefühle für den Kranken entwickelt (Gegenübertragung), sich dieser Affekte jedoch nicht immer bewusst wird. Erst die Analyse dieser **Übertragungsbeziehung** führt zum Verständnis reinszenierter Vorgänge, z.B. einer hilflos-kindlichen Regression.

Neben der Einzelpsychotherapie eignen sich gruppentherapeutische Verfahren und Selbsthilfegruppen.

Nach dem Erstgespräch kann die Indikation zur Psychotherapie gestellt werden. Neben den unterschiedlichen Methoden der Einzelpsychotherapie (Psychoanalyse, tiefenpsychologisch fundierte Psychotherapie, fokale Kurzpsychotherapie, Gesprächspsychotherapie, Verhaltenstherapie u.a.) kommen gruppentherapeutische, systemische Verfahren (Familientherapie), präverbale, kreative Gestaltungstherapien und Selbsthilfegruppen für psychosomatisch Kranke in Betracht.

Verlauf: Während die Gabe von „Anxiolytika“ Patient und Arzt nur vorübergehend beruhigt, führt die Psychotherapie auch nach

Verlauf: Wenn ein auffälliger **Symptomwandel** im Verlauf psychogener oder neurologischer Krankheiten eintritt, ist wiederum sowohl die Phänomenologie als auch die Psychodynamik der Krankheitsverläufe zu beachten. Während unter der Psychotherapie anfangs die Beschwerden zunehmen, klingen sie wieder ab, sobald Patient und Arzt ein tragfähiges Behandlungsbündnis herstellen, um den einfühlbaren Widerstand gemeinsam zu analysieren und zu überwinden. Jede fachgerechte, Angst lösende Psychotherapie mit scheinbar geringen Fortschritten ist besser als Polypragmasie (wiederholte technische Untersuchungen und invasive Eingriffe mit unerheblichen Befunden, Langzeitverordnung von „Anxiolytika"), die Patient und Arzt nur vorübergehend beruhigt, aber psychogene Störungen nachhaltig verstärkt, iatrogen fixiert und neue Symptome hervorruft.

einem **Symptomwandel** zu insgesamt besseren Behandlungsergebnissen.

5.2 Psychogene Symptome und Syndrome

5.2.1 Psychogene Anfälle

5.2 Psychogene Symptome und Syndrome

5.2.1 Psychogene Anfälle

◀ Synonym

▶ **Synonym:** Funktionelle Anfallssyndrome, dissoziative Anfälle, „hysterische Anfälle", Pseudoseizures.

◀ Definition

▶ **Definition:** Psychogene Anfälle mit opisthotonem Krampf, Zuckungen, Tremor und Wälzbewegungen können als „Bewegungssturm" oder „Totstellreflex" stundenlang anhalten und sich statusartig wiederholen, während der Patient weder ansprechbar noch komatös ist (Konversionsstörung, dissoziative Störung).

B-5.3 Arc de cercle

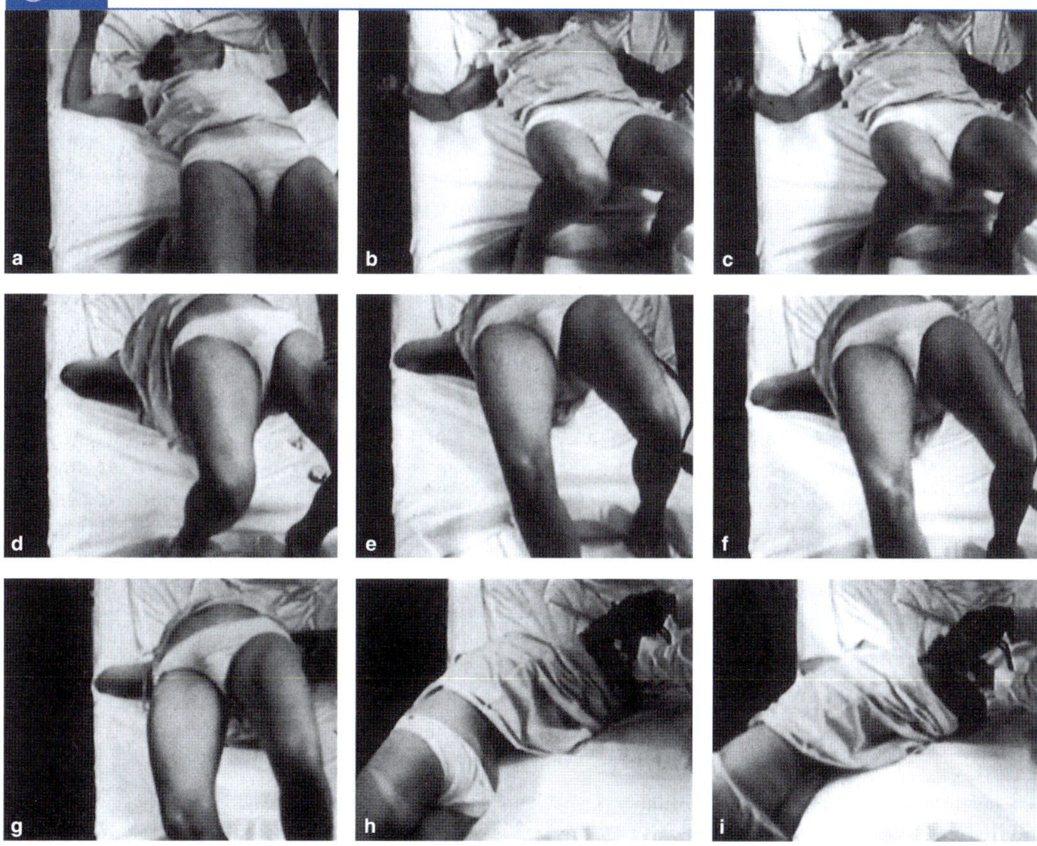

Videoaufnahmen eines großen psychogenen Anfalls (vgl. klin. Beispiel).
a – c Nach kurzer Hyperventilation werden die Arme über den Kopf geschlagen, die Beine gespreizt und das Gesäß angehoben.
d – f Es kommt zu einem minutenlang anhaltenden opisthotonen Krampf.
g – i Schließlich sinkt die Patientin aus dem Bett, ohne sich zu verletzen.

Epidemiologie: Etwa 10% aller Anfallskrankheiten sind psychogen. Sie kommen in jedem Lebensalter vor.

Epidemiologie: Etwa 10% aller Anfallssyndrome sind psychogen. Die Anfälle kommen in jedem Lebensalter, d. h. auch schon bei Kleinkindern und noch im Senium vor. Das weibliche Geschlecht überwiegt, jedoch werden große hysterische Anfälle gelegentlich auch bei Männern beobachtet.

Symptomatologie: Charakteristisch ist der **Opisthotonus („arc de cercle")** des großen psychogenen Anfalls. Daneben werden Zuckungen, Zittern und bizarre Körperhaltungen beobachtet. Die Vigilanz ist eingeschränkt (psychogener **Stupor**, s. a. psychogene Synkopen, S. 514).

Symptomatologie: Das Bild des großen psychogenen Anfalls ist durch **Opisthotonus** mit Reklination des Kopfes und extremer ventral-konvexer Flexion des Körpers (**„arc de cercle"** [Kreisbogen] oder „arc en ciel" [Regenbogen]) gekennzeichnet. Daneben gibt es eine Vielfalt uni- oder bilateraler psychogener Anfälle mit Zuckungen bzw. Zittern der Glieder und abrupter Abwendung des Kopfes. Nicht selten beobachtet man bizarre Haltungen des Körpers. Die Hände sind zur Faust geballt oder der Patient liegt schlaff, reglos, mutistisch meist mit geschlossenen Augen, gelegentlich auch mit starrem Blick „wie tot" da. Er befindet sich in einem psychogenen **Stupor** (dissoziative Störung), der über Stunden anhält, oder es kommt zum minutenlangen synkopalen Anfall (als Schreck- oder Angstreaktion). Ein Beispiel für selbst induzierte Synkopen ist der respiratorische Affektkrampf der Kleinkinder (vgl. S. 514).

Der **phobische Attacken-Schwankschwindel** geht mit panischer Angst einher. Zu den Hyperventilationsanfällen s. S. 246.

Im jüngeren und mittleren Lebensalter manifestiert sich der **phobische Attacken-Schwankschwindel**, der meist mit panikartiger Angst einhergeht, von dem Betroffenen jedoch, der eine organische Genese vermutet, als Schwindel bezeichnet wird. Zu den Hyperventilationsanfällen s. S. 246.

Ätiopathogenese: „Hysterische" Anfälle werden als **Konversionssyndrom** (Freud) oder als „Bewegungssturm" bzw. „Totstellreflex" (Kretschmer) gedeutet.

Ätiopathogenese: Oft drückt der psychogene Anfall die Vorstellung akuter Bedrohtheit aus, in der frühere Ängste wiederbelebt werden. Seit Freud werden die „hysterischen" Anfälle als **Konversionssymptome** gedeutet: Ein psychischer Konflikt mit unbewussten, verdrängten Phantasien wird körperlich symbolisch dargestellt. Kretschmer interpretiert den „hysterischen" Anfall als atavistischen „Bewegungssturm" und dessen stille Ausdrucksform als „Totstellreflex".

Diagnostik: Zur Video-Analyse des großen psychogenen Anfalls s. Abb. B-**5.3**. Der Kopf liegt im Nacken. während der Patient den Körper kreisbogenförmig anspannt und sich mit den Fersen abstützt. Zum „Totstellreflex", besser **„Totstellversuch"**, s. Abb. B-**5.4**. Das EEG während eines psychogenen Anfalls ist normal.

Diagnostik: Analysiert man den großen psychogenen Anfall videographisch (Abb. B-**5.3**), so fällt zunächst eine Vorwärtsbewegung des Rumpfes, v. a. des Beckens auf. Die Arme werden über den Kopf geschlagen, um bei dem allmählich einsetzenden opisthotonen Krampf als Stützen zu dienen. Der Kopf liegt im Nacken, während der Patient von den Unterarmen aus eine zunächst schwankende, dann straff gespannte kreisbogenförmige „Brücke" baut und sich zusätzlich mit den Fersen oder Zehenspitzen abstützt. Die Lider lassen sich nur gegen Widerstand öffnen. Zum „Totstellreflex", den man besser als **„Totstellversuch"** bezeichnet, s. Abb. B-**5.4**. Das EEG während eines psychogenen Anfalls ist unauffällig. Wenn sich im Intervall-EEG epileptische Potenziale finden, kann dies ein Hinweis auf epileptische Anfälle sein, die mit psychogenen alternieren.

Differenzialdiagnose: Tonisch-klonische Anfälle bei Epilepsie sind von großen psychogenen Anfällen abzugrenzen, die im Gegensatz zum Grand-mal-Anfall einen ausgeprägten Opisthotonus aufweisen.

Differenzialdiagnose: Häufig werden psychogene mit epileptischen Anfällen und bei gehäuftem Auftreten mit einem Status epilepticus verwechselt. Das typische Muster großer epileptischer Anfälle ist jedoch **tonisch-klonisch**, die Vigilanzstörung wesentlich tiefer (Koma) und ein Opisthotonus allenfalls angedeutet. Im Zweifelsfall spricht eine postiktal erhöhte Serum-Prolaktin-Konzentration für einen epileptischen Anfall.

Therapie: Jeder Anfall kann als **Lösungsversuch eines psychischen Konflikts** aufgefasst werden. Das psychotherapeutische Gespräch dient der **Klärung der biographischen Krise**.

Therapie: Ein Status pseudoepilepticus ist umso leichter zu durchbrechen, je weniger der Therapeut mitagiert. Unter Verzicht auf eine aktivistische Therapie empfiehlt es sich, jeden Anfall, der als **Lösungsversuch eines psychischen Konflikts** zu verstehen ist, genau zu beobachten, um dem Patienten bei der ersten möglichen verbalen Kontaktaufnahme ein Gespräch anzubieten, das zur **Klärung der biographischen Krise** beitragen kann.

Verlauf: Unter Psychotherapie wird jeder 2. Patient anfallsfrei.

Verlauf: Die Prognose hängt davon ab, ob der Anfall als psychogen erkannt wird. 50% der Patienten werden anfallsfrei. Die Suizidrate ist besonders bei Frauen mit psychogenen Anfällen hoch.

▶ **Klinisches Beispiel:** Die 31-jährige Bäuerin, die gemeinsam mit ihrem Mann und einem befreundeten Ehepaar eine Hotelbar aufgesucht hatte, erlitt dort nach Angaben ihres Mannes im Abstand von fünf Minuten zweimal einen „Krampfanfall", der jeweils ca. 15 Minuten anhielt. Sie wurde vom Notarzt stationär eingewiesen, nachdem trotz Injektion von 10 mg Diazepam zwei weitere große Anfälle mit Opisthotonus auftraten. Der fünfte Anfall wurde videographisch dokumentiert (Abb. B-**5.3**). Das EEG ergab, abgesehen von vermehrter Beta-Aktivität (Medikamenteneffekt), keinen pathologischen Befund. Nachdem die Patientin im Anfall aus dem Bett gefallen war, ohne sich zu verletzen, war sie wieder ansprechbar, konnte sich aber noch nicht verbal äußern. Am folgenden Morgen berichtete sie spontan über einen aktuellen Konflikt, der offenbar durch die homoerotische Bindung an die Ehefrau des Freundes entstanden war.

◀ **Klinisches Beispiel**

B-5.4 „Totstellreflex" („Totstellversuch", dissoziativer Stupor) (Videographische Sequenz)

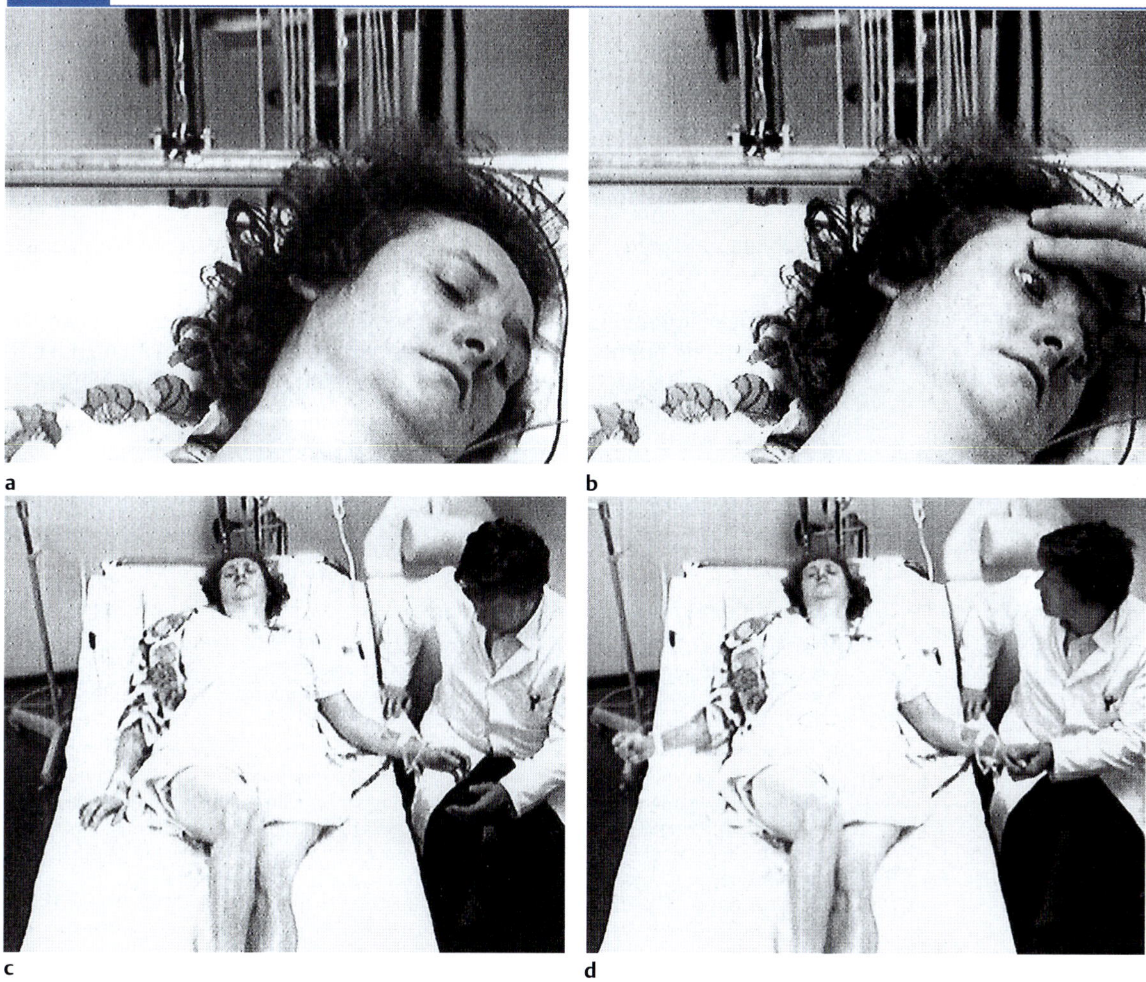

Die 38-jährige Patientin wird wegen einer Anfallsserie, die in einer familiären Konfliktsituation begonnen hat, auf die Intensivstation gebracht. Das EEG ist unauffällig. Die Patientin liegt mit geschlossenen Augen reglos – „wie tot" – im Bett, nachdem der Kopf abrupt zur Seite gefallen ist (**a**).
Bei passivem Anheben der Lider blickt sie vom Untersucher weg (**b**). Einige Minuten später nimmt sie ohne Worte Kontakt auf und reinszeniert in der Patient-Arzt-Beziehung ihre Ambivalenz – pantomimisch – auf beide Körperhälften verteilt: Während sich eine Hand zur Faust ballt, bietet sich die andere Hand Beziehung suchend an (**c** und **d**).

5.2.2 Psychogene Amnesie

▶ Definition

Epidemiologie: Dissoziative Amnesien kommen meist bei jungen Männern vor.

Symptomatologie: Der Erinnerungsverlust betrifft kurz zurückliegende, wichtige Ereignisse, z. B. Trauerfälle oder Unfälle (ohne Kopfverletzung).

Ätiopathogenese: Was phänomenologisch als „Vergessen" erscheint, wird psychodynamisch als **Verdrängung** verständlich.

Differenzialdiagnose: Neben posttraumatischen und postparoxysmalen Amnesien ist die häufig bei Migräne vorkommende transiente globale Amnesie (TGA) abzugrenzen (vgl. S. 101).

Therapie und Verlauf: Hinweise auf den Konflikt geben die biographische Anamnese („Erinnerung") und die Traumanalyse.

▶ Klinisches Beispiel

5.2.3 Psychogene Blindheit

▶ Definition

5.2.2 Psychogene Amnesie

▶ **Definition:** Partielle und globale amnestische Episoden, die mit Ratlosigkeit einhergehen und isoliert von anderen dissoziativen Störungen oder bei einer Fugue („psychogenes Weglaufen") und nach psychogenen Anfällen vorkommen.

Epidemiologie: Psychogene (dissoziative) Amnesien werden bei jungen Erwachsenen, vorwiegend bei Männern, beobachtet. Häufig besteht für die Dauer psychogener Anfälle ebenfalls eine Amnesie.

Symptomatologie: Charakteristisch ist ein Erinnerungsverlust für kurz zurückliegende, wichtige Ereignisse (Partnerverlust, unerwartete Trauerfälle) oder unmittelbar lebensbedrohliche Erlebnisse (Unfälle ohne Schädelhirnverletzung oder Todesnähe im Krieg). Die Patienten wirken ratlos und fragen stereotyp „Wo bin ich", „was ist passiert?". In einer Fugue kann ein Patient mit vollständiger Amnesie tagelang umherreisen.

Ätiopathogenese: Wenn sich die dissoziative Störung in „auswegslosen" oder lebensbedrohlichen Situationen manifestiert, spaltet sich das Erinnerungsvermögen von anderen integrativen Funktionen ab, sodass eine antero- und retrograde Amnesie ohne Beeinträchtigung der Vigilanz entsteht. Was phänomenologisch als „Vergessen" erscheint, ist psychodynamisch als **Verdrängung** zu verstehen.

Differenzialdiagnose: Abzugrenzen sind Amnesien als Folge von Hirnschädigungen, v. a. einer Commotio und Contusio cerebri, Intoxikationen (Alkohol, Hypnotika) und epileptischen Anfällen. Die transiente globale Amnesie (TGA) ist eine stunden- bis tagelang anhaltende Erinnerungslücke, die häufig bei Migränepatienten auftritt. Die retrograde Amnesie kann Jahrzehnte umfassen. Pathogenetisch ist eine Perfusionsstörung im Hippokampus/limbischen System anzunehmen (vgl. S. 101).

Therapie und Verlauf: Die biographische Anamnese („Erinnerung") einschließlich fremdanamnestischer Angaben (s. S. 103) und die Traumanalyse geben Hinweise auf einen lebensgeschichtlichen Konflikt, dessen Lösung sich mit wiederkehrender Erinnerung an wichtige Daten des subjektiven biographischen Kalenders anbahnt (vgl. klin. Beispiel).

▶ **Klinisches Beispiel:** Ein 61-jähriger ehemaliger Fotograf suchte die neurologische Ambulanz auf, fragte ratlos und stereotyp, wo er sich befinde und konnte weder das Datum noch sein Alter angeben, verneinte jedoch Gedächtnisstörungen. Detailliert schilderte er einen scharf begrenzten Stirnkopfschmerz, der unvermindert seit dem Krieg bestünde. Die Analyse eines pathologischen Wiederholungstraums ergab, dass er als junger Soldat einen gleichaltrigen Mann erschießen musste, den er mitten in die Stirn traf. Da er sich schuldbewusst mit seinem Gegner identifiziert hatte, erschoss er sich gleichsam Nacht für Nacht selbst. Als er dies in einem Affektausbruch erkannte, klang sowohl die Erinnerungslücke als auch der frontale Kopfschmerz ab.

5.2.3 Psychogene Blindheit

▶ **Definition:** Neben den weit verbreiteten funktionellen Sehstörungen mit „röhrenförmigem" Gesichtsfeld kommen selten vollständige psychogene Erblindungen vor. Phänomenologisch sind psychogene Sehstörungen als Einengungen der Selbstwahrnehmung zu verstehen und psychodynamisch-psychotherapeutisch als Somatisierungs- oder Konversionsstörung (dissoziative Störung) zu behandeln.

Epidemiologie: 5% aller Menschen, die einen Arzt konsultieren, leiden unter meist rasch vorübergehenden psychogenen Störungen der visuellen Wahrnehmung. In beiden Weltkriegen, im Korea-, Vietnam- und Kambodschakrieg kamen gehäuft uni- und bilaterale psychogene Visusverluste bis zur vollständigen Erblindung vor. Katamnestische Untersuchungen belegen die Persistenz der psychogenen Amaurosen bei Veteranen. Während das männliche Geschlecht insgesamt überwiegt, sind unter Kindern und Jugendlichen häufiger Mädchen betroffen.

Epidemiologie: 5% aller Patienten, die einen Arzt konsultieren, darunter viele Kinder, klagen über psychogene Störungen der visuellen Wahrnehmung. Psychogene Blindheit kommt bei Männern häufig als Kriegsfolge vor.

Symptomatologie: Bei leichten psychosomatischen Störungen herrscht oft unbegründete Erblindungsangst vor. Demgegenüber wirkt der psychogen Blinde indifferent. Er kann nicht nur tastend wahrnehmen, sondern sieht auch, was er sehen muss, um sich nicht zu verletzen, nicht jedoch, was er bei der Untersuchung sehen soll. Fordert man ihn z.B. auf, die Zeigefinger vor dem Gesicht zusammenzuführen, zielt er, anders als organisch Blinde, grob daneben; er kann sich aber, wenn er will, eine Zigarette anzünden, ohne sich die Finger zu verbrennen.

Symptomatologie: Der psychogen Blinde wirkt indifferent. Er sieht, was er sehen muss, um sich nicht zu verletzen.

Ätiopathogenese: Den psychosomatischen bzw. psychogenen Störungen der visuellen Wahrnehmung liegen schulische, berufliche, familiäre, erotische und nicht selten religiöse Konflikte zugrunde. Es handelt sich entweder um eine **Somatisierungsstörung** mit Ausgestaltungstendenz oder um eine **Konversionsstörung** mit Umwandlung psychischer Erregung in körperliche Symptome. Nach Freud besagt der psychodynamische Vorgang der Konversion, dass libidinöse Impulse abgewehrt, von entsprechenden Vorstellungen „sexueller Schaulust" abgetrennt, verdrängt und symbolisch „umgesetzt", verkörpert werden. Anzunehmen ist ein „somatisches Entgegenkommen"; ein vorbestehender, konstitutioneller oder erworbener Sehfehler bietet häufig den Angriffspunkt für die Konversionsstörung; es liegt aber kein Augenleiden, sondern eine grundlegende Veränderung der visuellen Wahrnehmung und der Sehbegriffe (Einsichten, Anschauungen) vor.

Ätiopathogenese: Die nicht organisch bedingten visuellen Wahrnehmungsstörungen sind auf eine **Somatisierungs- oder Konversionsstörung** zurückzuführen.

Schon die symbolische Selbstblendung des legendären König Ödipus, der seinen Vater tötete und seine Mutter zur Frau nahm, verwies auf die **Blindheit im übertragenen Sinn**. Mit dem Schamgefühl kommen Selbstbestrafungstendenzen im erwachenden Schuldbewusstsein auf („ich darf nicht mehr sehen"). Unter psychogen Blinden finden sich häufig Konvertiten und Sektenangehörige, die ihre familiär geprägte „Weltanschauung" in einer Krisensituation infrage stellen. Der Konvertierende hat ein persönliches „Damaskus-Erlebnis„ (analog der Saulus/Paulus Bekehrung, engl. „conversion of St. Paul", vgl. auch klin. Beispiel). Dieser „Sinneswandel" ist von Affekten wie Mut und Zuversicht, aber auch von Ehrfurcht, Schuldgefühlen und Erkenntnisängsten bestimmt.

Wie bei der symbolischen Selbstblendung des Ödipus handelt es sich um **Blindheit im übertragenen Sinn**. Bei Konvertiten kann sich eine vollständige psychogene Amaurose einstellen („Damaskus-Erlebnis", s. klin. Beispiel).

Während der Betroffene auf die subjektive Sphäre der Wahrnehmung konzentriert ist und damit einer künstlichen Trennung der Innen-Außen-Relation visueller Wahrnehmung unterliegt, verliert er die Aufmerksamkeit für die Umgebung. Diese **Dissoziation** von Ich und Umwelt löst wiederum elementare Ängste aus. Um den psychischen Konflikt zu überwinden, ist ein gefühlsentlastender Kompromiss notwendig, womit gegensätzliche Triebimpulse und Affekte unbewusst neutralisiert werden. Das Ergebnis ist **Indifferenz** („ich kann nicht mehr, aber man wird schon sehen").

Der psychogene Blinde unterliegt einer **Dissoziation** der visuellen Wahrnehmung, d.h. einer künstlichen Trennung der Einheit von Ich und Umwelt. Die damit verbundene Angst wird zugunsten einer auffälligen **Indifferenz** verdrängt.

Diagnostik: Typisch ist ein konzentrisch-**„röhrenförmiges" Gesichtsfeld**, das sich bei wiederholter Prüfung spiralenförmig verengt und dessen Durchmesser sich nicht mit unterschiedlichem Abstand vom Perimeter ändert, wie dies bei dem trichterförmigen Gesichtsfeld der Gesunden zu erwarten ist.

Diagnostik: Charakteristisch ist ein **„röhrenförmiges" Gesichtsfeld**.

Wird dem Patienten ein Spiegel vorgehalten und im Gesichtsfeld bewegt, beweisen **unwillkürliche** horizontale und vertikale **Folgebewegungen**, die (auch im Spiegelbild) nur der Untersucher sieht, eine organisch ungestörte visuelle

Im vorgehaltenen und bewegten Spiegel sieht man **unwillkürliche Blickbewegungen** als Beweis für die organisch intakte visuelle Wahrnehmung. Der optokinetische Reflex kann aber von dem Patienten willkürlich unterdrückt werden.

Wahrnehmung. Eine psychogene Blindheit lässt sich zwar mithilfe der Nystagmustrommel nachweisen, wenn der Patient jedoch nicht das Streifenmuster der Drehtrommel, sondern ein statisches, virtuelles Objekt vor der Trommel fixiert, kann er den optokinetischen Reflex willkürlich unterdrücken (s. S. 35).

Differenzialdiagnose: Neuro-ophthalmologisch sind Läsionen des N. opticus und der Sehbahn, v. a. bei **Multipler Sklerose**, abzugrenzen.

Differenzialdiagnose: Bei Amaurose infolge Optikusschädigung ist die Pupille lichtstarr und die Sehnervenpapille atrophisch. Eine retrobulbäre Neuritis, bei der „Patient und Arzt nichts sehen", lässt sich mittels Ableitung visuell evozierter Potenziale (VEP) als Hinweis auf eine **multiple Sklerose** frühzeitig nachweisen (s. S. 132).

Im Gegensatz zu virtuellen Rekonstruktionen bei **Hemianopsie** oder **kortikaler Blindheit** beruht die psychogene Sehstörung auf einer subjektiv stark eingeengten Wahrnehmung.

Bei psychogener Amaurose sind die VEP-Ergebnisse nicht zu verwerten, wenn der Patient unkooperativ ist. Einige Patienten mit **Hemianopsie** und Hemineglect oder bilateraler **kortikaler Blindheit** nehmen den Visusverlust nicht wahr; sie rekonstruieren ein scheinbar intaktes, virtuelles Abbild der Außenwelt – wie im geringen Umfang jeder Gesunde, der den blinden Fleck „übersieht" – während psychogen Blinde im Negativkontrast dazu ihre Umwelt gleichsam als überdimensionalen blinden Fleck wahrnehmen, aussparen und unbewusst „ignorieren".

Therapie und Verlauf: Psychotherapeutisch behandelt, haben die Sehstörungen eine günstige Prognose, bleiben andernfalls jedoch monate- bis jahrzehntelang bestehen.

Therapie und Verlauf: Bei Kindern mit funktioneller Sehstörung führt oft schon der erste Gesprächskontakt zu besserer Wahrnehmung. Eine psychogene Amaurose hält jedoch in der Regel monate-, in Ausnahmefällen auch jahrzehntelang an. Die Prognose ist günstiger, wenn der zugrunde liegende Konflikt frühzeitig erkannt, d. h. nicht nur Symptome registriert werden, sondern der Kranke psychotherapeutisch behandelt wird.

▶ **Klinisches Beispiel**

▶ **Klinisches Beispiel:** Ein 42-jähriger Mann, der seit der Kindheit einer Sekte angehörte und nach politischer Haft in der ehemaligen DDR zur katholischen Konfession konvertierte, erblindete in dem Augenblick, als er seiner Mutter schriftlich mitteilte, dass er sie nie wieder sehen wolle. Er hatte den Abschiedsbrief verdrängt. Sobald er sich in der Psychotherapie seines inneren Konflikts bewusst geworden war, konnte er wieder sehen.

5.2.4 Psychogene Aphonie

5.2.4 Psychogene Aphonie

▶ **Definition**

▶ **Definition:** Funktionelle Stimmstörung durch Affektverkehrung (Konversion) mit paroxysmal einsetzender Stummheit.

Epidemiologie: Mit 10 % der Konversionsstörungen kommt die psychogene Aphonie bei beiden Geschlechtern vor.

Epidemiologie: Mit einem Anteil von 10 % aller Konversionsstörungen kommt die psychogene Aphonie meist bei Frauen, aber, wie seit Herodot überliefert und nach beiden Weltkriegen berichtet, in Kriegszeiten häufiger bei Männern vor.

Symptomatologie: Der Dialog ist bei unwillkürlich verhinderter Phonation auf die **Pantomimik** reduziert (Abb. B-**5.5**).

Symptomatologie: Die Patienten verstummen plötzlich und verständigen sich nur noch schriftlich oder **pantomimisch** mittels Zeichensprache. Unwillkürlich verhindern sie die Phonation, wenn sie z. B. die Hand vor den Mund halten oder die Wangen aufblasen (Abb. B-**5.5**).

Ätiopathogenese: Eine **Affektverkehrung** bewirkt Stummheit. Wesentlich sind kränkende Entwertungen innerhalb einer Konfliktsituation.

Ätiopathogenese: Psychodynamisch liegt eine typische Konversionsstörung mit **Affektverkehrung** vor. Dem psychogen Stummen verschlägt es die Sprache; er verschweigt höchst ambivalent all das, „worüber man nicht spricht", was ihm aber persönlich lieb und teuer ist. Vordergründig spielen Geldwerte eine Rolle, wesentlich sind damit verbundene kränkende Entwertungen innerhalb verdrängter familiärer, erotischer oder beruflicher Konflikte.

Differenzialdiagnose: Aphasische Sprachstörungen, ein **dissoziativer Stupor** und eine **neurogene Aphonie** sind abzugrenzen.

Differenzialdiagnose: Ein psychogener Stimmverlust ist nicht mit einer aphasischen Sprachverständnisstörung zu verwechseln, da der Aphonie-Patient durch Mimik und Gestik anzeigt, dass er jedes Wort versteht. Im Gegensatz zur motorischen Aphasie fehlt die Sprachanstrengung. Bei **dissoziativem Stupor** wie bei akinetischem Mutismus sind alle Willkürbewegungen aufgehoben, Mimik und Gestik entdifferenziert (vgl. S. 552). Eine **neurogene Aphonie** ist laryngoskopisch

B-5.5 **Psychogene Aphonie**

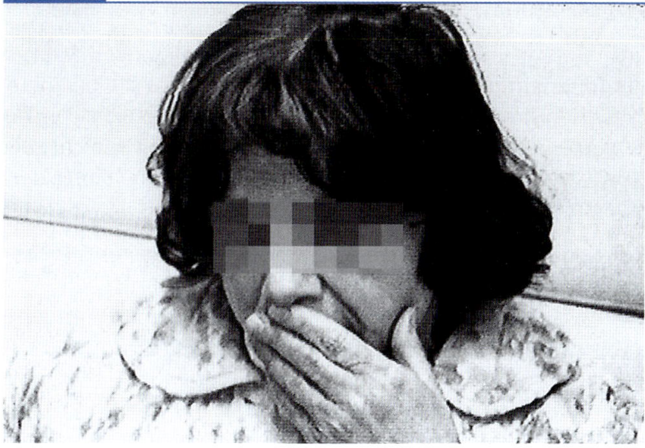

a

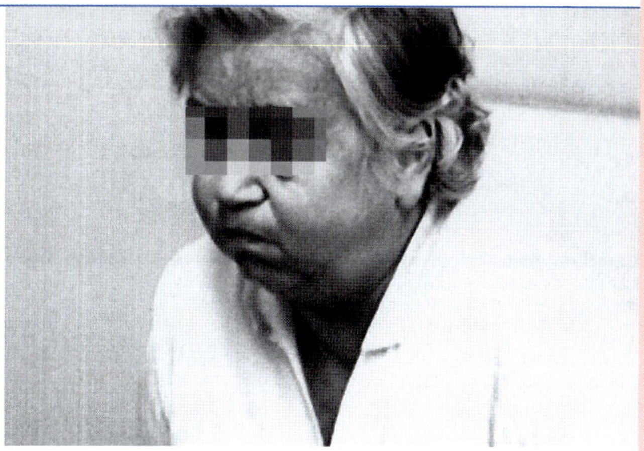

b

Zwei Videoaufnahmen von Patientinnen mit psychogener Aphonie zeigen, dass das paradox erscheinende „Gespräch" mit Kranken, die plötzlich in einer Konfliktsituation verstummt sind, zunächst auf die Interpretation der Pantomimik angewiesen ist. Die Hand wird vor den Mund gehalten (**a**) oder die Wangen werden aufgeblasen (**b**). Dadurch verhindern die Kranken unwillkürlich die Phonation. Sie können (noch) nicht ausdrücken, „worüber man nicht spricht" (vgl. auch klin. Beispiel).

abzugrenzen (zur beiderseitigen Vagusläsion und Rekurrensparese s. S. 48, zu den Dysarthrophonien s. S. 90).

Therapie und Verlauf: Jede Psychotherapie mit stummen Patienten erscheint paradox. Der Arzt muss frei assoziieren und sich an der Pantomimik orientieren. Sobald der ursprünglich kränkende Affekt und damit der Konflikt zur Sprache kommt, kann der zunächst flüsternde und zögernd artikulierende Patient wieder flüssig sprechen. Unbehandelt hält die psychogene Aphonie im Durchschnitt sechs Wochen lang an. Logopädische Übungen sind gelegentlich hilfreich. Von der „protreptischen" Reizstrombehandlung nach Kretschmer und anderen „entlarvenden" und aggressiven Methoden, wie schmerzhaften Kehlkopfmassagen, ist abzuraten, da dadurch allenfalls das Symptom beseitigt wird, jedoch der Widerstand des Patienten zunimmt, eine konfliktzentrierte Psychotherapie verfehlt wird und Rezidive nicht ausbleiben.

Therapie und Verlauf: In der Psychotherapie kommt der ursprünglich kränkende Affekt zur Sprache. Unbehandelt dauert eine psychogene Aphonie ca. 6 Wochen an. Eine Reizstrombehandlung ist kontraindiziert.

▶ **Klinisches Beispiel:** Eine 60-jährige Patientin, die jahrelang ihre nach einem Schlaganfall sprachgestörte Mutter gepflegt hatte, verlor selbst schlagartig die Sprache, als die Mutter aus dem Bett fiel und die hinzugekommene Schwester ihr deshalb heftige Vorwürfe machte. Nun wurde die Patientin mit der Diagnose „akuter Schlaganfall" ins Krankenhaus gebracht. Das Gespräch mit der psychogen Stummen verlief paradox. Der Therapeut musste frei assoziieren; er konnte sich nur an Mimik und Gebärden orientieren, um den ursprünglich krank machenden Affekt anzusprechen und einen familiären Erbschaftskonflikt eruieren zu können. Die Stimme kehrte plötzlich im Tonfall einer zweiten (der Schwester) wieder, in wörtlicher Rede und getragen von dem kränkenden Affekt, der Ursache des Verstummens gewesen war: „Glaub' ja nicht, dass du das Vermögen bekommst...".

◀ **Klinisches Beispiel**

5.2.5 Psychogene Blasenstörung

5.2.5 Psychogene Blasenstörung

▶ **Definition:** Psychosomatische Störungen im Bereich der Urogenitalregion reichen von der Enuresis über die sog. Reizblase bzw. „Prostatopathie" mit Pollakisurie und die „Stressinkontinenz" bis zur Harnretention. Es handelt sich um Somatisierungs- oder Konversionsstörungen.

◀ **Definition**

Epidemiologie: 50% der Patienten einer urologischen Praxis leiden unter nicht organisch bedingten Blasenstörungen. Das weibliche Geschlecht überwiegt.

Epidemiologie: 50% der Blasenstörungen sind psychogen.

Symptomatologie: Im Vordergrund steht die Pollakisurie mit häufigen Miktionen bei leicht gefüllter oder entleerter Blase. Seltener ist eine situativ bedingte, schmerzhafte Harnretention bei überfüllter Blase. Das kausale Denken von Patient und Arzt ist auf die Ausscheidungsfunktion eingeengt, ein gleichzeitig bestehender Libidoverlust wird gering bewertet. Anamnestisch ist häufig eine Enuresis nocturna sive diurna des Kindesalters zu eruieren.

Symptomatologie: Die Patienten klagen über vermehrten Harndrang, seltener über Retentio urinae. Das kausale Denken ist auf die Ausscheidungsfunktion eingeengt.

Ätiopathogenese: Psychodynamisch handelt es sich bei den meisten psychosomatischen Blasenstörungen um eine Regression auf die urethrale Entwicklungsstufe mit unerfüllten Geborgenheitswünschen. Die erregenden Impulse des Harndrangs überwiegen, während die libidinös-genitalen Triebimpulse zurückgedrängt werden. Im Fall der „Reizblase" und „Prostatopathie" liegt eine Somatisierungsstörung vor. Eine „Stressinkontinenz" kann mit vielfältigen vegetativen Symptomen einhergehen, die z. B. eine vorbestehende neurogene Miktionsstörung situativ ausgestalten.

Ätiopathogenese: Erregende Impulse des Harndrangs überwiegen gegenüber libidinösen Triebimpulsen.

Bei den selteneren Konversionsstörungen bzw. dissoziativen Störungen ist die Urogenitalregion in zweifacher Hinsicht betroffen: In einer biographischen Krise, z. B. nach Partnerverlust, wird ein latenter ödipaler Konflikt konvertiert, d. h. der libidinöse Triebimpuls wird in das körperliche Symptom der Miktionsstörung umgewandelt. Widerstreitende Affekte spalten sich von der Genitalfunktion ab und werden von der Ausscheidungsfunktion „verkehrt" aufgegriffen. Unsicherheiten der geschlechtlichen Identität verstärken die Dissoziation. Der Patient hält die Harnentleerung zurück, er „geizt" mit dem Urin und wirkt affektiv indifferent. Es überwiegen unbewusste Scham- und Schuldgefühle, abgewehrte Angst, unterdrückter Hass auf den idealisierten Elternteil oder Partner, häufig gefolgt von Selbstbestrafungs- und Suizidtendenzen. Männer projizieren die Ursachen einer psychosomatischen Miktionsstörung in eine scheinbar feindselige Umwelt. In ihren Träumen verkörpern vertraute Gestalten und Personen Phallussymbole. Von einigen Patientinnen wird die Harnblase als übergroß empfunden und ersetzt in der Phantasie die Gebärmutter. Sie können sich nicht mehr vorstellen, dass in ihrem Körper noch Platz genug für ein zuvor gewünschtes Kind wäre. Das weibliche Genitale wird in Träumen durch eine virtuelle Landschaft symbolisiert. Besonders nach **Kindesmisshandlung** und **sexuellem Missbrauch** können sich gravierende Störungen im Bereich der Urogenitalregion manifestieren.

V. a. nach **Kindesmisshandlung** und **sexuellem Missbrauch** können gravierende Störungen im Bereich der Urogenitalregion auftreten.

Differenzialdiagnose: Bei neurogenen Störungen der Blasen- und Genitalfunktion, v. a. bei multipler Sklerose, Rückenmark- und Konus-Kauda-Syndrom, finden sich Sensibilitätsstörungen und Paresen (vgl. S. 82).

Differenzialdiagnose: Zu den neurogenen Blasenstörungen s. S. 82.

Therapie und Verlauf: Während das Selbstkatheterisieren und ein Bougieren der Harnröhre zur Chronifizierung bzw. iatrogenen Fixierung der Beschwerden beiträgt und aus der psychogenen Harnverhaltung eine sekundäre Schädigung der Blasenfunktion entstehen kann, führt die auf den Konflikt zentrierte Psychotherapie zur Aktivierung bzw. Stärkung autonomer Ich-Funktionen und zum Abklingen des Symptoms.

Therapie und Verlauf: Die auf den zugrunde liegenden Konflikt zentrierte Psychotherapie führt zum Abklingen des Symptoms.

▶ **Klinisches Beispiel:** Die 55-jährige Fabrikantenwitwe unternimmt nach dem Tod ihres Vaters einen Suizidversuch und wird wegen einer Benzodiazepin-Intoxikation mit nachfolgendem Delir intensivmedizinisch behandelt. Eine Woche später, bei dem ersten Gesprächskontakt, berichtet sie, dass sie seit dem Tod der Mutter vor drei Jahren nicht mehr ausgegangen sei. Sie habe nun lieber sterben wollen, als in ihrem Elternhaus länger zu wohnen; obwohl sie es aus gesundheitlichen Gründen durchaus vorziehe, allein zu sein, da sie sich durch jeden Besuch von Verwandten oder Freunden bei ihren täglichen Verrichtungen gestört fühlen müsse. Wegen häufigen Harndrangs finde sie kaum die Zeit, einem Nachbarn die Tür zu öffnen. Im Bad lasse sie ständig eine Leuchtstoffröhre brennen, damit es immer rechtzeitig am richtigen Ort zur vollständigen Blasenentleerung komme. Dennoch seien die Unterleibsbeschwerden unerträglich geworden. Die Frage, ob sie je inkontinent gewesen sei, verneint sie spontan. Im Verlauf des zweiten Gesprächs erinnert sie jedoch einen Vorfall aus dem sechsten Lebensjahr: Der Vater habe sie damals, als sie 10 Pfennige „unterschlagen" und dafür heimlich Bonbons eingekauft habe, zur Strafe „übers Knie gelegt". Sie wisse noch, dass sie dabei keine Schmerzen verspürt, aber aus Scham und Angst unwillkürlich uriniert habe. In weiteren Gesprächen gelingt es allmählich, ihrem dringenden Wunsch nach einer unnötigen urologischen oder gynäkologischen Operation entgegenzuwirken und erste Gruppenkontakte in der Ergotherapie und Krankengymnastik anzubahnen. Unter täglichen Bewegungsübungen und Beckenbodengymnastik lassen die Beschwerden nach. Während der Gesprächssitzungen, die die Patientin mehr und mehr auszudehnen versucht, tritt der Harndrang immer seltener auf. Am 56. Geburtstag ist sie schließlich imstande, in ihrem Haus mit geladenen Gästen Kaffee zu trinken, was sie sich selbst früher mit Rücksicht auf den Harndrang strikt untersagt hatte.

◀ **Klinisches Beispiel**

5.2.6 Couvade-Syndrom

5.2.6 Couvade-Syndrom

▶ **Definition:** Das Syndrom leitet sich ab von franz.: couver = ausbrüten. Es wird bei Männern im Zusammenhang mit der Schwangerschaft und Entbindung ihrer Frauen beobachtet.

◀ **Definition**

Epidemiologie: 20–25% aller werdenden Väter weisen graviditätsbezogene Symptome vor der Geburt des ersten Kindes auf. Seit der Antike wird dieses Syndrom als magisches Ritual beschrieben, heute jedoch selten als psychosomatisches Syndrom erkannt.

Epidemiologie: Fast 25% der werdenden Väter weisen graviditätsbezogene Symptome auf.

Symptomatologie: Im dritten Schwangerschaftsmonat treten bei werdenden Vätern **Spannungskopfschmerzen**, Lumbago, Schwindel, **abdominelle Beschwerden** mit Übelkeit, Brechreiz, Erbrechen, Diarrhöen, Gewichtszu- oder -abnahme und Hyperventilationsanfälle auf, die sich vor oder bei der meist komplikationslosen Entbindung steigern. Zum Hyperventilationsanfall s. a. S. 246.

Symptomatologie: Im dritten Schwangerschaftsmonat treten bei den werdenden Vätern **Spannungskopfschmerzen**, **abdominelle Beschwerden** und Hyperventilationsanfälle auf.

Ätiopathogenese: Psychodynamisch beruht die Übernahme der Symptome (Identifikation) entweder auf einer Somatisierungs- oder einer Konversionsstörung. Es besteht eine Ambivalenz in der Einstellung zur Frau, zum Kind und häufig eine Unsicherheit in der eigenen Geschlechtsrolle.

Ätiopathogenese: Psychodynamisch liegt eine Ambivalenz in der Einstellung zu Frau, Kind und Geschlechtsrolle vor.

Therapie und Verlauf: Die Symptome klingen meist spontan nach der Geburt ab. Wegen der ambivalenten Einstellung zu Frau und Kind sind psychotherapeutische Gespräche indiziert.

Therapie und Verlauf: Es besteht die Indikation zur Psychotherapie. Die Prognose ist gut.

▶ **Klinisches Beispiel:** Ein 29-jähriger Elektrotechniker erlitt unmittelbar nach der Geburt seines ersten Sohns einen Hyperventilationsanfall. Er hatte schon im ersten Trimenon bei Atemübungen, die er gemeinsam mit seiner psychisch ausgeglichenen Frau vornahm, regelmäßig leicht hyperventiliert, über Kopfschmerzen geklagt und deutlich an Gewicht zugenommen. Als das Neugeborene nach komplikationsloser Spontangeburt zum ersten Mal schrie, musste der anwesende Vater im Kreißsaal notfallmäßig behandelt werden. Katamnestisch waren drei Jahre später keine Kopfschmerzen oder HV-Anfalle mehr zu eruieren.

◀ **Klinisches Beispiel**

5.2.7 Münchhausen-Syndrom

▶ Synonym

▶ **Synonym:** Professionelle Patienten mit Pseudologia phantastica und Pseudopathie, Artefakt-Patienten, Krankenhauswanderer.

▶ Definition

▶ **Definition:** Das Syndrom ist durch zahlreiche Beschwerden und terminologische Umschreibungen gekennzeichnet. Es wird den selbst manipulierten Krankheiten zugerechnet, jedoch von den vorgetäuschten Krankheiten (Simulation) abgegrenzt. Die professionellen Patienten üben häufig Heilberufe aus. Sie leiden unter Pseudologia phantastica, einer selbst geglaubten Fiktion.

Epidemiologie: 2% der Patienten in Allgemeinkrankenhäusern leiden an selbst manipulierten Symptomen. Das männliche Geschlecht überwiegt.

Epidemiologie: 2% der Patienten in Allgemeinkrankenhäusern leiden an selbst manipulierten Symptomen. 10% der Fälle unklaren Fiebers sind artifiziell bedingt. Die Prävalenz des Münchhausen-Syndroms ist nicht bekannt, es werden meist einzelne klinische Beispiele berichtet. In psychiatrischen Kliniken wird es eher selten beobachtet, da sich die professionellen Patienten, vorwiegend Männer, in neurologische, orthopädische, chirurgische und internistische Kliniken begeben.

Symptomatologie: Die Patienten provozieren eine Notfallsituation, z. B. **psychogene Anfälle** oder ein „Koma" mit lichtstarren Pupillen durch Selbstanwendung eines Mydriatikums. Typisch ist die **Pseudologia phantastica** (eine selbst geglaubte Fiktion). Bei der Untersuchung fallen **Selbstverletzungen** (Abb. B-**5.6**) oder multiple **abdominelle Narben** (Abb. B-**5.7**) auf.

Symptomatologie: Patienten mit Münchhausen-Syndrom unterliegen einem Wandertrieb (Poriomanie); sie wandern von Klinik zu Klinik, demonstrieren in einer provozierten Notfallsituation **psychogene Anfälle** (s. S. 551) und geben zusätzlich alle nur erdenklichen Beschwerden und Symptome je nach Fachrichtung der aufgesuchten Ärzte an. Sie leiden an **Pseudologia phantastica**, einer selbst geglaubten Fiktion (S. 550). Typisch sind telefonische Selbsteinweisungen mit Vorgabe einer Diagnose und einem Therapievorschlag, aber auch Selbstentlassungen gegen ärztlichen Rat. Eine artifizielle Hämaturie, Protein- oder Glukosurie wird von den Patienten durch Blut-, Eiweiß- bzw. Zuckerbeimischung erzeugt. Sie verabfolgen sich auch Heparin- oder Insulininjektionen. Auf der Intensivstation können lichtstarre Pupillen bei einem nicht reagierenden Patienten (nach Selbstanwendung eines Mydriatikums) zum diagnostischen Problem werden (Fehldiagnose „Koma"). Charakteristisch sind **Selbstverletzungen** wie z. B. eine artifiziell verzögerte Wundheilung und Abschnürungen von Extremitäten (s. Abb. B-**5.6**). Einen sicheren Hinweis auf die lange Vorgeschichte geben multiple **abdominelle Narben** (Abb. B-**5.7**), da sich die Patienten zahlreichen chirurgischen Eingriffen unterziehen.

Wenn Mütter an ihren Kindern Krankheiten vortäuschen, spricht man von einem **„Münchhausen-by-proxy-Syndrom"**.

Eine Sonderform ist das **„Münchhausen-by-proxy-Syndrom"**, bei dem Mütter an ihren Kindern Krankheitssymptome künstlich erzeugen oder vortäuschen, darunter septisches Fieber, eine Anämie durch Aderlässe, Proteinurie durch Beimengung von Fäzes im Harn oder eine „Hypoglycaemia factitia" nach Insulininjektion.

Ätiopathogenese: Die Störung ist nicht als individuelles Kranksein zu verstehen, sie spielt sich vielmehr zwischen Patient und Arzt ab.

Ätiopathogenese: Da es sich bei dem Münchhausen-Syndrom primär nicht um Symptome von Organkrankheiten, sondern um manipulierte Krankheitsmerkmale und sekundäre Folgen operativer Eingriffe handelt, ist von einer Pseudopathie in gestörten Patient-Arzt-Beziehungen zu sprechen. Die pseudopathische Situation ist nicht als individuelles Kranksein zu verstehen. Sie spielt sich vielmehr zwischen Patient und Arzt ab.

Im **„Doktorspiel"** der Erwachsenen kommen aggressiv-masochistische Triebimpulse zum Ausdruck. Besonders wenn artifizielle Symptome von Müttern an ihren Kindern manipuliert werden (Münchhausen by proxy), ist eine **Kindesmisshandlung** anzunehmen.

Neben Abhängigkeitsbedürfnissen und Versorgungswünschen von Patienten mit Borderline-Struktur, die Störungen des Selbstbildes und Selbstbeschädigungstendenzen aufweisen, kommen im wiederholten **„Doktorspiel"** libidinös-aggressive und masochistische Triebimpulse zum Ausdruck. Anamnestisch ist häufig eine **Kindesmisshandlung** oder auch sexueller Missbrauch zu eruieren. Wenn die Störung von Müttern an ihren Kindern manipuliert wird („Münchhausen by proxy"), liegt aktuelle Kindesmisshandlung vor. Aufgrund der schweren familiären Beziehungsstörungen wird jeder Krankenhausaufenthalt von den Kindern als das geringere Übel empfunden.

B-5.6 **Selbst manipulierte Krankheit**

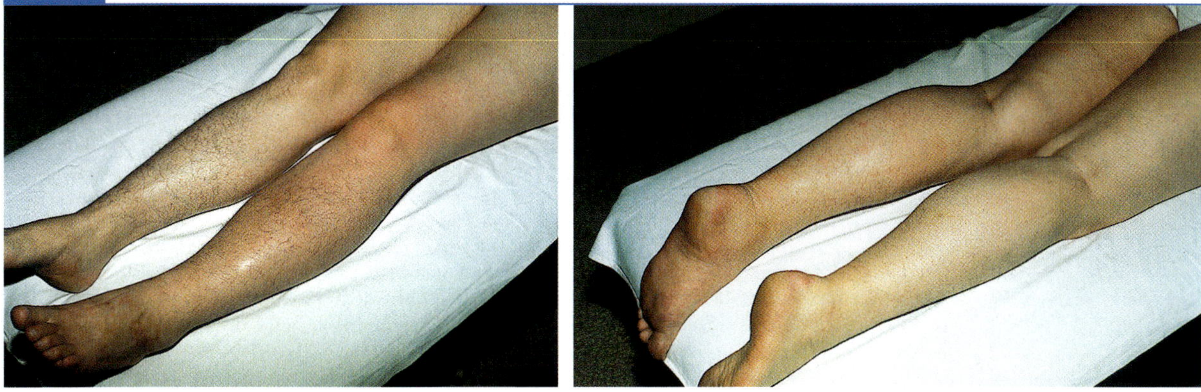

Die 34-jährige arbeitslose Krankenpflegehelferin wurde wegen einer rezidivierenden Schwäche, Schwellung und Rötung des linken Beins in zahlreichen Kliniken untersucht, behandelt und begutachtet. Eine Diagnose konnte jedoch nicht gestellt werden. Die neurologischen, dopplersonographischen, elektroneurographischen und -myographischen Befunde waren unauffällig. Bei genauer Inspektion zeigten sich am linken Oberschenkel mehrere, zwei Zentimeter breite zirkuläre Streifen. Diese feinen Druckmarken waren die Folge einer Abschnürung durch einen Riemen, mit dem die Patientin sich jeweils vor der Untersuchung das Bein abgebunden hatte.

B-5.7 **Multiple abdominelle Narben**

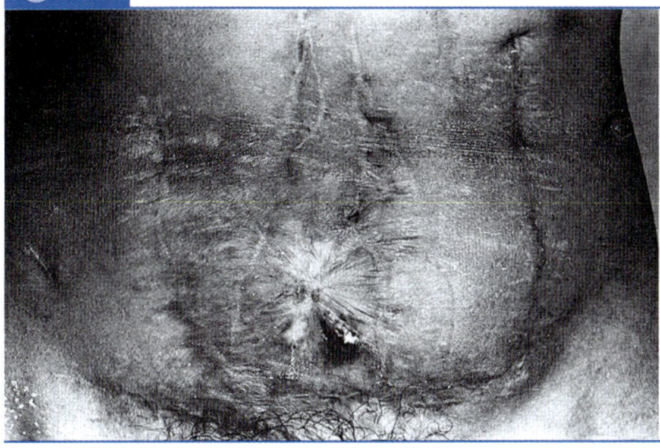

Die abdominelle Narbenplatte nach zahlreichen Operationen, meist wegen Adhäsionen und Ileus, ist ein sicherer Hinweis auf die lange Vorgeschichte des Münchhausen-Syndroms (vgl. klin. Beispiel).

B-5.7

Differenzialdiagnose: Obwohl die differenzialdiagnostisch in Betracht kommenden Organkrankheiten naturgemäß nicht ausgeschlossen werden können, werden von Münchhausen-Patienten und „ihren" Ärzten immer wieder entsprechend frustrane Versuche unternommen. Das Münchhausen-Syndrom wird nicht der bewussten **Simulation** zugerechnet, da keine bewusste Vortäuschung von Symptomen, sondern eine Reinszenierung frühkindlicher Traumen auf der körperlichen Ebene vorliegt.

Differenzialdiagnose: Abzugrenzen, aber niemals auszuschließen, sind praktisch alle Organkrankheiten. Eine bewusste **Simulation** liegt nicht vor.

Therapie und Verlauf: Der erste Schritt der Therapie ist die Verhinderung weiterer invasiver diagnostischer und operativer Eingriffe durch eine psychologische „Erste Hilfe". Die Prognose ist jedoch ungünstig, wenn jeder von dem professionellen Patienten provozierte „Notfall" einen erneuten Notfalleingriff provoziert und abdominelle Narben den Verdacht auf „Verwachsungen" (erneute „Operationsindikation") nahe legen. Besonders wenn der Patient von „seinen" Chirurgen abhängig geworden ist, nimmt das „Lügen und Aufschneiden" kein Ende (Pseudologia phantastica). Der zweite therapeutische Schritt besteht in dem Versuch einer analytisch orientierten **Psychotherapie** wie bei Borderline-Patienten.

Therapie und Verlauf: Zunächst sind weitere invasive Eingriffe zu verhindern. Eine **Psychotherapie** unter stationären Bedingungen kann gelegentlich den pathologischen Kreislauf unterbrechen. Insgesamt ist aber die Prognose ungünstig, wenn der Patient von „seinen" Ärzten abhängig geworden ist.

▶ Klinisches Beispiel

▶ **Klinisches Beispiel:** Eine 45-jährige Stationshilfe, die seit 20 Jahren von Klinik zu Klinik reiste und sich bei mehr als 100 Krankenhausaufenthalten 30 abdominellen Operationen unterzog, wechselte nicht nur ständig den Aufenthalt, sondern auch ihre Identität (Pseudonyme). Unter dem Verdacht auf Extrauteringravidität wurde sie neunmal operiert (Pseudocyesis). Jeder zwanzigste Arzt registrierte psychopathologisch auffällige Symptome, darunter einmal eine „Neigung zum Fabulieren" (Pseudologia phantastica). Sie gab an, Krankenschwester „mit Reifeprüfung" zu sein. Sie sei bei den Großeltern (Schausteller) und in einem Kinderheim aufgewachsen. Die Eltern (Reinemachefrau, Maurer) hätten sie einerseits misshandelt, andererseits von harmlosen Spielen ferngehalten. (Sie habe bei einem „Doktorspiel" herausfinden wollen, ob Kinder durch den Nabel hindurch zur Welt kämen.) Der Vater habe sie später sexuell missbraucht. Laut Akte des Jugendamtes gab sie im 14. Lebensjahr erstmals an, schwanger zu sein. Sie zeigte die Photographie ihrer dreijährigen Tochter vor. Das Kind war phantasiert, der fragliche Geburtstermin erfunden; denn zu diesem Zeitpunkt reiste sie, wie aus zwei Krankenblättern hervorging, von Rotterdam nach Basel. Sie berichtete, dass sie gleichzeitig unter Diarrhöen und Obstipation, Schwindel, Krämpfen usw. leide und dass ein Krankenpfleger sie zum Morphinmissbrauch verführt habe. Sie wies zahlreiche abdominelle Narben (s. Abb. B-**5.7**) und Einstichstellen an den Oberschenkeln auf. Auf die angebotene Psychotherapie machte sie sich ihren eigenen Vers: „Ärzten, Patienten und Psychologen, allen wird was vorgelogen". Sie trat eine Stelle als Kellnerin an und heiratete einen drogenabhängigen Mann. Als dieser ihr Einkommen für seinen eigenen Drogenkonsum beanspruchte, ließ sie sich scheiden. Seither wandert sie wieder von Klinik zu Klinik.

5.3 Psychosomatische Aspekte neurologischer Krankheiten
5.3.1 Komplexes regionales Schmerz-Syndrom

5.3 Psychosomatische Aspekte neurologischer Krankheiten

5.3.1 Komplexes regionales Schmerz-Syndrom

▶ Synonym

▶ **Synonym:** Complex regional pain syndrome (CRPS), Sudeck-Syndrom, sympathische Reflexdystrophie.

▶ Definition

▶ **Definition:** P. Sudeck beschrieb vor 100 Jahren eine „akute (trophoneurotische) Knochenatrophie nach Entzündungen und Traumen". Heute unterscheidet man hauptsächlich das CRPS Typ I (Sudeck-Syndrom) von dem CRPS Typ II (Kausalgie). Auffallend häufig finden sich psychosomatische Krankheitsfaktoren.

Symptomatologie: Bei CRPS Typ I und CRPS Typ II sind Spontanschmerzen typisch, die in diffuse Dauerschmerzen übergehen, ferner **vegetativ-trophische Störungen** eines distalen Extremitätenabschnitts. Neben einem Tremor kann in der betroffenen Region eine fokale Dystonie hinzukommen.

Symptomatologie: Patienten mit CRPS Typ I und CRPS Typ II berichten über anfangs umschriebene Spontanschmerzen, die später in diffuse, in der Tiefe empfundene Dauerschmerzen übergehen, ferner über ausgeprägte **vegetativ-trophische Störungen**. Typisch sind stechend-bohrende, brennende Schmerzen mit Allodynie und ödematöser Schwellung eines distalen Extremitätenabschnitts sowie trophische Veränderungen von Haut und Nägeln. In 30% der Fälle kommt Tremor hinzu. Gelegentlich entwickelt sich in der betroffenen Region eine fokale Dystonie.

Ätiopathogenese: Typ I entsteht meist nach einer Bagatellverletzung, Typ II nach einer partiellen Nervenläsion. Die kortikale Schmerzwahrnehmung wird durch Impulse verstärkt, die aus dem limbischen System stammen.

Ätiopathogenese: Die Pathogenese ist weitgehend ungeklärt. Typ I des Schmerzsyndroms entwickelt sich nach einer Fraktur oder Distorsion und nicht selten nach einer Bagatellverletzung, Typ II nach einer partiellen Nervenläsion mit überwiegender Sympathikusschädigung. Die kortikale Schmerzwahrnehmung der CRPS-Patienten wird offenbar durch neuronale Impulse verstärkt, die aus dem limbischen System (Amygdala und Hippokampus) stammen und zugleich die deszendierende Schmerzhemmung unterbinden.

Diagnostik: Die Anamnese ergibt als Auslöser des CRPS Typ I die distale Verletzung einer Extremität, jedoch keine definierbare Nervenschädigung. Typische knöcherne Veränderungen lassen sich szintigraphisch oder kernspintomographisch darstellen. Demgegenüber liegt bei CRPS Typ II immer eine elektroneurographisch nachweisbare periphere **Nervenläsion** vor.

Diagnostik: Wesentlich ist eine ausführliche Schmerzanamnese, die sowohl vorausgegangene Unfälle als auch biographische Daten, insbesondere kritische Lebensereignisse umfasst (s. S. 15). Auslöser eines CRPS Typ I (Sudeck-Syndrom) sind fast immer die distale Unfallverletzung einer Extremität oder auch eine blande iatrogene Läsion wie z. B. eine Punktion. Bei Typ I findet man keine definierbare Nervenschädigung. Die für das Sudeck-Syndrom typischen knöchernen Veränderungen lassen sich frühzeitig szintigraphisch und kernspinto-

mographisch darstellen. Bei CRPS Typ II (Kausalgie) ist eine periphere **Nervenläsion** elektroneurographisch nachzuweisen.
Bei 90% der Patienten besteht eine lokale Einschränkung der Willkürbewegungen, die nicht allein durch Schmerz und Ödem bedingt ist, z. B. sind der Faustschluss und die Daumen-Kleinfinger-Opposition unvollständig, die Reflexe aber seitengleich lebhaft. Infolge Orthostase nehmen Schmerzen und Missempfindungen bei herabhängenden Extremitäten zu und bei den Vorhalte-Versuchen bzw. beim weiteren Anheben von Armen und Beinen ab.
Bei 80% der Patienten ist die erkrankte Extremität im Vergleich zur gesunden Seite entweder wärmer (60%) oder kälter (20%). Die Hauttemperatur hängt von der Umgebungstemperatur und von **emotionalen Faktoren** ab. Oft ergibt die biographische Anamnese Hinweise auf früher aufgetretene psychogene Paresen und psychosomatische, z. B. gastrointestinale, Beschwerden. Psychometrisch finden sich deutliche Belege für Depressivität, darunter aggressive Hemmung, Selbstunsicherheit und Perfektionismus bei überangepasster Persönlichkeit. Viele dieser Patienten hatten in der Kindheit unter emotionaler **Deprivation** und ständiger **Angst** vor wiederholten Misshandlungen gelitten.

Willkürbewegungen sind eingeschränkt, z. B. ist der Faustschluss unvollständig. Bei 80% der Patienten finden sich im Vergleich zur gesunden Seite Veränderungen der Hauttemperatur, die von **emotionalen Faktoren** abhängen. Oft ergibt die biographische Anamnese Hinweise auf früher aufgetretene psychogene und psychosomatische Symptome, Depressivität, darunter aggressive Hemmung, Selbstunsicherheit und Perfektionismus bei überangepasster Persönlichkeit. Viele dieser Patienten hatten in der Kindheit unter emotionaler **Deprivation** und ständiger **Angst** vor wiederholten Misshandlungen zu leiden.

Differenzialdiagnose: Bei Sensibilitätsausfällen und trophischen Störungen mit Ulzerationen der Haut und atrophischen Paresen distaler Extremitätenabschnitte ist auch an toxisch-metabolische Läsionenen peripherer Nerven, insbesondere eine diabetische **Mono**- oder **Polyneuropathie**, zu denken. Viel seltener sind hereditäre sensible und motorisch-sensible Neuropathien mit schweren trophischen Störungen. Der chronische Verlauf der **Syringomyelie** ist durch Deformitäten, atrophische Paresen, trophische Ulzera und eine dissoziierte Empfindungsstörung gekennzeichnet (S. 172). Zu den selbstmanipulierten Krankheiten mit lokalen Ödemen und Veränderungen des Hautkolorits s. Abb. B-**5.6**.

Differenzialdiagnose: Sensible und trophische Störungen werden auch bei **Mono**- und **Polyneuropathien** beobachtet. Die **Syringomyelie** weist zusätzlich eine dissoziierte Empfindungsstörung auf. Zu den selbstmanipulierten Krankeiten mit lokalen Ödemen s. auch Abb. B-**5.6**.

Therapie: Intensive Bewegungsübungen würden die Schmerzen und das lokale Ödem verstärken. Daher sollte allen physiotherapeutischen und ergotherapeutischen Maßnahmen die Ruhigstellung, z. B. Schienung einer betroffenen Hand, vorausgehen. Die **psychotherapeutische Betreuung** dieser Schmerzpatienten ist ebenso wichtig wie die Gabe trizyklischer Antidepressiva, Analgetika oder Antikonvulsiva wie z. B. Carbamazepin und Gapapentin.

Therapie: Da Bewegungsübungen die Schmerzen und das lokale Ödem verstärken können, wird die betroffene Extremität zunächst geschient und erst im weiteren Verlauf physio- und ergotherapeutisch behandelt. Wichtig sind Pharmako- und **Psychotherapie**.

Verlauf: Die anfangs bestehende lokale Überwärmung, Rötung und Hyperhidrosis klingen unter der Therapie allmählich ab, im weiteren Verlauf beobachtet man eine lokale Hypothermie und Hypohidrosis. Gravierende Spätfolgen sind Funktionsstörungen der Hand bzw. des Fußes mit Keratose, Hautatrophie, Muskelatrophie und **Gelenkkontrakturen**. Charakteristisch ist eine Beugung im Handgelenk und in den Fingermittelgelenken bei überstreckten Fingergrundgelenken. Nicht selten breitet sich das unbehandelte CRPS nach proximal aus.

Verlauf: Lokale Überwärmung, Rötung und Hyperhidrosis klingen unter der Therapie allmählich ab. Spätfolgen sind Funktionsstörungen der Hand bzw. des Fußes mit Keratose, Hautatrophie, Muskelatrophie und **Gelenkkontrakturen**.

◄ **Klinisches Beispiel**

► **Klinisches Beispiel:** Eine 60-jährige Frau, die unter hartnäckigen Spannungskopfschmerzen und abdominellen Beschwerden leidet, zieht sich kurz vor Weihnachten eine Handgelenksfraktur zu. Sie wird ambulant operativ versorgt. Nach Gipsabnahme sechs Wochen später entwickelt sich ein komplexes regionales Schmerzsyndrom (Typ I) mit Rötung, Schwellung und Allodynie. Die Patientin ist zum Zeitpunkt der Fraktur in einem ausgesprochen angespannten Zustand. Der Ehemann („ein guter Mann, er schlägt mich nicht, aber er ist ein Tyrann") untersagt ihr den Umgang mit dem beruflich erfolglosen Sohn, an dem sie sehr hängt, während der Ehemann eng an seine 90-jährige Mutter gebunden ist und eine Weihnachtsfeier mit dieser unter Ausschluss des Sohnes erzwingt. Die Patientin muss sich von ihrem Mann chronisch entwertet und zurückgewiesen fühlen. Sie hat sich im September wegen des Verdachts auf Divertikulose einer Laparotomie in der Hoffnung unterzogen, dass sie nicht wieder aus der Narkose aufwache („ich habe einfach nicht den Mut mich selbst umzubringen"). Die Bauch- und Kopfschmerzen bestehen weiter und wachsen an, als der familiäre Konflikt an Weihnachten seinen Höhepunkt erreicht hat und die Patientin vor der Haustür stürzt. (nach T. Egle und W. Nix 2003).

5.3.2 Schlaganfall

5.3.2 Schlaganfall

▶ Definition

▶ **Definition:** Psychische Störungen bei Schlaganfallpatienten werden als „post-stroke-depression" bezeichnet, sind jedoch nicht ausschließlich als Reaktion auf das Ereignis oder durch die Hirnschädigung zu erklären. Anamnestisch ergibt sich oft eine prämorbide depressive Verstimmung.

Epidemiologie: 50–75% aller Schlaganfallpatienten leiden schon prämorbid an Depressionen.

Epidemiologie: Wie bei der arteriellen Hypertonie, der häufigsten Ursache eines Schlaganfalls, leiden viele Hirninfarktpatienten (50–75%) schon vor dem Ereignis an depressiver Verstimmung, Angst, Hoffnungslosigkeit oder unterdrückter Wut. Zur Prävalenz und zu den Risikofaktoren s. S. 389.

Symptomatologie: Während insgesamt **depressive Symptome** vorherrschen („post-stroke-depression"), kommt es bei relativ geringen Anlässen zur sog. Katastrophenreaktion. Andererseits werden die Schlaganfallfolgen oft verleugnet. Siehe auch S. 98.

Symptomatologie: Schlaganfallkranke mit Paresen und aphasischen Sprachstörungen sind auch in ihrem affektiven Erleben verändert. Das psychopathologische Bild wird von einer **depressiv-ängstlichen Symptomatik** bestimmt („post-stroke-depression"), hängt aber nicht von dem Schweregrad der neurologischen Befunde ab. Einerseits kommt es schon bei verhältnismäßig geringen Anlässen zu anfallartig auftretender Wut und Verzweiflung, z. T. mit feindselig-aggressiven Tendenzen („Katastrophenreaktion"), andererseits werden selbst schwere Schlaganfallfolgen verharmlost und verleugnet. Zur Anosognosie s. S. 98.

Ätiopathogenese: Prämorbide, organisch bedingte und reaktive psychische Störungen wirken zusammen.

Ätiopathogenese: Prämorbide, organisch bedingte und reaktive psychische Störungen wirken zusammen. Gelegentlich manifestiert sich ein Schlaganfall (zerebrale Ischämie, Blutung) in einer Konfliktsituation. Die meisten dieser Patienten erinnern vorausgehende Affekte in Form von Angst, Wut und Hoffnungslosigkeit, seltener sind Trauer, Scham- und Schuldgefühle. Abgesehen von depressiven Reaktionen auf das Ereignis stellen sich schwere Depressionen („major depression") v. a. bei linkshemisphäralen frontalen Läsionen ein. Patienten mit rechtshemisphäralen frontalen Infarkten wirken demgegenüber häufig unbekümmert. Beiderseitige supranukleäre Läsionen bei vaskulär bedingter Pseudobulbärparalyse sind nicht selten mit pathologischem Weinen und Lachen verbunden (s. S. 102).

Therapie und Verlauf: Unbehandelt hält die Depression monatelang an. Daher ist frühzeitig eine **Psychotherapie** und die Gabe eines **Thymoleptikums** angezeigt.

Therapie und Verlauf: Unbehandelt hält eine „post-stroke-depression" acht bis neun Monate an. Daher ist frühzeitig eine **psychotherapeutische Begleitung** unter Berücksichtigung prämorbider Konflikte angezeigt, selbst wenn der Patient aphasisch ist. Jede Sprachtherapie ist auch Psychotherapie, sofern das Sprachverständnis nicht vollständig verloren ist (vgl. klin. Beispiel). Darüber hinaus empfiehlt sich die Gabe eines **Thymoleptikums**.

▶ Klinisches Beispiel

▶ **Klinisches Beispiel:** Die 72-jährige ehemalige Chefsekretärin litt unter einer arteriellen Hypertonie. Als sie von der Krebserkrankung ihres 35-jährigen Sohnes erfuhr, zog sie sich von der Familie zurück und ließ die Antihypertensiva weg, obwohl sich starke Kopfschmerzen einstellten. Die depressive Rückzugstendenz nahm zu, als ihre 52-jährige Tochter eine transitorische ischämische Attacke (TIA) erlitt und operiert werden musste (Karotisdesobliteration). Sie selbst wurde notfallmäßig wegen einer apoplektisch aufgetretenen, rechtsseitigen Hemiparese und Wernicke-Aphasie stationär eingewiesen. Computertomographisch stellte sich ein Mediainfarkt links dar. Die Dopplersonographie ergab einen Verschluss der linken A. carotis interna. Bei der Anwendung des Lautwechsel-Test-Inventars (s. S.) konnte die Patientin rasch wieder sprachliche Zusammenhänge verstehen und ordnen. Sie las einfache Texte, schrieb und stenografierte aber unleserlich (Agraphie). Nachdem sich die Hemiparese und die Aphasie zurückgebildet hatten, war die Patientin noch depressiv verstimmt, konnte nun aber sowohl mit dem behandelnden Arzt als auch mit ihren Kindern über den Anlass der prämorbiden Depression sprechen. Sie schrieb einen Brief, der mit dem Satz endete: „Die Angst wird besser mit der Zeit."

5.3.3 Stammganglienerkrankungen

5.3.3 Stammganglienerkrankungen

◀ Definition

▶ **Definition:** Alle extrapyramidalen Hyperkinesen, angefangen vom Parkinson-Tremor über den Blepharospasmus bis zum Torticollis spasmodicus, werden affektiv moduliert. Unter psychosomatischem Aspekt ist eine situative Auslösung und im weiteren Verlauf eine Verstärkung bzw. ein Wandel der Symptome zu beachten. Einige Patienten mit Stammganglienerkrankungen bedienen sich psychologischer Hilfen und Kunstgriffe (Zählen, Singen, „geste antagonistique"), mit denen sie Hyper- und Hypokinesen unterbrechen können.

Parkinson-Krankheit

Parkinson-Krankheit

◀ Definition

▶ **Definition:** Parkinson-Kranke leiden häufig unter Wahrnehmungs- und Gedächtnisstörungen, depressiver Verstimmung und Angst. Die Symptomentrias Tremor, Rigor und Akinese wird einerseits situativ verstärkt, andererseits durch einfache psychologische Hilfen wie z.B. Zählen, akustische und optische Signale gemildert.

Epidemiologie: Mehr als 40% der Parkinson-Kranken sind depressiv verstimmt.

Epidemiologie: Zur Inzidenz und Prävalenz des Morbus Parkinson s. S. 100. Mehr als 40% aller Parkinson-Kranken leiden unter Depressionen und Angst, die sich im veränderten affektiven Erleben der Umwelt wie des eigenen Körpers ausdrücken.

Symptomatologie: Schlafstörungen, Grübeln, depressive Hemmung und Angst sind häufige Begleitsymptome der Parkinson-Krankheit. Der Ruhetremor wird situativ verstärkt.

Symptomatologie: Neben Störungen des Körperschemas, der Raumkonstanz und des Farbensehens sind ein Mangel an Spontaneität, depressive Hemmung mit Grübelzwang, Inappetenz, Schlaflosigkeit und Suizidgefahr häufige Begleitsymptome der Parkinson-Krankheit. Der Ruhetremor und die Hypokinese nehmen oft schon bei der Vorstellung zu, das Bett oder das Haus verlassen zu müssen. In einer Krisensituation steigert sich ein Ruhetremor zu einem hochfrequenten Schütteln der Extremitäten.

Ätiopathogenese: Bei Parkinson-Kranken ist eine **Prädisposition zur Depression** zu beobachten.

Ätiopathogenese: Die Bewegungsstörungen Parkinson-Kranker sind auf ein Dopaminmangelsyndrom zurückzuführen (s. S. 201 und S. 62). Dasselbe gilt für Wahrnehmungsdefizite wie räumliche Orientierungs-, Geruchs-, Geschmacks- und Farbsehstörungen, z.T. aber auch für eine depressive Verstimmung. Die depressiv-ängstliche Symptomatik ist einerseits auch als Reaktion auf die Krankheit zu verstehen, andererseits finden sich bei Parkinson-Patienten schon prämorbide Wesenszüge, die auf überkontrolliertes Verhalten bei unterdrückter Aggressivität schließen lassen, d.h. eine **Prädisposition zur Depression**. Viele Patienten berichten vom Beginn der Erkrankung als einer von Angst oder Trauer geprägten Situation.

Die Kranken projizieren ihre Bewegungshemmung in die Außenwelt und erleben ihren Körper als fremd.

Parkinson-Kranke, die unter einer Falltendenz leiden, entwickeln nicht selten aus Angst vor dem Sturz zusätzlich eine phobische Gangstörung. Die hypokinetische Hemmung wird in die Außenwelt projiziert und als Widerständigkeit der Umgebung wahrgenommen. Der Patient erlebt seinen Körper wie einen fremdartigen Bewegungsapparat, den er durch verstärkte Willküranstrengung anzutreiben oder zur Ruhe zu bringen hat. Diese Fremdheit gegenüber sich selbst nimmt zu, wenn er sich beobachtet fühlt, nimmt aber ebenso wie die phobische Komponente der parkinsonistischen Gangstörung bei nachlassender Selbstkontrolle ab.

Therapie und Verlauf: Die Behandlung berücksichtigt die Wahrnehmungsstörungen des Patienten, spezielle Strukturmerkmale der Umgebung und den Umschlageffekt von parkinsonistischer Starthemmung zu größtmöglicher Bewegungsfreiheit. Ausgehend von der **präverbalen**, körperlichen Ebene der **Bewegungstherapie** wird eine verbale Verständigung möglich. Die Teilnahme an einer

Therapie und Verlauf: Im Gespräch mit dem Parkinson-Kranken, das durch Mikrophonie und Bradyphrenie erschwert ist, werden konfliktbedingte Störungen oft nicht unmittelbar deutlich. Daher sind primär somatische Therapieverfahren anzuwenden. Die meisten Parkinson-Kranken befolgen mit großer Genauigkeit den Behandlungsplan. Das gilt für die Medikamenteneinnahme ebenso wie für Bewegungsübungen. Bei Starthemmung helfen sie sich damit, dass sie die gewünschte Bewegungsrichtung unter lautem Zählen oder Beachten akustischer Signale im zweiten oder dritten Anlauf einschlagen. Wegen der häufig beste-

Einzel- und **Gruppentherapie** ist ebenso indiziert wie die an einer **Selbsthilfegruppe**.

henden Farbsehstörungen und des Verlustes der räumlichen Wahrnehmungskonstanz ist bei Gehübungen auf eine klare Strukturierung des Hintergrunds zu achten: Ein kontrastreich gestalteter Fußboden, z. B. Streifen- oder Karomuster, markierte Übungsgehstrecken und farblich abgesetzte Stufen erleichtern die Fortbewegung im Gymnastik- oder Wohnraum, auf Fluren und Treppen. Die einfühlsame Behandlung erreicht, ausgehend von der **präverbalen**, körperlichen Ebene der **Bewegungstherapie**, eine verbale Verständigung mit dem Patienten, wenn der Umschlageffekt von rigider Erstarrung und Akinese in größtmögliche Bewegungsfreiheit genutzt wird (vgl. klin. Beispiel). Sobald der Patient sich wieder flüssiger bewegt, kann er sich auch im therapeutischen Gespräch besser mitteilen. Eine begleitende **Einzelpsychotherapie** ist ebenso angezeigt wie die Teilnahme an einer **Therapie-** oder **Selbsthilfegruppe** (vgl. S. 206)

▶ **Klinisches Beispiel**

▶ **Klinisches Beispiel:** Die 76-jährige ehemalige Maßschneiderin, die nach Angaben ihrer Tochter vor Beginn der Parkinson-Krankheit „alles im Griff" und noch bis vor einem halben Jahr „alles akkurat" erledigt hatte, wurde nach einer Auseinandersetzung mit der Tochter im akinetisch-rigiden Zustand zur stationären Aufnahme gebracht. Sie schwieg, während die Tochter sich in ihrer Gegenwart nicht nur wegen der Pflegebedürftigkeit und Bettlägrigkeit, sondern auch wegen ihres „Starrsinns" und Widerwillens gegen jede Bewegungsübung, Medikamenteneinnahme und Nahrungsaufnahme beklagte. Als eine anwesende Krankengymnastin die Patientin freundlich, aber bestimmt, aufforderte, das Bett zu verlassen, bewegte sie nur die Augen. Nach der zweiten Aufforderung hob sie den Kopf, der dritten kam sie lächelnd nach. Sie ließ sich ihre schönsten Schuhe anziehen und unternahm einen Rundgang durch das Klinikgelände. Eine Veränderung der L-Dopa-Medikation war nicht erforderlich.

Blepharospasmus

Blepharospasmus

▶ **Definition**

▶ **Definition:** Blepharospasmus ist durch unwillkürliche Kontraktionen des vom N. facialis innervierten M. orbicularis oculi beidseits gekennzeichnet. Der Lidkrampf wird durch Lesen oder Fernsehen verstärkt und kann bis zur funktionellen Blindheit führen. Durch „Kunstgriffe" lässt sich der dystone Krampf unterbrechen (Berührung der Augenbrauen, Zählen, Sprechen, Musizieren).

Epidemiologie: Der dystone Lidkrampf manifestiert sich vorwiegend bei Frauen im mittleren und höheren Lebensalter, oft kombiniert mit oromandibularer Dystonie **(Meige-Syndrom)**.

Epidemiologie: Der essenzielle (idiopathische) Blepharospasmus, eine fokale Dystonie, weist eine Prävalenz von 1,7/100 000 Einwohner auf. Häufiger bei Frauen im mittleren und höheren Lebensalter kommt Blepharospasmus, kombiniert mit oromandibularer Dystonie (Lippen-Zungen-Kiefer-Krampf) beim **Meige-Syndrom** vor. Die Prävalenz dieser segmentalen Dystonie liegt bei 7/100 000 Einwohner.

Symptomatologie: Blepharospasmus wird durch Lesen und Bildschirmarbeit verstärkt. Die Patienten klagen über ein Fremdkörpergefühl.

Symptomatologie: Meist fällt zuerst den Angehörigen der Kranken ein vermehrtes „Zwinkern" auf. Die Patienten klagen über ein Fremdkörpergefühl und meiden Autofahrten, einige verlassen nicht mehr das Haus. Die tonische Kontraktion der Lider kann minutenlang anhalten. Lesen, Fernsehen und Bildschirmarbeit verstärken den lästigen Lidkrampf, der im Schlaf und in Narkose sistiert.

Ätiopathogenese: Man vermutet eine Dysfunktion der Stammganglien (Putamen u. a.).

Ätiopathogenese: Die Ätiologie des Blepharospasmus ist ungeklärt. Bei essenziellem Lidkrampf wird ein autosomal dominanter Erbgang mit geringer Penetranz vermutet. Bei allen idiopathischen (familiären, sporadischen) ebenso wie bei den symptomatischen Formen ist eine Dysfunktion der Stammganglien (Putamen und andere Kerne) mit Störung des Dopamin-Stoffwechsels anzunehmen.

Ein pharmakogener Lidkrampf wird meist durch **Neuroleptika** oder **Dopaminergika** induziert.

Ein pharmakogener Lidkrampf wird meist durch **Neuroleptika** oder **Dopaminergika** induziert (Früh- und Spätdystonie). Daneben kommen degenerative, hereditäre, metabolische, vaskuläre und entzündliche Hirnkrankheiten in Betracht (vgl. S. 214).

Wenn ein psychischer **Konflikt** im Zusammenhang mit der Symptombildung oder mit einem Symptomwandel steht, kann man von einer psychosomatischen Störung sprechen (s. klin. Beispiel).

Jeder Lidkrampf wird, unabhängig von dessen Ursache, affektiv verstärkt, aber nicht jedes Zwinkern hat psychologische Bedeutung. Wenn ein psychischer **Konflikt** besteht und die Anamnese lebensgeschichtlich wichtige Ereignisse ergibt, die im zeitlichen Zusammenhang mit der Symptombildung oder mit einem Symptomwandel stehen, kann man von einer psychosomatischen Störung sprechen (s. klin. Beispiel). Spontanheilungen passen nicht zum Bild der progredienten fokalen Dystonie. Es gibt auch keine neurophysiologische Erklärung für ein weiteres, typisches Phänomen: Die Patienten bedienen sich unwillkürlich einiger „Kunstgriffe", um den Lidkrampf zu unterdrücken, wie z.B. leichte Berührung der Augenbrauen („geste antagonistique") oder Zählen, Pfeifen und Singen. Sprechen, Kauen und ein spontanes Lachen, aber auch Klavierspielen und schon die Erinnerung an eine musische Betätigung können den Blepharospasmus unterbrechen.

Differenzialdiagnose: Lidmyoklonien und tonische Lidkrämpfe bei **Epilepsien** sind mithilfe der Video-EEG-Simultanaufzeichnung abzugrenzen. Oft wird der Blepharospasmus mit psychogenen Tics (s. S. 63) oder pathologischen Mitbewegungen bei unvollständig remittierter Diplegia facialis verwechselt. Ein **Fazialisspasmus** manifestiert sich nur selten doppelseitig, zeigt dann aber im Gegensatz zum Blepharospasmus keine synchronen Lidkontraktionen.

Differenzialdiagnose: Lidmyoklonien bei **Epilepsien** sind mittels Video-EEG-Ableitung auszuschließen. Der **Fazialisspasmus** ist im Gegensatz zum dystonen Lidkrampf meist einseitig ausgeprägt.

Therapie und Verlauf: Es empfiehlt sich eine Kombination von medikamentöser und **psychotherapeutischer Behandlung**. Anticholinergika sind nur in 20% der Fälle wirksam. Trihexiphenidyl (Artane) wird wegen z.T. toxischer Nebenwirkungen (Harnretention, Gedächtnisstörungen, Delir u.a.) nur sehr langsam aufdosiert. Tetrabenazin (Nitoman) zeigt oft eine relativ gute Wirkung und Verträglichkeit. Die operative Behandlung, eine distale Denervierung des N. facialis oder Teilmyektomie des M. orbicularis oculi führt zu irreversiblen Ausfällen, ohne Rezidive sicher zu verhindern. Wesentlich wirkungsvoller ist die **Botulinum-Toxin-Therapie** (Injektion von Botulinum-Toxin A in den M. orbicularis oculi). Bei Resistenz gibt man Botulinum-Toxin Typ F. Komplikationen dieser chemischen Denervierung sind Diplopie, Keratitis oder Ptosis (in 5–10% der Fälle). Nach zwei bis drei Monaten wird die Injektion wiederholt. Mit Rezidiven, Progredienz und Ausbreitung der fokalen Dystonie auf andere Muskelgruppen ist zu rechnen. Therapeutische Gespräche und **Entspannungstechniken** sind meist indiziert und in jedem Fall besser als Polypragmasie.

Therapie und Verlauf: Es empfiehlt sich eine Kombination von medikamentöser und **psychotherapeutischer** Behandlung. Die lokale **Botulinum-Toxin-Injektion** und die Gabe von Anticholinergika sind vorübergehend erfolgreich, mit Rezidiven, Progredienz und Ausbreiten der fokalen Dystonie auf andere Muskelgruppen ist jedoch zu rechnen. Therapeutische Gespräche und **Entspannungstechniken** sind in jedem Fall besser als Polypragmasie.

◄ **Klinisches Beispiel**

► **Klinisches Beispiel:** Der 65-jährige ehemalige Bürokaufmann litt seit dem Tod seiner Frau vor zehn Jahren unter einem synchronen Lidkrampf beider Augen. Wegen funktioneller Blindheit musste er mit dem Taxi zum Büro fahren. Als sich die dystonen Spasmen auf die Kiefer- und Zungenmuskulatur ausbreiteten, versuchte er durch ständiges Kaugummikauen und Singen bei der Bildschirmarbeit die Hyperkinesen zu unterdrücken bzw. zu kaschieren, konnte aber nicht verhindern, dass er von dem Geschäftsführer für sehr eingeschränkt dienstfähig gehalten und wegen längerer Fehlzeiten schließlich entlassen wurde. Der Blepharospasmus und der Lippen-Zungen-Kiefer-Krampf verstärkten sich, wenn der Patient von seinem beruflichen Konflikt berichtete. Alle Untersuchungsbefunde, einschließlich MRT, waren unauffällig. Unter der Behandlung mit Biperidin besserten sich zwar die Hyperkinesen, es entwickelte sich jedoch ein toxisches Delir, das 48 Stunden lang anhielt. Jede weitere Therapie, insbesondere Botulinum-Toxin-Injektionen, lehnte der Patient ab. Er war zuletzt als Klavierspieler in einem Tanzkaffee tätig. Solange er musizierte, blieben die dystonen Spasmen aus.

Tortikollis

Tortikollis

◄ **Definition**

► **Definition:** Der idiopathische Torticollis spasmodicus, eine fokale Dystonie, wird situativ (affektiv) verstärkt und durch die „geste antagonistique" unterdrückt. Entweder greift ein Affekt unmittelbar am latenten Symptom an oder das Symptom greift einen latenten Affekt auf.

Epidemiologie: Die Inzidenz des Tortikollis liegt bei 1/100 000, die Prävalenz bei 9/100 000 Einwohner. Das weibliche Geschlecht überwiegt. Neben torsionsbedingten Beschwerden kommen häufig depressive Rückzugstendenzen vor.

Epidemiologie: Bei einer Prävalenz von 9/100 000 Einwohner überwiegt das weibliche Geschlecht.

Symptomatologie: Unwillkürlich dreht der Kopf zur Seite (Laterokollis), oft gleichzeitig nach vorn oder hinten (Ante- bzw. Retrokollis) und am häufigsten im Kreis (rotierender Tortikollis).

Symptomatologie: Der Kopf dreht unwillkürlich zur Seite, nach vorn, hinten oder im Kreis.

Ätiopathogenese: Die Torsion wird situativ ausgelöst und affektiv verstärkt. Das Symptom greift einen latenten Affekt auf.

Ätiopathogenese: Man unterscheidet idiopathische (hereditäre, sporadische) und symptomatische Formen des Tortikollis (vgl. S. 217). Der pharmakogene Schiefhals kommt als Früh- oder Spätdystonie (s. Abb. B-**1.32** und B-**1.33**, S. 215) nach Gabe von Dopamin-Rezeptor-Antagonisten (Neuroleptika, Metoclopramid) vor. Bei körperlicher Aktivität und in Krisensituationen wird die Torsion verstärkt. Das Symptom greift einen latenten Affekt auf (vgl. klinisches Beispiel). Ein psychogener Schiefhals ist wesentlich seltener.

B-5.8 Trickmanöver bei Torticollis spasmodicus

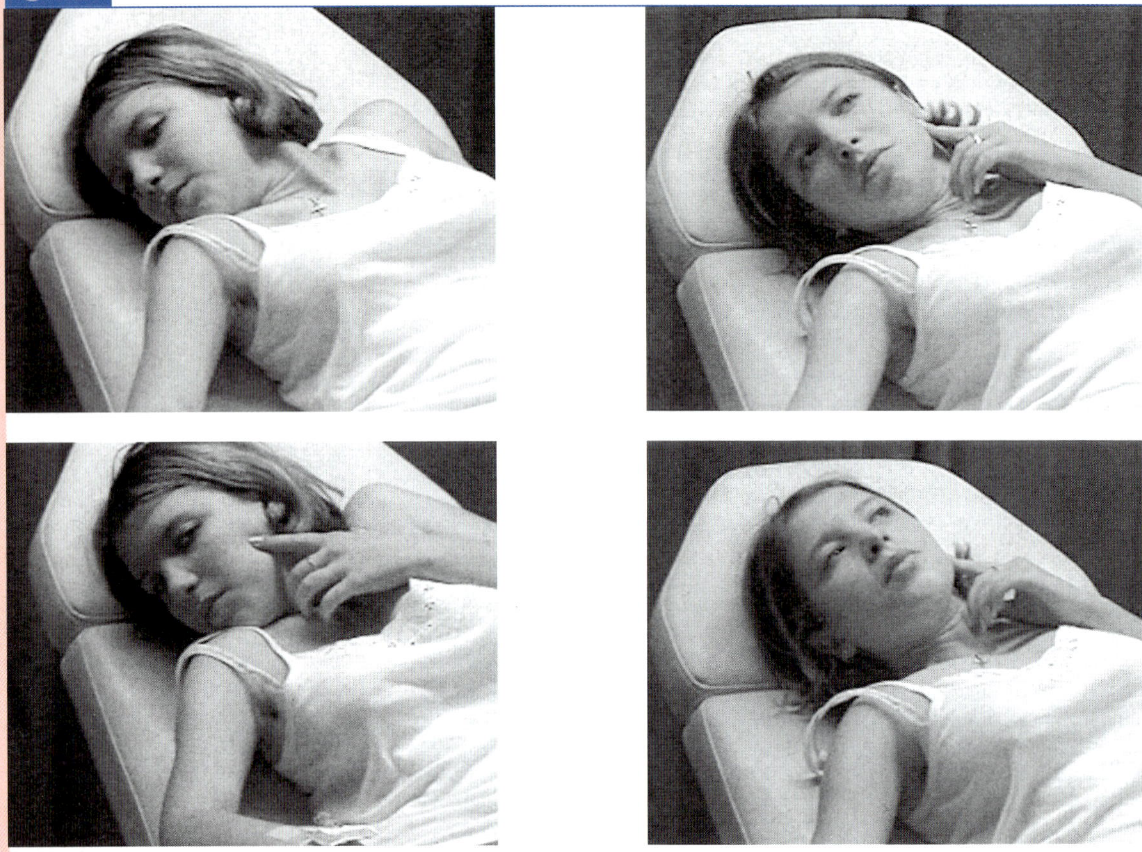

Videosequenz einer Patientin mit Laterokollis.
a Unwillkürliche Drehung und Neigung des Kopfes nach rechts. Der linke M. sternocleidomastoideus tritt deutlich hervor
b Die Patientin legt den Zeigefinger an die linke Wange („geste antagonistique").
c und **d** Der Kopf dreht langsam zurück.

Therapie und Verlauf: Die **„geste antagonistique"** unterbricht den unwillkürlichen Bewegungsimpuls (vgl. klin. Beispiel) des mobilen Schiefhalses, der als präverbales Symptom interpretiert werden kann. Vor einer **Psychotherapie** empfiehlt sich eine **Bewegungs**- und **Entspannungstherapie**.

Therapie und Verlauf: Die **„geste antagonistique"**, ein leichtes Berühren der Wange, des Kinns oder des Halses kontralateral zur Richtung des Tortikollis, unterbricht den unwillkürlichen Bewegungsimpuls. Dies gelingt oft auch, wenn der Patient sich anlehnen kann. Die biographische Anamnese ergibt Entwicklungsstörungen, die den Tortikollis als präverbales Symptom erklären. Mangelnde Zuwendung verkörpert im Kontrastbild des Tortikollis eine unwillkürliche, körperliche Abwendung. Wie bei anderen extrapyramidalen Hyperkinesen wird mithilfe der präverbalen **Bewegungs- und Entspannungstherapie** die verbale Verständigung mit dem Patienten gebahnt und eine **Psychotherapie** möglich. Im Gespräch zeigt sich, dass schon die Erinnerung an ein angenehmes Erlebnis, z.B. einen beruflichen oder sportlichen Erfolg, die Bewegungsstörung günstig beeinflusst. Zur medikamentösen Behandlung, insbesondere zur Therapie mit Botulinum-Toxin, s. S. 217.

▶ **Klinisches Beispiel:** Der 42-jährige Pfarrer einer kleinen Gemeinde leidet unter einem Torticollis spasmodicus. Während der Sonntagspredigt wendet er das Gesicht regelmäßig von der Gemeinde ab und spricht unwillkürlich „beiseite". Während des Erstgesprächs fällt auf, dass die Erinnerung an einen kränkenden Affekt zur Verstärkung der Torsion beiträgt. Demgegenüber führt die Erinnerung an ein angenehmes Erlebnis zur Besserung der Bewegungsstörung. Die biographische Anamnese ergibt einen gravierenden familiären Konflikt. Der Patient ist nach dem frühen Tod des Vaters von der Mutter zum Theologiestudium motiviert worden, während der ältere Bruder die Vaterrolle übernommen hat und noch als 55-Jähriger ledig, arbeitslos und alkoholkrank in einer symbiotischen Beziehung mit der Mutter lebt. Demgegenüber hat der Patient nicht nur die Versagung eigener Geborgenheitswünsche erfahren, sondern sich selbst auch alle Bedürfnisse versagt, die sich sein Bruder erfüllt. Insgeheim rivalisiert er mit dem Bruder, verbietet sich jedoch jede affektive Regung, selbst als dieser ihn um finanzielle Zuwendung in Form einer monatlichen Dauerrente bittet. Zu diesem Zeitpunkt setzt der dystone Schiefhals ein. Seither dreht sich der Kopf zur Seite, v.a. wenn der Patient die Stimme erhebt. Bruder und Mutter sind dadurch irritiert, desgleichen die Mitglieder der Pfarrgemeinde. Nun hilft er sich mit einem Kunstgriff, der „geste antagonistique": Er legt den Zeigefinger ans Kinn, kann damit den unwillkürlichen Bewegungsimpuls vollständig unterdrücken und der Familie wie der Gemeinde die Stirn bieten.

◀ **Klinisches Beispiel**

5.3.4 Multiple Sklerose

5.3.4 Multiple Sklerose

▶ **Definition:** Psychosomatische Beschwerden zu Beginn und im Verlauf der demyelinisierenden ZNS-Erkrankung sind als Somatisierungsstörung aufzufassen und psychotherapeutisch zu behandeln.

◀ **Definition**

Epidemiologie: Zur Prävalenz s. S. 301. Fast jeder dritte „Schub" einer multiplen Sklerose (MS) ist nicht allein durch charakteristische neurologische Symptome gekennzeichnet, sondern ausgestaltet und auf psychische Faktoren zurückzuführen, d.h. psychosomatisch bedingt.

Epidemiologie: Fast jeder dritte „Schub" ist ausgestaltet und psychosomatisch bedingt.

Symptomatologie: Besonders zu Beginn der Erkrankung wirken einige Patienten trotz gravierender neurologischer Symptome euphorisch. Wesentlich häufiger sind aber depressive Verstimmungen. Neben Schmerzen und Missempfindungen, die allein schon durch Angst vor einem erneuten Schub ausgelöst werden, fällt besonders die situative Verstärkung eines zerebellaren Tremors und einer spinalen Ataxie auf.

Symptomatologie: Aus Angst vor einem erneuten Schub können Schmerzen und Missempfindungen ausgelöst werden.

Ätiopathogenese: Gelegentlich wird die Krankheit in einer biographischen Krise gleichsam aus der Latenz gehoben (vgl. klin. Beispiel). Neuropsychoimmunologische Vorgänge können bei der krisenhaft ausgelösten Erkrankung und im weiteren Verlauf eine Rolle spielen. Häufig sind **Somatisierungen**, die meist unabhängig vom neurologischen Befund multilokuläre Beschwerden oder einen Symptomwandel erklären.

Ätiopathogenese: Es werden neuropsychoimmunologische Vorgänge bei der Symptomentstehung diskutiert. Häufig sind **Somatisierungen**.

Differenzialdiagnose: Zur Differenzialdiagnose der MS s. S. 307. Akute Symptome einer **Intoxikation** (Schwindel, Nystagmus, Tremor, Ataxie) sind durch Nachweis toxischer Substanzen im Urin abzugrenzen. In einem frischen Schub bestätigt sich zwar durch die neurologisch-ophthalmologische und die MRT-Untersuchung ebenso wie durch die Lumbalpunktion fast immer die Verdachtsdiagnose MS. Der positive Nachweis einer Somatisierungsstörung erspart aber dem Patienten eine unnötige Wiederholung technischer Untersuchungen und eröffnet zugleich einen möglichen psychotherapeutischen Zugang.

Differenzialdiagnose: Die neurologischen Symptome disseminierender ZNS-Erkrankungen sind ebenso abzugrenzen wie akute **Intoxikationszeichen**.

Therapie und Verlauf: Die unsichere Prognose der MS erfordert nach Aufklärung des Patienten über die Diagnose und Möglichkeiten der wirksamen Therapie immer ein psychotherapeutisches Gespräch. V.a. bei primär (prämorbid) ängstlichen Patienten mit Somatisierungsstörungen besteht eine Indikation zu supportiver **Psychotherapie**. Die Traumanalyse ergibt Symbole unterdrückter Angst, Aggressivität und nicht selten latenter Autoaggressivität. Durch psychotherapeutische Gespräche ist nicht nur eine anhaltende Besserung psychogener Beschwerden zu erzielen, sondern auch der Verlauf der Multiplen Sklerose insgesamt günstig zu beeinflussen.

Therapie und Verlauf: V.a. bei Somatisierungsstörungen ist eine supportive **Psychotherapie** indiziert, die den schubförmigen Verlauf der MS günstig beeinflussen kann.

▶ Klinisches Beispiel

▶ **Klinisches Beispiel:** Die 22-jährige Laborantin ist schlaf- und lustlos angesichts ihres Hochzeitstermins, der auf den 60. Geburtstag des Vaters festgesetzt worden ist. Der Verlobte bedrängt sie und schließt sie aus Eifersucht in ihrem Zimmer ein. Plötzlich bemerkt sie einen Schleier vor dem rechten Auge. Ophthalmologisch sind die Sehnervenpapillen scharf begrenzt und vital gefärbt, die Gesichtsfelder frei. Die zwei Wochen anhaltende Sehstörung wird nicht nur von dem Verlobten, sondern auch von dem Hausarzt für „hysterisch" gehalten. Auf Rat ihrer Mutter sagt sie die Hochzeit ab. Nun fühlt sie sich aber „von den Leuten schief" angesehen und ständig beobachtet; sie trauert um den Verlobten, ist völlig hilflos, zieht sich von Familie und Freunden zurück und gibt die Arbeit auf. Sechs Monate später verspürt sie einen heftigen Schwindel, ein Zittern und ein Taubheitsgefühl des rechten Arms, das sich allmählich auf beide Beine ausdehnt. Die neurologische Untersuchung ergibt einen Blickrichtungsnystagmus, Intentionstremor und ein positives Romberg-Zeichen, im Liquor eine Pleozytose von 18 Zellen und oligoklonale Banden. Die VEP-Latenz ist rechts deutlich verzögert. Das MRT zeigt multiple gliöse Herde. Unter hochdosierter Kortikosteroidtherapie klingen die Symptome fast vollständig ab. Regelmäßige Gespräche, die zunächst der Aufklärung über die Natur der Erkrankung dienen und im weiteren Verlauf auf das Konfliktthema zentriert sind, führen dazu, dass die Patientin ihre Arbeit wieder aufnimmt. Sie findet einen verständnisvollen Ehemann und ist noch bei einer Nachuntersuchung 10 Jahre später beschwerdefrei.

5.3.5 Neuroborreliose

5.3.5 Neuroborreliose

▶ Definition

▶ **Definition:** Nach überstandener Borrelien-Infektion persistieren häufig multiple somatisierte Beschwerden, besonders wandernde Schmerzen als Ausdruck einer phobischen Störung (Zoophobie). Bei der „Lyme-Anxiety" liegt kein Zeckenstich vor. Die Symptomatik der „Neuroborreliose-Neurose" entwickelt sich nach Kenntnis positiver Serum-Antikörper-Titer.

Epidemiologie: 10–30% der Bevölkerung weisen Borrelien-Antikörper im Serum auf. Die „Lyme-Anxiety" zeigt eine epidemieartige Ausbreitungstendenz.

Epidemiologie: Mit regionalen Unterschieden weisen 10–30% der Bevölkerung und mehr als 40% der Forstarbeiter einer Region Borrelien-Antikörper im Serum auf. Sowohl die Erythema-migrans-Borreliose (Lyme disease) als auch die phobischen Symptome nach erfolgter oder vermeintlicher Zeckenstich-Infektion („Lyme-Anxiety") zeigen eine epidemieartige Ausbreitungstendenz.

Symptomatologie: Wandernde Schmerzen werden den Erregern unmittelbar zugeschrieben, selbst wenn kein Zeckenstich vorlag („Lyme-Anxiety"). **Multiple Beschwerden** bei neurologischem Normalbefund und unauffälligen Liquorparametern kennzeichnen die „Neuroborreliose-Neurose".

Symptomatologie: Entsprechend der Furcht vor den „in der Haut", „im Blut" oder „in der Lymphbahn kreisenden Tierchen" (Zoophobie) werden die wandernden Schmerzen mit tiersymbolischen Begriffen bezeichnet („beißend", „in der Wade marschierend", „ungeheuerlich"). Die „Lyme-Anxiety" ist ganz von einer ungewissen Krankheitsvorstellung bestimmt, ohne dass eine Infektion vorliegt. Die Patienten suchen ihren Körper nach Zeckenstichen ab und lassen immer wieder negative Antikörper-Titer kontrollieren. Bei einer Borreliose mit positiven Antikörper-Titern im Serum kommen neben radikulären Schmerzen und Arthralgien postinfektiöse Beschwerden vor, besonders Schmerzen, die zur Chronifizierung neigen. Man spricht auch von einem Post-Borreliose-Syndrom („chronic-fatigue-Syndrom" bzw. „Fibromyalgie"). Bei der „Neuroborreliose-Neurose" mit **multiplen**, ausgestalteten **Beschwerden** (v. a. Schmerzen und Parästhesien) sind der neurologische Befund und die Liquorparameter unauffällig.

Ätiopathogenese: Der Holzbock (Abb. B-**5.9**) wird für alle Beschwerden und Zwischenfälle zum Sündenbock gemacht (vgl. klin. Beispiel).

Ätiopathogenese: Die „Lyme-Anxiety" gibt unmittelbar der unbegründeten Furcht vor einer Infektion Ausdruck. Bei der „Neuroborreliose-Neurose" handelt es sich um somatisierte, d. h. ausgestaltete und persistierende postinfektiöse Beschwerden (Somatisierungsstörung). Der Gemeine Holzbock (Ixodes ricinus, Abb. B-**5.9**) wird für alle Beschwerden und Zwischenfälle des Lebens zum Sündenbock gemacht. Prämorbid findet sich eine Angstabwehr mit kontraphobischem Verhalten (vgl. klin. Beispiel).

Differenzialdiagnose: Auch bei **Luophobie** und **AIDS-Phobie** ist die Angst vor der Infektion maßgeblich. Die Antikörper-Titer sind negativ. Demgegenüber weist die Neuroborreliose positive Liquorbefunde auf.

Differenzialdiagnose: Wie bei der **Luophobie** und **AIDS-Phobie** ist auch bei der „Lyme-Anxiety" die unbegründete Furcht vor einer Infektion maßgeblich. Die Antikörper-Titer in Serum und Liquor sind bei diesen Phobien immer negativ. Demgegenüber weist die Neuroborreliose positive Serum- und Liquor-Befunde, eine leichte Pleozytose und Eiweißerhöhung, autochthone Antikörper und oligoklonale Banden auf. Zur Neuroborreliose mit Enzephalomyelitis und Meningopolyneuritis s. S. 281 und 468.

Therapie und Verlauf: Während die Patienten mit „Lyme-Anxiety" bzw. „Neuroborreliose-Neurose" von Arzt zu Arzt wandern und wiederholte Antibiotikagaben oder physikalische Maßnahmen keine anhaltende Besserung der wandernden Schmerzen versprechen, führen **psychotherapeutische Interventionen** auch noch im chronischen Verlauf zu beschwerdefreien Intervallen und bei einem tragfähigen Arbeitsbündnis zum Abklingen der Symptome.

Therapie und Verlauf: Bei wandernden Schmerzen, die den gesamten Verlauf bestimmen, führt **Psychotherapie** auch noch im chronischen Verlauf zur Besserung der Beschwerden.

▶ **Klinisches Beispiel:** Der 52-jährige Dachdecker, der seit einem Zeckenstich unter „beißenden" Schmerzen leidet, bezeichnet sich selbst als ein „unheimliches Arbeitstier mit dickem Fell". Eine konfliktreiche Auseinandersetzung mit seinem Arbeitgeber erscheint ihm unlösbar. Nun sei er wegen zunehmenden Schwindels nicht mehr imstande, eine Leiter zu besteigen. Angst kenne er nicht; schon als Sechsjähriger sei er nachts allein furchtlos durch den Wald gewandert. Einschneidende Lebensereignisse („Life events") werden nur am Rande erwähnt: In seinem 35. Lebensjahr sterben beide Eltern, kurz darauf verunglückt der jüngste Sohn tödlich. Im Gegensatz zu den multiplen, wandernden Beschwerden steht der unauffällige neurologische Befund. Der Borrelien-Antikörper-Titer (IgG) im Serum ist nach mehrfacher Behandlung mit Cephalosporinen grenzwertig. Eine Enzephalopathie bei Neuroborreliose wird durch Liquoruntersuchungen und MRT ausgeschlossen. Unter supportiver Psychotherapie ist der seit zwei Jahren arbeitsunfähige Patient vorübergehend beschwerdefrei. Als er einen Rentenantrag einreicht, kehren die Schmerzen wieder.

◀ **Klinisches Beispiel**

B-5.9 Ixodes ricinus

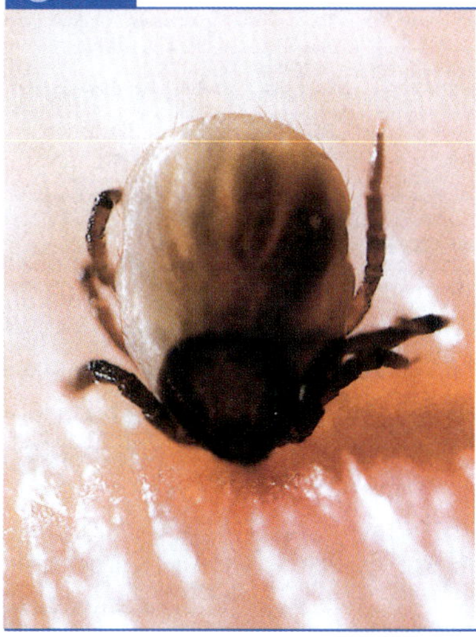

Der weit verbreitete Gemeine Holzbock ist Überträger der Borreliose und zugleich „Erreger" der „Lyme-Anxiety" bzw. „Neuroborreliose-Neurose". (Foto: A. Grabow, Berlin)

B-5.9

Quellennachweis

Abbildungen

A-Teil

A-2.4 a aus Füeßl, H.S., Midekke, M.: Duale Reihe Anamnese und klinische Untersuchung, 2. Auflage, Thieme, Stuttgart 2002

A-2.4 b,c aus Kampik, A., Grehn, F.: Augenärztliche Differenzialdiagnose, Thieme, Stuttgart 2000

A-2.8 aus Bähr, M., Frotscher, M.: Duus, Neurologisch-topische Diagnostik, 8. Auflage, Thieme, Stuttgart 2003

A-2.9 aus Hopf, H.C., Deuschl, G., Diener, H.-C., Reichmann, H.: Neurologie in Klinik und Praxis, Thieme, Stuttgart 1999

A-2.12 nach Kömpf, D.: Supranukleäre Okulomotorik: Organisation und Klinik. In: Augenbewegungsstörungen in Neurologie und Ophthalmologie (Hrsg.: Marx, P.), Springer, Heidelberg 1984, 1 – 31

A-2.16 modifiziert aus Bähr, M., Frotscher, M.: Duus, Neurologisch-topische Diagnostik, 8. Auflage, Thieme, Stuttgart 2003

A-2.20 modifiziert aus Bähr, M., Frotscher, M.: Duus, Neurologisch-topische Diagnostik, 8. Auflage, Thieme, Stuttgart 2003

A-2.39 modifiziert aus Bähr, M., Frotscher, M.: Duus, Neurologisch-topische Diagnostik, 8. Auflage, Thieme, Stuttgart 2003

A-2.43 nach Mumenthaler, M. und Schliack, H.: Läsionen peripherer Nerven, 6. Auflage, Thieme, Stuttgart 1993

A-2.47 nach Mumenthaler, M. und Schliack, H.: Läsionen peripherer Nerven, 6. Auflage, Thieme, Stuttgart 1993

A-2.48 nach Mumenthaler, 1983

A-3.4 nach Jasper, H.H.: Das 10 – 20 –Elektrodensystem der Internationalen Föderation. EEG-Labor 2 (1980), 143 – 149

A-3.6 aus Christian, W.: Klinische Elektroenzephalographie, 3. Auflage, Thieme, Stuttgart 1982

A-3.14 aus Ludin, H.-P.: Praktische Elektromyographie, 2. Auflage, Enke, Stuttgart 1988

A-3.15 aus Ludin, H.-P.: Praktische Elektromyographie, 2. Auflage, Enke, Stuttgart 1988

A-3.16 aus Grehl, H., Reinhardt, F.: Checkliste Neurologie, 2. Auflage, Thieme, Stuttgart 2002

A-3.18 aus Grehl, H., Reinhardt, F.: Checkliste Neurologie, 2. Auflage, Thieme, Stuttgart 2002

A-3.24 nach Busch, M., Masuhr, F., Neubert, K., Bohner, G., Lehmann, R., Klingebiehl, R., Arch.Neurol. 59 (2002), 478 – 479

A-3.34 b – d aus Arning, C.: Farbkodierte Duplexsonographie der hirnversorgenden Arterien, 3. Auflage, Thieme, Stuttgart 2002

A-3.36 aus Arning, C.: Farbkodierte Duplexsonographie der hirnversorgenden Arterien, 3. Auflage, Thieme, Stuttgart 2002

B-Teil

B-1.10 nach Tashiro, K. und Mitarbeitern: Syringomyelic syndrom: clinical features in 31 cases confirmed by CT myelography or magnetic resonance imaging. J. Neurol. 235 (1987) 26 – 30

B-1.13 nach Schinz, 1986

B-1.15 b nach Tomita und McLone, 1983

B-1.23 modifiziert nach Folstein et al., 1975

B-1.31 aus Masuhr, K.F.: Extrapyramidale Hyperkinesen, Thieme, Stuttgart 2000

B-1.44 aus Perkin, G.D. und Mitarbeiter: Farbatlas der klinischen Neurologie, Thieme, Stuttgart 1989

B-1.46 nach Spatz, R. und Mitarbeitern: Zum klinischen Gestaltswandel der Vitamin-B_{12}-Mangelerkrankungen, Nervenarzt 47 (1976) 169 – 172

B-1.68 nach Enzensberger, W. und Fischer, P.-A.: Primäre HIV-Komplikationen des Nervensystems. In: AIDS und die Vorstadien, Hrsg. L'acute]age-Stehr, J. und Helm, E.B., Springer, Heidelberg 1991

B-1.69 nach Enzensberger, W.: Neuro-AIDS. Aktuelle Entwicklungen. Akt. Neurol. 18 (1991) 42 – 48

B-1.73 nach Kurtzke, J.F.: Geographic distribution of multiple sclerosis: An update with special reference to Europe and the Mediterranean region. Acta neurol. scandinav. 62 (1980) 65 – 80

B-1.74 nach S. Poser, 1984

B-1.82 aus Hosten, N., Liebig, T.: Computertomographie von Kopf und Wirbelsäule, Thieme, Stuttgart 1999

B-1.103 Thurn, P., Bücheler, E., Lackner, K.-J., Thelen, M.: Einführung in die radiologische Diagnostik, 10. Auflage, Thieme, Stuttgart 1998

B-1.104 nach Jellinger, K.: Häufigkeit und Charakteristik der zerebralen karzinommetastasen. In: Hirnmetastasen. Pathophysiologie, Diagnostik und Therapie. Hrsg. von Heyden, H.W. und Krauseneck, P. Zuckschwerdt, München 1984

B-1.105 nach Netter, F.H.: Farbatlanten der Medizin, Band V, Nervensystem I, Thieme, Stuttgart 1987

B-1.111 aus Bähr, M., Frotscher, M.: Duus, Neurologisch-topische Diagnostik, 8. Auflage, Thieme, Stuttgart 2003

B-1.116 modifiziert aus Bähr, M., Frotscher, M.: Duus, Neurologisch-topische Diagnostik, 8. Auflage, Thieme, Stuttgart 2003

B-1.127 modifiziert nach Kretschmer, H.: Akutbehandlung des Schädel-Hirn-Traumas. Springer, Heidelberg 1985

B-1.130 b mit freundlicher Genehmigung von Prof. Dr. J. Ulrich, Institut für Pathologie, Kantonspital Basel

B-1.131 b mit freundlicher Genehmigung von Prof. Dr. J. Ulrich, Institut für Pathologie, Kantonspital Basel

B-1.157 modifiziert aus Bähr, M., Frotscher, M.: Duus, Neurologisch-topische Diagnostik, 8. Auflage, Thieme, Stuttgart 2003

B-2.3 c nach Mumenthaler, M. und Schliack, H.: Läsionen peripherer Nerven, 6. Auflage, Thieme, Stuttgart 1993

B-2.13 a modifiziert nach Langlotz, M.: Lumbale Myelographie mit wasserlöslichen Kontrastmitteln. Lehrbuch und Atlas, Thieme, Stuttgart 1981

B-2.20 Korting, H.C.: Praxis der Dermatologie, Thieme, Stuttgart 1982

B-3.2 nach Jerusalem, F., Zierz, S.: Muskelerkrankungen. Klinik, Therapie, Pathologie, 2. Auflage, Thieme, Stuttgart 1991

B-3.6 aus Ludin, H.-P.: Praktische Elektromyographie, 2. Auflage, Enke, Stuttgart 1988

B-4.3 aus Christian, W.: Klinische Elektroenzephalographie, 3. Auflage, Thieme, Stuttgart 1982

B-5.8 aus Masuhr, K.F.: Extrapyramidale Hyperkinesen, Thieme, Stuttgart 2000

Weiterführende Literatur

Teil A

Anamnese, neurologische Untersuchung und technische Hilfsmethoden

Adler, R., Hemmeler, W.: Praxis und Theorie der Anamnese. Fischer, Stuttgart. 2. Aufl. 1989
Baron, R., Zimmermann, M., Gross, M.J.: Vom Akutschmerz zur chronischen Schmerzerkrankung. Nervenheilkunde 23 (2004) 245 - 263
Behse, F.: Morphometric studies on the human sural nerve. Act. Neurol. Scand. 82 Suppl. (1990)
Berlit, P.: Klinische Neurologie, Springer, Berlin, Heidelberg, New York 1999
Binder, J.B., Rao, S.M., Hammeke, T.A., Frost, J.A., Bandettini, P.A., Jesmanowicz, A., Hyde, J.S. : Lateralized human brain language systems demonstrated by task substraction functional magnetic resonance imaging. Arch. Neurol. 52 (1995) 593 - 601
Bischoff, C., Dengler, R., Hopf, H.-C.: EMG/NLG Thieme Stuttgart 2003
Brandt, T.: Vertigo. Its multisensory syndromes. Springer, London 1991
Bronstein, A.M., Morris, J., du Boulay, G., Gresty, M.A., Rudge, P.: Abnormalities of horizontal gaze. Clinical oculographic and magnetic resonance imaging findings. I Abducens palsy. II Gaze palsy and internuclear ophthalmoplegia. J. Neurol. Neurosurg. Psychiatry 53 (1990) 194 - 207
Büdingen, H.J., Kaps, M., von Reutern, G.-M.: Ultraschalldiagnostik der hirnversorgenden Arterien. 2. Aufl. Thieme, Stuttgart, New York 1993
Christian, W.: Klinische Elektroenzephalographie. 3. Aufl. Thieme, Stuttgart, New York 1982
Conrad, B., Ceballos-Baumann, A.: Bewegungsstörungen in der Neurologie. Thieme, Stuttgart 1996
Critchley, E., Eisen, A.: Diseases of the spinal cord. Springer, London 1992
Dauch, W.A., Zimmermann, R.: Der Normaldruck-Hydrozephalus. Eine Bilanz 25 Jahre nach der Erstbeschreibung. Fortschr. Neurol. Psychiat. 58 (1990) 178 - 190
Dilling, H.: Das psychiatrische Anamnesenmosaik. Nervenarzt 57 (1986) 374 - 377
Duus, P.: Neurologisch-topische Diagnostik. 6. Aufl. Thieme, Stuttgart 1995
Egle, U.T., Hoffmann, S.O. (Hrsg.): Der Schmerzkranke. Schattauer, Stuttgart, New York 1993
Fink, G.R., Heide, W.: Räumlicher Neglect. Nervenarzt 75 (2004) 389 - 408
Fisher, C.M., Adams, R.D.: Transient global amnesia. Acta Neurol. Scand. 40 (Suppl. 9) (1964) 1 - 83
Freud, S.: Zur Auffassung der Aphasien. Eine kritische Studie. Hrsg. von P. Vogel. Fischer, Frankfurt am Main 1992
Füeßl, H.S., Middeke, M.: Anamnese und klinische Untersuchung. Duale Reihe, Thieme, Stuttgart. 2. Aufl. 2002
Grodd, W., Skalej, M., Nägele, T., Voigt, K.: Kernspintomographie: Grundlagen und klinische Anwendung in der Neuroradiologie. Akt. Neurol. 21 (1994) 111 - 119
Hertel, F., Walter, C., Schmitt, M., Mörsdorf, M., Jammers, W., Busch, H.P., Bettag, M.: Is a combination of Tc-SPECT or perfusion weighted magnetic resonance imaging with spinal tap test helpful in the diagnosis of normal pressure hydrocephalus? J Neurol Neurosurg Psychiat 74 (2003) 479 - 484
Hodges, J.R., Warlow, C.P.: The aetiology of transient global amnesia. Brain 113 (1990) 639 - 657
Janz, D.: Psychosomatische Aspekte von Lähmungen. In: Grenzgebiete zwischen Psychiatrie und Neurologie, hrsg. von K.-J. Neumärker, M. Seidel, D. Janz, H.W. Kölmel. Springer, Berlin 1991
Janz, D., Masuhr, K.F.: Clinical and pathophysiological significance of the encephalic diffuse atrophic pictures in epileptic syndromes. In: Advances in Epileptology, hrsg. von R. Canger, F. Anglieri, J.K. Penry. Raven, New York 1980, 65 - 72
Janzik, H.H., Weber, E., Fink, G.R., Kessler, J.: Phänomenologie, Diagnostik und Therapie des extrapersonalen visuellen Neglekts. Nervenheilk. 14 (1995) 321 - 326
Jasper, H.H.: Das 10 - 20-Elektrodensystem der Internationalen Föderation. EEG-Labor 2 (1980) 143 - 149
Kahlke, W., Reiter-Theil, S.: Ethik in der Medizin. Enke, Stuttgart 1995
Kaiser, R., Czygan, M., Kaufmann, R., Lücking, C.H.: Intrathekale IgG-Synthese: Wann ist eine Bestimmung der oligoklonalen Banden erforderlich. Nervenarzt 66 (1995) 618 - 623
Kallert, Th., W.: Das „apallische Syndrom" - zu Notwendigkeit und Konsequenzen einer Begriffsklärung. Fortschr. Neurol. Psychiat. 62 (1994) 241 - 255
Kimura, M., Tanaka, A., Yoshinaga, S.: Significance of periventricular hemodynamics in normal pressure hydrocephalus. Neurosurgery 30 (1992) 701 - 705
Kinney, H.C., Korein, J., Panigrahy, A., Dikkes, P., Goode, R.: Neuropathological findings in the brain of Karen Ann Quinlan. The role of the thalamus in the persistent vegetative state. N. Engl. J. Med. 330 (1994) 1469 - 1475
Klingebiel, R., Bohner, G., Zimmer, C., Rogalla, P., Masuhr, F., Lehmann, R.: Einsatz der Mehrschicht-Spiral-CT in der neuroradiologischen Bildgebung. Nervenarzt 73 (2002) 729 - 735
Koehler, P.J., Endtz, L.J.: The Brown-Séquard syndrome. Arch. Neurol. 43 (1986) 921 - 924
Kölmel, H.W.: Die homonymen Hemianopsien. Springer, Berlin 1988
Kömpf, D.: Supranukleäre Okulomotorik: Organisation und Klinik. In: Augenbewegungsstörungen in Neurologie und Ophthalmologie, hrsg. von P. Marx. Springer, Berlin, Heidelberg, New York, Tokyo 1984, 1 - 31
Kretschmann, H.-J., Weirich, W.: Klinische Neuroanatomie und kranielle bildgebende Diagnostik. Thieme, Stuttgart 1991
Kütemeyer, M., Masuhr, K.F.: Psychosomatische Aspekte in der Neurologie. In: Praktische Psychosomatik, hrsg. von A. Jores. 2. Aufl. Huber, Bern, Stuttgart, Wien 1981
Kütemeyer, M., Schultz-Venrath, U.: Lumbago-Ischialgie-Syndrome. In: Psychosomatische Medizin, 5. Aufl., hrsg. von R.H. Adler, J.M. Herrmann, K. Köhle, O.W. Schonecke, Th. von Uexküll, W. Wesiak, Urban & Schwarzenberg, München, Wien, Baltimore 1996, 881 - 893
Kütemeyer, M.: Metaphorik in der Schmerzbeschreibung. In: Brünner G., Gülich E. (Hrsg.). Krankheit verstehen. Interdisziplinäre Beiträge zur Sprache in Krankheitsdarstellungen. S. 191 - 207. Aisthesis, Bielefeld (2002)
Kurtzke, J.F.: The current neurologic burden of illness and injury in the United States. Neurology 32 (1982) 1207 - 1214
Langlotz, M.: Lumbale Myelograhie mit wasserlöslichen Kontrastmitteln. Lehrbuch und Atlas. Thieme, Stuttgart, New York 1981
Lempert, T., Bauer, M., Schmidt, D.: Syncope: A videometric analysis of 56 episodes of transient cerebral hypoxia. Ann. Neurol. 36 (1994) 233 - 237
Lowitzsch, K., Hopf, H.-C., Buchner, W., Jörg, J.: Das EP-Buch. Thieme Stuttgart 1999
Ludin, H.-P.: Praktische Elektromyographie. 3. Aufl. Enke, Stuttgart 1988
Lurija, A.R.: Das Gehirn in Aktion. Einführung in die Neuropsychologie. Rowohlt, Reinbek 1992
Luxon, L.M.: Tinnitus: its causes, diagnosis, and treatment. BMJ 306 (1993) 1490 - 1491
Masuhr, F., Wissel, J., Müller, J., Scholz, U., Poewe, W.: Quantification of sensory trick impact on Tremor amplitude and Frequenzy in 60 patients with head tremor. Movement Disorders 15 (2000) 960 - 964
Masuhr, F., Busch. M.: Ambulatory carotid stenting in patients with asymptomatic carotid artery stenosis. Stroke. 2002 Apr; 33 (4): 1168 - 1169
Masuhr, K.F.: Video-Analyse großer epileptischer Anfälle. In: Epilepsie 1978, hrsg. von H. Doose, G. Groß-Selbeck, S. 174 - 180, Thieme, Stuttgart 1979
Masuhr, K.F.: Psychosomatische Aspekte in der Neurologie. Aphonie, Amnesie, Aphasie. HÄB 49 (1995) 212 - 215
Masuhr, K.F.: Audiovisuelle Medien zur Differenzierung von Anfällen, Bewegungs- und Sprachstörungen. Visuelle Phänomene vor dem Auge des Betrachters. In: R.-M.E. Jacobi, P.C. Claussen und P. Wolf (Hrsg.): Die Wahrheit der Begegnung. Anthropologische Perspektiven der Neurologie, S. 57 - 72, Königshausen & Neumann, Würzburg 2000
Maurer, K., Lowitzsch, K., Stöhr, M.: Evozierte Potentiale. Enke, Stuttgart 1990
Mega, M.S., Alexander, M.P.: Subcortical aphasia: The core profile of capsulostriatal infarction. Neurology 44 (1994) 1824 - 1829
Moseley, I.: Imaging the adult brain. J. Neurol. Neurosurg. Psychiatr. 58 (1995) 7 - 21
Moser, U., Zeppelin, J.v.: Die Entwicklung des Affektsystems. Psyche 50 (1996) 32 - 84
Mumenthaler, M., Bessetti, C.: Neurologische Differentialdiagnostik. Thieme, Stuttgart, New York 5. Aufl. 2004
Neumann, M., Masuhr, K.F., Kütemeyer, M.: Transiente globale Amnesie (TGA), auslösende Faktoren und biographische Situation. Akt. Neurol. 18 (Suppl.) (1991) S 25
Plum, P., Posner, J.B.: Diagnosis of stupor and coma. Davis, Philadelphia 1966

Poeck, K. (Hrsg.): Klinische Neuropsychologie. Thieme, Stuttgart, New York 5. Aufl. 2002
Reiser, M., Kuhn, F.-P., Debus, J.: Radiologie. Duale Reihe, Thieme Stuttgart 2004
Reuber, M.: Zur Ätiologie psychogener nichtepileptischer Anfälle. Akt Neurol 31 (2004) 86 - 94
Sawle, G.V.: Imaging the head: functional imaging. J. Neurol. Neurosurg. Psychiat. 58 (1995) 132 - 144
Säring, W., Prosiegel, M., v. Cramon, D.: Zum Problem der Anosognosie und Anosodiaphorie bei hirngeschädigten Patienten. Nervenarzt 59 (1988) 129 - 137
Scharfetter, Ch.: Allgemeine Psychopathologie. Eine Einführung. 5. Aufl. Thieme, Stuttgart, New York 2002
Schiffter, R., Schliack, H.: Über ein charakteristisches neurologisches Syndrom bei Ischämien in der A.-carotis-interna-/-cerebri-media-Strombahn. Fortschr. Neurol. Psychiat. 42 (1974) 555 - 562
Schiffter, R.: Neurologie des vegetativen Nervensystems. Springer, Berlin, Heidelberg, New York, Tokyo 1985
Schmidt, D., Malin, J.-P. (Hrsg.): Erkrankungen der Hirnnerven. 2. Aufl. Thieme, Stuttgart, New York 1995
Schweikert, K., Operschall, C., Llull, J.B., Lyrer, P.: Transcranial duplex imaging with a sulfurhexafluoride echocontrast agent: enhancement and diagnostic quality. J Neuroimaging 12 (2002) 19 - 27
Stewart, W.F., Shechter, A., Rasmussen, B.K.: Migraine prevalence. Neurology 44 (Suppl. 4) (1994) S 17 - S 23
Stöhr, M.: Atlas der klinischen Elektromyographie und Neurographie. 5. Aufl. Kohlhammer, Stuttgart, Berlin, Köln, Mainz 2004
Stöhr, M., Brandt, T., Einhäupl, K.M. (Hrsg.): Neurologische Syndrome in der Intensivmedizin. Kohlhammer, Stuttgart, Berlin, Köln 1998
Vogel, P.: Von der Eigenart der Neurologie. Dtsch. Med. Wschr. 78 (1953) 527 - 530
Waltz, S., Christen, H.-J., Doose, H.: The different patterns of the photoparoxysmal response—a genetic study. Electroenceph. clin. Neurophysiol. 83 (1992) 138 - 145
Weizsäcker, V.v.: Der Gestaltkreis. Theorie der Einheit von Wahrnehmen und Bewegen. 4. Aufl. Thieme, Stuttgart 1968
Widder, B., Gürtler, M.: Doppler- und Duplex-Sonographie der hirnversorgenden Arterien. 6. Aufl. Springer, Berlin, Heidelberg 2004
Witte, O.W., Niedermeyer, E., Arendt, G., Freund, H.J.: Post-hypoxic action (intention) myoclonus: a clinico-electroencephalographic study. J. Neurol. 235 (1988) 214 - 218
Yardley, L.: Contribution of symptoms and beliefs of handicap in people with vertigo: a longetudinal study. Brit. J. Clin. Psychol. 33 (1994) 101 - 113
Young, R.R.: Spasticity: A review. Neurology 44 (1994) (Suppl. 9) S 12 - S 20
Zipper, S. G., Stolz, E.: Clinical application of transcranial colour-coded duplex sonography—a review. Eur. J. Neurol. 9 (2002) 1 - 8

Teil B

Fehlbildungen und Entwicklungsstörungen des Gehirns

Barkovich, A.J., Kjos, B.O., Norman, D., Edwards, M.S.: Revised classification of posterior fossa cysts and cystlike malformations based on the results of multiplanar MR imaging. AJNR 10 (1989) 977 - 988
Bittner, R., Henkes, H., Schörner, W., Sperner J., Heye, N., Felix, R.: Gd-DTPA-unterstützte MRT bei Kindern mit Sturge-Weber-Syndrom. Akt. Neurol. 18 (1991) 79 - 87
Friede, R.L.: Klassifikation und Entstehung perinataler Hirnschäden. In: Neurologie in Praxis und Klinik, Bd. I. hrsg. von H.Ch. Hopf, K. Poeck und H. Schliack. Thieme, Stuttgart 1983
Gutmann, D.H., Collins, F.S.: Neurofibromatosis Type 1. Beyond positional cloning. Arch. Neurol. 50 (1993) 1185 - 1193
Hertel, F., Walter, C., Schmitt, M., Mörsdorf, M., Jammers, W., Busch, H.P., Bettag, M.: Is a combination of Tc-SPECT or perfusion weighted magnetic resonance imaging with spinal tap test helpful in the diagnosis of normal pressure hydrocephalus? J. Neurol. Neurosurg. Psychiat. 74 (2003) 479 - 484
Hirsch, J.-F., Pierre-Kahn, A., Renier, D., Sainte-Rose, C., Hoppe-Hirsch, E.: The Dandy-Walker malformation. A review of 40 cases. J. Neurosurg. 61 (1984) 515 - 522
Huson, S. M., Harper, P.S., Hourihan, M.D., Cole, G., Weeks, R.D., Compston, D.S.A.: Cerebellar haemangioblastoma and von Hippel-Lindau disease. Brain 109 (1986) 1297 - 1310
Kuzniecky, R.I.: Magnetic resonance imaging in developmental disorders of the cerebral cortex. Epilepsia 35, Suppl. 6 (1994) 44 - 56
Masuhr, K.F.: Bewegen und Wahrnehmen. Beschäftigungsth. Rehabil. 1 (1976) 24 - 27
Myrianthopoulos, N.C.: Epidemiology of central nervous systems malformations. In: Handbook of clinical neurology, Bd. 50, hrsg. von P.J. Vinken, G.W. Bruyn, H.L. Klawans, N.C. Myrianthopoulos. Elsevier, Amsterdam, New York 1987 S. 49 - 70
Nelles, G.: Neurologische Rehabilitation, Thieme Stuttgart 2004
Pont, M.S., Elster, A.D.: Lesions of skin and brain: Modern imaging of the neurocutaneous syndromes. AJR 158 (1992) 1193 - 1203
Rinke, U., Koletzko, B.: Prävention von Neuralrohrdefekten durch Folsäurezufuhr in der Frühschwangerschaft. Dtsch. Ärztebl. 91 (1994) B22 -B26
Tomita, T., McLone, D.G.: Acute respiratory arrest. Am. J. Dis. Child. 137 (1983) 142 - 144
Sherman, J.L., Barkovich, A.J., Citrin, C.M.: The appearance of syringomyelia: new observations. AJR 148 (1987) 381 - 391
Sieb, J.P., Mattle, H., Pirovino, M.: Neurofibrosarkome bei Neurofibromatose. 1. Dtsch. med. Wschr. 114, (1989) 431 - 433
Steinhausen, H.C.: Psychische Störungen bei Kindern und Jugendlichen. Urban & Schwarzenberg, München, Wien, Baltimore 1988
Tashiro, K., Fukazawa, T., Moriwaka, F., Isu, T., Iwasa, Y., Abe, H.: Syringomyelic syndrome: clinical features in 31 cases confirmed by CT myelography or magnetic resonance imaging. J. Neurol. 235 (1987) 26 - 30
Zumkeller, M., Höllerhage, H.-G., Dietz, H.: Ein Fall von „Tethered-Cord"-Syndrom ohne Aszensionsstörung des Rückenmarkes. Akt. Neurol. 18 (1991) 181 - 184

Degenerative (atrophische) Prozesse des Gehirns und Rückenmarks

Almond, J.W.: Creutzfeldt-Jakob disease and bovine spongiform encephalopathy: any connection? BMJ 311 (1995) 1415 - 1416
Bauer, J., Hüll, M., Lieb, K., Berger, M.: Diagnostik und medikamentöse Therapie der Demenz vom Alzheimer-Typ. Nervenheilk. 14 (1995) 146 - 155
Bensimon, G., Lacomblez, L., Meininger, V.: A controlled trial of riluzole in amyotrophic lateral sclerosis. N. Engl. J. Med. 350 (1994) 585 - 591
Berger, W., Benke, T.: Zum Stellenwert der Liquoruntersuchung für die Diagnose demenzieller Erkrankungen. Akt Neurol 31 (2004) 223 - 230
Bock, A., Tiel-Wilck, K., Poewe, W.: Dopaminergic stimulation improves color discrimination in Parkinson's disease. Neurology 43, Suppl. 2 (1993) S 236 - S 237
Bogumil, T., Beuche, W., Schindler, C., Schachenmayr, W., Kretzschmar, H.A.: Die Creutzfeldt-Jakob-Krankheit. Nervenarzt 65 (1994) 865 - 873
Britton, J.W., Uitti, R.J., Ahlskog, J.E., Robinson, R.G., Kremer, B., Hayden, M.R.: Hereditary late-onset chorea without significant dementia: Genetic evidence for substantial phenotypic variation in Huntington's disease. Neurology 45 (1995) 443 - 447
Brown, P., Gibbs, C.J., Rodgers-Johnson, P., Asher, D.M., Sulima, M.P., Bacote, A., Goldfarb, L.G., Gajdusek, D.C.: Human spongiform encephalopathy: The National Institute of Health series of 300 cases of experimentally transmitted disease. Ann. Neurol. 35 (1994) 513 - 529
Calne, D.B., Duvoisin, R.C., Koller, W.C.: Individualizing therapy in patients with disabling Parkinson's disease symptoms. Neurology 44, Suppl. 1 (1994) S 8 - S 11
Collins, S. J., Ahlskog, J.E., Parisi, J.E., Maraganore, D.M.: Progressive supranuclear palsy: neuropathologically based diagnostic clinical criteria. J. Neurol. Neurosurg. Psychiat. 58 (1995) 167 - 173
Comella, C.: Restless legs syndrome: Treatment with dopaminergic agents. Neurology 58 (2002) 87 - 92
Comella, C.L., Stebbins, G.T., Brown-Toms, N., Goetz, C.G.: Physical therapy and Parkinson's disease: A controlled clinical trial. Neurology 44 (1994) 376 - 378
Deslys, J.-P., Marcé, D., Dormont, D.: Similar genetic susceptibility in iatrogenic and sporadic Creutzfeldt-Jakob disease. J. Gen. Virol. 75 (1994) 23 - 27
Diener, H.-C.: Leitlinien für Diagnostik und Therapie in der Neurologie. Thieme Stuttgart, 2. Auflage 2003
Fletscher, N.A., Harding, A.E., Marsden, C.D.: A genetic study of idiopathic torsion dystonia in the United Kingdom. Brain 113 (1990) 379 - 395
Gibb, W.R.G., Lees, A.J., Scadding, J.W.: Persistent rheumatic chorea. Neurol. 35 (1985) 101 - 102
Gusella, J.F., MacDonald, M.E., Ambrose, C.M., Duyao, M.P.: Molecular genetics of Huntington's disease. Arch. Neurol. 50 (1993) 1157 - 1163
Heye, N., Kretzschmar, H.A.: Die molekulare Pathologie der Creutzfeldt-Jakob-Krankheit. Akt. Neurol. 21 (1994) 162 - 166

Hughes, A.J., Frankel, J.P., Kempster, P.A., Stern, G.M., Lees, A.J.: Motor response to levodopa in patients with parkinsonian motor fluctuations: a follow-up study over three years. J. Neurol. Neurosurg. Psychiat. 57 (1994) 430–434

Jörg, J., Jock, S., Boucsein, W., Schäfer, F.: Zur autonomen Dysregulation beim freezing-Phänomen von Morbus-Parkinson-Patienten – Ein ambulatorisches Monitoring und Videorecording. Akt Neurol 31 (2004) 338–346

Kahlke, W., Richterich, R.: Refsum's disease (Heredopathia atactica polyneuritiformis): An inborn error of lipid metabolism with storage of 3,7,11,15,-tetramethyl hexadecanoic acid. Am. J. Med. 39 (1965) 237–241

Klockgether, T., Bürk, Auburger, G., Dichgans, J.: Klassifikation und Diagnostik der degenerativen Ataxien. Nervenarzt 66 (1995) 571–581

Koller, W.C.: Initiating treatment of Parkinson's disease. Neurology, 42 Suppl. 1 (1992) 33–38

Kornhuber, J., Weller, M.: Neue therapeutische Möglichkeiten mit niederaffinen NMDA-Rezeptorantagonisten. Nervenarzt 67 (1996) 77–82

Kuhlenbäumer, G., Young, P., Stögbauer, F.: Molekulargenetische Diagnostik hereditärer motorischer und sensibler Polyneuropathien (HMSN). Akt Neurol 31 (2004) 353–360

Lachenmayer, L., Arning, C., Reichmann, H.: Früh- und Differenzialdiagnose der Parkinson-Syndrome. Nervenheilk. 21 (2002) 38–45

Lücking, C.H.: Parkinsonsche Krankheit. Leitlinien in der Diagnostik und Therapie. Nervenheilk. 14 (1995) 189–194

MacMillan, J.C., Harper, P.S.: Clinical genetics in neurological disease. J. Neurol., Neurosurg., Psychiat. 57 (1994) 7–15

Masuhr, F., Wissel, J., Müller, J., Scholz, U., Poewe, W.: Quantification of sensory trick impact on Tremor amplitude and Frequenzy in 60 patients with head tremor. Movement Disorders 15 (2000) 960–964

Masuhr, F., Schenkel-Römer, A., Behse, F.: Das Karpaltunnelsyndrom in der Gravidität und im Puerperium. Geburtsh. Frauenheilk. 61 (2001) 945–948

Masuhr, K.F.: Extrapyramidale Hyperkinesen. Ein Leitfaden für Klinik und Praxis. Thieme, Stuttgart, New York 2000

Masuhr, K.F.: Welche Ursachen kann ein Lidkrampf haben? Ärztl. Prax. 90 (1995) 12

Masuhr, K.F.: Wie kann man einen Lidkrampf behandeln? Ärztl. Praxis. 17 (1996) 13

Meierkord, H., Pfeiffer, L., Ludolph, A.: Neue Erkenntnisse zu Ätiologie und Pathogenese der Chorea Huntington. Nervenarzt 65 (1994) 519–526

Neumann, M., Masuhr, K.F.: Chorea minor Sydenham. Berlin. Ärztebl. 22 (1986) 750–754

Pillon, B., Gouider-Khouja, N., Deweer, B., Vidaihet, M., Malapani, C., Dubois, B., Agid, Y.: Neuropsychological pattern of striatonigral degeneration: comparison with Parkinson's disease and progressive supranuclear palsy. J. Neurol. Neurosurg. Psychiat. 58 (1995) 174–179

Prusiner, S.B., Hsiao, K.K.: Human prion diseases. Ann. Neurol. 35 (1994) 385–395

Sperfeld, A.-D., Kassubek, J., Ludolph, A.C.: Aktuelle Aspekte in der Diagnostik und Therapie der amyotrophen Lateralsklerose. Akt Neurol 31 (2004) 209–215

Wenning, G.K., Ben-Shlomo, Y., Magalhaes, M., Daniel, S.E., Quinn, N.P.: Clinical feature and natural history of multiple system atrophy. An analysis of 100 cases. Brain 117 (1994) 835–845

Wilkinson, D., Doody, R., Helme, R., Taubman, K., Mintzer, J., Kertesz, A., Pratt, R.D.: Donepezil in vascular dementia. A randomized, placebo-controlled study. Neurology 61 (2003) 479–486

Zühlke, C., Thies, U.: Chorea Huntington. Molekulargenetische Grundlagen, Mutationsnachweis und prädikative Diagnostik. Nervenarzt 67 (1996) 25–35

Metabolische und toxische Prozesse des Gehirns und Rückenmarks

Arieff, A.I.: Hyponatremia, convulsions, respiratory arrest, and permanent brain damage after elective surgery in healthy women. N. Eng. J. Med. 314 (1986) 1529–1535

Baram, T.Z., Goldman, A.M., Percy, A.K.: Krabbe disease: specific MRI and CT findings. Neurology 36 (1986) 111–115

Brady, R.O., Barton, N.W., Grabowsky, G.A.: The role of neurogenetics in Gaucher Disease. Arch. Neurol. 50 (1993) 1212–1224

Busard, H.L.S. M., Renier, W.O., Gabreels, F.J.M., Jaspar, H.H.J., Sloof, J.L., Janssen, A.J.M., Van Haelst, U.J.G.: Lafora disease: A quantitative morphological and biochemical study of the cortex. Clin. Neuropath. 6 (1987) 1–6

Egberts, E.-H.: Therapie der hepatischen Enzephalopathie. Leber, Magen, Darm 17 (1987) 244–273

Harper, C.G., Giles, M., Finlay-Jones, R.: Clinical signs in the Wernicke-Korsakoff complex: a retrospective analysis of 131 cases diagnosed at necropsy. J. Neurol. Neurosurg. Psychiat. 49 (1986) 341–345

Hengst, S., Cordes, R., Götzinger, R., Moschner, C., Wessel, K.: Funikuläre Myelose: Verlaufsdokumentation von Klinik und spinalen MRT-Veränderungen nach Vitamin-B12-Substitution bei 6 Patienten. Akt Neurol 31 (2004) 333–337

Hoffmann, O., Reuter, U., Masuhr, F., Holtkamp, M., Kassim, N., Webr, J.R.: Low sensitivity of serum procalcitonin in bacterial meningitis in adults. Scand. J. Infect. Dis. 33 (2001) 215–218

Kopelman, M.D.: The Korsakoff syndrome. Brit. J. Psychiat. 166 (1995) 154–173

Lang, C., Huk, W., Taghavy, A.: Zur klinischen Bedeutung bilateral-symmetrischer intrazerebraler Verkalkungen. Akt. Neurol. 14 (1987) 91–98

Lishman, W.A.: Alcohol and the Brain. Brit. J. Psychiat. 156 (1990) 635–644

Menger, H., Johannsen, H., Schwalen, S., Rastin, M., Jörg, J., Cramer, B.M.: Zentrale pontine Myelinolyse – Prognostischer Wandel einer Hirnstammerkrankung. Akt. Neurol. 20 (1993) 161–169

Przuntek, H., Hoffmann, E.: Epidemiologische Untersuchungen zum Morbus Wilson in der Bundesrepublik Deutschland. Nervenarzt 58 (1987) 150–157

Rommelspacher, H., Schmidt, L.G., Helmchen, H.: Pathobiochemie und Pharmakotherapie des Alkoholentzugssyndroms. Nervenarzt 62 (1991) 649–657

Spatz, R., Thimm, R., Heinze, H.G., Ross, A., König, M.: Zum klinischen Gestaltswandel der Vitamin-B12-Mangelerkrankungen. Nervenarzt 47 (1976) 169–172

Starosta-Rubinstein, S., Yong, A.B., Kluin, K., Hill, G., Aisen, A.M., Barielsen, T., Brewer, G.J.: Clinical assessment of 31 patients with Wilson's disease. Correlations with structural changes on magnetic resonance imaging. Arch. Neurol. 44 (1987) 365–370

Sterns, R.H., Riggs, J.E., Schochet, S. S.: Osmotic demyelination syndrome following correction of hyponatremia. N. Engl. J. Med. 314 (1986) 1535–1542

Süß, H., Rimpel, J., Eschmanns-Mehl, G.: Schlafstörung bei Wernicke-Enzephalopathie. In: Schlafmedizin, S. 162–167 hrsg. v. Meier-Ewert, K., Rütner, E.S., G. Fischer 1993

Tiecks, F.P., Einhäupl, K.M.: Behandlungsalternativen des Alkoholdelirs. Nervenarzt 65 (1994) 213–219

Entzündliche Erkrankungen des Gehirns und Rückenmarks

Amberger, N., Masuhr, F., Valdueza, J.M., Vetter, B., Weih, M.: A negative personal and family history for venous thrombotic events is not sufficient to exclude thrombophilia in patients with cerebral venous thrombosis. Eur J Neurol. 11 (2004) 555–558

Breimann, R.F., Butler, J.C., Tenover, J.A., Elliott, R., Facklam, R.: Emergence of drug-resistant pneumococcal infections in the United States. JAMA 271 (1994) 1831

Danner, R.L., Hartmann, B.J.: Update of spinal epidural abscess: 35 cases and review of the literature. Rev. infect. dis. 2 (1987) 65–274

Durand, M.L., Calderwood, S. B., Weber, D.J., Miller, S.I., Southwick, F.S., Caviness, V.S., Swartz, M.N.: Acute bacterial meningitis in adults. Engl. J. Med. 328 (1993) 21–28

Einhäupl, K.M., Masuhr, F.: Infections of the central nervous system. Curr op. crit. care 1 (1995) 111–115

Enzensberger, W., Fischer, P.-A.: Primäre HIV-Komplikationen des Nervensystems. In: AIDS und die Vorstadien. Hrsg. J. L'age-Stehr, Springer Berlin, Heidelberg, New York, London, Paris, Tokyo 1991

Hof, H., Dörries, R.: Mikrobiologie. Duale Reihe. Thieme Stuttgart 2. Aufl. 2002

Hoffmann, O., Reuter, U., Masuhr, F., Holtkamp, M., Kassim, N., Webr, J.R.: Low sensitivity of serum procalcitonin in bacterial meningitis in adults. Scand. J. Infect. Dis. 33 (2001) 215–218

Kaiser, R.: Tick-borne encephalitis in southern Germany. Lancet 1 (1995) 463

Kaiser, R.: Verlauf der akuten und chronischen Neuroborreliose nach Behandlung mit Ceftriaxon. Nervenarzt 75 (2004) 553–557

Katz, D.A., Berger, J.R., Duncan, R.C.: Neurosyphilis. A comparative study of the effects of infection with human immunodeficiency virus. Arch. Neurol. 50 (1993) 243–249

Kleinert, R., Kleinert, G., Steiner, H., Bertha, G.: Chronische tuberkulöse Meningoenzephalitis als Ursache einer zerebrovaskulären Insuffizienz – ein differentialdiagnostisches Problem? Fortschr. Neurol. Psychiat. 54 (1986) 80–83

Kolbinger, R., Heindel, W., Pawlik, G., Schröder, R.: Tuberkulöse Meningoenzephalitis mit primärer Destruktion der Schädelbasis und sekundärer Entwicklung multipler Tuberkulome. Nervenarzt 65 (1994) 132–135

Masuhr, K.F., Menzel, J., Piscol, K.: Hirnabszeß als Komplikation der Extensionsbehandlung nach Crutchfield. Arch. Chir. 328 (1970) 71–77
Pfister, H.W., Fontana, A., Täuber, M.G., Tomasz, A., Scheld, W.M.: Mechanisms of brain injury in bacterial meningitis: workshop summary. Clin. Infect. Dis. 19 (1994) 463–479
Pohle, H.D.: Embolisch-metastatische Herdenzephalitis. In: Enzephalitis. Hrsg. H.G. Mertens, D. Dommasch, Perimed, Erlangen 1982, 90–101
Ritter, G., Prange, H.W.: Neurosyphilis. In: Neurologie in Praxis und Klinik, hrsg. von H. Ch. Hopf, K. Poeck, H. Schliack. Thieme, Stuttgart 1991. Bd. I, S. 8.96–8.111
Schielke, E., Masuhr, F.: Neurologische Komplikationen der HIV-Infektion. In HIV und AIDS. Behandlung, Beratung, Betreuung (hrsg. J. Gölz, C. Mayr, G. Bauer) Urban & Schwarzenberg, München, Wien, Baltimore 2. Aufl. 1995, 313–331
Schmidt, G.P.: The global distribution of Lyme disease. Rev. Infectious diseases 7 (1985) 41–50
Schmidt, H., Nau, A.: Therapie der bakteriellen Meningitis. Akt Neurol 31 (2004) 231–240
Sobanski, T., Assion, H.-J., Höflich, G., Scholl, H.-P.: Dementiell-paranoides Syndrom als Erstmanifestation von AIDS. Nervenarzt 67 (1996) 68–71
Süss, J. (Hrsg.): FSME und Lyme-Borreliose. Weller, Schriesheim 1995
Weber, K., Pfister, H.W.: Clinical management of Lyme borreliosis. Lancet 343 (1994) 1017–1020
Zollinger, A.: Eine seltene Ursache von Atemnot und Dysphagie. Schweiz Med Forum 4 (2004) 423–425

Multiple Sklerose

Elian, M., Dean, G.: Multiple sclerosis among the United Kingdom-born children of immigrants from the West Indies. J. Neurol. Neurosurg. Psychiat. 50 (1987) 327–332
Flachenecker, P., Hartung H.P.: Multiple Sklerose und Schwangerschaft. Nervenarzt 66 (1995) 97–104
Kappos, L., Moeri, D., Radue, E.W., Schoetzau, A., Schweikert, K., Barkhof, F., Miller, D., Guttmann, C.R., Weiner, H.L., Gasperini, C., Filippi, M.: Predictive value of gadolinium-enhanced magnetic resonance imaging for relapse rate and changes in disability or impairment in multiple sclerosis: a meta-analysis. Gadolinium MRI Meta-analysis Group. Lancet 353 (1999) 964–969
Kermode, A.G., Thompson, A.J., Tofts, P., MacManus, D.G., Kendall, B.E., Kingsley, D.P.E., Mosely, I.F., Rudge, P., McDonald, W.I.: Breakdown of the blood-brain barrier precedes symptoms and other MRI signs of new lesions in multiple sklerosis. Brain 113 (1990) 1477–1489
Kurtzke, J.F.: Geographic distribution of multiple sclerosis: An update with special reference to Europe and the Mediteranean region. Acta neurol. scandinav. 62 (1980) 65–80
Obert, H.J.: Beta-Interferon. Schwerpunkt Multiple Sklerose. Springer, Berlin, Heidelberg, New York 1995
Schmidt, R.M. (Hrsg.): Multiple Sklerose. Epidemiologie, Diagnostik und Therapie. 2. Aufl. G. Fischer, Jena, Stuttgart 1992
Steinbrecher, A., Dichgans, J., Martin, R.: Diagnostik und Therapie der multiplen Sklerose. Nervenheilk. 14 (1995) 180–188
Stone, L.A., Frank, J.A., Albert, P.S., Bash, C., Smith, M.E., Maloni, H., MacFarland, H.F.: The effect of interferon-beta on blood-brain barrier disruptions demonstrated by contrast-enhanced magnetic resonance imaging in relapsing-remitting multiple sclerosis. Ann. Neurol. 37 (1995) 611–619
Weilbach, F.X., Voltz, R., Hohlfeld, R., Hartung, H.P.: Copolymer-1 in der Therapie der multiplen Sklerose. Nervenarzt (1995) 66, 473–477
Wiendl, H., Lehmann, H.C., Hohlfeld, R., Hartung, H.P., Kieseler, B.C.: Multiple Sklerose: potenzielle Therapieansätze und update laufender Studien. Nervenarzt 75 (2004) 536–552

Hirn- und Rückenmarkstumoren

Barth, H., Fritsch, G., Haaks, T.: Das intrazerebrale Hämatom als akute Manifestationsform intrakranieller Tumoren. Nervenarzt 65 (1994) 854–858
Berlit, P., Berg-Dammer, E., Nahser, H.-Ch., Kühne, D.: Zerebrale arteriovenöse Malformationen (AVM). Nervenarzt 65 (1994) 226–237
Black, P.: Meningiomas. Neurosurgery 32 (1993) 643–657
Braus, D.F., Schwechheimer, K., Müller-Hermelink, H.K., Schwarzkopf, G., Volk, B., Mundinger, F.: Primary cerebral malignant non-Hodgkin's lymphomas: a retrospective clinical study. J. Neurol. 239 (1992) 117–124
Epstein, F.J., Farmer, J.-P.: Brain-stem glioma growth patterns. J. Neurosurgy 78 (1993) 408–412
Epstein, F.J., Farmer, J.P., Feed, D.: Adult intramedullary spinal cord ependymomas: the result of surgery in 38 patients. J. Neurosurg. 79 (1993) 204–209
Faiss, J.H., Wähling, G., Löhr, E.: Zerebrale Lymphome – klinischer Verlauf und neuroradiologische Diagnostik. Akt. Neurol. 22 (1995) 87–92
Forsyth, P.A., Posner, J.B.: Headache in patients with brain tumors: A study of 111 patients. Neurology 43 (1993) 1678–1683
Higer, H.P., Just, M. (Hrsg.): MR-Atlas der Hirntumoren. Thieme, Stuttgart 1989
Hojer, C., Hildebrandt, G., Lanfermann, H., Schröder, R., Neveling, M., Haupt, W.F.: Arteriovenöse Malformationen in der hinteren Schädelgrube – Eine Studie an 36 Patienten. Akt. Neurol. 21 (1994) 204–211
Hufschmidt, A., Lücking, C.H.: Neurologie compact-disc. Thieme Stuttgart 2003
Jellinger, K.: Häufigkeit und Charakteristik der zerebralen Karzinommetastasen. In: Hirnmetastasen. Pathophysiologie, Diagnostik und Therapie, hrsg. von H.W. von Heyden und P. Krauseneck. Zuckschwerdt, München, Bern, Wien 1984
Jellinger, K.: Vascular malformations of the central nervous system: a morphological overview. Neurosurg. Rev. 9 (1986) 177–216
Juvela, S., Porras, M., Heiskanen, O.: Natural history of unruptured intracranial aneurysms: a long-term follow-up study. J. Neurosurg. 79 (1993) 174–182
Kazner, E., Wende, S., Grumme, T., Stochdorph, O., Felix, R., Claussen, C. (Hrsg.): Computer- und Kernspintomographie intrakranieller Tumoren aus klinischer Sicht. 2. Aufl. Springer, Berlin, Heidelberg 1988
Koepp, M., Lempert, T., Poewe, W.: Die klinischen Varianten des Pseudotumor-cerebri-Syndroms. Nervenarzt 66 (1995) 397–402
Kölmel, H.W.: Liquor-Zytologie. Springer, Berlin, Heidelberg, New York 1978
Krayenbühl, H., Yasargil, M.G.: Zerebrale Angiographie für Klinik und Praxis. 3. Aufl. Thieme, Stuttgart 1979
Larson, D.A., Gutin, P.H., Leibel, S. A., Phillips, T.L., Sneed, P.K., Wara, W.M.: Stereotaxic irradiation of brain tumors. Cancer 65 Suppl. 1 (1990) 792–799
Lissner, J., Seiderer, M. (Hrsg.): Klinische Kernspintomographie. 2. Aufl. Enke, Stuttgart 1990
Lumenta, C.B., Schirmer, M.: The incidence of brain tumors; a retrospective study. Clin. Neuropharmacol. 4 (1984) 333–337
Menger, H., Lincke, H.O., Remmers, J.: Verlauf der meningealen Tumoraussaat-Analyse von 85 Patienten. Akt. Neurol. 20 (1993) 196–202
Mennel, H.D., Plate, K.H.: Morphologie und Prognose bei intrakraniellen Tumoren. Fortschr. Neurol. Psychiat. 59 (1991) 35–42
Müller-Jensen, M., Lachenmayer, L., Cristante, L., Zeumer H.: Die spinale Durafistel-Erkrankung. Akt. Neurol. 18 (1991) 15–18
Netter, F.H.: Farbatlanten der Medizin. Bd. V. Nervensystem I, Thieme, Stuttgart 1987
Peterson, K., Walker, R.W.: Medulloblastoma/primitive neuroectodermal tumor in 45 adults. Neurology 45 (1995) 440–442
Pfadenhauer, K., Roesler, A., Herzog, P., Grumme, Th.: Die adenomatöse Hypophysenapoplexie. Nervenarzt 66 (1995) 288–292
Pollack, I.F., Hoffman, H.J., Humphreys, R.P., Becker, L.: The longterm outcome after surgical treatment of dorsally exophytic brain-stem gliomas. J. Neurosurg. 78 (1993) 859–863
Post, K.D., Muraszko, K.: Management of pituitary tumors. Neurologic Clinics, 4 (1986) 801–831
Raps, E.C., Rogers, J.D., Galetta, S.L., Solomon, R.A., Lennihan, L., Klebanoff, L.M., Fink, M.E.: The clinical spectrum of unruptured intracranial aneurysms. Arch. Neurol. 50 (1993) 265–268
Schabet, M., Bamberg, M., Dichgans, J.: Diagnose und Therapie der Meningeosis neoplastica. Nervenarzt 63 (1992) 317–327
Schlegel, U., Krauseneck, P.: Neue Entwicklungen in der Chemotherapie von Hirntumoren. Akt. Neurol. 21 (1994) 39–46
Schlegel, U., Weller, M., Westphal, M.: Neuroonkologie. Thieme Stuttgart 2. Aufl. 2003
Thron, A., Dichgans, J.: Spinale Gefäßfehlbildungen. In: Hopf, H. Ch., Poeck, K., Schliack, H. (Hrsg.): Neurologie in Praxis und Klinik. Bd. III, 2. Aufl. Thieme, Stuttgart 1993, S. 2.71–2.82
Winkelmann, M.D., Adelstein, D.J., Karlins, N.L.: Intramedullary spinal cord metastasis. Diagnostic and therapeutic considerations. Arch. Neurol. 44 (1987) 526–531
Zülch, K.J.: Brain tumors. Their biology and pathology. 3. Aufl. Springer, Berlin, Heidelberg, New York 1986

Traumatische Schäden des Gehirns und Rückenmarks

Berlit, P., Härle, M., Johann, A.: Zervikale Strahlenmyelopathie mit spastischer Paraparese der Arme. Nervenarzt 58 (1987) 40–46
Gobiet, W.: Neurologisch-neurotraumatologische Frührehabilitation. Nervenheilkunde 14 (1995) 302–311

Griffin, M.R., Opitz, J.L., Kurland, L.T., Ebersold, M.J., O'Fallon, W.M.: Traumatic spinal cord injury in Olmsted Country, Minnesota, 1935-1981. Am. J. Epidem. 121 (1985) 884-895
Grote, W.: Neurochirurgie. 2. Aufl. Thieme, Stuttgart, New York 1986
Janz, D.: Risiko und medikamentöse Prophylaxe von epileptischen Anfällen nach zerebralen Läsionen. Zentralbl. Neurochir. 55 (1994) 1-9
Krüger, J., Vogt, J., Stappenbeck, C., Schoof, C., Pressler, M.: EEG, CCT und MRT bei Patienten nach leichtem und mittelschwerem Schädel-Hirn-Trauma. Nervenarzt 62 (1991) 226-231
Müllges, W., Ringelstein, E.B., Leibold, M.: Noninvasive diagnosis of internal carotid artery dissections. J. Neurol. Neurosurg. Psychiat. 55 (1992) 98-104
Niethart, F.U., Pfeil, J.: Orthopädie. Duale Reihe, Thieme Stuttgart, 4. Aufl. 2003
Paeslack, V., Schlüter, H.: Physiotherapie in der Rehabilitation Querschnittsgelähmter. Springer, Berlin 1980
Prange, H., Bitsch, A.: Neurologische Intensivmedizin. Thieme Stuttgart 2004
Schneider, Th.: Verlaufsbeobachtung computertomographischer Befunde bei traumatischen intrazerebralen Hämatomen. Neurochirurgia 32 (1989) 105-109
Schultz, U., Kütemeyer, M., Kern, A., Hepp, W.: Traumatic occlusion of both internal carotid arteries. J. Neurol. 231 (1984) 233-236
Sturzenegger, M.: Vertebralisdissektion. Nervenarzt 65 (1994) 402-410
Thier, P., Dichgans, J., Grote, E.H.: Die zervikale spondylotische Myelopathie. Akt. Neurol. 19 (1992) 119-131
Tulyapronchote, R., Selhost, J.B., Malkoff, M.D., Gomez, C.R.: Delayed sequelae of vertebral artery dissection and occult cervical fractures. Neurology 44 (1994) 1397-1399
De Vivo, M.J., Kartus, P.L., Stover, S.L., Rutt, R.D., Fine, P.R.: Seven-year survival following spinal cord injury. Arch. Neurol. 44 (1987) 872-875

Durchblutungsstörungen des Gehirns und Rückenmarks

Berlit, P.: Klinische Neurologie, Springer, Berlin, Heidelberg, New York 1999
Berlit, P.: Diagnose und Differenzialdiagnose der zerebralen Vaskulitis. Nervenarzt 75 (2004) 105-112
Brinker, T., Seifert, V., Torst, A., Gienapp, T.: Die „Warnblutung": Stellenwert für Diagnose und Prognose der Subarachnoidalblutung nach Aneurysmaruptur. Akt. Neurol. 18 (1991) 143-147
Diener, H.C. Hacke, W., Forsting, M.: Schlaganfall. Thieme Stuttgart 2004
Donnan, G.A.: Investigation of patients with stroke and transient ischaemic attacks. Lancet 339 (1992) 473-477
Einhäupl, K.M., Masuhr, F.: Cerebral venous and sinus thrombosis–an update. Europ. J. Neurol. 15 (1994) 109-126
Flaschka, G., Sutter, B., Ebner, F., Klein, G.E., Tilz, G.: Das spinale Epiduralhämatom. Langzeitergebnisse von 4 eigenen Fällen. Nervenarzt 61 (1990) 629-633
Franke, C.L., van Swieten, J.C., Algra, A., van Gijn, J.: Prognostic factors in patients with intracerebral heamatoma. J. Neurol. Neurosurg. Psychiat. 55 (1992) 653-657
Hamann, G.F., Siebler, M., Scheidt, W.v.: Schlaganfall. Klinik, Diagnostik, Therapie. Interdisziplinäres Handbuch, ecomed, Landsberg 2002
Herb, E., Brückmann, H., Freudenberger, Th.: Subarachnoidalblutung durch ein spinales arteriovenöses Angiom. Nervenarzt 65 (1994) 128-131
Hojer, Ch., Bewermeyer, H., Huber, M., Neveling, N., Engel-Riedel, W., Haupt, W.F.: Kleinhirninfarkte und Kleinhirnblutungen. Eine vergleichende, retrospektive Studie an 78 Patienten. Akt. Neurol. 18 (1991) 88-94
Holtkamp, M., Buchheim, K., Unterberg, A., Hoffmann, O., Schielke, E., Weber, J.R., Masuhr, F.: Hemicraniectomy in elderly patients with space occupying media infarction: improved survival but poor functional outcome. J. Neurol. Neurosurg. Psychiat. 70 (2001) 226-228
Hunt, W.E., Hess, R.M. Surgical risk as related to time of intervention in the repair of intracranial aneurysms. J. Neurosurg. 28 (1968) 14
Jansen, O., Schellinger, P.D., Fiebach, J.B., Sartor, K., Hacke, W.: Magnetresonanztomographie beim akuten Schlaganfall. Dtsch. Ärztebl. 99 (2002) A 1361-1370
Kaps, M., von Reutern, G.-M., Stolz, E. (Hrsg.): Ultraschall in der Neurologie. Thieme Stuttgart 2004
Kim, J.S., Lee, J.H., Suh, D.C., Lee, M.C.: Spectrum of lateral medullary syndrome. Stroke 25 (1994) 1405-1410
Klingebiel, R., Busch, M., Bohner, G., Zimmer, C., Hoffmann, O., Masuhr, F.: Multi-slice CT angiography in the evaluation of patients with acute cerebrovascular disease–a promising new diagnostic tool. J. Neurol. 239 (2002) 43-49
Koehler, P.J., Endtz, L.J.: The Brown-Séquard Syndrome. Arch. Neurol. 43 (1986) 921-924
Langmayr, J.J., Reindt, H., Russegger, L.: Spontane intrazerebelläre Hämatome – Verlaufsdynamik, Therapie und Prognose. Akt. Neurol. 18 (1991) 178-180
Levy, D.E., Brott, T.G., Haley, E.C., Marler, J.R., Sheppard, G.L., Barsan, W., Broderick, J.P.: Factors related to intracranial hematoma formation in patients receiving tissue-type plasminogen activator for acute ischemic stroke. Stroke 25 (1994) 291-297
Masuhr, F., Einhäupl, K.: Treatment of ischaemic stroke. Thromb. Haemost. 82 Suppl. (1999) 85-91
Masuhr, F., Mehraein, S., Einhäupl, K.: Cerebral venous and sinus thrombosis. J. Neurol. 251 (2004) 11-23
Piscol, K.: Die Blutversorgung des Rückenmarks und ihre klinische Relevanz. Schriftenreihe Neurologie, Springer, Berlin, Heidelberg, New York 1972
Sandercock, P., Willems, H.: Medical treatment of acute ischaemic stroke. Lancet 339 (1992) 537-539
Schwab, S., Rieke, K., Krieger, D., Hund, E., Aschoff, A., Kummer, R.v., Hacke, W.: Kraniektomie bei raumfordernden Mediainfarkten. Nervenarzt 66 (1995) 430-437
Vermeulen, M., van Gijn, J.: The diagnosis of subarachnoid haemorrhage. J. Neurol., Neurosurg., Psychiat. 53 (1990) 365-372
Volles, E.: Subarachnoidalblutung aus sakkulären Aneurysmen. Akt. Neurol. 22 (1995) 2-16
Weih, M., Müller-Nordhorn, J., Amberger, N., Masuhr, F., Lürtzing, F., Dreier, J.P., Hetzel, A.: Risikofaktoren des ischämischen Schlaganfalls. Übersicht über die Evidenz in der Primärprävention. Nervenarzt 75 (2004) 324-335

Schädigungen des peripheren Nervensystems

Assmus, H.: Die Morton-Metatarsalgie. Ergebnisse der operativen Behandlung bei 54 Fällen. Nervenarzt 65 (1994) 238-240
Behse, F., Masuhr, F.: Zur elektrophysiologischen Diagnostik des Karpaltunnelsyndroms: Eigene Untersuchungen bei 124 Kontrollpersonen und eine Literaturübersicht. Klin. Neurophysiol. 33 (2002) 25-33
Hanemann, C.O., Müller, H.W., Freund, H.J.: Molekularbiologische Aspekte der Pathogenese und Diagnostik bei der Charcot-Marie-Tooth-Neuropathie. Akt. Neurol. 19 (1992) 182-184
Kahlke, W.: Refsum-Syndrom. Lipoid-chemische Untersuchungen bei 9 Fällen. Klin. Wschr. 42 (1964) 1011-1016
Ludin, H.P., Tackmann, W.: Polyneuropathien, Thieme, Stuttgart 1984
Malin, J.-P., Kretschmann, U.: Intravenöse Aciclovir-Therapie und postherpetische Neuralgie. Akt. Neurol. 19 (1992) 41-44
Masuhr, F., Schenkel-Römer, A., Behse, F.: Das Karpaltunnelsyndrom in der Gravidität und im Puerperium. Geburtsh. Frauenheilk. 61 (2001) 945-948
Mumenthaler, M., Schliack, H. (Hrsg.): Läsionen peripherer Nerven. 6. Aufl., Thieme, Stuttgart, New York 1993
Neundörfer, B., Masuhr, K.F.: Polyneuropathie und Carpaltunnelsyndrom beim Myelom. Z. Neurol. 198 (1970) 164-180
Neundörfer, B.: Polyneuropathien. Med. Welt 4 (2002) 106-110
Scale, D., Zichner, L.: Spontanverlauf beim lumbalen Bandscheibenvorfall. Orthopäde 23 (1994) 236-242
Schmidbauer, M., Budka, H., Pilz, P., Kurata, T., Hondo, R.: Presence, distribution and spread of productive varicella zoster virus infection in nervous tissues. Brain 115 (1992) 383-398
Schultz, U., Köhler, D., Kütemeyer, M., Stäbler-Lehr, A.: Zum Spontanverlauf des Discusvorfalls beim lumbalen Wurzelkompressionssyndrom. Nervenarzt 59 (1988) 661-668

Muskelerkrankungen

Begenburg, S., Zierz, S., Jerusalem, F.: Einschlußkörpermyositis. Akt. Neurol. 21 (1994) 77-83
Breul, P., Zierz, S., Jerusalem, F.: Therapie der Myasthenia gravis. Akt. Neurol. 20 (1993) 187-195
Damian, M.S., Reichmann, H., Seibel, P., Bachmann, G., Schachenmayr, W., Dorndorf, W.: Das MELAS-Syndrom. Klinik, MRT, Biochemie und Molekulargenetik. Nervenarzt 65 (1994) 258-263
Damian, M.S., Koch, M.C., Bachmann, G., Schilling, G., Fach, B., Stöppler, S., Trittmacher, S., Dorndorf, W.: Myotonische Dystrophie: Magnetresonanztomographie und klinisch-genetische Korrelationen. Nervenarzt 66 (1995) 438-444
Fleischer, E., Schumm, F.: Die Behandlung der generalisierten Myasthenie mit hochdosiertem Immunglobulin. Akt. Neurol. 21 (1994) 127-130
Fukuhara, N.: MERRF: A clinicopathological study. Relationships between myoclonus epilepsies and mitochondrial myopathies. Rev. Neurol. 147 (1991) 476-479

Gold, R., Hartung, H.P.: Therapie der Immunopathien. Akt. Neurol. 20 (1993) 147 – 160

Hoffmann, E.P., Wang, J.: Duchenne-Becker muscular dystrophy and the non-dystrophic Myotonias. Arch. Neurol. 50 (1993) 1227 – 1237

Kolbinger, H.M., Jerusalem, F.: Sturzanfälle. Akt. Neurol. 21 (1994) 2 – 8

Kütemeyer, M.: Symptom changes during psychotherapy of patients with myasthenia gravis. Psychother. Psychosom. 32 (1979) 279 – 286

Kuhn, E., Schröder, J.M.: Autosomal-recessively inherited, distal myopathy. A new type of distal myopathy. J. Neurol. 226 (1981) 181 – 185

Lang, C.J.G., Brenner, P., Heuß, D., Engelhardt, A., Reichmann, H., Seibel, P., Neundörfer, B.: Neuropsychological status of mitochondrial encephalomyopathies. Europ. J. Neurol. 2 (1995) 171 – 176

Mortier, W.: Muskel- und Nervenkrankheiten im Kindesalter. Thieme, Stuttgart, New York 1994

Osserman, K.E.: Myasthenia gravis. Grune & Stratton, New York 1958

Ptacek, L.J., Johnson, K.J., Griggs, R.C.: Genetics and physiology of the myotonic muscle disorders. New Engl. J. Med. 328 (1993) 482 – 489

Schuchhardt, V., Hotz, M., Hund, E., Sun, S., Heitmann, R., Hacke, W.: Erfahrungen mit hochdosiertem Immunglobulin G bei neuromuskulären Erkrankungen. Nervenarzt 64 (1993) 98 – 103

Vieregge, P., Pranczyk, B., Barnett, W., Stöcker, D., Soyka, D., Kömpf, D.: Stiff-man-Syndrom. Bericht über 4 Fälle. Nervenarzt 65 (1994) 712 – 717

Zierz, S., Jerusalem, F.: Muskelerkrankungen. Klinik, Therapie, Pathologie, Thieme, Stuttgart 3. Aufl. 2003

Anfallskrankheiten

Assion, H.J., Heinemann, F.: Tardive Dystonie. Ein seltenes neuroleptikainduziertes Krankheitsbild. Nervenarzt 65 (1994) 795 – 797

Bauer, J., Neumann, M., Kölmel, H.W., Elger, C.E.: Ictal generalized rhythmic alpha activity during non-convulsive status epilepticus. Eur J Neurol. 7 (2000) 735 – 40

Beck-Mannagetta, G., Anderson, V.E., Doose, H., Janz, D.: Genetics of the epilepsies. Springer, Berlin, Heidelberg, New York 1989

Busch, M., Masuhr, F.: Thromboprophylaxis and early antithrombotic therapy in patients with acute ischemic stroke and cerebral venous and sinus thrombosis. Eur J Med Res. 30 (2004) 199 – 206

Calkins, H., Shyr, Y., Frumin, H., Schork, A., Morady, F.: The value of the clinical history in the differentiation of syncope due to ventricular tachycardia, atrioventricular block, and neurocardiogenic syncope. Am. J. Med. 98 (1995) 365 – 373

Commission on classification and terminology of the International League against epilepsy: Proposal for revised classification of epilepsies and epileptic syndromes. Epilepsia 30 (1989) 389 – 399

Czubalski, K., Bochenek, W., Zawiska, E.: Psychological stress and personality in Menière's disorder. J. Psychosom. 20 (1976) 187 – 191

Despland, P.A.: A retrospective study of 113 epileptic patients treated with sustained-release Valproate. Epilepsia 35, Suppl. 5 (1994) 99 – 100

Diener, H.C.: Kopfschmerzen. Thieme, Stuttgart 2003

Dieterich, M., Eckardt-Henn, A.: Neurologische und somatoforme Schwindelsymptome. Nervenarzt 75 (2004) 281 – 302

Dreifuss, F.E.: The epilepsies: clinical implications of the international classification. Epilepsia 31, Suppl. 3 (1990) 3 – 10

Fuchs, U., Junkers, B.: Über choreoathetotische Anfälle. Nervenarzt 44 (1973) 300 – 303

Goadsby, P.J., Edvinsson, L.: Human in vivo evidence for trigeminovascular activation in cluster headache. Brain 117 (1994) 427 – 434

Hallgrimsson, O., Janz, D.: Zum Verlauf der Ménière'schen Krankheit. Nervenarzt 37 (1966) 285 – 290

Hess, Ch.W., Scharfetter, Ch., Mumenthaler, M.: Klinik der Narkolepsie-Kataplexie-Syndrome. Nervenarzt 55 (1984) 391 – 401

Hoefnagels, W.A.J., Padberg, G.W., Overweg, J., van der Velde, E.A., Roos, R.A.C.: Transient loss of consciousness: the value of the history for distinguishing seizure from syncope. J. Neurol. 238 (1991) 39 – 43

Holtkamp, M., Masuhr, F., Harms, L., Einhäupl, K.M., Meierkord, H., Buchheim, K.: The management of refractory generalised convulsive and complex partial status epilepticus in three European countries: a survey among epileptologists and critical care neurologists. J Neurol Neurosurg Psychiatry. 74 (2003) 1095 – 9

Janz, D.: Die Epilepsien. Spezielle Pathologie und Therapie. Thieme, Stuttgart 1969

Kaufmann, H.: Neurally mediated syncope: Pathogenesis, diagnosis, and treatment. Neurology 45 (Suppl. 5) (1995) S 12 – S 18

Klingenheben, T., Hohnloser, S.H.: Die neurokardiale Synkope: Pathophysiologie, Diagnostik, Therapie. Z. Kardiol. 84 (1995) 137 – 145

Kolbinger, H.M.: Jerusalem, F.: Sturzanfälle. Akt. Neurol. 21 (1994) 2 – 8

Kopfschmerz-Klassifikations-Komitee der Internationalen Headache Society: Kalssifikation und diagnostische Kriterien für Kopfschmerzerkrankungen, Kopfneuralgien und Gesichtsschmerz. Nervenheilkunde 8 (1989) 161 – 203

Kotterba, S., Müller, N., Steiner, G., Mayer, G.: Narkolepsie und Fahrtauglichkeit. Akt Neurol 31 (2004) 273 – 278

Limmroth, V., Waeber, C., Diener, H.C.: Sumatriptan: aktuelle Erkenntnisse zu Pharmakologie, Wirkungsmechanismus und klinischem Einsatz. Akt. Neurol. 22 (1995) 31 – 39

Linzer, M., Varia, I., Pontinen, M., Divine, G.W., Grubb, B.P., Estes, N.A.M.: Medically unexplained syncope: Relationship to Psychiatric illness. Am. J. Med. 92 (Suppl. 1A) (1992) 18 S– 25 S

Manolis, A.S.: The clinical spectrum and diagnosis of syncope. Herz 18 (1993) 143 – 154

Masuhr, K.F.: Sozialmedizinische Aspekte. In: Neurologie in Praxis und Klinik Bd. II, Hrsg.: H.Ch. Hopf, K. Poeck, H. Schliack. Thieme, Stuttgart 1981, 681 – 686

Mathew, N.T.: Cluster headache. Neurology 42 Suppl. 2 (1992) 22 – 31

Mathias, Ch.J.: Orthostatic hypotension: Causes, mechanisms, and influencing factors. Neurology 45 (Suppl. 5) (1995) S 6 – S 11

Mayer, G., Hochban, W., Meier-Ewert, K.: Differentialtherapeutische Aspekte zur Behandlung des obstruktiven Schlafapnoesyndroms. Nervenarzt 66 (1995) 293 – 298

Meier-Ewert, K., Stefan, H. (Hrsg.): Anfälle im Schlaf. Fischer, Stuttgart, Jena, New York 1995

Menzel, J.: Operative Behandlung der Trigeminusneuralgie. Dtsch. med. Wschr. 111 (1986) 1247 – 1250

Möller, H.-J., Mager, T.: Extrapyramidalmotorische Nebenwirkungen von Neuroleptika. Psychopharmakotherapie 4 (1994) 107 – 113

Mumenthaler, M. (Hrsg.): Synkopen und Sturzanfälle. Diagnostik, Differentialdiagnose und Therapie für die Praxis. Thieme, Stuttgart, New York 1984

Mühe, C., Brodbeck, V., Heinen, F.: Der Fieberkrampf - aktualisierte Gesichtspunkte unter dem Aspekt der evidenzbasierten Medizin. Akt Neurol 31 (2004) 279 – 287

Oleson, J., Lipton, R.B.: Migraine classification and diagnosis. Neurology 44 (Suppl. 4) (1994) S 6 – S 10

Ottman, R., Lipton, R.B.: Comorbidity of migraine and epilepsy. Neurology 44 (1994) 2105 – 2110

Palmini, A., Gloor, P.: The localizing value of auras in partial seizures: A prospective and retrospective study. Neurology 42 (1992) 801 – 808

Panayiotopoulus, C.F.: Elementery visual hallucinations in migraine and epilepsy. J. Neurol. Neurosurg. Psychiat. 57 (1994) 1371 – 1374

Radhakrishnan, K., Silbert, P.L., Klass, D.W.: Reading epilepsy. An appraisal of 20 patients diagnosed at the Mayo Clinic, Rochester, Minnesota, between 1994 and 1989, and delineation of the epileptic syndrome. Brain 118 (1995) 75 – 89

Rapoport, A.M.: The diagnosis of migraine and tension-type headache, then and now. Neurology 42 Suppl. 2 (1992) 11 – 15

Rasmussen, B.K., Olesen, J.: Epidemiology of migraine and tension-type headache. Curr. opin. Neurol. 7 (1994) 264 – 271

Richens, A., Davidson, D.L.W., Cartlidge, N.E., Easter, D.J.: Eine multizentrische, vergleichende Studie über die Wirkung von Natriumvalproat und Carbamazepin bei der Behandlung von Erwachsenen mit erstmalig diagnostizierter Epilepsie. J. Neurol. Neurosurg. Psychiat. 57 (1994) 682 – 687

Schacher, M., Jokeit, H.: Neuropsychologie in der Epileptologie. Akt Neurol 31 (2004) 73 – 78

Shaner, D.M., McCurdy, S.A., Herring, O.M. Gabor, A.J.: Treatment of status epilepticus. A prospective comparison of diazepam and phenytoin versus phenobarbital and optional phenytoin. Neurol. 38 (1988) 202 – 207

Soyka, D.: Diagnostik und Therapie vasomotorischer Kopfschmerzsyndrome. Nervenheilk. 14 (1995) 156 – 163

Steddin, S., Brandt, T.: Benigner paroxysmaler Lagerungsschwindel. Nervenarzt 65 (1994) 505 – 510

Stefan, H.: Epilepsien. Diagnose und Behandlung. Chapman & Hall London, Weinheim 2. Auflage 1995

Steinhoff, B.J.: Nebenwirkungen der neuen Antiepileptika. Nervenheilkunde 23 (2004) 214 – 216

Treiman, D.M.: Gamma vinyl GABA: Current role in the management of drug-resistant epilepsy. Epilepsia 30 Suppl. 3 (1989) 31 – 35

Trenité, K.N.: Video-game epilepsy. Lancet 344 (1994) 1002 – 1103

Woermann, F.G., Brandt, C., Schaumann-von Stosch, R.: Neuroradiologische Diagnostik in der Epileptologie. Akt Neurol 31 (2004) 60 – 72

Wolf, P., Wagner, G., Amelung, F. (Hrsg.): Anfallskrankheiten. Springer, Berlin, Heidelberg, New York, London, Paris, Tokyo 1987

Psychosomatik in der Neurologie

Ahrens, S., Hasenbring, M., Schultz-Venrath, U., Strenge, H. (Hrsg.): Psychosomatik in der Neurologie. Schattauer, Stuttgart, New York 1995

Anderson, C.S., Stewart-Wynne, E.-G., Chakera, T.M.: Prevalence of Depression after stroke: the Perth Community Stroke Study. Brit. J. Psychiat. 166 (1995) 320–327

Appollonio, I., Grafman, J., Clark, K., Nichelli, P., Zeffiro, T., Hallett, M.: Implicit and explicit memory in patients with Parkinson's disease with and without dementia. Arch. Neurol. 51 (1994) 359–367

Bräutigam, W., Christian, P., van Rad, M.: Psychosomatische Medizin. Thieme, Stuttgart, New York, 5. Aufl. 1992

Ceballos-Baumann, A.O., Lemke, M.R.: Parkinson-Syndrom und Depression. Nervenheilkunde 23 (2004) 143–150

Csala, B., Deuschl, G.: Kraniozervikale Dystonien. Nervenarzt 65 (1994) 75–94

Egle, U.T., Hofmann, S.O.: Der Schmerzkranke. Schattauer, Stuttgart, New York 1993

Ellgring, H., Seiler, S., Perleth, B., Frings, W., Gasser, T., Oertel, W.: Psychosocial aspects of Parkinson's disease. Neurology 43, Suppl. 6 (1993) 41–43

Freud, S.: Studienausgabe, hrsg. von A. Mitscherlich, A. Richards, J. Strachey. Fischer, Frankfurt a.M., 3. Aufl. 1975

Heise, T., Pfefferer-Wolf, H., Leferink, K., Wulff, E., Heinz, A.: Geschichte und Perspektiven der transkulturellen Psychiatrie und Psychotherapie. Nervenarzt 72 (2001) 231–233

Hesse, U., Masuhr, K.F.: Zur epidemischen Ausbreitungstendenz einer Zoophobie, der Neuroborreliose-Neurose. Akt. Neurol. 21 (1994) S 10

Internationale Klassifikation psychischer Störungen (ICD-10). Forschungskriterien WHO, hrsg. von H. Dilling, W. Mombour, M.H. Schmidt, E. Schulte-Markwort, Huber Bern, Göttingen, Toronto, Seattle 1994

Kütemeyer, M.: Schwerpunkt psychosomatischer Neurologie. In: Integrierte psychosomatische Medizin in Praxis und Klinik, hrsg. von Th. v. Uexküll. Schattauer, Stuttgart, New York. 3. Aufl. 1994, 337–351

Kütemeyer, M.: Vergessene neurologische Quellen der Psychosomatik. In: Pioniere der Psychosomatik, hrsg. v. Meyer, A.E. u. Lamparter, U., Asanger, Heidelberg, 1994, S. 19–42

Kütemeyer, M., Schultz-Venrath, U.: Psychogene Störungen in der Neurologie. In: Psychosomatische Medizin, 5. Aufl., hrsg. von R.H. Adler, J.M. Herrmann, K. Köhle, O.W. Schonecke, Th. v. Uexküll, W. Wesiack. Urban & Schwarzenberg, München, Wien, Baltimore 1996, 1069–1085

Kütemeyer, M.: Wundheilungsstörung und seelisches Trauma. In: B. Hontschik (Hrsg.), Psychosomatisches Kompendium der Chirurgie, S. 237–247. Marseille, München 2003

Lamparter, U.: Schwindel. In: Psychosomatik in der Neurologie, hrsg. von S. Ahrens, M. Hasenbring, U. Schultz-Venrath, H. Strenge, Schattauer, Stuttgart, New York, 1995, 122–151

Machleidt, W., Bauer, M., Rose, H. K., Lamprecht, F.: Psychiatrie, Psychosomatik Psychotherapie. Thieme, Stuttgart 2004

Masuhr, K.F.: Das Münchhausen-Syndrom. In: Psychosomatik in der Inneren Medizin, hrsg. von H. Studt. Springer, Berlin, Heidelberg 1986, 102–108

Masuhr, K.F.: Psychogene Aphonie und psychogene Amaurose. Akt. Neurol. 21 (1994) S 16

Masuhr, K.F.: Vision oder Konversion. Dtsch. Ärztebl. 91 (1994) 844–846

Meierkord, H., Will, B., Fish, D., Shorvon, S.: The clinical features and prognosis of pseudoseizures diagnosed using video-EEG telemetry. Neurology 41 (1991) 1643–1646

Möller, H.-J., Laux, G., Deister, A.: Psychiatrie und Psychotherapie. Duale Reihe Thieme Stuttgart 2. Aufl. 2001

Mucke, M.: Psychische Veränderungen und psychische Führung bei Multiple-Sklerose-Kranken. In: Multiple Sklerose. Epidemiologie, Diagnostik und Therapie. Hrsg. R.M. Schmidt, G. Fischer, Jena, Stuttgart, 2. Aufl. 1992, 272–346

Pfefferer-Wolf, H.: Der sozialpsychiatrische Habitus. Umrisse einer Theorie der sozialen Psychiatrie. Campus 1999

Ranawaya, R., Riley, D., Lang, A.: Psychogenic dyskinesias in patients with organic movement disorders. Movement disorders 5 (1990) 127–133

Regan, D., Simpson, T.: Multiple sclerosis can cause visual processing deficits specific to texture-defined form. Neurology 45 (1995) 809–815

Rodewig, K.: Körperliche Krankheit in Übertragung und Gegenübertragung. Psyche 49 (1995) 564–580

Rudolf, D.: Psychotherapeutische Medizin. Enke, Stuttgart 2. Aufl. 1995

Schmidtke, K.: Funktionelle Gedächtnisstörungen. Eine Untersuchung an 25 Patienten. Nervenarzt 66 (1995) 338–346

Schultz-Venrath, U., Masuhr, K.F.: Psychogene und nichtepileptische Anfälle. In: Anfallskrankheiten aus interdisziplinärer Sicht, hrsg. v. G. Nissen, Huber, Bern 1993, 151–163

Schweikert, K.: Schwindel als Konversionssymptom. Akt. Neurol. 21 (1994) S 21

Senf, W., Broda, M. (Hrsg.): Praxis der Psychotherapie. Thieme, Stuttgart 1996

Simmel, E.: Psychoanalyse und ihre Anwendungen, hrsg. v. Hermanns, L. u. Schultz-Venrath, U., Fischer, Frankfurt a.M. 1993

Steller, U., Schultz-Venrath, U.: Zerebrovaskuläre Erkrankungen. In: Psychosomatik in der Neurologie, hrsg. von S. Ahrens, M. Hasenbring, U. Schultz-Venrath, S. Strenge, Schattauer, Stuttgart, New York, 1995, 152–178

Uhlmann, C.,: Therapie dissoziativer nichtepileptischer Anfälle. Nervenheilkunde 31 (2004) 222–225

Weizsäcker, V.v.: Gesammelte Schriften, hrsg. von P. Achilles, D. Janz, M. Schrenk, C.F. v. Weizsäcker, Suhrkamp, Frankfurt a.M. 1986

Wildt, T., Schultz-Venrath, U.: Magical ideation–defense mechanism of Neuropathology? A study with multiple sclerosis patients. Psychopathol 37 (2004) 141–144

Sachverzeichnis

Halbfette Seitenzahl: Auf dieser Seite wird das Stichwort ausführlich besprochen.

A

B

C

D

G

H

I

J

K

L

M

P

T

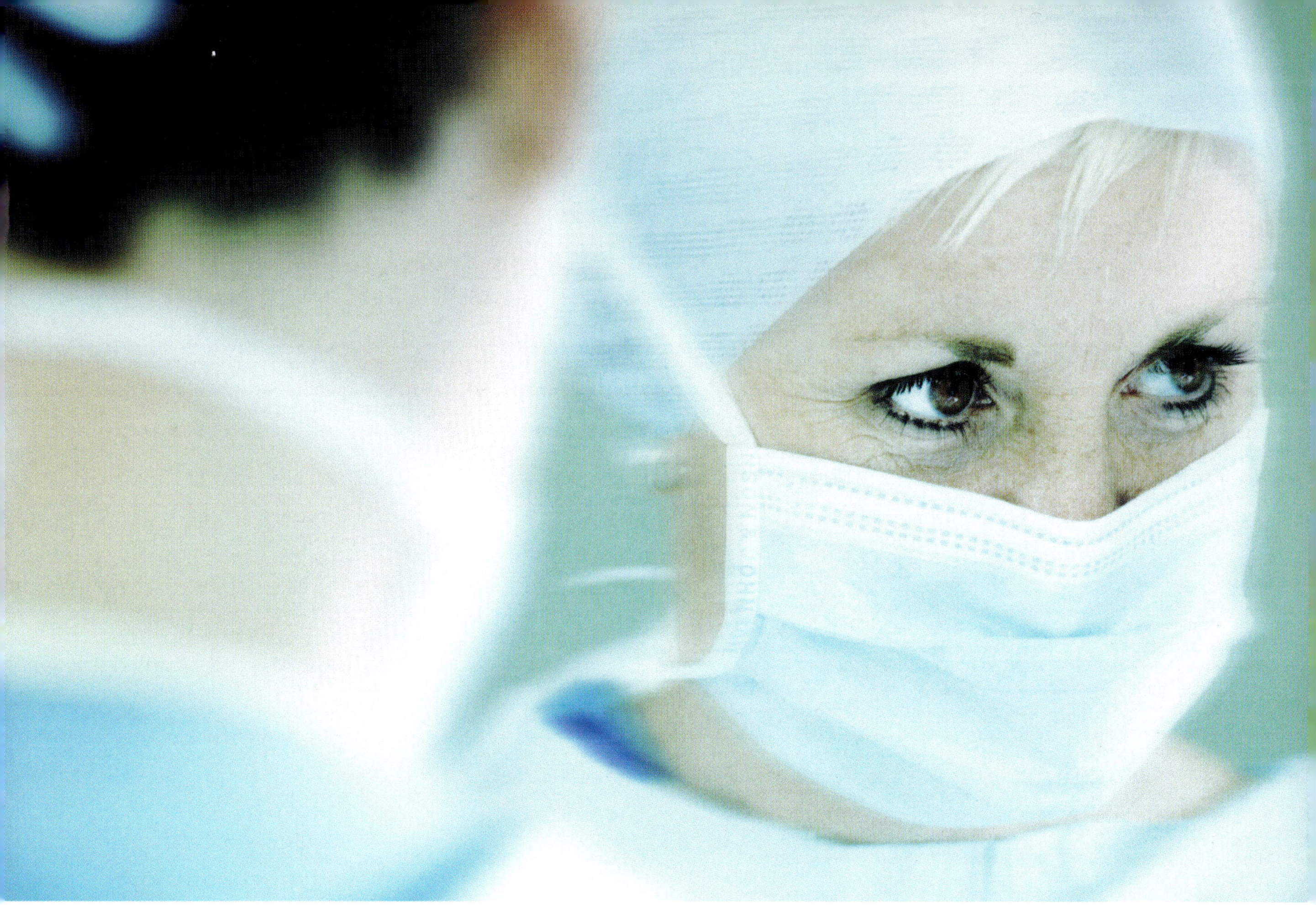